Principles of Human Physiology

인체생리학

6판

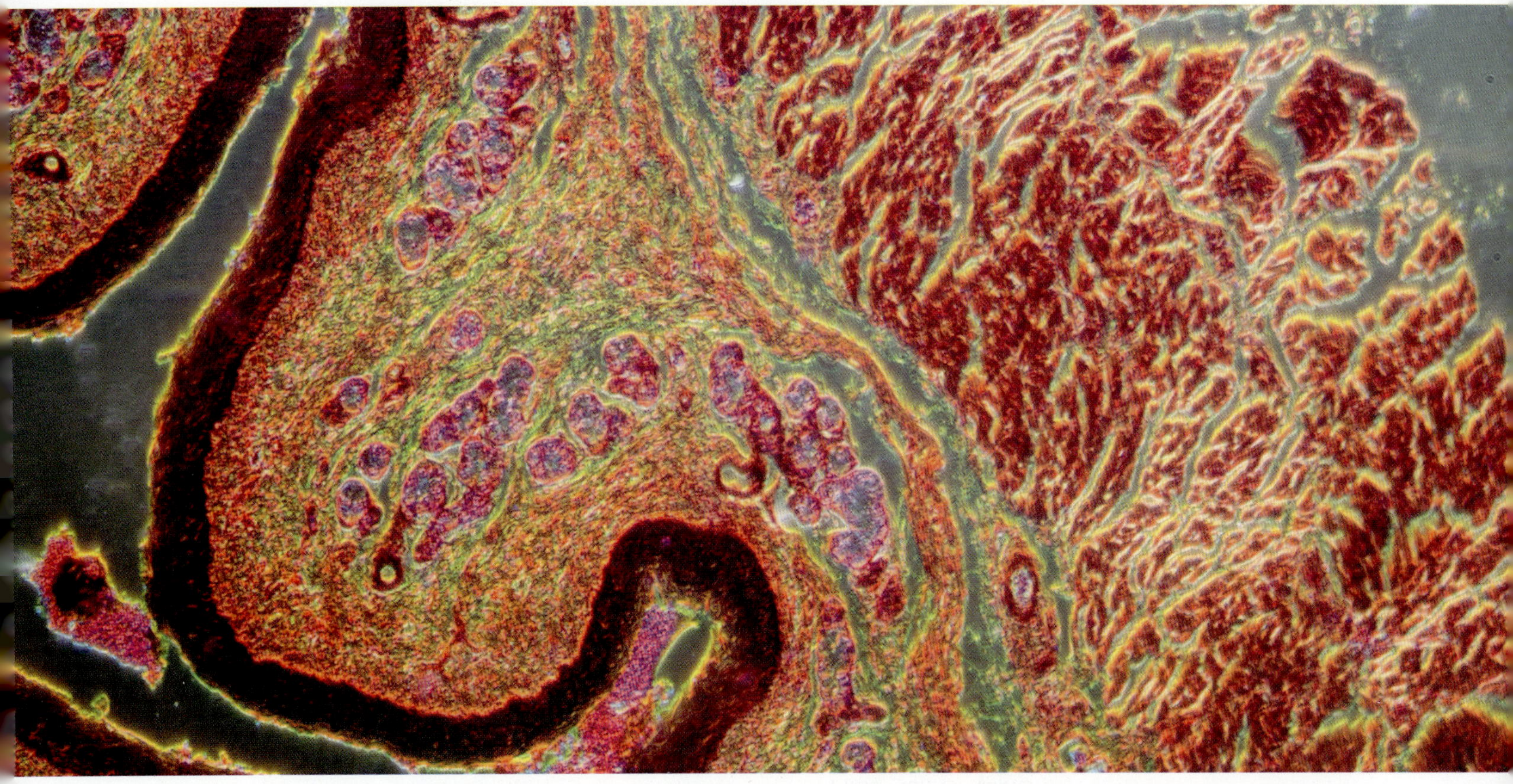

Cindy L. Stanfield

문자영 · 김진관 · 김희진 · 부문종
유병제 · 윤치영 · 하달수 공역

(주)바이오사이언스출판

이 도서의 국립중앙도서관 출판예정도서목록(CIP)은 서지정보유통지원시스템 홈페이지(http://seoji.nl.go.kr)와 국가자료공동목록시스템(http://www.nl.go.kr/kolisnet)에서 이용하실 수 있습니다.
(CIP제어번호: CIP2018006127)

인체생리학 6판

초판 인쇄: 2018년 3월 5일
초판 발행: 2018년 3월 15일

저 자: Cindy L. Stanfield
역 자: 문자영 · 김진관 · 김희진 · 부문종
유병제 · 윤치영 · 하달수
발 행 인: 문정구
발 행 처: (주)바이오사이언스출판
주 소: 14040 경기도 안양시 동안구 전파로 107(호계동)
전 화: (02)581-4057~8 팩스: (02)581-4059
이 메 일: inquiry@biosciencepub.com
홈페이지: http://www.biobooks.co.kr
I S B N: 978-89-6824-077-5
등록번호: 제22-3079호
값 37,000원

저자 소개

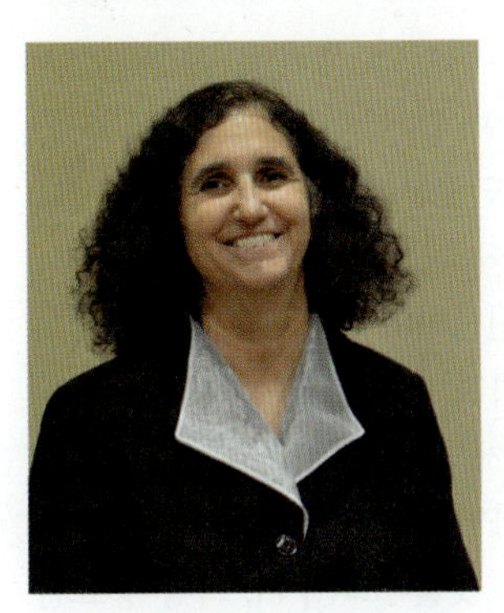

신디 L. 스탠필드(Cindy L. Stanfield)는 캘리포니아 주립대학교 데이비스 분교에서 이학사 및 생리학 박사 학위를 받았다. 학부생으로서 신경생리학 연구를 경험하면서 박사 학위의 취득에 관심을 갖기 시작했다. 대학원생으로서 스탠필드는 통증 조절에서 신경펩티드의 역할을 전공했으며, 여러 생리학 실험과목들을 강의하면서 교육에 관심을 갖게 되었다. 현재 스탠필드 박사는 사우스 앨라배마 대학교에서 인체생리학, 신경과학 및 생의학적 윤리학을 강의하고 있으며, 의료인 준비 과정 프로그램 원장으로 봉사하고 있다.

스탠필드 박사는 현재 전국 예비의료인 명예학생단체(National Prehealth Honor Society)인 알파 엡실론 델타 전국 회장(National President of Alpha Epsilon Delta)으로 봉사하고 있으며, 2003년도에는 전국 보건의료전문대학(College of Allied Health Professions) 최우수 봉사상을, 2004년도에는 사우스 앨라배마 대학교 동문회로부터 최우수 강의 교수상을 수상했다. 스탠필드 박사는 미국생리학회, 인체 생리 및 해부학회, 국가건강전문자문협의회를 포함한 여러 전문조직협회의 회원으로서 활동 중이다. 현재 남편 짐과 함께 개와 고양이를 기르면서 앨라배마 모바일에서 살고 있다.

저자의 글

이 책에 대한 지도 이념은 생리학 분야에 대한 탄탄하고도 포괄적이며, 생리학 분야의 전반적인 개요를 제공함으로써, 학생들이 인체생리학의 기초를 가능한 쉽게 학습할 수 있도록 풍부한 자료를 창작하는 데 있었다. 생리학 교재가 어떠한 사실의 단순한 암기를 뛰어넘어 생물학, 화학, 물리학 및 기타 관련 과학을 공부하는 다양한 수준의 학생들에게 유용한 도구로 사용되어 개념을 깊이 있게 이해하도록 해야 한다는 것이 우리의 신념이다.

6판을 준비하면서 우리는 이러한 목표를 염두에 두고 몇 가지 야심찬 향상을 이루었다. 한편, 이 책이 검증하고 신뢰하는 특징들인 정확하고 간결한 문체, 학습효과를 극대화하도록 설계된 명료하고 이해를 돕는 예술적 프로그램은 그대로 유지하였다. 독자의 흥미를 자극하고, 독자들이 생리학적 과정에 대하여 통합적 방법으로 생각하는 것을 도와주며, 가장 중요한 개념들을 강화하는 교육학적 특색들도 유지하였다.

6판에서의 가장 괄목할만한 진보는 이 책에 더 많은 비판적 사고활동(critical thinking activity)을 추가한 것이다.

역자의 글

인체생리학은 인체의 기능을 이해하기 위한 생명현상의 공통적 이론과 진리를 탐구하는 학문이다. 즉, 생명 현상의 기본 단위인 세포 수준에서 출발하여 기관계를 형성하고, 그 기능을 수행하는 복잡한 기작들을 체계적으로 이해함으로써 인체의 신비를 탐구하는 학문이다.

신디 스탠필드 저자의 인체생리학은 일상생활에서 일어나는 다양한 건강 관련 현상들을 생리학적으로 접근하여 이해할 수 있도록 이 책에 풍부하게 동원함으로써 인체생리학의 개념을 보다 흥미를 가지고 깊이 있게 이해할 수 있도록 구성되어 있다. 이 책의 초반부(1~5장)는 생리학의 핵심 원리인 항상성과 생리학 입문에 필요한 기초 학문인 세포생물학, 세포의 물질대사 반응, 세포막을 통한 물질수송 기전과 화학신호 전달물질의 기전들을 다룸으로써 누구든지 이 책을 사용하여 생리학의 이론학습을 시작하도록 구성되어 있는 것이 특징이라 할 수 있다.

스탠필드의 인체생리학 6판의 특징은 시대적 요구에 부응하는, 자기 스스로 학습할 수 있도록 작성된 최적의 교재라는 생각이 든다. CLINICAL CONNECTIONS는 학생들이 인체생리학을 교실 밖 현실세계 상황과 과정에 응용하는 데 도움이 되도록 다양한 범위의 임상주제들을 도입하여 교재 내용의 이해도를 향상시키려고 노력하였으며, FOCUS ON DIABETES 박스에는 독자들이 쉽게 접근 가능한 당뇨병에 관한 지식을 이 책 전반에 걸쳐 다룸으로써 인체생리학에서 건강유지를 위한 항상성의 중요성을 이해하도록 구성하였다. UNDERSTANDING EXERCISE에는 생리학적 관점에서 운동의 원리를 이해하도록 소개하고 있으며, DISCOVERY BOXES에는 인체생리학과 관련한 현재의 의약학적 연구 주제들을 더 심오한 깊이로 기술하고 있다. 또한 CHEMISTRY REVIEW 박스에는 인체생리학에 적용되는 화학적 개념들이 기술되어 있어서 생리학 분야의 기초를 가능한 쉽게 이해하고 자기주도적으로 학습할 수 있도록 하였다.

이 교재는 의약학 전공자들은 물론이며, 생명과학 및 보건의학 전공 학생들도 인체생리학을 쉽게 접근하고 이해할 수 있도록 개발된 교재로서, 생명과학과 임상병리학 전공학과에서 생리학을 강의하고 있는 교수들이 각자의 전공 분야에 맞춰 원서의 내용을 충실히, 그리고 보다 쉽게 전달할 수 있도록 번역 작업에 심혈을 기울였다. 본서를 번역하면서 가장 큰 비중을 두었던 부분은 용어 통일이었다. 본서의 번역에 사용한 전공용어는 "영한 의학사전, 제3판 (2003, 이우주 엮음, 아카데미서적 출판)"과 한국생물과학협회에서 간행한 "생물학 용어집, 제3판(2015, ㈜바이오사이언스 출판)"을 기준으로 사용하였으며, 용어집과 사전에 없는 용어들은 기존 사용되고 있는 용어들 중에서 사용 빈도가 높은 용어들을 채택하고자 노력하였다.

이 교재가 의약학 전공 학생은 물론이며, 보건계열, 생명과학 전공 학생들도 자기주도적 자습서로서 이 책이 조금이나마 도움이 되길 바란다. 끝으로 바쁘신 일정에도 본서의 번역 작업에 참여하여 주신 교수님들께 감사의 말씀을 드리며, 또한 훌륭한 번역 작업이 진행되도록 물심양면으로 도와주신 ㈜바이오사이언스출판의 문정구 대표이사님을 비롯한 관계자님들께도 감사의 말씀을 드린다.

2018년 2월
역자진 일동

역자 소개

문자영	창원대학교 자연과학대학 생명보건학부	jymoon@changwon.ac.kr
김진관	중원대학교 의료보건대학 임상병리학과	jkkim@jwu.ac.kr
김희진	연세대학교 과학기술대학 생명과학기술학부	heejinkim@yonsei.ac.kr
부문종	삼육대학교 과학기술대학 생명과학과	Nicolasboo@syu.ac.kr
유병제	대구대학교 자연과학대학 생명과학과	bjyoo@daegu.ac.kr
윤치영	대전대학교 생명과학과	chyun@dju.kr
하달수	대구대학교 생명과학과	tal.ha@daegu.ac.kr

대충 훑어보지 말 것...

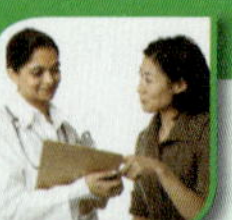

CLINICAL CONNECTIONS

아스피린에서 COX-2 저해제까지 (From Aspirin to COX-2 Inhibitors)

아스피린은 통증과 감염을 일으키는 에이코사노이드인 일부 프로스타글란딘(PG)의 생성을 감소시켜 통증을 완화하는 비스테로이드성 항염증 약물(nonsteroidal anti-inflammatory drug, NSAID)들 중의 하나이다. PG의 합성에 중요한 효소는 사이클로옥시게나아제(cyclooxygenase, COX)이다. 1990년대 초반에 COX-1과 COX-2 등 두 종류의 COX가 밝혀졌다. COX-1은 항상 우리 몸에 존재하고 있으며, 일반적으로 항상성을 유지하는 데 필요한 PG 합성과 관련이 있다. 이와는 대조적으로, COX-2는 손상을 받거나 감염된 조직에서 분비되는 화학물질이 있을 경우 활성화되어 통증과 감염에 관련된 PG를 만들어낸다. 아스피린은 비선택적으로 두 종류의 COX를 저해한다. 통증완화를 일으키는 것은 COX-2의 저해에 의한 것이다.

아스피린은 통증, 감염, 열병 치료에 사용하지만, COX-1의 저해는 여러 부작용을 일으키는데, 일부는 좋으나 일부는 그렇지 않다. 예를 들어, 아스피린은 혈전형성에 관여하는 화학물질인 트롬복산(thromoxane) A_2의 생성을 감소시킨다. 그러나 높은 농도의 아스피린은 혈전 생성을 억제하는 화학물질인 PGI_2(prostacyclin)의 생성도 감소시킨다. 그래서 심장발작과 뇌졸중을 유발할 수 있는 혈전의 형성을 억제하기 위하여 의사들은 흔히 82 mg의 아스피린("소아용 아스피린")을 처방하는 반면, 350 mg의 아스피린은 일반적으로 통증치료에 처방되며 실제로 혈전형성을 촉진하게 될 것이다. 더욱이, 아스피린은 간접적으로 위산으로부터 위벽을 보호하는 에이코사노이드인 PGE_2 생성을 억제한다. 그 결과 아스피린의 주요 부작용인 위궤양과 위출혈이 일어난다.

보다 안전한 진통제를 찾아서 제약회사들은 만성 통증과 관절염 같은 염증성 질환의 치료를 위해 COX-2를 선택적으로 저해하는 약을 개발하였다. COX-2 저해제(Vioxx로 알려진 rofecoxib 같은 물질)의 주된 장점은 PGE_2의 생성을 억제하지 않아 아스피린보다 위벽에 해를 덜 일으킨다는 것이다. 불행하게도 COX-2 저해제는 그들만의 심각한 부작용을 일으킨다. 이유가 밝혀지지 않았지만, 심혈관질환에 민감한 사람에 심장발작이나 뇌졸중 위험이 증가하는 것으로 나타났다. 불행하게도 인류는 아직 완벽한 "아스피린"을 개발해내지 못했다.

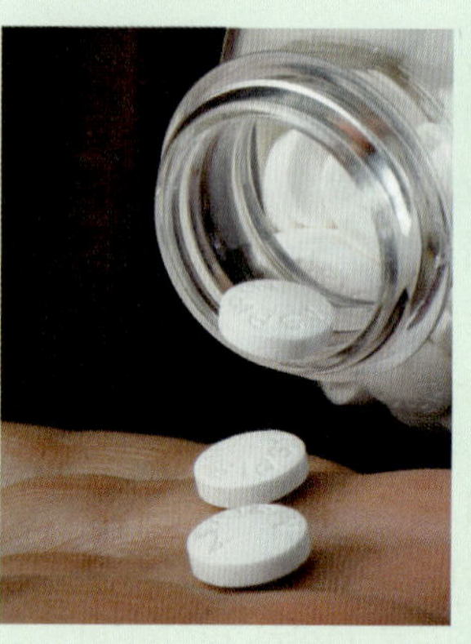

비판적 사고력 문제

1. 효소를 억제하는 것이 어떻게 통증을 예방하는가?
2. 아스피린의 투여용량을 올리면 신체에 어떤 부정적인 효과가 생기는가?
3. 통증 치료로 NSAID 대신에 COX-2 저해제를 사용하면 나타나는 장점과 단점을 기술하라.

CLINICAL CONNECTIONS는 학생들이 생리학을 교실 밖 현실세계 상황과 과정에 응용하는 데 도움이 되도록 설계된 아주 다양한 범위의 적절한 임상 주제들에 초점을 맞추고 있다.

FOCUS ON DIABETES 박스를 이 책 전반에 걸쳐 추가하여 당뇨병을 독자들에게 더욱 두드러지고 접근 가능한 주요 의제가 되도록 했다. 당뇨병에 대한 마지막 장은 교재의 일관성을 강화하고 있으며, 배운 지식을 교실 밖 현실 세계에서 일어나는 중요한 문제에 응용하도록 용기를 북돋아 줄 것이다.

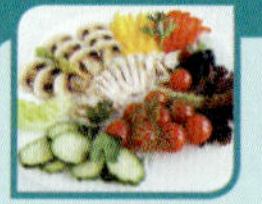

당뇨병에 대한 관심

말초신경병(Peripheral Neuropathy)

말초신경계의 질병인 말초신경병(peripheral neuropathy)은 날신경 가지의 체성신경계나 자율신경계 또는 들신경 가지에 병이 생길 수 있다. 그 증상은 발병 부위에 따라 다양하지만 공통적인 증상으로 손발의 무감각, 저림, 통증이 생긴다. 자율신경병의 증상은 내장기관과 연관되어 있고 어지러움, 설사, 소화불량, 발기불능이 생긴다. 병이 진행됨에 따라 증상이 심해진다.

미국신경학회에 따르면, 2,000만 명의 미국인이 신경병을 앓고 있다. 신경병의 원인이 많지만, 신경병의 30%는 당뇨의 합병증으로 생긴다. 당뇨가 어떻게 해서 신경병을 일으키는지를 알지 못하고 있지만 혈당 조절과 신경병 발병 사이에는 상관관계가 있다. 그래서 혈당 조절을 잘 하는 당뇨환자는 신경병의 발병 가능성이 낮다. 고혈당 수준은 뉴런이 전기신호를 생성하는 능력에 직접 영향을 미친다. 그러나 뉴런으로 가는 혈관에도 영향을 미칠 수 있어서 간접적으로 신경손상을 일으킬 수 있다. 최근 연구들에 의하면 당뇨환자의 30~40%에서 일부 유형의 신경병이 발병하고 당뇨환자의 또 다른 30%는 진단되지 않고 지나쳐버린 무자각 증상의 신경병을 가지고 있다고 한다.

신경병을 위한 치료방법이 없고, 그리고 특히 혈당이 적절하게 조절되지 않으면 병은 더 진행되기 쉽다. 여러 종류의 약물이 증상을 치료하기 위하여 사용되고 있다. 하지만 신경병은 일단 발병하면 되돌릴 수 없다.

탐구하고 응용하라!

DISCOVERY 박스에는 현재의 연구 주제들을 더 심오한 깊이로 기술하고 있다.

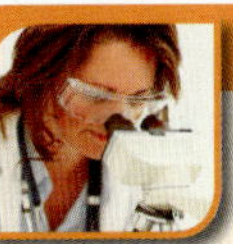

DISCOVERY

하루주기리듬과 시차증 (Circadian Rhythms and Jet Lag)

비행기의 발명은 예상치 않은 결과, 즉 시간대를 가로질러 비행하는 여행자들이 경험하는 피로감인 시차증(jet lag) 현상을 낳았다. 시차증은 신체의 **하루주기리듬**(*circadian rhythm*)이 붕괴될 때 생긴다. 하루주기리듬은 많은 신체의 기능을 다스리는 내부 "시계"이다.

내부 시계는 전형적으로 24시간 주기를 따르며, 하루의 과정 동안에 경험하는 낮과 밤의 정상적인 변화들과 연결되어 있다(*circa*는 "거의"를 의미하고, *dies*는 "낮"을 의미한다). 여행자가 시간대를 가로질러 비행할 때, 그들은 빛에 대한 정상적인 노출이 붕괴되어 하루주기리듬에 변화가 일어난다. 하루주기리듬은 많은 생리적 과정을 구동하기 때문에, 그 리듬에서의 변화는 낮 시간에 졸리며 에너지 손실과 같은 시차증의 특징이 되는 증상을 일으킬 수 있다. 시차증은 수일간 지속될 수 있으며, 그 기간은 시간대를 횡단하는 횟수에 비례하여 증가하는 경향이 있다. 여행자들은 시차증의 영향을 감소하는 데 도움이 되는 조치들을 취할 수 있다. 빛에 노출되는 정도에서의 변화가 하루주기리듬을 깨뜨리는 것이기 때문에 여행자는 비행 중에 가벼운 인공조명의 도움으로 빛에 대한 정상 노출을 자극할 수 있다. 밤에 인공조명은 서쪽으로 여행하는 사람들에게 효과가 있는 반면, 아침에 인공조명은 동쪽으로 여행하는 사람들에게 효과가 있다. 약물처방도 일부 여행자들에게는 도움이 된다. 시차증 예방을 위한 멜라토닌(하루주기리듬과 관련되는 것으로 믿고 있는 송과선의 호르몬)의 사용은 지난 몇 년에 걸쳐 상당히 성장했으나 그 효과의 과학적 증명은 확실하지 않다.

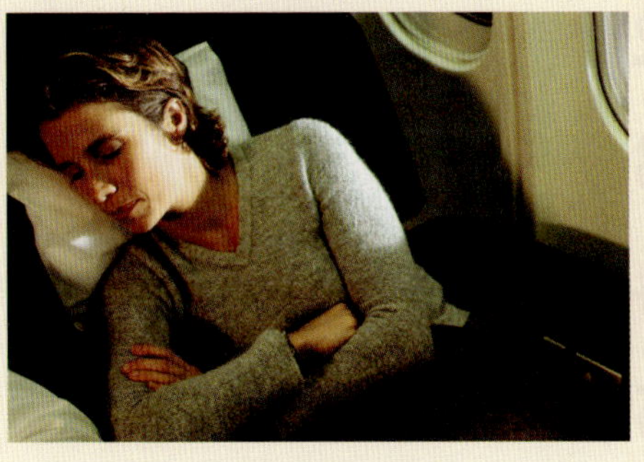

CHEMISTRY REVIEW

이온과 이온결합(Ions and Ionic Bonds)

원자가 화학결합을 형성할 때 그 원자의 전자들은 상호작용한다. **Chemistry Review:** 극성분자와 수소결합(33쪽)에서 원자들이 공유결합을 형성하기 위하여 전자들을 어떻게 공유하는지를 보았다. 그러나 일부 원자들은 화학결합이 일어나는 동안에 전자를 완전히 얻거나 잃는 경향을 가지고 있어서 결국 전자를 과잉으로 가지거나 부족한 상태로 머물게 된다. 원자나 분자가 전자를 얻거나 잃을 때 음으로 하전된 전자의 수는 양으로 하전된 전자의 수와 더 이상 같지 않게 되어 **이온**(*ion*)이라 부르는 하전된 입자가 생성된다. 전자를 얻은 원자는 음전하를 획득하여 **음이온**(*anion*)이라 부르는 반면, 전자를 잃은 원자는 양전하를 획득하여 **양이온**(*cation*)이라 부른다.

음이온과 양이온이 고체에 존재할 때에는 두 이온이 서로 밀접하게 결합하여 결정을 형성하는 경향이 있다. 친숙한 예로는 식염(table salt)이라 부르는 **염화나트륨**(*NaCl*)을 들 수 있는 있는데, 이는 나트륨이온(Na^+)과 염소이온(Cl^-)을 가지고 있다. 나트륨이온은 나트륨원자가 한 개의 전자를 잃어서 11개의 양성자와 10개의 전자를 가진 이온을 형성한다. 염소이온은 한 개의 전자를 얻어서 17개의 양성자와 18개의 전자를 가진 이온을 형성한다. 이 과정은 다음과 같이 일어난다:

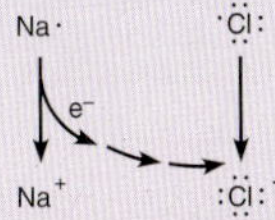

NaCl의 결정에서 양이온(Na^+)과 음이온(Cl^-)은 반대전하로 인하여 끌어당기는 전기적 힘에 의하여 서로 붙잡고 있다. 이러한 힘을 때로는 **이온결합**(*ionic bond*)이라 부른다. 이온성 고체가 물에 녹을 때 이온결합이 그 이온과 극성 물분자 사이의 전기적 인력에 의하여 파괴되어 양이온과 음이온이 독립적인 입자로 자유로이 해리된다. 염화나트륨이 해리되는 과정을 오른쪽에 도식화했다.

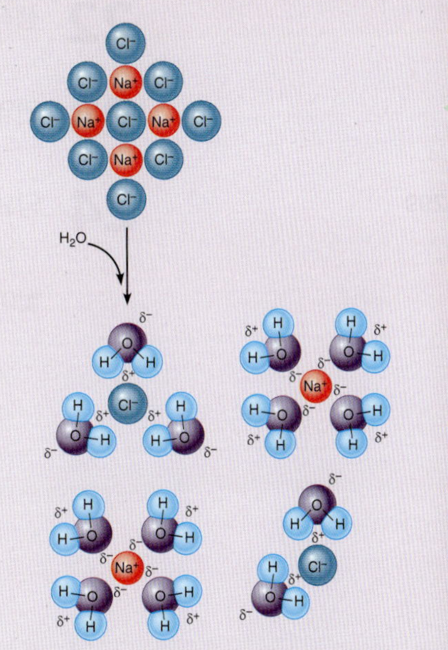

이온이 녹아 있는 용액은 전기전도도가 좋아서 **전해성**(*electrolytic*)이 있다고 말하며, 이온성 물질을 **전해질**(*electrolyte*)이라 한다. 체액은 전해성이어서, 나트륨(Na^+), 칼륨(K^+), 칼슘(Ca^{2+}), 수소(H^+), 마그네슘(Mg^{2+}), 염소(Cl^-), 황산($SO_4^{\,2-}$) 및 중탄산($HCO_3^{\,-}$)이온을 포함한 많은 종류의 작은 이온(무기이온으로 알려져 있음)들을 함유하고 있다.

이온화된 화학 작용기는 생체분자에서도 발견될 수 있다. 이온과 분자들은 물에 전기적으로 끌어당겨지기 때문에, 상당히 많은 수의 이온화된 작용기를 함유한 분자들과 이온들을 **친수성**(*hydrophilic*)이라고 한다.

CHEMISTRY REVIEW 박스에는 인체생리학에 적용되는 화학적 개념들이 기술되어 있다.

차례 개요

차례

연습문제, 정답과 용어해설은 (주)바이오사이언스출판 웹사이트 www.biobooks.co.kr "자료실"란에서 다운로드할 수 있습니다.

1 생리학 입문

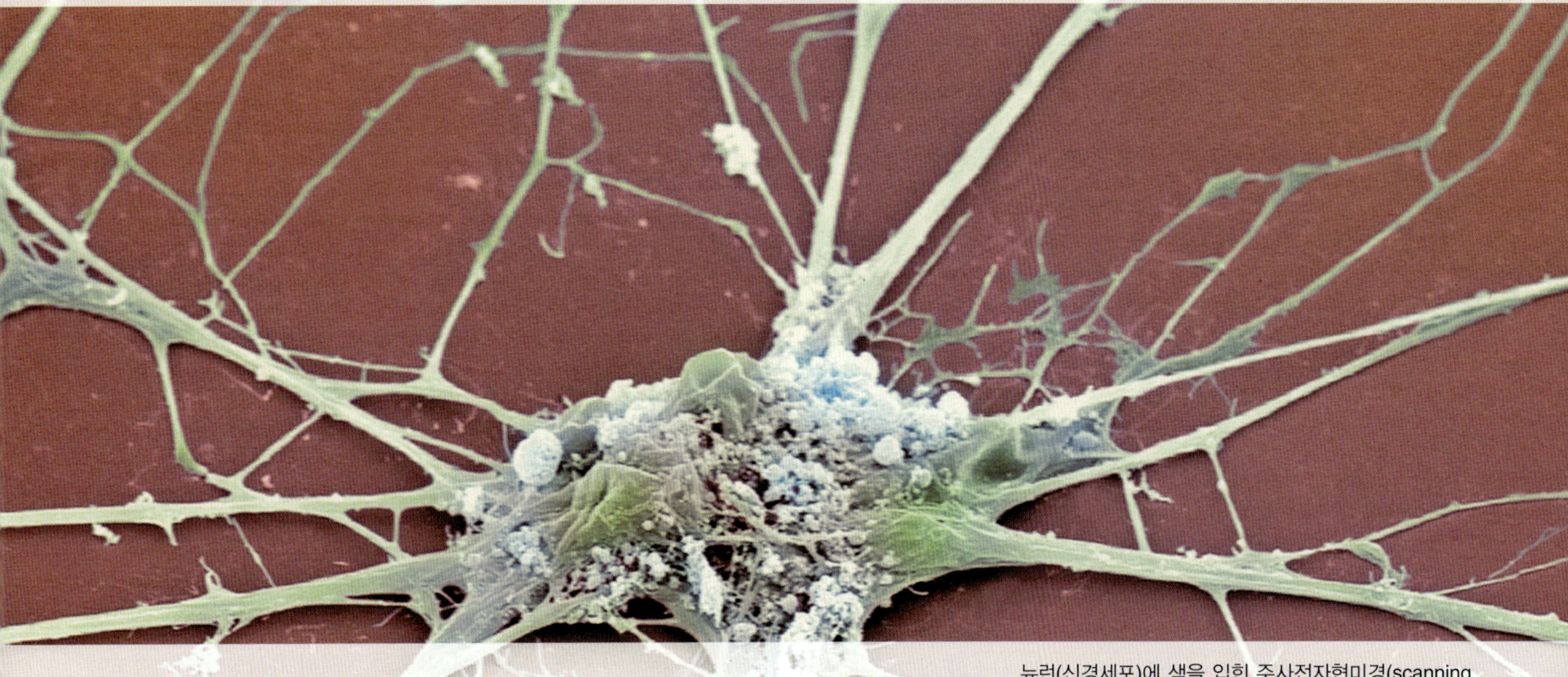

뉴런(신경세포)에 색을 입힌 주사전자현미경(scanning electron micrograph, SEM) 사진

인간은 엄청나게 다양한 환경조건에서도 생존할 수 있다. 정글에서, 산악지역에서, 복잡한 도시에서 또는 사막에서도 살 수 있다. 인간은 또한 인도 여름의 타는 듯한 더위나 뉴잉글랜드 지방의 겨울 추위에도 견뎌낸다. 적절한 훈련을 하면 에베레스트 산을 오르면서 고도의 변화에 적응할 수 있거나, 42.195 km의 마라톤을 완주해내기도 한다.

인간은 어떻게 이런 일을 수행할까? 이번 장에서—그리고 이 책 전체에 걸쳐—배우겠지만 우리 몸은 환경 변화에 적응하는 놀라운 능력을 갖춤으로써 내부변화를 최소화시키게 된다. 예를 들어 사람이 추운 환경에서 따뜻한 환경으로 여행하면(이 경우 체온이 올라간다), 그 사람의 몸은 급격히 땀을 분비하고 피부로의 혈류량을 증가시켜서 체온을 정상으로 되돌린다. 항상성(homeostasis)이라고 부르는, 즉 정상적인 내부환경을 유지하는 인체의 능력이 이 책의 전체에 걸친 기본 주제라 하겠다.

인체생리학의 학습을 시작한 여러분을 환영한다.

개요

학습목표 이 장을 학습한 후 다음을 할 수 있어야 한다.

- 인체에 존재하는 네 가지 주요 세포의 종류를 열거하고, 이 세포들을 정의하는 특성들을 설명할 수 있어야 한다.
- 인체내 수분의 분포를 설명하고, 여러 체액의 구획을 정의할 수 있어야 한다.
- **항상성**(*homeostasis*)을 정의하고 인체의 기능에 대해 항상성이 지니는 중요성을 설명할 수 있어야 한다.
- 항상성에서 음성피드백의 역할을 설명할 수 있어야 한다.
- 당뇨병이 왜 유행병(epidemic)으로 간주되는지를 설명할 수 있어야 한다.

생리학(physiology)은 생명체의 기능을 연구하는 학문으로, 식물생리학, 미생물생리학 및 동물생리학 등 다양한 형태의 이름으로 나타난다. 이 책은 인체생리학, 즉 우리의 신체가 어떻게 기능하는가에 관한 학문에 중점을 두고자 한다. 우리는 일반생리학을 강조하지만, 전형적인 신체의 기능을 보다 잘 증명하기 위한 병리생리학(pathophysiology), 즉 가끔 신체의 정상기능이 붕괴될 때 어떤 일이 일어나는지를 기술한다. 예를 들면, 섬세한 신체의 기능을 삽화로 기술하고, 기관계(organ system)들이 상호의존적임을 이 책의 전편에 걸쳐 기술함으로써 당뇨병이 신체의 기능에 미치는 영향을 설명할 것이다.

이 책에서는 시스템으로 생리학에 접근하고자 한다. 즉, 한번에 하나의 기관계(organ system)씩 따로따로 학습한다. **기관계(organ system)**는 특수기능을 수행하기 위한 해부학적 구조의 집합체이다. 예를 들면, 심혈관계(cardiovascular system)는 산소와 영양소가 풍부한 혈액을 신체의 여러 기관으로 운반하는 기능을 한다. 생리학 학습에 시스템 접근법을 사용하기 때문에 단일 기관계로는 기능할 수 없다는 것을 기억해야 한다. 따라서 두 기관이 상호작용하기 때문에 비뇨계(urinary system)를 다루는 장에서는 심혈관계를 일부 논의하게 된다.

거의 모든 사람들이 인체가 어떻게 작동하는가에 대해 호기심이 강하므로 생리학을 공부하는 것은 가장 만족스러운 학문적 경험 중의 하나가 될 것으로 희망한다. 또한 다른 과학 분야와 마찬가지로, 생리학도 오랫동안 확립되어 사용한 사실의 수집품이 아니라 계속 진행되고 있는 일이라는 것을 깨닫게 될 것이다. 인체가 어떻게 작동하는가에 대한 우리의 이해에 상당한 괴리가 있다는 것을 깨닫게 될 것이고, 현재 우리가 이해하고 있는 생리학 지식 중 많은 것들이 새로운 사실이 발견되면 변화할 수밖에 없다는 사실도 알게 될 것이다.

여러분이 과거에 무엇을 전공했든, 현재의 관심사가 무엇이든 상관없이 생리학을 공부함으로써 여러분의 과학적 시야를 넓게 해 줄 것이다. 신체기능을 관련 없는 현상의 모음이 아닌 서로 연결된 전체로서 이해하게 되면서, 여러분은 인체에 대한 큰 그림이 보이기 시작할 것이다. 어쩌면 여러분은 공부를 하다가 보면 생리학이 아름답다는 사실을 발견할 수도 있을 것이다. 생리학을 평생의 전공으로 삼은 사람들 대부분은 그렇게 생각한다.

1.1 인체의 구성

자세히 묘사된 인체 해부도나 인체의 모형을 살펴본 사람이라면 사람의 몸이 매우 복잡하고 정교한 구조로 되어 있음을 알았을 것이다. 그러나 이렇게 복잡한 구조에도 불구하고, 인체기능의 기본 바탕은 단순하다.

학생들에게는 생리학자에게 있어 인체에 대한 가장 흥미로운 사실은 아마도 인체의 작동이 비교적 적은 수의 원리로 설명될 수 있다는 것이다. 이러한 이유로 생리학자들은 인체를 기술하는 데 있어 불필요한 세부 사항을 모두 털어내고 보다 핵심적인 요소, 즉 포괄적인 주제와 원칙을 부각시키는 방법으로 접근한다. **그림 1.1**을 통하여 이 말의 의미를 이해해 보자. 뇌에는 모양에서의 차이에 따라 네 그룹으로 분류되는 세포들이 수십억 개가 존재한다. 하지만 이 세포들의 기능을 고려할 때, 세포들 사이의 유사성이 차이점보다 더 중요해서 하나의 범주로 분류하는 것이 가능해진다. 이 범주에 속하는 모든 세포들은 신체의 한 부위에서 다른 부위로 전기적 신호 형태의 정보를 전달하기 위해 특수하게 분화되어 있다. 이러한 공통 기능 때문에 이 범주의 모든 세포들은 **신경세포**(뉴런, *neuron, nerve cell*)로 분류된다.

인체의 기본적 단순성이 생리학의 주요 주제 중 하나인 것처럼 또 다른 하나의 주제는 신체의 여러 부위들 사이에서 상호작용이 어느 정도 일어나는지에 관한 것이다. 가장 작은 생명의 단위인 인체의 **세포(cell)** 하나하나는 독립적으로 자신의 기본적인 생명 과정을 수행할 능력이 있지만, 우리 몸에서는 여러 가지 형태의 세포들이 몸 전체의 작동에 중요한 다양한 기능을 수행하도록 특수하게 분화되어 있다. 이러한 이유로 모든 세포들은 생존을 위해 궁극적으로 서로에게 의존한다. 마찬가지로 인체의 여러 기관도 다른 기관의 작동에 필요한 일들을 수행하도록 분화되어 있다. 예를 들어 세포가 살기 위해서는 산소가 필요하고, 그 산소는 혈류를 통해 세포에 전달된다. 그러나 세포가 요구하는 만큼 충분히 산소를 공급하려면 많은 일들이 일어나야 하는데, 그중 몇 가지만 생각해보자. 산소는 **적혈구**(*erythrocyte*)라 부르는 세포에 의해 혈류를 따라 운반되는데, 이 적혈구는 뼛속에 있는 조직인 **골수**(*bone marrow*)에서 만들어진다. 혈액 안에 적혈구가 적절한 수만큼 있도록 하기 위하여, 적혈구 생산은 신장(콩팥)에서 분비되는 **적혈구 생성인자**(*erythropoietin*)라는

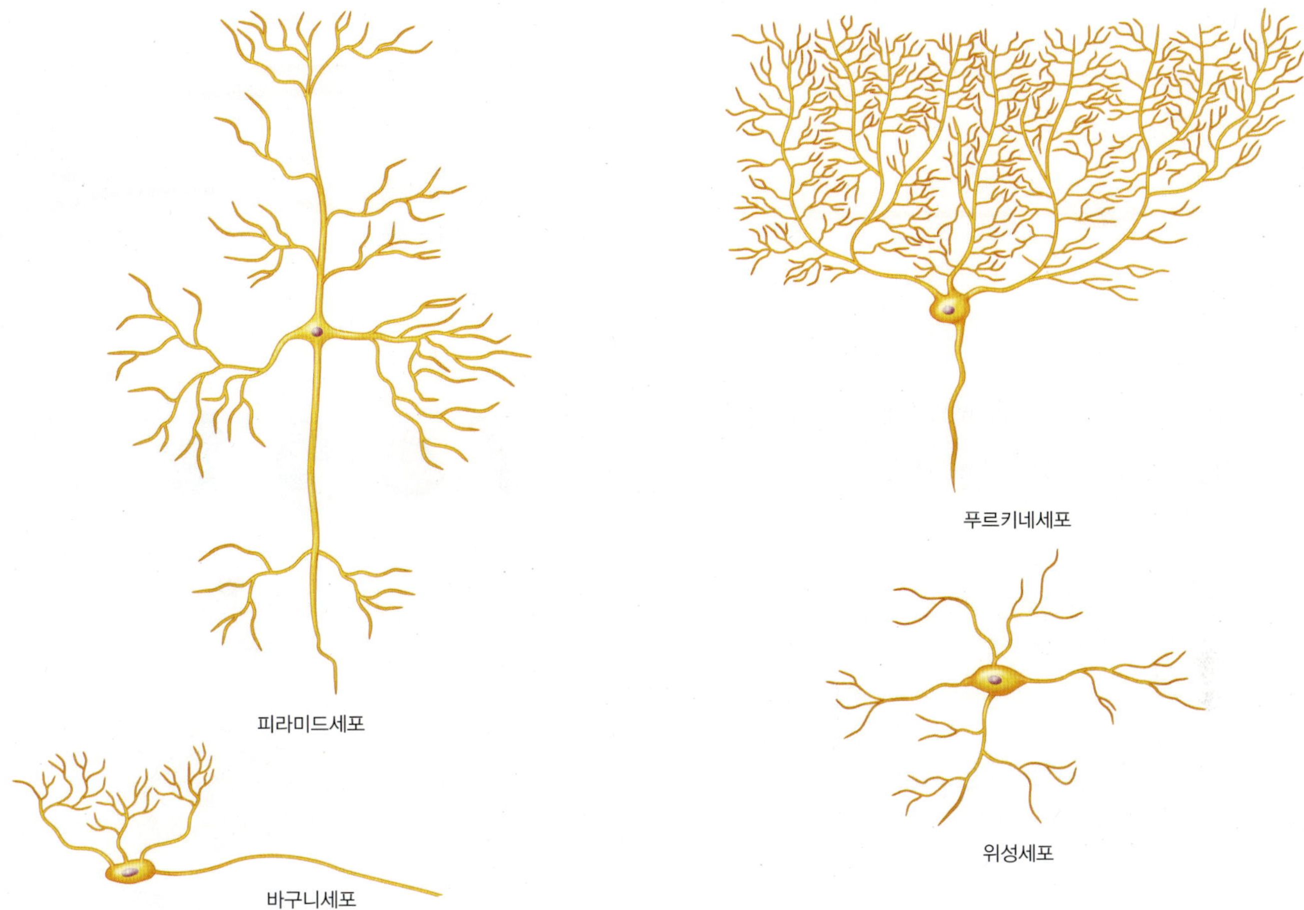

그림 1.1 뇌에서 발견되는 세포들의 모형. 이들 네 종류의 세포는 모두 전기적 신호와 화학적 신호를 전달하는 신경세포(neuron)이다.

호르몬에 의해 조절된다. 신체조직에 충분한 혈액을 공급하기 위해 심장은 매분 충분한 양의 혈액을 뿜어내야 하며, 이런 이유로 심장이 수축하는 빈도와 수축력은 신경계에 의해 조절된다. 혈액이 충분한 산소를 운반하기 위하여, 폐는 충분한 양의 공기를 흡입해야 하고, 이를 위해 신경계에 의한 호흡근육(횡격막 등)의 조절이 필요하다. 마지막으로, 이 모든 과정들과 기타 여러 과정을 진행시키는 데 필요한 에너지를 공급하기 위하여 소화계가 섭취된 음식물을 작은 분자로 분해하고, 이 분자들이 혈류 속으로 흡수되어 전신의 세포로 공급된다.

이러한 예는 인체가 제대로 기능을 발휘하려면 인체의 각 부위가 고유한 자기의 기능을 잘 수행해야 하는 것뿐만 아니라, 인체의 각 부위들이 조화롭게 함께 작동해야 한다는 사실을 보여준다. 인체의 각 부분이 어떻게 다함께 작동하는가를 더 잘 이해할 수 있도록, 이 장의 나머지 부분에서는 일반적인 인체기능에 관한 광범위한 원리들을 서술하고, 뒤 장에서는 특정한 기관 및 기관계의 기능을 살펴보기로 한다.

세포, 조직, 기관 및 기관계

인체는 질서있는 모습으로 배열된 세포들로 구성된 놀라운 구조로 되어 있다. 세포들이 모여 조직을 이루고, 조직들이 모여 기관을 이룬다. 기관들은 기관계를 형성하여 함께 작용한다. 이러한 계층적 구조의 요소 하나하나를 알아보기로 한다.

세포와 조직

인체에는 200가지 이상의 세포가 있으나 (1) **신경세포**(뉴런, *neuron*), (2) **근육세포**(*muscle cell*), (3) **상피세포**(*epithelial cell*), (4) **결합조직세포**(*connective tissue cell*) 등 4가지 종류의 세포들로만 구성되어 있다. 각 유형에 속하는 대표적인 세포들이 **그림 1.2**에서 보여주고 있다. 이 분류방법은 범위가 매우 큰 분류로서, 주로 기능적 차이에 바탕을 두고 있다. 그리고 해부학적 구분 및 발생학적 기원에 바탕을 둔 보다 엄격한 세포의 분류법도 있다.

앞서 언급한 바와 같이 신경세포, 즉 **뉴런**(**neuron**; 그림 1.2a)은 전기적 신호의 형태로 정보를 전달하도록 전문화되어 있다. 이러한 기능을 수행하기 위해, 뉴런은 보통 다른 세포로부터 신호를 받거나 다른 세포로 신호를 전달하는 기능을 수행하는 가지들을 갖고 있다. 빛에 반응하는 눈의 뉴런이나 접촉에 반응하는 피부에 있는 뉴런과 같은 몇몇 신경세포들은 외부환경으로부터 정보를 받아서 감각을 통해 외부세계를 인식할 수 있도록 해준다. 다른 뉴런은

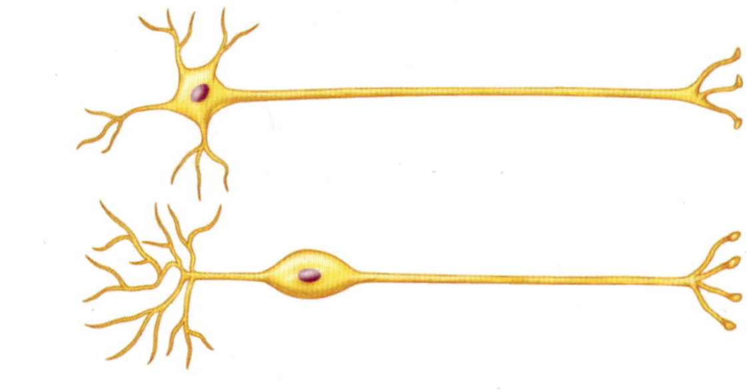

(a) 신경세포

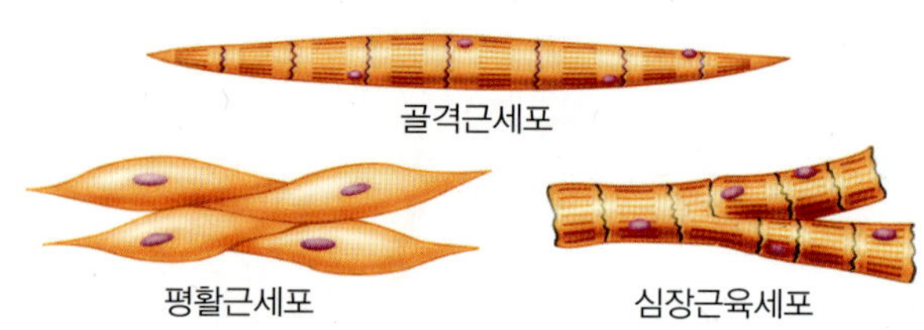

(b) 근육세포

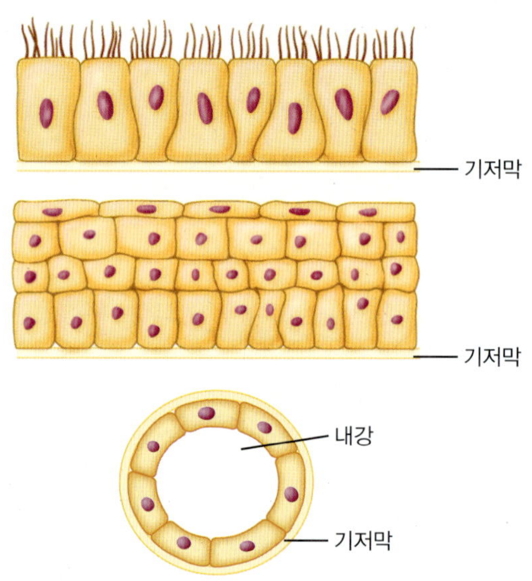

(c) 상피세포

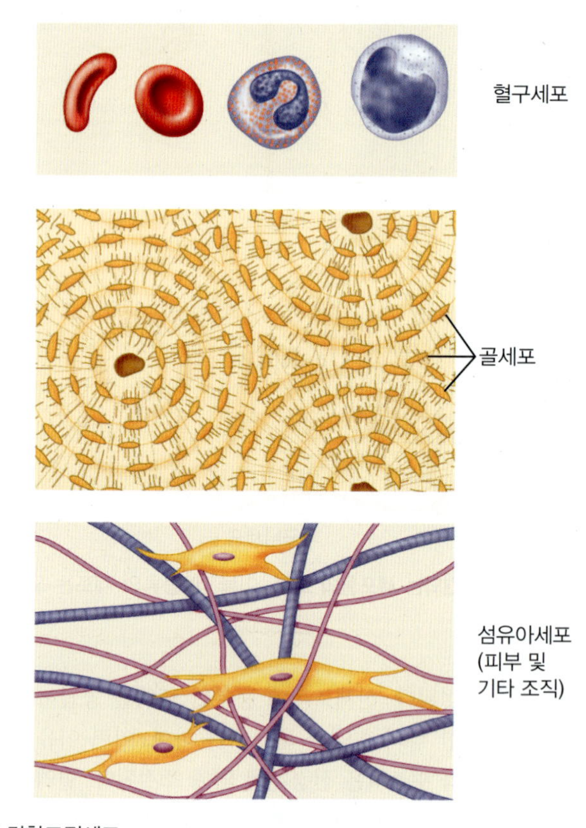

(d) 결합조직세포

그림 1.2 인체에 존재하는 주요 세포형태. (a) 신경세포. **(b)** 근육세포, **(c)** 상피세포. **(d)** 결합조직세포.

신호를 근육, 분비샘 및 기타 기관에 전달하여 동작, 호르몬 분비 및 기타 신체의 다른 기능들을 조절할 수 있도록 해준다. 이외에도 뇌 속에 있는 뉴런과 같은 또 다른 뉴런들은 정보처리에 관여하여 사람이 개념을 형성하고, 기억하며, 행동계획을 수립하고, 감정을 경험할 수 있도록 해준다.

근육세포, 즉 **근섬유(muscle fiber**; 그림 1.2b)는 수축할 수 있도록 전문화되어 기계적 힘과 동작을 만들어낸다. 이 세포들은 움직임이 수의적으로(마음대로) 조절되는 팔, 다리 같은 신체부위[골격근(*skeletal muscle*)이라고 함]에서 찾아볼 수 있다. 그러나 근육세포들은 움직임이 수의적으로 조절되지 않는 구조인 심장(심근, *cardiac muscle*) 및 혈관(평활근, *smooth muscle*)에서도 찾아볼 수 있다. 팔을 구부리는 동작, 심장이 혈액을 펌프하는 것, 위가 음식물을 섞는 것 등은 모두 근육세포가 활동하는 예들이다.

상피세포(epithelia cell)는 **상피(epithelia**, 단수는 *epithelium*)라는 조직에서 찾아볼 수 있는데, 이 세포들은 기저막(*basement membrane*)이라 부르는 비세포성 물질의 얇은 막과 결합하여 연속적으로 배열된, 얇은 종이 같은 세포층을 형성하고 있다(그림 1.2c). 문제의 상피가 어떤 종류의 것이냐에 따라 세포층의 두께는 세포 하나의 두께(단순, *simple*)로 되어 있을 수도 있고, 몇 개의 세포가 포개진 형태(층상, *stratified*)가 될 수도 있으며, 세포의 형태도 키가 작고 납작한 것(*squamous*)으로부터, 규칙적인 정사각형 모양의 입방상피형(*cuboidal*)에, 어떤 경우에는 키가 크고 길쭉한 원주형(*columnar*)에 이르기까지 여러 가지가 있다. 그러나 어떤 경우이든 세포들은 촘촘히 붙어 있어서 상피의 한쪽 편에 있는 물질이 반대편에 있는 물질과 자유로이 섞이지 못하도록 장벽을 형성한다. 이러한 특성에 알맞게 상피는 피부표면 또는 폐의 내벽처럼 체액이 외부 환경과 분리되어 보존되어야 하는 곳이면 어디에서든 발견된다. 상피는 또한 위, 장, 혈관 등 내부 공간이 빈 기관의 내벽에서도 찾아볼 수 있는데, 상피는 공간 내부에 있는 액체를 주변의 체액과 분리한다. 속이 비어 있는 기관이나 혈관 내부의 공간을 일반적으로 **내강(lumen)**이라고

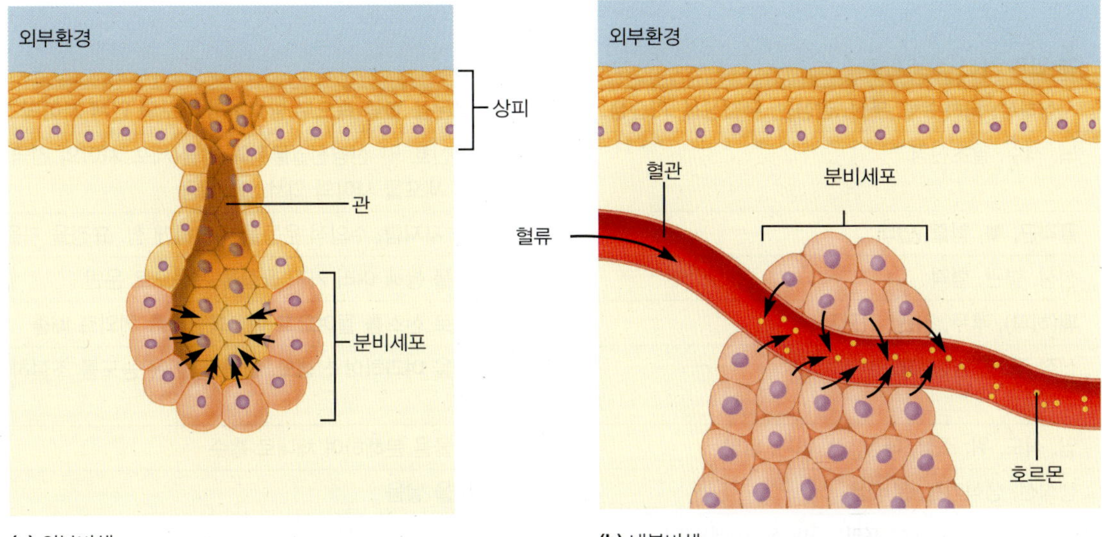

그림 1.3 분비샘. (a) 외분비샘. 분비세포가 방출한 분비산물은 관(duct)을 통하여 외부환경으로 이동한다. **(b)** 내분비샘. 분비세포가 생성물인 호르몬을 혈류로 방출하고, 혈류는 호르몬을 내부환경 전체로 운반한다.

부른다.

일부 상피세포는 무기이온, 유기분자, 물 등과 같은 특정 물질들을 한 곳에서 다른 곳으로 운반하는 데 특화되어 있다. 예를 들면, 위 내벽에 있는 세포는 산(수소이온)을 위 내강으로 운반하여 음식물의 소화를 돕는다. 이에 비해 창자의 내벽세포는 장의 내강으로부터 영양소와 물을 혈액으로 운반한다.

일부 상피세포는 특정물질을 합성하고 분비하는 데 특화된 기관인 **분비샘(gland)**을 형성한다. 분비샘에는 두 가지 종류가 있다. **외분비샘(exocrine gland)**은 분비물을 외부환경으로 연결되는 도관으로 흘려보낸다(**그림 1.3a**). 외분비샘으로는 땀샘(*sweat gland*)과 침샘(*salivary gland*)이 있다. **내분비샘(endocrine gland)**은 몸 안의 세포로 정보를 전달하는 화학물질인 **호르몬(hormone)**을 분비하여 혈액으로 내보낸다(그림 1.3b). 내분비샘의 예로는 뇌하수체(*pituitary gland*)와 부신(*adrenal gland*)이 있다.

마지막으로 **결합조직세포(connective tissue cell)**로, 가장 다양하며 여기에는 세포로는 혈액세포, 골세포(뼈세포), 지방세포 및 구조 또는 기능의 관점에서 공통점이 없는 것처럼 보이는 다른 많은 종류의 세포들이 포함되어 있다(그림 1.2d).

좁은 의미에서 "결합조직(connective tissue)"이라는 용어는 다른 구조를 위한 물리적 지지를 제공하거나, 제자리에 고정하거나, 상호연결해주는 등의 주 기능을 하는 모든 구조를 말한다. 결합조직의 가까운 예로는 근육을 뼈에 고정하는 힘줄(*tendon*), 뼈를 서로 연결하는 인대(*ligament*), 피부에 단단함과 유연성을 만들어 주는 탄성조직(elastic tissue) 등이 있다. 결합조직의 또 한 가지 예로는 뼈 자체를 들 수 있는데, 뼈는 인체의 모든 구조들을 직·간접적으로 지탱해준다. 대부분의 경우, 결합조직에는 세포들이 세포외기질(*extracellular matrix*)이라고 하는 다량의 비세포성 물질 속에 흩어져 박혀 있다. 세포외기질은 단백질을 비롯한 큰 분자가 빽빽하게 그물 구조를 이루고 있는 물질이다. 세포외기질에서 가장 중요한 성분으로는 긴 섬유모양 단백질인 엘라스틴(*elastin*; 조직에 탄력을 주는 성분)과 콜라겐(*collagen*, 아교질; 조직에 장력, 즉 양쪽으로 잡아 늘이는 데 저항하는 능력을 주는 성분)이다.

넓은 의미에서 "결합조직"이라는 용어는 혈액이나 림프액 같은 액체도 포괄한다. 이들은 다른 결합조직처럼 구조적 지지를 제공하지는 않지만 정보교환의 통로를 제공하여 인체의 여러 부위를 "연결"하는 역할을 한다. 예를 들어 혈액은 폐에서 온몸의 조직으로 산소를 전달하며, 호르몬을 분비한 분비샘에서 호르몬에 반응하는 조직으로 운반한다. 마찬가지로 림프액도 전신의 혈관에서 새어나온 물을 비롯한 여러 물질들을 혈액으로 돌려보낸다.

일반적으로 특정한 종류의 세포는 몸 안에서 같은 종류의 세포와 무리를 짓는 경향이 있다. 예를 들어, 신경세포는 언제나 다른 신경세포들과 연결된 형태로 볼 수 있으며, 상피세포도 언제나 다른 상피세포들과 연결되어 있다. 이와 같이 비슷한 기능을 수행하는 세포들의 무리를 **조직(tissue)**이라고 한다. 조직도 역시 신경조직(*nervous tissue*), 근육조직(*muscle tissue*), 상피조직(*epithelial tissue*), 결합조직(*connective tissue*) 등 네 가지 기본 범주로 분류된다. (조직이라는 용어는 신체를 구성하는 어떤 종류이든 물질들을 지칭하는 데에도 사용되기도 한다.)

기관과 기관계

일반적으로 둘 이상의 조직이 모여 특정 기능을 수행하는 구조를 형성할 경우, 이러한 구조를 **기관(organ)**이라고 한다. 예를 들어, 심장은 피를 내뿜는 것이 주요 기능인 기관이다. 심장은 주로 근육조직으로 이루어져 있지만, 또한 신경조직(심장박동을 조절하는 신경의

표 1.1 기관계

기관계명	계 안의 기관/조직 이름	기능
내분비계	시상하부, 뇌하수체, 부신, 갑상선, 부갑상선, 가슴샘, 이자	호르몬을 혈류 속으로 방출하여 세포와 인체 사이의 의사소통 제공
신경계	뇌, 척수, 말초신경	전기신호 및 신경전달물질의 방출(세포 사이의 간극으로)을 통하여 신체 세포들 사이의 의사소통 제공
근골격계	골격근, 뼈, 힘줄, 인대	몸을 지지함. 수의적 운동을 가능하게 함. 표정을 지을 수 있게 함
심장혈관계	심장, 혈관, 혈액	혈류를 통해 여러 가지 물질을 온몸으로 운반
호흡계	폐(허파), 후두, 기관, 기관지	몸으로 산소를 들여오고 이산화탄소를 체외로 배출
배설계	신장, 요관, 방광, 요도	혈액을 여과하여 산성도, 혈액량, 이온 농도를 조절하고 노폐물을 제거
소화계	입, 식도, 위, 소장, 대장, 간, 이자, 담낭	음식물을 분해하여 체내로 흡수
생식계	생식선, 생식기관, 분비샘	후손을 낳음
면역계	백혈구, 흉선, 림프절, 지라, 편도선, 아데노이드	병원체 및 비정상세포로부터 인체를 방어
외피계	피부	외부환경으로부터 인체를 보호

말단), 상피조직(심장의 심실과 심방의 내벽을 이룸), 결합조직(심장 판막과 기타조직을 근섬유로 서로 묶어줌)도 포함되어 있다.

여러 개의 기관들이 모여 **기관계(organ system)**를 형성하는데, 기관계는 한데 모여 일정한 기능을 수행하는 기관들의 집합체다. 한 예로 전신 조직으로 혈액을 공급하는 **심장혈관계**(*cardiovascular system*)를 들 수 있다. 심장혈관계에는 심장, 혈관, 혈액(혈액 자체는 기관이라기보다는 조직이다) 등이 포함된다. 또 다른 기관계로는 음식물을 작은 분자로 쪼개서 혈류 속으로 운반하는 기능의 **위장관계**(*gastrointestinal system*)가 있다. 위장관계에는 입, 침샘, 식도, 위, 창자, 간, 쓸개, 이자 등이 속해 있다. 심장혈관계나 소화계 같은 일부 기관계에서는 기관들이 물리적으로 연결되어 있다. 다른 기관계의 경우에는 기관들이 연결되어 있지 않고 멀리 떨어져 있다. 이러한 기관계에는 체내에서 호르몬을 분비하는 모든 분비샘들을 망라하는 **내분비계**(*endocrine system*)와 체내로 침범하는 미생물 및 기타 이물질로부터 신체를 보호하는 **면역계**(*immune system*) 등이 해당된다. 신체의 기관계와 그 주요 기능이 **표 1.1**에 열거되어 있다.

기관계라는 개념은 원칙적으로 단순하지만 한 기관계와 다른 기관계 사이의 구분이 항상 분명하지는 않다. 많은 기관들이 하나 이상의 기관계에 필수적인 기능을 수행한다. 췌장(pancreas)이 그 대표적인 예인데, 이 기관은 분비액과 소화효소를 분비하여 장으로 흘려보내기 때문에 소화계에 속하기도 하고 호르몬을 분비하기 때문에 내분비계에도 속한다고 볼 수 있다.

퀵 테스트 1.1

1. **생리학**(*physiology*)을 정의하라.
2. 세포와 조직의 네 가지 기본 종류를 나열하고 설명하라.
3. 10가지 기관계를 나열하고 각각의 기능을 간단히 설명하라.

인체의 전체적 구성: 단순화된 개관

생리학자들은 인체의 기능을 이해하고 설명할 때, 복잡한 우리 몸을 몇 가지 핵심요소로 줄여서, 이들을 통합시키는 주제와 원칙이 좀 더 쉽게 나타나도록 하고자 한다. 이렇게 단순화하려는 경향이 **그림 1.4**에서 보다 명백히 나타나고 있는데, 이 그림에서 생리학자의 인체에 대한 "미니멀리스트(minimalist)"적 시각을 잘 보여준다. 이 그림은 실제 인체인 것처럼 보이지 않는다. 형태가 잘못되었을 뿐만 아니라 극단적으로 단순화되고 심지어 일부가 빠진 것처럼 보인다. 예를 들어 위장관계(gastrointestinal system)는 몸의 한쪽 끝에서 반대쪽 끝에 이르는 곧은 관으로 그려졌고, 폐는 속이 빈 주머니로 보인다. 인체의 복잡한 혈관망은 단순한 고리로 처리되었으며, 이 고리에 혈액을 공급하는 심장은 단순한 상자로 그려져 있다. 신경세포, 근육세포, 결합조직세포 같은 여러 가지 종류의 세포는 모두 비슷하게 그려졌고 "세포"라는 포괄적 이름이 붙어 있을 뿐이다. 게다가 신장(kidney)은 외부와 연결된 끝이 막힌 관으로 간단히 그려져 있다.

인체의 외부환경

그림 1.4로 단순화시킴으로써 강조된 가장 중요한 개념은 하나의 상피조직층이 인체 내부를 **외부환경**(*external environment*)과 격리하고 있음을 보여주는 데 있다. 이 상피장벽에는 피부뿐만 아니라, 외부환경과 이어지는 폐, 소화계, 신장 세뇨관(kidney tubule)의 내벽도 포함된다. 다시 말해서, 공기가 폐로 들어가거나 음식물이 위로 들어갈 때 이 물질들은 상피장벽의 바깥에 있기 때문에 실제로 여전히 외부환경에 머물고 있는 상태이다. 그림 1.4는 이 장벽이 연속적으로 이어짐을 보여준다. 즉, 피부의 외부 장벽과 폐, 소화관, 신세뇨관 등의 내벽이 서로 실제로 분리되어 있지 않다. "천(fabric)"에 비유해서 말

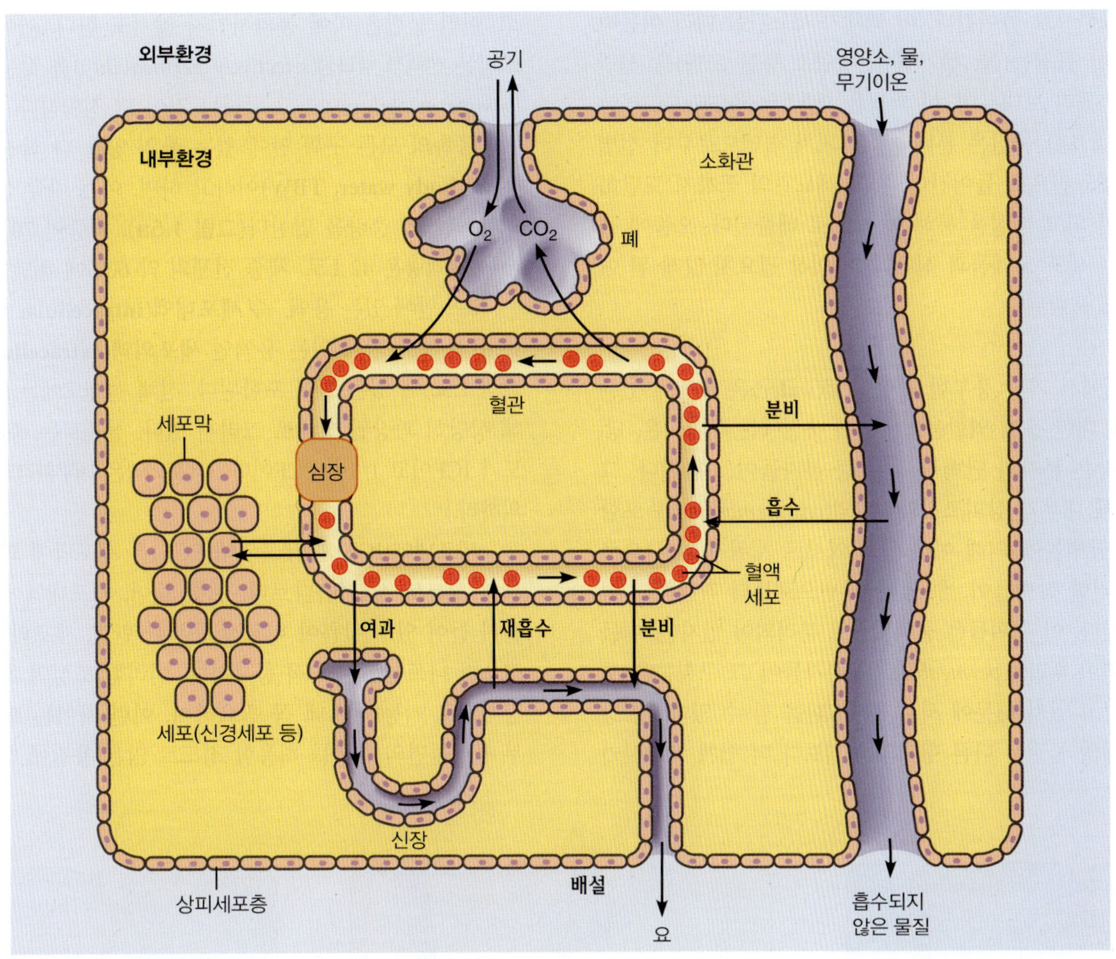

그림 1.4 매우 간략화된 인체의 전체 구성도. 물질의 흐름은 화살표로 표시되어 있다.

하자면, 이것들은 모두 동일한 "천"의 한 부분이라고 할 수 있다 .

인체의 내부환경

세포가 살기 위해서는 주변으로부터 산소와 영양소를 취하고 이산화탄소와 기타 노폐물들을 주변 환경으로 배출해야 한다. 산소와 영양소의 궁극적인 원천, 그리고 노폐물(이산화탄소 포함)의 최종 폐기 장소는 외부환경이다. 그러나 그림 1.4에서 알 수 있듯이 대부분의 세포들은 외부와 직접 접촉하고 있지 않아서 외부환경과 직접 물질교환을 할 수 없다. 그 대신 세포는 흐르는 혈액으로부터 산소와 영양소를 공급받으며, 그 혈액이 세포로부터 나온 노폐물을 운반해 간다. 더욱이 대부분의 세포는 혈액과 직접 접촉하지 않는 대신에 혈액과 물질교환을 하는 또 다른 액체로 둘러싸여 있다. 이 액체는 대부분의 세포가 직접 접촉하는 환경을 이루기 때문에 이를 **내부환경(internal environment)**이라고 한다. ("내부환경"이라는 용어는 혈구세포를 둘러싼 혈류내 액체에도 적용된다.)

그림 1.4는 혈액이 상피로 감싸진(epithelium-lined) 혈관벽 내부에 함유되어 있음을 보여준다. 이 상피와 이 상피 내에 있는 혈액은 외부환경과 연결되어 있지 않은 점에서 위장관(gastrointestinal tract), 기도, 신장 및 피부의 상피와는 다르다. 따라서 이 상피와 혈액은 내부환경의 일부다. 그래서 혈관내벽을 감싸고 있는 상피를 내피(endothelium)라고 한다.

외부환경과 내부환경 사이의 물질교환 이 작업을 수행하려면, 혈액이 외부환경으로부터 산소, 영양소 및 기타 필요한 물질들을 확보해야 하고, 이산화탄소를 비롯한 노폐물을 외부환경으로 배출해야 한다. 그림 1.4에서와 같이 폐, 위장관, 신장을 포함한 여러 곳에 있는 혈액과 외부환경 사이에 물질교환이 일어난다.

폐에서 산소는 호흡 중 들이마신 공기로부터 혈액으로 들어가고, 이산화탄소는 혈액으로부터 숨을 내쉴 때 공기로 나온다. 위장관에서는 물, 무기염류, 영양소 등이 소화된 음식물로부터 나와 위장관 내강에서 혈액 속으로 들어가며 이 과정을 흡수(*absorption*)라고 한다. 음식물의 소화를 돕기 위해 위는 혈액에서 나온 물질을 이용해서 산과 단백질을 만들고, 이들을 위장관으로 보내는데, 이 과정을 분비(*secretion*)라고 한다. 흡수되지 않은 물질(세균 및 세포조각 등을 포함)은 위장관 안에 남아 있다가 대변의 형태로 인체에서 궁극적으로 제거된다[이 과정을 배설(*excretion*)이라고 함].

신장에서는, 혈액에서 유래된 액체가 먼저 여과(*filtration*)라는 과정을 거쳐 세뇨관으로 들어간다. 이 액체가 세뇨관을 따라 이동하는 동안에, 필요한 물질들(물, 무기염류, 영양소 등을 포함)을 선별하여 혈액으로 되돌려 보내는데, 이 과정을 **재흡수**(*reabsorption*)라고 한다. 동시에 불필요한 물질은 분비과정을 거쳐 혈액으로부터 선별되어 빠져나와 세뇨관으로 들어간다. 결국 세뇨관의 끝까지 도달하는 액체가 오줌이 되고 배설을 통해 몸 밖으로 배출된다. 오줌에 들어 있는 물질로는 세포 노폐물과 신체에 더 이상 필요치 않게 된 여분의 염류와 물도 포함된다.

체액 구획 인체에서 가장 풍부한 물질인 **물**(*water*)은 체액에 있는 다양한 용질들에 대한 용매 역할을 한다. 이 용질에는 무기이온, 당, 아미노산 등의 작은 분자와 단백질 같은 큰 분자들이 포함된다. 그림 1.4에서는 인체 내부가 상피조직과 **세포막**(*cell membrane*)을 포함한 다른 유형의 장벽들에 의해 여러 구획(액체로 채워져 있음)으로 나뉘어 있고, 이러한 장벽들이 세포들을 주변으로부터 격리하고 있음을 보여주고 있다. 이 구획들은 물리적으로 분리되어 있지만, 이들을 분리하는 장벽이 **투과성**(*permeable*), 즉 분자들이 그 구획들을 투과하는 능력을 갖고 있기 때문에 서로 물질교환을 할 수 있다. 이 장벽들은 특정 형태의 물질은 다른 형태의 물질보다 더 쉽게 통과시키고, 어떤 물질은 아예 통과시키지 않기도 한다. 이에 세포막과 상피조직은 **선택적 투과성**(*selectively permeability*)을 갖는다거나 **반투과성**(*semipermeability*)이라고 말하는 것이 더 정확하다.

몸속의 모든 구획 안에 있는 물의 양을 다 합친 것을 **총체액량(total body water, TBW)**이라고 하며, 이는 바깥 상피층 안에 갇혀 있는 액체의 총량을 말한다(**그림 1.5a**). 체중이 70 kg인 사람의 경우 총체액량은 42 L로, 체중 전체의 약 60%에 해당한다. 총체액량에는 세포 안에 있는 용액, 즉 **세포내액(intracellular fluid, ICF**; 그림 1.5b)과 세포 밖에 있는 용액인 **세포외액(extracellular fluid, ECF**; 그림 1.5c)에 있는 물이 포함된다. 신체 설계도에는 ECF가 ICF에 비해 상당히 과장된 상태로 그려져 있다. 실제로는 총체액량의 2/3 정도가 ICF이고 1/3이 ECF이다. (세포외액은 내부환경과 동의어임을 유의하라.)

세포내액(ICF)과 세포외액(ECF)은 세포막에 의해 분리되어 있으며 성분도 상당히 다르다. 예를 들어, 세포내액에는 많은 단백질들이 들어 있고 칼륨이 비교적 풍부한 반면, 세포외액에는 단백질이 적으며 나트륨이 비교적 풍부하다. 이러한 조성의 차이는 세포가 정상적으로 기능하는 데 꼭 필요하며, 이런 차이는 또한 세포막이 일부 용질들만의 통과를 허용할 정도로 많은 용질에 대한 세포막의 투

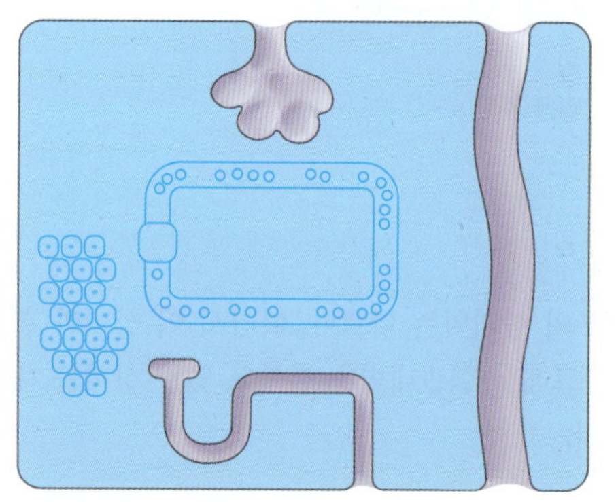

(a) 총체액량(TBW)

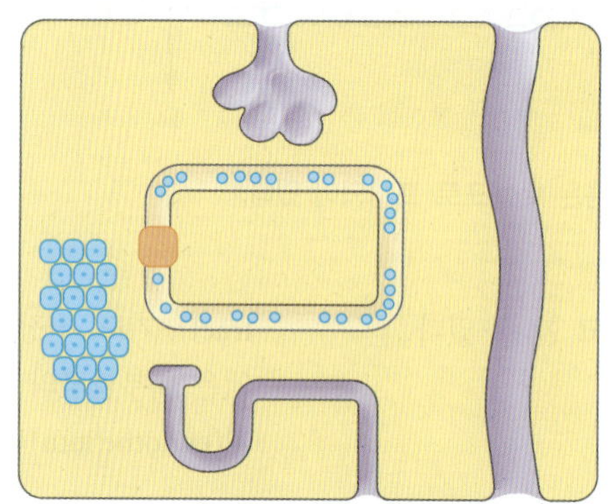

(b) 세포내액(ICF)

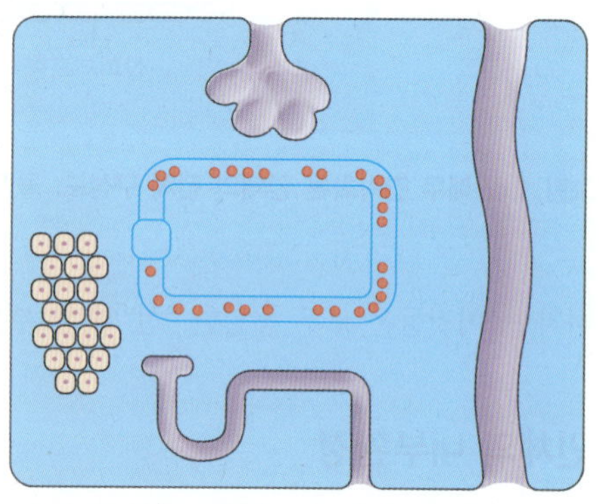

(c) 세포외액(ECF)

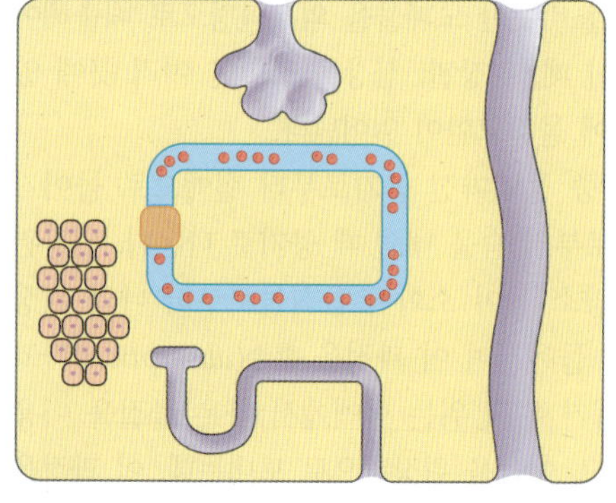

(d) 혈장

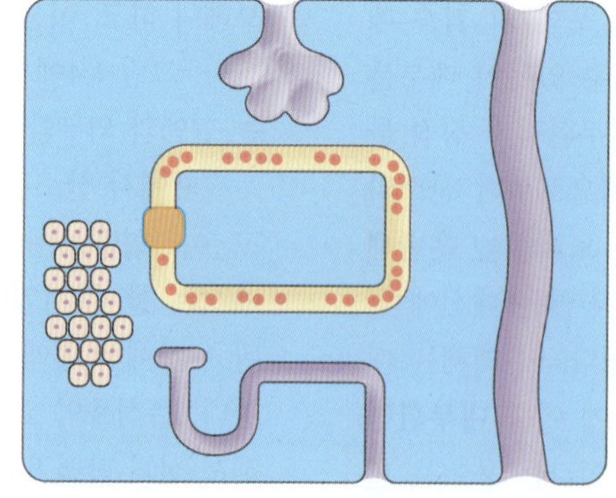

(e) 간질액(ISF)

체액	부피 (L)
TBW	42
ICF	28
ECF	14
Plasma	3
ISF	11

(f) TBW의 분포

그림 1.5 체액의 구획. 그림 1.4에서 보여준 것과 비슷하게 간략화된 몇 개의 인체 구성도에서 여러 체액 구획이 파란색으로 표시되어 있다. **(a)** 총체액량. **(b)** 세포내액. **(c)** 세포외액. **(d)** 혈장. **(e)** 간질액. **(f)** 총체액량의 분포.

Q 총체액량, 세포외액 및 간질액 중 혈장을 포함하지 않는 것은 어느 것인가?

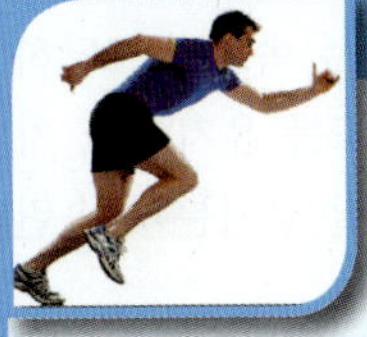

UNDERSTANDING EXERCISE

항상성에의 도전(Challenging Homeostasis)

스트레스, 즉 신체에 짓누르는 자극에 직면할 때 항상성(homeostasis) 유지는 기관계에 꽤 도전적일 수 있다. 비록 많은 스트레스 유발원들이 해로운 것으로 여겨지지만, 스트레스 요인 중의 하나인 운동의 경우는 실제로 신체에 유익한 것으로 간주되고 있다.

운동 중에 신체의 내부환경을 정상으로 유지하기 위해 기관계가 본격적으로 가동되어야 한다. 신체로 더 많은 산소를 나르고 이산화탄소를 제거하기 위해 호흡을 깊게 해야 한다. 혈류를 증가시키기 위해 심장박동을 빠르고 강하게 하여 산소와 기타 영양소들을 세포로 신속히 운반하고, 이산화탄소와 기타 부산물들은 세포로부터 제거해야 한다. 간은 포도당을 혈류로 내보내고, 지방조직은 운동 중인 근육이 에너지원으로 사용할 수 있도록 지방산을 내보낸다. 늘어난 근육활동과 신경활동은 또한 칼륨의 세포 외 수준을 증가시킨다. 피부로 혈액의 흐름을 증가시키며, 근육활동의 증가에 의해 생성된 열을 방출하도록 분비샘에서는 땀의 분비를 증가시킨다.

이러한 일들은 운동 중에 인체 내부에서 일어나는 소수의 이벤트에 불과하다. 이런 기관들이 다함께 정교하게 일을 수행함으로써 역기를 들어 올릴 수 있고, 점프하고 심지어 마라톤도 달릴 수 있다. 비록 이전 단락에서 언급된 변화들이 신체의 항상성을 유지할 수 있게 하는 단기간의 변화일지라도 운동의 이점은 또한 오랫동안 지속된다. 우리 몸은 운동과 같은 반복되는 스트레스에 적응한다. 마라톤선수는 피로를 천천히 오게 하는 날씬한 근육을 가지고 있는 반면, 역도선수는 빨리 피로해지지만 많은 힘을 만드는 큰 근육을 가지고 있다. 운동의 적합한 효용성에는 심장의 효율성 증가와 신진대사 촉진을 들 수 있다. 운동은 제2형 당뇨병과 같은 질병의 발생을 예방하는 데 도움을 준다. 운동은 또한 지방을 태운다. 그래서 스트레스 요인이 일시적으로 신체의 항상성을 깨지만, 신체는 일부 스트레스 요인들이 다음 시기에 노출되었을 때 심하게 느끼지 않도록 적응하는 법을 학습할 수 있다.

과도를 비교적 낮게 하는 데 기여함으로써 가능하다.

총 세포외액 중 약 20%는 혈액에, 나머지는 혈액 밖에 존재한다. 혈액 속에 들어 있는 일부(즉, 혈액의 비세포 부분인 액체)를 **혈장(plasma)**이라고 한다(그림 1.5d). 혈액 밖에 있으면서 신체에 있는 대부분을 담그고 있는 용액을 **간질액(interstitial fluid, ISF)**이라고 한다(그림 1.5e). 혈장과 간질액은 그 조성이 매우 비슷하다. 단 한 가지 중요한 차이는 혈장에는 단백질이 풍부한 반면, 간질액에는 단백질이 별로 없다는 점이다. 혈장과 간질액의 조성이 비슷한 이유는 모세혈관(*capillary*)으로 부르는 가장 작은 크기의 벽과 가장 많은 수의 혈관들이 단백질을 제외한 대부분의 용질에 대해 높은 투과성을 보이기 때문이다.

퀵 테스트 1.2

1. **흡수**(*absorption*)와 **재흡수**(*reabsorption*)의 차이는 무엇인가?
2. 왜 세포외액을 신체의 내부환경이라고 하는가?
3. 다음 각 사항에 대하여 알맞은 용어를 기술하라: (a) 신체 안에 있는 모든 물의 양, (b) 세포 안에 들어 있는 용액, (c) 세포 밖에 있는 용액, (d) 세포 밖에 있으면서 혈액에 있는 용액, (e) 세포 밖에 있으면서 혈액 밖에 있는 용액.

1.2 항상성: 생리학의 핵심원리

우리 몸의 세포는 생존을 위해 서로 의지한다. 세포가 신체로부터 분리되면 보통 짧은 시간 이내에 죽는다. 과학자들은 인간의 여러 종류의 세포들이 오래 생존하는 배양법을 확립하려고 연구해왔지만, 별로 성공하지 못했다(일부 줄기세포, 즉 미분화 세포들은 배양에 성공했으며, 몇 년 동안 유지됨). 과학기술의 진보에도 불구하고 과학은 아직 생명을 유지하는 데 필요한 인체의 조건을 재현해내지 못하고 있다.

사람의 세포가 이렇게 변화하는 환경에 민감하다면 인간의 몸은 어떻게 환경의 극단적인 변화를 견뎌낼까? 어쨌든 인간은 열대지방처럼 아주 더운 기후에서도, 매우 추운 기후에서도 살 수 있다. 산소가 풍부한 해수면 높이에서도 살 수 있고, 대기 중 산소농도가 상대적으로 낮은 고산지대에서도 생존한다. 또한 건조한 사막지대에서도 살 수 있고, 열대우림의 극도의 습기 속에서도 살 수 있다. 인간의 몸은 이렇게 다양한 환경에 어떻게 적응할 수 있을까?

인체는 외부환경의 변화에도 불구하고 내부환경을 비교적 일정하게 유지하도록 작동하는 온갖 종류의 조절 기전을 갖추고 있다. 내부 환경을 비교적 일정하게 유지하는 성질을 **항상성(homeostasis)**이라고 한다. 이 책을 공부하다 보면 항상성이라는 개념이 생리학의 핵심 원리임을 알게 될 것이다. 사실상 기관계의 열 중 아홉은 항상성을 유지하도록 작용한다(예외로는 개체보다는 종족을 유지하는 생식계를 들 수 있다). 항상성이 붕괴되면 질병으로 이어질 수 있다. 하지만 사람의 몸은 항상성을 교란하는 가벼운 스트레스(부하)에는 적응할 수 있는 능력을 또한 가지고 있다(**Understanding Exercise: 항상성에의 도전**을 보라).

내부환경이 일정하게 유지되도록 조절된다는 말은 정상 상태에서 세포외액의 조성(*composition*), 온도(*temperature*), 양(*volume*)이 크게 변하지 않는다는 뜻이다. (작은 변화는 항상 일어나며 정상적인 것으로 받아들여진다.) 세포외액의 온도는 보통 37°C 또는 98.6°F (정상체온)로 유지되며, 여러 가지 용질(예를 들어 산소, 이산화탄소, 나트륨, 칼륨, 칼슘, 포도당 등)의 농도도 비교적 일정하게 유지된다. 이렇게 일정하게 유지하는 능력은 중요하다. 왜냐하면 인체는 외부 환경에서 기인하거나 신체 자체로부터 항상성을 교란시킬 수 있는 여러 가지 변화에 끊임없이 직면하기 때문이다. 예를 들어, 주변환경이 따뜻해지거나 운동을 하면 체온이 오른다. 어느 경우이든 체온이 올라가면, 체온을 낮추는 방향으로 작용하여 체온을 정상으로 돌리는 조절 기전이 작동한다. 생리학을 공부하면 신체는 서로 다른 여러 기관계의 협력을 통하여 내부환경의 상태를 일정하게 유지할 수 있다는 것을 알게 될 것이다.

지식 활용하기

출혈(hemorrhage)이란 약 55~60%가 혈장으로 구성되어 있는 전혈(whole blood)을 잃는 것을 말한다. 출혈 후 인체에 액체가 새로 공급되지 않는 상태에서 어떻게 혈장의 양이 정상 상태까지 상승하여 항상성을 유지할 수 있는가?

항상성 조절 기전이 내부환경의 변화를 억제하는 방향으로 작동하기는 하지만, 그 조절계가 질병이나 정신적 외상에 의해 손상을 받지 않고 정상적으로 작동하고 있다 하더라도 모든 조절계는 한계가 있다. 예를 들어, 체온은 주변 환경의 온도가 너무 극단적이 아닌 상태에서, 그리고 조절 시스템에 가해지는 스트레스가 너무 크지 않을 때만 정상 체온에 가깝게 유지될 수 있다. 따라서 극심한 운동이나 고온환경에 노출되면 체온이 걷잡을 수 없이 올라가 생명을 위협하는 상황에까지 이를 수 있다(**Clinical Connections: 열사병과 일사병**을 보라). 어떤 시스템이든 항상성 유지에 실패하면 궁극적으로 질병의 징후와 증상이 나타나는 것이 일반적인 사실이다. 왜냐하면 이러한 상태는 기관계의 기능에 악영향을 미치기 때문이다.

항상성의 음성피드백 조절

체온은 무한정 변화할 수 있는 것이 아니라 비교적 좁은 범위 내에 머물도록 조절되고 있는데, 이것을 조절되는 변수(**조절변수, regulated variable**)라고 부른다. 혈장에서의 나트륨, 칼륨, 칼슘의 농도 역시 기관계의 항상성 조절 기전에 의해 일정하게 유지되므로 조절변수다. 대부분의 항상성 조절 기전은 같은 양상을 따른다. 즉 조절변수가 증가하면 시스템은 이를 감소시키는 방향으로, 조절변수가 감소하면 시스템은 이를 증가시키는 방향으로 반응한다. 이런 식으로 행동하는 시스템을 **음성피드백(negative feedback)**에 따라 작동하는 시스템이라고 한다.

음성피드백 시스템의 비슷한 예는 자동차의 정속 주행 장치이다. 이 장치는 원하는 속도에서 자동차가 일정한 속도로 주행하도록 해준다(**그림 1.6**a, b). 평지를 달리던 차가 언덕을 오르기 시작하면, 차는 속도가 떨어진다. 조절 장치가 차의 실제 속도와 운전자가 요구하는 속도와의 차이를 감지하면, 이 장치는 엔진에 더 많은 가솔린을 보내어 차의 속도를 상승시킨다. 차가 원하는 속도에 도달하면 조절장치는 가솔린 공급을 다시 줄여 정해진 속도를 유지한다. 차의 속도가 요구하는 속도와 달라지지 않는 한, 조절 장치는 가솔린의 흐름에 어떠한 변화도 가하지 않는다.

자동차의 정속 주행 장치처럼, 대부분의 항상성 조절 기전은 조절되는 변수의 실제값과 정상적인 "원하는" 값 사이에 차이를 감지할 때에만 조절기능을 수행한다. 이 원하는 값을 **설정점(set point)**이라고 한다. 실제값과 설정점 사이의 차이는 **오류신호**(*error signal*)가 된다. 보통 조절 기전은 조절변수를 설정점으로 이끌어가므로 결국 오류신호가 가능한 한 작아지게 한다. 자동차의 정속 주행 장치가 그 속도를 항상 일정하게 유지할 수 없듯이 설정점도 항상 일정하게 유지될 수는 없다. 조절변수는 끊임없이 요동치지만 그 변화는 음성피드백 작용에 의해 최소화된다. 예를 들면, 정상 혈당농도(혈액 내 포도당 농도)는 약 100 mg/dL(milligrams per deciliter)이지만, 식사 후 혈당은 증가하고, 결국 조절 기전이 작동해서 혈당을 100 mg/dL 가까이로 다시 낮춘다(그림 1.6c, d).

항상성 조절 장치가 정상적으로 작동하려면, 조절변수를 탐지하는 수단을 가지고 있어야 한다. 이것은 **감지기**(*sensor*)의 작용으로 수행된다. 감지기로는 문제의 변수에 민감한 세포(대부분 뉴런)들이다. 예를 들어, 일부 혈관에는 혈액 속의 탄소와 이산화탄소 농도를 감지하는 **화학수용기**(*chemoreceptor*)라는 세포들이 있으며, 뇌를 비롯한 신체의 여러 부분에는 온도를 감지하는 **온도수용기**(*thermoreceptor*)라는 뉴런이 있다. 전형적으로 이러한 감지기들은 입력신호(*input*이라고 부름)를 **통합중추(integrating center**; 보통 뇌 또는 내분비샘에 있는 신경회로의 특정 집단)로 전달하며, 통합중추에서는 조절변수의 현재값과 설정점을 비교하여 적절한 반응을 이끌어낸다. 들어온 입력에 반응하여 통합중추는 출력신호(*output*이 라고 부름)를 세포, 조직 또는 기관으로 전달하여 최종반응을 일으킨다. 이러한 세포, 조직 또는 기관을 **효과기(effector)**라고 한다.

그림 1.7은 혈당에 대한 항상성 조절 기전의 예를 보여준다. 혈당수치는 췌장에 있는 베타세포(beta cell)에 의하여 감지된다. 혈당수치가 증가하면 베타세포가 통합중추로 작용하여 **인슐린**(*insulin*)이라는 호르몬을 혈액으로 분비한다. 인슐린은 포도당을 혈장에서 신체 전반의 세포로 이동하도록 유도하고, 이에 따라 혈당수치는 감소하게 된다. 이러한 혈당의 감소는 인슐린을 분비했던 베타세포에 의해 검출되어 다시 조절계의 입력(input)부분으로 돌아옴으로써 **피드백 고리**(*feedback loop*)로 알려진 형태를 완성한다. 이러한 형태를 음성피드백이라고 하는데 이는 조절계의 반응(혈당의 감소)이 이를 작동하게 한 변화(혈당의 증가)의 반대 방향으로 나타나기 때문이다.

음성피드백은 조절변수의 변화를 적절한 때에만 작동시키기 때문에 중요하다. 예를 들면, 일단 혈당이 상승하여 음성피드백을 통하여 혈당을 낮추는 보상 작용이 시작되면, 혈당이 정상으로 돌아올 때까지 오류신호는 점점 작아진다. 이런 식으로 음성피드백 보상작용은 혈당이 설정점 아래 수준까지 떨어지기 전에 멈추게 된다.

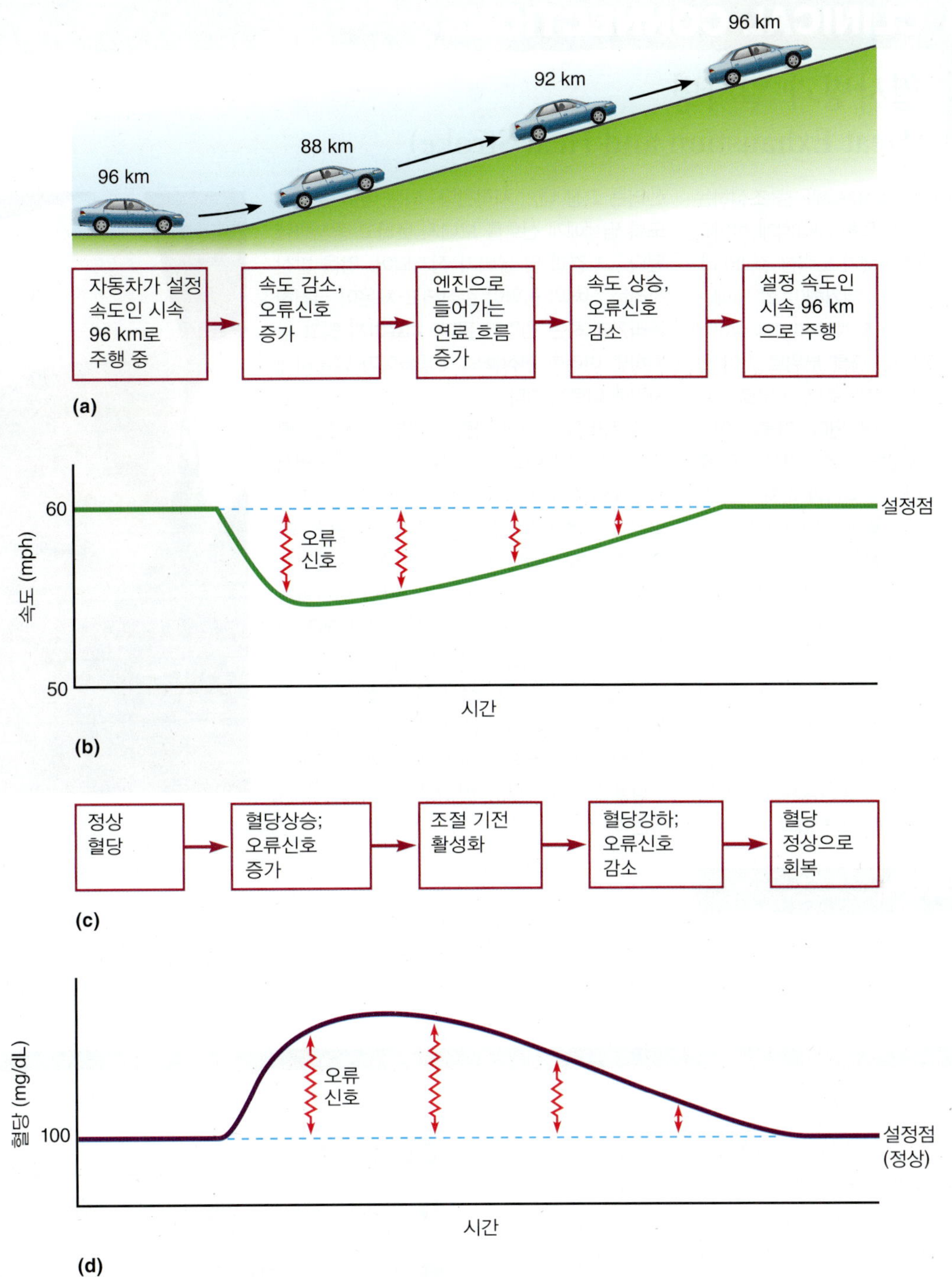

그림 1.6 조절변수의 음성피드백 조절. **(a)** 정속 주행 장치에 의하여 자동차 속도가 조절될 때 발생하는 일련의 사건. **(b)** 비탈을 올라가는 동안 자동차의 속도 변화를 보여주는 그래프. 점선 부분은 설정 속도를 보여준다. 수직 화살표는 오류신호를 보여준다. **(c)** 혈당이 처음 올라갔다가 정상으로 조절되면서 발생하는 일련의 사건. **(d)** 혈당 변화를 보여주는 그래프.

음성피드백 외에도 생리학에서는 몇 가지 **양성피드백(positive feedback)**도 중요하다. 양성피드백에서는 시스템(조절계)의 반응이 그 반응을 촉발한 변화와 같은 방향으로 움직인다. 예를 들어, 여성에서 뇌하수체(뇌의 바닥에 자리 잡고 있는 작은 분비샘)가 **황체형성호르몬**(*luteinizing hormone, LH*)이라는 호르몬을 분비하는데, 이 호르몬은 난소를 자극하여 **에스트로겐**(*estrogen*)이라는 생식기능을 조절하는 호르몬을 분비시킨다. 특정 조건에서는, 혈장내 에스트로겐 농도가 높아지면 LH의 분비를 더 촉진할 수 있다. 그러면 LH가 에스트로겐 분비를 자극하고 그로 인해 LH 분비가 더욱 활발해져 에스트로겐이 더 많이 분비되는 방식의 순환이 지속된다(**그림 1.8**). 그 결과

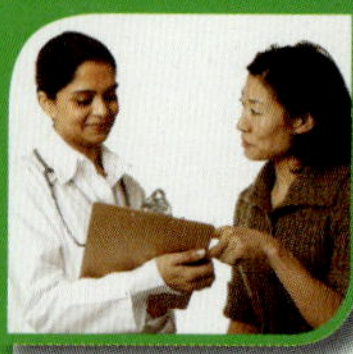

CLINICAL CONNECTIONS

열사병과 일사병 (Heat Exhaustion and Heat Stroke)

열사병(*Heat exhaustion*)은 체온을 조절하는 데 있어서 신체의 노력, 특히 지나치게 높아진 열을 제거하기 위하여 신체가 노력한 결과이다. 신체에서 많은 양의 열을 제거해야 할 때에는 대량의 땀을 발하게 되어 혈액의 부피가 심하게 줄어든다. 게다가 신체의 다른 부위로 가야 할 혈액이 피부로 우회하게 함으로써, 피부로 흐르는 혈액이 현저히 증가하게 된다. 더불어 이들 혈액 흐름의 변화는 혈압을 감소시켜서 뇌로 흐르는 혈액량이 감소되고 무력감과 어지러움, 심하게는 의식상실과 같은 증상이 일어난다.

더 심각한 증상이 **일사병**(*heat stroke*)인데, 일사병은 체온조절 시스템이 작동되지 않아서 체온이 걷잡을 수 없이 올라가게 된다. 무리한 일과 고온 환경은 열을 제거하려는 신체의 한계를 압도할 수 있다. 이런 현상이 일어나면 체온조절 시스템이 정상작동하고 있음에도 불구하고 체온이 올라간다. 체온이 계속 올라가면 뇌가 오작동하기 시작한다. 망상증세가 생기고, 이어서 의식을 잃게 된다. 결국 뇌의 체온조절 센터는 고장 나기 시작한다. 뇌는 땀을 분비하도록 땀샘에게 신호를 보내지 못하고 중지하게 된다. 그 결과 땀 분비가 정지되어, 열을 발산하려는 신체의 능력이 손상되고 체온이 급격히 올라가게 하는 원인이 된다. 치료하지 않고 방치하면 이러한 현상들의 소용돌이가 냉혹하게 사망에 이르게 한다.

일사병을 경험한 사람의 피부는 홍조를 띤 모습(혈류의 상승으로 인함)을 가지고 있으면서 또한 건조해진다(땀이 없어서). 이러한 기색은 일사병을 열사병과 쉽게 구별하게 만든다. 즉, 열사병은 땀이 과다하게 흐르고 피부는 빨갛게 달아오르고 땀으로 젖게 된다. 만일 일사병을 경험하거나 일사병으로 위험에 처해질 경우 신속한 의학적인 치료가 최고로 중요하다. 흔히, 몸을 얼음물에 띄워서 정상 체온조절이 가능한 범위 내로 신속히 낮추면 생명을 건질 수 있다. 높아진 체온이 뇌의 체온조절센터에 영구적인 손상을 유발하지 않는다면 체온조절 기전의 임무는 이어갈 수 있다.

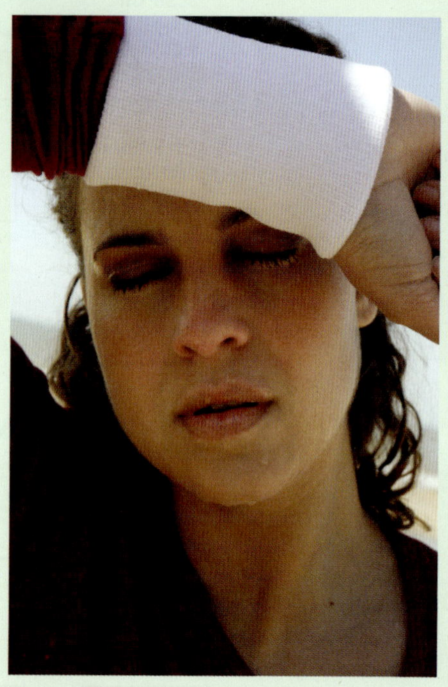

비판적 사고력 문제

1. 어떤 면에서 열사병과 일사병의 중요한 차이가 있는가?
2. 체온조절에서 혈압과 땀 분비의 역할은 무엇인가?
3. 일사병의 영향을 완화시키기 위하여 처방되는 물담금(수침)의 대체요법으로는 무엇이 있는가?

혈장내 LH 농도가 급상승하는데 이를 *LH 급등*(*LH surge*)이라고 하고, 배란(ovulation)을 유발한다. 생리적 변수에서의 변화를 최소화하는 음성피드백과 달리 양성피드백은 어떤 변수가 자극에 반응하여 빠르게 변할 수 있도록 하기 때문에 몇몇 생리적 시스템에는 유용하다.

양성피드백에서 변수가 빠르게 변하더라도 그 변수가 무한하게 증가하거나 통제불능 상태가 되지는 않는다. 그 이유는 항상 어떤 인자가 작용하여 당초의 자극을 제거하거나 시스템이 자극에 반응할 수 있는 능력을 제한함으로써, 양성피드백 고리를 끝내기 때문이다. 예를 들어, LH 급등기간 동안 LH 농도는 빠르게 상승하여 최고점에 달한 후 하강하기 시작한다. 왜냐하면 이 증가로 인해 배란이 촉발되고, 배란은 일시적으로 난소의 에스트로겐 분비능력을 저해하기 때문이다. 이렇게 해서 혈장 에스트로겐 농도가 떨어지면 LH 분비를 처음에 끌어올린 자극이 사라지고, 이에 따라 LH 농도가 떨어지게 된다.

퀵 테스트 1.3

1. **항상성**을 정의하고 어떻게 신체가 주변 환경의 변화에 적응하는 것을 가능하게 해주는지 설명하라.
2. 어떻게 음성피드백이 항상성을 유지하는 역할을 하는지를 설명하라.
3. 특정 유형의 당뇨병에서는 췌장의 베타세포가 인슐린을 적정 수준으로 분비하지 못한다. 인슐린의 부족이 혈당수치에 어떻게 영향을 미치는지를 기술하라.

1.3 당뇨병의 유행

당뇨병(diabetes mellitus)은 혈당 수치와 혈장량이 변하고 과도한 갈증과 체액손실이 유발되는 대사성 질환이다. 사실 당뇨병은 인체의 모든 기관계에 영향을 준다. 당뇨병(diabetes)라는 용어는 2세기에 그리스 의사인 카파도시아인(Cappadocian) 아레투스(Aretus)가

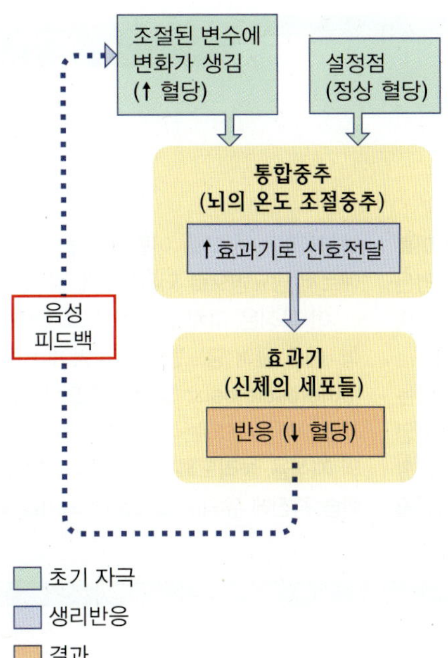

그림 1.7 음성피드백 고리. 이 피드백 고리는 본문에서 설명한 것처럼 혈당 조절에 작동한다. 상자 내부의 위아래를 향하는 화살표는 각각 증가와 감소를 의미한다. 점선은 시스템의 반응이 입력에 영향을 미치는 것을 나타낸다.

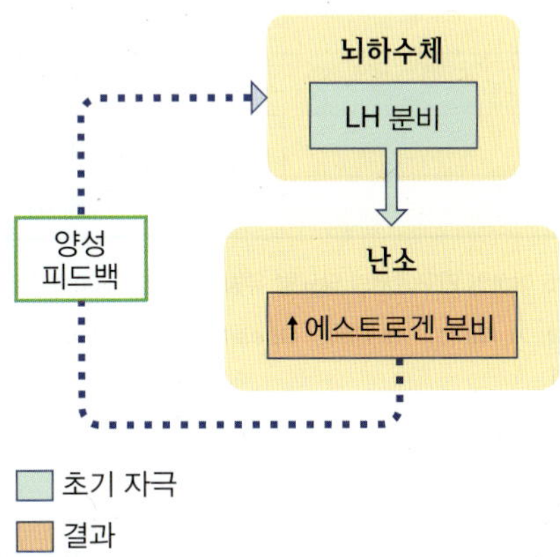

그림 1.8 양성피드백 고리. 이 피드백 고리는 난소에서의 에스트로겐 분비의 조절에 관여한다. LH는 에스트로겐 분비를 자극하고, 에스트로겐은 다시 LH 방출을 자극하여 에스트로겐이 더 많이 분비되는 순환이 지속된다.

처음 사용하였다. "*Diabetes*"는 그리스어로 "흡관(siphon)으로 뽑아내다" 또는 "통과하여 흐르다"라는 뜻으로 이 병의 특징인 과도한 소변량을 의미한다.

당뇨병의 유병률

당뇨병은 다른 사람들보다 특정 개인에 영향을 미친다. **표 1.2**는 미국내 연령별 당뇨병의 유병률을 보여준다. 20살 미만의 경우는 1% 미만의 유병률을 보이지만., 나이가 듦에 따라 당뇨병에 걸릴 확률은 점점 증가한다. 20세 이상 인구의 20% 이상이 당뇨병을 가지고 있

표 1.2 나이와 성별에 따른 미국내 당뇨병 유병률 (미국당뇨병협회 자료)

연령군	당뇨병 환자 수	당뇨병 환자 (%)
20세 미만	200,000	0.25
20~64세	17.7백만	20.3
65세 이상	11.2백만	25.9
여성	13.4백만	11.2
남성	15.5백만	13.6

표 1.3 미국내 20세 이상의 인종과 민족에 따른 당뇨병 유병률 (2010~2012년 자료)

인종/민족	당뇨병 유병률 (%)
백인, 비 히스패닉	7.6
아시아계 미국인	9.0
히스패닉계 미국인	12.8
아프리카계, 비 히스패닉	13.2
아메리카 원주민	15.9*

*유병률은 집단에 따라 큰 차이가 있다. 알래스카 원주민의 유병률이 가장 낮았고(5.5%) 애리조나 남부의 아메리카 원주민의 성인에서 유병률이 가장 높았다(33.5%).

출처: 미국질병통제 및 예방센터 자료, *National Diabetes Fact Sheet* 2014.

으며, 60세 이상인구의 26%가 당뇨병을 앓고 있다.

당뇨병 유병률은 민족이나 인종에 따라 다르게 나타난다(**표 1.3**). 당뇨병이 발생할 가능성은 미국원주민들이 가장 크며, 다음이 아프리카계 미국인과 라틴 아메리카계인들이다. 백인과 아시아계 미국인이 당뇨병에 걸릴 확률은 상당히 낮다.

당뇨병의 높은 발병률은 미국에만 국한된 것이 아니다. 국제당뇨병협회에 따르면 3억 8700만 명(세계인구의 8.3%)이 당뇨병을 앓고 있다. 1985년에는 3,000만 명이 당뇨병으로 진단받았지만 2000년까지 1억 5,000만 명으로 증가했고(**그림 1.9**), 2035년에는 6억 명에 이를 것으로 추산된다.

당뇨병의 치료를 위해 지출되는 비용이 미국과 세계 곳곳에서 높은 편이다. 2012년도에 미국에서 당뇨병 치료를 위해 지불한 직접 의료비가 1,760억 달러로 추산되었다. 간접비용(결근 시간, 일 장애, 사망률 포함)을 포함하면 2,450억 달러로 늘어난다.

비만과 당뇨병

당뇨병의 유병률은 왜 증가하는 것일까? 중요한 요인 중 하나는 인구의 노령화다. 이제 사람들이 더 오래 살게 되면서 고위험 연령인 65세 이상 생존하는 사람들의 비율이 증가하고 있다. 또한 많은 젊은 사람들의 생활방식도 당뇨병의 발생을 증가시키는 요인이기도 하다. 오늘날의 일상 식사는 과거의 식사에 비해 더 많은 양의 지방

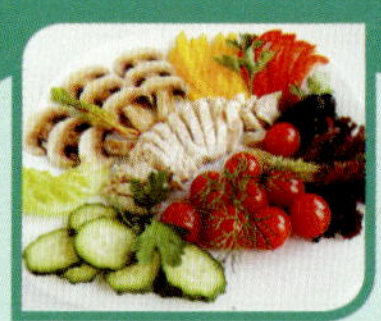

당뇨병에 대한 관심

여러분은 이 책으로 계속 공부하기 때문에 당뇨병에 대한 정보들을 수록한 이 박스를 여러 장에서 보게 될 것이다. 세계 인구에서 당뇨병의 유병률은 모든 사람들에게 건강에 대한 주요 관심사로 떠오르게 한다. 미국 질병통제예방센터의 **2011년도 국가 당뇨 자료표**(*National Diabetes Fact Sheet, 2011*)에 따르면, 미국 인구의 약 8.3%(26백만 명)는 당뇨병을 앓고 있는 것으로 추정하고 있다. 이들 26백만 명의 당뇨병 환자들 중에서 7백만 명은 당뇨병 미확진 환자들이다. 더욱이, 또 다른 79백만 명은 앞으로 당뇨병으로 발전할 가능성이 높음을 의미하는 당뇨병 전증(prediabetic) 환자들이다.

당뇨병에서 가장 해로운 양상 중의 하나는 침투성(pervasiveness), 즉 모든 기관계에 영향을 미친다는 것이다. 이 책의 각 장을 학습할 때마다 질병에 걸려 있는 동안 항상성이 붕괴될 때 무슨 일이 일어나는지, 그리고 신체는 이에 보상하려는 시도로 어떤 반응을 일으키는지의 예로서 당뇨병으로 되돌아가게 될 것이다.

이 특징은 마치 당뇨병과 그 합병증의 병리학, 예를 들어 당뇨병이 신장병이나 죽상경화증(atherosclerosis; 혈관질환)으로 어떻게 이어지는가에 적용되는 인체생리학에 대한 여러분의 지식을 늘리도록 설계되었다. 인체생리학의 학습 증진에 유익하고 도움이 되기를 희망한다.

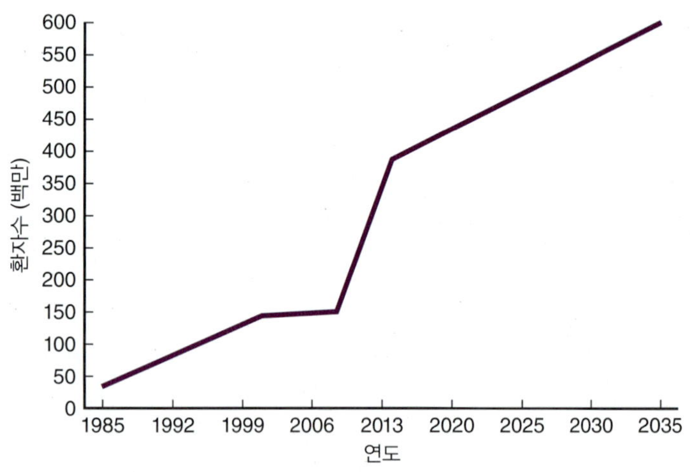

그림 1.9 세계 당뇨병 유병률. 2035년 수치는 현재의 추세에 기초하여 예상한 것이다.

표 1.4 신체비만지수에 따른 제2형 당뇨병의 발병 가능성

숫자는 신체비만지수(BMI)가 25 미만인 사람들의 당뇨병 발병가능성에 대한 상대적 수치임

BMI	제2형 당뇨병 발생 가능성
< 25	1.00*
25∼29.9	2.42
30∼34.9	3.35
> 35	6.16

*자료는 BMI값이 25 이하인 인구에서의 당뇨병 유병률의 값을 1.00으로 하여 비교한 것임.

출처: 미국심장협회, *A Nation at Risk: Obesity in the United States Statistical Sourcebook*, 2005.

과 탄수화물을 함유하고 있다. 이러한 식사는 대사변화를 직접 일으키는 것 외에도 당뇨병의 주원인 중 하나인 비만을 유발시킨다. 또 오늘날 많은 젊은이들이 운동장에서 뛰어노는 것보다 비디오게임을 즐기고 학교에서도 종종 체육수업이 사라지는 등 앉아 있는 생활양식을 취하고 있다. 이러한 앉아 있는 생활양식은 대사의 변화와 비만을 유발할 수 있으며, 이들은 당뇨병을 유발하는 주요인들이다.

미국에서 비만의 유병률은 증가하고 있는 추세이며, 비만 그 자체가 하나의 유행병이 되고 있다. 비만(*obesity*)은 지방을 뺀 체중에 비해 체지방 함량이 많은 것으로 정의된다. 비만은 키와 체중의 상관관계를 나타내는 신체비만지수(body mass index, BMI)의 수치로 측정한다. BMI를 측정하는 식은 다음과 같다.

$$\text{BMI} = \frac{\text{체중 (kg)}}{\text{키 (m)}^2}$$

BMI가 25∼29이면 과체중이고, BMI가 30∼39이면 비만이며, 39를 넘으면 고도비만(severe obesity)으로 분류된다.

미국내 성인 비만율은 과거 30년 전의 두 배 이상으로 증가했다. 미국질병통제예방센터에 따르면 미국성인의 35%가 과체중이고 35%가 비만이다. 1980년에 15%에서 증가한 것이다. 어린이들 중에서도 미취학어린이의 10%와 6∼19세 어린이의 19%가 비만이다. 이 수치의 중요성은 **표 1.4**에서와 같이 비만과 제2형 당뇨병의 발생이 매우 밀접하게 상호 연관되어 있다는 데 있다.

당뇨병의 분류

당뇨병을 언급할 때 대부분 사람들은 인슐린과 포도당을 생각한다. 인슐린은 혈당수치가 올라갈 때 췌장에서 분비되는 호르몬이다. 이 호르몬은 포도당을 세포로 흡수하는 것을 촉진하여 혈당수치를 낮추는 전형적인 음성피드백 시스템이다. 세포 내로 들어온 포도당은

에너지원으로 사용하거나, 나중에 에너지원으로 사용하기 위해 글리코겐이나 중성지방(triglyceride)의 형태로 저장된다. 일부 당뇨병환자들은 자신의 혈당을 조절하기 위해 스스로 인슐린을 주사해야 한다. 그러나 실제로 당뇨병질환은 그보다 훨씬 더 복잡하다. 이 책에서는 제1형 당뇨병, 제2형 당뇨병, 임신성 당뇨병(gestational diabetes), 요붕증(diabetes insipidus) 등 4종류의 당뇨병에 대해 다루고자 한다. 앞서 언급한 당뇨병 유병률은 제2형 당뇨병에 대한 것이다.

당뇨병

앞서 언급한 바와 같이 "*diabetes*"는 "siphon(흡관)"을 뜻하는 그리스어다. "*Mellitus*"는 또 다른 그리스어로 "꿀"을 의미한다. "꿀"은 달콤한데 당뇨병환자의 체액(소변)이 그렇다. 당뇨병(diabetes mellitus)의 두드러진 특징 중 하나는 혈당이 높은 것이고, 그에 따라 포도당의 일부가 소변으로 배출되어 소변이 달다. 역으로, 당뇨병환자가 아닌 경우 소변으로 포도당이 배출되는 경우는 거의 없다.

당뇨병에는 제1형과 제2형의 두 가지 유형이 있다. 제1형 당뇨병은 인슐린의존당뇨병(insulin-dependent diabetes mellitus, IDDM) 또는 유년발병당뇨병(juvenile-onset diabetes mellitus)이라고 한다. "인슐린의존"은 췌장의 베타세포(beta cell)가 손상되어 혈당을 조절할 수 있을 만큼의 충분한 인슐린이 분비되지 못하기 때문에 붙여진 것이고, "유년발병"은 소아청소년기에 발병하기 때문에 붙여진 것이다. 사람들에게 친숙한 것은 제1형 당뇨병이지만, 이것은 전체 당뇨병환자의 5~10%에 불과할 정도로 훨씬 덜 흔하다.

제2형 당뇨병(type 2 DM)은 인슐린 수치는 정상이지만 그것에 잘 반응하지 않는 것이 특징이다. 그래서 비인슐린 의존당뇨병(non-insulin-dependent diabetes mellitus, NIDDM) 또는 성인발병당뇨병(adult-onset diabetes mellitus)으로 불리는 제2형 당뇨병은 당뇨병의 유행과 관련 있는 질병이다. 제2형 당뇨병환자는 췌장에 정상 베타세포를 가지고 있으며, 혈당을 조절하기 위하여 적당량의 인슐린을 분비한다. 그러나 인슐린의 표적세포들이 인슐린에 반응하지 못하기 때문에 혈액으로부터 포도당을 흡수하지 못한다. 그 결과, (1) 세포는 에너지 요구에 필요한 포도당을 얻지 못하고, (2) 혈액내 포도당 농도는 증가한다.

임신성 당뇨병

임신성 당뇨병(gestational diabetes)은 제2형 당뇨병에 속하는 당뇨병으로, 임신한 여성의 약 4%(미국에서 연간 135,000명) 정도로 발병하고 있다. 현재까지의 자료들에 의하면 임신 중 다량으로 분비되는 호르몬들이 인슐린내성(insulin resistance)을 유발하는 것으로 여겨진다. 임신성 당뇨병을 겪은 여성 중 약 5~10%는 출산 후 제2형 당뇨병으로 발전된다.

당뇨병 전증

당뇨병 전증에서는 혈당수치는 올라가 있지만 당뇨병이 발병한 만큼은 올라가 있지 않는 상태이다. 당뇨병 전증환자의 공복혈당수치는 100~125 mg/dL이다. 미국질병통제예방센터에 따르면, 미국에서 8,600만 명이 당뇨병 전증환자로 추산되며, 이 중 상당수가 10년 이내에 제2형 당뇨병으로 발전될 것이라고 한다.

요붕증

요붕증(diabetes insipidus)은 당뇨병과 달리 혈당조절에 문제가 있는 것이 아니라 혈장량을 조절하는 데 문제가 있는 질환이다. "*Insipidus*"라는 용어는 라틴어로 "향미가 없다"는 뜻으로 당뇨병환자의 소변과 요붕증 환자의 소변을 구분하던 데서 유래되었다. 항이뇨호르몬(antidiuretic hormone, ADH)은 소변으로 나가는 수분 손실량을 줄여주는 기능을 한다. 요붕증의 원인 중 하나는 ADH 분비가 잘 일어나지 않는 데 있다. 요붕증의 또 다른 원인은 ADH에 대한 조직내성으로 생길 수 있는데, 이 현상은 임신 중에 일어날 수 있다.

당뇨병과 요붕증 환자들의 공통증상은 소변량이 매우 많고 갈증이 심하다는 것이다. 요붕증 환자는 하루에 약 15 L 이상의 물을 마시고 3 L 이상의 소변을 배설한다. 진단은 혈액내 ADH 농도를 측정하고, 뇌 MRI(자기공명영상)을 촬영하며 (ADH는 뇌에 있는 뇌하수체에서 분비됨), 환자가 물 마시는 것을 금지시키고 시간마다 혈장내 나트륨농도를 측정하는 수분제한검사(water deprivation test; 체액손실로 인해 혈장량이 감소함에 따라 혈장내 나트륨농도가 증가함) 등을 실시한다.

요붕증은 흔치 않은 질환으로, 여기서는 더 논의하지 않고, 19장에서 혈장량을 조절하는 신장의 역할을 다룰 때보다 자세히 설명하도록 한다.

당뇨병의 진단

당뇨병을 진단하기 위해서는 공복혈당(fasting plasma glucose)수치를 측정하고 당부하검사(glucose tolerance test, 포도당 내성검사)를 실시한다. 임의의 혈당검사로 당뇨병전증 및 당뇨병의 징후를 알아낼 수도 있지만 공복혈당수치와 당부하검사를 통하여 확인하게 된다.

공복혈당수치는 환자가 8시간 동안 금식한 후 채취한 혈액내 혈당수치를 검사하는 것이다. 정상 공복혈당수치는 60~100 mg/dL이다. 혈당수치가 100~125 mg/dL이면 당뇨병 전증을 나타내고, 125 mg/dL 이상이면 당뇨병을 나타낸다.

경구 당부하검사(oral glucose tolerance test)는 8시간 금식 후에 물에 녹인 포도당 75 g을 마시고 2시간 후 혈장내 포도당을 측정하는 것이다. 포도당 용액을 마신 2시간 후 혈장 포도당 수치가 139 mg/dL 이하이면 정상이고, 140~199 mg/dL이면 당뇨병 전증, 200 mg/dL 이상이면 당뇨병으로 진단한다.

당뇨병의 증상

당뇨병은 많은 증상을 나타내며 그 증상은 사람마다 다를 수 있다.

가장 흔하게 진단에 사용되는 증상은 혈당 및 소변내 당의 증가이다. 소변내 포도당은 물을 끌어들여서 결국 체액의 손실을 가져오고 탈수 증세를 일으킬 수 있다.

당뇨병이 진행되면 사실상 거의 모든 신체 장기가 영향을 받게 된다. 당뇨병환자의 세포들은 포도당을 사용할 수 없기 때문에, 당뇨병환자들은 쉽게 피로해진다. 혈당의 변동은 무기력증을 유발할 수 있으며 혈당이 아주 높으면 혼수(coma)를 초래할 수 있다. 이 질환은 눈, 심장, 혈관, 신장, 위 및 말초신경에 영향을 끼친다. 당뇨병은 발기부전을 야기하기도 한다. 또한 당뇨병은 죽상경화증(atherosclerosis)의 발병을 촉진하여 뇌졸중이나 심장마비의 발생가능성을 증가시킨다. 이러한 모든 증상들은 영향을 받는 기관계들을 설명하면서 더 논의하게 될 것이다(이 장의 "당뇨병에 대한 관심"을 참조할 것).

당뇨병의 치료

현재 당뇨병의 치료는 혈당농도를 조절하는 것을 목표로 한다. 예를 들면, 공복혈당농도를 70~120 mg/dL로 유지하게 되면 눈, 신장 및 신경 질환의 발생이 줄어든다는 것이 증명되었다. 당뇨병환자는 엄격한 식이요법을 시행하고 수시로 혈당을 검사하여 그 농도가 너무 크게 증가하지 않는다는 것을 매일 확인해야 한다. 보다 최근에는 헤모글로빈 A_{1c}라는 혈액내 단백질의 양을 측정함으로써 일정기간에 걸쳐 혈당농도를 측정하는 것이 더 도움이 된다는 보고도 있다.

포도당은 적혈구 안에 있는 헤모글로빈 A_{1c}에 결합한다. 정상적으로 포도당은 혈액의 혈장 부분을 통하여 수송된다. 그러나 포도당의 농도가 높아지면 포도당이 적혈구 안으로 들어가서 헤모글로빈 A_{1c}와 결합하게 된다. 혈당수치가 높으면 높을수록 더 많은 포도당이 헤모글로빈 A_{1c}에 결합한다. 적혈구는 그 생존기간이 3~4개월 정도로 짧으므로, 이 기간 동안 포도당을 축적하다가 나중에 지라(spleen)에서 파괴되어 혈액에서 제거된다. 따라서 헤모글로빈 A_{1c} 농도를 측정하면 2~3개월 동안의 혈당농도의 평균을 간접적으로 구할 수 있다.

혈당농도를 감시하는 것이 당뇨병을 치료하는 것은 아니지만, 그렇게 함으로써 환자가 생활양식을 바꾸어 혈당을 정상 농도로 유지할 수 있도록 동기를 부여하게 된다. 가장 중요한 생활양식의 변화는 식이요법과 운동이다. 생활양식의 변화로 문제가 해결되지 않는다면, 약물치료가 필요하다. 제1형 당뇨병 환자는 혈당조절을 위해 인슐린 주사를 맞아야 한다. 경우에 따라 제2형 당뇨병 환자도 인슐린 주사를 맞아야 하지만, 혈당을 떨어뜨리는 약을 먹기도 한다. 술포닐우레아(sulfonylurea)와 메글리티니드(meglitinide)는 베타세포를 자극하여 인슐린 분비를 증가시키는 약물들이다. 티아졸리디네디온(thiazolidinedione)은 근육과 지방세포에 대한 인슐린의 작용을 증대시켜주고, 간에 의해 만들어지는 포도당의 양을 줄여준다. 바이구아니드(biguanide)는 간에서 만들어지는 포도당의 양을 감소시킨다. 제2형 당뇨병 치료를 위한 다른 약들도 이용 가능하지만 그 정확한 기전을 설명하려면 생리학에 대한 더 많은 지식이 필요하므로 이는 나중에 다시 설명하기로 한다.

당뇨병이 진행되면 치료도 함께 보조를 맞추어야 한다. 당뇨병으로 인하여 심장혈관질환과 같은 합병증이 발생하게 되면 이 합병증에 대한 치료가 병행되어야 한다. 이에 대한 것은 다음에 설명하도록 한다.

시스템 통합 이 장에서 우리의 몸이 여러 유형의 세포로 이루어져 있으며, 항상성을 유지하기 위해서는 이 세포들이 서로 조화롭게 작용하여야 한다는 것을 배웠다. 다음 장들에서는 세포와 세포의 기본 기능에 대하여 보다 자세히 공부하게 될 것이다. 5장에서는 세포들이 조직과 기관으로서 기능하기 위하여 서로가 어떻게 정보를 교환하는지를 배우게 될 것이다. 이 책의 나머지 부분에서는 기관계에 대하여 논의하고, 기관이 항상성을 유지하기 위해 기능을 수행하게 해주는 세포와 그 세포의 기능을 공부하게 될 것이다.

CHAPTER REVIEW

요약

1.1 인체의 구성

- 생명의 가장 작은 단위인 세포는 인체 내에서 여러 가지 기능을 수행하도록 특화되어 있다.
- 특정한 형태의 세포가 한데 모여 조직을 이루고, 조직이 결합하여 기관이 된다.
- 기관들은 특정한 기능을 수행한다; 기관계는 특정 임무를 수행하기 위해 함께 일을 수행하는 기관들이다.
- 네 가지 주요 형태의 세포로 구별된다: 뉴런, 근육세포, 상피세포 및 결합조직세포.
- 내부환경은 인체의 세포를 둘러싸고 있는 액체다.
- 혈류는 물질을 내부환경으로 전달하고 또한 내부환경으로부터 제거하며 또한 외부환경과도 물질을 교환한다.
- 인체는 액체로 채워진 몇 개의 구획으로 나눈다.
- 총체액(량)(TBW)은 모든 구획 안에 들어있는 물의 총 부피이다. 여기에는 세포내액(ICF)과 세포외액(ECF)을 포함한다.

- 세포내액은 세포 내부에, 세포외액은 세포외부에 위치한다. 두 세포액은 세포막에 의해 분리되어 있다.
- 혈액에서 세포외액 부분을 혈장이라고 한다; 혈액 밖에 있는 액체를 간질액(interstitial fluid, ISF)이라고 한다.
- 혈장과 간질액은 조성이 비슷하며 혈관을 이루고 있는 상피조직에 의해 서로 분리되어있다.

1.2 항상성: 생리학의 핵심원리

- 항상성은 인체의 내부환경을 일정 조건으로 유지하는 능력이다.
- 항상성을 유지하기 위하여 변화가 최소화되도록 조절변수들을 제어하는 조절 기전이 작동한다.
- 음성피드백은 조절변수의 변화가 그 변화의 반대방향으로 반응을 일으킬 때 일어난다.
- 항상성 조절 기전에는 감지기, 통합중추 및 효과기를 포함하고 있다.
- 양성피드백은 변화하는 방향과 반응의 방향이 같은 일부 생리적 변수에서 일어난다.

1.3 당뇨병의 유행

- 비만은 당뇨병에 걸릴 가능성을 증가시킨다.
- 당뇨병에는 제1형과 제2형의 두 종류가 있다: 제1형 당뇨병은 인슐린 분비가 잘 안되어 생기고, 제2형 당뇨병은 조직이 인슐린에 잘 반응하지 않아서 생긴다.
- 임신성 당뇨병은 제2형 당뇨병에 분류되며, 임신한 여성의 약 4% 정도에서 발병한다.
- 당뇨병 전증에서는 혈당수치가 올라가지만 완전한 당뇨병 환자에서만큼 높지는 않다. 당뇨병 전증은 장래에 제2형 당뇨병으로 악화될 가능성이 있다.
- 요붕증은 ADH의 분비이상과 관련이 있으며 상당한 양의 배뇨량을 보게 된다.
- 당뇨병의 주 증상은 고혈당(hyperglycemia)이며, 혈당농도와 헤모글로빈 A_{1c} 농도로 당뇨병을 진단한다.
- 당뇨병은 식이로 혈당수치를 조절하고, 인슐린을 주사하거나 구강의약품으로 치료한다.

2 세포: 구조와 기능

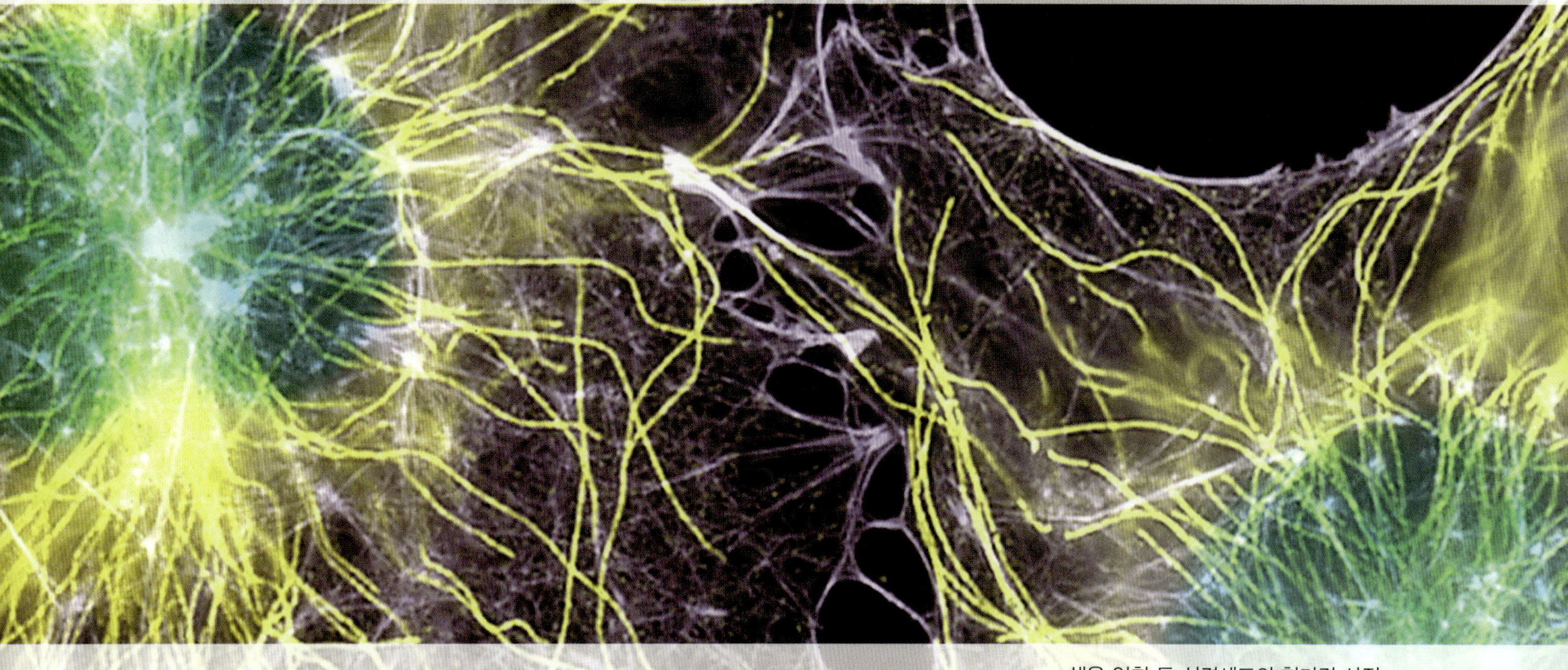

색을 입힌 두 신경세포의 현미경 사진

연못의 물을 한 방울 떠서 현미경으로 들여다본 경험이 있다면, 여러 가지 단세포 생물을 관찰하였을 것이다. 이러한 생명체들은 주변 환경으로부터 영양물질을 흡수하고 분해하여 이용할 수 있는 에너지로, 또는 살아가는 데 필수적인 고분자를 합성하는 데 필요한 기질로 전환시킨다. 이러한 생명체들은 노폐물을 환경으로 배출하고, 물속에서 운동을 하며, 여러 형태의 자극에 반응한다. 결국 이러한 생명체들은 성장하고 번식할 수 있다.

우리 몸을 구성하고 있는 세포는 단세포 생물과 놀라울 만큼 비슷하다. 우리 몸의 세포 역시 에너지를 얻기 위해, 그리고 필요한 분자를 합성하기 위해 영양물질이 필요하다. 우리 몸의 세포에서도 배설되어야 할 노폐물을 만든다. 일부 세포는 운동성이 있으며, 대부분의 세포는 성장하고 증식한다. 그러나 단세포 생물과 다르게, 우리 몸의 세포는 다세포 생물의 일부분이다. 그래서 우리 몸의 세포는 협동적으로 활동해야 하며, 여러 다른 형태의 세포가 주어진 기능을 수행하기 위하여 분화되어 있다. 우리 몸의 각 기관계가 주어진 기능을 수행하는 능력은 그 기관계를 구성하고 있는 세포들로부터 나온다.

개요

학습목표 이 장을 학습한 후 다음을 할 수 있어야 한다.

- 네 가지 생체분자(탄수화물, 단백질, 지질, 핵산)의 일반적인 특성을 알고 그들의 세포내 기능을 간략하게 설명할 수 있어야 한다.
- 다음의 세포내 각 성분들의 구조와 주요 기능을 설명할 수 있어야 한다: 원형질막, 핵, 리보솜(ribosome), 조면소포체(rough endoplasmic reticulum), 활면소포체(smooth endoplasmic reticulum), 골지체(Golgi apparatus), 미토콘드리아(mitochondria), 리소좀(lysosome), 퍼옥시좀(peroxisome), 세포골격(cytoskeleton).
- **전사**(*transcription*)와 **번역**(*translation*)을 정의하고, 단백질 합성에서 다음 각 성분이 수행하는 역할을 설명할 수 있어야 한다: DNA, 유전자, 코돈, 유전암호(genetic code), 전령 RNA(mRNA), 운반 RNA(tRNA), 리보솜, 안티코돈(anticodon), 조면소포체.
- 유전정보가 어떻게 DNA에 저장되고 이 유전정보가 유사분열 과정에서 어떻게 다른 세포로 전달되는가를 설명할 수 있어야 한다.
- 막단백질, 분비 단백질, 그리고 세포질 단백질들이 합성된 다음에 이들의 운명이 다름을 고려하여 이들 단백질에 어떤 일들이 일어나는지를 간략하게 소개할 수 있어야 한다.

시작하기 전

다음 주제를 숙지하고 있어야 한다.

- 세포 유형
- 체액 구획

1장에서 항상성의 개념과 항상성 유지를 위하여 기관계가 함께 협력하는 생리현상을 공부했다. 기관계를 이해하기 위해서는 기관계를 구성하는 기본단위인 세포를 이해해야 한다. 이 장에서는 세포의 기본적인 구조와 기능을 공부한다. 세포의 구조와 기능을 이해하기 위해서 세포를 구성하고 세포와 상호 작용하는 분자를 이해해야 한다. 이러한 분자는 대부분 **생체분자**이다.

2.1 생체분자

생체분자(biomolecule)는 생명체 안에서 합성되며 탄소를 가지고 있다(**Chemistry Review: 원소와 분자**를 보라). 탄소원자는 네 개의 외각전자를 가지고 있고 이 외각전자가 탄소를 포함한 다른 원자의 외각전자와 전자쌍을 이루어 공유결합을 한다. 생체분자에서 탄소와 공유결합을 하는 일반적인 원자로는 산소, 수소 및 질소 등이 있다. 탄소원자는 다른 탄소원자와 네 개의 전자를 공유하여 공유결합을 이룰 수 있으며, 이로 인해 탄소를 함유한 분자가 크고 복잡한 형태를 띠게 된다. 탄소원자는 사슬 모양 또는 고리 모양으로 연결된다.

네 가지 기본적인 생체분자는 **탄수화물, 지질, 단백질, 핵산**이다. 대부분 생체분자는 반복되는 단위분자로 이루어진 **중합체**(*polymer*)이다. 예를 들면 단백질은 단위분자인 아미노산의 중합체다. 다음 절에서는 각 생체분자에 대해 설명할 것이다. **표 2.1**에 생체분자에서 흔히 발견되는 화학 작용기(functional group)들이 열거되어 있다.

표 2.1 생체분자에서 흔히 발견되는 작용기들

작용기	화학식	구조	화학적 성질
수산기	—OH	—O—H	극성
설프히드릴기	—SH	—S—H	극성
인산기	$—HPO_4^-$	—O—P(=O)(—OH)—O⁻	극성
카르복실기	—COOH	—C(=O)—OH	산
아미노기	$—NH_2$	—N(—H)—H	염기

탄수화물

탄수화물(carbohydrate)은 탄소, 수소, 산소가 1:2:1의 비율로 구성되어 있으며, $(CH_2O)_n$ 형태의 일반 화학식으로 표시한다. 이 화학식은 **수화탄소**(*hydrated carbon*), 즉 물로 둘러싸인 탄소로 해석할 수 있어서 $C_n(H_2O)_n$으로 표시하기도 하며 이로 인해 **탄수화물**(*carbohydrate*)이라고 명명되었다. 그러나 탄소원자가 물분자가 아닌 —OH기(hydroxyl group) 및 수소(—H)와 공유결합을 하고 있기 때문에 탄수화물이라는 이름은 오해를 불러일으킬 수 있다. 탄수화물 분자에 있는 여러 개의 수산기(—OH)로 인해 탄수화물 분자는 극성을 띠며 쉽게 물에 녹는다(**Chemistry Review: 극성분자와 수소결합**을 보라).

단당류, 이당류, 다당류

분자의 크기에 따라 탄수화물은 (1) 단당류, (2) 이당류, (3) 다당류의 세 가지로 분류할 수 있다. **단당류(monosaccharide)**는 하나의 단위로 이루어진 가장 간단한 당이다(**그림 2.1a**). 가장 일반적인 단당류는 세포의 중요한 에너지원인 **포도당(glucose)**이다. 포도당의 일반식은 $C_6H_{12}O_6$이다. 또 다른 두 종류의 단당류인 **과당**(*fructose*)과 **갈락토오스**(*galactose*)도 포도당과 같은 $C_6H_{12}O_6$의 일반식을 가지고 있으며 세포에서 포도당으로 전환될 수 있다. 그러나 이들의 단당류 분자는 원소들의 배열이 다르기 때문에 서로 다른 화학적 성질을 가지고 있다. **리보오스**(*ribose*)와 **디옥시리보오스**(*deoxyribose*)도 뒷

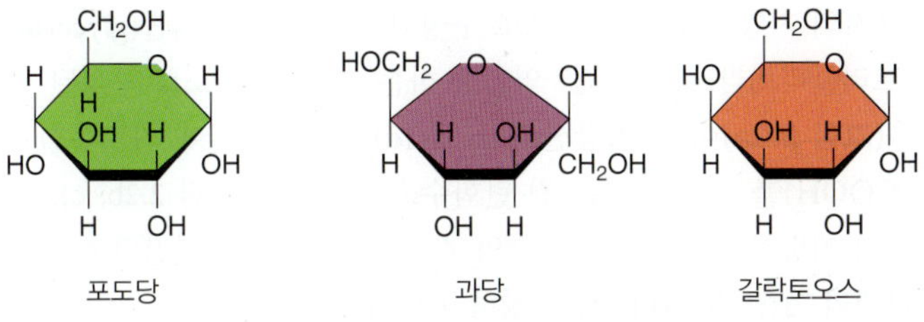

포도당 과당 갈락토오스

(a) 단당류

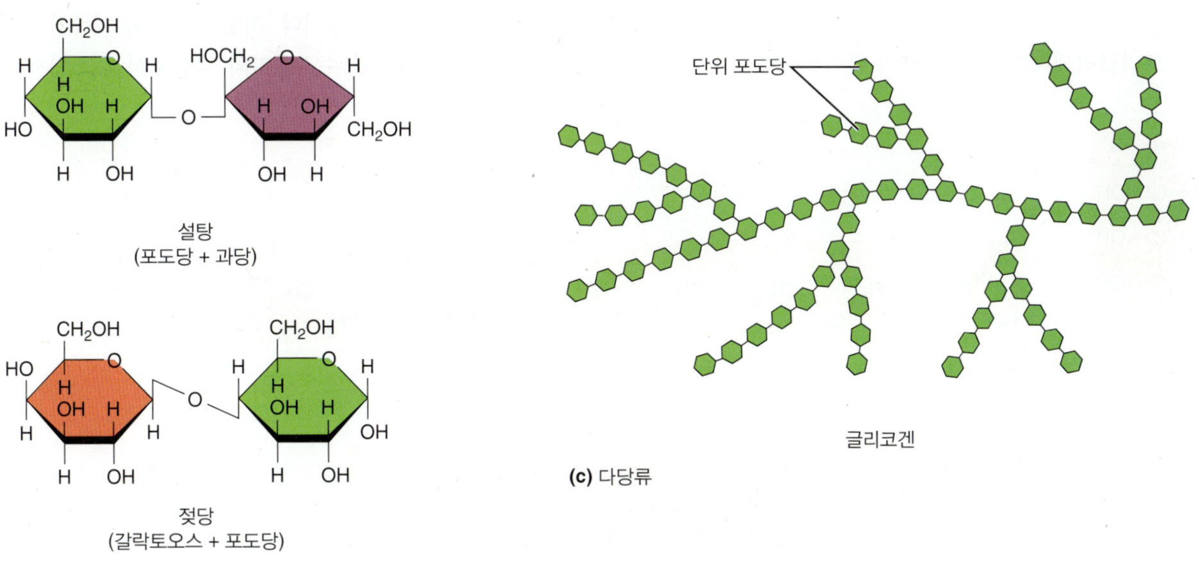

(b) 이당류

(c) 다당류

그림 2.1 탄수화물. (a) 같은 화학식($C_6H_{12}O_6$)을 가지고 있는 세 가지 단당류의 예. **(b)** 두 이당류의 예. 설탕은 포도당과 과당으로 이루어져 있다. 젖당은 젖에 들어 있는 탄수화물로, 포도당과 갈락토오스로 이루어져 있다. **(c)** 다당류, 다당류는 단당류의 중합체이다. 글리코겐은 동물에서 볼 수 있는 포도당의 중합체이다.

Q 한 분자의 포도당에는 몇 개의 수산기가 있는가?

부분에서 설명하게 될 생체분자인 뉴클레오티드(*nucleotide*)의 중요한 구성성분을 이루는 단당류이다.

이당류(disaccharide)는 두 개의 단당류가 공유결합으로 연결된 탄수화물이다(그림 2.1b). 흔한 이당류로는 포도당과 과당이 결합하여 만들어진 설탕(*sucrose*)과, 포도당과 갈락토오스가 결합하여 만들어진 젖당(*lactose*)이 있다. 설탕은 흔히 감미료로 쓰는 설탕(table sugar)이며, 젖당은 젖 속에 있는 탄수화물이다. 단당류나 이당류의 이름 끝에는 *-ose*를 사용한다.

다당류(polysaccharide)는 여러 개의 단당류가 공유결합으로 연결되어 있는 탄수화물이다. **글리코겐(glycogen**; 그림 2.1c)은 포도당의 중합체로 동물세포에 있다. 우리 몸을 구성하는 여러 종류의 세포는 포도당을 글리코겐 형태로 저장할 수 있으며, 포도당이 필요할 때 에너지원으로 분해하여 사용한다. 글리코겐이 필요한 이유는 간단하다. 즉, 단당류 형태로 에너지가 세포에 저장되면, 단당류가 물을 세포 안으로 끌어들이는 삼투력을 발휘하여 세포를 부풀려 터지게 할 것이다. **녹말(starch)**은 식물에서 발견되는 다당류이다. 인간은 다양한 식물의 녹말을 섭취하며, 소화를 통하여 녹말을 포도당으로 분해하여 에너지원으로 사용한다. **셀룰로오스(cellulose)**는 식물에서 발견되는 또 다른 종류의 다당류로서, 사람이 섭취하기는 하지만 분해를 하지 못하며 에너지원으로 사용할 수 없다. 그래서 식이섬유로 알려진 셀룰로오스는 우리 소화기관을 빠져나간다. 다당류는 에너지 저장기능 외에 다음 장에서 다룰 세포막의 중요한 구성성분이기도 하다.

당류의 합성과 분해

이당류와 다당류를 합성하기 위해서는 단당류가 공유결합으로 연결되어야 한다. 단당류가 서로 연결되는 과정에서 물이 생성되는 사실을 반영하여, 이 유형의 반응을 **축합반응(condensation)**이라고 한다. 예를 들면, 한 개의 포도당(glucose)과 한 개의 과당(fructose)이 반응하여 설탕(sucrose)을 생성할 때 물이 방출된다. 마찬가지로, 포도당 한 분자가 글리코겐에 첨가될 때마다 한 분자의 물이 생성된다.

이와는 대조적으로, 이당류와 다당류가 단당류 단위로 분해될 때 이들은 물과 반응한다. **가수분해(hydrolysis)**라는 공정으로 물은 큰 분자들을 작은 성분으로 쪼갠다(또는 용해한다). 용해되는 동안에 물로부터 수소원자는 생성물 중의 하나와 반응하는 반면, 수산기는 그 반응의 다른 생성물과 반응한다. 기타 생체분자들의 합성과 분해에도 응축반응과 가수분해반응이 사용됨을 알게 될 것이다.

지질

지질(lipid)은 주로 탄소와 수소가 비극성 공유결합으로 연결된 다양성을 가지고 있는 생체분자이다. 그래서 지질은 일반적으로 비극성(nonpolar) 분자이며 물에 녹지 않는다. 대부분의 지질분자는 구조에 따라 약간의 산소원자를 가지고 있으며, 여러 지질분자는 구조에 따라 인산기(—HPO_4^-)를 가지고 있어 분자 내에 극성(polar) 부위를 제공한다. 분자 내에 극성 부위와 비극성 부위를 가지고 있는 분자를 **양쪽성(amphipathic)** 분자라 한다. 구조적 또는 기능적 차이에 따라 지질을 다음과 같이 (1) 트리글리세리드, (2) 케톤, (3) 인지질, (4) 에이코사노이드 및 (5) 스테로이드의 다섯 종류로 분류한다.

트리글리세리드

"지방(fat)"이라고 부르는 트리글리세리드는 한 분자의 글리세롤과 세 분자의 지방산(fatty acid)으로 구성되어 있다. **글리세롤(glycerol)**은 트리글리세리드의 "골격" 역할을 하는 세 개의 탄소로 구성된 알코올(**그림 2.2a**)이다. **지방산(fatty acid)**은 한 쪽 끝에 카르복실기(—COOH)를 가지고 있는 긴 탄화수소 사슬이다(그림 2.2b, c). 세 분자의 지방산이 글리세롤 골격의 각기 다른 탄소에 연결되어 **트리글리세리드(triglyceride)**를 형성하고 있다(그림 2.2d).

대부분의 지방산은 짝수의 탄소원자를 가지고 있으며, 16~18개의 탄소를 가진 지방산이 가장 흔하다. 지방산 사슬에서 가장 중요한 점은 탄소 사이의 이중결합의 수이다. 지방산 사슬에 이중결합이 없으면, 각 탄소원자가 최대수의 수소원자와 결합해서 수소원자로

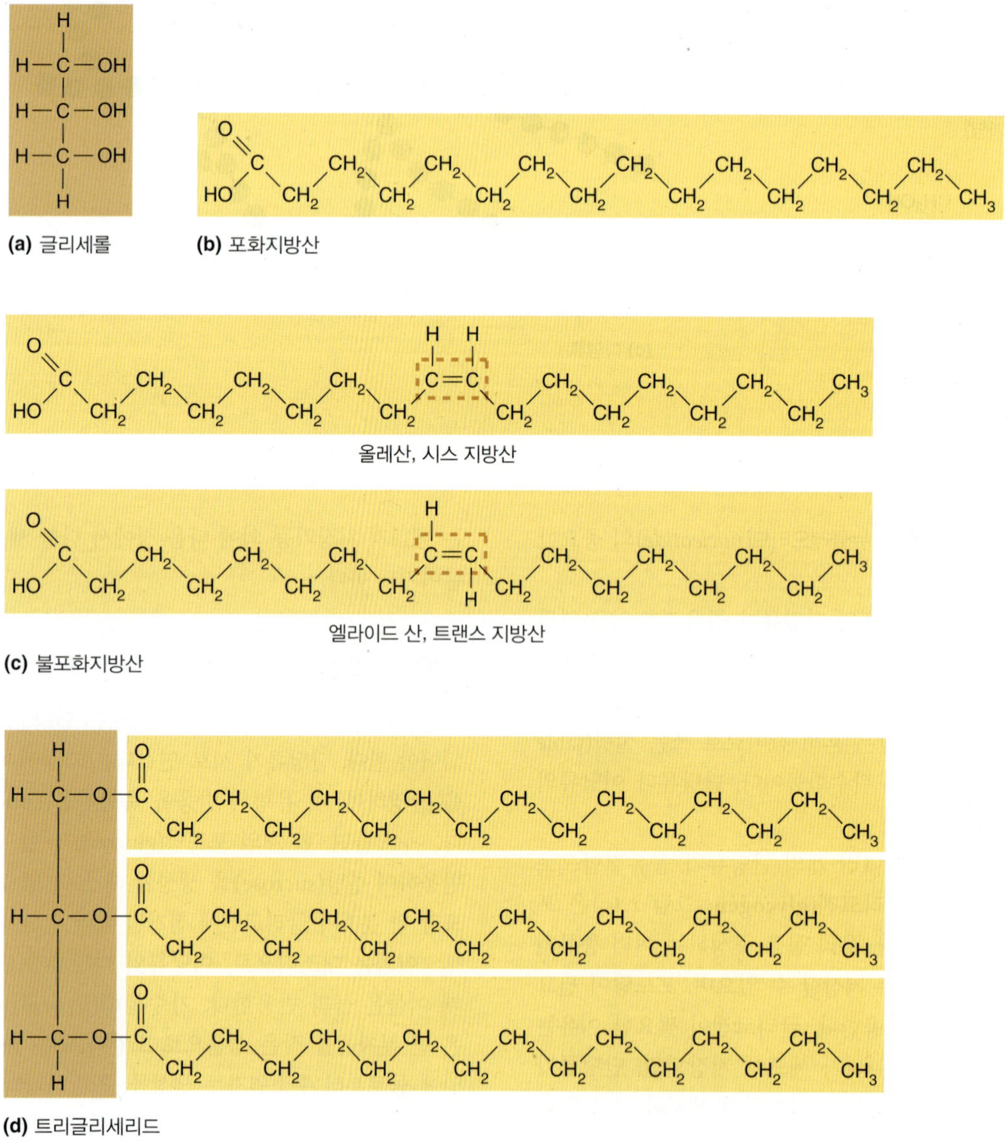

(a) 글리세롤

(b) 포화지방산

올레산, 시스 지방산

엘라이드 산, 트랜스 지방산

(c) 불포화지방산

(d) 트리글리세리드

그림 2.2 트리글리세리드. (a) 글리세롤, 트리글리세리드와 인지질에서 발견되는 3개의 탄소를 갖고 있는 알코올. **(b)** 지방산 사슬, 지방산은 일반적으로 끝에 카르복실기(—COOH)를 가지고 있는 짝수의 탄소원자로 이루어져 있다. 이 지방산의 예는 탄소와 탄소 사이에 이중결합이 없기 때문에 포화지방산이다. **(c)** 이 지방산은 9번과 10번 탄소 사이에 이중결합이 있기 때문에 불포화지방산이다. 이 지방산은 한 개의 이중결합만 함유하고 있기 때문에 단일불포화지방산이다. **(d)** 트리글리세리드, 트리글리세리드는 글리세롤 골격과 3개의 지방산으로 이루어져 있다.

Q 그림 2.2b와 2.2c의 지방산은 각각 16개의 탄소를 가지고 있다. 두 지방산 중에서 어느 것이 더 많은 수소를 가지고 있는가?

CHEMISTRY REVIEW

원자와 분자(Atoms and Molecules)

모든 물질은 **원자**(*atom*)라 부르는 기본단위로 구성되어 있는데, 원자는 직경이 10억분의 1 센티미터의 크기이다. 원자는 세 가지 유형의 기본입자인 (1) 한 단위의 양전하(positive electrical charge)를 운반하는 **양성자**(*proton*), (2) 한 단위의 음전하(negative electrical charge)를 운반하는 **전자**(*electron*) 및 (3) 전하를 운반하지 않는 **중성자**(*neutron*)로 이루어져 있다. 보통 원자는 동등한 수의 양성자와 전자를 소유하고 있어서 순수 전하는 0이 주어진다. 양성자와 중성자는 **핵**(*nucleus*)이라 부르는 핵심부에 있는 원자센터에 빽빽이 집중되어 있는 반면, 전자는 핵으로부터 다양한 거리에 위치한 궤도(orbit), 즉 **껍질**(*shell*)을 따라 여행한다.

원자는 원자번호에 근거하여 서로 구분되는데, 원자번호는 그 원자가 소유하고 있는 양성자의 수와 (그러므로 전자의 수 또한) 같다. 원자번호 또한 그 원자의 화학적 성질을 결정한다. 완전히 같은 원자번호를 가진 원자들로 구성된 순수 물질들을 **원소**(*element*)라고 한다. 100개 이상의 원소들이 알려져 있어도 4개의 원소, 즉 **수소**(*H*), **탄소**(*C*), **질소**(*N*) 및 **산소**(*O*)만이 신체에 있는 모든 원소의 99% 이상을 차지한다. 이들 4개 원소의 원자번호는 각각 1, 6, 7, 8이다.

대부분의 물질은 두 개 이상의 원자들이 서로 연결되거나 결합하여 **분자**(*molecule*)를 형성하고 있다. 물분자—신체에서 가장 풍부한 물질—는 두 개의 수소원자와 한 개의 산소원자를 가지고 있으며, 분자식 H_2O로 표기된다. 세포에 의해 생성되는 노폐물인 이산화탄소는 두 개의 산소원자와 한 개의 탄소원자를 가지고 있으며, CO_2로 표기된다. 가장 흔하게, 분자의 원자는 인접한 원자들 사이에 전자들을 쌍으로 소유하여 형성된 **공유결합**(*covalent bond*)에 의해 서로 연결되어 있다. 주어진 형태의 모든 원자들은 같은 개수의 공유 가능한 전자들을 소유하고 있기 때문에 각 원소는 결합형성을 위한 일정한 수용능력을 가지고 있다. 수소원자는 한 개의 결합만을 형성하는 반면, 산소, 질소 또는 탄소는 2개, 3개 또는 4개의 결합을 각각 형성할 수 있다.

H· ·O· ·N· ·C·

각 원자가 정확한 개수의 결합을 형성하는 한, 그 원자들은 실제로 무한정 다양한 분자들을 형성하도록 조합될 수 있다. 물분자, 수소(H_2) 및 메탄, 즉 천연가스(CH_4)는 다음과 같이 나타낼 수 있다.

H:O:H (물) H:H (수소) H:C:H with H above and below C (메탄)

때때로 원자들은 두 쌍의 전자들을 공유하여 **이중결합**(*double bond*)을 형성한다. 이중결합을 가진 원자는 이산화탄소 분자를 다음에 표현하여 도식하였다.

O::C::O

이산화탄소

포화되어 있다. 따라서 포화지방산(*saturated fatty acid*)의 탄소는 단일결합만으로 연결되어 있다(그림 2.2b). 반면에 불포화지방산(*unsaturated fatty acid*)은 하나 이상의 탄소쌍이 이중결합을 하고 있어서 탄소당 적은 수의 수소를 가지고 있다(그림 2.2c). 단일불포화지방산(*monounsaturated fatty acid*)은 한 개의 이중결합으로 연결된 탄소쌍을 가지고 있지만 다중불포화지방산(*polyunsaturated fatty acid*)은 여러 개의 이중결합을 하고 있는 탄소쌍을 가지고 있다. 이중결합은 단일 수소와 그 수소와 결합하고 있는 탄소가 그 사슬의 반대위치에

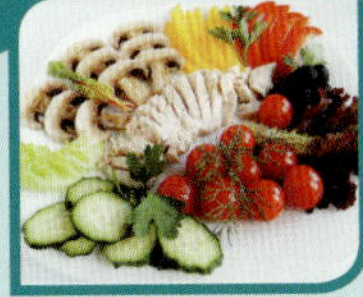

당뇨병에 대한 관심

케톤체(Ketone Bodies)

트리글리세리드가 지방조직에서 가수분해될 때 자유지방산은 즉석 대체 에너지원(포도당이 풍부하면 세포의 1차 에너지원은 포도당임)으로서 혈액으로 방출된다. 그러나 일부 지방산은 간으로 운반되어 **케톤체(ketone body)** 또는 **케톤(ketone)**으로 전환된다(**그림 2.3**). 케톤체에는 아세토아세트산(acetoacetic acid), α-히드록시부티르산(α-hydroxybutyric acid) 및 아세톤이 있다. 포도당 수치가 낮을 때, 마치 저탄수화물 식이에서 또는 세포가 포도당을 에너지원으로 사용할 수 없는 방치된 당뇨병에서 일어나는 것처럼, 에너지용으로 지방의 급격한 분해가 요구되면 케톤체가 급격히 생성되어, 이들의 혈중 수치가 증가하게 되어 케톤증(ketosis)이라 부르는 증상을 일으키게 된다. 이러한 산의 축적은 당뇨병환자에게 심각한 문제인 케토산증(ketoacidosis)을 일으킬 수 있다. 케톤증의 심한 증상은 아니지만, 또 다른 흔한 증상으로 "아세톤 호흡(acetone breath)"이 있다.

O=C(R)R — **(a)** 케톤 구조

HO–C(=O)–CH₂–C(=O)–CH_3 — **(b)** 아세토아세트산

그림 2.3 케톤(a)의 일반적인 화학구조와 케톤의 한 예인 아세토아세트산(b)

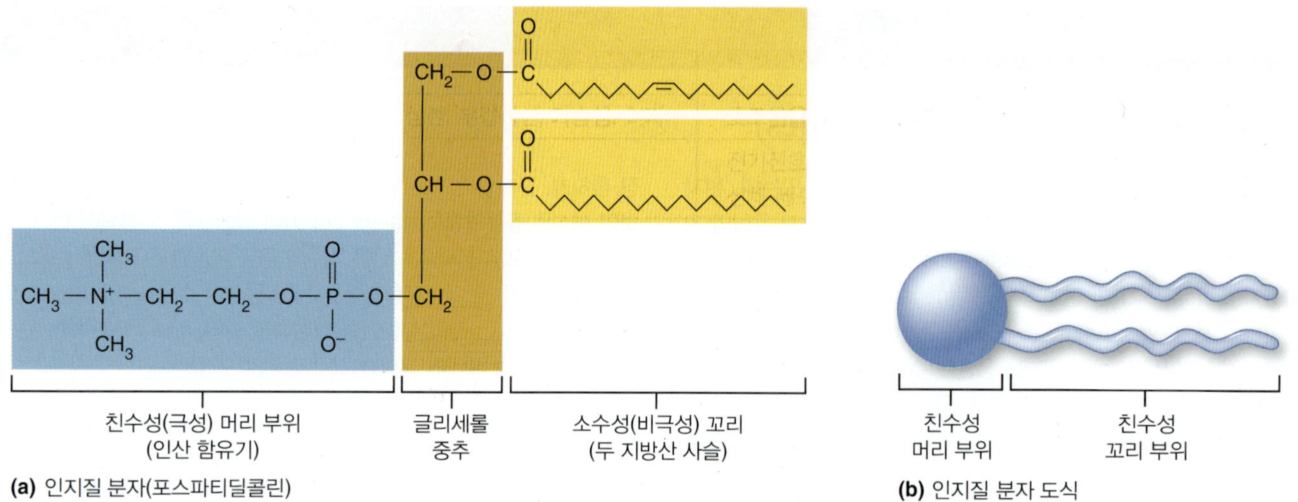

(a) 인지질 분자(포스파티딜콜린)

(b) 인지질 분자 도식

그림 2.4 인지질. (a) 인지질은 글리세롤 골격에 두 개의 지방산과 인산을 함유한 작용기로 연결되어 있다. 여기에서 보여주는 인지질은 **포스파티딜콜린**(*phosphatidylcholine*)이다. **(b)** 인지질을 도식하는 일반적인 방법, 분자의 친수성 머리 부위와 소수성 꼬리 부위를 강조한다.

있는 트랜스(*trans*)와, 같은 위치에 있는 시스(*cis*)로 설명할 수 있다(그림 2.2c). 지방산의 포화도와 이중결합의 시스 또는 트랜스의 성질은 임상적 의미를 포함한 그 지질의 중요한 성질을 결정한다. 일반적으로 시스 지방산은 자연적 과정에 의해, 트랜스 지방산은 인위적으로 생성된다. 예를 들면 포화 지방산과 트랜스 지방산은 혈관내 플라크 형성을 유도하여 혈관을 막아 뇌출혈이나 심장마비에 이르게 할 수 있다.

트리글리세리드와 지방산은 비극성인 탄소-탄소 및 탄소-수소 결합이 존재하기 때문에 비극성분자다. 이들은 물에 녹지 않지만 기름이나 벤젠과 같은 비극성 용매에는 쉽게 녹는다.

인지질

인지질(phospholipid)은 인산기를 가지고 있는 지질이다. 글리세롤이 골격을 형성하고 있는 점에서 트리글리세리드와 구조적으로 유사하다. 그러나 인지질은 세 개의 지방산 대신에 두 개의 지방산을 가지고 있으며, 글리세롤 골격의 3번 탄소에 하나의 인산기가 연결되어 있다(**그림 2.4**). 두 개의 지방산은 인지질의 꼬리 부위를 형성하며, 꼬리 부위는 긴 탄화수소사슬 때문에 비극성이다. 인산기에는 일반적으로 또 하나의 화학그룹이 결합하여 극성이 있는 인지질의 머리부분을 형성한다. 예를 들어, phosphatidylcholine으로 알려진 인지질은 인산기에 콜린기를 가지고 있다. 인지질은 극성 부위와 비극성 부위를 모두 가지고 있어서 양쪽성 분자이다.

인지질의 양쪽성 성질로 인해 수성 또는 액성 환경에서 인지질의 독특한 성질이 나타난다. 극성 부위는 물에 녹을 수 있지만 비극성 부위는 물에 녹지 않는다. 그래서 인지질을 물이 있는 환경에 두면 극성이 있는 부위는 물과 접하게 되고 비극성 부위는 서로 마주하게 된다. 인지질은 물이 있는 환경에서 생리적으로 중요한 구조인 인지질이중층(phospholipid bilayer)이나 미셀(micelle)을 형성한다(**그림 2.5**). 세포막의 중요한 구조인 인지질이중층(그림 2.5a)에서는 두 층의 인지질이 평행으로 배열되어 있다. 인지질의 꼬리 부위는 평행으로 안쪽에서 마주보고 있으며 머리 부위는 물이 있는 바깥쪽을 향하고 있다. 미셀(그림 2.5b)은 단층의 인지질이 구형을 이루고 있는 구조이다. 미셀은 물이 있는 환경에서 비극성 물질을 수송시키는 역할을 한다. 인지질의 머리 부위는 밖으로 향해 수성 환경에 접하며, 꼬리 부위는 안으로 향해 소수성 내부를 형성한다.

인지질의 양친매성이 가지는 또 하나의 혜택으로는 인지질이 물에 노출되었을 때 물분자들 사이의 인력을 감소시킨다. **계면활성제**(*surfactant*)는 폐 기도에서 발견되는 인지질의 한 종류로서, 폐 기도 표면을 감싸고 있는 물분자들 사이의 인력을 감소시킨다. 물분자

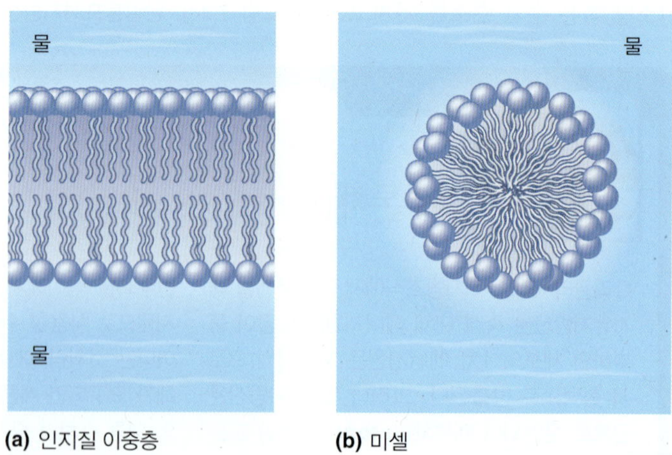

(a) 인지질 이중층

(b) 미셀

그림 2.5 액상환경에서 형성된 인지질의 구조. (a) 지질이중층, 두 층의 인지질이 극성의 머리 부위는 액성환경을 향하고 있으며 비극성 꼬리 부위는 서로 마주보는 방법으로 배열해 있다. **(b)** 미셀, 극성 머리 부위는 액성환경을 향하고 있으며 비극성 꼬리 부위는 서로 마주보며 구 모양을 이루는 단층의 인지질.

의 인력은 폐 허탈(collapse of lung) 증상을 유발시키는 경향이 있는 표면장력을 만드는데, 이를 계면활성제가 예방하는 효과를 제공한다. 미성숙한 아기에서는 계면활성제가 아직 폐 조직에서 생성되지 못한다. 그래서 어린 아기에게는 폐가 열려 있도록 하는 기계적 통풍 장치가 필요하다.

지식 활용하기

어떤 사람이 고단백 식이에서 고탄수화물 식이로 바꿀 때 어느 유형의 신진 대사성 조절이 일어나겠는가?

에이코사노이드

에이코사노이드(eicosanoid)는 변형된 지방산으로 세포간의 정보 교환에 이용된다. 에이코사노이드는 20개의 탄소로 이루어진 다중 불포화지방산인 아라키돈산(arachidonic acid)으로부터 만들어지며, 세포막의 인지질 성분에서 발견된다(**그림 2.6**). 에이코사노이드를 형성하기 위해 효소가 지방산을 접히게 하여 두 개의 탄화수소사슬이 평행으로 고리로부터 밖으로 뻗어나가는 두 개의 탄소원자 사슬을 가진 중앙 부위에 5면체 탄소 고리를 형성한다. 에이코사이드는 극성분자이며, 프로스타글란딘(*prostaglandin*)과 트롬복산(*thromboxan*)이 에이코사노이드에 속한다.

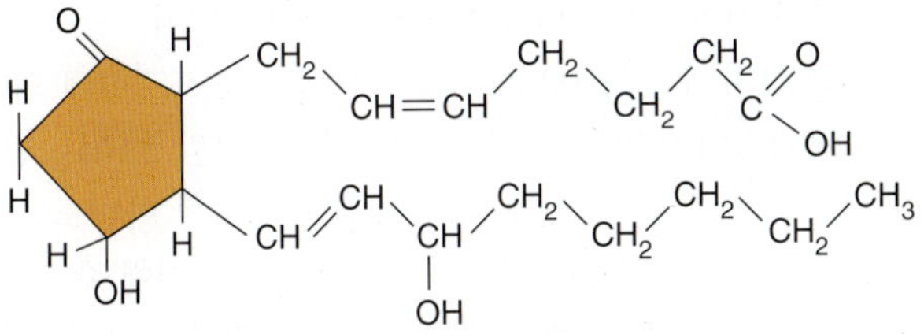

그림 2.6 에이코사노이드. 이러한 변형된 20탄소 지방산에서는 중앙 부위의 탄소사슬이 고리를 형성하여 분자가 접히게 한다.

스테로이드

스테로이드(steroid)는 3개의 6면체 탄소고리와 1개의 5면체 탄소고리로 이루어진 독특한 화학구조를 가지고 있다(**그림 2.7a**). 가장 흔한 스테로이드는 콜레스테롤(cholesterol)이다(그림 2.7b). 대부분이 비극성인 분자구조의 한쪽 끝에 수산기(—OH)가 있어 콜레스테롤은 약간의 양쪽성을 가진 분자이다. 콜레스테롤은 세포를 싸고 있는 원형질막(*plasma membrane*)의 중요한 성분이다. 또한 콜레스테롤은 간에서 분비되어 지방질 소화를 돕는 분자인 담즙염(*bile salt*) 형성을 위한 전구분자이다. 더욱이 콜레스테롤은 테스토스테론(*testosterone*; 그림 2.7c), 에스트라디올(*estradiol*), 코르티솔(*cortisol*) 및 1,25-디하이드록시 비타민 D_3(*1,25-dihydroxyvitamin* D_3)를 포함한 스테로이드 호르몬의 전구체이다.

아미노산과 단백질

단백질(protein)은 중앙의 탄소에 아미노기(amino group), 카르복실기(carboxyl group), 수소 및 잔여(R)기가 붙어 있는, 비교적 작은 크기의 생체분자인 **아미노산(amino acid)**의 중합체이다(**그림 2.8a**). 20개의 서로 다른 R기가 있어 20개의 다른 아미노산이 존재한다. 그림 2.8b에 있는 4개의 아미노산—알라닌(alanine), 티로신(tyrosine), 글루탐산(glutamate) 및 리신(lysine)—은 화학적 성질이 다른 R기

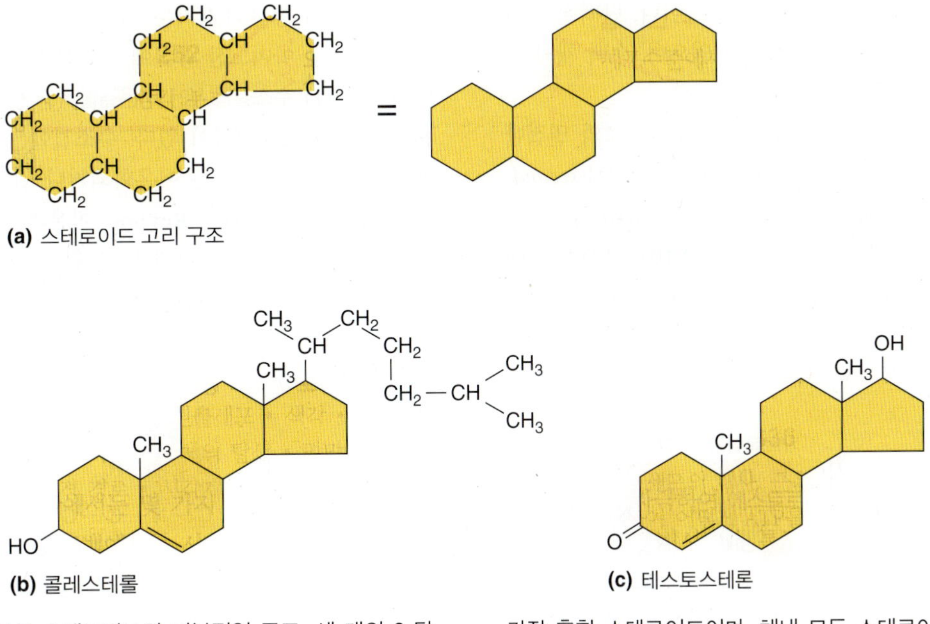

(a) 스테로이드 고리 구조

(b) 콜레스테롤

(c) 테스토스테론

그림 2.7 스테로이드. (a) 모든 스테로이드의 기본적인 구조, 세 개의 6 탄소고리와 하나의 5 탄소고리로 이루어져 있다. **(b)** 콜레스테롤, 체내에서 가장 흔한 스테로이드이며, 체내 모든 스테로이드의 전구체이다. **(c)** 테스토스테론, 스테로이드호르몬의 예.

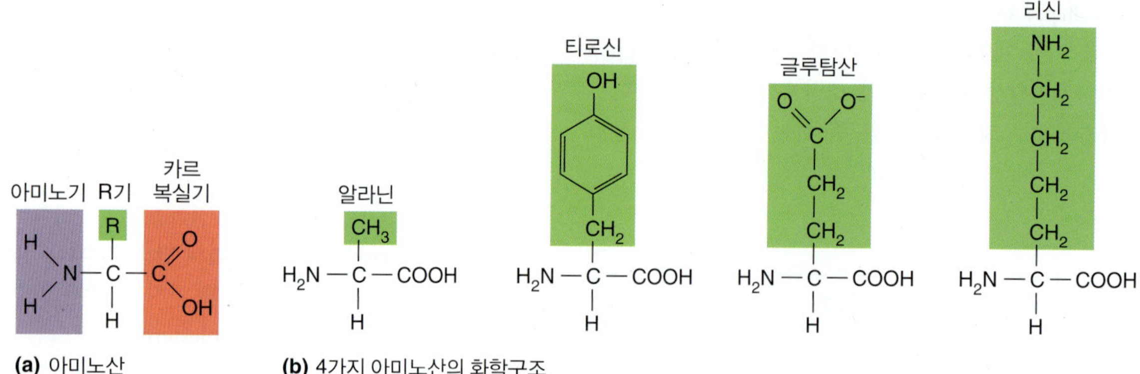

그림 2.8 아미노산. (a) 아미노산의 기본구조. 중앙의 탄소는 아미노기, 카르복실기, 수소 및 R기와 결합한다. **(b)** 20개 아미노산 중 4개의 구조. R기는 알라닌에서는 비극성이며, 티로신은 극성 방향족 고리를 이루고, 글루탐산에서는 산성, 그리고 리신에서는 염기성을 띤다.

를 가지고 있다. 알라닌에는 비극성 R기를, 티로신에는 극성을 띠는 방향족 고리구조를, 글루탐산에는 산성, 그리고 리신에는 염기성의 R기를 각각을 가지고 있다. 여기서는 단백질의 구성성분으로서의 아미노산을 설명하고 있지만, 아미노산은 세포간 정보교환과 같은 다른 기능도 가지고 있다.

아미노산의 중합체는 두 아미노산을 펩티드결합(*peptide bond*)으로 연결되어 만들어지기 때문에 이러한 중합체를 **폴리펩티드(polypeptide)**라고 한다. 두 개의 아미노산을 연결하는 펩티드결합은 한 아미노산의 아미노기와 다른 아미노산의 카르복실기가 응축반응(condensation reaction)을 하여 만들어진다. 응축반응은 물 한 분자가 빠져나오면서 두 개의 작은 분자가 결합하는 반응이다(**그림 2.9**). 폴리펩티드는 두 개에서 수백 개의 아미노산에 이르기까지 길이가 다양하다; 폴리펩티드의 이름은 길이나 기능에 따라 붙여진다. 펩티드는 2개(dipeptide) 내지 3개(tripeptide) 아미노산에서부터 50개(polypeptide) 아미노산 길이로 연결된 짧은 사슬이다. 단백질은 일반적으로 50개 이상의 아미노산으로 구성되어 있으며, 수백 개의 아미노산으로 이루어진 단백질들도 종종 있다.

단백질의 기능은 각 단백질의 3차원 구조인 입체구조와 밀접한 관련이 있다. 단백질의 구조는 1차(*primary structure*), 2차(*secondary structure*), 3차(*tertiary structure*) 및 4차 구조(*quaternary structure*) 등 네 가지 수준으로 기술할 수 있다(**그림 2.10**). 단백질의 네 단계 구조는 전화 수화기의 코드모양으로 설명할 수 있다: 1차 구조는 코드가 똑바르게 펼쳐져 있는 모양이고, 2차 구조는 코일 형태로 꼬여 있는 코드모양이며, 3차 구조는 코일형태의 코드가 루프(loop)를 이루거나 여러 겹으로 감겨 있는 모양이고, 4차 구조는 두 개의 3차 구조를 가진 코드가 서로 싸고 있는 모양이다. 지금부터 단백질의 세부구조를 전화 코드와의 유사성을 연관지어 보자.

단백질의 1차 구조는 펩티드 사슬 내부의 펩티드결합에 의해 결정되는데 단백질의 아마노산 서열을 나타낸다(그림 2.10a). 단백질의 2차 구조는 같은 분자 안에 있는 어떤 아마노산 아미노기의 수소원자와 다른 아미노산 카르복실기의 산소원자 사이에 수소결합에 의해 만들어지는 접혀진 형태이다. 이러한 수소결합은 단백질의 3차원 구조를 결정하는 데 중요한 α-나선(*α-helix*) 및 β-병풍(*β-pleated sheet*) 구조 같은 다양한 형태를 이루게 한다(그림 2.10b).

단백질의 3차 구조는 동일한 폴리펩티드 내의 서로 다른 아미노산이 기지고 있는 R기 사이의 상호작용에 의해 만들어진다(그림 2.10c). 여러 종류의 R기는 서로 다른 화학적 성질을 가지고 있음을 기억하자. 아미노산 종류에 따라서 일어날 수 있는 R기의 상호작용으로는 (1) 수소결합, (2) 이온결합, (3) 반데르발스힘(*van der Waals force*) 및 (4) 공유결합이 있다. 수소결합은 극성 R기들 사이에 형성될 수 있다. 이온결합은 이온화되거나 전하를 띤 R기 사이에 형성될 수 있다(**Chemistry Review: 이온과 이온결합**을 보라). 반데르발스힘은 한 원자의 전자와 다른 원자의 양성자 간에 일어나는 전기적 인력이다. 공유결합은 두 개의 시스테인(cysteine) 분자의 R기

그림 2.9 응축반응에 의한 펩티드결합 형성. 펩티드결합은 두 개의 아미노산 사이에 형성되며 한 분자의 물이 방출된다.

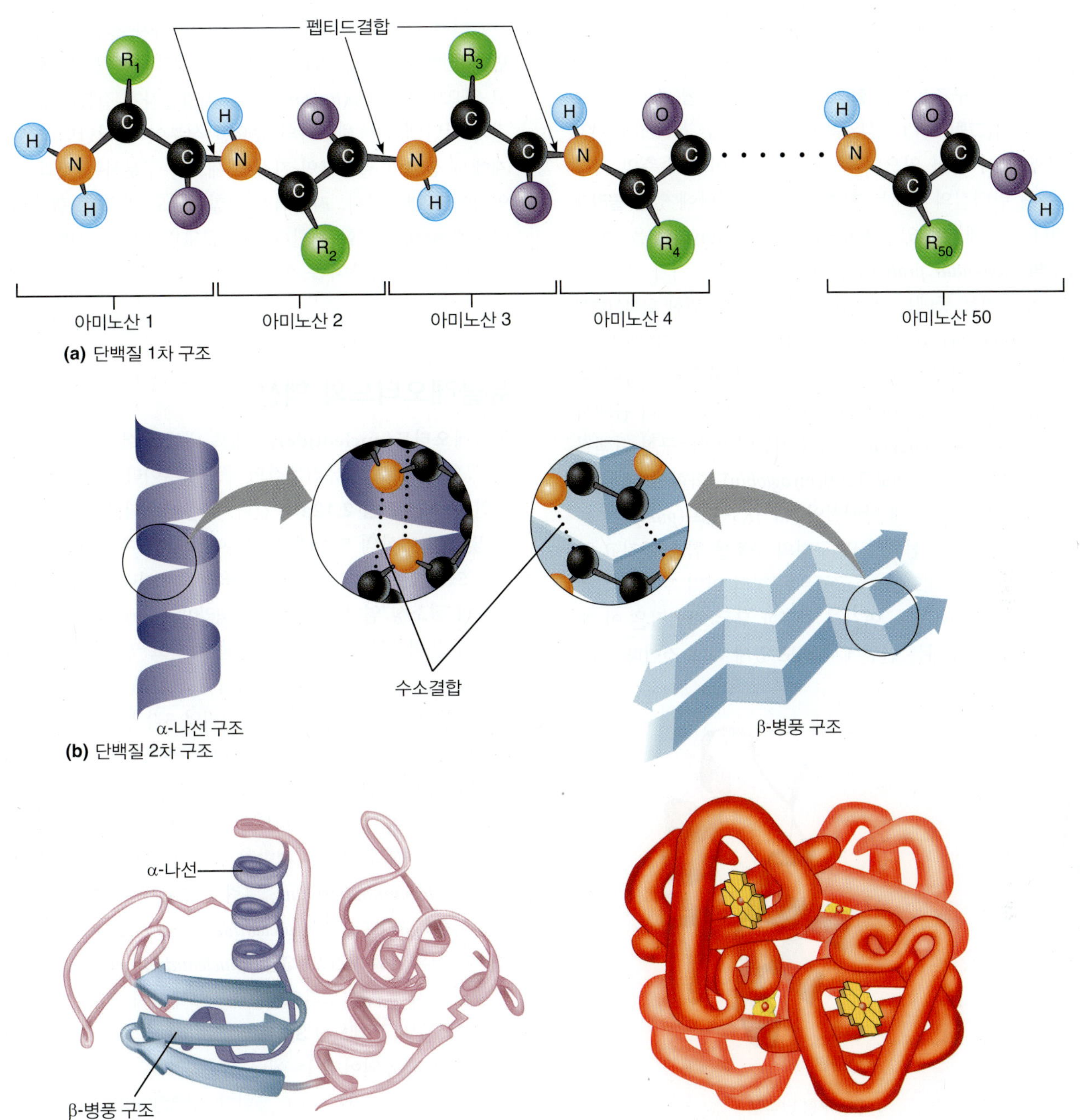

그림 2.10 단백질 구조의 단계. (a) 단백질의 1차 구조, 1차 구조는 아미노산 서열이다. **(b)** 단백질의 2차 구조, 2차 구조는 한 아미노산의 아미노기의 수소와 다른 아미노산의 카르복실기의 산소 사이의 수소결합에 의해 만들어진다. 일반적인 2차 구조로는 α-나선 및 β-병풍 구조가 있다. **(c)** 단백질의 3차 구조, 3차 구조는 아미노산 R기의 상호작용에 의해 만들어지는 단백질의 접힘 양상이다. 여기에서 보여주는 그림의 단백질은 효소 **리소자임**(*lysozyme*)이다. **(d)** 단백질의 4차 구조, 4차 구조는 한 단백질에서 하나 이상의 폴리펩티드의 배열이다. 여기서 보여주는 것은 **헤모글로빈**인데, 네 개의 폴리펩티드 사슬로 이루어져 있다.

에서 일어난다. 시스테인 R기는 sulfhydryl(-SH)기이며 시스테인 사이의 공유결합을 이황화결합[*disulfide bridge*(*bond*)]이라 부른다. 이황화결합은 항체의 구조와 호르몬 인슐린의 구조에 중요하다. 이황화결합과 공유결합 외에도 단백질의 3차 구조는 R기들 사이의 약한 화학적 상호작용에 의하여 형성된다. 이러한 약한 상호작용은 **변성**(*denaturation*)이라는 과정, 즉 급격한 pH 또는 온도의 변화로 쉽게 붕괴된다.

단백질의 4차 구조는 두 개 이상의 폴리펩티드 사슬로 이루어진 단백질에만 존재한다. 대표적인 예가 헤모글로빈(그림 2.10d)인데 적혈구에서 산소를 운반하는 역할을 한다. 헤모글로빈은 4개의 폴리펩티드로 구성된 단백질이다. 다른 단백질과 마찬가지로 헤모글로빈도 정확한 모양을 가져야 정상적인 기능을 한다.

단백질의 3차원 구조는 **섬유형**(*fibrous*) 또는 **구형**(*globular*)으로 분류할 수 있다(**그림 2.11**). **섬유형 단백질**(*fibrous protein*)은 일반적으로 실과 같이 뻗어 있으며 구조적인 기능이나 수축의 기능을 한다. 섬유형 단백질의 예로는 힘줄이나, 머리카락에 있는 **콜라겐**(*collagen*)이나 근육세포에 있는 **트로포미오신**(*tropomyosin*)을 들 수 있다. **구형 단백질**(*globular protein*)은 비정형적이며 크기가 크다. 구형 단백질의 여러 기능 중에는 세포간의 신호전달을 위한 **화학신호전달물질**(*chemical messenger*)로서, 화학신호전달물질들이 결합하는 **수용체**(*receptor*)로서 혈액에서 또는 세포막을 거쳐 물질의 이동이 일어나게 하는 **운반체 단백질**(*carrier protein*)로서, 그리고 우리 몸에서 화학반응을 촉매하는 **효소**(*enzyme*)로서의 기능이 있다. 구형 단백질의 예로는, 산소와 결합하는 **미오글로빈**(*myoglobin*), 화학신호전달물질인 **인슐린**(*insulin*), 막 운반체 단백질인 Na^+/K^+ **펌프**(*pump*) 등을 들 수 있다. 일부 단백질은 섬유형 및 구형의 구조를 함께 가지고 있다; 한 예로 근육에 있는 **미오신**(*myosin*)은 구형의 머리 부위와 섬유형의 꼬리 부위를 가지고 있다. 여기서 언급한 모든 단백질은 이 책 뒤 부분의 기관계를 설명하는 단원에서 심도 있게 다룰 것이다.

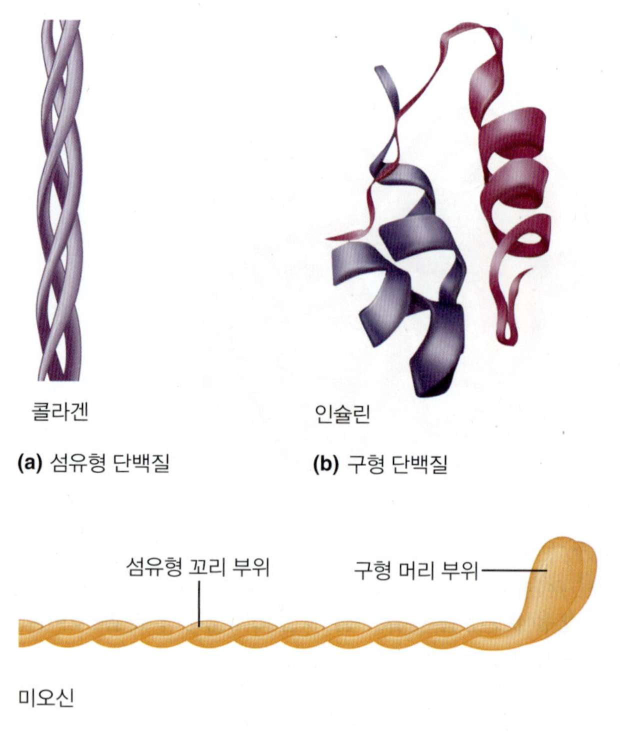

그림 2.11 단백질의 3가지 입체 구조. (a) 선형 단백질인 콜라겐은 얇은 단백질 가닥으로 이루어져 있다. **(b)** 구형 단백질인 인슐린. **(c)** 혼합 단백질인 미오신은 선형의 꼬리 부위와 구형의 머리 부위를 가지고 있다.

Q 어떤 종류의 화학적 힘이 인슐린 분자를 3차원적 구조로 접히게 하는가?

어떤 단백질은 다른 종류의 유기분자가 결합하고 있다. 예를 들면, **당단백질**(*glycoprotein*)은 폴리펩티드 사슬에 탄수화물이 결합하고 있으며 **지단백질**(*lipoprotein*)은 지방분자가 결합하고 있다. 당단백질과 지단백질은 세포막의 중요한 성분이다. 당단백질은 또한 면역계에서 신체의 일부분인 자신의 세포를 구분하는 것과 같은 세포의 인식에도 관여한다. 지단백질은 혈액에도 있으며, 혈액에서 지질의 이동에 중요한 역할을 한다. 헤모글로빈에서의 철과 같이 단백질은 금속이온을 결합할 수도 있다.

뉴클레오티드와 핵산

뉴클레오티드(nucleotide)는 세포 내에서 에너지를 전달하는 기능이 있으며, 세포의 유전물질의 구성성분이다. 뉴클레오티드의 기본적인 구조는 **그림 2.12a**와 같다. **뉴클레오티드**는 5탄당, 질소성 염기 및 1개 이상의 인산기로 이루어져 있다. 뉴클레오티드에서 발견되는 5탄당은 리보오스와 디옥시리보오스이다. 뉴클레오티드에는 두 종류의 질소성 염기가 있다: (1) **피리미딘**(*pyrimidine*)계 염기는 질소원자가 들어 있는 6각 탄소고리를 가지고 있으며, **시토신**(*cytosine*), **티민**(*thymine*) 및 **우라실**(*uracil*)이 있고, (2) **퓨린**(*purine*)계 염기는 질소원자가 들어 있는 6각 탄소고리와 5각 탄소고리가 연결된 구조를 가지고 있으며, **아데닌**(*adenine*)과 **구아닌**(*guanine*)이 있다. 리보오스나 디옥시리보오스에 염기가 결합한 것을 **뉴클레오시드**(*nucleoside*)라 부르며, 뉴클레오시드에 인산이 결합한 것을 뉴클레오티드라 한다. 한 개의 인산이 결합한 뉴클레오티드는 **뉴클레오티드 1인산**(*nucleotide monophosphate*; 그림 2.12b), 두 개의 인산기가 결합한 것은 **뉴클레오티드 2인산**(*nucleotide diphosphate*), 세 개의 인산기가 결합한 것은 **뉴클레오티드 3인산**(*nucleotide triphosphate*)이라고 한다.

몇 가지 뉴클레오티드는 세포의 에너지 교환기능을 가지고 있다. 예를 들면, **아데노신 3인산**(*adenosine triphosphate, ATP*)의 인산기 결합에 함유되어 있는 에너지는 ATP를 ADP로 분해될 때 방출되어 세포가 살아가는 데 이용한다. **니코틴아미드 아데닌 디뉴클레오티드**(*nicotinamide adenine dinucleotide, NAD*)와 **플라빈 아데닌 디뉴클레오티드**(*flavin adenine dinucleotide, FAD*)는 에너지를 전자 형태로 전달한다.

일부 뉴클레오티드는 인산기의 산소원자와 당의 탄소원자가 공유결합을 하여 **그림 2.13**에서와 같은 고리모양을 이룬다. **고리형 뉴클레오티드**(*cyclic nucleotide*)라 부르는 이러한 뉴클레오티드에는 **고리형 아데노신 1인산**(*cyclic AMP, cAMP*)과 **고리형 구아노신 1인산**(*cyclic GMP, cGMP*)과 같은 세포 내에서 기능하는 화학적 신호전달물질(chemical messenger; 세포가 무언가를 하게 하는 신호로서 기능하는 물질들)들이 포함되어 있다.

뉴클레오티드의 중합체에는 **디옥시리보핵산(deoxyribonucleic acid, DNA)**과 **리보핵산(ribonucleic acid, RNA)**처럼 유전적 정보를 저장하고 발현하는 기능을 가진 **핵산(nucleic acid)**들을 포함하

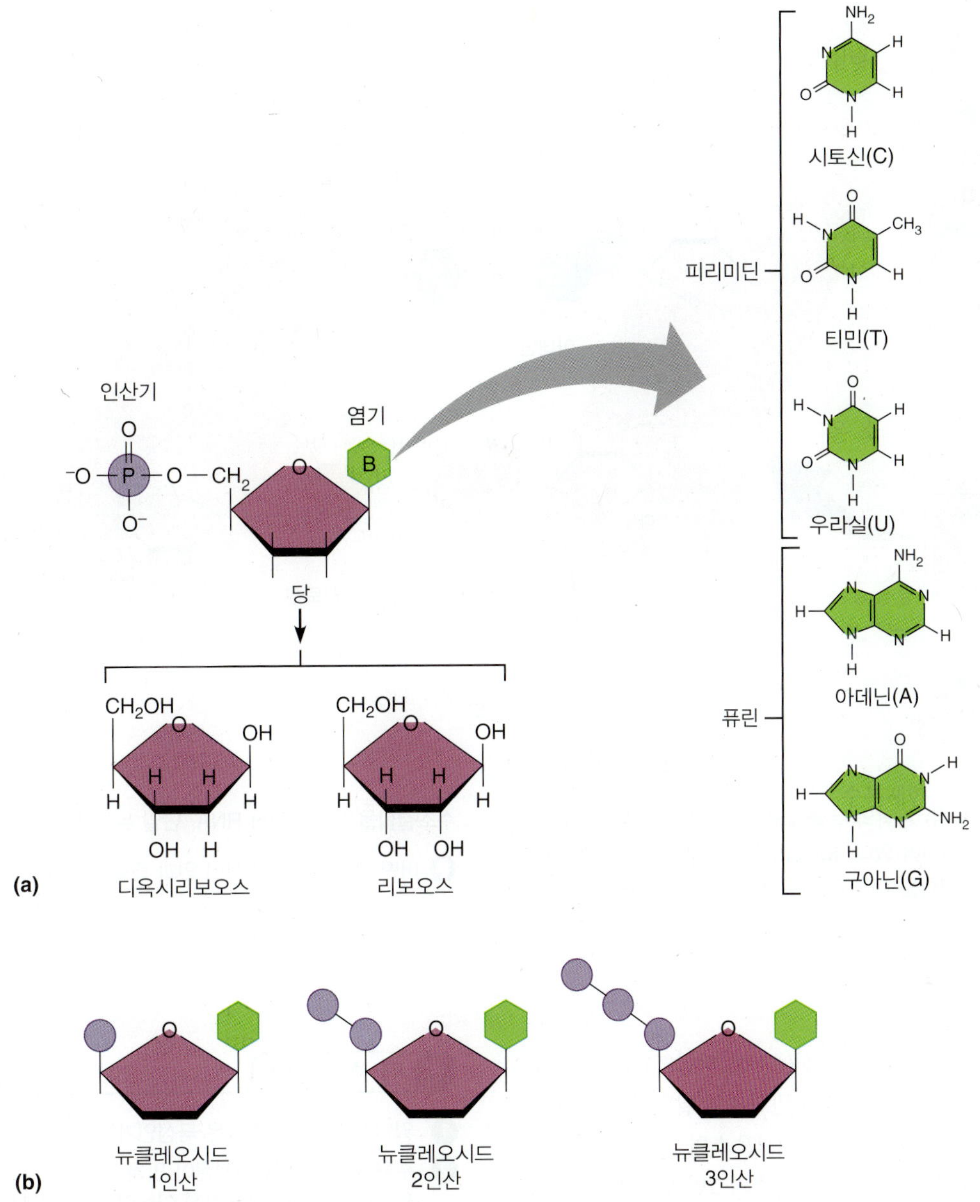

그림 2.12 뉴클레오티드. (a) 뉴클레오티드의 기본 구조. 뉴클레오티드의 당은 디옥시리보오스나 리보오스이다. 하나의 고리 구조를 가지고 있는 피리미딘과 두 개의 고리를 가지고 있는 퓨린에 속하는 다섯 가지의 염기가 있다. **(b)** 뉴클레오티드의 모식도. 뉴클레오시드 1인산은 하나, 뉴클레오시드 2인산은 두 개, 그리고 뉴클레오시드 3인산은 세 개의 인산을 가지고 있다.

Q 리보오스와 디옥시리보오스의 화학식은 무엇인가?

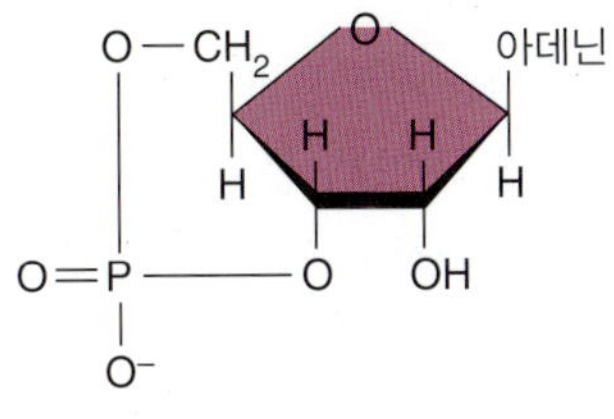

그림 2.13 일반적인 신호전달분자인 고리형 아데노신 1인산(cAMP).

고 있다(**그림 2.14**). DNA 분자는 세포의 핵에 존재하며, 유전정보를 저장한다. RNA 분자는 세포의 핵과 세포질에 있으며, 유전정보의 발현에 필요하다. DNA와 RNA 모두 한 뉴클레오티드의 인산기가 다른 뉴클레오티드의 당에 결합하여 염기가 밖으로 나온 형태의 사슬인 뉴클레오티드 중합체이다. 그러나 구조에서 중요한 차이가 있는데, 이 구조의 차이는 다음에 설명할 것이다.

DNA(그림 2.14a)는 두 뉴클레오티드 사슬이 꼬여 이중나선을 이루고 있다. DNA의 당은 디옥시리보오스이며 DNA를 이루고 있

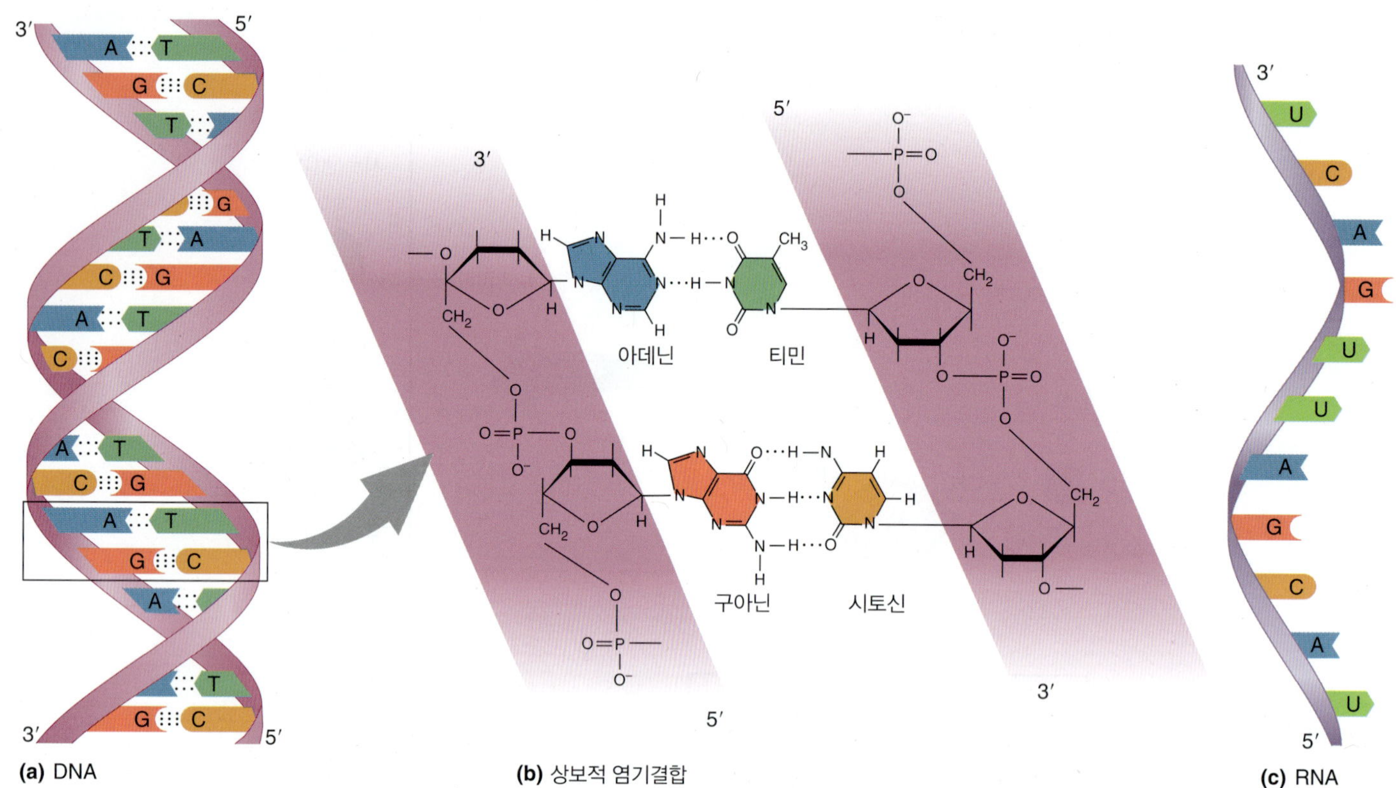

그림 2.14 핵산. **(a)** DNA, 두 가닥의 뉴클레오티드가 상보적 염기결합법칙에 의해 수소결합으로 연결되어 있다. **(b)** 상보적 염기쌍 형성, 아데닌(A)과 티민(T)은 두 개의 수소결합을 이루고 시토신(C)과 구아닌(G)은 3개의 수소결합을 이룬다. **(c)** RNA, 단일 뉴클레오티드 가닥으로 이루어져 있다.

Q 어떤 종류의 화학결합이 인과 당을 연결하여 사슬을 만드는가?

는 염기는 아데닌(A), 구아닌(G), 시토신(C) 및 티민(T)이다. DNA의 각 뉴클레오티드 사슬의 끝 부분을 5′말단과 3′말단이라 부르는데 5′말단은 인산기가 붙어 있는 디옥시리보오스의 5번 탄소를, 3′말단은 —OH기가 붙어 있는 디옥시리보오스의 3번 탄소를 뜻한다. DNA의 두 뉴클레오티드 사슬은 **상보적 염기쌍 형성의 법칙(law of complementary base pairing)**에 따라 염기들 사이에 수소결합을 형성하여 서로 결합되어 있다. 즉, 핵산의 두 사슬이 수소결합으로 서로 결합할 때마다 한쪽 사슬의 *G*는 다른 사슬의 *C*와, *A*는 *T*(*RNA*에서는 *U*)와 항상 쌍을 이룬다. G와 C 사이에는 3개의 수소결합이, A와 T 사이에는 2개의 수소결합이 만들어진다(그림 2.14b). 이러한 염기쌍의 결합 때문에 DNA의 두 사슬은 서로 상보적이다.

RNA(그림 2.14c)는 5′말단과 3′말단을 가지고 있는 하나의 폴리뉴클레오티드 사슬로 이루어져 있다. RNA를 이루는 당은 리보오스이며, 염기로는 A, G, C 및 U를 가지고 있다. RNA의 염기도 DNA와 같이 상보적인 염기쌍을 이루는데 A는 T 대신 U와 결합한다. RNA는 하나의 사슬로 이루어진 분자이지만 DNA로부터 RNA가 합성될 때(RNA는 thymine을 uracil로 대체하는 것 외에 DNA와 상보적임), 그리고 단일 RNA 분자가 맞접혀서 입체 구조를 이룰 때 염기의 상보적 결합이 필요하다.

퀵 테스트 2.1

1. 일반적으로 탄수화물은 극성인가? 비극성인가? 트리글리세리드는?
2. 수용성 환경에서 인지질이 만들 수 있는 두 가지 특별한 구조의 이름을 말하라. 어떤 생리학적 기능이 이 두 가지 구조와 관련이 있는가?
3. 다음 중합체들을 구성하는 단위분자들의 이름을 말하라: 글리코겐, 단백질 및 핵산. 이 중합체들의 일반적인 기능은 무엇인가?
4. 단백질의 3차 구조와 관련이 있는 4종류의 화학적 상호작용을 결합의 세기 순으로 나열하라.

2.2 세포의 구조

생체를 구성하는 분자들을 어떠한 방법으로 뒤섞으면 생명체의 기본 단위인 세포가 생긴다. 사람의 몸은 서로 협력하여 항상성을 유지하는 100조 개 이상의 세포로 이루어져 있다. 놀랍게도 이 모든 세포는 하나의 수정란으로부터 만들어진다. 발생 과정에서 각 세포는 특수한 기능을 가진 200종류 이상의 세포로 분화된다. 형태와 기능이 다른 세포로 분화되어도 모든 세포는 일반적으로 동일한 기본적 구성요소로 이루어져 있다. 이 절에서는 "전형적인" 세포의 구성

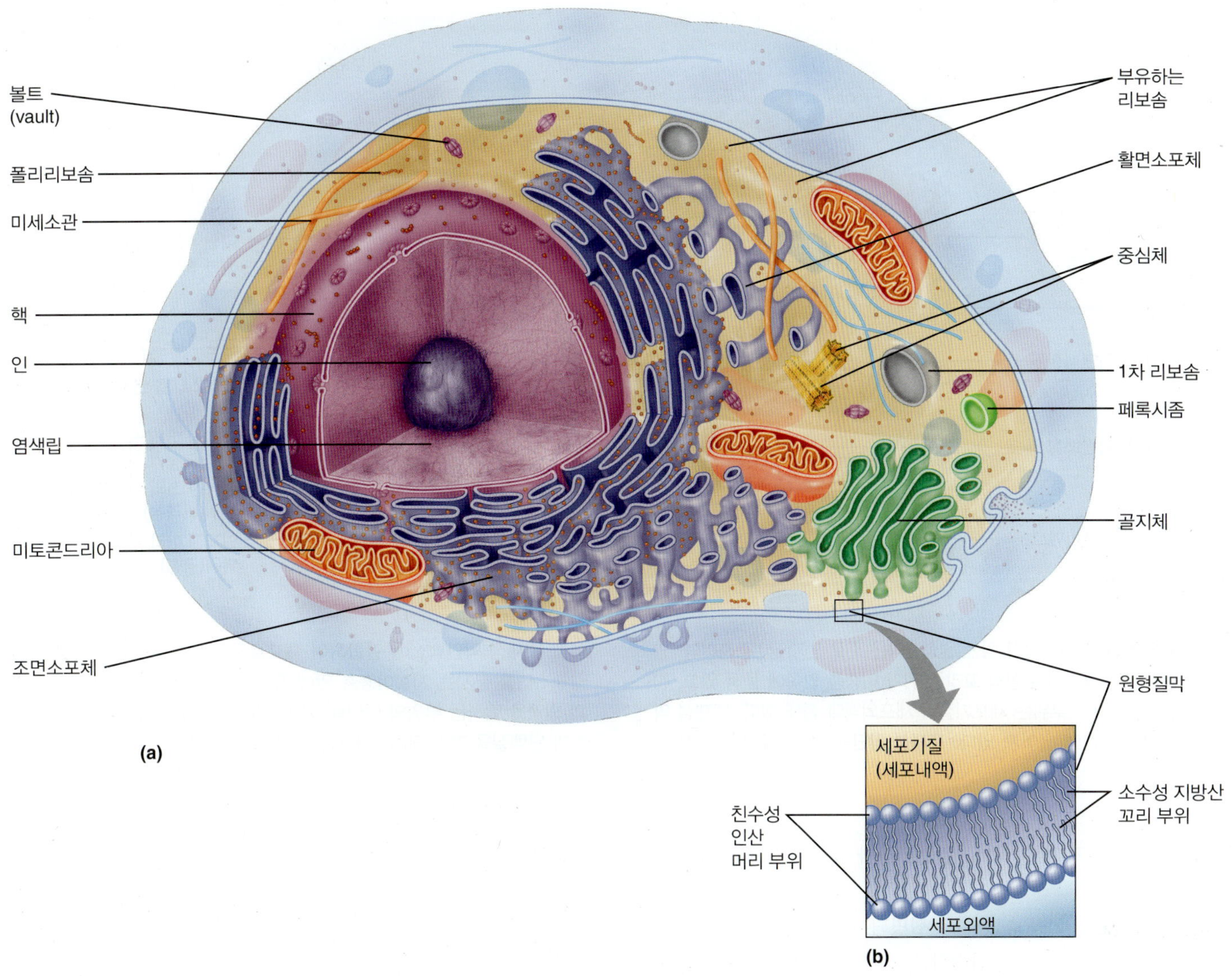

그림 2.15 전형적인 세포 구조. (a) 세포의 3차원 그림. 원형질막이 세포를 세포외액으로부터 분리하고 있다. 핵에는 유전정보를 가지고 있다. 세포질(cytoplasm)에는 세포소기관과 세포골격을 가지고 있으며, 이들은 모두 세포기질(cytosol)이라 부르는 액체에 의해 둘러싸여 있다. 세포소기관으로 미토콘드리아, 소포체, 골지체, 리소좀, 페록시좀, 리보솜 및 볼트가 있다. **(b)** 지질이중층을 보여주는 원형질막의 일부분을 확대한 모양.

요소를 설명하고자 한다(**그림 2.15**).

각 세포는 세포를 세포외액과 구분하는 **원형질막(plasma membrane)**으로 싸여 있다. 세포 내부에는 두 개의 중요한 성분인 핵과 세포질이 있다. **핵(nucleus)**은 세포의 유전정보를 가지고 있는 막으로 둘러싸인 구조이며, **세포질(cytoplasm)**은 핵을 제외한 세포내 모든 것을 포함한다. 세포질은 두 가지 주요 성분인 **세포기질(cytosol**; 젤 형태의 세포 내액)과 **세포소기관(organelle)**으로 구성되어 있다. **세포소기관**은 다양한 생체분자로 이루어져 있으며, 여러 기관이 신체에서 각각 특수한 기능을 수행하듯이 세포 내에서 특수 기능을 수행한다. 막성 소기관(*membranous organelle*)은 한 개 이상의 막으로 세포기질로부터 격리되어 있으며, 비막성 소기관(*nonmembranous organelle*)은 세포기질과 그러한 경계를 가지고 있지 않다.

이 절에서는 세포의 해부학적 구조를 기술하고자 한다. 세포의 여러 구성요소들의 일반적인 기능에 관해서는 다음 절에서 설명할 것이다.

원형질막의 구조

세포는 여러 구획(compartment)들 사이의 경계를 만드는 다양한 막을 가지고 있다. 이 절에서는 세포와 세포의 외부 환경을 분리하는 원형질막의 구조에 초점을 맞추고자 한다. 핵과 세포질을 분리하는 핵막(*nuclear envelope*)이나 여러 소기관의 내부를 세포기질과 분리

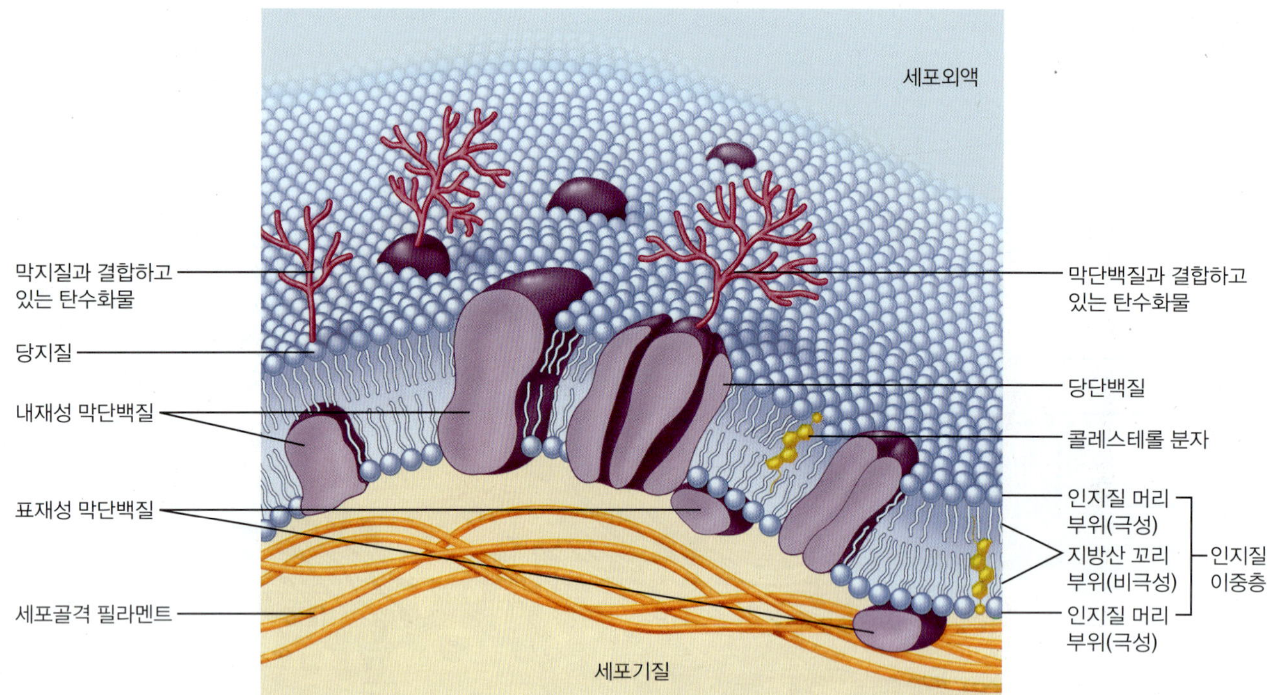

그림 2.16 원형질막. 유연성이 있는 원형질막은 주로 인지질이중층이다. 인지질이중층은 인지질의 소수성의 꼬리 부위가 이중층 안쪽에 묻혀 있고, 친수성인 인산기의 머리 부위는 세포기질과 세포외액에 접해 있다. 내재성 막단백질은 지질이중층에 흩어져 있다. 표재성 막단백질은 주로 세포기질 쪽에서 내재성 막단백질에 결합하여 세포골격의 일부분으로서 역할을 한다. 콜레스테롤 분자는 지질이중층 안에 흩어져 있다. 탄수화물은 주로 세포막의 외액을 접하는 부위의 막단백질이나 막지질에 결합되어 있다. 이러한 지질과 단백질을 각각 당지질과 당단백질이라 부른다.

하는 소기관의 막도 기본적으로 원형질막과 유사한 구조를 가지고 있다.

유동성 모자이크(*fluid mosaic*)로 설명되는 원형질막의 구조는 인지질, 콜레스테롤, 단백질 및 탄수화물로 이루어져 있다(**그림 2.16**). 이들 각 구성요소에 대해서 다음에 설명할 것이다.

인지질이중층

인지질(phospholipid)은 친수성의 머리 부위가 세포 안(세포기질)과 밖(세포외액)의 수용성 환경에 노출되어 있으며 소수성의 꼬리 부위는 서로 마주보는 이중층으로 배열되어 있다(그림 2.16). 이 지질이중층이 막의 기본 구조가 된다. 막을 구성하고 있는 인지질 및 기타 성분들은 화학적 결합으로 연결되어 있지 않고 가끔 이중층의 한 쪽에서 다른 쪽으로도 움직일 수 있기 때문에 인지질이중층 막은 유동성이 있는 것으로 간주된다. 지질이중층에 있는 콜레스테롤은 인지질의 꼬리 부위가 소수성 상호작용(hydrophobic interaction)에 의해 결정화(crystallization)되는 것(여기서는 지방분자가 질서정연하게 배열하는 것을 의미함)을 방해하여 유동성을 증가시킨다.

인지질이중층은 분자량이 큰 극성분자의 이동을 막는 장벽 역할을 한다. 물은 극성분자이지만, 막에서 물을 통과시키는 구멍(pore)을 형성하는 단백질인 **아쿠아포린(aquaporin)**이라는 물 통로(water channel)를 통하여 지질이중층을 통과할 수 있다.

막단백질

인지질의 바다에 있는 섬처럼 지질이중층 속에 흩어져 있는 단백질들의 존재 때문에 원형질막은 **모자이크** 구조를 가지고 있다고 표현한다. 막단백질에는 내재성 막단백질과 표재성 막단백질 등 크게 두 종류가 있다(그림 2.16).

내재성 막단백질(integral membrane protein)은 지질이중층에 박혀 있어서 물리적으로 지질이중층을 파괴하지 않고는 막으로부터 분리할 수 없다. 내재성 막단백질은 양쪽성(amphipathic)을 가지고 있어 지질이중층과 수용성 환경을 접한 채 유지된다. 내재성 단백질의 극성 부위는 세포기질(cytosol)이나 세포외액(extracellular fluid), 또는 둘 모두의 수용성 환경에 접하고 있다. 단백질의 비극성 부위는 지질이중층에 박혀 있다.

일부 내재성 막단백질은 세포기질과 세포외액 모두에 단백질의 표면이 노출되도록 지질이중층을 통과하기 때문에 **막통과 단백질(transmembrane protein)**이라 부른다. 지질이중층을 여러 번 통과하는 막통과 단백질도 있다. 막통과 단백질에는 이온의 막 투과가 일어나도록 하는 통로(channel) 단백질과, 막의 한 쪽에서 다른 쪽으로 선택적으로 분자를 이동시키는 운반체 단백질(carrier protein)이 있다. 세포막의 어느 한쪽 면에만 위치하는 내재성 막단백질들도 있다. 세포기질 쪽으로 향하고 있는 단백질은 세포기질에서 화학반응을 촉매하는 효소로 작용하는 것들도 있고, G 단백질(G-protein)

(뒷장에서 설명)이라고 부르는 특수한 종류의 단백질도 있다. 세포외액(extracellular fluid)으로 노출되어 있는 단백질은 세포외액에서 일어나는 반응을 매개하는 효소로 기능하거나, 다른 세포로부터 오는 화학신호전달물질을 인식하는 수용체 분자로 기능한다.

표재성 막단백질(peripheral membrane protein)은 내재성 막단백질이나 인지질과 제휴하여 막에 느슨하게 결합하고 있다. 이러한 표재성 막단백질은 막을 온전한 상태로 남겨둔 상태에서 막으로부터 분리할 수 있다. 대부분의 표재성 막단백질은 원형질막의 세포기질 쪽에 위치하고 있으며, 흔히 세포골격(*cytoskeleton*)을 형성하는 단백질들의 일부로 기능하기도 한다.

지식 활용하기

한 과학도가 특정 단백질이 막단백질인지를 알고자 하며, 만약 막단백질이라면, 내재성 막단백질인지 아니면 표재성 막단백질인지를 알고자 한다. 어떤 종류의 실험을 통하여 이 문제에 대한 답을 얻을 수 있는가?

CHEMISTRY REVIEW

극성분자와 수소결합(Polar Molecules and Hydrogen Bonds)

두 원자가 공유결합을 하고 있을 때, 두 원자는 전자를 공유하고 있다. 그러나 이런 전자의 공유는 동등하거나 동등하지 않게 일어난다. 산소(O), 질소(N) 및 황(S)과 같은 어떤 원자들은 전자를 단단히 붙잡는다. 그러므로 다른 원자들과 결합할 때 이 원자들은 다른 원자들로부터 전자가 멀어지게 잡아당기는 경향이 있다. 그 결과 산소, 질소 또는 황 원자는 부분 음전하를 획득한다. 왜냐하면 이들 각 원자는 전자를 "공정하게 배분"하기보다는 약간 더 많이 가지기 때문이다. 즉, 각 원자는 핵에 있는 양성자의 양전하에 균형을 맞추는 데 필요한 전자보다 더 많은 전자를 가진다. 이런 상황은 산소, 질소 또는 황이 수소와 결합하고 있는 분자를 아래에서와 같이 도식화할 수 있다. 여기에서 R은 그 분자의 나머지를 나타내며 δ는 부분전하를 나타낸다.

$$\overset{\delta^-\ \delta^+}{\text{R:O:H}} \qquad \overset{\delta^-}{\text{R:N:H}} \qquad \overset{\delta^-\ \delta^+}{\text{R:S:H}}$$
$$\text{(N 아래: } \ddot{\ }\text{ H } \delta^+)$$

이렇게 동등하지 않은 전자를 공유하는 특징인 결합은 **극성결합**으로 알려져 있다. 이와 대조적으로, **비극성 결합**에서는 원자들이 무전하로 남아 있도록 전자들이 다소 동등하게 전자를 공유한다. 탄소 대 탄소(C—C)결합과 탄소 대 수소(C—H)결합은 신체에 있는 분자들에서 발견되는 비극성 결합의 흔한 예들이다.

극성분자 내에 전하가 존재하면 전기적 힘을 만든다. 전기적 힘의 방향은 단순한 규칙을 따른다. 즉, **반대전하는 서로 끌어당기고 같은 전하는 밀어낸다.** 그래서 극성분자의 양전하 부위는 다른 극성분자의 음전하 부위에 전기적으로 끌어당겨진다. (어떤 경우에는, 양전하 부위와 음전하 부위가 같은 큰 극성분자 내에 있을 수 있다.) 이런 전기적 인력은 두 개의 극성분자를 서로 붙들어서 **수소결합**을 형성하게 된다. 극성분자에서 수소원자는 전형적으로 부분 양전하를 가지고 있기 때문에 이런 극성결합을 수소결합이라 부른다. 가장 흔한 극성분자는 물이다. 극성 물분자들 사이의 수소결합은 아래에서 보여준 것처럼 나타낼 수 있다.

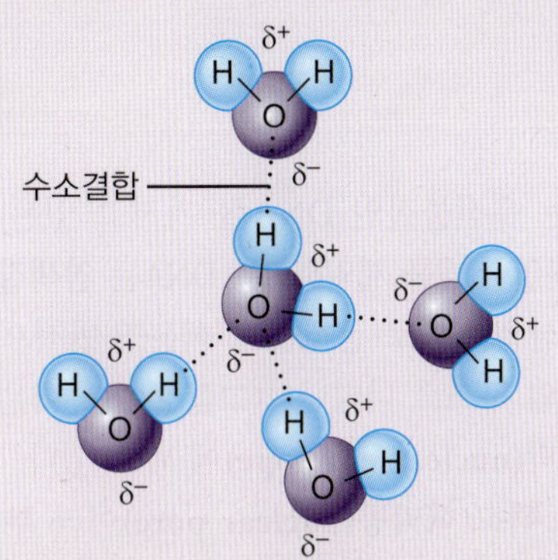

비록 수소결합은 쉽게 끊어질 수 있는 약한 결합이지만, 단백질과 핵산과 같은 큰 생체분자의 구조를 결정하는 데 있어서, 그리고 물에서 물질들의 성질을 규명하는 데 있어서 중요하다. 분자들이 물에서 어떻게 행동하는가는 세포의 기능에 매우 중요하다. 극성분자들은 전기적으로 극성인 물분자에 끌어당겨진다. 그 결과 극성분자들은 물에 녹는다. 극성분자들은 물에 녹는 성질을 가지고 있기 때문에 친수성(hydrophilic; 물을 좋아함)이라 부른다. 비극성 분자들은 물에 녹지 않기 때문에 소수성(hydrophobic; 물을 두려워함)이라 부른다.

비록 물은 신체에서 가장 풍부한 용매이지만 막은 지질로 구성되어 있으며, 물질이 지질에 어떻게 행동하는가는 생리학에서 역시 중요하다. 비극성 분자들은 지질에 녹으며 막의 인지질이중층을 침투할 수 있어서 지질친화성(lipophilic, 지질을 좋아함)이라고 말한다. 극성분자들은 지질에도 녹지 않으며 막의 인지질이중층을 침투하지 못해서 지질혐기성(lipophobic, 지질을 두려워함)이라고 부른다.

아래의 표에 공유결합으로 서로 결합되어 있는 분자들의 성질을 요약했다. 친수성 분자들은 지질혐기성이며, 소수성 분자들은 지질친화성임을 주의하라.

공유결합에서 전자공유	공유결합의 종류	물에서의 성질	지질에서의 성질
동등 공유	비극성	소수성	지질친화성
비동등 공유	극성	친수성	지질혐기성

막탄수화물

탄수화물은 막지질이나 막단백질과 공유결합을 하여 당지질(glycolipid)이나 당단백질(glycoprotein)을 각각 형성한다(그림 2.16). 원형질막 탄수화물은 주로 원형질막의 세포 밖 표면(extracellular surface)에 위치하고 있으며, 그곳에서 두 가지의 중요한 기능을 수행한다. 첫째, 세포를 보호하거나 인접한 세포를 묶어두는 역할을 하는 **당질피질**(*glycocalyx*)을 형성하고(**그림 2.17**), 둘째, 세포의 세포의 인식기능, 즉 세포가 자신의 몸의 일부인지 다른 종류의 세포인지를 표시하는 기능을 수행한다. 실제로, 적혈구의 막에 있는 어떤 당지질은 혈액형을 결정한다. 만일 어떤 사람이 잘못된 혈액형을 수혈받으면 그 사람은 당지질 또는 항원에 대한 면역반응을 일으킬 수 있다. 이러한 면역반응의 가능성은 그 사람의 일부인 조직을 인식할 수 있게 하는 면역계의 중요성을 분명히 보여주는 것이다. 세포의 인식은 조직 성장의 조절에도 중요하다.

핵의 구조

대부분의 세포에는 유전물질인 DNA를 가지고 있는 한 개의 핵(nucleus)이 있다. 분열할 때를 제외하고는 DNA는 **염색질(chromatin)**이라 부르는 가는 섬유 상태로 존재한다. 핵은 일반적으로 세포에서 눈에 잘 띄는 구형의 구조로 나타난다(**그림 2.18**). 핵은 두 겹의 막으로 되어 있는 **핵막(nuclear envelope)**에 싸여 있다. 핵막은 간헐적으로 융합되기도 하고 **핵막공(nuclear pore)**이라 부르는 간격이 벌어진 부분도 있는데, 핵막공은 핵과 세포질 사이에 물질의 선택적 이동통로 역할을 한다. 핵 안에는 인(*nucleolus*)이라고 부르는 구조물이 있는데, 이곳은 RNA의 한 종류인 리보솜 *RNA*(*ribosomal RNA, rRNA*)가 합성되는 부위이다. 핵은 유전정보의 전달과 발현의 기능을 수행한다. 단백질 합성에서 DNA와 RNA의 매우 중요한 역할은 이 장의 뒷부분에서 다루도록 한다.

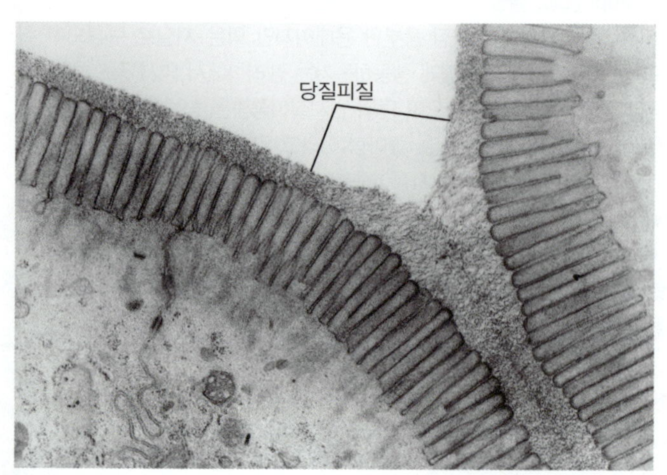

그림 2.17 당질피질(glycocalyx)을 보여주는 두 세포 원형질막의 전자현미경 사진.

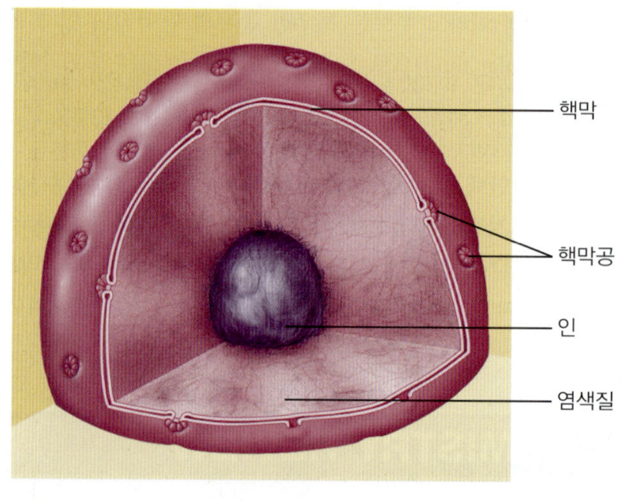

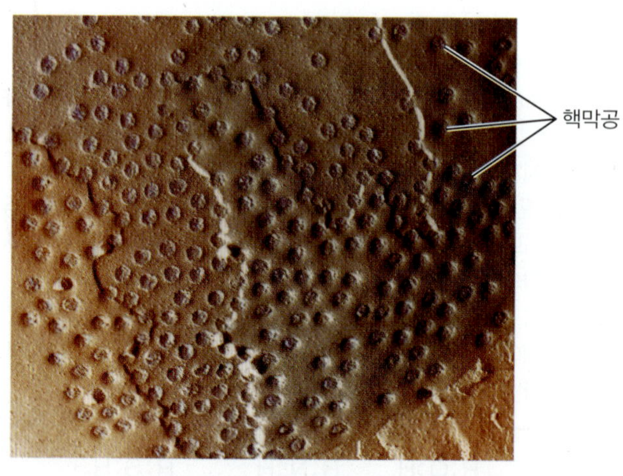

그림 2.18 핵. (a) 핵은 핵막에 의해 세포질과 분리되어 있다. 핵막공은 세포질과 핵 사이의 물질이동이 일어나도록 한다. 핵 속에 있는 DNA는 각 개체의 유전정보를 가지고 있다. DNA는 염색질이라 불리는 가는 실 모양으로 존재한다. 그리고 rRNA를 합성하는 핵인이 핵 속에 있다. **(b)** 핵막공을 보여주는 동결 절단된 전자현미경 사진.

세포기질을 구성하는 물질

세포기질(cytosol)은 세포의 많은 공정에서 중요한 역할을 하는 젤(gel)과 같은 액체이다. 세포기질에는 해당작용(*glycolysis*)이라 부르는 과정에서 한 개의 포도당 분자를 두 분자의 피루브산(pyruvate)으로 분해하는 10종의 효소들과 같은 특수 화학반응을 촉매하는 다양한 효소들이 있다. 세포기질은 또한 **봉입(inclusion)**이라 부르는 덩어리에 트리글리세리드나 글리코겐 형태로 에너지를 저장한다. 세포로부터 방출, 즉 **분비되는(scereted)** 분자들은 막으로 싸인 **분비소낭(secretory vesicle)**에 저장된다. 뿐만 아니라 세포기질을 구성하는 분자의 조성은 세포기능에 중요한 역할을 한다. 예를 들어, 세포기질의 이온의 조성이 신경세포와 근육세포의 활성에 결정적인 역할을 한다.

CHEMISTRY REVIEW

이온과 이온결합(Ions and Ionic Bonds)

원자가 화학결합을 형성할 때 그 원자의 전자들은 상호작용한다. **Chemistry Review:** 극성분자와 수소결합(33쪽)에서 원자들이 공유결합을 형성하기 위하여 전자들을 어떻게 공유하는지를 보았다. 그러나 일부 원자들은 화학결합이 일어나는 동안에 전자를 완전히 얻거나 잃는 경향을 가지고 있어서 결국 전자를 과잉으로 가지거나 부족한 상태로 머물게 된다. 원자나 분자가 전자를 얻거나 잃을 때 음으로 하전된 전자의 수는 양으로 하전된 전자의 수와 더 이상 같지 않게 되어 **이온**(*ion*)이라 부르는 하전된 입자가 생성된다. 전자를 얻은 원자는 음전하를 획득하여 **음이온**(*anion*)이라 부르는 반면, 전자를 잃은 원자는 양전하를 획득하여 **양이온**(*cation*)이라 부른다.

음이온과 양이온이 고체에 존재할 때에는 두 이온이 서로 밀접하게 결합하여 결정을 형성하는 경향이 있다. 친숙한 예로는 식염(table salt)이라 부르는 **염화나트륨**(*NaCl*)을 들 수 있는 있는데, 이는 나트륨이온(Na^+)과 염소이온(Cl^-)을 가지고 있다. 나트륨이온은 나트륨원자가 한 개의 전자를 잃어서 11개의 양성자와 10개의 전자를 가진 이온을 형성한다. 염소이온은 한 개의 전자를 얻어서 17개의 양성자와 18개의 전자를 가진 이온을 형성한다. 이 과정은 다음과 같이 일어난다:

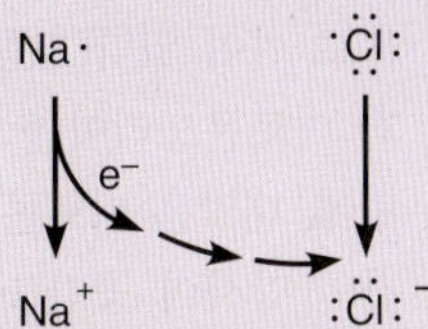

NaCl의 결정에서 양이온(Na^+)과 음이온(Cl^-)은 반대전하로 인하여 끌어당기는 전기적 힘에 의하여 서로 붙잡고 있다. 이러한 힘을 때로는 **이온결합**(*ionic bond*)이라 부른다. 이온성 고체가 물에 녹을 때 이온결합이 그 이온과 극성 물분자 사이의 전기적 인력에 의하여 파괴되어 양이온과 음이온이 독립적인 입자로 자유로이 해리된다. 염화나트륨이 해리되는 과정을 오른쪽에 도식화했다.

이온이 녹아 있는 용액은 전기전도도가 좋아서 **전해성**(*electrolytic*)이 있다고 말하며, 이온성 물질을 **전해질**(*electrolyte*)이라 한다. 체액은 전해성이어서, 나트륨(Na^+), 칼륨(K^+), 칼슘(Ca^{2+}), 수소(H^+), 마그네슘(Mg^{2+}), 염소(Cl^-), 황산(SO_4^{2-}) 및 중탄산(HCO_3^-)이온을 포함한 많은 종류의 작은 이온(무기이온으로 알려져 있음)들을 함유하고 있다.

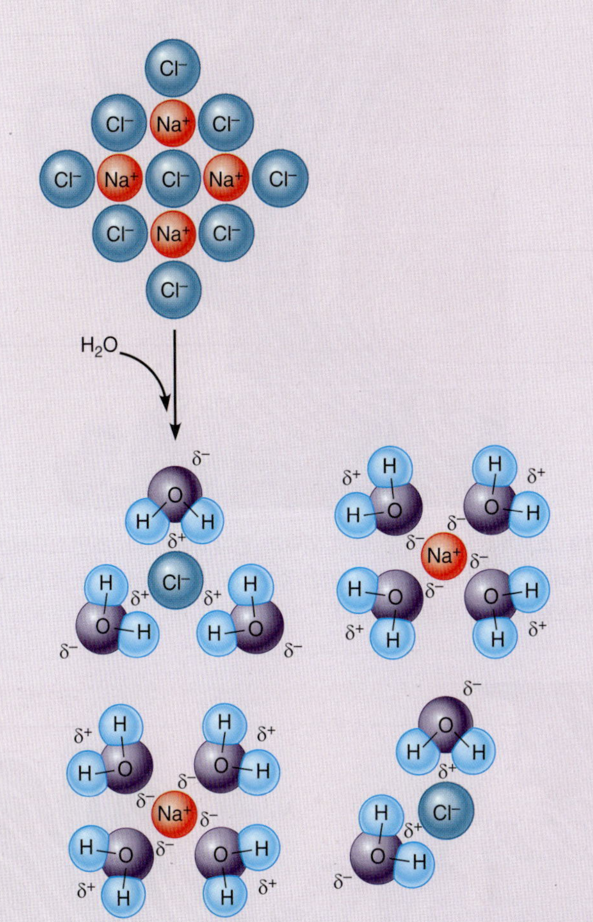

이온화된 화학 작용기는 생체분자에서도 발견될 수 있다. 이온과 분자들은 물에 전기적으로 끌어당겨지기 때문에, 상당히 많은 수의 이온화된 작용기를 함유한 분자들과 이온들을 **친수성**(*hydrophilic*)이라고 한다.

막으로 싸인 소기관의 구조

각 소기관을 싸고 있는 막은 세포기질과 소기관의 내부 사이에 장벽을 형성하여 세포질 내부에 구획(compartment)을 만든다. 어떤 경우에는 두 개의 막이 소기관을 싸고 있어 소기관 내에 또 다른 구획을 만들기도 한다. 다음에서는 각 막성 소기관(membranous organelle)의 구조를 설명하도록 한다.

소포체

소포체(endoplamic reticulum)는 내강(lumen)이라고 불리는 내부 구획을 둘러싸고 있는 정교한 그물 모양의 막으로 이루어져 있다(**그림 2.19**). 형태와 기능이 다른 두 가지의 소포체, 즉 **조면소포체**(*rough endoplasmic reticulum, RER*)와 **활면소포체**(*smooth endoplasmic reticulum, SER*)가 있다. 조면소포체는 단백질 합성에 기능하는 rRNA와 단백질의 복합체인 **리보솜(ribosome)**이 붙어 과립상의 거친 표면을 가지고 있어 조면소포체라는 이름이 붙여졌다. 또한 조면소포체는 납작한 주머니(sac) 모양으로 보인다. 이와는 대조적으로 활면소포체는 리보솜이 붙어 있지 않아 "매끄러운" 표면을 이루고 있는 관상(tubular) 구조를 기지고 있다. 조면소포체의 막의 한 면은 핵의 외막(outer membrane)과 연결되어 있고, 다른 면은 활면소포

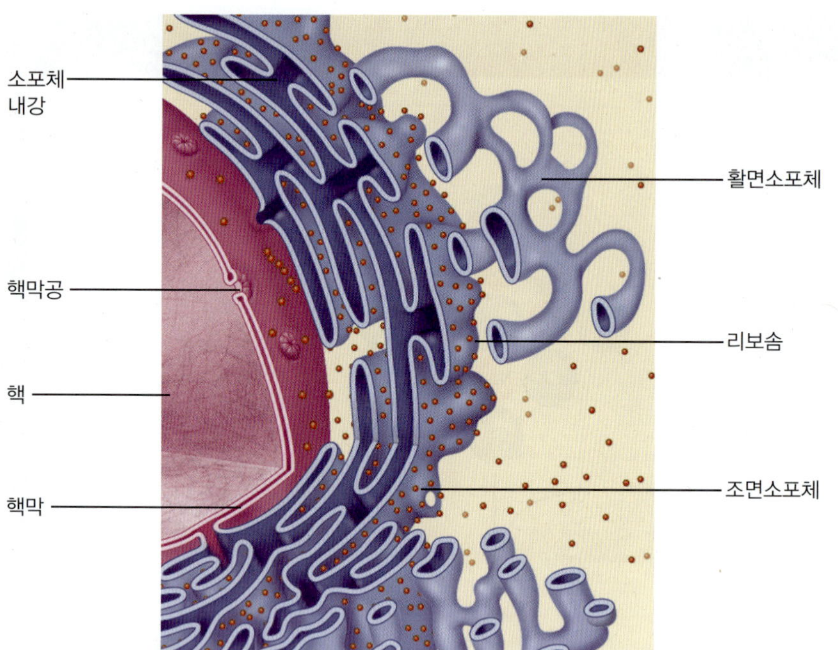

그림 2.19 소포체. 소포체막은 핵의 외막과 연결되어 있다. 조면소포체는 핵 가까이 있으며 리보솜이 소포체의 외부 표면에 붙어 있는 편평한 주머니로 구성되어 있다. 조면소포체 막은 리보솜이 없고 관상형인 활면소포체 막과 연결되어 있다.

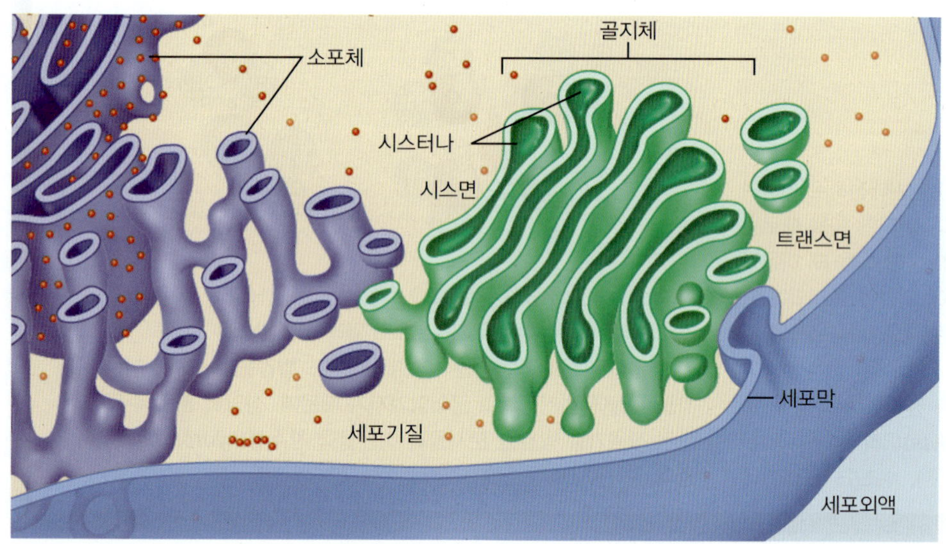

그림 2.20 골지체. 골지체는 시스터나(cisternae)라고 부르는 편평한 주머니가 여러 겹 싸인 형태로 이루어져 있다. 골지체의 한 쪽은 소포체가, 다른 한 쪽은 원형질막이 마주보고 있다.

체와 연결되어 있다(그림 2.19).

소포체는 여러 가지 생체분자의 합성에 중요하다. 조면소포체에서는 세포로부터 분비되거나 원형질막에 박히는 단백질, 또는 다른 소기관으로 이동하는 단백질의 합성과 관련이 있다. 활면소포체는 트리글리세리드와 스테로이드를 비롯한 지방을 합성하며, 칼슘이온의 저장되는 곳이다. 또한 활면소포체는 세포에 따라 특수화되어 있다. 예를 들어, 간세포에서의 활면소포체는 혈액에서 독성물질을 분해하는 해독효소를 가지고 있다.

골지체

골지체(Golgi apparatus)는 시스터나(*cisternae*)라고 부르는 막으로 싸인 편평한 낭으로 이루어져 있다(**그림 2.20**). 골지체막과 소포체막은 서로 분리되어 있지만, 골지체는 **시스면**(*cis face*)이라 부르는 면에서 소포체와 가까이 위치하고 있다. 골지체의 또 다른 면은 원형질막을 마주 보게 되는데, 이를 **트랜스면**(*trans face*)이라 부른다. 골지체는 소포체에서 합성된 단백질을 처리하여 최종목적지로 이동할 수 있도록 준비하는 곳이다. 이동할 준비를 마친 단백질은 적절한 목적지로 이동하기 위하여 소낭(vesicle) 형태로 포장된다. 일부 소낭은 세포내 소기관으로 이동하는 반면, 분비소낭(secretory vesicle)은 물질을 세포 밖으로 내보낸다.

미토콘드리아

미토콘드리아(mitochondria)는 두 겹의 막으로 싸여 있다(**그림 2.21**). 외막은 세포기질과 미토콘드리아를 분리하는 역할을 하는 반면에, 내막은 미토콘드리아를 두 막 사이의 공간인 **막사이 공간(intermembrane space)**과 가장 안쪽 구획인 **미토콘드리아 기질(mitochondrial matrix)** 등 두 개의 구획으로 나눈다. 미토콘드리아 내막은 **전자전달계**(*electron transport chain*)에 관련된 일련의 단백질과 기타 단백질을 가지고 있기 때문에 막 자체가 하나의 기능을 가지고 있는 구획이다. 전자전달계에 이용 가능한 면적을 넓히기 위하여 내막은 **크리스테(cristae)**라 부르는 가느다란 관(tubule) 모양으로 주름 잡혀 있다. 대부분 세포가 이용 가능한 에너지 형태인 ATP를 생산하는 소기관이기 때문에 미토콘드리아를 "발전소"라고도 불린다.

세포당 미토콘드리아의 수는 세포의 에너지 수요에 따라 세포 종류 간에 상당한 차이가 있다. 이와는 대조적으로 산소를 운반하는 주된 기능을 가지고 있는 적혈구에는 미토콘드리아가 없다.

리소좀

리소좀(lysosome)은 단일 막으로 싸여 있는 작은 구형의 소기관이다(**그림 2.22**). 리소좀은 세포로 들어오는 세포 내·외부의 잔해물질들을 분해하는 효소를 가지고 있다. 예를 들면, 기능을 상실한 소기관을 리소좀 내부로 들여와서 분해한 다음 사용할 수 있는 물질은

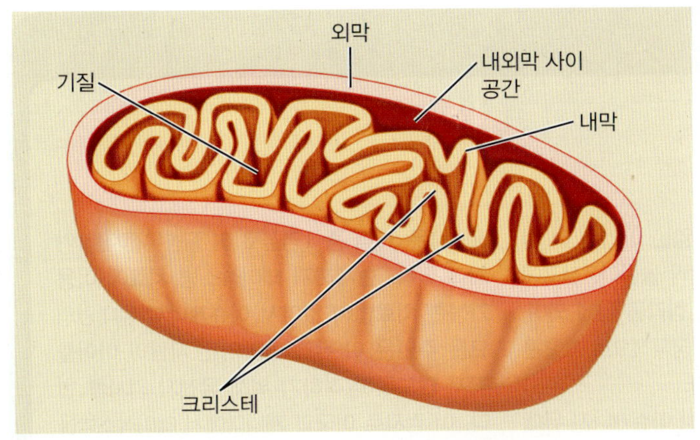

(a)

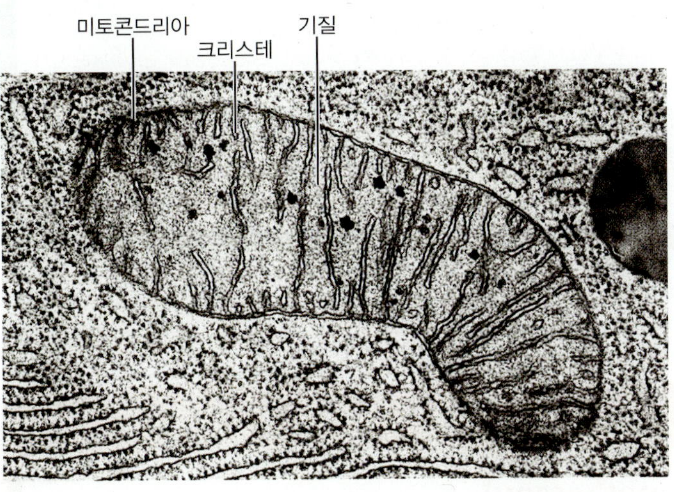

(b)

그림 2.21 미토콘드리아. (a) 미토콘드리아 모식도. 미토콘드리아 외막은 미토콘드리아와 세포기질을 분리하는 반면, 미토콘드리아 내막은 미토콘드리아를 기질과 막 사이의 공간으로 분리한다. 내막에는 크리스테(cristae)라고 부르는 여러 겹의 주름이 잡혀 있다. **(b)** 미토콘드리아의 전자현미경 사진.

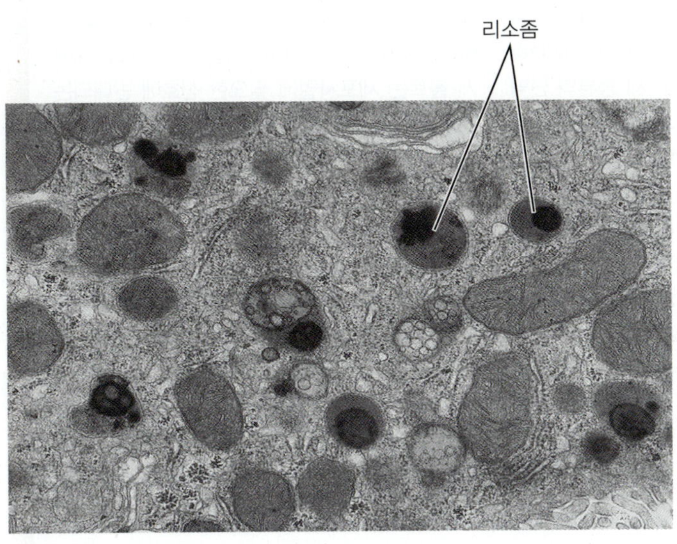

그림 2.22 리소좀의 전자현미경 사진.

재활용하고 나머지는 세포 밖으로 내보낸다. 세포외부의 잔해물질은 세포내이입(*endocytosis*)이라 불리는 과정을 통하여 세포내이입 소포(endocytotic vesicle)를 형성하여 세포 안으로 들어온다. 그 후 리소좀이 내포와 융합하여 리소좀 내부 효소가 외부물질을 분해한다. 세포내 이입과정은 4장에서 설명될 것이다. 리소좀의 중요성은 5세의 어린 나이에 죽음을 일으키는 유전질환인 테이삭스병(Tay-Sachs disease)에서 잘 설명된다(**Clinical Connections: 테이삭스병**을 보라).

페록시좀

페록시좀(peroxisome)은 하나의 막으로 싸여 있는 리소좀보다 크기가 작은 구형의 소기관이다. 아미노산, 지방산 및 외부에서 들어오는 독성물질을 분해하는 역할을 한다. 이 분해 과정에서 독성이 있는 과산화수소(H_2O_2)가 생성된다. 페록시좀의 가장 주목할 만한 특징 중의 하나는 카탈라아제(*catalase*)가 있어 과산화수소를 물과 산소로 분해하는 것이다.

$$2\ H_2O_2 \rightarrow 2\ H_2O + O_2$$

이 반응은 독성이 있는 과산화수소가 세포 내에 축적되는 것을 방지한다.

페록시좀은 신체로부터 산화적 노폐물을 제거하는 간과 신장 세포에 가장 풍부하다. 예를 들어, 간 페록시좀은 에탄올을 아세트알데히드로 분해하는 알코올 탈수소효소(alcohol dehydrogenase)를 함유하고 있다.

비막성 소기관의 구조

비막성 소기관(nonmembranous organelle)은 세포기질로부터 분리하는 장벽이 없어도 대부분의 과학자는 이들을 소기관으로 생각한다. 왜냐하면 이들 비막성 소기관은 세포 내에서 특수 기능을 수행하는 구조로 조직화되어 있는 생체분자들로 구성되어 있기 때문이다.

리보솜

매우 작은 소기관(25 nm 직경)인 리보솜은 단백질 합성에서 기능하는 rRNA와 단백질로 이루어진 조밀한 과립이다. 리보솜은 비활성 상태일 때는 세포기질에 분리된 상태로 있는 작은 소단위(30S)와 큰 소단위(50S)로 구성되어 있다(**그림 2.23a**). 단백질을 합성(이 장의 후반부에서 설명)하는 동안 세포기질에서 두 소단위체가 합쳐져 기능을 가진 리보솜이 된다(그림 2.23b). 단백질 합성을 시작한 후 일부 리보솜은 세포질에 남아 있는 한편, 다른 리보솜은 조면 소포체 막에 붙는다. 세포기질에 남아 있는 리보솜(free ribosome)에서 합성된 단백질은 세포기질에 남아 있거나 미토콘드리아, 핵 또는 페록시좀으로 들어간다. 조면 소포체와 결합하여 합성된 단백질은 골지체에서 소낭으로 포장되어 최종 목적지로 이동한다.

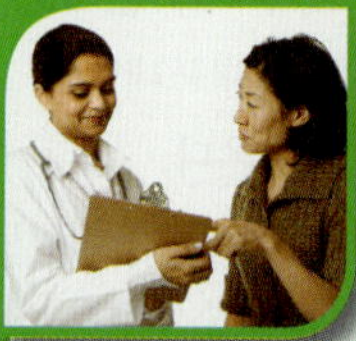

CLINICAL CONNECTIONS

테이삭스병(Tay-Sachs Disease)

테이삭스병은 돌연변이가 일어난 유전자가 정상보다 덜 효과적인 리소좀 효소를 합성하는 유전적 질병이다. 가장 공통적으로 영향을 받은 효소는 강글리오시드(ganglioside)라 부르는 지질을 분해한다. 이 효소가 정상적으로 기능을 하지 못하면 세포 내에 강글리오시드가 축적되어 세포를 손상시켜서 부작용이 생긴다. 유아의 발육이 손상되어 출생 후 처음 몇 개월에 실명되기도 한다. 테이삭스병을 앓는 아기는 이 질병이 대표적 증상인 쉽게 깜짝 놀란다. 결국에는 마비가 시작되고, 이어서 청각을 잃게 되며, 발작증세, 삼킴 불능에 이어 궁극적으로 호흡곤란증으로 사망에 이르게 된다.

테이삭스병은 동유럽, 특히 아슈케나지 유대인(Ashkenazi Jewish) 후손에서 가장 흔하게 발생하는 질병이다. 미국계 유대인(American Jews)은 30명 중 1명꼴로 이 질병유전자를 가지고 있다. 현재까지 테이삭스병 치료에 이용 가능한 치료법이 없어서 아슈케나지 유대인의 모든 주민은 이 유전자를 가진 사람이 아이를 갖지 않도록 장려하기 위해 유전자 검사를 한다. 이 검사로 미국과 캐나다에서 테이삭스병을 90% 감소시키게 되었다.

비판적 사고력 문제

1. 세포의 기능에 테이삭스가 미치는 충격은 이 병의 증상에 어떻게 영향을 주는가?
2. 테이삭스와 같은 유전병을 근절하기 위하여 미국에서 모든 유전질환 검사가 필요한가? 제시한 답에 대한 이유는?
3. 유전자 검사를 의무화하는 것에 대한 이해득실은? 이 논쟁에 고려되어야 할 기타요인들에는 어떤 것들이 있는가?

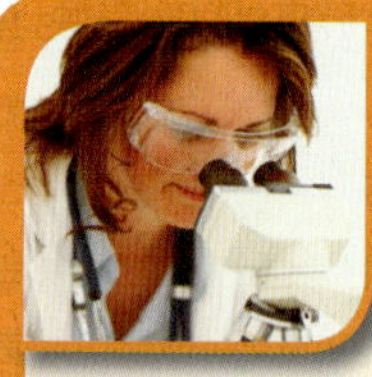

DISCOVERY

볼트와 화학요법(Vaults and Chemotherapy)

다음 그림에 묘사된 볼트(vault)는 1980년대에 사람의 간세포에서 발견되었다. 볼트는 RNA(볼트 RNA 또는 vRNA로 불리는)와 단백질로 이루어진 리보핵산 단백질이다. 볼트는 역시 리보핵산 단백질인 리보솜보다 크며 지금까지 연구한 거의 모든 체세포에서 발견되었다. 볼트는 두 개의 구조가 함께 합쳐질 수도 있으며 별개로 분리될 수 있음이 확인되었다. 대부분의 볼트는 세포질에 있으나, 핵에서도 약간 관찰되었다; 한 연구 결과는 핵막공(nuclear pore)에도 있음을 보여주었다. 세 종류의 단백질이 볼트에 있으며, 가장 많은 단백질은 **주 볼트 단백질**(*major vault protein, MVP*)이다. 볼트 단백질의 분자구조는 진핵세포의 진화 과정에서 잘 보존되어 있으며, 이 결과는 이 단백질들이 중요한 기능을 수행함을 시사해준다.

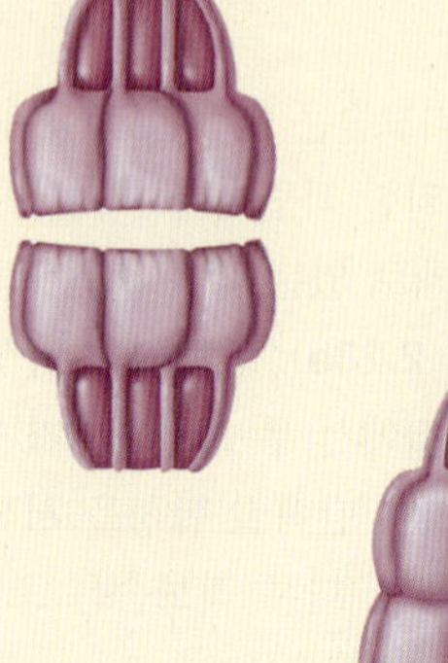

볼트의 기능은 아직도 밝혀져야 하지만, 일부 연구 결과는 세포내 수송에 관여함을 보여준다. 볼트는 수백 개의 단백질을 수용할 수 있는 큰 내강을 가지고 있다. 여러 연구 결과는 핵과 세포질 사이에 리보솜, RNA 및 단백질을 수송하는 운반체 기능이 있음을 시사해 준다. 세포질 수송에서 볼트와 세포골격이 함께 작용하는 것 같다.

볼트는 세포생존이나 분화의 정보를 전달함으로써 배 발생 과정에서도 역할을 하는 것 같다. 배가 발생하는 과정에서 많은 세포들에 **세포사멸**(*apoptosis*) 또는 세포예정사(programmed cell death)가 일어난다. 세포 내에서 볼트는 세포사멸에 필요한 신호에 반대되는 생화학적 변화를 유도하는 것처럼 보인다.

기능은 아직 풀리지 않은 채 수수께끼로 남아 있어도 볼트는 암치료에 잠재적인 유용성이 있는 것처럼 보인다. 1990년대 후반에 여러 연구자들이 **다약물내성**(*multidrug resistance, MDR*), 즉 광범위한 화학요법에 대한 내성을 보이는 암 환자는 내성이 없는 환자에 비해 세포 내의 볼트 농도가 높다는 것을 발견하였다. 여러 연구 결과는 암환자의 MVP 지수가 그 환자에게 적용할 치료에 대한 내성을 가지고 있는가를 판별할 수 있는 지표로 사용될 가능성을 시사해 준다.

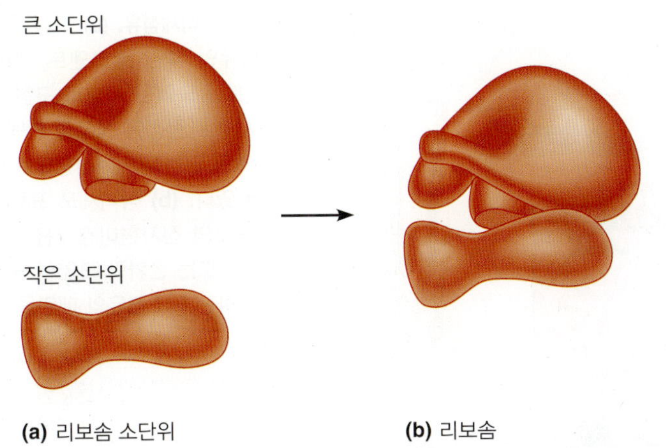

그림 2.23 리보솜. 단백질 합성이 일어나려면 **(a)** 세포기질에 흩어져 있는 두 개의 단위체가 모여서 **(b)** 리보솜을 형성해야 한다.

볼트

볼트(vault)는 가장 최근에 알려진 구조물로 이 구조물의 발견은 암 치료에 이용될 가능성을 보인다(**Discovery: 볼트와 화학요법**을 보라). 볼트는 단백질과 볼트 RNA(vRNA)로 이루어진 원통형의 구조물이다. 대부분의 볼트는 세포질에 세포골격과 연결되어 있으며, 극히 일부는 핵에서 관찰된다. 볼트의 기능은 밝혀져 있지 않지만 여러 연구 결과는 세포내 물질 이동을 돕고 세포 생존신호로 작용할 가능성을 시사한다.

중심체

중심체(centriole)는 필라멘트 단백질(protein filament)의 다발로 이루어진 짧은 원기둥 모양의 구조이다. 각 세포는 서로 수직으로 만나는 두 개의 중심체를 가지고 있다(그림 2.15). 중심체는 세포분열 과정에 방추사(*mitotic spindle*)라는 구조물의 성장을 감독하는 곳이다.

세포골격

세포골격(cytoskeleton)은 필라멘트(filament)라고도 불리는 섬유형 단백질(fibrous protein)의 유연성이 있는 격자(lattice)이며, 우리 몸의 골격이 온몸을 지지하듯이 세포의 구조를 지지하는 기반이다(**그림 2.24**). 세포골격은 단단하지도 않으며 고정된 구조도 가지고 있지 않다. 세포골격을 형성하는 섬유형 단백질은 필요에 따라 조립되거나 해체될 수 있다. 세포골격은 세포의 구조 및 기계적 지지, 세포내 물질이동, 세포내 소기관의 분포조절, 다른 세포와의 결합형성, 수축 및 세포의 이동에 관여한다. 미세섬유, 중간섬유 및 미세소관과 같은 몇 가지 필라멘트가 세포골격을 형성한다. 필라멘트는 직경의 크기에 따라 분류한다.

미세섬유(microfilament)는 섬유형 단백질들 중에서 직경(7 nm)이 가장 작다. 액틴(*actin*)으로 이루어진 미세섬유(**그림 2.25a**)는 근육수축, 아메바운동("amoeboid-like" movement) 및 세

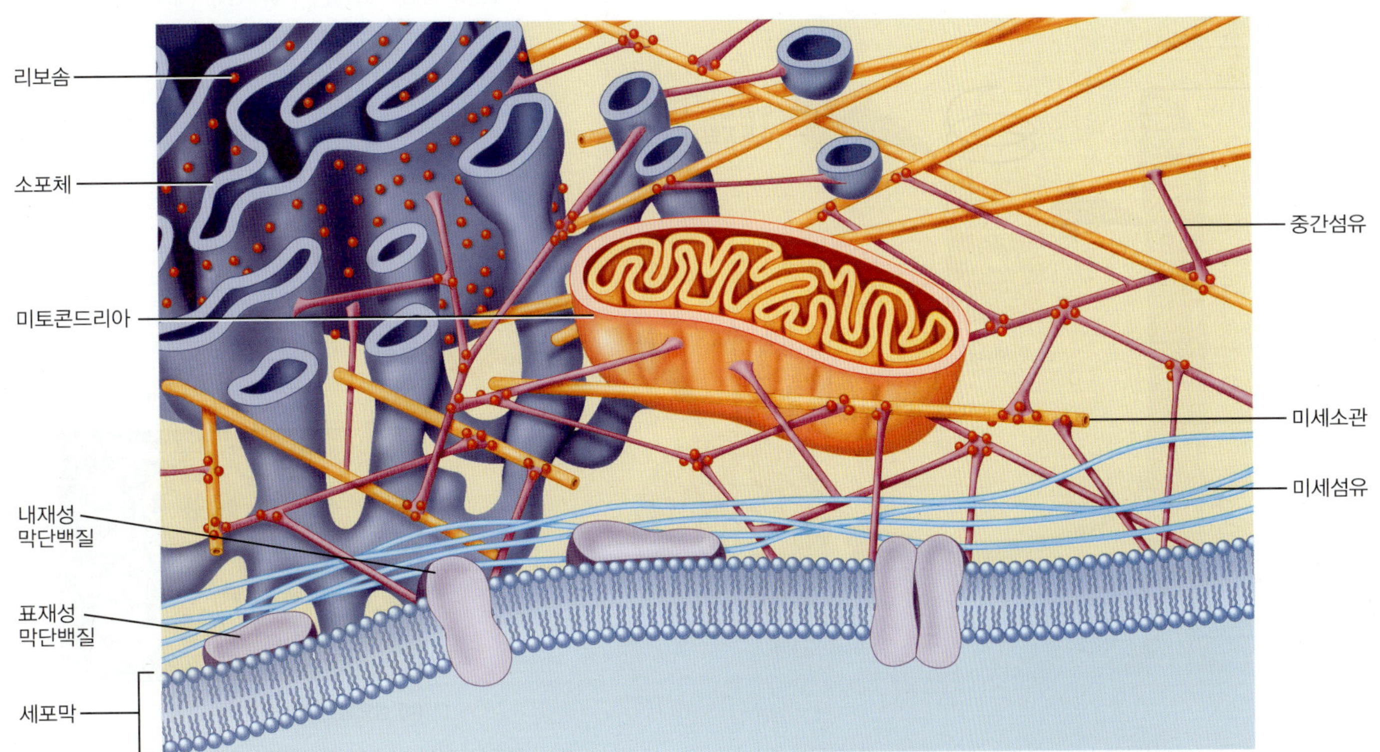

그림 2.24 세포골격. 세포골격은 세포의 구조적 지지대 역할을 하며 약간의 운동성과 수축을 일으키게 하는 3가지 형태의 필라멘트로 이루어져 있다. 소기관은 이러한 필라멘트에 연결되어 세포기질에 부유되어 있다.

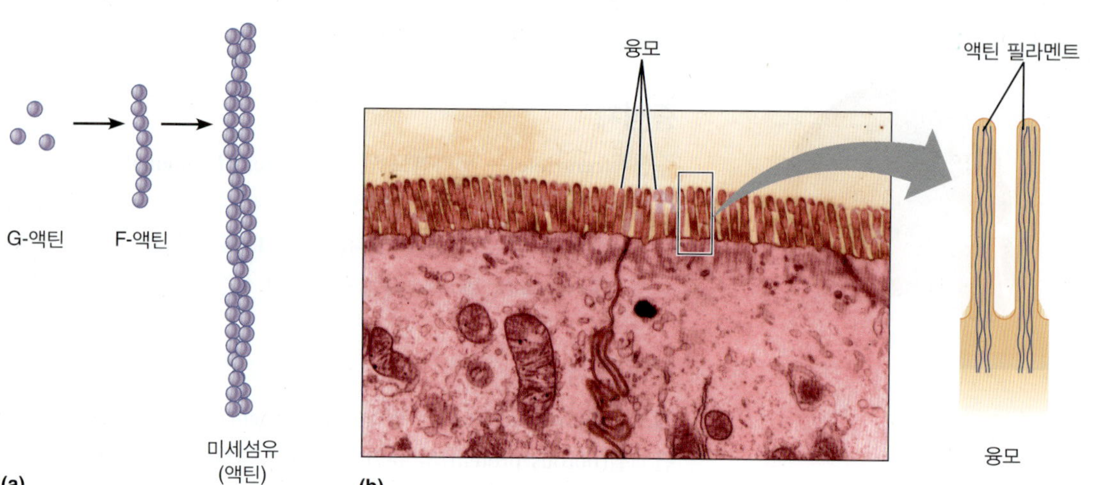

그림 2.25 미세섬유. (a) 가장 흔한 미세섬유인 액틴 필라멘트. 액틴 필라멘트는 F-액틴 사슬과 구형 단백질 사슬로 형성된 섬유성 단백질인 G-액틴 단백질이 나선형으로 배열되어 있다. **(b)** 상피세포 표면에 있는 융모의 전자현미경 사진. 확대한 모식도는 손가락 모양의 융모를 지탱하는 미소섬유의 배열을 보여준다.

포분열 과정에 세포질분열과 같은 여러 기능을 가지고 있다. 다른 미세섬유의 기능은 **융모(microvilli**; 그림 2.25b)라 부르는 특수 세포돌기를 위한 기계적 지지기반이 되는데, 이 융모는 분자물질 교환을 수행하는 목적으로 표피세포에서 흔히 발견된다. 액틴(actin)은 끊임없이 미세섬유의 조립과 해체를 반복하는 역동적인 단백질이다. 미세섬유의 기본단위인 액틴은 구형 단백질로 G-액틴이라 부른다. 액틴 필라멘트를 만들기 위해서는 G-액틴이 F-액틴으로 중합되고, F-액틴은 제2의 F-액틴과 결합하여 나선구조(helix)를 형성한다.

중간섬유(intemediate filament)는 미세섬유와 미세소관 중간 크기의 직경(10 nm)을 가지고 있다. 중간섬유는 미세섬유보다 더 강하고 견고한 경향이 있다. 케라틴(*keratin*)이라 불리는 중간섬유는 피부세포와 털 세포에서, 미오신(*myosin*)은 액틴과 함께 수축을 주임무로 수행하는 근육세포에서 발견된다.

필라멘트 중에서 가장 큰 직경(25 nm)을 가지고 있는 **미세소관(microtubule)**은 가운데가 비어 있는 긴 튜브 모양을 하고 있다. 미세섬유와 같이 미세소관도 끊임없이 조립과 해체가 반복되는 역동적인 구조물이다. 미세소관은 α- 및 β-튜불린(*tubulin*)이라 불리는 구형 단백질 이형 이량체(heterodimer)로 이루어져 있다. 미세소관은 세포골격에 강도를 제공한다. 미세소관은 또한 **방추사**(*spindle fiber*)를 형성하여 세포분열 과정에서 염색체를 분배하는 역할도 하고, 세포기질 내에 있는 생체고분자와 소낭(vesicle)의 방향성 이동이 일어나도록 한다. 뿐만 아니라 미세소관은 세포의 두 운동구조인

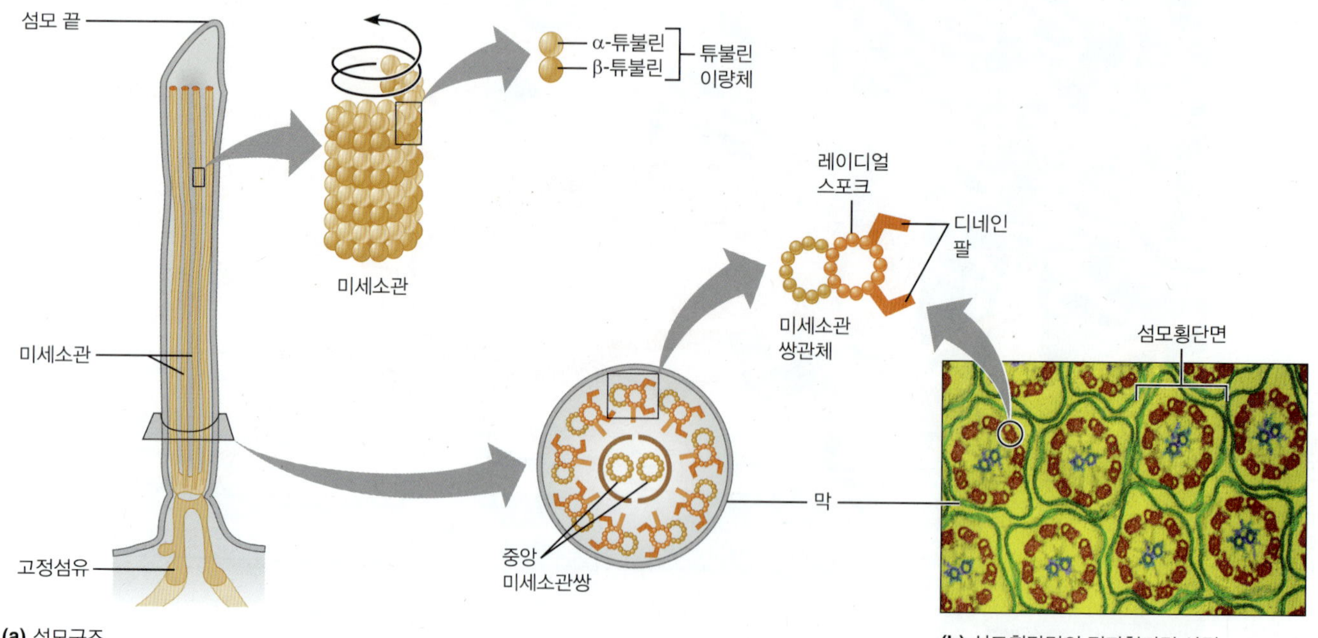

그림 2.26 미세소관. (a) 섬모에 있는 미세소관의 배열. 각 섬모는 10쌍의 미세소관을 가지고 있는데, 이들 중에서 주변에 9쌍의 이중미세소관(doublet microtubule)이, 중앙에 1쌍의 미세소관이 있다. 미세소관 쌍관체(doublet)에는 운동을 위해 디네인 팔이 연결되어 있다. 미세소관은 튜불린 이량체라 부르는 단위체로 조립되기도 하고 분해되기도 한다. **(b)** 10쌍의 미세소관을 보여주는 섬모횡단면의 컬러 처리된 전자현미경 사진.

섬모(cilia)와 **편모(flagella)**의 구성성분이다(**그림 2.26**).

섬모와 편모는 세포표면의 머리카락 모양의 돌기로, 물결 모양으로 움직일 수 있다. 섬모운동은 몸의 속이 빈 도관을 통하여 작은 물질을 몰아내는 역할을 한다. 예를 들어, 기도(respiratory tract)에서 섬모운동은 들숨 때 삼킨 입자를 점막에 붙여 폐에서 입쪽으로 이동시킨다. 하나의 섬모는 9쌍의 미세소관이 1쌍의 중앙 미세소관을 둘러싸고 있는 10쌍의 미세소관으로 이루어져 있다. 쌍을 이루고 있는 미세소관은 디네인 팔(*dynein arm*)이라 불리는 단백질에 의해 연결되어 있는데, 디네인 팔은 미세소관 쌍이 서로 미끄러져 이동하는 데 필요한 힘을 일으킨다. 즉, 미세소관 쌍이 서로 미끄러지며 이동하여 섬모의 물결 모양 운동이 일어나게 한다. 편모의 기본적인 구조는 섬모와 비슷하지만 좀 더 길고 사람에서는 정자에서만 발견된다. 편모운동은 정자가 여성의 생식기관을 따라 난자로 이동하도록 한다.

표 2.2에 세포내 여러 구성 성분과 그 주 기능이 요약되어 있다.

지식 활용하기

담배연기는 폐 기도에 있는 섬모를 마비시키고 손상시킨다. 섬모작용의 손상은 어떤 결과를 초래하는가?

퀵 테스트 2.2

1. 세포의 유전정보는 어디에 저장되는가? 어떤 종류의 분자가 이 유전정보를 저장하는가?
2. 원형질막의 기본구조를 기술하라. 막단백질의 네 가지 기능을 들어라.
3. 각 소기관의 기본적인 기능을 기술하라.
4. 세포골격에서 발견되는 세 가지 유형의 필라멘트는 어떤 것들인가? 각 필라멘트의 특수 기능을 들어라.

2.3 세포간 결합

많은 조직에서 세포는 **세포연접 분자**(*cell adhesion molecule*)라 불리는 특수한 막단백질에 의해 서로 연결되어 있다. 더 특수한 세포연접을 이루는 단백질들은 단순히 세포를 서로 붙잡는 이상의 기능이 있다. 밀착연접(틈새이음), 데스모좀 및 세극결합과 같은 3가지 특수한 유형의 연접이 있다.

밀착연접

밀착연접(tight junction)은 물질수송의 특수한 기능을 가진 표피조직에서 흔히 발견된다. **밀착연접**에는 오클루딘(*occludin*)이라는 내재

표 2.2 세포의 구조 및 기능의 요약

세포 부위	구조	기능
세포막	단백질과 콜레스테롤 분자가 흩어져 있는 지질이중층의 한 기능을 수행함	세포의 경계와 세포 구조의 통합성 유지; 막단백질은 다양
핵	두 층의 핵막으로 싸여 있음	세포의 기능과 단백질 합성을 지시하는 DNA 저장소
인	핵 내의 검고 둥근 모양	리보솜 RNA 합성
세포질	젤 형태의 액상	세포의 물질대사, 저장
막으로 싸인 소기관		
조면소포체	핵막과 연결되어 있음; 리보솜이 붙어 있는 평평한 낭	단백질 합성 및 번역 후 변형
활면소포체	조면소포체와 연결되어 있음; 리보솜이 없는 관상 구조	지방합성 및 독성물질 분해
골지체	소포체 부근의 일련의 평평한 낭	번역 후 변형; 단백질의 포장 및 분리
미토콘드리아	외막과 크리스테라는 주름잡힌 내막을 가지고 있는 난형	ATP 합성
리소좀	과립형 낭; 세포질에 흩어져 있음	세포 안팎의 찌꺼기 분해
페록시좀	리소좀과 모양은 유사하지만 리소좀보다 적음	과산화수소를 포함한 독성물질 분해
세포질내 구조물		
볼트	작은 통 모양 사이의 분자 이동에 관여할 가능성	알려져 있지 않음; 핵과 세포질
리보솜	단백질과 rRNA로 구성된 과립형 소기관; 세포질과 조면소포체에 있음	단백질 합성
중심체	서로 수직으로 배열하고 있는 실린더 모양의 필라멘트 단백질 두 개의 다발	세포분열 과정의 방추사 형성
세포골격	미세섬유, 중간섬유, 미세소관을 포함하는 단백질 필라멘트로 이루어져 있음	세포의 구조적 지지; 세포운동 및 수축

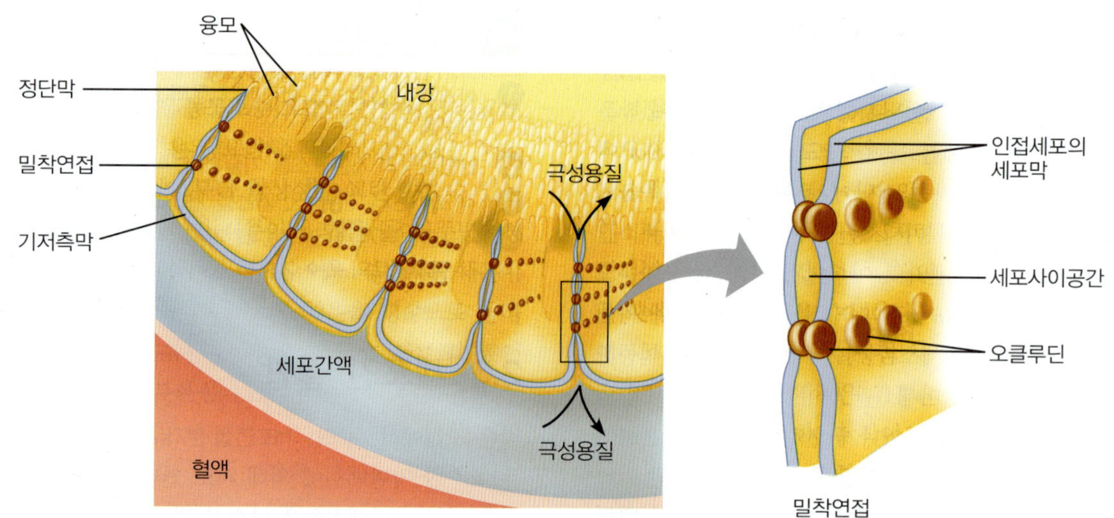

그림 2.27 밀착연접. 밀착연접은 상피조직에서 일반적으로 관찰되며, 상피세포 사이의 공간을 통해 물질이 이동하는 것을 방지한다. 오클루딘(occludin)이라는 단백질이 인접한 두 세포를 연결하여 거의 불침투성 연접을 만든다. 지질이중층을 통과하지 못하는 극성분자들은 일반적으로 밀착연접으로 연결된 세포 사이를 이동하지 못한다.

성 막단백질이 인접한 세포를 연결하여 세포와 세포 사이에 물질이 이동하는 것을 차단하는 **불침투성** 장벽(*impermeable* barrier)을 이룬다(**그림 2.27**). 이 장벽 때문에 용질은 일반적으로 인접세포 **사이를 이동**(*paracellular movement*)하지 않고 상피세포층의 한 쪽 면에서 다른 쪽 면으로 **가로질러 이동**(*transepithelial transport*)해야 한다.

소화관이나 신장의 관(tubule)에서와 같이 비어 있는 관 표면에 흔히 상피세포가 덮고 있다. 속이 비어 있는 기관을 이루고 있는 안쪽 구획인 **내강**(*lumen*)은 상피세포의 세포기질로부터 **정단막**(*apical membrane*)에 의해 분리되어 있다. 세포외액(extracellular fluid)과 접하고 있는 세포막 부위를 **기저측막**(*basolateral membrane*)이라 부른다. 기관을 덮고 있는 상피세포층에는 밀착연접이 있어 기관의 내강으로부터 혈액으로, 또는 혈액에서부터 내강으로 물질이동을 제한하거나 조절한다. 이러한 밀착연접 때문에 내강을 구성하는 물질의 조성이 혈액과 다르게 유지된다.

데스모좀

데스모좀(desmosome, 세포간교)은 심장, 자궁 및 피부와 같은 기계적인 스트레스를 많이 받는 조직에 잘 발달해 있다. **데스모좀**은 두 인접한 세포막에 있는 섬유상 연접(filamentous junction)으로, 조직이 기계적인 스트레스를 받았을 때 세포가 찢어지지 않도록 강도를 제공한다. **그림 2.28a**는 심장에서의 데스모좀의 구조를 보여주고 있는데, 심장에서 데스모좀이 다른 형태의 세포연접인 세극결합(다음에 설명할)과 밀접하게 관련되어 있다. 각 데스모좀의 부위에서 세포 안쪽으로 당단백질이 모여서 **플라크**(*plaque*)를 형성하고 있다. 이 플라크로부터 세포 안쪽으로는 세포골격을 이루는 단백질 필라멘트(intracellular protein filament)가, 세포 바깥쪽으로는 **카데린**(*cadherin*)이라 불리는 단백질 필라멘트가 세포막을 관통하여 뻗어 있다. 카데린은 플라크에서 세포내 필라멘트(intracellular filament)와 연결되어 있다.

세극결합

세극결합(gap junction)은 다양한 조직에서 나타나지만 평활근(smooth muscle)과 심장근에 있는 세극결합이 가장 주목할 만하며, 근육이 한 단위로 수축할 수 있도록 한다. 세극결합은 두 인접한 세포가 **코넥손**(*connexon*)이라 불리는 막단백질에 의해 연결된 부위이다(그림 2.28b). 각 코넥손은 6개의 **코넥신**(*connexin*)이라는 막단백질로 이루어져 있다. 인접세포막의 코넥손은 서로 결합하여 이온과 작은 분자들이 두 세포 사이를 이동할 수 있는 통로를 만든다.

세극결합은 인접세포 간에 직접 전기적 짝지음과 물질대사의 짝지음(coupling)이 형성되도록 한다. 즉, 한 세포에서 전기적 성질이 변하면 이온이 이 세포에서 다른 세포로 세극결합을 통해 이동하여 인접세포 간에 같은 유형의 전기적 변화를 일으키도록 한다. 예를 들면, 이러한 과정을 거쳐 심장세포들이 서로 같이 반응하여 일제히 동시에 수축할 수 있도록 한다. 뼈와 같은 조직에서는 세극결합을 통하여 영양물질이 혈관 가까이 있는 세포로부터 조직내부에 깊게 있는 세포로 이동한다. 세극결합을 통하여 cAMP와 같은 화학신호전달물질도 통과시킨다. 이러한 방법으로 한 세포에서 일어난 신호가 인접한 세포로 전달될 수 있다.

2.4 세포의 일반적 기능

우리 몸을 구성하는 세포들은 항상성을 유지하는 특수한 기능들을 가지고 있다. 예를 들면 근육세포는 힘을 발생하기 위해 수축하고, 신경세포는 전기적 자극과 화학신호전달물질을 이용하여 정보를 교

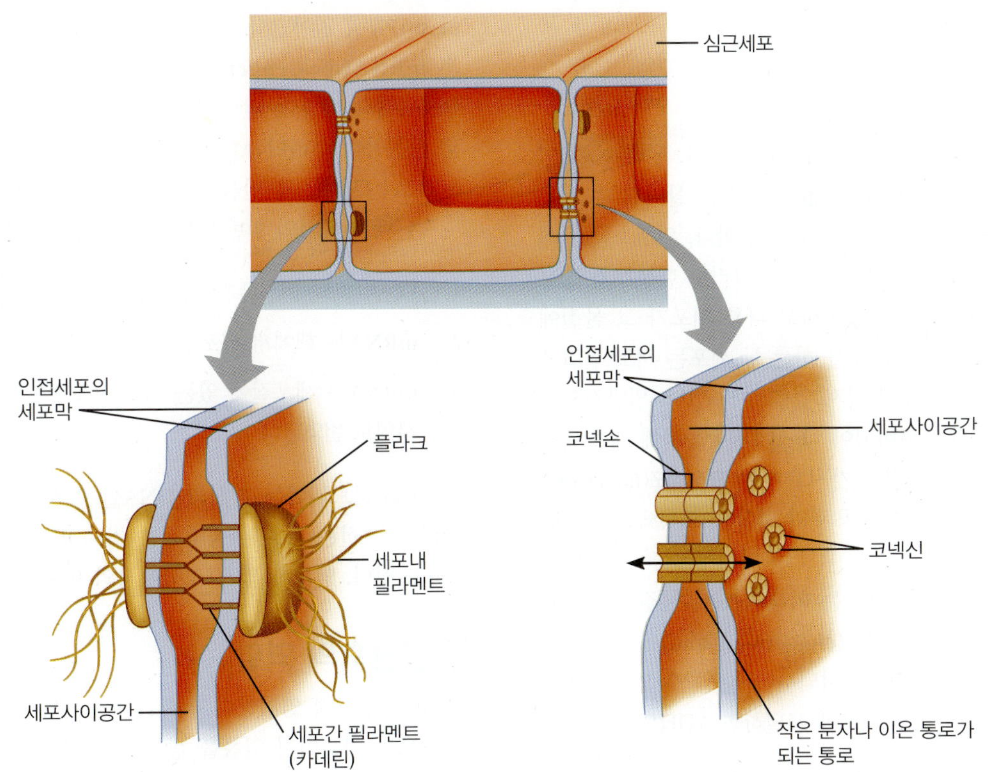

그림 2.28 심근세포에서 관찰되는 데스모좀과 세극결합. (a) 데스모좀(desmosome)은 스트레스를 많이 받는 조직세포 사이에 있는 강한 세포연접이다. 인접한 두 세포의 원형질막 안쪽에 위치해 있는 플라크에서 필라멘트 단백질들이 뻗어 있다. 이들 필라멘트 단백질 중에서 일부는 세포안쪽에 위치하고 있는 반면(세포내 필라멘트), 카데린(cadherin; 세포간 필라멘트)이라는 필라멘트 단백질은 세포 사이의 공간으로 뻗어 있다. **(b)** 세극결합(gap junction)은 인접한 두 세포의 세포질을 연결하는 통로를 형성하는 코넥손이라 부르는 막단백질이 있는 막 부위이다. 이 통로는 이온이나 크기가 작은 분자들이 두 세포 사이를 이동할 수 있게 한다.

환한다. 이러한 특수한 기능이 있지만 우리 몸을 구성하고 있는 모든 세포는 다음에 설명할 여러 가지 일반적인 기능을 수행한다. 세포의 특수 기능에 대해서는 이어지는 장들에서 다루게 되며, 세포의 기능에서 단백질의 중요성을 명확하게 알게 될 것이다.

물질대사

우리 몸의 모든 세포는 다양한 화학반응을 수행한다. **물질대사(metabolism)**는 우리 몸에서 일어나는 모든 화학반응을 의미한다. 물질대사는 (1) 에너지가 투입되어 작은 분자로부터 큰 분자를 합성하는 **동화작용(anabolism)**과 (2) 큰 분자가 작은 분자로 분해되면서 에너지가 방출되는 **이화작용(catabolism)** 같은 두 종류의 화학반응으로 분류할 수 있다. 매 순간, 우리 몸을 구성하는 모든 세포에서 수많은 이화작용과 동화작용이 일어나고 있다. 이러한 화학반응들은 효소에 의하여 정교하게 조절된다. 3장에서 세포의 물질대사와 효소에 관하여, 그리고 21장에서 전신 물질대사(whole-body metabolism)에 관하여 상세하게 공부하게 될 것이다.

세포의 물질수송

지질이중층은 친수성 물질에 대해 비투과성을 가지고 있다는 것을 알고 있다. 그러나 세포는 생명현상을 수행하기 위하여 친수성 분자들을 흡수해야 하고 또 세포 밖으로 배출도 해야 한다. 세포 안팎으로 물질이 이동하는 과정을 **막수송**(*membrane transport*)이라 부른다.

비극성분자들은 원형질막을 스며들 수 있어 단순한 확산에 의해 막을 통과하게 된다. 물과 같은 분자량이 작은 극성분자들도 원형질막을 통과할 수 있다. 그러나 포도당같이 분자량이 큰 극성분자나 분자량이 작아도 전하를 띠는 이온은 지질이중층을 통과할 수 없고, 이러한 분자들 중 일부는 막통과 단백질이나 소낭(vesicle)의 도움에 의해서만 원형질막을 통과할 수 있다. 예를 들어, 포도당이나 아미노산 같은 물질은 **운반체 단백질**(*carrier protein*)에 의해 막수송이 일어난다. 이온과 같은 물질은 **통로**(*channel*)를 통해 이동할 수 있다. 단백질과 같은 **거대분자**(*macromolecule*)는 너무 커서 운반체 단백질이나 통로에 의해 막을 통과할 수 없다. 대신에 이러한 분자들은 소낭에 싸여서 이동된다. 세포의 물질수송의 기전에 관해서는

4장에서 상세하게 설명할 것이다.

세포간 의사소통

의사소통은 모든 세포가 수행하는 또 다른 기능이다. 우리 몸에 있는 단일세포는 고립된 채로 존재할 수 없다. 세포는 살아갈 수 있는 환경을 유지하기 위하여 서로 의사소통을 해야 한다. 의사소통은 세극결합을 통하여 직접적으로 일어날 수 있다. 그러나 대부분의 경우 한 세포에서 화학신호전달물질을 분비하고 다른 세포가 그 물질에 반응하여 의사소통을 한다. 의사소통을 하는 두 세포는 서로 인접해 있거나, 우리 몸의 다른 부위에 떨어져 있을 수도 있다. 일반적으로 신호전달물질은 한 세포에서 분비되어 각 신호전달물질에 대한 **수용체**(*receptor*)로서 기능하는 단백질을 가지고 있는 **표적세포**(*target cell*)에 도달한다. 신호전달물질과 그 수용체의 결합은 표적세포에서 반응을 일으키게 된다.

그러한 세포 간 의사소통의 예로는 화학신호전달물질인 항이뇨호르몬(ADH)이 뇌에 있는 내분비샘(endocrine gland)에서 세포외 배출(exocytosis)에 의해 혈액으로 분비되는 것을 들 수 있다. ADH가 표적세포인 신장에 있는 일부 세포에 도달하면 ADH의 수용체와 결합한다. 이 ADH/수용체 결합은 수분 통로가 신장세포막으로 삽입되는 것을 향상시켜 증가된 수분 통로가 소변으로 배출되는 물을 재흡수하도록 한다. 기타 신호전달물질의 종류와 신호전달물질이 표적세포에 반응을 일으키는 작용 기작은 5장에서 주제로 다룰 것이다.

퀵 테스트 2.3

1. 세 가지 유형의 세포연접을 간략히 기술하고, 각 세포연접이 발견되는 곳을 예로 들어라.
2. 원형질막을 가로질러 분자가 이동하는 데 있어서 막통과 단백질의 역할을 기술하라.

2.5 단백질 합성

이제는 단백질이 우리 몸의 세포에서 매우 중요한 생체고분자라는 것을 인식해야 한다. 우리 몸의 세포가 가지고 있는 모든 단백질 합성에 대한 암호는 DNA 속에 있다. 이 암호를 **유전암호(genetic code)**라 부르며, 이 유전암호는 모든 생물에서 보편적으로 통용된다. **유전자(gene)**는 특정 단백질을 암호화하는 DNA의 일부이다. **유전체(genome)**는 어떤 생물종에서 유전자들의 집합이다. 인간 유전체의 신비함은 2001년에 해독되었는데, 그때 인간 게놈 프로젝트(Human Genome Project) 사업에 종사했던 과학자들이 25,000개 이상의 유전자들을 확인했다. 단백질은 이 유전자의 숫자보다 훨씬 더 많이 암호화한다(한 개의 유전자가 한 개 이상의 단백질의 합성으로 이어질 수 있음). 다른 유형의 세포는 다른 유전자들을 발현(또는 다른 단백질들을 합성)하는데, 이것이 다른 유형의 세포가 되는 근거가 된다.

비록 DNA는 핵에 위치할지라도 단백질 합성은 세포질(cytoplasm)에서 일어난다. 따라서 암호(code)는 세포질로 이동할 수 있는 **mRNA(messenger RNA)**라 부르는 분자로 전달되어야 한다. DNA 속의 암호가 단백질로 발현되기 위해서 전사(transcription) 과정을 통하여 mRNA(messenger RNA)로 전달되어야 하며 전사된 mRNA는 단백질을 만들기 위해 세포질로 이동한다.

단백질 합성의 일반적인 단계는 다음과 같다.

1. DNA는 핵에서 유전암호에 따라 상보적인 mRNA로 **전사**된다.
2. mRNA는 핵에서 세포질로 이동한다.
3. mRNA는 세포질에 있는 리보솜에서 단백질의 정확한 아미노산 서열로 **번역**된다.

미토콘드리아는 자신의 DNA를 가지고 있어서, 일부 미토콘드리아 단백질은 다른 합성경로를 가지고 있다. (**Clinical Connections: 질병, 인류학 및 법의학에서의 미토콘드리아 DNA**를 보라).

유전암호의 역할

DNA는 상보적 염기쌍이 수소결합에 의해 연결된 두 뉴클레오티드 가닥으로 이루어져 있음을 상기하자. 네 개의 염기로 구성된 DNA 염기서열은 단백질의 아마노산 서열로 암호화한다. 한 개의 유전자에는 특정 단백질이나 단백질들을 암호화하는 DNA 영역을 가지고 있으나, **주형사슬(template strand)**인 한 개의 DNA 사슬만이 실제 암호를 가지고 있다(**그림 2.29a**).

단백질에는 20가지의 아미노산이 있다. DNA의 염기서열은 폴리펩티드 사슬에 있는 각 아미노산을 지정하도록 충분한 정보를 제공해야 한다. **3자 암호(triplet)**라 불리는 세 개의 염기서열이 하나의 아미노산을 지시한다(그림 2.29b). 각 염기는 모두 세 글자의 길이로 구성된 단어에 사용되는 알파벳의 세 글자로 생각할 수 있으며, 세 글자로 구성된 단어는 하나의 아미노산을 지시한다. 네 개의

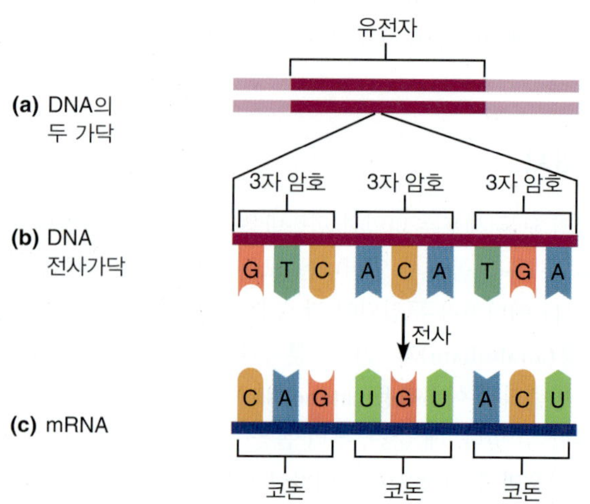

그림 2.29 유전암호. **(a)** 유전자. 특정 단백질을 지시하는 DNA 부위. **(b)** 3자 암호. 하나의 아미노산을 지시하는 3개의 염기서열. **(c)** 전사된 mRNA 코돈. 코돈은 DNA의 3자 암호와 상보적이다.

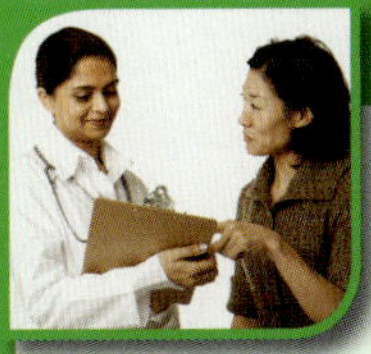

CLINICAL CONNECTIONS

질병, 인류학 및 법의학에서의 미토콘드리아 DNA (Mitochondrial DNA in Disease, Anthropology, and Forensics)

인간의 모든 체세포 핵은 30억 염기쌍 이상으로 약 25,000 유전자로 이루어진 46개의 염색체를 가지고 있다. 유전자는 미토콘드리아 내에서의 기능을 포함한 체내에서의 다양한 기능을 가지는 단백질을 암호화한다. 핵의 DNA는 미토콘드리아에 있는 단백질의 95% 정도를 암호화한다. 그러나 각 미토콘드리아는 자신의 DNA를 가지고 있어서 나머지 5% 정도의 미토콘드리아 단백질을 암호화한다. 미토콘드리아 DNA(mDNA)는 37개 유전자를 함유하고 있는 16,500 염기쌍으로 구성된 하나의 고리형 DNA이다. 미토콘드리아의 37개 유전자 모두는 미토콘드리아 기능에 필수적이며, 이 유전자에서 돌연변이가 일어나면 질병을 일으킬 수 있다. 37개 유전자 중에 13개 유전자는 산화적 인산화에 관련된 효소를 암호화한다. 나머지 24 유전자는 미토콘드리아 내에서 단백질 합성을 도와주는 tRNA와 rRNA를 암호화한다.

부계와 모계의 염색체로부터 오는 핵의 DNA와 달리 미토콘드리아 DNA는 모계에서만 온다. 수정 과정에서 정자와 난자가 융합하면서 접합체(zygote)를 형성하기 때문에, 정자와 난자가 각각 한 세트인 23개씩의 염색체를 제공하여 접합체는 두 세트인 23쌍의 염색체를 가지게 된다. 그러나 수정 과정에서 정자의 머리 부위만 난자와 융합한다. 이때 정자의 핵만 이동하고 미토콘드리아와 기타 소기관은 이동하지 않는다. 그래서 핵 DNA만 부계에서 새로운 세포에 전해진다. 접합체의 미토콘드리아는, 그래서 mDNA가 전적으로 난자로부터 오며, 건강과 인류학 및 법의학에서 mDNA는 특별한 역할을 제공한다.

미토콘드리아 DNA의 돌연변이는 일반적으로 체세포에서 일어나기 때문에 유전하지 않는다. 전자전달계 단백질에 영향을 미치는 돌연변이는 치명적이지만 다른 돌연변이는 질병을 일으킨다. 다소 흔한 미토콘드리아성 질환 중 하나가 레베르 유전성 시신경 위축증(Leber hereditary optic neuropathy, LHON)이다. LHON은 전자전달계의 복합체 I의 일부를 구성하는 단백질을 암호화하는 4개의 유전자 가운데 하나의 돌연변이에 의해 일어날 수 있다. 이러한 돌연변이는 시각정보를 눈에서 뇌로 전달하는 시신경 손상을 일으킨다. 그래서 LHON은 실명에 이르게 된다. 기타 미토콘드리아 DNA 돌연변이는 암, 뇌변병증(encephalopathy; 뇌 손상), 젖산과다증(lactic acidosis; 혈액내 산도가 증가), 신경병증(neuropathy; 신경 손상), 색소성망막염(retinitis pigmentosa, 망막손상에 의한 점진적 실명) 및 청각장애(deafness)를 초래한다. 알츠하이머 및 파킨슨병과 같은 퇴행성 신경질환과 미토콘드리아 DNA 돌연변이 사이의 관련성도 밝혀지고 있다.

모계 유래의 mDNA는 인류학자 및 법의학자의 혈통분석의 도구가 된다. 수정 과정에서 모계 핵 DNA와 부계 핵 DNA가 합쳐지기 때문에 자손은 양쪽 부모의 특성을 물려받는다. 이 자손의 생식세포(germ cell)에는 부계 및 모계의 DNA가 혼합되어 있다. 그러므로 세대가 거듭됨에 따라 유전자의 혼합이 증가된다. 이에 반하여 mDNA는 돌연변이에 의해 조금의 변화는 있지만 세대간에 보존된다. DNA 돌연변이율은 30세대에 한 번 내지 600세대에 한 번 일어나는 것으로 추산될 정도로 명확하지 않다.

인류학자들은 연구의 한 부분으로 혈통분석에 mDNA를 이용한다. 예를 들면, 1987년에 과학자들은 우리 모두의 공통조상을 발견했다고 발표하였다. 추정연대에 따르면(추정한 DNA 돌연변이율을 기반으로 했기 때문에 부정확할 수 있겠지만) 이 공통조상은 20만 년 전 아프리카에 살았다. 제시된 혈통은 현재 살아가는 사람들과 mDNA 유사성을 가반으로 한 것이다.

법의학자들은 실종자를 찾는 데 mDNA를 주로 이용한다. 이 경우 의심이 가는 사람의 mDNA를 모친의 mDNA와 비교한다.

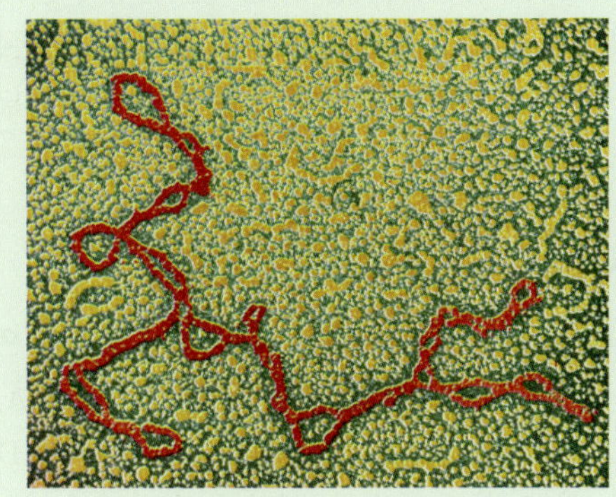

비판적 사고력 문제

1. 왜 모계 미토콘드리아 DNA만이 생식 중에 후세대로 넘어가는가?
2. 혈통을 결정하기 위하여 mDNA가 어떻게 사용될 수 있는가?
3. mDNA의 돌연변이와 관련있는 질병들에는 어떤 것들이 있으며, 이들 질병에는 어떤 공통점이 있는가?

염기가 3자 암호의 가능한 모든 자리에 들어갈 수 있으면 유전암호(genetic code)는 $4^3 = 64$개가 만들어질 수 있다. 잠시 후 설명하게 될 전사 과정에서 이 암호는 mRNA에 전해지는데, mRNA의 염기서열은 DNA의 주형사슬 염기서열과 상보적이다. 그러므로 DNA 3자 암호는 **코돈(codon)**이라 부르는 mRNA의 3개의 염기서열과 상보적인데, 이 코돈이 같은 아미노산으로 암호화한다(그림 2.29c).

64개(세 개의 가능한 위치에 있을 4개의 염기 $= 4^3$ 조합)의 가능한 코돈이 있지만 아미노산은 20개인 것을 주목하자. 그래서 각 코돈은 하나의 아미노산만을 지시하지만 일부 아미노산은 한 개 이상의 코돈으로 지시된다. 예를 들면 CCC가 프롤린(proline)을 지시하지만 CCG도 프롤린을 지시한다. 개시코돈(*initiator codon*)이라 부르는 코돈은 모든 mRNA에 있다. 이 개시코돈은 AUG이며 메티오

표 2.3 사람의 유전암호

코돈의 첫 번째 염기	코돈의 두 번째 염기: U	C	A	G	코돈의 세 번째 염기
U	Phe	Ser	Tyr	Cys	U
U	Phe	Ser	Tyr	Cys	C
U	Leu	Ser	*STOP*	*STOP*	A
U	Leu	Ser	*STOP*	Trp	G
C	Leu	Pro	His	Arg	U
C	Leu	Pro	His	Arg	C
C	Leu	Pro	Gln	Arg	A
C	Leu	Pro	Gln	Arg	G
A	Ile	Thr	Asn	Ser	U
A	Ile	Thr	Asn	Ser	C
A	Ile	Thr	Lys	Arg	A
A	Met	Thr	Lys	Arg	G
G	Val	Ala	Asp	Gly	U
G	Val	Ala	Asp	Gly	C
G	Val	Ala	Asp	Gly	A
G	Val	Ala	Glu	Gly	G

닌(methionine)을 지시한다. 단백질 합성의 끝을 의미하는 3개의 종결코돈(*termination codon*)이 있다. 이 종결코돈은 어느 아미노산도 지시하지 않기 때문에 64개 코돈 중 61개만 실제 아미노산을 지시한다. **표 2.3**에서 유전암호를 보여주고 있다.

전사

전사(transcription)는 DNA 속에 있는 정보를 이용하여 RNA를 합성하는 과정이며, 핵에서 일어난다. (1) mRNA, (2) rRNA 및 (3) *tRNA*(*transfer RNA*) 같은 3종류의 RNA가 DNA로부터 만들어질 수 있다. 각 RNA는 단백질 합성 과정에 관여한다. 이 절에서는 mRNA를 예로 들어 DNA에서 RNA가 전사되는 과정을 설명할 것이다.

그림 2.30에서 전사 과정을 보여주고 있다. 전사의 첫 단계는 전사가 일어나는 부위에서 DNA의 이중나선을 풀어서 두 가닥으로 분리하는 것이다. DNA의 주형사슬은 유전자를 가지고 있으며, mRNA의 합성을 위한 주형(template)으로 사용된다. 유전자를 가진 DNA 영역은 **RNA 중합효소(RNA polymerase)**가 결합할 수 있는 특수한 염기서열인 **프로모터 서열(promoter sequence)**에 의하여 확인된다. RNA 중합효소가 프로모터 서열에 결합하면 DNA가 두 가닥으로 분리하기 시작한다. 이러한 DNA 이중나선의 풀림은 삼인산형 리보뉴클레오티드(ATP, UTP, GTP 및 CTP)에 있는 자유 리보뉴클레오티드가 주형 DNA 가닥과 상보적 염기쌍 결합법칙에 따라 배열할 수 있도록 한다(RNA는 우라실을 DNA의 티민 대신 사용하

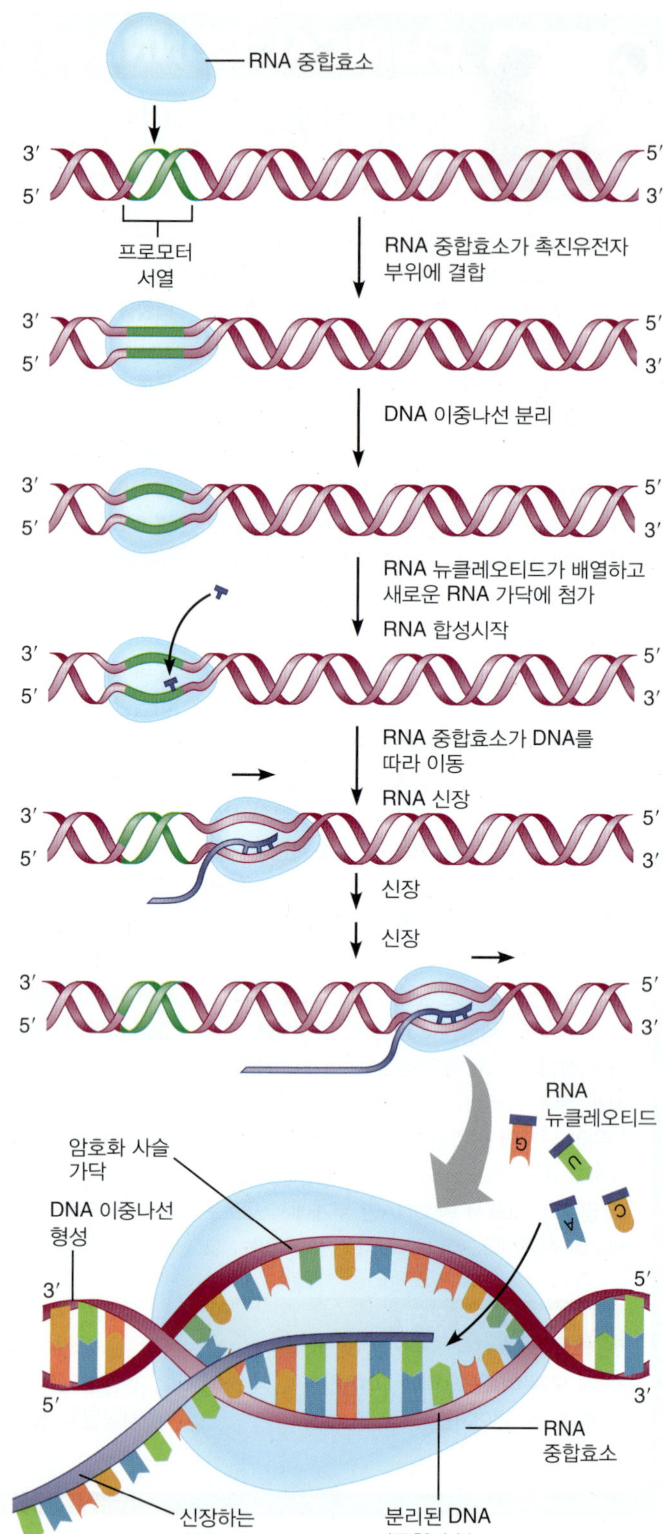

그림 2.30 전사. RNA 중합효소가 DNA 분자의 프로모터 서열에 결합하고, DNA 이중나선을 풀어간다. DNA가 두 가닥으로 풀리면 해리형 리보뉴클레오티드가 상보적 염기쌍을 형성할 수 있도록 염기가 노출된다. 리보뉴클레오티드가 상보적으로 배열하면 RNA 중합효소가 촉매 역할을 하여 이들 사이의 결합을 형성하고, 그 결과 신장되는 mRNA의 줄기가 만들어진다. 확대한 부분은 RNA가 신장되는 과정이 상보적 염기결합법칙을 따라 일어남을 보여주고 있다.

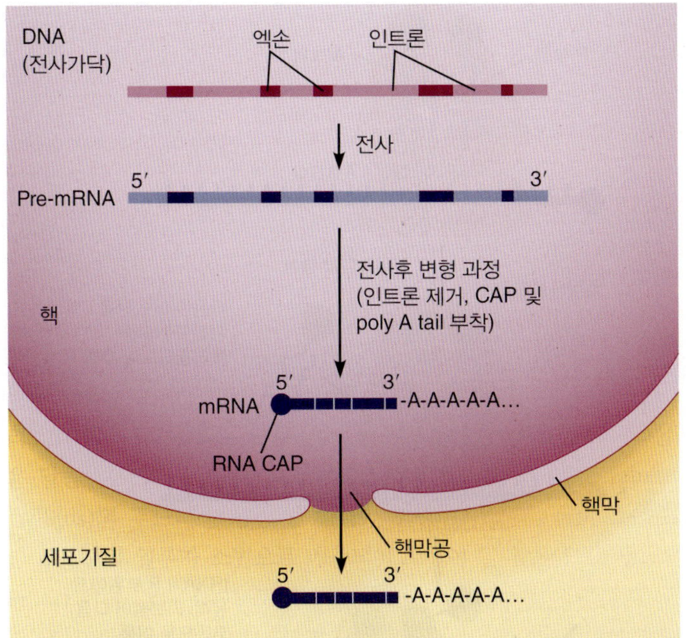

그림 2.31 전사 후 과정. 전사가 일어난 다음 pre-mRNA는 핵에서 추가적인 과정을 거쳐야 한다. 전사된 인트론이 제거되어야 하고, 남아 있는 엑손들이 서로 연결되어야 한다. CAP이라 부르는 화학적 구조가 5′말단에 연결되고, poly A tail(여러 개의 아데닌 뉴클레오티드)이 3′말단에 첨가된다. 전사후 과정이 완료되면, mRNA는 핵에서 세포질로 이동할 수 있다.

는 것을 기억하자). RNA중합효소는 DNA 주형과 결합하고 있는 뉴클레오티드를 연결하여 pre-mRNA라 불리는 폴리뉴클레오티드를 만들고, 이 pre-mRNA는 궁극적으로 단일가닥의 mRNA가 된다.

Pre-mRNA는 최종 mRNA 형태로 핵공을 통하여 세포기질로 이동하기 전에 핵 안에서 **전사 후 변형 과정**(*post-transcriptional processing*)을 거친다(**그림 2.31**). 유전자 내에는 단백질의 아미노산으로 암호화하지 않는 **인트론**(*intron*)이라는 여분의 염기 부위가 있다. 이러한 인트론은 pre-mRNA로 전사는 되지만 mRNA가 핵을 떠나기 전에 제거되어야 한다. Pre-mRNA에서 인트론이 제거된 다음 남아 있는 코딩 부위인 **엑손**(*exon*) 부위는 하나로 연결된다. 엑손은 다른 방법으로 스플라이싱이 일어날 수 있다. 즉, 각 스플라이싱은 다른 암호화로 이어지게 하여 다른 폴리펩티드의 합성이 일어나게 한다. 이러한 기전을 통하여 하나의 유전자는 여러 단백질을 부호화(code)할 수 있다. 전사 후 변형 과정에서의 다른 현상으로는 번역(translation)개시에 필요한 5′말단 부위에 *CAP*이라 부르는 화학물질을 붙이는 것과, 세포질에서 mRNA가 분해되는 것을 막아주는 poly A tail이라 부르는 여러 개의 아데닌 뉴클레오티드를 3′말단 부위에 첨가하는 것이다. 전사 후 변형 과정이 끝난 mRNA는 세포질로 이동하여 번역이 일어난다. 제거되었던 인트론의 경우, 한때 아무런 기능이 없던 것으로 믿었으나, 최근의 연구에 의하면, 아직은 그 기전은 규명되지 않았지만, RNA의 전사를 조절하는 것으로 밝혀지고 있다.

번역

번역(translation)은 mRNA에 있는 코돈의 배열에 따라 정확한 아미노산의 연결을 위한 주형으로서 mRNA 코돈을 사용하여 폴리펩티드가 합성되는 과정이다. 또 다른 종류의 RNA 분자인 tRNA는 리보솜과 mRNA 코돈과의 상호작용에 근거하여 적절한 아미노산을 리보솜으로 운반한다. tRNA 뉴클레오티드의 단일사슬 내에서 일어나는 상보적 염기쌍 형성으로 인해 tRNA는 클로버 잎과 같은 구조를 가지고 있다(**그림 2.32**). tRNA 분자의 3′말단에는 아마노산이 결합하는 부위가 있다. tRNA의 다른 부위에는 mRNA의 코돈과 상보적 결합을 하는 염기서열인 **안티코돈**(*anticodon*)을 가지고 있다. 궁극적으로, 신장되고 있는 폴리펩티드 사슬에 정확한 아미노산이 첨가되기 위해서는 mRNA상의 코돈과 tRNA상의 안티코돈 사이에 정확한 상호작용이 필요하다.

번역은 리보솜과 제휴하여 세포질에서 일어난다. 리보솜은 세포기질에 자유로이 흩어져 있거나 조면소포체 막에 붙어 있다는 것을 기억하자. 리보솜은 mRNA 코돈에 해당하는 아미노산을 운반하는 tRNA와 mRNA를 배열시키며, 아미노산들 사이에 펩티드결합을 일으키는 효소가 있어 폴리펩티드를 형성한다. 리보솜에는 *P* 부위와 *A* 부위로 알려진 별개의 두 리보솜 영역이 있어 두 분자의 tRNA를 동시에 붙잡을 수 있다.

번역에 필요한 요소들에 대한 기본적인 지식을 얻었으니 이제 번역 과정을 살펴보자. 번역의 첫 단계는 **개시**(*initiation*) 과정이다

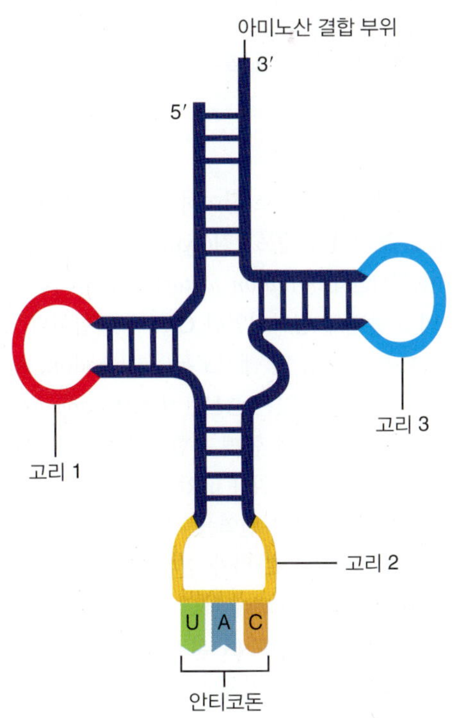

그림 2.32 운반 RNA(tRNA). 상보적 염기상 사이의 수소결합으로 인해 tRNA의 구조가 클로버 잎 모양을 이루고 있다. tRNA는 3′말단에 특별한 하나의 아미노산이 결합하고, 반대쪽에는 mRNA 코돈을 상보적으로 인식하는 안티코돈이라고 부르는 염기서열을 가지고 있는 부위가 있다.

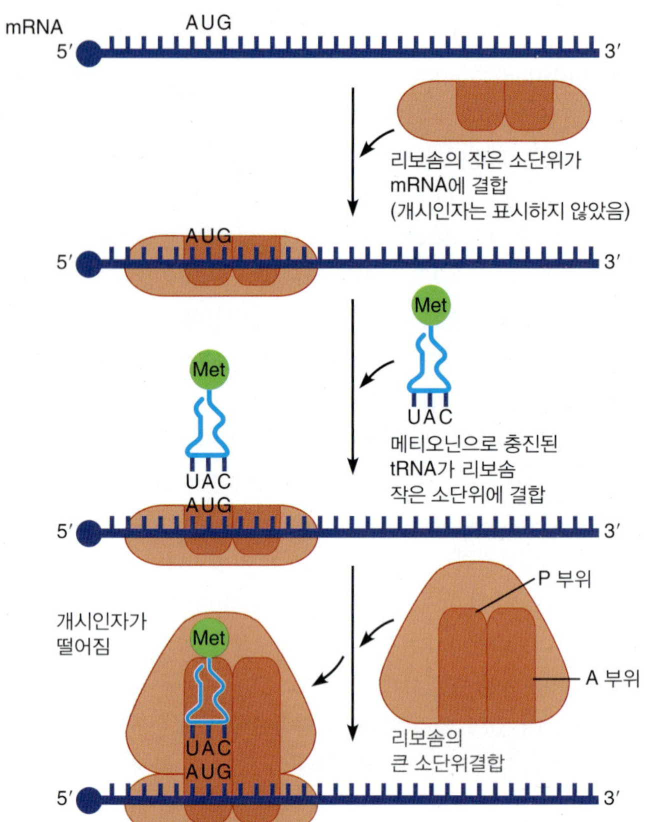

그림 2.33 번역의 개시. 세포기질에서 개시인자가 mRNA의 CAP 부위와 리보솜의 작은 소단위에 결합하여 리보솜의 작은 소단위가 mRNA에의 결합을 유발한다. mRNA의 개시코돈에 상보적인 안티코돈을 가지고 있는 tRNA가 상보적 염기쌍 형성의 법칙에 의해 mRNA에 붙는다. 리보솜의 큰 소단위가 결합하고 첫 tRNA는 리보솜의 P 부위에 놓이고 개시인자는 방출된다.

(**그림 2.33**). 번역에 적극적으로 참여하지 않는 리보솜은 두 개의 소단위(subunit)로 분리되어 세포기질(cytosol)에 존재한다. 번역을 시작하기 위하여 **개시인자**(*initiation factor*)가 전사 후 변형 과정에서 mRNA 분자의 5′말단에 첨가되었던 CAP에 결합한다; 기타 개시인자들은 30S 리보솜 소단위 및 개시코돈(start codon, AUG)과 상보적인 안티코돈을 함유하고 있는 **충진된** *tRNA*(*charged tRNA*; 아미노산이 결합하고 있는 tRNA)와 함께 복합체를 이룬다. 개시인자의 결합으로 인해 30S 리보솜 소단위가 mRNA에 붙으며, 이때 mRNA상의 첫 번째 개시코돈(AUG)이 번역을 시작하기 위해 정확하게 배열한다. 그 다음 50S 리보솜 소단위가 결합하면 개시인자들이 해리되고 첫 tRNA가 리보솜의 P 부위에 배열한다. 두 번째 안티코돈에 해당하는 아미노산으로 충진된 tRNA 분자가 리보솜의 A 부위에 들어가서 번역이 시작된다(번역을 저해하는 화합물의 위험에 관해서 알려면 **Clinical Connections: 리신의 치명적 독성**을 보라).

번역이 일어나는 동안(**그림 2.34**) 리보솜에 있는 효소인 **펩티딜 트랜스퍼라아제**(*peptidyl transferase*)가 두 아미노산 사이에 펩티드결합의 형성을 촉진한다. 첫 번째 아미노산인 메티오닌(methionine)은

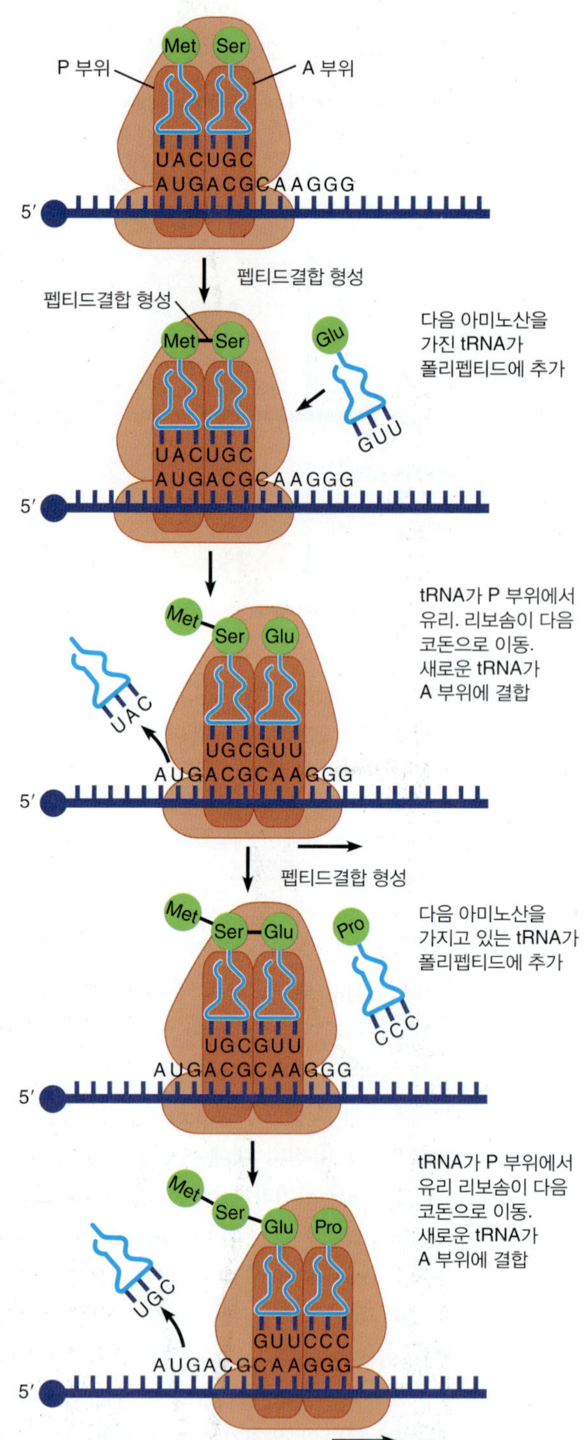

그림 2.34 번역. 개시가 시작되고 tRNA의 안티코돈과 mRNA 코돈 사이에 상보적 염기쌍 형성에 따라 tRNA 분자들이 리보솜의 P 및 A 부위를 채운다. 각 tRNA는 폴리펩티드 사슬에 첨가할 아미노산을 운반하고 있다. 리보솜 내에 있는 효소가 펩티드결합의 형성을 촉매한다. 첫 번째 tRNA 분자가 리보솜의 P 부위에서 떨어져 나온다. 그리고 리보솜은 mRNA상을 한 코돈만큼 다음으로 이동하여 두 번째 tRNA가 리보솜의 P 부위에 놓이게 된다. 새로운 tRNA가 A 부위에 들어오고 운반된 아미노산이 폴리펩티드 사슬에 더해진다.

Q 아미노산 세린을 암호화하는 DNA 3자 암호는 무엇인가?

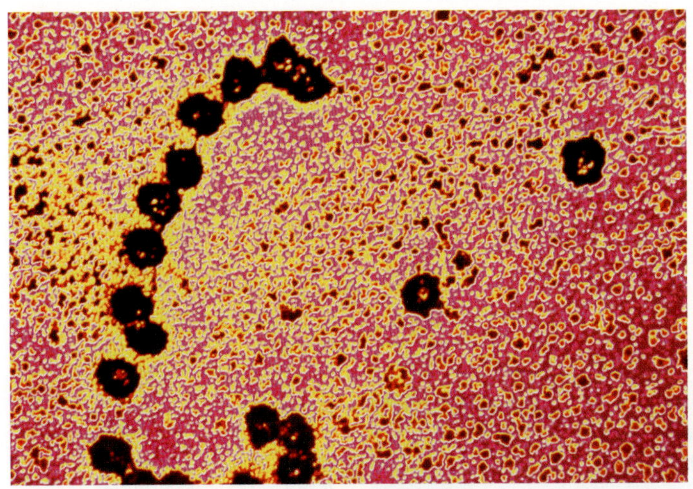

그림 2.35 **폴리리보솜의 컬러 처리된 전자현미경 사진.**

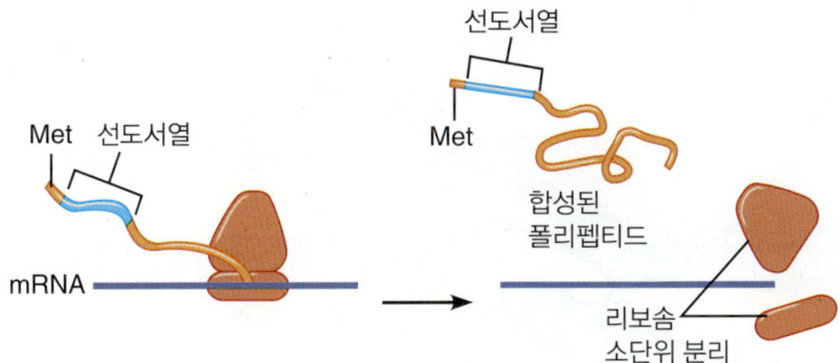

(a) 세포기질에서 선도서열과 폴리펩티드의 번역

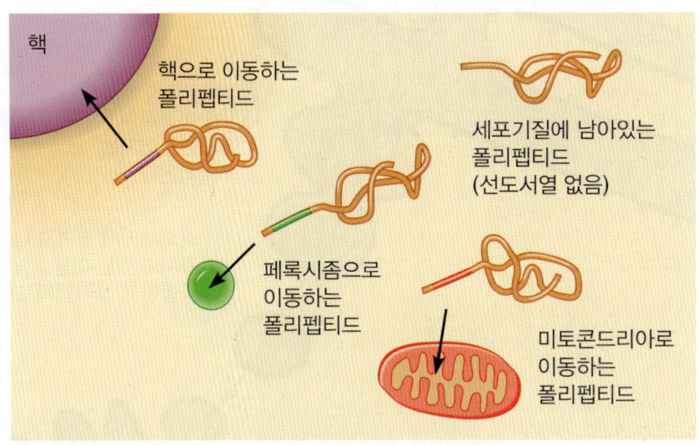

(b) 세포기질에서 번역된 폴리펩티드의 최종 목적지

그림 2.36 **세포기질에서 합성된 단백질의 목적지 이동. (a)** 새로 합성된 폴리펩티드 사슬의 첫 번째 아미노산은 개시코돈의 지시 아미노산이 메티오닌이기 때문에 메티오닌(Met)이다. 번역 초기에 합성된 아미노산 서열은 선도서열이다. 번역이 끝나고 mRNA, 리보솜 및 합성된 단백질이 분리된다. **(b)** 선도서열은 단백질의 최종 목적지, 즉 단백질이 세포기질에 머물러야 할지(선도서열이 없는 단백질), 미토콘드리아, 페록시좀으로 이동해야 할지, 또는 핵으로 들어가야 할지를 결정한다.

tRNA 분자에서 떨어지고 유리형 tRNA(*free tRNA*; 아미노산이 없는 tRNA)는 리보솜의 P 부위를 떠난다. 그 다음 리보솜은 mRNA 3염기(1 코돈)만큼 뒤쪽으로 이동하여 두 번째 tRNA가 리보솜의 P 부위에 놓이게 된다. 그 다음 아미노산을 결합하고 있는 tRNA가 A 부위에 들어오고 3번째 아미노산이 폴리펩티드에 더해지게 된다. 이 과정은 mRNA의 종결코돈(termination codon)에 이를 때까지 계속된다. 종결코돈에 이르면 폴리펩티드는 리보솜에서 빠져나오고 리보솜과 mRNA는 분리된다. 한 개 이상의 리보솜이 하나의 mRNA에 결합하여 폴리리보솜(polyribosome)을 형성하여 번역을 동시에 수행한다(**그림 2.35**).

지식 활용하기

전사가 일어나는 동안 대략 10,000 염기쌍당 1개의 틀린 염기가 연결된다. 핵에는 이러한 실수를 교정하는 효소가 있다. 만일 세포가 이런 실수를 교정하지 못하면 어떤 일이 일어나겠는가?

단백질의 목적지

세포 내에서 합성된 단백질은 각 단백질의 목적지에 따라 핵, 세포질, 원형질막, 또는 세포내 소기관으로 이동하거나, 세포외액으로 분비될 수 있다. 최종목적지가 세포기질에 남아 있는 단백질이 아닌 한 폴리펩티드 사슬로 번역되는 아미노산의 최초 기능 서열은 **선도서열(leader sequence)**이다. 선도서열은 세포기질 내에서 자유 리보솜에서 번역 중에 합성되며 그 단백질의 최종 목적지를 결정한다(**그림 2.36a**). 첫째, 선도서열은 단백질이 세포기질에서 합성되는지, 또는 소포체와 공동으로 합성되는지를 결정한다. 둘째, 선도서열은 세포기질에서 합성된 단백질이 세포기질에 남아 있을 것인가(이 경우 선도서열이 없음), 또는 미토콘드리아, 페록시좀 및 핵과 같은 소기관으로 이동할 것인가를 결정한다(그림 2.36b). 선도서열은 소기관막이나 핵막에서 다른 단백질들과의 특정 상호작용에 의해 단백질의 운명을 결정한다. 어떻게 선도서열이 리보솜을 소포체 막에 부착하도록 하고, 소포체에 결합한 리보솜에서 단백질이 어떻게 합성되는가에 대해서는 다음에서 설명할 것이다.

소포체와 공동으로 단백질이 합성되는 과정은 **그림 2.37**에서 자세히 설명되어 있다. 앞에서 설명한 바와 같이 단백질 합성은 세포기질에서 시작된다. 만일 단백질 합성이 소포체와 제휴하여 일어나도록 선도서열이 지정한다면, 선도서열과 그 선도서열에 결합한 리보솜은 소포체의 신호인식단백질(*signal recognition protein*)에 결합한다. 일단 리보솜이 소포체에 결합하면 소포체 막을 통과하고 조면소포체의 내강으로 들어가는 폴리펩티드 사슬을 간직한 채 단백질 합성이 계속된다. 합성된 폴리펩티드 사슬은 조면소포체의 내강에서 활면소포체 내강으로, 최종적으로 곧 설명할 기전에 의해 골지체로 이동한다. 이 경로를 따라 이동하면서 또 다른 중요한 과정, 즉 번역 후 과정(*post-translational processing*)이 일어난다.

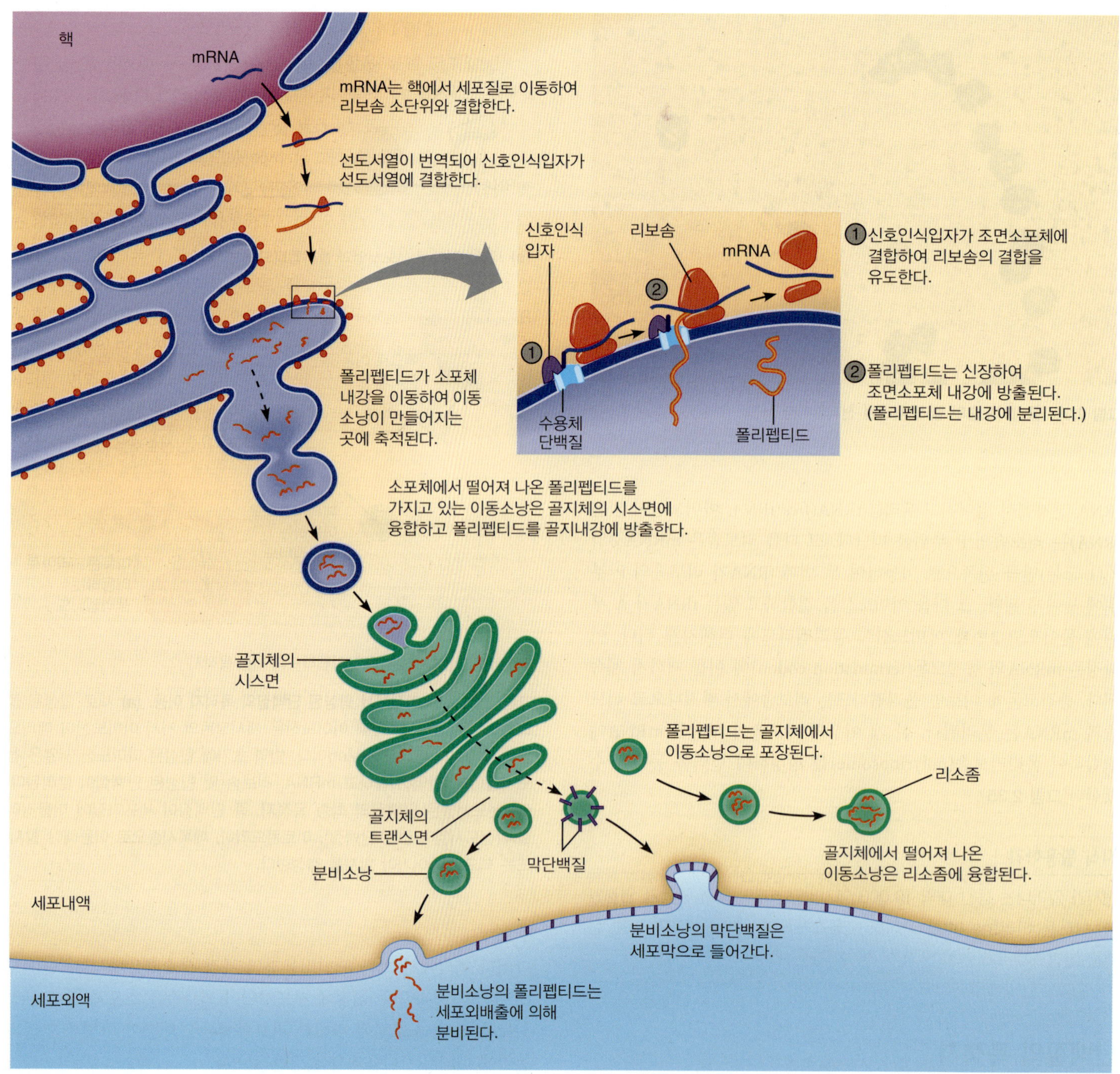

그림 2.37 소포체상에서 단백질의 합성. 단백질의 선도서열에 의해 리보솜이 소포체 막에 붙으면 번역이 계속 진행되어 소포체 내강으로 이동한다. 내강으로 이동한 단백질은 소포체의 한 쪽에서 수송소포로 포장된다. 수송소포의 막은 골지체의 시스면의 시스터나 막에 융합하여 폴리펩티드를 골지체 내강으로 방출한다. 골지체를 거치며 성숙이 일어난 단백질은 수송소포로 포장되어 리소좀이나 원형질막과 같은 최종 목적지로 이동한다.

단백질의 번역 후 과정과 포장

일반적으로 번역만으로는 기능을 가진 단백질이 만들어지지 않는다. 기능을 가진 최종 단백질이 만들어지기 위해서는 **번역 후 과정**(*post-translational processing*)에 의해 초기 폴리펩티드에 변화가 일어나야 한다. 번역 후 과정에는 조면소포체로부터 골지체를 거치는 과정 중 어디에서나 일어날 수 있는 아미노산의 절단을 포함하며, 심지어 골지체에서 포장된 이후에도 번역 후 과정이 일어난다. 예를 들면, 선도서열은 폴리펩티드로부터 제거되어야 하며, 기타 여분의 아미노산의 절단 또한 흔하게 일어난다. 이밖에 번역 후 과정으로는 지단백질(lipoprotein)이나 당단백질(glycoprotein)의 경우 지방이나 탄수화물이 각각 연결되는 것을 들 수 있다. 탄수화물은 소포체와 골지체에서 **글리코실화**(*glycosylation*)라고 하는 과정에 의해서 폴

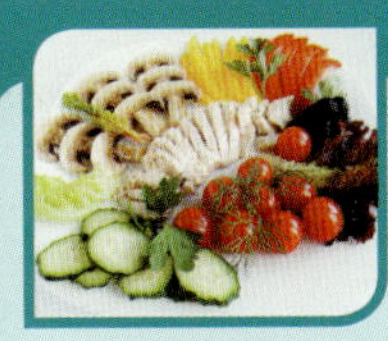

당뇨병에 대한 관심

조면소포체에서 합성되어 골지체에서 포장이 일어나는 단백질에는 당뇨환자의 약 5%에서 결핍을 보이는 호르몬인 인슐린이 있다. 인슐린은 췌장의 베타세포에서 합성된다. 초기에, 리보솜이 인슐린 mRNA로부터 전전인슐린(preproinsulin)이라는 110개의 아미노산의 폴리펩티드를 번역한다(**그림 2.38**). 초기에 만들어진 이 단백질의 선도서열이 소포체내강에서 제거되어 전인슐린(proinsulin)이라는 86개의 아미노산으로 이루어진 폴리펩티드가 형성된다. 전인슐린은 3개의 이황화결합을 포함하는 3차 구조를 이루어 골지체로 이동하고 골지체에서 분비소낭으로 포장된다. C-펩티드(연결사슬 C)가 프로인슐린의 중심에서 발견된다. 분비소낭에서 전인슐린은 51개의 아미노산으로 이루어진 인슐린과 C-펩티드(C-peptide)로 쪼개어져서 최종적인 인슐린 분자는 두 개의 이황화결합으로 연결된 두 개의 폴리펩티드 사슬로 이루어진다. 인슐린과 C-펩티드는 세포외배출에 의해 분비되며, 둘 다 생물학적 활성을 가진다.

전전인슐린
선도서열
사슬 B
NH_3
S S
S S
COOH
사슬 A
S S
사슬 C
선도서열

전인슐린
사슬 B
NH_3
S S
S S
COOH
사슬 A
S S
사슬 C

인슐린
사슬 B
NH_3
S S
S S
COOH
사슬 A
S S
NH_3
COOH

그림 2.38 인슐린의 합성. 인슐린은 처음에 전전인슐린으로 합성되어 선도서열인 24개의 아미노산이 절단되어 전인슐린으로 전환된다. 전인슐린은 또 다른 35개의 아미노산이 제거되어 인슐린이 된다.

리펩티드에 첨가된다.

소포체로 이동한 폴리펩티드는 소포체의 내강에서부터 서로 연결되어 있지 않는 골지체 내강으로 이동한다(소포체 내강에 남아 있어야 할 단백질이 아니면). 폴리펩티드가 잘 이동하기 위해 활면소포체에서 싹을 내어 작은 수송소포(*transport vesicle*)로 포장된다(그림 2.37). 그 다음 수송소포의 막은 소포체와 가까운 골지체 막과 융합(fusion)하고 내용물이 골지 시스터나(Golgi cisterna)에서 골지체 내강으로 방출된다.

골지체로 배달된 폴리펩티드는 골지체의 반대쪽인 트랜스 면으로 이동하면서 추가적인 번역 후 과정이 계속 일어난다. 골지체의 낭(Golgi sac)은 막결합 구조로 분리되어 있기 때문에, 폴리펩티드가 시스 낭에서 트랜스 낭으로 이동하는 기전은 아직 불명확하지만 아마도 소포수송이나 골지체 낭의 직접 이동을 수반하는 것 같다. 골지체는 단백질을 최종 목적지에 따라 분류하고 소낭으로 포장한다. 포장된 각 소낭이 최종 목적지까지 어떻게 이동하는지에 대한 정확한 기전은 완전히 규명되지는 않았지만, 일부 화학물질이 단백질의 분류를 위한 표지자로서 기능한다. 골지체에서 포장된 단백질은 세포 내부(리소좀 또는 골지체) 또는 원형질막에 배달되거나, 세포외배출(exocytosis)에 의해 세포 밖으로 분비되기도 한다.

단백질 합성 조절

세포의 기능은 어떤 단백질의 세포 내의 양을 변화시켜 조절될 수 있다. 예를 들면, 운반 단백질(carrier protein)의 수를 늘여서 특정한 분자의 수송을 증가시킬 수 있다. 단백질 합성은 전사단계나 번역단

CLINICAL CONNECTIONS

리신의 치명적 독성(How Ricin Kills)

2005년 2월 텍사스 대학교에서 한 여학생이 세탁을 하던 중 25센트 뭉치에서 가루물질을 발견했다. 당초 실험에서 그 물질이 한 번 노출되면 몇 시간 안에 죽을 수 있는 강력한 독성을 가진 리신(ricin)으로 알려지자 즉시 전국 뉴스의 헤드라인을 장식했다. 얼마 후 더 확실한 실험을 통하여 리신이 아닌 것이 밝혀졌지만 이 사건은 오랫동안 생물 테러리스트의 잠재적인 무기가 될 수 있어 두려움을 주었던 리신에 대한 주의를 환기시켰다. 실제로 2003년 가을, 미국 국내 우편을 통해 배달된 두 개의 봉투에서 리신 가루가 발견되었으며, 그 중 하나는 백악관이 수취인으로 되어 있었다. 두 봉투에서 트럭운송규제에 대한 불만이 적혀 있는 편지가 발견되었으며 "추락한 천사"라는 가명으로 서명이 되어 있었다. 더욱 최근인 2013년에 텍사스 여배우인 Shannon Richardson은 리신 끈으로 묶은 세 통의 편지를 Louisiana의 Shreveport 주소지에서 오바마 대통령에게 보냈다. 그녀는 지금 18년형의 감옥살이를 하고 있다.

리신은 피마자의 건조중량의 5%를 차지한다. 리신은 500 μg(바늘의 머리 부분만한 양)만 되어도 치명적인데, 이는 리신이 리보솜을 불활성화시키는 단백질로, 단백질 합성을 막기 때문이다.

리신은 리신 A와 리신 B 등 두 개의 폴리펩티드가 하나의 이황화결합으로 연결되어 있다. 리신 A는 세포독성이 있는 부위로, 리보솜의 큰 소단위체에서 특정한 퓨린 염기를 제거하는 효소(depurinating enzyme)이다. 리신 A 자체는 스스로 세포 안으로 들어가서 리보솜과 만날 수 없다. 그러나 리신 B는 세포막의 당단백질이나 당지질과 결합하여 세포내 이입(endocytosis)을 유도한다. 일단 세포 안으로 들어가면, 리신의 일부가 세포기질로 빠져나와 리신 A와 B로 분리된다. 리신 A는 리보솜의 50S 소단위체에 결합하여 퓨린을 제거하여 단백질 합성 과정에서 50S 소단위체가 30S 소단위체와 결합하지 못하게 한다. 하나의 리신 A 분자가 50,000개의 리보솜을 불활성화시킬 수 있고 그 결과 단백질 합성을 억제하고 세포를 죽게 만든다. 리신 독성을 치료할 수 있는 방법은 없지만 최근 연구는 리신 B와 결합하는 항체를 이용하여 리신이 세포 내로 이입되는 것을 차단하는 방법을 찾고 있다.

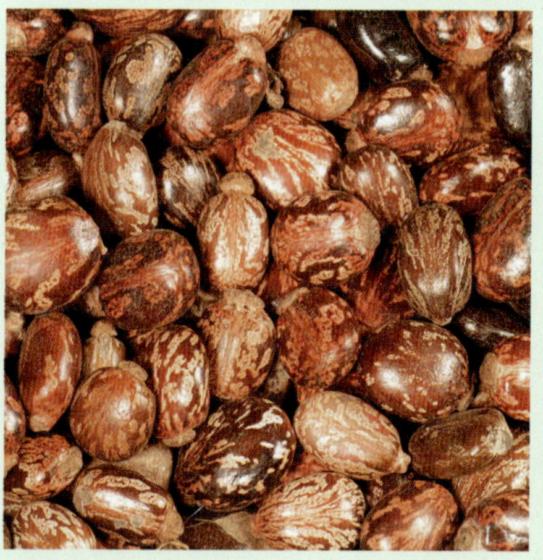

Castor beans.

비판적 사고력 문제

1. 리신이 죽음을 유도하는 기전을 설명하라.
2. 미토콘드리아의 큰 소단위체가 작은 소단위체와의 상호작용을 막게 되면 왜 세포가 죽게 되는가?
3. 리신B가 세포내이입(endocytosis)보다는 세포외배출(exocytosis)이 유도되면 리신에의 노출이 치명적이 될까? 선택한 답에 대한 이유는?

계에서 조절될 수 있다.

전사조절

mRNA는 합성되고 난 다음 세포질에서 기능을 가진 형태로 짧은 시간 동안만 존재한다. 일부 mRNA는 세포질에서 단백질과 결합하여 화학신호를 받을 때까지 불활성 상태로 세포질에 있기도 하고, 일부는 세포기질에서 효소에 의해 빨리 분해되기도 한다. mRNA가 단백질 합성에 필수적이기 때문에, 전사 속도가 세포내 단백질의 함량에 영향을 미친다. 세포가 단백질의 요구량이 많고 적음에 따라 전사는 **촉진**(*induced*)되기도 하고 **억제**(*repressed*)되기도 한다. 전사의 조절은 전형적으로 RNA 중합효소가 DNA의 프로모터 부위에 결합하는 단계에서 일어난다. 이 단계에 여러 가지 전사조절 단백질(transcription factor)이 RNA 중합효소가 프로모터 서열에 결합하는 능력을 촉진하거나 억제시킨다.

번역조절

세포는 여러 방법으로 단백질의 번역을 조절할 수 있는데, 번역조절 기작은 완전히 밝혀져 있지 않다. 번역의 조절은 전형적으로 번역개시 과정에서 일어난다. 번역개시가 일어나기 위해서는 개시인자들을 포함한 적어도 11가지 이상의 단백질이 필요하다. 이러한 단백질들은 활성 또는 불활성 상태로 바뀔 수 있고, 이렇게 해서 번역 과정을 켜거나 끌(조절할) 수 있다.

단백질 분해

세포에 있는 대부분의 단백질은 오랫동안 남아 있지만 일부 단백질들은 곧 분해된다. 대부분 수명이 짧은 단백질들은 빠른 분해 과정을 밟도록 **유비퀴틴**(*ubiquitin*)이라고 불리는 단백질에 의해 표지된다. 몇 개의 유비퀴틴 분자가 결합한 단백질은 **단백질 가수분해효소**

(*protease*)를 가지고 있는 단백질분해효소 복합체(*proteasome*)에 결합하여 분해된다. 유비퀴틴 분자는 분해된 단백질 복합체에서 유리되어 다른 단백질을 표지(tag)하기 위해 사용된다.

퀵 테스트 2.4

1. **전사**와 **번역**을 정의하라. 이들 과정은 세포의 어디에서 일어나는가?
2. 전사과정에서 RNA 중합효소의 기능을 기술하라.
3. mRNA에서 번역되는 폴리펩티드의 첫 부분의 이름은 무엇인가? 그 기능은 무엇인가?

2.6 세포분열

우리 몸에 있는 대부분의 세포는 제한된 수명을 가지고 있기 때문에 지속적인 세포의 공급을 위해서는 세포분열이 필요하다. 특히 성장기에는 조직 성장을 위해 세포분열이 필요하다. 세포분열에는 대부분 세포에서 일어나는 **체세포분열(mitosis)**과 생식세포에서 일어나는 **감수분열(meiosis)** 두 가지 형태가 있다. 여기서는 체세포분열을 다루고 감수분열은 22장에서 설명할 것이다.

DNA 복제

우리 몸의 모든 세포는 (성숙한 적혈구를 제외한) 모든 유전자들의 복제본을 DNA 속에 가지고 있다. 그래서 세포가 분열할 때에는 딸세포들이 완전한 세트의 DNA를 물려받을 수 있도록 DNA는 정확하게 복제되어야 한다. 세포분열 과정을 이해하기 전에 DNA의 **복제(replication)** 기전을 이해해야 한다.

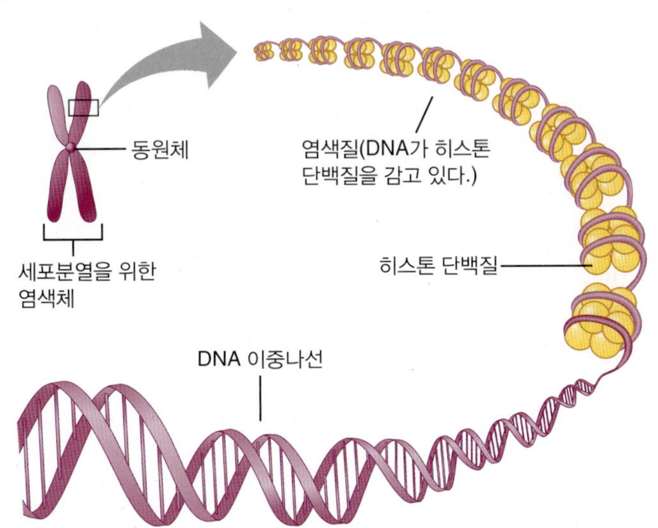

그림 2.39 염색체. 염색체는 단단하게 감겨 있고 세포가 분열하기 전에 존재하는 조직적인 구조물이다. 다른 시기에는 세포의 유전물질이 핵 내에 염색사 형태로 존재하는데, 염색사는 DNA 이중나선이 히스톤 단백질들을 감고 있다.

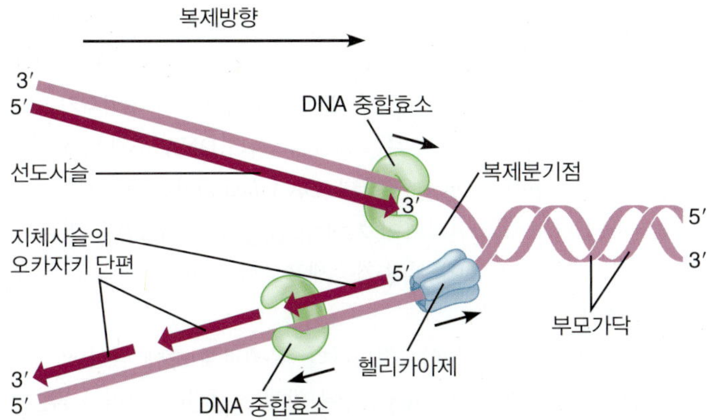

그림 2.40 DNA 복제. 헬리카아제가 DNA 이중나선을 두 가닥으로 풀어서 염기들을 노출시킨다. DNA 중합효소가 두 개의 가닥에서 상보적인 DNA의 합성을 촉매한다. 여기서 선도사슬은 부모가닥의 5′말단에서 3′말단으로 합성되며, 지연사슬은 부모가닥의 3′말단에서 5′말단으로 합성된다.

특정한 유전정보 세트를 가지고 있는 완전한 DNA 분자 및 그 DNA와 관련된 단백질들이 함께 하나의 염색체를 이루고 있다(**그림 2.39**). 대부분의 사람 세포는 23쌍의 염색체를 가지고 있다. 각 쌍의 염색체 중 하나는 부계로부터, 다른 하나는 모계로부터 받은 것이다. 23쌍의 염색체 모두가 인간 유전체(*human genome*)를 이루고 있다. 핵 안에서 염색체는 히스톤(*histone*)이라는 단백질을 감고 있다. 염색체는 일반적으로 염색질(*chromatin*)이라는 염주 모양으로 핵 안에 분산해 있다.

DNA 복제가 일어나는 동안에 각 가닥의 DNA는 새로 합성되는 DNA 분자의 주형(template)으로 사용된다. 새로 합성된 DNA 분자는, 새 DNA를 위해 주형으로 기능했던, 본래 있던 DNA 한 가닥에 새로 합성된 DNA 한 가닥으로 이루어지기 때문에 이 복제 과정을 반보존적(*semiconservative*)이라고 한다. DNA 복제 과정은 두 가닥의 DNA를 풀면서 복제분기점(*replication fork*)을 만드는 효소인 **DNA 풀기효소(DNA helicase)**의 작용으로 시작된다(**그림 2.40**).

풀어진 각 가닥의 DNA는 새롭게 만들어지는 DNA 가닥에 적절한 상보적 뉴클레오티드가 첨가하는 주형으로 작용한다. 삼인산 형태인 뉴클레오티드(ATP, TTP, CTP 및 GTP)는 핵 안에서 유리상태로 발견된다. 뉴클레오티드가 상보적 염기쌍 법칙에 따라 풀어진 두 가닥의 DNA에 배열하면 **DNA 중합효소(polymerase)**가 성장하고 있는 폴리뉴클레오티드 사슬에 다음 뉴클레오티드를 연결하는 반응을 수행한다. 이 과정에서 두 개의 인산이 뉴클레오티드로부터 유리되며 그 반응에 필요한 에너지를 제공한다.

DNA 중합효소는 복제를 5′에서 3′쪽으로만 수행한다. 그런데 DNA 두 가닥은 서로 반대 방향으로 상보적 결합을 하고 있기 때문에 이러한 DNA 중합효소의 반응양식이 문제를 일으킨다. 3′에서 5′으로 배열한 주형 DNA 한 가닥은 DNA 중합효소가 처음부터 끝까지 새로운 DNA 가닥을 합성할 수 있으며, 이렇게 새로이 합성되는 DNA 가닥을 **선도사슬**(*leading strand*)이라 부른다. 5′에서 3′으로 배열한 또 하나의 주형 DNA 가닥은 DNA 중합효소가 **오카자키 단편**(*Okazaki fragment*)이라고 부르는 새로운 여러 DNA 조각을 3′에서 5′ 방향으로 합성한다. *DNA* **연결효소**(*DNA ligase*)라는 또 다른 효소가 오카자키 단편들을 연결하여 **지체사슬**(*lagging strand*)을 만든다. 이상의 결과로 세포분열에 의해 자손세포로 전달될 두 개의 같은 분자의 DNA가 복제된다.

일반적으로 DNA 복제는 정밀하다, 복제과정 중에 일어난 실수는 핵에서 수선효소(repair enzyme)에 의해 교정된다. 그러나 **돌연변이**(*mutation*)라고 하는 DNA에서의 변형이 일어날 수 있다. 단일 세포에서 일어난 돌연변이는 일반적으로 개체에 치명적이지 않다. 그러나 **원발암유전자**(*proto-oncogene*)라 불리는 세포성장을 조절하는 유전자의 돌연변이는 (돌연변이형 원발암유전자를 가지고 있는) 세포의 성장을 더 이상 조절하지 못하기 때문에 치명적일 수 있다. 이러한 종류의 돌연변이는 암의 원인이 된다(**Clinical Connections: 암**을 보라).

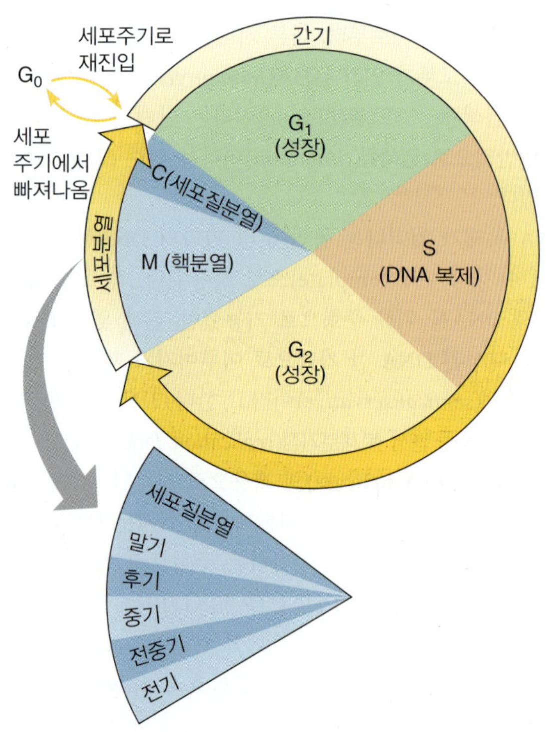

그림 2.41 세포주기. 대부분의 세포는 세포분열을 포함하는 연속적인 세포주기를 거친다. 간기는 세포분열 사이의 기간으로 G_0, G_1, S 및 G_2 네 기로 나눈다. 핵분열과 세포질분열은 실제 세포분열이 일어나는 기간이다. 핵분열은 다섯 기로 나눈다: 전기, 전중기, 중기, 후기 및 말기. 세포질분열은 세포질이 나누어지는 시기이다. 일부 세포는 세포주기를 벗어나 G_0기에 들어가는데, G_0기에는 세포분열과 관련된 세포활동이 없다. 일부 세포는 G_0에 머물러 있지만 일부는 화학신호에 반응하여 다시 세포주기로 들어간다.

세포주기

세포의 생활주기는 간기와 세포분열기 등 크게 두 기로 나눌 수 있다. **간기(interphase)**의 세포는 정상적 생리기능을 수행하며, **세포분열** 동안에는 여러 정상적 생리기능을 멈춘다. **그림 2.41**은 세포주기를 보여준다. 간기는 세포분열이 끝나고 다음 세포분열이 시작될 때까지의 기간임을 기억하자. 간기에 소요되는 시간은 세포의 종류에 따라 상당한 차이가 있다. 예를 들면, 소화기관을 덮고 있는 세포는 수일에 한 번씩 분열하지만 골격근 세포는 분열하지 않는다.

간기는 G_0, G_1, S 및 G_2 등의 네 단계로 나눌 수 있다. G는 핵에서 일어나는 세포분열과는 거의 상관이 없기 때문에 “gap”으로 나타낸다. G_0기 동안에 세포는 분열과 관계없는 기능을 수행한다. 근육세포와 같이 분열을 하지 않는 세포는 일생 동안 G_0기에 머물러 있다. 백혈구 같은 다른 종류의 세포들은 G_0에서 G_1으로 가기 위한 신호가 필요하다. G_1기는 단백질 합성 증가와 같은 다음 단계의 세포분열을 준비하는 기간이다. S기는 DNA 복제가 일어나 염색체가 쌍으로 존재하는 기간이다. 간기(interphase) 끝 기간에 중심체가 복제되어 세포분열이 시작할 때는 1쌍이 세포 내에 존재한다. G_2기에는 단백질 합성이 급속히 증가되어 세포 크기가 본래보다 두 배에 이른다. G_2가 끝나면 세포는 분열에 들어간다.

세포분열은 핵분열(mitosis)과 세포질분열(cytokinesis) 등의 두 기로 나눌 수 있다(그림 2.41). 핵 성분이 분열되는 시기인 **핵분열(mitosis)**은 (1) 전기(prophase), (2) 전중기(prometaphase), (3) 중기(metaphase), (4) 후기(anaphase) 및 (5) 말기(telophase)와 같이 다섯 기로 나눈다. 핵 분열의 각 기는 연속적이고 중복되기도 하지만 각 기에서 일어나는 몇 가지 이벤트에 의해 구분될 수 있다.

1. 전기(*prophase*): 염색질 쌍이 응축되어 광학현미경으로 염색체를 관찰할 수 있다. 각 염색체는 **염색분체(chromatid)**라 불리는 염색체 쌍을 이루며, 두 개의 염색체는 **동원체**(*centromere*)로 불리는 구조에 연결되어 있다. 세포골격을 이루는 미세소관이 튜불린으로 해체되어 방추사를 형성하는 데 이용된다. 한 쌍의 중심체(centriole)는 양쪽 극으로 이동하고 여기에서 방추사(mitotic spindle)가 만들어진다.
2. 전중기(*prometaphase*): 핵막(nuclear envelope)이 붕괴되고, 핵인(nucleolus)은 더 이상 볼 수가 없고, 중심체는 반대쪽 극에 위치하고, 염색체의 동원체에는 방추사가 연결된다.
3. 중기(*metaphase*): 염색체가 세포의 중앙에 배열한다.
4. 후기(*anaphase*): 염색분체 쌍이 분리되고 염색체는 방추사를 따라 세포의 양극으로 이동한다.
5. 말기(*telophase*): 핵막이 새로 만들어지며, 염색체는 염색사로 풀어지기 시작하고, 방추사가 분해되기 시작한다.

세포질분열(cytokinesis)은 세포질이 반으로 나누어지는 과정이다. 세포질은 분할 과정에 의해 반으로 나누어지는데, 핵분열의 뒷

CLINICAL CONNECTIONS

암(Cancer)

미국에서 매년 1백만 명 이상이 암으로 진단받고 있으며, 약 50만 명이 매년 암으로 죽어가고 있다. 비록 암은 거의 모든 종류의 신체 조직에서 일어나고 다양한 방법으로 질병으로 이어질지라도 암에 공통적으로 나타나는 최소한의 주제 하나가 있다. 즉, 암세포는 통제할 수 없게 분열하며, 궁극적으로는 정상적으로 기능하는 신체의 세포들을 대체하여 정상세포에 필요 불가결한 에너지를 소모해 버린다.

세포가 성장하고 분열하는 것은 **전암유전자**(*proto-oncogene*)라 부르는 유전자들에 의해 조절된다. 전암유전자에 돌연변이가 일어나면 세포의 성장과 분열을 비정상적으로 이끄는 **암유전자**(*oncogene*)로 발전할 수 있다. 돌연변이는 자발적으로 일어나거나 **돌연변이원**(*mutagen*)이라 부르는 물질에 의하여 유도된다. 돌연변이원의 한 가지 예로는 1960년대에 살충제로 사용되었던 DDT가 있다. 암을 비롯한 일부의 경우에 돌연변이가 일어난 세포들은 빠르게 분열하여 그 돌연변이를 딸세포에 전달함으로써 딸세포 역시 빠르게 분열한다. 신체의 암을 제거하기 위해서는 이러한 돌연변이가 일어난 세포들이 제거되어야 한다.

방사선 치료와 화학요법 치료를 포함한 대부분의 치료요법들은 왕성하게 분열하는 세포들의 다른 단계를 겨냥한다. 암세포는 빠르게 분열하기 때문에 이런 치료요법들은 정상적이고 드물게 분열하는 신체의 세포보다는 암세포를 더 해친다. 불행히도 자주 분열하는 정상세포 역시 이들 치료요법에 영향을 받는다. 예를 들면, 털 세포는 세포분열이 빠르게 일어나기 때문에 탈모가 암치료 과정에서 전형적으로 일어나는 결과 중의 하나이다.

비정상세포의 성장과 분열이 시작되는 단계에서 유전학과 환경인자(담배와 같은)의 역할이 오늘날의 강렬한 연구주제이다. 연구자들은 환자 자신의 면역력에 "잔꾀"를 부려서 암을 파괴하도록 함으로써 암세포의 성장을 중지시키기를 희망하는, 신체의 면역계를 조작하는 법을 배우고 있다. 암세포는 면역반응을 자극하는 데 있어서 정상세포와 별 다르지 않기 때문에 때때로 환자의 면역계는 암세포를 이물질로 인식하지 못한다. 다른 때에는 면역계가 암세포를 인식하지만 면역반응이 암을 파괴할 정도로 강하지 않다. 면역계가 암세포를 뚜렷하게 이물질로 인식하는 것을 돕고 악성세포가 파괴되기를 희망하면서 악성세포에 대한 공격을 강화시키게 하는 다양한 종류의 면역치료요법이 설계되었다.

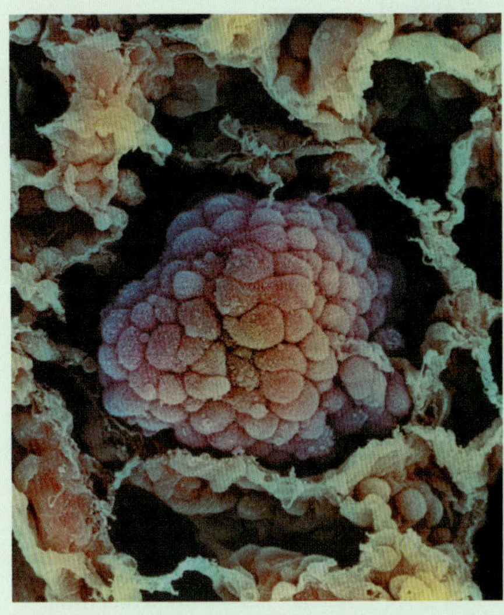

폐조직 악성종양의 색을 입힌 주사전자현미경 사진

비판적 사고력 문제

1. 전암유전자에서의 돌연변이가 왜 그리고 어떻게 암을 유발하는지를 설명하라.
2. 암세포의 어떤 특징(들)이 앞으로의 치료법으로 겨냥되겠는가? 그리고 왜?
3. 면역계를 강화하는 것이 암을 극복하는 데 있어서 어떻게 도움이 되겠는가?

부분(후기나 말기)에서 시작된다. 세포질의 분할은 세포 중앙부위에 미세섬유(주로 액틴)가 고리 모양을 이루어 수축함으로써 일어나며, 이때 방추사는 붕괴된다. 세포분열이 끝난 두 딸세포는 G_0에서 간기로 들어간다.

퀵 테스트 2.5

1. **복제**(*replication*)를 정의하라. 복제와 전사는 어떻게 다른가?
2. 핵분열(mitosis)에서 5단계의 이름을 말하라. 어느 단계에서 핵막이 붕괴되기 시작하는가?

시스템 통합

이 장에서 세포와 세포 내에 있는 생체분자에 대해 공부했다. 단백질은 세포 내에서 여러 가지 중요한 기능을 수행한다는 것도 상세하게 배웠다. 이러한 사실은 3장에서 5장을 거치면서 명백해질 것이다. 3장에서는 세포의 물질대사를 살펴보는데, 이 과정에서는 효소로 작용하는 단백질이 필요하다. 4장에서는 세포막을 통한 물질이동을 검토할 것인데, 대부분의 물질이동은 막통과 단백질에 의해 일어난다. 5장에서는 세포간의 의사소통을 탐구할 것인데, 의사소통 물질의 수용체로 작용하는 단백질이 필요하다. 대부분의 생리현상에서 단백질이 중요하기 때문에, 3장에서는 단백질의 합성과 분해, 세포 내에 이미 존재하는 단백질의 제어에 의해 체내에서 단백질 활성이 어떻게 조절되는가에 초점을 맞출 것이다.

이 장에서 세포 내의 여러 가지 소기관들과 그 특이한 기능도 공부했다. 우리 몸의 시스템을 공부해가면서 근육세포에서 활면소포체와 백혈구에서 리소좀 같은 소기관의 기능이 강조될 것이다. 근육세포에서 세극연접과, 신장과 위장관처럼 그 주된 기능이 물질교환인 기관에서 밀착연접 같은 특수 연접의 기능은 여러 장에서 다룰 것이다. 그리고 신경세포가 전기신호를 통하여 의사소통을 하도록 하는 신경 세포막의 특성도 눈여겨볼 것이다.

CHAPTER REVIEW

요약

2.1 생체분자

- 네 가지 기본적인 생체분자는 탄수화물, 지방, 단백질 및 핵산이다.
- 탄수화물은 극성분자이며, 단당류, 이당류, 다당류가 있다.
- 지질은 일반적으로 비극성이며, 트리글리세리드, 인지질, 에이코사노이드, 스테로이드 등이 있다.
- 인지질은 양친매성 분자이다.
- 단백질은 아미노산 중합체이다.
- 핵산은 뉴클레오티드 중합체이며 DNA와 RNA가 있다.

2.2 세포의 구조

- 원형질막은 세포를 세포외액(extracellular fluid)과 분리한다. 원형질막은 지질이중층과 지질이중층에 박혀 있는 단백질과 콜레스테롤로 이루어져 있다.
- 탄수화물은 외막 표면에 당지질과 당단백질 형태로 발견된다.
- 세포 내부의 핵에는 DNA가 있다.
- 세포질(cytoplasm)은 세포기질(cytosol)과 여러 소기관으로 이루어져 있다.
- 세포기질에는 효소, 글리코겐, 트리글리세리드 저장소 및 분비소낭이 있다.
- 소기관으로는 조면소포체와 활면소포체, 골지체, 미토콘드리아, 리소좀과 페록시좀 및 리보솜이 있다.
- 세포골격은 세포의 모양을 이루고, 구조적인 지지기반 역할을 하며, 세포내 물질을 수송하며, 세포 내에서 소기관을 부유하게 하고, 세포들과의 결합에 관여하여 조직을 형성하도록 하고, 또 세포의 수축이나 운동에도 관여한다.
- 세포내 골격은 미세소관, 중간섬유 및 미세섬유를 포함한 단백질 필라멘트로 이루어져 있다.

2.3 세포간 결합

- 세포 사이에는 세 가지 형태의 세포결합이 나타난다: 밀착연접, 데스모좀, 세극결합.

2.4 세포의 일반적 기능

- 우리 몸의 대부분 세포는 물질대사, 분자들의 세포막수송 및 세포 간 의사소통과 같은 일반적인 기능을 수행한다.

2.5 단백질 합성

- DNA는 단백질 합성을 암호화하는 유전자를 가지고 있다. 이 암호는 핵에서 mRNA로 전사된다.
- mRNA는 세포질로 이동하여 리보솜에서 단백질로 번역된다.
- 세포기질에서 단백질이 합성될 때 합성된 단백질이 세포기질에 남을지, 아니면 미토콘드리아, 페록시좀, 또는 핵으로 들어갈지를 선도서열에 따라 결정된다.
- 소포체와 결합하고 있는 리보솜에서 합성된 단백질은 골지체에서 소낭으로 포장되어 적절한 소기관으로 가거나 세포 밖으로 분비된다.

2.6 세포분열

- 간기(interphase)는 세포분열이 일어나는 사이의 기간이다. 세포분열 과정은 핵분열(mitosis)과 세포질분열(cytokinesis)로 이루어져 있다.
- 간기의 S기에는 각 자손세포가 정확한 양의 DNA 사본을 받을 수 있도록 DNA가 복제된다.
- 핵분열은 전기, 전중기, 중기, 후기 및 말기 등 5단계로 나눈다. 핵분열 다음에 세포질분열이 일어난다.

3 세포의 물질대사

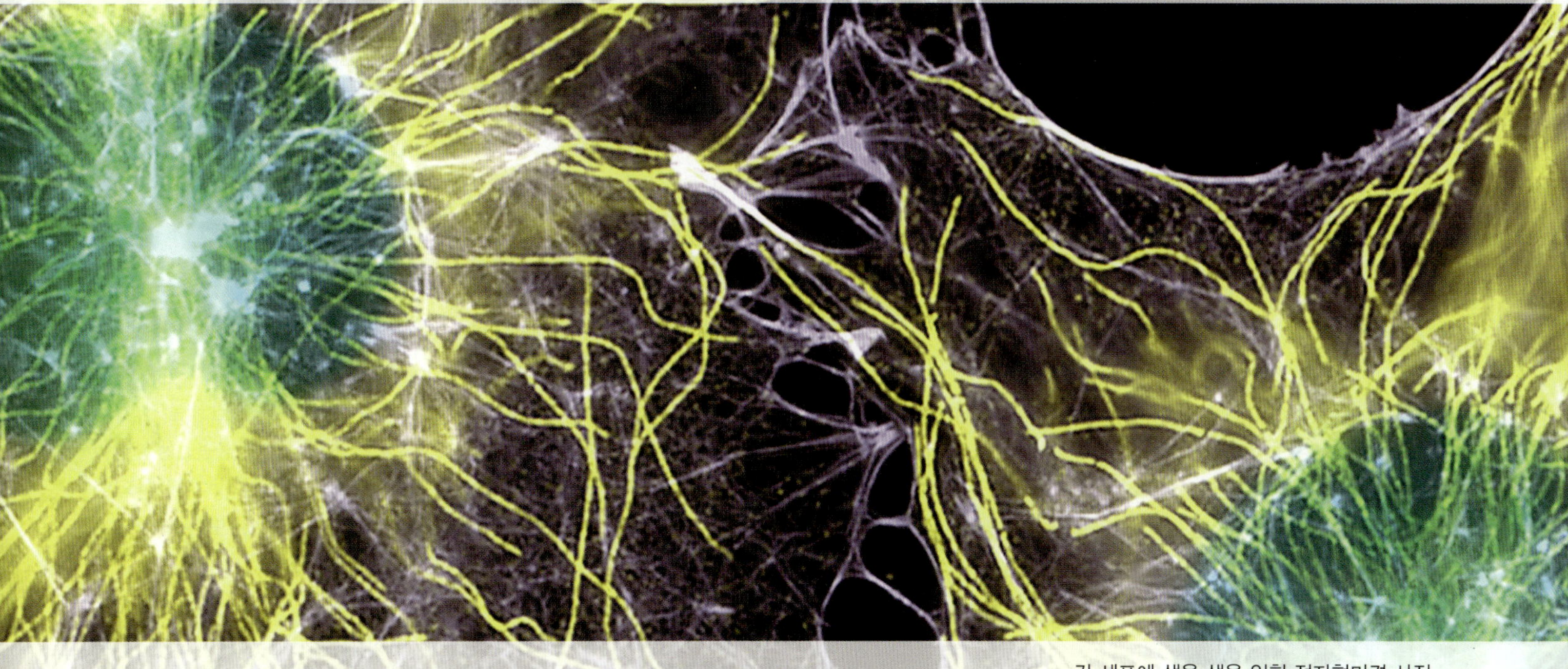

간 세포에 색을 색을 입힌 전자현미경 사진

식료품 가게에서 구할 수 있는 가공되지 않은 물질만 이용하여 수백 개의 화학물질을 만드는 공장을 상상해보자. 이 공장은 하루에 24시간 가동되며, 생산물의 수요에 따라 곧바로 생산의 속도를 증가 또는 감소시킬 수 있다. 이 공장은 환경적으로 안전한 폐기물만 배출하고 또 필요하면 스스로 수리를 할 수 있다. 미래의 이상향 이야기처럼 들리지 않는가? 그렇다. 이러한 일은 지금 이 시간 실제로 일어나고 있다. 여러분은 이러한 이상향과 같은 일을 수행하는 세포라는 공장을 체내에 무수히 가지고 있다. 각 세포는 하나가 "공장"이지만, 세포는 혼자서 작동할 수 없다. 세포는 가공하지 않은 물질과, 폐기물 처리 및 에너지 생산을 위해 서로 의존한다. 그러나 이 장에서는 단일 세포 안에서 일어나는 반응에 초점을 맞추려고 한다.

개요

학습목표 이 장을 학습한 후 다음을 할 수 있어야 한다.

- **물질대사**를 정의하고, 동화반응과 이화반응을 구분할 수 있어야 한다.
- 다음과 같은 기본적인 물질대사반응에서 어떤 일이 일어나는가를 설명할 수 있어야 한다: 가수분해, 응축반응, 인산화, 탈인산화, 산화, 환원.
- (1) 화학반응물과 생성물의 에너지와 (2) 반응의 방향에 대한 에너지 변화의 상관관계를 설명할 수 있어야 한다.
- **활성화 에너지**를 정의하고, 반응 속도에 미치는 활성화 에너지의 영향을 설명할 수 있어야 한다.
- 효소 작용의 일반적 기작을 기술하고, 효소-촉매반응 속도에 미치는 여러 가지 요인에 대하여 논의할 수 있어야 한다.
- 에너지 대사에서 ATP의 역할을 설명할 수 있어야 한다.
- 포도당 대사 중 다음 각 과정의 일반적인 용어를 설명할 수 있어야 한다: 해당작용(glycolysis), 크렙스 회로(Kreb's cycle), 산화적 인산화(oxidative phosphorylation).
- 인체가 어떻게 지방, 단백질, 글리코겐을 분해하여 에너지를 얻고, 이러한 물질을 합성하여 에너지를 저장하는가를 설명할 수 있어야 한다.

시작하기 전

다음 주제를 숙지하고 있어야 한다.

- 생체분자
- 미토콘드리아
- 막 구조

1장에서 생리학의 기본주제로서 항상성을 설명하였다. 항상성을 유지하려면 우리 몸의 기관계가 살아 있는 상태에 적합하도록 상호 협력해야 한다. 기관계의 기능을 수행하기 위하여 그 기관계를 구성하는 세포는 효율적으로 일해야 하는데, 이러한 일을 하는데는 여러 가지 화학반응과 에너지가 필요하다. 세포 안에서 일어나는 모든 화학반응의 합을 **물질대사(metabolism)**라 한다. 이 장에서는 세포가 일을 수행하는 데 필요한 에너지를 제공하는 여러 화학반응에 초점을 맞춘다. 우선 섭취한 음식물 속의 생체분자로부터 이 에너지가 추출되어야 한다. 그리고 추출된 에너지는 일을 위해 사용하거나 앞으로 사용할 수 있도록 처리되어야 한다. 에너지의 사용과 저장[에너지 교환(*energy exchange*)이라고도 함]에 관련된 일련의 반응을 **에너지 대사(energy metabolism)**라 부른다.

3.1 물질대사반응의 유형

물질의 전환이 이루어지는 모든 화학반응에서 반응에 투입되는 물질을 반응물(*reactant*)이라 부르고 다른 물질로 전환된 물질을 생성물(*product*)이라 부른다.

$$A + B \rightarrow C + D$$

위 반응에서 반응물 A와 B가 생성물 C와 D로 전환된다. 관례에 따라 반응의 반응물은 항상 화살표의 왼쪽에 쓰고 생성물은 오른쪽에 쓴다. 반응이 왼쪽에서 오른쪽으로 진행되면, 즉 반응물이 생성물로 전환되면 이 반응을 "정반응"이라 부른다. 어떤 환경에서는 일부 반응이 역방향으로 진행되는데, 이 경우의 반응을 "역반응"이라 부른다.

화학반응을 제대로 이해하기 위해서 어떤 반응이 정방향 또는 역방향으로 일어난다고 할지라도 실제로는 반응이 양방향(*bidirectional*)으로 동시에 일어남을 알아야 한다. 이는 반응물이 생성물로 전환될 때 일부의 생성물이 동시에 반응물로 전환되는 과정이다. 이러한 양방향성 반응을 표시하기 위해 반응식을 다음과 같이 두 개의 화살표로 나타낸다.

$$A + B \rightleftharpoons C + D$$

어떤 반응이 정방향 또는 역방향이라 할 때는 전체적(순수)인 반응의 방향을 말한다. 예를 들어, 일정한 시간이 경과한 다음 일부의 생성물이 반응물로 전환되지만, 그보다 훨씬 많은 반응물이 생성물로 전환되는 것을 상상해보자. 이 경우 전체적인 반응은, 생성물이 반응물로의 전환되는 양보다, 반응물이 생성물로 더 많이 전환되었기 때문에 정반응이다. 별다른 언급이 없으면, 정반응 또는 역반응을 전체(순) 반응의 방향을 말하는 용어로 사용한다.

물질대사반응은 생성물이 반응물보다 분자량이 커지느냐 혹은 작아지느냐에 따라 동화반응 또는 이화반응으로 분류한다. 큰 분자를 작은 분자로 분해할 때는 **이화반응(catabolic reaction)**이다. 이화반응의 예로는 음식물의 소화 과정에 일어나는 단백질이 아미노산으로 분해되고 글리코겐이 포도당으로 분해되는 반응을 들 수 있다. 작은 반응물로부터 큰 생성물을 만들 때의 반응은 **동화반응(anabolic reaction)**이다. 세포가 영양물질을 흡수하여 일어나는 아미노산으로부터 단백질의 합성과 포도당으로부터 글리코겐의 합성이 동화반응의 예가 된다. 큰 분자의 분해와 합성을 때로는 각기 이화작용(*catabolism*)과 동화작용(*anabolism*)이라 부른다.

대부분의 경우 물질대사반응은 일련의 반응이 단계적으로 연결되어 하나의 생성물이 그 다음 반응의 반응물이 된다. 이러한 일련의 반응을 **대사 경로(metabolic pathway)**라고 하며 다음과 같이 표시한다:

$$A \rightarrow B \rightarrow C \rightarrow D$$

이 대사 경로는 세 가지 반응의 연속으로 구성된다. 첫 단계에서는 초기기질(*initial substrate*)이라 부르는 시작물질 A가 B로 전환되고 두 번째 반응에서 B는 C로 전환되는 기질이 된다. 그 다음 C는 세 번째 반응을 위한 기질로 작용하여 최종산물(*end-product*)인 D가 된다. 대사 경로의 중간에 있는 물질(이 반응의 예에서 B와 C)을 중간생성물(*intermediate*)이라 한다.

이 장의 후반부에서 포도당 산화(*glucose oxidation*)에 관련된 대사 경로를 심도 있게 살펴볼 것이다. 포도당 산화는 세포가 필요로 하는 에너지의 대부분을 공급하기 때문에 중요하다. 대사 경로를 구성하는 각각의 반응은 독특하지만, 많은 반응이 공통성을 가지고 있어 몇 가지 일반적인 범주로 분류할 수 있다. 다음 절에서는 포도당 산화를 포함한 다양한 대사 과정에서 일어나는 일반적인 세 가지 유형의 대사반응인 (1) **가수분해**와 **응축** 반응, (2) **인산화**와 **탈인산화** 반응, (3) **산화-환원** 반응을 검토할 것이다.

가수분해와 응축반응

단백질이 함유된 음식을 먹을 때 소화관에서 상대적으로 큰 단백질 분자를 아미노산으로 분해하고, 분자량이 아주 적은 아미노산은 보다 쉽게 혈류로 흡수된다. 이 반응은 대부분 우리 몸에서 일어나는 이화작용 같은 가수분해의 예이다. **가수분해(hydrolysis)**는 "물로 쪼갬"을 의미하며, 물이 분자와 반응하여 분자들을 연결하고 있는 결합의 파괴를 일으킨다. 이 경우, 단백질을 형성하고 있는 아미노산을 연결하는 펩티드결합이 파괴된다. 일반적인 가수분해 형태는 다음과 같다.

$$A—B + H_2O \rightarrow A—OH + H—B$$

이 반응식에서 A와 B는 단일분자로서 서로 결합하고 있는 화학그룹을 의미한다. 이 반응에서 분자 A—B는 구성요소인 A와 B를 연결하는 결합이 파괴되어 A와 B로 분리된다. 이 과정에는 하나의 물분자(H_2O)가 수산기(—OH)와 수소(—H)로 분해되어, 둘 중 하나가 A와 결합하고 다른 하나는 B와 결합한다. 그 결과, A와 B 사이의 결합은 깨어져 새로운 결합으로 대체된다. 설탕의 가수분해에서 보는 것과 같이, 하나의 이당류가 두 분자의 단당류로 분리되는 것이 가수분해의 한 예다 .

$$\text{설탕(sucrose)} + H_2O \rightarrow \text{포도당(glucose)} + \text{과당(fructose)}$$

응축반응(*condensation reaction*)이라 부르는 가수분해의 역반응은, 예를 들어 아미노산이 연결되어 단백질을 형성할 때처럼, 두 개 이상의 작은 분자가 연결되어 큰 분자를 만드는 반응이다. 이 과정에서 물이 생성된다.

$$A—OH + H—B \rightarrow A—B + H_2O$$

포도당과 과당의 응축반응으로 설탕이 합성된다.

$$\text{포도당(glucose)} + \text{과당(fructose)} \rightarrow \text{설탕(sucrose)} + H_2O$$

인산화 반응과 탈인산화 반응

많은 물질대사반응, 특히 에너지 교환이 포함된 반응에서 인산기가 분자에 결합하거나 떨어져 나온다. 인산기(P로 줄여서 표시)가 결합하는 반응은 **인산화(phosphorylation)**라고 하며 다음과 같이 축약해서 표시할 수 있다.

$$A + P_i \rightarrow A—P$$

여기에서, 유리형 인산기(free phosphate group)는 P_i로 축약해서 표기하며, 생리적 환경에서 대부분 이온형인 HPO_4^{2-}나 $H_2PO_4^-$로 존재한다. 이 반응에서 만들어지는 결합(A와 P를 연결하는 결합)을 **인산결합**(*phosphate bond*)이라고 한다. ADP에 인산기가 결합하여 ATP를 합성하는 것을 일반적인 인산화반응의 예로 들 수 있다 .

$$ADP + P_i \rightarrow ATP + H_2O$$

이 반응에서 물이 생성되기 때문에 이 반응도 응축(condensation)반응이다.

인산기가 제거되는 반응을 **탈인산화**(*dephosphorylation*) 반응이라고 하며 다음과 같이 표시한다.

$$A—P \rightarrow A + P_i$$

ATP에서 인산기가 제거되어 ADP를 형성하는 반응이 탈인산화 반응의 한 예이다.

$$ATP + H_2O \rightarrow ADP—P_i$$

ATP를 분해하는 데 물이 사용되기 때문에 이 반응도 가수분해반응이다.

산화-환원 반응

에너지 대사에서 중심은 **산화-환원 반응(oxidation-reduction reaction)**이다. 산화의 개념은 라보아제(Antoine Lavoisier)에 의해 산소(*oxygene*; 불어로 "산 형성물질")가 타는 물질과 반응하는 공기 중의 물질로서 처음 정의된 이후 1700년대 후반에 발전되었다. 그래서 처음에는 물질이 산소와 반응하는 어떤 반응도 산화라고 하였다.

예를 들면, 아래에서 같은 포도당이 물과 이산화탄소로 분해되는 세포내 물질대사를 보자.

$$C_6H_{12}O_6 + 6\ O_2 \rightarrow 6\ CO_2 + 6\ H_2O$$

이 반응에서 O_2는 산소의 분자형태이며 CO_2는 이산화탄소이다. 산소의 특성은 한 분자에서 다른 원자들로부터 전자를 끌어당김으로써 그 분자를 산화시키는 능력이다.

오늘날 **산화(oxidation)**의 용어는 다른 원자나 분자로부터 전자를 제거하는 반응을 설명하는데 사용된다. 이 과정에서 제거된 전자는 다른 원자나 분자에 의해 받아들여져야 하는데 이를 **환원(reduction)**이라고 한다. 그래서 산화와 환원 반응은 항상 짝지어져 일어난다. 산화-환원 반응은 다음과 같이 표시한다.

$$A\cdot + B \rightleftharpoons AB\cdot$$

이 반응에서 A 뒤의 점은 전자를 나타낸다. A는 산화(전자를 잃음)되었고 B는 환원(전자를 얻음)되었다. 이 반응에서 생성물은 AB이지만 실제로 B는 A보다 전자를 더 강하게 끌어당긴다(산소에서 방금 본 것과 유사함).

다른 산화와 환원 반응에서는 전자가 한 분자에서 완전히 제거되어 다른 분자로 이동한다. 이러한 반응은 우리 몸의 세포에서 ATP를 합성하는 핵심적 기작인 **산화적 인산화**(*oxidative phosphory-*

lation) 반응의 중심이 된다. 산화적 인산화 과정에서 전자(e^-)는 수소원자 쌍으로부터 떨어져 나와 양으로 하전된 수소이온(H^+; 양성자라고도 함)이 되게 한다. 이 반응은 산화반응의 한 예이다.

$$H_2 \rightarrow 2H^+ + 2e^-$$

다른 관점의 산화적 인산화 과정에서는 그 역반응도 일어난다. 즉, 전자가 수소이온과 결합하여 전하를 띠지 않는 수소원자를 만들며, 이는 환원반응의 예가 된다.

$$2H^+ + 2e^- \rightarrow H_2$$

생물학적 시스템에서 흔히 일어나는 또 다른 형태의 산화-환원 반응은 다음 반응에서와 같이 한 분자에 수소이온이 제거되거나 첨가되는 반응이다.

$$HA{-}BH \rightarrow A{=}B + 2H$$

이 반응에서는 두 개의 수소원자가 한 분자에서 떨어져 나옴으로써 A와 B를 연결하는 단일결합이 이중결합으로 대체되게 한다. 수소원자(전자가 아닌)가 제거되더라도 각각의 수소원자가 전자를 하나씩 가지고 있기 때문에 여전히 산화라고 본다. 그러므로 수소원자가 떨어져 나온다는 것은 당초 반응물에 존재하던 전자를 제거하는 것이다. [이 사실을 고려해서 수소원자를 때로는 **등가환원제**(*reducing equivalent*)라고 부른다.] 이 반응의 역반응, 즉 분자에 수소가 결합하는 반응을 환원이라 부르며 다음과 같이 표시한다.

$$A{=}B + 2H \rightarrow HA{-}BH$$

퀵 테스트 3.1

1. 동화반응과 이화반응의 중요한 차이는 무엇인가?
2. 가수분해, 인산화 반응 및 산화-환원 반응에서 일어나는 일을 일반적인 용어로 설명하라.

3.2 물질대사와 에너지

체내에서 일어나는 물질대사반응은 많은 기능을 수행한다. 가장 중요한 기능 중의 하나는 환경으로부터 받아들인 물질을 인체를 구성하는 다양한 분자로 세포가 만들 수 있는 것이다. 물질대사반응은 또 우리에게 **에너지(energy)**를 제공하는데, 에너지는 광의적으로 일을 수행하는 능력으로 정의한다. 우리 몸은 운동할 때 가장 눈에 띄게 일을 수행한다. 예를 들면, 식료품점에서 카트를 밀 때 카트에 일정한 힘을 가해 일정한 거리로 이동하게 한다. 수행한 일의 양은 가해진 힘에 이동한 거리를 곱한 것이다(일 = 힘 × 거리). 그러나 우리 몸은 다른 방법으로도 일을 하며(쉬는 동안에도) 생명을 유지하기 위해서도 지속적으로 일을 해야 한다. 심장은 혈액을 내보낼 때, 신장은 소변을 만들 때, 세포는 손상된 조직의 회복을 위해 증식할 때 일을 한다. 이 모든 일들은 물질대사로 얻어지는 에너지를 이용하여 수행한다. 이 절에서는 화학반응과 에너지 상호관계의 특성을 탐구할 것이다.

에너지와 열역학 법칙

어떻게 에너지가 일로 전환되는지를 이해하기 위해서는 에너지의 형태와 에너지를 통제하는 물리적 법칙을 알아야 한다. 운동에너지와 위치에너지의 두 형태의 에너지가 있다. **운동에너지(kinetic energy)**는 움직임(kinesis = motion)과 관련이 있으며, 열에너지, 복사에너지 또는 전자기에너지 및 전기에너지 등이 해당된다. 절대영도 이상의 온도에서 분자들은 무작위로 움직이거나 진동하기 때문에 분자는 운동에너지를 가지고 있다고 단순하게 말할 수 있다. 이 열에너지(thermal energy)는 분자의 온도가 올라감에 따라 정비례하여 증가한다. 이에 반해서, **위치에너지(potential energy)**는 궁극적으로 운동에너지로 전환될 수 있는 저장된 에너지이다. (다시 말해서, 위치에너지는 운동에너지가 될 수 있는 **잠재력**을 가지고 있다.) 위치에너지로는 화학적 에너지, 기계적 에너지(잡아 당긴 고무밴드에 저장된 에너지 같은), 핵에너지(원자의 핵을 유지하는 에너지) 및 중력에너지가 있다. 그래서 분자는 핵 및 원자 사이의 결합에 위치에너지를 가지고 있다. 핵에너지는 이용할 수 없지만(핵분열 반응이 일어나는 동안을 제외하고는), 원자들 사이의 결합에 저장된 에너지는 그 결합이 깨어지면 방출될 수 있다.

열역학 제1법칙(*first law of thermodynamics*)은 닫힌계에서 에너지는 일정하다; 즉 에너지는 만들어지거나 파괴될 수 없다는 것을 명시한다. 그래서 운동에너지와 위치에너지는 서로 전환되지만, 계(system)의 전체 에너지는 변할 수 없다. 예를 들면, 고무밴드를 당겨보자. 고무밴드가 힘을 가하지 않은 상태에서 길이를 늘이기 위해 운동에너지를 가해야 한다. 고무밴드가 늘어나 있는 동안은 에너지를 저장하고 있다. 고무밴드를 늘리기 위해 사용된 운동에너지는 위치 에너지로 전환된다. 늘어난 고무밴드를 놓아 버리면 위치에너지는 운동에너지로 돌아간다.

열역학 제2법칙(*second law of thermodynamics*)은 자연 상태에서는 에너지가 분산되는 방향으로 일이 진행된다는 것을 말한다. 예를 들면, 큰 분자가 여러 개의 작은 분자로 쪼개지면서 본래 분자가 가지고 있던 에너지가 여러 작은 분자로 분산된다. 다른 예로는 분자들이 농도가 높은 곳(높은 에너지를 가짐)에서 농도가 낮은 곳(낮은 에너지를 가짐)으로 퍼져 나가는 것이 있으며, 이 과정을 **확산**(*diffusion*)이라 한다. 다음 절에서는 화학반응에서의 에너지 교환에 대하여 논의할 것이다.

반응에서의 에너지 변화

화학반응은 항상 에너지를 방출하거나 흡수하여 일어난다는 것은 자연의 피할 수 없는 진리이다. 바꾸어 말하면, 모든 반응에는 한 종류 또는 다른 종류의 에너지 교환이 일어난다. 다른 종류의 분자는 다른 양의 에너지를 가지고 있기 때문에 이런 에너지 교환이 일어난다. 한 반응이 에너지를 방출할 때는, 반응물이 생성물보다 많은 에너지를 가지고 있기 때문에 그러한 반응이 일어난다. 이 경우, 반응물은 일정한 양의 에너지를 가지고 반응에 들어가고, 생성물은 그보다 적은 양의 에너지를 가지고 반응에서 빠져나온다. 남은 에너지는 반응 과정에 여러 형태로 방출되어야 한다.

$$\text{반응물} \rightarrow \text{생성물} + \text{에너지}$$

방출되는 에너지는 열 또는 다른 형태가 될 수 있으며, 경우에 따라 이 에너지는 일을 하는 데 사용될 수 있다.

에너지 방출 반응의 친숙한 예가 휘발유 연소반응이다. 대기 중에서 휘발유가 탈 때는 불꽃의 형태로 열에너지와 빛에너지를 방출한다. 자동차의 내연기관에서 탈 때는 이 에너지의 일부가 자동차를 움직이는 데 사용된다.

모든 반응에서 에너지 변화는 (ΔE로 표시) 생성물의 에너지($E_{\text{생성물}}$)와 반응물의 에너지($E_{\text{반응물}}$) 차이, 즉 $\Delta E = E_{\text{생성물}} - E_{\text{반응물}}$ (기호 Δ 또는 델타는 양의 변화를 나타낼 때 흔히 사용한다)이다. 에너지를 방출하는 반응에서 생성물이 반응물보다 에너지를 적게 가지고 있기 때문에, 반응의 에너지 변화, 즉 ΔE는 음의 값이다. 이 에너지의 변화는 **그림 3.1**a에서 보여주고 있으며, y축은 반응물과 생성물의 에너지량을 표시하고 x축은 반응의 진행, 반응물이 생성물로 전환되는 과정을 의미한다. 에너지를 방출하는 반응을 **발열반응(exergonic reaction)**이라 한다.

그림 3.1b는 에너지를 요구하는 반응에서의 에너지 변화를 나타내며, 이 반응은 다음과 같이 나타낸다.

$$\text{반응물} + \text{에너지} \rightarrow \text{생성물}$$

이 경우, 생성물이 반응물보다 더 많은 에너지를 가지고 있어서 에너지 변화 ΔE는 양의 값이다. 에너지는 만들어질 수 없기 때문에 생성물이 얻는 에너지는 반응물이 아닌 다른 경로로부터 와야 한다. 에너지를 요구하는 반응을 **흡열반응(endergonic reaction)**이라 한다. 흡열반응의 한 예로 단백질 합성을 들 수 있다; 단백질에서 각 펩티드결합을 만들기 위해 에너지가 필요하다.

에너지 변화 ΔE는 전형적인 칼로리(cal)나 킬로칼로리(kcal) 같은 에너지나 열의 단위로 표시하지만 joule(J) 또는 kilojoule(kJ)로 표시할 수도 있다. 1칼로리(calorie)는 주어진 조건에서 1 g의 물을 섭씨 1°C 올리는 데 필요한 에너지량이다. 1 cal는 4.18 J과 같고 kcal와 kJ은 각각 1000 cal와 1000 J이다.

반응에서 방출되거나 흡수되는 에너지량은 반응물과 생성물의 성질뿐만 아니라, 소모된 반응물과 만들어진 생성물의 양에 따라 결정된다. 반응물량과 생성물량의 증가에 따라 에너지 변화량도 정비례하여 증가한다. 이런 이유로, ΔE는 일반적으로 kcal/mole 또는 이와 동등한 단위로 표시한다.

화학에너지, 즉 분자들을 붙잡고 있는 화학결합에 저장되어 있는 에너지는 위치에너지의 한 형태이다. 한 반응에서 에너지 변화를 말할 때, 그 에너지 변화는 **위치에너지**(*potential energy*) 변화를 말하는 것이다. 그림 3.1과 같은 에너지 모식도에서는 반응물과 생성물이 동일한 온도하에 있다고 가정한다(즉, 같은 운동에너지를 가지고 있음). 그래서 반응물과 생성물 간의 어떤 에너지 차이는 위치에너지 차이에 반영되어야 한다. 다음 절에서는 반응에서의 에너지 변화는 에너지가 방출 또는 흡수되는지를 결정할 뿐만 아니라, 그 반응의 진행방향을 결정한다는 것을 알게 될 것이다.

반응상의 에너지 변화가 어떻게 반응방향을 결정하는가

화학반응은 특정한 방향으로 진행되는 자연적인 경향이 있다는 것을 경험으로 알고 있다. 예를 들면, 일단 종이 한 장에 불을 붙이면 재로 변할 때까지 타지만(충분히 산소가 공급되면), 타는 것이 멈추거나 역으로 진행되어 재가 종이로 바뀌는 것은 결코 볼 수 없다. 그 이유는, 종이가 타는 것은 에너지 방출(exergonic)반응이며, 에너지 방출반응은 항상 자발적으로, 정방향으로 일어난다. (자발적으로 일어나는 과정이라고 말하는 것은 스스로 일어나는, 즉 에너지 유입없이 일어나는 반응을 뜻한다.) 재를 종이로 복원하기 위해서는 종이

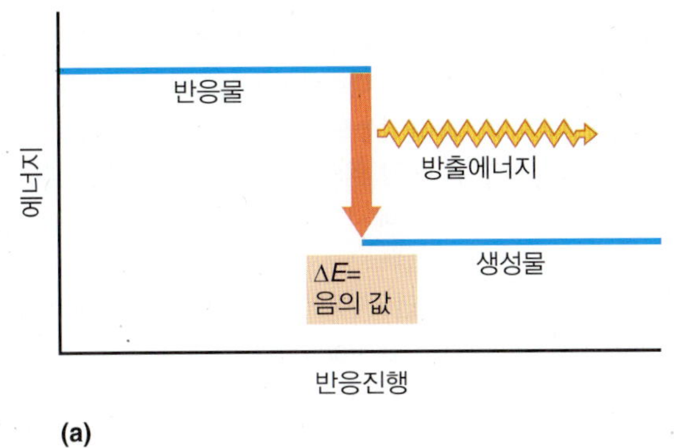

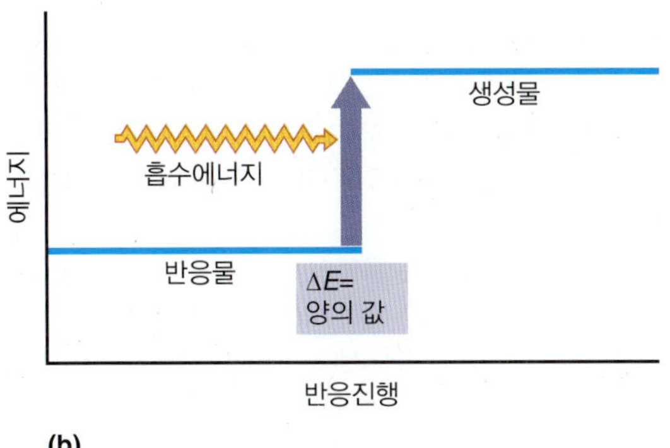

그림 3.1 반응에서의 에너지 변화. 물결 모양의 화살표는 반응에서 에너지의 이동을 나타낸다. **(a)** 반응물의 에너지가 생성물의 에너지보다 높을 때는 에너지 변화가 음의 값이며, 그 반응에서 에너지가 방출된다. **(b)** 생성물의 에너지가 반응물의 에너지보다 높을 때는 에너지 변화가 양의 값이며, 그 반응에 에너지가 첨가된다.

를 태우는 반응이 역방향으로 진행되어야 하는데, 이 과정은 에너지 방출반응이 아니라 에너지를 필요로 하는 반응이다. 에너지 흡수반응(*endergonic reaction*)은 자발적으로 정방향으로 진행되지 않기 때문에 이 반응은 일어나지 않는다. 에너지가 가해질 때에만 정방향으로 진행된다. (실제로 에너지 흡수반응은 에너지가 가해지지 않으면 자발적으로 역방향으로 진행된다.)

이러한 법칙은 또 다른 자연의 진리를 반영한다. 즉, 계(system)는 위치에너지가 높은 상태에서 낮은 상태로 옮겨가는 자연적인 경향을 가지고 있다. 예를 들면, 바위는 자발적으로 아래쪽으로 굴러가지만 위쪽으로 구르지는 않는다는 것(움직일 운동량이 주어지지 않는 한)을 알고 있다. 왜냐하면 바위가 가지고 있는 위치에너지가 바위가 아래쪽으로 구를 때 감소하기 때문이다. 위쪽으로 구르면 바위의 위치에너지가 증가한다. 이와 같이 에너지 방출반응(반응물 → 생성물 + 에너지)은 높은 에너지를 가지고 있는 반응물이 낮은 에너지를 가진 생성물로 전환되며, 위치에너지가 감소하기 때문에 정방향으로 자발적으로 진행된다. 반면에 에너지 흡수반응(반응물 + 에너지 → 생성물)은 에너지가 낮은 반응물이 에너지가 높은 생성물로 전환되며, 위치에너지가 증가되기 때문에 정방향으로 자발적인 진행이 일어나지 않는다. [엄밀히 말하면, 위치에너지 변화라기보다는 자유에너지(*free energy*) 변화가 반응의 방향을 결정한다. 자유에너지는 어떤 분자로부터 추출할 수 있는 에너지이다.]

에너지를 방출하는 이화반응의 본질과 에너지를 흡수하는 동화반응의 본질이 알려져 있기 때문에, 세포에서 이화반응은 자발적으로 일어나고, 동화반응은 에너지가 주어졌을 때에만 일어난다는 것을 추측할 수 있다. 동화반응은 이화반응과 짝(*couple*)을 이루고 있기 때문에 세포에서 동화반응이 일어날 수 있다. 이렇게 짝을 이루는 반응은 이화반응에서 방출되는 에너지를 이용하여 동화반응을 진행시킨다. 다음의 예에서 반응 A → B 는 에너지를 방출한다. 이 에너지는 C → D 반응을 진행하는 데 사용한다.

$$\text{A} \rightarrow \text{B} + \text{에너지}$$

$$\text{C} + \text{에너지} \rightarrow \text{D}$$

화학 평형

전체 반응의 방향이 없을 때, 즉 반응물이 생성물로 전환되는 속도와 생성물이 반응물로 전환되는 속도가 같을 때, 그 반응을 **평형상태(equilibrium)**에 있다고 말한다. 평형은 반응물과 생성물이 같은 에너지를 가지고 있을 때, 즉 에너지 변화(ΔE)가 0일 때 일어난다. 반응물과 생성물의 농도가 같을 때가 아니라 에너지 수준이 같을 때 평형에 도달한다는 것을 유의하자. 예를 들면, 반응물이 생성물보다 에너지를 많이 가지고 있으면, 평형상태에서는 반응물과 생성물이 동일한 수준의 에너지를 갖기 위해 생성물의 농도가 반응물의 농도보다 훨씬 높아야 한다. 반응물과 생성물의 위치에너지 차이가 클 때 반응이 평형에 도달하려면 농도의 차이도 커야 한다. 다음 절에서 보는 것과 같이 반응물이나 생성물의 농도를 변화시켜서 에너지를 바꿀 수 있다.

질량 작용의 법칙

용액에서 반응물이나 생성물의 에너지는 분자 내에 있는 화학결합의 수와 종류, 분자가 녹아 있는 용매의 성질, 그리고 분자의 농도 등의 여러 요인에 의해 결정된다. 일반적으로 분자의 농도가 높아짐에 따라 분자의 에너지가 증가한다(**Chemistry Review: 용액과 농도**를 보라). 평형상태에서 반응물과 생성물의 관계는 수학적으로 **평형상수**(*equilibrium constant*)로 설명할 수 있다. 다음 반응을 살펴보자.

$$a\text{A} + b\text{B} \rightleftharpoons c\text{C} + d\text{D}$$

CHEMISTRY REVIEW

용액과 농도(Solutions and Concentrations)

분자를 액체에 녹인 혼합물을 **용액**(*solution*)이라고 한다. 녹아 있는 물질은, 순수한 형태로는 일반적으로 고체나 기체는 **용질**(*solute*)이라고 부르는 반면, 액체는 **용매**(*solvent*)라고 부른다. 용질분자가 완전히 서로 분리되어 용매분자에 둘러싸여 있을 때 **녹았다**(*dissolved*)라고 말한다.

용액의 **농도**(*concentration*)는 용액의 단위부피 속에 함유된 용질의 양의 척도이다. 용질의 양은 가장 흔히 mole(mol)이란 용어로 표시하고, 부피는 가장 흔히 liter(L)로 주어진다. 1 mol의 용질이 1 L 용액에 있으면 농도는 1 *molar*(1 M = 1 mol/L)라 한다. 1/1000 mole(즉, 1 *millimole*, mmol)의 용질이 1 L 용액에 녹아 있으면 농도는 0.001 M 또는 1 mM(1 mM = 1 × 10^{-3} mol/L)이다. 매우 묽은 용액에서 농도는 μM(μmol/L = 1 × 1^{-6} mol/L) 또는 nM(nmol/L = 1 × 10^{-9} mol/L)로 표시할 수 있다. 특수물질의 농도는 종종 괄호를 이용하여 표시한다. 예를 들면, [Na^+]는 나트륨이온 농도를 나타낸다.

몰농도(molarity)와 **몰랄농도**(*molality*)를 혼동하지 말아야 한다. 몰랄농도는 용매의 단위 kg당 몰의 수이다. 용매가 물인 경우 25°C에서 1리터이다. 그래서 25°C에서 몰농도와 몰랄농도는 수용액에서 대략 같다.

가끔 농도를 용액의 단위부피 속에 들어 있는 용질의 **질량**으로 표시한다. 예를 들면, g/L 또는 μg/L(μg/L = 1 × 10^{-6} g/L) 등이다. 흔히 생리학에서는 부피의 단위로 데시리터(dL = 0.1 L)를 쓰는데, 이는 100 mL와 같다. 생리적 용액은 대부분 물이고, 100 mL의 무게는 100 g이기 때문에, 1 dL에 1 g의 용질이 들어 있는 용액의 농도를 흔히 **1퍼센트**(1%)로 표시한다.

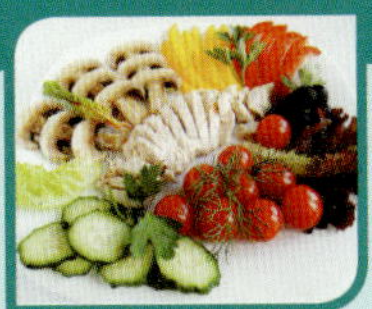

당뇨병에 대한 관심

질량작용의 법칙(The Law of Mass Action)

질량작용의 법칙은 세포 내에서 반응물과 생성물의 농도와 체액이 항상 변하기 때문에 생리적 작용에서 중요하다. 예를 들면, 음식을 섭취한 다음 포도당이 위장관에서 혈액으로 유입되어 혈당량이 증가한다. 이에 반응하여 인슐린이 혈액으로 분비되고 체내의 여러 세포로 이동하여 이러한 세포들의 포도당 흡수를 증가시킨다. 포도당 농도가 증가하여 세포내 포도당 대사가 촉진된다. 이러한 흡수 후 상태 동안에 신체의 세포는 풍부한 포도당을 가지고 있어서 일차 에너지원으로 사용할 수 있다. 그러나 당뇨병 환자에서는 인슐린 수치 또는 인슐린 활성이 낮아서, 심지어 흡수 후 상태에서도 세포 내에 포도당 수치가 낮다. 따라서 포도당 대사가 낮으며, 세포는 에너지원으로 지질과 단백질과 같은 다른 분자들에 의지해야 한다.

여기서 a, b, c, d는 균형 화학반응식에서 분자 A, B, C, D의 수를 각각 나타낸다. 특정한 온도에서 이 반응의 평형상수를 *K*이라고 하면 다음 식으로 표시할 수 있다.

$$K = \frac{[C]^c[D]^d}{[A]^a[B]^b}$$

평형상수가 1이면 반응물과 생성물이 같은 양의 에너지를 가지고 있음을 의미하고 있어서. 순수한 반응이 일어나지 않을 것이다. 평형상수가 1보다 크면 순반응이 오른쪽으로 진행되는 에너지 방출반응(exergonic reaction)을 나타낸다.

*K*는 상수이기 때문에 반응물의 농도증가는 반응을 오른쪽으로 진행시키는, 즉 더 많은 생성물이 만들어지게 한다. 마찬가지로 생성물의 농도증가는 이 반응을 왼쪽으로 진행시킨다; 더 적은 양의 생성물이 만들어지거나 반응이 역으로 갈 것이다. 이러한 현상을 일반적으로 **질량작용의 법칙(law of mass action)**이라 한다. 이 법칙을 생리학에 연계시키면 다음과 같이 더 간략하게 표현할 수 있다: 생성물에 비해 상대적으로 반응물의 농도를 높이면 반응이 정방향으로 일어나고, 반응물에 비해 상대적으로 생성물의 농도를 높이면 반응이 역방향으로 진행된다.

지식 활용하기

주어진 화학반응인 반응물 ⇌ 생성물에서 평형상수는 다음과 같이 계산될 수 있다:

$$K = \frac{[\text{생성물}]}{[\text{반응물}]}$$

평형상수가 2이라면, 그 반응이 평형에 있을 때 반응물 대비 생성물의 비율은 얼마인가? 이 반응은 에너지 방출반응인가? 아니면 에너지 흡수반응인가? 평형상수가 10, 0.1 및 0.01일 때에는 어떤가?

그림 3.2에서는 화학 평형과 질량작용의 법칙을 보여준다. 두 도표는 단순한 반응(반응물 ⇌ 생성물)에서 시간 경과에 따른 반응물과 생성물의 농도변화를 보여준다. 곡선의 기울기는 반응 속도를 보여주며, 기울기가 클수록 반응 속도가 빨라짐을 나타낸다. 그림 3.2a에서는 평형에 이를 때까지 반응이 진행된다. 평형상태에서 반응물보다 생성물이 더 많으므로 이 반응은 발열반응(exergonic reaction)이다. 그림 3.2b에서는 반응이 평형상태로 진행된 다음 더 많은 반응물을 가하였다. 더 많은 반응물의 첨가는 다시 평형상태에 이를 때까지 더 많은 생성물을 만들도록 반응을 진행시킨다.

활성화 에너지

반응물이 화학반응에 들어가면 생성물로 전환이 갑자기 일어나지 않는다. 그보다 반응 과정의 분자는 **전이상태**(*transition state*)라고 하는 에너지가 높은 중간물질(intermediate) 형태로 변한 다음 생성물로 전환된다. 그 역반응도 (생성물이 반응물로 전환) 또한 전이상태를 거친다. 그래서 반응의 전이는 갑자기기가 아니라 **그림 3.3**a에서와 같이 천천히 연속적으로 일어난다. 전이상태의 위치에너지가 반응물이나 생성물의 위치에너지보다 높기 때문에 곡선 중앙의 **활성화 에너지 장벽**(*activation energy barrier*)으로 알려진 "툭 솟아 오른 곳"이 생긴다

에너지를 방출하는 과정으로 종이가 불에 타는 현상을 그 예로 앞에서 설명했다. 그러나 종이는 자발적으로 타지 않는다. 그 대신 활성화 에너지 장벽을 극복하기 위해 불꽃이나 확대경을 통해 열이 가해지는 것 같이 에너지가 있어야만 불에 타기 시작한다. 반응물이 생성물로, 또는 그 역으로 되기 위해서는 분자는 활성화 에너지 장벽을 넘을 수 있는 충분한 위치에너지를 가지고 있어야 한다. 그렇게 되기 위해서는 반응물 또는 생성물의 에너지와 전이상태의 에너지 간의 차이인 **활성화 에너지(activation energy)**라 부르는 여분의 에너지를 받아야 한다. 활성화 에너지는 그림 3.3b에서와 같이 처음 또는 마지막 상태의 에너지와 곡선의 꼭짓점 간의 수직거리로 표시된다. 이 그림에서 보여주는 반응은 에너지 방출반응으로, 정반응의 활성화 에너지가 역반응의 활성화 에너지보다 낮다는 것을 주목하자. 에너지를 흡수하는 반응에서는 그 반대가 될 것이다.

활성화 에너지 장벽을 넘기 위해서 분자에 여분의 에너지가 있어야 한다면 그 여분의 에너지는 어디서 오는가? 분자들은 이 에너

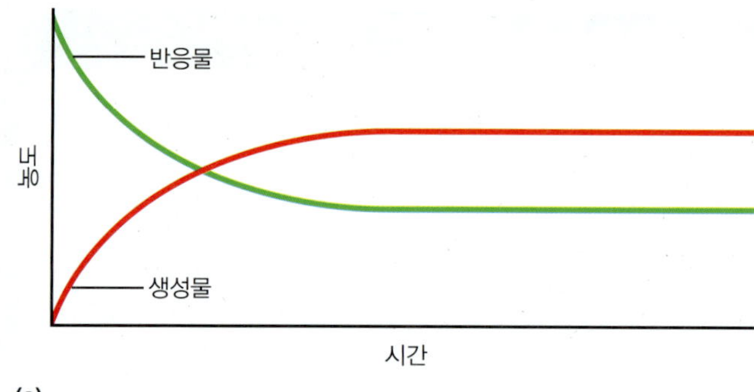

(a)

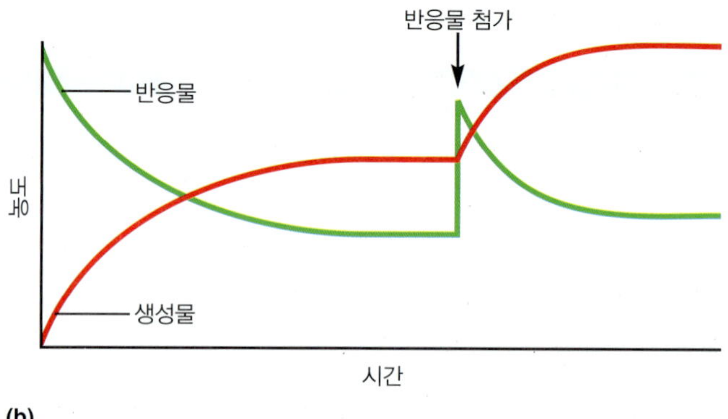

(b)

그림 3.2 화학적 평형과 질량작용의 법칙. 하나의 반응물이 하나의 생성물로 전환(반응물 ⇌ 생성물)되는 단순한 발열성 가역반응에서 시간 경과에 따른 반응물(녹색 선)과 생성물(적색 선)의 농도를 표시하였다. **(a)** 반응이 평형상태에 도달하게 둔다. **(b)** 평형상태에 도달한 후 더 많은 반응물을 첨가하면 질량작용의 법칙에 의해 더 많은 생성물이 만들어진다.

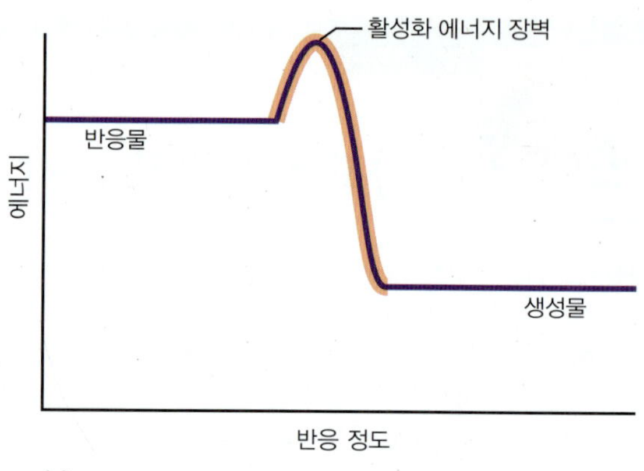

(a)

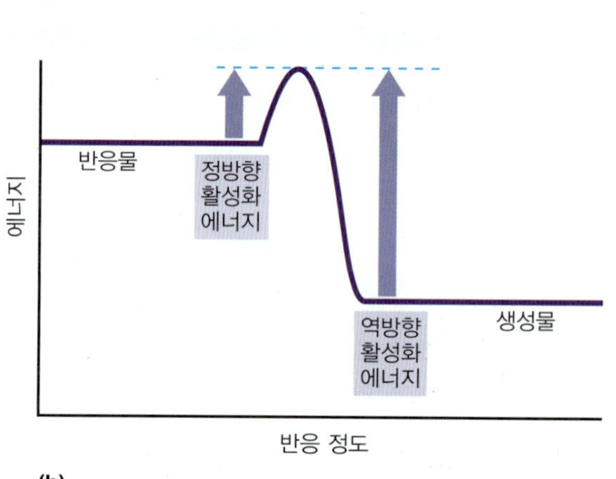

(b)

그림 3.3 활성화 에너지 장벽. 묘사된 반응은 에너지 방출반응이다. **(a)** 에너지 도표는 활성화 에너지 장벽을 추가한 것 외에는 그림 3.1a와 유사하다. **(b)** 정방향과 역방향의 활성화 에너지를 수직 화살표로 나타낸 에너지 도표.

지를 서로 충돌하여 얻으며, 이 충돌은 분자들이 일정한 열운동을 하기 때문에 항상 일어난다. 예를 들어, A + B → C + D 반응을 고려해 보자. 분자 A와 B가 반응하기 위해서는 먼저 서로 충돌해야 한다. 충돌이 일어날 때 일부 분자의 열운동에너지가 위치에너지로 전환된다. 만약 얻어지는 위치에너지가 활성화 에너지와 같거나 더 크면 두 분자는 전이상태로 들어가고 생성물 C와 D로 전환된다(**그림 3.4**a).

활성화 에너지 장벽의 중요성은 다음 절에서 상세히 다룰 주제인 반응 속도를 제한하는 데 있다. 여기서 일부 충돌은 활성화 에너지 장벽을 넘을 만큼 충분한 위치에너지를 생성하지 못하기 때문에 반응분자간의 모든 충돌이 반응을 일으키지 않는다는 것을 아는 것이 중요하다. 더 빠르게 움직이는 두 분자가 충돌하면 더 많은 위치에너지를 얻는다. 충돌에 의해 얻어지는 에너지가 활성화 에너지보다 낮으면, 충돌한 분자는 전이상태로 들어가지 않으며, 반응이 일어나지 않을 것이다(그림 3.4b). 대신에 두 분자는 충돌에 의한 변화를 겪지 않고 그냥 빠져나올 것이다.

퀵 테스트 3.2

1. 에너지 방출반응에서 반응물과 생성물 중에서 어느 것이 더 많은 에너지를 가지고 있는가?
2. 어떤 인자가 반응의 방향을 결정하는가? 정방향으로 진행되는 자발적인 반응은 에너지 방출반응인가? 에너지 흡수반응인가?
3. 질량작용의 법칙을 간략히 설명하라.
4. 활성화 에너지란 무엇인가? 활성화 에너지가 어떻게 반응에 영향을 미치는가?

3.3 반응 속도

화학반응의 속도는 얼마나 빨리 반응물이 소모되고 생성물이 만들어지는가의 척도이다; 화학반응 속도는 일반적으로 단위시간당 농도의 변화로 표시한다(moles/liter-second, 또는 이와 동등한 것). 예를 들면, A + B → C + D 반응이 진행됨에 따라 A와 B의 농도는 감소하면서 C와 D의 농도는 증가한다. 이 반응의 속도는 단위시간당 C와 D의 농도 변화로 표시할 수 있다.

적절한 신체기능은 바로 지금 우리 몸의 필요에 부합하는 속도로 반응이 진행되는 것을 요구하기 때문에 물질대사반응 속도는 생리적으로 매우 중요한 의미를 가지고 있다. 반응 속도가 궁극적으로 요구되는 것보다 빠르거나 늦으면 심각한 세포기능의 불능을 초래한다. 아마 이 위험의 가장 대표적인 예가 체온이 정상 아래로 떨어

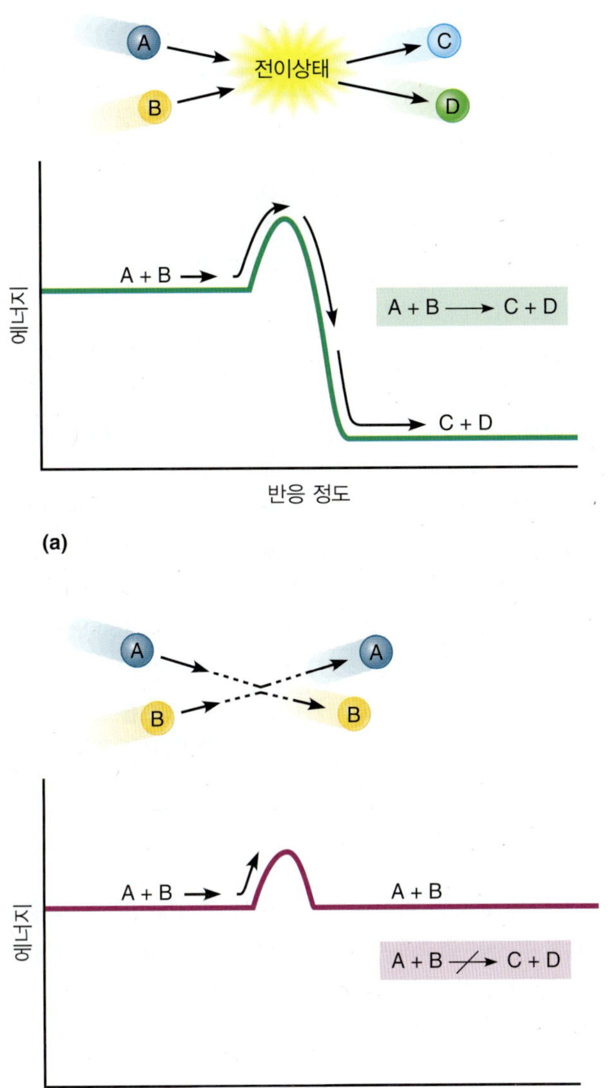

그림 3.4 활성화 에너지 장벽의 영향. (a) 전이상태로 들어가는 데 충분한 에너지를 가진 반응물 분자 A와 B의 충돌. 충돌에너지가 활성화 에너지 장벽을 극복하면 생성물 C와 D가 만들어진다. **(b)** 전이상태로 들어가기에 불충분한 에너지를 가진 반응물 A와 B의 충돌. 활성화 에너지 장벽을 극복하지 못하여 반응이 일어나지 않는다.

Q 활성화 에너지 장벽이 낮아지면, 반응의 에너지 변화가 증가, 감소, 아니면 그대로 유지되는가?

지는 저체온증(*hypothermia*)일 것이다. 체온이 약간이라도 떨어지면 물질대사반응이 낮아지는 원인이 되며, 체온이 몇 도만 떨어져도 무기력해지고, 식별력을 잃으며, 또 의식을 잃을 수도 있다. 체온이 더 떨어지면 심장기능이 정지(cardiac arrest; 심장박동 정지)되어 죽음에 이를 수 있다.

이 절의 뒷부분에서 물질대사반응은 효소라고 부르는 특수한 분자에 의해 가속되고 촉매되는 것과 물질대사의 반응 속도는 효소작용의 변화를 통하여 정상적으로 조절되는 것을 살펴볼 것이다. 그러나 먼저 화학반응 속도에 영향을 주는 일반적인 요인을 알아볼 것이다.

화학반응 속도에 영향을 미치는 요인

어떤 화학반응은 다른 어떤 반응들보다 빠르다는 것을 경험으로 알고 있다. 예를 들면, 어떤 산화반응(휘발유 연소)은 폭발적인 속도로 일어날 수 있는 반면에 철에 녹이 스는(또 다른 산화반응) 것은 너무 천천히 일어나 그 효과를 보려면 수 주일 걸린다. 반응 속도는 (1) 반응물과 생성물의 농도, (2) 온도, (3) 그 반응의 활성화 에너지 장벽의 높이 등과 같은 다양한 요인에 의해 결정된다.

반응물과 생성물의 농도

반응 속도를 이야기할 때는 순반응(반응물 → 생성물)과 역반응(생성물 → 반응물) 간 속도의 차이인 반응의 순 속도(*net rate*)를 의미한다. 질량작용의 법칙에 의하면 반응물의 농도가 얼마라도 증가하면 역반응 속도에는 영향을 미치지 않고 순반응 속도의 증가가 일어난다. 마찬가지로 생성물의 농도가 얼마라도 증가하면 순반응에는 영향을 미치지 않고 역반응의 속도가 빨라진다. 그래서 반응물의 생성물에 대한 상대적인 농도증가는 순반응의 순 속도를 증가시킨다. 역으로, 생성물의 반응물에 대한 상대적 농도를 높여주면 순반응의 순 속도가 감소하며, 또 농도의 변화가 충분히 크면 반응이 역방향으로 진행될 수 있다. 반응물과 생성물의 농도가 속도에 미치는 영향은 농도가 분자 간 충돌빈도에 영향을 미치기 때문이다. 분자의 농도가 증가함에 따라 주어진 시간 동안 일어나는 충돌빈도 역시 증가한다.

온도

일반적으로 반응 속도는 온도가 올라가면 증가하고 온도가 떨어지면 감소한다. 예를 들어, 음식을 냉장하면 부패속도가 느려져, 따라서 음식물을 오랫동안 보관할 수 있다.

온도는 분자간 충돌 빈도와 충돌에너지에 영향을 미쳐 반응 속도를 조절한다. 온도가 상승함에 따라 분자의 평균운동에너지가 높아지고 충돌에너지가 증가한다. 그 결과 활성화 에너지 장벽을 극복할 수 있는 충돌분자의 비율이 증가하고, 반응 속도가 빨라진다.

활성화 에너지 장벽의 높이

활성화 에너지 장벽의 높이는 반응에 따라 다르다. 모든 조건이 동일할 때 반응 속도는 활성화 에너지 장벽이 낮아짐에 따라 빨라진다. 그 이유는 어떤 주어진 온도에서 충돌하는 분자의 일부만 에너지 장벽을 극복할 수 있는 충분한 에너지를 가지게 되고 반응이 일어나기 때문이다(**그림 3.5**). 에너지 장벽의 높이가 낮아짐에 따라 충돌분자 중에서 장벽을 극복할 수 있는 분자의 비율이 증가한다. 이는 충돌 자체가 더 많은 에너지를 일으키기 때문이 아니고 충돌에 성공하는 데 필요한 최소 에너지가 감소하기 때문이다. (이 상황은

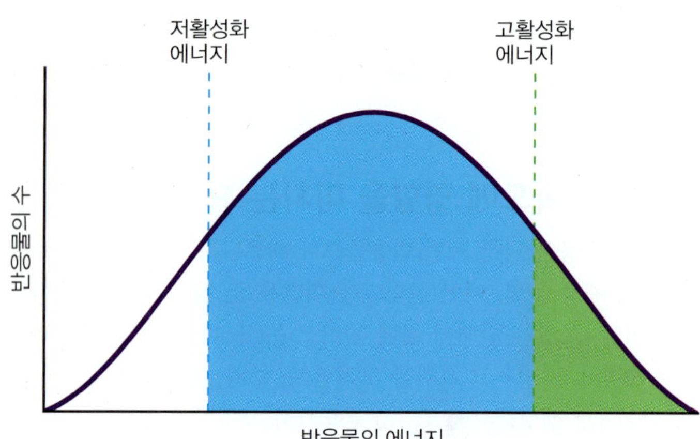

그림 3.5 반응물 분자의 에너지. 각 반응물 분자의 에너지는 변하지만 대략적으로 종모양의 인구분포 곡선을 따른다. 반응물이 생성물로 전환되기 위해서 반응물의 에너지가 활성화 에너지 장벽보다 높아야 한다. 활성화 에너지 장벽이 상대적으로 낮으면 높은 비율의 반응물이 생성물로 전환될 수 있는 충분한 에너지를 얻을 것이다(그래프에서 낮은 활성화 에너지 장벽선 오른쪽의 모든 반응물). 이와는 대조적으로, 활성화 에너지 장벽이 상대적으로 높으면 일부 반응물만 생성물로 전환될 수 있는 충분한 에너지를 얻을 수 있다(그래프에서 높은 활성화 에너지 장벽선 위의 반응물만).

높이뛰기 경기와 비슷하다. 높이뛰기 봉을 낮추면 넘는 데 성공하는 경기자가 증가할 것이다.)

활성화 에너지 장벽이 낮아짐에 따라 순반응 및 역반응의 활성화 에너지가 낮아지기 때문에 양방향의 반응 속도가 함께 증가한다는 것을 유의하자. 그러나 반응의 순 속도는 역반응 속도가 증가함에도 불구하고 여전히 빨라진다. 그 이유에 대해서는 이 책에서 다루지 않는다.

화학반응에서 효소의 역할

비커에 반응물을 넣고 섞어서 전형적인 대사반응을 일으키면 이 반응은 매우 천천히 진행된다. 실제 대부분의 대사반응은 너무 천천히 진행되어 생명현상을 유지할 수 없다. 그러나 세포 내에서 이러한 반응은 촉매(*catalyst*)로 작용하도록 특수화된 생체분자(거의 대부분은 단백질)인 **효소(enzyme)**가 있기 때문에 상당히 빠른 속도로 진행되는데, 촉매는 화학반응 속도를 증가시키는 물질의 일반적인 용어이다. 이 절에서는 어떻게 효소가 이러한 임무를 수행하며 또 효소활성 조절이 우리 몸의 필요에 따라 반응 속도를 어떻게 조절하는가를 살펴보고자 한다.

효소의 작용기작

세포는 특수한 하나의 반응이나 일련의 연관된 반응을 촉매하는 다양한 효소를 가지고 있다(인체에서 발견되는 주요 효소들과 이들의 기능을 **표 3.1**에 열거했다). 반응을 촉매하기 위해서 먼저 효소는 효소-촉매 반응에서 **기질(substrate)**이라는 반응물 분자와 결합해야

표 3.1 인체에서 발견되는 주요 효소들과 그 촉매반응

효소	촉매반응
RNA 중합효소	DNA 이중나선 풀기 및 RNA 합성
DNA 중합효소	DNA 이중나선 풀기 및 DNA 합성
인산화 단백질	단백질 인산화 반응
인단백질 인산가수분해효소	단백질 탈인산화 반응
카탈라아제	과산화수소를 물과 산소로 분해
헥소키나제	포도당 인산화 반응
ATP 합성효소	산화적 인산화 반응을 통한 ATP의 합성
젖산 탈수소효소	젖산을 피루브산으로 전환
포도당-6-인산가수분해효소	포도당-6-인산으로부터 인산기 제거
탄산탈수효소	탄산을 물과 이산화탄소로 전환
아밀라아제	복합 탄수화물의 분해
리파아제	트리글리세리드를 모노글리세리드와 지방산으로 분해
수크라아제	설탕을 포도당과 과당으로 분해

한다. 그 다음 효소는 기질로부터 생성물 분자를 만드는 작용을 하고, 생성물 분자는 효소로부터 떨어진다. 그래서 효소의 작용을 다음과 같이 두 단계 반응으로 표시할 수 있다.

$$\underset{\text{효소}}{E} + \underset{\text{기질}}{S} \rightleftharpoons \underset{\text{효소-기질 복합체}}{E \cdot S} \rightleftharpoons \underset{\text{생성물}}{P} + \underset{\text{효소}}{E}$$

첫 단계 반응(결합단계)에서 이중 화살표는 기질이 효소에 결합할 가능성이 있으며, 결합한 다음 효소가 작용하기 전에 떨어질 수도 있다는 것을 의미한다(**그림 3.6**a). 기질이 단백질에 약한 결합으로 상호작용하고 있어서 결합 후 쉽게 효소에서 떨어져 나올 수 있기 때문에 이러한 결합을 가역적(*reversible*)이라 한다(**Toolbox: 리간드-단백질 상호작용**을 보라). 기질이 효소에 오랫동안 결합하고 있으면 결국은 두 번째 단계반응(촉매단계)에서 생성물이 만들어진다.

촉매단계가 끝나고 효소는 반응에 들어갈 때와 같은 형태로 빠져나오며, 이는 효소가 반응을 하는 동안 소모되지도 않고 변형되지도 않음을 나타낸다. 그 다음 효소는 다른 기질과 결합하여 새로운 생성물을 만든다. 실제, 한 분자의 효소는 반응을 계속 반복적으로 촉매하여 이론적으로는 끝없는 양의 생성물을 만들 수 있다. 이중 화살표가 표시하는 것과 같이, 효소는 반대방향 반응도 촉매해서 생성물을 기질로 전환시킬 수 있다.

앞에서 반응은 효소작용의 핵심을 보여주지만, 다만 가장 단순한 형태의 효소작용에 속하며, 다음의 축약된 표시법 같이 매번 하나의 효소가 하나의 기질과 작용하여 하나의 생성물을 만든다.

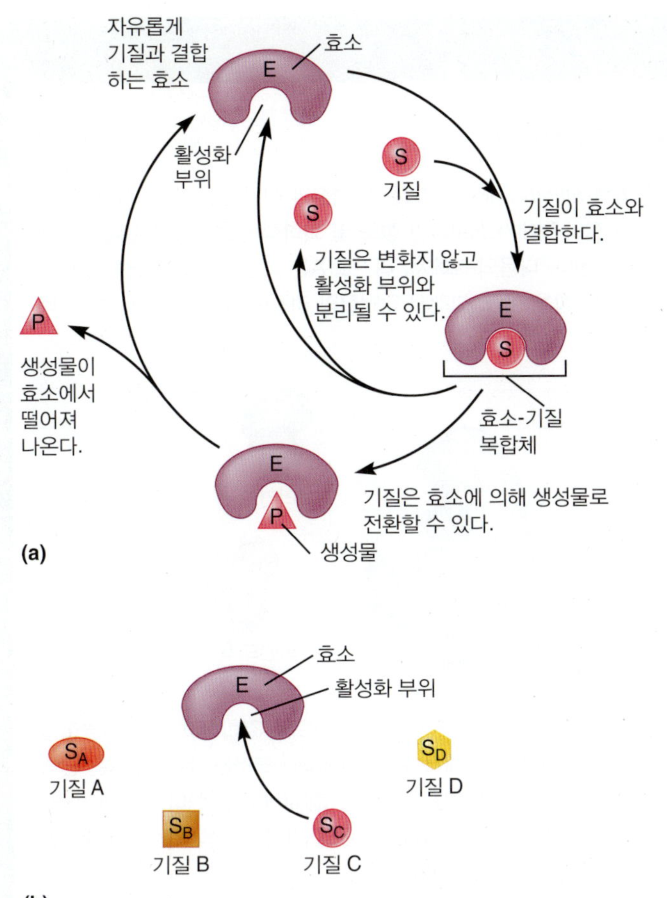

그림 3.6 효소작용 기작에서 기질 특이성의 역할. (a) 효소작용 기작. 기질 분자 S와 효소의 활성화 부위 사이의 근접 적합도로 인하여 효소와 기질이 결합하여 복합체를 이룬다. 결합한 다음 기질은 변하지 않고 활성화 부위로부터 분리되거나, 효소에 의해 생성물 P로 전환될 수도 있다. 그 다음 생성물은 효소의 활성화 부위에서 떨어져 나오고, 자유로워진 효소는 다른 기질과 결합하고 반응을 다시 촉매한다. **(b)** 기질 특이성. 후보 기질 S_C의 모양만이 효소의 활성화 부위에 상보적이기 때문에 이 물질만 효소에 결합할 수 있다.

$$S \xrightarrow{E} P$$

실제로는 대부분의 효소가 두 개 이상의 다른 기질에 작용하여 하나 이상의 생성물을 만든다.

기질 특이성

효소는 일반적으로 하나의 특별한 기질만을 인식하고 결합하는 능력을 가지고 있기 때문에 하나의 특별한 반응을 촉매할 수 있는데, 이러한 현상을 **기질 특이성**(*substrate specificity*)이라 한다. 그러나 어떤 효소의 경우 일정한 특징을 가지고 있는 한 다양한 기질분자에 작용할 수 있으므로 이러한 특이성은 절대적인 것은 아니다. **펩신**(*pepsin*)을 예로 들 수 있는데, 펩신은 위 벽에 있는 세포에서 분비되는 효소로, 음식 속의 단백질을 작은 폴리펩티드 조각으로 분해시킨다. 펩신은 일정한 아미노산만 가지고 있으면 거의 대부분 단백질을 자를 수 있지만, 지방이나 탄수화물 같은 다른 구성성분에는 작용하지 않는다.

기질 특이성의 본질은 효소와 기질분자의 **상보적인**(*complementary*) 형태와 연관이 있다: 기질분자가 **활성 부위**(*active site*)라 부르는 효소분자의 특정한 부위에 꼭 맞아서 결합할 때만 효소가 기질에 작용하여 반응을 촉매한다. 그림 3.6b에 도식한 바와 같이 활성 부위에 비상보적인 기질 후보 분자들은 효소의 활성 부위에 맞지 않아서 효소가 작용할 수 없다.

현재 효소와 기질의 결합 기작은 락 앤드 키(lock-and-key) 모델(그림 3.6)과 유도적 적합(induced-fit) 모델(**그림 3.7**)과 같은 두 가지로 설명하고 있다. **락 앤드 키 모델**(*lock-and-key model*)에서는 열쇠가 자물쇠에 맞듯이 기질이 활성화 부위에 맞아야 한다는 것으로 기질 특이성을 설명한다. 이 모델의 약점은 대부분의 효소-촉매 반응의 역반응을 설명하지 못하는 데 있다—효소가 기질과 맞다면 역반응에서 생성물과는 맞을 수 없다. 새로운 **유도-적합 모델**(*induced-fit model*)은 역반응을 더 잘 설명할 수 있다. 이 모델에서는 열쇠가 자물쇠에 맞는 것보다 발이 양말에 맞는 것 같이 정확하게 상보적이진 않지만 비슷한 형태의 기질이 활성 부위에 결합한다. 발이 양말에 들어가면 양말이 발의 모양으로 변하는 것 같이, 기질이 효소에 결합하면 잘 맞게 결합하도록 효소분자에서 구조적 변화가 유도된다.

보조인자와 조효소

효소는 단백질이지만 많은 효소가 단백질이 아닌 **보조인자(cofactor)**라 부르는 물질을 가지고 있으며, 이 보조인자는 효소가 적절한 기

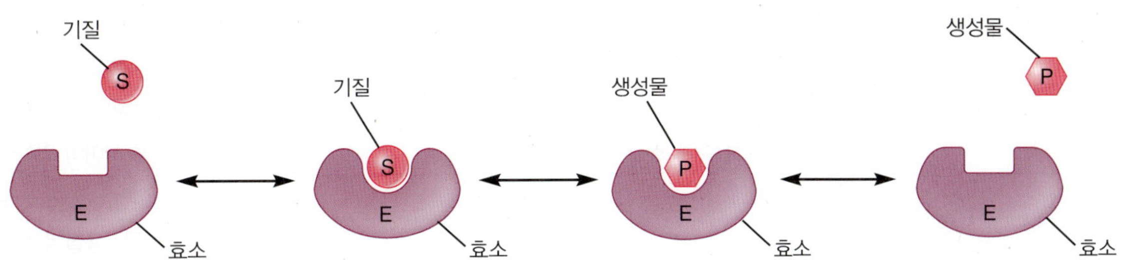

그림 3.7 효소 활성의 유도적-적합 모델. 이 모델에서는 기질과 생성물 모두 효소의 활성 부위에 결합할 수 있어 역반응이 일어날 수 있다.

TOOLBOX

리간드-단백질 상호작용(Ligand-Protein Interactions)

기질이 효소에 결합할 때 약한 상호작용(공유결합이 **아닌** 수소결합, 이온결합 및 반데르발스힘)으로 결합을 이룬다. 이러한 방법으로 단백질과 작용하는 분자를 **리간드**(*ligand*)라고 부른다. 그래서 단백질과 리간드 사이의 상호작용은 가역적 반응으로 일반화할 수 있다.

단백질 + 리간드 ⇌ 단백질—리간드

리간드는, 열쇠와 자물쇠가 상보적인 형태를 가지고 있는 것처럼, **결합 부위**(*binding site*)라 부르는 단백질의 한 부위와 상보적인 형태를 가지고 있기 때문에 단백질에 결합할 수 있다. 리간드는 또 단백질의 결합 부위에 화학적으로 끌린다. 리간드와 단백질의 결합은 특정한 리간드만 단백질의 결합 부위에 맞기 때문에 특이적이다.

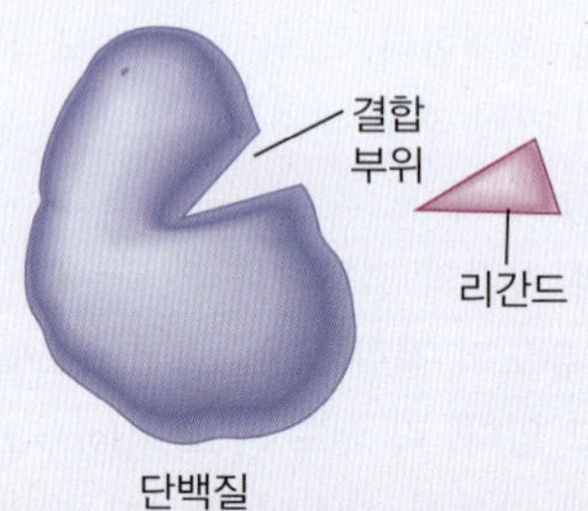

단백질과 리간드 사이의 상호작용은 질량작용의 법칙을 따른다. 즉, 단백질이나 리간드의 양을 증가시키면 단백질과 결합하는 리간드의 수가 증가한다. 이는 다음 그래프에 표시하였으며, 리간드와 결합한 단백질 수와 리간드 농도 사이의 관계를 보여준다. 두 개의 곡선이 있는데, 하나는 단백질의 농도가 낮을 때이고 다른 하나는 높을 때를 보여준다.

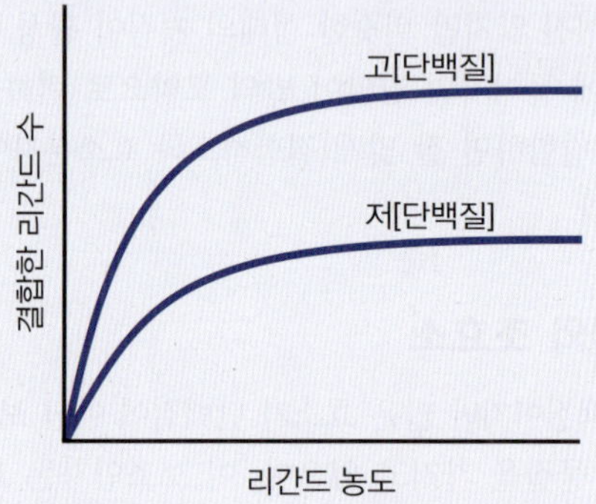

친화력(*affinity*)이라고 부르는 단백질과 리간드 간 상호작용의 세기는 두 물질의 형태가 상보적인 정도 및 화학적 상호작용의 수와 강도에 따라 달라진다. 다음의 예에서, 리간드 A는 리간드 B보다 단백질과 더 많은 이온결합을 한다. 그래서 단백질의 리간드 A에 대한 친화력이 더 크다.

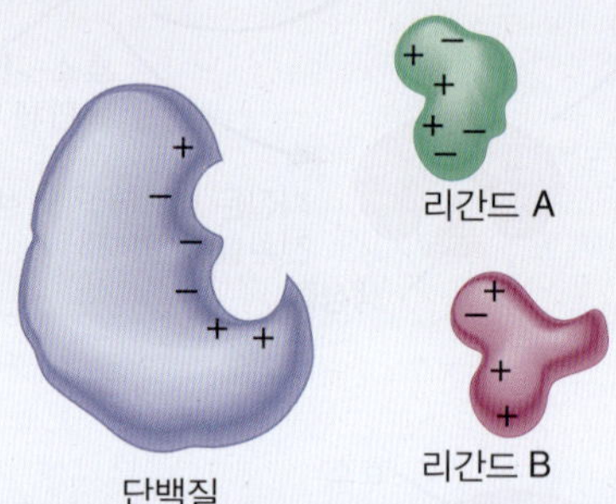

높은 친화력은 주어진 단백질의 리간드와 결합하고 있을 가능성을 증가시킨다. 단백질 집단에서 보면, 친화력이 크다는 것은 더 많은 단백질이 리간드와 결합하고 있을 것이라는 의미이다. 이는 다음 그래프에서 리간드 A나 B가 단백질에 결합하는 것을 다만 하나의 리간드가 주어진 시간에 있다는 가정하에 보여준다.

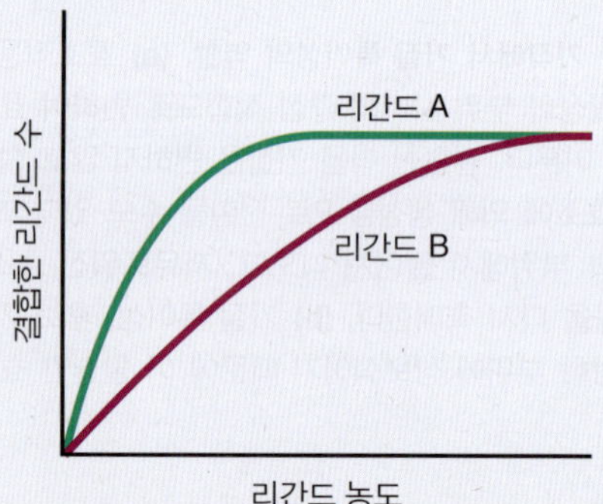

아래 표에서 보여주는 것과 이 책 전반에 걸쳐서 설명하는 것과 같이, 여러 형태의 단백질-리간드 상호작용이 우리 몸에서 일어난다.

단백질	리간드	기능
효소	기질	체내 화학반응 촉매
효소	조절자	효소활성의 알로스테릭 조절
수용체	화학신호전달물질(예: 신경전달물질, 호르몬)	세포들 사이의 의사소통
운반체	용질	원형질막을 통한 용질 수송
운반체	용질	혈액에서 용질 수송

능을 수행하기 위해 필요하다. 많은 효소들이 철, 구리, 아연 같은 금속이온을 가지고 있는데, 금속이온은 특정 아미노산 곁사슬에 강하게 결합하여 보조인자 역할을 하며 단백질의 정상적인 모양을 유지하도록 한다. 금속이온이 없으면 효소의 구조가 바뀌어 활성을 잃어버리는 원인이 된다. 다른 효소들은 **비타민(vitamin**; 매우 적은 양이 필요하지만 음식으로 섭취해야 하는 다양한 유기분자)이나 비타민 유도체를 보조인자로 가지고 있다.

지식 활용하기

알코올 탈수소효소(alcohol dehydrogenase)는 위와 간에 있는 효소로, 에탄올을 아세트알데히드로 산화시켜 몸에서 배출한다. 아연은 알코올 탈수소효소의 보조인자이다. 아연 섭취에 결함이 있는 사람의 경우에는 이 아연 결함이 어떻게 알코올 탈수소효소와 그 사람의 알코올 내성력에 영향을 미치겠는가?

일부 비타민 유도체 보조인자는 **조효소(coenzyme)**로 작용하는데, 조효소는 그 자체는 촉매작용이 없으나 결합하는 효소에 의해 일어나는 반응에 직접 관여한다. 한 종류의 조효소는 여러 종류의 효소에 사용될 수 있다. 어떤 조효소가 한 효소에서 떨어져 다른 효소에 결합함으로써 한 조효소가 여러 반응에 관여할 수 있다. 조효소가 효소와 영구히 붙어 있는 경우도 가끔 있다. 일반적으로 조효소는 화학 작용기를 한 반응에서 다른 반응으로 옮긴다. 효소와 같이 조효소 역시 참여한 그 반응에 의해 변형이 일어나지 않으므로 반복해서 사용할 수 있다.

에너지 대사에서 특히 중요한 비타민 B_2(리보플라빈, riboflavin) 유도체인 플라빈 아데닌 디뉴클레오티드(*flavin adenine dinucleotide, FAD*), 비타민 B_3(니아신, niacin) 유도체인 니코틴아미드 아데닌 디뉴클레오티드(*nicotineamide adenine dinucleotide, NAD*) 및 비타민 B_5(판토테닉산, pantothenic acid) 유도체인 조효소 *A*(*coenzyme A, CoA*) 등 세 가지 조효소가 있다.

FAD와 NAD는 어떤 산화-환원 반응에서 수소(전자)운반체로 작용하고 세포 내에서 전자를 한 곳에서 다른 곳으로 운반한다. FAD는 한 쌍의 수소원자를 붙잡으면서 한 쌍의 전자를 얻어 $FADH_2$로 환원된다.

$$FAD + 2\,H \rightarrow FADH_2$$

이어서 $FADH_2$는 이 전자를 다른 전자수용체에 주고 자신은 산화형태인 FAD로 전환되어 다른 전자를 받을 수 있다.

NAD^+도 한 쌍의 전자를 운반하지만 방법이 다르다. NAD^+는 수소원자로부터 하나의 전자와 하나의 자유전자를 받는데, 자유전자는 수소원자로부터 취해져서 수소원자가 수소이온(H^+)이 되어 용액에 남는다. 그래서 NAD^+의 환원은 다음과 같이 일어난다.

$$NAD^+ + 2\,H \rightarrow NADH + H^+$$

이 과정에서 하나의 양전하를 가지고 있는 NAD^+가 전하를 띠지 않는 NADH로 환원된다. (양전하는 획득한 전자의 음전하에 의해 상쇄된다.) 이어서 NADH는 이전 반응의 역반응을 통하여 한 쌍의 전자를 다른 전자수용체에 주고 산화형태인 NAD^+로 전환되어 또 다른 전자쌍을 받을 수 있다. 이 장 후반부에서 NAD^+와 FAD가 하는 일의 몇 가지 예를 보게 될 것이다.

CoA는 어떤 대사반응에서 아세틸기(—CH_2COOH)라는 작용기를 받아서 다른 반응으로 운반하는 역할을 한다. 이 과정에서 각 CoA는 아세틸기와 공유결합을 하여 아세틸-*CoA*(*acetyl-CoA*)를 형성한다. 포도당 산화 과정에서 CoA의 역할은 이 장 후반부에서 설명할 것이다.

효소-촉매반응의 속도에 영향을 미치는 인자

효소는 활성화 에너지 장벽의 높이를 낮추어서 대사반응을 촉진시킨다. 이 사실은 효소가 없을 때 높은 활성화 에너지와, 효소가 있을 때 낮은 활성화 에너지 정도를 고려해서 그림 3.5에서 보여주고 있다. 분명히 효소가 있으면 더 많은 분자가 활성화 에너지 장벽을 넘을 수 있는 충분한 에너지를 갖는다. 활성화 에너지 장벽의 높이는 반응의 전체적인 에너지 변화(ΔE), 즉 반응물과 생성물의 에너지 차이에만 의존하는 에너지 변화에는 영향을 미치지 않는다는 데 유의하자. 그래서 효소는 반응의 방향 또는 반응에서 방출되거나 요구되는 에너지에는 영향을 미칠 수 없다; 대신에 효소는 일어나는 반응의 속도에만 영향을 미친다.

한 효소가 촉매할 수 있는 반응의 속도는 (1) 효소의 촉매 속도, (2) 기질의 농도, (3) 효소의 농도, (4) 효소의 기질에 대한 친화력 등을 포함한 여러 인자의 영향을 받는다.

촉매 속도 효소의 촉매반응의 속도(catalytic rate)는 효소의 활성화 부위에 항상 기질이 붙어 있다는 가정하에 단위시간당 얼마나 많은 양의 생성물이 만들어지는가의 척도이다. 그래서 촉매 속도는 앞에서 설명한 효소의 2단계 반응에서 효소가 얼마나 빨리 촉매단계를 수행하는가를 보여준다. 일부 효소는 본래부터 다른 효소들보다 속도가 빨라서 초당 수천 개의 기질분자를 생성물로 전환시킬 수 있다; 일부 효소는 한 기질분자에 작용하는 데 1분 이상 걸리기도 한다. 다른 모든 조건이 같으면 효소매개반응의 속도는 효소의 촉매 속도가 증가하면 빨라진다.

기질의 농도 효소-촉매반응의 속도는 질량작용의 법칙에 의해 기질의 농도가 높아지면 빨라진다. 기질분자 수가 증가하면 효소와 결합하는 가능성이 높아진다. 그리고 효소는 기질과 결합해야만 반응을 촉매할 수 있다. 또한 효소는 반복하여 사용할 수 있다. 기질이 생성물로 전환되고 생성물이 방출되면 효소는 다른 기질에 결합하여 생성물을 만들 수 있다.

기질 농도가 낮을 때는 다음 기질이 효소와 결합하는데 더 많은 시간이 소요되며, 그 결과 활성화 부위가 비어 있는 시간이 많아진다. 이러한 조건에서는 효소가 일을 하지 않는 시간이 많기 때문에

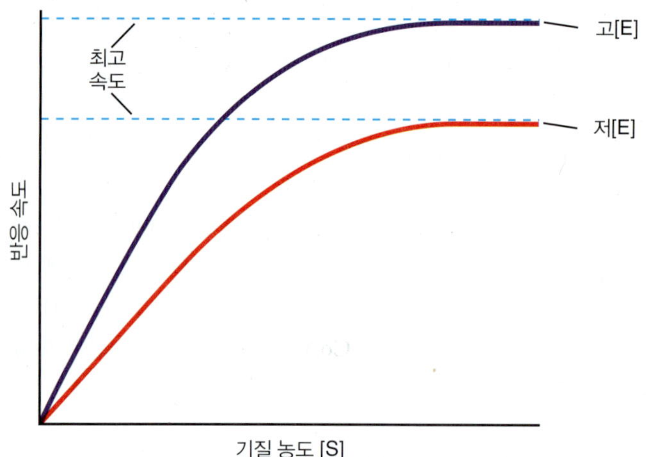

그림 3.8 효소-촉매반응 속도에 미치는 기질 농도의 영향. 모든 효소분자가 결합(100% 포화)에 이르도록 기질의 농도가 높아질 때까지 [S]가 증가함에 따라 효소에 대한 기질의 결합은 증가한다. 높은 효소의 농도에서는 더 많은 기질이 효소에 결합할 수 있으며 반응 속도가 더 빨라진다.

Q 반응 속도가 증가하면 자유(비결합) 효소분자의 농도는 증가하겠는가? 감소하겠는가?

반응 속도가 낮아질 것이다. 기질 농도가 높으면 다음 기질이 결합하는 시간이 짧아질 것이다. 이것은 효소활성화 부위가 채워져 있는 시간이 길다는 의미이며, 그 결과 효소가 반응을 촉매시키는 기회가 더 많아진다. 그러므로 반응 속도는 빨라질 것이다.

그림 3.8은 효소 농도와 기질 농도[S]에 따라 효소-촉매반응 속도가 어떻게 변하는가를 보여준다. 기질의 농도가 낮거나 보통일 때 반응 속도는 예상했던 대로 [S]가 증가함에 따라 빨라진다. 그러나 기질의 농도가 높을 때는 곡선의 차이가 없어지며, 이는 더 이상 [S]의 증가는 뚜렷하게 반응 속도를 높이지 못한다는 것을 의미한다. 주어진 효소의 고정 농도하에서 [S]가 매우 높을 때는 모든 효소분자의 활성화 부위가 반응시간의 100% 내내 실질적으로 기질로 채워져 있으며, 이를 효소가 **100% 포화되었다**(*saturated*)고 한다. (효소의 **% 포화**는 효소의 활성화 부위가 기질로 채워져 있는 시간을 가리킨다. 그래서 25% 포화는 전체 시간의 25%만 활성화 부위가 채워져 있다는 뜻이다.) 모든 효소분자가 기질과 결합하여 생성물을 만들고 있기 때문에 [S]를 100% 포화 이상으로 올려도 더 이상 반응 속도를 증가시키지 않는다. 이러한 조건에서의 반응 속도는 효소의 촉매 속도와 농도에 의해서만 조절된다. 다음에서 설명하는 바와 같이, 효소의 농도가 증가하면 주어진 기질 농도에서 반응이 빠른 속도로 일어날 수 있다 .

효소의 농도 효소의 촉매 속도는 각 효소분자가 얼마나 빨리 기질을 생성물로 전환시킬 수 있는가를 결정함으로써 효소매개반응 속도에 영향을 미친다. 게다가 효소매개반응의 속도는 질량작용의 법칙에 의해 효소 농도에 정비례로 증가한다. 기질 농도에 관하여 앞에서 언급한 바와 같이, 효소분자 수의 증가는 기질이 결합해서 생성물로 전환될 수 있는 가능성을 높여준다. 효소는 단백질이기 때문에 효소의 농도는 2장에서 설명한 바와 같이 단백질 합성 및 분해 속도를 조절함으로써 변할 수 있다.

그림 3.8은 낮거나 높은 효소 농도에서 두 반응곡선을 보여준다. 주어진 어떤 기질 농도에서 반응 속도가 높은 효소 농도에서 빠르다는 것에 주목하자. 효소의 두 농도에서 모두 최대 반응 속도가 일어나지만 효소의 농도가 높으면 최대 반응 속도가 더 빠르다는 것도 주목하자.

친화력 효소의 **친화력(affinity)**은 기질이 활성화 부위에 얼마나 강하게 결합하는가를 나타내는 척도이다. (친화력은 어떤 두 물체 사이의 결합강도를 가리키는 일반적인 용어이다.) 일반적으로 말하면, 친화력이 높으면 효소-촉매반응의 속도가 빠른 것으로 표현한다. 이러한 사실은 효소가 어떤 반응을 촉매하려면 기질이 활성화 부위에 결합해야 하는 것을 고려하면 이해할 수 있다. 일정한 기질 농도하에서 효소가 기질에 대한 친화력이 높으면 효소의 활성화 부위가 채워져 있는 시간이 많을 것이다. 친화력이 낮으면 다른 조건이 같을 경우 활성화 부위가 채워져 있는 시간이 적을 것이다. 그래서 높은 친화력을 가지고 있는 효소는 주어진 시간에 더 많은 생성물 분자를 만들 수 있다.

높은 친화력은 효소의 활성화 부위와 기질분자가 꼭 들어맞는다는 의미이다. 그러한 적합성은 기질과 효소의 접촉면적을 극대화하여 두 분자 간에 존재하는 어떤 인력도 극대화한다. 친화력은 또한 효소와 기질에 있는 반대전하의 존재와 같은, 끌어당기는 힘을 높여주는 기타 요인들에 의해 영향을 받기도 한다.

그림 3.9는 효소의 포화 정도와 효소가 촉매할 수 있는 반응 속도가 기질의 농도뿐만 아니라 효소의 기질에 대한 친화력에 의해 어떻게 영향을 받는가를 보여준다. 주어진 기질 농도하에서 높은 친화

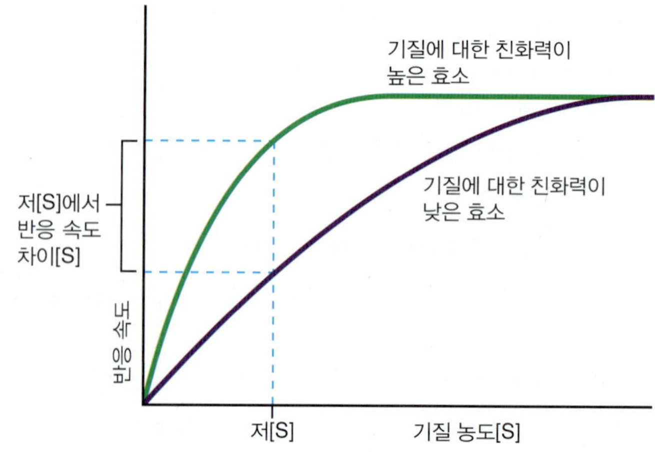

그림 3.9 효소-기질 친화력이 효소-촉매반응 속도에 미치는 영향. 기질 친화력이 다른 두 효소에 대한 반응 속도 대 기질 농도 사이의 그래프를 보여주고 있다. 비교를 위하여 두 효소는 같은 촉매 속도를 가지고 있으며, 같은 농도로 존재하는 것으로 가정한다. 낮은 기질 농도에서 높은 친화력을 가진 효소가 빠른 속도로 반응을 촉매할 수 있음을 주목하자.

력을 가지고 있는 효소는 낮은 친화력을 가지고 있는 효소보다 높은 포화도를 보일 것이며, 그 결과 높은 친화력을 가진 효소는 더 낮은 기질 농도에서 최고속도에 이른다. 그러나 효소의 주어진 농도에서의 최고속도는 변하지 않을 것이다.

효소-촉매반응 속도에 영향을 미치는 다른 요인들 효소-촉매반응 속도는 반응 혼합물의 온도와 pH 같은 다른 요인의 영향을 받을 수 있다(**Chemistry Review: 산, 염기 및 pH**를 보라). 온도나 pH의 변화는 모든 단백질의 구조를 변화시킨다; 그러한 변화는 효소의 모형을 바꾸고, 그 결과 효소의 활성을 바꾼다. 일반적으로 온도나 pH가 정상보다 상당히 높거나 낮으면 효소활성은 떨어진다. 인체에서는 체온이 조절되어 일정하게 유지되기 때문에 심각한 온도의 변화는 거의 없다. 세포내액과 세포외액의 pH도 상대적으로 일정하게 조절되지만(pH 7.2~7.4 범위 안에서), 소화관(gastrointestinal tract) 내의 어떤 부위에서는 눈에 띄게 변한다. 예를 들면, 위 내강(lumen)은 강한 산성액을 가지고 있으며(pH가 2 이하가 될 수 있다), 소장(intestine)의 내강액(lumenal fluid)은 pH 8 이상으로 염기성이다. 위에서 활동하는 효소인 **펩신**(*pepsin*)의 활성은 pH가 산성일 때 가장 높은 반면, 같은 단백질분해효소로 소장에서 활동하는 **트립신**(*trypsin*)은 염기성 pH 범위에서 활성이 가장 높다.

효소활성의 조절

어떻게 효소가 반응을 촉매하는지, 또 어떻게 효소-촉매반응의 속도가 여러 요인에 영향을 받는가를 살펴보았다. 지금부터 인체는 반응 속도를 조절하기 위해 어떻게 효소의 활성을 조절하는가를 살펴보겠다.

신체의 상태가 바뀜에 따라 물질대사반응의 속도는 몸의 필요에 부응하기 위해 끊임없이 조정된다. 이러한 조정은 특정한 효소의 활성을 조절하는 기작에 의해 이루어진다. 어떤 경우에는 반응의 속도를 높이거나 낮추기 위해 세포내 효소의 농도가 조절된다. 예를 들면, 더 많은 효소분자가 합성되어 효소의 농도가 증가하고 반응 속도가 빨라진다. 다른 방법으로는 효소가 분해되거나 불활성화되어 효소 농도를 낮추고 반응 속도를 효과적으로 낮춘다. 그러나 신체의 세포들이 흔히 갖지 못하는 시간인, 단백질을 합성하고 분해하는데 시간이 걸린다. 그래서 훨씬 더 빠른 과정인, 현재 사용하고 있는 효소분자의 활성에서의 변화를 통하여 반응 속도가 자주 조절된다. 현존 효소의 활성을 변화시키는 일반적인 두 가지 방법으로 **알로스테릭(다른 자리 입체성)조절**과 **공유결합**에 의한 조절이 있다.

알로스테릭(다른 자리 입체성) 조절 일부 효소는 일반적으로 **조절인자(modulator)**가 특이하게 결합하는 **조절 부위(regulatory site)**라고 하는 결합 부위를 가지고 있다. (조절 부위는 활성 부위와는 다르다.) 조절인자는 활성 부위 형태를 바꾸는 효소의 모양변화를 유도하여 촉매 속도나 기질에 대한 친화도를 바꾸거나 두 가지를 함께 바꿈으로써 효소의 활성변화를 일으킨다. 이러한 형태의 조절 기작은 **알로스테릭 조절(allosteric regulation)**로 알려져 있다(그림 3.10).

알로스테릭 조절에서는 조절인자의 조절 부위에 결합은 약한 상호작용을 통하여 일어나서 가역적이다. 그래서 조절자는 조절 부위에 결합한 다음 쉽게 떨어질 수 있고 효소와 조절인자 사이에 평

CHEMISTRY REVIEW

산, 염기 및 pH(Acids, Bases, and pH)

어떤 물질은 물에 녹을 때 수소이온 또는 **양성자**(H^+)를 방출하여 **산**(*acid*)으로 알려져 있다. 친숙한 예는 **염산**(*hydrochloric acid*, HCl)이며, 이것은 수소이온과 염소이온으로 다음과 같이 해리된다.

$$HCl \rightarrow H^+ + Cl^-$$

HCl은 **강산**(*strong acid*)의 예이며, 완전히 해리되는 산이다. 어떤 다른 산은 **약산**(*weak acid*)으로, 해리가 불완전하게 일어남을 뜻한다. 예를 들면, **카르복실기**(—COOH)는 아미노산과 기타 생체분자에서 발견되며, 약산으로 작용하여 다음과 같이 해리된다.

$$R—COOH \rightleftharpoons R—COO^- + H^+$$

여기서, 이중 화살표는 양성자가 음이온(—COO^-)으로부터 떨어져 나올 수 있을 뿐만 아니라 결합할 수도 있다는 것을 의미한다.

양성자와 결합하는 물질은 **염기**라 하며, 완전하게 또는 불완전하게 결합하는지에 따라 강염기와 약염기로 분류된다. 약염기의 예는 **아미노기**(—NH_2)로, 아미노산과 다른 화합물에서 나타나는데 양성자와 다음과 같이 반응한다.

$$R—NH_2 + H^+ \rightleftharpoons R—NH_3^+$$

용액의 **산성도**(*acidity*)는 수소이온 농도에 의해서 결정되는데, 몰 농도(molarity)로 표시하거나 *pH*라는 수로 표시하며 다음 식에 따라 정의된다.

$$pH = \log(1/[H^+]) = -\log[H^+]$$

여기서 $[H^+]$는 수소이온 농도이다. $[H^+]$가 증가함에 따라 pH가 감소한다는 것에 유의하자. 또 pH 척도는 로그이기 때문에 pH 한 단위가 변화하면 수소이온 농도는 10배 변화한다는 데 주목하자.

순수한 물의 수소이온 농도는 10^{-7} M이며, pH는 7이며 **중성**(*neutral*)이라 한다. pH가 7보다 낮은 용액을 **산성**(*acidic*)이라 하며; pH가 7보다 높은 용액은 **염기성**(*basic*)이다.

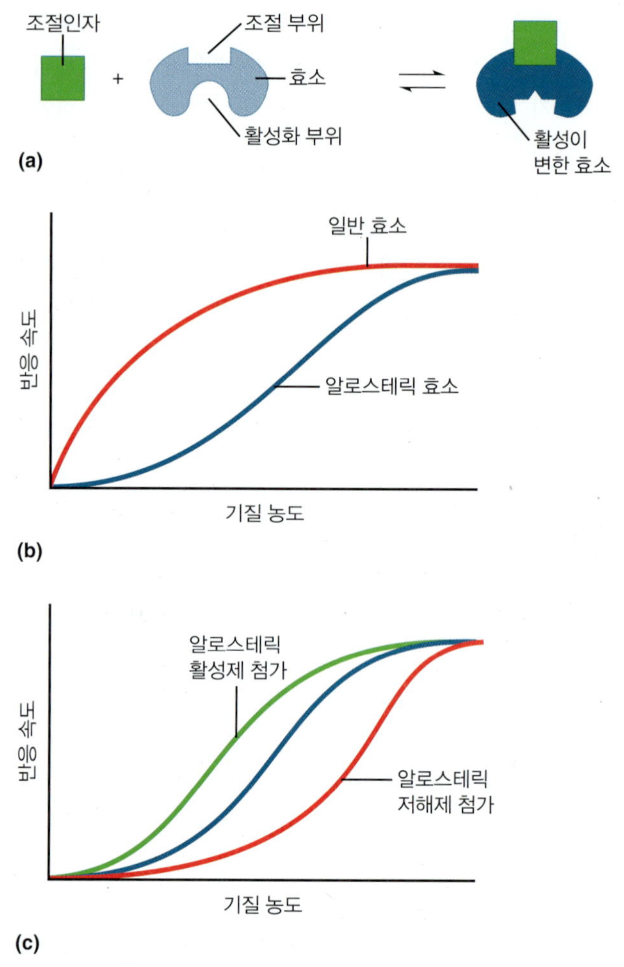

그림 3.10 효소활성의 알로스테릭 조절. (a) 조절인자와 효소의 조절 부위의 가역적 결합. 결합해 있을 때 조절인자는 조절 부위를 변형시켜 효소의 활성을 바꾼다. **(b)** 조절인자 농도가 효소활성에 미치는 영향. 알로스테릭 효소-촉매반응 속도는 기질 농도에 따라 S자 곡선으로 증가한다. **(c)** 활성제는 어떤 주어진 기질 농도에서도 반응 속도를 증가시키는 반면, 저해제는 반응 속도를 감소시킨다.

Q 조절인자의 농도가 증가함에 따라 결합된 효소분자의 수는 왜 증가하는가?

형상태에 도달한다. 알로스테릭 조절이 일어나는 효소-촉매반응 속도는 그림 3.10b에서와 같이 기질 농도에 따라서 S자 곡선으로 변화한다. S자 곡선(sigmoidal curve)은 기질의 농도가 높을 때가 낮을 때보다 기질에 대한 효소의 친화도가 높다는 것을 의미하며 이는 알로스테릭 조절효소의 공통된 성질이다.

조절인자의 결합은 효소에 따라서 활성을 증가시키거나 감소시킨다. 효소의 활성을 증가시키는 조절인자를 **활성제**(*activator*), 감소시키는 조절인자를 **저해제**(*inhibitor*)라 한다. 주어진 기질 농도에서 알로스테릭 활성제는 곡선을 왼쪽으로 이동시키며, 이는 반응 속도의 증가를, 알로스테릭 저해제는 곡선을 오른쪽으로 이동시키며 반응 속도의 감소를 나타낸다(그림 3.10c). 어떤 효소분자는 한 개 이상의 조절 부위를 가지고 있어서 한 가지 형태 이상의 조절인자에

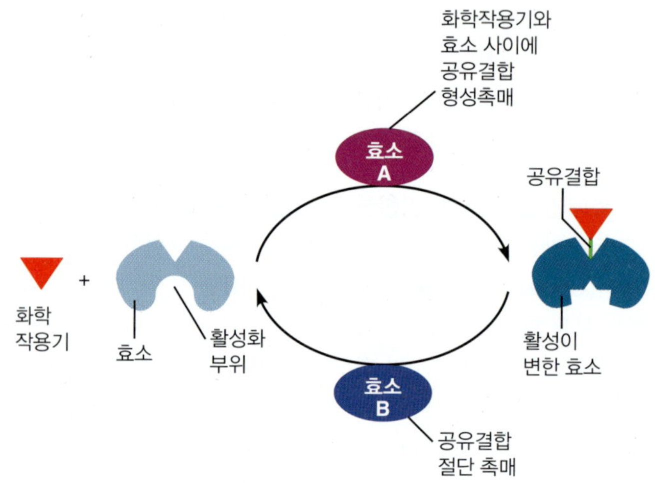

그림 3.11 공유결합에 의한 효소활성 조절. 효소분자에 화학작용기의 공유결합은 효소활성을 변화시킨다. 이러한 공유결합의 형성은 다른 효소(A)에 의해 촉매되고, 화학작용기의 제거는 또 다른 효소(B)에 의해 일어나는데, 이 효소는 공유결합을 깨뜨린다.

반응할 수 있다. 때로는 서로 다른 조절인자들이 효소를 억제시키거나 활성화하는 등 그 효소에 다른 방식으로 영향을 미친다.

공유결합에 의한 조절 또 다른 형태의 효소 활성조절은 **공유결합에 의한 조절(covalent regulation)**인데, 특이 화학작용기가 효소의 특정 부위에 공유결합을 일으킴으로써 효소의 활성을 변화시킨다(**그림 3.11**). 이 과정에서 효소 단백질과 특이 화학작용기 사이의 공유결합 형성은 다른 효소에 의해 촉매된다(그림 3.11에서 효소 A). 공유결합이 상대적으로 강하기 때문에 화학작용기는 공유결합이 깨지기 전에는 효소에 붙어 있으며, 이 공유결합이 끊어지는 데는 다른 효소의 작용이 필요하다(그림 3.11에서 효소 B).

공유결합에 의한 효소활성의 조절의 일반적인 형태로는 인산기(P_i)를 효소분자에 붙이고 떼는 것이 있다. 표적 효소분자(E)의 인산화는 **단백질인산화효소(protein kinase)**라는 효소에 의해 다음과 같이 촉매된다.

$$E + P_i \xrightarrow{\text{단백질인산화효소}} E\text{—}P$$

역으로, 탈인산화는 **포스파타아제(phosphatase)**라는 효소에 의해 다음과 같이 촉매된다.

$$E\text{—}P \xrightarrow{\text{포스파타아제}} E + P_i$$

단백질인산화효소와 포스파타아제는 일반적으로 특정 표적효소에 따라 특이적이며, 이들 효소 스스로가 다른 알로스테릭 조절이나 공유결합에 의한 조절의 표적이 되기도 한다.

피드백 저해 알로스테릭 조절이나 공유결합에 의한 조절을 통하여 한 효소의 활성은 증가되거나 감소되지만, 물질대사 경로의 반응들은 일반적으로 각기 다른 효소들에 의해 촉매되며 일부 효소들만이

조절된다. 일부 효소의 조절을 통하여 세포는 전체 대사 경로를 조절할 수 있다.

대사 경로에서 어떤 효소들은 다른 효소들보다 더 조절의 표적이 되는 경향이 있다. 예를 들면, 대사 경로 내에서 개별 반응의 속도는 각기 다르다. 전체 대사 경로의 속도는 그 대사 경로 내에서 가장 느린 반응의 속도와 같을 수 있으며, 그 반응단계를 **속도제한 단계**(*rate limiting step*)라 부른다. 대사경로에서 가장 느린 반응을 수행하는 효소를 **속도제한효소**(*rate-limiting enzyme*)라 부르고, 이 효소는 **피드백 저해**라 부르는 조절 과정에 의해 빈번하게 조절을 받는다.

피드백 저해(feedback inhibition)에서는 물질대사 경로의 중간생성물질이 같은 경로에 있는 앞의 반응을 촉매하는 효소를 알로스테릭 조절로 억제한다. 예를 들어, 3가지 다른 효소(E_1, E_2, E_3)에 의해 촉매되는 3단계 반응으로 이루어진 대사 경로를 고려해보자.

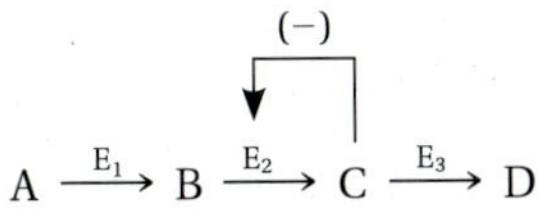

$$A \xrightarrow{E_1} B \xrightarrow{E_2} C \xrightarrow{E_3} D \quad (C \text{ ---(−)---> } E_2)$$

여기에서 음의 부호와 함께 표시된 화살표가 나타내는 것과 같이, 물질 C는 두 번째 단계반응을 촉매하는 효소인 E_2의 알로스테릭 저해제로 작용한다.

보통 피드백 저해는 효소활성을 조절하여 물질대사반응의 속도를 일정하게 유지하도록 한다. 이러한 조건[**안정상태**(*steady state*)라고 일컬어지는]에서는 방금 설명한 대사 경로의 3단계 반응 모두가 같은 속도로 일어나고, 그래서 C는 두 번째 반응단계에서 만들어지는 만큼 빠르게 세 번째 반응단계에서 소모되어 C의 농도를 안정적으로 유지하게 된다. 어떤 이유에 의해서 두 번째 단계 반응 속도가 갑자기 빨라지면 C의 농도가 높아져서, C가 효소E_2의 활성도를 억제하고 C의 농도변화에 역으로 작용한다.

피드백 저해는 신체의 요구도가 달라짐에 따라 대사반응을 촉진시키거나 늦출 수 있다. 예를 들면, 앞에서 든 예에서 세포내 최종생성물 D의 수요가 늘어난 데 대한 적절한 반응으로 세 번째 반응속도가 빨라졌다고 상상해보자. 세 번째 반응의 속도증가는 훨씬 더 C의 소모증가를 초래하고, C의 농도가 떨어지기 시작하는 원인이 된다. C의 농도감소는 C의 E_2에 대한 저해작용을 완화시켜 두 번째 반응의 속도가 빨라지게 한다.

대부분 피드백 저해에서 알로스테릭 저해인자는 대사 경로의 최종산물이며, 이런 형태의 조절은 **최종생성물 억제**(*end-product inhibition*)라 부른다. 예를 들면, 아래의 경로에서 최종생성물인 D가 E_1을 억제한다.

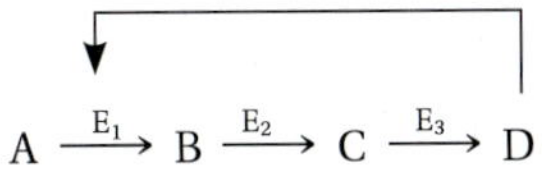

$$A \xrightarrow{E_1} B \xrightarrow{E_2} C \xrightarrow{E_3} D \quad (D \text{ ---(−)---> } E_1)$$

다른자리 입체조절로 저해되는 효소는 종종 물질대사 경로의 속도제한효소이거나 물질대사 경로에서 첫 번째 효소이다.

일부 대사 경로는 분기점을 가지고 있으며, 그 분기점에서 효소들의 조절이 일어난다. 분기점에서 첫 번째 효소가 조절되어 분기된 반응의 상대적인 속도를 결정한다. 다음 물질대사 경로를 생각해 보자.

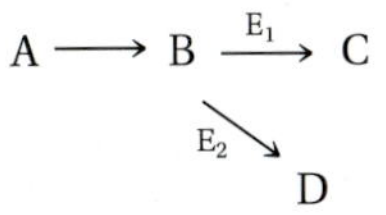

$$A \longrightarrow B \xrightarrow{E_1} C, \quad B \xrightarrow{E_2} D$$

효소 E_1이나 E_2의 상대적 속도에 따라 중간산물 B는 C나 D로 전환될 수 있다.

피드포워드 활성화 또 다른 다소 흔하지 않은 효소조절 기작은 **피드포워드 활성화(feedforward activation)**로, 다음과 같이 대사 반응 경로의 앞 반응에서 만들어지는 중간생성물에 의해 효소가 활성화된다.

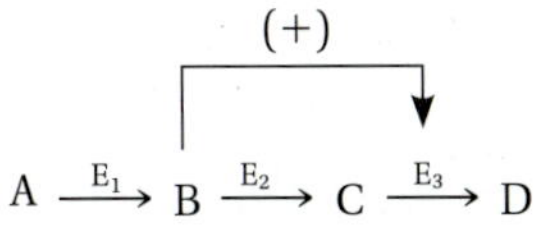

$$A \xrightarrow{E_1} B \xrightarrow{E_2} C \xrightarrow{E_3} D \quad (B \text{ ---(+)---> } E_3)$$

이 예에서, 세 번째 단계 반응을 촉매하는 E_3는 첫 번째 반응에서 만들어지는 B에 의해 활성화된다. 최종생성물 저해에서와 같이 피드포워드 활성화는 정상적인 조건에서 반응 속도를 일정하게 유지하도록 하지만 조건이 바뀌면 반응 속도를 높이거나 늦춘다.

퀵테스트 3.3

1. 다음의 어느 요인을 높이면 정방향으로 진행되는 반응의 순 속도가 빨라지겠는가? 온도, 반응물의 농도, 생성물의 농도, 활성화 에너지 장벽의 높이. (적용되는 것을 모두 골라라.)
2. 어떻게 효소반응의 속도가 효소의 촉매 속도에 의하여 영향을 받는가? 효소반응이 기질에 대한 친화력에 의해서는 어떻게 영향을 받는가?
3. 알로스테릭 조절과 공유결합에 의한 조절 사이의 중요한 차이는 무엇인가? 피드백 저해와 피드포워드 활성화 사이의 중요한 차이는?

3.4 ATP: 에너지 교환의 매개물

어떤 반응에서는 에너지가 방출되며, 어떤 반응에서는 에너지가 소모되는 것을 보았다. 또한 방출된 에너지는 세포에서 일을 수행하는 데 사용될 수 있음을 보았다. 에너지가 어떤 반응에서 방출될 때 일을 하는 데 사용되기 전에 어떤 형태로 "갈무리(captured)"되어 있어야 한다. 그렇지 않으면 단순히 열로 흩어진다(환경으로 방출됨). 예를 들면, 석탄이 난로에서 탈 때 에너지를 열의 형태로 방출한다. 이 에너지가 다른 어떤 형태로든 갈무리되지 않으면 아무 일도 수행하지 않고 공기 중에 흩어진다. 이와는 달리 발전소에서는 석탄이 타면서 방출되는 열을 이용하여 압력을 가진 증기를 만들어 에너지를 갈무리한다. 이 증기는 발전기를 구동하고, 이렇게 해서 에너지는 일을 수행한다. 그래서 증기는 에너지가 타는 석탄으로부터 전기발전기로 이동하는 것을 돕는 일시적 에너지 저장소 또는 "매개자"로 작용한다.

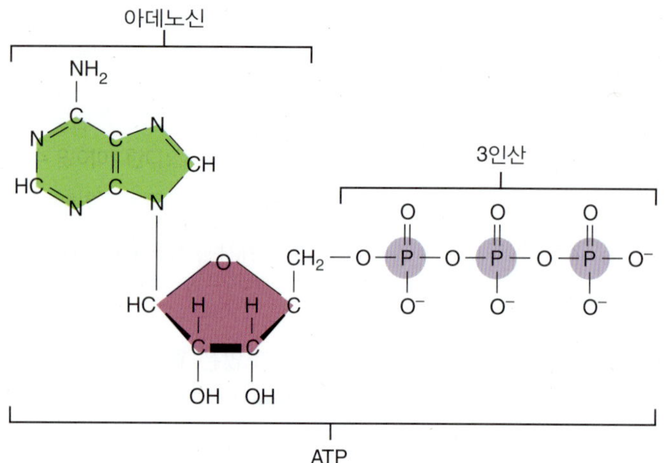

그림 3.12 **ATP.**

세포는 포도당 산화 같은 반응으로 방출되는 에너지를 이용하여 **아데노신 3인산(adenosine triphosphate, ATP)**이라는 물질을 합성하는데, ATP는 일시적 에너지 저장소 역할을 한다(**그림 3.12**). ATP는 아데노신 2인산(*adenosine diphosphate, ADP*)이라고 부르는 뉴클레오티드와 인산(P_i)이 다음과 같이 반응하여 합성된다.

$$ADP + P_i + 에너지 \rightarrow ATP(+ H_2O)$$

ATP 합성의 결과물이 생성물로 만들어지기 때문에 이는 응축반응의 예가 된다. (이 물분자는 반응을 간략하게 표시하기 위하여 자주 생략한다.) 정상적인 세포의 조건에서 1 mol의 ATP를 합성하는데 약 7 kcal의 에너지가 필요하다(ΔE = +7 kcal/mole).

ATP 합성은 인산기(P)가 다른 분자인 ADP에 더해지기 때문에 인산화반응(*phosphorylation reaction*)이다. ATP 합성은 기질-수준 인산화와 산화적 인산화(*oxidative phosphorylation*)와 같은 두 가지의 기본적인 과정을 통하여 일어난다. **기질-수준 인산화(substrate-level phosphorylation)**에서는 인산기가 물질대사 중간물질(X)로부터 ADP로 전해져 ATP를 만든다.

$$X—P + ADP \rightarrow X + ATP$$

예를 들면, 근육세포에서 크레아틴 인산(*creatine phosphate*)은 인산기를 ADP에 주어 ATP와 크레아틴(creatine)을 만들 수 있다.

$$크레아틴\ 인산 + ADP \rightarrow 크레아틴 + ATP$$

산화적 인산화(oxidative phosphorylation)에서는 ADP는 자유 무기인산(Pi)과 결합하여 ATP를 만든다.

$$ADP + P_i \rightarrow ATP$$

산화적 인산화는 미토콘드리아에 있는 전자전달계와 산소를 필요로 한다. 조금 후에 기질-수준 인산화와 산화적 인산화의 특수한 예를 배우게 될 것이다. 지금은 ATP가 분해되어 에너지를 방출하는 것을 살펴보자.

발전소에서 생산된 증기는 최후에는 전기를 생산하는 데 사용되기 때문에 일시적인 에너지 저장소이라는 것을 앞에서 보았다. 이 과정에서 석탄을 태워 얻은 증기의 에너지는 잃게 된다. 마찬가지로 ATP가 처음 만들어질 때 얻었던 에너지를 잃는 과정에서 궁극적으로 ADP와 P_i로 분해되기 때문에 ATP는 일시적인 에너지 저장소이다.

$$ATP(+ H_2O) \rightarrow ADP + P_i + 에너지$$

이 반응을 표시할 때는 일반적으로 물이 없더라도 물이 반응물의 하나이기 때문에 흔히 이 반응을 *ATP* 가수분해(*hyprolysis*)라고 한다. [ATP 가수분해는 에너지를 방출하며 ADP와 붙어 있는 인산기 사이의 결합을 자르기 때문에 그 결합은 일반적으로 고에너지 인산결합(*high-energy phosphate bond*)이라 부른다.]

세포가 일을 하거나 반응을 수행하기 위해 에너지가 필요할 때, 이전에 합성된 ATP를 가수분해하여 필요한 에너지를 얻는다. 다음 절에서 ATP 합성을 위해 포도당과 기타 영양분자들이 어떻게 에너지를 공급하는가를 배우게 될 것이다. 그러므로 포도당 산화와 기타 에너지를 방출하는 이러한 반응들은 세포의 궁극적인 에너지원이다.

3.5 포도당 산화: 에너지 대사의 중심반응

어떻게 효소가 반응을 촉매하는가와 그래서 효소촉매에 의한 반응은 우리 몸의 필요에 부응할 수 있을 만큼 빨리 일어날 수 있다는 것을 공부했다. 이 절에서는 한 가지 유형의 영양소인 포도당이 몸에서 일어나는 모든 과정을 유지하기 위하여 어떻게 에너지를 생성하고 저장하는가에 대하여 논의하겠다. 나중에 기타 영양소 분자들의 대부분이 같은 ATP를 생성하는 대사 경로에 알맞은 포도당으로 되는 과정을 보게 될 것이다.

왜 숨을 쉬는가에 대해서 의문을 가져 본 적이 있는가? 여기에 대한 간단한 답으로 호흡은 들숨 때는 공기 중의 산소를 받아들이고 날숨 때는 이산화탄소를 내보낸다는 것이다. 우리가 사용하는 대부분의 에너지는 연료로 사용되는 포도당과 기타 음식물 분자가 산소와 반응하여 만들어지기 때문에 가스의 교환은 삶을 유지하는 데 중요하다. 산소가 이러한 연료와 반응할 때 에너지가 방출되고 노폐물로 이산화탄소가 만들어진다. 이 결과물은 산소와 포도당($C_6H_{12}O_6$)의 반응에서 확실하게 일어나며, 다음과 같이 진행된다.

$$C_6H_{12}O_6 + 6\ O_2 \rightarrow 6\ CO_2 + 6\ H_2O + 에너지$$

여기서 한 분자의 포도당이 완전 산화되는데 6분자의 산소가 필요하고 6분자의 이산화탄소와 6분자의 물이 만들어지는 것을 알 수 있다. 이 반응이 에너지를 방출한다는 것도 알 수 있으며, 이 반응이 세포에서 가장 중요한 이유는 바로 이 에너지 방출 때문이다. 1 mol의 포도당이 이 반응에 들어가면 686 kcal의 에너지를 방출한다(ΔE = −686 kcal/mole).

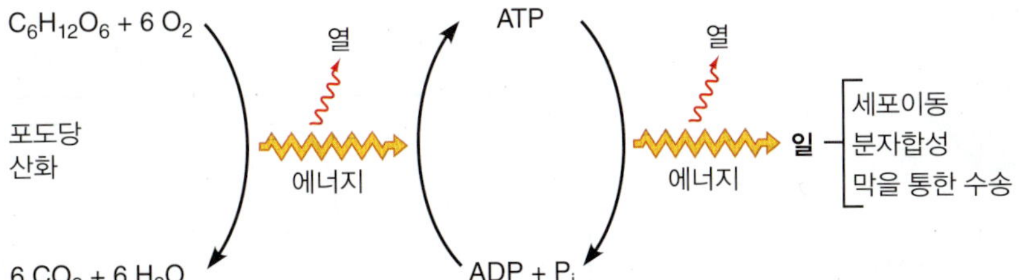

그림 3.13 에너지 이동에서 짝지음 반응. 포도당 산화와 같은 반응은 에너지를 방출하고, 그 에너지는 ATP 합성에 사용된다. 뒤이은 ATP 분해는 에너지를 방출하고, 이 에너지는 세포가 다양한 형태의 일을 수행하는 데 쓰인다.

Q ATP가 ADP와 P_i로 분해되면 분자의 잠재적 에너지는 증가하는가? 감소하는가?

ATP 합성에 포도당 산화의 짝지음 반응

포도당 산화는 음의 값의 에너지 변화가 일어나고 그래서 자발적인 반응이기 때문에 세포는 포도당 산화로부터 유도되는 에너지를 이용하여 ATP를 합성할 수 있다. 이와 대조적으로 ATP 합성은 양의 값의 에너지 변화가 일어나고 비자발적인 반응이다. 세포가 포도당 산화를 (또는 다른 어떤 에너지 방출반응을) ATP 합성에 이용할 때, 이 반응에서 방출되는 에너지의 일부는 ATP 합성 과정에서 에너지가 필요한 반응을 일으키는 데 사용한다. 이러한 반응은 에너지 방출반응과 에너지가 필요한 반응을 짝을 지어, 두 반응이 동시에 일어나게 해서 수행한다(**그림 3.13**). 그 다음 ATP가 분해될 때, 이 에너지를 방출하는 반응은 이 에너지를 이용하여 일을 수행하는 기작과 짝을 이룬다.

1 mole의 포도당이 산화될 때 686 kcal의 에너지가 방출되는 것을 앞에서 보았다. 1 mole의 ATP를 합성하는 데는 7 kcal의 에너지만 필요하기 때문에 1 mole의 포도당이 산화되면 98 mole의 ATP를 합성하는 데 충분한 에너지를 방출한다. 그러나 실제 ATP 양을 측정했을 때 합성되는 ATP의 양은 포도당 1 mole당 방출된 에너지의 1/3인 약 32 mole에 불과한 것으로 밝혀졌다. 왜 이렇게 효율이 낮은가? 이를 이해하려면 전체 과정의 에너지 변화를 고려해야 한다.

1 mole의 포도당이 산화되고 32 mole의 ATP가 만들어질 때 전체 반응 과정을 다음과 같이 하나의 반응식으로 표시할 수 있다.

$$C_6H_{12}O_6 + 6\ O_2 + 32\ ADP + 32\ P_i \rightarrow 6\ CO_2 + 6\ H_2O + 32\ ATP$$

이 반응의 에너지 변화는 포도당 산화를 위한 에너지 변화(−686 kcal)와 32 mole ATP의 합성을 위한 에너지 변화(32 mole × 7 kcal/mol = 224 kcal)의 합이다. 그래서 포도당 산화는 전체 에너지 변화가 음의 값(ΔE = −686 kcal + 224 kcal = −462 kcal)을 나타내어 ATP 합성에 사용되는 것보다 많은 에너지를 방출한다. 순 에너지 변화가 음의 값이기 때문에, 반응은 ATP를 생성물로 만들며 정방향으로 진행될 수 있다.

이 예는 에너지 방출반응이 에너지가 필요한 반응을 일으킬 때, 방출되는 에너지는 100% 효과적으로 사용될 수 없다는 보편적인 원리를 보여준다. 방출되는 일부 에너지는 항상 낭비된다. 세포는 일반적으로 1 mole의 포도당이 산화되어 방출되는 686 kcal의 에너지 중 약 224 kcal를 ATP 합성에 사용하기 때문에 방출된 에너지 중 33%만이 이용된다(224 kcal/686 kcal = 0.327 ≈ 0.33). 방출되는 에너지 중 남아 있는 67%에 대해 말하자면, 적어도 일부는 열로 변한다는 것을 경험이 우리에게 말해주고 있다(그림 3.13). 사실, "체온"은 실제로 포도당 산화를 포함한 물질대사 반응의 부산물로 만들어지는 열이다.

퀵 테스트 3.4

1. 포도당의 산화는 이화반응인가? 동화반응인가? 포도당 산화는 에너지를 방출하는가? 요구하는가?
2. ATP 합성을 위한 에너지는 어디에서 오는가? ATP가 분해될 때 방출되는 에너지는 무엇을 위해 쓰이는가?
3. 포도당 산화로부터 방출되는 에너지는 ATP를 만들기 위해 사용될 때 방출되는 에너지의 일부만이 이 목적으로 사용된다. 방출된 에너지의 나머지는 어떻게 되는가?

3.6 포도당 산화단계: 해당작용, 크렙스 회로 및 산화적 인산화

포도당의 산화는 에너지를 방출하고, 세포는 이 에너지의 일부를 이용하여 ATP를 합성한다는 것을 살펴보았다. 정확하게 어떻게 세포가 이를 수행하는가가 이 절의 주제이다.

세포에서는 포도당 산화가 단일반응으로 일어나지 않는다. 그 대신 명확한 3단계 반응으로 일어나는데, 각 단계의 반응은 세포내 다른 부위에서 일어난다. 세 단계는 (1) 세포기질(cytosol)에서 일어나는 해당작용(*glycolysis*), (2) 미토콘드리아 기질에서 일어나는 크렙스 회로(*Krebs cycle*)[시트르산 회로(*citric acid cycle*), 트리카르복실산(*tricarboxylic acid*) 회로, 또는 *TCA* 회로로 불리기도 한다], (3) 미토콘드리아 내막에서 일어나는 산화적 인산화(*oxidative phosphorylation*)이다. 이 각 단계는 다음에 요약되어 있는 것같이 해당작용을

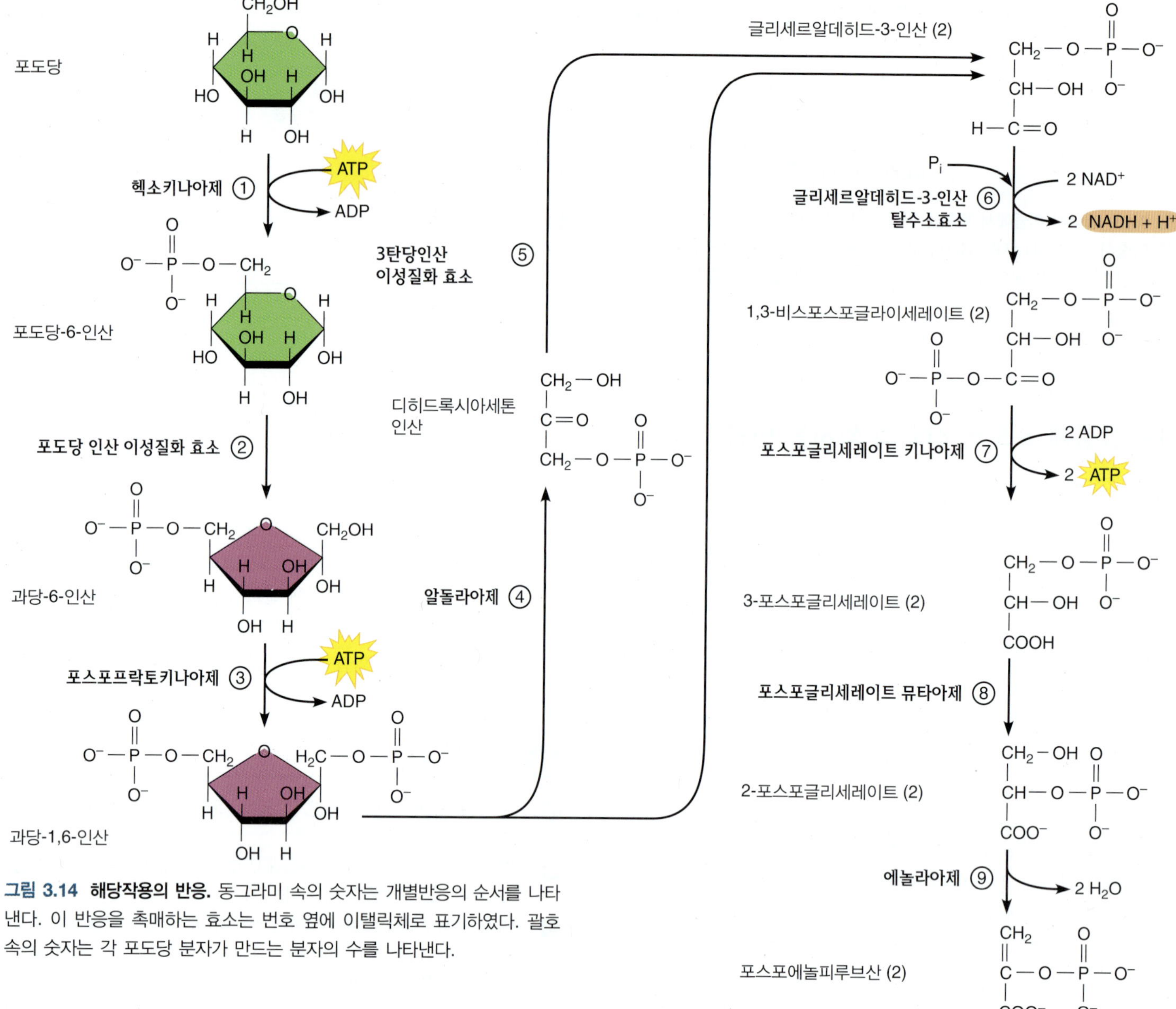

그림 3.14 해당작용의 반응. 동그라미 속의 숫자는 개별반응의 순서를 나타낸다. 이 반응을 촉매하는 효소는 번호 옆에 이탤릭체로 표기하였다. 괄호 속의 숫자는 각 포도당 분자가 만드는 분자의 수를 나타낸다.

시작으로 일련의 화학반응으로 이루어져 있다.

해당작용

해당작용(glycolysis)은 "당을 쪼갠다"는 뜻으로, 10개의 반응으로 이루어진 물질대사 경로인데 각 반응은 세포기질에 있는 다른 효소에 의해 촉매된다(**그림 3.14**). 해당작용에서 각 포도당 분자(6개의 탄소를 가지고 있는)는 3개의 탄소를 가지고 있는 두 분자의 **피루브산**(*pyruvate*; *pyruvic acid*의 이온형태)으로 분해된다. 이 피루브산은 포도당 산화의 후속 단계에서 더 분해된다.

해당작용의 중요한 결과는 **그림 3.15**에서 볼 수 있으며 다음과 같이 요약할 수 있다.

1. 해당작용 마지막에는 각 포도당 분자가 두 분자의 피루브산으로 분해된다.
2. 이 과정에서 두 분자의 ATP가 사용된다(반응 1과 3에서 하나씩), 그러나 4개의 ATP가 기질-수준 인산화에서 만들어진다(반응 7에서 2개와 반응 10에서 2개). 그 결과 한 분자의 포도당을 소모하여 총 2분자의 ATP를 순 합성한다.
3. 포도당 분자당 두 분자의 NAD^+가 6번 반응에서 환원되어 두 분자의 NADH를 만든다.

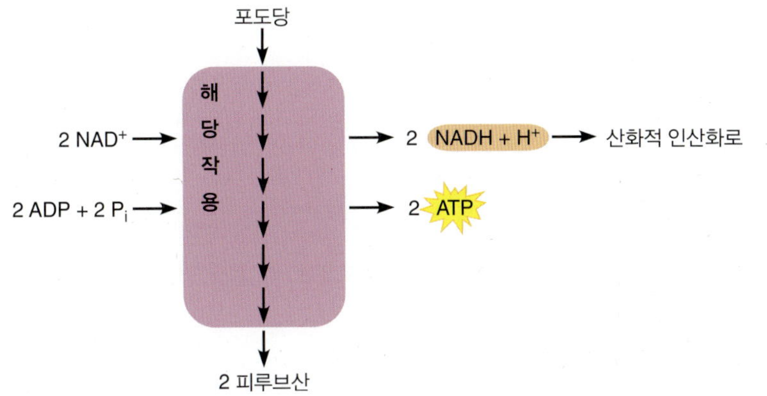

(a)

(b) 전체 반응: 포도당 + 2 NAD^+ + 2 ADP + 2 P_i ⟶ 2 피루브산 + 2 NADH + 2 H^+ + 2 ATP

그림 3.15 해당작용의 요약. (a) 해당작용 경로의 주요 반응물과 생성물을 요약한 개략도. 숫자는 포도당 분자당 생성되거나 소모되는 양을 나타낸다. **(b)** 해당작용의 전체적 반응.

모든 반응물과 생성물을 고려하여 해당작용의 전체 반응을 다음과 같이 표시한다.

$$\text{포도당} + 2\ NAD^+ + 2\ ADP + 2\ P_i \rightarrow 2\ \text{피루브산} + 2\ NADH + 2\ H^+ + 2\ ATP$$

해당작용 동안 산소가 소모되지 않고 이산화탄소도 생성되지 않는 데 유의하자. 포도당 산화에서 실제 산소를 소모하고 이산화탄소가 생성되지만, 해당작용 과정에서는 이 현상이 일어나지 않고 포도당 산화 다음 단계들에서 일어난다.

해당작용은 약간의 ATP를 만들기 때문에 세포에 유용하다. 그러나 제일 중요한 것은 해당작용이 에너지를 훨씬 많이 만드는 다음 단계를 일어나게 하는데 있다. 해당작용에서 만들어진 NADH는 궁극적으로 전자를 다른 전자수용체에 주며 산화적 인산화에 의해 방출되는 에너지는 더 많은 ATP를 합성하는 데 사용된다. 만들어지는 피루브산도 포도당 산화의 다음 단계인 크렙스 회로에서 분해된다.

이 장의 뒤에서 보게 되는 바와 같이 피루브산은 세포 내에서 쉽게 산소를 얻을 수 있을 때 포도당 산화의 다음 단계로 더 진행될 수 있다. 이용 가능한 산소가 불충분할 때에는 피루브산은 대신에 젖산(*lactic acid* 또는 *lactate*)이라 부르는 물질로 전환되며 더 이상 분해가 일어나지 않는다. 포도당 대사에 대한 검토를 계속하는 동안 달리 명시하지 않을 경우 산소를 쉽게 얻을 수 있다고 가정하자.

크렙스 회로

해당작용은 시작점과 끝점을 뚜렷이 가진 연속적인 단계로 되어 있다는 점에서 대부분의 물질대사 경로와 닮았다. 이와는 대조적으로 포도당 산화의 다음 단계인 **크렙스 회로(Krebs cycle)**는, 그 이름이 암시하듯이, 고리를 이루거나 순환하는 반응으로 이루어져 있기 때문에 시작점과 끝점이 없다.

연결단계

포도당 산화는 피루브산이 세포기질에서 생성되어 미토콘드리아 기질에 들어갈 때까지는 해당작용을 초과하여 진행되지 않는다. 미토콘드리아 기질에서 피루브산은 NAD^+를 NADH + H^+로 환원시키는 반응에서 아세틸 CoA와 이산화탄소로 전환된다(**그림 3.16**). 이 반응은 해당작용과 크렙스 회로를 연결해 주기 때문에 **연결단계**(*linking step*)라고 부른다. 아세틸 CoA는 크렙스 회로의 최초 기질이며, 곧 살펴볼 지방과 단백질뿐만 아니라 탄수화물의 이화반응에서 만들어진다. 해당작용에서 매 포도당 분자로부터 두 분자의 피루브산이 만들어지기 때문에, 연결단계에서 포도당 한 분자로부터 궁극적으로 2분자의 아세틸 CoA가 만들어진다. 크렙스 회로가 완전히 한 바퀴 도는데 각 아세틸 CoA 분자는 하나씩 참여한다.

1 mole의 포도당으로부터 연결단계의 순수반응은 다음과 같다:

$$2\ \text{피루브산} + 2\ CoA + 2\ NAD^+ + 2\ H_2O \rightarrow 2\ \text{아세틸}\ CoA + 2\ NADH + 2\ H^+ + 2\ CO_2$$

크렙스 회로의 반응들

크렙스 회로의 반응들은 **그림 3.17**에서 상세하게 보여주고 있다. 이 도표는 옥살로아세테이트(oxaloacetate)와 반응하여 시트르산(citrate)을 만드는 아세틸 CoA에서 시작한다. 크렙스 회로의 중요한 결과는 **그림 3.18**에서 보여주고 있으며 다음과 같이 요약할 수 있다.

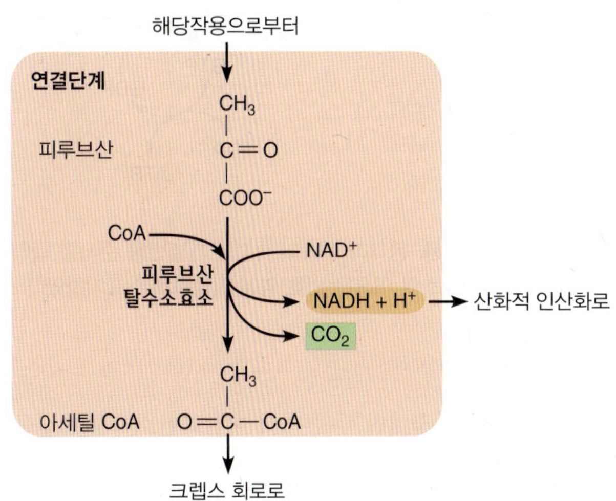

(a)

(b) 전체 반응: 피루브산 + CoA + NAD^+ ⟶ 아세틸 CoA + CO_2 + NADH + H^+

그림 3.16 해당작용과 크렙스 회로의 연결단계. (a) 해당작용의 최종산물인 피루브산은 크렙스 회로의 최초 기질인 아세틸 CoA로 미토콘드리아 기질에서 전환된다. **(b)** 연결단계의 전체적 반응.

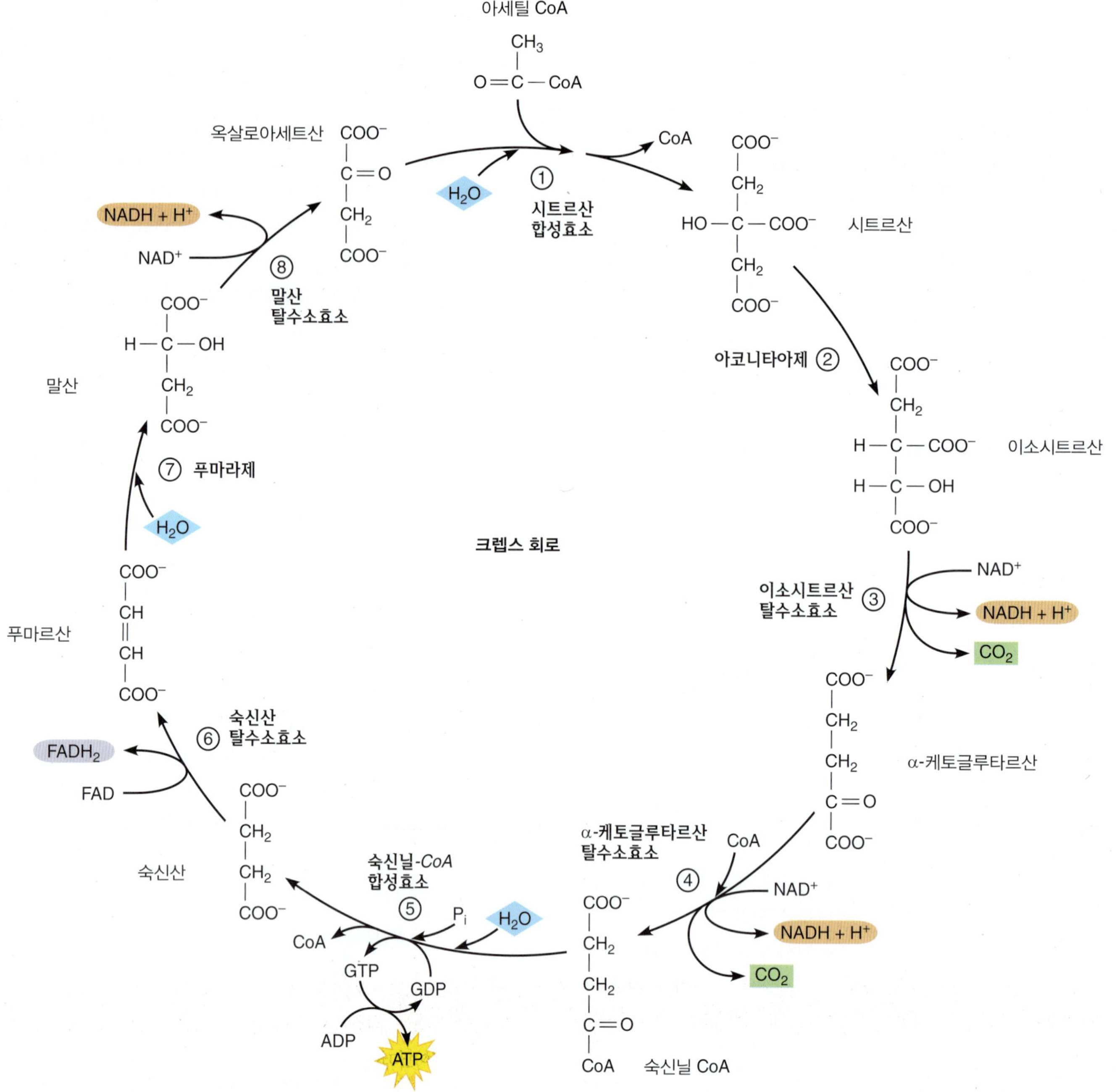

그림 3.17 크렙스 회로의 반응. 동그라미 속의 숫자는 개별반응 순서를 나타낸다. 각 반응을 촉매하는 효소의 이름은 번호 옆에 이탤릭체로 표기하였다.

Q 크렙스 회로의 8번째 반응은 어떤 종류의 반응인가?

1. 크렙스 회로가 한 번 끝내면 두 분자의 이산화탄소가 최종산물로 만들어진다(3번과 4번 반응에서 하나씩).
2. 크렙스 회로 동안 기질-수준의 인산화에 의해 직접 만들어지는 ATP는 하나뿐이다(5번 반응에서).
3. 크렙스 회로를 한 번 돌 때 총 네 개의 환원된 조효소(3개의 NADH + H^+와 1개의 $FADH_2$)가 만들어진다(3, 4, 6, 8번 반응에서).
4. 최종 생성물은 옥살로아세테이트(oxaloacetate)인데, 이 생성물은 크렙스 회로를 다시 시작할 수 있도록 아세틸 CoA와 반응하며, 아세틸 CoA 분자가 존재하는 한 크렙스 회로는 반복적으로 돌아간다.

1회의 크렙스 회로에 대한 전체 반응은 다음과 같다.

$$\text{아세틸 CoA} + 3\ NAD^+ + FAD + ADP + Pi + 3\ H_2O \rightarrow 2\ CO_2 + 3\ NADH + 3\ H^+ + FADH_2 + ATP$$

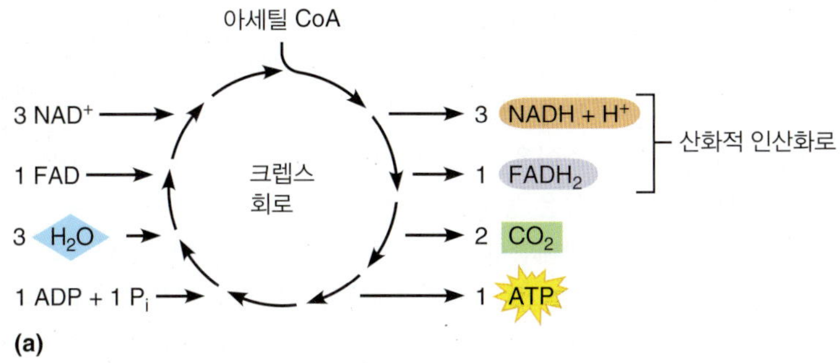

(b) 전체 반응: 아세틸 CoA + 3 NAD^+ + FAD + ADP + P_i + 3 H_2O ⟶ 2 CO_2 + 3 NADH + 3 H^+ + $FADH_2$ + ATP + CoA

그림 3.18 크렙스 회로의 요약. (a) 크렙스 회로의 주요 반응물과 생성물을 요약한 개략도. 숫자는 크렙스 회로에 들어간 아세틸 CoA 분자당 생성되거나 소모되는 양을 나타낸다. **(b)** 크렙스 회로의 전체적 반응.

한 분자의 포도당이 산화될 때 두 분자의 피루브산이 해당작용에서 만들어지고, 그래서 만들어진 두 분자의 아세틸 CoA가 크렙스 회로에 들어간다. 포도당 분자당 연계 과정과 크렙스 회로의 총 반응은 다음과 같다.

해당작용에서 만들어지는 두 분자의 ATP를 크렙스 회로에서 만들어지는 두 분자의 ATP와 더하면 포도당 한 분자당 네 분자의 ATP가 만들어진다. 그러나 포도당 산화에서 만들어지는 거의 대부분 ATP는 포도당 산화의 최종단계인 산화적 인산화 과정에서 만들어지는 것을 보게 될 것이다. 이 과정에서 크렙스 회로는 전체 12개의 환원형 조효소 분자들 중에서 8개를 공급하여 궁극적으로 전자전달계로 가고 전자를 방출하게 하여 에너지를 방출하여 ATP를 만들기 때문에 크렙스 회로가 이 과정에서 중요한 역할을 한다.

크렙스 회로와 연결 과정에서 포도당의 완전한 산화 과정에서 생성되는 6개의 이산화탄소를 100% 모두 만든다. 지금까지 산소가 전혀 사용되지 않았으며 이는 예상되는 산소 소모량(포도당 1분자당 6개의 산소분자)의 100%는 포도당 산화의 마지막 단계인 산화적 인산화 과정에서 사용되어야 한다는 것을 주목하자. 산소는 NADH + H^+나 $FADH_2$로부터 떨어져 나오는 모든 전자의 최종 수용체이기 때문에 산화적 인산화에서 매우 중요한 역할을 한다는 것을 다음에서 보게 될 것이다. 산소가 없으면 전자는 갈 곳이 없고 산화적 인산화 반응은 멈추게 될 것이다.

산화적 인산화

세포에서 생성되는 대부분의 ATP는 산화적 인산화에 의해 만들어지는데, 산화적 인산화에는 동시에 일어나는 다음의 두 개의 반응 과정이 포함되어 있다. (1) 에너지를 방출하는 **전자전달계**(*electron transport chain*)라고 알려진 일련의 화합물들을 통하여 수소원자나 전자를 미토콘드리아 내막으로 이동하는 과정, (2) 이 방출에너지를 이용하여 **화학삼투 짝지음**(*chemiosmotic coupling*) 기작에 의해 ATP를 만드는 과정이다.

산화적 인산화에서는 해당작용, 연계 과정 및 크렙스 회로에서 만들어진 환원된 조효소(NADH + H^+와 $FADH_2$)가 ATP를 만드는 에너지원으로 제공된다. NADH + H^+와 $FADH_2$는 전자전달계에 전자를 주고, 이 전자는 전자전달계를 이동하면서 에너지를 방출한다. 방출되는 에너지의 대부분은 ATP를 합성하는 반응을 일으키는 데 이용되며, ATP 합성은 **ATP 합성효소(ATP synthase)**라는 효소에 의해 촉매된다.

전자전달계

전자전달계(electron transport chain)는 미토콘드리아 내막에 있는 일련의 다양한 화합물로 이루어져 있다. 이들 화합물의 대부분은 전자운반체 기능을 가진 특수한 단백질이다; 즉, 그 단백질은 전자에 가역적으로 결합하여 전자를 수용할 수 있고, 이어서 방출할 수 있다 (또는 환원된 다음에 산화될 수 있다). 이러한 전자운반체 중에서 **시토크롬**(*cytochrome*)이라는 다수의 화합물이 있는데, 시토크롬은 **헴**(*heme*)이라는 철을 포함한 특수한 화학 작용기를 가지고 있다. (헴 작용기는 그 이름이 뜻하듯이 헤모글로빈에서도 발견된다.) 그리고 다양한 **철-황 단백질**(*iron-sulfur protein*)도 있는데, 이 단백질은 황에 결합하고 있는 철원자를 가지고 있다. 이러한 대부분의 단백질들은 모여서 미토콘드리아 내막에 단단하게 박혀 있는 큰 복합체를 이루고 있다. 몇 가지의 전자운반체는 지질이중층을 자유롭게 움직이며, 전자를 한 복합체에서 다른 복합체로 오가며 옮기는 독립적 분자들이다. 이러한 분자 중 하나인 **조효소** *Q*(*coenzyme Q*)는 단백질이 아닌, 주로 탄화수소사슬로 이루어진 작은 분자이다.

전자는 해당작용, 연결 과정 및 크렙스 회로에서 만들어진 환원된 조효소(NADH와 $FADH_2$)에 의해 전자전달계로 운반된다. 이 환원된 조효소는 그 다음 전자수용체 기능을 하는 전자전달계의 어떤 성분에 전자를 준다. 이 전자수용체는 전자를 다른 수용체에, 그 수용체는 또 다른 수용체에 계속해서 전자를 전달한다. 한 수용체에서 다른 수용체로 전자가 이동할 때마다 전자는 에너지를 방출하고, 이

에너지가 최종적으로 ATP를 만드는 데 이용된다.

전자전달계를 거칠 때 전자는 **그림 3.19**에서처럼 한 전자수용체에서 다음 전자수용체로 순차적으로 이동한다. NADH는 전자전달계의 플라빈 **모노뉴클레오티드**(*flavin mononucleotide, FMN*)라는 첫 번째 전자수용체에 한 쌍의 전자를 제공한다. 이 과정에서 NADH는 NAD^+로(해당작용, 연결단계 또는 크렙스 회로에서 전자를 수용할 수 있는) 산화되고 FMN은 환원된다. 그 다음 FMN은 전자전달계의 다음 수용체인 철-황 단백질에 전자를 주고 산화되어 NADH로부터 다른 쌍의 전자를 받을 수 있게 된다.

NADH에서 떨어져 나가는 전자는 수소형태이지만 대부분 전자전달계의 수용체는 수소가 아니라 자유전자를 운반한다. 따라서 어떤 지점에서 전자는 수소원자로부터 떨어져 나오며, 수소원자는 수소이온(H^+) 상태로 용액에 남고, 떨어져 나온 전자는 전자전달계로 이동을 계속한다. 전자전달계의 어떤 화합물은 수소이온을 미토콘드리아 내막을 가로질러 운반한다. 세 개의 전자전달계의 성분에서 수소이온은 세포막 사이 공간으로 이동하여, 세포막 사이 공간에서 꽤 높은 농도가 된다. 전자전달계의 마지막 성분에서 이들 수소이온은 반대방향인 미토콘드리아 기질로 이동한다. 그 다음에 그러면 본질적으로 전자전달계에서 운반하는 것은 수소원자나 수소원자에 상응하는 수소이온과 전자의 조합이라고 생각할 수 있다. NADH에 의해 전자전달계로 방출되는 전자는 (e^- 기호로 표시되는) 그림 3.19의 위쪽에 나타나 있으며 다음과 같이 표시한다.

$$NADH + H^+ \rightarrow NAD^+ + 2H^+ + 2\,e^-$$

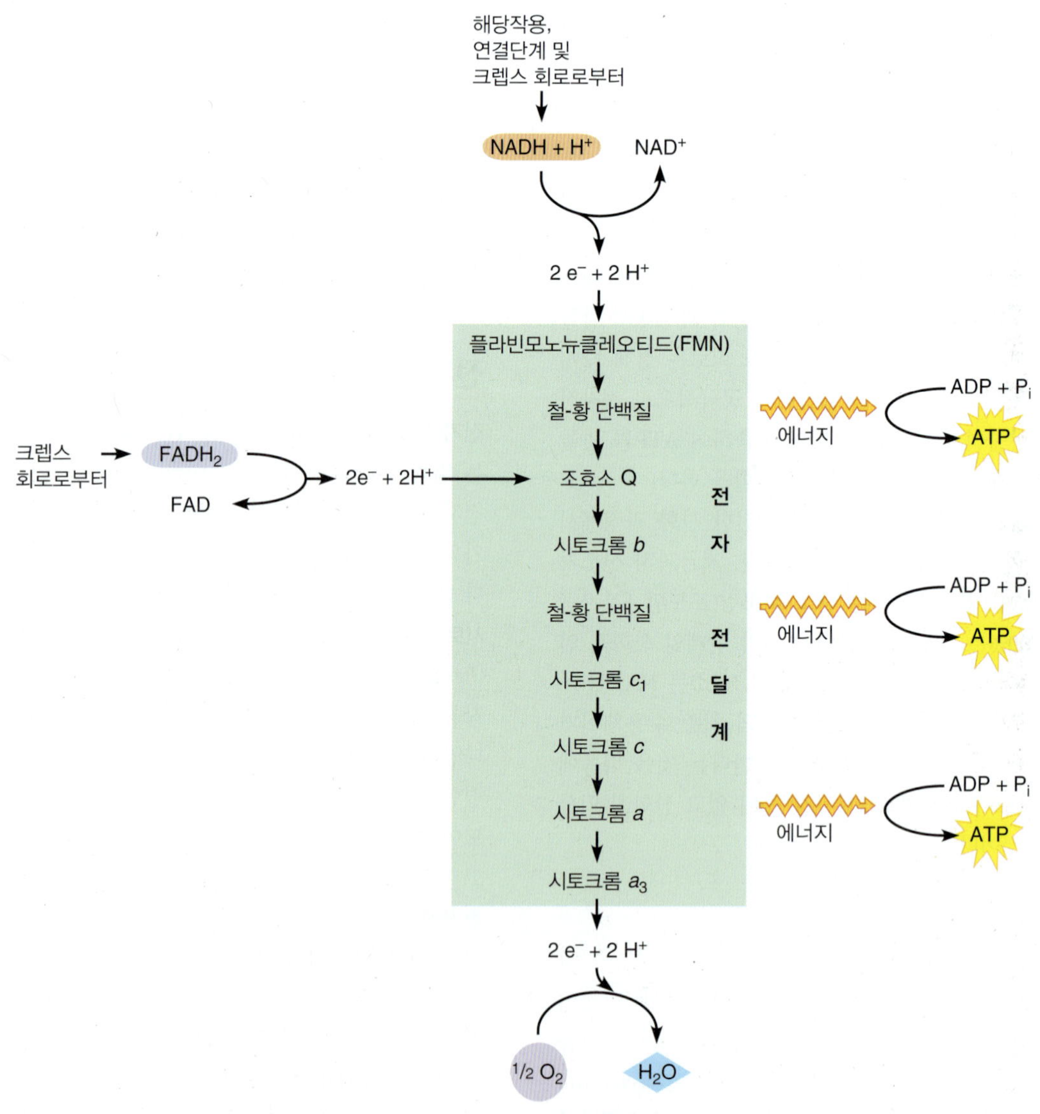

그림 3.19 전자전달계. 화살표는 최초 전자공여물(NADH 또는 $FADH_2$)로부터 최종 전자수용체인 산소까지 전자의 흐름을 나타낸다. 오른쪽의 물결 모양 화살표는 전자전달계를 통한 전자의 이동이 에너지를 방출하는 것을 나타내며, 이 에너지는 산화적 인산화에 의해 ATP 합성을 추진하는 데 사용된다.

Q 헴(heme)기를 가지고 있는 전자전달계의 성분은?

그림 3.19에 있는 $FADH_2$에 의해 전자가 방출되는 것도 같은 방식임에 주목하자.

FMN에서 철-황 단백질로 이동한 다음, 전자는 조효소 Q로, 조효소 Q는 시토크롬 *b* 등으로 계속해서 이동한다. 전자가 전자전달계의 최종수용체인 시토크롬 a_3에 이르면 전자는 수소이온과 다시 결합하여 수소를 만들고, 이 수소는 산소와 반응하여 물이 된다.

$$2\ e^- + 2\ H^+ + \frac{1}{2}O_2 \rightarrow H_2O$$

(산소는 이 반응에 분자형태인 O_2로 참여하기 때문에 한 산소원자를 $\frac{1}{2}O_2$로 표시했다.) 이 반응과 앞의 반응을 합치면 전자전달의 최종결과는 NADH가 단순히 산소에 직접 전자를 주어 물을 만드는, 에너지를 방출하는 반응과 같다는 것을 알 수 있다.

$$NADH + H^+ + 1/2\ O_2 \rightarrow NAD^+ + H_2O + \text{에너지}$$

이것이 최종결과라면 전자전달계는 무엇에 왜 필요한가? 전자전달계는 이 에너지를 이용하는 방법을 제공하여 이 에너지가 어떤 유용한 일, 즉 ATP를 만드는 데 쓰이도록 한다. (어떻게 이 일이 일어나는지를 곧 보게 될 것이다.) 만들어지는 ATP의 정확한 양은 세포의 상태에 의해 결정된다. NADH에 의해 한 쌍의 전자를 방출할 때마다 약 1.5개의 ATP 분자가 만들어진다.

$FADH_2$도 전자전달계에 전자를 주지만 FMN에는 전자를 주지 않는다: FAD는 상대효소인 숙신산 탈수소효소(succinate dehydrogenase)에(그림 3.17에 있는 크렙스 회로의 6단계 반응을 보라) 영구적으로 결합해 있고, 이 효소는 크렙스 회로의 다른 효소들과 달리 미토콘드리아 내막에 박혀 있다. 이러한 이유로 인해 $FADH_2$는 NADH만큼 움직임이 자유롭지 않다. $FADH_2$의 존재 위치 때문에 $FADH_2$는 FMN과 물리적으로 떨어져 있어서 전자를 FMN에 줄 수 없다. 대신 $FADH_2$는 전자를 조효소 Q(coenzyme Q)에 준다(그림 3.19). 이 전자는 NADH에서 방출되는 전자와 같이 최종적으로 산소와 결합하여 물이 되는데, 전자전달계의 하류 지점에서 전자가 들어가기 때문에 전자전달계를 거치면서 보다 적은 양의 에너지가 방출된다. 그 결과로 $FADH_2$에서 방출되는 각 전자쌍은 약 2.5개의 ATP 분자를 만드는데, 이는 NADH에서 방출되는 전자쌍으로 1~2개 분자의 ATP 분자를 만드는 것과 비교적이다.

전자가 전자전달계를 거치면서 에너지를 방출하고 이 에너지는 ATP를 만드는 데 쓰인다는 것을 앞서 공부했다. 이런 과정이 일어나는 기전을 화학삼투 짝지음이라고 한다.

화학삼투 짝지음

화학삼투 짝지음(chemosmotic coupling)으로 알려진 전자전달과 ATP 합성을 짝짓는 과정은 첫 번째 전자전달계에서 방출되는 에너지를 이용해서 수소이온을 농도에 역행하여 미토콘드리아 내막을 통과시킨다. 그 다음 이 수소이온 **농도기울기**(농도 구배, *concentration gradient*)에 저장된 에너지는 ATP를 만드는 데 이용된다(**그림 3.20**).

미토콘드리아 내막에는 4개의 서로 다른 전자전달계 복합체가 있다(그림 3.20). 이 복합체 중에서 3개는 전자운반체의 기능을 가지고 있을 뿐만 아니라 수소이온(H^+)을 막을 통과하여 이동시킬 수 있다. 전자가 이 복합체(로마숫자 I, III 및 IV로 표시된)를 통과하면, 복합체는 방출되는 에너지를 이용해서 수소이온을 미토콘드리아 기질에서 내막과 외막 사이의 공간으로 이동시킨다. 이 수소이온의 이동은 내막을 경계로 수소이온 농도차이(농도 구배)가 일어나게 하

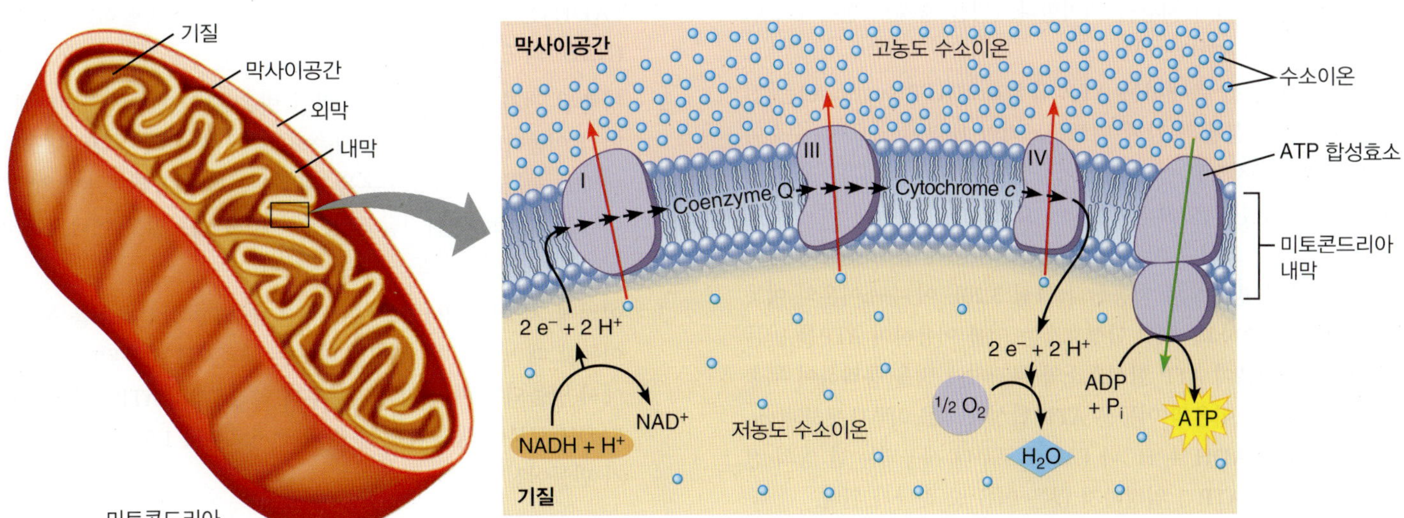

그림 3.20 화학삼투 짝지음. NADH 산화는 한 쌍의 전자를 내보내고, 이 전자는 미토콘드리아 내막에 있는, 전자전달계의 성분들을 가지고 있는 3개의 큰 복합체(I, III, 및 IV)를 통과하게 된다. (전자는 조효소 Q에 의해서 복합체 I에서 III으로 전달되고, 시토크롬 *c*에 의해 복합체 III에서 IV로 전달된다.) 전자가 복합체를 따라 이동하면서 에너지가 방출되고, 이 에너지의 일부는 수소이온(H^+)을 미토콘드리아 기질에서 막 사이의 공간으로 이동시키는 데 사용된다. 수소이온은 ATP 합성효소를 통하여 (농도 구배를 따라서) 반대방향으로 이동하며 에너지를 방출하는데, 이 에너지는 ATP 합성에 사용된다. (단순화하기 위하여 $FADH_2$에서 방출되는 전자는 그림에서 표시하지 않았다.)

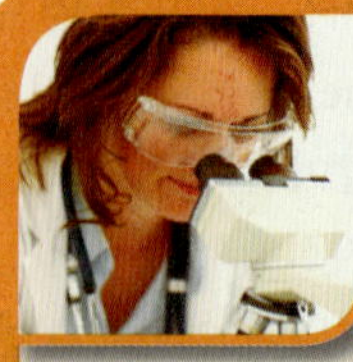

DISCOVERY

짝 풀림제는 체중감소에 도움이 될 수 있는가? (Can Uncouplers Aid in Weight Loss?)

전자전달계를 통한 전자의 이동은 화학삼투 짝지음(chemiosmotic coupling)에 의해 ATP 합성과 짝을 이루고 있다. 이 짝지음이 일어나는 동안에 전자전달계에 전자와 양성자(수소이온)를 제공하는 각 NADH + H^+ 복합체 당 2.5개의 ATP 분자가 생성될 것이고, 역시 전자와 양성자를 제공하는 $FDAH_2$ 분자당 1.5개의 ATP 분자를 만들어낼 것이다. 그러나 실제로는 미토콘드리아 막사이공간으로 이동한 일부 수소이온은 ATP 합성효소 통로(ATP synthase channel)와는 관계없이 미토콘드리아 내막을 건너 기질로 누출된다. 이렇게 "누출된" 양성자는 ATP 합성에 기여하지 않고 산화적 인산화로부터 "짝풀림(uncoupled)"되었다고 말한다. 기본적 누출은 항상 일어나며, **짝풀림제** (*uncoupler*)는 양성자 누출을 증가시킨다. 짝풀림이 증가할수록 몸에서 단위 산소 소모량당 생성되는 ATP는 감소한다.

짝풀림 미토콘드리아는 거의 모든 조직에서 발견되지만, 짝풀림제는 특히 지방조직, 간 및 골격근육에서 흔하게 있다. 사람의 몸에서 짝풀림제의 기능은 알려져 있지 않지만 짝풀림은 몸의 대사 속도를 증가시키기 때문에 체중감소를 연구하는 사람들에게는 흥미로운 단백질이다. 대사 속도의 증가는 우리 몸이 더 많은 에너지를 "태울" 수 있게 해서 체중을 감소시킨다.

1930년대에 짝풀림제인 2,4-dinitrophenol (DNP)이 체중감소용으로 사용되기 시작했다. DNP를 사용하여 체중은 줄었지만, 이 약의 독성[예: 부적당한 ATP 생성으로 무기력해지며, 열 생산 증가로 고체온(hyperthemia)을 유발하며, 심한 땀 분비와 사망 가능성]이 효능을 능가하여 1938년에 시장에서 퇴출되었다. 제약회사들은 ED50(인구의 50%가 효능을 나타내는 투여량)과 LD50(인구의 50%가 죽게 되는 치사량) 사이에 큰 차이를 가지는 짝풀림제 찾기를 계속했다. 오늘날 제약회사들은 양성자에 결합하여 미토콘드리아 막사이공간에서 기질로 미토콘드리아 내막을 통과하여 수송되는 지질친화성이며 약산성 물질을 테스트 중에 있다. 전자전달계를 짝풀림하는 것이 세포가 이용할 ATP를 적게 만드는 것을 의미하므로, 이 시험은 과학자들에게 어려운 과업이 될 것이다.

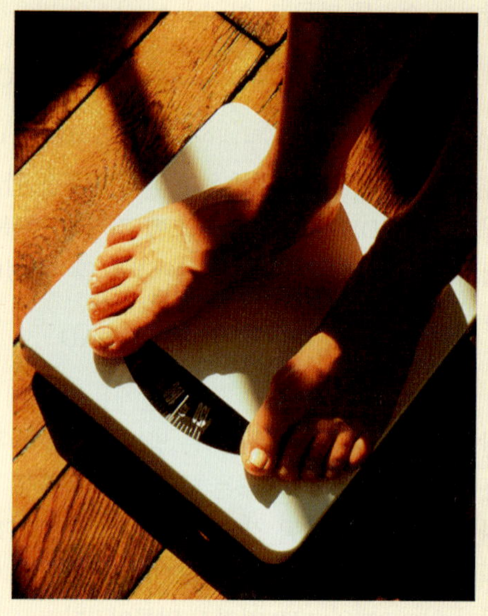

여 수소이온 농도는 기질 밖이 기질보다 높아진다(그림 3.20). 이 농도 구배는 위치에너지 저장을 의미한다. (막을 경계로 전위차도 이 에너지 저장에 기여한다.)

ATP의 합성을 촉매하는 ATP 합성효소(ATP synthase)는 전자전달계 구성성분들과 함께 미토콘드리아 내막에 있으며, 수소이온 농도 구배에 저장된 에너지를 이용하여 ATP의 합성기능을 수행한다. 방금 설명한 복합체와 같이 이 효소도 막을 통과하여 수소를 운반할 수 있다. 그러나 이 경우에는 수소이온이 농도 구배에 역행하지 않고 같은 방향으로 이동한다(그림 3.20). 이 수소이온의 이동은 에너지를 방출하고, ATP 합성효소는 이를 이용하여 ATP를 만든다. 가끔 수소이온이 ATP 합성효소와 무관하게 막을 통과하여 누출된다. 이러한 수소이온의 이동은 ATP 합성과 짝을 이루지 못하며(*uncoupled*), 이는 NADH + H^+나 $FADH_2$로부터 제공되는 한 쌍의 전자당 만들어지는 ATP가 일정하지 않은 이유 중 하나가 된다.

산화적 인산화 요약

포도당 대사의 최종단계인 산화적 인산화에서 다음의 일들이 일어나는 것을 살펴보았다.

1. 포도당 대사의 이전 앞 단계들에서 만들어지는 NADH와 $FADH_2$는 전자와 양성자를 전자전달계로 방출하고 산화형(NAD^+와 FAD)으로 되돌아간다.
2. 방출된 전자는 일련의 산화-환원 반응에 의하여 전자전달계를 따라 이동하면서 에너지를 방출하고, 이 에너지는 미토콘드리아 내막을 통과하여 수소이온을 운반하는 데 사용된다. 이 운반은 내막을 경계로 전자전달 과정에서 방출되는 일부 에너지를 저장하는 수소이온 농도 구배를 만든다.
3. 이렇게 저장된 에너지는 수소이온이 ATP 합성효소를 통하여 이동할 때 방출되며, ATP를 만드는 에너지로 사용된다. NADH에서 방출되는 한 쌍의 전자로부터 약 2.5개의 ATP가 생성되며, $FADH_2$로부터 방출되는 한 쌍의 전자로부터 1.5개의 ATP 분자가 만들어진다.
4. 방출된 전자와 양성자는 미토콘드리아 기질로 함께 되돌아와서 최종산물인 물을 생성한다.

각 분자의 포도당이 산화될 때 마다 10분자의 NADH와 2분자의 $FADH_2$가 만들어지는 것을 고려하면 최대 28분자의 ATP가 산화적 인산화 과정을 통하여 만들어지는 것을 예측할 수 있다[(10

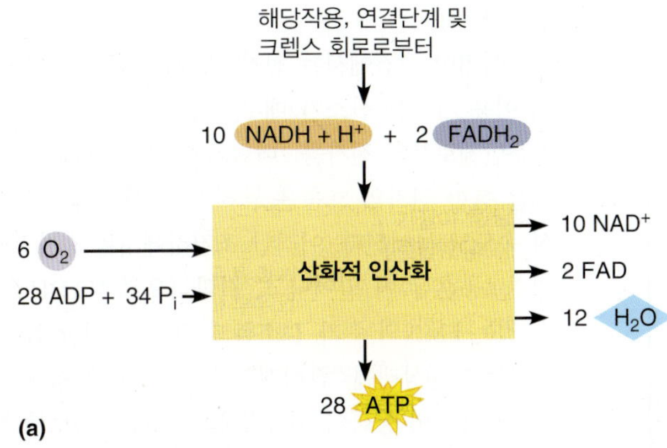

(b) 전체 반응: 10 NADH + 10 H^+ + 2 $FADH_2$ + 28 ADP + 28 P_i + 6 O_2 ⟶ 10 NAD^+ + 2 FAD + 12 H_2O + 28 ATP

그림 3.21 산화적 인산화 요약. (a) 산화적 인산화의 주요 반응물과 생성물을 요약한 개략도. 숫자는 해당작용으로 들어가는 포도당 분자당 생성되거나 소모되는 양을 나타낸다. **(b)** 산화적 인산화의 전체적 반응.

NADH × 2.5 ATP/NADH) + (2 $FADH_2$ × 1.5 ATP/$FADH_2$) = 28 ATP]. 이 12분자의 환원된 조효소는 총 12쌍의 수소를 운반하기 때문에 12분자의 물도 생성되고, 이 과정에 6분자의 산소가 소모되는 것을 예측 할 수 있다. 따라서 산화적 인산화의 종합적인 반응은 다음과 같다(**그림 3.21**).

$$10\ NADH + 10\ H^+ + 2\ FADH_2 + 28\ ADP + 28\ P_i + 6\ O_2 \rightarrow 10\ NAD^+ + 2\ FAD + 12\ H_2O + 28\ ATP$$

이 반응식은 한 분자의 포도당 산화에 100% 산소가 소모된 것을 계산했음을 주목하자. 놀랍게도 이 반응은 더 많은 물분자, 즉 6분자가 아닌 12분자의 물이 만들어지는 것을 보여준다. 그러나 크렙스 회로에서 6분자의 물이 사용된 것을 고려하면 최종결과는 6분자의 물이 만들어진 것이며, 이는 우리의 예측과 일치한다.

지식 활용하기

포도당 산화 과정에서 생성되는 두 개의 NADH + H^+ 복합체가 해당작용(glycolysis)에 의해 세포기질(cytosol)에서 생성됨을 기억하자. 이들 두 개의 NADH + H^+는 미토콘드리아 막을 통과할 수 없어서 전자전달계에 직접 전자를 제공할 수 없다. 그 대신, 전자는 다양한 분자를 통하여 막을 통과하여 왕복한다. 왕복하는 전자들은 미토콘드리아에서 NAD^+나 FAD에 제공될 수 있다. 두 전자 모두가 미토콘드리아의 NAD^+로 이동했을 때와 미토콘드리아의 FAD로 이동했을 때, 또는 한 개의 전자는 NAD^+로, 다른 한 개의 전자는 FAD로 이동했을 때 ATP 생성의 관점에서의 결과를 논의하라.

해당작용과 크렙스 회로에서의 기질-수준 인산화에 의하여 생성되는 ATP의 양과 비교하면, 세포가 만드는 대부분의 ATP는 분명히 산화적 인산화의 산물이다. 기질-수준 인산화와 산화적 인산화에서 포도당 한 분자당 4개와 28개의 ATP 분자를 각각 만들기 때문에, 산화적 인산화에 의해 만들어지는 ATP는 전체 32 ATP 분자의 거의 90%에 해당한다. (산소는 세포가 사용하는 대부분의 에너지를 생성하는 데 필수적이지만 산소분자의 높은 반응성은 여러 질병의 원인이 된다. **Clinical Connections: 항산화제와 자유라디칼의 문제**를 보라.)

포도당 산화 요약

포도당 대사의 3단계를 상세하게 살펴보았고 이제는 "큰 그림"으로 보도록 모두 함께 정리할 수 있다. 이 3단계를 통합 이해하는 데 도움을 주기 위해 포도당 대사의 전체의 과정을 그림 3.15, 3.16, 3.18 및 3.21을 편집하여 **그림 3.22**에 요약하였다. 그림 3.22b에서 3단계 전체의 모든 반응물과 생성물을 계산했을 때, 이는 매 분자의 포도당을 소모하기 위해서 6분자의 산소도 소모된 결과라는 것을 유의하자. 더불어 6분자의 이산화탄소와 물이 생성된다. 이 계산 결과는 포도당 산화의 일반화한 반응과 정확하게 일치한다($C_6H_{12}O_6$ + 6 O_2 → 6 CO_2 + 6 H_2O). 32분자의 ATP가 생성되기 때문에 포도당 산화의 3단계 전체반응은 다음과 같다.

$$\text{glucose} + 6\ O_2 + 32\ ADP + 32\ P_i \rightarrow 6\ CO_2 + 6\ H_2O + 32\ ATP$$

NAD^+나 FAD는 해당작용과 연결단계 및 크렙스 회로에서 환원되지만 그 후 산화적 인산화 과정에서 산화되어 본래 형태로 돌아가기 때문에 이 반응식에는 표시하지 않았다.

세포가 분해하여 에너지를 얻는 당은 포도당뿐만은 아니다. 세포는 설탕의 구성물인 과당, 젖에 있는 당성분인 갈락토오스, 그리고 만노스(*mannose*)라고 부르는 다른 단당류도 대사할 수 있다. 이러한 단당류를 이용하려면 세포는 먼저 이들을 포도당-6-인산이나 과당-6-인산 같은 해당작용의 중간물질로 전환한다. 이러한 중간물질은 해당작용의 적절한 단계로 단순히 유입되어 산화된다.

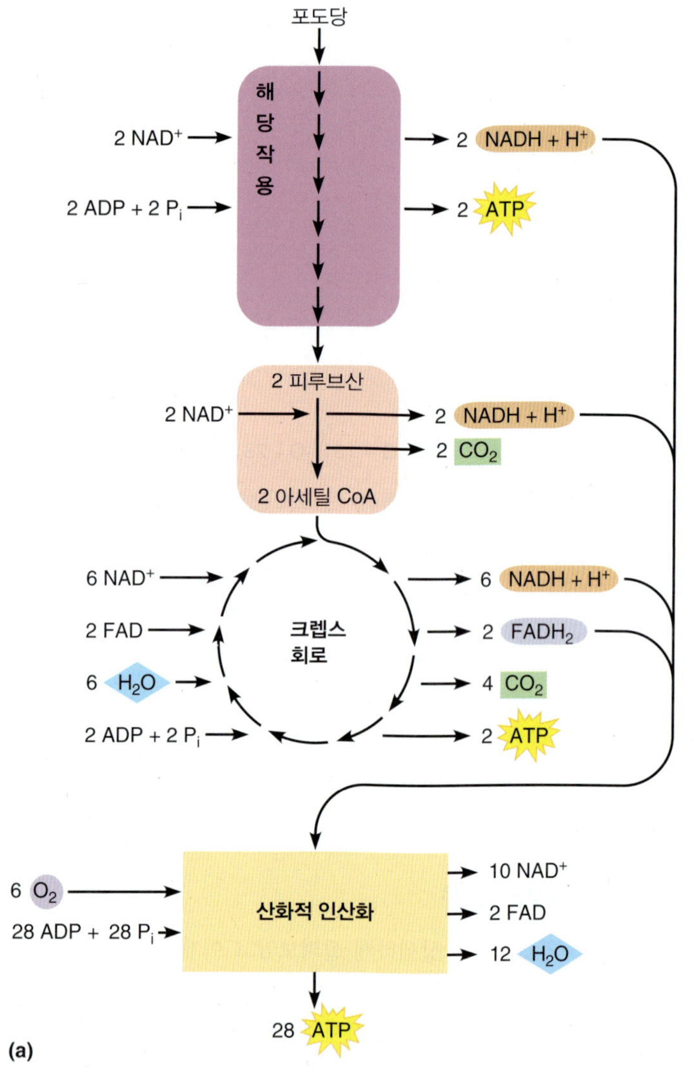

(b) 전체 반응: 포도당 + 6 O_2 + 32 ADP + 32 P_i ⟶ 6 CO_2 + 6 H_2O + 32 ATP

그림 3.22 포도당 산화 요약. (a) 그림 3.15a, 3.16a, 3.18a 및 3.21a를 편집하여 포도당 산화의 3단계와 각 단계 간의 상호연결을 보여준다. **(b)** 개별반응을 합한 포도당 산화의 전체반응. 포도당 한 분자가 산화될 때마다 최대 32개의 ATP가 생성될 수 있다.

산소가 없을 때에 포도당의 이화작용

산소가 산화적 인산화에서 최종 전자수용체이기 때문에 포도당 산화를 완료하기 위해서는 산소는 혈액을 통하여 조직에 지속적으로 공급되어야 한다. 산소가 조직에 공급되어야 하는 속도는 조직이 얼마나 빨리 산소를 소모하는가에 달려 있다. 달리 말하면, 산소는 조직의 대사요구(*metabolic demand*)에 따른다. 산소의 공급 속도가 조직의 요구량을 충족시키기에 충분할 만큼 빠르면, 산소는 항상 전자를 수용할 수 있고 또 포도당 산화는 끝까지 진행될 것이다. 산소의 공급이 더 이상 조직의 요구를 충족시키지 못할 때에는(예: 특별한 기관이나 조직에 혈액 흐름의 감소 때문에), 영향을 받은 조직에서의 산소농도는 매우 낮아져 아마 거의 0에 이를 것이다 (혐기성 조건이라 함).

이러한 조건에서는 전자전달계의 끝에 도달한 전자를 수용하는데 이용 가능한 산소가 매우 적을 것이며, 그래서 전자전달계의 전자운반체로부터 전자를 "떠넘기기"가 어려워진다. 그 결과 전자전달계를 통한 전자의 흐름은 느려지며, 산화적 인산화에 의한 ATP 합성 속도도 늦어진다. 이러한 조건하에서는 전자전달계에서 전자이동의 "교통혼잡"이 일어나고, 결과적으로 NADH로부터 전자를 받을 수 있는 FMN의 수가 감소하게 된다. 이러한 일이 일어나면 조효소 분자는 환원상태에 "갇히게" 되고 NAD^+의 농도가 감소한다.

NAD^+의 공급이 해당작용과 크렙스 회로를 적절하게 작동시키기 위해 필수적이기 때문에 세포에서 NAD^+ 농도가 조금만 떨어져도 모든 ATP 생산에 잠재적 위협이 된다. 여기서 특별히 주목해야 할 것은 해당작용의 6번째 반응인데, 이 반응은 기질-수준 인산화에 의해 ATP가 만들어지는 어떤 반응보다 먼저 일어난다. 그 결과 산소가 고갈되고 NAD^+의 공급이 줄어들면, 산화적 인산화뿐만 아니라 기질-수준 인산화도 느려지게 된다. 그래서 가용산소가 줄어들면 ATP를 생성하는 모든 반응이 느려질 (또는 아마 완전히 중지할) 가능성이 있으며, 이렇게 되면 모든 ATP 공급이 궁극적으로 고갈될 것이기 때문에 세포에는 재앙이 될 수 있다.

다행히 이 재앙은 피할 수 있다. 대부분의 세포는 젖산 탈수소효소(*lactate dehydrogenase, LDH*)라는 효소를 가지고 있고, 이 효소는 피루브산(해당작용에 의한 포도당 분해 최종산물)을 아래 반응에 의해 젖산(*lactate*)으로 전환시킨다.

$$\text{피루브산} + \text{NADH} + \text{H}^+ \xrightarrow{LDH} \text{젖산} + \text{NAD}^+$$

이 반응의 중요성은 다음과 같다. 즉, 사용할 수 있는 산소가 적기 때문에 NADH가 전자를 전자전달계에 줄 수 없을 경우에는 이 반응이 NADH가 전자를 주고 NAD^+를 만들 수 있는 다른 경로를 제공하며, 이렇게 만들어진 NAD^+는 해당작용의 6번째 반응에서 전자를 받아들일 수 있다. 그러므로 전자전달계에서 전자를 받아들일 수 없을 때에는 NADH와 NAD^+는 피루브산에서 젖산으로의 전환과 해당작용의 6번째 반응을 여전히 왔다 갔다 할 수 있다(**그림 3.23**). 이 반응으로 인해 NAD^+의 지속적인 공급이 가능해지며 산소의 공급이 부족할 때도 해당작용의 6번째 반응이 일어날 수 있게 된다. 더 중요한 것은, 해당작용의 6번째 반응이 일어날 수 있다는 것은 ATP를 합성하는 7번째와 10번째 반응을 포함한 나머지 해당작용의 반응역시 일어날 수 있다는 것을 의미한다.

이와 같이 앞에서 설명한 방식으로 ATP를 합성하는 능력으로 인해 이용 가능한 산소의 양이 적더라도 근육 및 기타 조직이 일을 계속할 수 있지만, 산소가 없는 상태에서 우리 몸의 조직이 무한정 살아갈 수 있다는 것을 뜻하지 않는다는 사실도 아는 것이 중요하다. 우선 첫째로, 해당작용에서 포도당 한 분자를 소비해서 ATP 두 분자만을 만들 수 있을 뿐이며, 이는 완전한 포도당 산화결과 정상적으로 얻을 수 있는 ATP의 약 6% 정도에 불과하다. 세포의 ATP

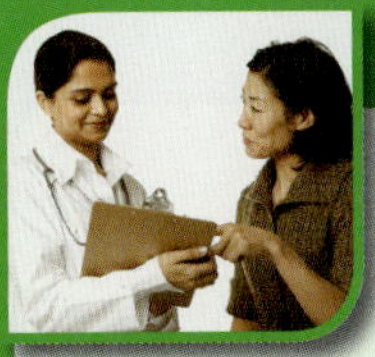

CLINICAL CONNECTIONS

항산화제와 자유라디칼의 문제 (Antioxidants and the Problem with Free Radicals)

쥬스병에서, 보조식품의 라벨에서, 그리고 다크 초콜릿을 먹는 것이나 녹차를 마시는 것을 권유하는 기사에서 "항산화제로 채워진(Filled with antioxidants!)!"이라는 문구를 볼 수 있을 것이다. **산화제**(*oxidant*)란 정확히 무엇이며, 왜 위험할 수 있는가?

산소대사는 **자유라디칼**(*free radical*)을 생산하며, 이는 매우 반응성이 강한 분자종으로 우리 몸의 세포를 손상시킬 수 있다. 자유라디칼은 하나 이상의 짝을 이루지 않은("자유") 전자를 가지고 있다. 전자는 짝을 이루고 있을 때 더 안정되기 때문에 자유라디칼은 매우 반응성이 높다. 세포에서 자유라디칼은 다른 분자와 반응하여 안정성을 얻으며, 다른 분자로부터 전자 하나를 "빼앗는"방법으로 전자를 얻는다(즉, 다른 분자를 산화시킴). 자유라디칼 및 기타 산화제를 총칭하여 산화제라 한다. 산화제는 세포에서 정상적인 기능을 가지고 있다. 예를 들면, 산화제는 염증 과정에서 세균을 죽이는 것을 도우며, 세포가 스트레스를 받으면 세포 내에서 보호 기작을 유도할 수 있다. 그러나 세포의 항산화 능력을 초과하여 만들어지면 산화제는 중요한 세포내 생화학 물질들(DNA, 단백질, 인지질 등을 포함)과 반응할 수 있고 세포 손상의 원인이 된다. 이러한 상태를 **산화적 스트레스**(*oxidative stress*)라고 한다.

대부분의 인체세포는 산화제를 만들며 산화적 스트레스를 받기 쉽다. 결국, 산화적 스트레스는 관절염, 심장질환, 뇌졸중, 퇴행성 질환인 알츠하이머병과 인슐린 의존성 당뇨병 같은 여러 질병과 관련이 있다. 그래서 잠재적인 질병 예방 물질로 항산화제에 대한 과학적 연구에 관심이 집중되고 있다. 항산화제는 산화제 및 자유라디칼과 반응하는 분자를 분해하여 반응성을 변화시킨다. 일부 과학자는 식품보조제인 비타민 C와 E가 일부 과일과 채소, 다크 초콜릿 및 적포도주가 그렇듯 심장질환 예방에 도움을 준다고 추측하고 있다. 아직도 연구결과는 확실하지 않지만 항산화제인 비타민류가 질병과 노화 과정의 진행까지도 지연시킨다는 일부 증거가 있다.

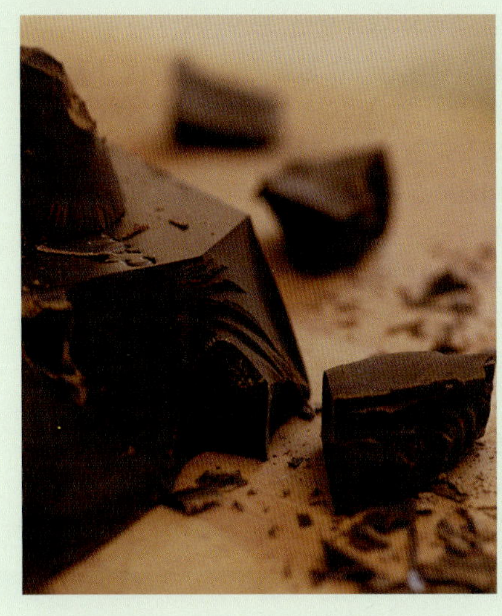

Dark chocolate is a source of antioxidants.

비판적 사고력 문제

1. 산화제와 자유라디칼 사이에 차이가 있는가? 만일 있다면 그 차이는 무엇인가?
2. 산화제가 조직을 어떻게 손상시키며 어떻게 질병을 유발하는가?
3. 산화적 스트레스의 성질은 무엇이며, 질병 상태와의 관련성은 무엇인가?

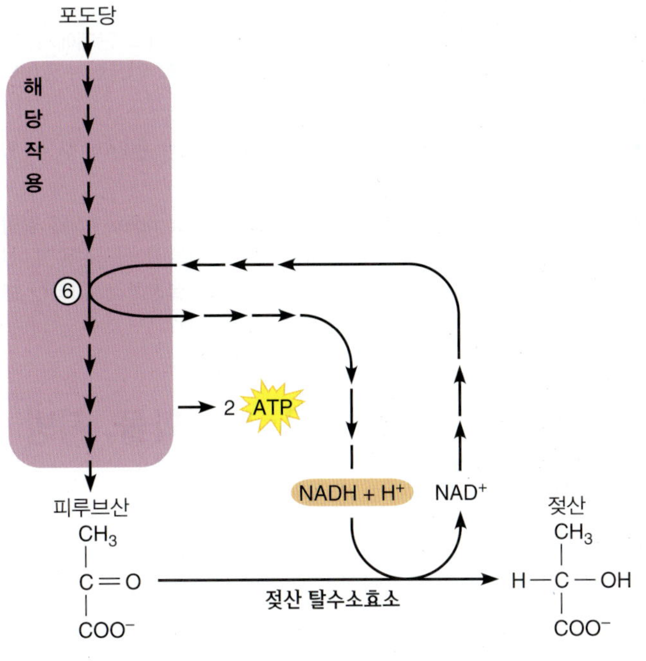

그림 3.23 **피루브산에서 젖산으로의 전환.** 해당작용의 6번째 반응에서 만들어지는 NADH는 피루브산으로부터 젖산을 만드는 반응에서 NAD^+로 다시 전환될 수 있다. 이 반응은 산소 이용 가능성이 감소된 상태에서도 지속적인 NAD^+의 공급을 가능하게 하여 6번째의 반응과 ATP 생산을 지속시킨다.

필요량이 매우 낮지 않고는 해당작용으로만 충분한 양의 ATP를 공급할 수 있을 것 같지는 않다. (흥미롭게도 산소를 운반하는 적혈구는 미토콘드리아가 없기 때문에 모든 ATP를 해당작용으로부터 얻어야 한다.) 게다가 피루브산에서 젖산으로의 전환은 "막다른 골목" 반응이기 때문에, 젖산은 빠른 속도로 생성될 때 세포 내에 축적되는 경향이 있으며, 세포내 용액을 산성화시키는 원인이 될 수 있다. 젖산은 세포외액으로 누출되거나 혈액으로 "흘러들어갈" 수 있어서 혈액산성화의 원인이 된다. 조직의 산성화는 최종적으로 적절한 세포기능을 저해하기 시작하고 그래서 끝없이 지속될 수는 없다. 이러한 부정적인 면이 있음에도 불구하고 무산소 해당작용(anaerobic

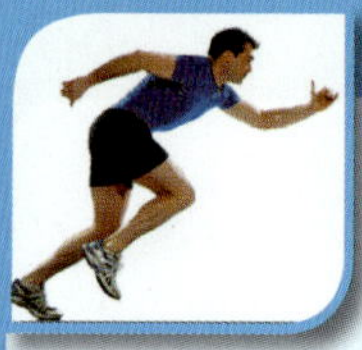

UNDERSTANDING EXERCISE

근육세포의 에너지원 (Sources of Energy for Muscle Cells)

운동을 하는 동안 골격근 세포는 수축하기 위해 ATP를 사용한다. 얼마의 ATP가 사용되고, 사용되는 ATP가 어디서 오는가는 운동의 강도와 종류에 달려 있다. 무거운 역기를 들기 위해 최고치에 가까운 힘을 가하는 웨이트 트레이너를 생각해보자. 이러한 유형의 운동은 근육세포의 크기를 키워 근육을 강하게 만든다. 무거운 역기를 들어 올릴 때 근육은 **빠르게** 많은 에너지를 필요로 한다. 조직으로 혈액순환은 산화적 인산화에 필요한 산소를 공급하기에는 충분하지 않다. 그래서 근육세포는 에너지 생성을 위해 혐기성 해당작용에 의존한다.

일반적으로 웨이트 트레이닝은 다른 근육그룹에 따라 여러 다른 운동으로 이루어져 있다. 웨이트 트레이너는 각 운동에서 같은 움직임을 두 내지 세 세트를 반복적으로 하는 경향이 있다. 예를 들면, 이두박근의 강화를 위해서는 트레이너는 이두박근 컬(역기를 잡고 팔에 힘을 줌)을 하며 역기를 들어올린다. 그리고 무거운 역기를 8에서 10회(1세트) 들어 올린다. 잠시 쉰 다음 동일한 운동을 반복한다(두 번째 세트). 혐기성 해당작용은 그렇게 효율적이지 않고 ATP가 신속하게 사용되기 때문에 이런 무거운 역기운동은 몇 번밖에 반복할 수 없을 것이다. 더욱이, 근육세포 내에 젖산이 축적되어 작열감(burning sensation)을 일으키고 피로를 느끼게 할 것이다. 또 첫 번째 세트에 사용된 에너지가 모두 보충되지 않았기 때문에 두 번째 세트의 운동은 첫 번째보다 힘들다.

이제는 장거리 선수를 생각해보자. 3.2 km 달리기를 계획하는 사람은 대부분 구간에서 최대의 힘을 사용하지 않을 것이며, 따라서 에너지를 빠르게 고갈하는 웨이트 트레이너처럼 혐기성 해당작용을 요구하지 않을 것이다. 약 또는 중간정도의 힘을 사용하기 때문에 장거리 선수의 근육세포는 웨이트 트레이너보다 천천히 ATP를 사용할 것이며, 그 결과 혈액순환은 산화적 인산화로 대부분 ATP를 생산할 수 있는 속도로 산소를 공급한다. 장거리 선수가 경주를 한다면 경주를 끝내는 데 혐기성 해당작용으로 충분한 에너지를 얻을 수 있다는 것을 알기 때문에 이길 가능성을 높이기 위해 경기 마지막에는 최고의 힘을 쓸 것이다. 결승선을 향한 최종 질주를 너무 일찍 시작했다면 모든 에너지를 너무 빨리 소진해서 경주가 끝나기 전에 속도를 줄여야 할 것이다.

glycolysis)은 근육 대사에서 매우 중요한 역할을 한다(**Understanding Exercise: 근육세포의 에너지원**을 보라).

젖산은 잠재적으로 세포에 위험하기 때문에 세포는 이를 제거해야 한다. 산소의 공급이 정상으로 돌아오면 피루브산은 평소처럼 크렙스 회로로 들어가고 세포내 피루브산의 농도가 떨어진다. 질량작용 결과에 의해 젖산탈수소효소(lactate dehydrogenase) 반응은 역방향으로 일어나기 시작하고, 그래서 젖산은 다시 피루브산으로, NAD^+는 NADH로 전환된다.

$$\text{피루브산} + \text{NADH} + \text{H}^+ \xrightarrow{LDH} \text{젖산} + \text{NAD}^+$$

이 반응에서 만들어진 NADH는 산화적 인산화로, 그리고 피루브산은 연결반응과 크렙스 회로로 들어가게 된다. 그래서 피루브산이 젖산으로 전환되는 것은 정상적인 포도당 산화 경로에서 잠깐의 "일시 방문"을 의미하며 그 일시적 우회는 젖산이 다시 피루브산으로 전환되면서 끝난다. 신체는 또한 지나친 양의 젖산을 간에서의 작용으로 제거할 수 있는데, 즉 간에서 곧 기술하게 될 당신생합성(*gluconeogenesis*)이라 부르는 과정을 거쳐 젖산이 포도당으로 전환될 수 있다. 대부분의 젖산은 근육세포에서 생성되어 혈액을 타고 간으로 수송되어 포도당으로 전환된다. 이어서 혈액으로 타고 근육세포로 다시 수송된다. 이런 과정을 **코리회로(Cori cycle)**라고 부른다.

퀵 테스트 3.5

1. 포도당 산화의 3단계를 일어나는 순서대로 써보라. 어느 단계에서 산소를 소모하는가? 어느 단계에서 이산화탄소가 만들어지는가? 정상적으로 어느 단계에서 가장 많은 ATP를 만드는가? 어느 단계가 세포기질에서 일어나는가?
2. 기질-수준 인산화와 산화적 인산화를 구분하라. 어느 단계에서 기질-수준 인산화가 일어나는가? 어느 단계에서 산화적 인산화가 일어나는가?
3. 어떤 조건이 세포에서의 젖산생성 속도를 높이는 원인이 될 수 있는가? 그 이유는 무엇인가?
4. 시안화물(cyanide)은 전자전달계의 복합체 IV(complex IV)와 결합하여 산소가 물로 환원되는 것을 막는다. 시안화물이 전자전달계, 산소 소모 및 ATP 합성에 미치는 궁극적인 영향을 설명하라. 이러한 변화는 결국 사람에게 어떻게 영향을 미칠 수 있는가?

3.7 에너지 저장과 이용: 탄수화물, 지방 및 단백질

지금까지 에너지 대사에 관한 검토는 에너지원 중 하나인 포도당에 국한되어 있었다. 그럼에도 불구하고 지방과 단백질(포도당 외의 탄수화물의 대사도 마찬가지) 대사도 필요 에너지 공급에 중대한 기여를 한다. 지방과 단백질 대사에 대한 상세한 설명은 이 책의 범위를 벗어나지만 지금까지 공부한 것과 지방과 단백질 대사를 연결하여 이해하는 것은 중요하다. 결국에는 이것을 아는 것이 21장에서 다루게 될 주제인 에너지 대사를 조절하는 내분비계의 역할을 이해하는 데 필요하다.

포도당이 부족하거나 저장할 필요가 있을 경우 언제든지 우리 몸은 지방과 단백질을 대체에너지원으로 이용할 수 있다. 포도당 공급이 부족해지면 우리 몸은 에너지를 방출하는 이화반응을 통하여 지방과 단백질을 작은 분자로 분해할 수 있다. 포도당의 공급이 충분하면 우리 몸은 이 반응을 역방향으로 진행시켜 지방, 단백질 및 **글리코겐**(*glycogen*)이라는 거대 포도당 저장분자를 합성할 수 있다. 이렇게 해서 우리 몸은 앞으로 사용할 에너지를 저장한다.

그림 3.24는 포도당, 지방 및 단백질 대사 경로 사이의 관련성을 보여준다. 포도당 산화의 3단계인 해당작용, 크렙스 회로 및 산화적 인산화가 이 그림의 핵심이 된다. (이 3단계의 서술은 그림 3.22와 각 단계의 주생성물만을 보여주는 것 외에는 근본적으로 같다는 데 유의하자.) 그 밖에 NADH와 $FADH_2$는 단순한 축약형태인 **조효소-2H**(*coenzyme-2H*)로 표시하고 있다(단순화하기 위해, 해당작용이나 연결 과정에서 만들어지는 환원된 조효소는 표시하지 않았다). 이중 화살표는 양쪽 방향으로 진행될 수 있는 반응을 나타낸다. 하나의 화살표는 완전히 한쪽 방향으로만 진행되는 반응을 나타낸다. 이러한 반응을 **비가역적**(*irrerversible*)이라 하는 반면, 양쪽방향으로 진행되는 반응을 가역적(reversible)이라고 한다.

엄밀한 의미에서 한쪽 방향으로 진행되는 반응은 "비가역"이 아니고 다만 역반응이 진행되기 위해서는 많은 양의 에너지가 필요하다는 뜻이다. 그러나 많은 경우 한쪽 방향으로 진행되는 반응은 일정 조건하에서 역반응이 일어난다. 이 역반응이 일어날 때에는 정반응이 일어나는 것처럼 정확하게 같은 과정을 따르지 않으며, 다른

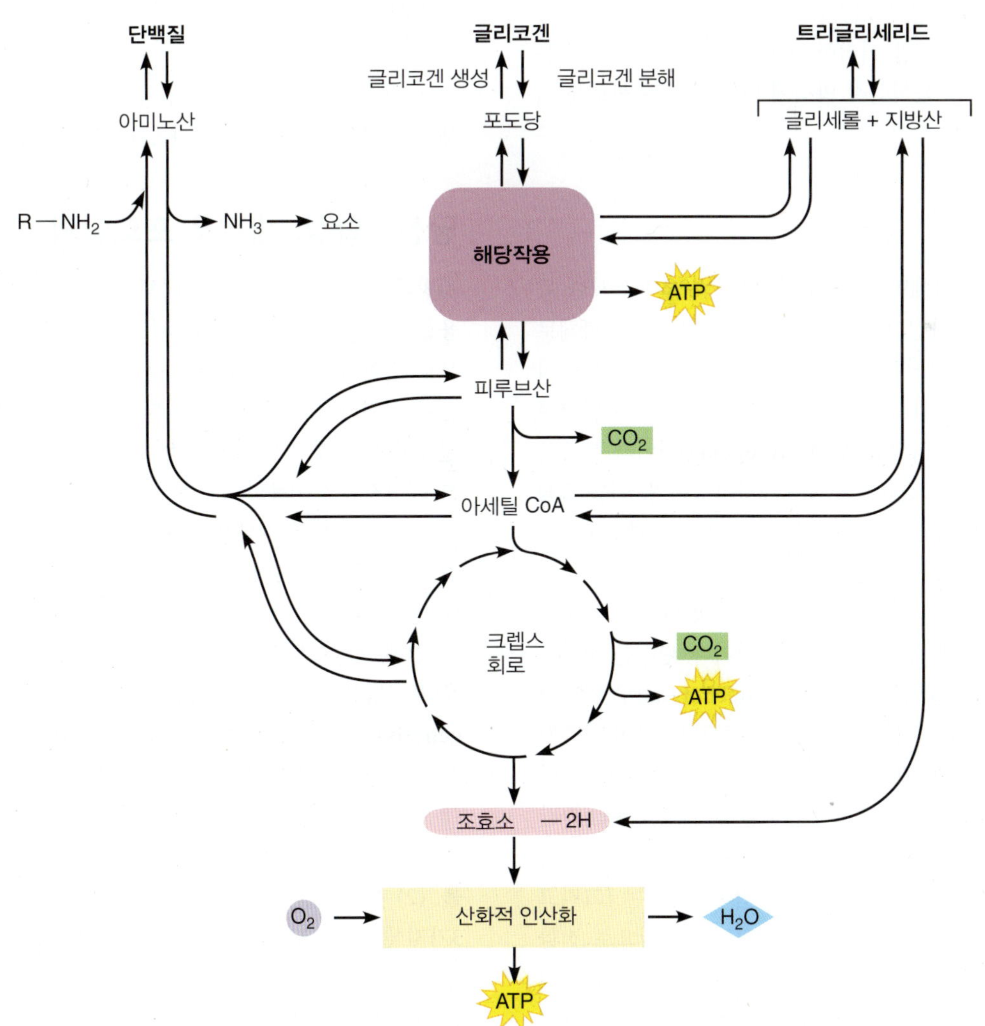

그림 3.24 단백질, 글리코겐 및 지방 대사가 포함된 물질대사 경로. 포도당 산화의 3단계를 중앙에서 보여준다. 한 방향 화살표는 비가역적 반응을 나타낸다. 이중 화살표는 가역적 반응을 나타낸다. 이 중심 반응 경로를 향하거나 빠져나오는 화살표는 단백질이나 트리글리세리드 물질대사의 분해산물이 들어가거나 나오는 지점을 표시한다.

종류의 효소에 의해서 일어난다. 이러한 이유로, 역반응은 정방향으로 진행할 때 정상적으로 촉매하는 효소를 우회하는 "길(route)"을 쫓아가기 때문에 흔히 **우회반응**(*bypass reaction*)이라 부른다.

이와는 대조적으로, 가역반응은 에너지 변화가 적으며, 대량의 에너지를 소모하지 않고도 역반응으로 갈 수 있다. 이러한 반응은 반응물이나 생성물의 농도변화에 따라 질량작용의 법칙에 의해 쉽게 방향을 바꾼다. 더구나 이러한 반응은 정방향이건 역방향이건 같은 효소에 의해 일어난다.

물질대사 경로가 우회반응과 짝을 이루어 비가역반응으로 구성되어 있을 때마다 이들 반응이 일반적으로 동시에 일어나지 않도록 조절되지만 비생산적일 수 있다. 비가역적인 (정방향) 반응이 진행될 때는 우회반응을 촉매하는 효소는 작동을 멈춘다. 이러한 방법으로 세포는 몸의 필요에 가장 적합한 방향으로 반응이 일어나게 할 수 있다. 그래서 세포가 에너지를 얻기 위해 지방을 분해할 필요가 있을 때는 이 기능을 수행하는 효소를 작동시킨다. 세포가 에너지 저장을 위해 지방을 합성해야 할 필요가 있을 때는 분해에 관여하는 효소의 작동을 멈추고 필요한 우회반응을 촉매하는 효소를 작동시킬 수 있다. 21장에서 보겠지만 이러한 대사적응은 주로 우리가 음식을 먹거나 먹지 않는 등 음식섭취 방식에 따른 호르몬 신호에 의해 조절된다.

글리코겐 대사

글리코겐(glycogen)은 식물에만 있는 탄수화물인 녹말과 유사한 동물세포에 있는 곁가지를 가진 사슬분자이다. 글리코겐은 중합체로 연결된 포도당 분자로 구성되어 있다(2장). 식사 후처럼 포도당이 풍부하게 공급될 때 대부분의 포도당 분자는 즉시 산화되지 않으며 글리코겐으로 저장된다. **글리코겐 생성(glycogenesis)**이라 부르는 이 과정은 포도당에서 글리코겐에 이르는 대사과정이며, 이를 **그림 3.25**에서 화살표로 나타내었다. 이 과정에서 해당작용의 중간물질인 포도당-6-인산의 생성이 필요하다는 것에 주목하자.

조직들은 글리코겐을 합성하고 저장하는 능력이 다르다. 간이나 골격근 세포들은 이 과정에 특별히 뛰어난 조직이다. 단식을 하거나 포도당이 빨리 소모될 때 **글리코겐 분해(glycogenolysis)**로 알려진 과정인 글리코겐이 포도당 분자들로 분해되어 포도당공급이 보충된다. 글리코겐 분해 동안 유리되는 포도당의 운명은 이 반응이 일어나는 장소에 따라 달라진다. 글리코겐이 분해될 때 해당작용의 중간물질의 하나인 포도당-6-인산이 생성된다. 대부분 세포에서는 해당작용이 진행되어 ATP가 만들어진다. 그러나 간세포에서는 (그리고 정도는 낮지만, 신장세포에서도) 포도당-6-인산이 포도당으로 전환될 수 있다(간세포와 신장세포만이 이 역반응에 필요한 포도당-6-인산 탈인산화효소를 가지고 있다; 그림 3.25). 포도당-6-인산이 아닌 포도당은 세포막을 통과해 이동할 수 있다. 그래서 간에서 글리코겐 분해에 의해 만들어진 대부분의 포도당은 혈류로 이동해서 다른 조직세포가 흡수하여 이용한다. 다른 조직세포에서는 포도당-6-인산은 세포 안에 갇혀 해당작용이나 글리코겐 합성에 이용될 수 있다.

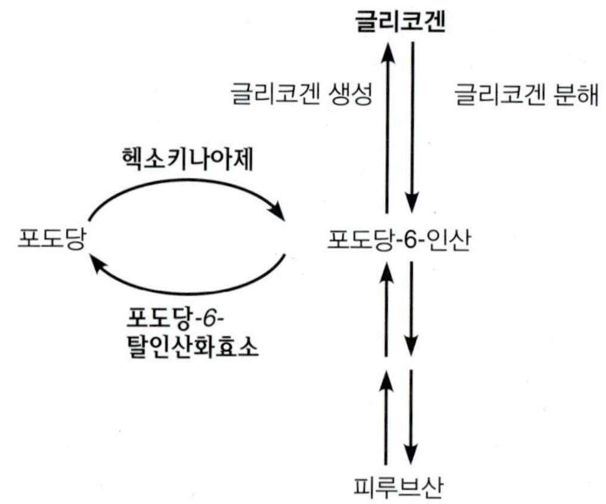

그림 3.25 글리코겐 대사. 글리코겐과 포도당 사이의 관계를 중요한 중간산물인 포도당-6-인산과 함께 보여주고 있다. 포도당과 포도당-6-인산 사이를 곡선으로 표시한 반응화살표는 서로 다른 효소가 정반응과 역반응을 각각 촉매한다는 것을 나타낸다. 대부분의 세포에서 발견되는 헥소키나제(hexokinase)는 해당작용의 첫 번째 반응을 촉매한다. 간 세포에서만 발견되는 포도당-6-인산 탈인산화효소(glucose-6-phosphatase)는 역반응을 촉매한다.

당신생합성: 새로운 포도당의 형성

지방과 단백질이 포도당을 대체하는 에너지로 대부분 조직에서 사용할 수 있지만 신경계 특히 뇌조직은 다른 조직보다 대체 에너지원으로 전환할 수 있는 능력이 낮기 때문에 혈액내 적절한 포도당 공급이 일정하게 유지되어야 한다. 신경계는 끊임없는 포도당 공급이 필요하다; 그렇지 않으면 의식을 잃거나 죽음에 이를 수도 있다. 다른 에너지원을 이용할 수 있는 능력을 약간은 가지고 있지만 신경조직은 포도당 의존 상태를 결코 완전히 벗어날 수 없다. 정상적인 조건에서는 간에 비축한 글리코겐은 몇 시간 동안 에너지를 공급하는 데 충분하다. 긴 시간 동안 단식하면 비축 글리코겐은 소진되고, 이로 인해 혈당농도가 위험한 수준까지 떨어질 수 있다. 다행히 새로운 포도당을 탄수화물이 아닌 전구체로부터 **당신생합성(gluconeogenesis)** 과정을 통하여 합성할 수 있다(**그림 3.26**). 간은 해당작용을 역방향으로 진행시키는 데 필요한 모든 효소를 가지고 있기 때문에 당신생합성은 주로 간에서 일어난다(그림 3.25).

포도당은 (1) 트리글리세리드가 분해되어 만들어지는 글리세롤, (2) 젖산 및 (3) 단백질이 분해되어 만들어지는 아미노산과 같은 3가지 물질로부터 당신생합성에 의해 만들어질 수 있다. 당신생합성의 경우 먼저 글리세롤은 해당작용의 중간물질인 글리세롤 인산으로, 그리고 젖산은 정상적인 해당작용의 최종산물인 피루브산으로 먼저 전환되어야 한다(그림 3.26). 이러한 분자들은 해당작용의 역반응에 참여해서 포도당으로 만들어진다.

어떤 아미노산은 피루브산으로 전환된 다음 해당작용의 역반응

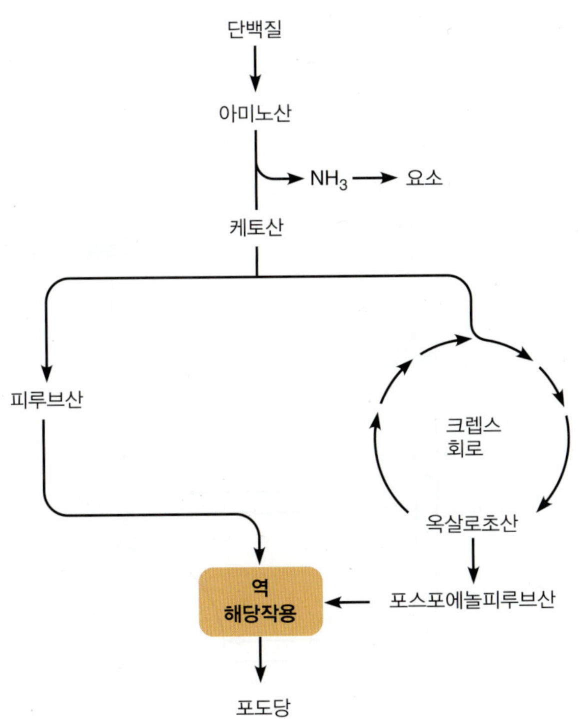

그림 3.26 당신생합성에 관련된 대사 경로.

에 참여해 포도당으로 전환될 수 있다(**표 3.2**). 그러나 어떤 아미노산은 먼저 크렙스 회로로 들어가서 옥살로초산(oxaloacetate)으로 전환된 후에 포도당으로 전환된다. 옥살로초산은 그 다음 해당작용 중간물질인 포스포에놀피루브산(phosphoenolpyruvate)으로 전환된 다음에 해당작용의 역반응에 참여한다. 그러나 3개의 아미노산(leucine, tryptophan, isoleucine)은 포도당으로 전환될 수 없다는 것을 유의하자. 이들 아미노산은 아세틸 CoA로 전환될 수 있지만 아세틸 CoA로부터 포도당을 합성할 수 있는 경로가 없다. 아세틸 CoA가 크렙스 회로에서 옥살로초산으로 전환될 수 있지만 이 과정의 일련의 반응들은 고리를 만들고 있는 특성 때문에 동일한 양의 옥살로초산이 소모된다. 그 결과 아세틸 CoA는 포도당으로 전환될 수 없다. 트리글리세리드 분해에 의해 생성되는 글리세롤 같은 지방산은 역시 아세틸 CoA로 전환되므로 포도당으로 전환될 수 없다.

지방대사

글리코겐과 같이 지방(지질)은 다른 에너지의 공급이 낮아지면 분해되어 에너지원으로 사용된다. 음식을 통하여 충분한 양의 지방이 공급되면 지방은 에너지 저장을 위해 합성된다. **지방조직**(*adipose tissue*)은 지방세포로 구성되며 지방저장의 주요 저장소이다.

지질은 주로 트리글리세리드 형태로 저장되며, **트리글리세리드**(*triglyceride*)는 글리세롤 골격에 연결된 3개의 지방산으로 이루어져 있다. 지방분해의 첫 단계인 **지방분해(lipolysis)**는 지방산이 글리세롤 분자에서 분리되는 과정을 수반한다(**그림 3.27**). 그 후 글리세롤은 해당작용 경로로 들어가서 [디히드록시아세톤 인산(dihydroxyace-

표 3.2 당신생합성에 사용될 수 있는 아미노산들

아미노산	케토산
Alanine	Pyruvate
Arginine	α-Ketoglutarate
Aspartate	Oxaloacetate
Cysteine	Pyruvate
Glutamate	α-Ketoglutarate
Glutamine	α-Ketoglutarate
Glycine	Pyruvate
Histidine	α-Ketoglutarate
Isoleucine	Succinyl CoA
Methionine	Succinyl CoA
Phenylalanine	Fumarate
Proline	α-Ketoglutarate
Serine	Pyruvate
Threonine	Pyruvate
Tryptophan	Pyruvate
Tyrosine	Fumarate
Valine	Succinyl CoA
Threonine	Pyruvate

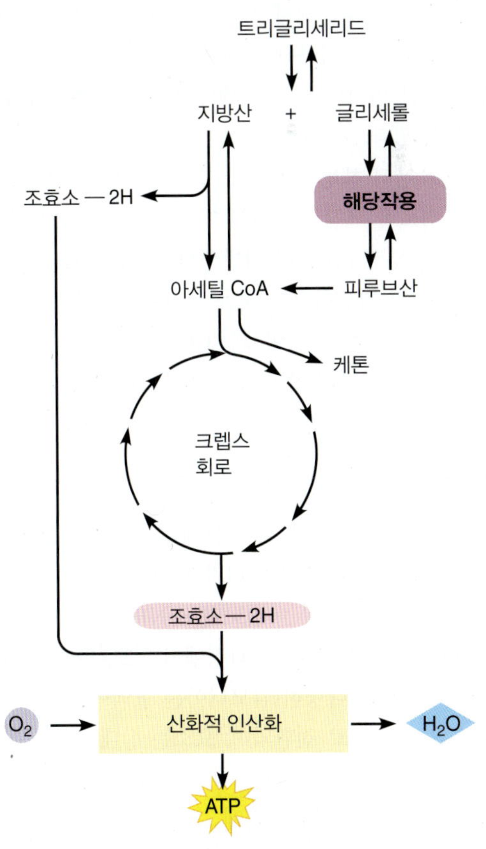

그림 3.27 지방(트리글리세리드)을 분해하여 에너지를 얻는 지방분해에 관련된 대사 경로. 지방산 분해는 케톤의 생산을 야기하는데, 이 케톤은 아세틸 CoA로부터 일련의 가역반응에 의해 만들어진다는 것을 주목하자.

tone phosphate) 상태로] 크렙스 회로와 산화적 인산화를 거친다. 지방산은 **베타산화(beta oxidation)**라는 과정에 의해 아세틸 CoA로 분해되며 이 과정은 미토콘드리아 기질에서 일어난다. 음식물에서 얻은 지방산은 일반적으로 12~18개의 짝수의 탄소를 가지고 있다. 아세틸 CoA 분자는 2개의 탄소를 가지고 있다. 그래서 *n*개의 탄소를 가지고 있는 지방산의 베타산화로 *n*/2개의 아세틸 CoA 분자가 만들어지며, 이는 포도당에 의해 2분자의 아세틸 CoA가 만들어지는 것보다 훨씬 많다. 게다가 지방산이 아세틸 CoA로 분해될 때마다 조효소가 환원되어 NADH + H^+와 $FADH_2$를 만든다. 그렇게 해서 $n - 1$개의 NADH + H^+와 $FADH_2$가 만들어진다. 아세틸 CoA 분자는 크렙스 회로와 산화적 인산화를 거친다. 환원된 조효소는 산화적 인산화로 들어간다. 1 g의 지방이 1 g의 포도당이나 다른 탄수화물보다 많은 에너지를 만들기 때문에 지방은 고칼로리 식품으로 알려져 있다.

트리글리세리드가 에너지 생산을 위해 필요 이상으로 많이 분해될 때 **케톤**(*ketone*)이라는 부산물이 만들어지는 것에 주목하자(그림 3.27). 이 물질은 아세틸 CoA로부터 일련의 역반응에 의해 합성되며, 아세틸 CoA의 농도가 높아지면 빠른 속도로 합성이 일어난다. 하나의 지방산으로 부터 여러 분자의 아세틸 CoA가 만들어지기 때문에 지방의 분해로 인해 많은 양의 케톤이 생성되고, 이는 신경계에서 부분적으로 포도당 대체물질로 사용할 수 있기 때문에 중요하다. 에너지 섭취가 부족해져 저장된 지방을 에너지로 이용해야 할 경우 케톤은 포도당을 절약하는 데 도움을 준다. 그러나 케톤은 산성이기 때문에 산-염기의 균형을 깨뜨려서 **케토산증**(*ketoacidosis*) 상태를 유발할 수 있다.

글리세롤로부터 해당작용으로 가는 경로와 지방산에서 아세틸 CoA로 가는 경로가 그림 3.27에서 이중 화살표로 표시된 것을 주목하자. 이는 다른 영양소로부터 **지방생성(lipogenesis)**이라는 과정을 통하여 지방합성이 가능하다는 것을 의미한다. 이는 지방이 아닌 탄수화물이나 단백질(단백질은 아세틸 CoA를 생성할 수도 있음) 같은 음식이라도 너무 많이 섭취하면 왜 살이 찔 수 있는가를 설명해준다.

단백질 대사

단백질을 에너지로 사용하기 위한 분해대사(**그림 3.28**)에서 단백질은 **단백질분해(proteolysis)**로 알려진 과정에 의해 아미노산으로 분해된다. 그 다음 아미노산은 아미노기(—NH_2)가 제거되는 **탈아미노화된다**(*deaminated*). 탈아미노화 과정에서 암모니아(NH_3)가 나오는데, 이는 독성이 있다. 다행히 암모니아는 혈액에 의해 간으로 운반되고 간에서 **요소**(*urea*)로 전환되며, 요소는 상대적으로 독성이 없고 최종적으로 신장에서 배출된다.

아미노산이 탈아미노화된 후에 그 분자의 나머지 부분은 케톤기를 가지고 있어서 케토산(keto acid)이라 부른다. 케토산은 피루브산이나 아세틸 CoA로 전환되거나 (그 다음 크렙스 회로로 들어가는), 크렙스 회로로 직접 들어갈 수 있는 중간물질로 전환된다(표 3.2). 그림 3.28에서 아미노산으로부터, 피루브산, 아세틸 CoA, 그리고 크렙스 회로로 들어가는 경로가 이중 화살표인 것에 주목하자. 이는 탄수화물이나 지방 같은 비단백질성 영양물질이 아미노산 합성 원료물질로 제공될 수 있고, 합성된 아미노산은 단백질을 만드는 데 사용될 수 있다는 것을 의미한다. (그림에서 보여주듯이 이 과정은 아미노기의 첨가가 필요한데, 아미노기는 다른 분자에서 얻어지며, R—NH_2로 표시되어 있다.) 그 결과로 어떤 아미노산은 음식물에 없더라도 세포에는 있을 수 있다. 그러나 체내에서 합성될 수 없는 다른 아미노산들은 음식물로 섭취해야 한다. 이러한 아미노산을 필수 아미노산이라 한다. **필수 영양소(essential nutrient)**는 적절한 신체기능(body function)을 위해 필요하지만 세포에서 합성될 수는 없는 생체분자이며, 따라서 음식물로부터 얻어야 한다. 8개의 필수 아미노산으로는 이소류신, 류신, 리신, 메티오닌, 페닐알라닌, 트레오닌, 트립토판 및 발린이 포함된다.

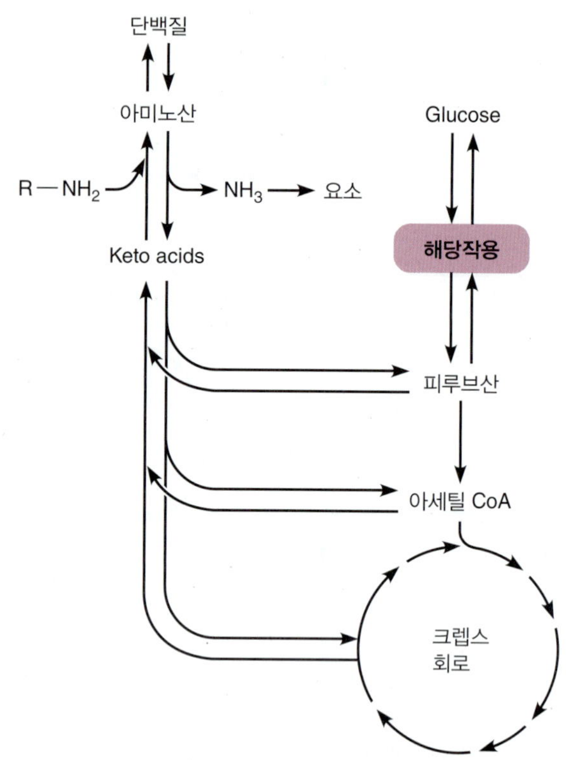

그림 3.28 단백질을 분해하여 에너지를 얻는 대사 경로. 아미노산의 분해는 암모니아(NH_3)를 생성하고, 생성된 암모니아는 간에서 요소(urea)로 전환되는 것에 주목하자.

퀵 테스트 3.6

1. 당신생합성(*gluconeogenesis*)이 무엇이며 왜 중요한가? 이 과정에서 어떤 세 가지 물질이 재료로 사용될 수 있는가?
2. 아미노산이 에너지 생산을 위해 분해될 때 생성되는 암모니아는 어떻게 되는가?
3. 탄수화물, 지방 및 단백질 대사에서 아세틸 CoA의 기능을 기술하라.

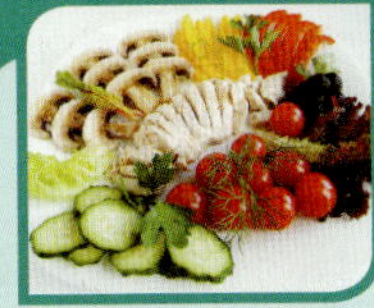

당뇨병에 대한 관심

세포 물질대사에서 인슐린의 영향(Effects of Insulin on Cell Metabolism)

세포는 탄수화물, 지방 및 단백질을 에너지원으로 사용할 수 있으며, 에너지가 충분할 때는 글리코겐이나 트리글리세리드로 저장할 수 있다. 무엇이 생체분자를 에너지로 또는 에너지 저장용으로 사용할 것인가를 결정하는가? 세포의 물질대사는 인슐린 같은 화학 신호전달물질(chemical messenger)의 조절을 받는다. 화학신호전달물질에 의해 유도되는 물질대사의 변화는 조직에 따라 다르다(21장). 지방세포와 간세포에서 인슐린의 영향은 물질대사가 어떻게 조절될 수 있는가를 보여주고 있다. 혈당량이 정상수준보다 높으면 인슐린이 분비된다는 것을 상기하자. 그래서 혈당량이 높을 때 일어나는 앞에서 기술한 반응이 일어난다.

지방세포의 기능은 에너지를 트리글리세리드 형태로 저장했다가 다른 세포에 에너지 공급이 필요할 때 혈액으로 지방산을 방출하는 것이다. 인슐린은 세포 내로 포도당과 지방산의 흡수를 증가시키고 포도당과 지방산을 트리글리세리드로 전환하는 4가지 효소를 활성화하여 지방세포에 에너지 저장을 촉진한다.

몸 전체 물질대사의 관점에서 간은 혈액 내 포도당이 충분할 때는 탄수화물(그리고 낮은 양의 트리글리세리드)을 저장하고 혈액내 포도당이 낮을 때는 신경세포가 흡수할 수 있게 포도당을 혈액으로 방출한다. 간에서 인슐린은 포도당을 글리코겐에 붙이는 글리코겐 합성효소(glycogen synthase)와, 포도당을 포도당-6-인산(glucose-6-phosphate)으로 전환하는 포도당인산화 효소(glucokinase)를 활성화시킨다. 인슐린은 또한 포도당-6-인산을 포도당으로 전환하는 포도당-6-탈인산화효소(glucose-6-phosphatase)를 억제한다. 그래서 인슐린이 있을 때 탄수화물은 간에서 글리코겐으로 저장된다.

당뇨병 환자에서 인슐린의 생성이나 인슐린의 작용이 감소하면 이러한 물질대사의 변화가 방해되어 과량의 지질분해(lipolysis)가 일어나고 글리코겐 합성(glycogenesis)이 감소한다. 그래서 지방산인 케톤체(ketone body)와 포도당의 혈중 수준이 증가한다. 이러한 대사성 장애는 여러 기관계에 악영향을 주게 된다.

시스템 통합

이 장에서는 에너지 교환, 효소-촉매반응 및 에너지 대사의 관점에서 화학반응을 논의하였다. 이 장에서 배운 여러 개념은 4장에서 설명할 세포막수송에서 적용될 것이다. 화학반응이 고에너지 상태에서 저에너지 상태로 자발적으로 진행되듯이 분자들도 고에너지 부위에서 저에너지 부위로 자발적으로 이동한다. 분자가 반대 방향으로 이동하기 위해서는 에너지전달물질인 ATP를 써야 한다. 4장에서는 효소와 여러 가지 유사한 특성을 가지고 있는 운반체로 작용하는 단백질에 대해서도 공부할 것이다. 실제로 일부 운반체 단백질들은 알로스테릭 조절이나 공유결합에 의해 조절된다.

이 책을 통하여 에너지가 필요한 과정들을 설명하였다. 이 에너지는 기질-수준 및 산화적 인산화로부터 온다는 것을 항상 이해하는 것이 중요하다. 그러나 만들어지는 에너지가 우리 몸의 필요량에 충분하지 못한다면 어떤 일이 일어나겠는가? 21장에서는 몸 전체의 물질대사를 기술하고 식사 시간 사이에 혈당량이 감소할 때와 항상 뇌에 포도당이 충분히 보장되도록 에너지 대사가 어떻게 조절되는가를 설명할 것이다. 21장에서 간이 혈당량을 조절하는 중요한 기능을 가지고 있다는 것을 공부할 것이다.

CHAPTER REVIEW

요약

3.1 물질대사반응의 유형

- 몸에서 일어나는 모든 화학반응을 대사(metabolism)라 한다; 에너지 변화는 에너지 대사반응에서 수반되는 반응의 배열이다.
- 이화반응(catabolic reaction)은 큰 반응물로부터 작은 생성물을 만든다. 동화반응(anabolic reaction)은 작은 반응물로부터 큰 생성물을 만든다.
- 세 가지 유형의 대사반응, 즉 (1) 가수분해와 응축반응, (2) 인산화와 탈인산화 반응 및 (3) 산화-환원 반응이 신체에서 흔히 관찰된다.

3.2 물질대사와 에너지

- 대사반응은 세포가 환경에서 얻는 물질을 구조적 및 기능적 물질로 전환할 수 있도록 하며, 또한 세포에 에너지를 공급한다.
- 두 가지 유형의 에너지, 즉 운동에너지(운동과 관련 있음)와 위치에너지(운동에너지가 될 잠재성을 가지고 있는 저장에너지)로 구분된다.
- 반응의 에너지 변화는 반응방향을 결정한다. 이화반응은 일반적으로 에너지를 방출하며(exergonic) 자발적으로 일어난다. 동화반응이 일어나려면 에너지가 필요하다(endergoinc).
- 생성물과 반응물의 에너지 수준이 같을 때 화학평형에 도달한다.

- 질량작용의 법칙에 따라 어떤 반응의 반응물과 생성물의 농도가 변하면 반응방향이 조절될 수 있다.
- 반응의 속도는 활성화 에너지(activation energy)에 의해 제한을 받으며, 분자는 반응을 일으키기 위해 높은 에너지의 전환상태로 변해야 한다.

3.3 반응 속도

- 반응 속도에 영향을 미치는 요인은 반응물과 생성물의 농도, 온도, 그리고 활성화 에너지 장벽의 높이 등이 있다.
- 대사반응은 효소라는 특별한 생체분자(주로 단백질)에 의해 촉매되며, 효소분자는 반응물분자(기질)에 작용하여 생성물 분자를 만들고 방출한다.
- 많은 효소는 적절한 기능을 수행하기 위해서 비단백질 보조인자가 필요하다. 중요한 보조인자로는 NAD^+와 FAD가 있는데, 이들은 반응 사이에 전자를 운반한다.
- 효소-촉매반응의 속도는 효소의 촉매 속도, 효소-기질친화도, 효소 농도 및 기질 농도의 영향을 받는다. 반응혼합물의 온도와 pH 또한 효소-촉매반응 속도에 영향을 미친다.
- 어떤 효소는 특수한 조절인자가 결합하는 조절 부위를 가지고 있으며, 조절물질의 결합은 효소의 활성을 변화시킨다.
- 다른 자리 입체성 조절(allosteric regulation)에서 조절인자의 결합은 가역적이다. 공유결합에 의한 조절에서는 화학작용기(흔히 인산기)가 효소의 특수한 부위에 공유결합해서 효소의 활성을 변화시킨다.
- 대사 경로는 종종 피드백 억제에 의해 조절되며, 반응경로의 하류 쪽 반응 생성물에 의해 다른 자리 입체성 저해(allosteric inhibition)에 의해 효소가 억제되는 것이다. 가끔 효소는 반응경로의 상류 쪽에서 만들어지는 중간물질에 의해 피드포워드 활성화(feedforward activation)에 의해 촉진된다.

3.4 ATP: 에너지 변화의 매체물

- Adenosine triphosphate(ATP)는 에너지 방출반응(exergonic reaction)에서 방출되는 에너지의 임시저장소로서, 세포에 의해 합성되는 화합물이다.
- 인산화 과정에는 두 개의 기본 과정, 즉 기질-수준 인산화(substrate-level phosphorylation)와 산화적 인산화(oxidative phosphorylation)가 있다.

3.5 포도당 산화: 에너지 대사의 중심반응

- 세포는 사용하는 대부분의 에너지를 포도당 산화에서 얻는다: $C_6H_{12}O_6 + 6\ O_2 \rightarrow 6\ CO_2 + 6\ H_2O$. 세포는 포도당 산화로부터 방출되는 에너지를 이용하여 ATP를 합성한다.
- 그 후에 세포는 ATP가 가수분해하면서 방출되는 에너지를 사용하여 유용한 일을 수행한다.

3.6 포도당 산화단계: 해당작용, 크렙스 회로, 산화적 인산화

- 포도당 산화는 (1) 해당작용 또는 연결단계(세포기질에서), (2) 크렙스 회로(미토콘드리아 기질에서), (3) 산화적 인산화(미토콘드리아 내막에서)의 3단계로 일어난다.
- 산화적 인산화에서는 (1) 전자전달계를 통한 전자이동과 (2) 화학삼투 짝지음의 두 과정이 동시에 일어난다.
- 포도당 한 분자에서 해당작용과 크렙스 회로에서 기질-수준 인산화에 의해 4개의 ATP 분자가 합성된다.
- 포도당 산화에서 6 CO_2, 10 NADH 및 2 $FADH_2$ 분자도 만들어진다. 그 다음에 NADH와 $FADH_2$는 전자(수소)를 전자전달계에 주며, 이 전자는 최종적으로 산소와 반응하여 물을 만든다.
- 이 과정에서 방출되는 에너지는 산화적 인산화에 의해 ATP를 만드는 데 사용되며, 이는 포도당 한 분자의 완전한 산화에 의해 만들어지는 ATP의 대부분에 해당한다(총 34분자 중에서 28분자).

3.7 에너지 저장과 이용: 탄수화물, 지방 및 단백질

- 우리 몸은 포도당이 부족할 때와 보존할 필요가 있을 때 대체 에너지원으로 지방과 단백질에 저장된 에너지를 사용할 수 있다.
- 어떤 조직에서는 포도당을 글리코겐으로 전환하여(글리코겐 합성에 의해; glycogenesis) 에너지를 저장할 수 있으며, 글리코겐은 그 후에 분해되어 포도당을 만들 수 있다(글리코겐 분해; glycogenolysis).
- 포도당은 비탄수화물 전구체로부터 합성될 수 있어(당신생합성; gluconeogenesis), 혈액으로 지속적인 포도당 공급을 가능하게 하며 이 과정은 적절한 신경계 기능을 위해 필수적이다.
- 지방과 단백질은 작은 분자로 분해되어(각각 지방분해와 단백질분해에 의해), 포도당 산화 과정의 여러 단계로 들어간다.
- 우리 몸은 또한 지방(주로 지방조직에 저장됨)과 단백질을 합성하여 에너지를 저장할 수 있다.

4 세포막 수송

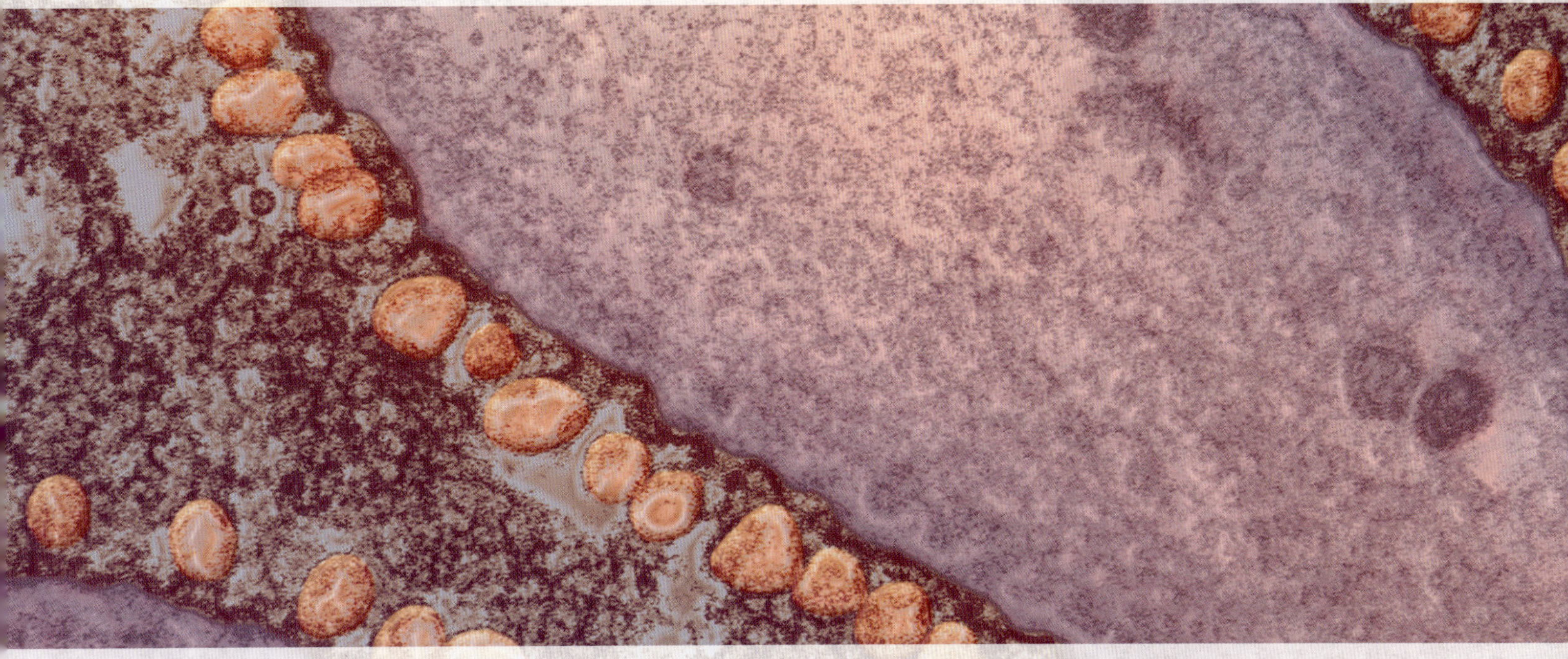

음세포작용(pinocytosis)을 보여주는 색을 입힌
주사전자현미경(scanning electron micrograph, SEM) 사진

마르크스(Marcus)와 카터(Carter)는 22세의 쌍둥이다. 그들은 둘 다 마라토너이며 오늘도 4마일을 달렸다. 달리기가 끝난 후 마르크스는 순수한 물 1 L를 마셨고, 카터는 나트륨, 칼륨, 포도당 같은 용질이 들어 있는 스포츠 음료 1 L를 마셨다. 한 시간 안에 마르크스는 약 400 mL를 소변으로 배설한 반면, 카터는 약 100 mL를 배설하였다. 두 사람의 생리적인 상태는 동일하며 각자가 같은 양을 땀으로 배출했다고 가정하면 그 차이를 설명할 수 있겠는가?

땀에는 물과 이온이 들어 있다. 마르크스가 흘린 땀을 물로 보충하자, 그의 몸에 있는 이온이 희석되었다. 한편 카터는 땀을 물과 이온으로 보충하였다. 이 예에서 소변배출량의 차이는 각자가 선택한 음료에 용질이 있고 없는 것과 관련이 있음이 분명하다. 이 장에서 배울 것은 우리 몸의 세포는 물과 용질을 운반할 수 있는 수송 기작을 가지고 있다는 것이다. 신장(kidney)은 이 수송 기작을 이용하여 체액의 조성을 일정하게 유지할 수 있도록 물과 용질의 농도를 적절히 조절하여 소변으로 배출한다.

신장은 우리 몸에서 막 수송 기작을 항상성 유지에 이용하는 유일한 기관이다. 다른 장에서는 이 장에서 설명하는 수송 기작을 우리 몸의 **모든 기관**이 이용한다는 것을 배울 것이다.

개요

학습목표 이 장을 학습한 후 다음을 할 수 있어야 한다.

- 막을 통과하여 일어나는 물질의 능동수송에서 화학적 추진력, 전기적 추진력 및 전기화학적 추진력의 역할을 설명하고, 수동수송과 능동수송을 구분할 수 있어야 한다.
- 물질이 막을 통과하여 수동수송이 일어나게 할 수 있는 속도에 영향을 미치는 3가지 일반적인 요인을 확인하고, 능동수송 속도에 영향을 미치는 2가지 일반적인 요인을 알 수 있어야 한다.
- 단순확산에 의해 통과하는 분자의 막 투과성에 영향을 미치는 4가지 일반적인 요인을 알아보고, 어떻게, 그리고 왜 각 요인이 투과성에 영향을 미치는가를 설명할 수 있어야 한다.
- 수송체(carrier)와 통로(channel)를 통해 원형질막을 통과하는 분자의 이동을 비교할 수 있어야 한다.
- 1차 능동수송과 2차 능동수송의 차이를 설명하고, 각각의 예를 들 수 있어야 한다.
- 막을 경계로 용질의 농도차이가 어떻게 물의 이동의 원인이 될 수 있는가를 설명하고, 또 용액의 삼투몰농도(osmolarity)와 장성(tonicity)의 차이점을 설명할 수 있어야 한다.
- **세포내이입**(*endocytosis*)과 **세포외배출**(*exocytosis*)을 정의하고, 이것들과 다른 세포수송 기작의 근본적인 차이를 설명할 수 있어야 한다. 수용체-매개 세포내이입(receptor-mediated endocytosis)과 음세포작용(pinocytosis)을 구분할 수 있어야 한다.
- 어떻게 표피세포의 극성이 물질을 흡수하거나 분비하게 할 수 있는가를 개괄적으로 설명할 수 있어야 한다.

시작하기 전

다음 주제를 숙지하고 있어야 한다.

- 지질이중층 구조
- 막단백질
- ATP

생명을 유지하기 위해서 우리 몸의 세포는 인접한 환경, 즉 세포를 둘러싸고 있는 용액과 물질교환을 할 필요가 있다. 예를 들면, 세포가 에너지를 얻기 위해 포도당 산화를 수행하려면 포도당과 산소가 필요하다. 2장에서 배웠듯이 산소는 원형질막을 침투할 수 있지만, 극성분자인 포도당은 침투할 수 없다. 그러면 세포는 어떻게 포도당을 에너지로 이용할 수 있을까?

2장에서 막은 원형질막을 통과하여 특수한 분자를 이동시키는 것을 포함한 다양한 기능을 수행하는 단백질을 가지고 있다는 것도 배웠다. 이러한 단백질의 존재로 인해, 세포내액(intracellular fluid)과 세포외액(extracellular fluid)의 조성이 다르다(**표 4.1**). 이 장에서는 어떤 물질이 원형질막을 침투할 수 있으며 어떤 물질이 막단백질의 도움에 의해서만 막을 통과할 수 있는가를 공부하게 될 것이다. 또한 무엇이 이동방향을 결정하는가도 공부할 것이다.

이 장에서는 막 수송의 개념이 오늘날의 기관계 생리학을 이해하는 데 중요하기 때문에 막 수송의 기본적인 세포 및 분자 이론에 집중할 것이다. 이러한 이론은 3장에서 공부한 세포의 대사원리에 아주 크게 기반을 두고 있다. 따라서 이 장은 에너지와 가장 밀접하게 관련 있는 요인들, 즉 수송의 방향과 속도를 결정하는 요인들의 검토에서부터 시작한다.

4.1 수송방향에 영향을 미치는 요인

3장에서 대사반응에서 반응물과 생성물 분자는 다른 에너지를 가지고 있다는 것을 보았다. 반응의 에너지 변화(반응물과 생성물 간의 에너지 차이)는 반응의 방향을 결정하고 또한 자발적으로 진행되는지 또는 에너지가 필요한지를 결정한다. 이번 절에서는 막을 통과하는 물질수송에서도 이와 유사한 원리가 적용된다는 것을 보게 될 것이다. 즉, 막의 양쪽에 있는 분자들에서 에너지 차이가 자발적 수송(*passive transport*)의 방향과 분자를 에너지 구배를 거슬러 이동할(*active transport*) 에너지의 필요성을 결정한다.

표 4.1 세포내액(ICF)과* 세포외액(ECF)에서 선발된 용질들의 mM 농도

용질	ICF (mM)	ECF (mM)
K^+	140.0	4.0
Na^+	15.0	145.0
Mg^{2+}	0.8	1.5
Ca^{2+}	$<0.001^{\dagger}$	1.8
Cl^-	4.0	115.0
HCO_3^-	10.0	25.0
P_i	40.0	2.0
아미노산	8.0	2.0
포도당	1.0	5.6
ATP	4.0	0.0
단백질	4.0	0.2

*세포내액의 조성은 세포 종류에 따라 달라진다.

†은 세포질에 있는 자유로운 칼슘이온을 나타낸다. 상당한 양의 세포내 칼슘은 막으로 싸인 소기관에 격리되어 있고/또는 단백질에 결합하여 있다.

수동수송 대 능동수송

분자의 막통과 수송은 화학반응과 같은 원리를 따르며 자발적(또는 수동) 이동은 에너지가 높은 쪽에서 에너지가 낮은 쪽으로 일어나고, 반대방향으로 이동하기 위해서는 에너지 유입이 필요하다. 용액의 에너지는 용질의 농도에 의해 결정된다(용질이 이온인 경우에는 전하에 의해서도 결정된다.) 이때 용질의 농도가 증가함에 따라 에너지가 증가한다(**Toolbox: 용액의 에너지**를 보라). 그러므로 용질은 농도가 높은 곳에서 낮은 곳으로, 또는 농도 구배를 따라 수동적

TOOLBOX

용액의 에너지(Energy of Solutions)

세포내액이나 세포외액에 막을 통과해서 이동하는 분자가 있다. 이러한 분자의 이동은 용액 속에서 분자의 자유에너지 차이에 의해 일어난다.

전하를 띠지 않는 용질(S)이 녹아 있는 용액의 자유에너지는 다음과 같은 수식으로 표시할 수 있다.

$$G = RT \ln [S]$$

이 식에서 G는 자유에너지, R은 보편적인 기체상수(0.082 liter-atm/mole-K), T는 절대온도(K), 그리고 [S]는 용질의 mole 농도이다. 분자가 세포 안으로 이동하는 추진력은 분자가 최종적으로 머무는 곳으로부터(세포 안) 분자가 이동을 시작하는 곳의(세포 밖) 자유에너지의 차이에 (ΔG) 의해 결정된다.

$$\Delta G = \text{세포안 에너지} - \text{세포밖 에너지} = RT \ln [S]_i - RT \ln [S]_o$$

이 식에서 아래첨자 "o"와 "i"는 각각 세포 밖과 안을 가리킨다. 이 식은 다음과 같이 쓸 수 있으며, 반트 호프 방정식(van't Hoff's equation)이라고 한다.

$$\Delta G = RT \ln \frac{[S]_i}{[S]_o}$$

자유에너지 변화가 음의 값일 때 화학반응은 자발적으로 일어난다. 용질 S의 농도가 세포 안에서 더 높을 때, $[S]_i/[S]_o$의 비는 1보다 크며, 1보다 큰 자연로그 값은 양이다. 그래서 S를 세포 안으로 이동시키는 ΔG의 값은 양이고 그 과정은 자발적으로 일어나지 않는다. 즉, 이는 S를 세포 밖에서 안으로 이동시키는 데 에너지가 필요하다는 것이다. 용질 S의 농도가 세포 밖에서 더 높을 때, S를 세포 안으로 이동시키는 ΔG값은 음이며, 그 과정은 자발적으로 일어난다. 즉, S는 세포 안으로 수동적으로 이동한다.

으로 이동한다. 농도가 낮은 곳에서 높은 곳으로 이동하려면 에너지 유입이 필요하다. 막을 통과하는 분자의 이동에 에너지가 필요하면 **능동수송(active transport)**이고, 에너지가 필요하지 않으면 **수동수송(passive transport)**이다. **단순확산(simple diffusion)**은 세포 안이나 밖으로 자신의 열운동에 의해 분자가 이동하는 것으로 수동수송의 한 형태이지만, 일부 단백질 매개수송 형태에도 수동수송이 있다. 이와는 대조적으로, 능동수송은 항상 **펌프(pump)**라는 수송 단백질에 의해 매개된다.

한 예로, 세포 안과 밖으로 포도당의 이동을 생각해보자. 포도당의 농도는 일반적으로 세포내액에는 약 1 mM이지만 세포외액에는 거의 6 mM이다(표 4.1). 포도당을 전형적인 세포에서 자발적으로 막을 통과하여 이동하도록 하면, 농도가 높은 쪽에서 낮은 쪽으로 이동할 것이며 (에너지가 높은 쪽에서 낮은 쪽으로) 그래서 세포 안으로 이동할 것이다. 이와 대조적으로, 반대방향으로 포도당의 수송은 (농도가 낮은 곳에서 높은 곳) 자발적으로 일어나지 않고 에너지가 필요하기 때문에 능동적이다.

분자에 작용하는 추진력

막을 경계로 존재하는 에너지에서의 차이는 분자를 어느 한쪽 방향으로 밀고 나가는 **추진력**(*driving force*)으로 작용한다. 이 힘의 방향은 항상 에너지가 높은 쪽에서 낮은 쪽이며, 자발적으로 이동하도록 허용한다면 분자가 이동하는 방향을 말한다. 이 추진력은 농도 차이의 결과나 분자의 에너지에 영향을 미치는 요인에 의해 만들어진다. 다음 절에서 분자는 일반적으로 세 가지 유형의 추진력, 즉 화학적 추진력, 전기적 추진력 및 전기화학적 추진력의 영향을 받는다는 것을 보게 될 것이다.

화학적 추진력

어떤 물질이 막의 양쪽에 다른 농도로 있을 때 막을 경계로 **농도 구배(concentration gradient)**가 있다고 말한다. "농도 구배"라는 용어를 농도 차이와 동일하다고 생각하고 ΔG라는 기호로 표시하자. (엄밀히 말하면 "농도 구배"라는 용어는 한 곳과 다른 곳 사이에 존재하는 어떤 농도 차이에 관하여 사용하며, 막을 경계로 한 농도차이만을 말하는 것이 아니라 거리를 두고 농도 변화가 일어나는 비율로 정의한다.) 분자가 농도가 높은 곳에서 낮은 곳으로 이동할 때, **농도 구배를 따라**(*down a concentration gradient*) 이동한다고 말하며, 반대쪽으로의 이동은 **농도 구배를 거슬러**(*up a concentration gradient*) 이동한다고 말한다.

분자는 농도 구배를 따라 자발적으로 이동할 것이기 때문에, 농도 구배는 특별한 방향으로 분자를 "미는" 일종의 힘이라고 생각할 수 있다. 그래서 농도 구배를 **화학적 추진력(chemical driving force)**이라 하며, 이동방향은 항상 농도 구배를 따른다(**그림 4.1**). 물질이 이동되는 속도는 농도 구배 크기에 따라 변하며, 일반적으로 농도 구배의 크기가 증가하면 빨라진다는 것을 보게 될 것이다. 그러므로 ΔC가 증가함에 따라 화학적 추진력의 크기는 증가한다고 말할 수 있다. 실제 세포에서처럼 여러 물질이 있을 때는 여러 물질의 농도 구배가 존재한다. 주어진 물질에 작용할 수 있는 어떤 화학적 추진력은 **그 특정 물질**의 농도 구배에 의해서만 결정된다.

화학적 추진력은 중력이 바위를 끌거나 자력이 철 조각을 끄는 힘과 같이 분자에 작용하지 않기 때문에 더 친숙한 형태의 힘과는 기본적으로 다르다. 농도 구배를 따라 분자가 막을 통과하여 이동할 경우에는 그저 막의 한 쪽에 더 많은 분자가 있기 때문에 그렇게 될 뿐이다. 각각의 분자는 농도 구배를 따라 밀려가는 것이 아니며, 사

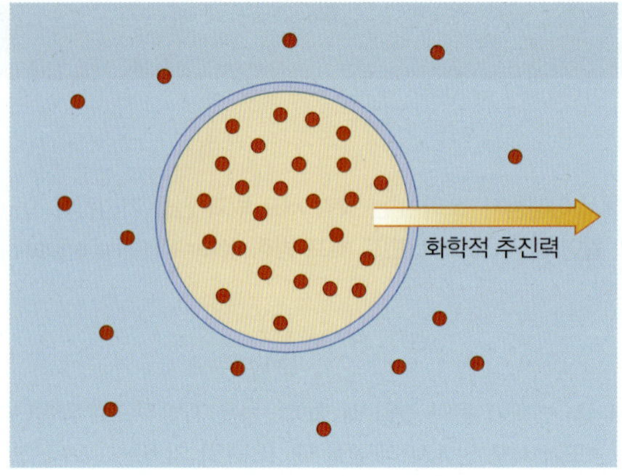

(a)

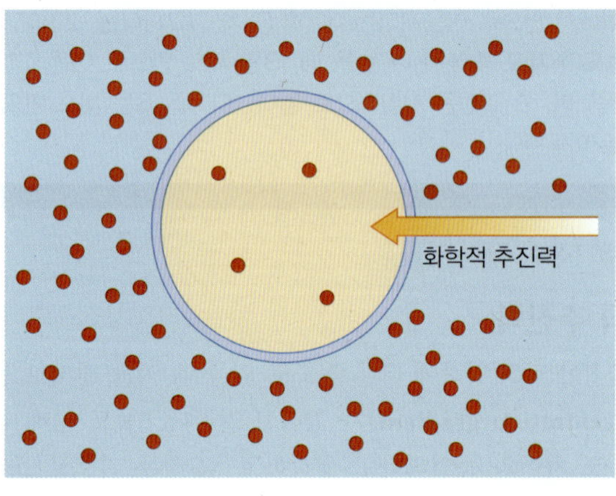

(b)

그림 4.1 화학적 추진력. (a) 분자의 농도(점)가 세포외액에서보다 세포 내부에서 높을 때 화학적 추진력의 방향(화살표)은 바깥쪽이다. **(b)** 분자 농도가 세포외액에서 높을 때 화학적 추진력의 방향은 안쪽이다. 두 경우에서, 분자는 추진력의 방향으로, 또는 농도 구배를 따라서 수동적으로 이동할 것이다.

실 각각의 분자는 양방향으로 동등하게 이동할 수 있다. 이 문제는 이 장에서 다음에 다루게 될 것이다.

퀵 테스트 4.1

1. 수동수송과 능동수송의 차이는 무엇인가?
2. 농도 구배를 왜 추진력이라 하는가?
3. 아미노산의 화학적 추진력은 어느 방향(세포의 안쪽 또는 바깥쪽)인가? (표 4.1을 볼 것)

전기적 추진력

일반적으로 분자가 수동적으로 막을 통과해서 이동할 때는 화학적 추진력 외에 다른 요인의 영향을 받을 수 있다. 이 분자가 이온인 경우 특히 적용되며, 이온은 화학적 추진력뿐만 아니라 전기적 추진력(*electrical driving force*)의 영향도 받는다. 전기적 추진력은 **막전위(membrane potential)** 때문에 생기는데, 막전위는 대부분 세포의 막을 경계로 존재하는 **전기적 전위**(*electrical potential*) 또는 전압(voltage)의 차이이다. 막전위가 존재하는 것은 막을 경계로 양전하를 띠는 이온과 음전하를 띠는 이온의 불균등 분포를 반영한다는 것을 다음 절에서 볼 것이다. (무엇이 불균등 전하분포를 유발하는가에 대해서는 7장에서 다루며, 신경세포에서 막전위의 기원을 검토할 때까지 신경쓰지 않을 것이다.) 일단 무엇이 막전위인가를 확실하게 이해하고, 그 다음 이온수송에 영향을 미치는 힘에 대한 막전위의 작용에 대해 고찰할 것이다.

막전위(Membrane Potential) 우리 몸의 체액은 많은 종류의 이온(전해질이라고도 함), 즉 전하를 소유하고 있는 물질들을 포함한 다양한 종류의 용질을 함유하고 있다. 일부 이온은 **양이온(cation)**으로 양전하를 가지고 있으며, 나머지는 **음이온(anion)**으로 음전하를 가지고 있다. 바닷물 같은 염 용액에도 이온이 존재하지만 양이온의 수와 음이온의 수가 동일하기 때문에 일반적으로 이온의 전하를 측정할 수 없다. 이러한 용액을 양전하와 음전하가 서로 상쇄하여 전체 전하를 0으로 만들기 때문에 전기적으로 **중성**(*neutral*)이라 한다. 이와 같이 우리 몸의 전체 전하도 전체 양이온의 수와 음이온의 수가 같기 때문에 0이다. 그러나 사람도 발을 카펫에 문지르고(음전하를 받아들임), 그 다음에 금속물질이나 전도성 물질을 접촉하여 이 전하를 내보내는 것과 같이 전하를 띠고 방출할 수 있다.

세포내액이나 세포외액에는 양이온과 음이온의 수가 불균등하게 분포하고 있어서, 결과적으로 이런 용액은 전기적으로 중성이 아니다. 세포내액은 양이온보다 음이온을 약간 많이 가지고 있어 순 전하는 음이다. 세포외액은 음이온보다 양이온을 약간 많이 가지고 있어 순 전하는 양이다. 세포 안과 밖에 양전하와 음전하가 불균등하게 분포하고 있기 때문에 세포막을 경계로 **전하의 분리**(*separation of charge*)가 존재한다고 말한다(**그림 4.2**). 전하들이 막을 경계로 분리될 때 위치에너지(potential energy)가 전압 형태로 존재한다. 세포내액과 세포외액에서의 초과 음전하와 양전하는 막의 한 면의 초과 음전하가 다른 면의 초과 양전하를 끌어당기기 때문에 막 가까이에 밀집되는 경향이 있다.

세포의 막전위는 이러한 전하의 분리를 반영하고 전기적 전위(electrical potential) 단위인 mV(1/1000 V)로 표시한다. 막전위의 크기는 (mV의 수) 전하분리의 정도에 의해 결정된다. 즉 막 양쪽의 전하 차이가 클수록 막전위도 크다. 관례에 따라 막전위의 기호는 (양 또는 음) 세포 밖에 대해 상대적인 세포 안의 순 전하의 기호를 표시한다. 전형적으로 세포 안이 세포 밖보다 상대적으로 더 음전하를 띠기 때문에, 막전위는 주로 음의 값이다. (그러나 7장에서 보겠지만 어떤 환경에서는 막전위가 양의 값을 가질 수 있다.) 많은 세포에서 막전위는 mV로 표시하는데, 음의 값 약 70 mV이다($V_m = -70$ mV).

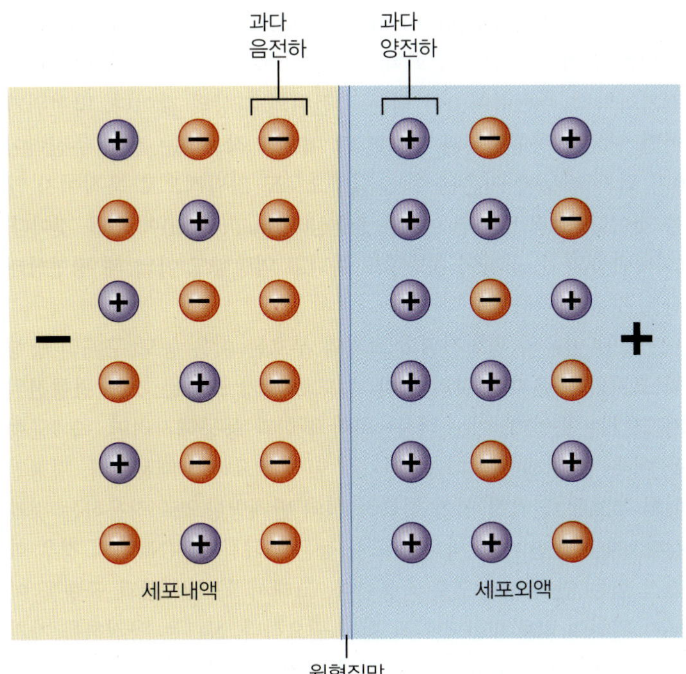

그림 4.2 막을 경계로 한 전하의 분리. 정상적인 조건에서 세포내액에는 약간 음이온이 많고(음전하) 세포외액에는 양이온이 약간 많다(양전하). 이러한 초과 전하는 막 가까이에 밀집한다. 세포 안팎의 순 전하(net charge)는 막의 양쪽에 (+)와 (−) 부호로 표시하였다.

어떻게 막전위가 이온에 작용하는 전기적 추진력을 만드는가? 전기적 추진력은 위치에너지의 한 형태이다. 즉 전기적 추진력은 전하를 띠는 입자에 작용하여 입자를 움직이게 하는 힘이 있다. 예를 들면 AA 배터리는 양극에 걸쳐 1.5 V로 분리되어 있다. 한 극은 양극이며 다른 한 극은 음극이다. 두 극을 연결하는 스위치를 켜면 전하는 전류로 한 극에서 다른 극으로 흐를 것이다. 두 극 사이에 전구를 두면 전류는 전구의 동력으로 사용될 수 있다.

막전위도 유사한 형태로 작용한다. 전하의 분리는 막을 통과하여 전류가 흐르게 하는 위치에너지이다. 생물학적 시스템에서 전류는 이온 이동에 의해 만들어진다. 그래서 막전위는 이온이동을 위한 전기적 추진력을 만든다. 전기적 추진력의 방향을 결정하기 위해서는 이온의 원자가(또는 전하), 막전위의 기호(주 음의 기호)와 "다른 전하는 끌어당기고 같은 전하는 민다"는 이 단순한 법칙만 알면 된다. 그래서 양이온은 세포 내의 음전하에 끌리며 세포 안쪽으로 전기적 추진력을 가진다. 음이온은 이와 대조적으로 세포 안의 음전하에 의해 밀리고 세포 밖으로 전기적 추진력을 가진다(**그림 4.3**). 포도당 같이 전하를 띠지 않는 분자는 막전위의 영향을 받지 않아서 전기적 추진력은 0이다.

어떤 이온에 대한 전기적 추진력의 크기(*magnitude*)는 막전위의 크기와 그 이온이 가지고 있는 전하량에 달려 있으며, 이 두 요인 중에 하나가 커지면 증가한다(**그림 4.4**). 예를 들면 막전위의 음의 값이 크다는 것은 많은 수의 음전하가 막의 안에, 양전하가 막의 바깥에 있는 것을 의미하고, 따라서 이온에 작용하는 인력과 반발력은 증가한다. 어떤 이온이 많은 전하를 가지고 있으면 인력과 반발력 또한 커지며, 전기적 추진력이 더 강해진다.

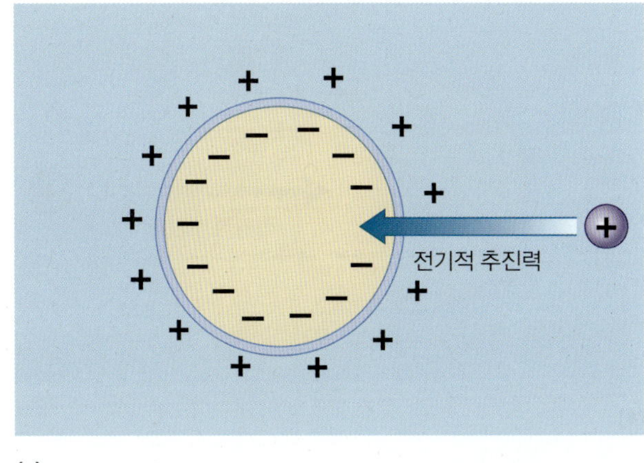

(a)

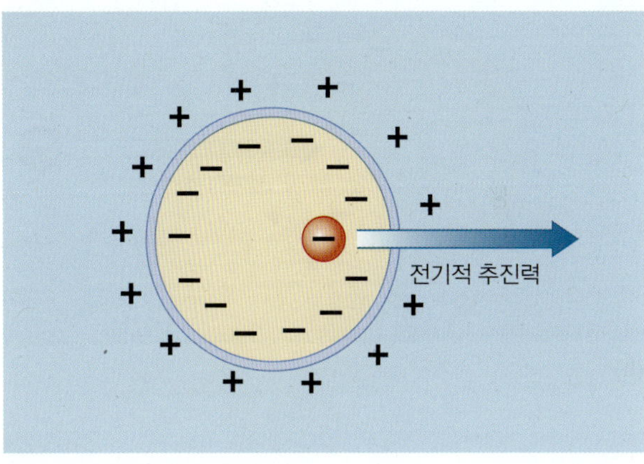

(b)

그림 4.3 전기적 추진력. (a) 양전하를 띤 이온의 전기적 추진력의 방향(화살표)은 안쪽이다. **(b)** 음전하를 띤 이온의 전기적 추진력의 방향은 바깥쪽이다. 두 경우 모두 막전위는 음이라고 가정하고 (+)와 (−) 부호로 막의 양쪽에 표시하였다.

전기화학적 추진력

이온이 수동적으로 수송되는지 아니면 능동적으로 수송되는지를 알려면 이온에 작용하는 모든 추진력을 확인해야 한다. 일반적으로, 이온이 막을 통과하여 이동할 때는 두 가지 추진력, 즉 (1) 이온이 농도 구배를 따라 움직이는 경향을 (높은 데서 낮은 곳으로) 보여주는 화학적 힘과 (2) 막전위에 의해 이온이 한 쪽에서 다른 쪽으로 밀리는 경향을 보여주는 전기적 힘이 영향을 미친다. 이온에 작용하는 전체적인 힘은 화학적 추진력과 전기적 추진력의 결합이며, 이를 **전기화학적 추진력(electrochemical driving force)**이라 한다. (전기화학적 추진력이라는 용어는 전기적 추진력의 영향을 받지 않는 무전하 분자에도 쓸 수가 있다. 이 경우에는 전기화학적 추진력이 화학적 추진력과 같은 뜻이다.)

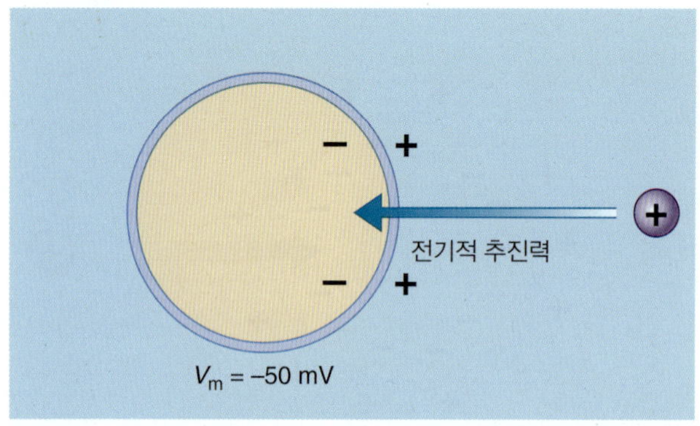

(a)

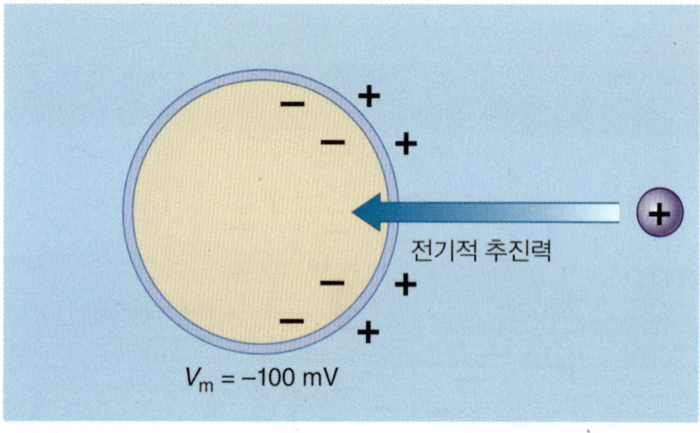

(b)

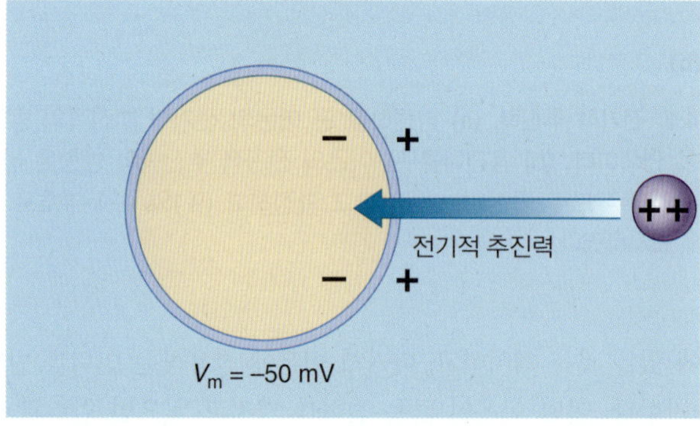

(c)

그림 4.4 막전위와 이온의 원자가(전하)가 전기적 추진력에 미치는 영향. (a) 주어진 음의 값의 막전위(V_m = −50 mV) 하에서 안쪽을 향하는 전기적 추진력(화살표)은 막을 통과하는 양전하를 띤 이온에 작용한다. **(b)** 막전위 크기가 −100 mV로 증가할 때, 전기적 추진력의 크기도 굵은 화살표로 표시한 것같이 증가한다. **(c)** 높은 원자가를 가지고 있는 이온에서도 전기적 추진력의 크기 또한 증가한다.

이온에 작용하는 전기화학적 추진력의 방향은 순수한 전기적 추진력과 화학적 추진력의 방향에 달려 있다. 두 힘이 같은 방향으로 작용하면 그때는 전기화학적 추진력 또한 그 방향으로 작용한다. 전기적 추진력과 화학적 추진력이 반대방향으로 작용할 때는 전기화학적 추진력은 둘 중 힘이 큰 쪽으로 작용한다.

전기적 추진력과 화학적 추진력 중 어느 것이 큰지를 결정하기 위해서는 **평형전위(equilibrium potential)**를 알아야 하는데, 평형전위는 전기적 추진력이 화학적 추진력과 같고 방향이 반대이므로 전기화학적 추진력이 0이 되는 막전위의 가상의 값이다. 막전위가 어떤 이온의 평형전위와 같으면 그 이온에 작용하는 전체 추진력이 0이 되기 때문에 이온은 어느 방향으로도 자발적으로 움직이지 않을 것이다. 달리 말하면 이온은 **평형상태**(*equilibrium*)에 있을 것이다. (화학반응의 순 방향이 정방향도 아니고 역방향도 아닐 때 평형상태라는 것을 상기하자.)

어떤 이온의 평형전위의 크기와 부호는 이온 농도 구배의 방향 및 크기와 이온가에 달려 있다. 농도 구배가 크다는 것은 평형전위가 크다는 뜻인데, 이는 더 큰 화학적 힘과 동등해지려면, 즉 "균형을 이루기" 위해서는 더 큰 전기적 힘이 필요하기 때문이다. 평형전위의 부호는 전기적 힘이 화학적 힘의 반대방향으로 작용하는 것과 같다. 예를 들면 세포 밖의 농도가 높은 나트륨이온(Na^+)의 경우 화학적 힘은 안쪽 방향으로 작용한다. 그래서 화학적 힘과 균형을 이루기 위하여 밖을 향한 전기적 힘이 필요하다. Na^+는 양전하를 가지고 있기 때문에 양(*positive*)의 값의 막전위가 밖으로 향하는 전기적 힘을 만들어내고, 그 결과 안쪽으로 향하는 화학적 힘과 균형을 이룬다. 이는 Na^+의 평형전위는 양의 값이어야 함을 의미한다. 막 양쪽의 이온 농도를 알고 있으면 평형전위는 네른스트 방정식(Nernst equation)을 이용하여 쉽게 계산할 수 있다(**Toolbox: 평형전위와 네른스트 방정식**을 보라).

전기화학적 추진력의 방향을 결정하기 어떤 이온에 작용하는 전기화학적 추진력의 방향은 다음과 같은 간단한 과정을 이용하여 알아볼 수 있다. 이를 실행하려면 이온의 평형전위(이온 X에 대해 E_X 부호로 표시되는)와 세포의 막전위를 알아야 한다.

1. 앞 절에서 설명한 원리를 이용하여 이온에 작용하는 화학적 추진력과 전기적 추진력의 방향을 확인한다. 두 추진력이 같은 방향으로 작용하면 전기화학적 힘도 같은 방향으로 작용하므로 더 이상의 분석이 필요 없다.
2. 화학적 힘과 전기적 힘이 반대방향으로 작용하면 평형전위와 막전위의 크기를 비교한다. 그 크기가 같으면 전기화학적 힘이 0이 되고 이온은 평형상태에 있다. 그렇지 않으면 3단계를 진행한다.
3. 평형전위가 막전위보다 크면 화학적 힘이 전기적 힘보다 크다. 그래서 전기화학적 힘은 화학적 힘과 같은 방향으로 작용한다. 막전위가 평형전위보다 크면 전기적 힘이 화학적 힘보다 크다. 그래서 전기화학적 힘은 전기적 힘의 방향으로 작용한다.

세포 안과 밖의 농도가 각각 140 mM과 4 mM(표 4.1)인 칼륨이온(K^+)의 경우 밖으로 향하는 화학적 힘과 평형전위가 −94 mV(E_K = −94 mV)을 일으키는 과정을 **그림 4.5**에서 보여주고 있다. 그림 4.5에서 3개의 패널 모두 막전위가 음이어서 화학적 힘에

TOOLBOX

평형전위와 네른스트 방정식(Equilibrium Potentials and the Nernst Equation)

앞의 Toolbox에서 전하를 띠지 않는 용질의 세포 안으로 이동하는 추진력은 반트 호프 방정식(van't Hoff equation)에 의해 결정된다는 것을 배웠다.

$$\Delta G = RT \ln \frac{[S]_i}{[S]_0}$$

이 식에서 $[S]_0$는 용질 S의 세포 밖 농도이고 $[S]_i$는 세포 안 농도이다.

그러나 이온의 존재를 고려할 때는 화학적 힘 외에 전기적 힘이 있다. 다음 방정식은 이온 (I)가 세포 안으로 이동하는 전기화학적 추진력을 나타낸다.

$$\Delta G = RT \ln \frac{[I]_i}{[I]_0} = zFE$$

이 식에서 G는 자유에너지, R은 보편적인 기체상수(0.082 liter-atm/mole-K), T는 절대온도(K), z는 이온의 원자가, E는 막전위, F는 전기적 힘에 대한 패러데이 상수(9.65×10^4 joules/volt-mole), [I]는 이온 I의 농도이다. 전기화학적 추진력은 화학적 추진력과 전기적 추진력(zFE)의 합이라는 사실에 주목하자.

이온의 전하를 알고, 그 이온의 세포 안팎의 농도를 알면 ΔG를 0으로 두고 E값을 구하여 어떤 이온의 평형전위(E_I)를 찾을 수 있다.

$$-zFE_I = RT \ln \frac{[I]_i}{[I]_0} \quad \text{또는} \quad E_I = \frac{RT}{zF} \ln \frac{[I]_0}{[I]_i}$$

상수값을 넣고 자연로그(ln)를 일반 로그[$\log_{10}$ (log)]로 바꾸면 다음 식을 얻는다.

$$E_I = \frac{61 \text{ mV}}{z} \log \frac{[I]_0}{[I]_i}$$

이 식을 네른스트 방정식(Nernst equation)이라 부르며, 온도를 체온에 가까운 37°C라고 가정하면 평형전위 값을 mV 단위로 얻을 수 있다.

전형적인 세포 내외의 농도를 이용하여 적절한 값을 대입하여 나트륨(Na)의 평형전위 E_{Na}를 다음과 같이 얻을 수 있다.

$$E_{Na} = \frac{61}{1} \log \frac{145 \text{ mM}}{15 \text{ mM}} = 60.1 \text{ mV} \approx 60 \text{ mV}$$

같은 방법으로 칼륨(K)의 평형전위 E_K도 구할 수 있다.

$$E_K = \frac{61}{1} \log \frac{4 \text{ mM}}{140 \text{ mM}} = -94.2 \text{ mV} \approx -94 \text{ mV}$$

두 경우 모두 이온의 원자가는 +1이어서 평형전위의 부호는 전적으로 농도 구배의 방향에 달려 있음에 유의하자. E_K는 E_{Na}의 크기보다 크다는 것도 주의하자. 이는 농도 구배가 클수록 농도 구배와 평형을 이루기 위해 큰 막전위가 필요하고, K^+의 농도 구배가 Na^+ 농도 구배보다 크기 때문에 합리적이다. 농도 구배가 작으면 세포 안팎의 이온 농도가 거의 같아질 것이다. 농도가 같으면 C_0/C_i비가 1이고 평형전위를 0으로 만든다. (log 1은 0이라는 것을 기억하자.) 농도가 점점 더 차이가 나면 C_0/C_i의 비는 1보다 훨씬 커지거나 작아져서 log 값이 각각 규모가 큰 양의 값을 갖거나 규모가 큰 음의 값을 각각 갖는다.

대항하는 안쪽 방향을 향하는 전기적 힘을 생성한다. 그림 4.5a에서는 막전위와 평형전위가 같아 전기화학적 힘은 0이다. 그림 4.5b에서는 평형전위가 막전위(−70 mV)보다 커서 세포 밖으로 작용하는 전기화학적 힘을 만든다. 그림 4.5c에서는 막전위(−100 mV)가 평형전위보다 커서 세포 안쪽으로 작용하는 전기화학적 힘을 만든다.

전기화학적 추진력의 방향을 결정하는 또 다른 방법으로는 평형전위를 세포의 실제 막전위와 비교하는 방법이다. 전기화학적 추진력의 방향은 그 이온에 대한 평형전위에 더 가까워지도록 막전위를 도달하게 하는 방향으로 그 이온이 이동하는 방향이다. 즉, 이온은 그 이온이 평형에 도달하는 방향으로 이동하는 경향이 있다. 위에서의 칼륨을 예로 들면, 막전위는 −70 mV이며 칼륨의 평형전위는 −94 mV이다. 만일 칼륨이 세포 안쪽으로 이동하면 세포 내부로 양전하를 데리고 들어가게 되어 막전위가 음전하가 줄어들 것이며 칼륨이 평형으로부터 더욱 멀어지게 할 것이다. 반대로, 만일 칼륨이 세포 밖으로 나간다면, 칼륨이 양전하를 세포 밖으로 데리고 나가서, 막전위가 칼륨의 평형전위에 더욱 가까워지게 할 것이다. 그래서 막전위가 −70 mV일 때, 칼륨의 전기화학적 추진력의 방향은 세포 밖이 된다.

전기화학적 추진력의 중요성 전기화학적 힘은 이동하는 이온에 작용하는 전체적인 추진력이기 때문에 이온이 자발적으로 막을 통과하도록 두면 통과방향이 결정된다. 이온이 수동적으로 수송될 때는 항상 전기화학적 추진력의 방향으로 움직인다. 달리 말하면, 이온이 수동적으로 수송될 때는 **전기화학적 구배(electrochemical gradient)**를 따라 움직인다. 이온이 능동적으로 수송될 때는 전기화학적 힘의 반대방향으로 움직이거나 전기화학적 구배를 역행해서 움직인다.

퀵 테스트 4.2

1. 세포의 막전위가 음의 값이라고 가정하고 다음 각 이온의 전기적 추진력의 방향을 결정하라: Na^+, K^+, Cl^-, HCO_3^-, Ca^{2+}.
2. Na^+와 Ca^{2+}이 세포막을 통하여 이동한다고 가정할 때, Na^+와 Ca^{2+} 중 어느 이온의 전기적 추진력이 더 큰가? 설명하라.
3. 표 4.1의 세포 내외의 이온 농도를 참조하여 문제 1에서의 각 이온의 화학적 추진력의 방향을 결정하라. E_{Na} = +60 mV이고 V_m = −70 mV일 경우 Na^+의 전기화학적 추진력의 방향을 결정하라.

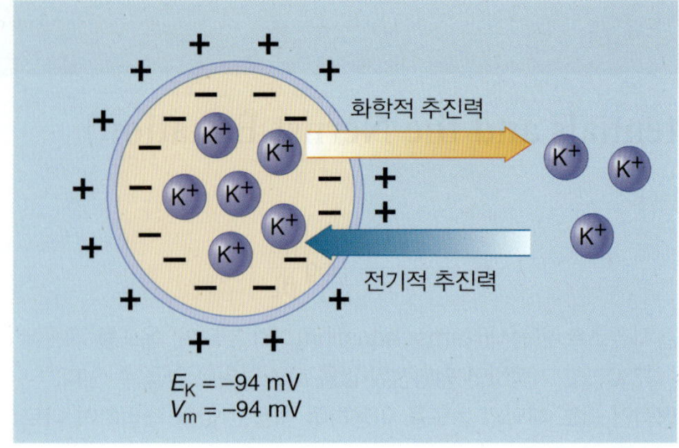

(a)

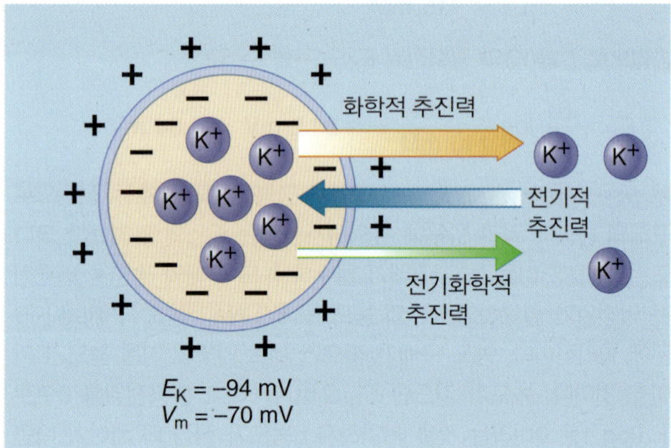

(b)

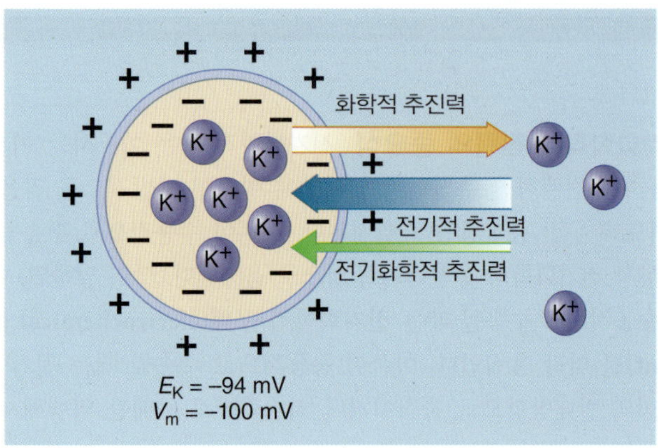

(c)

그림 4.5 막을 통과하는 K^+에 작용하는 전기적, 화학적 및 전기화학적 추진력. K^+의 평형전위는 −94 mV이고 막전위는 음의 값으로 가정한다. **(a)** 막전위가 평형전위와 같을 때(V_m = −94 mV), 전기화학적 힘은 0이다. **(b)** 막전위가 −70 mV일 때, 전기적 힘은 화학적 힘보다 작으며, 전기화학적 힘은 바깥쪽을 향한다. **(c)** 막전위가 −100 mV일 때, 화학적 힘은 전기적 힘보다 작으며, 전기화학적 힘은 안쪽을 향한다.

4.2 수송 속도

3장에서 우리 몸의 대사 수요에 부합하기 위하여 반응이 충분히 빠르게 진행되어야 하기 때문에 대사반응 속도가 중요하다는 것을 보았다. 충분히 빠른 대사진행을 위해서는 분자들도 충분한 속도로 막을 통과하여야 한다. 예를 들면, 휴식을 취할 때 산소는 우리 몸의 산소 소모 속도와 같은 속도로 **폐의 상피**(*pulmonary epithelium*)를 통과해서 이동한다. 운동을 시작하면 대사반응은 산소를 빠른 속도로 소모한다. 증가한 산소수요에 부합하기 위하여 폐 상피세포의 산소 이동 속도도 증가해야 하는데, 그렇지 않으면 우리 몸의 세포에서 산소는 결국 소진될 것이다. **폐수종**(*pulmonary edema*; 폐의 액체 과다 상태)과 같은 병적 상태에서는 산소(그리고 이산화탄소)의 확산이 저해된다. 이러한 상태에서는 산소가 폐상피를 충분히 빠르게 이동할 수 없기 때문에 운동을 하기 어렵다. 상태가 심각하면 산소공급이 거의 제대로 일어나지 않아 휴식을 취할 때도 숨찬 것을 느낀다.

물질이 막을 통과하여 이동하는 **속도**(*rate*)는 주어진 시간에 막을 통과한 분자의 수를 의미하고, 이것을 **유량(flux)**이라 한다. 유량은 일반적으로 초당 몰 단위나 그와 대등한 단위로 표시한다. (엄밀히 말하면 유량은 단위시간에 단위 막 표면적을 통과하는 분자의 수이다. 단순화하기 위하여 이 책에서는 유량의 정의에서 면적을 제외했다.)

분자가 한쪽이나 다른 쪽 방향으로 이동했다고 말할 때에는 (예를 들면, 세포 안 또는 밖으로) 막을 통하여 분자가 순 이동한 것을 뜻한다는 데 유의하자(화학반응의 순 방향과 비슷하게). 사실상 거의 모든 경우에 각 분자는 막 **양쪽** 방향으로 이동하지만, 한쪽 방향으로 이동하는 분자들이 다른 방향으로 이동하는 분자들보다 많을 수 있다. 이런 분자들의 양방향 운동은 **그림 4.6**에 예시되어 있는데, 하나의 통 안에서 두 용액이 막으로 분리된 것으로 표시하였다. 이 예에서, 분자는 (1) 양쪽의 분자 농도가 같을 때와, (2) 왼쪽 농도가 오른쪽 농도의 두 배일 때 등, 두 가지 조건하에서 분자는 단순확산에 의해 막을 통과한다.

첫째 조건에서(그림 4.6a), 분자는 1번 쪽에서 2번 쪽으로, 그리고 2번 쪽에서 1번 쪽으로 모두 이동한다. 이 경우, 막의 양쪽에 있는 분자의 농도가 같고 각 분자가 주어진 시간 동안 다른 쪽으로 이동하는 확률이 같기 때문에, 한 쪽에서 다른 쪽으로 분자의 순 이동이 없으며, 농도 역시 변하지 않아서, 이러한 계는 **확산평형**(*diffusional equilibrium*) 상태에 놓여 있게 된다.

둘째 조건에서(그림 4.6b), 1번 쪽의 농도는 본래 농도보다 2배이며 2번 쪽 농도의 2배이다. 이 조건하에서 분자의 이동은, 2번 쪽에서 1번 쪽보다, 1번 쪽에서 2번 쪽으로 더 많이 일어난다. 그 결과, 1번 쪽에서 2번 쪽으로 분자의 순 이동이 일어난다. 이 이동의 속도는 **순 유량**(*net flux*)이다. 분자가 수동적으로 또는 능동적으로 어떤 방향으로 이동한다고 말할 때는 항상 순 유량의 방향을 의미한다.

이 장의 뒷부분에서 보겠지만 수송 속도는 여러 변수의 영향을 받는데, 변수의 일부는 어떤 수송 기작에 특이적이다.

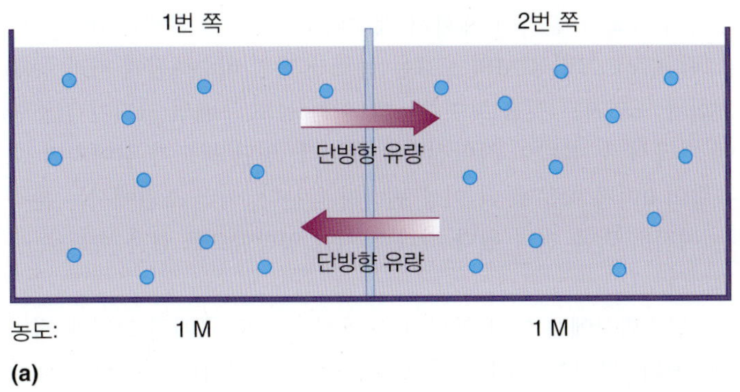

(a)

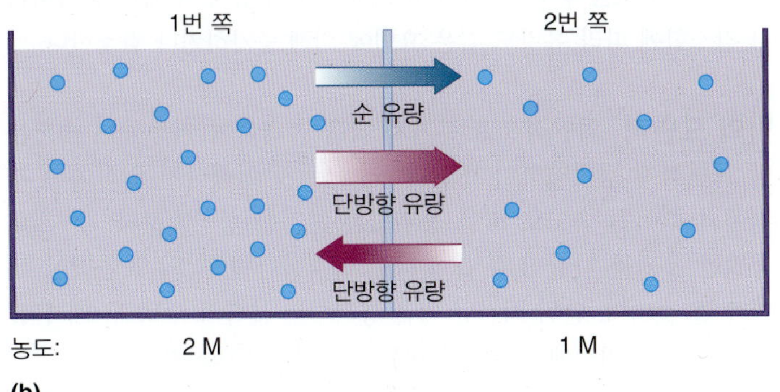

(b)

그림 4.6 분자의 흐름 방향과 순 유량. (a) 확산 평형. 용질분자(점)가 막의 양쪽에 같은 농도로 있을 때, 1번 쪽에서 2번 쪽으로의 단일방향 유량은 2번 쪽에서 1번 쪽으로의 단일방향 유량과 같다(화살표). 이 조건에서 막을 통한 순 유량은 0이다. **(b)** 순 유량. 1번 쪽의 농도가 2배로 증가할 때 1번 쪽에서 2번 쪽으로의 단일방향 유량은 (a)에 비해 2배이지만, 반대방향으로의 단일방향 유량에는 영향을 받지 않는다. 단일방향 유량은 이제 동등하지 않아서 1번 쪽에서 2번 쪽으로의 농도 구배를 따라 순 유량이 일어난다.

4.3 수동수송

수동수송에서는 분자가 화학적 농도 구배 또는 전기화학적 농도 구배를 따라 막을 통과해서 이동한다. 에너지가 필요 없다. 수동수송의 종류에는 단순확산(*simple diffusion*), 촉진확산(*facilitated diffusion*), 이온통로를 통한 확산(*diffusion through ion channel*)이 있다.

단순확산: 지질이중층을 통한 수동수송

단순확산은 모든 수송 기작 중에서 가장 간단하다. 단순확산의 추진력에 대해서는 이미 공부했지만, 여기서는 무엇이 단순확산이 일어나게 하는가를 공부한다. 확산 속도에 영향을 미치는 일부 인자들과 단순확산에 의해 이동하는 물질의 막 투과성도 공부할 것이다.

단순확산의 기초

단순확산(simple diffusion)이라는 용어는 생체막의 지질이중층을 통한 분자의 수동수송을 말할 때 사용하지만 실제 단순확산 기작은 순전히 생물학적인 것만은 아니다. 예를 들면 어떤 사람이 향수병을 가까이에서 열면 코를 향한 공기의 흐름이 없어도 결국 향기를 맡을 것이다. 향수 속의 일부 분자가 단순확산에 의해 공기를 통해 병에서 코까지 이동하기 때문에 이런 일이 일어난다. 이 분자들은 병 가까이에서는 농도가 높고 멀리 떨어져서는 농도가 낮기 때문에, 그리고 다른 여러 가지 분자들처럼 이 분자들도 항상 일정한 열운동 상태에 있어 농도 구배를 따라 자발적으로 이동하기 때문에, 병으로부터 멀리까지 이동할 수 있다.

한 장소에서 다른 장소로 분자의 이동은 단순히 **확산(diffusion)**이라는 분자의 열운동 결과이며, 확산은 어떤 매질 속에서 일어나는 분자의 운동에 사용하는 일반적인 용어이다. 열운동은 일반적으로 다른 분자와의 충돌에 의해 각 분자가 무질서하게 여러 방향으로 천방지축으로 움직이기 때문에 '무작위(*random*)' 열운동이라 부른다. 그 결과, 분자는 어느 특정한 방향으로 오랫동안 가지 않고 그 전에 방향을 바꾸며, 방향 전환이 일어나면 그 다음 방향은 예측할 수 없다.

그러나 열운동이 무작위적이라면, 어떻게 확산하는 분자는 분명히 무작위적인 일이 아닌 농도 구배를 따라 이동하는가? 답은 무작위적으로 움직이는 개별 분자(*individual molecules*)와 항상 농도 구배를 따라 움직이는 분자집단(*population of molecules*)을 구분하는 데 있다. 예를 들면, 8분자가 왼쪽에, 2분자가 오른쪽에 있으면, 10개의 각 분자는 거의 왼쪽이나 오른쪽으로 움직일 가능성이 있다. 그러나 10분자의 집단을 고려하면 농도가 높은 왼쪽에서 오른쪽으로 이동하는 분자가 오른쪽에서 왼쪽으로 이동하는 분자보다 4배 더 많을 것이다. 그래서 왼쪽에서 오른쪽으로 더 많이 이동할 것이다.

단순확산 속도에 영향을 미치는 요인

어떤 물질이 확산에 의해 수동적으로 막을 통과해 이동할 때 분자의 이동 속도는 추진력의 크기, 막의 표면적 및 분자가 얼마나 쉽게 막을 통과하여 움직일 수 있는가의 척도인 막의 **투과성(permeability)**과 같은 3가지 요인에 의해 결정된다. 이 각 요인들을 다음에서 설명한다.

추진력의 크기 추진력이 막을 통과하는 분자에 작용할 때는 분자의 이동방향뿐만 아니라 이동하는 속도에도 영향을 미친다. 대부분의 경우, 항상 그런 것은 아니지만 추진력의 크기가 증가함에 따라 순 유량이 증가한다.

단순확산에서 수송 속도는 추진력의 크기와 직접 관련이 있다. 어떤 용기 내에서 막이 두 용액을 분리하고 있는 조건을 고려해 보자(**그림 4.7**). 처음에는(그림 4.7a) 1번 쪽은 1 M의 용질이 있는 반면에, 2번 쪽에는 같은 양의 물이 들어 있다. 이러한 농도 구배로 인하여 용질분자의 순 유량이 1번 쪽에서 2번 쪽으로 일어난다. 그 결과, 1번 쪽의 용질 농도는 떨어지는 반면, 2번 쪽 농도는 올라간다. 그림 4.7b에서는 1번 쪽 농도는 0.75 M로 떨어진 반면, 2번 쪽 농도는 0.25 M로 올라갔다. 농도 구배의 크기가 감소했기 때문에 순 유량 역시 얇은 화살표로 표시한 것과 같이 감소했다. 이러한 변화는

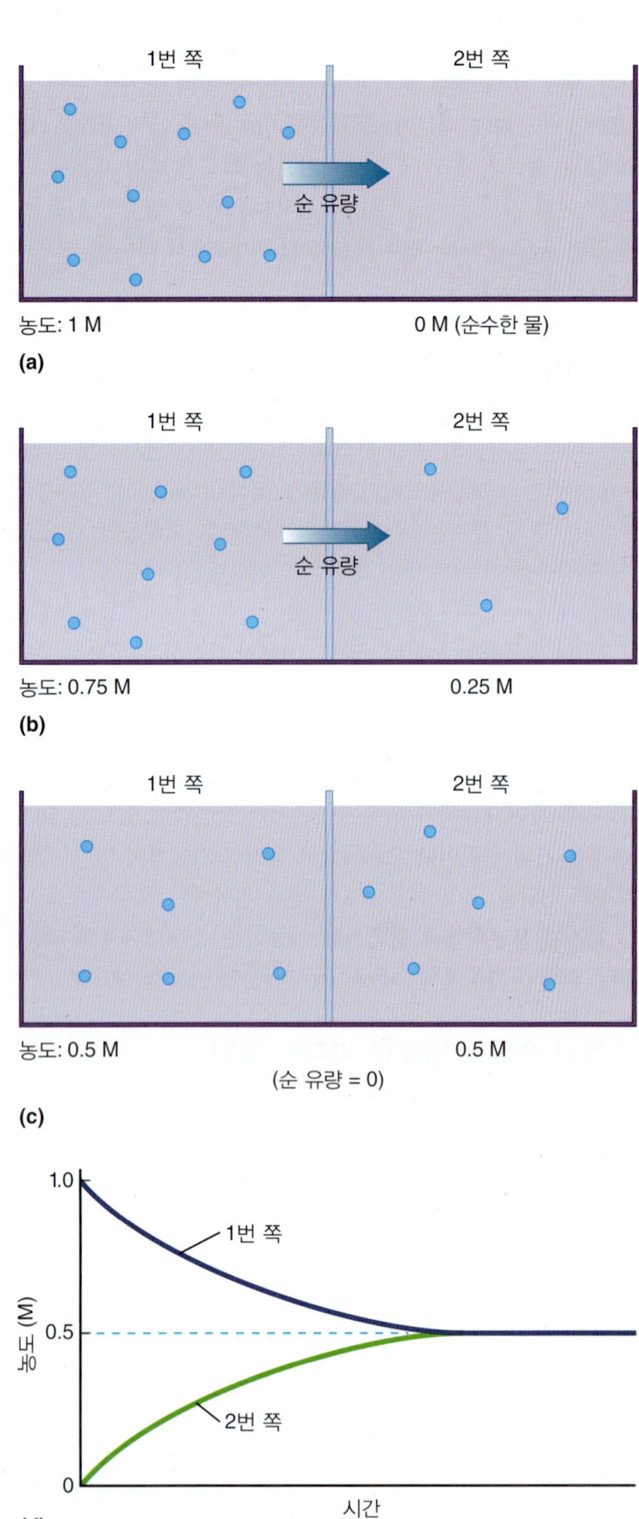

그림 4.7 농도 구배의 변화에 따른 막을 통과하는 분자의 순 유량의 변화. **(a)** 큰 농도 구배는 화살표가 나타내는 순 유량을 일으킨다. **(b)** 1번 쪽에서 2번 쪽으로의 순 유량으로 인해 1번 쪽의 농도는 0.75 M로 낮아지며 2번 쪽의 농도는 0.25 M로 높아진다. **(c)** 막 양쪽의 농도가 같아지고 순 유량은 0이 된다. **(d)** 시간 경과에 따른 양쪽의 농도변화.

Q 시간이 경과함에 따라 2번 쪽에서 1번 쪽으로의 단방향 유량은 증가하는가? 감소하는가? 아니면 그대로 유지되는가?

양쪽의 농도가 같아질 때까지 계속되고, 그때 순 유량은 0이 된다(그림 4.7c). 그림 4.7d의 도표는 농도가 거의 비슷해짐에 따라 농도 변화가 느려지는 것을 보여주는데, 이는 농도 구배의 크기가 감소함에 따라서 순 유량이 작아진다는 뜻이다. 일단 농도가 같아지면 순 유량이 0이기 때문에 더 이상 변하지 않는다. 이런 조건에서는 분자는 여전히 막을 건너 왔다 갔다 하지만 양방향으로 같은 속도로 움직인다.

단순확산에서 어떤 물질의 순 유량은 농도 구배의 크기에 정비례하거나, 물질이 전하를 띠고 있을 경우 전기화학적 농도 구배에 정비례한다(**그림 4.8**). 주어진 요인에 의해서 농도 구배가 증가하거나 감소함에 따라 유량도 같은 요인에 의해 증가하거나 감소한다.

막의 표면적 일반적으로 분자가 막을 통과하여 이동하는 속도는 막 표면적에 정비례하여 변한다. 왜 그런지 이해하기 위하여 용기 안에서 주어진 속도로 막을 통과하는 분자를 상상해보자. 두 개의 동일한 용기를 나란히 두고 하나로 연결한다면, 막의 표면적이 두 배가 될 것이며, 단위 시간당 막을 통과하는 분자의 수도 두 배가 될 것이다. 수송 기작에 관계없이 이는 사실임에 유의하자.

수송을 위해 특수화된 다양한 조직들, 예를 들면 폐 상피, 장 상피 및 모세혈관벽 등은 막의 표면적이 넓어서, 많은 양의 물질을 빨리 수송할 수 있는 조직의 능력을 향상시킨다. 폐 상피와 장 상피의 표면적은 주름이 많이 잡혀 증가하는 반면, 모세혈관 표면적은 이러한 혈관의 특징인 가지치기를 많이 하여 증가한다.

막 투과성 특별한 물질에 대한 막 투과성은 이동하는 물질의 성질과 물질이 쉽게 침투할 수 있도록 영향을 미치는 막의 다양한 특성에 (막의 면적 외에) 의존한다. 수동수송의 어떤 기작에서도 다른 조건이 같을 때 투과성이 높게 나타난다면, 이는 높은 수송 속도를 뜻한다. 투과성이 수송에 미치는 영향을 **그림 4.9**에 도표로 표시하였으며, 이 도표는 단순확산에 의한 물질의 막 통과에 관한 것이다. 투과성이 높을 경우 주어진 농도 구배에서 순 유량은 크다(**Toolbox: 픽의 법칙과 투과성**을 보라). 막 투과성에 영향을 미치는 다양한 요

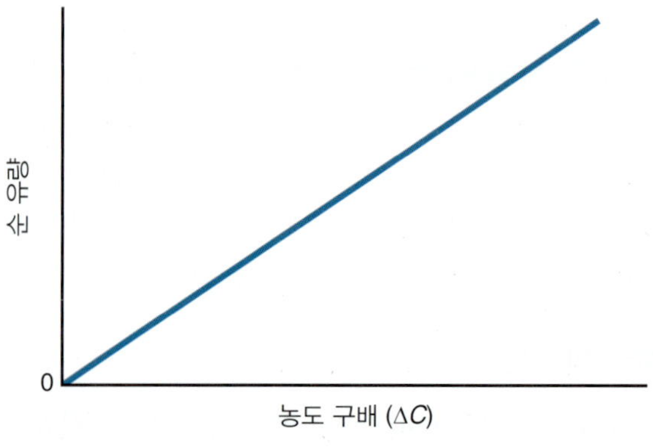

그림 4.8 단순확산에 의해 막을 통과하는 비하전 물질의 순 유량과 농도 구배의 크기 사이의 정비례 관계.

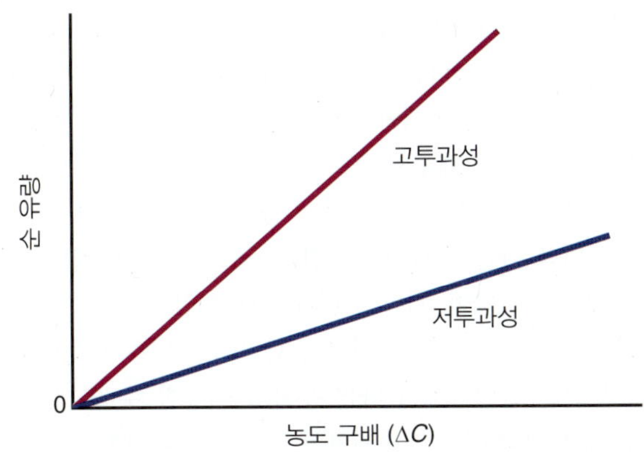

그림 4.9 단순확산에 의해 막을 통과하는 비하전 물질의 순 유량에 미치는 투과성의 영향.

인들에 대해서 곧 언급할 것이다.

물질 X에 대한 막의 투과성은 기호 P_X로 표시하며 일반적으로 "X의 투과성"이라고 한다. 예를 들면 P_{Na}는 "나트륨의 투과성"이다(다르게는 나트륨 "투과성"으로 표현함). 이런 용어 사용이 일반적이지만 "투과성(permeability)"이라는 용어는 이동하는 물질이 아니라 막에 적용하는 것임을 유의하자. 막의 투과성은 모든 물질에 대해 동일하지 않아서, 일반적으로 이동하는 특정 분자에 관하여 막의 투과성이 설명된다. 엄격하게 말하면 막을 통과하는 물질은 **침투물**(*permeant*)인 반면, 막 자체는 **투과성**인 (침투당할 수 있는) 것이다.

세포막의 투과성에 영향을 미치는 요인들은 다음과 같다.

1. **확산물질의 지질 용해도.** 분자가 지질에 녹는 정도가 다르다는 것을 보았다. 소수성(비극성) 물질이 지질에 가장 잘 녹는 반면에 친수성(극성 또는 이온화된) 물질은 가장 지질에 녹지 않는다. 단순확산에서는 물질이 지질이중층을 통과해야 한다는 것을 고려하면 지용성 물질이 보다 쉽게 이중층을 통과할 수 있다는 것을 예상할 수 있다. 다른 조건이 같을 때에는 물질이 지질에 더 잘 녹을수록 그 물질에 대한 막의 투과성이 커진다. 지질 용해성은 막의 지질 조성에도 영향을 받으며, 막의 지질 조성은 막에 따라 다소 다르다.
2. **확산분자의 크기와 모양.** 분자에 따라 크기와 (물리적인 크기와 분자량) 모양이 상당히 다양하다. 일반적으로 분자의 크기가 클수록, 또 모양이 더 불규칙적일수록 이중층을 더 천천히 통과하여 투과성이 낮아진다.
3. **온도.** 분자는 더 높은 온도에서 더 빨리 움직이며, 이것이 투과성을 증가시킨다. 그러나 이 효과는 체온이 상대적으로 일정하기 때문에 인체생리에는 거의 의미가 없다.
4. **막의 두께.** 이론적으로 막이 두꺼우면 분자가 막을 통과하기 위하여 더 멀리 이동해야 하기 때문에 투과성이 더 낮다. 그래서 모세혈관벽이나 폐 상피같이 수송용으로 특수화된 조직은 상대적으로 얇은 막을 가지고 있다. 이렇게 막이 얇기 때문에 투과성이 증가하고 이런 조직을 통한 수송 속도가 빨라진다.

방금 언급한 모든 요인들 중에서 지질 용해도가 막 투과성에 가장 강한 영향을 미친다. 어떤 물질은 단순확산에 의해 막을 용이하게 통과할 수 있는 반면, 다른 물질에서는 그렇지 않은 주원인은 지질 용해도의 차이 때문이다. 우리 몸에 있는 대부분의 물질이 친수성이어서 지질이중층을 쉽게 통과하지 못하기 때문에 단순확산으로 이동할 수 있는 물질은 지방산, 스테로이드호르몬, 갑상선호르몬, 산소, 이산화탄소 및 지용성 비타민(A, D, E, K) 등으로 상당히 제한적이다.

여기에서는 비교적 적은 수의 물질들에 응용되는 과정인 단순확산으로 막을 통과하는 것에만 초점을 맞추고 있지만, 분자가 막 안팎으로 이동하기 위해서는 물(*water*)에서 확산이 일어나야 하기 때문에 세포는 궁극적으로 모든 용질의 배달이나 제거를 위하여 단순확산에 의존한다. 예를 들면, 과다한 액체가 폐에 축적되면 산소의 운반이 저해되고, 따라서 산소를 혈액에 공급하는 폐의 용량이 감소한다. 그 이유는 폐 상피를 통과하는 산소의 유량이 상피를 덮고 있는 액층의 두께에 영향을 받기 때문이다. 액체가 축적되면 그 효과는 조직의 두께가 증가하는 것과 비슷하여 확산 속도는 감소한다.

TOOLBOX

픽의 법칙과 투과성(Fick's Law and Permeability)

투과성(*permeability*)은 정밀한 수학적인 정의를 가지고 있다. 물질이 단순확산에 의해 막을 통과할 때 순 유량은 농도 구배의 크기에 비례한다는 것을 보았다. 이 관계를 **픽의 법칙**(*Fick's law*)에 의해 수학적으로 다음과 같이 표시할 수 있다.

$$\text{순 유량(net flux)} = PA(\Delta C)$$

이 식에서 A는 막의 면적, ΔC는 농도 구배(막을 경계로 농도차), 계수 P는 투과성을 나타낸다. P 값은 구하려는 특별한 막과 이동하는 물질의 특성에 따라 결정된다. 주어진 크기의 농도 구배에서 P가 커질수록 유량이 증가한다는 것을 주목하자.

퀵 테스트 4.3

1. 단순확산에서 각 분자는 항상 농도 구배를 따라 이동하는가? 그렇다면 그 이유는 무엇인가? 아니라면 그 이유는 무엇인가?
2. 이동하는 분자들의 어떤 성질이 단순확산에서 막 투과성에 영향을 주는가? 막의 어떤 성질이 투과성에 영향을 주는가?
3. 단순확산에 의해 조직을 통과하는 물질에서 다음의 어떤 것들(옳다고 생각하는 것 모두 선택)이 투과성을 증가시키는가? 조직두께의 증가, 확산분자의 크기 감소, 확산분자의 지질 용해도 감소, 온도의 상승.

촉진확산: 막단백질을 통한 수동수송

일부 물질은 단순확산에 의해 수동적으로 막을 통과하지 못하지만 그 대신 막 안에 있는 단백질에 의한 수송방법[**매개체 수송(mediated transport)**으로 알려진]으로 막을 통과한다는 것을 알아보았다. 생리학자들은 단순확산을 통한 수동적 매개수송을 능동수송(또 다른 한 가지의 매개체 수송)으로부터 구분하기 위하여 **촉진확산(facilitated diffusion)**이라는 용어를 사용한다.

촉진확산의 운반체

운반체(carrier)는 막의 한 쪽에서 분자와 결합하여 구조변화(conformational change)의 수단을 사용하여, 이를 다른 쪽으로 운반하는 막통과 단백질(transmembrane protein)이다. 운반체는 일반적으로 특정한 분자 또는 물질과 결합하는 하나 이상의 결합 부위를 가지고 있다. 운반체에 의해 이동하는 물질의 예로는 단당류와 아미노산이 있다.

운반체에 의해 이동하려면 분자는 우선 결합 부위에 들어가야 한다. 일단 분자가 결합 부위에 있으면, 운반체에는 결합 부위를 막의 다른 쪽에 있는 액체로 노출시키는 구조변화(conformational change)가 일어난다. 이 시점에서 분자는 운반체에서 떨어져 자유롭게 되어 액체 속으로 방출된다. **그림 4.10**은 어떻게 운반체가 포도당 분자를 세포막을 통과하여 수송하는가를 도식으로 보여준다.

비록 운반체에서 일어나는 구조변화의 본질은 밝혀져 있지 않지만 일반적으로 그림 4.10에서와 같이 일종의 경첩 같은 구조로 나타낸다. 정확한 기작과 관계없이 구조변화는 무작위로 일어나며(운반체 단백질의 열진동 때문에) 결합 부위를 한쪽 막의 액체에 먼저 노출시키고 난 다음 다른 쪽에 노출시킨다. 구조변화는 용질의 결합에 의하여 일어나기도 하며, 결합 부위가 비어 있을 때도 일어날 수 있다. 분자가 막의 한쪽에서 운반체와 결합하여 반대쪽으로 방출되면, 그 결합 부위는 반대쪽에서 다른 분자가 이용할 수 있게 된다. 이때 다른 분자가 결합하면 그 운반체는 분자를 반대방향으로 운반할 수 있다. 분자가 결합하지 않으면, 그림 4.10에서 보여주는 것과 같이 결합 부위가 비어 있는 상태인 본래 형태로 돌아갈 수 있다.

촉진확산의 순 유량은 막의 양쪽에서 용질이 운반체 분자에 결합하는 빈도에 달려 있으며, 따라서 순 이동은 결합빈도가 높은 쪽에서 일어난다. 용질이 운반체에 결합하는 데 두 가지 요인, 즉 (1) 운반체 결합 부위의 친화력, (2) 막을 경계로 하는 용질의 농도 구배(또는 이온이 이동한다면 전기화학적 구배)가 영향을 미친다. 촉진확산에서 용질에 대한 결합 부위의 친화력은 결합 부위가 세포내액에 노출되었을 때와 세포외액에 노출되었을 때 동일하다. 그러므로 막의 양쪽에서 용질과 운반체의 결합의 차이는 어떤 결합이든 농도 구배에 달려 있다.

더 많은 용질이 존재하면 용질은 운반체에 결합할 가능성이 크다. 그래서 만일 농도 구배가 존재하면 결합 부위가 용질의 농도가 더 높은 쪽으로 향하고 있을 때 더 많은 용질이 운반체에 결합한다. 운반체의 형태가 변할 때 용질은 다른 쪽에서 방출된다. 순 효과는 농도(또는 전기화학적) 구배를 따라 용질의 유동(흐름)이다. 용질이 막의 양쪽에 동일한 농도로 존재하면, 운반체가 막의 양쪽 어느 곳에 마주하고 있을 때 용질은 동일하게 결합할 것이며, 순 유량은 0이 된다. 이 시점에서 용질은 막을 가로질러 확산평형 상태에 놓이게 된다. 이것은 농도 구배가 존재하는 상태에서만 순 유량이 일어

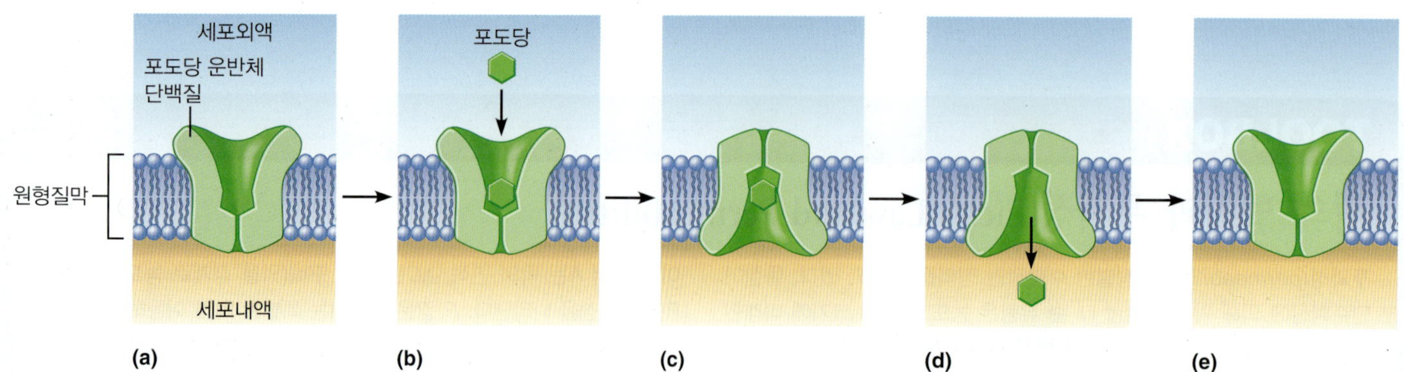

그림 4.10 운반체 단백질에 의한 세포막을 통과하는 포도당의 수송. **(a)** 결합 부위가 비어 있는 운반체 단백질. **(b)** 포도당 분자의 운반체 단백질의 결합 부위와의 결합. 결합 부위는 세포 밖에 노출되어 있다. **(c)** 운반체 단백질의 구조적 변화, 이 변화로 결합 부위는 세포 안으로 노출된다. **(d)** 포도당 분자 방출. 결합 부위는 다시 빈다. **(e)** 운반체 단백질의 본래 구조로의 환원. 운반체 단백질은 이제 다른 포도당 분자와 결합할 수 있다.

난다는 것을 의미한다. 농도 구배가 있으면 순 유량의 방향은 농도 구배를 따른다. 이런 관점에서, 비록 기작은 달라도 촉진확산은 단순 확산과 같다.

촉진확산 속도에 영향을 미치는 요인

촉진확산 속도는 전적으로 (1) 각 운반체의 수송 속도, (2) 막에 있는 운반체의 수 및 (3) 수송될 물질의 농도(또는 전기화학적) 구배의 크기 등 3가지 요인에 의해 결정된다. 이러한 요인 중 하나라도 증가하면 촉진확산의 속도가 빨라진다.

개개의 운반체는 그 종류에 따라 분자를 다른 속도로 운반한다. 포도당 운반체는 전형적으로 초당 최대 10,000개의 분자를 운반할 수 있다.

그림 4.11은 어떻게 운반체 집단의 수송 속도가 농도 구배 크기에 따라 달라지는가를 보여준다. 막의 다른 쪽의 물질의 농도는 일정하게 유지하면서 한쪽의 농도가 증가됨에 따라 순 유량은 처음은 빠르게 증가하지만, 그 후는 수평을 유지한다. (그림 4.11의 그래프를 단순확산에 의해 막을 통과하는 물질에 해당하는 그림 4.8의 그래프와 비교하라.) 이렇게 순 유량의 속도가 일정한 것은 운반체 단백질이 물질의 높은 농도에서 100% 포화되기 때문에 일어난다.

운반체의 포화는 효소의 포화(3장 참조)와 유사하며, 그와 같은 이유로 일어난다. 즉, 주어진 시간 안에 고정된 수의 운반체가 있으며, 각 운반체는 결합 부위를 가지고 있다. 분자의 농도가 막의 한쪽이 높을 때 주어진 시간에 결합 부위가 분자에 의해 점유될 가능성 또한 높다. 만일 물질의 농도가 매우 높으면, 사실상 결합 부위는 그 시간 동안 100% 점유된다. 이러한 조건에서 운반체는 최대한 빠르게 분자를 수송하며 용질의 농도를 더 높여도 운반 속도에는 영향을 미치지 않는다.

촉진확산의 속도는 운반체 단백질의 포화 정도에 달려 있기 때문에, 세포는 막에 있는 운반체의 수를 변화시켜 속도를 조절할 수 있다. 운반체 수의 증가는 용질이 운반체에 결합할 수 있는 가능성을 증가시킬 것이고 막을 통과해 이동할 수 있는 가능성이 증가할 것이다(효소 농도의 증가가 화학반응 속도를 증가시키는 것처럼). 여러 호르몬이 운반체의 수를 변화시켜서 그 작용을 행사한다.

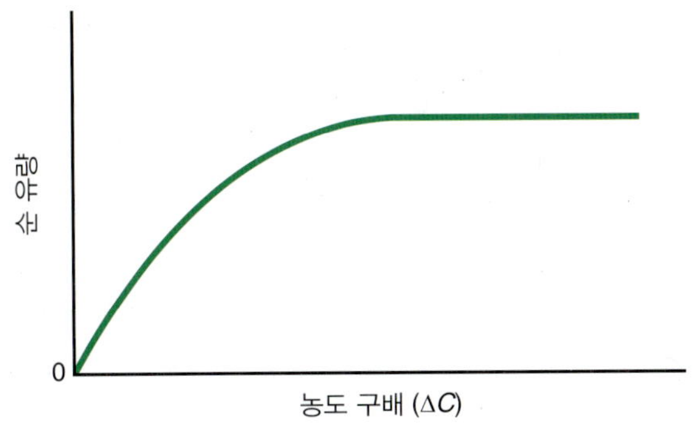

그림 4.11 촉진확산을 통하여 막을 통과하는 분자에 대한 순 유량과 농도 구배의 관계.

통로를 통한 확산

통로(channel)는 막의 한쪽에서 다른 쪽으로 뻗어 있는 통로 또는 세공(*pore*)으로, 분자를 수송하는 막통과 단백질이다(**그림 4.12**). 운반체와 마찬가지로 통로는 일반적으로 어떤 물질이나 어떤 종류의 물질에 특이적이다. 일반적인 통로로는 물 통로(aquaporin)와 이온 통로가 있다.

물통로를 통한 물의 확산

비록 일부 물은 세포막의 지질이중층을 단순확산에 의해 이동할 수 있지만, 대부분의 물은 **물통로(aquaporin)**를 통하여 확산되며, 물통로는 용질이 아닌 물만 이동시키는 매우 선택적인 세공이다. 비록 상당히 최근에 발견되었지만(물통로는 1992년에 처음 발견되었다), 2009년까지 13종류의 물통로가 세포에서 확인되었다. 이들 물통로

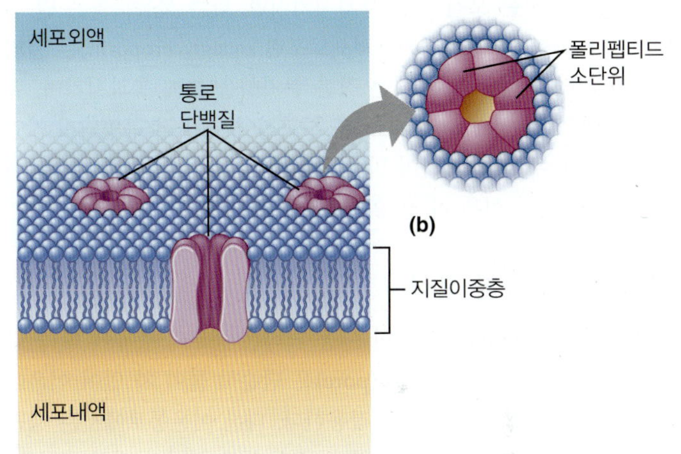

(a)

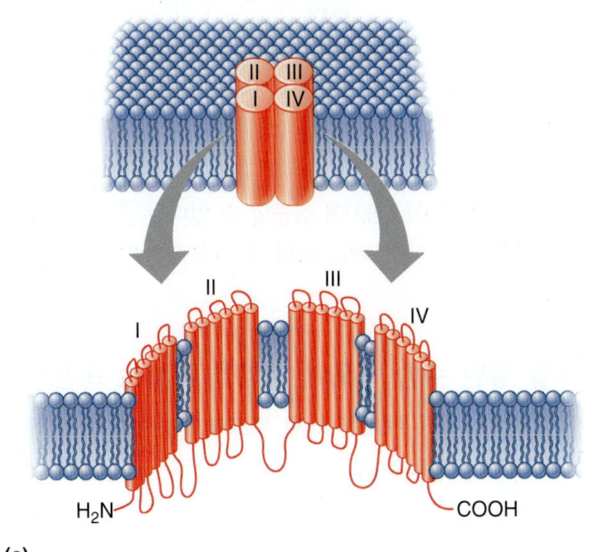

(c)

그림 4.12 막 통로. (a) 통로는 막통과 단백질이다. **(b)** 이온통로를 위에서 본 모양. **(c)** Na^+ 이온통로의 구조적 모형. 원형질막을 통과하는 도메인당 6개 단위로 구성된 4개의 다른 도메인을 주목하자.

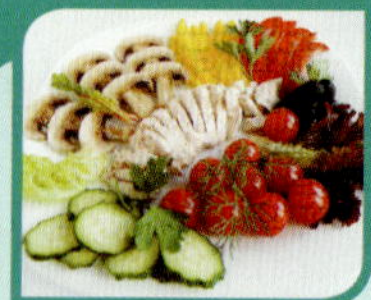

당뇨병에 대한 관심

Glucose Transporter 4(Glucose Transporter 4)

촉진확산 운반체 단백질의 예로 근육 및 지방 세포에서 나타나는 포도당 운반체 4(glucose transporter 4, GLUT4)가 있다. 인슐린(insulin)은 GLUT4 단백질을 원형질막에의 삽입을 유도하여 이들 세포에 포도당의 수송을 증가시킨다. GLUT4는 조면소포체(rough endoplasmic reticulum)에서 만들어져, 분비소낭(secretory vesicle)의 막으로 포장되어, 인슐린이 세포막으로 GLUT4의 이동을 촉발할 때까지 세포기질에 저장되어 있다.

당뇨병 환자에서 인슐린 작용의 결핍은 이들 세포의 원형질막에 GLUT4의 양이 적음을 의미하며, 따라서 포도당의 흡수가 감소되어 세포는 에너지자원이 줄어들고, 포도당은 나쁜 영향을 초래할 수 있는 혈액에 남게 된다 (24장 참조). 활동중인 근육에서 GLUT4 운반체는 인슐린과 상관없이 원형질막으로 삽입되어 혈당을 낮추게 된다. 이것은 운동이 당뇨병 환자에게 좋은 하나의 이유이다.

들 중에서 일부는 오직 물만 투과시키지만, 다른 물통로들은 덜 선택적이다. 예를 들어, 아쿠아글리세로포린(aquaglyceroporin)은 글리세롤과 기타 전하를 띠지 않는 작은 분자들을 함께 통과시키며, 슈퍼 아쿠아포린(super-aquaporin)은 투과성이 아직 잘 규명되지 않았다. 물은 이온통로를 통하여 막을 통과할 수도 있다. 막을 통과하여 물을 이동시키는 힘은 이 장 후반부에서 설명된다.

이온통로를 통한 확산

이온통로(ion channel)를 통한 이동 기작은 통로의 종류에 따라 다르다. 일부 이온통로에서 세공(pore)은 단순히 물이 차 있어 이온이 확산에 의해 이동하는 통로로 작용한다. 다른 이온통로에서는 세공 안에 하나 이상의 이온결합 부위가 있다. 통로가 여러 개의 결합 부위를 가지고 있을 때는 이온은 한 결합 부위에서 다음 결합 부위로 "뛰어서" 세공을 통과한다. 전기화학적 구배가 없을 경우 통로는 이온(또는 기타 분자들)을 양쪽방향으로 같이 이동시킬 수 있고, 순 유량은 발생하지 않는다. 그러나 전기화학적 구배가 있으면 통로를 통한 순 유량은 구배를 따라 발생할 것이다.

결합 부위를 가진 통로와 운반체의 구분은, 비어 있는 통로의 결합 부위가 막의 양쪽에서 동시에 접근할 수 있다는 것을 유의하자. 반면, 운반체의 경우 결합 부위는 주어진 시간에 한쪽이나 다른 쪽에서만 접근 가능하다.

이온통로를 통한 수송 속도에 영향을 미치는 요인

통로를 통한 이온의 이동 속도는 개별 통로의 수송 속도와 막에 있는 통로의 수에 따라 다르다. 각 통로의 수송 속도는 통로 종류에 따라 다양하다. 주로 세공(pore)으로 작용하는 통로의 경우, 이온 이동은 단순한 화학적 구배가 아니라 전기화학적 구배를 따라 이동하는 경우를 제외하면 단순확산과 같은 기본원리를 따른다. 결합 부위를 가지고 있는 이온통로에서는 이온의 수송이 일반적으로 느리며 통로는 촉진확산에서와 같이 포화될 수 있다.

두 종류의 이온통로 모두 수송 속도를 변화시키기 위해 조절될 수 있다. 특히 대부분의 이온통로는 닫힌 상태와 열린 상태 등 두 가지 형태로 존재할 수 있다. 닫힌 상태에서 이온은 이온통로를 통하여 이동할 수 없다. 열린 상태에서 이온은 전기화학적 구배를 따라 통로를 통하여 확산한다. 그래서 이온통로를 통한 이동 속도는 막에 있는 이온통로의 전체 수에 크게 의존하기보다는 "열린" 이온통로 수에 의존한다. 이온통로의 조절에 대해서는 후반부 장들에서 공부할 것이다.

퀵 테스트 4.4

1. 운반체와 통로의 차이는 무엇인가? 비슷한 점은 무엇인가?
2. 물질의 농도가 증가함에 따라 운반체에 의해 수송될 분자의 유량을 처음에는 증가하나 결국에는 일정하게 된다. 왜 그런가?
3. 포도당처럼 전하를 띠지 않는 물질이 촉진확산에 의해 세포 안으로 들어갈 경우 농도 구배를 따라가는가? 아니면 그 반대인가?

4.4 능동수송

지금까지 수동수송에 초점을 맞추었지만, 세포는 능동수송도 수행한다. 세포가 살아가는 데 있어서 일부 세포는 어떤 분자를 막을 통해서 능동적으로 수송하기 위해 많은 양의 에너지를 소비한다는(어떤 경우에는 전체 생산하는 ATP의 40%까지) 사실로 능동수송의 중요성을 알 수 있다. 실제로 생명유지에 직결된 많은 생리적 현상들, 즉 신경세포와 다른 흥분성 세포에서 전기적 신호 생성, 근육수축의 조절, 소화기관의 물과 영양분 흡수 및 신장에서 체액조절 등은 직접 또는 간접적으로 능동수송에 의존한다.

능동수송은 에너지가 필요하나 수동수송은 그렇지 않다는 것을 공부했다. 이 차이에 대한 이유는 전기화학적 구배의 개념에서 찾을 수 있다. 전기화학적 추진력이 어떤 분자에 작용하면 추진력은 효과적으로 어떤 방향으로 "미는 힘"을 발휘한다. 분자는 무엇인가가 방해하지 않는 한 자발적으로 그 방향으로 이동할 것이다. 달리 말하면, 전기화학적 구배를 따라서 움직이는 물질의 이동에는 에너지가 필요 없다. 이와는 달리 농도 구배를 역행해서 이동하는 물질은 분자를 미는 전기화학적 힘을 거슬러 이동해야 하기 때문에 에너지의 유입이 필요하다. 물질이 수동적으로 이동하는가 또는 능동적으로 이동하는가는 다음의 원칙과 관계가 있다.

1. 순 유량의 방향이 전기화학적 구배를 따르면 그 이동은 수동적이다.
2. 순 유량의 방향이 전기화학적 구배에 역행하면 그 이동은 능동적이다.

두 가지 기본적인 능동수송 형태(1차 능동수송과 2차 능동수송)는 사용하는 에너지의 공급원이 다르다. **1차 능동수송(primary active transport)**은 ATP 또는 기타 화학적 에너지원을 물질이동에 직접 사용한다. 1차 능동수송에 관련되는 단백질을 **펌프(pump)**라고 한다. **2차 능동수송(secondary active transport)**은 앞서서 1차 능동수송으로 만든 농도 구배 또는 전기화학적 구배의 힘으로 일어난다.

능동수송을 수행하는 수송 단백질은 여러 면에서 운반체와 같지만 운반체에는 없는 기능을 가지고 있다: 능동수송체는 에너지를 이용하여 선호하는 방향으로 물질을 막을 통과하여 이동시킬 수 있다. 반면에 운반체는 그러한 선호도가 없어 전기화학적 구배가 없으면 물질을 양방향으로 대등하게 이동시킨다. 용질이 운반체에 결합하는 데 영향을 미치는 두 가지 인자로는 친화도와 농도(또는 전기화학적) 구배가 있음을 기억하자. 운반체가 아니라 능동수송체가 분자를 어떤 방향으로 움직이게 하는 차이는 이동할 분자에 대한 수송 단백질의 친화력과 관계가 있다. 운반체 단백질은 막의 양쪽에서 같은 분자에 대해 동일한 친화력을 가지는 데 반하여, 능동수송체의 친화력은 결합 부위가 막의 한쪽에 노출되었을 때에 다른 쪽에 노출된 경우보다 친화력이 크다.

그림 4.13a에서와 같이, 막 양쪽이 동일한 용질 농도로 시작한다고 가정하자. 결합 부위가 A쪽을 마주하고 있으면 막의 운반체는 용질에 대하여 더 높은 친화력을 가진다. (곧 설명할 것처럼 높은 친화력을 유도하기 위해서는 에너지를 쓴다.) 높은 친화력은 더 많은 용질이 A쪽에 결합하여 B쪽으로 수송되는 원인이 된다. 한 방향으로 용질의 순 이동은 B쪽의 농도가 A쪽보다 높아져서 막을 경계로 농도 구배가 형성된다. 이제는 두 요인, 즉 A쪽의 높은 친화력(B쪽으로 수송하는 데 유리한)과 B쪽의 높은 농도(A쪽으로 이동하는 데 유리한)가 결합에 영향을 미친다. 농도 구배가 어느 수준에 도달하면 용질은 B에서 A로, 또 A에서 B로 동일하게 이동하게 될 것이다(그림 4.13b). 이 지점에서 계는 정적인 상태(*steady state*)에 도달한다(정적인 상태는 더 이상의 농도변화는 없지만 이 상태를 유지하는 데 에너지가 필요한 것을 의미한다). 이 능동수송의 결과는 용질이 막의 어느 한 쪽에 농축되도록 한다. 다음에 다른 수송 과정과 휴지기 막전위 형성에 이러한 농도 구배의 중요성을 공부할 것이다.

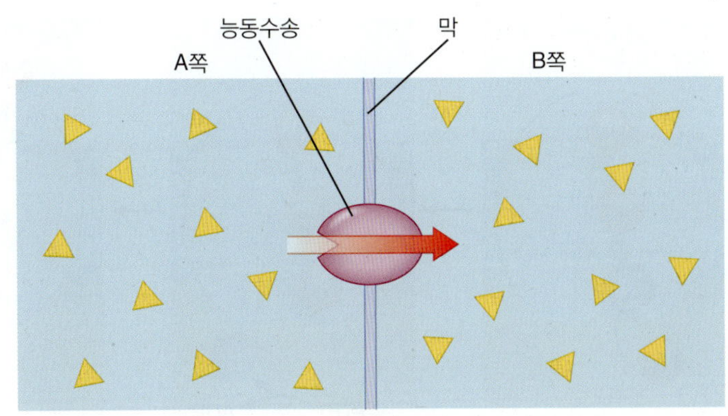

(a) A와 B쪽의 용질 농도가 동일

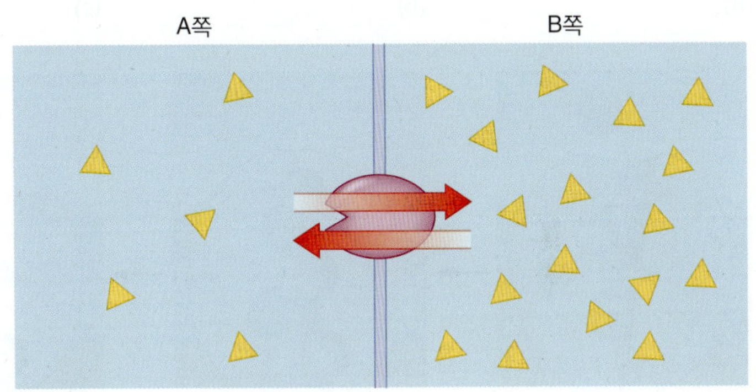

(b) 평형상태

그림 4.13 막을 통한 능동수송. 막이 같은 농도의 용질을 A쪽과 B쪽으로 분리하고 있다. 운반체 결합 부위가 A쪽으로 향하고 있을 때 용질에 대한 친화력이 큰 막에 능동수송이 일어난다. **(a)** 처음에는 결합 부위가 A쪽으로 향하고 있어 운반체의 친화력이 크기 때문에 용질이 A쪽에서 B쪽으로 수송될 것이다. **(b)** 용질이 막 양쪽에서 결합할 가능성이 동일할 때 평형상태에 도달한다. 이 상태는 농도에 의한 용질의 결합이 친화력에 의한 결합을 상쇄할 때 일어난다. 수송체에 의한 순 이동의 결과는 용질이 B쪽에 농축된다.

운반체와 같이 능동수송체는 어떤 분자에 특이하며 고정된 수의 결합 부위를 가지고 있다. 그 결과 운반체와 마찬가지로 능동수송체도 이동하는 분자의 농도가 증가함에 따라 포화가 일어난다.

다음 절에서는 1차 능동수송 및 2차 능동수송의 기작에 대하여 심도 있게 살펴볼 것이다.

1차 능동수송

1차 능동수송을 수행하는 막단백질은 수송 단백질과 효소로서의 기능을 한다. 효소로서의 기능에서는 이들 단백질의 대부분은 ATP의 가수분해를 촉매하여 에너지를 이용한다(3장). 이런 이유로 이러한 단백질들은 *ATPase*로서 자주 언급된다. 어떻게 1차 능동수송이 일어나는지를 이해하기 위하여 **나트륨-칼륨 펌프(sodium-potassium pump**; 또한 Na^+/K^+ 펌프 또는 Na^+/K^+ *ATPase*라고도 함)에 집중할 것인데, 이 펌프는 거의 모든 세포에 있으며, 신경세포에서의 전기적 신호전달과 장 상피세포(intestinal epithelial cell)에서의 포도

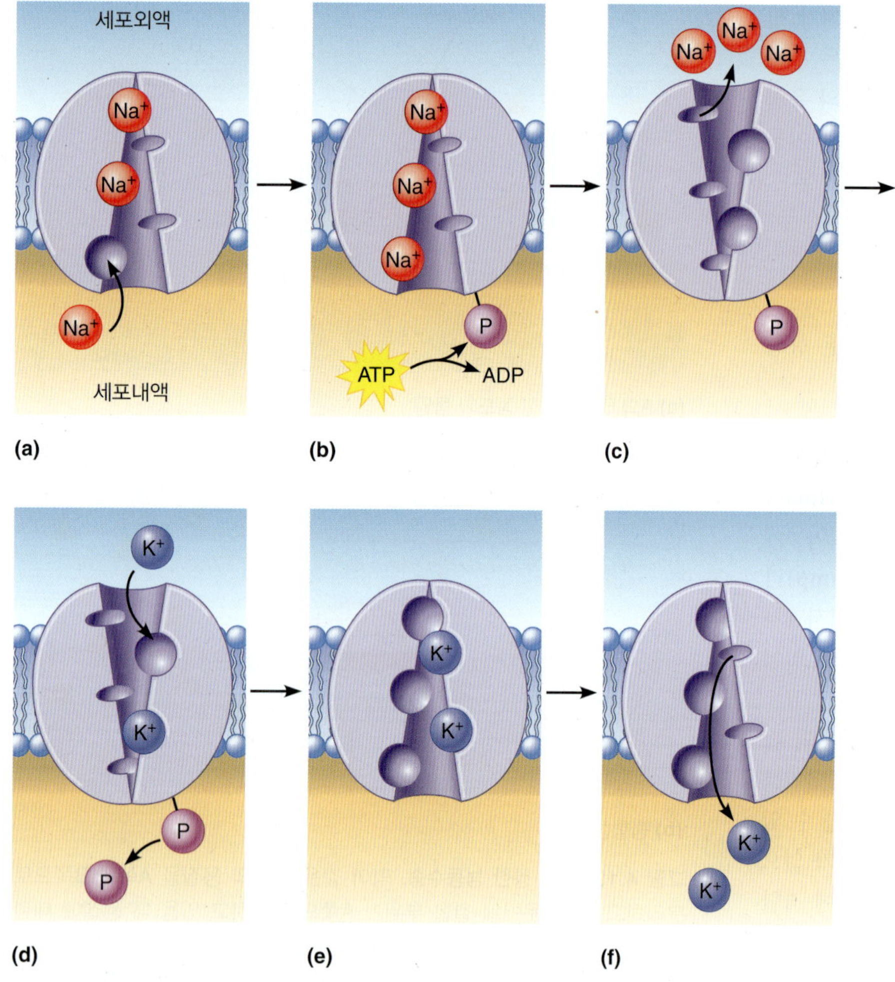

그림 4.14 Na^+/K^+ 펌프에 의한 1차 능동수송. 이 펌프는 3개의 Na^+ 결합 부위와 2개의 K^+ 결합 부위를 가지고 있으며, ATP를 직접 사용하여 전기화학적 농도 구배에 거슬러 Na^+를 세포 밖으로, K^+를 세포 안으로 수송한다. **(a)** 세포내 Na^+가 펌프 단백질에 결합한다. **(b)** 3개의 Na^+의 결합은 ATP에 의한 펌프의 인산화를 유발한다. **(c)** 인산화에 의해 단백질의 구조적 변화가 생기고 그 변화로 인해 Na^+가 세포외액으로 방출된다. **(d)** 세포 밖 K^+가 펌프 단백질에 결합하여 인산기의 방출을 유발한다. **(e)** 인산기를 잃음에 따라 단백질이 본래 구조로 돌아간다. **(f)** K^+가 세포 안으로 방출되고, Na^+ 결합 부위는 다시 Na^+와 결합할 수 있게 된다.

Q 그림 4.14a에서 K^+ 결합 부위의 친화력은 그림 4.14d와 비교하여 높은가? 아니면 낮은가?

당 흡수와 같은 여러 가지 생리적 과정에 중요한 역할을 한다. 펌프의 기능을 설명하는 모델은 **그림 4.14**에서 묘사되어 있다.

그림 4.14는 Na^+/K^+ 펌프가 Na^+ 이온과 K^+ 이온을 원형질막을 통하여 반대방향으로 수송하는 것을 보여준다. 펌프가 한 번 작동할 때, 3개의 Na^+ 이온이 세포 밖으로 이동하고 2개의 K^+ 이온이 세포 안으로 이동한다. 두 이온 모두 전기화학적 구배를 역행하여 이동하기 때문에 능동수송이다. 펌프가 한 번 작동할 때 이 과정에 필요한 에너지를 공급하기 위하여 한 분자의 ATP가 분해된다.

그림 4.14에서 Na^+/K^+ 펌프는 두 가지 관점에서 일반적인 운반체 단백질과 같다는 것을 알 수 있다: Na^+/K^+ 펌프는 Na^+와 K^+에 대한 특이한 결합 부위를 가지고 있고 형태를 변화시켜 막을 통해 이 이온들을 수송한다. 그러나 반응 과정에 대한 깊이 있는 연구결과는 다음과 같은 중요한 차이를 보여준다. 일반적인 운반체의 결합 부위는 막의 양쪽을 향할 수 있어서 분자는 양쪽 방향으로 수송될 수 있다(그림 4.10). 그러나 Na^+/K^+ 펌프에서는 Na^+나 K^+에 대한 결합 부위의 친화력은 펌프가 작동함에 따라 변하고, 따라서 결합 부위 친화력은 막의 한쪽에서는 높고 반대쪽에서는 낮다. 그 결과로 Na^+ 이온이나 K^+ 이온이 막의 한쪽에서 펌프 단백질에 우선적으로 결합하고 다른 쪽에서는 방출되는데, 이는 Na^+ 이온과 K^+ 이온이 한 방향으로만 이동한다는 의미이다. 앞에서 말한 것처럼 선호하는 방향으로 분자의 이동이 일어나는 것은 모든 능동수송체의 기능에서 핵심이다.

그림 4.14는 어떻게 Na^+/K^+ 펌프가 이온을 선호하는 방향으로 이동시키는가를 상세히 보여준다. 펌프작동의 첫 단계에서는 결합 부위가 안쪽으로 향하고 있어 세포 안에 있는 Na^+가 결합할 수 있다(그림 4.14a). 3개의 Na^+ 이온이 결합한 다음, ATP 분해가 일어나고(그림 4.14b), 그 결과 펌프 단백질은 인산화된다. 펌프 단백질의 인산화로 인해 결합 부위가 밖으로 향하는 구조변화가 일어나 Na^+는 세포외액으로 나갈 수 있다(그림 4.14c). 이 구조변화가 일어나는 동안 결합 부위의 모양에 변화가 생기고 Na^+에 대한 친화력이 감소하여 세포외액의 Na^+가 펌프 단백질에 결합하는 것을 거의 불가능하게 한다. 세포외액의 Na^+가 결합하여 세포 안으로 이동하는 것은 이 펌프의 목적에 어긋나는 것이다. Na^+의 결합 부위는 세포 밖이 아닌 안쪽 막에서만 이용할 수 있기 때문에 Na^+가 선호하는 수송방향은 세포 밖이 된다. 펌프작동의 나머지 과정(그림 4.14d~f)은 K^+을 우선적으로 세포 안으로 이동시키는 유사한 과정이다.

Na^+/K^+ 펌프는 표 4.1에 있는 Na^+와 K^+의 농도 구배를 일으키는 원인이 된다. Na^+는 세포 밖으로 K^+는 세포 안으로 이동시키는 펌프작용 때문에, 세포외액에 비하여 상대적으로 세포내액에는 K^+가 많고 Na^+가 적다. 7장에서 보게 되듯이, Na^+와 K^+ 및 다른 이온의 농도 구배는 신경세포에서 전기적 신호전달에서 필수적인 막전위(membrane potential)를 만드는 데 중요한 역할을 한다.

Na^+/K^+ 펌프는 우리 몸의 세포에서 유일한 1차 능동수송 시스템이 아니다. 예를 들면, 위벽에 있는 펌프는 K^+을 세포 안으로 받아들이는 동안에 H^+을 세포 밖으로 내보낸다. 이 펌프는 소화에서 매우 중요한 성분인 산을 분비하는 역할을 한다(20장에서 설명됨). 다른 예로는 근육세포의 Ca^{2+} 펌프를 들 수 있는데, 근 수축을 유발한다. 일부 Ca^{2+} 펌프는 원형질막에서 Ca^{2+}을 세포 밖으로 수송한

다. 또 다른 Ca^{2+} 펌프는 활면소포체에서 세포기질의 Ca^{2+}을 소포체 안으로 이동시킨다. 이 두 가지 예에서, Ca^{2+}을 세포기질 밖으로 이동시켜 근육세포가 이완되도록 한다.

2차 능동수송

3장에서 물질대사반응은 서로 짝을 이룰 수 있어서 에너지 방출반응(예를 들면 포도당 산화)은 에너지 흡수반응(ATP 합성 같은)을 일으키기 위해서 이용할 수 있음을 보았다. 2차 능동수송에서는 이와 유사한 일이 일어난다. 어떤 수송 단백질이 한 물질의 이동을 다른 물질의 이동에 짝을 이룬다. 한 물질이 전기화학적 구배를 따라 수동으로 이동하고, 이 과정에서 방출되는 에너지는 다른 물질이 전기화학적 구배를 역행하는 것을 추진하는 데 사용된다.

그림 4.15는 세포에 있는 두 종류의 2차 능동수송 시스템을 보여준다. 그림 4.15a에서는 두 개의 수송된 물질이 같은 방향으로 이동하고(이 경우 세포막 안쪽으로), 그림 4.15b에서는 두 물질이 반대 방향으로 이동하는 것을 주목하자. 두 물질이 같은 방향으로 이동하는 것을 **공수송(cotransport**, 또는 흔히 *symport*)이라고 부른다. 그림 4.15a에서 보여주는 공수송의 예는 Na^+에 연계된 포도당 수송이며, Na^+과 포도당 분자의 세포 안 이동이 짝을 이루고 있다. 이 과정에서, Na^+은 전기화학적 농도 구배를 따라 이동하며 포도당이 농도 구배를 거슬러 이동하는 것을 추진하는 데 사용하는 에너지를 방출한다. 두 물질이 반대방향으로 이동하는 것은 **역수송(counter transport**, 또는 흔히 *antiport*나 *exchange*)이다. 그림 4.15b에서 보여주는 역수송의 예는 Na^+-H^+ 역수송(*sodium-proton exchange*)으로, Na^+가 세포 안으로 이동하는 것이 양성자(H^+)가 세포 밖으로 이동하는 것과 짝을 이루고 있다. 여기서 Na^+가 전기화학적 구배를 따라 이동하면서 방출하는 에너지는 H^+가 전기화학적 구배를 역행하여 이동하는 데 사용된다. 특히, H^+ 결합 부위가 세포내액을 향하면 Na^+가 H^+에 대한 운반체의 친화력을 증가시킨다.

이러한 예는 2차 능동수송이 공수송이거나 역수송이며, 능동적으로 수송되는 물질은 경우에 따라 세포 안팎으로 이동할 수 있음을 보여준다. 더욱이 많은 2차 능동수송 운반체들은 다른 이온이나 분자를 전기화학적 구배에 역행하는 방향으로 이동시키기 위하여 Na^+가 전기화학적 구배를 따라 세포 안으로 이동하는 것을 이용한다. 이동방향만으로는 어느 물질이 능동적으로, 또는 어느 물질이 수동적으로 수송되는가를 알 수 없다는 데 유의하자. 이는 전적으로 이동하는 물질의 전기화학적 구배에 의해 결정된다. 전기화학적 구배를 역행하여 이동하는 물질의 경우에는 능동수송이 일어나는 것이며, 전기화학적 구배를 따라 이동하는 물질의 경우에는 수동수송이 일어나는 것이다. 이 물질이 전기화학적 구배를 따라 수동적으로 이동하면서 방출하는 에너지는 다른 물질이 전기화학적 구배에 역행하여 이동하는 데 사용된다.

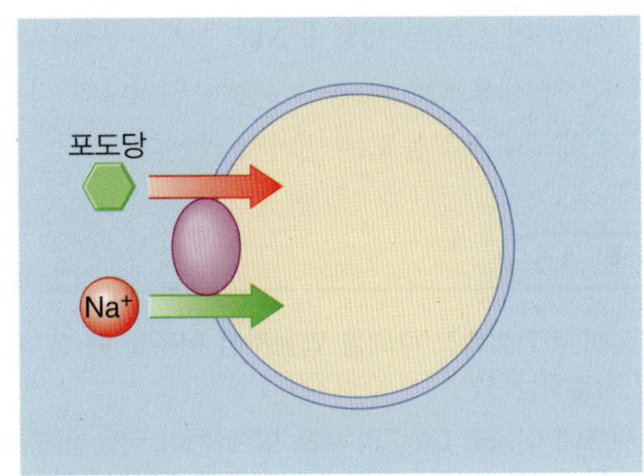

(a) 공수송

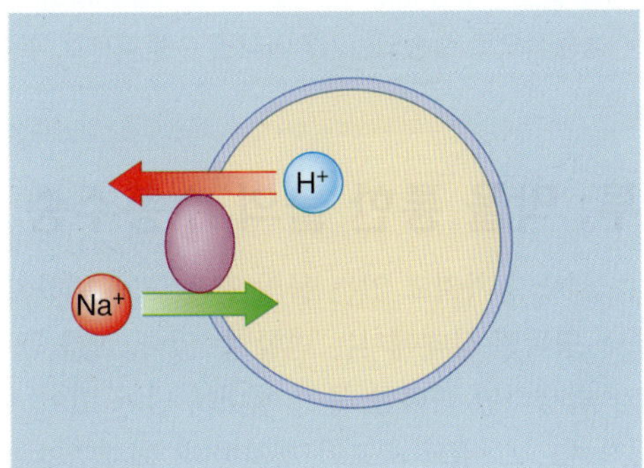

(b) 역수송

그림 4.15 2차 능동수송. 막에 걸쳐 있는 타원형은 운반체 단백질을 나타낸다. **(a)** Na^+ 매개 포도당수송, 공수송의 한 예. **(b)** Na^+-H^+ 교환, 역수송의 한 예.

지식 활용하기

효소의 알로스테릭 조절 및 공유결합에 의한 조절을 1차 능동수송 및 2차 능동수송과 비교하라.

능동수송 속도에 영향을 미치는 요인

능동수송은 펌프에 의해 수행되기 때문에 분자의 막을 통과하여 능동적으로 수송하는 속도를 결정하는 것은 두 가지 요인, 즉 각 펌프 단백질의 수송 속도와 막에 있는 능동수송체의 수에 있다. 두 변수 중 어느 하나라도 증가하면 수송 속도는 증가한다.

각 능동수송체의 수송 속도는 그 능동수송체의 특성에 달려 있다. 더욱이 수송 속도는 막을 경계로 이동할 물질의 농도, 이동물질에 대한 전기화학적 추진력의 크기, 펌프가 작동해야 하는 조건에 영향을 미치는 다른 변수 같은 여러 요인의 영향을 또한 받는다. 다른 능동수송체에 다른 방법으로 영향을 미치는 여러 변수와 이 주제에 관한 깊이 있는 검토는 이 책에서 다루지 않기로 한다.

표 4.2에는 분자량이 작은 용질이 막을 통과해서 이동하는 여러 기작의 중요한 특징이 요약되어 있다.

세포에서 능동수송 기작과 수동수송 기작의 공존

세포외액과 세포내액의 조성이 실질적으로 다르다는 것을 보았다(표

표 4.2 수송 과정의 특징

	단순확산	매개체 수송			
		수동수송		능동수송	
		통로	매개체 수송	1차	2차
순 유량 방향 농도 구배를 따라	전기화학적 농도 구배를 따라	전기화학적 농도 구배를 따라	전기화학적 농도 구배를 따라	전기화학적 농도 구배를 역행하여	전기화학적 농도 구배를 역행하여
수송 단백질이 필요한가?	아니오	예, 이온통로	예, 운반체 단백질	예, 펌프	예, 펌프
에너지가 필요한가?	아니오	아니오	아니오	예	예
에너지 공급원	(적용할 수 없음)	(적용할 수 없음)	(적용할 수 없음)	ATP나 다른 화학적 에너지 공급원	다른 용질의 전기화학적 농도 구배
포화?	아니오	때에 따라	예	예	예
특이성?	아니오	예	예	예	예
수송물질의 성질	소수성(비극성)	친수성(이온화되거나 극성)	친수성(이온화되거나 극성)	친수성(이온화되거나 극성)	친수성(이온화되거나 극성)
예	지방산, O_2, CO_2	무기이온(Na^+, K^+, Cl^-, Ca^{2+})	유기분자(포도당)	무기이온(Na^+, K^+, H^+, Ca^{2+})	유기분자와 무기이온(포도당, 아미노산, H^+, Ca^{2+})

4.1). 이제 어떤 물질들이 능동적으로 세포 안팎으로 이동하여 이 물질들의 세포내액의 농도를 세포외액의 농도에 비해 높이거나 낮출 때 이러한 조성의 차이가 만들어진다는 것이 분명해졌다.

보통 때는 세포내액의 조성이 상당히 일정하게 유지되는데, 이로 인해 의문이 생긴다. 물질이 세포 안이나 밖을 향해 능동적으로 수송된다면, 왜 세포내 농도는 변하지 않는가? 그 답은 이러한 물질이 막을 반대방향으로 같은 속도로 동시에 수동적으로 수송되어("누출"되어) 그 결과 막을 경계로 순 유량이 (능동수송과 수동수송을 합하여) 0이 되었기 때문이다(**그림 4.16**). 그래서 예를 들면, Na^+ 이온은 Na^+/K^+ 펌프에 의해 세포 밖으로 능동적으로 수송되어도 Na^+ 통로나 다른 단백질에 의해 세포 안으로 수동적으로 누출된다. 정상적인 조건에서 각 Na^+ 이온이 수송되어 나갈 때 다른 Na^+이 수동적으로 누출되어 들어와 세포내 Na^+ 농도는 변하지 않는다. 마찬가지로 각 K^+가 세포 안으로 능동수송이 일어나면 다른 K^+가 누출되어 나가서 세포내 K^+ 농도는 변하지 않는다.

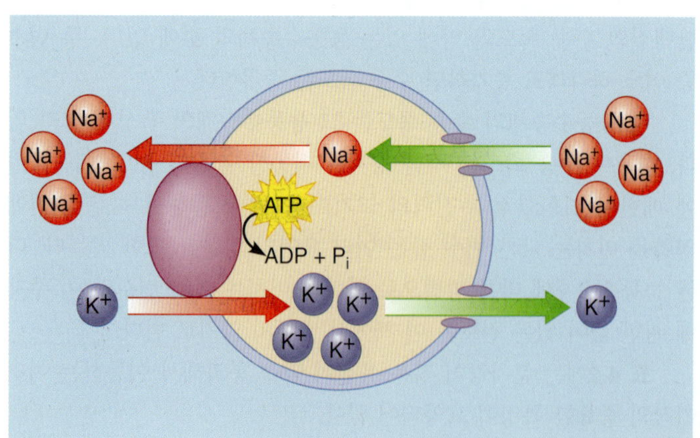

그림 4.16 세포에서 펌프와 누출. Na^+/K^+ 펌프(왼편의 타원형)에 의한 Na^+와 K^+의 능동수송은 이온통로에 의한 이들 이온의 수동적인 누출에 의해 상쇄된다(오른쪽).

퀵 테스트 4.5

1. 어떤 물질이 전기화학적 구배를 역행하여 이동할 때 에너지를 필요로 하는가? 방출하는가?
2. Na^+의 세포내 이동과 Ca^{2+}의 세포 밖 이동이 짝을 이루는 어떤 수송 단백질을 상상해보자. 이는 공수송인가 역수송인가?
3. 포도당은 나트륨과 연계된 공수송에 의해 세포 안으로 이동하며, 세포 안의 포도당 농도는 2.5 mM이고 세포 밖은 1.0 mM이라고 가정하자. 나트륨은 능동적으로 수송되는가? 아니면 수동적으로 수송되는가?

4.5 삼투: 막을 통한 물의 수동수송

정상적으로는 세포가 가지고 있는 물의 양은 크게 변하지 않지만 극단적인 경우나 병적인 상태에서는 변할 수 있다. 예를 들어, 어떤 신장기능장애가 발생하면 과다한 물이 체내에 남아 있어 세포 안으로 이동하기 시작하고 그 결과 세포가 팽창한다. 뇌세포의 팽창은 신경계의 기능을 파괴하며, 보통 물 중독(*water intoxication*) 상태를 나타내는 두통, 메스꺼움 및 구토를 일으킨다. 심각한 경우는 발작, 혼수상태 및 죽음으로 진행될 수 있다. 이와는 대조적으로, 심각한 탈수는 물이 세포 밖으로 이동할 수 있게 하여 세포가 수축하는 원인이 된다. 이러한 영향 또한 뇌기능에 해가 되며 치명적일 수 있다.

정상적인 상태에서는 세포막을 경계로 막을 통과하여 물을 이동시키는 추진력이 없어 물의 순 이동이 일어나지 않기 때문에 우리 몸의 대부분 세포는 팽창하거나 줄어들지 않는다. 그러나 우리 몸의 어떤 부위에서는 세포막을 통한 물의 이동이 정상적으로 일어난다. 예를 들면, 땀, 눈물, 또는 침 같은 액을 분비하는 분비선은 물이 특수화된 상피세포를 통하여 이동하여야 한다. 또한 물을 마실 때, 물은 장 막의 상피세포를 통하여 흡수되어 혈액으로 이동한다. 이러한 물의 이동은 궁극적으로 모든 체액의 조성과 부피에 영향을 미치기 때문에 중요하다.

물의 수송은 세포 부피에 영향을 주기 때문에, 그리고 또한 물의 수송을 설명하는 독특한 전문용어들이 존재하기 때문에 항상 생리학에서 "특별한" 지위를 누리고 있다. 실제로는 물의 수송이 우리가 지금까지 공부한 다른 형태의 물질수송과 다르지 않다. 사실 물의 수송은 여러 면에서 더 단순하다. 막을 통한 물의 이동은 항상 수동적이며, 막전위의 영향을 받지 않고, 또 항상 자신의 농도 구배에 따르기 때문에 물의 수송은 단순하다. 막을 통하여 농도 구배를 따라 물이 이동하는 것을 **삼투(osmosis)**라 한다. (기술적으로 삼투는 반투과성 막을 통하여 막을 경계로 하는 화학적 퍼텐셜에서의 차이에 반응하여 어떤 용매가 이동하는 것이다.)

삼투의 효과는 고등학교 생물을 공부한 사람이면 누구나 잘 알 것이다. 적혈구를 순수한 물에 두면 물이 세포 안으로 들어가서 세포는 팽창하여 터지고 헤모글로빈이 물속으로 방출되는데, 이 과정을 **용혈**(*hemolysis*)이라 한다.

그림 4.17은 삼투를 일으키는 조건을 보여준다. 그림 4.17a에서 보는 바와 같이, 적혈구를 순수한 물에 넣으면 농도 구배를 따라 물분자들이 세포 안으로 이동한다. 이 농도 구배는 세포 안에 전체적인 농도가 약 300 mmol에 이르는 여러 가지 용질(여러 가지 중에서 Na^+, K^+ 및 단백질)이 존재하기 때문에 생긴다. 이러한 용질분자들의 존재는 물이 차지할 일부 공간을 점유하여 세포내 물의 농도를 감소시키는데, 이는 주어진 크기의 용액에 물분자의 수가 적어진다는 뜻이다. 달리 말하면 **세포 안의 물 농도는 세포 밖의 농도보다 낮다.**

체온에서 순수한 물의 농도는 55.5 molar이며, 정상적인 조건에서 세포내액의 전체 용질 농도는 300 mmol(0.3 molar)이다. 그래서 세포내 물의 농도는 대략 55.2 molar이다(55.5 molar −0.3 molar; 그림 4.17a). 그러므로 세포를 물에 둘 때, 세포 안의 물 농도는 밖보다 0.3 molar 낮아서 물분자는 농도 구배를 따라 세포 안으로 이동하며, 이는 세포가 팽창하고 결국으로 터지는 원인이 된다.

세포 안팎으로 수동적으로 물이 흐르는 방향은 막을 경계로 물의 농도 구배의 방향에 달려 있다. 예를 들어, 세포를 설탕 1 molar (1,000 mmol) 용액에 넣어두면 물이 밖으로 이동하기 때문에 세포는 수축이 일어난다(그림 4.17b). 총 용질의 농도가 세포안쪽이 세포 바깥보다 낮아 세포 안의 물 농도가 높기 때문에 세포 밖을 향해 물의 이동이 일어난다. 그래서 물은 수동적으로 세포 밖으로 이동한다.

용액의 농도는 일반적으로 용매가 아닌 용질의 농도로 표시한다. 용질과 용매의 농도는 반비례로 변한다. 그래서 삼투에서는 용질의 농도가 낮은 곳에서 높은 곳으로 물의 이동이 일어난다. **용질입자**(*solute particle*)라는 용어는 어떤 용질이 용액에 녹아 있을 때 한 개 이상의 입자로 분리된다는 것을 나타내는 데 흔히 사용한다. 분리된 각각의 입자들은 용매 이동에 삼투적 영향을 미친다.

삼투몰농도

어떤 용액에 들어 있는 전체 용질입자의 농도를 용액의 **삼투몰농도(osmolarity)**라고 한다. 1 mole의 용질입자를 가지고 있는 용액은 1 *osmolar*(1 Osm) 농도에 있다라고 말한다. 1 mole의 용매입자를 1 *osmole*이라 부른다. 어떤 용매는 용액에 넣었을 때 입자로 해리되고, 해리된 각각의 용질입자는 물의 농도를 감소시키기 때문에 *osmolar*를 *molar*와 구분하기 위하여 **용질입자**라는 용어를 사용한다. 예를 들면, 0.1 mole 포도당 용액 1 L는 포도당이 용액에서 해리되지 않기 때문에 0.1 *osmolar* 농도를 가진다. 그러나 0.1몰의 NaCl 1 L는 NaCl이 용액에서 약 0.1몰의 Na^+와 0.1몰의 Cl^-로 해리되어 총 0.2몰 용질입자가 되기 때문에 약 0.2 osmolar의 삼투몰농도를 가지고 있다. 삼투몰농도는 또한 **모든** 용질입자의 전체 농도에도 달려 있다. 그래서 0.1몰의 포도당과 0.1몰의 NaCl을 가지고 있는 용액 1 L는 0.3 osmolar 용액이다.

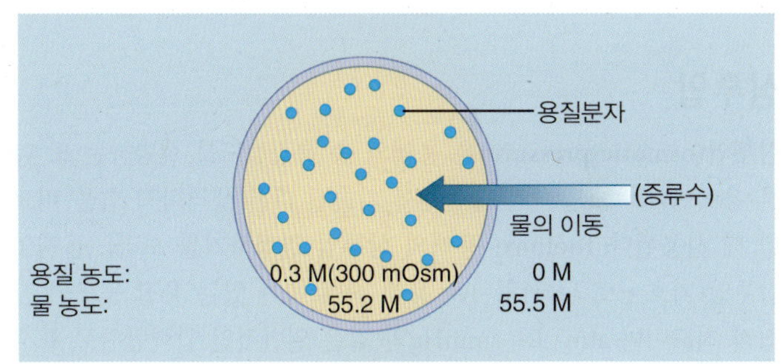

(a)

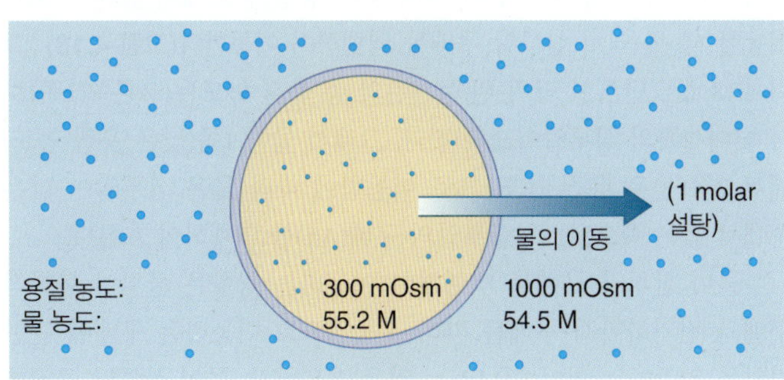

(b)

그림 4.17 삼투. (a) 적혈구를 순수한 물에 넣었을 때 물의 이동. 물분자는 수동적으로 농도 구배를 따라 세포 안, 즉 용질의 농도가 높은 쪽으로 이동한다. **(b)** 적혈구를 1 M 설탕용액에 두었을 때 물의 이동. 물은 다시 물의 농도가 높은 쪽에서 낮은 쪽으로, 그리고 용질의 농도가 낮은 쪽에서 높은 쪽으로 이동하는 것을 유의하자.

생리학에서는 체액의 용질 농도는 1 osmolar 분의 1 정도이기 때문에 흔히 *milliosmole*과 *milliosmolar*(mOsm)라는 용어를 사용한다. 1 milliosmolar(1 mOsm) 용액은 L당 1 milliosmole(1/1000 osmole)의 용질입자를 가지고 있다. 세포내액과 세포외액의 정상적인 삼투몰농도는 약 300 mOsm(실제 범위는 280~296 mOsm)이며, 이는 총 용질의 농도가 L당 300 milliosmole이라는 의미이다.

두 용액이 같은 삼투몰농도를 가지고 있으면 **등삼투용액(iso-osmotic)**이라 한다. 그래서 300 millimolar 포도당 용액과 세포내액은 둘다 300 milliosmolar이기 때문에 등삼투용액이다. 어떤 용액의 삼투몰농도가 다른 용액보다 높으면 **고삼투(hyperosmotic)**라고 하고, 삼투몰농도가 낮은 용액을 **저삼투(hypo-osmotic)**라고 한다. 두 용액이 등삼투일 경우에는 두 용액의 용질의 농도가 같을 뿐만 아니라 물의 농도도 같다. 고삼투 용액은 용질의 농도가 높기 때문에 물의 농도가 낮다. 저삼투 용액은 용질의 농도가 낮기 때문에 물의 농도가 높다.

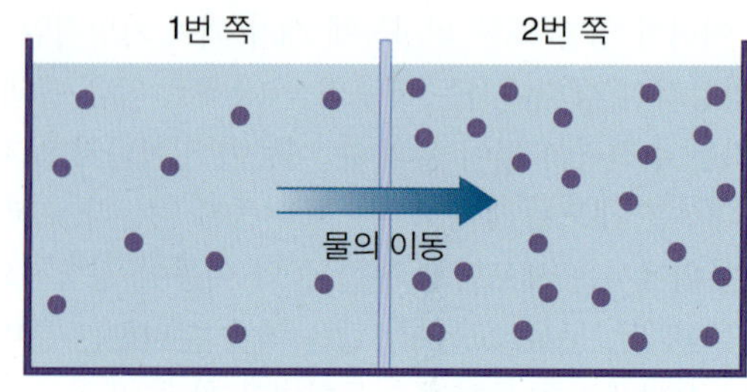

용질 농도:	300 mOsm(0.3 M)	500 mOsm(0.5 M)
물 농도:	55.2 M	55.0 M
삼투압:	7.4 atm	12.3 atm
삼투압 구배($\Delta\pi$):	12.3 atm – 7.4 atm = 4.9 atm	

그림 4.18 삼투압 구배를 역행하는 물의 이동. 한 용기에서 반투성 막이—물에는 투과성이 있지만 용질에는 없는—두 용액을 분리할 때, 물은 농도 구배를 따라 용질의 농도가 높은 쪽으로 이동한다. 용질의 농도가 높아짐에 따라 삼투압이 증가하기 때문에 물은 삼투압이 낮은 쪽에서 높은 쪽으로 즉, 삼투압 구배($\Delta\pi$)를 거슬러서 이동한다.

지식 활용하기

다음 각 용액의 삼투몰농도를 계산하고, 이들 각 용액이 체액에 대하여 상대적으로 등삼투, 저삼투, 또는 고삼투인지를 결정하라: 200 mM KCl 용액, 100 mM $MgCl_2$ 용액 및 물 250 mL에 50 mmol $CaCl_2$를 함유하고 있는 용액.

삼투압

삼투압(osmotic pressure)은 용액의 총 용질농도를 설명하는 또 다른 용어이다. 즉, 압력의 관점에서 기술된 다른 생리학적 힘을 비교할 때 사용된다(**Toolbox: 용액의 삼투압 결정하기**를 보라). 용액의 삼투압(기호 π로 나타내는)은 용액 속에 녹아 있는 용질 농도의 간접적 척도이며 atm 또는 mmHg와 같은 일반적인 압력단위로 표시한다. 총 용질의 농도(삼투몰농도)가 증가함에 따라 삼투압은 증가한다. 그러므로 물이 삼투에 의해 낮은 용질 농도에서 높은 농도로 이동할 때 물 역시 삼투압 구배를 역행하여 이동한다(**그림 4.18**). 그림 4.18에서 반투성 막의 왼쪽(1쪽)의 총 용질 농도는 오른쪽(2쪽)보다 낮아 2쪽의 삼투압이 높아진다. 그래서 물이 1쪽(낮은 용질 농도)에서 2쪽(높은 용질 농도)으로 이동함에 따라 물은 삼투압이 낮은 쪽에서 높은 쪽으로, 즉 삼투압의 구배($\Delta\pi$)를 역행하여 흐른다.

물이 삼투압 구배를 역행하여 이동하는 경향은 물질이 화학적 구배와 전기화학적 구배를 따라 수동적으로 이동하는 구배에 관한 법칙을 위반하는 것이 아니라는 것을 유의하자. 물이 삼투압 구배를 역행하여 이동할 때는 화학적 구배, 즉 물 자체의 농도 구배를 따라 이동하고 있을 뿐이다.

장성(Tonicity)

어떤 사람이 대량 출혈이 일어났을 때 잃어버린 혈액을 대체하기 위하여 식염수(NaCl 용액)를 정맥주사로 투여하는 것은 응급실 요원에게는 지극히 일반적인 일이다. 이 조치는 수혈을 기다리는 동안 환자를 살려두기 위해 실시된다. 투입된 용액은 총 용질의 농도가 세포외액과 같도록 정밀하게 맞추었기 때문에 **등장식염수**(*isotonic saline*)라 한다. 이러한 용액의 조제는 이 용액을 혈액 안으로 주사했을 때 세포의 부피를 변화시키지 않게 된다. 그에 반해서, 더 농도가 높은 식염수는 물이 세포 밖으로 빠져나오는 원인이 되며 세포를 수축시킨다. 더 농도가 낮은 식염수는 물이 세포 안으로 들어가게 하여 세포를 팽창시킨다.

용액의 삼투몰농도는 오직 총 용질의 농도에 기반을 두고 있는 반면, 용액의 **장성(tonicity)**은 세포내부에 있는 용질의 농도에 대한 세포 외부에 있는 비침투성 용질의 농도의 함수이며, 그 용액에 있는 세포의 행동을 결정한다. 어떤 용액이 세포의 부피변화를 초래하지 않을 때 **등장액(isotonic)**이라 하며, 세포를 등장액에 두면 수축되거나 팽창하지 않는다. (이것은 세포의 최종 부피를 의미한다. 어떤 조건에서는 등장액일지라도 처음에는 세포의 부피가 줄거나 팽창할 수 있다.) 이와는 대조적으로 세포의 부피를 수축시키는 용액은 **고장액(hypertonic)**인 반면, 세포의 부피를 팽창시키는 용액은 **저장액(hypotonic)**이다.

삼투몰농도와 장성의 구분은 **그림 4.19**에서 그려진 조건에서 가장 잘 보여주고 있다. 처음에 세포를 300 mOsm **요소**(*urea*) 용액에 넣었으며, 요소는 대부분 세포의 막을 쉽게 투과하는 물질이다(그림 4.19a). 이 용액의 삼투몰농도는 처음 세포내 삼투몰농도(300 mOsm)와 같아서, 세포내액과 **등삼투**(*iso-osmotic*)를 이룬다. 이 조건하에서 물의 농도는 세포막 양쪽에서 같기 때문에 세포 안이나 밖으로 이동하지 않는다. 시간이 경과하면, 처음부터 세포 안쪽 방향으로 존재하는 농도 구배 때문에 요소는 세포 안으로 이동한다(그림 4.19b). 이와는 달리, 세포내 용질은 상대적으로 막을 통과할 수 없는 **비투과성**(*impermeant*)이기 때문에 세포에 남아 있다. 요소의 이동

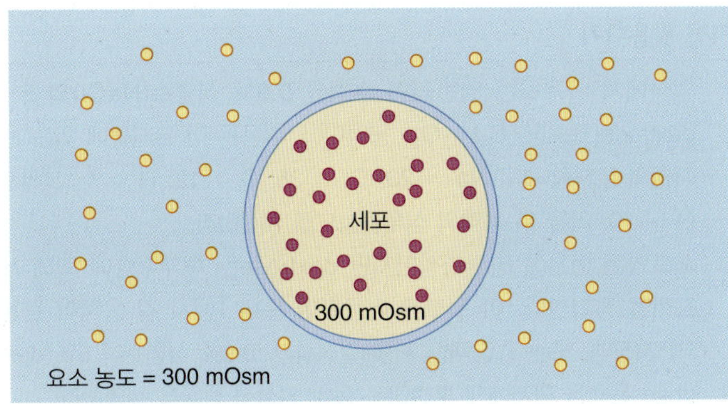

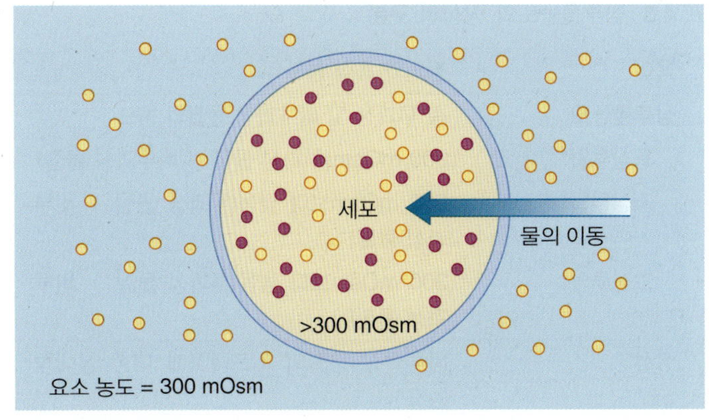

그림 4.19 삼투몰농도와 장성의 구분. (a) 300 mOsm의 비투과성 용질(보라색 점)을 가지고 있는 세포를 등삼투 농도의 투과성 용질인 요소 300 mOsm 용액(노란색 점)에 넣었다. **(b)** 시간이 경과함에 따라 요소가 농도 구배를 따라 세포 안으로 이동하고 세포의 팽창이 일어났다. 결과적으로 세포내 용질의 농도가 증가했기 때문에 물은 농도 구배를 따라 세포 안으로 이동하고, 세포외액은 저장액이 된다.

결과, 세포는 용질을 얻고, 세포내액의 삼투몰농도는 초기값인 300 mOsm 이상으로 올라간다. (세포외액의 부피는 매우커서 세포 밖의 삼투몰농도는 세포 안으로 이동한 용질에 영향을 받지 않는다.) 이제는 세포 안의 총 용질의 농도가 밖보다 높기 때문에 물은 세포 안으로 이동하고 세포는 팽창한다. 세포 밖 용액이 처음에는 세포내액과 등삼투이더라도 세포는 팽창한다. 세포가 팽창하기 때문에 세포 밖의 용액은 저장액이다.

주어진 용액이 세포를 팽창시킬지, 수축시킬지, 아니면 똑같이 유지시킬지는 오직 용액 속에 들어 있는 비투과성 용질의 농도에 의해서만 결정된다. 어떤 용액이 정상적인 세포내액의 비투과성 용질의 농도인 300 mOsm의 비투과성 용질을 가지고 있으면 등장액이다. 비투과성 용질의 농도가 300 mOsm보다 높거나 낮으면 그 용액은 각각 고장액과 저장액이다. 용액의 장성은 어떤 투과성 용질이 있거나 없거나 투과성 용질의 농도에는 영향을 받지 않는다. 용액의 삼투몰농도나 장성을 결정하는 특성을 **표 4.3**에 요약하였다.

세포가 저장액이나 고장액을 만나면, 세포가 수축하고 팽창하

TOOLBOX

용액의 삼투압 결정하기(Determining the Osmotic Pressure of a Solution)

용액의 전체 용질 농도를 나타내는데 생리학자들이 **삼투압**(*osmotic pressure*)이라는 용어를 쓰는 것은 이상하게 보인다. 그러나 용질의 농도는 실제로 대기압 또는 피스톤 압력 같은 다른 형태의 압력으로 되받을 수 있는 압력을 발생시킨다.

삼투압은 실험적으로 되받는 데 필요한 압력만 측정하여 결정할 수 있다. 어떤 용기 내부가 반투과성 막에 의해 두 개의 구획으로 나누어져 있고, **반투과성** 막은 물은 투과시키지만 용질은 투과시키지 않는다. 한 쪽 구획에는 순수 물이 들어 있고, 다른 구획에는 삼투압 값을 모르는 **실험용액**(*test solution*)이 들어 있다. 실험용액이 들어 있는 구획에는 압력을 가할 수 있는 피스톤이 장착되어 있다. 압력이 가해지지 않을 때는 물은 농도 구배를 따라 실험용액이 있는 구획으로 이동한다. 그러나 실험용액에 압력을 가하여 물의 이동을 늦출 수 있다. 충분한 정도로 압력을 증가시키면 물의 흐름은 완전히 멈춘다. 이 지점에서 가해진 압력은 실험용액의 삼투압과 같다.

지금 설명한 방법의 측정 결과에 의해 과학자들은 용액의 삼투압에 작용하는 다음 3가지 법칙을 입증할 수 있었다.

1. 비투과성 용질의 농도가 증가함에 따라 삼투압이 증가한다.
2. 일반적으로, 삼투압은 용질분자의 본질보다는 전체 비투과성 용질 농도에 의해 결정된다.
3. 용액이 이온으로 해리되는 용질분자를 가지고 있으면 (Na^+와 Cl^-로 해리되는 NaCl과 같이) 삼투압은 각 입자의 전체 농도에 의존한다. 그래서 1 molar NaCl 용액은 1 L당 1 mol의 Na^+와 1 mol의 Cl^-을 가지고 있어서 이온화되지 않는 1 molar 포도당 용액보다 삼투압이 두 배이다.

용액의 삼투압은 다음 식으로 표시한다.

$$\pi = CRT$$

이 식에서 C는 전체 용질의 농도, R은 보편적인 기체상수(0.082 liter-atm/mole-K), T는 절대온도(K)이다. 이 식을 이용하여 체온에서 1 osmolar 용액의 삼투압이 무려 24.6기압으로 놀랍게 크다는 것을 보여줄 수 있다. 이 기압은 18,000 mmHg 이상의 기압에 해당한다!

표 4.3 삼투몰농도와 장성의 구분

용어	정의와 용질 농도
삼투몰농도	총 투과성 및 비투과성 용질의 농도
등삼투압*	300 mOsm(투과성 물질 + 비투과성 물질)
저삼투압*	300 mOsm보다 낮음(투과성 물질 + 비투과성 물질)
고삼투압*	300 mOsm보다 높음(투과성 물질 + 비투과성 물질)
장성	비투과성 용질의 세포내액에 대한 상대적 농도
등장액*	300 mOsm(비투과성 물질)†
저장액*	300 mOsm보다 낮음(비투과성 물질)†
고장액*	300 mOsm보다 높음(비투과성 물질)†

mOsm = milliosmolar.

*표시는 세포가 300 mOsm 비투과성으로 여겨지는 용질을 가지고 있다는 것을 나타낸다.

†투과성 용질은 있거나 없을 수도 있다.

는 정도는 처음 세포내액과 세포외액에 있는 비투과성 용질의 농도에 의해 결정된다. 예를 들면, 300 mOsm 비투과성 용질을 함유하고 있는 세포를 절반 정도(150 mOsm)의 비투과성 용질을 가지고 있는 부피가 큰 용액 속에 두면 물이 세포 안으로 이동하기 때문에 세포는 팽창할 것이다(**그림 4.20**a). 세포내 용질의 양은 고정되어 있기 때문에 세포부피의 증가는 세포내 용질의 농도를 낮추지만 세포의 부피는 농도가 150 mM에 도달할 때까지 계속 팽창하며, 이때 세포의 부피는 처음 부피(V_o로 표시된)의 두 배로 확장된다. 이 지점에서 물의 농도 구배가 이미 없고, 따라서 물이 막을 통과하여 이동할 수 있는 추진력이 없기 때문에 세포의 팽창은 멈춘다. (그림 4.17a에서, 용질의 농도는 항상 세포 안이 밖보다 높기 때문에 세포의 팽창은 세포가 터질 때까지 계속된다.) 이와는 대조적으로, 같은 세포를 600 mOsm 비투과성 용질 농도를 가지고 있는 용액에 두면(그림 4.20b) 세포는 수축하여 세포 내의 용질 농도를 높인다. 세포는 농도가 600 mOsm이 될 때까지, 이 지점에서 세포의 부피는 수축을 계속하며 처음 부피의 절반까지 줄어든다. 운동을 하는 동안 체액의 삼투몰농도가 어떻게 되는지는 **Understanding Exercise: 땀 생성**을 보라.

지식 활용하기

1. 임상에서 사용하는 일반적인 수액은 0.9% 식염수(NaCl)와 5% dextrose(포도당, $C_6H_{12}O_6$) 용액이다. 다음은 이 분자들에 있는 원자들의 분자량이다: Na = 23, Cl = 35, C = 12, H = 1, 그리고 O = 16. 이들 두 용액의 삼투몰농도를 계산하라.
2. 세포막은 이온에 비투과적이지만 dextrose는 매개수송에 의해 세포막을 통과한다. 이 정보를 이용하여 문제 1에서 각 용액이 등장액, 저장액, 또는 고장액인 지를 결정하라. 0.9% 식염수나 5% dextrose 용액을 환자에게 투여하는 동안 임상적 상황을 설명하라.

4.6 막으로 싸인 구획 안에서 물질의 이동

거대분자는 너무 커서 단백질의 도움을 받아도 원형질막을 통과할 수 없다. 그래서 거대분자는 소낭(소포)의 도움으로 막을 통과해서 이동한다. **세포내이입(endocytosis)** 과정에서 세포외액에 있는 분자는 원형질막으로부터 엔도솜(*endosome*)이라는 소낭을 형성하여 세포 안으로 들어간다. **세포외배출(exocytosis)** 과정에서 세포 내에 있는 분자들은 **분비소낭(secretory vesicle)**에 포장되고, 포장된 분비소낭은 세포막과 융합하여 내용물을 세포 밖으로 배출한다. 이 두 과정은 에너지의 유입이 필요하며 다음에서 설명할 것이다.

세포내이입에 의한 세포 안으로 분자의 수송

세포내이입(endocytosis)에는 식세포작용, 음세포작용 및 수용체 매개 세포내이입의 세 가지 유형이 있다(**그림 4.21**). 세 유형 모두 세포외액과, 경우에 따라서는 입자상 물질도 엔도솜을 형성하여 세포 안으로 들어온다.

식세포작용(**phagocytosis**; "세포를 먹는다"는 의미)에서는 원형질막이 아메바 운동으로 세포외액에 있는 입자상 물질 주위로 막을 확장한다(그림 4.21a). 원형질막이 입자를 완전히 둘러싸면 원형질막의 두 면이 함께 조여서 식포(*phagosome*)라는 큰 엔도솜을 세포질 안에 만든다. 입자와 약간의 세포외액이 소포 안에 있다. 이런 방법으로 세포는 입자를 삼킨다(*engulf*). 일단 세포 안에 들어오면 식포의 막은 리소좀 막과 융합하여 포식 리소좀(*phagolysosome*)을 형성하

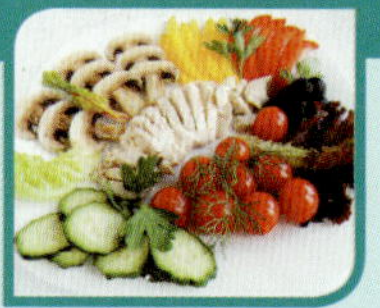

당뇨병에 대한 관심

포도당은 대부분 세포에서 매개체 수송에 의해 막을 침투하기 때문에 정상적으로는 장성(tonicity)은 혈중 포도당 농도에 영향을 받지 않는다. 그러나 당뇨병 환자는 인슐린에 의한 포도당 수송이 손상되었거나 없어서 포도당이 불침투성 용매가 된다. 과혈당은 세포외액의 고삼투 또는 고장성을 초래하여 체세포가 줄어들게 한다. 이것이 왜 혈당량을 조절하는 것이 당뇨병을 관리하는 데 중요한가에 대한 여러 이유 중 하나이다.

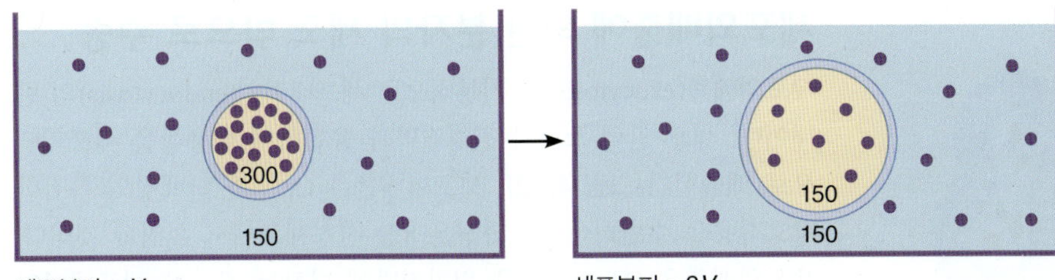

세포부피 = V_0　　　　세포부피 = $2V_0$

(a)

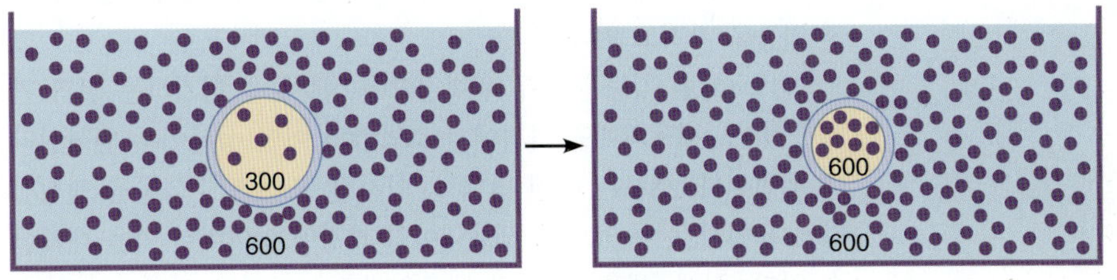

세포부피 = V_0　　　　세포부피 = $\frac{1}{2}V_0$

(b)

그림 4.20 저장액과 고장액에서 세포의 부피변화. 모든 용질(점)은 비투과성이라고 가정한다; 세포 안팎의 숫자는 용질의 농도를 나타낸다(mOsm). **(a)** 세포를 저장액인 150 mOsm 용액에 두면 세포의 부피가 본래 부피(V_0)의 두 배가 될 때까지 팽창한다. **(b)** 세포를 고장액인 600 mOsm 용액에 두면 본래 부피의 반으로 될 때까지 수축한다.

Q 세포를 100 mOsm 비투과성 용질 용액에 두면 원래 부피와 비교하여 최종 부피는 어떻게 될까?

고, 포식 리소좀은 삼킨 입자를 리소좀의 분해효소에 노출시킨다. 효소는 입자를 분해하고 사용가능한 성분은 재활용된다. 식세포작용은 일부 **백혈구**(*white blood cell*)에서 일반적으로 일어나며, 체내에 유입된 외부 물질이나 세균을 제거하는 역할을 한다.

음세포작용(**pinocytosis**; "세포가 마신다"는 의미)은 원형질막이 옴폭 들어간 자국을 생성하고 바깥쪽 모서리가 함께 조여서 세포질 내에 엔도솜을 만든다(그림 4.21b). 음세포작용은 대부분의 세포에서 지속적으로 일어나는 비특이적 과정이며, 그 결과 만들어진 소낭의 내용물은 용질이 녹아 있는 세포외액이다.

수용체 매개 세포내이입(**receptor-mediated endocytosis**)은 원형질막이 움푹 들어가게 하여 엔도솜을 만드는 음세포작용과 유사하다(그림 4.21c). 그러나 음세포작용과는 달리 수용체 매개 세포내이입은 특이적이다. 원형질막에 있는 단백질이 세포외액에 있는 특수한 입자를 인식하고 결합하는 **수용체**(*receptor*)로 작용한다. 입자들은 수용체와 결합함에 따라 세포내이입이 일어나는 부위로 집중하게 된다. 소낭을 형성하는 원형질막의 부위는 세포질 표면 쪽에 **클라스린**(**clathrin**)이라는 단백질로 피막을 이루게 된다. 막의 이 부위가 움푹 들어가서 소위 **피막소와**(**coated pit**)를 형성한다. 피막소와는 수용체와 그 수용체에 결합한 입자를 함유한 피막소낭(coated vesicle)이 된다. 단백질 피막은 피막소낭에서 빠르게 떨어져 나오고 클라스린 분자는 재사용된다. 이제 피막이 벗겨진 소낭은 리소좀과 융합하여 엔도리소좀(*endolysosome*)을 형성한다. 리소좀에 있는 효소들은 세포 안으로 들어온 입자를 분해할 것이다. 수용체는 흔히 세포외배출(exocytois)에 의해 재사용되는데, 이는 다음에서 설명할 것이다.

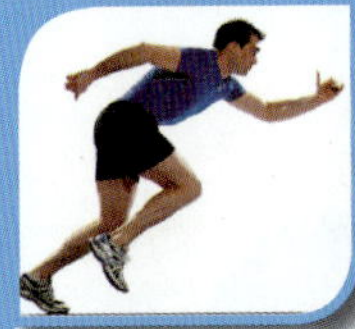

UNDERSTANDING EXERCISE

땀 생성(Sweat Production)

운동을 심하게 하면 할수록 땀이 많이 난다는 것을 알고 있다. 인체에서 발생되는 열(체열은 땀을 증발시키는 데 이용된다)을 발산시키는 기작이 땀을 흘리는 것이며, 운동하는 근육은 많은 열을 발생시킨다. 동시에 과다하게 땀을 흘리는 것은 위험을 초래할 수 있다.

땀은 물과 용질(특히 Na^+와 Cl^-)로 이루어져 있는 액체이다. 땀은 혈장으로부터 만들어지지만 혈장보다는 묽다. 그 결과, 과다하게 땀을 흘리는 것은 혈장의 삼투몰농도를 증가시킬 수 있어 세포를 수축시키는 원인이 된다. 운동하는 동안 일어나는 약간의 세포수축은 일반적으로 문제가 되지 않는다. 역으로, 운동 후 너무 많은 음료를 마시는 것은 위험할 수 있다. 운동 후 너무 많은 물을 마시면 물 중독(water toxicity)을 초래할 수 있다. 과다한 물은 혈장의 삼투몰농도를 감소시킬 수 있어 세포가 팽창하는 원인이 된다. 이 결과는, 뇌세포는 고정된 공간 안에 있고 뇌세포의 팽창은 세포에 가해지는 압력을 증가시켜 잘못된 뇌의 정보전달을 일으키기 때문에, 두통 같은 신경성 문제를 야기할 수 있다. 너무 과다한 수분은, 캘리포니아 세크라멘토의 방송국에서 개최한 "위를 위해 소변을 참아라(Hold your wee for Wii)"라는 경연대회 때의 슬픈 보도처럼, 죽음을 초래할 수도 있다. 경연대회 참가자들은 누가 소변을 보지 않고 가장 많이 마실 수 있는가를 보기 위해 경쟁했다; 우승한 사람은 닌텐도의 위 게임기를 받게 되어 있었다. 불행하게도 한 참가자가 시합 5시간 후 물 중독으로 사망했다.

스포츠 음료는 프로와 아마추어 운동선수들에게 인기가 있다. 이러한 음료에는 정상적인 혈장의 삼투몰농도를 유지하고 추가 영양분을 공급하기 위하여 전해질과 포도당이 들어가 있다. 그러나 스포츠 음료에 포도당의 보충은 많은 사람의 운동의 목적인 비축 에너지의 소진에 어긋나기 때문에 스포츠 음료에 들어있는 영양분의 이점에 대해서는 논쟁이 있다.

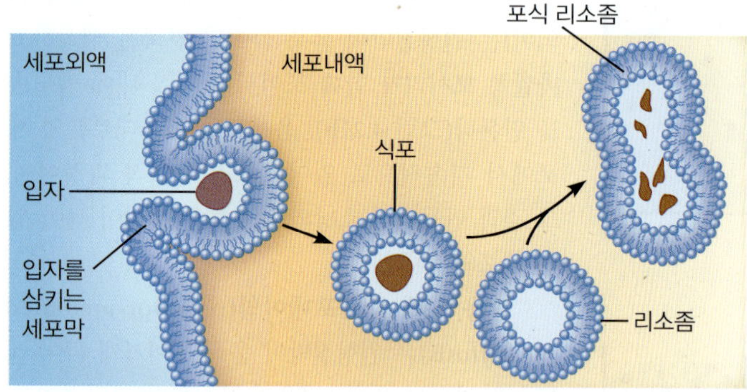

(a) 식세포작용

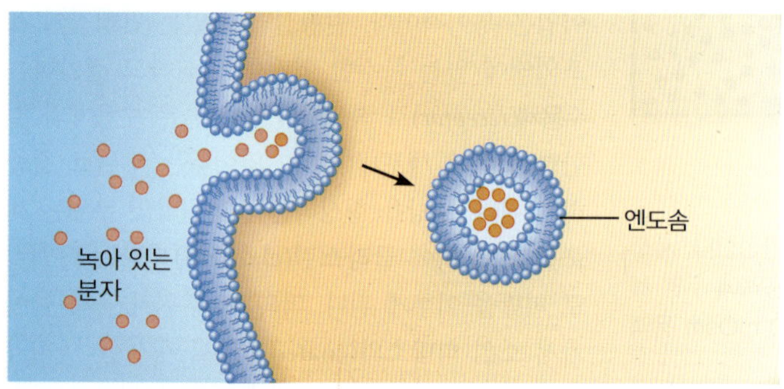

(b) 음세포작용

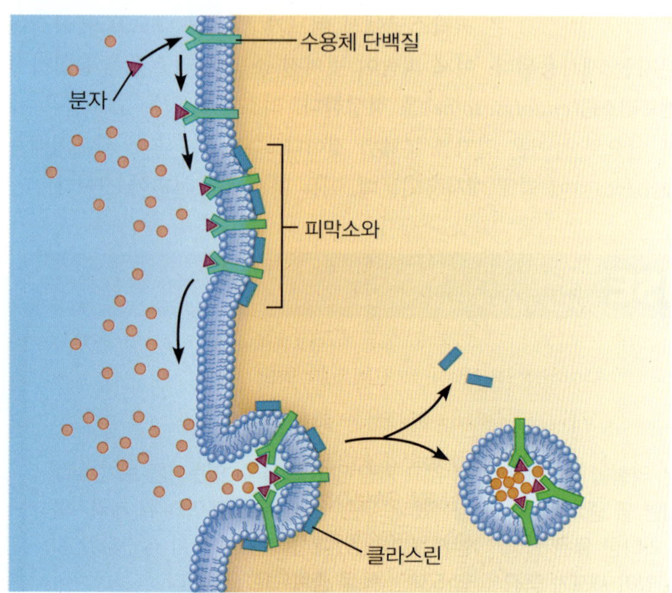

(c) 수용체 매개 세포이입

그림 4.21 세포내이입(endocytosis). (a) 식세포작용(phagocytosis). 원형질막이 세포외액에 있는 입자를 둘러싼 다음 막은 함께 떨어져 나와 입자를 싼 식포를 형성하고, 식포는 일반적으로 리소좀과 융합한다. 리소좀의 효소가 입자를 분해한다. **(b)** 음세포작용(pinocytosis). 원형질막이 주름 잡혀 들어가서 세포외액과 녹아 있는 용질을 함유하는 엔도솜을 만든다. **(c)** 수용체 매개 세포내이입(receptor-mediated endocytosis). 먼저 원형질막에 있는 수용체 단백질이 특이한 분자와 결합하고, 세포내이입을 유발한다. 그 다음 원형질막은 분자주위를 둘러싸서 옴폭 패이게 되어 세포 안으로 죄어서 소포를 형성한다.

세포외배출에 의한 분자의 세포 밖으로 수송

세포외배출(exocytosis)은 기본적으로 세포내이입(endocytosis)의 반대이다. 세포 안의 소포가 원형질막과 융합하여 내용물을 세포외액으로 배출한다(**그림 4.22**). 세포외배출은 Ca^{2+}과 단백질의 복잡한 상호작용을 수반하며, 그 과정은 8장 신경세포에서 설명할 것이다. 세포외배출은 (1) 성분들을 원형질막에 더하는 것, (2) 세포내이입 과정에 의해 원형질막에서 떨어져 나간 수용체를 재활용하는 것, (3) 특수한 물질을 세포 내에서 세포외액으로 분비하는 것과 같은 세 가지 기능을 가지고 있다.

(1), (2)번 기능은 모두 원형질막에 성분들을 첨가하는 것과 관계가 있다. 세포외배출 과정에서 소낭막의 어떤 성분이든 원형질막에 유입된다. 세포는 어떤 단백질, 인지질, 또는 탄수화물을 원형질막에 유입시킬 수 있으며, 세포내이입 과정에 잃어버린 막을 대체할 수 있다. 실제, 세포내이입과 세포외배출은 균형을 이루어야 한다. 그렇지 않으면 원형질막의 크기가 변할 것이다.

세포외배출의 (3)번 기능인 물질 분비는 다양한 기능에 관여한다. 어떤 백혈구는 병원균의 감염과 싸우기 위해 항체를 분비한다. 대부분의 세포(특히 신경세포와 내분비 세포)는 다른 세포와 소통할 수 있는 화학정보교환물질을 분비한다. 소화기나 호흡기 같이 속이 비어 있는 관 또는 통로를 덮고 있는 세포는 점액이라고 하는 끈적끈적한 액체를 분비하는데, 이는 보호막 역할을 한다. 다양한 분비의 예를 앞으로 공부하는 장에서 배우게 될 것이다.

퀵 테스트 4.6

1. 세 가지 세포내이입(endocytosis) 유형의 이름을 말하라. 어느 유형이 **특정한** 분자를 세포막을 통과하여 수송하는가
2. 세포외배출(exocytosis)의 세 가지 기능은 무엇인가?

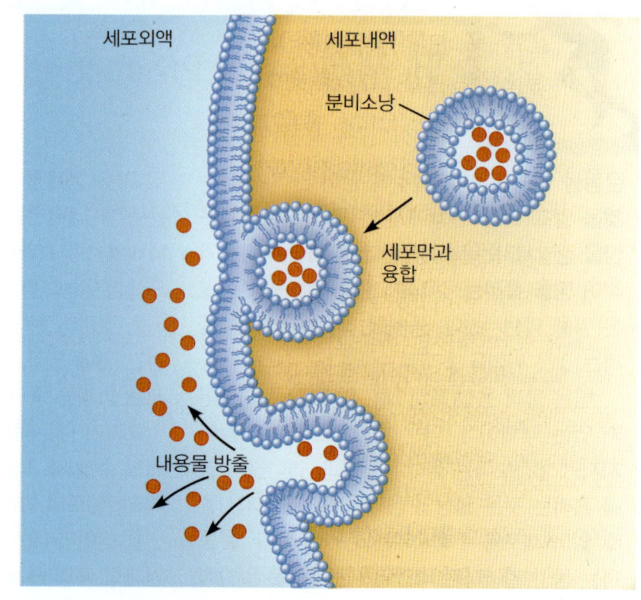

그림 4.22 세포외배출(exocytosis). 세포내 소포가 원형질막과 융합하고 소낭 안의 물질이 세포 밖으로 분비된다.

4.7 상피세포의 수송: 두 개의 막을 통과하는 분자의 이동

지금까지는 물질을 세포 안팎으로 수송하는 막의 기능에 초점을 맞추었다. 그러나 여러 상피조직에서 세포의 막은 세포를 건너서 물질을 수송하는 역할을 한다. 이 과정은 예를 들어 장(intestine)에서 영양물질을 혈액으로 운반할 때와 땀샘에서 땀을 만들 때 일어난다.

1장에서 상피조직의 하나의 기능은 우리 몸의 외부환경과 내부환경 사이와 체내의 서로 다른 체액을 가지고 있는 구획 사이에 장벽을 형성하는 것이라는 것을 기억하자. 장벽으로 작용하는 것뿐만 아니라 어떤 상피(위, 장, 및 분비선의 표피)는 물질을 외부에서 내부환경으로(**흡수, absorption**) 또는 내부환경에서 외부로(**분비, secretion**) 운반할 수도 있다.

상피가 물질을 흡수하거나 분비하려면 상피조직을 이루고 있는 세포가 물질을 세포의 한쪽 막에서 이입하여 반대쪽 막을 통하여 밖으로 내보내야 한다. 이러한 일이 일어나기 위해서는 양쪽에 있는 막이 서로 다른 수송체계를 가지고 있어야 한다. 양쪽의 막이 분명히 (구조적이나 기능적으로) 다르기 때문에 상피세포는 극성을 가지고 있다(polarized)고 말한다. 이 절에서는 상피세포의 극성(*polarity*)이 물질을 흡수하고 분비하는 기능을 어떻게 세포에 부여하는지 살펴볼 것이다. 먼저 상피세포의 전체구조를 살펴보면서 시작하겠다.

상피세포의 구조

흡수 또는 분비를 위해 특수화된 상피세포층(**그림 4.23**)에서 상피세포의 한쪽은 체강의 내강을 접하고 있다. 이쪽의 막을 **정단막(apical membrane)**이라고 부른다. 반대쪽 막은 내부환경을 마주하고 혈액과 물질교환을 하는 간질액(interstitial fluid)과 접하고 있다. 이 혈액과 접하고 있는 막(*blood-facing membrane*) 또는 **기저측막(basolateral membrane)**은 상대적으로 대부분의 물질이 투과하는 세포외물질로 구성된 **기저막(basement membrane)** 위에 놓여 있다. 기저막은 기저측막에 고정되어 상피층에 기계적인 지지를 한다.

상피조직의 중요한 특징 중 하나는 인접한 세포들이 세포사이 공간(*paracellular* space)이라 부르는 세포 사이의 공간을 통한 물질 이동을 제한하는 밀착연접(tight junction)으로 연결되어 있는 것이다. [세포사이로 물질의 이동을 세포사이 공간수송(*paracellular transport*)이라 한다.] 이 밀착연접으로 인해 세포층의 양쪽 액체의 조성이 다를 수 있다. 기관의 내강에 있는 액체의 조성은 광범위하게 변하더라도(다양한 음식물이 위의 내강으로 들어가는 것을 생각해보라), 간질액의 조성은 고도로 조절되는 인체의 내부환경이라 변하지 않아야 하기 때문에 밀착연접은 항상성을 유지하는 데 중요하다. 간질액은 신체에서 매우 잘 조절되는 내부환경의 일부이기 때문에 간질액의 조성물은 일정하게 유지되어 있어야 한다. 이 연접의 “견고함”은 위치에 따라 변한다. 단단한 상피(*tight epithelia*)의 연접은 극도로 투과성이 낮은 반면, 새기 쉬운 상피(*leaky epithelia*)의 연접은 투과성이 높다.

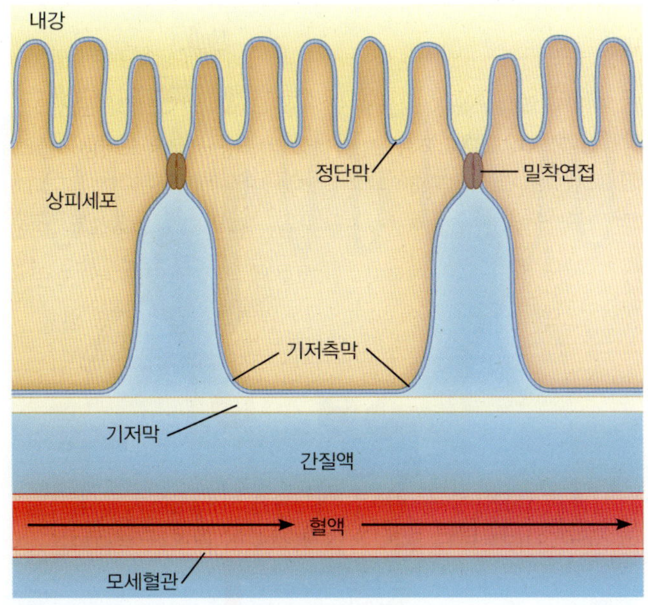

그림 4.23 상피조직의 일반적인 구조의 모식도.

상피세포의 용질수송

상피세포가 상피층을 통과하여 용질분자를 수송하는 기작은 **그림 4.24**에서 보여주고 있는데, 이 그림은 장(intestine)에서 영양물질을 흡수하는 상피세포나 신세관에서 체액조절 역할을 하는 상피세포를 나타낸다. 두 종류 세포의 정단막과 기저측막의 수송체계를 비교하면 이들 세포가 앞에서 언급한 극성을 보인다는 것에 주목하자. 이러한 세포에서는 기저측막만이 Na^+/K^+ 펌프를 가지고 있으며, 이 펌프는 Na^+를 세포 밖으로, K^+는 세포 안으로 수송한다. 또한 기저측막만이 K^+ 통로를 가지고 있는데 K^+ 통로는 K^+가 전기화학적 구배에 따라 새어나가게 한다. 이 펌프와 K^+가 새어나가게 하는 시스템은 세포 내의 K^+농도를 세포 밖보다 높은 상태로 거의 일정하게 유지하며, Na^+/K^+ 펌프는 세포내 Na^+ 농도를 또한 낮게 유지하여 세포 안쪽으로 향하는 Na^+의 농도 구배를 만든다. 두 종류의 세포에서 정단막에는 기저측막이 가지고 있지 않는 수송체계가 있다는 것을 또한 주목하자.

그림 4.24a에 묘사된 세포에서는 Na^+를 흡수하는데, Na^+ 이온은 세포 안으로 Na^+ 통로를 통하여 새어 들어오는데, 이들 Na^+ 통로는 정단막에만 있다. 이 Na^+ 이온이 새어 들어오는 것은 기저측막을 통한 Na^+의 세포 밖으로의 능동적 수송에 의해 상쇄된다. Na^+는 세포의 한쪽에서 들어와 다른 쪽으로 나간다. 즉, 세포를 완전히 통과해서 내강(lumen)에서 간질액으로 수송된다.

Na^+는 정단막을 통하여 수동적으로 들어오지만 세포를 통과하는 Na^+의 수송은 전체적으로 능동적이다. 왜냐하면 정단막을 통하여 세포로의 Na^+의 이동은 안쪽 방향의 전기화학적 구배에 의해 일어나고, 이 구배는 다시 세포로부터 Na^+를 제거하는 Na^+/K^+ 펌프의 능력에 결정되기 때문이다. Na^+/K^+ 펌프가 작동을 멈추면 세포내 Na^+ 농도는 증가할 것이다. 그러면 정단막을 경계로 하는 Na^+ 농

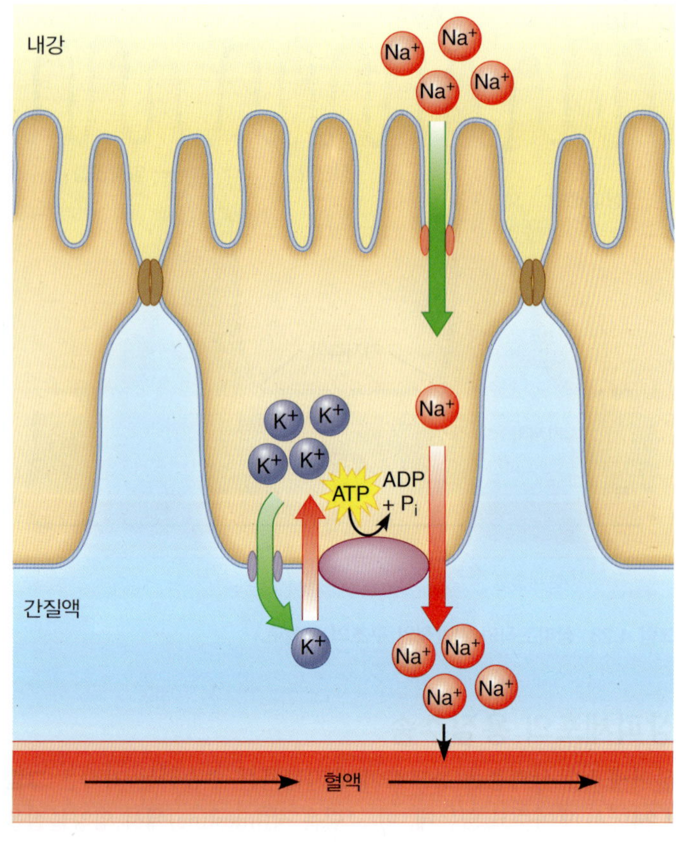

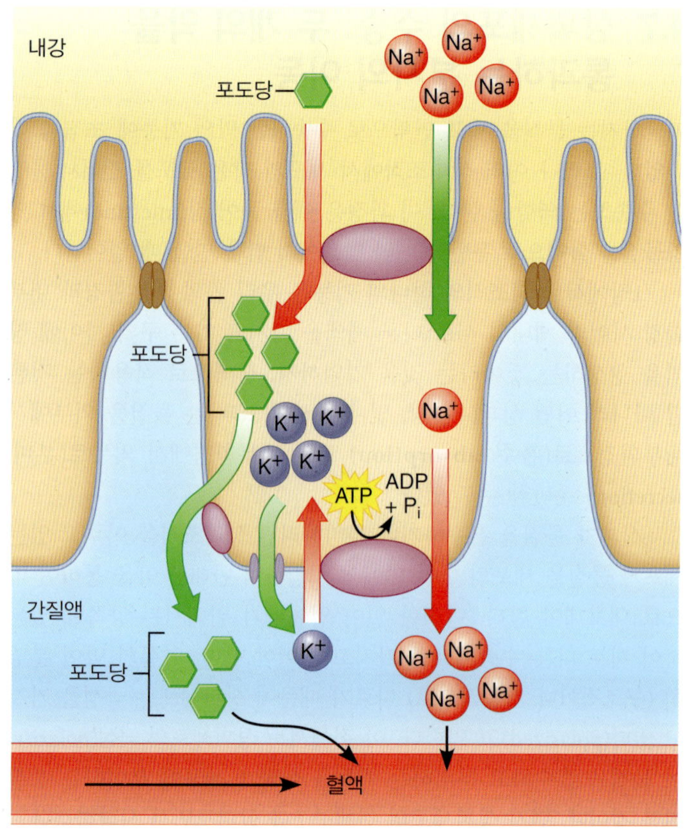

그림 4.24 상피세포의 용질수송 기작. (a) Na^+의 흡수 **(b)** 포도당과 Na^+의 흡수.

Q 포도당이 운반체에 의해 기저측막을 통하여 수송된다면(그림 4.24b), 간질액의 포도당 농도는 세포 안보다 높은가? 낮은가?

도 구배는 궁극적으로 사라져서 Na^+의 이입이 멈출 것이다. 세포를 통과하는 Na^+수송은 능동적이기 때문에, Na^+는 내강에서 간질액으로 전기화학적 구배를 거슬러 흡수될 수 있다.

그림 4.24b의 세포는 Na^+와 포도당을 둘 다 흡수하는데, Na^+는 여기서도 정단막을 통과해서 수동적으로 이동하지만, 이는 Na^+-매개의 공수송 체계를 통하여 세포 안으로 들어오는 것이며, 이 공수송 체계에서 세포 안으로의 Na^+의 이동과 포도당의 이동이 짝을 이룬다. Na^+의 전기화학적 구배는 포도당이 전기화학적 구배를 거슬러 이동하는 2차 능동수송을 추진하는 에너지를 공급한다. 세포 안으로 들어온 포도당은 기저측막에 있는 운반체를 통하여 수동적으로 세포 밖으로 나간다. 포도당이 기저측막을 통과해서 나가는 것은 수동적이라도, 상피세포를 통과하는 포도당 수송은 안으로 향한 Na^+의 전기화학적 구배에 의존하고, Na^+의 전기화학적 구배는 기저측막의 Na^+/K^+ 펌프의 작용에 의존하기 때문에 전체적으로 능동적이다. 따라서 포도당을 내강에서 간질액으로 농도 구배를 거슬러 수송할 수 있다.

상피의 물수송

상피세포가 액을 분비하거나 흡수할 때마다 삼투에 의한 물의 이동이 일어난다. 이러한 일은 예를 들면 땀을 흘릴 때, 췌장에서 췌장액을 분비할 때, 또는 물을 마셔서 체액을 보충할 때 일어난다.

상피세포는 먼저 용질의 능동수송으로 세포층의 양쪽에 삼투압 차이(삼투압 구배)를 만들어 물을 흡수하거나 분비한다. 물은 그 다음 삼투에 의해 상피세포를 수동적으로 이동한다. 물은 용질이동에 반응하여 이동하기 때문에, 물의 이동은 용질이동에 대한 **2차적**(*secondary*) 이동이라고 말한다.

상피세포의 물 수송에서(**그림 4.25**), 상피는 물을 흡수하기 위해 삼투압 구배[또는 단순히 **삼투 구배**(*osmotic gradient*)]를 만든다. 첫째, 상피세포는 용질분자(그림에서 점으로 나타냄)를 기저측막을 통하여 능동적으로 간질액으로 수송한다(그림 4.25a). 그 결과 세포 밖 용질의 농도는 세포 안보다 약간 높아진다. 이는 특히 통로가 좁아 용질의 확산이 방해되는 세포 사이의 공간에서 두드러진다. (그림에서 세포 사이의 높은 밀도의 점으로 표시하였다.) 이 용질의 수송은 상피세포층의 양쪽 액 사이에 삼투압 차이를 만들기 때문에, 물이 그 다음에 삼투에 의해 세포층을 통과해서 이동한다(그림 4.25b). 물의 이동방향이 간질액쪽 또는 삼투압 구배를 역행한다는 데 주목하자. 액체를 분비하는 상피에서도, 용질과 물의 이동이 반대방향(간질액에서부터 멀리)으로 일어난다는 것을 제외하면, 같은 원리가 적용된다.

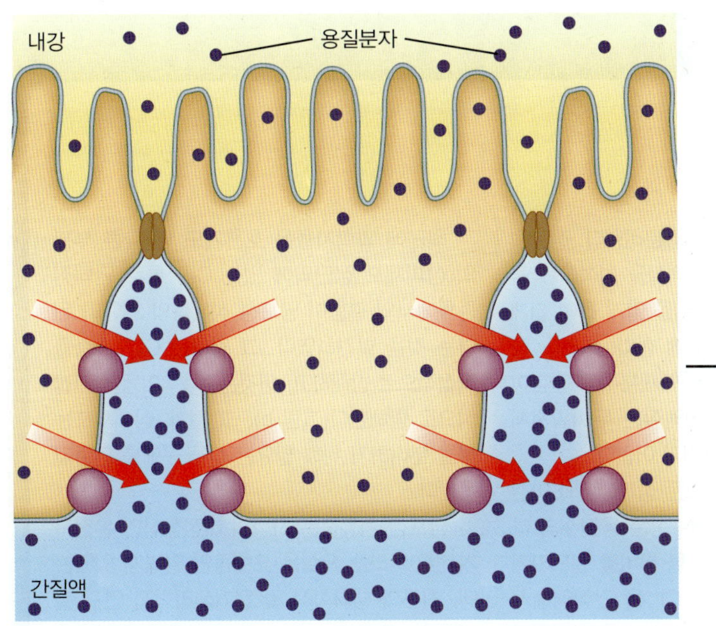

그림 4.25 물과 용질을 흡수하는 상피조직에서 물의 수송. (a) 기저측막에 있는 펌프(원형)가 용질분자를 능동적으로 간질액으로 수송하여 간질액, 특히 세포사이공간(paracellular space)의 용질 농도를 높인다. **(b)** 용질의 능동수송은 상피조직을 경계로 내강에서 간질액으로(큰 화살표) 물이 수동적으로 이동하는 것을 추진하는 삼투압 구배를 만든다.

Q 이 상황에서 용질의 이동은 간질액의 물 농도를 증가 또는 감소시키는 경향이 있는가?

일부 병적인 상태에서는 상피세포의 물수송이 과다하거나 불충분하다. 예를 들면, 낭포성 섬유증(*cystic fibrosis*)에서 호흡기의 상피세포는 적절한 액체를 만드는 데 충분한 용질을 수송하지 못한다. 그 결과 폐는 점액질로 막히게 되어 호흡의 방해가 일어나고 심각한 호흡기 감염을 초래할 수 있다(**Clinical Connections: 낭포성 섬유증**을 보라).

통과세포외배출

거대분자는 **통과세포외배출(transcytosis, 그림 4.26)**이라는 과정을 거쳐 상피세포를 통과하는데, 이 과정은 세포내이입과 세포외배출이 둘 다 관여한다. 통과세포외배출 과정에서 큰 분자들은 세포내이입에 의해 세포 안으로 들어오지만 엔도솜은 리소좀과 융합하지 않는다. 그 대신 소낭은 세포의 반대편으로 이동하여 원형질막과 융합하여 내용물을 세포 밖으로 세포외배출에 의해 내보낸다.

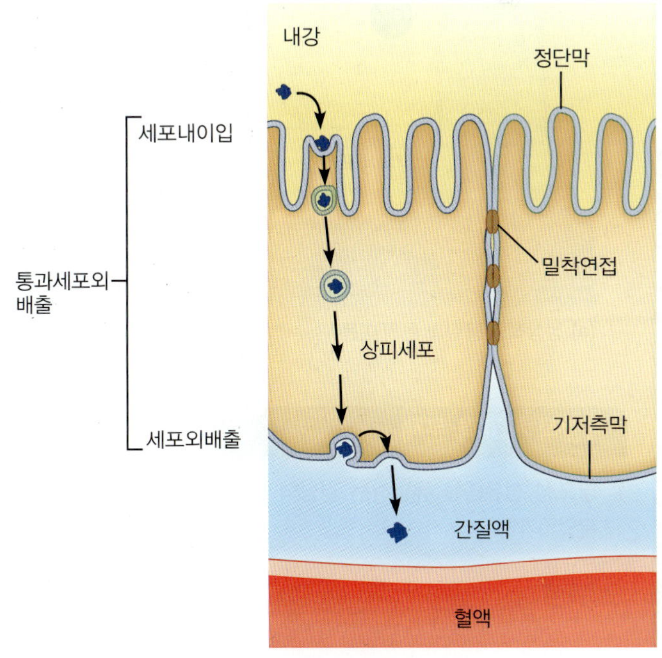

그림 4.26 통과세포외배출(transcytosis). 거대분자가 세포의 한 쪽에서 세포내이입으로 들어와서 다른 쪽으로 세포외배출로 빠져나감으로써 상피세포를 통과하여 수송될 수 있다.

퀵 테스트 4.7

1. 왜 상피세포는 극성이 있다고 말하는가? 어떻게 극성이 일부 상피세포의 기능에 중요한가?
2. 상피세포의 물수송은 용질수송에 대한 2차 수송이라고 말하는 의미는 무엇인가?

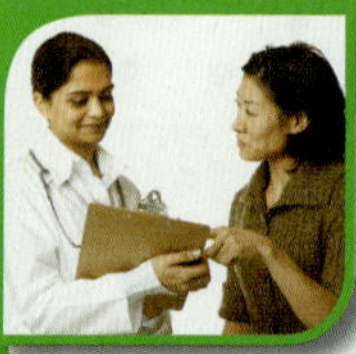

CLINICAL CONNECTIONS

낭포성 섬유증(Cystic Fibrosis)

치명적인 유전질환들 중에 낭포성 섬유증은 백인에게 가장 흔하며, 백인 2500명 당 1명꼴로 이 병에 걸린다. 다른 기관에도 영향을 미치지만 호흡기에 미치는 영향이 가장 악명 높다. 이 질환으로 고생하는 사람의 호흡통로는 강한 기침으로도 제거하기 어려운 두껍고 점성이 있는 점액질로 막히게 된다. 호흡이 어렵고, 환자는 하루에 몇 번씩 폐를 깨끗이 하는 노력을 열심히 하지 않으면 자기가 분비하는 분비물에 의해 질식하여 죽음에 이를 정도의 위험에 직면하게 된다. 점액질로 막힌 공기통로가 세균이 자라기 좋은 환경을 제공하기 때문에 이 환자들은 폐렴으로 빈번히 발전한다. 낭포성 섬유증에 대한 치료법은 아직 없지만, 치료기술의 개선으로 이 병에 걸린 사람의 평균수명이 1990년도에 약 30년에서 오늘날 50년으로 늘어났다.

모든 사람에게 있어 호흡기도를 덮고 있는 상피의 일부 세포가 점액질을 분비한다. 정상적인 상태에서 상피세포는 점액질을 희석하는 물 같은 액체도 분비하여 점액질을 얇게 하여 쉽게 호흡기도에서 제거될 수 있게 한다. 그러나 낭포성 섬유증에서는 물 같은 액체분비에 결함이 있다. 희석이 되지 않은 점액질은 두꺼워져서 호흡기도에서 상당히 제거되기 어렵다.

액체를 수송하는 다른 모든 상피에서와 마찬가지로 호흡기 상피에서 물수송은 용질수송 다음에 이차적으로 일어난다. 물 분비를 일으키기 위하여 호흡기 상피세포는 Cl^-을 간질액에서 내강으로 능동적으로 수송하여 내강의 전위를 음의 값으로 만들고, 이 음 전위가 Na^+를 같은 방향으로 수동적으로 이동시키게 한다(그림 a). Na^+와 Cl^-의 이동은 상피의 내강 쪽의 삼투압을 증가시킨다. 그 결과, 물은 삼투 구배에 따라 간질액에서 내강으로 수동적으로 이동한다.

최근에 과학자들은 호흡기도 및 다른 부분의 상피세포 정단막에 있는 Cl^- 통로 단백질 종류에서의 결함이 낭포성 섬유증의 원인이 된다는 것을 발견하였다. 그 결함은 Cl^- 수송을 직접적으로 방해하고, 이것은 Na^+ 이동을 간접적으로 방해한다(그림 b). 그 결과, 상피세포는 물을 분비하기 위해 필요한 삼투 구배를 만들지 못한다.

낭포성 섬유증은 하나의 비정상적인 유전자가 원인이라는 사실은 오랫동안 알려져 있었는데, 최근의 생화학적 및 전기생리학적 연구 결과는 이 유전자가 Cl^- 통로 단백질의 일부를 만든다는 것을 밝혔다. 따라서 정상적인 유전자를 환자의 상피세포에 주입하는 치료방법을 개발하려는 노력이 진행 중이다. 이것이 성공적으로 이루어지면 환자의 상피세포가 정상적으로 액체를 분비하도록 할 수 있을 것이다.

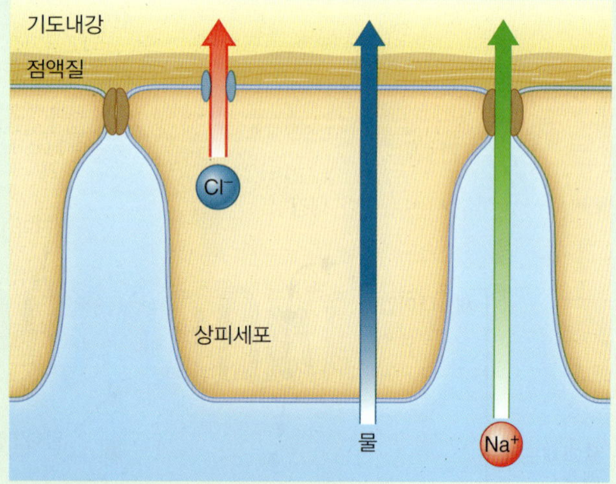

(a) 정상적인 용질과 물의 이동

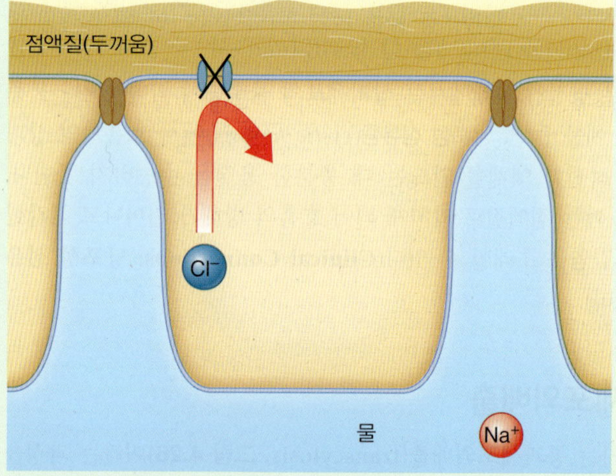

(b) 낭포성 섬유증에서 용질과 물의 이동 결함

비판적 사고력 문제

1. 낭포성 섬유증을 유발하는 결함의 성질은 무엇인가?
2. 물수송과 용질수송이 낭포성 섬유증을 유발하는 데 있어서의 역할을 기술하라.
3. 세포가 정상적으로 통로 단백질을 만들 수 있도록 유전자 치료법의 개발이 성공한다면 낭포성 섬유증을 치료할 수 있을 것이라 생각하는가? 아니면 단순히 완화시킬 것이라 생각하는가?

시스템 통합 막과 상피세포는 특정한 분자만 통과할 수 있는 선택적 투과성 장벽을 형성하고 있음을 방금 공부했다. 막단백질은 대부분의 분자들이 막을 통하여 이동하는 데 있어서 중요하며, 2장에서 설명한 것과 같이 이러한 분자의 이동은 막에 있는 이동 단백질의 농도를 변화시켜 조절할 수 있다. 5장에서 어떻게 화학물질이 세포간 정보를 교환하고 일부 신호전달 기작이 어떻게 막을 통한 이온의 이동과 막단백질의 합성을 변화시키는지 배울 것이다.

호흡계, 소화계 및 비뇨계와 같이 물질교환이 일어나는 기관계는 이 장에서 설명한 수송 기작을 가장 확실하게 이용한다. 그럼에도 불구하고 모든 다른 기관계도 이 수송 기작을 이용한다. 예를 들면, 신경계는 이온 통로를 열고 닫음으로 만들어지는 전기적 신호를 통하여 정보전달을 한다. 내분비계는 호르몬이라 부르는 화학물질을 혈액으로 분비하여 정보전달을 한다. 근육세포는 원형질막과 활면소포체막을 통한 이온 이동에서의 변화에 반응하여 수축하거나 이완한다. 혈액과 조직 사이의 분자의 이동은 가장 작은 모세혈관을 통하여 일어난다. 그래서 원형질막은 막의 수송 단백질과 함께 기관 기능의 주된 결정요인이다.

CHAPTER REVIEW

요약

4.1 수송방향에 영향을 미치는 요인

- 세포막을 통과하는 분자는 지질이중층을 통과하는 단순확산이나 매개체 수송에 의해 이동하는데, 매개체 수송에는 특수한 수송 단백질이 관여한다.
- 능동수송은 에너지가 필요하며 펌프라고 부르는 단백질에 의해 일어난다.
- 수동수송은 에너지가 필요하지 않고, 수동수송에는 단순확산과 일부 매개체 수송 형태가 있다.
- 일반적으로 수송분자는 3가지 형태의 추진력의 영향을 받는다. (1) 농도 구배의 존재로 인해 일어나는 화학적 추진력, (2) 이온 이동에 영향을 미치는 막전위를 반영하는 전기적 추진력, (3) 분자에 미치는 순수 힘(net force)에 해당하는 화학적 및 전기적 추진력의 합인 전기화학적 추진력이다.
- 수동적으로 수송되는 분자는 전기화학적 힘의 방향을 따라, 즉 전기화학적 농도 구배를 따라 이동한다.
- 능동적으로 수송되는 분자는 전기화학적 힘에 역행하거나 전기화학적 구배를 거슬러 이동한다.

4.2 수송 속도

- 막을 통한 물질의 이동 속도는 유량으로 측정한다.

4.3 수동수송

- 확산은 분자의 무작위적 열운동의 결과로 분자가 한곳에서 다른 곳으로 이동하는 것이다.
- 단순확산에 의해 물질이 수동적으로 수송되는 속도는 (1) 추진력의 크기, (2) 막의 면적, (3) 특정 물질에 대한 막의 투과성과 같은 3가지 요인에 의해 결정된다.
- 촉진확산에는 운반체 단백질이 관여하는데, 운반체 단백질은 막의 한쪽에서 분자와 결합하고 모양변화를 일으켜 막의 다른 쪽으로 분자를 이동시킨다.
- 이온통로는 막의 한쪽에서 다른 쪽으로 뻗어 있는 세공이다.
- 촉진확산의 속도는 (1) 각 운반체 수송 속도, (2) 막에 있는 운반체의 수 및 (3) 수송될 물질의 전기화학적 구배에 의해 결정된다.
- 촉진확산과 이온통로에서 막의 투과성은 (1) 각 운반체나 통로의 수송 속도와 (2) 막에 있는 운반체나 통로의 수에 의해 결정된다.

4.4 능동수송

- 능동수송에는 1차 및 2차 능동수송 등 두 가지 기본적인 형태가 있다. 1차 능동수송은 ATP나 다른 화학 에너지원을 이용하며, 2차 능동수송은 한 물질의 전기화학적 구배를 다른 물질의 능동수송을 추진하는 에너지원으로 사용한다.
- 능동적으로 수송되는 물질에서 수송 속도는 (1) 각 능동수송체가 물질을 이동하는 속도와, (2) 막에 있는 능동수송체의 수에 의해 결정된다.

4.5 삼투: 막을 통과하는 물의 수동수송

- 막을 통한 물의 이동은 세포의 부피뿐만 아니라, 액의 분비 및 흡수에도 영향을 미친다.
- 농도 구배를 따라 막을 통과하는 물의 흐름인 삼투(osmosis)는 항상 수동적이며 물의 농도 구배에 의해 일어난다.
- 액체 속의 물의 농도는 용질의 농도가 증가함에 따라 감소하기 때문에, 막을 경계로 삼투몰농도(osmolarity) 차이는 물의 농도 구배가 존재함을 암시한다.
- 용액의 삼투압은 용질의 농도가 증가에 따라 높아지기 때문에 물이 농도 구배를 따라 이동하는 것은 삼투압 구배를 거슬러 이동하는 것과 같다.
- 세포의 부피는 세포를 둘러싸고 있는 용액의 장성(tonicity)에 의해 결정되는데, 용액의 장성은 용질의 농도와 그 용질에 대한 막의 투과성에 달려 있다.

4.6 막으로 싸인 구획 안에서 물질의 이동

- 세포내이입(endocytosis)은 세포외액에 있는 분자들이 원형질막에서 엔도솜을 형성하여 세포로 들어올 때 일어난다. 세포외배출(exocytosis)은 세포 내에 있는 분자들이 분비소낭 안에 둘러싸인 다음에, 원형질막에 융합되어 내용물들을 세포외액으로 방출할 때 일어난다.
- 세포내이입에는 식세포작용, 음세포작용 및 수용체 매개 세포내이입 등 세 가지 형태가 있다.
- 식세포작용과 수용체 매개 세포내이입은 어떤 분자나 물질을 세포 내로 이동시키는 데 특이적이다. 음세포작용은 비특이적이다.

4.7 상피세포의 수송: 두 개의 막을 통과하는 분자의 이동

- 어떤 상피세포는 물질을 우리 몸의 내부환경의 안쪽(흡수)이나 바깥(분비)으로 수송하는 데 특화되어 있다.
- 상피세포는 막의 양쪽이 구조나 기능적으로 달라 극성을 띠고 있다고 말한다.
- 상피는 체액 사이의 구획 간에 또는 내부환경과 외부환경 사이에 장벽을 만든다.
- 비세포성 물질로 된 기저막에 얽혀 있는 기저측막(basolateral membrane)은 내부환경과 접하며 반대쪽 막은 정단막이다.
- 통과세포외배출(transcytosis)에서 고분자들은 세포내이입(endocytosis) 과정을 거쳐 세포로 들어오고, 세포외배출(exocytosis) 과정을 통하여 나감으로써 상피세포를 통과한다.

5 화학신호 전달물질

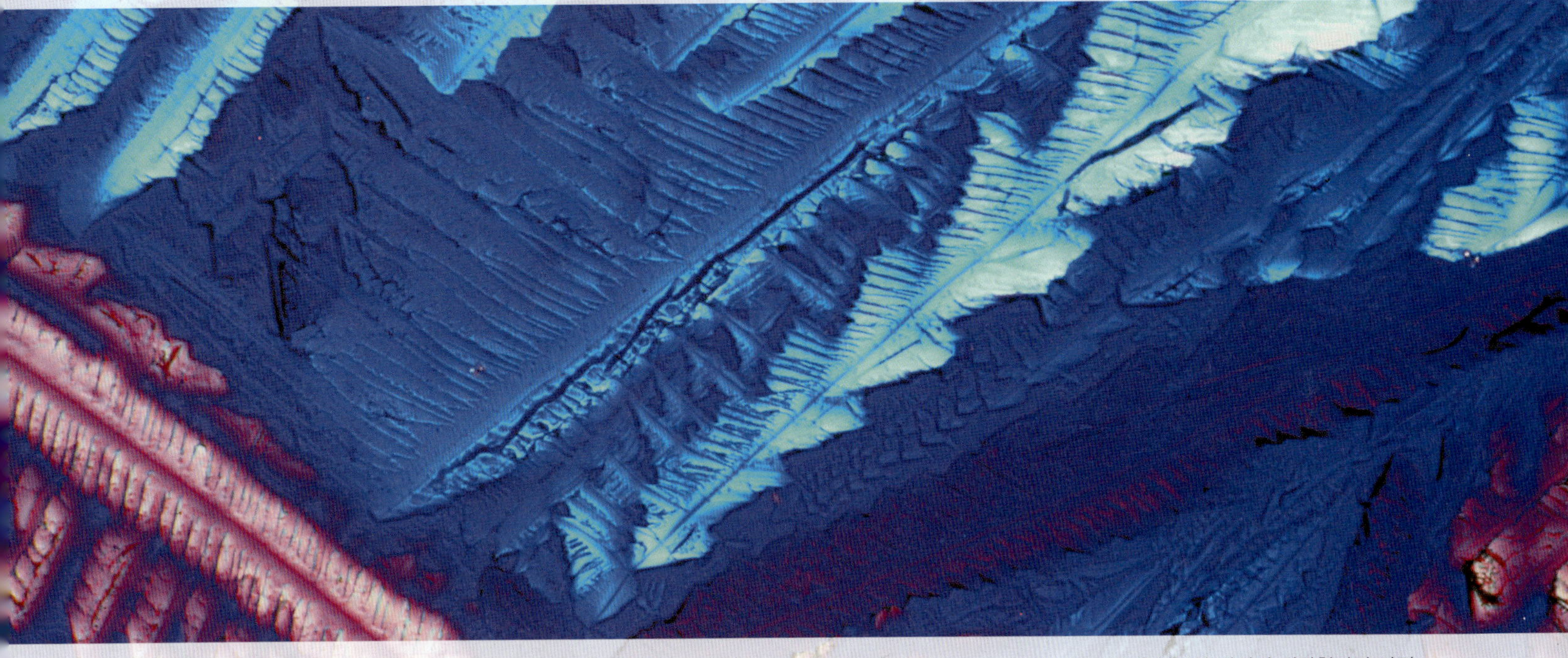

호르몬 옥시토신 결정의 편광현미경 사진

공동체란 같은 도시에서 일하고 있는 것처럼 같은 지역에 살거나 공통의 관심사를 가지고 있는 사람들의 집단을 말한다. 공동체를 구성하고 있는 사람들 사이에 정보교환의 수단 없이 도시가 제대로 돌아가는 것을 상상할 수 있는가? 정상적인 환경에서도 정보교환은 식품의 분배, 제대로 된 폐기물 처리 서비스, 도시의 한 곳에서 다른 곳으로의 이동 등을 위해 필요하다. 지금 토네이도나 지진 같은 재앙이 일어나 모든 정보교환 수단이 단절되면 어떻게 될까를 생각해보자. 대혼란이 일어날 것이다.

우리의 몸은 세포의 공동체로 생각할 수 있다. 도시에 모여 사는 사람들처럼 우리 몸의 세포는 질서를 유지하기 위해서 서로 정보교환을 해야 한다. 정보교환이 붕괴되면 거의 불가피하게 항상성이 파괴된다. 예를 들면 검은 과부거미(black widow spider)에 물리면 독은 일부 신경세포와 골격근의 정보교환을 과다하게 일으킨다. 그 결과 근육, 특히 복부근육에 경련이 일어난다. 호흡기 근육도 영향을 받을 수 있다. 다른 예로, 인슐린 의존성 당뇨는 화학신호전달물질인 인슐린 부족으로 일어난다. 인슐린은 세포의 포도당 흡수를 증가시킨다. 그래서 인슐린 결핍은 세포가 사용할 수 있는 포도당을 감소시키고 혈액의 포도당 농도를 증가시킨다. 우리 몸에서 정보교환이 너무 많이 또는 너무 적게 이루어지면 대혼란이 일어날 수 있다.

개요

학 습 목 표 이 장을 학습한 후 다음을 할 수 있어야 한다.

- 화학신호전달물질의 중요한 3종류(주변분비물질, 신경전달물질 및 호르몬)를 분비하는 세포와 이들 신호전달물질이 표적세포에 도달하는 방법에 대하여 비교할 수 있어야 한다.
- 각 신호전달물질의 기본적인 구조와 기능을 합성 기작, 분비, 수송 및 신호전달의 관점에서 설명할 수 있어야 한다.
- 지질친화성 및 지질혐기성 신호전달물질에 대한 신호전달 기작을 대조 및 비교할 수 있어야 한다.
- 다음 수용체의 기능별 종류를 설명할 수 있어야 한다. 통로결합 수용체(channel-linked receptor), 효소결합 수용체(enzyme-linked receptor) 및 G 단백질결합 수용체(G protein-linked receptor).
- 신경계와 내분비계를 통해 일어나는 정보교환을 대조 및 비교할 수 있어야 한다.

시작하기 전

다음 주제를 숙지하고 있어야 한다.

- 상피세포
- 생체분자
- 원형질막 구조
- 원형질막 단백질

이 책의 초반부(2장)에서 세포구조와 기본적인 기능에 대해 알아보았다. 우리 몸은 약 100조 개(10^{14})의 세포로 이루어져 있지만, 각 세포는 격리되어 살아갈 수 없다. 그 대신 우리 몸의 세포들은 평생 함께 살아갈 수 있는 내부환경을 유지하기 위해서 서로에게 의존한다. 이러한 목적을 달성하기 위하여 세포는 서로 정보교환을 해야 한다. 이 장에서는 세포간의 정보교환 기작을 설명할 것이다. 이러한 정보교환은 단백질을 포함한 다양한 생체분자를 필요로 한다. 정보교환은 4장에서 설명한 과정에 의해 신호전달물질의 분비가 필요하다. 이러한 신호전달물질들은 자주 효소활성의 변화를 통하여 다른 세포에 반응을 일으킨다(3장에서 설명했음). 어떻게 세포가 인접한 세포뿐만 아니라 몸의 반대쪽에 있는 세포와도 정보교환을 하는가를 밝히기 위해 앞 장에서 배운 것들을 적용할 것이다.

5.1 세포간 정보교환 기작

거의 모든 신체기능은 세포간의 정보교환을 필요로 한다. 사과를 보는 것은 눈에 있는 세포와 뇌에 있는 세포간의 정보교환을 필요로 한다. 침입한 병균과 싸우는 것은 혈액 내에 있는 여러 종류의 세포간 정보교환을 필요로 한다. 손을 움직이는 것은 뇌와 척수에 있는 신경세포들과 손의 근육세포들 사이에 정보교환을 필요로 한다. 정상혈당 수준을 유지하기 위해서는 몸 전체에서 세포들과 정보교환하는 화합물을 췌장에서 혈액으로의 방출을 필요로 한다. 수백 가지의 세포간 신호전달의 예를 들 수 있다. 그러나 놀랍게도 체내에 있는 모든 세포들은 서로 정보교환을 위하여 몇 가지 기작만을 이용한다. 상대적으로 몇 경우에만 세포들이 세극결합에 의해 물리적으로 연결되어 있다. 대부분의 경우 세포는 화학신호전달물질을 통하여 정보교환을 한다.

세극결합을 통한 직접적 정보교환

2장에서 세극결합(gap junction)은 인접세포를 연결하고 코넥신(*connexin*)이라는 원형질막 단백질이 코넥손(*connexon*)이라는 구조를 이루어 만들어진다는 것을 기억하자(**그림 5.1a**). 이 코넥손은 통로를 만들어 이온이나 작은 분자가 세포간에 직접 이동할 수 있게 한다. 세극결합을 통한 이온의 이동은 세포를 전기적으로 연결함으로써

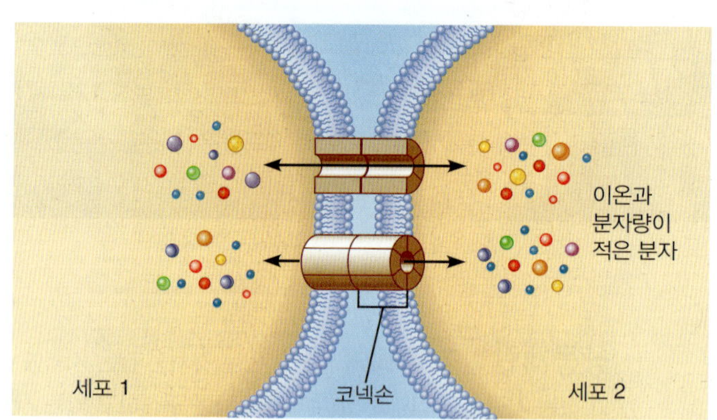

(a) 세극결합을 통한 직접적 정보교환

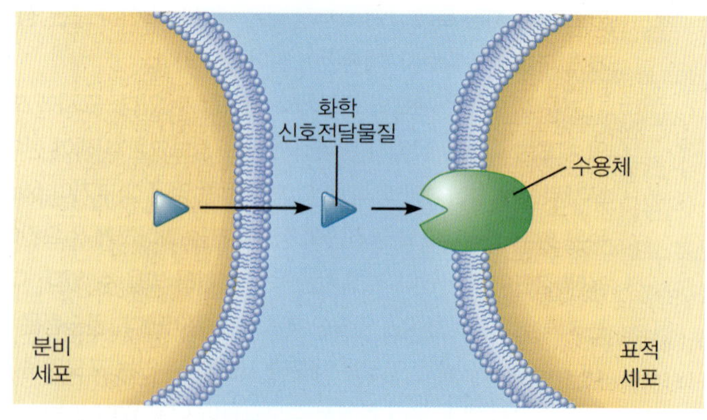

(b) 화학신호전달물질을 통한 정보교환

그림 5.1 세포간 정보교환의 종류. (a) 세극결합을 통한 직접 정보교환. 세극결합은 두 인접세포의 세포기질을 연결하는 코넥손이라는 막단백질 구조물로 이루어져 있으며, 이온과 작은 분자를 통과시킨다. **(b)** 화학신호전달물질을 통한 정보교환. 분비세포가 신호전달물질을 간질액에 방출한 다음, 신호전달물질은 표적세포의 수용체에 결합하여 반응을 일으킨다.

한 세포의 전기신호가 인접한 세포에 직접 전해진다. 예를 들면, 심장근육이나 소장과 혈관 같은 내장기관의 평활근에 있는 세극결합은 근육세포가 한 단위로 수축하게 한다. 이것은 세포가 동시에 수축하는 것을 말한다. 세극결합은 일부 선세포(glands)와 뇌나 망막의 신경세포에서도 발견되며, 그곳에서 동시에 정보전달 기능을 한다.

화학신호전달물질을 통한 간접적 정보교환

세포는 가장 흔하게 화학신호전달물질을 통하여 정보교환을 하는데(그림 5.1b), 이 물질은 모두 특정 단백질에 가역적으로 결합하는 **리간드**(*ligands*)이다[**Toolbox: 리간드-단백질 상호작용**(3장)을 보라]. 우리 몸은 여러 기능을 가진 수백 가지 화학신호전달물질을 가지고 있다.

화학신호전달물질을 통한 정보교환은 한 세포가 화학물질을 일반적으로 분비 과정에 의해 간질액(interstitial fluid)에 방출할 때 **표적세포**(*target cell*)라고 하는 다른 세포가 그 화학신호전달물질에 반응하여 일어난다. 표적세포는 **수용체(receptor)**라고 부르는, 신호전달물질을 특이하게 인식하고 결합하는 단백질을 가지고 있기 때문에 화학신호전달물질에 반응한다.

신호전달물질과 수용체의 결합은 **신호전달(signal transduction)**이라고 불리는 다양한 기작을 통하여 표적세포에 반응을 일으킨다. 일반적으로 말하면, 표적세포의 반응강도는 결합한 수용체의 수가 증가함에 따라 증가한다. 결합한 수용체의 수는, 3장에서 보았던 효소의 농도 또는 기질 농도의 증가가 화학반응속도를 증가시키는 경우와 유사하게, 간질액에 있는 신호전달물질의 농도와 표적세포의 수용체 농도에 따라 달라진다.

5.2 화학신호전달물질

화학신호전달물질은 그 기능이나 화학적 구조를 기반으로 분류할 수 있다. 먼저 화학신호전달물질의 기능적 종류를 살펴보기로 한다.

화학신호전달물질의 기능적 분류

대부분의 화학신호전달물질은 (1) 주변분비물질, (2) 신경전달물질, (3) 호르몬(**그림 5.2**) 같은 3가지 주요 범위로 분류할 수 있다. 간질액으로 방출되었을 때 이들 각 신호전달물질은 표적세포의 수용체와 결합하여 특정 신호를 전달한다.

주변분비물질(paracrine)은 주변세포와 의사소통을 하는 화학물질이다. 일단 주변분비물질이 간질액으로 분비되면 단순확산에 의해 표적세포에 도달할 수 있도록 표적세포는 충분히 가까이 있어야 한다(그림 5.2a). 주변분비물질로는 일반적으로 **성장인자**, **응집인자** 및 **사이토카인**이 있다. **성장인자(growth factor)**는 세포의 증식과 분화를 자극하는 단백질이다. 예를 들어, 신경성장인자(nerve growth factor)는 신경계의 배아발생과 신경세포의 유지 또는 재생을 위해 필수적이다. 혈관내피성장인자(vascular endothelial growth factor)는 혈관의 증식을 자극한다. **응고인자(clotting factor)**는 혈전(blood clot) 형성을 자극하는 단백질이다(15장에서 상세하게 다룰 것임). **사이토카인(cytokine)**은 주로 면역세포에서 분비되는 펩티드로, 감염에 대한 우리 몸의 방어체계를 조절하는 기능을 한다. 대부분의 사이토카인은 주변분비물질로 작용하지만, 일부는 아래에서 설명하는 것같이 혈액을 통하여 멀리 떨어져 있는 표적세포로 이동하여 호르몬에 더 가까운 기능을 한다. 면역계의 사이토카인에 대해서는 23장에서 상세하게 다룰 것이다.

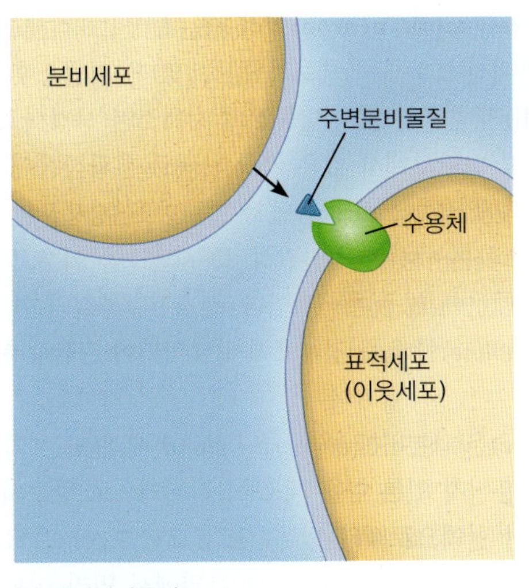

(a) 주변분비물질

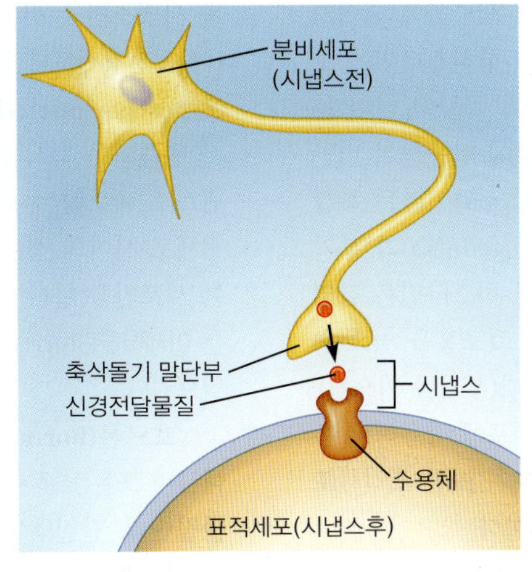

(b) 신경전달물질

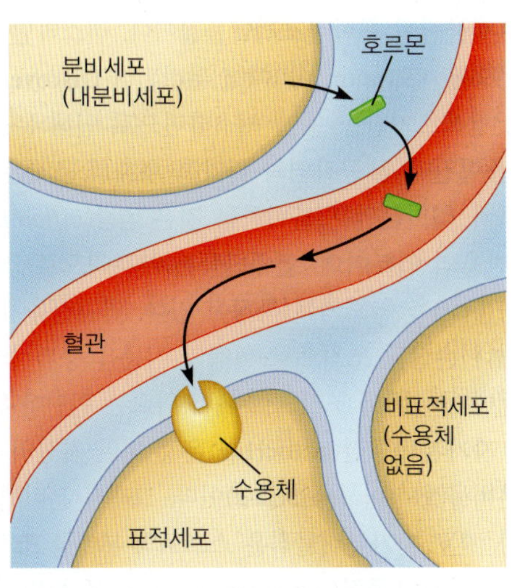

(c) 호르몬

그림 5.2 화학신호전달물질의 기능적 종류. (a) 주변분비물질은 한 세포에서 분비되어 가까이 있는 표적세포로 확산된다. **(b)** 신경전달물질은 신경세포의 시냅스라는 특별한 기능을 가지고 있는 구조에서 분비된다. 시냅스전 신경세포의 축삭돌기 말단부에서 신경전달물질을 분비하고, 분비된 신경전달물질은 매우 짧은 거리를 확산하여 시냅스후 세포라고 부르는 특수한 표적세포에 있는 수용체에 결합한다. **(c)** 호르몬은 내분비세포에서 간질액으로 분비된다. 그 다음 혈액으로 확산되어 몸에 있는 표적세포로 수송된다. 표적세포는 특수한 호르몬의 수용체를 가지고 있는 것으로 식별한다. 호르몬에 대한 수용체를 가지고 있지 않은 세포는 호르몬에 반응할 수 없다.

DISCOVERY

항히스타민류(Antihistamines)

히스타민은 주변분비물질(paracrine)과 신경전달물질의 기능을 하는 생체에서 만들어지는 아민(biogenic amine)이다. 일단 분비되면 히스타민은 세 가지 유형의 히스타민 수용체(H_1, H_2, H_3) 중의 하나에 결합하여 표적세포에 작용한다. 히스타민이 표적세포 H_1 수용체와 결합하면 기도수축, 기도의 분비물 증가, 혈관확대 같은 여러 가지 알레르기반응 증세가 일어날 수 있다. 격심한 알레르기반응 동안에 혈액이 정상적으로 순환할 수 없을 정도로 혈압이 떨어져 과민성 쇼크(anaphylactic shock)에 이를 수도 있다. 과민성 쇼크는 기도가 부어 호흡곤란을 일으키는 호흡장애도 수반한다.

과민반응과 일부 궤양치료에 흔히 **항히스타민제**(*antihistamines*)를 투약하는데, 항히스타민제는 표적세포의 H_1 또는 H_2 수용체를 막음으로써 작용한다. 전형적인 H_1 수용체 길항제로는 염산 디펜하이드라민(diphenhydramine hydrochloride, Benadryl)과 디멘하이드리네이트(dimenhydrinate, Dramamine)가 있다. 그러나 수용체 길항제를 질환치료에 쓰면 그 질환과 관계없는 부위를 포함한 몸 전체에서 수용체를 차단하여 부작용을 일으킨다. H_1 수용체 길항제의 경우 가장 흔한 부작용으로 각성상태를 유지하는 것과 관련된 뇌의 H_1 수용체를 차단하여 일어나는 졸음이다. 최근에 뇌에 들어갈 수 없어 졸음과 같은 부작용을 감소시키는 H_1 수용체의 길항제가 개발되었는데, 예를 들면 로라티딘(loratidine, Claritin)과 펙소페나딘(fexofenadine, Allegra) 등이 있다.

히스타민이 H_2 수용체와 결합하면 **속쓰림**(*heartburn*)을 일으키는 원인이 되기도 하는데, 위산의 분비가 식도를 자극하여 생기는 타는 듯한 감각이다. 산의 분비는 위궤양(gastric ulcer)이나 장궤양(intestinal ulcer)의 천공도 일으킨다. 그 결과에 따라 속쓰림과 궤양은 시메티딘(cimetidine, Tagamet)과 란티딘(ranti-dine, Zantac) 같은 H_2 수용체의 길항제를 복용하여 치료한다. H_2 수용체 길항제의 사용과 관련된 부작용으로는 두통과 졸음 같은 것들이 있다.

어떤 수용체의 종류에 대해 약제가 더 특이할수록 치료작용이 더 특이하고 부작용이 줄어든다. 제약회사는 어떤 신호전달물질에 대하여 특이하게 결합하는 새로운 약을 끊임없이 연구하고 있다. 그리고 어떤 구조에만 결합하도록 화학적으로 약을 변형시킬 수 있어 원하지 않는 부작용을 제거한다. 이러한 연구 결과가 결합하면 질병을 더 잘 치료할 수 있을 것이다.

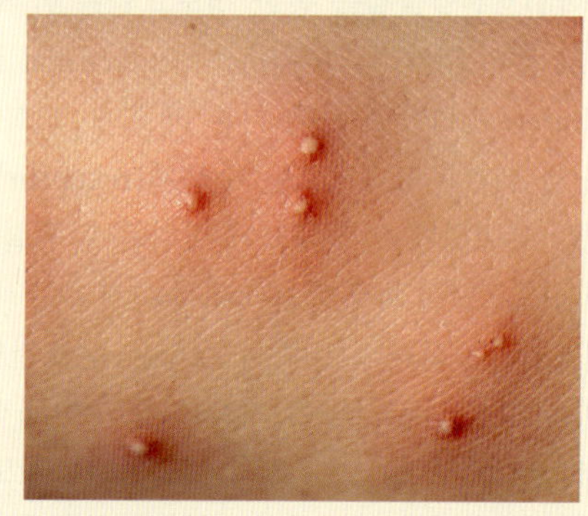

히스타민은 벌레 물린 곳에 염증을 유발한다.

히스타민(*histamine*)은 알레르기반응과 염증반응에서 중요한 주변분비물질성 화학신호전달물질이다. 히스타민은 우리 몸에 흩어져 있는 비만세포(*mast cell*)에서 분비된다(**Discovery: 항히스타민**을 보라). 알레르기반응 동안 히스타민으로 인해 눈물과 콧물이 나며 눈이 충혈된다. 세균감염과 다양한 형태의 조직손상에 반응하여 비만세포가 히스타민을 분비하는 것은 **염증**(*inflammation*)이라는 복잡한 반응의 일부이며, 염증반응은 부분적으로 조홍(redness)과 부기(swelling)를 일으키는 특징이 있다. 염증반응에서 히스타민은 감염되거나 손상된 조직으로 혈액의 이동을 증가시키고(조홍을 일으킴) 혈액이 혈관에서 조직으로 새어 나오는 원인이 된다(부기를 일으킴).

자가분비물질(**autocrine**)은 분비한 자신의 세포에 작용하는 주변분비물질의 아류(subclass)이다. 그래서 분비세포가 또한 표적세포이다. 흔히 자가분비물질은 스스로의 분비를 조절한다.

신경전달물질(**neurotransmitter**)은 뉴런(neuron)이라는 신경세포에서 간질액으로 분비하는 물질이다. 신경전달물질은 축삭말단(*axon terminal*)이라는 신경세포의 특수한 부위에서 방출되는데(그림 5.2b), 축삭돌기 말단부는 표적세포와 매우 가까이 있다. 축삭돌기 말단부와 표적세포 사이의 연결 부위를 시냅스(*synapse*)라고 하기 때문에 신경전달물질에 의한 정보교환을 흔히 시냅스 신호전달(*synaptic signaling*)이라 부른다. 신경전달물질을 분비하는 세포를 **시냅스전 뉴런**(**presynaptic neuron**)이라 하는 반면, 표적세포는 (다른 신경세포나 분비선 또는 근육세포가 될 수 있다) **시냅스후 세포**(**postsynaptic cell**)라 한다. 신경전달물질이 시냅스전 신경세포에서 방출되면 축삭돌기 말단부에서 짧은 거리를 빠르게 확산하여 시냅스후 세포의 수용체에 결합하고, 반응을 유발한다. 신경세포와 표적세포 사이의 정보교환은 해부학적 연관성, 즉 시냅스를 이루고 있는 세포만을 향하기 때문에 매우 특이적이다. 신경전달물질의 한 예는 아세틸콜린(*acetylcholine*)인데, 신경세포에서 분비되어 근육수축을 일으킨다.

호르몬(**hormone**)은 내분비선(*endocrine gland*)에서(또는 가끔 내분비 또는 조직에 흩어져 있는 다른 세포들) 간질액으로 방출되는 물질인데, 간질액에서 혈액으로 확산될 수 있다(그림 5.2c). 호르몬은 혈액을 통하여 표적세포로 이동하여 분비부위에서 멀리 이동할 수 있다. 혈액은 실질적으로 우리 몸의 거의 모든 세포에 호르몬을 공급하지만 그 호르몬에 대한 특이한 수용체를 가지고 있는 세포만 반응할 수 있고, 그래서 그 세포는 표적세포로 작용한다. 호르몬의 한 예는 인슐린(*insulin*)으로, 인슐린은 췌장에서 분비되어 우리 몸에 흩어져 있는 표적세포에 작용하여 에너지 대사를 조절한다.

표 5.1 화학신호전달물질의 기능적 분류

종류	분비세포 종류	표적세포와 거리	표적세포에 수송 방법	신호전달물질의 화학적 분류
주변분비물질	(다수)	단거리	확산	아민, 펩티드/단백질, 에이코사노이드
신경전달물질	신경세포	단거리*	확산	아미노산, 아민, 펩티드/단백질
호르몬	내분비세포**	장거리	혈액	아민, 스테로이드, 펩티드/단백질

*신경전달물질은 시냅스후 세포로 짧은 거리만 확산이 일어나지만 어떤 신경세포는 신경전달물질을 방출하는 신경세포가 가끔은 길기 때문에(1 m에 이름) 장거리 정보교환에도 관여한다.

**일부 호르몬은 뉴런에서 분비된다.

신경호르몬(neurohormone)이라 부르는 특수한 종류의 호르몬은 신경분비세포(*neurosecretory cell*)라는 특별한 종류의 신경세포에서 신경전달물질 방출과 같은 기작에 의해 분비된다(8장에서 설명됨). 내분비선에서 분비되는 "전형적인" 호르몬과 마찬가지로 신경호르몬은 간질액으로 분비되며, 이어 혈액으로 확산되고, 혈액은 이를 온몸에 흩어져 있는 표적세포로 공급한다. 신경호르몬의 한 예는 바소프레신(*vasopressin*) 또는 항이뇨호르몬(*antidiuretic hormone, ADH*)인데, 시상하부(hypothalamus)라는 뇌의 한 부위에서 기원한 신경분비세포에 의해 합성된다. 뇌하수체 후엽(posterior pituitary gland)에 있는 이 신경분비세포의 축삭말단에서 방출된 바소프레신은 혈액을 통하여 표적세포로 이동한다. 주 표적세포는 신장에 있는데, 여기서 바소프레신은 배설되는 소변의 양에 영향을 미친다.

기능적 분류에 따른 화학신호전달물질의 특징을 **표 5.1**에 요약하였다. 한 가지 화학신호전달물질이 하나 이상의 기능적 범주에 속할 수 있다는 것을 이해하는 것이 중요하다. 예를 들면, 세로토닌(serotonin)은 뇌 일부의 신경세포에서 분비될 때는 신경전달물질이지만 혈액 세포인 혈소판에서 분비될 때는 주변분비물질이다.

다른 종류의 화학신호전달물질들이 어떻게 함께 작용하는가를 알기 위해 **Understanding Exercise: 운동에서의 화학신호전달물질**을 보라.

신호전달물질의 화학적 분류

신호전달물질의 화학적 구조는 물질의 합성, 방출, 수송 및 신호전달 기작을 결정한다. 가장 중요한 화학적 특성은 신호전달물질이 혈장(주로 물)에 녹을 수 있는가, 또는 세포 원형질막의 지질이중층을 통과할 수 있는가이다. **지질친화성(lipophilic;** 또는 소수성) 분자는 지방에 녹을 수 있고, 따라서 쉽게 원형질막을 통과하지만 혈장에는 녹지 않는다. 친수성[또는 **지질혐기성(lipophobic)**] 분자는 물에 녹으며, 따라서 혈장에 용해되지만 원형질막을 통과하지 못한다.

다음 절에서는 5가지 주요 화학신호전달물질인 (1) 아미노산, (2) 아민(amine), (3) 펩티드/단백질, (4) 스테로이드, (5) 에이코사노이드에 대해 설명할 것이다(**표 5.2**). 아세틸콜린과 일산화질소(NO) 같은 다른 화학신호전달물질은 이 5가지 분류에 맞지 않으므로 다른 장에서 다룰 것이다.

아미노산 신호전달물질

글루탐산(*glutamate*), 아스파르트산(*aspartate*), 글리신(*glycine*), 및 감마-아미노부티르산(*gamma-aminobutyric acid, GABA*) 같은 네 가지 아미노산이 뇌와 척수에서 신경전달물질로 작용하기 때문에 화학신호전달물질로 분류되어 있다. 글루탐산, 아스파르트산, 글리신은 단백질 합성에 사용되는 20가지 아미노산에 속하지만(알파-아미노산), GABA는 다른 종류의 아미노산에 속한다(감마-아미노산). 아미노산은 지질혐기성이다. 그래서 물에는 녹지만 원형질막을 통과하지 못한다. 아미노산 신호전달물질은 신경전달물질로만 작용하기 때문에 8장에서 상세하게 설명할 것이다.

아민 신호전달물질

아미노산으로부터 유래된 화학신호전달물질인 **아민(amine)**은 모두 아민기(—NH_2)를 가지고 있기 때문에 그렇게 부른다. 아민류는 **카테콜아민(catecholamine)**이라 부르는 일련의 화합물에 속하는데,

표 5.2 신호전달물질의 화학적 분류

종류	화학적 성질	표적세포에서 수용체 위치	기능적 분류
아미노산	친수성	세포막	신경전달물질
아민*	친수성	세포막	주변분비물질, 신경전달물질, 호르몬
펩티드/단백질	친수성	세포막	주변분비물질, 신경전달물질, 호르몬
스테로이드	소수성	세포기질†	호르몬
에이코사노이드	소수성	세포기질	주변분비물질

*하나의 예외로 갑상선호르몬이 있는데, 이 호르몬은 아민이지만 소수성으로 수용체가 표적세포의 핵에 있다.

†몇 가지 스테로이드 호르몬은 세포막에 수용체가 있다.

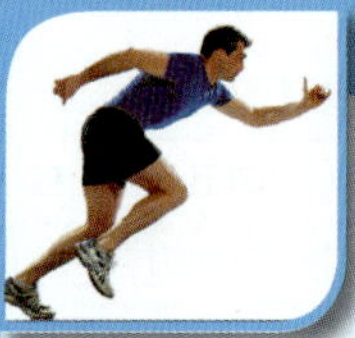

UNDERSTANDING EXERCISE

운동에서의 화학신호전달물질 (Chemical Messengers of Exercise)

운동을 할 때 골격이나 결합조직에 붙어서 신체의 자발적 운동을 일으키는 **골격근**(*skeletal muscle*)이 수축한다. 골격근의 수축에는 세 가지 종류의 기능적 화학신호전달물질 모두의 작용이 필요하다. 자발적 운동은 뇌와 척수로부터 다양한 근육이 수축할 것인가와 얼마나 강하게 수축할 것인가에 대한 신경세포의 신호가 필요하다. 이러한 신호는 아세틸콜린이라 부르는 신경전달물질로부터 온다. 놀랍게도 우리 몸의 모든 근육의 수축활동은 아세틸콜린이 신경계에서 분비되어 근육수축을 일으키거나, 분비가 억제되어 근육을 이완시키거나 하는, 이 하나의 화학물질에 의해 조절된다. 주어진 근육세포와 정보전달을 하는 아세틸콜린이 많을수록 더 강하게 근육세포가 수축한다.

그러나 에너지 없이는 근육수축이 일어날 수 없다. 그래서 수축하는 근육은 혈액공급이 늘어나서 많은 양의 산소와 영양분을 공급받을 필요가 있다. 혈액공급을 늘리기 위해 심장은 빠르고 강하게 박동해야 한다; 또한 근육에 공급하는 혈관은 확장되어야 한다(직경이 더 커짐). 심장은 노르에피네프린과 에피네프린 형태의 신경신호와 내분비신호를 각각 받으면 강하고 빠르게 박동한다. 혈관은 주로 내분비물질과 주변분비물질에 반응하여 확장된다. 호르몬인 에피네프린과 주변분비물질인 일산화질소(nitric oxide)의 증가는 혈관확장을 일으킨다. 이렇게 해서 에피네프린은 운동하는 동안 심장과 혈관에 모두 영향을 미친다. 호르몬은 일반적으로 한 종류 이상의 표적세포를 가진다.

혈관확장은 근육에 더 많은 혈액을 공급하지만 반드시 필요한 영양분 흡수가 일어나게 하기 위해서는 다른 화학적 신호전달이 필수적이다. 예를 들면, 운동하고 있는 근육은 세포 내로 포도당 흡수가 증가한다. 이 포도당 흡수의 증가 이면에는 근육세포 막에 확실하게 자리 잡은 것이 아닌 포도당 운반체 발현의 증가가 필요하다. 대부분 세포의 포도당 운반체와는 달리 운동하는 근육에 발현되는 포도당 운반체는 인슐린 비의존형이다. 지금의 이론은 이 포도당 운반체 발현에 칼슘, 일산화질소, 또는 브레디키닌(bradykinin)과 같은 주변분비물질이 관여할 가능성을 시사해 주고 있다.

카테콜아민류는 카테콜기(*catechol group*, 6탄소 고리)를 가지고 있으며 아미노산인 티로신(tyrosine)으로부터 유도된다. 카테콜아민에는 도파민(*dopamine*), 노르에피네프린(*norepinephrine*) 및 에피네프린(*epinephrine*) 등이 있다. 도파민과 노르에피네프린은 주로 신경전달물질로 작용하는 반면, 에피네프린은 주로 호르몬으로 작용한다. 다른 아민으로는 트립토판(tryptophan)으로부터 만들어지는 신경전달물질인 세로토닌(serotonin)과 티로신에서 만들어지는 갑상선(샘)호르몬(*thyroid hormones*), 히스티딘(*histidine*)에서 만들어지는 주변분비물질인 히스타민(histamine)이 있다. 갑상선호르몬을 제외하고 대부분 아민은 친수성이다.

펩티드/단백질 신호전달물질

대부분의 화학신호전달물질은 폴리펩티드, 즉 펩티드결합에 의해 아미노산이 연결된 사슬이다. 이러한 신호전달물질은 크기에 따라 펩티드와 단백질로 분류하는데, 두 개의 아미노산부터 백 개 이상의 아미노산까지 크기가 매우 다양하다. 펩티드(*peptide*)라는 용어는 일반적으로 50개 이하의 아미노산을 함유한 작은 사슬을 언급하는 반면, 단백질은 더 긴 아미노산 사슬이다. 폴리펩티드는 친수성이다.

스테로이드 신호전달물질

스테로이드는 콜레스테롤(cholesterol)로부터 만들어지는 복합물의 종류이다. 체내의 모든 스테로이드 신호전달물질은 호르몬으로 작용한다. 2장에서 콜레스테롤은 독특한 4개의 고리 구조를 가지고 있는 지질이라는 것을 공부했다. 스테로이드 역시 소수성인 콜레스테롤로부터 만들어지기 때문에 소수성이다.

에이코사노이드 신호전달물질

우리 몸의 거의 모든 세포에서 만들어지는 다양한 주변분비물질들이 에이코사노이드에 속한다. 대부분의 에이코사노이드는 아라키돈산(arachidonic acid) 유도체이며, 아라키돈산은 다양한 원형질막 인지질에서 발견되는 20탄소로 구성된 지방산이다. 에이코사노이드는 지질이기 때문에 쉽게 원형질막을 통과하고 소수성이다. 프로스타글란딘(prostaglandin), 류코트리엔(leukotriene), 트롬복산(thromboxane) 같은 화합물과 관련된 물질들이 에이코사노이드에 속한다.

퀵테스트 5.1

1. 3가지 기능적 신호전달물질의 종류의 이름을 말하라. 어떤 신호전달물질이 혈액을 통하여 표적세포로 수송되는가?
2. 신호전달물질의 5가지 화학적 종류의 이름을 말하라. 어떤 것이 친수성이고 어떤 것이 소수성인가?
3. 콜레스테롤로부터 유도되는 화학적 신호전달물질의 종류는 무엇인가? 이 물질은 어떤 기능적 신호전달물질의 종류에 속하는가?

화학신호전달물질의 합성과 분비

일반적으로 같은 종류의 화학신호전달물질의 경우 합성 경로와 분비 기작이 유사하다. 이 절에서는 각 종류의 신호전달물질의 합성과 분비를 검토할 것이다.

아미노산류

아미노산은 음식물로부터 얻을 수 있더라도 신경전달물질로 작용하는 4가지 아미노산은 이들을 분비하는 신경세포에서 합성되어야 한다.

글루탐산(glutamate)과 아스파르트산(aspartate)은 3단계 일련의 반응을 통하여 포도당으로부터 합성된다. 첫째, 포도당은 해당작용에 의해 피루브산으로 분해된다. 이어서 피루브산은 아세틸 CoA로 전환되고, 아세틸CoA는 크렙스 회로로 들어간다. 마지막으로 크렙스 회로의 중간산물에 아미노기가 더해져서 글루탐산과 아스파르트산을 만든다(3장을 볼 것). 글리신은 해당작용의 중간물질인 3-포스포글리세레이트(3-phosphoglycerate)로부터 일련의 4가지 반응에 의해 합성된다. GABA는 **글루탐산 탈카르복실화 효소**(*glutamic acid decarboxylase*)에 의해 촉매되는 단일반응에 의해 글루탐산으로부터 만들어진다.

세포기질(cytosol)에서 합성된 다음, 아미노산 신경전달물질은 소낭으로 수송되어 세포외배출(exocytosis)에 의해 분비될 때까지 저장된다.

아민류

모든 아민은 아미노산으로부터 만들어지며, 갑상선호르몬을 제외한 모든 아민은 분비세포에서 일련의 효소촉매반응에 의해 합성된다. (갑상선호르몬의 합성과 분비는 21장에 설명되어 있다.) 주어진 세포에서 어떤 아민이 합성되는지는 그 세포에 존재하는 효소에 달려 있다.

카테콜아민류 그림 5.3은 아미노산인 티로신으로부터 유도되는 카테콜아민류의 합성 경로를 보여준다. 이 경로에서 도파민은 노르에피네프린의 전구체로 작용하며, 노르에피네프린은 에피네프린의 전구체로 차례로 작용한다. 도파민은 다른 두 가지 카테콜아민의 전구체이기 때문에 모든 카테콜아민을 분비하는 세포는 두 가지 도파민을 합성하는 효소인 **티로신 β-히드록실라아제**(*tyrosine β-hydroxylase*)와 **도파 탈카르복실화효소**(*dopa decarboxylase*)를 가지고 있다. 이들 두 효소는 세포기질에서 발견된다. 도파민이 합성된 후에 소낭으로 수송되어 저장되어 있다가, 필요시에 세포외배출에 의해 방출되거나 노르에피네프린의 합성기질로 사용된다. 도파민을 노르에피네프린으로 전환하는 효소는 **도파민 β-히드록실라아제**(*dopamine β-hydroxylase*)인데, 이 효소는 소낭 내에서 발견된다. 노르에피네프린이 최종 산물이라면 세포외배출에 의해 방출될 때까지 소낭에 저장된다. 에피네프린을 분비하는 세포는 노르에피네프린이 소낭에서 세포기질로 수송되어, 세포기질에서 **페닐에탄올 N-메틸전이효소**(*phenylethanolamine N-methyl transferase, PNMT*)가 노르에피네프린을 에피네프린으로 전환시키고, 전환된 에피네프린은 소낭으로 역수송되어 세포외배출 때까지 저장된다.

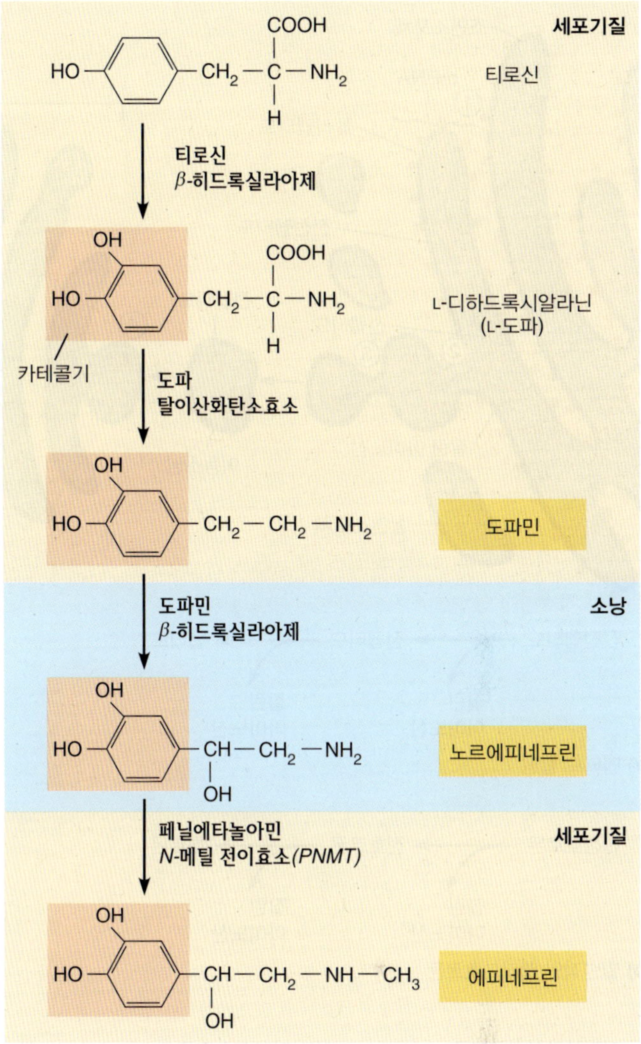

그림 5.3 카테콜아민 합성. 카테콜아민류는 아미노산인 티로신으로부터 합성되는데, 이 합성 과정은 하나의 카테콜아민이 다음 카테콜아민의 전구물질로 작용하는 식으로 일련의 효소-촉매의 연속반응에 의해 일어난다. 신호전달물질의 기능을 가지고 있는 카테콜아민의 이름을 노란색으로 강조하였다.

Q L-도파에서 도파민이 만들어질 때 어떤 화학작용기가 제거되는가?

세로토닌 세로토닌, 즉 5-hydroxytryptamine(5-HT)은 필수아미노산 중의 하나인 트립토판으로부터 합성된다. 세로토닌 작동성 신경세포(serotonergic neuron)는 트립토판을 세포로 능동적으로 운반하는 트립토판 운반체를 가지고 있다. 트립토판은 한 쌍의 효소촉매반응을 통하여 5-HT로 전환된다: (1) **트립토판 5-히드록실라제**(*tryptophan 5-hydroxylase*)가 트립토판을 5-히드록시트립토판으로 전환하고, (2) **방향족 L-아미노산 탈카르복실화효소**(*aromatic L-amino acid decarboxylase*)가 5-히드록시트립토판을 5-HT로 전환시킨다. 카테콜아민류와 마찬가지로, 5-HT는 소낭에 포장되어 세포외배출에 의해 방출될 때까지 소낭에 저장된다.

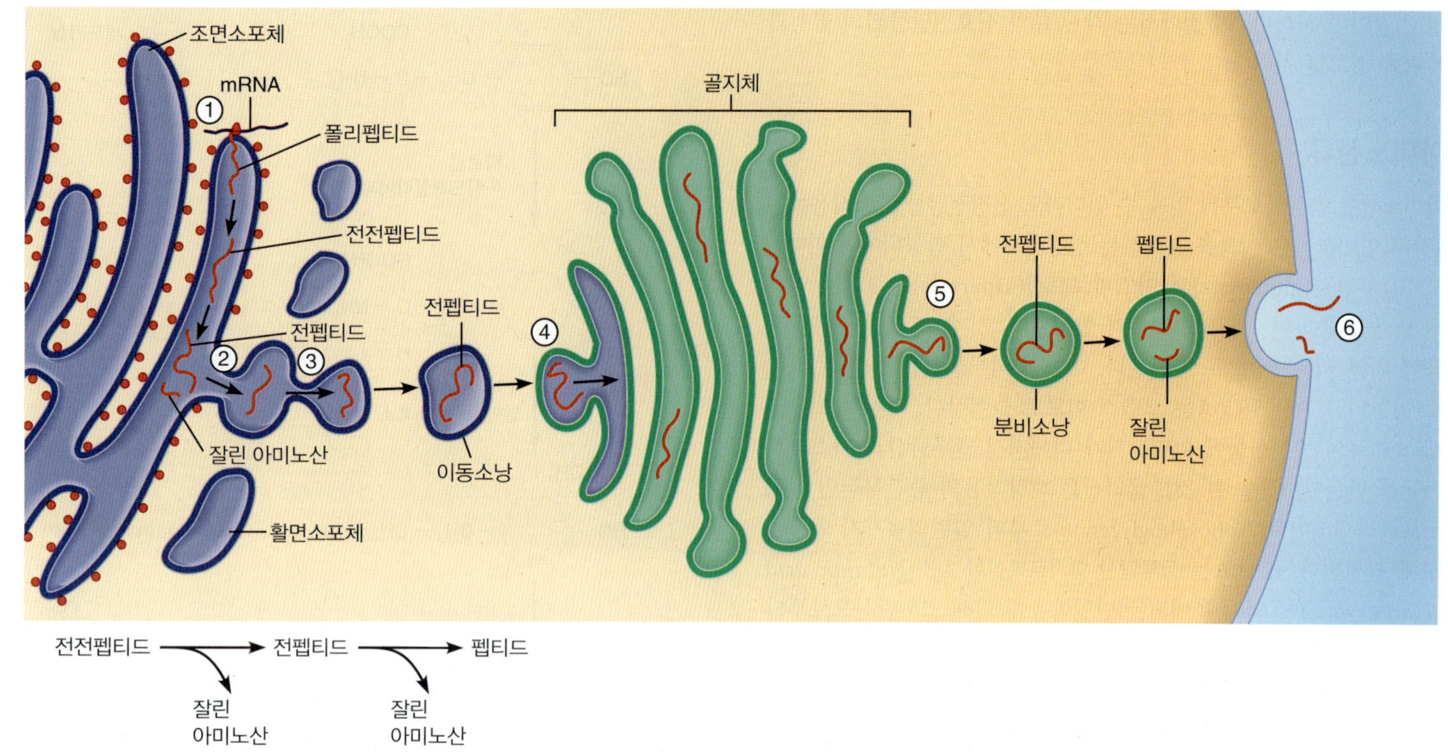

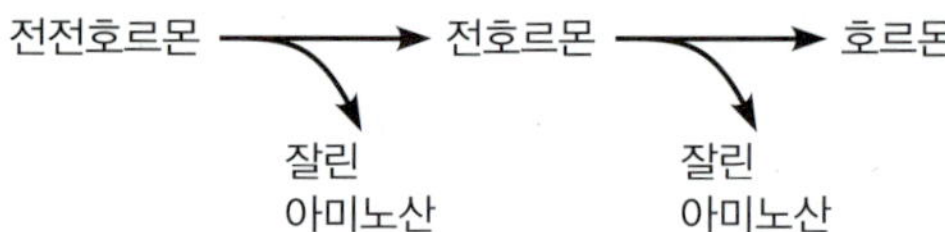

(a) 펩티드 합성

전전호르몬 → 전호르몬 → 호르몬
잘린 아미노산 / 잘린 아미노산

(b) 일반적인 펩티드호르몬

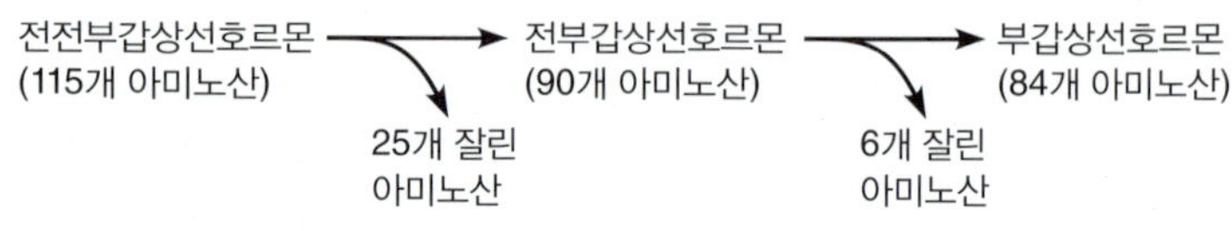

(c) 부갑상선호르몬 합성

그림 5.4 펩티드 합성과 분비. **(a)** 펩티드 합성단계. 상세한 설명은 본문을 참조하라. **(b)** 일반적인 펩티드호르몬 합성단계. **(c)** 115개의 아미노산을 가지고 있는 전전부갑상선호르몬(preproparathyroid hormone)에서 84개의 아미노산을 가지고 있는, 활성이 있는 부갑상선호르몬으로 변형되는 특정한 경우의 예.

히스타민 히스타민은 세포기질에서 히스티딘 탈카르복실화효소(*histidine decarboxylase*)에 의해 촉매되는 1단계 반응으로 히스티딘으로부터 생성된다. 히스타민은 소낭에 포장되어 세포외배출에 의해 방출될 때까지 소낭에 저장된다.

펩티드와 단백질

2장에서 설명한 바와 같이 펩티드와 단백질은 다른 분비 단백질과 같은 방법으로 합성된다. 간략하게 설명하면, 세포기질(cytosol)에 있는 mRNA가 펩티드나 단백질의 아미노산 서열을 암호화하는 주형(template)으로 제공된다. 이 mRNA의 번역은 세포기질에 있는 유리된 리보솜에서 시작한다. 다음 연속되는 단계는 **그림 5.4**a에서 펩티드를 예로 하여 보여주며 다음과 같다.

① 일단 번역이 시작되면, 리보솜은 조면소포체에 부착되고 여기서 나머지 번역이 진행된다. 펩티드는 조면소포체 내강에 맨 먼저 **전전펩티드**(*prepropeptide*) 상태로 생성된다.

② 소포체의 내강에서 **단백질분해효소**(*proteolytic enzyme*)가 전전펩티드로부터 일부 아미노산을 잘라서 **전펩티드**(*propeptide*)를 생성한다.

③ 활면소포체에서 전펩티드는 이동소낭(transport vesicle)으로 포장된다.

④ 이동소낭은 전펩티드를 골지체로 운반한다.

⑤ 골지체에서 전펩티드는 포장되어 분비가 일어날 때까지 분비소낭(secretory vesicle)에 저장된다. 더 많은 아미노산이 골지체 또는 분비소낭에 있는 단백질분해효소에 의해 잘려서 최종산물

콜레스테롤
비활성 중간물질
프로게스테론
비활성 중간물질
비활성 중간물질
비활성 중간물질
비활성 중간물질
비활성 중간물질
코르티코스테론
디히드로에피안드로스테론
코르티솔
알도스테론
안드로스테디온
테스토스테론
에스트론
디히드로테스토스테론
에스트라디올
에스트리올

그림 5.5 스테로이드 합성 경로. 각 화살표는 효소-촉매 반응을 나타낸다. 녹색 칸은 부신수질에서 만들어지는 호르몬, 청색 칸은 남성호르몬을, 오렌지색 칸은 여성호르몬을 나타낸다.

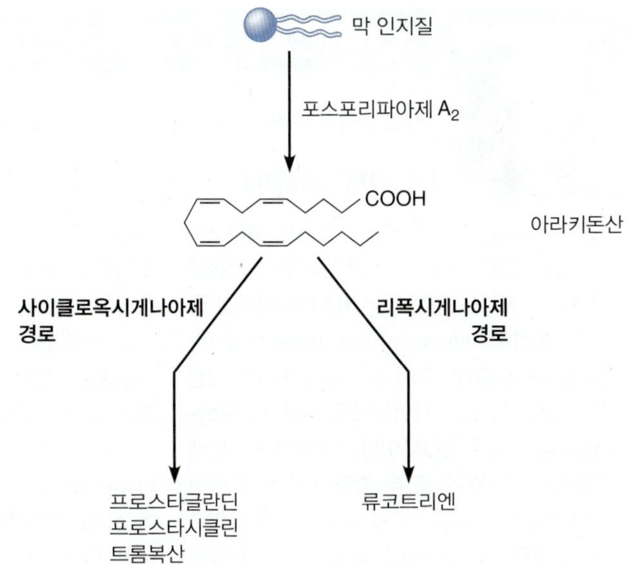

그림 5.6 에이코사노이드 합성. 포스포리파아제 A_2는 막 인지질을 모든 에이코사노이드의 전구체인 아라키돈산으로 전환하는 과정을 촉매한다. 아라키돈산은 두 가지 경로에 의해 에이코사노이드로 전환된다. 사이클로옥시게나아제 의존 경로는 프로스타글란딘, 프로스타사이클린 및 트롬복산의 생성을 유발하고, 리옥시게나아제 의존경로는 류코트리엔의 생성을 유발한다.

인 활성형 신호전달물질(active messenger)이 된다.

⑥ 세포외배출에 의해 분비가 일어난다.

전형적으로, 단백질 분해 과정에 의해 생성된 펩티드 조각은 1차 신호전달물질과 함께 분비되는데, 이 펩티드 조각은 생물학적인 효과를 나타내는 것도 있고, 나타내지 않는 것도 있다. 그림 5.4c는 단백질호르몬(여기서는 부갑상선호르몬) 합성 예의 도식이다.

스테로이드

스테로이드 신호전달물질은 콜레스테롤로부터 활면소포체나 미토콘드리아에 있는 효소에 의해 촉매되는 일련의 반응에 의해 합성된다(**그림 5.5**). 이 합성 과정 동안에 콜레스테롤 분자는 약간 변형이 일어나지만, 기본적인 고리 구조는 소수성 성질과 함께 본래대로 남아 있다. 그 결과 모든 스테로이드는 원형질막을 통과할 수 있다. 스테로이드는 막투과성을 가지고 있기 때문에, 분비하기 전에 저장될 수 없고, 합성되자마자 세포에서 간질액으로 확산되어 나간다. 그래서 펩티드나 아민을 분비하는 세포는 미리 신호전달물질을 합성하여 수요에 따라 소낭에서 분비되도록 저장할 수 있는 반면, 스테로이드 호르몬은 수요에 따라 합성하여 즉시 방출된다.

지식 활용하기

일부 여성호르몬의 합성을 위하여 일부 남성호르몬이 어떻게 필요한지 그림 5.5를 사용하여 설명하라.

에이코사노이드

스테로이드와 같이 에이코사노이드 역시 소수성이고 원형질막을 쉽게 통과할 수 있기 때문에 수요에 따라 합성되고 즉시 분비한다. 에이코사노이드 합성의 첫 단계(**그림 5.6**)에는 다양한 종류의 화학적 신호(주변분비물질, 호르몬, 신경전달물질 및 다른 생물의 화학물질까지도)에 의하여 활성화되는 **포스포리파아제** A_2(*phospholipase* A_2)라는 효소가 관여한다. 활성형일 때 이 효소는 막 인지질로부터 아라키돈산(arachidonic acid)의 방출을 촉매한다. 일단 아라키돈산이 막에서 유리되면, 최종산물은 해당 세포 내에 있는 효소에 의해 만들어진다.

에이코사노이드가 되기 위해 아라키돈산 분자는 먼저 **사이클로옥시게나아제**(*cyclooxygenase*)나 **리폭시게나아제**(*lipooxygenase*) 등 두 효소 중 하나와 반응한다. 사이클로옥시게나아제는 **사이클로옥시게나아제 경로**(*cyclooxygenase pathway*)라 부르는 일련의 반응에서 첫 번째 효소로, **프로스타사이클린**(*prostacyclin*), **프로스타글란딘**(*prostaglandin*), 또는 **트롬복산**(*thromboxane*)의 합성을 일어나게 한다. 프로스타사이클린과 트롬복산은 혈액응고에 중요하다; 프로스타글란딘은 통증과 염증반응을 포함한 여러 계통에 관여한다(23장에 설명되어 있음). 리폭시게나아제는 **리폭시게나아제 경로**(*lipoxygenase pathway*)

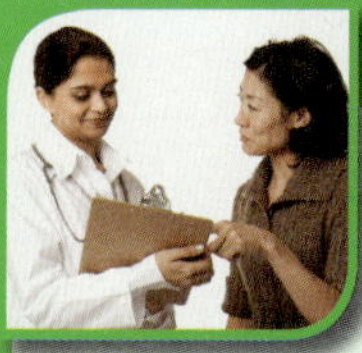

CLINICAL CONNECTIONS

아스피린에서 COX-2 저해제까지 (From Aspirin to COX-2 Inhibitors)

아스피린은 통증과 감염을 일으키는 에이코사노이드인 일부 프로스타글란딘(PG)의 생성을 감소시켜 통증을 완화하는 비스테로이드성 항염증 약물(nonsteroidal anti-inflammatory drug, NSAID)들 중의 하나이다. PG의 합성에 중요한 효소는 사이클로옥시게나아제(cyclooxygenase, COX)이다. 1990년대 초반에 COX-1과 COX-2 등 두 종류의 COX가 밝혀졌다. COX-1은 항상 우리 몸에 존재하고 있으며, 일반적으로 항상성을 유지하는 데 필요한 PG 합성과 관련이 있다. 이와는 대조적으로, COX-2는 손상을 받거나 감염된 조직에서 분비되는 화학물질이 있을 경우 활성화되어 통증과 감염에 관련된 PG를 만들어낸다. 아스피린은 비선택적으로 두 종류의 COX를 저해한다. 통증완화를 일으키는 것은 COX-2의 저해에 의한 것이다.

아스피린은 통증, 감염, 열병 치료에 사용하지만, COX-1의 저해는 여러 부작용을 일으키는데, 일부는 좋으나 일부는 그렇지 않다. 예를 들어, 아스피린은 혈전형성에 관여하는 화학물질인 트롬복산(thromoxane) A_2의 생성을 감소시킨다. 그러나 높은 농도의 아스피린은 혈전 생성을 억제하는 화학물질인 PGI_2(prostacyclin)의 생성도 감소시킨다. 그래서 심장발작과 뇌졸중을 유발할 수 있는 혈전의 형성을 억제하기 위하여 의사들은 흔히 82 mg의 아스피린(“소아용 아스피린”)을 처방하는 반면, 350 mg의 아스피린은 일반적으로 통증치료에 처방되며 실제로 혈전형성을 촉진하게 될 것이다. 더욱이, 아스피린은 간접적으로 위산으로부터 위벽을 보호하는 에이코사노이드인 PGE_2 생성을 억제한다. 그 결과 아스피린의 주요 부작용인 위궤양과 위출혈이 일어난다.

보다 안전한 진통제를 찾아서 제약회사들은 만성 통증과 관절염 같은 염증성 질환의 치료를 위해 COX-2를 선택적으로 저해하는 약을 개발하였다. COX-2 저해제(Vioxx로 알려진 rofecoxib 같은 물질)의 주된 장점은 PGE_2의 생성을 억제하지 않아 아스피린보다 위벽에 해를 덜 일으킨다는 것이다. 불행하게도 COX-2 저해제는 그들만의 심각한 부작용을 일으킨다. 이유가 밝혀지지 않았지만, 심혈관질환에 민감한 사람에 심장발작이나 뇌졸중 위험이 증가하는 것으로 나타났다. 불행하게도 인류는 아직 완벽한 “아스피린”을 개발해내지 못했다.

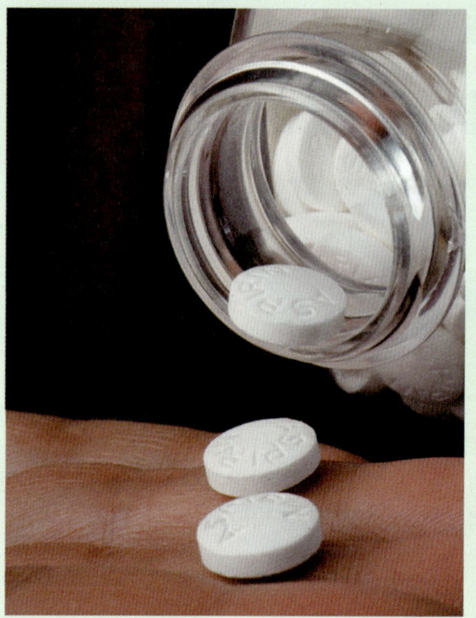

비판적 사고력 문제

1. 효소를 억제하는 것이 어떻게 통증을 예방하는가?
2. 아스피린의 투여용량을 올리면 신체에 어떤 부정적인 효과가 생기는가?
3. 통증 치료로 NSAID 대신에 COX-2 저해제를 사용하면 나타나는 장점과 단점을 기술하라.

라는 일련의 반응에서 맨 먼저 작용하는 효소로 **류코트리엔**(*leukotriene*) 합성을 일으키는데, 류코트리엔도 염증반응에 관여한다.

에이코사노이드의 염증반응에서의 역할 때문에 아스피린과 같은 여러 항염증제는 에이코사노이드 합성에 관여하는 효소를 표적으로 작용한다. 아스피린은 사이클로옥시게나아제의 활성을 저해하여 염증뿐만 아니라 혈액응고도 감소시킨다. 의사들이 저용량의 아스피린을 관상동맥과 뇌동맥에서 혈액응고에 의한 심장발작과 뇌졸중이 일어나기 쉬운 환자에게 처방하는 것은 아스피린의 혈액응고를 감소하는 효과 때문이다(**Clinical Connections: 아스피린에서 COX-2 저해제까지**를 보라).

신호전달물질의 수송

일단 분비되면 신호전달물질은 먼저 표적세포에 도달해야 하고, 신호가 전달되기 위해 그 다음 표적세포에 있는 수용체와 결합하여야 한다. 여러 경우에, 신호전달물질은 표적세포 가까이 있는 세포에서 분비되고, 단순확산에 의해 수용체에 도달한다. 이런 수송 기작은 주변분비물질과 신경전달물질에서 사용된다. 전형적으로 이러한 신호전달물질은 간질액에서 빠르게 분해되어 활성을 잃어서 신호가 전파되는 것을 최소화한다. 그러나 호르몬은 혈액으로 수송되어 우리 몸에 있는 거의 모든 세포에 접근한다.

호르몬은 녹아 있는 형태 또는 **운반체 단백질**(*carrier protein*)과 결합한 형태로 혈액을 통하여 수송될 수 있다. 녹아 있는 형태로 수송되려면 신호전달물질은 친수성이어야 한다(**그림 5.7**a). 펩티드류와 아민(갑상선호르몬을 제외한)류는 일반적으로 이런 방법에 의해 수송된다. 스테로이드류와 갑상선호르몬들은 소수성이기 때문에 혈액에 잘 녹지 않아서 대부분 운반체 단백질에 결합하여 수송된다(그

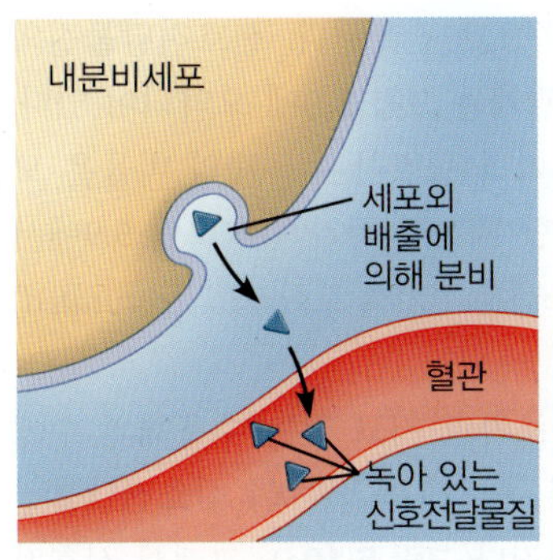

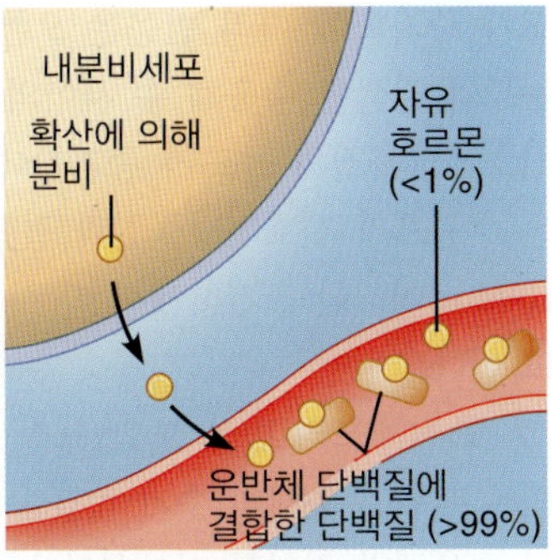

(a) 친수성 신호전달물질 **(b)** 소수성 신호전달물질

그림 5.7 신호전달물질의 혈액으로의 수송. (a) 친수성 신호전달물질은 세포외배출에 의해 분비되어 혈액으로 들어가고 혈장에 녹는다. **(b)** 소수성 신호전달물질은 단순확산에 의해 분비된 다음 혈액으로 들어간다. 대부분의 신호전달물질은 운반체 단백질에 결합하여 수송된다. 혈장에 있는 적은 양의 자유 호르몬만이 즉시 표적세포 수용체와 결합하는 데 이용가능하다.

림 5.7b). 호르몬으로 작용하는 카테콜아민류의 대부분은 친수성이고 녹아 있는 형태로 수송되지만, 일부는 운반체 단백질과 결합한다. 일부 운반체 단백질은 특정 호르몬에 특이하게 작용한다. 하나의 예는 **코르티코스테로이드 결합글로불린**(*corticosteroid-binding globulin*)인데, 이 단백질은 스테로이드 호르몬인 **코르티솔**(*cortisol*)을 수송한다. 다른 운반체 단백질[예를 들면 **알부민**(*albumin*)]은 특이하게 작용하지 않아 여러 가지 다른 호르몬을 수송할 수 있다.

소수성 호르몬은 주로 운반체 단백질에 결합한 형태로 수송되지만 일부 호르몬 분자(일반적으로 1% 미만)는 혈청에 녹아 있다. 이러한 각 호르몬에서 운반체 단백질(Pr)에 결합하여 복합체 형태(H—Pr)를 이루고 있는 호르몬의 양과 혈장에 녹아 자유형 호르몬(H)의 양 사이에 평형상태가 일어난다.

$$\text{H—Pr} \rightleftharpoons \text{H} + \text{Pr}$$

자유형 호르몬(free hormone)만이 혈액을 떠나서 표적세포에 있는 수용체에 결합할 수 있다. 그러나 자유형 호르몬이 일단 혈액을 떠나면 운반체 단백질과 결합한 호르몬과 자유형 호르몬 사이의 평형은 오른쪽으로 이동하며, 더 많은 호르몬이 운반체 단백질로부터 분리된다. 마찬가지로 혈액을 향한 호르몬의 분비로 인해 평형이 왼쪽으로 이동하고, 그 결과 더 많은 호르몬이 운반체 단백질과 결합한다.

일단 혈액 내로 들어간 호르몬은 결국 분해된다. 혈액 내에서 호르몬이 얼마나 오래 있을 수 있는가를 **반감기(halfs-life)**라는 용어로 나타내는데, 반감기는 혈액 내의 호르몬 중 절반이 분해되는 데 걸리는 시간이다. 혈행성 신호전달물질은 일반적으로 간에서 분해되고 신장으로 배출된다. 녹아 있는 형태로 존재하는 호르몬의 반감기는 분 단위로 측정될 정도로 비교적 짧다. 그러나 운반체 단백질에 결합한 호르몬은 분해되지 않도록 보호되어 일반적으로 시간의 범위로 반감기가 길다.

퀵테스트 5.2

1. 세 가지 카테콜아민의 이름을 말하라. 어떤 아미노산이 카테콜아민의 전구체가 되는가? 일반적으로 어떤 카테콜아민이 호르몬으로 작용하는가?
2. 포스포리파아제 A_2는 어떤 지방산을 막 인지질로부터 방출하는가? 어떤 종류의 화학신호전달물질이 이 지방산으로부터 만들어지는가?
3. 어떤 화학적 종류의 호르몬이 운반체 단백질에 결합하여 혈액으로 수송되는가? 이러한 운반체와의 결합은 일반적으로 호르몬의 반감기를 **증가**시키는가? 아니면 **감소**시키는가?

5.3 신호전달 기작

화학신호전달물질은 원형질막이나 세포기질 또는 핵에 있는 표적세포 수용체와의 결합에 의해 신호를 전달한다. 수용체가 있는 위치는 신호전달물질이 세포막을 투과할 수 있는지에 따라 결정된다. 어느 경우이건 신호전달물질과 수용체의 결합은 세포 내에 이미 존재하는 단백질의 활성(예를 들면 효소)을 변화시키거나 새로운 단백질 합성을 촉진한다. 이 절에서는 수용체의 성질 및 수용체의 작용에 의해 이루어지는 여러 가지 신호전달 기작을 설명할 것이다.

수용체의 성질

수용체는 신호전달물질에 대해 **특이성**(*specificity*), 즉 수용체가 하나의 신호전달물질이나 한 종류의 신호전달물질과만 결합하는 특성을 보인다. **그림 5.8**에서 신호전달물질 1은 수용체 B나 C가 아닌 A와만 결합할 수 있는 것에 주목하자. 그래서 세포 A만 신호전달물질 1의 표적세포가 된다. 마찬가지로 세포 C는 신호전달물질 2의 표적세포이다. 신호전달물질과 수용체 사이의 결합은 일시적인 가역적 화학작용이며, 3장에서 설명한 효소와 기질의 상호작용과 유사하다. 신호전달물질과 수용체의 결합강도를 **친화력**(*affinity*)이라 한다.

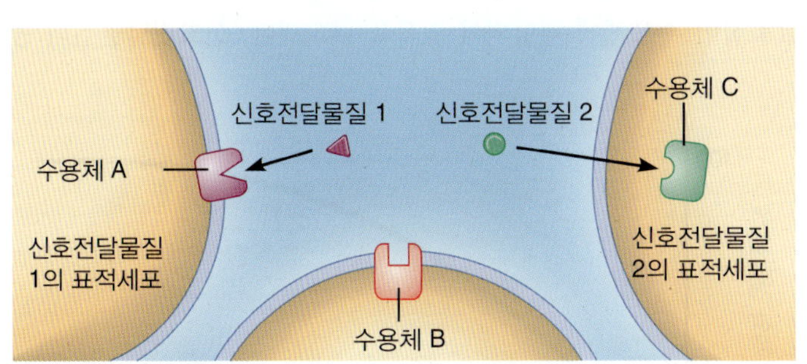

그림 5.8 수용체 특이성. 수용체 A는 신호전달물질 1에, 수용체 C는 신호전달물질 2에 특이적이고, 두 신호물질 중 어느 것도 수용체 B에 결합할 수 없다. 수용체는 원형질막이나(수용체 A와 B) 세포 안에(수용체 C) 위치할 수 있다는 데 주목하자.

Q 신호전달물질 2가 수용체 C(표적세포 내부에 있음)와 결합하면 이 신호전달물질은 표적세포막을 통과해야 한다. 신호전달물질 2가 세포 안으로 들어갈 수 있으려면 어떤 화학적 성질을 가지고 있어야 하는가?

하나의 신호전달물질은 가끔 한 종류 이상의 수용체와 결합할 수 있는데, 이러한 수용체들은 그 신호전달물질과 다른 친화력을 가지고 있다. 예를 들면, 카테콜아민류의 화학신호전달물질인 에피네프린과 노르에피네프린은 모두 **아드레날린성 수용체**(*adrenergic receptor*)와 결합한다[에피네프린은 **아드레날린**(*adrenaline*)으로, 노르에피네프린은 **노르아드레날린**(*noradrenaline*)으로도 불린다]. α_1, α_2, β_1, β_2 및 β_3를 포함하는 몇 가지 다른 종류의 α 및 β 아드레날린성 수용체가 있다. α 수용체는 에피네프린보다 노르에피네프린에 더 높은 친화력을 보이며, 이는 노르에피네프린과 에피네프린이 같은 농도로 있다면 주어진 α 수용체는 에피네프린보다 노르에피네프린에 결합할 가능성이 높다는 뜻이다. 한편 β_2 수용체는 노르에피네프린보다 에피네프린에 더 강한 친화력을 가지고 있다. β_1과 β_3 수용체는 에피네프린과 노르에피네프린에 대해 친화력이 거의 같다.

단일 표적세포는 한 종류 이상의 신호전달물질에 대한 수용체들을 가질 수 있다. 예를 들면, 골격근 세포는 신경전달물질인 아세틸콜린과 호르몬인 인슐린의 수용체를 둘 다 가지고 있다. 아세틸콜린 수용체는 근육수축에 직접 관여하며, 인슐린 수용체는 근육세포에서 포도당 흡수와 글리코겐 합성을 촉진하는 데 관여한다.

수용체 결합과 표적세포반응 크기 사이의 상관관계

일반적으로, 화학신호전달물질에 대한 표적세포의 반응의 크기는 (1) 신호전달물질의 농도, (2) 존재하는 수용체의 수, (3) 신호전달물질에 대한 수용체의 친화력 등 3가지 요인에 달려 있다.

표적세포의 반응은 일반적으로 신호전달물질의 농도가 증가함에 따라 커진다. 이러한 상관관계는 다음에서 보는 반응에서와 같이 신호전달물질은 주로 표적세포에 있는 수용체와 결합하여 영향을 일으킨다는 사실을 반영한 것이다.

$$M + R \rightleftharpoons MR \rightarrow \text{반응}$$

이 반응에서 M은 신호전달물질, R은 수용체, 그리고 MR은 신호전달물질이 수용체에 결합되어 있음을 나타낸다. 신호전달물질의 농도가 증가함에 따라 반응은 오른쪽으로 진행된다. 신호전달물질의 농도와 결합한 수용체 수 사이의 관계는 **그림 5.9**에 요약되어 있다. 신호전달물질의 농도가 증가함에 따라 결합한 수용체의 비율은 모든 수용체가 신호전달물질과 결합할 때까지 증가하며(그림 5.9에서 100%), 이러한 조건하에서 이 시스템은 **100% 포화되었다**(*saturated*)고 한다.

표적세포의 반응 또한 표적세포가 가지고 있는 수용체의 수에 의존한다. 수용체의 수가 많을수록(농도가 높을수록) 신호전달물질이 수용체와 결합할 가능성이 높아진다(**그림 5.10**a). 그래서 신호전

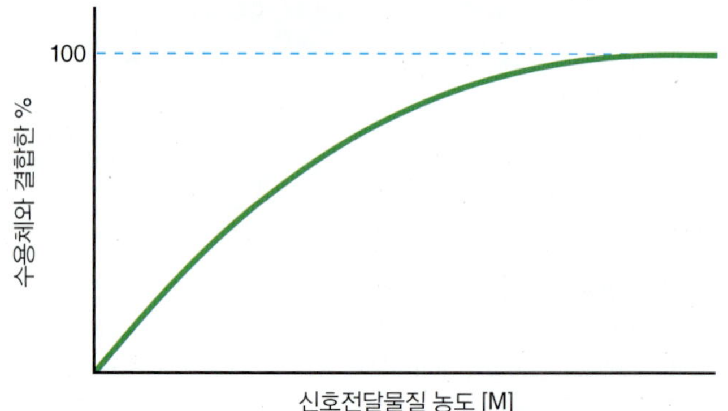

그림 5.9 신호전달물질-수용체 결합에 미치는 신호전달물질 농도의 효과. 결합한 수용체의 비율은 신호전달물질의 농도가 올라감에 따라 증가한다. 결합한 수용체의 양이 표적세포 반응크기를 결정하기 때문에 *y*축은 "표적세포의 반응"으로 표시할 수도 있다.

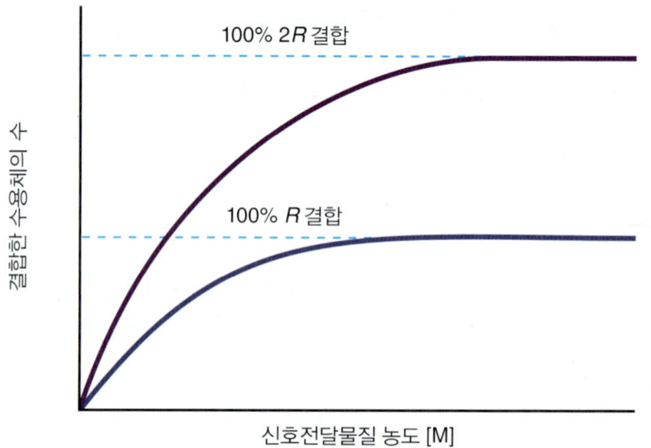

(a) 수용체 농도의 양

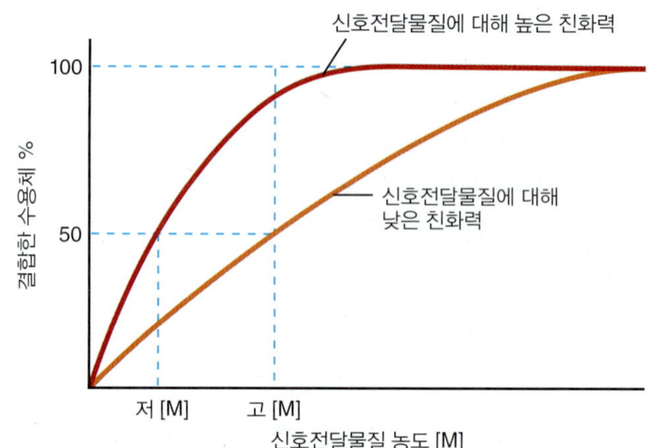

(b) 수용체 친화력의 영향

그림 5.10 신호전달물질-수용체 결합에 미치는 수용체 농도와 친화력의 영향. (a) 수용체 농도의 영향. 두 곡선은 표적세포에서 주어진 수용체의 농도가 두 배가 되었을 때의 효과를 나타낸다. *R*은 수용체의 주어진 농도를 나타내고, 2*R*은 그 수용체의 농도의 2배를 뜻한다. 수용체의 농도가 2배로 될 때, 신호전달물질과 결합할 수 있는 최고 수용체의 수도 2배가 된다. **(b)** 수용체 친화력의 영향. 두 곡선은 수용체 친화력이 수용체와 결합하고 있는 신호전달물질의 비율에 미치는 영향을 보여준다. 100% 포화점보다 낮은 어떤 신호전달물질 농도에서도 친화력이 높은 수용체의 신호전달물질 결합 비율은 친화력이 낮은 수용체에 비하여 높다. 친화력이 높은 수용체는 낮은 수용체보다 신호전달물질 농도가 낮은 상태에서 포화점에 도달한다. 결합할 수 있는 부위의 최대의 수는 수용체 친화력과는 관계없다는 것을 주목하자.

달물질의 어떤 주어진 농도에서 결합한 수용체의 수는 수용체가 많이 존재할수록 커지며, 따라서 반응도 더 강해질 것이다.

표적세포가 가지고 있는 수용체의 수는 새로운 수용체의 합성이나 오래된 수용체의 분해의 결과로 환경에 따라 변할 수 있다. **상향조절**(*up-regulation*)은 "정상적인" 조건과 비교하여 수용체의 수가 증가하는 것으로, 세포를 낮은 농도의 신호전달물질에 장시간 노출시켰을 때 일어난다. 더 많은 수용체를 만들어서 표적세포는 상대적으로 부족한 신호전달물질에 대해 더 잘 반응하도록 적응한다. 예를 들면, 갑상선호르몬의 수치가 낮은 것으로 미확진된 사람에서 표적조직은 더 많은 갑상선호르몬 수용체를 발현하기 시작한다. 일단 이 증상이 진단되면, 의사는 합성용 갑상선호르몬의 투여량을 지속적으로 증가시키는 처방을 하게 될 것이다. 그렇게 처방함으로써 그 사람의 몸이 합성용 갑상선호르몬에 정상적인 반응을 나타낼 때까지 표적조직에서 점점 더 소량의 수용체가 발현될 것이다. 의사가 초기에 이런 최종 투여량을 처방했다면 그 환자는 그 표적조직의 과민성에 기인하여 그 약에 대하여 강화되고 잠재적으로 위험한 반응을 나타내었을 것이다. 이 예가 약물처방을 통하여 상향조절이 어떻게 생성되는지를 증명한 반면, 어떤 경우에는 수용체의 상향조절이 표적조직을 대비하게 하는 정상반응이 되기도 한다.

하향조절(*down-regulation*)은 수용체의 수를 감소시키는 것으로, 정상보다 높은 신호전달물질 농도가 장시간 지속될 때 일어난다. 이 경우는 표적세포가 소량의 수용체의 수를 생성하고 신호전달물질에 대한 반응을 감소시켜 적응한다. 예를 들어, 약물은 흔히 신호전달물질의 수용체에 결합하여 작용하기 때문에, 환자는 어떤 약물에 대한 **내성**이 생기게 된다. 그러면 그 수용체는 높은 용량의 약물의 존재하에서 활성을 하향조절하게 된다.

표적세포의 반응은 또한 신호전달물질에 대한 수용체의 친화력에 의존한다. 어떤 농도의 신호전달물질이 있을 때, 그림 5.10b에서처럼 친화력이 높은 수용체는 낮은 수용체보다 더 많이 결합할 것이다. 그 결과 다른 모든 조건이 같다면 친화력이 높은 수용체를 가지고 있는 표적세포가 주어진 신호전달물질에 대해 더 강하게 반응할 것이다.

수용체의 작용제와 길항제

많은 제약회사에서는 신호전달물질의 수용체와 상호작용하는 약들을 설계하거나 설계 중에 있다(**Discovery: 항히스타민류**를 보라). 이 약들 중 많은 것들이 수용체에 결합하여 **작용제** 또는 **길항제**로 작용함으로써 효능을 발휘하는 리간드들이다. 수용체에 결합하여 생물학적 반응을 일으키는 리간드를 **작용제(agonist)**라고 부른다. 이와 대조적으로, **길항제(antagonist)**는 수용체에 결합하지만 반응을 일으키지 못하게 하는 리간드이다. 대신에 길항제는 수용체에 결합하는 작용제와 실제로 경쟁하여 수용체와 작용제의 결합이 일어날 가능성을 낮추어 반응을 감소시키게 된다.

예를 들면, **모르핀**(*morphine*)은 통증치료에 사용되는 아편유사작용제(opioid agonist)이다. 모르핀은 척수와 뇌에서 mu opioid 수용체에 결합하여 통증신호가 의식에 도달하지 못하도록 막음으로써 작용한다. 우리 몸은 mu opioid receptor를 가지고 있다. 왜냐하면 뇌에서 우리 자신의 opioid(enkephalin과 endorphin)를 만들어 극한 스트레스가 생겼을 때와 같은 어떤 환경에서 통증을 느끼지 못하게 한다. 불행히도 모르핀과 헤로인과 같은 기타 아편유사작용제는 매우 중독성이 높은 행복감을 만들기 때문에 흔히 남용된다. 모르핀에 대한 내성은 시간이 지남에 따라 생성되기 때문에, 일반적으로 중독은 같은 수준의 행복감을 만들기 위해서 점점 더 높은 용량의 모르핀을 요구하게 된다. Opioid의 과다복용은 약물중독에서 비교적 흔하며, 호흡기능과 심장기능을 억제하는 opioid의 성질 때문에 치명적인 잠재성을 가지고 있다. 그러나 opioid 과다복용을 제때에 발견하면 mu opioid 수용체에 모르핀의 결합력보다 10배 이상의 결합력을 가진 opioid 길항제인 naloxone으로 치료할 수 있다. 다시

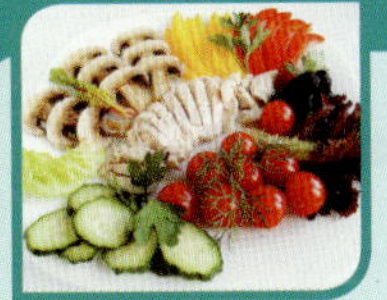

당뇨병에 대한 관심

제1형 당뇨병은 췌장에 있는 베타세포에서 생성되는 호르몬인 인슐린이 불충분하여 발병한다. 인슐린은 다른 것들 중에서 높은 혈당수치에 반응하여 세포외배출(exocytosis) 작용으로 방출되는 펩티드호르몬이다. 혈액으로 방출되면 인슐린은 신체의 곳곳을 돌아다니면서 신체의 대부분의 세포에서 포도당을 흡수하고 에너지 저장을 증가시킨다. 인슐린은 티로신 인산화효소(tyrosine kinase)와 관련 있는 효소결합수용체에 결합함으로써 그 효과를 발휘한다. 그래서 인슐린은 표적세포에서 단백질의 인산화를 유발한다. 대부분의 표적세포에서 인슐린의 궁극적인 효과는 그 표적세포의 원형질막에 있는 포도당 수송체(glucose transporter, GLUT-4)의 발현을 최대로 자극하여 포도당 흡수를 증가시킴으로써 혈중 포도당을 제거하게 된다. 영향을 받은 대사경로가 표적세포의 종류에 따라 다르지만, 인슐린은 또한 표적세포에서 신진대사를 변화시킨다.

인슐린 수치가 불충분하면 세포로의 포도당 흡수가 감소하여 혈당 수치가 증가하게 된다. 그 결과로 생긴 고혈당(hyperglycemia)은 대부분의 세포에 당뇨병의 악영향을 유발하게 된다. 특수 식이 외에도 제1형 당뇨병 환자는 일반적으로 정상혈당치를 유지하기 위하여 인슐린 주사를 맞을 필요가 있다.

말해서, mu opioid receptor는 모르핀보다 naloxone에 10배 높은 친화력을 가지고 있다. mu receptor에 결합함으로써 naloxone은 모르핀이 그 수용체에 결합하지 못하게 막음으로써 모르핀의 영향을 반전시키게 된다.

지식 활용하기

그림 5.9에서는 결합한 수용체의 퍼센트에 대한 신호전달물질의 농도의 효과를 보여주고 있다. 길항제를 세포외액에 넣으면 신호전달물질과 결합한 수용체의 퍼센트는 어떻게 달라질까? 결합한 수용체의 퍼센트를 *y*축에, 신호전달물질의 농도를 *x*축에 표시한 도표를 그려라. (1) 길항제가 존재하지 않을 때, (2) 낮은 농도의 길항제, (3) 높은 농도의 길항제가 있을 때를 나타내는 3개의 곡선을 그려라.

세포내 수용체에 의해 매개되는 반응에 대한 신호전달 기작

지질친화성 신호전달물질의 수용체는 주로 표적세포의 세포기질이나 표적세포의 핵에 있으며, 이러한 신호전달물질은 막을 쉽게 통과하기 때문에 접근이 용이하다. 신호전달물질과 수용체의 결합은 지질친화성 호르몬의 작용을 보여주는 **그림 5.11**에서 묘사한 기작에 의해 특수한 단백질의 합성을 변화시킨다.

ⓐ 수용체가 핵에 위치하고 있으면, 호르몬은 확산에 의해 핵으로 들어가서 수용체와 결합하여 호르몬-수용체 복합체를 형성한다.

ⓑ 수용체가 세포기질에 위치하고 있으면, 호르몬은 세포기질에서 수용체와 결합하여 호르몬-수용체 복합체를 형성한 다음 핵으로 들어간다.

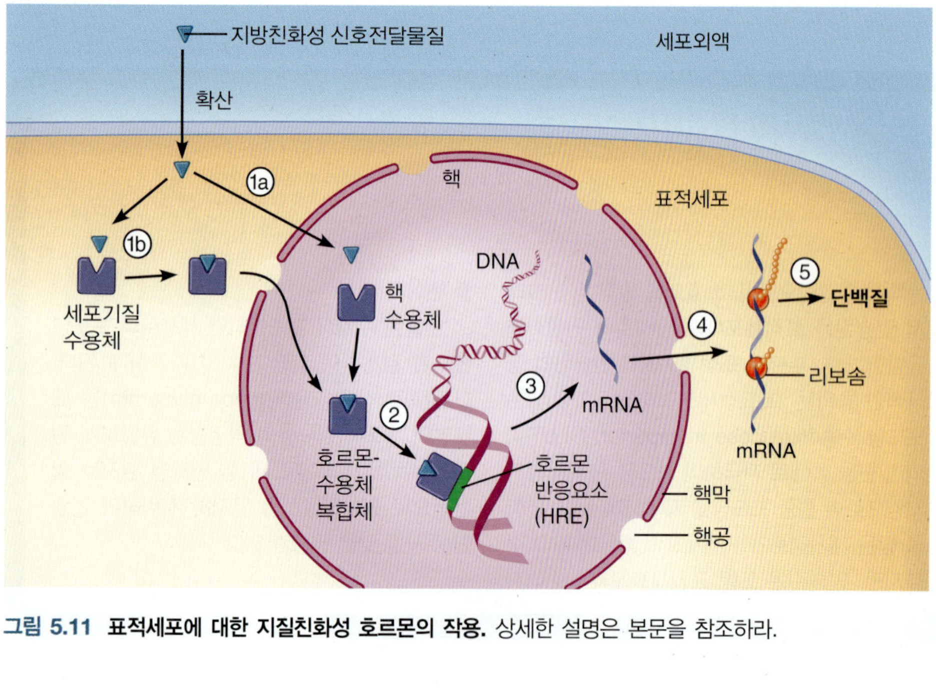

② 핵 안에서 호르몬-수용체 복합체는 **호르몬 반응요소**(*hormone response element, HRE*)라고 하는 DNA의 특정한 부위에 결합하여 전사인자로 기능하는데, HRE는 특정 유전자의 시작 부위에 있다.

③ 호르몬-수용체 복합체와 HRE의 결합은 그 유전자를 활성화 또는 불활성화시켜, mRNA의 전사에 영향을 미치고, 궁극적으로는 유전자에 의해 암호화된 단백질의 합성을 증가 또는 감소시킨다. 그림 5.11에서의 예에서는 유전자가 활성화되어 mRNA 합성이 증가한다.

④ mRNA는 세포기질로 이동한다.

⑤ mRNA는 리보솜에서 번역되어 단백질을 생산한다.

단백질 합성의 변화는 몇 시간이나 며칠이 걸리기 때문에 지질친화성 신호전달물질의 효과는 일반적으로 천천히 나타난다. 더욱이 새롭게 합성된 단백질은 가끔 신호전달물질이 사라진 후 오랫동안 표적세포에 남아 있기 때문에 그 효과는 오래 지속될 수 있다.

스테로이드 호르몬의 작용 기작

여러 유형의 스테로이드 호르몬이 인체에서 발견되었지만 표적세포에 대한 이들 호르몬의 작용은 꽤 비슷하다. 지질친화성 신호전달물질에 대하여 앞서 설명한 바와 같이, 일부 스테로이드 호르몬은 핵 수용체에 결합할 수 있으며, 일부는 원형질막에서 수용체에 결합하지만 (원형질막 수용체에 대한 작용은 이 장의 후반부에서 설명된다), 스테로이드 호르몬은 전형적으로 세포기질에서 수용체에 결합한다. 스테로이드 호르몬에 대한 수용체는 **핵 수용체(nuclear receptor)**로 알려져 있다. 스테로이드 호르몬-수용체 복합체가 특정 유전자를 활성화(또는 비활성화)시키기 위해서는 두 개의 스테로이드 호르몬-수용체 복합체가 이량체화(*dimerization*)라 부르는 과정으로 HRE에 결합해야 한다(**그림 5.12**a).

그림 5.11 표적세포에 대한 지질친화성 호르몬의 작용. 상세한 설명은 본문을 참조하라.

갑상선호르몬과 1,25-Dihydroxyvitamin D_3의 작용 기작

갑상선호르몬과 1,25-dihydroxyvitamin D_3 역시 핵 수용체에 결합하여 전사를 변화시킨다. 스테로이드 호르몬과 마찬가지로 전사를 변화시키기 위해서는 이들 호르몬의 이량체화가 필요하다. 그러나 이 경우 이량체 중 하나만 호르몬에 결합한다. 나머지 하나는 비타민 A의 유도체인 9-*cis*-retinoic acid에 결합한다. 그래서 두 개의 다른 수용체 복합체, 즉 이형이량체(*heterodimer*)가 전사를 변화시키기 위하여 HRE에 결합해야 한다(그림 5.12b).

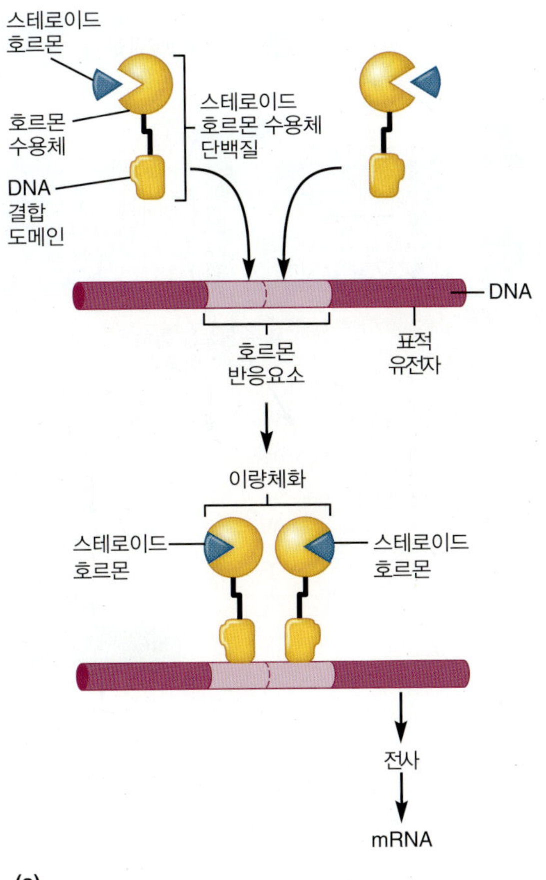

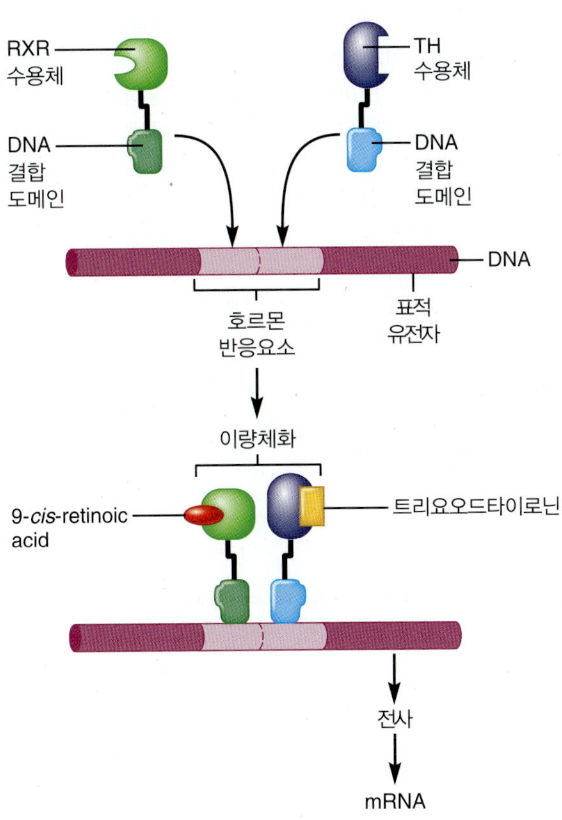

그림 5.12 스테로이드 호르몬과 갑상선호르몬의 작용 기작. (a) 스테로이드 호르몬은 세포내 수용체와 결합하여 전사를 변화시키는 이량체를 형성한다. **(b)** 갑상선호르몬과 9-*cis* retinoic acid는 핵 수용체에 결합하여 전사를 변화시키는 이형이량체를 형성한다.

막결합 수용체에 의해 매개되는 반응을 위한 신호전달 기작

지질혐기성 신호전달물질은 유의한 정도로 막을 통과할 수 없다. 그래서 이러한 물질의 수용체는 원형질막에 위치해 있으며 결합부위는 세포외액으로 향하고 있다. 이러한 신호전달물질의 수용체는 통로결합 수용체, 효소결합 수용체, G 단백질결합 수용체 등 3개의 일반적인 종류로 분류된다. 각 종류의 수용체에 의해 일어나는 반응은 다음에 설명되어 있다.

통로결합 수용체

지질이중층은 실질적으로 이온에 대한 투과성이 거의 없기 때문에 원형질막의 이온 투과성은 막에 있는 이온통로의 존재에 의해 결정된다(4장). 이러한 이온통로는 일반적으로 특이하여 한 가지 이온이나 한 종류의 이온만을 통과시킨다. 더욱이, 이온통로는 단백질이어서 대부분 열린 상태와 닫힌 상태 사이에 조절이 일어날 수 있다.

화학물질의 수용체나 통로와의 결합에 반응하여 열리고 닫히는 이온통로를 **리간드 개폐형 통로(ligand-gated channel)**라 부른다. **통로결합 수용체(channel-linked receptor)**는 리간드가 수용체에 결합하는 신호전달물질인 일종의 리간드 개폐형 통로이다. 이러한 통로는 다음 두 가지 범주로 분류된다. 즉, (1) 수용체와 통로가 같은 단백질인 빠른 통로(fast channel, 다음에 설명됨)와, (2) 수용체와 통로는 서로 별개의 단백질이지만 *G* **단백질**이라고 부르는 제3유형의 단백질에 의해 짝을 이루고 있는 느린 통로(slow channel)이다(곧 설명할 것임).

빠른 리간드 개폐형 통로는 수용체와 이온통로의 두 기능을 모두 가진 단백질이다. 신호전달물질이 수용체/이온통로에 결합하면 통로가 열려 특이한 이온의 막 투과성을 증가시킨다. 열린 이온통로는 특이한 하나의 이온이나 한 종류의 이온이 원형질막을 통과하여 전기화학적 농도 구배를 따라 이동하게 한다. 세포 안팎을 향한 이온의 이동은 표적세포에 두 가지 다른 효과를 일으킬 수 있다. (1) 들어오고 나가는 이온들은 세포의 전기적 성질을 변화시키며, (2) 들어오는 이온은 세포 내의 단백질과 작용하여 근육수축, 분비, 물질대사 변화, 또는 물질수송변화 같은 반응을 일으킬 수 있다.

대부분 이온통로가 열리면 표적세포의 전기적 성질이 변화하여 효과가 나타난다(**그림 5.13**). 휴지기에도 원형질막을 경계로 세포 안쪽이 바깥쪽보다 상대적으로 음의 값이 되는 전위차가 존재한다는 것을 4장에서 공부했다. 열린 통로를 통하여 이동하는 이온은 전하를 가지고 있어 막전위를 변화시킨다. 예를 들면, 신경전달물질인 아세틸콜린은 골격근 세포에 있는 니코틴성 콜린성 수용체(nicotinic

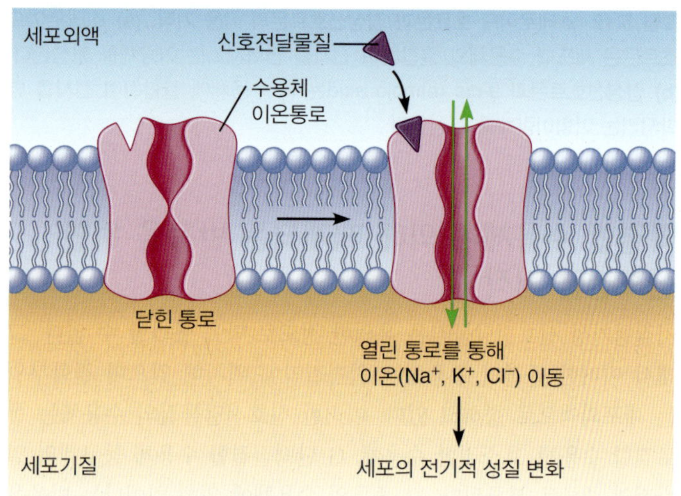

그림 5.13 빠른 리간드 개폐형 통로와 이 통로가 세포의 전기적 성질을 변화시키는 기작. 신호전달물질이 수용체/통로에 결합하면 이온통로를 연다. 대부분 이온통로가 열리면 이온이 세포 안팎으로 이동할 수 있게 되어 세포의 전기적 성질에 변화가 생긴다.

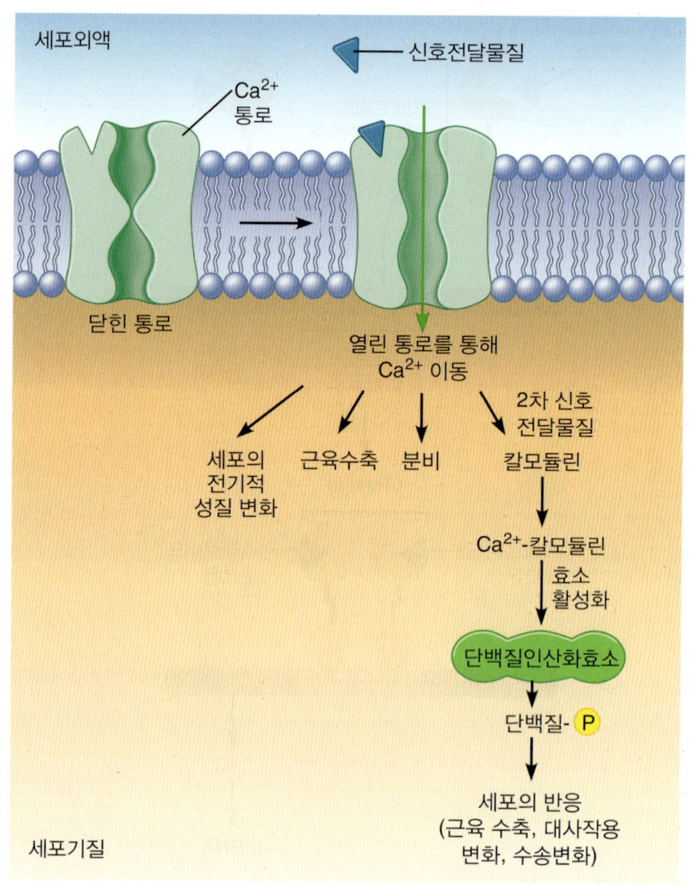

그림 5.14 빠른 리간드 개폐형 Ca^{2+} 통로. 신호전달물질의 수용체/통로의 결합은 Ca^{2+} 통로를 열어 Ca^{2+}이 세포 안으로 들어올 수 있게 한다. Ca^{2+}의 세포내이입은 세포의 전기적 성질을 변화시키지만 Ca^{2+}은 또한 세포외배출에 의한 일부 물질분비, 근육수축, 또는 단백질 활성변화 같은 다양한 반응을 유발한다. 마지막 예에서, Ca^{2+}은 칼모듈린과 결합하여 Ca^{2+}/칼모듈린 복합체를 형성하여 2차 신호전달물질로 작용한다. Ca^{2+}/칼모듈린 복합체는 단백질인산화효소를 활성화하는데, 이 효소는 세포의 반응을 일으키는 단백질을 인산화시킨다.

cholinergic receptor)에 결합하여 이온통로를 열어 골격근의 수축을 자극한다. 나트륨이온(Na^+)은 세포 안으로 이동하여(K^+도 세포 밖으로 이동하지만 정도가 낮다) 양전하를 근육세포 안으로 수송한다. 수용체와 이온통로가 같은 단백질 분자이기 때문에, 막전위의 변화는 1/1,000초(millisecond) 안에 빠르게 일어난다. 신호전달물질과 수용체의 결합이 일시적이기 때문에 통로는 신호전달물질이 결합하고 있는 동안만 열리고 막전위의 변화는 일반적으로 몇 1/1,000초 안에 종결된다. 이 책(7, 8, 12장에서)을 통하여, 막전위의 변화가 신경세포와 근육세포의 기능에 얼마나 중요한가를 상세하게 살펴볼 것이다.

다른 경우에는 빠른 리간드 개폐형 통로가 칼슘(Ca^{2+}) 통로를 열어서 그 효과를 나타낸다(**그림 5.14**). 이러한 통로가 열리면 칼슘이온은 세포 안으로 들어간다. 들어간 칼슘이온은 세포내 단백질과 결합하여 표적세포에 따라 근육수축, 세포외배출에 의한 물질분비 같은 다양한 반응을 유발할 수 있으며, 세포외 신호전달물질(1차 신호전달물질)이 수용체에 결합하여 만들어내는 세포내 신호전달물질인 **2차 신호전달물질(second messenger)**로 작용한다. 칼슘은 2차 신호전달물질로서 **칼모듈린(calmodulin)**이라는 세포기질 단백질과 결합한다. 결과물인 칼슘-칼모듈린 복합체는 일반적으로 단백질인산화효소(protein kinase)를 활성화시키는데, 단백질인산화효소는 단백질의 인산화를 촉매하는 효소이며, 단백질의 구조를 변화시키고 공유결합의 조절을 통하여 기능한다.

칼슘은 세포외액에서 보통의 농도인 10^{-3} molar에 비해, 세포기질에서는 매우 낮은 농도(10^{-7}~10^{-6} molar)로 존재하기 때문에 세포 내의 신호전달 기능에 아주 적합하다. 이 세포기질 내의 칼슘 농도가 낮다는 사실이 중요한 이유는 적은 양의 칼슘이 세포 안으로 이입되어도 상대적으로 큰 퍼센트 변화를 일으키기 때문이며, 이는 시스템이 예민하다는 뜻이다. 세포 안의 칼슘 농도는 세포기질에서 칼슘을 제거하는 세 가지 과정, 즉 (1) 원형질막을 통한 칼슘의 능동수송, (2) 세포기질 단백질과의 결합에 의한 칼슘의 격리, (3) 활면 소포체와 미토콘드리아 같은 세포내 소기관으로 칼슘의 능동수송에 의해 낮게 유지된다.

효소결합 수용체

효소결합 수용체(enzyme-liked receptors)로 알려져 있는 일부 수용체 단백질은, 효소와 수용체의 기능을 모두 가지고 있다. 이러한 수용체는 막통과 단백질이며, 수용체 부위는 간질액으로 향하고 있고 효소작용 부위는 세포기질을 향하고 있다. 이러한 효소는 신호전달물질이 수용체에 결합하면 활성화되어 세포내 반응을 촉매한다.

대부분의 효소결합 수용체는 티로신 인산화효소(*tyrosine kinase*)로, 표적 단백질의 어떤 위치에 있는 티로신의 곁사슬에 인산기를

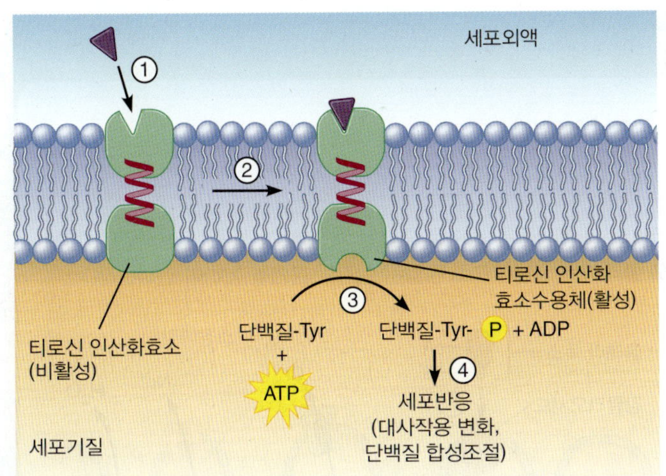

그림 5.15 효소결합 수용체. 여기서 묘사되는 효소결합 수용체는 티로신 인산화효소이다. 자세한 설명은 본문을 보라.

붙이는 반응을 촉매한다. 티로신 인산화효소 수용체에서 일어나는 일은 다음과 같다(**그림 5.15**).

① 신호전달물질이 수용체와 결합하여 수용체의 형태를 바꾼다.

② 수용체의 형태변화가 티로신 인산화효소를 활성화한다.

③ 티로신 인산화효소가 세포내 단백질의 인산화를 촉매시킨다.

④ 단백질의 인산화는 공유결합 변형으로 단백질 활성을 변화시켜 표적세포의 반응을 일으킨다.

티로신 인산화효소 신호전달을 이용하는 신호전달물질로는 인슐린이 있다. 다른 효소결합 수용체로는 구아닐산 고리화효소(guanylate cyclase)가 있는데, 이 효소는 *GTP*(*guanosine triphosphate*)를 2차 신호전달물질인 *cGMP*(고리형 구아노신 1인산, *cyclic guanosine monophosphate*)로 전환시킨다. cGMP는 단백질의 인산화를 촉매하는 단백질인산화효소(protein kinase)를 활성화한다.

G 단백질결합 수용체

G 단백질결합 수용체(G protein-linked receptors)는 **G 단백질(G protein)**이라 부르는 특수한 막단백질을 활성화시켜 작동한다. (G 단백질의 중요성의 한 예로 140쪽의 **Clinical Connections: 콜레라와 G 단백질**을 보라.) G 단백질은 원형질막의 세포 안쪽에 위치하고 있으며, 거기서 G 단백질결합 수용체와 작동인자(effector)라고 부르는 원형질막 단백질 사이를 연결하는 기능을 한다. 작동인자로는 이온통로와 효소가 있다. G 단백질은 여러 기전을 통하여 일을 하며 그 기전들 중 하나를 여기에서 소개한다. G 단백질은 구아노신 뉴클레오티드와 결합하는 능력으로부터 이름이 지어졌으며, 알파(α), 베타(β), 감마(γ) 등 3개의 소단위체를 가지고 있다. 구아노신 뉴클레오티드 결합 부위는 α 소단위에 있다. 불활성 상태에서는 G 단백질은 GDP(guanosine diphosphate)와 결합하고 있다. 신호전달물질이 G 단백질결합 수용체에 결합하면, G 단백질은 GDP를 방출하고 GTP 분자와 결합하여, 아래의 식에서 보여주는 것처럼 활성화된다.

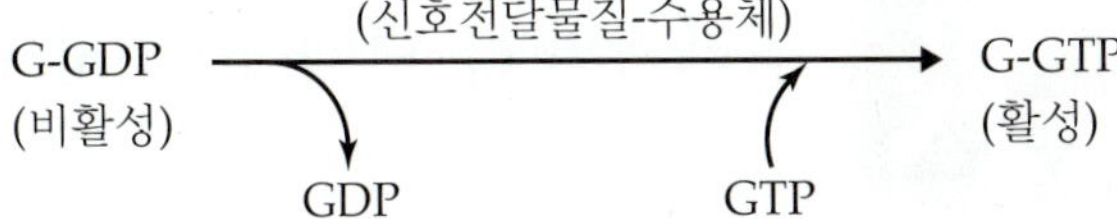

활성화 상태에서는 α 소단위체가 β와 γ 소단위체로부터 분리되어, β-γ 이합체를 남긴다. α 소단위체, 때로는 β-γ 이합체도, 작동자로 이동하여 작동자의 활성을 변화시킨다. G 단백질은 자체가 GDP가 결합된 비활성화 상태로 돌아가는 과정인 GTP를 분해하는 효소의 기능도 가지고 있기 때문에 활성화 상태를 오래 유지하지 않는다.

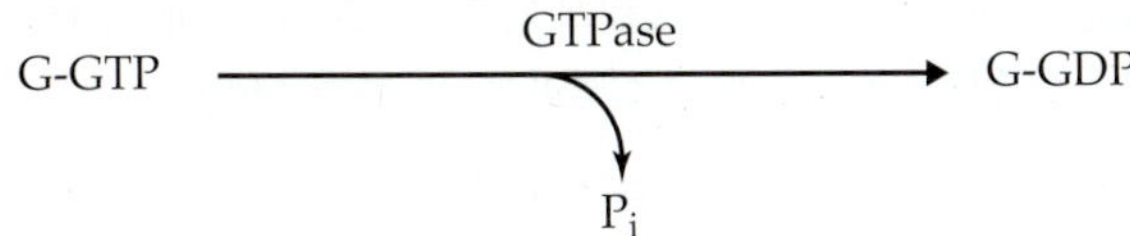

G 단백질에는 다양한 종류가 있으며, 적어도 20가지의 다른 α 소단위체, 5가지의 β 소단위체 및 13가지의 γ 소단위체로부터 형성된다. 기능적으로 G 단백질은 (1) 이온통로에 영향을 미치는 G 단백질, (2) 촉진 G 단백질(*stimulatory G protein*, G_s), (3) 억제 G 단백질(*inhibitory G protein*, G_i) 같은 3가지 기본적인 종류로 분류할 수 있다. 촉진 G 단백질과 억제 G 단백질은 세포내액에 2차 신호전달물질의 생성을 촉매하는 효소인 **증폭효소(amplifier enzyme)**의 활성화와 억제에 각각 연관되어 있다. (다른 종류의 증폭효소도 세포에서 발견되고 있지만 이 책에서는 다루지 않는다.) 다른 종류의 G 단백질의 기능은 다음에 설명할 것이다.

느린 리간드 개폐형 이온통로(*slow ligand-gated ion channel*)는 G 단백질에 의해 조절되는데, G 단백질은 신호전달물질과 수용체의 결합에 반응하여 통로를 열거나 닫는다(**그림 5.16**). G 단백질이 활

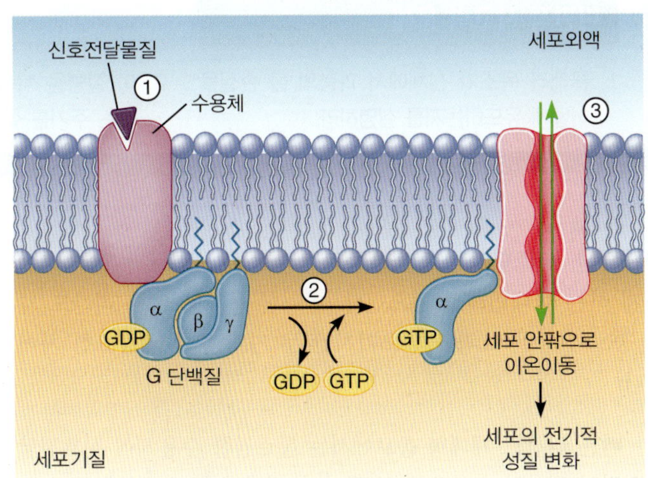

그림 5.16 느린 리간드 개폐 이온통로에 대한 G 단백질의 작용. ① 수용체에 신호전달물질의 결합은 G 단백질을 활성화한다. ② G 단백질의 α 소단위체가 막에 있는 이온통로로 이동한다. ③ 이온통로는 열리거나 닫혀서 특수한 이온의 막투과성을 바꾼다. 원형질막을 통과하는 이온의 이동이 변화되어, 세포의 전기적 성질이 바뀐다.

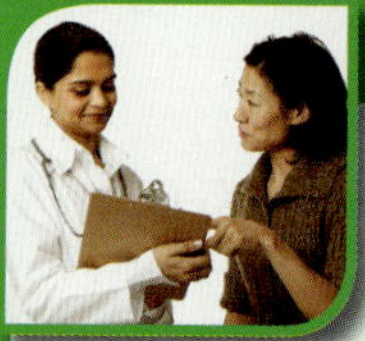

CLINICAL CONNECTIONS

콜레라와 G 단백질(Cholera and G Proteins)

G 단백질은 콜레라 유발독소와 같은 여러 종류의 세균독소에 의하여 공격받기 쉽다. *Vibrio cholerae* 박테리아에 감염되어 유발되는 질병인 콜레라는 개발도상국의 어린아이들에서 주된 사망요인이다. 이 질병의 주요 증상으로는 하루에 15~20리터의 수분손실을 일으킬 수 있는 심한 설사를 동반한다. 콜레라의 영향은 *Vibrio cholerae*가 내장(gut)으로 분비하는 독소로부터 생긴다. 이 독소는 아데닐산 고리화효소(adenylate cyclase)를 과도하게 자극하는 G 단백질에 작용한다. 여기에 무슨 일이 일어나는지 그 설명이 있다(그림을 보라):

① 콜레라 독소는 소장에 있는 분비세포상의 막 *ganglioside*(탄수화물 잔기가 부착되어 있는 인지질)에 결합한다.
② 독소 소단위체가 세포로 들어가서 G 단백질을 지속적으로 활성화시킨다.
③ 활성화된 G 단백질은 아데닐산 고리화효소를 활성화시킨다.
④ 아데닐산 고리화효소는 cAMP의 생성을 촉매한다.
⑤ cAMP는 단백질 인산화효소를 활성화시킨다.
⑥ 단백질의 인산화는 염소이온(Cl^-)의 분비를 향상시킨다.
⑦ 음으로 하전된 염소이온이 세포 밖으로 내보내지면 양으로 하전된 나트륨이온(Na^+)이 함께 세포 밖으로 분비된다.
⑧ 물이 삼투압에 의해 소장의 내강으로 전해질들을 따라 나가게 되어 심한 설사를 야기한다.

비록 콜레라가 거의 한 세기 동안 개도국에서 통제되어 왔지만, 이 질병의 발생은 복지정책이나 기금이 부족한 국가에서 꾸준히 일어나고 있다. 2008~2009년도에 콜레라 역병이 짐바브웨를 강타했는데, 30,000명 이상이 감염되어 1500명이 사망하였다. 상수도 시설이 부족한 짐바브웨 주민들은 하수로 오염된 개천에서 식수를 사용하였다. **비브리오 콜레라**는 일반적으로 감염된 환자의 분변을 통하여 전파된다.

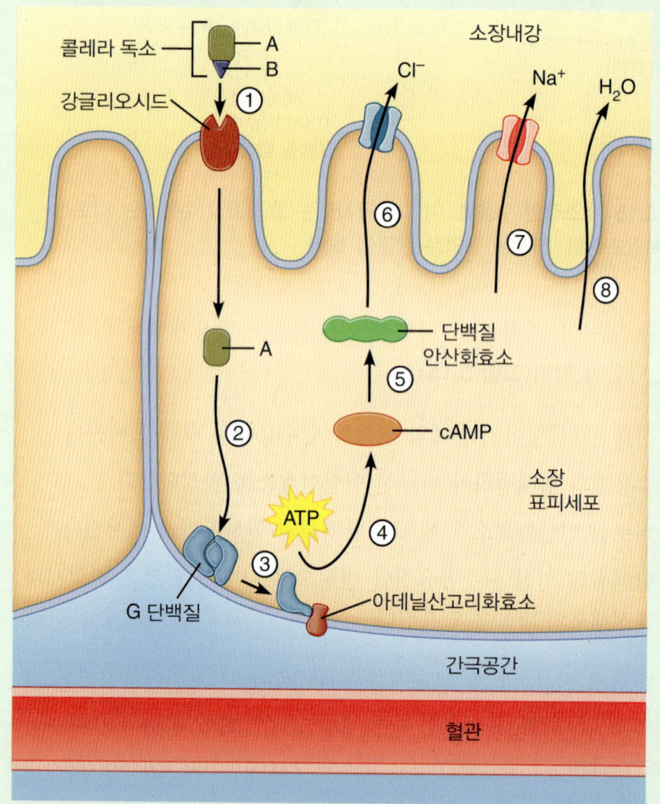

비판적 사고력 문제

1. 콜레라 독소가 신체에서 과량의 물 손실을 어떻게 유도하는지를 설명하라.
2. 이 질병을 지속시키는 콜레라 독소에 노출되는 주기를 설명하라.
3. 전 세계적으로 콜레라를 박멸하기 위한 가장 좋은 접근법이 무엇이라고 생각하는가?

성화되면, α 소단위체가 이온통로로 이동하여 통로가 열리거나 닫히게 하는 형태변화를 일으킨다. 이러한 통로도 빠른 리간드 개폐형 통로와 같은 효과를 일으키지만 두 가지 점에서 중요한 차이가 있다:

1. 빠른 리간드 개폐형 통로에서는 통로결합 수용체에 신호전달물질이 결합하여 통로를 열 뿐이며, 따라서 표적세포의 특정한 이온에 대한 투과성을 증가시킨다. 이와는 대조적으로, G 단백질결합 이온통로는 신호전달물질이 수용체와 결합함에 따라 열리거나 닫힐 수 있다.
2. 신호전달물질이 빠른 리간드 개폐형 통로결합 수용체와 결합하면 표적세포에 즉각적이며 일시적인 [수 밀리초(1/1000초) 이내로] 반응을 일으킨다. 이와는 달리, G 단백질결합 이온통로는 신호전달물질이 수용체와 결합하는 데 대한 반응으로 열리거나 닫히는 것이 느리고, 열리거나 닫힌 상태를 오랫동안, 가끔 몇 분 정도 유지한다.

G 단백질의 조절을 받는 효소(*G protein-regulated enzyme*)는 세포기질에서 2차 신호전달물질의 생산과 연계되어 있다. G 단백질의 조절을 받는 효소를 통해 대부분의 정보교환을 담당하는 5가지 주요 2차 신호전달물질로는 (1) *cAMP*(cyclic adenosine monophosphate), (2) cGMP(cyclic guanosine monophosphate), (3) 이노시톨

표 5.3 2차 신호전달물질 시스템

2차 신호전달물질	전구체	증폭효소	일반적인 역할	1차 신호전달물질의 예
cAMP	ATP	아데닐산 고리화효소	단백질인산화효소 A 활성화	에피네프린, 바소프레신, ACTH, 글루카곤
cGMP	GTP	구아닐산 고리화효소	단백질인산화효소 G 활성화	심방성 나트륨이뇨 펩티드, 엔도텔린
디아실글리세롤 (DAG)	Inositol-4,5-bisphosphate(PIP_2)	포스포리파아제 C	단백질인산화효소 C 활성화	안지오텐신 II, 히스타민, 바소프레신
Inositol triphosphate (IP_3)	Inositol-4,5-bisphosphate(PIP_2)	포스포리파아제 C	세포내 저장소로부터 Ca^{2+} 방출 촉진	안지오텐신 II, 히스타민, 바소프레신
Ca^{2+}*	없음	없음	칼모듈린과 결합, 단백질인산화효소 활성화	안지오텐신 II, 히스타민, 바소프레신

*세포기질의 Ca^{2+}의 증가는 세포막이나 세포내 소기관의 이온통로가 열려서 일어난다.

삼인산(*inositol triphosphate*, IP_3), (4) 디아실글리세롤(*diacylglycerol*, DAG), (5) 칼슘이 있다. 다음에서 설명하게 될 2차 신호전달물질 시스템은 표 5.3에 요약되어 있다.

cAMP 2차 신호전달물질 시스템 가장 일반적인 2차 신호전달물질인 cAMP의 작용 기작은 다음과 같다(그림 5.17).

① 1차 신호전달물질이 수용체에 결합하여 G_s 단백질을 활성화한다. (일부 신호전달물질은 G_i 단백질을 활성화하여 cAMP 2차 신호전달물질 시스템을 억제하는데, 그림 5.17에는 표시하지 않았다.)

② G 단백질에서 α 소단위체가 떨어져 나와 **아데닐산 고리화효소(adenylate cyclase)**에 결합하여 이 효소를 활성화한다.

③ 아데닐산 고리화효소가 ATP를 cAMP로의 전환을 촉매한다.

④ cAMP가 단백질인산화효소 *A*(*protein kinase A*, *PKA*)를 활성화하는데, 단백질인산화효소 A는 cAMP-의존 단백질인산화효소(cAMP-dependent protein kinase)라고도 부른다.

⑤ 단백질인산화효소가 ATP로부터 인산기를 단백질로의 이동을 촉매시켜서 공유결합의 조절을 통하여 단백질의 활성을 바꾼다.

⑥ 단백질 활성 변화가 세포의 반응을 일으킨다.

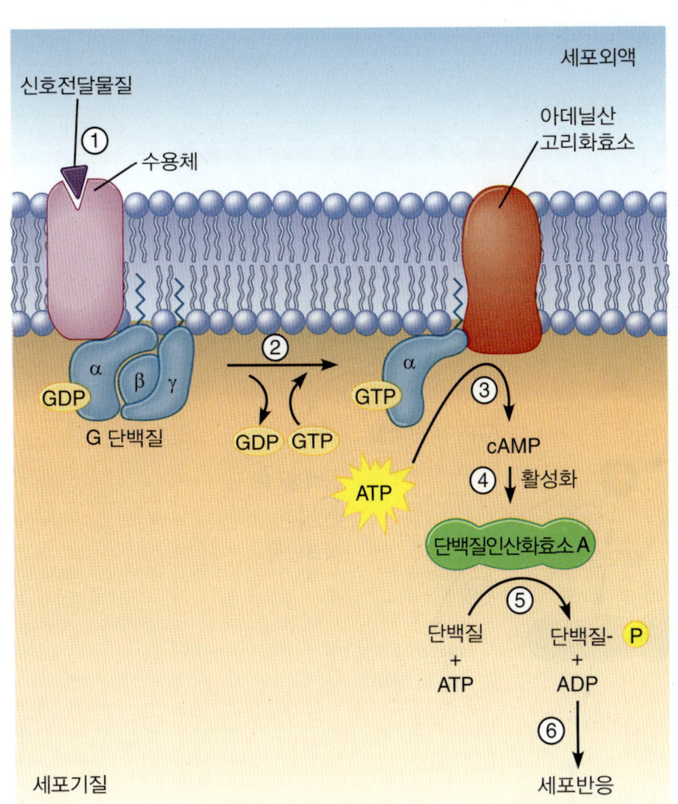

그림 5.17 cAMP 2차 신호전달물질 시스템. 상세한 설명은 본문을 참조하라.

cAMP 작용이 종결되려면 *cAMP* 인산디에스테르 가수분해효소(*cAMP phosphodiesterase*)에 의해 cAMP 분해가 일어나야 한다. 인산화된 단백질의 작용이 끝나기 위해서는 화학반응에 의해서 인산기가 제거되어야 한다. 단백질을 탈인산화시키는 효소를 인산단백질 탈인산화효소(*phosphoprotein phosphatase*)라고 하며, 이 효소 또한 조절된다. 그래서 cAMP-조절 단백질의 상태는(인산화되어 있거나 있지 않거나에 따라) 인산단백질 탈인산화효소와 단백질 인산화효소의 상대적 농도와 활성에 달려 있는데, 후자인 단백질 인산화효소는 세포에서 cAMP의 수준에 달려 있다.

세포내 cAMP 농도는 합성과 분해의 상대적인 속도에 의해 결정된다. 합성이 분해보다 빠를 때에는 cAMP의 농도가 올라간다. 분해가 합성을 초과할 때는 cAMP 농도가 떨어진다. 세포내 cAMP의 농도는 경쟁하는 두 효소(cAMP를 합성하는 아데닐산 고리화효소와, cAMP를 분해하는 인산디에스테르 가수분해효소)의 속도에 의해 결정되기 때문에 한 효소를 촉진하는 효과는 다른 효소를 억제하여 얻을 수도 있다.

지식 활용하기

1. 카페인(caffeine) 같은 몇 가지 약물은 cAMP 인산디에스테르 가수분해효소를 저해한다. 이러한 약물은 세포내 cAMP 농도에 어떤 효과를 나타낼까?
2. cAMP는 심박수를 증가시키고 심장수축의 강도를 증가시키는 것 같은 다양한 영향을 우리 몸에 미칠 수 있다. 카페인은 심박수와 심장수축 강도에 어떤 영향을 미치는가? 설명하라.

cGMP 2차 신호전달물질 시스템 우리는 앞에서 cGMP는 효소결합 수용체인 구아닐산 고리화효소(guanylate cyclase)의 생성물이라는 것을 논의했다. 구아닐산 고리화효소는 더 일반적으로 G 단백질과 연계되어 있으며, cGMP 2차 신호전달물질 시스템은 cAMP와 유사하지만, cGMP-의존 단백질인산화효소라고도 부르는 **단백질인산화효소 G**(*protein kinase G*, PKG)를 활성화한다.

포스파티딜이노시톨(phosphatidylinositol, PI) 2차 신호전달물질 시스템 **포스파티딜이노시톨 시스템**에서는 막 인지질인 *PIP_2(phosphatidylinositol-4,5-biphosphate)*가 두 가지 2차 신호전달물질인 **diacylglycerol(DAG)**와 **inositiol triphosphate(IP_3)**를 생성하는 효소촉매반응을 거친다. IP_3는 또 다른 2차 신호전달물질인 칼슘의 방출을 촉진한다. 이 시스템의 작동은 다음과 같이 진행된다 (**그림 5.18**).

① 신호전달물질이 수용체에 결합하고 G 단백질을 활성화시킨다.

② G 단백질에서 α 소단위체가 유리되어 **포스포리파아제** *C(phospholipase C*, PLC)와 결합하여 이 효소를 활성화시킨다.

③ PLC는 PIP_2가 DAG와 IP_3로 전환되는 반응을 일으키며, DAG와 IP_3는 각각 2차 신호전달물질로서의 기능을 가지고 있다.

④ⓐ DAG는 막에 남아서 **단백질인산화효소** *C(protein kinase C*, PKC)를 활성화시킨다.

⑤ⓐ PKC가 단백질의 인산화를 일으킨다.

⑥ⓐ 인산화된 단백질은 세포의 반응을 일으킨다.

이와 동시에,

④ⓑ IP_3는 세포기질로 이동한다.

⑤ⓑ IP_3는 소포체로부터 칼슘의 방출을 유발한다.

세포에 따라서 칼슘은 다음 두 가지 중에서 하나의 일을 한다.

⑥ⓑ 수축이나 분비를 촉진하는 단백질에 작용한다.

⑥ⓒ 칼모듈린에 결합하여 2차 신호전달물질로 작용하여, 세포에서 반응을 일으키는 단백질을 인산화하는 단백질인산화효소를 활성화시킨다.

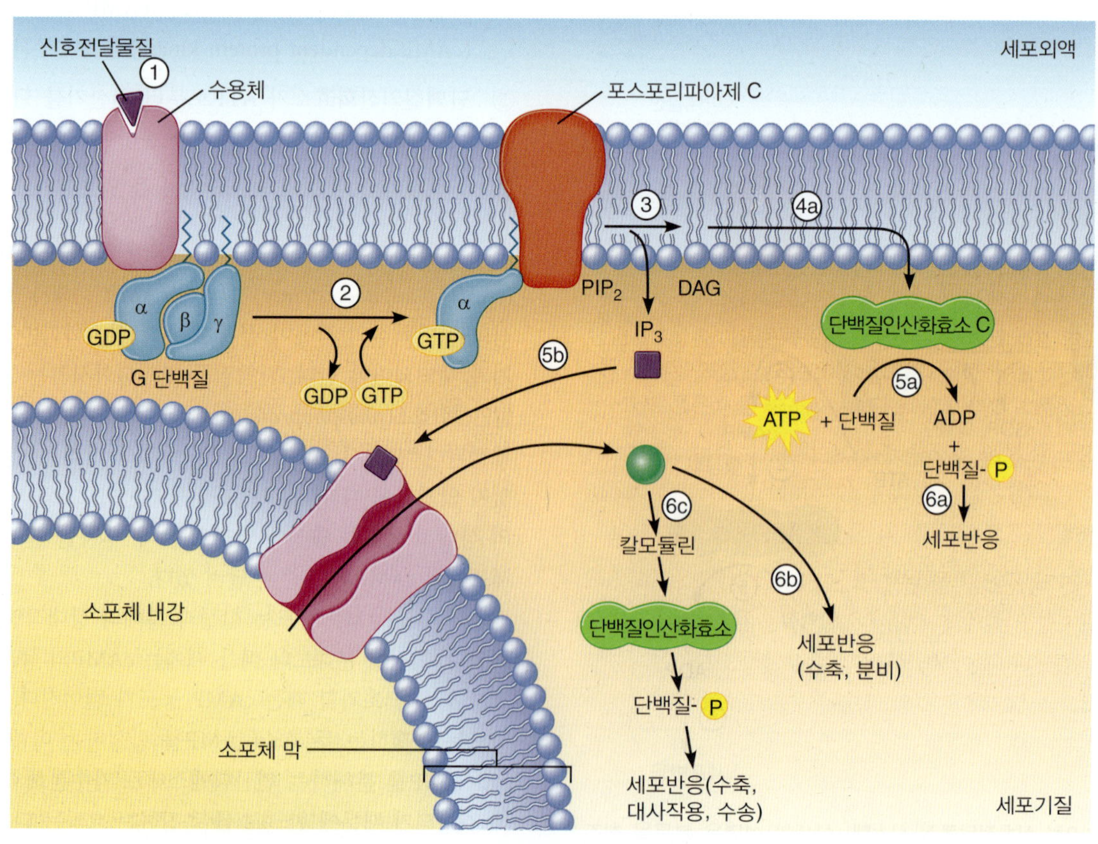

그림 5.18 포스파티딜이노시톨 2차 신호전달물질 시스템. 상세한 설명은 본문을 참조하라.

표 5.4 선별한 화학신호전달물질의 신호전달 기작

신호전달물질	기능적 분류	화학적 분류	신호전달 기작
에피네프린	호르몬, 신경전달물질	아민	G 단백질결합 수용체
갑상선호르몬	호르몬	아민(소수성)	mRNA 전사조절
바소프레신(ADH)	호르몬, 신경전달물질	펩티드	G 단백질결합 수용체
인슐린	호르몬, 신경전달물질	펩티드	효소결합 수용체
에스트로겐	호르몬	스테로이드	mRNA 전사조절
글루탐산	신경전달물질	아미노산	통로결합 수용체, G 단백질결합 수용체
세로토닌	신경전달물질, 주변분비물질	아민	통로결합 수용체, G 단백질결합 수용체
프로스타글란딘	주변분비물질	에이코사노이드	G 단백질, 많은 경우 밝혀져 있지 않음
인터루킨	주변분비물질	펩티드	효소결합 수용체
GABA	신경전달물질	아미노산	통로결합 수용체

다양한 기능적 및 화학적 종류별로 선별된 화학신호전달물질의 신호전달 기작이 **표 5.4**에 정리되어 있다.

화학신호전달물질 시스템에서의 신호증폭

일부 세포는 한 단계에 티로신 인산화효소 활성화 같은 단순한 신호전달 기작을 가지고 있는 것을 고려하면, 2차 신호전달시스템이 단백질을 인산화시키는 티로신 키나제(tyrosine kinase)와 같은 기본적인 결과를 가질 때, 2차 신호전달시스템이 왜 필요한지에 대한 의구심이 생길 것이다. 그 이유는 2차 신호전달물질 시스템의 현저한 특징 중 한 가지—화학신호전달물질 농도의 조그만 변화가 표적세포의 현저한 반응을 일으킬 수 있는 능력, 즉 신호증폭(*signal amplification*)으로 알려진 현상—와 관련이 있다.

그림 5.19는 cAMP 시스템을 한 예로 이용하여 어떻게 신호증폭이 일어나는가를 보여주고 있다. 이 그림은 어떻게 하나의 활성화된 수용체가 여러 G 단백질을 활성화시킬 수 있는지, 활성화된 각 G 단백질은 다시 아데닐산 고리화효소를 활성화시킬 수 있는지를 보여준다. 활성이 있는 동안 각 아데닐산 고리화효소는 수백 개 분자의 cAMP를 만들 수 있으며, 각 cAMP는 한 분자의 PKA를 활성화할 수 있다. 각 PKA 분자는 수백 개 분자의 표적 단백질을 인산화할 수 있다. 그 결과 하나의 리간드 분자가 수용체에 결합한 것에 반응하여 많은 수의 최종산물이 조절될 수 있다. 그림 5.19에서 보여주는 예에서 한 분자의 1차 신호전달물질이 약 2,500,000개 단백질 분자의 인산화를 일으킨다.

그림 5.19에서 보여주는 연속되는 반응은 **연쇄반응(cascade)**의 한 예인데, 연쇄반응은 강도를 점차적으로 증가시키는 일련의 연속반응으로, 작은 시내가 여러 개 합쳐져 최종적으로 큰 강이 될 수 있는 것과 같다. 화학신호전달 시스템에서 한 종류나 다른 종류의 연쇄반응은 흔하며, 신호증폭의 대부분을 떠맡고 있다.

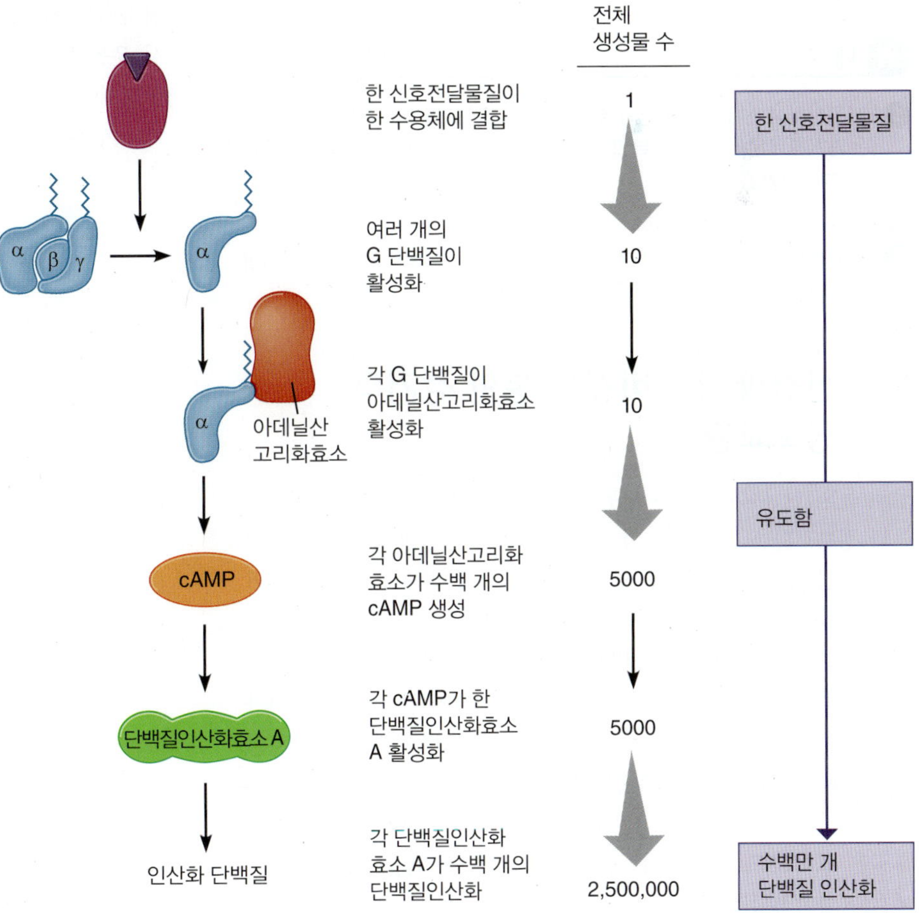

그림 5.19 신호증폭, 이 경우는 2차 신호전달물질인 cAMP에 의한 증폭.

표 5.5 화학신호전달물질의 성질

특성	지방혐기성 신호전달물질(친수성)	지방친화성 신호전달물질(소수성)
화학물질 종류	아미노산, 아민, 펩티드	스테로이드, 에이코사노이드, 갑상선호르몬*
분비세포에서 저장	분비낭	없음
분비 기작	세포외배출	확산
혈액에서 수송†	용해	운반체 단백질에 결합
수용체의 위치	원형질막	세포기질 또는 핵
신호전달 기작	이온통로 개폐‡ 막-결합 효소 활성화 G 단백질과 2차 신호전달물질 시스템	mRNA 전사 변화(단백질 합성 변화)
반응 개시의 상대적 시간	빠름	느림
반응의 상대적 지속 시간	짧음	긺
상대적 반감기	짧음	긺

*갑상선호르몬은 아민이지만 지질친화성이다.

†호르몬 및 특정한 사이토카인에만 적용된다.

‡일부 이러한 효과는 G 단백질이 매개한다.

이제 화학신호전달물질에 대한 다양한 관점의 설명은 끝났다. 화학신호전달물질의 성질을 **표 5.5**에 요약했다. 다음에는 우리 몸의 장거리 정보교환에 대해서 설명할 것이다.

퀵 테스트 5.3

1. 지질친화성 신호전달물질의 수용체는 표적세포의 어디에 위치하고 있는가? 호르몬-수용체의 복합체가 결합하는 DNA의 조절 부위의 이름은 무엇인가?
2. 3가지 종류의 막과 결합하고 있는 수용체를 말하라.
3. 2차 신호전달물질로 작용하는 5가지 물질을 말하라. 그 물질들의 합성을 촉매하는 증폭효소의 이름을 말하라.

5.4 신경과 내분비계를 통한 장거리 정보교환

우리 몸의 한 부분에 있는 세포들이 멀리 떨어진 부위에 있는 세포들과 정보교환을 하는 것은 항상성을 유지하기 위해 중요하다. 우리 몸은 신경계와 내분비계 등 장거리 정보교환을 위해 특수화된 두 기관계가 있다.

신경계는 신경세포와 신경아교세포(*glial cell*)라는 지지세포로 이루어져 있다. 신경세포는 첫째, 세포길이를 (일부 세포는 길이가 1 m에 이른다) 따라 전기적 신호를 보내고, 그런 다음에 축삭종말(axon terminal)로부터 신경전달물질의 방출을 통하여 화학신호를 전달함으로써 장거리 정보교환을 할 수 있다. 그런 다음에 신경전달물질은 표적세포로 짧은 거리를 거쳐 확산한다(**그림 5.20**). 시냅스에서의 화학적 신호는 세포와 세포 간의 직접적인 정보교환이기 때문에 신경계를 흔히 "유선"시스템으로 본다(한 가지 예외는 신경호르몬으로, 신경호르몬은 혈액을 통해 이동한다). 신경계에서의 정보교환은 일반적으로 이온통로의 열리고 닫힘에 따라 일어나는데, 일반적으로 이는 짧은 시간 동안 매우 빠르게 일어난다. 신경계에서 전파되는 신호는 빠르게 이동하고 일반적으로 짧은 시간 동안이어서 운동을 조절하고 주변을 관찰하는데 이상적인 시스템을 만든다. 신경계에 대해서는 7장에서 11장까지 상세하게 다룬다.

이와는 대조적으로 내분비계는 분비세포와 표적세포 간에 어떤

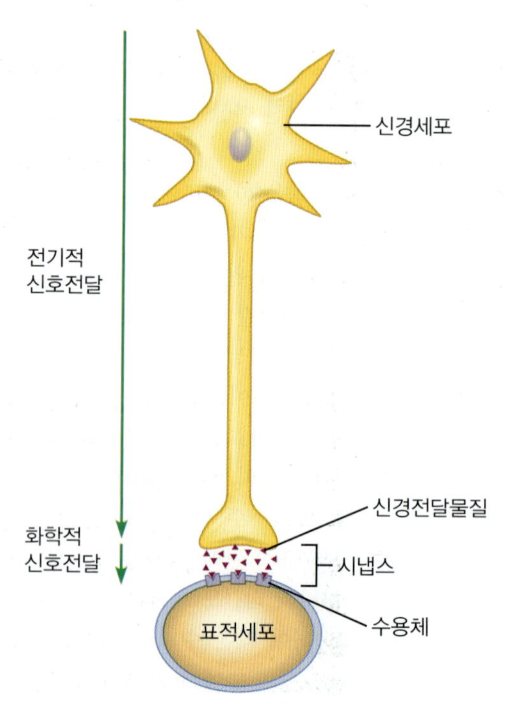

그림 5.20 신경세포에서 신호전달. 신경세포는 세포 내에서는 전기적 신호로, 세포 간에는 화학적 신호로 전달한다.

표 5.6 신경계와 내분비계의 특징

특징	신경계	내분비계
분비세포	뉴런	내분비세포
표적세포	뉴런, 근육, 또는 분비선	체내의 거의 대부분 세포
신호전달물질	신경전달물질	호르몬
정보전달 경로	시냅스를 통해	혈액을 통해
특이성의 근거	시냅스 후부 표적세포의 수용체	체내 표적세포의 수용체
효과 유발 시간	즉시	지연됨
효과 지속 시간	일시적	장기적

직접적인 해부학적 연결이 없다. 그 대신, 내분비계는 호르몬이라는 화학신호전달물질을 통하여 정보교환을 하는데, 호르몬은 혈액을 통하여 실질적으로 우리 몸의 모든 세포로 이동한다. 엄밀히 말하면, 호르몬은 간질액으로 분비되어 혈액으로 확산되지만, 간단히 표현하기 위해 흔히 호르몬이 혈액으로 분비된다고 말한다. 호르몬은 일반적으로 단백질 합성을 변화시키거나 G 단백질을 활성화시켜 정보교환을 하는데, 이 과정은 신경계에서 이용하는 전기적 신호나 화학적 신호보다 상당히 느리다. 내분비계의 상대적으로 느리고 넓은 부위에 신호를 전파할 수 있는 능력은 기관계의 대사활동을 조절하는 데 중요하다. 내분비계는 6장과 21장에서 상세하게 다루기로 한다. 신경계와 내분비계의 여러 양상을 **표 5.6**에서 비교하였다.

시스템 통합 이 장에서는 어떻게 세포가 화학신호전달물질을 통하여 다른 세포와 정보교환을 하는가에 대해 공부했다. 이 책 전반에 걸쳐 "정보교환"은 주로 "항상성을 유지하기 위하여 신경이나 내분비계에 의한 기관계의 조절"을 의미하는 것으로 추정한다. 신경계와 내분비계의 기능은 각각 한 장(chapter)씩 할애했지만, 골격근 수축의 신경조절(12장)부터 내분비계의 생식조절(22장)까지도 이 책의 다른 장에서 언급하였다. 주변분비성 신호전달물질(paracrine messenger)도 빼놓을 수 없다. 항상성을 위한 혈액응고 과정(13장)과 면역반응(23장)에서 세포가 손상되거나 감염되었을 때 신호전달 과정에서 주변분비물질의 중요성은 명백하다.

CHAPTER REVIEW

요약

5.1 세포간 정보교환 기작

- 세포간의 정보교환은 다음 두 가지 기본적인 방법에 의해 일어날 수 있다. (1) 세극결합을 통하여, 세극결합은 인접한 세포간에 전기적 신호와 작은 분자들의 직접 이동을 허용한다. (2) 화학신호전달물질의 분비를 통하여 화학신호전달물질은 한 세포에서 멀리 떨어진 다른 세포에 신호전달을 일으킨다.
- 화학신호전달물질은 특정한 수용체에 결합하여 표적세포의 반응을 일으킨다.

5.2 화학신호전달물질

- 화학신호전달물질은 기능에 따라 (1) 주변분비물질, (2) 신경전달물질, (3) 호르몬 등의 3가지 주요 그룹으로 분류한다.
- 여러 신호전달물질은 분비하는 세포 주변에 있는 세포에만 영향을 미치지만 호르몬과 신경호르몬은 혈액을 통하여 표적세포로 수송되기 때문에 멀리 떨어진 곳에도 영향을 미칠 수 있다.
- 화학적 구조를 바탕으로 신호전달물질을 (1) 아미노산, (2) 아민(아미노산 유도체), (3) 펩티드/단백질, (4) 스테로이드(콜레스테롤 유도체), (5) 에이코사노이드(아라키돈산 유도체) 등 주요 5가지 종류로 나눈다.
- 스테로이드, 에이코사노이드 및 일부 아민(갑상선호르몬)은 지질친화성이며, 다른 신호전달물질들은 친수성(지질혐기성)이다.

5.3 신호전달 기작

- 한 신호전달물질에 대한 표적세포의 반응 크기는 신호전달물질의 농도, 존재하는 수용체의 수 및 신호전달물질에 대한 수용체의 친화력에 의존한다.
- 표적세포의 반응은 신호전달물질의 농도가 높을수록 증가한다. 신호전달물질의 농도가 매우 낮거나 높은 곳에 오랫동안 노출될 때, 표적세포는 수용체의 수를 변화시킬 수 있어 신호전달물질에 대한 반응의 변화가 일어난다.
- 수용체의 수를 줄이는 것을 하향조절(down-regulation)이라고 하고, 높이는 것을 상향조절(up-regulation)이라고 한다.

- 지질친화성 신호전달물질은 표적세포의 세포기질이나 핵에 있는 수용체와 결합하고, 그 결과 만들어진 복합체는 DNA에 결합하여 유전자의 전사와 단백질 합성을 조절한다.
- 수용성 신호전달물질은 세 가지 유형의 세포 표면의 수용체에 결합한다. 즉, (1) 통로결합 수용체. 이 수용체는 빠른 리간드 개폐형 통로의 열리고 닫힘에 영향을 미치며, (2) 효소결합 수용체. 이 수용체는 세포 내에서 반응을 촉매하고, (3) G 단백질결합 수용체. 이 수용체는 G 단백질이라는 특수한 막단백질을 활성화시킨다.
- 활성화된 G 단백질은 효소나 통로를 포함한 다양한 세포내 단백질을 활성화(또는 저해)시킨다.
- 이러한 효소들 중에서 많은 것들은 세포 안에서 cyclic AMP(cAMP), cyclic GMP(cGMP), diacylglycerol(DAG), inositol triphosphate(IP_3) 및 칼슘이온(칼슘이온은 종종 칼모듈린과 결합하여 단백질 인산화효소를 활성화시키는 복합체를 만들어 작용한다)을 포함한 2차 신호전달물질의 생산을 촉매한다.

5.4 신경과 내분비계를 통한 장거리 정보교환

- 신경계에서는 신경세포가 특수한 집단의 표적세포에 신호를 보내는데, 표적세포는 시냅스로 연결되어 있다.
- 내분비계는 우리 몸에 흩어져 있는 표적세포에 신호를 보내는데, 일반적으로 느리고 지속적인 효과를 나타낸다.
- 호르몬은 특수한 내분비세포에서 분비되는데, 내분비세포는 주로 내분비선에서 발견된다.

6 내분비계: 내분비선과 호르몬 작용

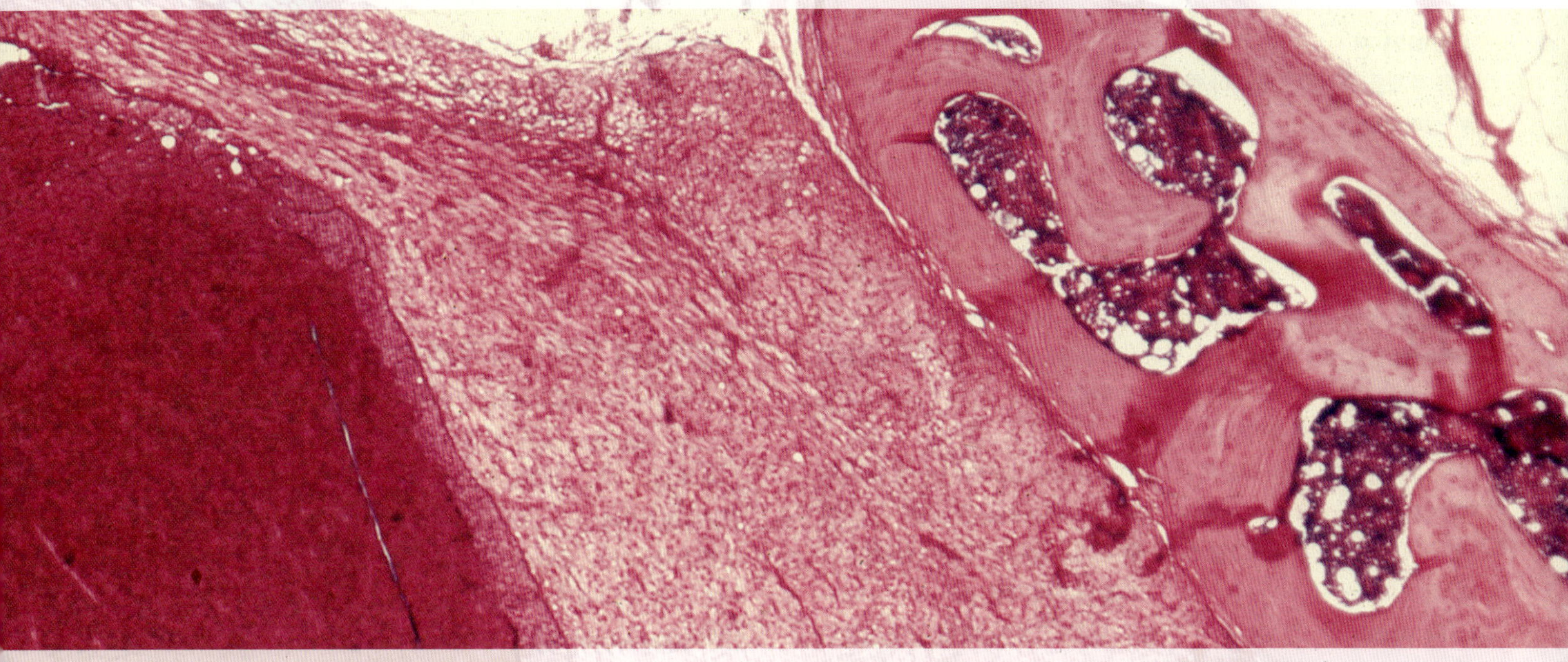

뇌하수체의 컬러 현미경 사진

월요일 저녁, 교통체증시간 때의 퇴근길이다. 자동차가 바로 앞에서 급브레이크를 밟았다. 다행히, 자동차에 부딪치지는 않았지만 심장이 평소보다 빠르고 힘차게 뛰면서 불안감을 느낄 것이다. 이는 부신수질에서 분비되는 호르몬인 **아드레날린**(*adrenaline*)의 효과를 느끼는 것이다.

에피네프린(*epinephrine*)으로도 알려져 있는 아드레날린은 우리 몸이 빠른 행동에 적응하도록 도와주는 알림 반응(fight-or-flight response; 대항-회피) 호르몬이다. 아드레날린은 초기인류에게 먹이를 사냥하고 포식동물을 피하는 데 필요한 활력을 주었다. 이 "활력"으로 인해 많은 사람이 "아드레날린 러시(adrenalin rush)"라고 하는 흥분과 두려움, 운동, 또는 다른 스트레스에 의해 유도되는 에너지를 느낀다. 아드레날린은 우리 몸에 흩어져 있는 표적세포에 작용하여 심박동과 에너지 준위에 영향을 미친다. 이 장에서는 호르몬을 분비하는 내분비선과 호르몬이 어떻게 표적세포에 작용하는가를 공부할 것이다.

개요

학습목표 이 장을 학습한 후 다음을 할 수 있어야 한다.

- 1차 및 2차 내분비선의 이름을 알고, 각 내분비선과 관련된 호르몬의 이름을 익힐 수 있어야 한다.
- 시상하부와 뇌하수체 전엽 및 후엽과의 관계를 설명할 수 있어야 한다.
- 다른 호르몬의 분비를 조절하는 자극호르몬(tropic hormone)의 역할을 설명할 수 있어야 한다.
- 동일 표적세포에 작용하는 첨가작용, 상승작용, 허용상호작용을 포함하는 호르몬들의 상호작용을 설명할 수 있어야 한다.

시작하기 전

다음 주제를 숙지하고 있어야 한다.

- 상피세포
- 호르몬
- 신호전달 기작

앞(5장)에서 세포들은 서로 어떻게 정보교환을 하는가를 공부했다. 장거리 정보교환을 위해 인체는 호르몬을 분비하는 느린 내분비계와 신경전달물질을 분비하는 빠른 신경계를 가지고 있다. 이 장에서는 내분비계에 초점을 맞춘다. 7~11장은 신경계에 대해서 다룰 것이다.

내분비계 기관은 내분비선으로 이루어져 있으며, 1장에서 공부한 내분비선은 상피조직에서 유래되었다. 내분비선은 우리 몸의 여러 조직에서 발견된다(**그림 6.1**). 다음 두 종류의 내분비기관이 있다. 즉, 호르몬 분비가 주 기능인 **1차 내분비기관(primary endocrine organ)**과 호르몬 분비가 일부 다른 기능에 대해 부수적으로 일어나는 **2차 내분비기관(secondary endocrine organ)**이 있다. 일부 1차 내분비기관은 시상하부, 뇌하수체, 송과선(pineal gland)을 포함하여 뇌 안에 있다. 그러나 대부분의 1차 내분비기관은 갑상선(thyloid gland), 부갑상선(parathyroid gland), 흉선(thymus), 부신(adrenal gland), 이자(pancreas) 및 생식선(gonad; 남성에서는 정소와 여성에서는 난소)을 포함하여 신경계 밖에 있다. 임신 중인 여성에서는 태반도 내분비선으로 작용한다. 2차 내분비선은 심장, 간, 위, 소장, 신장 및 피부 같은 기관이다.

6.1 1차 내분비기관

이 절에서는 시상하부와 뇌하수체로부터 시작하여 다양한 1차 내분비기관의 기능을 검토할 것이다.

시상하부와 뇌하수체

시상하부와 뇌하수체(**그림 6.2**)는 함께 우리 몸의 거의 모든 시스템을 실질적으로 조절하는 역할을 한다. **시상하부(hypothalamus)**는 내분비선 기능 외에도 다양한 기능을 가지고 있는 뇌의 일부이다. 시상하부는 여러 가지 호르몬을 분비하기 때문에 1차 내분비선으로 간주하며, 분비되는 호르몬 대부분은 **뇌하수체(pituitary gland;** *hypophysis*라고도 함)에 영향을 미치며, 뇌하수체는 완두콩 크기의 구조로서, 누두부(깔때기꼴, *infundibulum*)라고 하는 가는 줄기조직에 의하여 시상하부에 연결되어 있다. 뇌하수체는 구조적으로, 그리고 기능적으로 별개의 부위인 **전엽(anterior lobe** 또는 선하수체, *adenohypophysis*)과 **후엽(posterior lobe** 또는 신경뇌하수체, *neurohypophysis*)의 두 부분으로 나뉜다. 뇌하수체 전엽은 상피조직에서, 뇌하수체 후엽은 신경조직에서 각각 유래한다. 시상하부와 뇌하수체 두 엽 사이의 연결이 다른 것은 두 내분비기관의 기능에 매우 중요하다.

시상하부와 뇌하수체 후엽 사이의 신경연결

뇌하수체의 후엽에는 시상하부에서 뻗어 나온 신경세포의 축삭말단(axon terminal)으로 이루어진 신경조직이 있다(**그림 6.3**). 뇌하수체 후엽의 이 신경세포 말단은 항이뇨호르몬[*antidiuretic hormone, ADH*; 바소프레신(*vasopressin*)이라고도 한다] 및 옥시토신(*oxytocin*)과 같은 두 가지 펩티드호르몬을 분비한다. 이러한 호르몬은 시상하부의 다른 부위에서 뻗어 나온 신경세포에서 합성된다. 즉, ADH는 실방핵(paraventricular nucleus)에서 합성되고 옥시토신은 시삭상핵(supraoptic nucleus)에서 주로 합성된다. 합성된 이후에 펩티드는 분비낭에 포장되어 뇌하수체 후엽에 있는 축삭말단으로 이동한다. 이러한 신경세포는 일반적으로 다른 신경세포로부터 신호를 받으면 세포외배출(exocytosis)에 의해 호르몬을 분비한다. 이러한 반응을 신경내분비 반사(*neuroendocrine reflex*)라고 한다. 이 호르몬들은 다른 호르몬처럼 혈액으로 방출된다. 내분비선 대신 신경세포에서 분비되기 때문에 이러한 호르몬을 신경호르몬(*neurohormone*)이라고도 부른다.

항이뇨호르몬과 옥시토신은 완전히 독립적으로 분비한다. 항이뇨호르몬은 혈장의 용질 농도가 증가하면 자극되어 방출되며, 표적세포가 신장(kidney)에 위치하고 있어서, 신장에 의한 물의 재흡수를 조절한다(19장). 옥시토신은 임신여성의 자궁수축과 유아에 젖을 먹일 때에 자극받아 분비된다. 옥시토신의 표적세포는 자궁과 유방에 있어서 자궁 수축을 증가시키며, 출산 후에 젖내림(milk letdown; 유즙배출)을 자극한다(22장).

시상하부와 뇌하수체 전엽 사이의 혈관연결

뇌하수체의 전엽과 이를 조절하는 시상하부의 세포는 주로 **자극호르몬(tropic hormone;** *trophic hormone*으로도 부름)을 분비하는데, 이 호르몬은 다른 호르몬의 분비를 조절한다. 자극호르몬은 다른 호르몬의 분비를 증가시키는 촉진호르몬(*stimulating hormone*)이나 다른 호르몬의 분비를 감소시키는 억제호르몬(*inhibiting hormone*)이 될 수 있다. 이들 호르몬의 분비를 위한 일반적인 신호전달 경로는

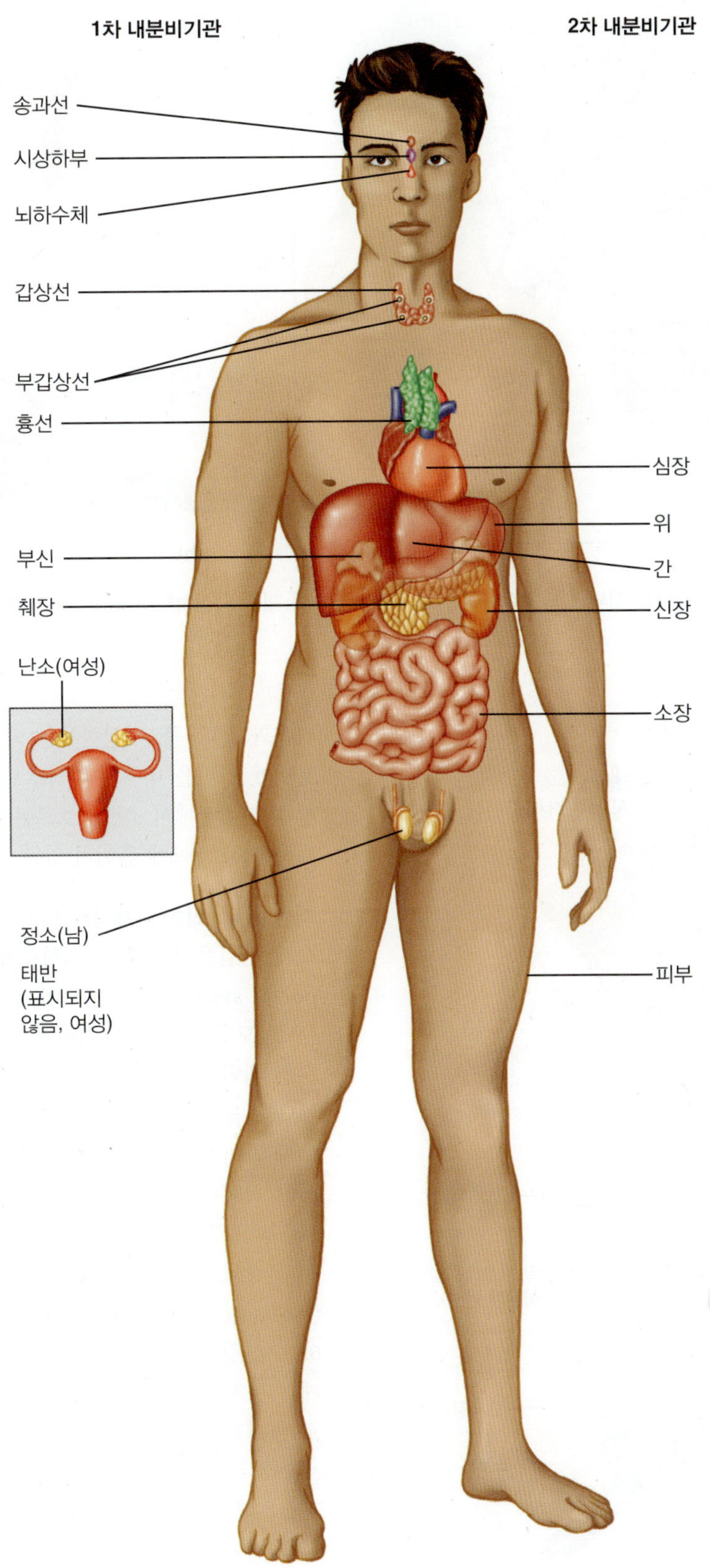
1차 내분비기관
2차 내분비기관
송과선
시상하부
뇌하수체
갑상선
부갑상선
흉선
심장
위
부신
간
췌장
신장
난소(여성)
소장
정소(남)
태반
(표시되지
않음, 여성)
피부

그림 6.1 내분비 기관들.

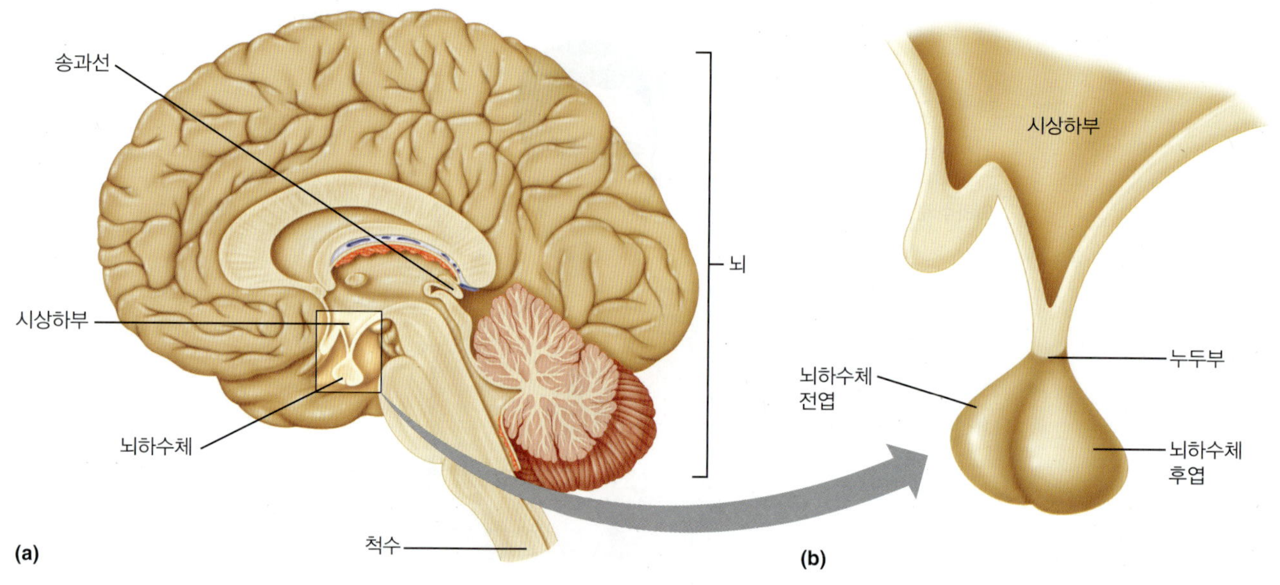

그림 6.2 시상하부와 뇌하수체. (a) 뇌에서 시상하부와 뇌하수체의 위치. **(b)** 누두부에 의한 시상하부와 뇌하수체의 연결. 뇌하수체는 전엽과 후엽으로 나누어진다.

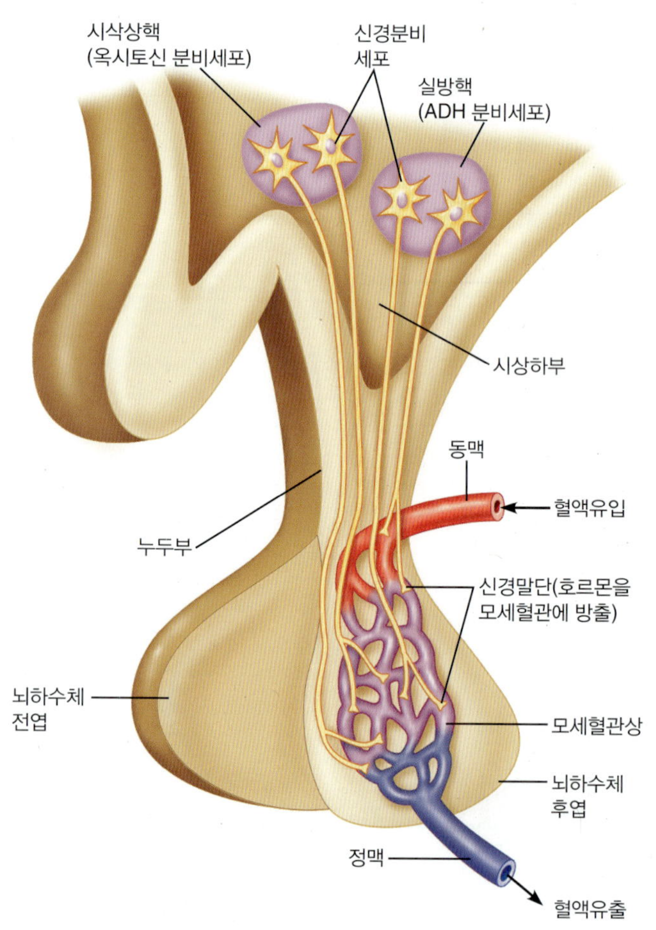

그림 6.3 시상하부와 뇌하수체 후엽 간의 연결. 시상하부에서 기원한 신경세포가 뇌하수체 후엽으로 돌기를 뻗고 있다. 실방핵에서 기원한 신경세포는 ADH를 합성하고 분비한다; 시삭상핵에서 기원한 신경세포는 옥시토신을 합성하고 분비한다. ADH와 옥시토신은 신경말단에서 분비되어 뇌하수체 후엽에 있는 혈액으로 들어간다.

다음과 같다. 즉, 시상하부는 뇌하수체 전엽에서 다른 자극호르몬의 분비에 영향을 미치는 자극호르몬을 분비한다. 이 자극호르몬은 다른 내분비선에서 3번째 호르몬 분비에 영향을 미치고, 이 3번째 호르몬은 몸 전체에 흩어져 있는 표적세포에 영향을 준다.

시상하부-뇌하수체 문맥계의 해부학적 구조 시상하부와 뇌하수체 전엽은 **시상하부-뇌하수체 문맥계(hypothalamic-pituitary portal system)**로 연결되어 있다(**그림 6.4**). 문맥계(*portal system*)는 두 모세혈관상(capillary bed)이 연속적으로 놓여 있는 혈관의 특수한 배열이다. (모세혈관은 가장 작은 혈관으로, 혈액과 조직 사이에 물질을 교환할 수 있는 장소이다.) 보통 심장은 많은 모세혈관상으로 들어가는 혈액을 연속적이 아닌 동시에 펌프하여 각 모세혈관상이 신선한 혈액을 받을 수 있게 한다. 그러고 나서 혈액은 각 모세혈관상으로부터 정맥을 거쳐 심장으로 되돌아간다. 시상하부에 있는 신경세포가 자극호르몬(tropic hormone)을 시상하부의 **정중융기**(*median eminence*)에 위치하고 있는 모세혈관상으로 방출한다(그림 6.4). 신경호르몬인 이 자극호르몬은 누두부를 따라 내려가서 문맥계를 통하여 뇌하수체로 이동하고, 이곳에서 두 번째 모세혈관상으로 들어간다. 시상하부 자극호르몬은 그 후 뇌하수체 전엽호르몬으로부터 분비를 촉진하거나 억제한다.

문맥계는 시상하부 자극호르몬이 심장으로 회수되지 않고 뇌하수체 전엽에 있는 표적세포에 직접 도달하도록 하여, 이 호르몬이 일반 순환계에서 희석되지 않고 또 효소에 의해 분해되지 않도록 한다. 그 결과, 시상하부 자극호르몬이 문맥혈액에서 더 농축되어 뇌하수체 전엽에 도달하며, 호르몬 분비에 더 큰 영향을 미친다.

시상하부와 뇌하수체 전엽의 자극호르몬 뇌하수체 후엽과 비교하여, 뇌하수체 전엽은 전적으로 뇌하수체 내에 위치하고 있는 세포

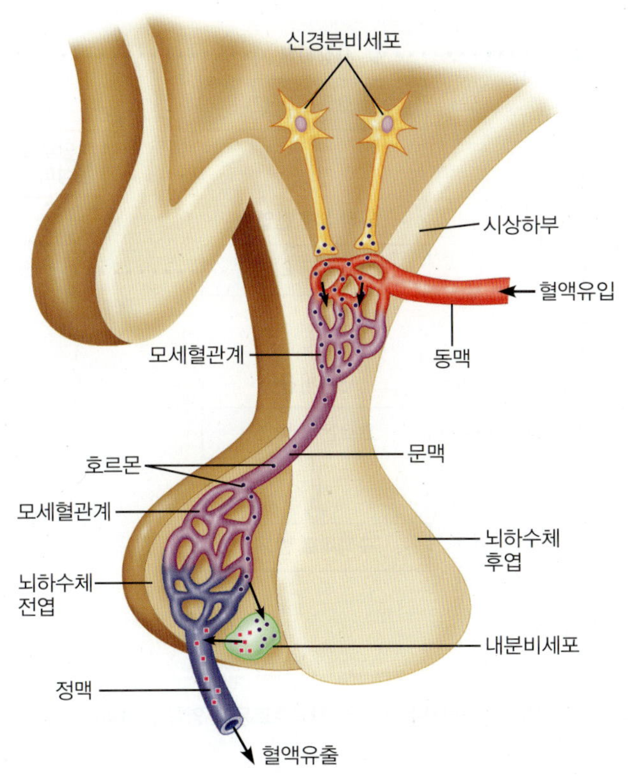

그림 6.4 시상하부-뇌하수체 문맥계. 시상하부의 신경분비세포가 자극호르몬을 시상하부-뇌하수체 문맥계로 분비한다. 자극호르몬은 뇌하수체 전엽으로 이동하여, 그곳에서 혈액으로 뇌하수체 전엽 호르몬분비에 영향을 미친다.

에서 호르몬이 합성되고 분비되는 점에서 "전형적"인 내분비선과 더 유사하다. 뇌하수체 전엽 안에 뒤섞여 있는 여러 종류의 세포는 저마다 특별한 호르몬을 합성하고 분비한다. 이러한 호르몬 분비는 시상하부의 신경세포에서 분비되는 자극호르몬에 의해 조절된다. 또한 이러한 자극호르몬(5가지 촉진호르몬과 2가지 억제호르몬)의 분비는 시상하부에 있는 신경세포에 신경정보의 입력에 의해 조절된다. 시상하부 자극호르몬, 이 호르몬이 조절하는 뇌하수체 전엽호르몬 및 뇌하수체 전엽호르몬의 기능을 아래에 열거하였으며, **그림 6.5**에서도 보여준다. 여기에 열거된 모든 자극호르몬은 하나를 제외하고 모두 펩티드이다. 뇌하수체 전엽 자극호르몬을 포함한 각 시상하부 자극호르몬과 표적 내분비선 사이의 상관관계를 **축추**(*axis*)라 부른다.

1. **프로락틴 방출호르몬(prolactin releasing hormone**, *PRH*)은 뇌하수체 전엽에서 **프로락틴(prolactin)**의 방출을 자극하는데, 이 호르몬은 여성의 유선(mammary gland) 성장과 젖 분비를 촉진한다.
2. **프로락틴 억제호르몬(prolactin inhibiting hormone**, *PIH*), 또는 도파민(dopamine, 카테콜아민)은 프로락틴 방출을 억제한다.
3. **갑상선 자극호르몬 방출호르몬(thyrotropin releasing hormone**, *TRH*)은 뇌하수체 전엽에서 **갑상선자극호르몬(thyroid stimulating hormone**, *TSH*)의 방출을 촉진한다. TSH는 갑상선에서 **갑상선호르몬(thyroid hormone)**의 분비를 촉진한다.

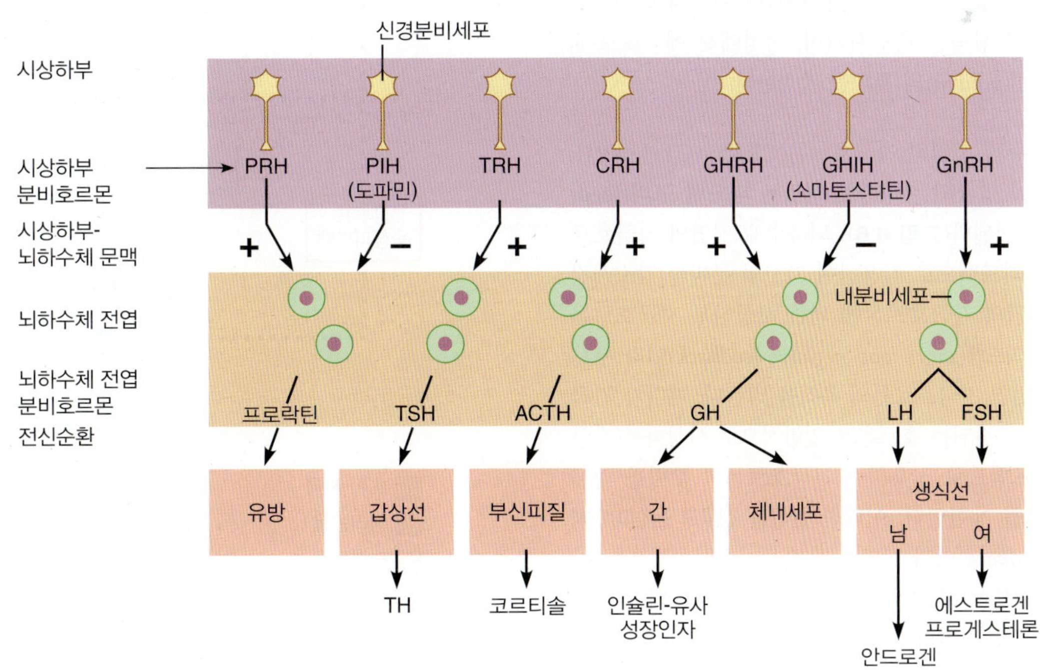

그림 6.5 시상하부와 뇌하수체 전엽 자극호르몬. 시상하부는 시상하부-뇌하수체 문맥계로 호르몬을 방출하거나(−RH) 호르몬을 억제하는(−IH) 7가지의 자극호르몬을 분비한다. 이 자극호르몬은 뇌하수체 전엽의 내분비세포에 작용하여 역시 자극호르몬(프로락틴을 제외하고)인 여러 호르몬의 방출에 영향을 미친다. 뇌하수체 전엽 자극호르몬은 다른 내분비선에 작용하여 또 다른 호르몬의 방출을 자극한다.

Q 어느 시상하부 자극호르몬이 코르티솔의 방출을 간접적으로 자극하는가?

4. **부신피질자극호르몬 방출호르몬(corticotropin releasing hormone**, *CRH*)은 뇌하수체 전엽에서 **부신피질자극호르몬(adrenocorticotrophic hormone**, *ACTH*)의 분비를 촉진한다. ACTH는 부신의 바깥층인 부신피질에서 **코르티솔(cortisol)**과 같은 **당질코르티코이드(glucocorticoid)**의 분비를 촉진한다. 코르티솔은 신체가 스트레스를 받을 때 대사를 조절하는 가장 주된 호르몬이다.
5. **성장호르몬 방출호르몬(growth hormone releasing hormone**, *GHRH*)은 뇌하수체 전엽에 의한 **성장호르몬(growth hormone**, *GH*)의 분비를 촉진한다. GH는 성장과 에너지 대사를 조절할 뿐만 아니라 간에서 **인슐린-유사성장인자(insulin-like growth factor**, *IGF*)의 분비를 촉진하여 자극호르몬으로도 작용한다.
6. **성장호르몬 억제호르몬(growth hormone inhibiting hormone**, *GHIH*), 또는 소마토스타틴(*somatostatin*)은 뇌하수체 전엽의 GH의 분비를 억제하여 간에서의 IGF의 방출을 감소시킨다.
7. **생식선자극호르몬 방출호르몬(gonadotropin releasing hormone**, *GnRH*)은 뇌하수체 전엽에서 **생식선자극호르몬(gonadotrophin)**, **여포자극호르몬(follicle stimulating hormone**, *FSH*)과 **황체형성호르몬(luteinizing hormone**, *LH*)의 분비를 촉진한다. LH는 여성의 배란을 촉진하고 생식선에서 성호르몬[여성에서 **에스트로겐(estrogen)**과 **프로게스테론(progesterone)**, 남성에서 **안드로겐(androgen)**]의 분비를 촉진한다. FSH는 여성의 난세포와 남성의 정자세포의 성숙을 촉진시키며, 여성에서 에스트로겐, 양쪽 성에서 인히빈(*inhibin*)의 분비를 촉진한다.

시상하부와 뇌하수체 전엽의 자극호르몬(CRH, ACTH, TRH, TSH, GnRH 및 LH)이 방출되는 다단계 경로는 **피드백 고리(feedback loop)**에 의해 조절된다(**그림 6.6**). 뇌하수체 전엽의 자극호르몬은 시상하부에 음성피드백으로 작용하여 자신의 분비를 감소시킬 수 있다. 뇌하수체 전엽의 자극호르몬에 의한 시상하부 자극호르몬의 억제는 **단루프 음성피드백**(*short loop negative feedback*)이라 부르며, 과다한 뇌하수체 전엽 자극호르몬의 축적을 막는다. 게다가 자극호르몬에 의해 분비가 촉진되는 호르몬은 일반적으로 시상하부(가끔 뇌하수체 전엽)에 피드백으로 작용하여 자극호르몬의 분비를 억제함으로써 자신의 분비를 제한한다. 이러한 현상을 **장루프 음성피드백**(*long loop negative feedback*)이라 한다.

그림 6.7은 음성피드백 조절의 특수한 예로, 부신에 의한 코르티솔의 분비조절을 그린 것이다. 부신피질자극호르몬 방출호르몬(corticotropin releasing hormone, CRH)은 뇌하수체 전엽의 분비호르몬인 부신피질자극호르몬(ACTH) 분비를 촉진한다. ACTH는 이어서 부신에서 코르티솔 분비를 촉진한다. 혈액 내의 코르티솔 양이 일정 수준 이상으로 올라가면 음성피드백 루프가 CRH와 ACTH의 분비를 감소시킨다. 이 두 경우, 최종결과는 코르티솔은 자신의 분비를 억제하는 작용을 하는 것이다. 그러나 코르티솔은 자신의 자극호르몬에만 음성피드백 작용을 한다. 예를 들면, 코르티솔은 생식선자극호르몬 방출호르몬(GnRH) 또는 황체형성호르몬(LH)을 분비하는 세포에는 영향을 미치지 않는다.

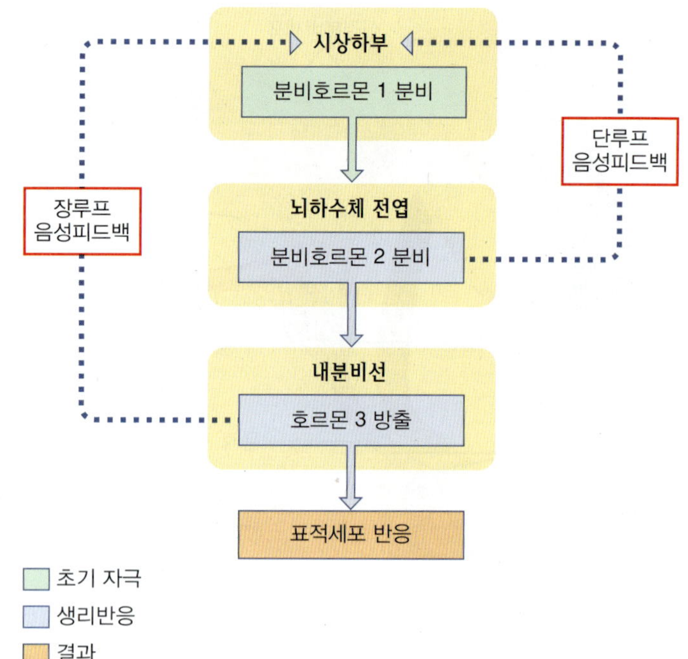

그림 6.6 시상하부와 뇌하수체 전엽 자극호르몬에 영향을 미치는 음성피드백 루프.

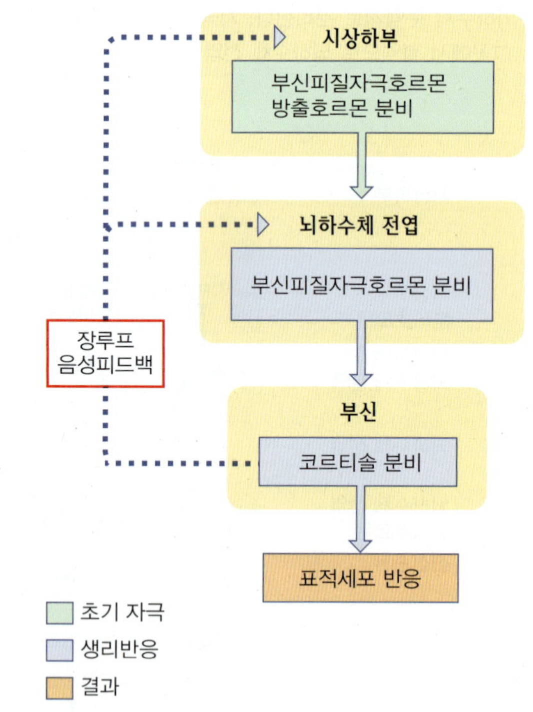

그림 6.7 코르티솔 분비조절.

퀵 테스트 6.1

1. 뇌하수체 후엽에서 방출되는 두 호르몬의 이름을 말하라. 어떤 종류의 세포가 이 호르몬을 방출하는가?
2. 각 시상하부 자극호르몬의 이름을 들고, 어떻게 이 호르몬이 뇌하수체 전엽호르몬의 방출에 영향을 미치는가를 설명하라.
3. 단루프와 장루프 음성피드백의 차이는 무엇인가?

송과선

송과선(pineal gland)은 뇌 안에 있으며(그림 6.2), 멜라토닌(*melatonin*) 호르몬을 분비하는 상피조직으로 구성되어 있다. 멜라토닌의 기능에 대해서는 아직도 논란이 있지만, 최근의 연구결과는 **활동일주기(circadian rhythm**; 밤-낮 주기로 신체 활동을 조절하는 일상생활의 리듬)를 설정하는 데 중요하다는 것을 시사한다. 예를 들면, 멜라토닌 분비는 활동일주기를 설정하는 뇌의 주요 센터인 시상하부의 시신경교차상핵(*suprachiasmatic nucleus*)으로부터의 입력에 의해 주로 조절되는 것으로 알려져 있다. 낮 동안에 시신경교차상핵으로부터의 입력은 멜라코닌의 분비를 억제하는 반면, 어두운 밤에 멜라토닌 분비가 증가된다. 멜라토닌은 또한 수면장애를 가진 사람과 시차극복에 수면유도를 위한 치료용으로도 사용된다. 멜라토닌은 면역기능을 강화하고 일부 호르몬의 기능을 교란하여 생식기능에 대한 억제효과도 나타낸다.

갑상선과 부갑상선

갑상선(thyroid gland)은 기관(trachea)의 복부 쪽에 있는 나비 모양의 구조이다(**그림 6.8**a). 갑상선은 **테트라요오드 티로닌(tetraiodothyronine**, T_4)과 **트리요오드 티로닌(triiodothyronine**, T_3) 등 두 가지 갑상선호르몬뿐만 아니라 **칼시토닌(calcitonin)**도 분비한다. 갑상선호르몬은 체내의 대사 속도를 조절하고 정상적인 성장과 발달을 위해 필요하다. 즉 칼시토닌은 혈액의 칼슘량을 감소시킨다.

네 개의 **부갑상선(parathyroid gland)**은 갑상선의 뒤쪽 표면에 있는 작은 구조물이다(그림 6.8b). 부갑상선은 혈액내 칼슘 농도를 조절하는 데 중요한 **부갑상선호르몬(parathyroid hormone**, *PTH*)을 분비한다. 부갑상선호르몬은 뼈, 신장 및 소장에서 작용하여 혈중 칼슘 수준을 증가시킨다.

흉선

흉선(thymus)은 심장 가까이 있으며(6장 참조) **티모신(thymosin)** 호르몬을 분비한다. 게다가, 침입하는 미생물에 대해 효과적인 면역반응을 위해 필수적인 *T* 림프구(*T lymphocyte*) 또는 T세포(T cell)라 부르는 면역세포가 성숙하는 곳이기 때문에 정상적인 면역반응을 위해 중요하다. 티모신은 T세포의 기능을 조절한다. 흉선은 성년에는 그 활성이 퇴화되어 활성을 잃을 것이라 생각하지만, 최근의 연구에 의하면 성인에서 흉선의 활성이 가능하며, 만일 T 세포가 감소하면 흉선이 휴면상태에서 깨어난다.

부신

부신(adrenal gland)은 신장 위에 있다(그림 6.1). 이 때문에 신장상부선(suprarenal gland)이라고도 한다. 각 부신은 부신 총 질량의 80%에 이르는 피질(*cortex*)이라는 바깥층과 수질(*medulla*)이라 부르는 안쪽 층으로 구성되어 있다(**그림 6.9**a). 뇌하수체와 마찬가지로, 각 부신은 피질과 수질이 구조적으로, 그리고 기능적으로 별개이기 때문에 본질적으로 한 기관에 두개의 선(gland)이 존재한다.

부신피질(adrenal cortex)은 3개의 층으로 이루어져 있다(그림

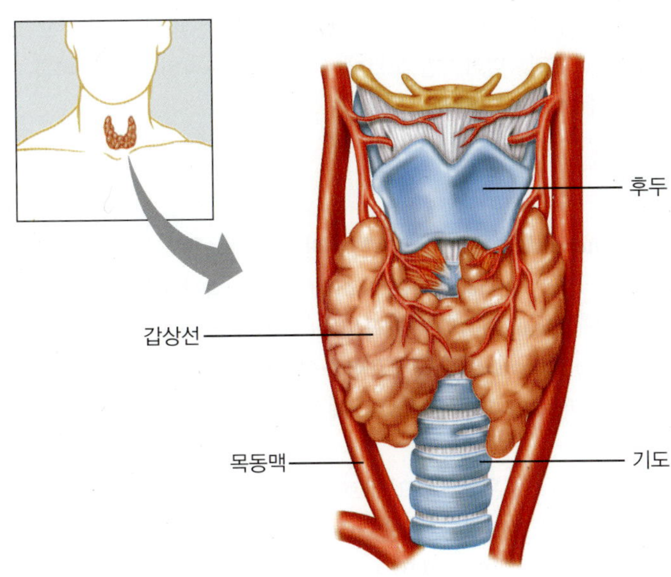

(a) 배쪽

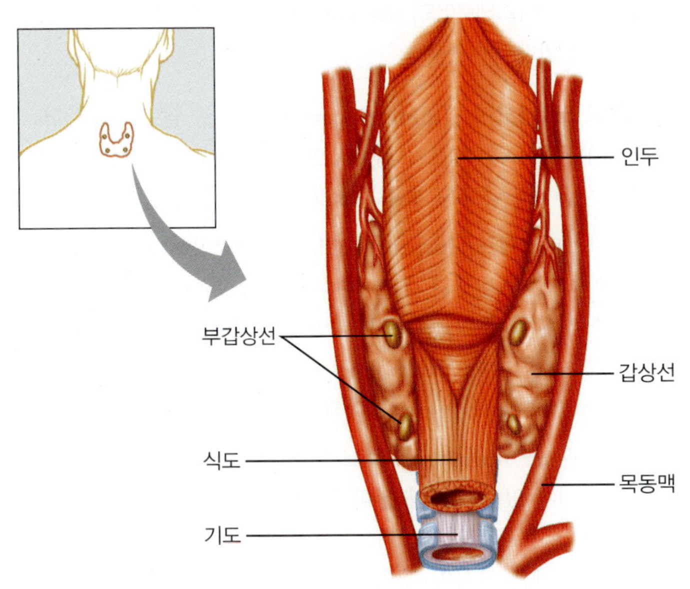

(b) 등쪽

그림 6.8 갑상선과 부갑상선의 위치.

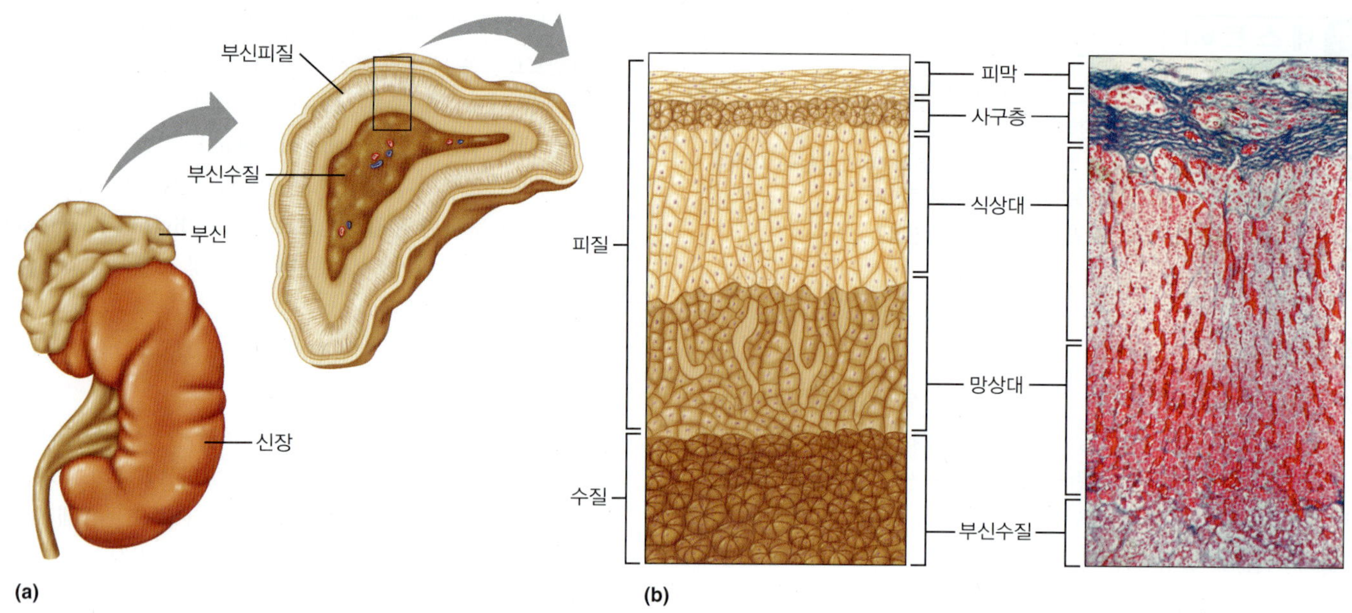

그림 6.9 부신의 해부학적 구조. (a) 부신은 신장 바로 위에 있으며 안쪽 수질과 바깥쪽 피질로 나뉜다. **(b)** 부신피질은 모식도(왼쪽)와 현미경 사진(오른쪽)에서 볼 수 있는 것처럼 3개의 뚜렷한 층, 즉 띠(zonae)를 가지고 있다.

Q 어느 호르몬이 부신의 망상대에서 분비되는가?

6.9b). (1) 바깥층은 **사구층**(*zona glomerulosa*), (2) 가운데 층은 **속상대**(*zona fasciculata*), (3) 안쪽 층은 **망상대**(*zona reticularis*)라고 한다. 이러한 층에 있는 세포는 부신피질호르몬을 합성하는 서로 다른 효소로 채워져 있어 다양한 호르몬을 다른 비율로 만들고 분비한다.

부신피질은 총체적으로 **부신피질코르티코이드(adrenocorticoid, 부신피질호르몬)**라고 하는 여러 가지 호르몬을 분비하는데, 이 호르몬의 용어는 분비되는 장소(부신피질, *adrenal cortex*)와 물질이 속하는 화합물의 종류(스테로이드, *steroid*)를 나타낸다. 부신피질호르몬에는 세 종류가 있다.

1. **무기질코르티코이드[mineralocorticoid**, 주로 **알도스테론**(*aldosteron*)]는 사구층 세포가 집중적으로 분비한다. 무기질코르티코이드는 신장의 나트륨 재흡수와 칼륨 분비를 조절한다.
2. **당질코르티코이드[glucocorticoid**, 주로 **코르티솔**(*cortisol*)]는 속상대와 망상대 세포가 주로 분비한다. 당질코르티코이드는 스트레스에 대한 몸의 반응, 즉 다양한 조직에서의 단백질, 탄수화물 및 지질 대사, 그리고 혈당 수치를 조절한다. 코르티솔은 CRH-ACTH-cortisol axis에 의해 조절된다.
3. **성호르몬[sex hormones**, 주로 **안드로겐**(*androgen*)]은 속상대와 망상대에 있는 세포가 분비한다[생식선(gonad)도 이들을 분비한다]. 성호르몬은 생식기능을 비롯한 다양한 과정을 조절한다. 안드로겐은 남성의 생식선에서 훨씬 많은 양이 분비되기 때문에 부신피질에서 분비되는 이 호르몬은 일반적으로 생리적인 의미가 적다. 그러나 여성에서는 부신 안드로겐이 성적 충동을 자극할 수 있다.

부신수질(adrenal medulla, 부신속질)에는 **크롬친화세포**(*chromaffin cell*)가 있어 카테콜아민을 분비한다. 분비되는 호르몬의 80% 정도가 에피네프린[epinephrine, 아드레날린(*adrenaline*)이라고도 함]이고, 약 20%가 노르에피네프린(norepinephrine)이며, 1% 미만이 도파민(dopamine)이다. 에피네프린은 스트레스나 흥분되어 있는 동안에 방출되어, 무엇보다도 심박수를 증가시키고 저장에너지의 동원을 자극한다. 11장에서 상세하게 설명되어 있는 바와 같이 주로 에피네프린(정도는 덜하지만 노르에피네프린과 도파민도)의 분비를 자극하는 주요 자극원은 신경이다.

췌장

췌장(pancreas)은 내분비선과 외분비선의 기능을 모두 한다. 외분비췌장(*exocrine pancreas*)에는 효소와 액을 소화관으로 분비하는 샘꽈리 세포(acinar cell)와 관세포(duct cell)가 있다(20장). **내분비췌장**(*endocrine pancreas*)은 **랑게르한스섬(islet of Langerhans)**이라는 세포 덩어리로 이루어져 있으며, 췌장관 사이의 공간에 흩어져 있다(**그림 6.10**).

랑게르한스섬은 두 주요 호르몬의 근원이며, 각 호르몬은 서로 다른 세포에서 분비된다. **인슐린(insulin)**은 **베타세포**(*B cell*), **글루카곤(glucagon)**은 **알파세포**(*A cell*)에서 분비된다. 랑게르한스섬에 베타세포가 알파세포의 대략 2배 정도 많이 분포하고 있다. 이 두 호르몬은 에너지 대사와 혈당량 조절에 중요한 기능을 한다. 즉, 인

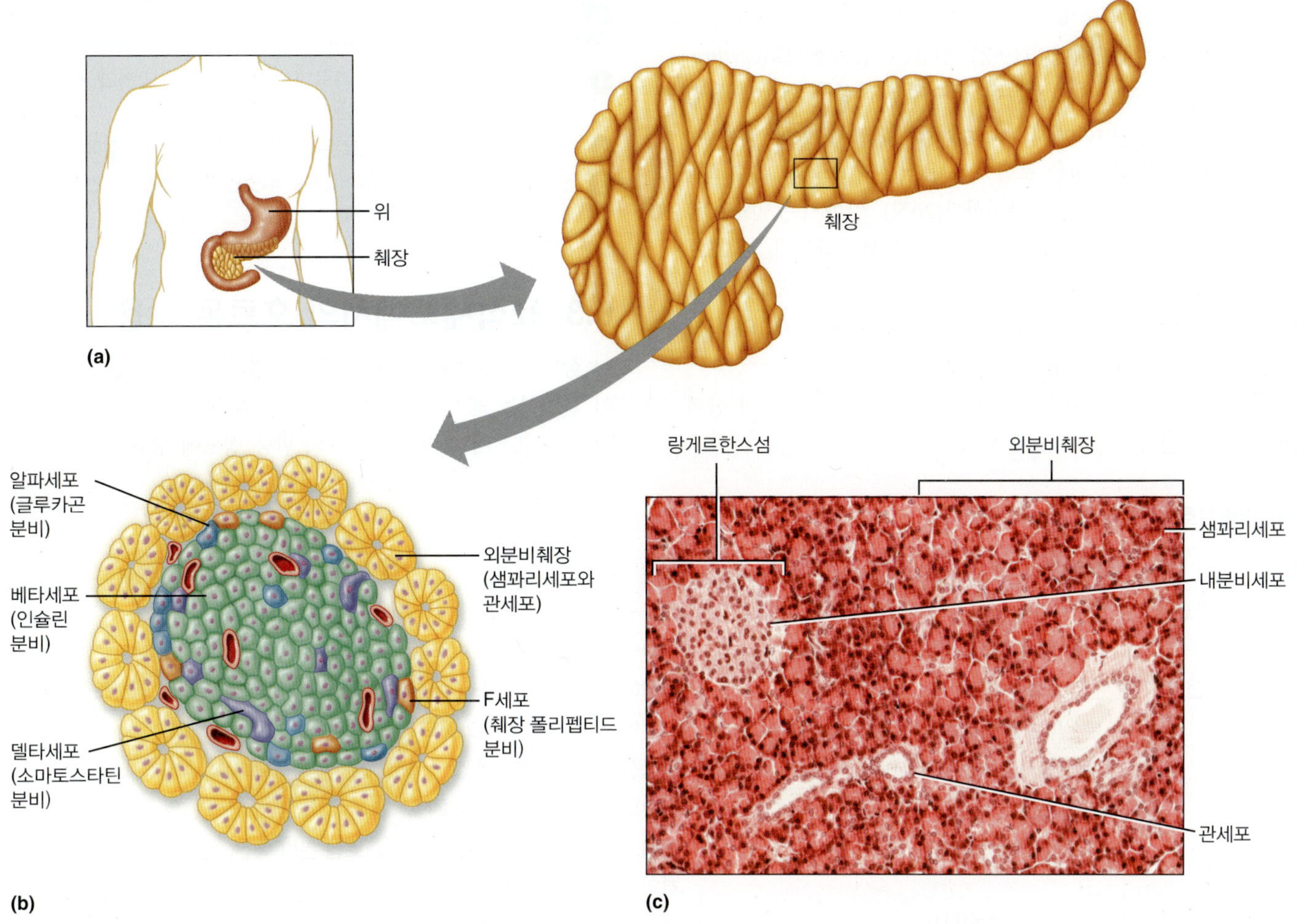

그림 6.10 췌장의 구조. **(a)** 위 밑의 복강에 위치해 있다. **(b)** 췌장의 조직 구조. 췌장은 외분비물질을 관 안으로 분비하는 샘꽈리 세포와 관세포, 호르몬을 간질액에 분비하는 세포를 가지고 있는 랑게르한스섬으로 이루어져 있다. 네 종류의 내분비세포가 랑게르한스섬에 있으며 각 종류의 세포는 다른 호르몬을 분비한다. **(c)** 랑게르한스섬과 외분비세포의 현미경 사진.

슐린은 혈당을 세포로 흡수하여 글리코겐으로의 전환을 촉진하여 혈당수치를 낮추는 반면, 글루카곤은 글리코겐분해(glycogenolysis) 과정과 포도당신생(gluconeogenesis) 과정을 촉진하여 혈당수치를 증가시킨다(21장).

또 다른 두 종류의 세포인 D세포와 F 세포도 랑게르한스섬에 있다. *D* 세포, 즉 **델타세포**는 **소마토스타틴**(*somatostatin*)을 분비하는데, 이 호르몬은 소화와 영양분흡수의 조절을 도와주고 다른 췌장호르몬의 분비를 조절한다. (소마토스타틴은 뇌하수체 전엽으로부터 성장호르몬의 분비를 억제하는 시상하부 자극호르몬이라는 것을 기억하자.) F 세포는 췌장 폴리펩티드를 분비하는데, 이 폴리펩티드는 췌장의 외분비와 담낭수축을 억제한다.

생식선

생식선(gonad; 난소와 정소)은 내분비 기능과 비내분비 기능을 모두 가지고 있다. 생식선은 양쪽 성에서 **배우자**(*gametes*; 남성의 정자와 여성의 난자)를 생산하고 성호르몬을 분비한다. 남성에서 주요 성호르몬으로는 안드로겐(androgen), 테스토스테론(testosterone) 및 안드로스텐디온(androstenedion)이 있다(**Understanding Exercise: 왜 운동선수는 스테로이드를 섭취하는가**를 보라). 여성의 주요 성호르몬으로는 에스트라디올[estradiol, 에스트로겐(estrogen)으로 알려진 호르몬 관련군에 속함]과 프로게스테론(progesterone)이 있다.

임신 중의 여성에게는 태반도 내분비선으로 작용하여 주로 에스트로겐과 프로게스테론을 분비한다. 태반은 또한 인간 융모성 생식선 자극호르몬(human chorionic gonadotropin; hCG)을 분비하는데, 이 호르몬은 임신을 결정하는 데 사용될 수 있다. 생식 호르몬은 22장에서 상세하게 설명할 것이다.

6.2 2차 내분비기관

우리 몸의 여러 기관은 주된 기능을 수행함과 더불어 호르몬을 분비한다. 이러한 2차 내분비기관으로는 심장, 신장, 소화기관, 간, 피부 등이 있다(그림 6.1). 심장은 **심방성 나트륨이뇨 펩티드**(*atrial na-*

triuretic peptide, ANP)를 분비하는데, 이 펩티드 호르몬은 신장에서 나트륨의 재흡수를 조절한다(19장). 신장은 **적혈구생성소**(*erythropoietin*)를 분비하는데, 이 호르몬은 골수에서 적혈구 생산을 촉진한다(15장). 위장관(gastrointestinal tract)에 있는 기관들은 *gastrin*, *secretin* 및 *cholecystokinin*을 포함하여 음식물의 소화와 흡수조절에 중요한 여러 가지 호르몬을 분비한다(20장). 간에서는 **인슐린-유사 성장인자**(*insulin-like growth factor, IGF*)를 분비하는데, 이 호르몬은 조직의 성장을 촉진한다(21장). 마지막으로, 피부와 간 및 신장은 **1,25-디하이드록시 비타민** D_3(*1,25-dihydroxy vitamin* D_3)의 생산과 관련이 있으며, 혈액내 칼슘 농도를 조절한다(19장).

1차 및 2차 내분비기관에서 분비되는 호르몬을 그 기능과 함께 **표 6.1**에 요약하였다.

퀵 테스트 6.2

1. 갑상선에서 분비되는 세 종류의 호르몬 이름을 말하라. 어느 호르몬이 혈중 칼슘 농도를 조절하는가?
2. 부신피질에서는 어떤 호르몬이 분비되는가? 부신수질에서는?
3. 인슐린을 분비하는 내분비선은 무엇인가? 에스트로겐은? 멜라토닌은?

6.3 표적세포에서의 호르몬 작용

이 장의 앞부분에서는 호르몬을 분비하는 내분비선을 설명하였다. 이 절에서는 표적세포에 대한 호르몬의 작용을 상세하게 검토할 것이다. 호르몬에 대한 표적세포의 반응 정도에 영향을 미치는 요인으

표 6.1 화학신호전달물질의 기능적 분류

기관	호르몬	기능
1차 내분비기관		
시상하부	방출 및 방출 억제호르몬	뇌하수체 전엽호르몬 분비조절
뇌하수체 전엽	성장호르몬(GH)	성장에 필수; 뼈와 연조직 성장촉진; 단백질, 지방, 탄수화물 대사조절
	부신피질 자극호르몬(ACTH)	부신피질의 당질코르티코이드 분비 촉진
	갑상선 자극호르몬(TSH)	갑상선호르몬의 분비 촉진
	프로락틴	유방의 성장과 젖의 분비 촉진
	여포자극호르몬(FSH)	여성: 여포의 성장과 발육 및 에스트로겐 분비 촉진; 남성: 정소에서 정자 생산 촉진
	황체형성호르몬(LH)	여성: 배란, 여포에서 황체로 전환 및 에스트로겐 분비, 촉진; 남성: 정소에서 테스토스테론 분비 촉진
뇌하수체 후엽	항이뇨호르몬(ADH, 또는 바소프레신)	신장에서 요의 생성을 감소; 혈관(소동맥) 수축을 촉진
	옥시토신	여성: 자궁수축과 젖 배출 촉진; 남성: 기능 알려져 있지 않음
송과선	멜라토닌	밤낮 주기의 생체리듬 조절
흉선	티모신	T 림프구의 증식과 기능 신장
갑상선	갑상선호르몬(트리요오드 티로닌, 테트라요오드티로닌)	기초 대사 속도 증진; 정상적인 발육에 필수
	칼시토닌	뼈에 Ca^{2+} 침착 증진; 혈액 Ca^{2+} 농도 감소 유도
부갑상선	부갑상선호르몬(PTH)	뼈의 Ca^{2+} 방출, 장의 Ca^{2+} 흡수 및 신세관의 Ca^{2+} 재흡수 촉진; 비타민 D_3 합성 촉진
부신피질	무기질코르티코이드(알도스테론)	신세관에서 Na^+ 재흡수와 K^+ 방출 촉진
	당질코르티코이드(코르티솔, 코르티코스테론)	단백질과 지방 분해 촉진; 혈당 증가 유도; 인체 스트레스 적응
	안드로겐(디히드로에피온드로스테론, 안드로스텐디온)	성적 충동 자극
부신수질	에피네프린	알림(격투-도주; 대항-회피) 반응 촉진
췌장	인슐린	혈당 농도 감소 유도; 단백질, 지방 및 글리코겐 합성을 진작시켜 에너지 저장 유도
	글루카곤	혈당증가 유도; 글레코겐 분해와 포도당 합성을 증진시켜 에너지 동원
	소마토스타틴	췌장호르몬 분비 억제; 위장관계의 소화와 흡수조절

표 6.1 계속

기관	호르몬	기능
생식선		
정소	안드로겐(테스토스테론, 안드로스텐디온)	정소의 정자생산에 필수; 제2차 성징(수염, 저음 등)의 발달 및 성적 충동 자극
난소	에스트로겐(에스트라디올)	자궁의 임신 준비를 위한 자궁 내피 성장 촉진(가슴, 체지방 분포 등)
	프로게스틴(프로게스테론)	임신을 위한 준비로 자궁내막의 성장촉진
태반(임신 중)	융모막성 생식선자극호르몬, 에스트로겐, 프로게스테론	황체 유지; 황체에서 분비되는 호르몬 역할 강화
2차 내분비기관		
심장	심방성 나트륨이뇨 펩티드(ANP)	신세관의 Na^+ 재흡수 억제
신장	적혈구생성소	레닌-안지오텐신 시스템을 통하여 알도스테론 분비를 간접적으로 촉진
위장관		골수에서 적혈구 생성 촉진
위	가스트린	위산 분비와 장 운동성 촉진
소장	세크레틴, 콜레시스토키닌(CCK), 포도당-의존 인슐린성 펩티드(GIP)	위장의 운동과 분비 조절; 간과 췌장의 외분비 조절
간	인슐린-유사 성장인자(IGFs)	뼈와 연조직 성장 촉진
피부, 간, 신장*	1,25-디하이드록시 비타민 D_3	장에서 Ca^{2+} 흡수 촉진

*피부, 간 및 신장 모두가 1,25-디하이드록시 비타민 D_3 활성화에 필요하다.

로는 표적세포에 있는 수용체 종류와 신호전달 기작(두 요인은 5장에서 다루었음) 및 혈액 내의 자유로운 호르몬의 농도를 들 수 있다.

혈액내 호르몬 농도조절

혈액 내의 자유로운 호르몬의 농도는 (1) 호르몬 분비 속도, (2) 운반체 단백질에 결합된 채 수송되는 호르몬의 양, (3) 호르몬의 대사속도 등 3가지 요인에 의해 결정된다.

호르몬 분비 속도

몇 가지 예외를 제외하고, 내분비세포와 다른 분비세포들은 다양한

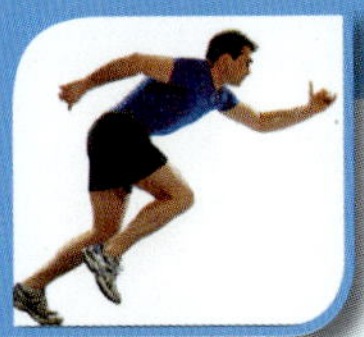

UNDERSTANDING EXERCISE

왜 육상선수는 스테로이드를 복용하는가? (Why Athletes Take Steroids)

육상선수인 스티브가 스테로이드 양성판정을 받았다는 사실을 뉴스로 종종 접한다. 왜 스티브는 그의 경력과 건강의 위험을 무릅쓰고 불법 약물을 복용했을까?

오늘날 육상선수들은 그 어느 때보다 강하고 빨라졌다. 비록 그 기록이 한때에 건드리지 못할 것으로 생각되었던 세계 기록조차도 계속 깨지고 있다. 대부분의 이런 업적 달성은 훈련과 기술의 발전에 따른 결과이지만, 일부는 스테로이드 남용의 결과이다.

신체에서 만들어지는 스테로이드 호르몬으로는 알도스테론 및 코르티솔과 같은 부신피질 스테로이드(adrenocorticosteroid)와 성호르몬(androgen, estrogen 및 progesterone)이 있다. 스테로이드 약물에는 염증치료용으로 처방되는 코르티코스테로이드(corticosteroid)와 근육증강용으로 운동선수들이 사용하는 단백동화 스테로이드(anabolic steroid)가 있다.

단백동화 스테로이드는 남성호르몬인 안드로겐의 합성형이다. 운동선수들은 근육량을 늘리기 위해 이들을 사용한다. 과량의 안드로겐 함량은 간 종양, 공격성과 적대감, 심장확대, 여드럼 및 혈중 콜레스테롤과 트리글리세라이드 함량을 증가시키는 등 여러 부작용을 일으킨다. 이러한 증상들은 심장병과 뇌졸중(stroke)에 취약하게 만든다. 안드로겐은 간과 지방조직에서 에스트로겐의 기질로 작용하기 때문에 합성안드로겐을 복용한 남성은 여성처럼 유방조직이 비정상적으로 비대해지는 여성형 유방증(gynecomastia)을 포함한 여성의 성징이 발달하게 된다. 역으로, 합성안드로겐을 복용한 여성은 안면 털(facial hair)이 발달하고 목소리의 저음화 현상, 월경주기의 감소 등 신체의 남성화가 일어난다. 합성안드로겐을 복용한 청소년은 또한 골단판(epiphyseal plate)이 조기에 닫혀서 성장저해(stunted growth)를 경험하게 된다.

건강과 자신의 경력에 많은 위험이 도사리고 있음에도 불구하고 일부 운동선수는 왜 단백동화 스테로이드를 계속 복용할까? 안드로겐은 체력을 5~20% 증가시킬 수 있으며, 무지방 체중을 2~5 kg 정도 늘릴 수 있다. 비록 이러한 소량의 체력과 제중 증가일지라도 100 m 달리기에서 백분의 1초만 단축해도 금메달(수백만 달러의 보증과 함께)과 은메달(비행기 표 포함) 차이로 나타나게 된다.

속도로 화학물질을 방출한다. 이러한 세포들이 어떤 신호를 받으면 분비 속도는 올라가거나 떨어진다. 분비 속도가 빨라지면 혈액내 호르몬의 농도가 증가하여 표적세포 수용체에 더 많이 결합한다고 말할 수 있다. 그러므로 혈액내 호르몬 농도가 증가하면 표적세포의 변화를 "촉발"시킨다. 그러나 몇 가지 경우에서는 호르몬은 상대적으로 일정한 속도로 분비된다. 이러한 신호전달물질의 농도는 눈에 띄게 변하지 않기 때문에 다른 호르몬들과 같은 방법으로 표적세포의 변화를 촉발시키지 않는다. 그 대신 이러한 호르몬은 정상적으로 진행되는 과정을 돕는다. 예를 들어, 갑상선호르몬은 성인에서 일반적으로 거의 일정한 속도로 분비되며, 정상적인 대사와 신경계의 기능 유지를 위해서 필요하다.

일반적으로 내분비세포는 신경신호(neural signal)와 **액성(humoral)**(혈액성)신호 등 두 가지 유형의 정보 유입에 반응하여 호르몬 분비를 변화시키는데, 각각의 신호는 촉진 또는 억제 작용을 한다. 신경신호는 다른 호르몬의 분비에 영향을 미칠 수 있는 시상하부(자극호르몬), 뇌하수체 후엽(ADH와 옥시토신), 그리고 부신수질(epinephrine)에 의한 호르몬 분비를 직접 조절한다. 예를 들면, 스트레스는 시상하부를 자극하여 뇌하수체 전엽으로부터 ACTH 방출을 촉진하는 부신피질자극호르몬 방출호르몬(corticotropin releasing hormone, CRH)을 분비시키는 신경신호를 활성화한다(**그림 6.11**). ACTH는 인체가 스트레스를 감당하는 것을 돕는 호르몬인 코르티솔을 분비하도록 부신피질을 자극한다. (스트레스에 대한 코르티솔의 효과는 21장에 상세하게 설명되어 있다.)

액성신호에는 기본적으로 (1) 호르몬, (2) 이온, (3) 대사산물과 같은 3가지 종류가 있다. 이미 호르몬 방출의 액성호르몬 조절을 시상하부-뇌하수체 전엽-내분비호르몬축과 이들의 음성피드백 루프에 관하여 언급하였다. 많은 호르몬이 혈액내 이온과 대사산물의 농도를 조절하며, 이 물질들은 음성피드백 작용에 의해 호르몬 분비를 조절한다. 예를 들면, **그림 6.12a**는 인슐린에 의한 혈당 수치의 조절을 보여준다. 혈당수치가 높아지면 췌장의 베타세포로부터 인슐

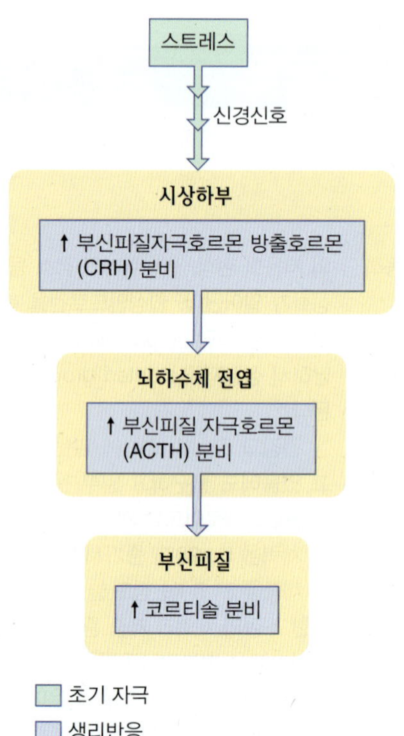

그림 6.11 시상하부에서 호르몬 분비의 신경조절. 스트레스성 자극에 의한 신경정보의 입력은 시상하부로부터 CRH 방출을 촉진하여, 결국 부신피질의 코르티솔 분비에 이른다.

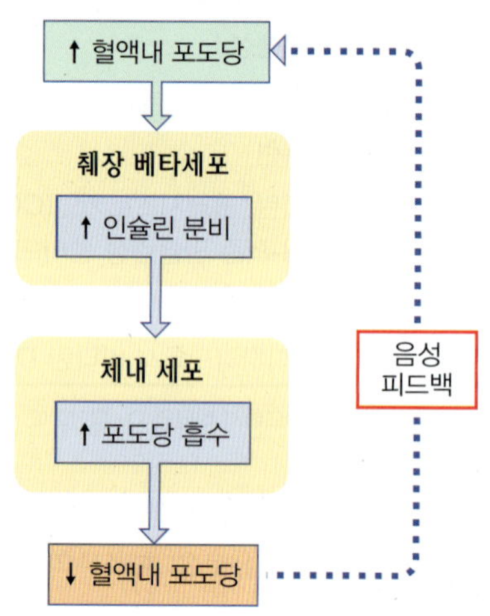

(a) 인슐린 분비 조절

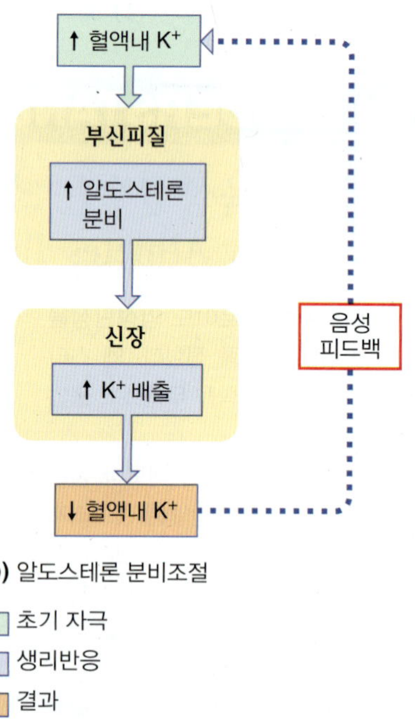

(b) 알도스테론 분비조절

그림 6.12 호르몬 분비의 액성조절의 예. (a) 인슐린에 의한 혈액내 포도당 농도의 조절. **(b)** 알도스테론에 의한 혈액내 K^+ 농도의 조절.

Q 인슐린은 펩티드호르몬이고 알도스테론은 스테로이드호르몬이다. 어떤 기작에 따라 베타세포에서 인슐린이, 부신피질의 세포에서 알도스테론이 분비되는가?

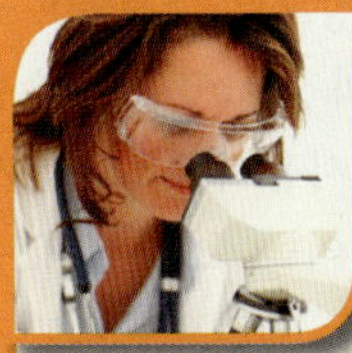

DISCOVERY

하루주기리듬과 시차증 (Circadian Rhythms and Jet Lag)

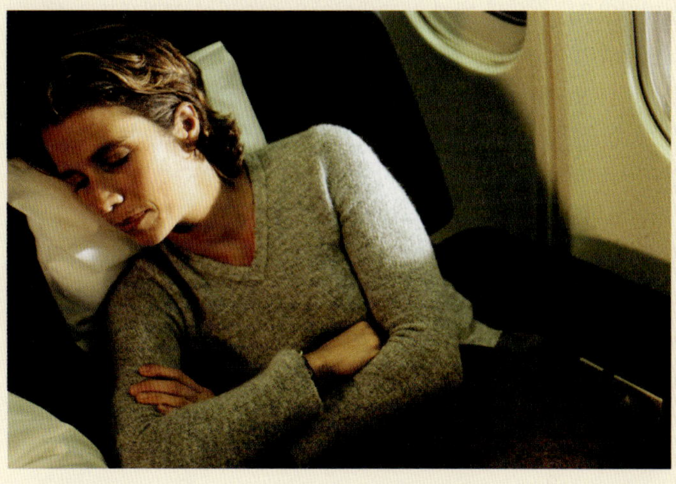

비행기의 발명은 예상치 않은 결과, 즉 시간대를 가로질러 비행하는 여행자들이 경험하는 피로감인 시차증(jet lag) 현상을 낳았다. 시차증은 신체의 **하루주기리듬**(*circadian rhythm*)이 붕괴될 때 생긴다. 하루주기리듬은 많은 신체의 기능을 다스리는 내부 "시계"이다.

내부 시계는 전형적으로 24시간 주기를 따르며, 하루의 과정 동안에 경험하는 낮과 밤의 정상적인 변화들과 연결되어 있다(*circa*는 "거의"를 의미하고, *dies*는 "낮"을 의미한다). 여행자가 시간대를 가로질러 비행할 때, 그들은 빛에 대한 정상적인 노출이 붕괴되어 하루주기리듬에 변화가 일어난다. 하루주기리듬은 많은 생리적 과정을 구동하기 때문에, 그 리듬에서의 변화는 낮 시간에 졸리며 에너지 손실과 같은 시차증의 특징이 되는 증상을 일으킬 수 있다. 시차증은 수일간 지속될 수 있으며, 그 기간은 시간대를 횡단하는 횟수에 비례하여 증가하는 경향이 있다. 여행자들은 시차증의 영향을 감소하는 데 도움이 되는 조치들을 취할 수 있다. 빛에 노출되는 정도에서의 변화가 하루주기리듬을 깨뜨리는 것이기 때문에 여행자는 비행 중에 가벼운 인공조명의 도움으로 빛에 대한 정상 노출을 자극할 수 있다. 밤에 인공조명은 서쪽으로 여행하는 사람들에게 효과가 있는 반면, 아침에 인공조명은 동쪽으로 여행하는 사람들에게 효과가 있다. 약물처방도 일부 여행자들에게는 도움이 된다. 시차증 예방을 위한 멜라토닌(하루주기리듬과 관련되는 것으로 믿고 있는 송과선의 호르몬)의 사용은 지난 몇 년에 걸쳐 상당히 성장했으나 그 효과의 과학적 증명은 확실하지 않다.

린 분비가 촉진된다. 인슐린은 체내의 대부분 세포의 포도당 흡수를 촉진하여 혈당을 낮춘다. 포도당 농도가 정상 수준으로 낮아지면 인슐린 분비를 위한 자극이 감소하고 인슐린 분비도 느려진다. 그림 6.12b는 음성피드백의 또 다른 예인데, 혈액 내의 칼륨(K^+) 농도의 조절을 보여준다. 혈액내 칼륨 농도가 높으면 부신피질의 사구층(zona glomerulosa) 세포가 자극을 받아 알도스테론을 분비한다. 알도스테론은 신장을 자극하여 K^+을 소변으로 방출시켜 혈액내 칼륨의 농도를 낮춘다.

많은 호르몬이 하루주기리듬(circadian rhythm)을 따라 분비된다(**Discovery: 하루주기리듬과 시차증**을 보라). 하루주기리듬 뒤에 숨겨진 기작은 완전히 밝혀지지 않았지만 이 리듬은 내분비와 신경 정보에 의존한다. 호르몬에 의한 조절은 적어도 부분적으로는 멜라토닌으로부터 온다. 신경 정보는 시상하부 교차상핵(suprachiasmatic nucleus, SCN)이라고 하는 시상하부의 영역에서 오며, SCN은 눈으로부터 정보입력을 받는다. SCN은 송과선(pineal gland)으로 돌출부를 가지고 있어서 멜라토닌 분비에 (직간접으로) 영향을 주며, 자극호르몬을 분비하는 시상하부의 신경분비세포에도 영향을 준다. 모든 시상하부 자극호르몬은 하루주기리듬의 영향을 받아서 뇌하수체 전엽 호르몬의 방출 리듬을 부여하며, 분비호르몬 방출은 뇌하수체 전엽호르몬의 영향을 받는다. 그러나 하루주기리듬의 정도는 다른 자극호르몬의 영향에 따라 다양해진다.

운반체 단백질과 결합한 호르몬의 수송

스테로이드호르몬이나 갑상선호르몬을 포함하는 소수성 신호전달물질들은 운반체 단백질에 결합하여 혈액에서 수송된다는 것을 기억하자. 호르몬이 이러한 방법으로 수송될 때, 결합하지 않은 호르몬의 농도만이 수용체와의 결합에 영향을 미친다. 다음에서 설명하는 것과 같이 운반체 단백질은 호르몬의 반감기를 증가시켜 대사 속도를 감소시킴으로 혈액 내에 오랫동안 남아 있도록 한다.

호르몬 대사 속도

호르몬은 상대적으로 짧은 시간 동안 혈액에 머물다가 대사된다. 표적세포 수용체에 결합한 호르몬은 흔히 표적세포 자체에 의해서 대사가 일어난다. 막 수용체에 결합한 호르몬 분자까지도 호르몬-수용체 복합체로 세포내이입(endocytosis)에 의해 세포 안으로 "들어"간다. 일단 세포 안으로 들어간 호르몬은 리소좀에 있는 효소에 의해 분해된다. 혈액 내에 있는 자유로운 호르몬(free hormone) 분자도 역시 분해될 수 있다. 펩티드호르몬은 혈액 내의 단백질분해효소에 의해 대사가 일어난다. 호르몬은 또한 간에 있는 효소에 의해 대사가 일어날 수도 있다. 이러한 호르몬 분해물질들은 일부 본래 형태로 방출되는 호르몬과 함께 소변으로 방출된다.

친수성 호르몬이 어떻게 혈액에서 제거되는가에 대한 한 예로 인슐린 대사를 살펴보자. 혈당수치가 높을 때 인슐린이 췌장의 베타세포에서 분비된다. 분비된 인슐린은 세포 내로 포도당의 흡수를 증가시키기 위해 몸 전체의 표적세포에 작용한다. 인슐린의 반감기는 짧아서 4~6분 정도만 혈액에 남아 있을 수 있다. 실제로 혈액이 간을 통과하는 즉시 대부분의 인슐린은 수용체 매개 세포내이입(receptor-mediated endocytosis)에 의해 혈액에서 제거된다(4장에서 설명되었음). 수용체 매개 세포내이입은 인슐린이 표적세포로 들어가는 기작이기도 하다. 세포 안으로 들어가면 인슐린은 세포기질에 있는 인슐린 분해효소(insulin-degrading enzyme, IDS)에 노출된다. 일부 인슐린은 신장을 통하여 제거된다. 신장세포에는 IDS가 있어 인슐린을 작은 조각으로 분해하여 체외로 배출할 수 있다.

스테로이드, 1,25-dihydroxyvitamin D_3 및 갑상선호르몬과 같은 소수성 호르몬은 두 가지 이유로 친수성 호르몬들보다 더 천천히 대사가 일어난다(반감기가 더 길다). (1) 소수성 호르몬은 운반체 단백질에 결합하여 혈액 내로 수송된다. (2) 소수성 호르몬은 지방조직에 일시적으로 저장될 수 있다. 이 두 과정이 가역적이기 때문에, 혈장 내의 자유로운 호르몬의 농도가 감소하면 호르몬은 이러한 저장소에서 방출될 수 있다. 이러한 방출 가능한 저장소가 있어서 분비 속도가 휴지기 수준으로 돌아간 후에도 혈장내 농도를 오랫동안 높은 상태로 유지하는 경향이 있다. 예를 들면, 스테로이드호르몬이 간에서 대사될 때, 이들 대사산물은 혈액에서 신장으로 수송되어 요로 배출되는 친수성 대사산물로 전환된다. 이 과정은 프로 선수들이 아나볼릭 스테로이드의 남용을 검사하는 데 사용되는 소변검사의 기본이다. 스테로이드는 지용성이기 때문에, 이들 호르몬은 2주일 동안 몸에 남아 있어서 복용 후 2주일 동안에는 과량으로 감지가 가능하다.

6.4 비정상적인 호르몬 분비

호르몬의 비정상적인 분비는 심각한 결과를 초래할 수 있다. 일부 질환은 **과다분비**(*hypersecretion*), 즉 호르몬이 지나치게 많이 분비되어 일어난다. 다른 어떤 질환들은 **분비저하**(*hyposecretion*), 즉 호르몬이 너무 적게 분비되어 일어난다. 과다분비의 예로는 **선단비대증**(*acromegaly*)을 들 수 있는데, 이 질환은 성인에서 성장호르몬 과다분비가 원인이 되며 뼈가 굵어지고 기관이 과대하게 성장한다.

1차적인 분비장애에서는 그 호르몬을 분비하는 내분비선에서 비정상상태가 발생한다. 예를 들면, 코르티솔의 1차적인 과다분비의 경우, 부신이 코르티솔을 너무 많이 분비한다(**그림 6.13a**). 내분비세포의 종양이 과다분비의 한 원인이 될 수 있다(**Clinical Connec-**

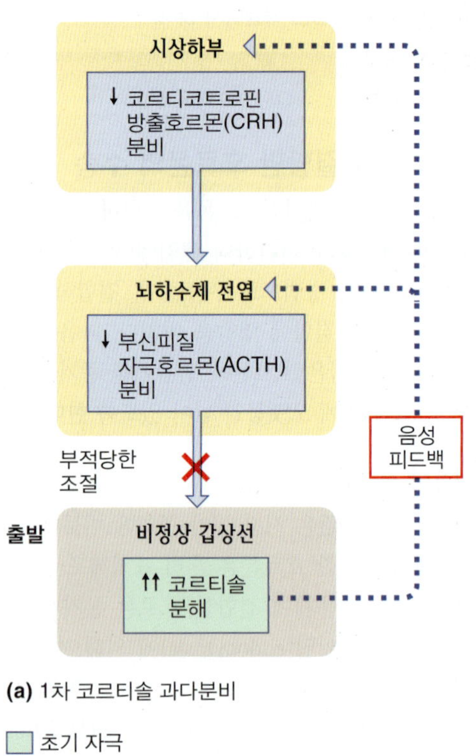

(a) 1차 코르티솔 과다분비

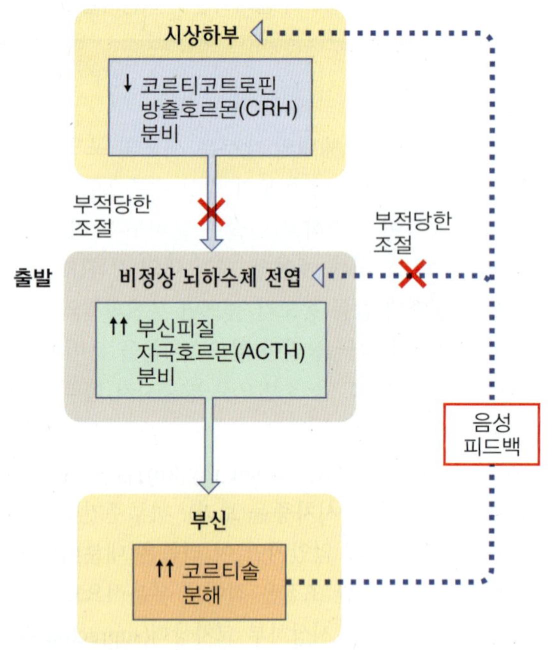

(b) 2차 코르티솔 과다분비

그림 6.13 코르티솔의 비정상적인 분비. **(a)** 코르티솔의 1차 과다분비. 부신이 비정상이면 코르티솔이 과다분비된다. 혈액으로 과다분비된 코르티솔은 강한 음성피드백 작용을 유도하여 혈액으로 CRH와 ACTH의 분비를 감소시킨다. **(b)** 코르티솔의 2차 과다분비. 뇌하수체 전엽이 비정상이면 ACTH의 과다분비를 일으킨다. 혈액 내의 ACTH 농도가 지나치게 높아지면 부신을 자극하여 코르티솔을 과다분비시킨다. 시상하부에 대한 음성피드백 작용이 증가하여 혈액 내의 CRH 농도가 감소한다.

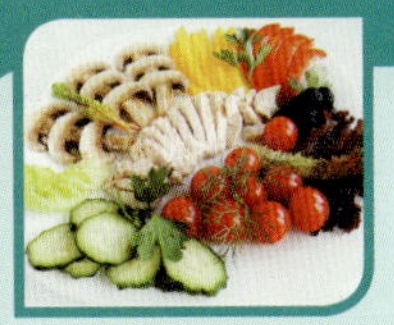

당뇨병에 대한 관심

호르몬의 분비저하의 예로는 췌장의 베타세포에서 인슐린이 불충분하게 분비됨으로써 유발되는 질병인 **인슐린 의존성 당뇨병**을 들 수 있다. 혈액에 인슐린이 거의 없으면 세포는 포도당을 에너지원으로 적절히 사용할 수 없다. 과다분비 또는 분비저하의 경우에 당뇨병의 진행은 일차적(내분비샘에 직접 작용함)이거나 이차적(자극호르몬과 관련된 문제를 포함)일 수 있다.

tions: 뇌하수체 선종을 보라). 1차 과다분비에서 혈액내 자극호르몬의 농도는 그 자극호르몬에 의해 조절되는 호르몬의 음성피드백 작용이 증가하기 때문에 정상보다 낮은 경향이 있다. 코르티솔의 예에서, 혈중 CRH와 ACTH 양은 과다한 코르티솔이 음성피드백에 의해 이들 호르몬의 분비를 억제하기 때문에 낮다. 코르티솔의 1차 분비저하에서는 호르몬 양은 과다분비와 정확하게 반대 양상을 따른다. 코르티솔 양은 감소하지만, 음성피드백 작용 감소결과로 CRH와 ACTH 양은 증가한다.

2차적 분비장애에서는 자극호르몬을 분비하는 뇌하수체 전엽이나 시상하부의 내분비세포에서 비정상이 발생한다. 예를 들면, 코르티솔의 2차적 과다분비에서 비정상적인 뇌하수체 전엽의 과다한 ACTH 분비나(그림 6.13b), 비정상의 시상하부에 의한 과다한 CRH 분비 때문에 혈중 코르티솔의 양이 증가한다. 뇌하수체 전엽에서 ACTH가 과다하게 분비되면 혈중 코르티솔이 증가하지만, 코르티솔에 의한 음성피드백 작용이 증가하기 때문에 CRH 농도는 떨어진다. 시상하부에서 CRH가 과다하게 분비되면 혈중 ACTH와 코르티솔 농도는 함께 증가한다.

지식 활용하기

비기능적 뇌하수체 선종이 너무 적은 TSH 분비를 일으킨다면 혈중 TRH, TSH 및 갑상선호르몬 양의 변화를 설명하라.

6.5 호르몬의 상호작용

앞에서 본 것처럼, 거의 대부분 세포는 호르몬에 노출되어 있어서 화학신호전달물질의 표적세포는 그 신호전달물질에 대한 특이한 수용체를 가지고 있어야 한다. 단일 호르몬은 다른 종류의 세포에 수용체가 있을 수 있기 때문에, 우리 몸에는 하나 이상의 효과를 일으킬 수 있다. 예를 들면, ADH 수용체는 일부 신장표피세포에 존재하여 ADH가 물의 재흡수를 증가시키며, 일부 혈관의 평활근세포에 존재하여 ADH가 근육세포를 수축시켜 혈관의 직경을 좁힌다.

표 6.1에서와 같이 종종 하나 이상의 호르몬이 하나의 주어진 신체기능에 영향을 미친다. 예를 들면, 혈액내 칼슘 농도는 칼시토닌, 부갑상선호르몬, 1,25-디하이드록시 비타민 D_3(1,25-dihydroxyvitamin D_3)에 의해 조절된다. 이와 유사하게 혈액내 포도당 농도는 인슐린, 글루카곤, 에피네프린, 코르티솔 및 성장호르몬에 의해 조절된다. 어떤 경우에는 **길항작용(antagonism)**으로 호르몬의 효과가 서로 반대로 나타난다. 예를 들면, 부갑상선호르몬은 혈중 칼슘 농도를 증가시키는 반면, 칼시토닌은 감소시킨다. 이와 같이 글루카곤은 혈중 포도당 농도를 증가시키는 반면, 인슐린은 감소시킨다.

다른 경우로는, 일반적으로 방법은 다르지만 같은 방향의 효과를 일으키는 호르몬이 있다. 두 개 이상의 호르몬이 몸에서 같은 반응을 일으킬 때, 전체 효과가 각 호르몬의 효과의 합과 같은 **첨가적(additive)**인 효과일 수도 있고, 각 호르몬의 효과의 합보다 큰 **상승적(synergistic)**인 효과일 수도 있다. 예를 들면, 호르몬 A와 호르몬 B가 혈액 내에 1 ng/dL 농도로 있을 때 같은 효과를 일으킨다고 가정하자. 두 호르몬이 1 ng/dL 농도로 혈액 내에 있을 경우 첨가작용에서의 반응은 각 호르몬 반응의 합이 되겠지만, 상승작용에서는 반응이 각 호르몬에 의한 반응의 합보다 클 것이다.

어떤 경우에는 다른 호르몬이 작용하기 위해서 한 호르몬이 있어야 하는데, 이러한 과정을 **허용상호작용(permissiveness)**이라 부른다. 에피네프린이 한 예로, 에피네프린은 세기관지(폐에 있는 작은 공기통로)에 있는 평활근세포의 β 아드레날린성 수용체에 결합하여 기도의 직경을 증가시킨다(확장한다). 갑상선호르몬은 이러한 표적세포의 β 아드레날린성 수용체 합성에 필수적이다. 그래서 갑상선호르몬 자체는 세기관지의 직경에는 영향을 미치지 않지만, 갑상선호르몬이 없으면 에피네프린이 결합할 수 있는 수용체가 없기 때문에 에피네프린은 기관지 확장을 유발할 수 없다.

퀵 테스트 6.3

1. 혈액내 호르몬의 농도에 영향을 미치는 3가지 요인을 말하라.
2. 호르몬 분비의 액성조절을 설명하라.
3. 호르몬과 혈액에 있는 운반체 단백질이 결합하면 호르몬의 반감기에 어떻게 영향을 미치는가?
4. CRH 농도변화에 대응하여 코르티솔의 1차 과다분비와 2차 과다분비를 비교하라. 각 호르몬의 불균형 분비에서 관찰한 혈액내 CRH, ACTH 및 코르티솔의 농도변화를 설명하라.
5. 길항작용, 첨가작용, 상승작용, 허용상호작용을 호르몬 상호작용과 관련하여 비교하라.

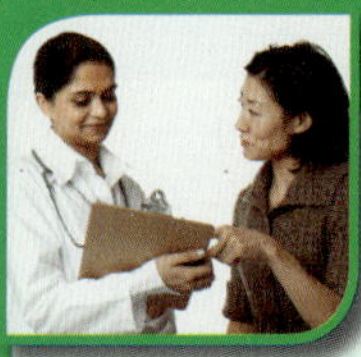

CLINICAL CONNECTIONS

뇌하수체 선종(Pituitary Adenomas)

뇌하수체 선종은 뇌하수체에서 상피세포의 양성(비발암성)종양이다. 비록 비발암성이지만, 뇌하수체 선종은 뇌하수체에서 분비되는 호르몬의 정상수치에 영향을 주기 때문에 잠재적으로 위험하다.

비활성 세포로 구성되어 있는 뇌하수체 선종은 **비기능성 선종**(*nonfunctioning adenomas*)이라 부른다. 비기능성 선종은 정상 분비세포를 압축함으로써 일부 호르몬의 분비가 감소되거나 종양 주변의 신경세포들을 압축함으로써 기타 신경학적 장애를 유발하는 경향이 있다. 어떤 호르몬을 왕성하게 분비하는 (그리하여 뇌하수체 호르몬의 분비를 증가시킴) 종양세포를 가진 선종의 경우 **기능성 선종**(*functioning adenomas*)이라 부른다. 기능성 뇌하수체 선종의 약 50%는 프로락틴 분비세포에 영향을 주어 부적당한 젖분비(**유즙노출증**, *galactorrhea*), 불규칙적인 월경주기(**월경불순**, *amenorrhea*) 또는 성 기능 장애가 일어날 수 있다. 성장호르몬 분비세포는 기능성 뇌하수체 선종의 약 30%에서 영향을 받는데, 소아기에 과도한 신장(**거인증**, *gigantism*) 또는 성인기에 골격의 과도한 굵기 및 연조직의 확장(**말단비대증**, *acromegaly*)을 초래한다. ACTH를 분비하는 세포는 기능성 뇌하수체 선종의 약 20%에서 영향을 받는데, **쿠싱병**(*Cushing's disease*)이 생긴다. 쿠싱병에 걸린 사람들은 코르티솔 분비가 증가하기 때문에 혈당수치가 높은 경향이 있어서 당뇨병으로 이어질 수 있다. 기타 증상으로는 몸통 비만(극단적이지는 않음), 피부에 콜라겐 결핍으로 복부에 자주색 줄무늬(튼살) 및 체액의 축적으로 둥근 얼굴 등이 있다.

직경 1 cm 미만의 뇌하수체 선종을 **미세선종**(*microadenomas*)이라 부른다. 직경 1 cm 이상의 뇌하수체 선종을 **대선종**(*macroadenomas*)이라 부른다. 대부분의 기능성 뇌하수체 선종은 종양의 조기진단이 가능한 증상을 유발하기 때문에 미세선종들이다. 뇌하수체 선종의 치료는 다른 종양들의 치료와 유사하며, 약물치료(프로락틴과 성장호르몬의 과다분비에 효과적임, 그러나 ACTH는 아님), 방사선 치료, 또는 종양의 수술제거 등이 있다.

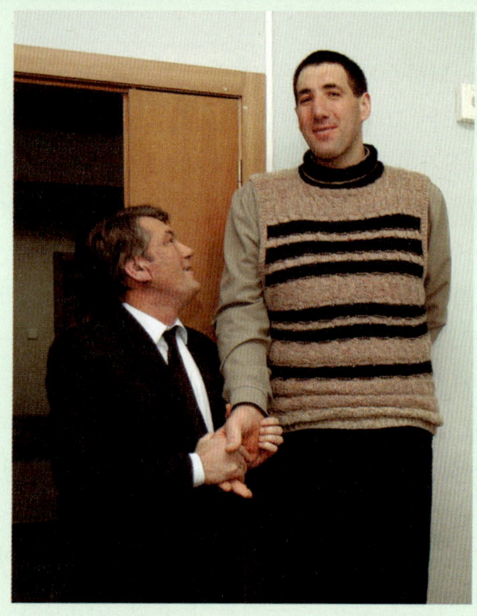

거인증(gigantism)

비판적 사고력 문제

1. 기능성 선종과 비기능성 선종의 차이와 각각이 미치는 영향을 설명하라.
2. 기능성 선종에 의하여 영향을 받는 호르몬은 어떤 것들이며, 이들 호르몬에 의한 결과의 증상은 무엇인가?
3. 대부분의 기능성 뇌하수체 선종이 미세선종인 것이 왜 도움이 되는가?

시스템 통합 이 장에서 공부한 것처럼 내분비계는 여러 다른 기관으로부터 호르몬의 분비와 관련되어 있다. 분비된 호르몬은 몸 전체의 표적세포에 영향을 미치기 위해 혈액으로 이동한다. 그래서 다음 장들을 공부할 때 내분비계는 계속해서 다시 나올 것이다. 심혈관계(13~15장)에서는 심장에서 펌프되는 혈액량과 혈관의 직경을 조절하는 데 있어서 에피네프린의 역할에 대해 공부할 것이다. 또한 혈관의 직경축소 과정에서 안지오텐신 II와 바소프레신의 역할도 배울 것이다. 비뇨계(18, 19장)에서 체액과 전해질의 평형을 조절하는 호르몬에 대해서 공부할 것이다. 몸 전체의 신진대사와 성장에서는 이 과정에 관여하는 여러 가지 호르몬의 역할과 기능을 공부할 것이다. 여러 호르몬은 또한 생식(reproduction)에서도 중요하다(22장에서 다루게 됨).

CHAPTER REVIEW

요약

6.1 1차 내분비기관

- 1차 내분비기관으로는 뇌하수체(전엽과 후엽으로 나누어짐), 송과선, 갑상선, 부갑상선, 흉선, 췌장, 생식선 등이 있다.
- 뇌하수체 전엽의 분비는 시상하부의 신경분비세포에서 분비하는 자극호르몬에 의해 조절된다.
- 이러한 호르몬과 다른 호르몬의 분비는 음성피드백 작용에 의해 조절된다.

6.2 2차 내분비기관

- 2차 내분비기관은 다른 주 기능을 수행하는 것 외에도 호르몬을 분비한다.
- 2차 내분비기관으로는 심장, 간 및 신장 등이 있다.

6.3 표적세포에서의 호르몬 작용

- 호르몬에 대한 표적세포의 반응강도는 혈장내 호르몬 농도에 따라 변하며, 혈장내 호르몬 농도는 분비 속도, 혈액내 운반체 단백질과 결합한 호르몬의 양, 호르몬이 대사되는 속도에 달려 있다.
- 간은 대부분의 호르몬을 분해하고, 그 결과의 분해물질은 궁극으로 소변으로 배출된다.

6.4 비정상적 호르몬 분비

- 비정상적인 호르몬 분비에는 호르몬을 너무 적게 분비하는 분비저하와 너무 많이 분비하는 과다분비가 있다. 이러한 분비장애는 1차적일 수도 있고 2차적일 수도 있다.
- 1차 분비장애는 내분비기관이 비정상이어서 부적당한 양의 호르몬을 분비할 때 일어난다.
- 2차 분비장애는 시상하부나 뇌하수체 전엽이 비정상인 관계로 부적당한 양의 자극호르몬을 분비해서, 그 결과로 표적내분비선에서 부적당한 호르몬 분비를 유발할 때 일어난다.

6.5 호르몬의 상호작용

- 단일 호르몬은 하나 이상의 신체기능을 조절할 수 있으며, 주어진 신체의 기능은 두 가지 이상의 호르몬에 의해 조절될 수 있고, 두 가지 이상의 호르몬은 첨가작용, 길항작용, 상승작용, 또는 허용상호작용에 의해 그 효과를 나타낼 수 있다.

7 신경세포와 전기신호표시

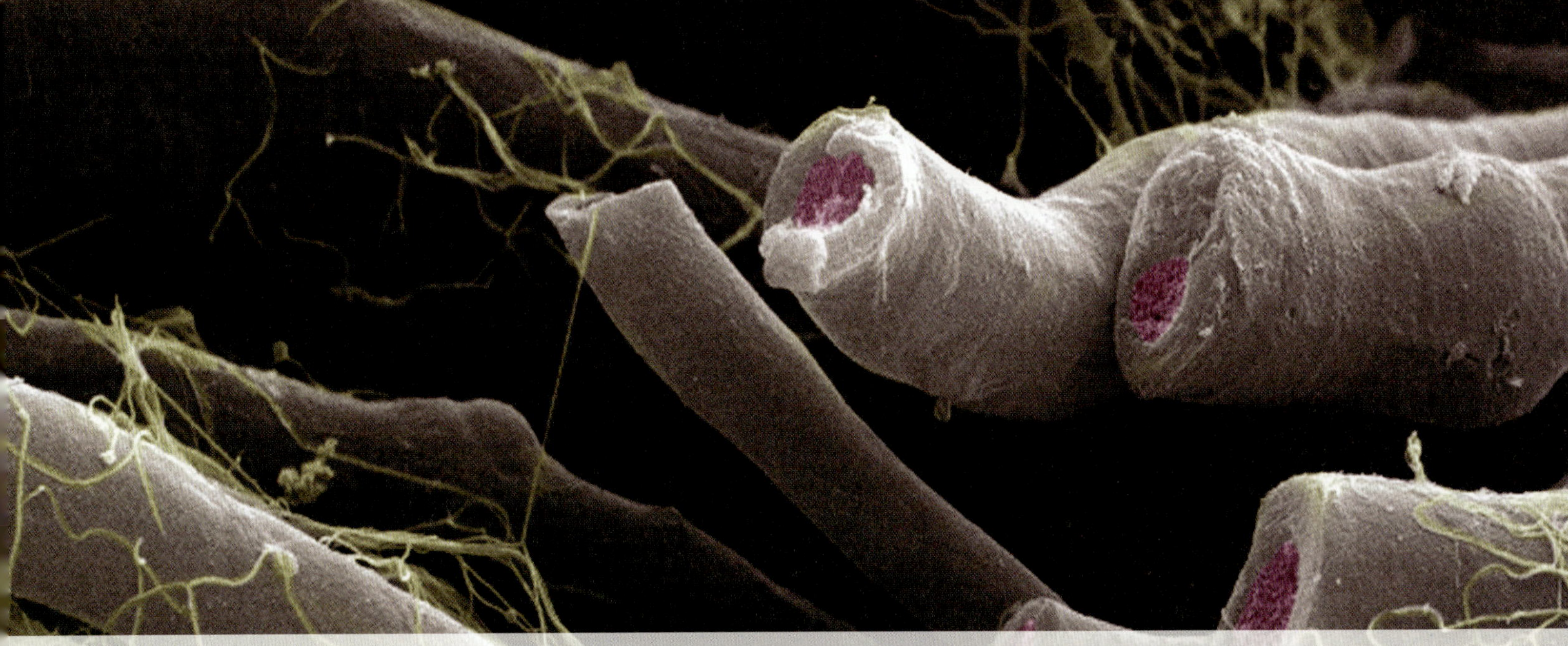

색을 입힌 축삭의 주사전자현미경 사진

차 안에서 교통신호등을 보고 멈춰 서 있다고 상상해보라. 신호등이 녹색으로 바뀌고 교차로로 진입하기 시작한다. 이때 왼쪽에서 여러분을 향해 달려오는 트럭이 시야에 들어온다. 뇌의 신경세포들이 즉시 전기충격을 척수로 내려 보내고, 척수에서 이 전기충격은 다리의 근육들을 통제하는 신경세포들로 중계된다. 트럭을 발견한 후 1초 이내에 브레이크 페달을 밟아 가까스로 심각한 충돌을 피한다.

매일 매순간마다 신체에 퍼져 있는 신경세포들의 거대한 네트워크가 메시지를 보내고 있다. 위에 이야기한 예에서, 메시지들은 보통의 회중전등 배터리 전압의 1/15보다 작은 크기의 전기신호에 의하여 전파된다. 어떤 신경세포들은 메시지를 신경계에서 기관들로 보내는 반면, 다른 신경세포들은 메시지를 기관에서 신경계로 보낸다. 이렇게 왔다 갔다 하는 신호표시는 신체 내부 환경의 조절에 필요한 매순간의 피드백을 제공하기 때문에 단기간의 항상성 유지에 결정적으로 중요하다.

개요

학습목표 이 장을 학습한 후 다음을 할 수 있어야 한다.

- 신경계의 주요 구성요소들과 그들 간에 이루어지는 정보이동의 방향을 서술할 수 있어야 한다.
- 뉴런의 기본 구조를 서술할 수 있어야 한다. 뉴런 각 부분의 기능을 비교하고, 뉴런 각 부분에 있는 이온통로들의 유형을 서술할 수 있어야 한다. 중추신경계와 말초신경계 내에서 뉴런들의 배치를 서술할 수 있어야 한다.
- 말이집의 구조와 기능을 서술할 수 있어야 한다.
- 안정막전위의 이온적 기초를 설명할 수 있어야 한다.
- 전위 변화의 방향, 전위 변화의 크기, 시간가중과 공간가중을 비롯한 계단전위의 여러 특성들을 서술하고, 그리고 뉴런에서 계단전위가 어떻게 활동전위를 일으킬 수 있는지를 설명할 수 있어야 한다.
- 활동전위의 이온적 기초를 설명할 수 있어야 한다. 전압작동 Na^+ 통로와 K^+ 통로의 개폐 기작을 서술할 수 있어야 한다.
- 활동전위가 축삭둔덕에서 축삭종말로 전파되는 것을 설명할 수 있어야 하고, 말이집 축삭과 민말이집 축삭에서 활동전위가 전파되는 것을 비교할 수 있어야 한다.
- 불응기를 서술하고 절대 불응기와 상대 불응기의 원인을 서술할 수 있어야 하며, 불응기의 생리학적 의미를 설명할 수 있어야 한다.

시작하기 전

다음 주제를 숙지하고 있어야 한다.

- Na^+/K^+ 펌프
- 이온통로
- 화학적 추진력과 전기적 추진력

5장에서 세포들 간의 의사소통을 배웠다. 원거리 의사소통은 내분비계(6장과 21장에 서술했음)와 신경계(7장부터 11장까지에 서술했음)의 기능이다. 신경계가 어떻게 기능하는지를 이해하려면 2장의 세포막의 특성, 3장의 에너지의 특성, 4장의 이온통로와 능동수송, 그리고 5장의 신호전달 기작을 이해해야 한다. 이 장에서는 4장에서 서술한 전기화학적 기울기가 어떻게 해서 안정막전위의 원인이 되는지 그리고 신경세포들 간의 전기신호표시의 원인이 되는지도 살펴볼 것이다.

7.1 신경계의 개요

신경계는 중추신경계와 말초신경계의 두 주요 해부학적 부위로 구분될 수 있다(그림 7.1). **중추신경계(central nervous system, CNS)**는 뇌와 척수로 구성된다. 중추신경계는 감각기관과 내장으로부터 정보를 받아 처리하여 외부 환경(**감각정보, sensory information**)과 내부 환경(**내장정보, visceral information**)의 상태를 평가한다. 중추신경계는 이 정보를 통합하여 적절한 작용을 결정하고, 근육과 샘 같은 기관들에 명령을 보내어 적절한 작업을 수행할 것을 지시한다. 중추신경계는 학습, 기억, 감정, 사고, 언어, 그리고 기타 복잡한 기능들을 담당하는 부위이기도 하다.

말초신경계(peripheral nervous system)는 중추신경계와 전신의 기관들 간의 의사소통을 제공하는 뉴런들로 구성된다. 말초신경계는 들신경계와 날신경계의 두 부분으로 구분될 수 있다. 들신

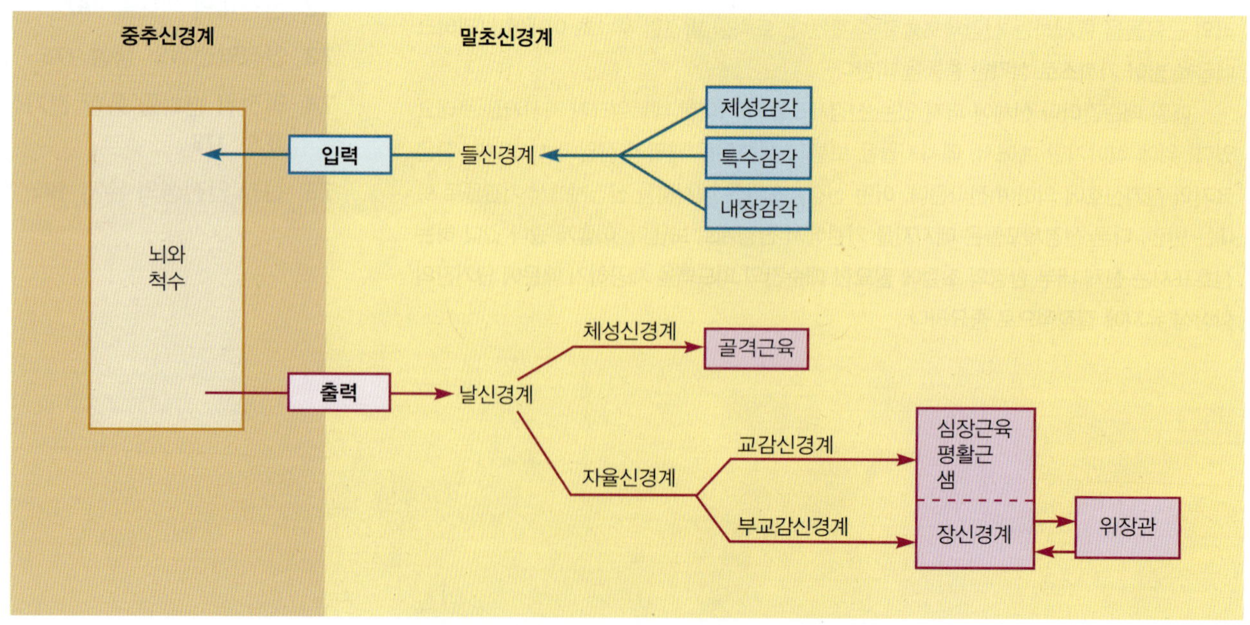

그림 7.1 신경계의 구성. 화살표는 정보가 지나가는 방향을 나타낸다.

경 가지(*afferent division*)의 뉴런들은 기관들의 감각정보와 내장정보를 중추신경계로 전달한다. 중추신경계로 전달된 정보에는 피부, 근육, 관절과 관련된 **체성감각**(*somatic senses*)과 시각, 청각, 평형감각, 후각, 미각 등의 **특수감각**(*special senses*), 그리고 위의 포만, 혈압, 혈액의 pH 등 내부 환경에 관한 내장정보들이 포함된다. 날신경 가지(*efferent division*)의 뉴런들은 중추신경계의 정보를 **효과기 기관(effector organ)**이라고 불리는 말초의 기관들로 전달한다. 효과기 기관들은 보통 근육과 샘이다. 메시지를 효과기 기관으로 전달하거나 감각 기관으로부터 정보를 받을 수 있는 뉴런들은 그 기관을 **신경지배(innervate)**한다고 말한다.

날신경 가지는 체성신경계(수의 신경계)와 자율신경계(불수의 신경계)의 두 주요 가지로 구분될 수 있다. **체성신경계(somatic nervous system)**는 골격근 수축을 조절하는 **운동뉴런(motor neuron)**들로 구성된다. **자율신경계(autonomic nervous system)**는 수의적 통제하에 있지 않은 신체 내부의 기관들과 그리고 땀샘과 혈관 같은 기타 구조들의 기능을 조절하는 뉴런들로 구성된다. 자율신경계는 **부교감신경계**(*parasympathetic nervous system*)와 **교감신경계**(*sympathetic nervous system*)의 두 가지로 구분될 수 있다. 부교감신경계와 교감신경계는 효과기 기관들에 서로 반대의 효과를 나타내는 경향이 있다.

신체에는 **장신경계**(*enteric nervous system*)도 있는데, 장신경계는 위장관에 있는 뉴런들의 복잡한 네트워크로 구성되는데, 나머지 신경계들과는 독립적으로 작용할 수 있지만 자율신경계와 의사소통을 한다. 20장에서 장신경계에 대하여 상세히 다룰 것이다.

7.2 신경계의 세포들

신경계에는 뉴런과 신경아교세포의 두 주요 세포부류가 있다. 신경계에서 뉴런은 **기능적 단위**(*functional unit*)다. 기능적 단위는 한 조직의 기능을 수행할 수 있는 최소한의 단위를 말한다. 뉴런은 전기자극(전기충격)을 전달함으로써 의사소통을 하는 "흥분성 세포"다. **흥분성 세포(excitable cell)**는 **활동전위**(*action potential*)라고 하는 크고 빠른 전기신호를 만들어낼 수 있는 세포로 정의된다. **신경아교세포(glial cell)**는 신경계 세포들의 90%를 차지하는데, 구조적 지지와 대사적 지지를 비롯하여 여러 형태로 뉴런을 돕는다.

뉴런

그림 7.2에 전형적인 뉴런의 구조를 나타내었다. 대부분의 뉴런들은 세 개의 주요 구성성분으로 되어 있는데, 한 개의 세포체와 그리고 세포체에서 뻗은 두 종류의 **신경돌기**(*neural processe, neurite*)인 가지돌기와 축삭이다. **세포체(cell body, soma)**는 세포의 핵과 소포체, 골지체, 대부분의 자유 리보솜을 포함하고 있어서, 단백질 합성과 세포의 물질대사와 같은 다른 세포들의 기능들 대부분을 수행한다. 미토콘드리아는 세포체에 분포하지만 세포 도처에도 분포한다. 성숙한 뉴런들은 핵을 가지고 있지만 세포분열 능력이 없다. 그래서 신경계 대부분의 영역에서 성인은 평생 살아갈 뉴런 모두를 가지고 있다. 그러나 성인 뇌의 일부 영역에서 미분화 세포(**줄기세포, stem cell**)로부터 새로운 뉴런이 발달할 수 있다(**Discovery: 신경발생**을 보라).

가지돌기(dendrite)는 세포체에서 나온 가지들로서, **시냅스(synapse)**라고 하는 특별한 세포이음에서 다른 뉴런으로부터 입력을 받는다. (세포체도 시냅스 입력을 받을 수 있다.) 가지돌기의 가지 패턴은 **그림 7.3**에 별모양의 별세포(stellate cell)와 심하게 가지가 나 있는 조롱박세포(Purkinje cell)와 같이 뉴런들의 서로 다른 유형 간에 차이가 있다. 대부분의 시냅스는 가지돌기에서 형성되기 때문에 가지가 나 있는 정도는 다른 뉴런들과 시냅스를 하는 수의 지표가 된다.

뉴런은 세포체에서 형성된 또 다른 가지를 지니는데, **축삭(axon)** 또는 **신경섬유**(*nerve fiber*)라고 한다. 정보를 받는 가지돌기와 달리 축삭은 정보를 보낸다. 일반적으로 뉴런은 한 개의 축삭만을 가지지만, 축삭들은 가지를 내어 두 개 이상의 목적지로 신호를 보내기도 한다. 축삭의 가지들은 **곁축삭(collateral)**이라고 불리는데, 가지돌기에서처럼 가지가 나 있는 정도는 뉴런마다 다르고, 다른 세포들과의 의사소통의 정도를 나타낸다.

축삭은 정보를 **활동전위(action potential)**라고 하는 전기신호의 형태로 비교적 멀리까지 빠르게 전달하는데, 활동전위는 막전위가 순간적으로 크게 변한 것으로서 활동전위 동안 세포의 내부는 외부에 비하여 양전하를 띤다. (활동전위의 특성에 대하여 이 장의 뒤에서 자세하게 서술할 것이다.) 축삭의 시작과 끝부분은 전문화된 구조로서 각각 축삭둔덕과 축삭종말이라고 한다. **축삭둔덕(axon hillock)**은 세포체에서 축삭이 시작하는 부위로, 대부분의 뉴런에서 활동전위의 개시에 전문화되어 있다. 활동전위는 일단 개시되면 간단히 설명한 기작에 의하여 축삭종말로 전달된다. **축삭종말(axon terminal)**은 활동전위가 도착했을 때 신경전달물질을 방출하도록 전문화되어 있다. 방출된 신경전달물질 분자들은 신호를 **시냅스이후세포**(*postsynaptic cell*)로 전달하는데, 신호는 다른 뉴런의 가지돌기나 세포체로 또는 효과기 기관의 세포들로 전달된다. 축삭종말에서 신경전달물질을 방출하고 있는 뉴런을 **시냅스이전세포**(*presynaptic cell*)라고 한다.

축삭의 길이는 1 mm에서 1 m 정도까지 다양하고, 그래서 축삭종말은 핵과 소포체를 포함하고 있는 세포체에서 멀리 떨어져 있다. 축삭종말이 자신의 기능을 수행하기 위해서는 신경전달물질을 합성할 효소와 신경전달물질이나 신경전달물질의 기질을 세포막을 가로질러 이동시킬 수송체 분자와 그리고 활동전위가 세포외유출을 일으킬 때까지 신경전달물질을 저장할 소포를 지니고 있어야 한다. 모든 효소들은 세포체에서 합성된다. 단순확산으로 세포체에서 축삭종말까지 물질을 수송하는 데 며칠에서 몇 달이 걸릴 수 있고, 이것은 활동 중인 신경계에 너무 느리다. 그래서 특별한 수송 기작이 **축삭수송**(*axonal transport*)에 존재한다.

뉴런은 생성물을 세포체에서 축삭종말로 이동시키거나(**전방수

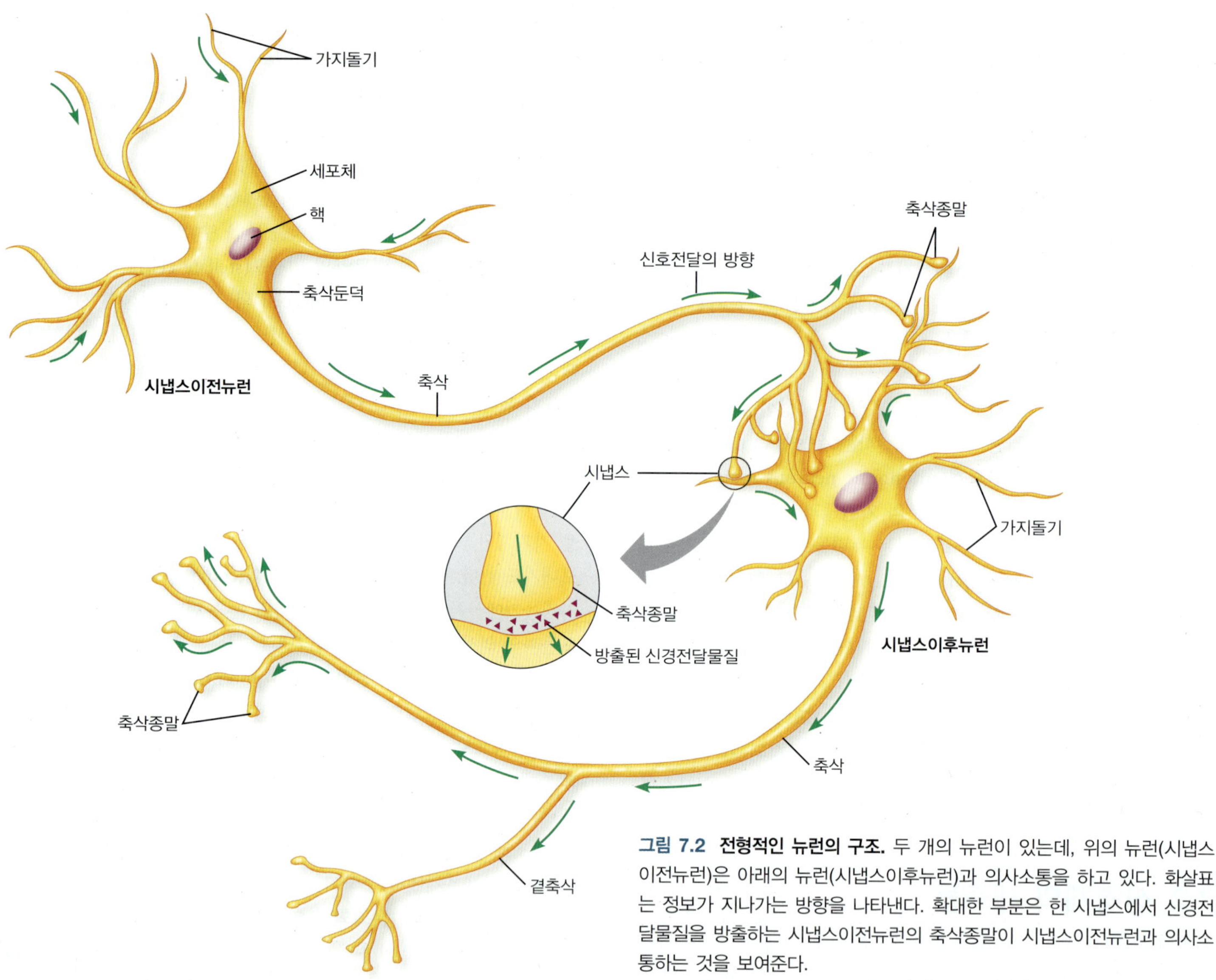

그림 7.2 전형적인 뉴런의 구조. 두 개의 뉴런이 있는데, 위의 뉴런(시냅스이전뉴런)은 아래의 뉴런(시냅스이후뉴런)과 의사소통을 하고 있다. 화살표는 정보가 지나가는 방향을 나타낸다. 확대한 부분은 한 시냅스에서 신경전달물질을 방출하는 시냅스이전뉴런의 축삭종말이 시냅스이전뉴런과 의사소통하는 것을 보여준다.

송, anterograde transport) 또는 축삭종말에서 세포체로 이동시키는(**후방수송, retrograde transport**) 두 개의 기본 기작을 지닌다: (1) 느린 축삭수송(*slow axonal transport*)과 (2) 빠른 축삭수송(*fast axonal transport*). 느린 축삭수송과 빠른 축삭수송 모두에는 미세소관과 다양한 신경필라멘트를 비롯한 단백질들이 관여한다. 느린 축삭수송(0.5~40 mm/일)은 일반적으로 작은 수용성 분자의 이동에 연관되어 있다. 빠른 축삭수송(100~400 mm/일)은 시냅스소포를 비롯한 소포들의 이동에 연관되어 있다.

빠른 축삭수송은 **그림 7.4**에 나타내었다. 미세소관들이 축삭의 길이를 따라 뻗어 수송 분자들의 선로로 기능한다. 이 선로 위를 달리는 분자들 중에 키네신(*kinesin*)이 있다. 이 단백질은 실제로 미세소관을 따라 걸어가면서 소포들을 자신과 함께 옮긴다. 소포는 시냅스소포일 수도 있고, 소포가 세포체의 합성 부위에서 생성된 다른 물질을 축삭종말로 수송하는 데 사용되는 것일 수도 있다. 이 과정에는 ATP가 필요하다.

뉴런에서 이온통로의 국소화

일반적으로 뉴런의 서로 다른 부위들은 전문적인 기능을 가지고 있기 때문에(예외가 있기는 하지만), 각 부위는 열리거나 닫히는 특이한 형태의 이온통로들을 가진다. 이온통로들의 개방이나 폐쇄는 특정 이온에 대한 원형질막의 투과성을 변화시켜 세포의 전기적 특성이나 신경전달물질 방출의 변화를 초래한다.

누출통로(leak channel, 또는 비관문통로, non-gated channel)는 뉴런의 원형질막 전체에 존재하는데, 항상 열려 있고 안정막전위의 원인이 된다.

리간드-작동 통로(ligand-gated channel)는 원형질막의 수용체에 화학물질(리간드, ligand)이 결합하는 것에 반응하여 열리거나 닫힌다. 뉴런에서, 리간드-작동 통로들은 대부분 가지돌기와 세포체에 조밀하게 존재하는데, 이 부위들은 시냅스이전뉴런으로부터 정보를 신경전달물질의 형태로 받는 부위다.

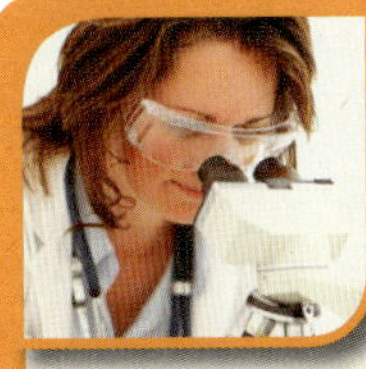

DISCOVERY

신경발생(Neurogenesis)

수십 년 동안, 신경과학자들은 성인의 뇌는 새로운 뉴런을 생산할 수 없다고 믿었다. 그 무렵인 1970년대에, 파스콸레 그라치아데이(Pasquale Graziadei)와 그 동료들은 비강의 후각상피에 있는 바닥세포로부터 새로운 후각수용체 세포들이 생산되는 것을 발견했다. 1990년대에 다른 연구자들이 중추신경계에서 새로운 뉴런이 만들어지는 **신경발생**(*neurogenesis*)의 증거를 찾아냈다.

하등동물에서의 신경발생은 30년 이상에 걸쳐 명백했다. 비교적 최근에 프린스턴대학교의 엘리자베스 굴드(Elizabeth Gould)와 그 동료들은 수년 동안 영장류에서의 신경발생을 연구해 오고 있다. 일부 연구에서, 브로모데옥시유리딘(bromodeoxyuridine, BrdU)을 세포 증식의 표지자로 동물에 주입하였다. 세포는 분열하기 전에 DNA를 복제해야 한다. BrdU는 새로 합성되는 DNA로 편입되므로 주입 후에 만들어지는 DNA를 표지한다. 그리고 DNA에 BrdU를 포함하는 세포들을 사후에 조직학적 분석으로 확인한다. 이 기술과 기타 기술을 이용하여 굴드와 그 동료들은 사람을 제외한 영장류에서 해마, 전두겉질, 하측두겉질, 두정겉질 등 뇌의 여러 부위에서 신경발생이 일어난 것을 발견했다.

솔크(Salk) 생물학 연구소의 프레드 게이지(Fred Gage)와 그 동료들은 하등동물의 해마에서 신경발생을 연구해 오고 있는데, 최근에 사람의 해마에서도 신경발생이 일어나는 증거를 제시했다. 이들의 사람에 대한 연구는 하등동물에서 했던 굴드의 연구와 같은 방법으로 BrdU를 이용했다. 피실험자는 스웨덴의 피터 에릭슨(Peter Erickson)의 환자들이었는데, 에릭슨은 암세포의 증식을 측정하고자 환자에게 BrdU를 주입하였다. 이 환자들은 사후에 자신의 뇌를 게이지 연구그룹에 기증할 것을 동의하였다. 사후에 뇌를 분석한 결과 BrdU가 해마 뉴런의 DNA로 편입된 것이 확인되었다. 이 연구결과는 사람 뇌에서의 신경발생에 대한 최초의 증거가 되었다. 사람 뇌에서 신경발생의 발견은 임상학적으로 의미가 크다. 파킨슨병, 알츠하이머병, 뇌졸중 등 많은 신경학적 질병들은 기능을 하는 뉴런들의 소실을 동반한다. 과학자들이 신경발생의 비결을 알게 되면, 중추신경계가 소실된 뉴런을 대치하는 데 도움이 되는 기술을 개발할 수 있게 될 것이다.

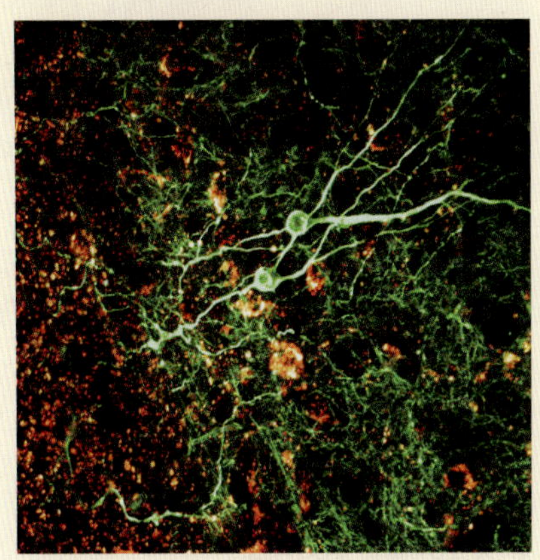

해마의 뉴런들을 형광염색한 사진

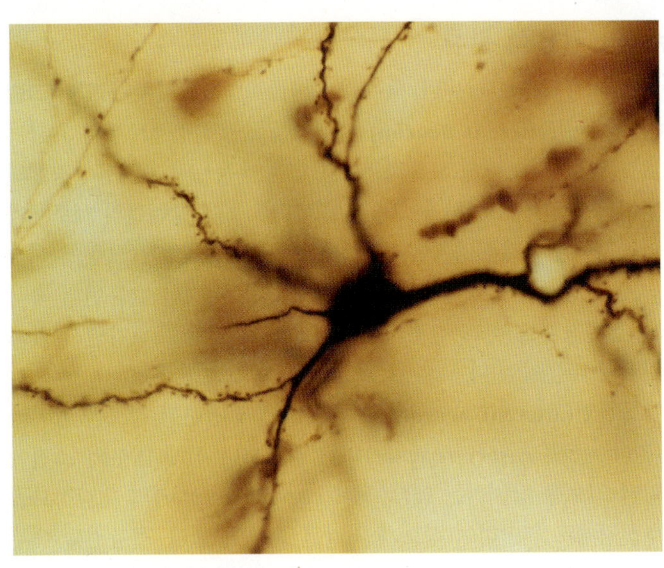

(a)

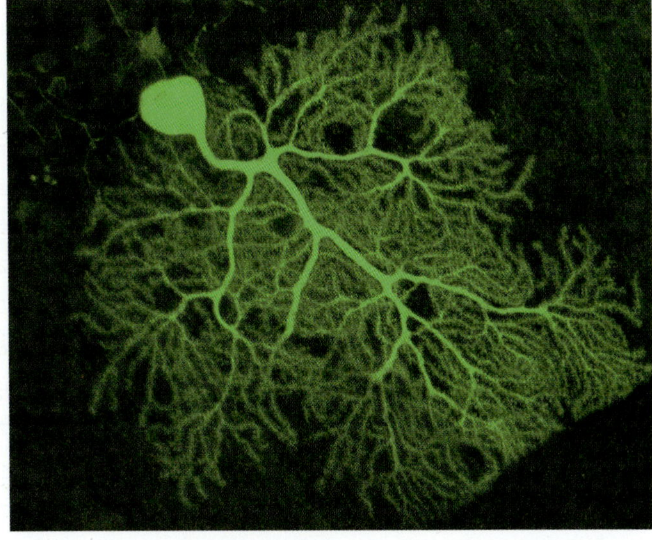

(b)

그림 7.3 가지돌기의 가지 형성의 변이. (a) 별세포. **(b)** 조롱박세포.

전압-작동 통로(voltage-gated channel)는 막전위의 변화에 반응하여 열리거나 닫힌다. 전압-작동 나트륨통로와 칼륨통로는 뉴런 전체에 존재하는데, 축삭에는 보다 조밀하게, 그리고 축삭둔덕에는 가장 조밀하게 존재한다. 이 통로들은 활동전위의 개시와 전파에 필수적이다. 전압-작동 칼슘통로는 축삭종말에 가장 조밀하게 위치하는데, 이 통로는 활동전위가 축삭종말에 도달한 것에 반응하여 열린

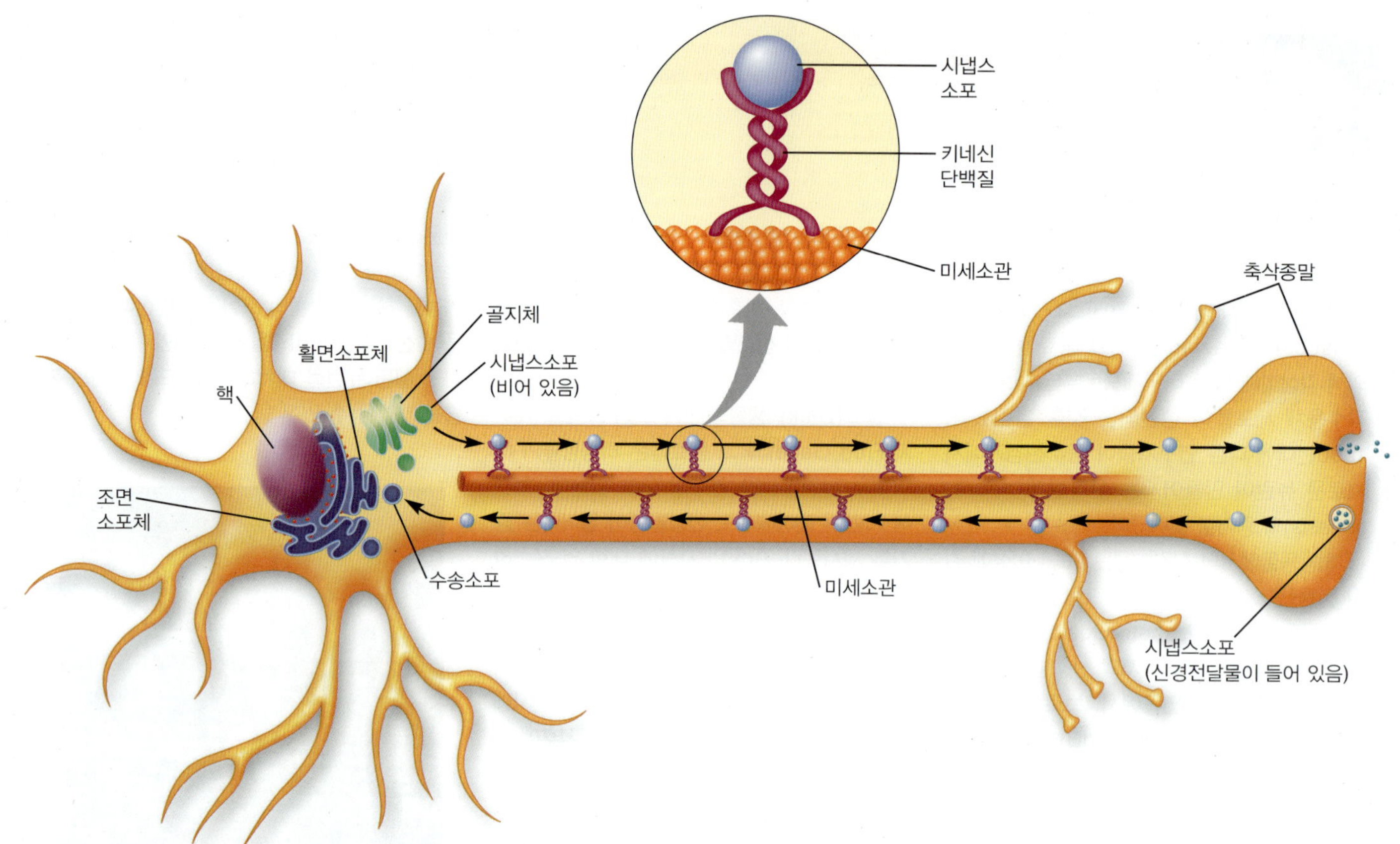

그림 7.4 소포의 빠른 축삭수송.

다. 이 통로가 열리면 칼슘이 축삭종말의 세포기질로 들어가 신경전달물질의 방출을 일으킨다.

뉴런들의 구조적 분류

뉴런들은 구조적으로 세포체에서 나온 돌기들(축삭과 가지돌기)의 수에 따라 분류된다(**그림 7.5**). 사람에 보통 존재하는 뉴런에는 두극뉴런과 다극뉴런이 있다. **두극뉴런(bipolar neuron)**은 일반적으로 세포체에서 나온 두 개의 돌기를 가진 감각뉴런인데, 한 돌기는 축삭이고 다른 돌기는 가지돌기다. 전형적인 두극뉴런은 후각과 시각에서 기능을 한다(그림 7.5a). 하지만 대부분의 감각뉴런은 **거짓홑극뉴런**(*pseudo-unipolar neuron*, 그림 7.5b)이라고 하는 두극뉴런의 하위부류다. 이 이름은 축삭과 가지돌기의 돌기들이 세포체에서 두 방향으로 뻗은 하나의 돌기로 보이기 때문에 붙여졌고, 실제로, 가지돌기는 축삭과 거의 같은 기능을 하도록 변형되어 있어서 기능적으로는 축삭의 연속이다. 이 변형된 가지돌기의 돌기는, 감각수용체가 있는 말초에서 기원되었고 활동전위를 전달한다는 점에서 축삭으로 기능하기 때문에, **말초축삭**(*peripheral axon*)이라고 불린다. 축삭의 돌기는 중추신경계에서 끝나기 때문에 **중추축삭**(*central axon*)이라고 불리며 중추신경계에서 다른 뉴런과 시냅스를 이룬다. **다극뉴런(뭇극뉴런, multipolar neuron)**은 가장 흔한 뉴런으로서 세포체에서 나온 돌기들이 많은데(그림 7.5c), 한 돌기는 축삭이고 나머지 모두는 가지돌기들이다.

뉴런의 기능적 분류

뉴런은 기능적으로 날뉴런, 들뉴런, 사이뉴런의 세 부류가 있다(**그림 7.6**). **날뉴런(efferent neuron)**은 정보를 중추신경계로부터 효과기로 전달한다. 날뉴런에는 골격근으로 뻗은 운동뉴런과 자율신경계의 뉴런이 포함됨을 기억하자(그림 7.1). 그림 7.6에 날뉴런의 세포체와 가지돌기들은 중추신경계에 위치하고 있음을 유의하자(11장에 서술된 자율신경계의 신경절이후뉴런은 예외임). 하지만 날뉴런의 축삭은 중추신경계를 떠나 신경지배하는 효과기 기관으로 가면서 말초신경계의 부분이 된다.

들뉴런(afferent neuron)은 외부 환경에 관련된 정보를 탐지하는 **감각수용체**(*sensory receptor*)의 감각정보나 신체 내부의 조건에 관련된 정보를 탐지하는 **내장수용체**(*visceral receptor*)의 내장정보를 중추신경계로 전달하여 정보가 처리될 수 있게 한다. 들뉴런들 대부분은 거짓홑극뉴런으로서 세포체는 중추신경계 밖의 신경절에 위치한다. **신경절**(*ganglion*)은 일반적으로 중추신경계 밖에 위치한 신경세포체들의 집합체를 말한다. 말초축삭의 신경종말은 말초기관(감각기관이나 내장기관)에 위치하여, 감각수용체로 변형되어 기능하거나 또는 별도의 감각수용체 세포로부터 정보를 받는다. 중추축삭은 중추신경계에서 끝나는데, 여기에서 신경전달물질을 방출하여 다른 뉴

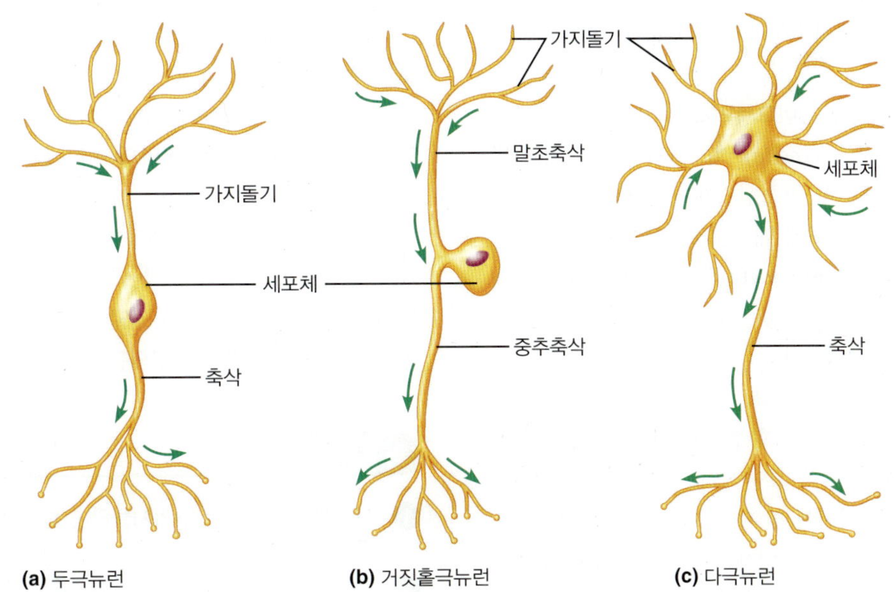

그림 7.5 뉴런의 구조적 분류. (a) 시각과 후각에 연관된 들뉴런들은 두극뉴런이다. **(b)** 들뉴런들의 대부분은 거짓홑극뉴런이다. **(c)** 대부분의 뉴런들은 다극뉴런이다.

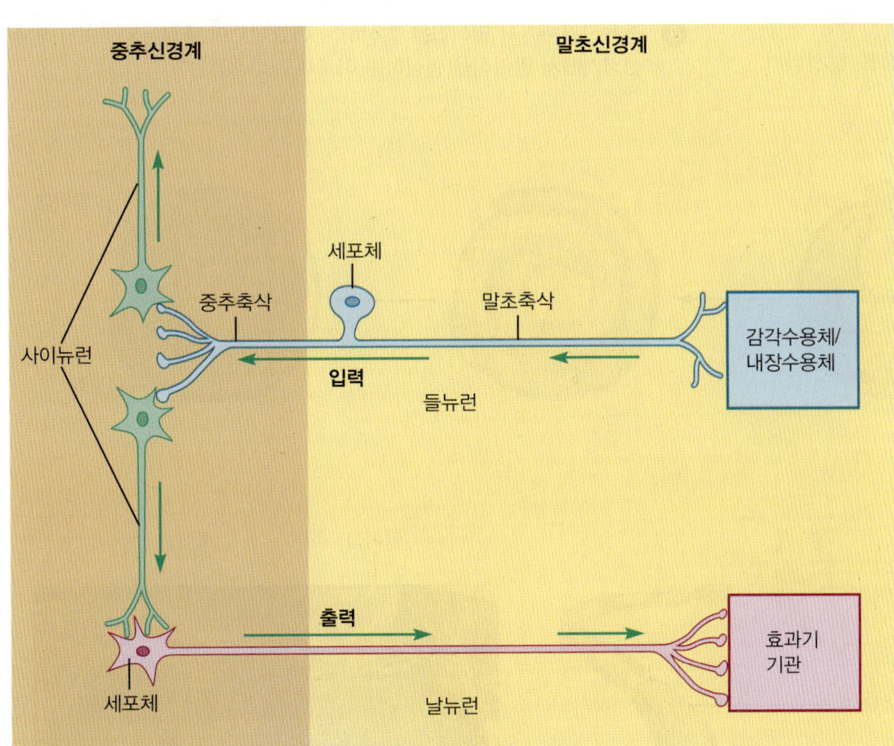

그림 7.6 뉴런의 기능적 분류. 들뉴런은 감각수용체나 내장수용체가 있는 말초에서 시작한다. 날뉴런은 중추신경계에서 시작하여 여기에서 세포체와 가지돌기들이 다른 뉴런으로부터 오는 시냅스 정보를 받는다. 사이뉴런들은 중추신경계에만 위치해 있고, 들뉴런, 날뉴런, 또는 사이뉴런과 의사소통을 할 수 있다.

Q 효과기 기관들의 유형을 나열하라.

런들과 의사소통한다.

세 번째 기능적 부류인 **사이뉴런(interneuron)**은 신체의 모든 뉴런의 99%를 차지한다. 사이뉴런들은 전적으로 중추신경계에만 위치한다. 사이뉴런은 들뉴런의 감각정보를 처리하고, 날뉴런을 통하여 명령을 효과기로 내보내며, 사고, 기억, 감정과 같은 뇌의 복잡한 기능들을 수행하는 등 중추신경계의 모든 기능을 수행한다.

신경계에서 뉴런들의 구조적 조직화

신경계 내에서 뉴런들은 질서정연하게 배열하여 있는데, 유사한 기능을 하는 것들은 함께 집단을 이루는 경향이 있다. 게다가, 인접한 세포들의 세포체와 가지돌기들은 함께 집단을 이루고 인접한 세포들의 축삭들은 함께 집단을 이루는 경향이 있다. 중추신경계에서, 뉴런들의 세포체들은 흔히 **신경핵(nuclei)**으로 집단을 이루고, 축삭들은 **경로(pathway, tract, commissure)**라고 하는 다발을 이루어 함께 지나간다. 말초신경계에서 뉴런의 세포체들은 **신경절(ganglia)**에서 함께 집단을 이루고 축삭들은 **신경(nerve)**이라고 하는 다발을 이루어 지나간다.

아교세포

신경계에 존재하는 두 번째 부류의 세포는 **아교세포(glial cell)**인데, 신경계 세포 전체의 90%를 차지한다. 아교세포들의 주요 기능은 신경계를 구조적으로 통합하고(*glia*는 접착제 "glue"의 라틴어임) 뉴런들이 기능을 수행할 수 있도록 화학적으로 구조적으로 지원하는 것이다. 최근 연구들은 아교세포들이 세포 간 의사소통에서도 중요한 역할을 한다고 제시한다.

다섯 유형의 아교세포가 있다: **별아교세포**(*astrocyte*), 뇌실막세포(ependymal cell), 미세아교세포(*microglia*), 희소돌기아교세포, 슈반세포. 이 아교세포들 중 슈반세포만이 말초신경계에 위치하고, 나머지는 중추신경계에 위치한다(아교세포에 대하여 9장에서 상세하게 다룬다). **희소돌기아교세포(oligodendrocyte)**와 **슈반세포(Schwann cell**, **신경집세포**, *neurolemmocyte*)의 기능은 뉴런의 전기신호 전달에 매우 중요하기 때문에 여기서 설명한다.

희소돌기아교세포와 슈반세포의 주요 기능은 뉴런 축삭의 둘레에 **말이집(myelin)**이라는 절연 덮개를 형성하는 것이다. 이러한 절연으로 인해 뉴런의 활동전위는 더욱 효율적이고 빠르게 전달될 수 있다. **그림 7.7a**는 슈반세포에 의하여 말이집이 형성되는 것을 보여준다. 말이집은 희소돌기아교세포나 슈반세포의 원형질막이 동심원상으로 여러 층을 이룬 것이다. 희소돌기아교세포들은 중추신경계의 축삭 둘레에 말이집을 형성하는데, 희소돌기아교세포 하나가 돌기들을 내어 여러 개의 축삭들에 말이집 분절들을 형성한다(그림 7.7b). 이와 달리 슈반세포들은 말초신경계의 축삭 둘레에 말이집을 형성하는데, 슈반세포 각각이 한 개의 축삭에만 말이집 분절을 형성한다(그림 7.7c). 한 개의 축삭에 말이집을 형성하는 데 희소돌기아교세포나 슈반세포가 많이 필요하다.

원형질막의 지질이중층은 이온에 대한 투과성이 낮기 때문에 말이집을 형성하는 원형질막의 여러 층은 세포막을 통한 이온들의 누출을 매우 크게 감소시킨다. 그러나 **랑비에결절(nodes of Ranvier)**이라고 하는 말이집의 틈새들 내의 축삭 막은 전압-작동 나트륨통로와 칼륨통로를 포함하고 있어서 막을 가로질러 이온들이 이동할 수 있게 함으로써 활동전위의 전달에 작용한다. 이러한 전기신호의 성질과 전기신호가 어떻게 생성되는지를 다음 몇몇 절에서 논할 것이다.

퀵 테스트 7.1

1. 신경계의 부분, 구분, 가지들의 이름을 말하고 각각의 기본 기능들을 열거하라.
2. 뉴런의 구조를 그린 후 다음 구조들에 명칭을 기록하라: 세포체, 가지돌기, 축삭, 축삭종말. 그리고 이들 구조의 기능과 각 구조에 존재하는 이온통로의 종류(리간드-작동성인지 전압-작동성인지)를 간단히 서술하라.
3. 중추신경계에서 말이집을 형성하는 아교세포의 종류는? 그리고 말초신경계에서 말이집을 형성하는 아교세포의 종류는?

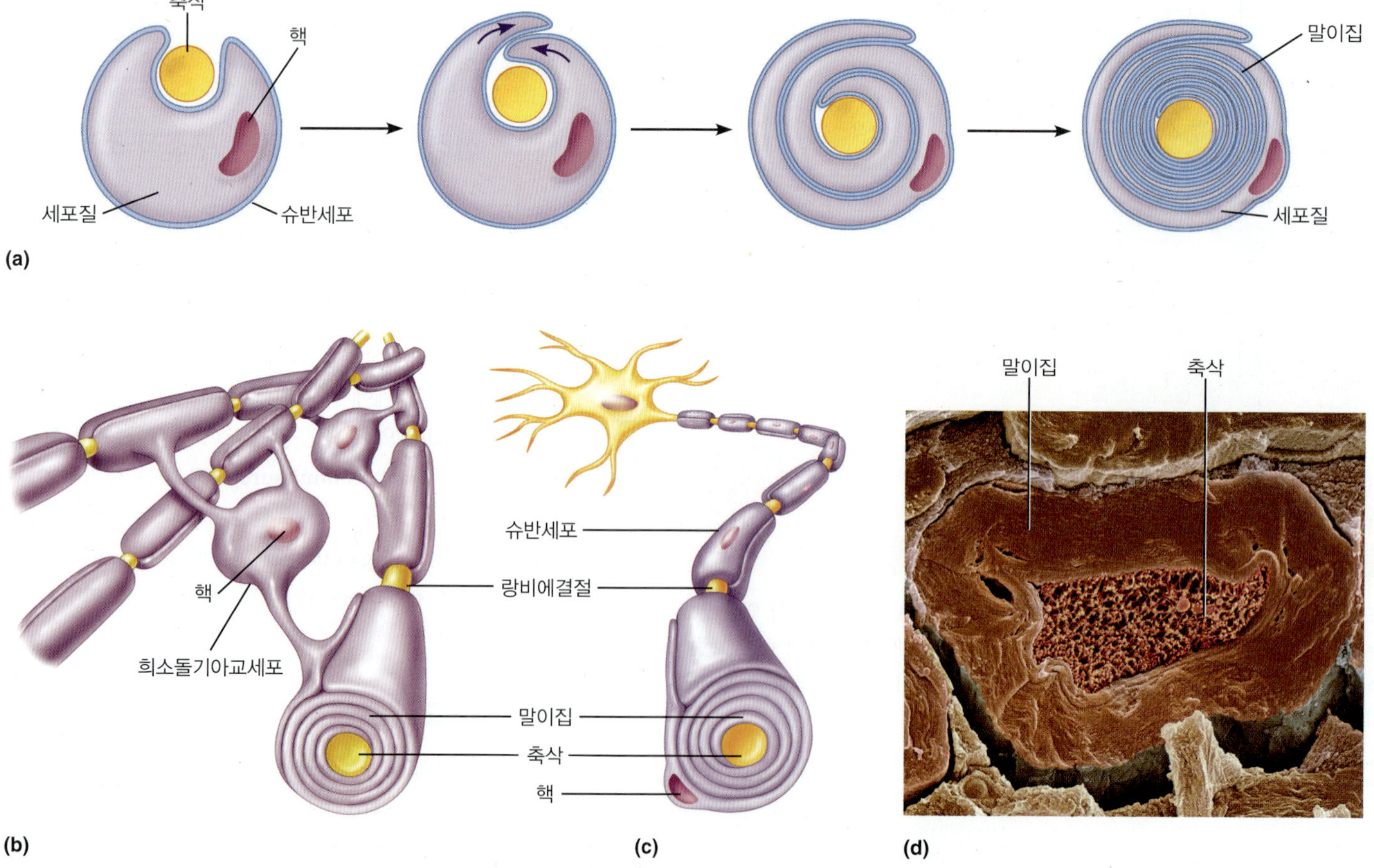

그림 7.7 말이집의 형성과 기원. **(a)** 슈반세포에 의한 말이집의 형성. **(b)** 중추신경계에서 희소돌기아교세포에 의하여 형성된 말이집들의 배열. **(c)** 말초신경계에서 슈반세포에 의하여 형성된 말이집들의 배열. **(d)** 말이집 축삭 횡단면의 전자현미경 사진.

7.3 안정막전위의 생성

4장에서 막전위는 전기적 추진력이라는 것을 배웠는데, 이 절에서는 안정막전위가 어떻게 생성되는지를 살펴본다. 전기적 추진력에 대한 이해를 높이기 위하여 **Toolbox: 생물학에서의 전기회로**를 보라.

그림 4.2에서 안정상태의 세포는 막을 가로질러 전위차가 형성되어 있고, 세포의 내부는 외부에 비하여 음성 하전되어 있음을 기억하자. 이 전위차를 **안정막전위(resting membrane potential)**라고 부르는데, 세포가 어떠한 신호를 받지도 전달하지도 않는 안정상태에 있기 때문이다. 뉴런의 안정막전위는 약 −70 mV이다. 막전위는 항상 세포 외부에 대한 세포 내부의 전위로 나타낸다. 따라서 안정상태의 전형적인 뉴런의 내부는 외부에 비하여 70 mV 더 음성이다. (뉴런의 안정막전위를 고찰하고 있지만 신체의 모든 세포들은 음성 막전위를 가지며 그 크기는 −5~−100 mV의 범위에 걸쳐 있다.)

뉴런들은 막전위 변화들의 형태로 전기신호들을 발생시킴으로써 의사소통한다. 이러한 막전위 변화들의 일부는 신경전달물질의 방출을 일으키고, 이 신경전달물질이 다른 세포로 신호를 전달한다. **표 7.1**에 이 장과 다음 장에 서술된 전위의 종류들을 규정했다. 다음 절에서 (1) 안정막전위는 어떻게 존재하게 되었는지 그리고 (2) 막전위는 어떻게 변하게 되는지를 탐구하게 될 것이다.

칼륨이온과 나트륨이온에 대한 평형전위의 결정

세포막을 통하여 능동수송되는 이온들은 평형상태에 있지 않다. 4장에서 Na^+/K^+ 펌프는 ATP 한 분자를 가수분해할 때마다 세 개의 나트륨이온을 세포 밖으로, 두 개의 칼륨이온을 세포 안으로 수송함으로써 나트륨이온과 칼륨이온의 농도기울기를 만들어내는 것을 기억하자. 나트륨이온은 세포 외의 농도가 더 높아서 나트륨이온을 세포 내로 끌어 들이려는 화학적 추진력이 존재한다. 칼륨이온은 세포 내의 농도가 더 높아서 칼륨이온을 세포 외로 밀어 내려는 화학적 추진력이 존재한다. 곧 알게 될 것인데, 원형질막을 통하여 나트륨과 칼륨이온을 이동시키는 화학적 추진력과 그리고 이 두 이온들에 대한 원형질막의 투과성의 차이가 안정막전위를 만들어낸다.

안정막전위의 원인을 이해하기 위해서 먼저 두 개의 가상 조건을 살펴보자. 먼저, 한 세포는 칼륨이온에 대해서만 투과성이 있다고 가정한다(즉 세포의 원형질막에는 열린 칼륨이온통로만 있다). 다음으로, 한 세포는 나트륨이온에 대해서만 투과성이 있다고 가정한다(즉 세포의 원형질막에는 열린 나트륨이온통로만 있다).

칼륨이온만 투과성이 있는 세포의 막전위

그림 7.8은 칼륨이온만 투과성이 있는 세포에서 칼륨 평형전위가 어떻게 형성되는지를 보여준다. 나트륨이온(Na^+)은 세포 외의 농도가 높고 세포 외의 염소이온(Cl^-)에 의하여 전기적으로 균형이 잡혀 있다. 이와 달리, 칼륨이온(K^+)은 세포 내의 농도가 높고 세포 내의 유기 음이온(A^-, 주로 단백질)에 의하여 전기적으로 균형이 잡혀 있다. 처음에는, 세포막을 통한 전위차는 없다고 가정한다. 즉 막전위는 0 mV이다. 세포 1은 칼륨이온에만 투과성이 있기 때문에 칼륨이온들은 농도기울기를 따라 확산하여 세포 외로 나갈 것이다(**그림 7.8a**). 칼륨이온들은 이동하면서 자신의 양전하도 함께 세포 외로 가지고 나가는데, 이것은 세포 내부를 외부에 비하여 음성으로 하전되게 한다. 그 결과 음성 막전위가 발생한다(그림 7.8b).

일단 막전위가 발생하면, 칼륨이온에는 농도기울기에 기인한 화학적 추진력(*chemical force*)과 막전위에 기인한 전기적 추진력(*electrical force*)의 두 개의 힘이 작용한다. [4장에서 한 이온에 작용하는 순 힘을 전기적 추진력과 화학적 추진력의 합, 즉 전기화학적 추진력(*electrochemical force*)이라고 한다는 것을 기억하자.] 세포 1에 존재하는 화학적 추진력은 칼륨이온들을 세포 외로 밀어내는 쪽으로 향하고, 전기적 추진력은 세포 내부의 음전하를 향한 인력 때문에 칼륨이온들을 세포 내로 끌어당기는 쪽으로 향한다.

막을 통하여 칼륨이온을 이동시키는 화학적 추진력은 일정하게 유지되는 반면(실제 막을 통과하는 칼륨이온의 수는 세포내액과

표 7.1 생물학적 시스템에서 전위의 종류

전위	정의
전위차 = E	두 지점 간의 전위의 차이
막전위 = V_m	원형질막을 가로지르는 전위의 차이; 항상 세포 외부의 전위에 대한 세포 내부의 전위 식으로 주어진다.
안정막전위 V_m	세포가 신호를 받지도 보내지도 않는 안정상태에 있을 때 원형질막을 가로지르는 전위의 차이
계단전위	이온통로들을 열거나 닫는 어떤 유형의 자극에 의하여 생기는 막전위의 작은 변화; 계단전위의 크기는 자극의 세기에 비례한다.
시냅스전위	신경전달물질이 수용체에 결합한 것에 반응하여 시냅스이후세포에서 생산된 계단전위
수용체전위	자극이 감각수용체에 작용한 것에 반응하여 생성된 계단전위
활동전위	흥분성 세포의 원형질막이 문턱까지 탈분극한 것에 의하여 생기는 크고 빠른 막전위의 변화
평형전위	이온이 원형질막을 가로질러 이동하게 하는 화학적 추진력을 상쇄시킴으로써 이온을 평형상태에 있게 하는 막전위

TOOLBOX

생물학에서의 전기회로(Electrical Circuits in Biology)

뉴런과 근육세포는 흥분성 조직을 구성하는데, 흥분성 조직은 세포들이 막전위 변화 형태의 전기신호를 통하여 기능하는 조직을 말한다. 전기신호를 더 잘 이해하기 위해서는 우선 전압, 전류, 그리고 저항 간의 관계를 이해해야 한다.

하전된 입자들 사이에는 전기적 힘들이 존재한다. 전기적 힘의 방향은 간단한 규칙을 따르는데, 반대 전하들은 서로 끌어당기고 같은 전하들은 서로 반발한다. 반대 전하들을 분리하려면 에너지가 필요하다. 반대 전하들은 일단 분리되면 에너지를 **전위**(**전압**, *electrical potential*)로 저장하고 있다. 전위의 크기는 분리된 전하의 양에 의하여 결정되어 전하 분리가 클수록 전압이 크다.

생물학적 시스템에서도 반대 전하를 띤 이온들을 분리시킴으로써 전위가 생기는데, 이 이온들은 서로 끌어당기고, 가능한 경우에는 서로를 향하여 이동하게 된다. 이온들이 이동할 때 전하도 함께 이동한다. 전하의 이동을 전류(current, *I*)라고 한다. 생물학적 시스템에서 전류는 전형적으로 μA(10^{-6}A) 단위로 표현된다. 전위가 클수록 이온을 이동시키는 힘이 크다. 하지만 이 힘이 있다고 해서 반드시 이온이 이동하는 것은 아니다.

이온들이 얼마나 쉽게 이동할 수 있는가는 이온이 통과해야 하는 물질의 특성에 달려 있다. **저항**(**resistance**, *R*)은 전하 이동을 방해하는 척도다. 물질의 저항이 클수록 이온은 그 물질을 통과하기 어렵고, 전류는 약할 것이다. 뉴런의 원형질막은 이온에 대한 투과성이 낮기 때문에 전류에 대한 저항이 높다. 이와 달리 세포내액과 세포외액은 이온들이 풍부하기 때문에 전류에 대한 저항은 낮다.

저항의 역수는 전도도(**conductance**, *g*)다.

$$g = 1/R$$

한 이온이 원형질막을 통과하는 능력은 그 이온에 대한 원형질막의 투과성에 달려 있기 때문에, 특정 이온의 전도도는 그 이온에 대한 막 투과성이 증가함에 따라 증가한다.

전위차, 전류, 그리고 저항 간의 관계는 옴(**Ohm**)의 법칙에 의하여 규정된다.

$$I = E/R$$

여기서 *E*는 전위차(전압)다. 원형질막에는 막을 가로질러 전위차가 형성되어 있고, 세포 내부와 외부의 이온들은 전하를 원형질막을 가로질러 운반하는 데 이용될 수 있으며, 전하 이동에 대한 저항은 이온통로들의 개방과 폐쇄에 의하여 변할 수 있기 때문에, 옴의 법칙은 전기생리학을 이해하는 데 중요하다.

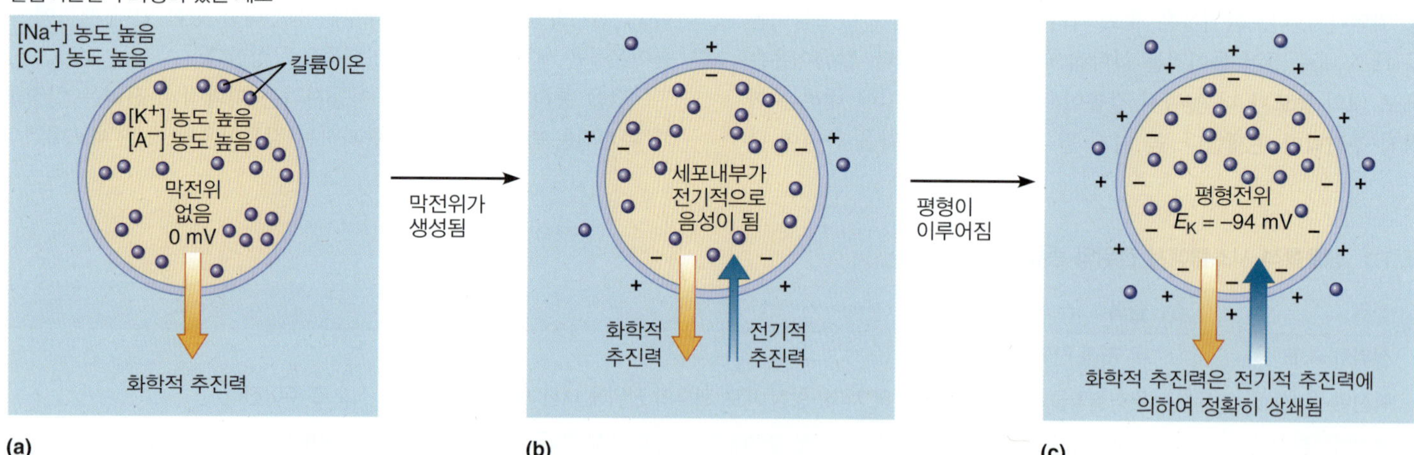

그림 7.8 칼륨만 투과성이 있는 세포의 막전위. 칼륨이온(K^+)과 유기 음이온(A^-)은 세포 내의 농도가 더 높다. 나트륨이온(Na^+)과 염소이온(Cl^-)은 세포 외의 농도가 더 높다. 화살표의 넓이는 이온을 화살표 방향으로 이동시키는 힘의 상대적 크기를 나타낸다. **(a)** 칼륨이온은 화학적 추진력 때문에 세포 외로 나간다. **(b)** 칼륨이온의 일부가 세포 외로 나가면서 양전하도 함께 가져가기 때문에 세포 내부는 외부에 비하여 음성이 된다. 이러한 전하 분포의 변화는 칼륨이온을 세포 내로 끌어당기는 전기적 추진력을 만들어내는데, 이 힘은 화학적 추진력과 반대로 작용한다. **(c)** 언젠가는, 칼륨이온이 충분히 세포 외로 나가서, 전기적 추진력은 화학적 추진력에 의하여 칼륨이온이 세포 외로 더 나가는 것을 상쇄할 만큼 강해지고, 마침내 칼륨이온의 순 이동은 없어진다. 이 막전위에서 칼륨은 평형에 있다. 그래서 이 막전위는 칼륨 평형전위이고, 뉴런에서 그 크기는 약 −94 mV이다.

세포외액에 있는 칼륨이온 전체의 0.01% 이하로 매우 적다), 칼륨이온은 평형에 이를 때까지 막을 통과하기 때문에 전기적 추진력은 계속 변하게 된다. 초기에는 막전위가 작기 때문에 화학적 추진력은 전기적 추진력보다 훨씬 크다. 그래서 칼륨이온은 계속해서 세포 외로 나간다(그림 7.8b). 하지만 세포 외로 나가는 칼륨이온이 많을수록 막전위는 더 커지게 되고, 따라서 칼륨이온을 세포 내로 다시 끌어들이는 전기적 추진력은 커진다. 그래서 막전위가 발생하면, 칼륨이온에 작용하는 순 힘(전기화학적 추진력)이 작아지기 때문에 세포 외부를 향한 칼륨 이동률은 점점 느려진다. 전기적 추진력이 충분히 커져서 반대로 작용하는 화학적 추진력과 정확히 균형을 맞추면, 막을 통한 칼륨이온의 순 이동은 없다(그림 7.8c). 이 조건하에서, 전기화학적 추진력이 0이기 때문에 칼륨은 평형에 있다고 한다. 이 조건하에서 막전위는 칼륨 평형전위(E_K)와 같고, 그 크기는 약 −94 mV이다. (평형전위는 칼륨이온의 농도기울기에 따라 뉴런마다 다르다.) 4장에서 한 이온의 평형전위(E_X)는 이온의 전하와 농도기울기의 크기에만 의존한다는 것을 기억하자. 그래서 칼륨이온에만 투과성이 있는 세포의 막전위는 칼륨 평형전위다.

나트륨이온만 투과성이 있는 세포의 막전위

그림 7.9는 나트륨이온만 투과성이 있는 세포에서 나트륨 평형전위가 어떻게 형성되는지를 보여준다. 앞에서처럼, 처음에는 세포막을 통한 전위차는 없다고 가정한다. 나트륨은 세포막을 통과할 수 있기 때문에 나트륨은 농도기울기를 따라 세포 내로 들어간다(그림 7.9a). 나트륨은 이동하면서 자신의 양전하도 함께 세포 내로 가져가고, 이것은 세포 내부를 외부에 비하여 양성으로 하전시켜 양성 막전위를 만들어낸다. 이 막전위가 생기면, 나트륨이온의 이동은 이제 화학적 추진력과 전기적 추진력의 작용을 받는다. 화학적 추진력은 나트륨을 세포 내로 끌어들이는 쪽으로 향하는 반면, 전기적 추진력은 양전하를 띤 나트륨이온과 세포 내의 순 양전하 간의 반발 때문에 나트륨을 세포 외로 밀어내는 쪽으로 향한다(그림 7.9b). 막을 통하여 나트륨을 통과시키는 화학적 추진력은 일정하게 유지되지만, 나트륨이온은 평형에 이를 때까지 막을 통과하기 때문에 전기적 추진력은 계속 변하게 된다. 나트륨은 계속하여 세포 내로 들어가서 막전위를 더욱 양성으로 만드는데, 이 과정은 전기적 추진력이 충분히 커져 화학적 추진력과 정확히 균형을 맞출 때까지 계속 된다(그림 7.9c). 전기적 추진력과 화학적 추진력이 균형을 이룬 시점에 나트륨은 평형에 이르고, 막전위는 나트륨 평형전위(E_{Na})와 같고 그 크기는 약 +60 mV이다. (실제 나트륨의 평형전위는 그 뉴런의 나트륨이온의 농도기울기에 따라 다양하다.) 그래서 나트륨이온에만 투과성이 있는 세포의 막전위는 나트륨 평형전위와 같다.

뉴런의 안정막전위

이제는 뉴런의 안정막전위를 살펴보자. 뉴런들은 앞에서 서술한 가상 조건의 세포들과 세포막을 가로질러 형성된 이온기울기가 똑같지만 칼륨과 나트륨이온통로를 둘 다 가지고 있어서 두 이온 모두에 대하여 투과성이 있다(**그림 7.10**). 하지만 열린 칼륨통로는 열린 나트륨통로보다 훨씬 많아서, 세포막은 나트륨에 비하여 칼륨에 대한 투과성이 25배 정도 더 크다. 초기에는 막전위가 존재하지 않는다고

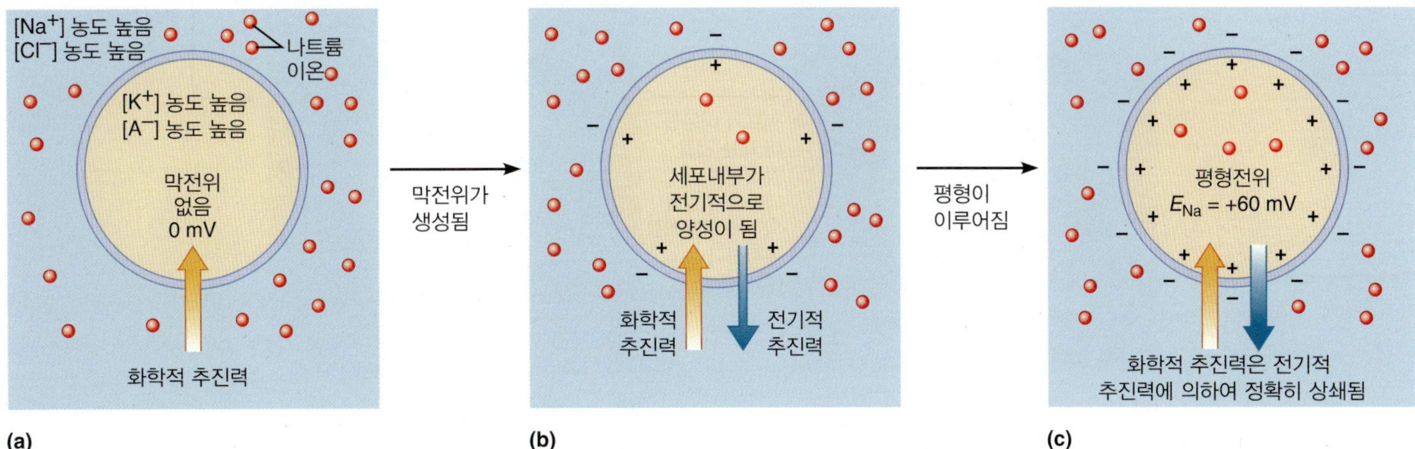

그림 7.9 나트륨만 투과성이 있는 세포의 막전위. 칼륨이온(K^+)과 유기 음이온(A^-)은 세포 내의 농도가 더 높다. 나트륨이온(Na^+)과 염소이온(Cl^-)은 세포 외의 농도가 더 높다. 화살표의 넓이는 이온을 화살표 방향으로 이동시키는 힘의 상대적 크기를 나타낸다. **(a)** 나트륨이온은 화학적 추진력 때문에 세포 내로 들어간다. **(b)** 나트륨이온의 일부가 세포 내로 들어가면서 양전하도 함께 가져가기 때문에 세포 내부는 외부에 비하여 양성이 된다. 이러한 전하 분포의 변화는 세포 외로 나트륨이온을 밀어내는 전기적 추진력을 만들어내는데, 이 힘은 화학적 추진력과 반대로 작용한다. **(c)** 언젠가는 나트륨이온이 충분히 세포 내로 들어가서, 화학적 추진력에 의하여 나트륨이온이 세포 내로 더 들어가는 것을 상쇄할 만큼 전기적 추진력이 강해지고, 마침내 나트륨이온의 순 이동은 없게 된다. 이 막전위에서 나트륨은 평형에 있다. 그래서 이 막전위는 나트륨 평형전위이고, 뉴런에서 그 크기는 약 +60 mV이다.

가정하고, 칼륨과 나트륨이 막을 통과할 때 어떤 일이 생기는지를 살펴보자.

칼륨과 나트륨은 세포막을 통과할 수 있기 때문에, 두 이온은 화학적 추진력이 작용하는 방향으로 이동한다. 즉 칼륨이온은 세포 외로 나가고 나트륨이온은 세포 내로 들어간다(그림 7.10a). 그러나 칼륨에 대한 막 투과성은 나트륨에 대한 투과성보다 크기 때문에 이 시점에서 칼륨의 유출은 나트륨의 유입보다 더 많다. 이 조건하에서 양전하의 순 유출이 생기고, 이것으로 음성 막전위가 생긴다(그림 7.10b). 칼륨과 나트륨의 불균등한 이동은 계속되기 때문에, 막전위는 더욱 음성이 된다. 하지만 막전위의 음성은 무한정 커지지 않는데, 그것은 음성 막전위가 칼륨이온과 나트륨이온에 전기적 추진력을 발휘하여 칼륨 이동을 방해하고 나트륨 이동을 촉진하기 때문이다(그림 7.10c). 그러므로 막전위가 더 음성이 될 때, 칼륨의 유출은 느려지고 나트륨 유입은 빨라진다(그림 7.10d). 마침내 두 이온의 이동은 같아져 세포를 통한 양전하의 순 이동은 없게 된다(그림 7.10e). 이 시점에서 막전위는 약 −70 mV로 고정되어 유지되는데, 이 크기가 뉴런의 안정막전위의 전형적인 값이다.

이때 뉴런에서 나트륨과 칼륨은 막을 통하여 계속 이동하고 있는데, 두 이온의 이동은 막전위를 각각의 평형전위로 이르게 하는 쪽으로 향한다(그림 7.8과 7.9에서 서술한 바와 같다). 하지만 한 이온의 이동은 다른 이온의 이동과 반대이므로 어느 이온도 결코 평형에 이르지는 못한다. 이러한 조건에서, 최종적인 안정막전위는 나트

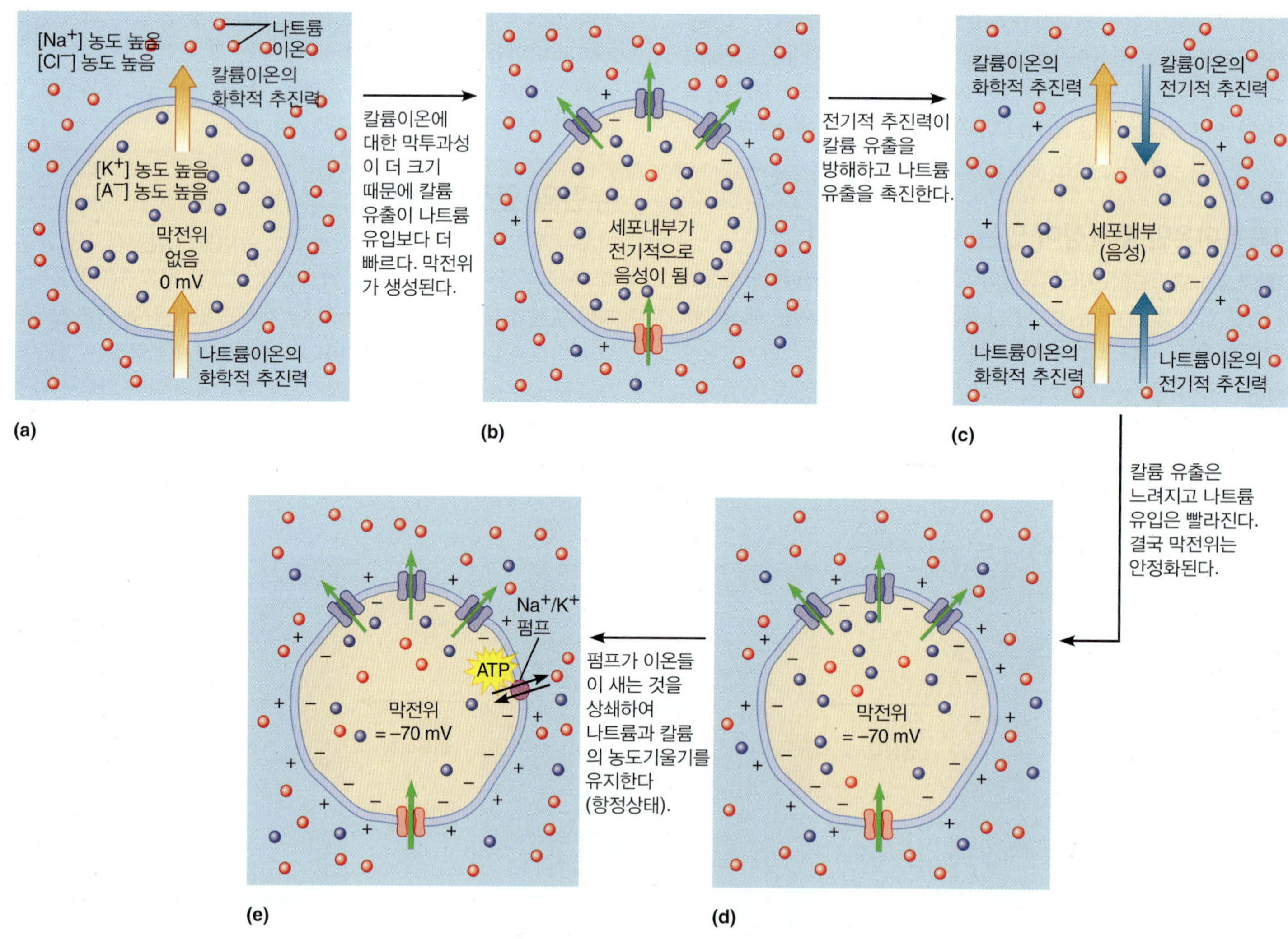

그림 7.10 항정상태의 안정막전위의 생성. 칼륨이온과 유기 음이온은 세포 내의 농도가 높다. 나트륨과 염소 이온은 세포 외의 농도가 높다. 화살표의 넓이는 이온을 화살표 방향으로 이동시키는 힘의 상대적 크기를 나타낸다. 세포는 나트륨과 칼륨에 대하여 투과성이 있지만, 칼륨 투과성이 더 크다. **(a)** 화학적 추진력은 칼륨을 세포외로 나가게 하고 나트륨은 세포 내로 들어가게 한다. **(b)** 칼륨 투과성이 더 크기 때문에 나트륨의 세포내이입보다 칼륨의 세포외배출이 더 빠르다. 이 때문에 더 많은 양전하가 세포 외로 배출되어 음성 막전위가 발생한다. **(c)** 이제는 나트륨과 칼륨을 세포 내로 끌어당기는 전기적 추진력이 작용하여, 나트륨을 세포 내로 이입시키는 전기화학적 추진력은 더 커지고 칼륨을 세포 외로 배출시키는 전기화학적 추진력은 더 작아진다. **(d)** 마침내, 나트륨의 세포내이입이 칼륨의 세포외배출에 의해 상쇄되는 항정상태가 되고, 순 전하의 이동은 일어나지 않는다. 이때의 막전위를 안정막전위라고 하고, 그 크기는 뉴런에서 약 −70 mV이다. **(e)** 나트륨과 칼륨의 농도기울기가 사라지는 것을 막기 위하여 Na^+/K^+ 펌프가 나트륨을 세포 외로 그리고 칼륨을 세포내로 이동시킴으로써 −70 mV에서 항정상태가 확립된다.

륨과 칼륨의 평형전위 사이에 있게 된다. 막은 칼륨 투과성이 훨씬 더 크기 때문에, 안정막전위 −70 mV는 칼륨의 평형전위에 훨씬 더 가깝다. 세포들의 원형질막에 존재하는 이온통로의 종류와 수가 다르기 때문에 실제 안정막전위는 세포마다 다르지만, 항상 음성이다.

지식 활용하기

뉴런의 나트륨과 칼륨이온에 대한 투과성이 같다면 뉴런의 안정막전위는 −70 mV보다 음성이 더 커지겠는가, 아니면 더 작아지겠는가?

안정상태의 뉴런에서 막전위는 두 이온의 평형전위 어느 것과도 같지 않기 때문에 나트륨과 칼륨은 둘 다 평형상태에 있지 않다. 그러므로 전기화학적 추진력이 두 이온에 항상 작용하기 때문에 나트륨은 세포 내로 계속하여 새어 들어가고 칼륨은 세포 외로 계속하여 새어 나간다. 이러한 이동은 막전위 생성의 원인이 되지만, 세포내 이온들의 농도를 서서히 변화시킴으로써 나트륨 농도를 증가시키고 칼륨 농도를 낮춘다. 이러한 변화는 결국 두 이온의 농도기울기를 없애버려 막전위를 0으로 만들기 때문에, 이러한 불균형을 막지 않고 그대로 두면 문제가 된다. Na^+/K^+ 펌프가 ATP를 에너지로 사용하여 나트륨은 세포 외로 칼륨은 세포 내로 능동수송함으로써 이러한 문제를 막는다. 정상적으로 나트륨은 이입되는 만큼, 칼륨은 배출되는 만큼 빠르게 펌프된다. 그러므로 Na^+/K^+ 펌프는 농도기울기를 생성하고 유지한다. 여기에 더하여, Na^+/K^+ 펌프는 전기를 발생시키기 때문에(즉 세포 외로 순 양전하 한 개를 운반하기 때문에) 안정막전위에 직접 기여한다. 그러나 그 효과는 매우 작아서 막전위 크기에 겨우 수 mV를 담당한다. 뉴런이 안정상태를 유지하기 위해서는 에너지가 필요하기 때문에, 세포는 평형상태에 있지 않고 항정상태(*steady state*)에 있다.

안정상태의 뉴런

대체로, 막전위는 두 종류, 세 종류, 또는 그 이상의 이온들에 의하여 영향을 받는다고 할 수 있다. 각 이온은 막전위를 자신의 평형전위로 가져가려고 이동할 것이다. 막전위는 여러 종류의 이온들 각각에 대한 막의 상대적 투과성에 의하여 결정된다. 특정 이온에 대한 막 투과성이 증가하면 막전위는 그 이온의 평형전위에 더 가까워질 것이다. (다른 이온들에 비하여 농도가 많이 낮은 이온들은 안정막전위에 의미 있게 기여하지 않는다.) 이러한 관계를 **Toolbox: 안정막전위와 GHK 방정식**에서 더 살펴볼 수 있다.

나트륨이온과 칼륨이온은 둘 다 안정막전위에서 평형에 있지 않기 때문에 순 전기화학적 추진력이 각 이온에 작용한다. 다음의 규칙은 이온들에 작용하는 전기화학적 추진력에 대하여 서술한다:

TOOLBOX

안정막전위와 GHK 방정식(Resting Membrane Potential and the GHK Equation)

4장에서 특정 이온에 대한 평형전위를 계산하는 데 네른스트(Nernst) 방정식이 어떻게 쓰일 수 있는지를 알았다. 하지만 막은 두 개 이상의 이온들에 투과성이 있고, 막 투과성은 이온에 따라 다르기 때문에, 네른스트 방정식은 막전위를 계산하는 데 쓸 수 없다. 그래서 막전위는 원형질막을 통한 모든 이온들의 농도기울기와 그 이온들의 막 투과성에 의하여 결정된다. 한 이온에 대한 막 투과성이 0이면, 그 이온은 막전위에 기여하지 않게 된다.

나트륨(Na^+)과 칼륨(K^+)에 대해서만 투과성이 있는 조건에서, 막전위(V_m)는 아래의 골드만-호지킨-카츠(Goldman-Hodgkin-Katz, GHK) 방정식을 사용하여 대략 계산할 수 있다.

$$V_m = 61 \log \frac{P_{Na}[Na^+]_o + P_K[K^+]_o}{P_{Na}[Na^+]_i + P_K[K^+]_i}$$

여기서 아래첨자 o와 i는 각각 세포 외부와 내부의 농도를 표시하고, P_{Na}와 P_K는 나트륨과 칼륨의 막 투과성이다.

분자와 분모 둘 다를 P_K로 나누면 이 식은 다음과 같이 된다.

$$V_m = 61 \log \frac{(P_{Na}/P_K)[Na^+]_o + [K^+]_o}{(P_{Na}/P_K)[Na^+]_i + [K^+]_i}$$

이 형태의 수식은 막전위를 mV 단위로 나타낸다.

표 4.1에 주어진 농도들을 이용하여, P_K가 P_{Na}보다 25배 큰 것으로 가정하여 (P_{Na}/P_K = 1/25 = 0.04) 안정상태의 막전위를 계산할 수 있다.

$$V_m = 61 \log \frac{(0.04)(145\ \text{mM}) + 4\ \text{mM}}{(0.04)(15\ \text{mM}) + 140\ \text{mM}}$$

$$= 61 \log(0.0697) = -70.6\ \text{mV}$$

예상대로 이 값은 나트륨 평형전위(+60 mV)보다 칼륨 평형전위(−94 mV)에 더 가까운 것에 주목하자. 칼륨에 대한 나트륨의 막 투과성이 변할 때, P_{Na}/P_K 비를 알고 있으면 GHK 방정식으로 새로운 막전위를 알게 된다. 나트륨 투과성이 0일 때 GHK 방정식은 칼륨이온에 대한 네른스트 방정식이 되고 칼륨 투과성이 0일 때 GHK 방정식은 나트륨이온에 대한 네른스트 방정식이 된다. 그래서 막이 한 이온에만 투과성이 있다면, 막전위는 그 이온의 평형전위와 같다.

지식 활용하기

나트륨, 칼륨, 염소 이온에 대한 투과성이 약간 있고 기타 이온들에 대한 투과성이 없는 막의 막전위를 계산하기 위한 GHK 방정식을 써보라.

한 이온에 작용하는 순 전기화학적 추진력은 막전위가 그 이온의 평형전위 쪽으로 이동하게 하는 방향으로 그 이온을 이동시킨다. 즉 그 이온을 평형에 더 가까워지도록 만든다. 따라서 나트륨은 막전위를 +60 mV 쪽으로 이동시키려고 세포 내로 들어가고 칼륨은 막전위를 −94 mV 쪽으로 이동시키려고 세포 외로 나간다. 특정 이온에 작용하는 전기화학적 추진력의 크기는 막전위와 그 이온의 평형전위 간의 차이에 비례한다. 그래서 나트륨은 평형에서 130 mV나 멀어져 있는 반면(안정막전위 −70 mV), 칼륨은 평형에서 겨우 24 mV 멀어져 있기 때문에, 나트륨을 세포 내로 들어가게 하는 전기화학적 추진력은 칼륨을 세포 외로 나가게 하는 전기화학적 추진력보다 훨씬 크다(그림 7.10e에서 추진력의 크기를 화살표의 넓이로 나타내었다).

세포막을 통해 실제로 이동하는 나트륨과 칼륨은 각각 나트륨 전류와 칼륨 전류다. 이온 전류는 나트륨 전류와 칼륨 전류를 나타내는 다음의 방정식처럼 수학적으로 나타낼 수 있다.

$$I_{Na} = g_{Na}(V_m - E_{Na})$$

$$I_K = g_K(V_m - E_K)$$

이 식에서, I_I는 특정 이온의 전류, g_I는 특정 이온의 전도도(투과성에 비례함), E_I는 특정 이온의 평형전위, V_m은 막전위다.

안정막전위의 원인이 되는 나트륨과 칼륨이온통로는 누출통로로서 항상 열려 있다. 이 누출통로들 외에도 뉴런은 관문통로들을 가지고 있다. 다음 절에서 전기신호표시에서 관문통로의 개폐가 어떻게 막전위의 변화를 일으키는지를 알게 될 것이다

퀵 테스트 7.2

1. 원형질막을 통한 나트륨과 칼륨의 농도기울기를 서술하고, 이 농도기울기가 어떻게 생성되는지를 설명하라.
2. 뉴런이 안정상태에 있을 때, 나트륨과 칼륨을 이동시키는 전기화학적 추진력의 추진 방향은?
3. 나트륨과 칼륨이 통과할 수 있는 원형질막의 이온통로가 갑자기 열렸을 때, 각 이온은 뉴런의 내부 또는 외부 중 어느 방향으로 이동하겠는가? 어느 이온이 더 많이 이동하겠는가? 그 이유는? 막전위는 어떻게 변하겠는가?

7.4 막전위 변화를 통한 전기신호표시

특정 자극에 반응하여 관문통로(*gated channel*)가 열리거나 닫힐 때, 뉴런에서는 전기신호가 발생한다. 관문통로가 열리거나 닫히면, 그 통로에 특이적인 이온의 막투과성이 변함으로써 원형질막을 통한 그 이온의 이동은 영향을 받는다. 예를 들면 나트륨이온 통로가 열리면 세포 내로의 나트륨 유입이 증가하고, 이것은 막전위를 나트륨 평형전위 쪽으로 몰아간다.

관문통로에는 세 유형이 있다. 이들은 전압-작동 통로, 리간드-작동 통로, 그리고 기계자극-작동 통로이다. 전압-작동 통로와 리간드-작동 통로는 이전에 서술하였다. 기계자극-작동 통로는 막에 가해진 기계적인 힘에 반응하여 열리거나 닫힌다. 이 통로는 흔히 들뉴런의 종말에 위치한 감각수용체나 내장수용체에 연관되어 존재한다. 관문통로는 신경계의 기능에 매우 중요한데, 실제로 수많은 독소들은 이온통로들의 정상적인 기능을 방해함으로써 유해한 효과를 발휘한다(**Clinical Connections: 신경독소**를 보라).

막전위 변화의 설명

그림 7.11에 나타낸 것처럼 막전위의 변화는 안정막전위에 대하여 어느 방향으로 변했는지에 따라 서술된다. 막전위는 세포막을 가로지르는 전위의 차이기 때문에, 막은 분극되어(*polarized*) 있다. 안정막전위는 음성 값이기 때문에(뉴런에서는 약 −70 mV), 음성이 더 큰 값으로 변하면 막은 더 분극하기 때문에 **과분극(hyperpolarization)**이라고 한다. 이와 달리, 음성이 더 작거나 양성인 쪽으로 변하면 막은 덜 분극하기 때문에 **탈분극(depolarization)**이라고 한다. 막전위가 탈분극한 후에 안정막전위로 돌아갈 때를 **재분극(repolarization)**이라고 한다.

뉴런들은 관문이온통로의 개방이나 폐쇄로 생기는 두 유형의 전기신호를 통하여 의사소통한다. 계단전위(*graded potential*)는 크기

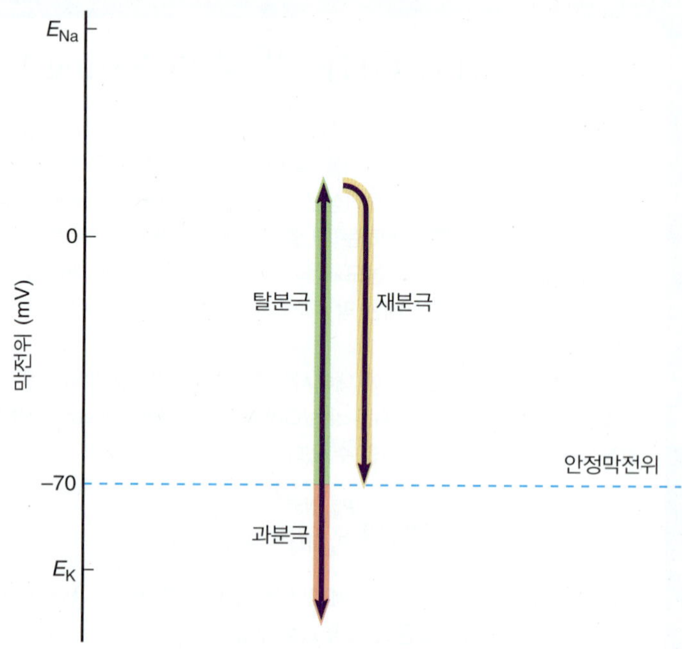

그림 7.11 막전위의 변화. 막전위는 이온통로의 개방이나 폐쇄로 변할 수 있다. 칼륨 관문통로가 열리면, 칼륨은 세포 밖으로 나가서 막전위를 칼륨 평형전위(E_K) 쪽으로 몰아간다. 즉 세포를 과분극시킨다. 나트륨 관문통로가 열리면, 나트륨은 세포 안으로 들어가서 막전위를 나트륨 평형전위(E_{Na}) 쪽으로 몰아간다. 즉 세포를 탈분극시킨다.

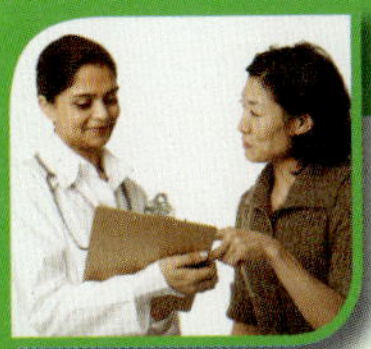

CLINICAL CONNECTIONS

신경독소(Neurotoxins)

복어에는 신경독소인 테트로도톡신(tetrodotoxin, TTX)이 포함되어 있기 때문에, "생명을 버리려면, 복어를 먹어라"하는 중국속담이 생겼다. 신경독소는 신경계 기능의 한 국면을 공격하는 독소다. TTX는 매우 강력하여 나노몰 농도(10^{-9} mole/L)에서 독성이 있다. TTX는 활동전위의 생성에 필요한 전압-작동 나트륨통로를 차단하는 것으로 작용한다.

복어요리는 일본 식당에서 가장 맛있는 것으로 평가되는 음식의 하나인데, 맛뿐만 아니라 먹을 때 입술의 얼얼한 감각도 평가된다. 복어의 간과 생식샘에 TTX가 농축되어 있다. TTX는 조리해도 파괴되지 않기 때문에, 먹을 수 있는 부분들이 오염되지 않도록 독 있는 기관들을 능숙하게 상하지 않게 제거할 수 있는 자격증을 가진 요리사만이 복어를 조리할 수 있다.

TTX는 몇몇 종류의 도롱뇽, 낙지, 문절망둑에도 존재한다. TTX를 지닌 생물종들의 나트륨통로들은 약간 달라서 TTX에 대하여 영향을 덜 받거나 영향이 전혀 없기도 한다.

전압-작동 나트륨통로를 차단하는 데 밀접하게 관련된 한 독소인 삭시토신(saxitocin, STX)은 일부 해산 쌍편모조류와 담수산 남조류가 만들어낸다. 이 미생물들이 빠르게 증식하는 시기에 이들은 건강에 큰 위협이 된다. 이들의 농도가 높아지면, 물에 붉은색을 띠게 하여 적조 현상을 만들어낸다. 적조 동안에 물을 걸러먹는 갑각류들의 체내에는 STX가 축적되어 있기 때문에, 갑각류를 먹는 것은 매우 위험하다. (갑각류는 STX에 저항성이 있다.) 오염된 갑각류 한 개를 먹는 것만으로도 치명적일 수 있다. TTX처럼 STX도 조리하는 것으로 파괴되지 않는다. 불행히도, 단순히 관찰하는 것만으로는 위험한 상태인지를 항시 구별할 수 없다. 이를테면 바닷물이 붉어지지 않았는데도 쌍편모조류가 위험한 농도로 포함될 수 있다. 다행히, 규칙적으로 보건공무원이 갑각류에 STX가 존재하고 있는지를 감시하고 있고, 주의할 필요가 있을 때마다 갑각류 채취는 금지된다.

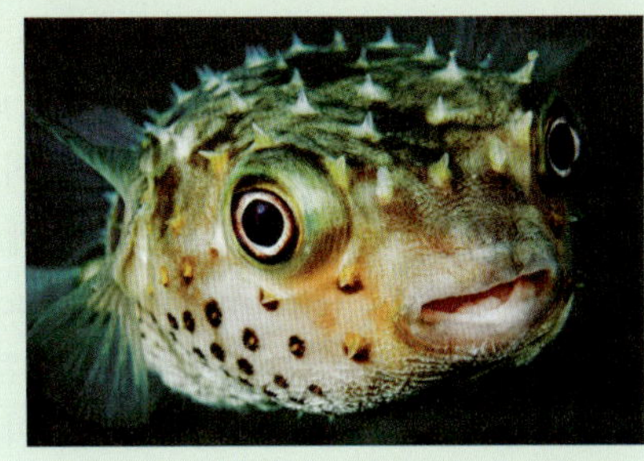

강력한 신경독소를 포함하고 있는 복어

비판적 사고력 문제

1. 테트로도톡신은 복어의 어느 기관에 농축되어 있는가, 그리고 테트로도톡신은 어떻게 작용하는가?
2. 테트로도톡신은 활동전위에 어떠한 효과를 발휘하는가?
3. 쌍편모조류를 먹이로 하는 생물체를 먹는 것은 사람에게 어떻게 위험할까, 그리고 그 이유는?

가 작은 전기신호로서 이동거리에 따라 크기가 작아지기 때문에 짧은 범위에만 걸쳐 작용하고, 이와 달리 **활동전위**(*action potential*)는 크기가 큰 전기신호로서 크기가 작아지지 않으면서 멀리까지 퍼질 수 있다. 다음 절에서 이 두 전위를 살펴본다.

계단전위

계단전위(graded potential)는 세포에 가해진 자극에 반응하여 이온통로가 열리거나 닫힐 때 일어나는 크기가 작은 막전위의 변화다(**그림 7.12**). 계단전위를 생성하는 자극에는 뉴런의 가지돌기나 세포체에 있는 수용체에 결합하는 신경전달물질과 같은 화학적 자극 그리고 들뉴런의 말초부위의 감각종말에 있는 감각수용체에 가해지는 접촉이나 빛과 같은 감각자극이 있다. 막전위 변화의 크기는 자극의 세기에 따라 다양하여 계단적(*graded*)이다. 약한 자극에 막전위는 작게 변하는 반면, 더 큰 자극에 막전위는 더 크게 변한다(그림 7.12). 예를 들면 500개의 신경전달물질 분자가 리간드-작동 통로에 작용하면 세포는 1 mV를 탈분극시키고, 1,000개의 분자가 작용하면 (더 큰 자극) 세포는 2 mV를 탈분극시킨다.

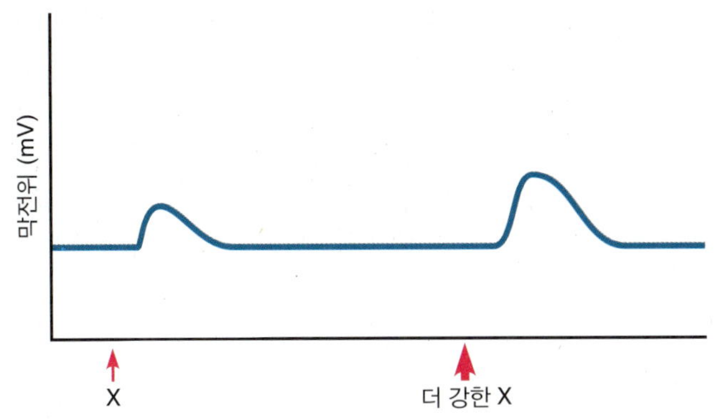

그림 7.12 자극의 세기가 계단전위의 크기에 미치는 효과. 계단전위는 자극에 대한 반응으로 생기는 막전위(V_m)의 작은 변화로서, 자극이 클수록 생성되는 막전위의 변화가 크다.

계단전위는 크기가 점차 감소한다

계단전위는 자극 부위에서 막을 따라 이동하면서 막전위의 변화가 감소하기 때문에 자극 부위에서 짧은 거리까지만 이동할 수 있다. 계단전위가 왜 점차 감소하는지를 이해하기 위해서, 먼저 새는 호스 속을 물이 지나갈 때 어떤 일이 일어나는지 살펴보자. 호스가 온전하다면, 주둥이 끝에서 호스로 들어간 물의 양은 다른 쪽 끝에서 호스를 나가는 물의 양과 같다. 그러나 호스가 샌다면(마치 막이 이온에 대한 투과성이 있는 것처럼) 물의 일부가 새어나가 호스의 끝에서 나가는 물의 양은 감소한다.

이제는 막을 따라 흐르는 전류를 생각해보자. 막의 특정 부위에서 전위의 변화가 생길 때, 이 변화는 세포내액과 세포외액 내에서의 전위의 차이를 만들어낼 것이다. 전하의 분리는 전하를 이동시키는(전류) 힘을 만들어내기 때문에, 계단전위는 세포내액과 세포외액에서 전하를 분리시키고, 이것으로 이 체액들 내에서는 전류가 생성된다. 이 전류는 세포막의 인접 부위로 이동하여 그 부위의 전위를 변하게 한다. 이렇게 수동적인 전하의 이동에 의하여 전위가 퍼지는 것을 **전기긴장성 전도(electrotonic conduction)**라고 한다. 계단전위가 자극 부위에서 퍼져갈 때(**그림 7.13**), 전류는 더 넓은 지역에 걸쳐 퍼지고 일부의 전류는 원형질막을 통하여 새어나간다. 그 결과로 막전위 변화의 크기는 최초 자극 부위로부터 멀리 이동해감에 따라 감소한다.

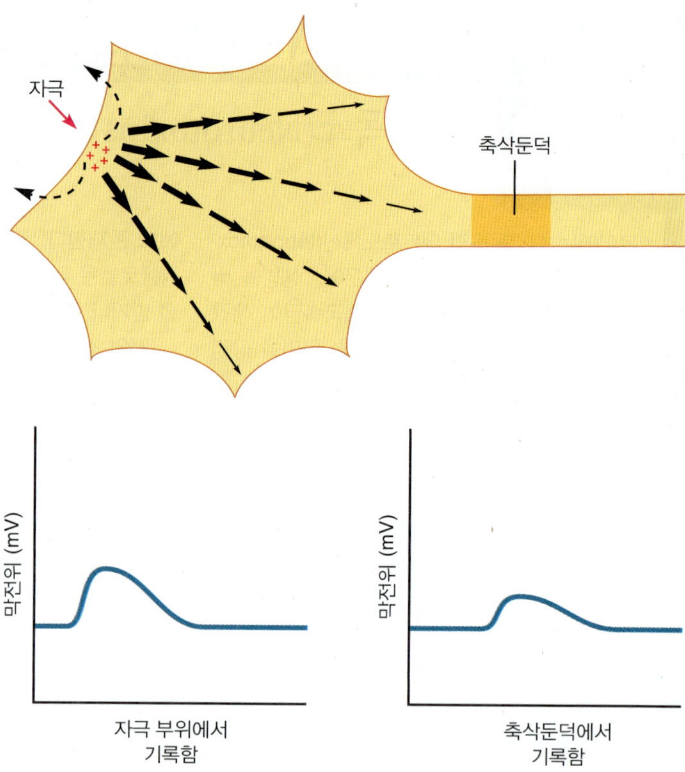

그림 7.13 점차 감소하는 특성의 계단전위. 계단전위는 원형질막의 인접 부위로(이어진 화살표), 그리고 원형질막을 가로질러(조각난 화살표) 이동하면서 감소한다. 따라서 자극 부위에서 기록된 전위의 변화는 자극 부위에서 멀어진 부위의 것보다 크다. (화살표가 진할수록 전류가 큰 것을 나타낸다.)

계단전위는 탈분극되거나 과분극될 수 있다

계단전위는 탈분극되는 것도 있고 과분극되는 것도 있다(**그림 7.14**). 막전위 변화의 방향은 당해의 특정 뉴런과 그 뉴런에 가해진 자극, 그리고 그 자극에 반응하여 개폐되는 특정 이온통로에 따라 결정된다. 예를 들면 한 종류의 신경전달물질이 수용체에 결합했을 때 나트륨통로가 열리면, 나트륨이온이 세포 안으로 들어가고 그 결과 생긴 계단전위는 탈분극된다. 다른 종류의 신경전달물질이 수용체에 결합했을 때 칼륨통로가 열리면, 칼륨이온이 세포 밖으로 나가고 그 결과 생긴 계단전위는 과분극된다.

계단전위의 가장 중요한 의의는 계단전위가 세포에서 활동전위를 일으킬 수 있느냐 하는 것이다. 계단전위가 뉴런을 **문턱(threshold)**이라고 하는 특정 수준의 막전위로 탈분극시키면 활동전위를 발생시킬 수 있다. 문턱은 활동전위를 생성하기 위하여 도달하거나 초과해야만 하는 결정적인 값을 말한다. 탈분극되는 계단전위는 막전위를 활동전위를 일으킬 문턱에 더 가까워지게 만들기 때문에 흥분성이라고 한다. 반면, 과분극되는 계단전위는 막전위를 활동전위를 일으킬 문턱으로부터 더 멀어지게 만들기 때문에 억제성이라고 한다.

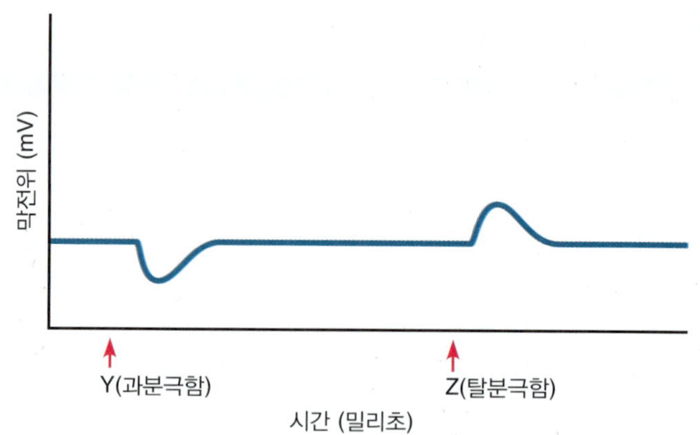

그림 7.14 자극의 유형이 계단전위에 미치는 효과. 자극과 뉴런에 따라 차등전위는 과분극이거나 탈분극일 수 있다.

계단전위의 가중

일반적으로 계단전위 한 개는 활동전위를 일으키기에는 그 크기가 충분하지 않다. 그러나 계단전위들이 때맞춰 겹치면, 시간적으로 그리고 공간적으로 가중될 수 있다(**그림 7.15**). **시간가중(temporal summation)**에서는 한 자극으로 생긴 계단전위가 사라지기 전에 다음의 계단전위가 생기도록 자극이 빠르게 연속하여 가해진다. 그러면 전위의 효과들이 합쳐진다. 때맞춰진 겹침이 클수록 가중은 크다. **공간가중(spatial summation)**에서는, 여러 곳에서 거의 동시에 생긴 자극 효과들이 합쳐진다. 과분극되는 계단전위와 탈분극되는 계단전위의 가중은 서로를 상쇄시킨다.

퀵 테스트 7.3

1. **탈분극**과 **과분극**을 정의하라. 나트륨에 대한 막 투과성이 커지면 막은 탈분극하는가 아니면 과분극하는가? 그리고 그 이유를 설명하라.
2. 이온통로의 관문을 개폐하는 세 가지의 기작을 나열하라.
3. 계단전위가 먼 거리에 걸쳐 의사소통을 할 수 없는 이유는?

활동전위

이 장의 나머지 대부분은 활동전위에 대하여 설명한다. 활동전위는 문턱에 이른 계단전위에 반응하여 흥분성 조직(신경조직 또는 근육조직)의 세포막에서 생긴다. **표 7.2**에 계단전위와 활동전위의 특성을 비교하였다. 활동전위 동안에 크고 빠른 탈분극이 일어나는데, 활동전위에서는 막전위의 극성이 바뀐다(막전위가 잠깐 양성이 된다). 실제, 막전위는 약 −70 mV의 안정막전위에서 +30 mV(100 mV의 변화)로 매우 빠르게(약 1밀리초) 변한다. 계단전위와 달리 활동전위는 일단 개시되면 크기가 감소하지 않은 채 축삭의 길이를 따라 멀리 퍼져갈 수 있다.

활동전위의 이온적 기초

활동전위의 생성은 원형질막의 선택적 투과성과 막을 가로질러 형성된 나트륨과 칼륨이온의 전기화학적 기울기에 기초한다. 칼륨 누출통로가 나트륨 누출통로보다 훨씬 더 많은데 안정상태에서 원형질막은 칼륨 투과성이 나트륨 투과성보다 약 25배 크다는 것을 기억하자. 흥분성 세포에서 관문통로들의 개폐로 생기는 원형질막의 투과성 변화가 활동전위를 일으킬 수 있다.

뉴런에서의 활동전위는 세 단계로 구성된다(**그림 7.16a**):

1. 빠른 탈분극. 활동전위의 첫 단계는 **빠른 탈분극(rapid depolarization)**으로, 막전위가 −70 mV(안정상태)에서 +30 mV로 변한다. 이 탈분극은 나트륨에 대한 투과성이 갑자기 극적으로 증가하여 나트륨의 전기화학적 기울기를 따라 나트륨이 세포 내로 들어가기 때문에 생긴다(그림 7.16b). 이때 나트륨 투과성이 칼륨 투과성보다 커져 있고 막전위는 +60 mV의 나트륨 평형전위에 가까워진다.

2. 재분극. 활동전위의 두 번째 단계는 막전위의 **재분극(repolarization)**으로, 막전위가 +30 mV에서 안정 수준(−70 mV)으로 되돌아간다. 나트륨 투과성이 증가한 후 1밀리초 이내에 나트륨 투과성은 빠르게 작아져 나트륨 이동이 감소한다. 이와 거의 동시에 칼륨 투과성이 증가한다. 그러면 칼륨은 전기화학적 기울기를 따라 세포 밖으로 나가서 막전위를 재분극시켜 안정 수준으로 되돌린다.

3. 후과분극. 활동전위의 세 번째 단계는 **후과분극(afterhyperpo-**

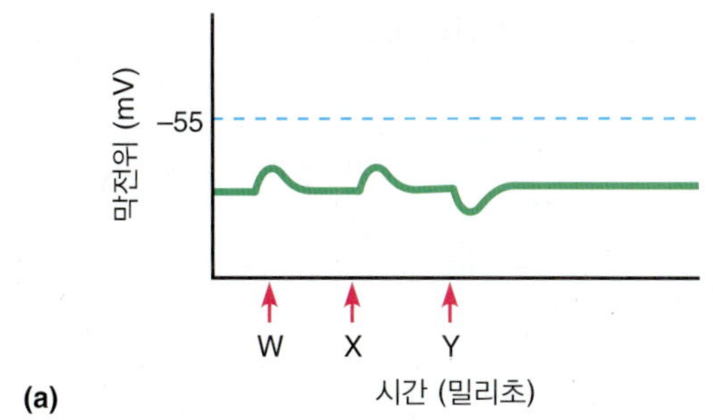

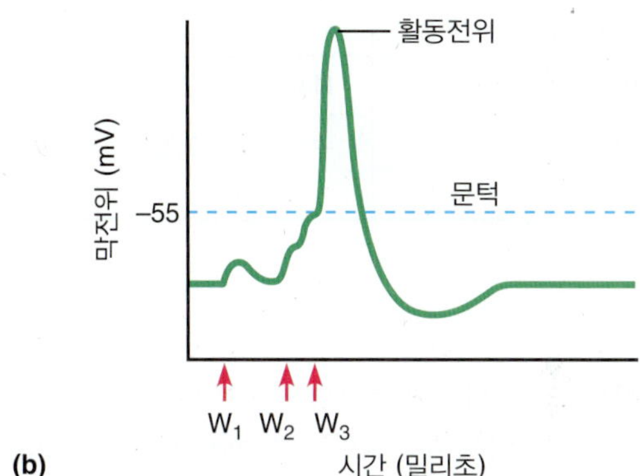

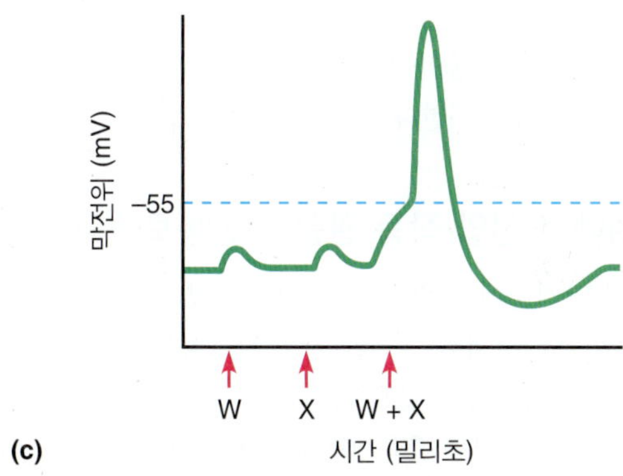

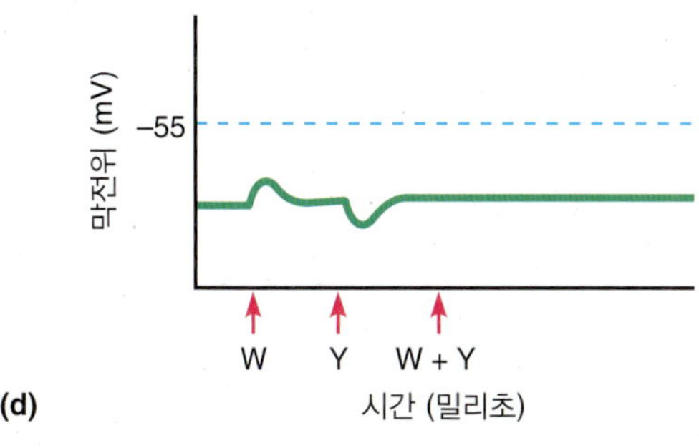

그림 7.15 시간가중과 공간가중. (a) 막전위에 미치는 자극 W, X, Y의 효과. 자극 W와 X는 세포를 탈분극시키고, 자극 Y는 세포를 과분극시킨다. **(b)** 연속된 자극 W의 시간가중의 결과로, 문턱 이상으로 탈분극되어 활동전위가 생성된다. **(c)** 자극 W와 X의 공간가중의 결과로, 문턱 이상으로 탈분극되어 활동전위가 생성된다. **(d)** 자극 W와 Y의 공간가중의 결과로, 막전위의 변화가 없고, 따라서 활동전위가 생성되지 않는다.

표 7.2 계단전위와 활동전위의 비교

특성	계단전위	활동전위
생성 부위	가지돌기, 세포체, 감각수용체	축삭
크기	비교적 작고, 자극의 세기에 비례함; 자극 부위에서 이동하면서 감소함	100 mV: 실무율을 나타냄
막전위 변화의 방향	자극에 따라 탈분극하거나 과분극함	탈분극
가중	공간가중과 시간가중	가중되지 않음
불응기	없음	절대 불응기와 상대 불응기
막전위를 변화시키는 이온통로의 종류	리간드-작동 통로, 기계자극-작동 통로	전압-작동 통로
관련된 이온	Na^+, Cl^-, 또는 K^+	Na^+과 K^+
지속 기간	수밀리초~수초	1~2밀리초(후과분극은 15밀리초 지속됨)

larization)이다. 막전위가 안정 수준에 이른 후 짧은 시간 동안 (5~15밀리초) 칼륨 투과성이 커진 채로 있어서 후과분극이 생긴다. 이 시기 동안 막전위는 안정상태보다 훨씬 더 음성이 되어 칼륨 평형전위(−94 mV)에 가까워진다.

다음은 활동전위 동안에 나트륨과 칼륨의 투과성을 변화시키는 이온통로에 대하여 설명한다.

활동전위에서 전압-작동 관문 이온통로들의 역할

활동전위의 단계들에 연관된 막 투과성의 변화들은 축삭둔덕과 축삭의 원형질막에 존재하는 전압-작동 나트륨통로와 칼륨통로가 시간-의존적으로 개폐되는 것에 기인한다. (이러한 전압-작동 나트륨통로와 칼륨통로는 일부 근육세포의 원형질막에도 존재한다.) 이 이온통로들은 말이집 축삭에서는 랑비에결절에 더 높은 농도로 존재하고, 민말이집 축삭에서는 축삭 전체에 고르게 분포한다. 전압-작동 나트륨통로와 칼륨통로의 정확한 개폐 기작은 아직 모르기 때문에, 모델을 이용하여 그 기능을 설명한다.

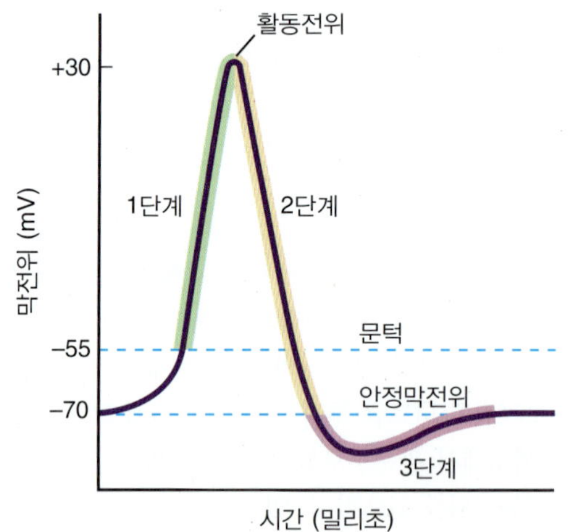

(a) 활동전위의 3단계

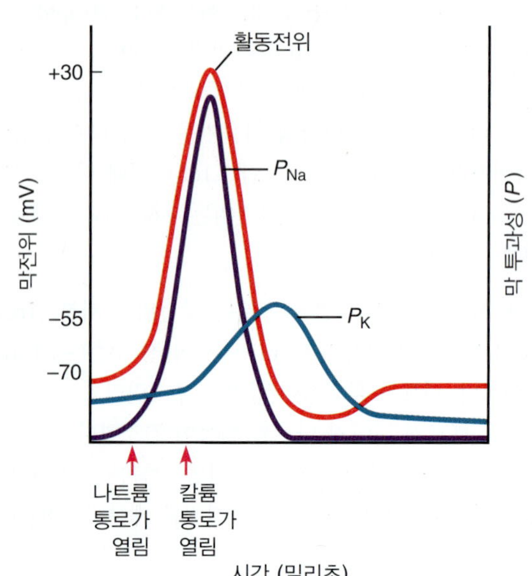

(b) 활동전위 동안의 나트륨과 칼륨의 투과성 변화

그림 7.16 활동전위의 단계들과 이온적 기초. (a) 뚜렷이 구별되는 활동전위의 세 단계: (1) 탈분극, (2) 재분극, (3) 후과분극. **(b)** 활동전위 동안 일어나는 나트륨이온 투과성(P_{Na})과 칼륨이온 투과성(P_K)의 변화.

Q 재분극의 시작 시 나트륨 투과성은 칼륨 투과성보다 크다. 막전위가 재분극하는 원인은 무엇인가?

전압-작동 나트륨통로의 작용을 설명하는 모델에는 활성 관문과 불활성 관문의 두 종류의 관문이 있다. **활성 관문(activation gate)**은 활동전위의 탈분극 단계 동안에 나트륨통로를 개방하고, **불활성 관문(inactivation gate)**은 활동전위의 재분극 단계 동안에 나트륨통로를 폐쇄한다. 나트륨통로가 열리려면 두 관문 모두가 열려 있어야 한다. 막전위의 변화에 반응하여 두 관문 모두가 열리고 닫히는데, 이 두 관문의 상태에 따라 나트륨통로는 다음과 같이 세 형태로 존재할 수 있다(**그림 7.17**).

1. 닫혀 있지만 열릴 수 있는 상태. 안정 시 불활성 관문은 열려 있지만 활성 관문은 닫혀 있다. 이 상태에서 나트륨통로는 닫혀 있지만, 활성 관문의 개방을 일으키는 탈분극 자극에 의하여 열릴 수 있다.
2. 열려 있는 상태. 탈분극 시에 활성 관문이 열려 두 관문이 모두 열린 상태가 되면, 나트륨이온이 통로를 통하여 세포 내로 들어간다. 이것은 활동전위의 탈분극 단계 동안에 일어나는 것이다.
3. 닫혀 있고 열릴 수 없는 상태. 활성 관문을 개방한 처음 자극 후 약 1밀리초 이내에 불활성 관문이 닫힌다. 불활성 관문의 폐쇄는 활성 관문의 즉각 개방을 일으킨 처음의 동일한 탈분극 자극에 의하여 늦게 일어난 반응이다. 활성 관문은 열려 있고 불활성 관문은 닫혀 있는 상태에서 이 나트륨통로는 닫혀 있다. 불활성 관문은 막전위가 안정상태의 값 가까이 되돌아갈 때까지는 닫혀 있다. 이 사건이 일어날 때까지 나트륨통로는 두 번째 탈분극 자극에 의해서 열리지 않는데, 그 이유는 불활성 관문이 닫힌 상태로 있기 때문이다. 즉, 이 나트륨통로는 탈분극에 반응하여 열리지 않는다. 재분극되면, 불활성 관문은 열리고 활성 관문이 닫혀서 통로는 안정상태로 되돌아간다.

나트륨통로의 활성 관문의 개방은 **재생적(regenerative)** 기작으로 일어난다; 즉, 약간의 활성 관문의 개방은 관문을 개방하는 자극(탈분극)을 재생함으로써 더 많은 다른 활성 관문들의 개방을 일으킨다. 이러한 재생적 기작은 다음과 같이 작동한다; 먼저 탈분극 자극이 몇 개의 나트륨통로를 개방하고, 그 결과 약간의 나트륨이온들이 세포 내로 들어간다. 이것은 세포를 더 탈분극시킨다. 탈분극의

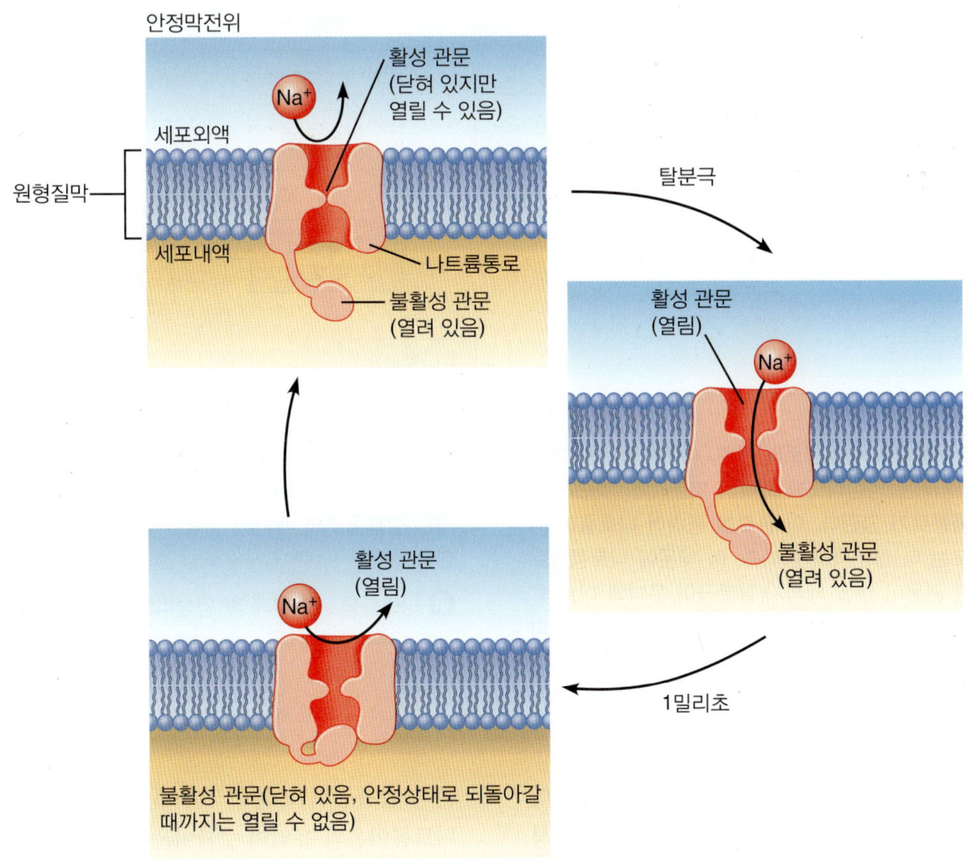

그림 7.17 전압-작동 나트륨통로의 작용 모델. 전압-작동 나트륨통로는 이 그림에서 개략적으로 두 개의 관문으로 나타내었다. 안정상태에서 나트륨 불활성 관문은 열려 있고 활성 관문은 닫혀 있는데, 활성 관문은 탈분극 자극에 반응하여 열릴 수 있다. 탈분극 자극이 문턱에 이른 후에 불활성 관문과 활성 관문은 모두 열려 있고, 나트륨은 통로를 통하여 이동할 수 있다. 탈분극 자극 후 약 1밀리초에 불활성 관문은 닫히는데, 세포가 안정상태로 재분극할 때까지 닫혀 있다. 재분극하기 전까지 통로는 새로운 탈분극 자극에 반응하여 열릴 수 없다.

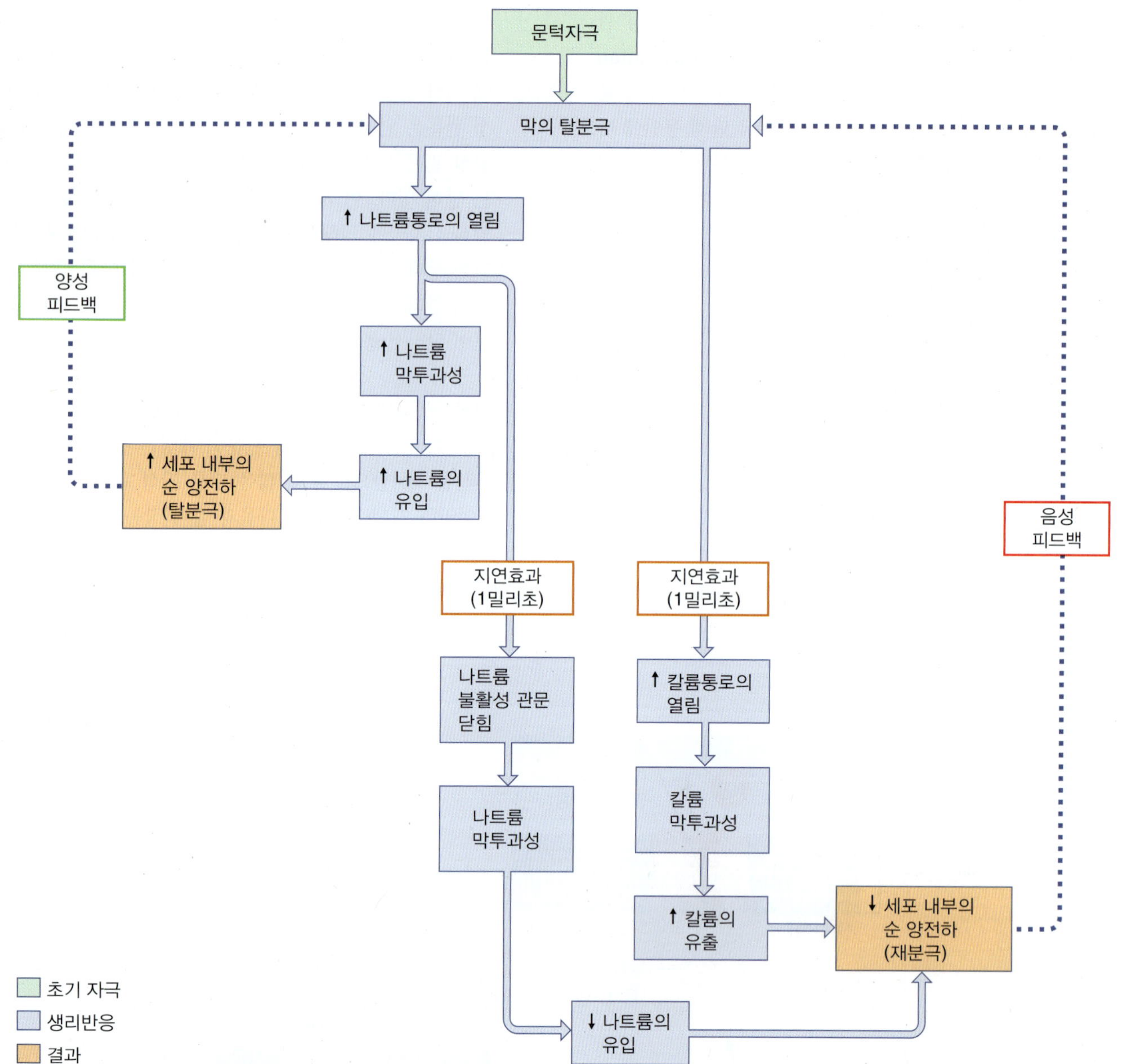

그림 7.18 활동전위 동안 나트륨과 칼륨통로의 개폐. 나트륨통로의 개방은 세포를 급속하게 탈분극시키는 양성피드백 고리의 부분이다. 세포가 문턱으로 탈분극할 때 나트륨통로가 열린다. 이 통로를 통하여 나트륨이 세포 내로 이동함으로써 세포는 더 탈분극하게 되고, 이 때문에 나트륨통로는 더 많이 열린다. 불활성 관문이 닫힐 때까지(탈분극이 문턱에 이른 후 약 1밀리초) 피드백 고리는 계속된다. 칼륨통로의 개방과 폐쇄는 음성피드백 고리의 부분이다. 탈분극은 칼륨통로를 조금 늦게 개방시킨다. 이 통로를 통하여 칼륨이 세포 외로 나감으로써 세포는 재분극하게 된다. 재분극은 칼륨통로의 개방에 필요한 탈분극 자극과 반대이므로 칼륨통로는 닫힌다.

Q 나트륨통로를 열게 한 양성피드백을 멈추게 하는 것은?

증가는 더 많은 나트륨통로를 개방하고, 그 결과 나트륨이온이 더 많이 들어가 탈분극이 더 커진다. 이러한 과정은 계속된다. 이 양성피드백 고리에 의하여 활동전위의 탈분극 단계는 매우 빠르게(1밀리초 이하) 형성된다. 이 양성피드백 고리는 불활성 관문이 닫힐 때 끝난다(**그림 7.18**).

나트륨통로의 재생적 개방을 일으키는 데 필요한 탈분극의 수준은 활동전위를 일으키는 데 필요한 문턱 수준이다. 문턱 수준은 나트륨이온의 유입이 칼륨이온의 유출을 초과했을 때 일어난다.

방금 서술한 나트륨통로와 달리, 전압-작동 칼륨통로에 대한 모델에서는 한 개의 관문만이 있고 이 관문은 탈분극에 반응하여 늦게 열린다. 나트륨통로의 불활성 관문이 닫히는 것과 거의 같은 시간에(문턱으로 탈분극한 후 1~2밀리초) 칼륨통로가 열리기 시작한다. 칼륨 투과성의 증가는 칼륨을 세포 밖으로 내보내는 전기화학적 기울기와 협력하여 (막이 탈분극했을 때, 칼륨은 평형에서 멀어져 있다.) 칼륨의 유출을 증가시킨다. 이 양전하의 유출이 세포를 재분극시킨다. 칼륨통로의 개방 효과(재분극)는 칼륨통로를 개방한 처음의 자극(탈분극)과는 반대의 작용이기 때문에 전압-작동 칼륨통로는 활동전위 동안에 형성되는 음성피드백 고리의 부분이다(그림 7.18). 따라서 세포가 재분극함에 따라 탈분극 자극은 약해지고 칼륨통로는 천천히 닫힌다.

표 7.3에 안정상태에서와 활동전위의 세 단계 동안에서 전압-작동 나트륨통로와 칼륨통로의 상태들을 요약하였다.

활동전위의 실무율

활동전위를 발생시키는 데 필요한 문턱은 나트륨 양성피드백 고리를 유도하는 데 필요한 탈분극 수준과 같다. 문턱 이하의 탈분극(**문턱하자극, subthreshold stimulus**)은 약간의 나트륨통로를 열지만, 이것으로는 누출통로를 통하여 유출되는 칼륨을 이겨낼 만큼 충분한 양의 나트륨을 유입시키지 못한다. **그림 7.19**는 문턱의 개념을 나타낸다. 앞에 서술했듯이, 문턱하자극은 활동전위를 일으키지 못하지만, 문턱자극은 활동전위를 일으킨다. 문턱보다 더 큰 자극(**문턱상자극, suprathreshold stimulus**)도 활동전위를 일으킨다. 하지만 문턱상자극의 세기가 커져도 활동전위의 크기는 증가하지 않는다는 것, 즉 활동전위는 계단적이지 않다는 것에 주목하자.

활동전위의 개시는 **실무율(all-or-none rule)**을 나타낸다. 실무율은 막전위가 문턱으로 탈분극하든 또는 그 이상으로 탈분극하든, 그 결과로 생기는 활동전위의 크기는 똑같고, 막전위가 문턱으로 탈분극하지 않으면 활동전위는 생기지 않는다는 것이다.

탈분극이 활동전위의 정점에 이르는 수준은 자극의 세기에 달려 있는 것이 아니라, 나트륨과 칼륨에 대한 전기화학적 기울기의 상대적 크기와 이 이온들에 대한 상대적 막 투과성에 좌우된다. 탈분극 단계 동안에 나트륨 투과성은 칼륨 투과성보다 수백 배 증가하여 막전위는 나트륨 평형전위(+60 mV)에 가까워진다. 하지만 안정막전위가 칼륨 평형전위와 같지 않거나 칼륨 평형전위를 초과할 없는 이유와 동일한 이유 때문에 뉴런에서 막전위는 나트륨 평형전위와 같지 않거나 나트륨 평형전위를 초과할 수 없는데, 나트륨의 세포내이입은 우선 칼륨의 누출통로를 통하여 세포 외로 배출하는 칼륨에 의하여 저항을 받는다. 그리고 늦게 열리는 전압-작동 칼륨통로를 통하여 세포 외로 배출하는 칼륨에 의해서도 저항을 받는다.

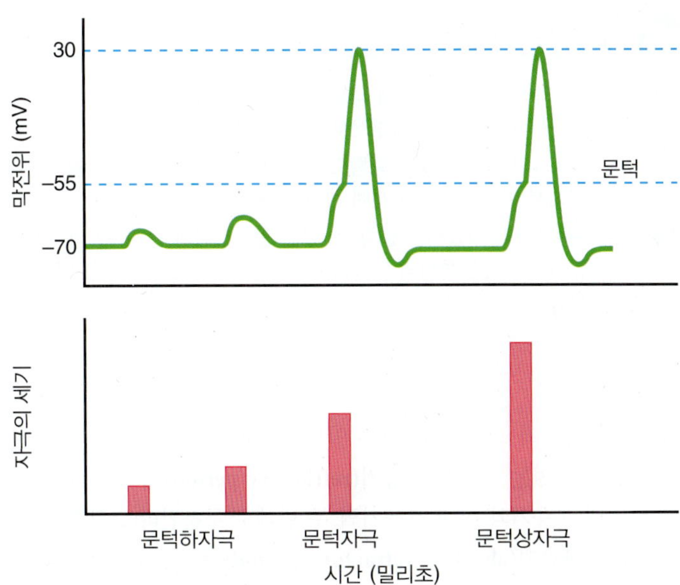

그림 7.19 문턱자극의 개념. 자극이 탈분극의 임계 수준(문턱)에 이른 후에야 활동전위가 생성된다. 문턱 이하의 자극(문턱하자극)은 활동전위를 일으킬 수 없다. 문턱보다 큰 자극(문턱상자극)에 의하여 생성되는 활동전위의 크기와 지속시간은 자극의 세기에 상관없이 문턱자극의 경우와 같다.

표 7.3 안정상태와 활동전위의 세 단계 동안의 뉴런의 특징들

	안정상태	탈분극	재분극	과분극
막전위	–70 mV	–70 mV → +30 mV	+30 mV → –70 mV	–70 mV → –85 mV
전압-작동 나트륨통로	닫힘	열림	닫힘	닫힘
활성 관문	닫힘	열림	열림	닫힘
불활성 관문	열림	열림	닫힘	열림
나트륨 이동	누출통로를 통하여 소량 유입됨	전압-작동 통로를 통하여 대량 유입됨*	누출통로를 통하여 소량 유입됨	누출통로를 통하여 소량 유입됨
전압-작동 칼륨통로	닫힘	닫힘	열림	닫히고 있음
칼륨 이동	누출통로를 통하여 소량 유출됨	누출통로를 통하여 소량 유출됨	전압-작동 통로를 통하여 대량 유출됨*	전압-작동 통로를 통하여 대량 유출되지만 감소함*

*특정 시간 동안에 전압-작동 통로와 누출통로를 통하여 이온들이 이동하지만 누출통로를 통하여 이동하는 양은 전압-작동 통로를 통하여 이동하는 양에 비하면 무시될 정도이다.

퀵 테스트 7.4

1. 활동전위의 탈분극 단계에서 나트륨과 칼륨에 대한 막 투과성은 어느 것이 더 큰가? 재분극 단계 동안에는 어느 것이 큰가?
2. 전압-작동 나트륨통로와 칼륨통로의 개폐 기작을 비교하라. 활동전위의 전개에서 이온통로들의 개폐 **시기**가 왜 그렇게 중요한가?
3. 나트륨통로가 닫혀있지만 열릴 수 있는 활동전위의 단계는? 나트륨통로가 열려있는 활동전위의 단계는? 나트륨통로가 닫혀있지만 열릴 수 없는 활동전위의 단계는?

불응기

활동전위 동안과 그 직후에 막은 안정상태보다 흥분성이 작다. 흥분성이 감소해 있는 기간을 **불응기(refractory period)**라고 한다. 불응기는 절대 불응기와 상대 불응기의 두 단계로 구분된다(**그림 7.20**).

절대 불응기(absolute refractory period)는 활동전위의 탈분극 단계 전체와 재분극 단계 대부분에 걸쳐 있다(1~2밀리초). 이 기간에는 자극의 세기에 상관없이 두 번째 자극에 반응하여 두 번째 활동전위는 생성되지 않는다. 절대 불응기는 두 가지 이유 때문에 일어난다. 첫째, 활동전위의 빠른 탈분극 단계 동안에는 나트륨통로의 재생적인 개방이 이미 작동을 시작하여 종결에 이르게 될 것이므로, 두 번째 자극에 의해서는 영향을 받지 않는다. 둘째, 재분극이 시작되는 동안에는 나트륨통로의 불활성 관문 대부분이 닫혀 있어서 두 번째 자극에 의하여 나트륨통로는 열리지 않는다. 나트륨통로의 대부분이 안정상태로 되돌아갈 때까지, 즉 막전위가 재분극 단계의 거의 끝에 이를 때까지 두 번째 활동전위는 생성될 수 없다. 이때, 활성 관문은 닫혀 있고 불활성 관문은 열려 있어서 나트륨통로는 닫혀 있지만 탈분극에 반응하여 열릴 수 있다.

상대 불응기(relative refractory period)는 절대 불응기 직후에 시작하여 5~15밀리초 동안 지속된다. 이 시기 중 두 번째 활동전위는 생성될 수 있지만, 안정상태 하에서 문턱에 이르는 데 필요한 자극보다 더 강한 자극에만 반응하여 생길 수 있다. 상대 불응기는 주로 칼륨 투과성의 증가가 재분극 단계를 지나서까지(후과분극 동안) 지속되기 때문에 생긴다. 게다가, 특히 상대 불응기 초기에는 나트륨통로의 불활성 관문 일부가 아직 닫혀 있다. 두 번째 활동전위를 일으키는 데 필요한 자극의 크기는 타이밍의 문제다. 불응기 초기에 활동전위를 일으키는 데 필요한 자극의 세기는 나트륨통로의 불활성 관문이 더 많이 닫혀 있고 칼륨통로는 더 많이 열려 있기 때문에, 불응기 후기에서보다 더 크다.

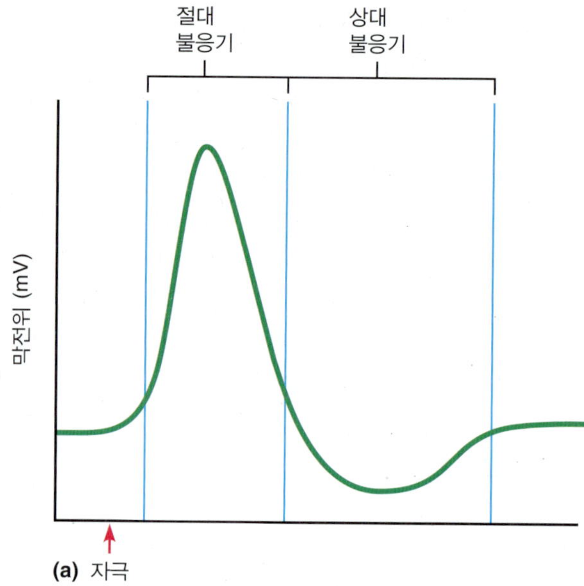

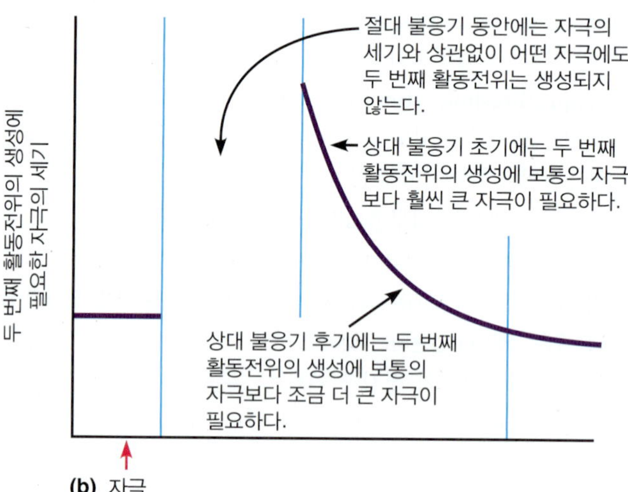

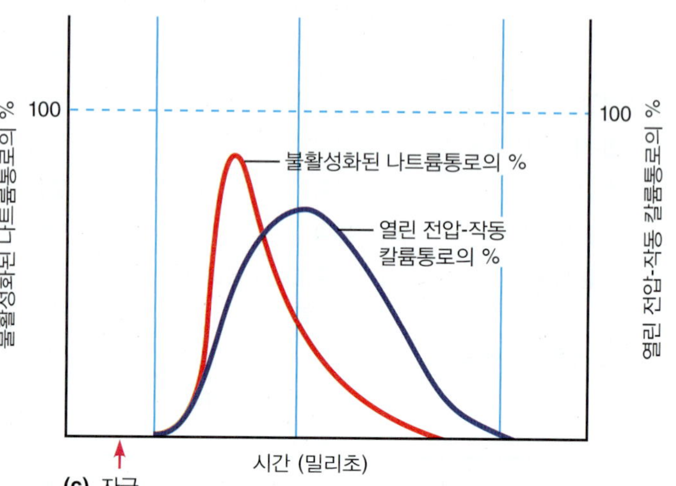

그림 7.20 활동전위와 연관된 불응기. 그래프 **(a)**는 활동전위 동안에 생기는 막전위의 변화를, 그래프 **(b)**는 두 번째 활동전위를 일으키는 데 필요한 자극의 세기를, 그래프 **(c)**는 나트륨통로의 불활성화(불활성 관문이 닫혀 있는)와 열려 있는 전압-작동 칼륨통로의 백분율을 나타낸다.

그림 7.21 **빈도 암호화: 활동전위가 자극의 세기를 전달하는 방법.** 이 뉴런의 전체 불응기는 15밀리초다. **(a)** 10밀리초 동안 가해진 문턱하자극과 문턱자극, 그리고 20밀리초 동안 가해진 문턱자극. **(b)** 문턱하자극, 문턱자극, 문턱상자극.

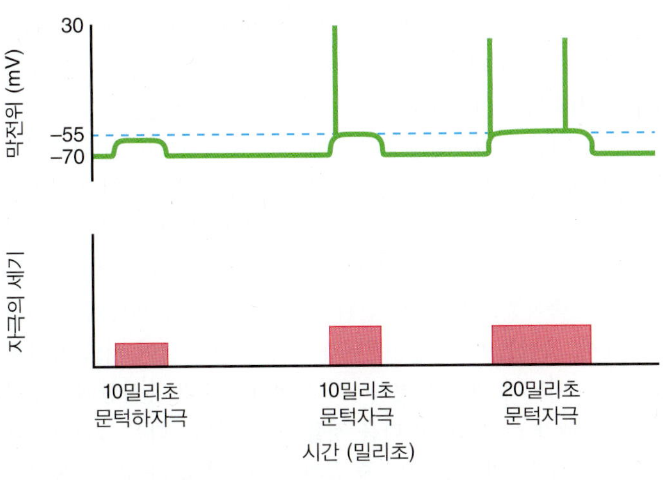

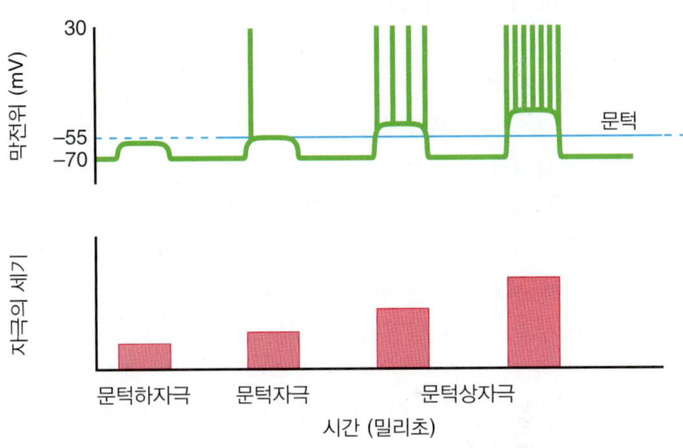

지식 활용하기

TTX는 전압-작동 나트륨통로를 차단하는 독소이고, TEA는 전압-작동 칼륨통로를 차단하는 독소다. 이들 각 독소가 (1) 안정막전위와 (2) 활동전위의 생성에 어떠한 영향을 미칠지 예측하라.

불응기 때문에 활동전위의 실무율, 한 뉴런에 의하여 생성되는 활동전위의 빈도, 그리고 축삭을 따라 한 방향으로만 전파되는 성질 등을 비롯한 활동전위의 여러 특성들이 생겨난다. 이미 서술한 활동전위의 실무율의 관점에서 보면, 계단전위와 달리, 활동전위는 절대 불응기가 활동전위의 중첩을 방해하기 때문에 가중되지 않는다.

불응기는 활동전위의 형태로 전달하는 정보를 암호화하는 데도 중요하다. 계단전위는 자극의 세기에 따라 그 크기가 변하고, 그렇게 함으로써 자극의 세기에 관한 정보를 암호화한다는 것을 상기하라. 활동전위가 실무율을 따른다는 사실은 한 가지 문제를 야기하는데, 활동전위는 (소리의 크기와 같은) 자극의 세기에 관한 정보를 어떻게 전달할 수 있을까? 자극의 세기에 관한 정보는 활동전위의 빈도(*frequency*), 즉 주어진 시간 동안 생성되는 활동전위 수의 변화로 암호화된다. 계단전위는 전형적으로 활동전위보다 훨씬 더 오래 지속되기 때문에 더 크고 오래 지속되는 계단전위는 일련의 활동전위들을 만들어낼 수 있다. 계단전위의 크기에 따라 일련의 활동전위들은 서로 더 멀리 떨어지거나 더 가깝게 생길 수 있다. 그래서 큰 소리는 작은 소리보다 더 높은 빈도로 활동전위들을 만들어낸다.

상대 불응기가 15밀리초인 뉴런에서 10밀리초 동안의 문턱하자극, 문턱자극, 그리고 20밀리초 동안의 문턱자극이 활동전위의 생성에 미치는 영향을 비교한 **그림 7.21a**를 생각해보자. 문턱하자극은 활동전위를 생성하지 못하고, 바로 문턱에 이른 10밀리초 지속된 자극은 한 개의 활동전위를 생성한다. 하지만 20밀리초 동안의 문턱자극의 경우에서처럼 문턱자극이 상대 불응기보다 더 길게 가해지면, 두 번째 활동전위가 생성될 수 있다.

그림 7.21a를 문턱상자극을 뉴런에 가한 경우의 그림 7.21b와 비교해보자. 문턱상자극은 첫 번째 활동전위의 상대 불응기 동안에 두 번째 활동전위를 생성할 수 있기 때문에, 문턱상자극은 활동전위 2개 이상을 생성할 수 있을 것이다. 상대 불응기 동안에 두 번째 활동전위가 생성되려면, 자극은 충분히 커야 하는데, 상대 불응기 동안에 칼륨 유출이 증가해 있는 것을 나트륨 유입이 극복할 수 있을 만큼의 나트륨통로가 열릴 수 있어야 하고, 그리고 자극은 아직 닫혀 있는 일부의 나트륨 불활성 관문들도 극복해야 한다. 자극이 클수록 두 번째 활동전위는 첫 번째 활동전위와 시간적으로 더 가깝게 생성될 수 있다. 하지만 절대 불응기 동안에 두 번째 활동전위는 생성될 수 없기 때문에 절대 불응기는 활동전위의 최대 빈도를 제한하는데, 뉴런에서 생성되는 활동전위의 최대 빈도는 1초당 약 500~1,000개다.

퀵 테스트 7.5

1. 절대 불응기 동안에 활동전위가 생성될 수 있는가? 상대 불응기 동안에는 어떤가?
2. 절대 불응기 동안에 나트륨통로의 대부분은 열려 있는가, 닫혀 있지만 열릴 수 있는가, 또는 닫혀 있는데 열릴 수 없는가?
3. 활동전위는 자극의 세기를 어떻게 암호화하는가?

활동전위의 전파

일단 축삭에서 활동전위가 생성되면, 크기가 감소하지 않은 채 유발영역에서 축삭종말로 축삭을 따라 퍼진다. 실제는 활동전위가 축삭을 따라 이동하는 것이 아니고, 활동전위는 세포외액과 세포내액에 전기화학적 기울기를 새롭게 만들어낼 뿐이다. 세포외액과 세포내액은 전류의 흐름에 대한 저항이 낮기 때문에, 양전하는 막이 탈분극해 있는 지역에서 인접한 지역으로 이동하여 그 지역을 똑같이 탈분극시킨다. 전류는 전기긴장성 전도에 의하여 축삭 원형질막의 인접한 지역들로 흐른다. 유발영역에서 생성된 첫 번째 활동전위가 인접막에서 두 번째 활동전위를 일으키는 전류를 만들어내고, 두 번째 활동전위가 세 번째 활동전위를 일으키는 전류를 만들어내고 등등의 과정이 축삭종말에서 활동전위가 생성될 때까지 계속된다. 이러한 점에서, 축삭을 따라 활동전위가 퍼지는 것은 끝이 서로 가까운 한 줄의 도미노패 세트가 연속하여 쓰러지는 것과 유사한데, 첫 번째 도미노패가 쓰러지면서 다음 것을 쓰러뜨리고, 다음 것은 또 다음 것을 쓰러뜨리면서 도미노 줄 끝까지 계속된다. 하지만 활동전위의 전파 기작은 축삭의 말이집 유무에 따라 다르다.

민말이집 축삭에서의 활동전위의 전파

계단전위를 설명할 때 전기긴장성 전도는 전위의 변화가 시작 부위에서부터 뉴런을 따라 수동적으로 퍼지는 것임을 기억하자. 전기긴장성 전도는 민말이집 축삭에서 활동전위가 전파되는 기작이다(**그림 7.22**). 축삭에서 활동전위가 생길 때 축삭 전체가 한 번에 탈분극하는 것이 아니고, 탈분극은 어느 한 순간에 축삭의 바로 한 지역에만 국한되어 일어난다. 탈분극한 이 지역 내에서 막전위의 부호는 반대로 바뀌어, 세포 내부는 양성이 되고 세포 외부는 음성이 된다. 한 지역에서 생긴 이러한 막전위의 변화는 인접 막이 아직 안정상태에 있기 때문에(즉 내부는 음성이고 외부는 양성이기 때문에) 세포내액과 세포외액 모두에서 전위차를 만들어낸다. 간략하게 세포 내에서 일어나는 전위의 변화와 그로 인해 생기는 전류에 대해서만 설명한다. 하지만 세포 외에서도 반대의 전위와 전류의 흐름이 일어나고 있다는 것도 주목하자.

활동전위의 탈분극 단계가 방금 생긴 부위에서 세포 내부의 양전하는 아직 안정상태의 음전하를 띠고 있는 인접한 세포 내부로 이끌린다. 세포내액은 전하 이동에 대한 저항이 작기 때문에 양전하들은 음전하를 띤 인접 부위로 이동하여 그 부위를 문턱으로 탈분극시키고 또 다른 활동전위를 일으킨다. 하나의 활동전위가 국소 전류를 만들어내어 축삭막의 인접 부위에서 또 다른 활동전위를 일으키는

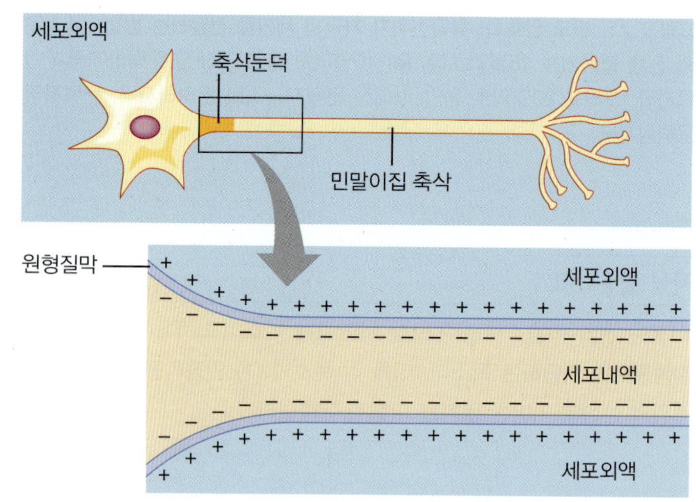

(a) 안정상태

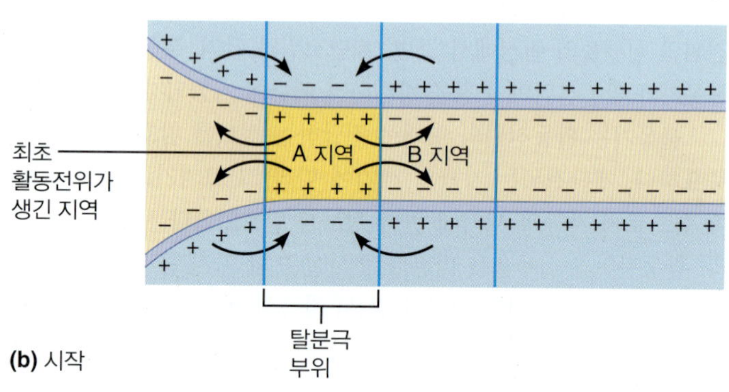

(b) 시작

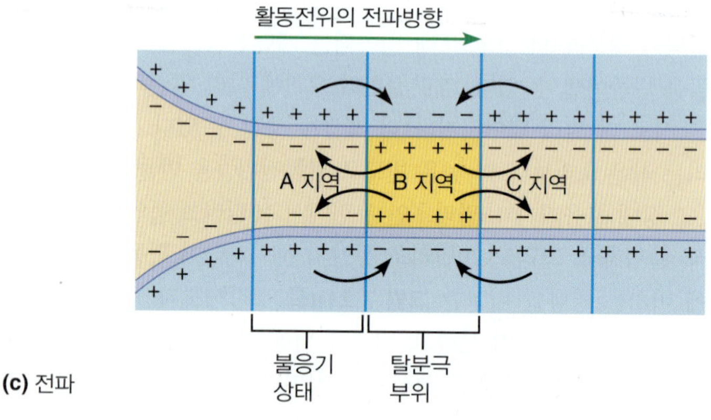

(c) 전파

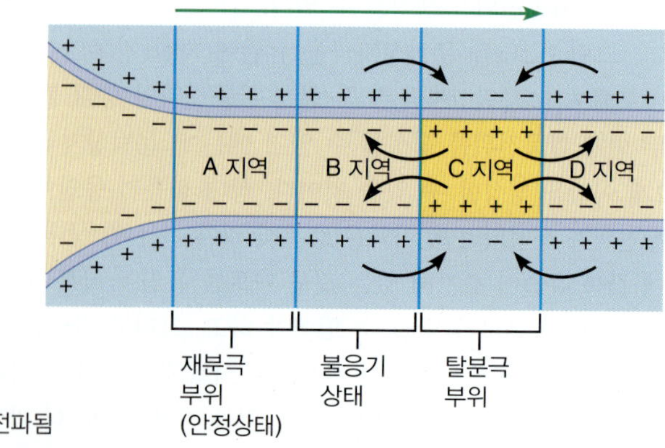

(d) 계속 전파됨

그림 7.22 민말이집 축삭에서의 활동전위의 전파. (a) 안정막전위에서 막의 상태. **(b)** 전도의 개시. 활동전위가 막의 A 지역에서 일어났을 때, 세포내액과 세포외액에서 전하가 분리된다. 전하의 분리는 전류를 이동시키는 힘으로 작용한다. 양이온들이 세포내액의 음성 지역으로 이동하여 생성된 국소전류를 화살표로 나타내었다. **(c)** 전도의 전파. 전류가 막의 인접 부위(B 지역)를 문턱으로 탈분극시킴으로써 그 부위에서 활동전위를 일으킨다. **(d)** 전파의 지속. 인접 부위들의 탈분극은 활동전위가 축삭종말로 전파될 때까지 계속된다. 불응기 때문에 활동전위는 반대방향으로 전파되지 못한다.

TOOLBOX

전기긴장성 전도에 대한 길이상수(Length Constant for Electrotonic Conduction)

원형질막의 특정 부위에서 전위가 변할 때, 전기긴장성 전도(수동적 전류의 흐름)에 의하여 이 부위에서부터 전류가 흐른다. 전기긴장성 전도는 전기신호표시에서 중대한 역할을 한다. 전류가 시작된 부위에서부터 수동적으로 흐를 때, 전류는 원형질막을 새어나감으로써 사라진다. 하나의 원통 구조를 가정하고 다음의 방정식을 이용하여 이러한 소실을 수학적으로 설명할 수 있다.

$$V_x = V_o e^{-x/\lambda}$$

여기서 V_O는 시작 부위에서의 전압의 변화, V_X는 시작 부위에서 x만큼 떨어진 거리에서의 전압의 변화, e는 자연로그의 밑(약 2.7), 그리고 λ는 길이상수다. 길이상수는 그림에서 보듯이 전압의 최초 변화가 그 값의 1/e(37%)로 감소하는 거리다. 길이상수는 전류가 축삭을 새어나가기 전에 축삭을 따라 얼마나 멀리 흐를 수 있는지에 관한 척도다.

길이상수는 전류의 흐름에 대한 저항에 의하여 좌우된다. 뉴런에서 전류는 원형질막을 가로질러 흐를 수도 있고 세포질을 따라 흐를 수 있다. 전류는 저항이 가장 작은 길을 따라 흐른다. 전류의 흐름에 대한 막의 저항(r_m)은 세포질의 저항(전류가 길게 뻗은 축을 따라 흐를 때는 축 저항이라고 함, r_a)보다 크다. 그래서 막 저항이 크고 축 저항이 작을수록 길이상수는 크다. 수학적으로, 길이상수는 다음과 같이 표시된다.

$$\lambda = \sqrt{\frac{r_m}{r_a}}$$

길이상수는 일반적으로 1 mm 이하다. 즉 전압 변화가 시작 부위에서 1 mm 멀리 퍼져간 시점에 전압 변화는 최초 변화의 37% 이하다.

막 저항에 영향을 미치는 주 인자는 말이집 형성의 정도다. 말이집은 축삭을 절연하여 저항을 증가시킨다. 축 저항에 영향을 미치는 주 인자는 직경이다. 축삭의 직경이 클수록 길이 방향으로의 전류 흐름에 대한 저항이 낮기 때문에 축 저항은 작다.

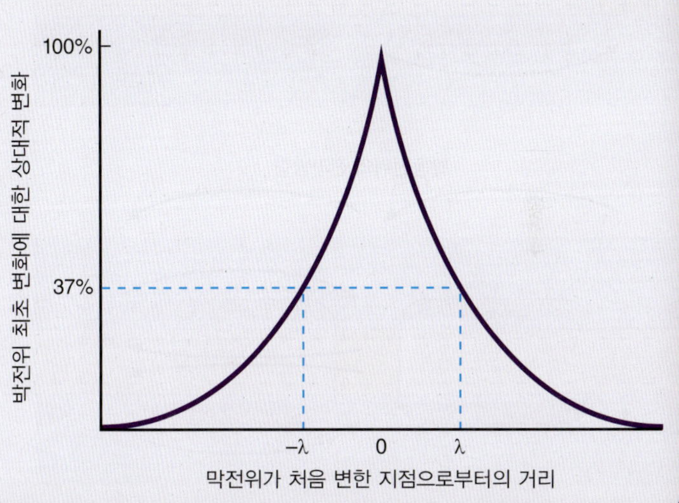

이 과정은 활동전위가 축삭종말로 전파될 때까지 계속된다. 일단 축삭둔덕에서 첫 번째 활동전위가 생성되면, 인접 막으로 퍼진 그 전류의 크기는 인접 막을 문턱으로 탈분극시켜 활동전위를 만들어내기에 항상 충분하다. 이것이 계단전위와 달리, 활동전위가 퍼지면서 크기가 줄어들지 않는 이유다.

축삭의 직경은 전류가 퍼지는 속도를 결정하므로 활동전위의 전파 속도를 결정한다. 직경이 클수록 길이(축삭)를 따라 흐르는 전류에 대한 저항은 작다. 이것은 6차선 고속도로가 2차선 고속도로보다 엄청난 수의 자동차를 훨씬 빠르게 이동시키는 것과 비슷하다(자동차나 이온을 움직일 공간이 더 많이 있다). 그러므로 직경이 큰 축삭에서는 활동전위가 축삭둔덕에서 축삭종말로 훨씬 더 빨리 퍼진다(**Toolbox: 전기긴장성 전도에 대한 길이상수**를 보라).

축삭의 한 특정 부위가 활동전위 동안에 탈분극될 때, 그 결과로 생긴 전류는 상류와 하류 양방향의 인접 막으로 흐른다. 그러나 축삭둔덕에 더 가까이 있는 상류의 막 부위는 바로 직전에 자신의 활동전위가 일어나서 절대 불응기 상태에 있기 때문에, 활동전위는 상류로 흐르지 못한다. 그러므로 불응기는 활동전위가 뒤로(상류로) 퍼지는 것을 막음으로써 활동전위가 한 방향으로만 퍼지게 한다(그림 7.22c, d).

말이집 축삭에서의 활동전위의 전파

말이집에 둘러싸인 축삭에서 활동전위는 **도약전도(saltatory conduction)**라고 하는 특별한 형태의 전기긴장성 전도에 의하여 전파된다(**그림 7.23**). 말이집은 원형질막을 통한 이온의 이동에 대하여 저항을 크게 만들지만 축 저항은 낮다. 앞서 설명했듯이, 랑비에결절은 축삭 막이 절연되지 않은 말이집의 틈새들로서, 간질액에 노출되어 있고, 전압-작동 나트륨통로와 칼륨통로가 매우 많이 존재하는 부위다. 말이집 축삭에서 활동전위는 랑비에결절에서 생성된다. 개념은 말이집 부위에서는 활동전위가 생성되지 않는다는 것을 제외하고는 전기긴장성 전도에서 설명한 것과 비슷하다. 따라서 세포내액에서 전하의 분리는 전류를 한 랑비에결절에서 다음 랑비에결절로 흐르게 한다. 이 전류는 말이집 아래를 따라 빠르게 이동하지만 전류의 일부가 축삭 막을 통하여 새어나가기 때문에 크기는 감소한다. 하지만 랑비에결절 간의 거리가 짧기 때문에 전류는 랑비에결절

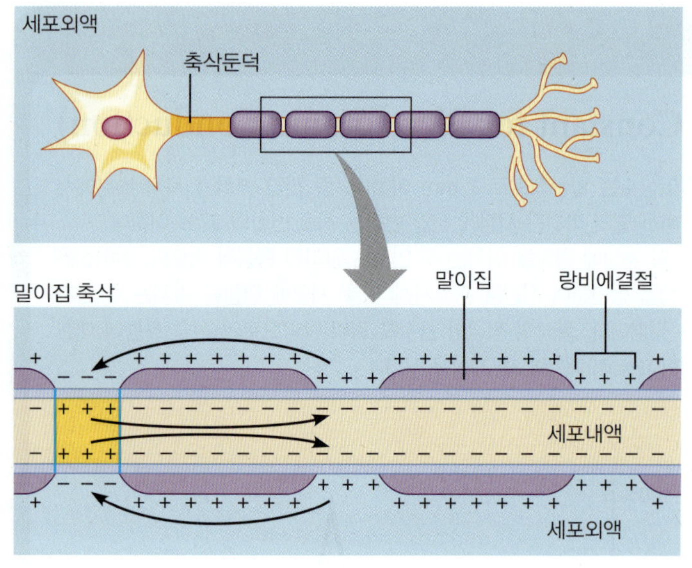

활동전위의 전파방향

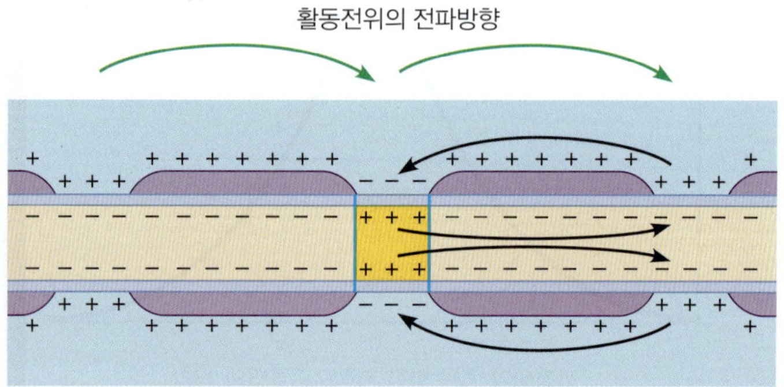

그림 7.23 말이집 축삭에서의 도약전도. 말이집 축삭에서의 활동전위는 민말이집 축삭에서처럼(그림 7.22) 세포내액과 세포외액에서 전기기울기를 일으킨다. 그러나 말이집에 의하여 축삭이 절연된 막을 통해서는 전류가 거의 흐르지 않기 때문에 전류는 다음 랑비에결절까지 흐를 수밖에 없고, 거기서 그 막 부위를 문턱으로 탈분극시켜 활동전위를 일으킨다.

의 막을 문턱으로 탈분극시켜 활동전위를 생성할 만큼 충분히 강하게 남아 있다. 이렇게 하여 활동전위는 축삭을 따라 각 결절에서 생성되어 마지막에 축삭종말에서 생성된다. 활동전위가 결절에서 결절로 건너뛰는 것은 **도약전도**(*saltatory conduction*)의 기초다(saltatory는 "뛰어오르다"는 뜻의 라틴어 *saltare*에서 기원했다).

전도 속도는 직경이 큰 축삭에서는 더 빠르다는 것을 앞 절에서 배웠다. 활동전위는 말이집 축삭에서 크게 뛰어넘어 이동할 수 있기 때문에, 말이집 축삭에서의 전도 속도는 민말이집 축삭에서보다 더 빠르다. 그것은 이렇게 생각해보자. 몇 번 정차하지 않는 급행열차(말이집 축삭에서의 활동전위처럼)는 많이 정차하는 완행열차(민말이집 축삭에서의 활동전위처럼)보다 목적지에 가는 데 시간이 덜 걸린다. 그러므로 전도 속도가 가장 빠른 축삭은 직경이 크고 말이집이 있다(**표 7.4**). 일반적으로 전도 속도가 가장 빠른 축삭은 신속한 활동이 필요한 경로에 존재한다. 그래서 골격근 수축을 통제하는 축삭은 말이집이 있고 직경이 가장 커서, 전도속도가 가장 빠르다. 활동전위 전도가 차단되었을 때 어떤 일이 일어나는지에 대해서는 **Clinical Connections: 국소마취제**를 보라.

지식 활용하기

다발성경화증(multiple sclerosis)은 면역계가 중추신경계의 말이집을 공격하는 자가면역 질환이다. 다발성경화증은 신경계에서 활동전위의 전도에 어떤 영향을 미치겠는가?

7.5 신경 안정성의 유지

이 장의 시작에서 이온의 농도기울기와 평형전위가 안정막전위의 확립에 중요함을 알았고, 이어지는 절에서 뉴런을 출입하는 이온의 이동이 안정막전위, 계단전위, 활동전위를 생성하는 데 어떤 역할을 하는지를 살폈다. 그런데 이와 관련하여 다음과 같은 의문이 생긴다. 이온들이 세포막을 통하여 이동하면 이온들의 농도기울기는 사라지는가? 평형전위는 변하는가? 농도기울기가 사라지면 안정막전위에는 어떤 일이 일어나는가?

이런 의문들에 답하는 열쇠는 뉴런의 막에 존재하는 Na^+/K^+ 펌프에 있다. 이 장의 앞에서 세포가 나트륨과 칼륨이 누출통로를 통하여 세포 내외로 이동하고 있는 안정상태에 있을 때, 농도기울기

표 7.4 여러 종류의 신경섬유들의 전도 속도

신경섬유의 종류	말이집의 유무	기능의 예	신경섬유의 직경 (μm)	전도 속도 (m/초)
Aα	있음	골격근섬유의 자극	12~20	70~120
Aβ	있음	촉각, 압각	5~12	30~70
Aγ	있음	근방추내섬유의 자극	3~6	15~30
Aδ	약간 있음	통각(빠른 통각), 온도감각(냉각)	2~5	12~30
B	있음	내장감각, 자율신경절이전섬유	1~3	3~15
C	없음	통각(느린 통각), 온도감각(온각), 자율신경절이후섬유	0.3~1.3	0.7~2.3

CLINICAL CONNECTIONS

국소마취제(Local Anesthetics)

환자의 치아에 구멍을 내기 전에, 치과의사는 프로카인염산(procaine hydrochloride; 노보카인, Novocain)이나 리도카인(lidocain; 크실로카인, Xylocaine) 같은 국소마취제를 환자에게 한차례 주사한다. 마취제는 특정 치아에 분포한 신경에 가까운 입 부위에 주사된다. 마취제가 해당 뉴런에 이르면, 얼굴의 어떤 부위, 입, 혀는 감각이 마비된다. 이 마비 효과는 마취제가 뉴런에서 활동전위의 생성을 차단하기 때문에 생긴다.

노보카인과 기타 국소마취제는 뉴런에서 전압-작동 나트륨통로를 차단함으로써 작용한다. 이 통로가 열리지 못하면 뉴런에서 활동전위는 생성될 수 없다. 감각뉴런이 자극이 생겼음을 중추신경계로 전하는 데 활동전위가 필요하다. 활동전위가 차단됨으로써 뇌(환자)는 입에 아픈 자극이 있는 것을 모른다.

치아뿌리관(root canal) 같이 보다 복잡한 시술은 시술이 끝난 후에 진통제를 복용해야 한다. 마취제는 모든 자극을 차단한다는 점에서 진통제와 다른데, 진통제는 통증 자극만을 차단한다.

진통제는 8장에서 다룰 주제인 뉴런의 시냅스 의사소통에 영향을 미치기 때문에 더욱 특이적이다.

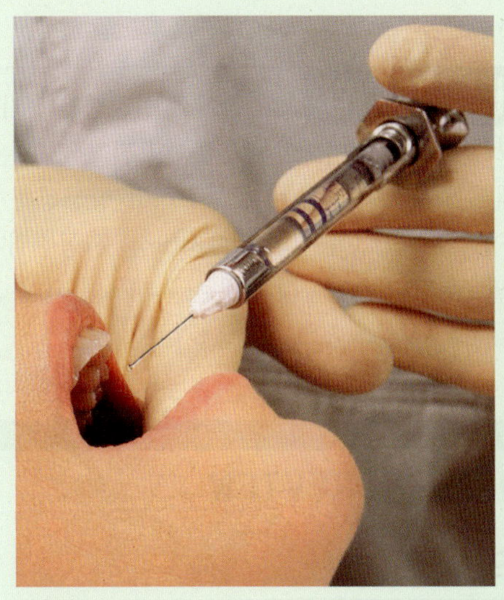

비판적 사고력 문제

1. 노보카인이나 크실로카인을 주사했을 때 감각마비가 생기는 과정을 서술하라.
2. 노보카인은 어떻게 해서 뇌가 통각자극을 인지하지 못하게 하는가?
3. 마취제와 진통제의 차이는?

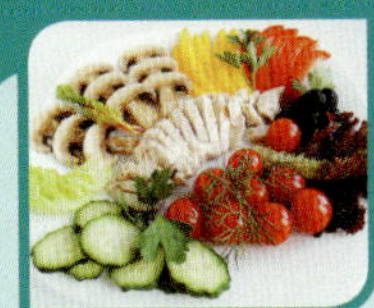

당뇨병에 대한 관심

말초신경병(Peripheral Neuropathy)

말초신경계의 질병인 말초신경병(peripheral neuropathy)은 날신경 가지의 체성신경계나 자율신경계 또는 들신경 가지에 병이 생길 수 있다. 그 증상은 발병 부위에 따라 다양하지만 공통적인 증상으로 손발의 무감각, 저림, 통증이 생긴다. 자율신경병의 증상은 내장기관과 연관되어 있고 어지러움, 설사, 소화불량, 발기불능이 생긴다. 병이 진행됨에 따라 증상이 심해진다.

미국신경학회에 따르면, 2,000만 명의 미국인이 신경병을 앓고 있다. 신경병의 원인이 많지만, 신경병의 30%는 당뇨의 합병증으로 생긴다. 당뇨가 어떻게 해서 신경병을 일으키는지를 알지 못하고 있지만 혈당 조절과 신경병 발병 사이에는 상관관계가 있다. 그래서 혈당 조절을 잘 하는 당뇨환자는 신경병의 발병 가능성이 낮다. 고혈당 수준은 뉴런이 전기신호를 생성하는 능력에 직접 영향을 미친다. 그러나 뉴런으로 가는 혈관에도 영향을 미칠 수 있어서 간접적으로 신경손상을 일으킬 수 있다. 최근 연구들에 의하면 당뇨환자의 30~40%에서 일부 유형의 신경병이 발병하고 당뇨환자의 또 다른 30%는 진단되지 않고 지나쳐버린 무자각 증상의 신경병을 가지고 있다고 한다.

신경병을 위한 치료방법이 없고, 그리고 특히 혈당이 적절하게 조절되지 않으면 병은 더 진행되기 쉽다. 여러 종류의 약물이 증상을 치료하기 위하여 사용되고 있다. 하지만 신경병은 일단 발병하면 되돌릴 수 없다.

를 만들고 유지하는 데 Na^+/K^+ 펌프의 중요성에 관한 배경을 설명했다. 활동 중인 세포(활동전위를 전파하는 세포)에서 나트륨과 칼륨의 이동을 보상하기 위해서, Na^+/K^+ 펌프는 열린 전압-작동 통로를 통하여 이 이온들이 더 많이 이동하는 것까지 보상해야 하기 때문에 훨씬 더 많은 나트륨과 칼륨 이온들을 수송해야 한다. 활동전위는 막전위의 변화가 비교적 크지만, 이 변화를 만들어내기 위하여 막을 통과해야 하는 이온들의 수는 세포내액과 세포외액에 존재하는 전체 이온들의 수에 비하면 매우 적다. 사실, Na^+/K^+ 펌프가 없어도, 뉴런이 1,000개 이상의 활동전위를 만들어낼 때까지 안정막전위에서의 변화는 측정하지 못할 정도로 작다. 그러므로 Na^+/K^+ 펌프의 작용은 정상적인 수준의 활동을 수행하는 세포에서 나트륨과 칼륨의 농도기울기의 변화를 막기에 충분하다.

퀵 테스트 7.6

1. 활동전위의 관점에서 실무율은 무엇을 의미하는가?
2. 도약전도가 일어나는 축삭의 유형은?
3. 활동전위의 전도 속도에서 섬유의 직경과 말이집의 효과를 설명하라.

시스템 통합 이 장에서 신경계가 전기신호들을 어떻게 만들고 전달하는지 대하여 배웠다. 이 전기신호들은 모든 기관계들 사이에서 의사소통을 하는 데 중요하고 항상성을 유지하는 데 결정적인 역할을 한다. 이 책의 뒤에서(8장) 활동전위가 세포간 의사소통에 필요한 신경전달물질의 방출을 배우게 된다. 그러고 나서 10장에서 감각수용체들이 환경에 존재하는 에너지를 탐지하며 그것을 전기신호로 전환하여 궁극적으로 활동전위를 일으킴으로써 환경의 에너지를 인지하는 뇌로 전달되는 방법을 배우게 된다. 이 책의 좀 더 뒤에서는 심장근(13장)을 비롯한 근육(12장)에서의 활동전위에 대하여 배우게 된다.

CHAPTER REVIEW

요약

7.1 신경계의 개요

- 신경계는 중추신경계와 말초신경계로 구분된다.
- 중추신경계는 뇌와 척수로 구성된다.
- 말초신경계는 들신경계와 날신경계로 구분된다.
- 들신경계는 정보를 말초에서 중추신경계로 전달하는 뉴런들로 구성되고, 날신경계는 정보를 중추신경계에서 말초로 전달하는 뉴런들로 구성된다.
- 날신경계는 계통은 두 개의 가지로 구분된다: (1) 골격근으로 정보를 전달하는 체성신경계와 (2) 평활근, 심장근, 샘, 지방조직으로 정보를 전달하는 자율신경계.
- 자율신경계는 교감신경계와 부교감신경계로 구분된다.

7.2 신경계의 세포들

- 신경계는 신경자극(신경충격)을 전달하도록 전문화된 세포인 뉴런과 뉴런을 구조적 및 대사적으로 지지하는 신경아교세포들로 구성된다.
- 뉴런의 부분들로는 세포체, 가지돌기, 축삭이 있다.
- 가지돌기와 세포체는 시냅스에서 다른 뉴런들로부터 정보를 받는데, 세포체는 그 정도가 낮다.
- 축삭은 신경자극(활동전위)이 개시되는 축삭둔덕과 그리고 축삭종말을 포함한다.
- 축삭종말은 시냅스에서 신경전달물질을 통하여 정보를 다른 뉴런으로 전달한다.
- 느린 축삭수송이나 빠른 축삭수송은 생성물을 세포체에서 축삭종말로 수송하거나(전방수송) 축삭종말에서 세포체로 수송하는(후방수송) 데 이용된다.
- 뉴런은 기능적으로 세 부류로 구분된다: 날뉴런, 들뉴런, 사이뉴런,
- 두 유형의 신경아교세포가 축삭 둘레에 말이집을 형성한다: (1) 중추신경계의 희소돌기아교세포와 (2) 말초신경계의 슈반세포.
- 말이집은 축삭을 절연함으로써 신경자극의 전파를 빠르게 한다.

7.3 안정막전위의 생성

- 안정상태에서 세포에는 세포막을 가로질러 막전위가 형성되어 있는데, 세포 내부는 외부에 비하여 전기적으로 음성이다.
- 막전위가 존재하는 이유는 전기화학적 추진력이 칼륨이온을 세포 밖으로 배출시키고 나트륨이온을 세포 안으로 이입시키며 그리고 안정상태에서 세포막이 칼륨에 대한 투과성이 더 크기 때문이다.
- 안정막전위는 칼륨 평형전위에 가깝고 Na^+/K^+ 펌프에 의하여 유지된다.

7.4 막전위 변화를 통한 전기신호표시

- 이온들에 대한 원형질막의 투과성이 변함으로써 막전위의 변화가 생길 수 있다.
- 계단전위는 이온통로들을 개폐하는 자극에 반응하여 생기는 크기가 작은 막전위의 변화다.
- 계단전위가 뉴런을 문턱으로 탈분극시켰을 때 활동전위가 생성된다.
- 보통 계단전위 한 개는 뉴런을 문턱으로 탈분극시키기에 충분하지 않지만, 계단전위는 시간적으로 공간적으로 가중될 수 있다.
- 활동전위는 원형질막이 빠르게 탈분극하는 것으로서, 축삭을 따라 유발영역에서 축삭종말로 전파된다.
- 활동전위의 빠른 탈분극 단계는 나트륨통로가 열려 나트륨이온이 세포 내로 이동하기 때문에 생긴다.
- 재분극 단계는 나트륨통로가 닫히고 칼륨통로가 열려, 칼륨이 세포 밖으로 나가기 때문에 생긴다.
- 후과분극은 칼륨통로가 느리게 닫히면서 잠깐동안 칼륨이 세포 밖으로 계속 나가기 때문에 생긴다.
- 전압-작동 나트륨통로는 활성 관문과 불활성 관문을 가지는데, 관문의 배열로 나트륨통로는 세 개의 상태로 존재한다: 닫혀 있지만 열릴 수 있는 상태, 열려 있는 상태, 닫혀 있고 열릴 수 없는 상태.
- 활동전위는 실무율을 나타내는데, 이것은 활동전위의 크기가 활동전위를 일으킨 자극의 세기에 따라 다르지 않다는 것을 의미한다.

- 자극의 세기는 활동전위의 빈도로 암호화되어, 자극이 클수록 단위시간당 생성되는 활동전위의 수가 많다.
- 절대 불응기와 상대 불응기는 활동전위가 한 방향으로만 흐르도록 하고 활동전위의 빈도를 제한한다.

7.5 신경 안정성의 유지

- Na^+/K^+ 펌프는 나트륨과 칼륨의 농도기울기를 안정시킴으로써 막전위를 형성하는 화학기울기를 만들어낸다.
- Na^+/K^+ 펌프는 막을 통과했던 나트륨과 칼륨이온들을 되돌림으로써 농도기울기가 사라지는 것을 막기도 한다.

8 시냅스 전달과 신경통합

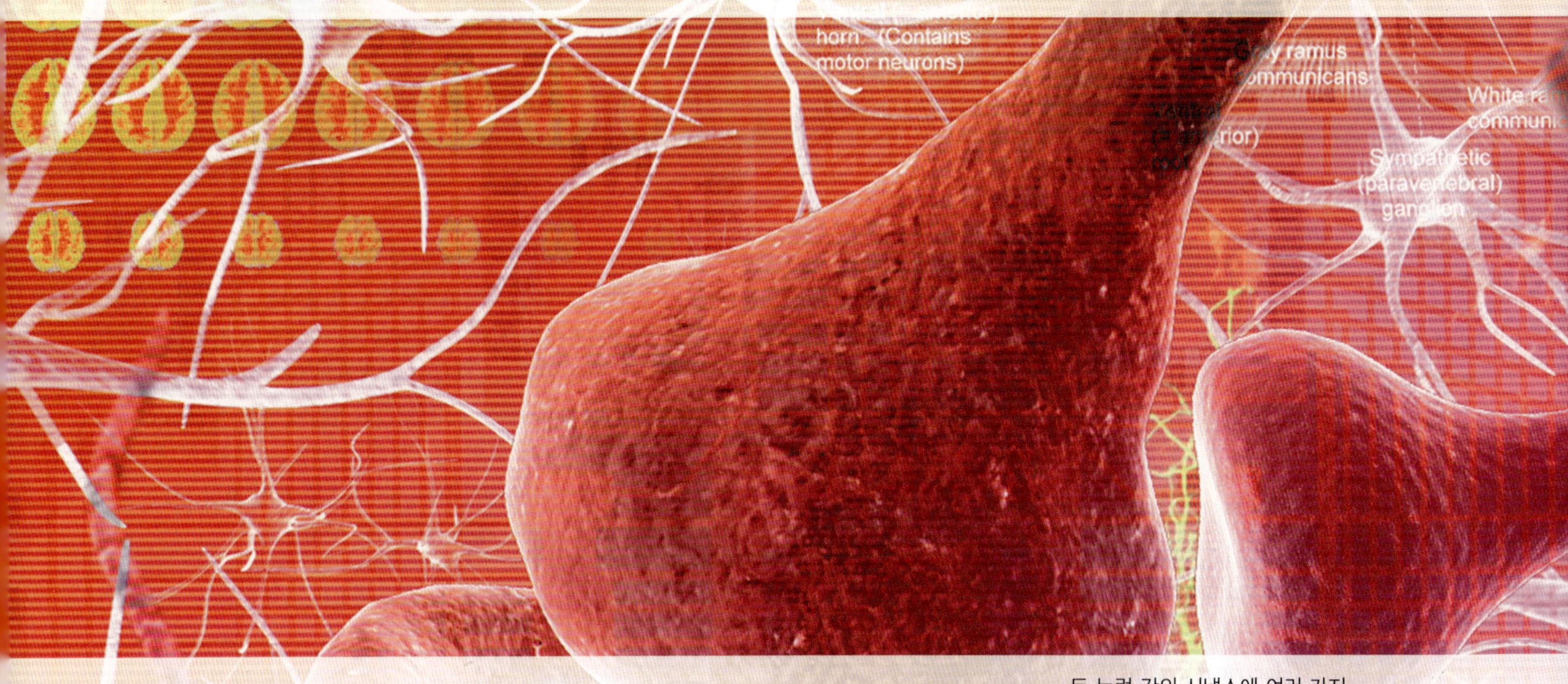

두 뉴런 간의 시냅스에 여러 가지 요소들을 혼성한 컴퓨터 도판

개요

재니스(Janice)는 대학체조팀 소속이다. 한 대회에서 그녀는 고르지 않은 평행봉에서 착지하는 중 높은 바를 잡는 것을 실수하여 옆쪽으로 떨어졌는데 왼쪽 팔이 몸에 깔렸다. 그 충격으로 팔이 부러져 통증이 매우 큰 심각한 손상을 입었다. 그녀는 경기장에서 병원으로 옮겨졌고, 의사는 재니스에게 모르핀(morphine)을 주사하였다. 몇 분 후 통증이 가라앉기 시작했다.

양귀비의 산물인 모르핀이 재니스의 통증을 어떻게 진정시켰는가? 그 답은 뉴런들이 신경전달물질을 통하여 의사소통하는 방법과 관련되어 있다. 모르핀은 중추신경계 뉴런에서 자연히 생성되는 모르핀-유사 신호전달자인 **엔케팔린**(*enkephalin*)과 **엔도르핀**(*endorphin*)의 수용체에 결합할 수 있다. 그 결과로 모르핀은 통증신호의 전달을 억제한다.

이 장에서는 엔케팔린을 비롯한 신경전달물질들이 시냅스이후뉴런의 수용체에 결합함으로써 시냅스를 통하여 의사소통하는 것에 대하여 설명한다. 화학 신호전달자가 수용체에 결합함으로써 작용하는 신체의 모든 부위는 약물의 잠재적 표적이 된다.

학습목표 이 장을 학습한 후 다음을 할 수 있어야 한다.

- 화학 시냅스와 전기 시냅스의 차이를 서술할 수 있어야 한다.
- 화학 시냅스를 통한 의사소통을 서술하고 그리고 신경전달물질이 방출되는 방법을 설명하고 신경전달물질이 방출된 후에 어떻게 작용하는지를 서술할 수 있어야 한다.
- 시냅스에서의 빠른 반응과 느린 반응을 비교할 수 있어야 한다.
- 신경통합의 과정과 이 과정에서 축삭둔덕의 역할을 서술할 수 있어야 한다.
- 신경전달물질의 화학적 구조, 합성, 분해, 신호전달 기작을 포함하여 신경전달물질의 주요 부류를 서술할 수 있어야 한다.

시작하기 전

다음 주제를 숙지하고 있어야 한다.

- 틈새이음
- 세포외배출
- 막전위
- 계단전위
- G 단백질
- 카테콜아민 합성
- 단백질 합성

7장에서 뉴런은 계단전위와 활동전위 형태의 전기신호를 만들어 세포의 한 부위에서 다른 부위로 메시지를 전달한다는 것을 배웠다. 이 장에서는, 전기신호가 어떻게 하여 시냅스에서 뉴런들 사이의 의사소통이 되는지를 배운다.

신경계에는 전기 시냅스와 화학 시냅스의 두 유형의 시냅스가 있다. **전기 시냅스(electrical synapse)**는 전기신호가 틈새이음(2장에 서술됨)을 통하여 한 뉴런에서 다른 뉴런으로 전달되게 한다. **화학 시냅스(chemical synapse)**는 신경전달물질의 방출을 통하여 작용함으로써 표적세포에 신호전달 기작(5장에 서술됨)을 활성화한다.

8.1 전기 시냅스

전기 시냅스는 뉴런과 뉴런의 사이 또는 뉴런과 신경아교세포의 사이에 존재한다. 전기 시냅스에서 인접한 세포들의 원형질막은 틈새이음에 의하여 서로 연결되어 있어서, 한 세포에서 생성된 전기신호는 틈새이음을 통한 이온의 이동에 의하여 인접 세포로 직접 운반된다. 2차 전령 분자도 이 틈새이음을 통하여 이동할 수 있다.

중추신경계에 전기 시냅스가 존재한다는 것은 수십 년 동안 알려져 왔지만, 이 시냅스의 기능은 지금에야 밝혀지고 있다. 이전의 연구들은 신경계의 발달에서 전기 시냅스의 중요성을 제시하였는데, 이는 이 책의 범위를 벗어난 주제다. 최근의 많은 연구들은 전기 시냅스가 성인의 뇌에서 신호를 전달함을 시사한다.

전기 시냅스는 세포들의 전기적 활성을 동시화시키는 인접한 뉴런들 간의 의사소통이 빠르게 이루어질 수 있게 한다. 의사소통은 주로 양방향으로 되지만, 일부 틈새이음에서는 전류가 한 방향으로만 흐른다. 틈새이음(gap junction)을 통하여 탈분극 전류나 과분극 전류가 퍼질 수 있어서, 동일한 시냅스에서의 의사소통은 흥분성이거나 억제성일 수 있다. 전기 시냅스는 항상 작동하는 것도 있고, 특정 조건하에서만 전류를 흐르게 하는 관문 기작을 가진 것도 있다.

전기 시냅스는 눈의 망막과 대뇌겉질의 일부 지역에서 신호전달에 작용한다. 전기 시냅스는 주기적 과정의 하나인 호흡을 조절하는 뇌줄기의 영역들에도 존재한다. 틈새이음에 의하여 흡기를 담당하는 뉴런들은 확실하게 동시화된다. 자극호르몬들을 방출하는 시상하부의 뉴런들은 같은 자극호르몬들을 방출하는 시상하부의 다른 뉴런들과 틈새이음에 의하여 연결되어 있기 때문에 뉴런들의 활성이 동시화됨으로써 자극호르몬들이 한꺼번에 방출된다. 그렇지만 전기 시냅스의 기능에 관하여 아직 모르는 것들이 많이 있다.

신경계에 존재하는 거의 대부분의 시냅스는 화학 시냅스이고 화학 시냅스는 기능의 관점에서는 훨씬 더 많이 밝혀져 있다. 이제는 이 장의 나머지 주제인 화학 시냅스를 살펴보자.

8.2 화학 시냅스

거의 모든 뉴런은 화학 시냅스에서 다른 뉴런으로 메시지를 전달한다. 화학 시냅스에서 뉴런은 활동전위가 축삭종말에 도착한 것에 반응하여 세포외액으로 신경전달물질을 분비한다. 그런 후에 신경전달물질은 2차 세포의 원형질막에 존재하는 수용체에 결합하여 전기신호를 유발하는데, 이 전기신호는 수많은 조건들에 따라 활동전위를 일으킬 수도 있고 그러지 못할 수도 있다.

한 뉴런은 다른 뉴런들과 시냅스를 형성하거나 또는 근육세포나 샘세포와 같은 효과기 세포들과 시냅스를 형성할 수 있다. 근육과 샘은 보통 **효과기 기관**(*effector organ*)이라고 하고, 한 뉴런과 효과기 세포 간의 시냅스를 **신경효과기연접부**(*neuroeffector junction*)라고 한다. 11장과 12장에서 더 자세히 살펴볼 것인데, 신경효과기연접부는 뉴런-뉴런 시냅스에 관하여 여기서 제시된 똑같은 기본 법칙에 따라 작동한다. 혀의 미뢰에 있는 미각수용체 세포에서처럼 몇 가지 경우 비신경세포들이 뉴런들과 시냅스를 형성할 수 있다(10장).

화학 시냅스의 기능적 구조

그림 8.1은 전형적인 뉴런-뉴런 시냅스에서의 가능한 배열을 나타낸다. 2차 뉴런으로 신호를 전달하는 1차 뉴런을 **시냅스이전뉴런(presynaptic neuron)**이라고 부른다. 1차 뉴런으로부터 신호를 받는 2차 뉴런을 **시냅스이후뉴런(postsynaptic neuron)**이라고 부른다. 시냅스이전뉴런과 시냅스이후뉴런 사이의 좁은 공간은 **시냅스틈**

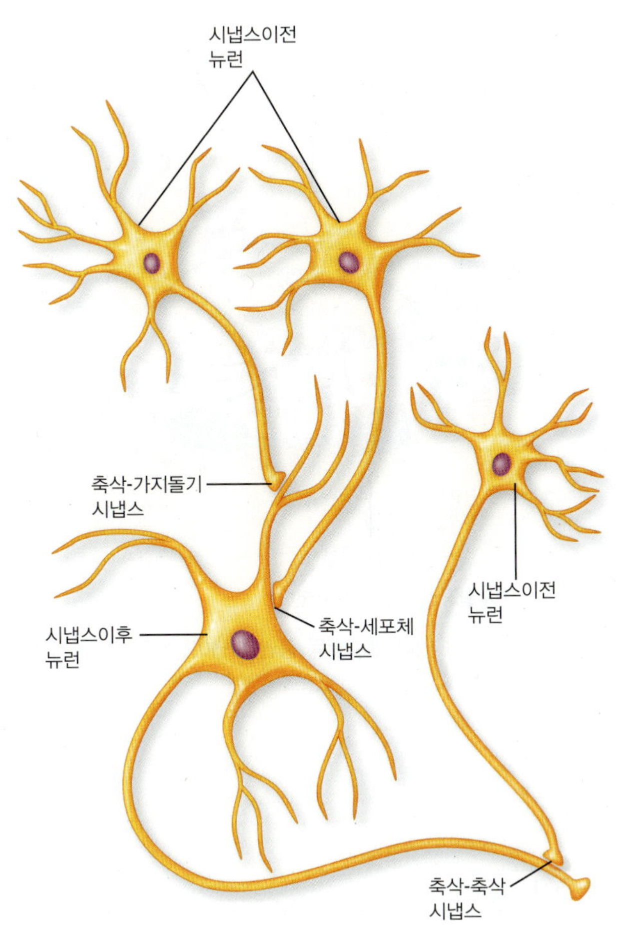

그림 8.1 뉴런과 뉴런 간의 화학 시냅스. 시냅스는 가지돌기(축삭-가지돌기 시냅스)에서, 세포체(축삭-세포체 시냅스)에서, 혹은 또 다른 축삭(축삭-축삭 시냅스)에서 이루어진다.

새(synaptic cleft)라고 불리는데, 보통 30~50 nm 넓이다(1 nm = 10^{-9} m). 화학 시냅스를 통한 신호표시는 한 방향으로 이루어지는데, 시냅스이전뉴런이 시냅스이후뉴런으로 신호를 전달한다.

시냅스이전뉴런들 대부분의 축삭종말은 시냅스이후뉴런의 가지돌기와 시냅스를 이루는데, 이 경우의 시냅스를 축삭-가지돌기 시냅스라고 한다. 하지만 축삭종말과 다른 뉴런의 세포체 간의 시냅스인 축삭-세포체 시냅스도 생기는데, 축삭-가지돌기 시냅스와 똑같이 작용한다. 간혹, 시냅스이전뉴런의 축삭종말이 시냅스이후뉴런의 축삭종말과 시냅스를 이루는데, 이 경우의 시냅스를 축삭-축삭 시냅스라고 한다. 축삭-축삭 시냅스는 축삭-가지돌기 시냅스와 축삭-세포체 시냅스에서의 의사소통을 조정하는 특별한 기능을 가지는데, 이 장의 뒤에 서술될 것이다. 가지돌기-가지돌기 시냅스도 존재하는데, 이 시냅스의 기능은 이 책에서 다룰 분야가 아니다. 다음의 서술은 축삭-가지돌기 시냅스와 축삭-세포체 시냅스에 관한 것이다.

그림 8.2는 하나의 시냅스와 그 시냅스를 통한 신호전달 기작을 확대한 것이다. 모든 경우에 시냅스이전뉴런의 축삭종말은 신경전달물질을 시냅스틈새로 방출한다. 일단 신경전달물질은 시냅스틈새로 방출되면 시냅스틈새를 통하여 빠르게 확산하여 시냅스이후뉴런의 수용체에 결합한다. 신경전달물질의 수용체와의 결합은, 5장에서 서술한 것처럼, 신호전달 기작에 의하여 시냅스이후뉴런의 반응을 일으킨다.

시냅스이전뉴런의 축삭종말에는 **시냅스소포(synaptic vesicle)**라고 하는 막으로 둘러싸인 작은 구획들이 무수히 들어 있고, 이 소포는 신경전달물질 분자들을 저장하고 있다는 것을 주목하자. 대부분의 신경전달물질은 축삭종말의 세포질에서 합성되는데, 여기에 신경전달물질의 합성에 필요한 효소들이 존재한다. 신경전달물질은 합성된 후에 시냅스소포로 능동수송되어, 세포외배출에 의하여 최종적으로 방출될 때까지 저장된다.

세포기질의 칼슘이 세포외배출에 의하여 신경전달물질의 방출을 유발한다. 7장에서 뉴런의 막에는 뉴런의 부위에 따라 여러 가지 유형의 이온통로들이 포함되어 있음을 기억하자. 축삭종말의 막에는 전압-작동 칼슘통로가 매우 풍부하다. 이 칼슘통로는 축삭종말이 탈분극했을 때 열리는데, 이것은 활동전위가 축삭종말에 도착했을 때 일어난다(그림 8.2b-①). 칼슘통로가 열리면(그림 8.2b-②), 칼슘이 전기화학적 기울기를 따라 축삭종말로 들어가 축삭종말 세포기질의 칼슘 농도를 증가시킨다. 칼슘은 시냅스소포가 축삭종말 막의 내면에 존재하는 부착 부위와 융합하게 함으로써 세포외배출을 일으키고, 그 결과 신경전달물질이 시냅스틈새로 방출된다(그림 8.2b-③).

방출되는 신경전달물질의 양은 축삭종말 세포기질의 칼슘 농도에 의존하는데, 이 칼슘 농도는 시냅스이전뉴런에서의 활동전위의 빈도에 의존한다. 한 개의 활동전위가 생기고 난 후에, 신경전달물질의 방출은 수 밀리초 이내에 멈추는데, 이것은 전압-작동 칼슘통로가 열린 직후에 바로 닫히고 그리고 기본적으로 지속하여 칼슘을 축삭종말 밖으로 능동수송함으로써 세포기질의 칼슘 농도를 안정 수준으로 되돌리기 때문이다. 하지만 시냅스틈새에서 신경전달물질이 제거되기 전에 두 번째 활동전위가 도착하면, 세포기질의 칼슘 수준은 증가한다. 세포기질 칼슘 수준의 증가 때문에 시냅스이전뉴런은 더 많은 신경전달물질을 방출하게 되고, 이로 인하여 시냅스틈새에는 신경전달물질의 양이 증가한다. 짧은 시간 동안에 일련의 활동전위가 축삭종말에 도착하면, 세포기질의 칼슘 농도는 훨씬 더 많이 증가하여 신경전달물질도 훨씬 더 많이 방출된다. 그러므로 시냅스틈새의 신경전달물질의 농도는 활동전위 빈도의 증가에 따라 증가한다.

시냅스틈새로 방출된 신경전달물질 분자는 축삭종말에서 시냅스이후뉴런으로 확산하여, 시냅스이후뉴런의 수용체에 결합함으로써 (그림 8.2b-④) 시냅스이후뉴런에서 반응을 일으킨다(그림 8.2b-⑤). 신경전달물질 분자가 수용체에 결합하는 것은 순간적이며 가역적인 과정이다[**Toolbox: 리간드-단백질 상호작용**(3장)을 보라]. 신경전달물질 분자가 방출된 후에 시냅스틈새에 무한정 남아 있으면, 신경전달물질 분자는 계속 반복하여 수용체에 결합하여 시냅스이후뉴런에서 지속적인 반응을 일으킬 것이다.

신경전달물질은 수용체에 계속하여 결합하지 않는데, 그 이유는 많은 과정들에 의하여 시냅스틈새의 신경전달물질이 빠르게 제거되기 때문이다. 이렇게 함으로써 신호는 종결된다. 어떤 신경전달

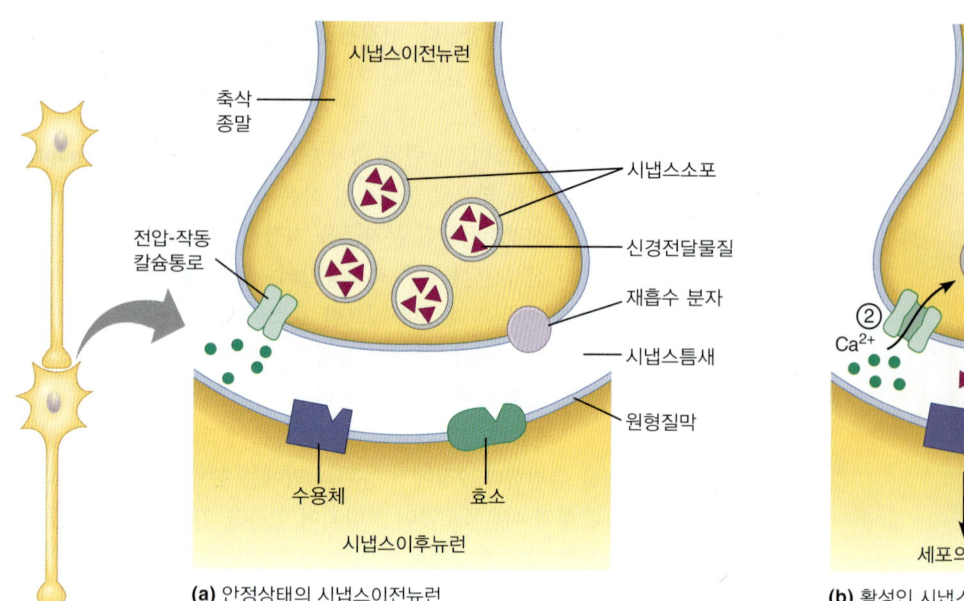

(a) 안정상태의 시냅스이전뉴런

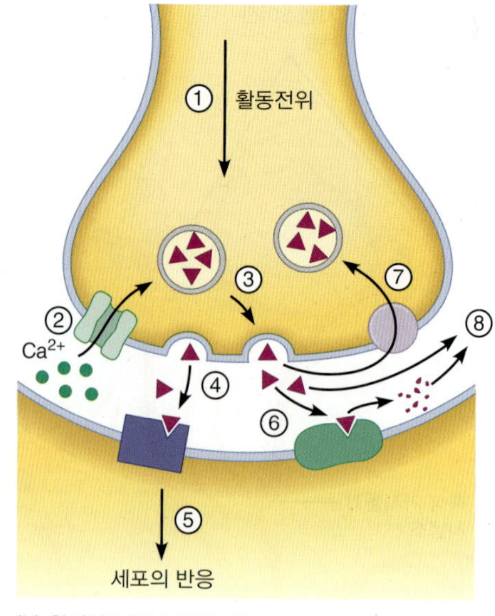

(b) 활성인 시냅스이전뉴런

그림 8.2 시냅스의 기능적 구조. **(a)** 안정상태의 뉴런. 칼슘통로는 닫혀 있고, 신경전달물질은 방출되지 않고 있다. **(b)** 활동 중인 시냅이전뉴런. 각 단계에 대한 서술은 본문을 보라.

물질 분자들은 효소들에 의하여 분해되는데, 효소는 시냅스이후뉴런의 원형질막(그림 8.2b-⑥)이나 시냅스이전뉴런의 원형질막에, 근처의 신경아교세포의 원형질막에, 시냅스틈새의 간질액에, 또는 심지어 시냅스이전뉴런이나 신경아교세포의 세포질에 존재한다. 다른 신경전달물질 분자들은 재흡수라고 부르는 과정에 의하여 자신을 방출한 시냅스이전뉴런으로 능동수송된다(그림 8.2b-⑦). 뉴런 내에서 재흡수된 신경전달물질은 보통 분해되고 그 분해산물은 새로운 신경전달물질을 합성하는 데 재이용된다. 시냅스틈새에 아직까지 남아 있는 신경전달물질 분자들은 단순확산에 의하여 시냅스틈새에서 사라진다(그림 8.2b-⑧). 신경전달물질 분자들은 수용체에 결합되어 있지 않는 한, 방금 서술한 과정들 중 하나를 겪는다. 그런 결과로 신경전달물질은 시냅스이전뉴런에서 방출된 후 보통 수 밀리초 동안만 시냅스틈새에 존재한다.

지식 활용하기

여러 가지 의약품들은 신경전달물질을 특이적으로 재흡수하거나 신경전달물질을 분해하는 효소의 활성을 감소시킴으로써 작용한다. 이런 종류의 억제제가 시냅스틈새에서 신경전달물질의 농도에 미치는 효과와 그 결과로 일어나는 시냅스를 통한 의사소통에 미치는 효과를 서술하라.

활동전위가 축삭종말에 도착한 때부터 시냅스이후뉴런에서 반응이 일어날 때까지 약 0.5~5밀리초가 걸린다. **시냅스 지연(synaptic delay)**이라고 하는 이 시간지연은 대부분 칼슘이 신경전달물질의 세포외배출을 일으키는 데 필요한 시간 때문에 생긴다. 시냅스틈새에서 신경전달물질이 수용체로 확산하는 것은 너무 빨라서 그 시간은 무시할 정도다.

퀵테스트 8.1

1. 화학 시냅스와 전기 시냅스 간의 근본적인 차이는?
2. 화학 시냅스에서 일어나는 신호의 전달 과정에 포함된 단계들을 나열하라.
3. 방출된 신경전달물질을 시냅스틈새에서 제거하는 세 개의 과정은?

화학 시냅스에서 신호전달의 기작

시냅스이전뉴런에서 방출된 신경전달물질은 5장에서 서술한 신호전달 기작을 통하여 시냅스이후뉴런에서 반응을 유도한다. 신경전달물질은 시냅스이후뉴런에서 빠른 반응 또는 느린 반응을 유도할 수 있다.

빠른 반응은 신경전달물질이 **통로-결합 수용체(channel-linked receptor)**에 결합했을 때 일어나는데(**그림 8.3a**), 이 수용체를 **이온자극수용체(ionotropic receptor)**라고도 부른다. 모든 통로-결합 수용체는 리간드-작동 관문통로다(7장). 신경전달물질이 이온통로에 결합하면, 특이적인 이온이 원형질막을 투과할 수 있게 되어 시냅스이후뉴런의 전기적 특성이 변한다. 전형적인 반응은 막전위의 변화로서 **시냅스후전위(postsynaptic potential, PSP)**라고 불리는데, 이 전위는 신경전달물질이 수용체에서 떨어지자마자 바로 이온통로가 닫히기 때문에 매우 빠르게 생겼다가 빠르게 사라진다(보통 수밀리초 이내).

반면, 느린 반응은 G 단백질-결합 수용체를 통하여 매개되는데, 이 수용체를 **대사자극수용체(metabotropic receptor)**라고도 부른

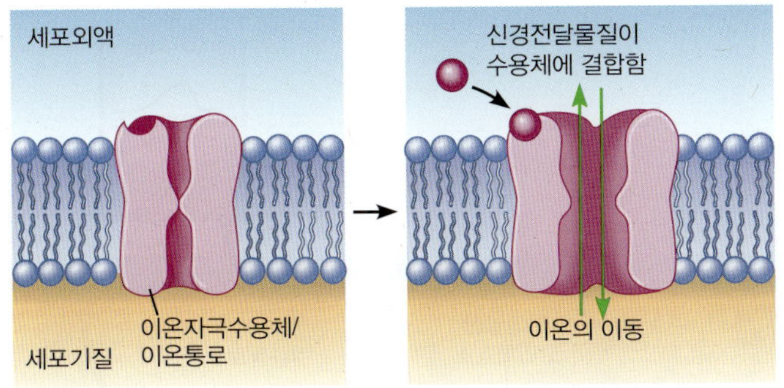

(a) 빠른 반응

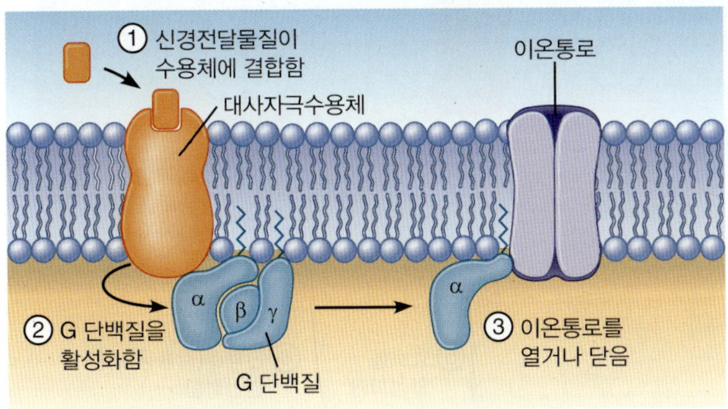

(b) 느린 반응, 직접 연결됨

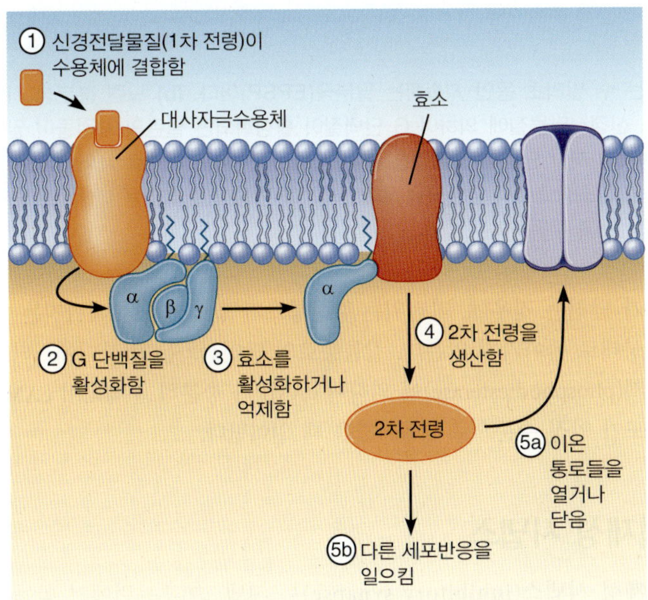

(c) 느린 반응, 2차 전령 시스템

그림 8.3 화학 시냅스에서의 신호전달 기작. (a) 통로-결합 수용체에서의 빠른 반응. 왼쪽 패널 틀은 신경전달물질이 없을 때 이온통로가 닫힌 상태를 보여준다. 오른쪽 패널 판은 신경전달물질이 수용체에 결합했을 때 이온통로가 열리는 것을 보여준다. **(b, c)** 신경전달물질 수용체가 G 단백질에 연결되어 있는 느린 반응. 두 개의 느린 반응 모두에서 신경전달물질과 수용체의 결합으로 G 단백질이 활성화된다. 직접 연결에서는 G 단백질이 이온통로를 열거나 닫음으로써 세포의 전기적 특성을 변하게 한다. G 단백질이 2차 전령 시스템의 한 부분으로서 작용할 때는 G 단백질이 2차 전령을 만들어내는 효소를 활성화하거나 억제하고, 2차 전령이 이온통로를 열거나 닫든지, 아니면 다른 반응을 일으킨다.

다. 신경계에서 G 단백질은 특정 시냅스에 따라 이온통로들을 열거나 닫을 수 있다. G 단백질에 의하여 조절되는 이 이온통로는 신경전달물질의 결합에 빠른 반응을 매개하는 이온통로보다 훨씬 느리게 반응하는데, 그 반응은 시냅스에 따라 수 밀리초에서 수 시간까지 지속되지만 그 궁극적인 효과는 같다. 즉 일반적으로 이온통로의 개방이나 폐쇄에 의하여 특정 이온에 대한 시냅스이후뉴런의 투과성이 변함으로써 막전위가 변하게 된다. G 단백질은 수용체와 이온통로 사이를 직접 연결할 수도 있고(그림 8.3b), 2차 전령이 이온통로의 상태에 영향을 미치는 2차 전령 시스템을 활성화하거나 억제할 수도 있다(**그림 8.3c**).

요약하면, 신경전달물질은 이온통로의 개방이나 폐쇄를 유발하고, 이것이 전형적으로 막전위의 변화를 일으킴으로써 시냅스이후뉴런에 그 효과를 발휘한다. 열리거나 닫힌 이온통로의 종류에 따라 그 결과 생기는 막전위의 변화는 탈분극되거나 과분극될 수 있다. 탈분극은 막전위를 활동전위 생성의 문턱에 더 가까워지게 하므로 흥분성이고, 마찬가지로 과분극은 막전위를 문턱에서 더 멀어지게 하므로 억제성인 것을 기억하자. 어떤 시냅스에서든 반응의 방향은 항상 같고, 시냅스는 흥분성인지 또는 억제성인지로 구분된다.

흥분성 시냅스

흥분성 시냅스(excitatory synapses)는 시냅스이후뉴런의 막전위를 활동전위를 일으키는 데 필요한 문턱으로 더 가까워지게 하는 시냅스다. 즉 흥분성 시냅스는 시냅스이후뉴런을 탈분극시킨다. 이 탈분극은 **흥분성 시냅스후전위(excitatory postsynaptic potential, EPSP)**라고 불리는데, 빠른 반응이나 느린 반응으로 일어날 수 있다. EPSP는 탈분극의 크기가 수용체에 결합하는 신경전달물질이 많을수록 증가하는 계단전위다. 모든 계단전위들의 경우처럼, 탈분극은 시작된 부위(흔히 가지돌기나 세포체)에서 가장 크고, 축삭둔덕 쪽으로 이동해가면서 감소한다.

빠른 EPSP는 일반적으로 신경전달물질 분자가 시냅스이후세포의 수용체에 결합함으로써 생기는데, 이 과정에서 크기가 작은 양이온(나트륨과 칼륨)을 통과시키는 이온통로들이 열린다(**그림 8.4a**). 안정막전위에서 칼륨은 나트륨보다 평형에 훨씬 더 가까이 있다는 것을 상기하라. 그러므로 나트륨이온을 세포 안으로 이입시키는 전기화학적 추진력은 칼륨을 세포 밖으로 배출시키는 것보다 훨씬 더 크다. 그래서 나트륨과 칼륨 둘 다 통과시키는 이온통로가 열렸을 때, 세포 밖으로 배출하는 칼륨보다 더 많은 나트륨이온이 세포 안으로 유입함으로써 순 탈분극을 일으킨다. 빠른 EPSP는 겨우 수 밀리초에서 수백 밀리초까지 지속될 수 있다.

느린 EPSP는 여러 가지 기작에 의하여 생길 수 있는데, 한 기작으로 cAMP에 의하여 칼륨통로가 닫히는 경우이다(그림 8.4b). ①

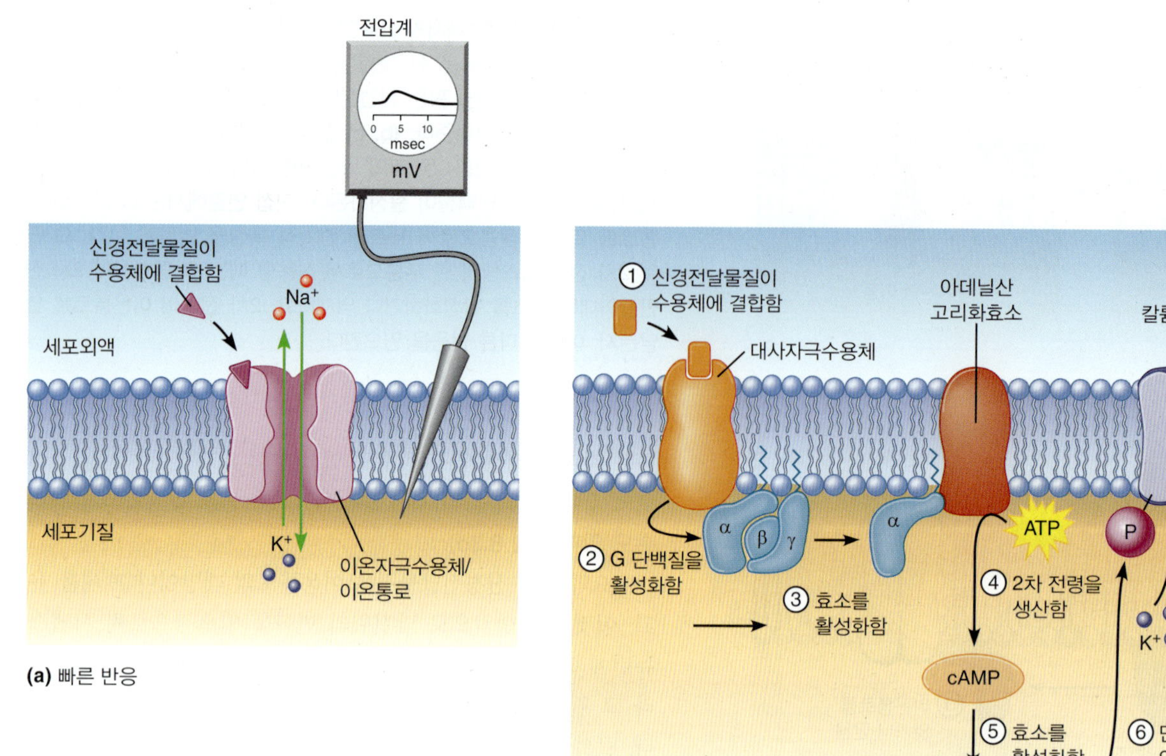

그림 8.4 흥분성 시냅스. 뉴런에 전극을 삽입하고 전압계에 연결하여 세포의 전기적 활성을 측정할 수 있다. 이 그림과 다음의 그림들에 있는 전압계의 종류는 오실로스코프(oscilloscope)다. **(a)** 빠른 흥분성 시냅스. 신경전달물질이 이온통로를 개방함으로써 나트륨은 세포 안으로 들어가고 칼륨은 세포 밖으로 나가게 한다. 나트륨 유출이 칼륨 유입보다 더 커서 순 효과는 수 밀리초 동안 지속하는 탈분극(EPSP)이다. **(b)** 느린 흥분성 시냅스. 신경전달물질에 의하여 G 단백질이 활성화되면 일련의 사건들이 일어난다. 마지막 단계에서 칼륨통로가 인산화되면 세포 밖으로 새어나가는 칼륨이 감소함으로써 탈분극을 일으킨다. 이 반응이 일어나는 데 수 초가 걸리는 것에 주목하라.

신경전달물질이 수용체에 결합하여 ② G 단백질을 활성화하면, ③ G 단백질이 아데닐산 고리화효소(adenylate cyclase)를 활성화하고, ④ 아데닐산 고리화효소는 ATP를 cAMP로 전환한다. ⑤ cAMP는 2차 전령으로 작용하여 단백질인산화효소 A(protein kinase A)를 활성화하고, ⑥ 단백질인산화효소 A는 칼륨통로에 인산기를 첨가한다. ⑦ 인산화된 칼륨통로는 닫힌다.

칼륨통로가 인산화되기 전에 통로는 열려 있었고, 칼륨은 세포 밖으로 새어 나가고 있는 반면, 나트륨은 세포 안으로 새어 들어가고 있었다. 나트륨이 새는 것과 칼륨이 새는 것은 서로 균형이 잡혀 있었기 때문에 막전위의 변화는 일어나지 않고 있었다. 인산화에 의하여 칼륨통로가 닫혔을 때 세포 밖으로 새어 나가는 칼륨은 더 적어진다. 이 순 효과는 탈분극이다. 그 이유는 나트륨 투과성은 변하지 않은 채 칼륨 투과성이 감소하면 막전위는 칼륨 평형전위에서 멀어져서 나트륨 평형전위 쪽으로 이동하기 때문인데, 이것은 나트륨 투과성이 증가한 것과 똑같은 효과이다.

빠른 EPSP와 비교해보면, 느린 EPSP는 보다 느리게 생성되고 보다 더 오래(수 초~수 시간) 지속된다. cAMP-의존적으로 칼륨통로가 닫히는 경우에, 막전위는 칼륨통로가 탈인산화될 때까지는 안정상태로 돌아가지 않는다. 칼륨통로의 탈인산화는 인산디에스터라아제(phosphodiesterase)에 의하여 cAMP가 충분히 분해되어 cAMP 농도가 안정 수준으로 되돌아갔을 때 일어난다.

억제성 시냅스

억제성 시냅스(inhibitory synapse)는 시냅스이후뉴런에서 활동전위가 생성될 가능성을 감소시키는 시냅스다. 시냅스에서 억제가 일어날 수 있는 여러 기작들이 있다. 가장 일반적인 기작은 시냅스이후뉴런을 과분극시킴으로써 시냅스이후뉴런의 막전위가 활동전위를 일으키는 문턱에서 멀어지게 하는 것이다. 두 번째 기작은 활동전위를 일으키는 문턱보다 작게 막전위를 안정시키는 것이다. 두 기작은 일반적으로 칼륨통로나 염소통로의 개방을 포함한다. 마지막 기작은 보다 복잡한데, 두 종류 이상의 이온들을 통과시키는 이온통로를 포함한다. 한 통로를 통하여 두 종류의 이온들이 통과할 수 있을 때, 두 이온은 막전위를 자신이 안정하게 될 쪽으로 몰아간다. 그 안정

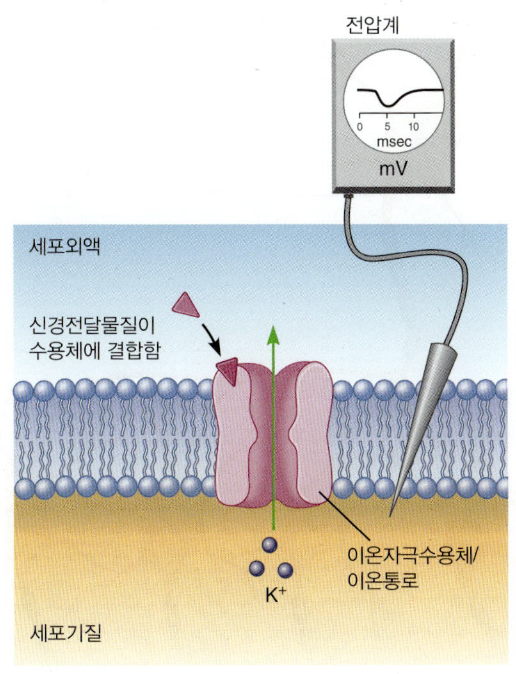

그림 8.5 칼륨통로가 관련된 억제성 시냅스. 이 형태의 억제성 시냅스에서, 칼륨통로는 신경전달물질과 수용체의 결합에 의하여 열린다. 칼륨은 세포 밖으로 새어나감으로써 세포를 과분극시켜 IPSP를 만들어낸다.

된 막전위가 활동전위를 일으키는 문턱보다 작다면 그것은 활동전위가 생성될 가능성을 감소시키는 것이고 그래서 이 시냅스는 억제성이다. 이 마지막 유형의 기작을 자세히 다루지 않을 것인데, 그 과정은 다음에 염소통로를 가지고 막이 안정화되는 것을 서술할 것과 비슷하다.

신경전달물질이 칼륨통로를 열리게 했을 때, 칼륨은 세포 밖으로 나가 세포를 과분극시킨다(**그림 8.5**). 이 과분극을 **억제성 시냅스후전위(inhibitory postsynaptic potential, IPSP)**라고 부른다. IPSP는 EPSP와 마찬가지로 계단전위이므로 신경전달물질이 수용체에 많이 결합할수록 칼륨통로가 많이 열려 과분극은 더 커진다. (EPSP와 기타 모든 계단전위처럼) IPSP는 축삭둔덕으로 이동해 감에 따라 크기가 감소하고, 축삭둔덕에서 과분극은 막전위를 문턱에서 멀어지게 함으로써 시냅스이후뉴런에서 활동전위가 생성될 가능성을 감소시킨다.

신경전달물질이 염소(Cl^-)통로를 열리게 했을 때 일어나는 일은 시냅스이후뉴런의 막을 통한 염소이온의 이동에 작용하는 전기화학적 추진력의 크기와 방향에 따라 결정된다. 염소이온은 음전하를 가지고 있기 때문에, 안정상태의 막전위는 염소를 세포 밖으로 이동시키는 전기적 추진력이다. 하지만 염소이온의 농도는 세포 외부가 내부보다 더 높기 때문에 염소를 세포 안으로 이동시키는 화학적 추진력이 존재한다. 따라서 순 전기화학적 추진력은 문제의 뉴런이 염소 능동수송 펌프를 가지고 있느냐에 달려 있다.

일부 뉴런들에서 염소이온은 세포 밖으로 능동수송됨으로써 세

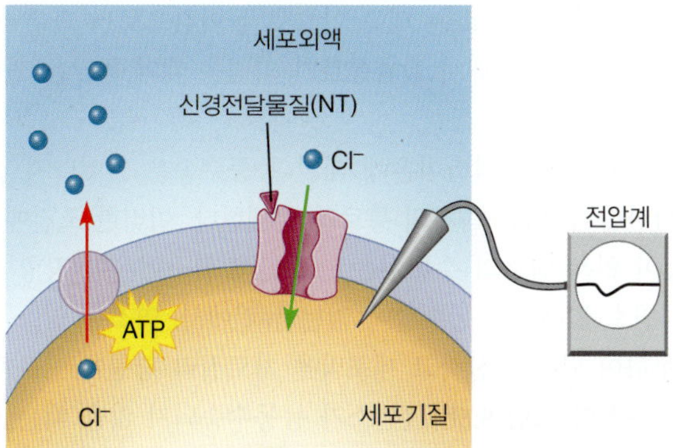

(a) 뉴런이 염소를 세포 밖으로 능동수송한다.

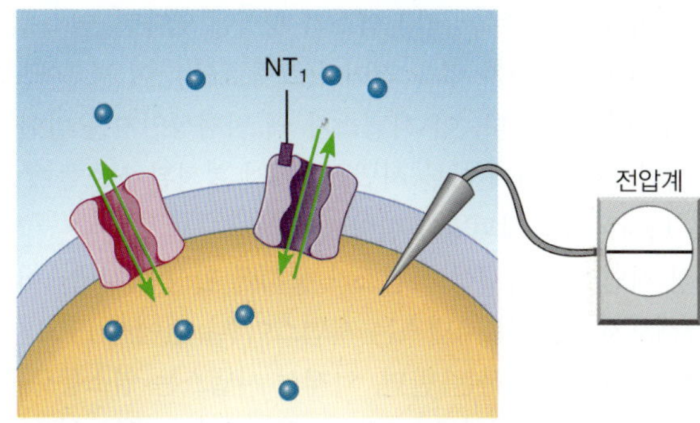

(b) 염소의 능동수송이 없을 때, 염소는 평형상태에 있다.

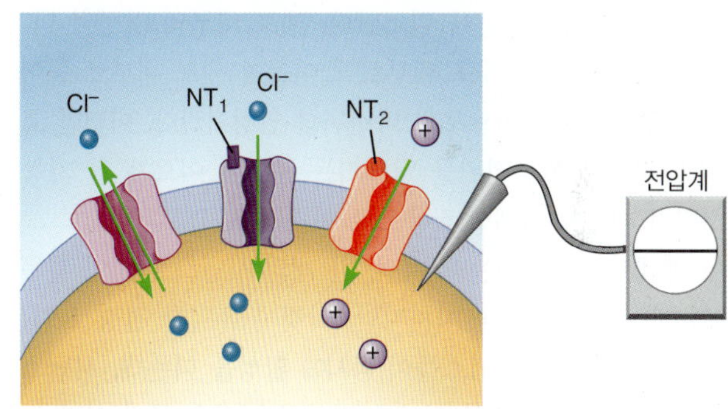

(c) 염소의 능동수송이 없을 때, 흥분성 시냅스가 활성을 가진다.

그림 8.6 억제성 시냅스에서 염소통로의 역할. (a) 염소를 세포 밖으로 능동수송하는 뉴런에서, 신경전달물질의 결합으로 염소통로가 열리고, 염소는 세포 안으로 들어가 세포를 과분극시킨다(IPSP를 유도함). **(b)** 염소의 능동수송은 없고 염소 누출통로를 가진 세포에서 염소는 막을 가로질러 평형상태에 있다. 신경전달물질 1(NT_1)의 결합으로 염소통로가 더 많이 열려도 염소는 이미 평형에 있기 때문에 염소의 순 이동은 생기지 않는다. **(c)** 이 그림의 세포는 두 번째 시냅스를 가지고 있다는 것을 제외하고는 패널 b에 있는 세포와 같다. NT_2가 흥분성 시냅스에 존재하고 있을 때 NT_1이 억제성 시냅스에 존재한다면, NT_2에 의해 열린 통로를 통하여 양이온이 들어가는 것과 동시에 염소가 세포 안으로 들어감으로써 막전위의 변화를 상쇄한다.

포 내부의 염소 농도가 외부보다 매우 낮다(**그림 8.6a**). 따라서 염소는 평형상태에 있지 못하고 염소를 세포 안으로 이동시키는 순 전기화학적 추진력이 존재한다. 신경전달물질이 수용체에 결합하여 염

소통로를 열었을 때, 염소는 세포 안으로 들어감으로써 과분극, 즉 IPSP를 만들어낸다. 그래서 칼륨통로가 열렸을 때와 똑같은 형태의 효과가 일어난다.

다른 뉴런들에서 염소이온에 대한 능동수송은 일어나지 않고, 염소가 확산할 수 있는 약간의 통로가 존재한다. 이러한 조건에서는 능동수송이 없는 염소의 수동수송으로 인해 염소이온이 평형 상태에 있다. 염소에 대한 능동수송이 없는 뉴런에서, 염소는 염소 누출통로를 통하여 단순 확산하고 세포막을 가로질러 평형에 이르게 될 농도로 분포한다(그림 8.6b). (염소가 능동수송되지 않을 때는 막전위가 염소이온의 농도기울기를 결정하는데, 이것은 능동수송에 의하여 유지되는 나트륨과 칼륨의 농도기울기가 안정막전위를 결정하는 것과 대조적이라는 데 주목하라.) 염소가 평형에 있다면, 염소통로가 열려도 막전위에는 변화가 없을 것이다(그림 8.6b). 이 경우에도, 시냅스는 **억제성**이라고 한다. 이 시냅스가 왜 억제성인지를 알아보기 위해, 이 시냅스가 동시에 다른 시냅스들에서 형성된 신호들에 어떻게 영향을 미치는지를 살펴봐야 한다.

흥분성 시냅스와 억제성 시냅스가 동시에 활성인 시냅스이후뉴런을 생각해보자. 흥분성 시냅스는 시냅스이후뉴런에서 EPSP(막전위의 양성 변화)를 유도하는 반면, 억제성 시냅스는 염소통로를 개방한다(그림 8.6c). 그 결과로 EPSP는 감소하거나 또는 없을 수도 있다. 이러한 결과는 막의 탈분극은 염소가 더 이상 평형에 있지 않다는 것을 의미하기 때문에 일어난다. 세포 내부의 양성이 더 커진 전위가 음성인 염소를 세포 내부로 끌어들여 세포 내부로 들어가는 양전하의 영향을 상쇄함으로써 막전위를 안정시킨다. 이러한 효과는 뉴런의 막전위가 활동전위를 일으키는 문턱에 이르게 할 가능성을 감소시키기 때문에 억제성 작용으로 여겨진다.

이 예에서 볼 수 있는 것처럼, 한 개의 시냅스 활성이 활동전위가 생길 가능성에 영향을 미치지만, 이것이 유일한 결정 요인은 아니다. 보통은 수많은 시냅스들이 동시에 활성을 띠는데, 시냅스이후뉴런에서 활동전위의 생성 여부를 결정하는 것은 특정 시간에 도착하는 시냅스 입력들의 특별한 조합이다. 이렇게 결정하는 과정인 **신경통합**(*neural integration*)은 다음에 배울 주제다.

퀵 테스트 8.2

1. 이온자극수용체와 대사자극수용체 중 활성화될 때 빠른 반응을 일으키는 것은?
2. 대사자극수용체의 작동에서 G 단백질의 역할은?
3. G 단백질이 나트륨통로를 닫는 2차 전령을 활성화하면, EPSP와 IPSP 중 어느 것이 생길까? 그리고 그 반응은 빠른가 아니면 느린가?

8.3 신경통합

신경계에서의 의사소통은 일반적으로 하나의 시냅스이전뉴런이 하나의 시냅스로 의사소통하는 과정이 아니다. 일반적으로 한 뉴런의

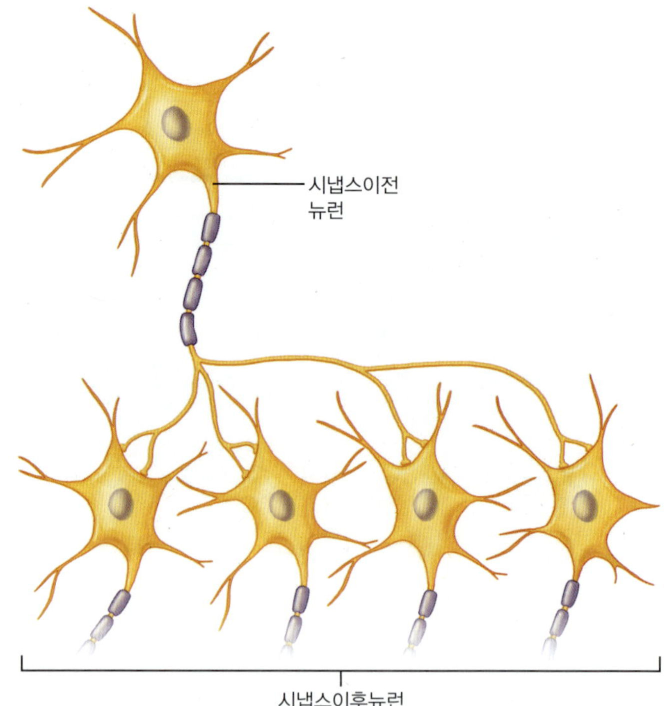

(a) 벌림

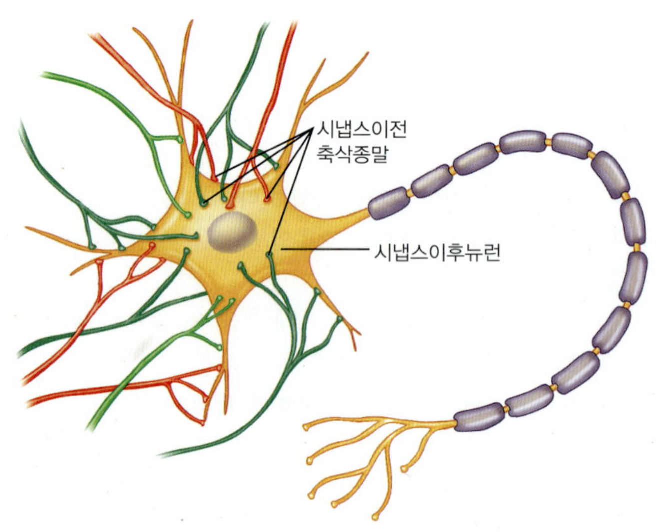

(b) 모음

그림 8.7 벌림과 모음. **(a)** 벌림에서 하나의 뉴런은 여러 개의 다른 뉴런들로 의사소통한다. **(b)** 모음에서 하나의 뉴런은 여러 개의 다른 뉴런들로부터 의사소통을 받는다.

축삭은 여러 개의 곁축삭을 가지고 여러 개의 다른 뉴런들에게 정보를 전달하는데, 이러한 배열을 **벌림**(분산, *divergence*)이라고 한다(**그림 8.7a**). 마찬가지로, 하나의 특정 뉴런은 (수백 또는 수천의) 수많은 뉴런들로부터 정보를 받는데, 이러한 배열을 **모음**(수렴, *convergence*)이라고 한다(그림 8.7b). 모음 때문에 한 개의 시냅스가 홀로 시냅스이후뉴런에서 활동전위의 생성 여부를 결정하지 않는다. 대신에 시냅스이후뉴런의 축삭둔덕은 활성을 띤 모든 시냅스로부터 도

착한 신호들이 사실상 합쳐지는 하나의 통합자로 작용한다. 이러한 가중 과정을 **신경통합(neural integration)**이라고 부르며, 이 과정은 하나의 간단한 규칙에 따라 작동한다. 즉 **축삭둔덕에서의 막전위가 문턱으로 탈분극하면 활동전위가 생기고, 막전위가 문턱 이하이면 활동전위는 생기지 않는다.** 한 개의 EPSP는 시냅스이후뉴런을 문턱으로 탈분극시키기에 충분히 크지 않기 때문에 가중이 필요하다.

가중

EPSP와 IPSP는 계단전위이기 때문에 가중될 수 있다(7장). 이러한 가중은 더해진 시냅스후전위들이 같은 시냅스에서 일어나는지 아니면 다른 시냅스에서 일어나는지에 따라 시간적(*temporal*)이거나 공간적(*spatial*)이 된다.

시간가중

시간가중(*temporal summation*)에서는, 동일한 시냅스에서 한 시냅스후전위가 완전히 사라지기 전에 다음 시냅스후전위가 생성되도록 두 개 이상의 시냅스후전위가 매우 짧은 시간차를 두고 연속하여 생성된다. 이렇게 되면 시냅스후전위들은 중첩되고 그 결과로 생긴 탈분극이나 과분극은 하나의 시냅스후전위보다 더 크다.

그림 8.8a는 세 개의 시냅스이전뉴런 A, B, C로부터 입력을 받는 시냅스이후뉴런의 축삭둔덕에서 막전위를 측정한 것을 나타낸다. 그림 8.8b의 그래프는 시간가중에서의 사건이다. 단순하게, 뉴런 A가 하나의 활동전위를 발사했을 때 신경전달물질을 방출하여 시냅스이후뉴런의 축삭둔덕에서 약 8 mV의 EPSP를 일으킨다고 가정하자. 이 크기는 막을 문턱으로 탈분극시키기에 충분하지 않다(실제로,

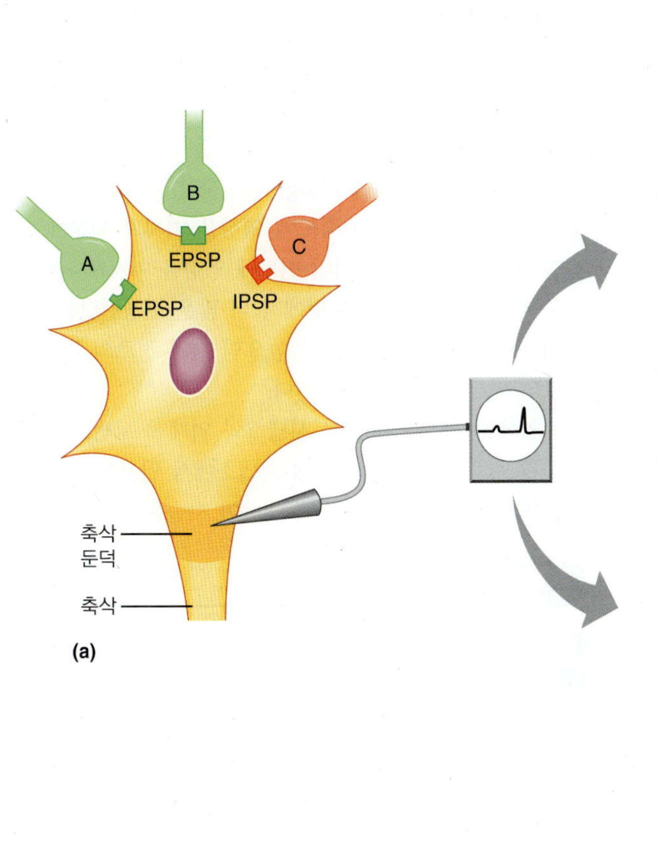

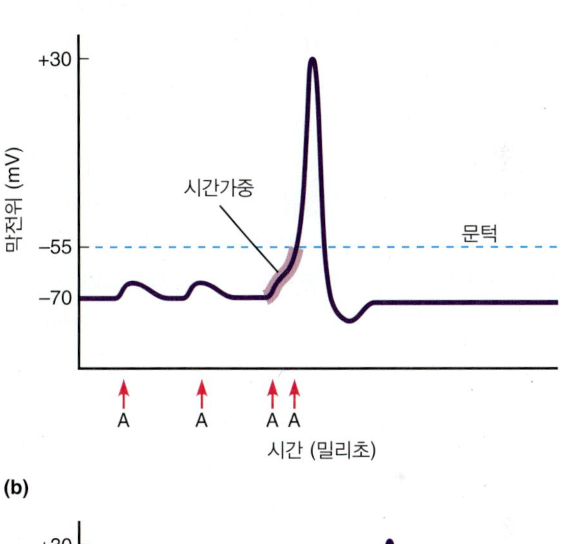

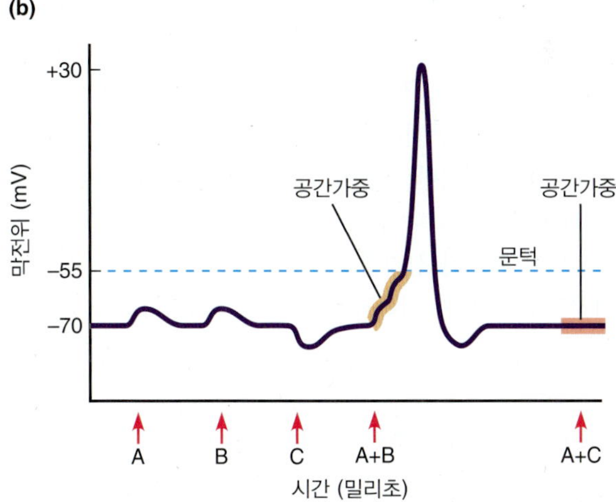

그림 8.8 시간가중과 공간가중. (a) 시냅스이후뉴런은 A와 B로부터 흥분성 입력을 받고, 뉴런 C로부터는 억제성 입력을 받는다. 세 개의 서로 다른 신경전달물질이 관련되어 있다. 축삭둔덕에서 모든 시냅스전위들의 합이 문턱으로 탈분극하면 활동전위가 발생한다. **(b)** 뉴런 A의 시냅스이전 축삭종말에 도착하는 활동전위들이 시간적으로 서로 충분히 가까워져서, 방출된 신경전달물질의 결합에 반응하여 생성되는 EPSP들이 중첩되어 합쳐질 때 시간가중이 일어난다. **(c)** 공간가중은 여러 시냅스들이 동시에 활성일 때 일어난다. 뉴런 A와의 시냅스와 뉴런 B와의 시냅스에서 기원하는 EPSP들이 동시에 생성되면, EPSP들은 합쳐져 문턱에 도달함으로써 활동전위를 일으킨다. 뉴런 A와의 시냅스와 뉴런 C와의 시냅스가 동시에 활성이면, 그 결과로 생긴 EPSP와 IPSP는 서로를 상쇄함으로써 막전위의 변화를 거의 일으키지 않는다.

Q 뉴런 A는 뉴런 B보다 시냅스이후뉴런의 축삭둔덕에 더 가까운 부위에서 시냅스를 이루고 있다. 각 시냅스이전뉴런에서 생긴 하나의 활동전위가 시냅스이후뉴런의 축삭둔덕에서 8 mV를 탈분극시킨다면, 시냅스이전뉴런 A와 B 중 시냅스 부위에서 탈분극을 더 크게 생성해야 하는 것은?

대부분의 EPSP는 크기가 1 mV 이하다). 일단 이 EPSP가 끝나고 막전위가 안정상태의 값으로 되돌아가고 나면, 뉴런 A에서 발사된 두 번째 활동전위가 같은 크기의 또 다른 EPSP를 일으킨다. 그러나 뉴런 A에서 두 개의 활동전위가 시간적으로 더 가까워져서(수 밀리초 이내), 첫 번째 EPSP가 사라지기 전에 두 번째 EPSP가 생성되었을 때, 두 개의 EPSP는 더해진다. 이 경우에 두 EPSP의 합은 충분히 커져서 시냅스이후뉴런을 문턱으로 탈분극시켜 활동전위를 생성한다.

비슷한 방법으로 IPSP도 시간적으로 가중될 수 있음을 주목하라. 억제성 시냅스에서 생성된 두 개의 IPSP가 시간적으로 가깝게 생겼을 때, 두 IPSP는 더해져서 그 결과로 생긴 과분극은 하나의 IPSP에 의하여 생긴 것보다 더 크다. 하지만 도달할 수 있는 과다분극의 정도는 과분극을 일으킨 이온의 평형전위에 의하여 제한된다. 예를 들어 칼륨통로가 열려 과분극되었다면, 칼륨통로가 많이 열릴수록 과분극은 커지지만 막전위가 약 −94 mV(칼륨 평형전위)에 이를 때까지만 커진다. 막전위는 −94 mV를 초과할 수 없고, 막에 존재하는 칼륨통로들 모두가 열렸을 때라도 나트륨 누출통로를 통하여 세포 안으로 들어가는 나트륨이 칼륨 이동의 효과를 상쇄하기 때문에 막전위는 실제로 −94 mV에는 결코 이를 수 없다.

시간가중은 시냅스후전위가 활동전위보다 상당히 오래 지속하기 때문에 일어날 수 있다. 이러한 지속 때문에, 첫 번째 활동전위에 의하여 방출된 신경전달물질이 시냅스틈새에 남아 있는 동안에, 시냅스이전뉴런은 두 번째 활동전위를 발사하여 두 번째 신경전달물질을 방출할 수 있게 된다. 시냅스틈새의 신경전달물질 농도는 더 높아져 이온통로들을 더 많이 개방함으로써 시냅스후전위는 더 커지게 된다. 이와 달리, 시냅스이전뉴런이 두 개의 활동전위를 시간적으로 더 멀리하여 발사하면, 첫 번째 활동전위의 결과로 방출된 신경전달물질은 두 번째 활동전위가 도달하기 전에 시냅스틈새에서 완전히 사라져버린다. 이러한 조건에서 두 개의 시냅스후전위는 가중될 수 없다. (하지만 느린 반응의 대사자극수용체가 관련되었을 때, 시냅스후전위를 일으킨 신경전달물질이 시냅스틈새에서 제거되어 버린 후까지도 그 전위는 지속될 수 있음에 주목하라.)

공간가중

공간가중(spatial summation)에서는, 서로 다른 시냅스에서 기원하는 두 개 이상의 시냅스후전위들이 거의 동시에 생성되어 중첩됨으로써 가중된다(그림 8.8c). 뉴런 A와 B가 서로 다른 시간에 활동전위를 생성하면, 각 뉴런은 시냅스이후뉴런에서 각각 하나의 EPSP를 유도하는데, 그 어느 것도 충분히 크지 않기 때문에 활동전위를 일으키지 못한다. 앞에서처럼 단순하게 뉴런 A나 B에서는 한 개의 활동전위가 시냅스이후뉴런의 축삭둔덕에서 8 mV의 탈분극을 일으킬 정도의 신경전달물질을 방출하고 뉴런 C에서는 한 개의 활동전위가 8 mV의 과분극을 일으킬 정도의 신경전달물질을 방출한다고 가정하자. 뉴런 A와 B가 동시에 활성화되면, 그 결과 생긴 두 개의 EPSP가 더해져 활동전위를 일으키기에 충분한 크기의 탈분극을 만들어낸다. 더구나 A와 C가 동시에 활성화되면, 시냅스 A에서 생긴 EPSP와 시냅스 B에서 생긴 IPSP가 서로를 상쇄하기 때문에 시냅스이후뉴런의 막전위에는 아무런 변화도 생기지 않는다. 그래서 공간가중은 서로 다른 시냅스에서 생긴 시냅스후전위들이 축삭둔덕으로 퍼져가서 겹칠 때 일어난다.

그림 8.8은 신경통합의 개념을 매우 단순화하여 나타낸 한 예일 뿐이다. 먼저, 한 개의 시냅스이후뉴런과 형성된 시냅스의 수는 수백 또는 수천까지 이를 수 있다. 두 번째, 시냅스는 흥분성인 것도 있고 억제성인 것도 있기 때문에, 활성인 시냅스 입력들의 가능한 조합의 수는 천문학적이다. 시냅스후전위의 시간가중과 공간가중은 계속하여 일어나고, 축삭둔덕에서 모두 합쳐진 전위의 크기가 활동전위의 생성 여부를 결정한다.

빈도 암호화

7장에서 일단 탈분극 자극이 문턱을 초과하면 탈분극의 정도는 활동전위의 크기가 아니라 빈도에 영향을 미친다는 것을 알았다. 문턱상 자극의 크기 증가는 활동전위의 빈도를 증가시키는데, 이 효과를 **빈도 암호화(frequency coding)**라고 한다. 시냅스후전위들의 가중은 축삭둔덕에서 탈분극의 정도에 영향을 미치기 때문에, 가중은 시냅스이후뉴런에서 활동전위의 빈도에 영향을 미치게 된다. 활동전위가 높은 빈도로 생성되면, 뉴런에서 더 많은 신경전달물질이 방출된다. 그러므로 활동전위의 빈도가 높으면 신경 경로의 뒤쪽에 있는 뉴런으로의 의사소통은 더 강해진다.

앞에서 서술한 흥분성 시냅스와 억제성 시냅스는 주로 축삭-가지돌기 시냅스와 축삭-세포체 시냅스에서 일어난다. 이제는 축삭-축삭 시냅스에서 일어나는 일에 대하여 서술한다.

퀵 테스트 8.3

1. 공간가중을 시간가중과 비교하라.
2. 축삭둔덕을 통합자라고 하는 것은 어떤 의미인지를 설명하라.

8.4 시냅스전 조정

축삭-축삭 시냅스는 또 다른 시냅스를 통한 의사소통을 조절하는 조정시냅스(*modulatory synapse*)로서 작용한다. 축삭-축삭 시냅스는 한 뉴런의 축삭종말과 다른 뉴런의 축삭종말 사이에 형성됨을 기억하자(그림 8.1). 축삭-축삭 시냅스에서 시냅스이전뉴런[조정 뉴런(*modulating neuron*)이라고도 한다]에서 방출된 신경전달물질은 시냅스이후뉴런에서 전기신호를 생성하지 않는다. 대신에 이 신경전달물질은 시냅스이후뉴런의 축삭종말 막에 존재하는 수용체에 결합함으로써 활동전위에 반응하여 축삭종말로 들어가는 칼슘의 양을 변화시킴으로써 이 시냅스이후뉴런에서 방출되는 신경전달물질의 양을 변화시킨다. 신경전달물질의 방출이 증가하는 경우를 **시냅스전 촉진(presynaptic facilitation)**이라고 하고, 신경전달물질의 방출이 감소하는 경우를 **시냅스전 억제(presynaptic inhibition)**라고 한다. 다음

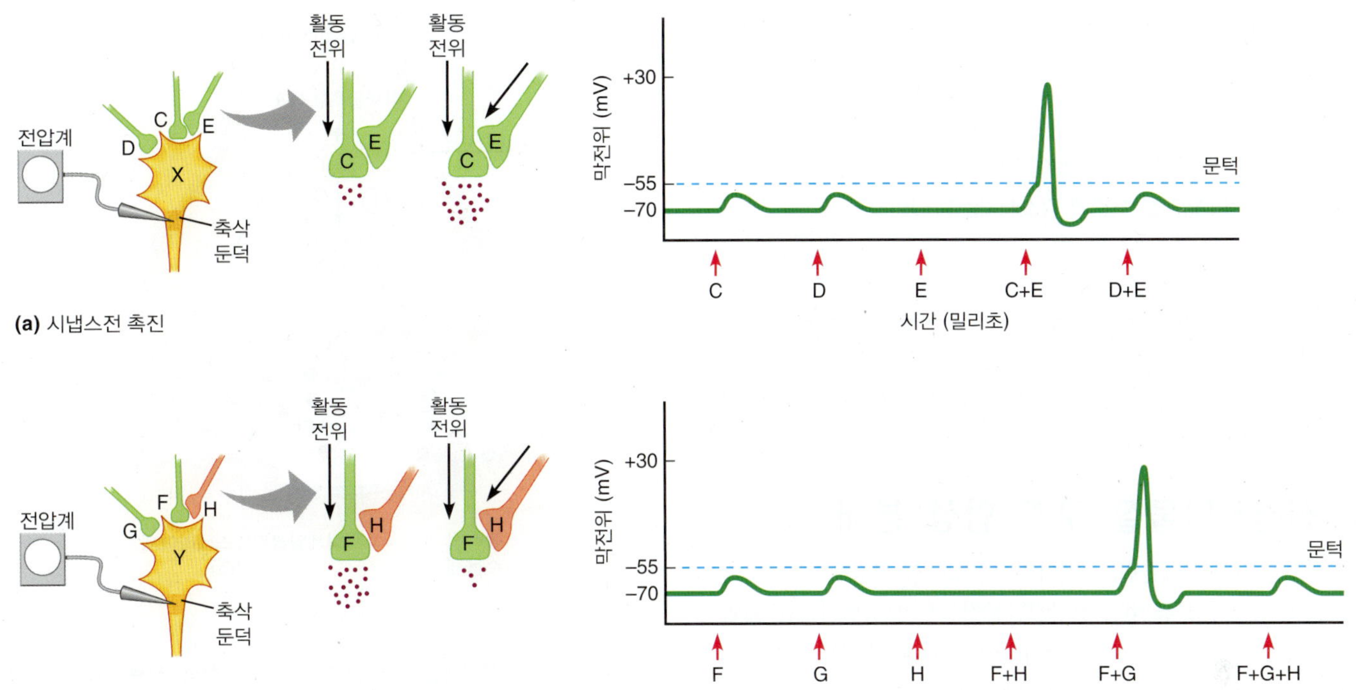

그림 8.9 축삭-축삭 시냅스에서 시냅스전 조정. (a) 시냅스전 촉진. 뉴런 C와 E가 둘 다 활성일 때, 뉴런 E에서 방출된 신경전달물질은 뉴런 C의 신경전달물질의 방출을 증가시키고, 그 결과로 EPSP의 크기를 문턱으로 증가시켜 뉴런 X에서 활동전위를 생성한다. **(b)** 시냅스전 억제. 뉴런 F와 H가 둘 다 활성일 때, 뉴런 H에서 방출된 신경전달물질은 뉴런 F의 신경전달물질의 방출을 감소시킴으로써 뉴런 Y에서 EPSP의 크기를 감소시킨다. 뉴런 F와 G가 둘 다 활성일 때, 시냅스에서 생긴 EPSP는 공간적으로 가중되고 뉴런 Y는 문턱으로 탈분극함으로써 활동전위를 생성한다. 하지만 뉴런 F, G, H 모두가 활성일 때, 뉴런 F에서 기원한 EPSP는 뉴런 H에 의한 시냅스전 억제 때문에 감소하여, 뉴런 F와 G에서 기원한 EPSP의 가중은 문턱 이하가 되고 활동전위는 생성되지 않는다.

으로는 이 현상들을 살펴보자.

시냅스전 촉진

시냅스전 촉진은 **그림 8.9a**에 나타내었다. 그림에서 뉴런 C와 D는 시냅스이후뉴런 X와 흥분성 시냅스를 이루고 있는 시냅스이전뉴런이고, 뉴런 E는 뉴런 C의 축삭종말에서 시냅스를 이루고 있는 조정 뉴런이다. 이 예에서 뉴런 C의 활동전위는 뉴런 E가 활성이 없을 때 뉴런 X에서 10 mV의 EPSP를 일으키는 정도의 신경전달물질을 방출하지만, 뉴런 E가 활성일 때는 15 mV의 EPSP를 일으킬 정도의 신경전달물질을 방출하여 뉴런 X의 활동전위를 일으킨다. 그래서 뉴런 E의 활성은 뉴런 C의 축삭종말의 세포기질로 들어가는 칼슘의 양을 증가시킴으로써 뉴런 C에서 방출되는 신경전달물질의 양을 증가시킨다. 그 결과, 뉴런 C는 뉴런 E가 활성이 없을 때에 비하여 뉴런 X의 EPSP를 더 크게 일으킨다. 뉴런 E는 뉴런 X와 시냅스를 이루고 있지 않기 때문에, 뉴런 E만의 활성으로는 뉴런 X에 직접적인 효과가 없는 것에 주목하라. 게다가 뉴런 E의 활성은 뉴런 D의 입력에 의하여 생기는 EPSP에 직접적인 효과가 없는 것도 주목하라.

이 예는 축삭-가지돌기 시냅스와 축삭-세포체 시냅스와 구별되는 축삭-축삭 시냅스에서 시냅스전 조정의 중요한 특징을 보여준다. 시냅스전 조정은 하나의 특정 시냅스에서 시냅스이후뉴런으로의 의사소통에 영향을 미침으로써 그 시냅스가 시냅스이후뉴런을 흥분시키거나 억제하는 능력을 변화시킨다. 이와 달리, 축삭-가지돌기 시냅스와 축삭-세포체 시냅스에서 시냅스이전뉴런은 EPSP와 IPSP의 형태로 직접 시냅스이후뉴런의 막전위를 변화시켜 시냅스이후뉴런을 비선택적으로 흥분시키거나 억제한다.

시냅스전 억제

그림 8.9b는 시냅스전 억제의 한 예를 보여준다. 이 예에서 뉴런 F와 G는 뉴런 Y와 직접 흥분성 시냅스 연결을 하고 있고, 뉴런 H는 뉴런 F와 축삭-축삭 시냅스를 이루고 있는 조정 뉴런이다. 뉴런 F나 G만이 활성일 때 뉴런 Y에서는 하나의 EPSP가 생성된다. 뉴런 H만이 활성일 때는 뉴런 Y의 막전위에는 아무런 변화가 없다. 하지만 뉴런 F와 H가 동시에 활성일 때, 뉴런 F의 입력에 대한 뉴런 Y의 반응은 감소한다. 즉 뉴런 H는 뉴런 F의 축삭종말의 세포기질로 들어가는 칼슘의 양을 감소시킴으로써 뉴런 F의 신경전달물질의 방출을 억제한다. 이와 달리, 뉴런 H의 활성은 뉴런 G의 입력에 대한 뉴런 Y의 반응에 영향을 미치지 않는다.

그림 8.9는 흥분성 시냅스에서의 시냅스전 촉진과 시냅스전 억제를 보여주지만, 이런 현상은 억제성 시냅스에서도 일어날 수 있음을 주목하라.

지식 활용하기

엔케팔린은 체내에서 생산되는 모르핀 유사물질이다. 엔케팔린은 피부의 통각수용체의 신호를 척수로 전달하는 뉴런에서 신경전달물질이 방출되는 것을 시냅스전 억제한다. 이 정보에 기초하여, 엔케팔린이 뇌 수준에서 일어나는 통각의 인지를 어떻게 감소시키는지 설명하라.

퀵 테스트 8.4

1. 시냅스전 조정이 일어나는 시냅스의 형태는?
2. 시냅스전 억제 동안에 방출되는 신경전달물질의 양은 증가하는가 아니면 감소하는가?

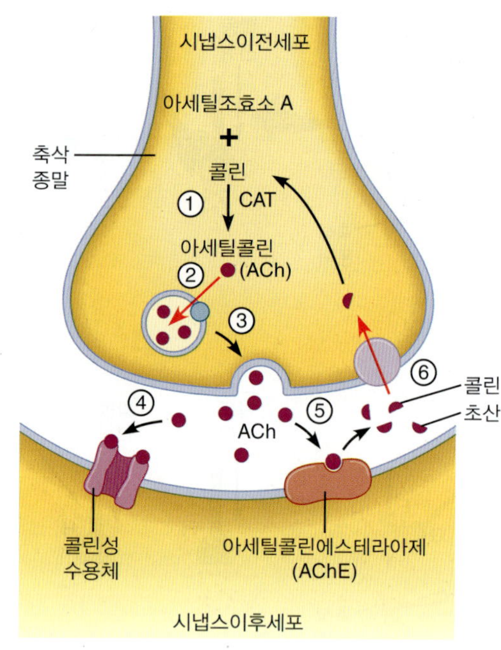

그림 8.10 콜린성 시냅스에서 신경전달물질의 합성, 작용, 분해. 콜린성 시냅스에서 일어나는 사건의 순서. 각 단계의 상세한 서술은 본문을 보라.

Q 세포외배출에 의한 아세틸콜린의 방출을 일으키는 것은?

8.5 신경전달물질: 구조, 합성, 분해

신경전달물질은 아세틸콜린, 생체아민, 아미노산, 신경펩티드 등 화학적으로 다양하게 분류된다. 신경전달물질들은 신경펩티드를 제외하고 대부분은 작은 분자들이다. 산화질소(*nitric oxide*)와 ATP 같은 몇 개의 신경전달물질은 다른 신경전달물질과 달리 그 자체가 신경전달물질의 한 부류로 분류된다. 다음 절에서 설명할 여러 부류의 신경전달물질의 목록을 선정하여 **표 8.1**에 제시하였다.

아세틸콜린

아세틸콜린(acetylcholine, ACh)은 중추신경계와 말초신경계에서 방출된다. ACh는 말초신경계에 가장 풍부한 신경전달물질인데, 체성신경계와 자율신경계의 날뉴런에 존재한다.

ACh는 뉴런 축삭종말의 세포기질에서 합성된다(**그림 8.10**). 두 개의 기질 아세틸 조효소 A(*acetyl CoA*)와 콜린(*choline*)으로부터 **콜린아세틸전이효소(choline acetyl transferase, CAT)**에 의하여 합성되는데, 그 반응은 다음과 같다.

$$\text{아세틸 조효소 A} + \text{콜린} \xrightarrow{\text{CAT}} \text{아세틸콜린} + \text{조효소 A}$$

3장에서 기질 아세틸 조효소 A는 지질, 탄수화물, 단백질의 분해에서 생산되는 2C 분자이고, 크렙스 회로의 최초 기질인 것을 배웠다. 그러므로 아세틸 조효소 A는 ACh를 합성하여 방출하는 뉴런(콜린성 뉴런)을 비롯한 신체의 거의 모든 세포에 존재한다. 이와 달리, 콜린은 뉴런에 의하여 합성되지 않고(간에서 약간 합성되기는 하지만) 대부분의 콜린은 음식에서 취하여 혈류를 타고 콜린성 뉴런으로 보내져, 능동수송에 의하여 뉴런으로 흡수된다.

ACh는 일단 합성되면 시냅스소포에 저장되었다가 활동전위에 의하여 세포외배출로 방출된다(그림 8.10). 방출된 후 ACh는 시냅스이후뉴런의 수용체[**콜린성 수용체(cholinergic receptor)**라고 부름]에 결합하고 또는 시냅스이전뉴런이나 시냅스이후뉴런의 막에 존재하는 **아세틸콜린에스테라아제(acetylcholinesterase, AChE)**에 의하여 분해된다. 아세틸콜린에스테라아제는 ACh를 초산(아세틸 조효소 A 분자에서 조효소 A가 부착되지 않은 것)과 콜린으로 분해하는

표 8.1 신경전달물질의 분류

콜린 유도체	생체아민	아미노산	퓨린	신경펩티드	특이 분자
아세틸콜린	카테콜아민	글루탐산	ATP	TRH	산화질소
	도파민	아스파르트산	ADP	바소프레신	엔도카나비노이드
	에피네프린	글리신	아데노신	옥시토신	
	노르에피네프린	GABA		물질 P	
	세로토닌			내인성아편유사체	
	히스타민			엔케팔린	
				엔도르핀	
				오렉신	

데, 그 반응은 다음과 같다.

$$\text{아세틸콜린} \xrightarrow{\text{AChE}} \text{초산} + \text{콜린}$$

이 반응의 분해산물은 신경전달물질의 활성이 없지만, 콜린은 능동수송에 의하여 시냅스이전뉴런으로 재흡수되어 ACh 합성에 사용된다. 초산은 시냅스에서 확산하여 빠져나가 혈액으로 들어간다.

일반적으로 신경계의 세포들이 가지고 있는 특정 신경전달물질에 대한 수용체들의 유형은 서로 다르다. ACh 수용체에는 **니코틴 콜린성 수용체(nicotinic cholinergic receptor)**와 **무스카린 콜린성 수용체(muscarinic cholinergic receceptor)**의 두 유형이 있다. 니코틴은 니코틴 수용체에는 결합하지만 무스카린 수용체에는 결합하지 않는 반면, 무스카린은 무스카린 수용체에는 결합하지만 니코틴 수용체에는 결합하지 않아서 두 유형의 수용체의 이름이 각각 이렇게 붙여졌다. 이 두 수용체는 공통의 전령(ACh)을 공유하지만, ACh에 수용체가 결합했을 때 시냅스이후세포에서의 그 효과는 매우 다르다(**그림 8.11**).

니코틴 콜린성 수용체는 이온자극수용체로서, ACh 결합 부위 두 개를 가지고 있다. 이 수용체에 ACh가 결합하면 통로가 열리고, 이 통로를 통하여 나트륨과 칼륨이 통과함으로써 시냅스이후세포에서 EPSP를 일으킨다(그림 8.11a). 니코틴 콜린성 수용체는 자율신경계의 일부 뉴런과 그리고 체성운동뉴런의 효과기세포인 골격근세포와 같이 말초신경계의 여러 지역에 존재한다. 니코틴 콜린성 수용체는 중추신경계의 일부 부위에도 존재한다.

무스카린 콜린성 수용체는 G 단백질의 작용을 통하여 작동하는 대사자극수용체이다. G 단백질은 시냅스이후세포에서 다양한 범위의 효과를 발휘하기 때문에 ACh가 무스카린 콜린성 수용체에 결합했을 때 생기는 효과는 이온통로의 개폐와 효소의 활성화를 포함한다(그림 8.11b). 무스카린 콜린성 수용체는 자율신경계의 일부 효과기 기관들에 존재하며, 중추신경계에서 주로 존재하는 콜린성 수용체의 유형이다.

니코틴 콜린성 수용체와 무스카린 콜린성 수용체의 서로 다른 효과는 중요한 생리학적 개념을 설명하는데, **특정 화학적 전령의 작용을 궁극적으로 결정하는 것은 그 전령의 성질이 아니라 그 전령이 수용체에 결합했을 때 그 수용체에 의하여 활성화되는 신호전달 기작이다.**

생체아민

생체아민(biogenic amine)은 아미노산에서 유도된 신경전달물질의 부류인데, 이들은 모두 아민기($-NH_2$)를 가지고 있기 때문에 아민(*amine*)이라고 한다. (아미노산도 아민기를 가지고 있지만 아민에는 포함시키지 않음에 주목하자.) 생체아민에는 카테콜아민(catecholamine), 세로토닌(serotonin), 히스타민(histamine)이 있다. 카테콜아민은 두 개의 히드록실기($-OH$)를 가진 6C 링 구조의 카테콜기(*catechol group*) 한 개를 가지고 있고, 여기에는 도파민(dopamine), 노르에피네프린(norepinephrine), 에피네프린(epinephrine)이 포함된다. (카테콜아민의 합성 경로는 5장에 서술되어 있다.) 생체아민은 합성 후나 합성 중에 시냅스소포에 저장된다.

도파민과 노르에피네프린은 중추신경계의 뉴런에서 주로 방출되지만, 노르에피네프린은 말초신경계의 뉴런에서도 방출된다. 에피네프린은 중추신경계의 일부 뉴런에서 방출되지만, 교감신경계의 명령에 반응하여 부신속질에서 방출되는 호르몬으로 더 잘 알려져 있다.

서로 다른 카테콜아민은 특이 수용체에 결합한다. 에피네프린과 노르에피네프린에 대한 수용체는 **아드레날린성 수용체(adrenergic receptor)**라고 하는데, 알파 아드레날린성(*alpha adrenergic*) 수용체와 베타 아드레날린성(*beta adrenergic*) 수용체의 두 부류가 있다. 이들 각각에는 아래첨자로 표시하는 하위부류가 있는데, 그 주요 수용체

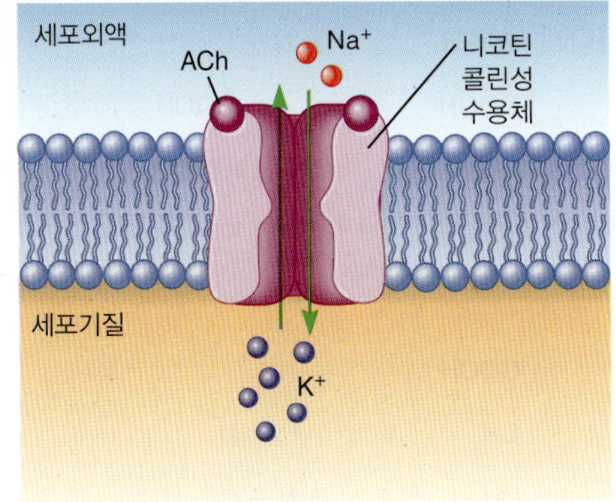

(a) 니코틴 콜린성 수용체

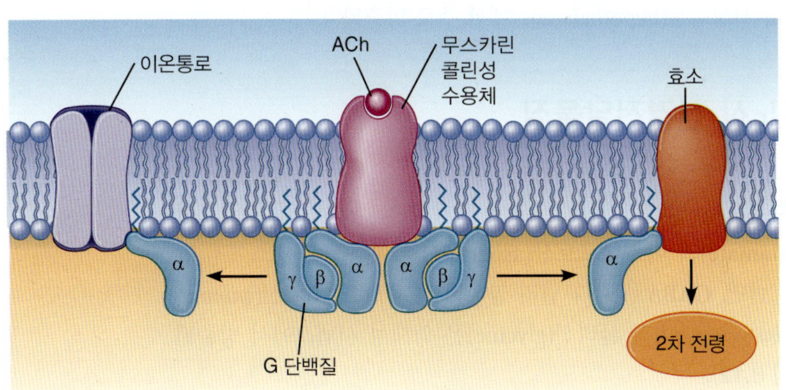

(b) 무스카린 콜린성 수용체

그림 8.11 콜린성 수용체에서 신호전달 기작. (a) 니코틴 콜린성 수용체는 나트륨과 칼륨을 통과시키는 수용체-작동 통로다. 아세틸콜린이 이 수용체에 결합하면 통로가 열려 EPSP를 생성한다. **(b)** 무스카린 콜린성 수용체는 이온통로를 직접 개폐하거나 또는 2차 전령 생산을 촉매하는 효소들을 활성화하거나 억제하는 G 단백질에 연결되어 있다. 생산된 2차 전령은 이온통로들의 개폐를 비롯하여 시냅스이후세포에 다양한 효과를 나타낸다. 시냅스이후세포에서의 효과는 흥분성(EPSP)이거나 억제성(IPSP)이다.

Q 니코틴 콜린성 수용체와 무스카린 콜린성 수용체 중 더 빠른 반응을 일으키는 것은?

는 α_1, α_2, β_1, β_2, β_3이다. 에피네프린은 β_2 수용체에 친화력이 가장 높은 반면, 노르에피네프린은 α와 β_1 수용체에 친화력이 더 높다. 그러나 에피네프린과 노르에피네프린은 둘 다 이들 수용체 모두에 결합한다. 아드레날린성 수용체는 중추신경계와 자율신경계의 교감신경 가지의 효과기 기관에 존재한다. 이 수용체들은 에피네프린과 노르에피네프린의 다른 이름이 각각 아드레날린(*adrenaline*)과 노르아드레날린(*noradrenaline*)이기 때문에 아드레날린성(*adrenergic*)이라고 부른다. 비슷하게, 도파민에 대한 수용체는 도파민성(*dopaminergic*)이라고 부른다.

카테콜아민은 일반적으로 G 단백질과 2차 전령 시스템의 변화를 통하여 매개되는 느린 반응을 만들어낸다. 게다가, 카테콜아민은 자주 자가분비물질(autocrine)로 작용하여, 자신을 방출한 축삭종말의 수용체[**자가수용체(autoreceptor)**라고 부름]에 결합한다. 이 자가수용체는 활동전위에 반응하여 세포로 들어가는 칼슘량을 변화시킴으로써 자신의 신경전달물질 방출을 조정할 수 있게 한다. 여기에 더하여, 뉴런들은 다른 신경전달물질들에 대한 자가수용체들도 가지고 있다.

카테콜아민은 방출된 후에 **모노아민산화효소(monoamine oxidase, MAO)**와 **카테콜-*O*-메틸기전이효소(catechol-*O*-methyltransferase, COMT)**의 두 효소에 의하여 분해된다. MAO는 시냅스틈새, 카테콜아민을 방출한 뉴런 축삭종말의 미토콘드리아, 그리고 일부 신경아교세포에 존재한다. COMT는 시냅스틈새에 존재한다. 신경전달물질을 분해하는 이 효소들의 중요성을 이해하려면 **Clinical Connections: 우울증 치료**를 보라.

세로토닌과 히스타민은 생체아민이지만 카테콜아민은 아니다. 세로토닌은 중추신경계, 특히 뇌의 하위 부위인 뇌줄기(*brainstem*)에 존재한다. 세로토닌의 기능에는 수면과 감정의 조절이 있다. 알레르기와 기타 유형의 반응 중에 비신경세포에서 방출되는 것으로 더 잘 알려진 히스타민도 신경전달물질로 작용한다. 히스타민은 중추신경계, 특히 시상하부(hypothalamus)에서 주로 방출된다.

아미노산 신경전달물질

아미노산 신경전달물질들은 중추신경계에 가장 풍부한 신경전달물질의 부류로서, 실제 모든 뇌 부위에 걸쳐 널리 분포해 있다. **글루탐산(glutamate)**과 **아스파르트산(aspartate)**은 흥분성 시냅스에서 방출되는 반면, **GABA**로 보다 널리 알려진 감마아미노부티르산(*gamma-aminobutyric acid*)과 글리신(glycine)은 억제성 시냅스에서 방출된다(**그림 8.12**).

글루탐산은 중추신경계의 흥분성 시냅스에서 가장 보편적으로 방출되는 신경전달물질이다. 글루탐산은 세 부류의 주요 수용체에 결합할 수 있는데, 이들은 α-amino-3-hydroxy-5-methyl-4-isoazol propionate(AMPA) 수용체, *N*-methyl-D-aspartate(NMDA) 수용체, 카이나트산(kainate) 수용체이다. 글루탐산이 AMPA 수용체나 카이나트산 수용체에 결합했을 때는 나트륨이 세포 안으로 이입함으로써 EPSP가 생성된다. 글루탐산이 NMDA 수용체에 결합했을 때는 칼슘통로가 열려 칼슘이 유입된다. 칼슘은 2차 전령으로 작용하여 시냅스이후뉴런에서 생화학적 변화를 만들어낸다.

GABA는 중추신경계의 억제성 시냅스에서 가장 보편적으로 방출되는 신경전달물질이다. 현재까지 GABA 수용체는 세 부류가 알려져 있는데, 두 개의 이온자극수용체($GABA_A$와 $GABA_B$)와 한 개의 대사자극수용체($GABA_C$)이다. GABA가 $GABA_A$ 수용체에 결합하면 염소통로가 열려 시냅스이후세포막에 IPSP를 생성한다. $GABA_B$ 수용체는 여러 부위에 존재하는데, 시냅스이후뉴런의 가지돌기나 세포체에서 느린 IPSP를 생성하고 시냅스이전 축삭종말의 막에서 자가수용체로 작용하며 그리고 근처의 축삭종말에서 시냅스전 억제에 작용한다. $GABA_C$ 수용체는 눈의 망막에서 시각 정보의 의사소통에 작용한다. 발륨(valium)과 같은 안정제는 중추신경계의 $GABA_A$ 수용체에 결합하여 신경 활성을 약화시킨다(**Clinical Connections: 불안과 수면장애에서 GABA성 약제의 역할**을 보라).

퓨린

핵산을 만드는 데 퓨린(purine)과 피리미딘(pyrimidine)의 역할에 대해서는 2장에서 설명하였다. 2장에서 설명했듯이 ATP는 세포의 대사과정들에 필요한 주 에너지 공급원으로서 ADP로부터 합성된 후 에너지가 필요할 때 ADP로 분해된다. 그래서 신체의 모든 세포들은 ATP가 필요하다. ATP(그리고 다른 퓨린)에 대한 수용체가 뇌에서 처음 발견되었을 때 ATP가 신경전달물질로서 작용할 수 있다는 것을 찾아내기가 어려웠다. 지금은 GTP, ADP, AMP와 함께

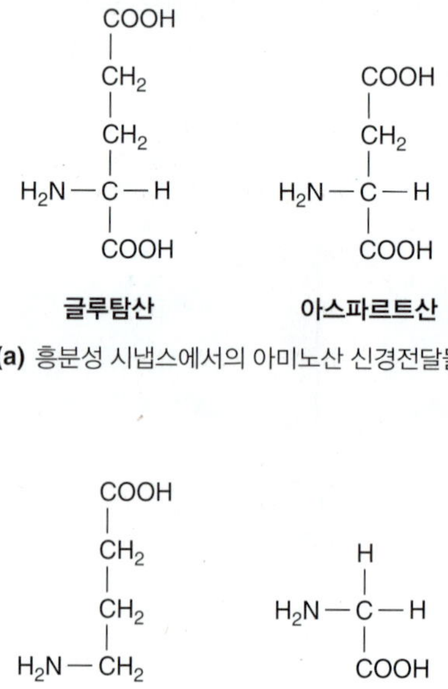

(a) 흥분성 시냅스에서의 아미노산 신경전달물질

(b) 억제성 시냅스에서의 아미노산 신경전달물질

그림 8.12 아미노산 신경전달물질. (a) 흥분성 시냅스에서 방출되는 아미노산 신경전달물질. **(b)** 억제성 시냅스에서 방출되는 신경전달물질.

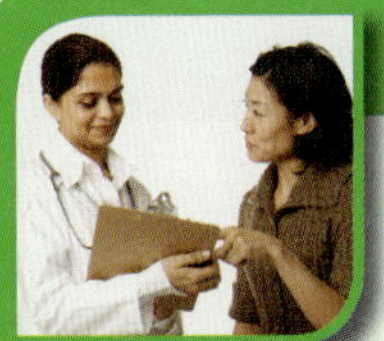

CLINICAL CONNECTIONS

우울증 치료(Treating Depression)

임상적으로 우울증은 활기가 없고, 너무 많이 먹거나 너무 적게 먹는 비정상적인 식습관, 수면장애나 수면과다 등을 비롯하여 많은 증상을 나타낸다. 종종 자신이 가치 없게 느껴지고, 자살할 생각에 빠질 수도 있으며, 사회에서 제 역할을 하는 데 어렵다. 우울증과 그 증상들의 원인은 잘 알려지지 않았지만, 우울증은 뇌에서의 생화학적 변화와 관련이 있는 병이다. 우울증이 생체아민인 도파민과 노르에피네프린의 부족과 관련이 있음을 제시하는 증거들이 많이 있다. 따라서 약물치료법의 경우 흔히 뇌에서 생체아민의 농도를 증가시키려고 한다.

항우울제의 한 종류가 **모노아민산화효소 억제제**(*monoamine oxidase inhibitor*)다. 모노아민산화효소는 노르에피네프린과 도파민을 비롯한 생체아민을 분해하는 효소다. 이 항우울제는 생체아민의 분해를 억제하기 때문에, 이 신경전달물질들은 시냅스틈새에 더 오래 남아 있게 되고, 이 효과는 신경전달물질이 더 많이 방출된 것과 비슷하다. 페넬진(phenelzine)[상품명: 나르딜(Nardil)]과 이소카르복사지드(isocarboxazid)[상품명: 마르프란(Marplan)]를 비롯한 모노아민산화효소 억제제들은 임상적 우울증의 많은 사례를 성공적으로 치료하는 데 사용되고 있다.

널리 사용되는 또 다른 항우울제는 **선택적 세로토닌 재흡수 억제제**(*selective serotonin reuptake inhibitors, SSRIs*)다. SSRIs는 방출한 세포로 세로토닌이 재흡수되는 것을 억제함으로써 시냅스틈새에 존재하는 세로토닌의 양을 선택적으로 증가시킨다. SSRIs는 세로토닌성 시냅스에만 영향을 미치기 때문에 모노아민산화효소 억제제보다 특이성이 더 크다. SSRIs에는 플루옥세틴(fluoxetine)[상품명: 프로작(Prozac)]과 파록세틴(paroxetine)[상품명: 팍실(Paxil)]이 있다.

널리 사용되는 또 다른 종류의 항우울제는 **트리사이클릭**(*tricyclic*)인데, 3C 링을 가지고 있어서 이름이 붙여졌다. 트리사이클릭은 가장 오래된 항우울제로서 1950년대에 처음 사용되었는데, 그 작용 기작은 거의 알려지지 않았다. 작용 기작에 관한 몇 개의 가설들의 대부분은 아드레날린성 시냅스나 세로토닌성 시냅스에서의 활성 변화를 포함하고 있다. 트리사이클릭에는 이미프라민(imipramine)[상품명: 토프라닐(Tofranil)], 아미트리프리민(amitriptyline)[상품명: 엘라빌(Elavil)], 데시프라민(desipramine[상품명: 노르프라민(Norpramin)]이 있다.

우울증 치료에서 모노아민산화효소 억제제와 SSRIs의 이점도 완전히 알려지지 않았는데, 그것은 이 약물들이 각각 모노아민산화효소의 활성이나 세로토닌의 재흡수를 즉시 억제함에도 불구하고, 이 약물을 수주일 동안 복용한 후에야 우울증에 영향을 미치기 시작하기 때문이다. 항우울제와 기타 약물들의 작용 기작에 관한 많은 연구들이 과제로 남아 있다.

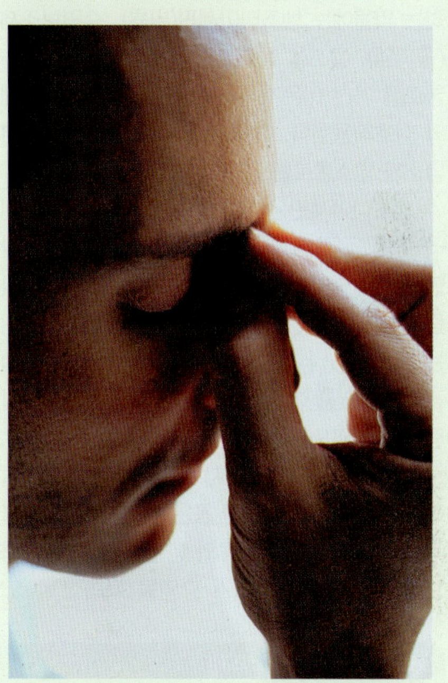

비판적 사고력 문제

1. 모노아민산화효소 억제제가 우울증을 치료하거나 억제하는 방법을 서술하라.
2. 선택적 세로토닌 재흡수 억제제가 우울증을 치료하거나 억제하는 방법을 서술하라.
3. 현재 시행 중인 우울증 치료법들의 한계는? 우울증을 치료하거나 억제하는 양상들 중 가장 유망한 것은?

ATP가 신경전달물질로 널리 인정되고 있는데, 이것들은 모두 시냅스소포에 저장되었다가 세포외배출에 의하여 방출된다. 아데노신도 전통적 의미에서는 아니지만 신경전달물질로 여겨진다. 아데노신은 시냅스소포에 저장되지 않고, 세포외액으로 방출된 ATP로부터 세포외액의 효소들에 의하여 생성된다.

ATP는 위장관계의 장신경계에서 주요 신경전달물질인 것 같다. 하지만 ATP는 말초신경계와 중추신경계에서도 신경전달물질로 작용하는데, 여러 부류의 퓨린성 수용체가 확인되었다. 두 개의 주요 퓨린성 수용체는 P2X와 P2Y이다. P2X는 이온자극수용체로서 세포막을 통하여 이온을 출입시키는 양이온(특히 나트륨과 칼슘) 통로이다. 이 통로를 통하여 나트륨과 칼슘이 세포 안으로 들어가 세포를 탈분극시킨다. 그래서 P2X 수용체에서의 의사소통은 흥분성이다. P2X 수용체를 활성화시킬 수 있는 신경전달물질로 ATP와 ADP가 있다. P2Y는 G 단백질과 연결된 대사자극수용체이다. 아데노신, ADP, ATP는 모두 P2Y 수용체에 결합할 수 있는 신경전달물질이다. 퓨린성 수용체 외에도 아데노신만 결합할 수 있는 A_1 수용체와 A_2 수용체가 있다. 퓨린 신경전달물질들은 일단 시냅스틈새로 방출되면 효소에 의하여 분해된다. 뉴클레오티드분해효소(nucleotidase)가 ADP와 ATP를 분해하고 아데노신 탈아미노효소(adenosine deaminase)는 아데노신을 분해한다.

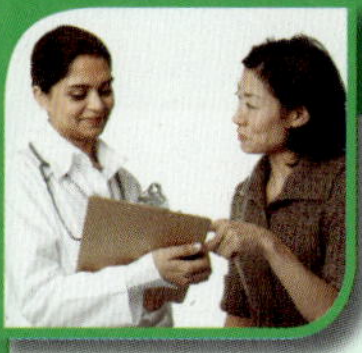

CLINICAL CONNECTIONS

불안과 수면장애에서 GABA성 약제의 역할 (The Role of GABAergic Agents in Anxiety and Sleep Disorders)

불안과 수면장애에서 GABA성 약제의 역할 (The Role of GABAergic Agents in Anxiety and Sleep Disorders)

GABA는 중추신경계에서 가장 보편적인 억제성 신경전달물질이다. GABA 시냅스의 활성을 증강시키는 물질은 그 자체로서 중추신경계를 약화시키기 쉽다. GABA성 시스템에 작용하는 약물에는 벤조디아제핀(발륨), 수면보조제(졸피뎀), 알코올 등이 있다. 이 약물들은 염소통로를 가진 이온자극수용체인 $GABA_A$ 수용체와 상호작용한다. GABA가 수용체에 결합하면 염소가 염소통로를 통하여 세포 내로 들어간다.

벤조디아제핀은 불안을 치료하는 데 사용된다. 사람들은 어느 한순간 불안해진다. 그러나 만성적인 불안이나 불안 발작으로 고통받는 사람들이 있다. 불안은 교감신경계를 활성화시키는 스트레스나 공포 상황에 대한 반응으로 생긴다. 자율신경계의 한 가지인 교감신경계는 알림반응을 일으키는데, 심장박동수, 심장수축력, 호흡, 땀분비, 저장에너지 동원의 증가 등이 특징적으로 생긴다. 알림반응은 특별히 심장과 골격근육의 세포들에 혈류와 양분 공급을 늘려줌으로써 신체가 스트레스 요인을 처리할 수 있도록 준비시키는 데 도움이 된다. 이 반응은 사람들이 위험한 환경에서 생존할 수 있게 해주지만, 일부의 사람들에게서 이 반응은 별 중요하지 않은 사건이나 또는 아예 사건이 되지도 않는데 일어난다.

낮은 용량의 벤조디아제핀은 $GABA_A$ 수용체의 한 종류인 BZ 수용체의 다른 자리 입체성 조절을 통하여 수용체의 GABA 친화력을 증가시킴으로써 불안을 줄인다. 벤조디아제핀은 GABA 시냅스 전달을 증가시킴으로써 중추신경계 전반에 억제 효과를 만들어낸다. 하지만 높은 용량의 벤조디아제핀은 중추신경계의 억제회로를 억제함으로써 흥분제로 작용한다.

졸피뎀과 같은 수면보조제는 벤조디아제핀과 비슷하게 작용하지만 $GABA_A$ 수용체의 매우 제한된 종류(BZ-1)에 선택적으로 결합한다. 졸피뎀은 진정최면효과가 있지만 벤조디아제핀의 항불안 효과는 없다. 졸피뎀과 벤조디아제핀은 모두 진정효과가 있어서 복용에 주의가 필요하다.

알코올은 여러 기작들을 통하여 중추신경계를 약화시키는데, 그 한 기작에 $GABA_A$ 수용체가 포함된다. 알코올의 작용이 실제 수용체가 아닌 세포막에서 이루어지지만, 알코올은 벤조디아제핀과 마찬가지로 $GABA_A$ 수용체에서 GABA의 작용을 증강시킨다. 알코올, 벤조디아제핀, 졸피뎀은 똑같은 수용체에 상호작용하기 때문에 이들을 함께 복용하는 것은 위험할 수 있는데, 이러한 경우의 반응은 상승작용이다(두 종류의 약물이 함께하는 반응은 약물 각각의 반응을 더 한 것 보다 크다).

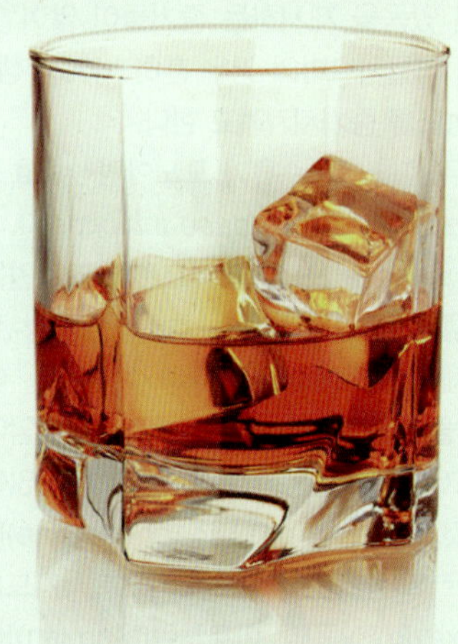

알코올은 CNS를 억압한다.

비판적 사고력 문제

1. 알림반응 중에 신체가 겪는 변화들은?
2. 낮은 복용량의 벤조디아제핀은 불안을 어떻게 감소시키는가?
3. 알코올과 수면보조제의 차이를 신체에 미치는 효과의 관점에서 비교하라.

신경펩티드

신경펩티드(neuropeptide)는 단백질합성 방법과 똑같은 방법으로 합성되는 아미노산들의 짧은 사슬이다. 뉴런에서 50종류 이상의 신경펩티들이 발견되었는데, 신경전달물질로서의 그 작용은 잘 확립된 것도 있고 확립될 가능성이 높은 것도 있다. 세포에서 분비되는 펩티드나 단백질처럼 신경펩티드는 조면소포체에서 합성되어 골지체에 의하여 분비소포로 포장된다. 뉴런에서 이러한 사건은 필요한 기구들을 포함하고 있는 세포의 유일한 부분인 세포체에서 일어난다. 이렇게 합성되고 포장된 후에, 분비소포는 축삭을 따라 천천히 축삭 종말로 운반되어 저장된다. 수많은 신경펩티드들은 전형적으로 호르몬으로 알려져 있는데, 여기에는 갑상선자극호르몬(TSH)의 방출을 조절하는 **갑상선자극호르몬분비호르몬(TRH)**, 신장의 오줌 배설을 조절하는 **바소프레신(vasopressin)**, 자궁의 수축과 유방에서 유즙의 분비를 조절하는 **옥시토신(oxytocin)**, 위장관의 운동성을 감소시키는 **물질 P(substance P)**, 그리고 담낭의 수축을 조절하는 **콜레시스토키닌(cholecystokinin)** 등이 있다. 그리고 약물 모르핀과 유사한 효과를 발휘하는 **내인성 아편유사제(endogenous opioid)**도 신경펩티드에 포함된다. 내인성 아편유사제로는 **엔케팔린(enkephalin)**과 **엔도르핀(endorphin)**이 있다.

보다 최근에 발견된 신경펩티드로 **오렉신(orexin)**이 있는데, 수면-깸 주기(sleep-wake cycle)를 조절하는 시상하부의 신경전달물질이다. 특별히 오렉신은 깸이나 각성을 유도한다. 요즘 제약회사들은 순식간에 갑자기 잠들어버리는 질병인 기면발작(narcolepsy)의 치료에 합성 오렉신이 효과가 있는지를 연구하고 있다. 다른 연구들에 의하면 오렉신은 현재 사용되는 카페인처럼 수면을 억제하는 데 사용될 수 있다고 한다.

대부분의 신경펩티드는 동일한 뉴런에 다른 작은 신경전달물질들과 함께 존재하여 동일한 축삭종말에서 방출된다. 하지만 신경펩티드는 **조밀핵심소포(dense core vesicle)**라고 부르는 보다 큰 소포에 포장되어 있다. 다른 작은 신경전달물질들과 신경펩티드는 동일한 축삭종말에서 방출되지만 신경펩티드의 방출에는 함께 존재하는 다른 작은 신경전달물질들의 방출에 필요한 활동전위의 빈도보다 훨씬 더 높은 빈도의 활동전위가 필요하다. 신경펩티드들은 종종 대사자극수용체에 작용하고 함께 존재하는 작은 신경전달물질들에 대한 시냅스이후뉴런의 반응을 조정한다.

특이 신경전달물질

시냅스소포에 저장되지 않아 세포외배출로 방출되지 않지만 뉴런에서 신경전달물질로 작용하는 여러 화학물질들이 확인되었다. 이러한 화학물질로 산화질소(nitric oxide) 가스와 엔도카나비노이드가 있다.

산화질소(nitric oxide, NO)는 질소원자 한 개와 산소원자 한 개로 된 특별히 간단한 구조이다. 산화질소는 다음과 같은 이유로 신경전달물질들의 일반적인 작용 패턴에 맞지 않다. 산화질소는 합성되어 시냅스소포에 저장되었다가 방출되지 않고 대신에 원형질막을 쉽게 통과하기 때문에 합성되자마자 바로 방출된다. 그래서 산화질소의 방출은 **산화질소합성효소(nitric oxide synthetase)**에 의하여 촉매되는 합성반응 속도의 조절을 통하여 통제된다. 산화질소는 방출된 후에 표적세포로 확산하므로 반드시 표적세포가 분비세포와 시냅스에서 연결될 필요는 없다. 산화질소는 표적세포에 도착하면 확산에 의하여 세포 안으로 들어가 단백질들의 활성을 변화시킨다. 산화질소는 효소의 도움 없이도 그 자체로도 쉽게 분해되기 때문에, 수명이 단 몇 초에 지나지 않는다.

산화질소가 신경전달물질로 작용하는 유일한 기체는 아니다. 최근의 증거에 의하면 일산화탄소도 신경전달물질일 수 있다.

엔도카나비노이드(endocannabinoid)는 뉴런에서 막 인지질로부터 만들어지는 화학물질의 한 그룹으로서 여기에는 아난다미드(anandamide, AEA)와 2-아라키도닐글리세롤(2-arachidonylglycerol, 2-AG)이 있다. 엔도카나비노이드의 생산은 세포기질의 칼슘 수준의 증가에 의하여 자극된다. 일단 엔도카나비노이드는 생산되면 세포 밖으로 확산하여 표적세포의 수용체로 간다. 중추신경계에서 확인된 엔도카나비노이드 수용체의 한 부류로 CB1 수용체가 있는데, 이 수용체는 대사자극수용체로서 뇌에 가장 보편적으로 존재하는 엔도카나비노이드 수용체 유형이다. CB1 수용체를 표적으로 하는 한 약물이 사수산화카나비놀(tetrahydrocannabinol, THC)인데, 이것은 대마초(*cannabis*) 마리화나(marijuana)의 활성 성분이다. 엔도카나비노이드의 기능은 현재로선 잘 모르지만, 미국의 일부 주에서는 파킨슨병, 불안장애, 외상후스트레스장애 등의 신경학적 질환의 의학적 치료제로 THC를 사용하는 것을 허가하고 있다.

퀵 테스트 8.5

1. 특정 신경전달물질이 어떻게 하여 한 세포는 억제하고 다른 세포는 흥분시킬 수 있는지를 설명하라.
2. 신경전달물질의 부류를 나열하고, 말초신경계에 주로 존재하는 신경전달물질은 무엇인가?
3. 크기가 작은 신경전달물질의 대부분은 합성되어 축삭종말에 저장되었다가 방출된다. 신경펩티드는 이러한 패턴에서 얼마나 벗어나는가? 산화질소와 엔도카나비노이드는 이러한 패턴에서 얼마나 벗어나는가?
4. 다른 신경전달물질들과 달리, 산화질소는 시냅스이후세포 표면의 수용체에 결합하지 않는다. 산화질소는 자신의 효과를 어떻게 발휘하는가?

시스템 통합 7장에서 차등전위와 활동전위의 두 형태의 전기신호에 대하여 배웠다. 이 장에서는 이 전기신호들이 세포들 간의 의사소통에서 어떻게 사용되는지, 그리고 벌림과 모음을 통하여 전기적인 정보가 유용한 신호들로 어떻게 통합되는지를 배웠다. 뉴런은 외부 환경(10장)과 내부 환경(각 기관계들을 세부적으로 다루는 장)을 우리에게 알려주는 데 전기신호를 이용한다. 그리고 뉴런은 근육을 수축시키고 샘의 생산물 분비를 일으키는 데도 전기신호를 이용한다. 그래서 전기신호표시는 항상성을 유지하기 위하여 각 기관계들이 적절하게 작용하도록 하는 데 매우 중요하다. 이것은 전해질 불균형의 경우에 매우 분명해지는데, 전해질 불균형은 근육경련과 심장부정맥을 비롯한 수많은 기능이상들을 일으킨다.

CHAPTER REVIEW

요약

8.1 전기 시냅스

- 뉴런들은 시냅스에서 다른 뉴런들이나 효과기 기관들과 의사소통한다.
- 뉴런들은 전기 시냅스와 화학 시냅스를 통하여 의사소통한다.
- 전기 시냅스는 틈새이음이 두 뉴런을 연결

하는 곳에 존재한다.

8.2 화학 시냅스

- 화학 시냅스에서, 시냅스이전뉴런의 활동전위에 반응하여 시냅스이전뉴런의 메시지가 시냅스이후뉴런으로 전달된다.
- 활동전위는 유발영역에서 축삭종말로 전파되어 전압-작동 칼슘통로의 개방을 자극한다.
- 세포기질의 칼슘은 세포외배출에 의한 신경전달물질의 방출을 일으킨다.
- 신경전달물질은 시냅스이후뉴런의 수용체에 결합하여 시냅스이후뉴런에서 반응을 일으키는데, 흔히 세포의 전기적 특성을 변화시킨다.
- 신호전달은 세포에서 전령이 생산되는 기작을 말한다.
- 이온자극수용체에서(빠른 반응) 신경전달물질은 이온통로를 빠르게 개방시킴으로써 세포의 전기적 특성을 즉각 변화시킨다.
- 대사자극수용체에서(느린 반응) 신경전달물질은 G 단백질을 활성화하고, G 단백질은 이온통로들을 열거나 닫음으로써 세포의 전기적 특성을 변화시키거나, 또는 다른 방법으로 2차 전령을 생산하는 효소들을 활성화함으로써 2차 전령이 이온통로를 열거나 닫고 또는 세포 내에서 다른 반응을 일으킨다.
- 흥분성 시냅스에서 시냅스이후뉴런의 막전위는 탈분극하여(EPSP) 활동전위를 일으킬 문턱에 가까워진다.
- 억제성 시냅스에서, 시냅스이후뉴런의 막전위는 과분극하거나(IPSP) 또는 안정화되어 뉴런이 활동전위를 발사할 가능성은 작아진다.

8.3 신경통합

- 신경통합은 시냅스이후뉴런의 축삭둔덕에서 일어나는 시냅스전위의 공간가중과 시간가중이다.
- 축삭둔덕이 문턱으로 탈분극하면 활동전위가 생성되고, 문턱보다 낮으면 활동전위가 생기지 않는다.
- 탈분극이 문턱에 이르기만 하면, 탈분극이 클수록 생성되는 활동전위의 빈도는 높다.

8.4 시냅스전 조정

- 가장 보편적인 유형의 조정은 축삭-축삭 시냅스에서 일어나며 시냅스전 조정이라고 한다.
- 축삭-축삭 시냅스에서 시냅스이전세포는 시냅스이후뉴런의 신경전달물질 방출을 조정한다.
- 시냅스전 촉진에서 특정 시냅스에서의 의사소통은 증진되는 반면, 시냅스전 억제에서 특정 시냅스에서의 의사소통은 약해진다.

8.5 신경전달물질: 구조, 합성, 분해

- 다양한 신경전달물질들이 뉴런에서 방출된다.
- 아세틸콜린은 말초신경계에 가장 풍부한 신경전달물질인데, 중추신경계에도 존재한다.
- 생체아민에는 카테콜아민, 세로토닌, 히스타민이 있다.
- 카테콜아민에는 노르에피네프린, 에피네프린, 도파민이 있고, 노르에피네프린은 말초신경계에 존재하는 또 하나의 보편적인 신경전달물질이다.
- 다른 부류의 신경전달물질로 아미노산 신경전달물질과 신경펩티드가 있다.
- 최근에 발견된 신경전달물질로 산화질소, ATP, 엔도카나비노이드가 있다.
- 신경전달물질들은 특이적인 수용체에 결합함으로써 의사소통한다.
- 일반적으로, 각 신경전달물질에 대한 수용체들은 두 유형 이상이 존재하며, 시냅스이후세포에서 생기는 반응은 활성화된 수용체의 유형과 그에 수반되는 연결 기작에 따라 매우 다양할 수 있다.

9 신경계: 중추신경계

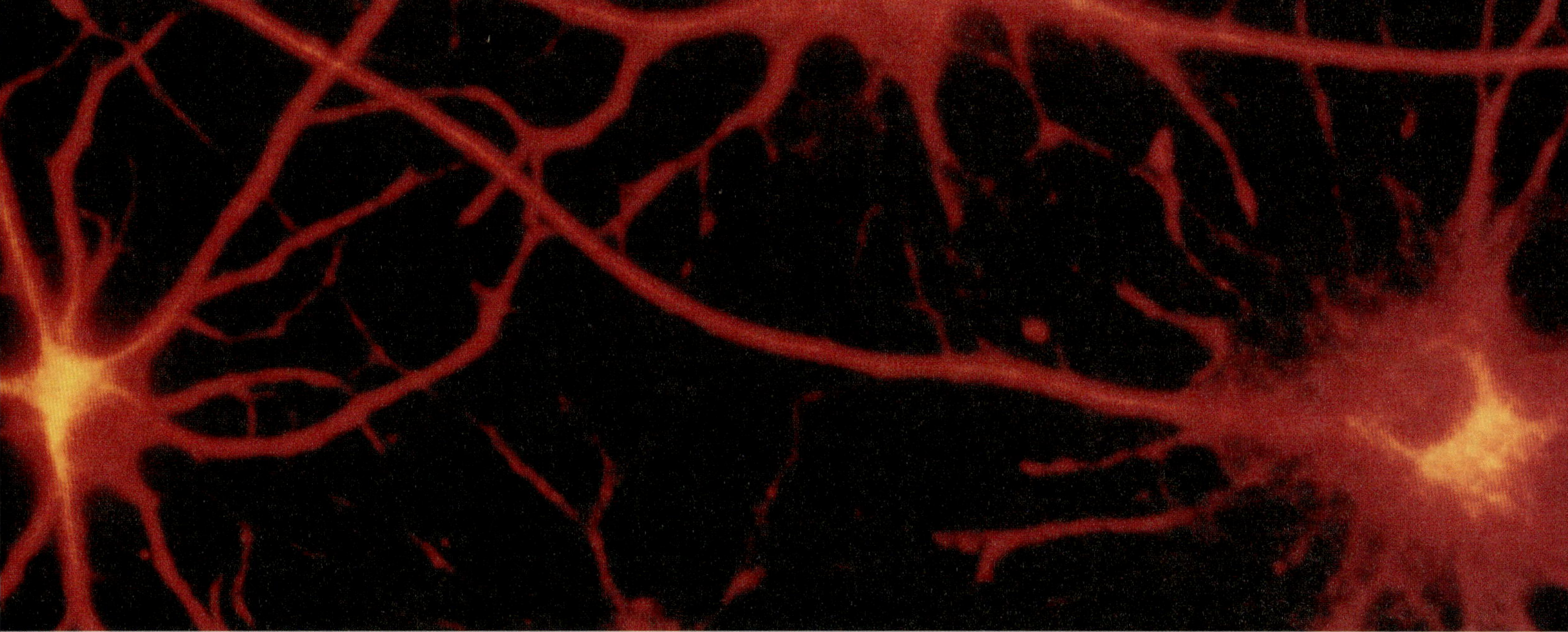

뉴런의 형광현미경 사진

이 교재를 읽을 때, 당신의 중추신경계는 페이지 위의 단어들을 인지하고 그것들을 이해한 뒤 그 중요성과 그것들을 기억해야 하는지를 판단하는 등 많은 일들을 수행하고 있다. 더 읽어가면서, 정보를 이전의 기억이나 생각들과 통합하기 시작한다. 하지만 이것을 밤늦게 읽을 때면 졸려서 잠이 들고, 내일이면 읽은 것이 거의 기억나지 않게 된다. 어떤 경우이든 책을 읽을 때 일어난 것들은 중추신경계가 처리한 결과이다.

신경계가 그토록 흥미로운 이유들 중의 하나는 신경계의 작용들 대부분이 7장과 8장에서 배운 뉴런들에 의하여 수행된다는 것이다. 모든 뉴런들이 잘 알려진 작은 한 세트의 원리들을 따라 작동한다고 가정하면, 뉴런들은 신경계의 수많은 복잡성을 어떻게 만들어내는가? 화났을 때 뉴런들은 어떻게 관여하는가? 뉴런은 어떻게 하여 누군가의 이름을 기억나게 하는지, 또는 심장은 어떻게 작동하는가? 한 개의 뉴런만으로는 이런 기능들 그 어느 것도 수행할 수 없지만, 무수한 뉴런들(그리고 뉴런과 연결된 신경아교세포들과 함께)이 조직화하여 신경계를 구성할 때, 뉴런은 이러한 기능들과 수많은 다른 기능들을 수행할 수 있다.

개요

학습목표 이 장을 학습한 후 다음을 할 수 있어야 한다.

- 뇌와 척수의 구조를 기능과 관련시켜 서술할 수 있어야 한다.
- 중추신경계를 보호하는 구조들과 신경의 신호표시에 포함된 구조들을 알 수 있어야 한다.
- 혈액-뇌 장벽의 해부학과 생리학, 그리고 그 중요성을 서술할 수 있어야 한다.
- 뇌에 대한 에너지 공급을 서술하고, 혈류가 왜 그렇게 중요한지를 설명할 수 있어야 한다.
- 반사궁을 정의하고, 근육방추 신장 반사, 도피 반사, 교차-폄 반사 등의 반사 경로를 서술할 수 있어야 한다.
- 골격근의 수의적 통제에 기여하는 뇌의 영역들과 그 영역들의 기본역할을 서술할 수 있어야 한다.
- 두 개의 언어중추, 베르니케영역과 브로카영역의 서로 다른 기능을 서술할 수 있어야 한다.
- 수면의 여러 단계들을 서술하고, 뇌가 수면상태에서 의식상태로 어떻게 바뀌는지를 서술할 수 있어야 한다.
- 학습과 기억의 여러 유형을 서술하고, **신경의 가소성**을 정의하고, 이것이 학습과 기억에 어떻게 기여하는지를 설명할 수 있어야 한다.

시작하기 전

다음 주제를 숙지하고 있어야 한다.

- 치밀이음
- 신경계의 조직화
- 신경전달물질
- 뉴런의 구조
- 시냅스에서의 의사소통
- 신경통합

지금까지, 뉴런의 전기신호표시(7장)와 한 뉴런과 다른 뉴런으로 화학적 신호가 전달되는 것(8장)에 관하여 배웠다. 놀랍게도, 가지각색의 복잡성을 지닌 신경계는 근본적으로 이 두 기본 과정을 통하여 기능한다. 이 장에서는 뉴런과 뉴런의 연결된 사슬(신경 경로, *neural pathway*)들에 의하여 중추신경계가 자신의 수많은 기능들을 수행하는 방법에 대하여 배우게 된다.

중추신경계는 궁극적으로 우리가 인지하고, 행하고, 느끼고, 생각하는 모든 것들을 담당한다. 중추신경계는 사람에게 자신만의 독특한 인격과 자기 정체성을 부여한다. 중추신경계는 우리가 인식하지 못하는 상태에서 여러 가지 중요한 기능들을 수행하기도 한다. 예를 들면 항상성 유지에 필요한 기능으로서 신체의 모든 기관계들의 활동을 통합한다. 중추신경계는 약 1,000억 개의 뉴런과 100조 개의 시냅스를 포함하는 것으로 추정되며, 이것들 모두가 두 개의 놀랄 만한 구조인 뇌와 척수 내에 들어 있다.

이 글을 읽는 바로 지금도 과학자들은 뇌의 신비를 벗기고 있다. 뇌는 너무 복잡하고 현대의 과학적 방법론을 사용해서 헤아리기에는 그 기능이 너무 어렵기 때문에, 이 장에서 읽게 될 많은 것들은 중추신경계의 기능에 관하여 부단히 발전하는 이론 중에서 보편적으로 수용된 부분들이다. 폐나 신장에 대하여 이해하여 말하는 정도로 언젠가는 뇌에 대해서도 잘 이해하게 될 것이다. 이제 중추신경계의 해부학적 구조를 살펴보는 것으로 시작한다.

9.1 중추신경계(CNS)의 일반적인 구조

중추신경계(CNS)는 뇌와 척수로 구성된다. CNS는 젤라틴 디저트식품의 일종인 Jell-O 정도로 부드러운 조직이기 때문에, 특별히 물리적 외상에 손상되기 쉽다. 다행히도 CNS는 신경아교세포, 뼈, 결합조직, 뇌척수액으로 보호되어 있는데, 이 보호기구들을 이 절에서 설명한다.

신경아교세포

신경계를 생각할 때 우리는 뉴런을 떠올린다. 하지만 실제로 CNS의 75~90%는 뉴런들을 지지하는 비흥분성 세포인 **신경아교세포**(*glial cell, neuroglia*)들로 구성되어 있다. 하지만 신경계의 의사소통에서 신경아교세포의 기능은 단순한 지지를 넘어선다. 예를 들면, 진화의 단계가 높을수록 뇌에 신경아교세포는 많다. 그래서 인간은 어떤 동물보다 신경아교세포를 더 많이 가진다.

신경아교세포에는 슈반세포, 희소돌기아교세포, 미세아교세포, 별아교세포의 네 유형이 있다(**그림 9.1**). 네 유형의 신경아교세들 중 별아교세포가 단연코 가장 많다. 모든 신경아교세포들은 신경계의 발달과 유지에 필요한 성장인자를 방출한다. 최근의 연구에 의하면 신경아교세포는 비흥분성 세포임에도 불구하고 뉴런과 의사소통하기까지 한다. 슈반세포와 희소돌기아교세포의 말이집 형성 기능은 7장에 서술되었다. 여기에서는 별아교세포와 미세아교세포의 기능을 논한다.

별아교세포

별모양 때문에 이름 붙여진 **별아교세포(astrocyte)**는 가장 다양하고 수가 가장 많은 신경아교세포이다. 별아교세포들은 세포들 간의 틈을 겨우 20 nm로 하여 뉴런들을 둘러싸지만, 서로 중첩되지 않는다. 즉, 각 세포들은 자신들만의 고유 영역에 남아 있다. 하지만 일부 별아교세포들은 틈새이음에 의하여 연결되어 아래에 서술한 것처럼 신경조직의 보호를 촉진한다. 하지만 질병의 상태에서 틈새이음은 질병의 전파를 조장할 수 있다. 별아교세포는 뉴런들을 비신경조직과 세포외액에 구조적으로 기능적으로 연결한다. 별아교세포는 혈액과 중추신경계 사이에 특정 분자들의 이동을 제한하는 특별한 모세혈관을 발달시키는데, 이 혈관을 **혈액-뇌 장벽**(*blood-brain barrier*)이라고 한다. 별아교세포는 발달 중인 뉴런, 특히 축삭을 정확한 목적지로 인도하고, 시냅스의 발달과 유지를 조절한다. 그리고 별아교세

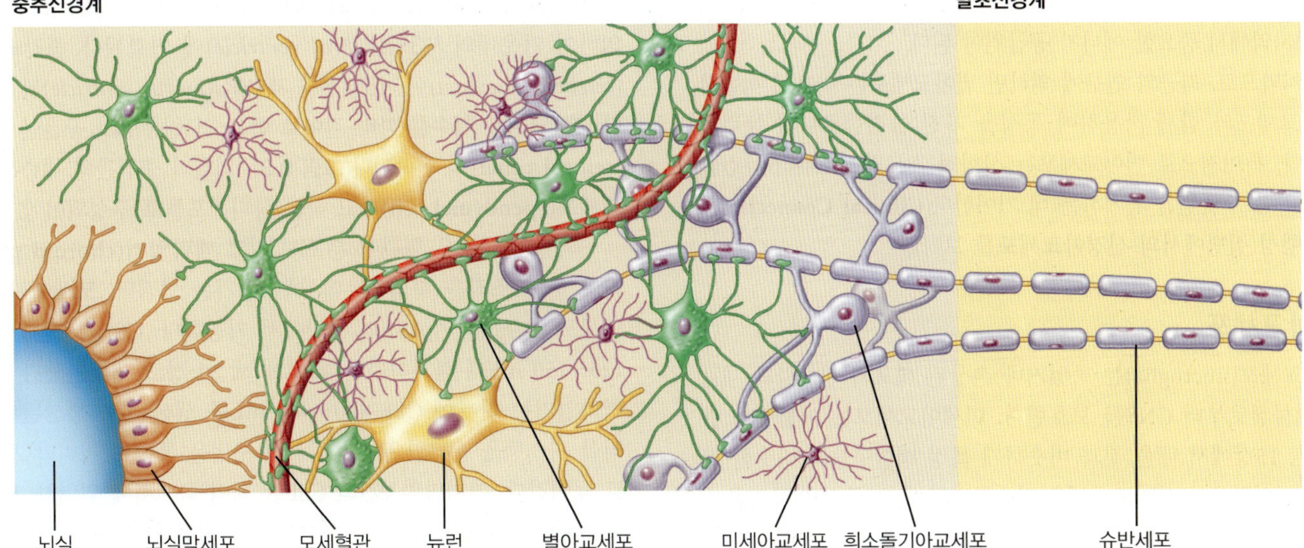

그림 9.1 신경계의 신경아교세포.

포는 손상된 축삭의 재생도 돕는다.

별아교세포는 특히 시냅스에서 뉴런을 둘러싸고 있는 정상적인 세포외부 환경을 유지하는 데 매우 중요하다. 별아교세포는 세포외액의 정상 칼륨 수준(뉴런의 흥분성에 매우 중요한 상태)을 유지하는 데 특히 중요하다. 별아교세포는 시냅스틈새의 글루탐산과 생체아민 같은 신경전달물질을 제거하기도 한다. 지나친 글루탐산 수준은 독성이 있고 뇌졸중이나 기타 유형의 뇌손상 중에 신경학적 손상이 퍼지는 한 원인이 되기도 한다.

별아교세포는 뉴런이 사용할 분자들을 합성하여 저장한다. 예를 들면, 별아교세포는 글루타민을 합성하는데, 글루타민은 간질액으로 방출되고 이것을 다른 뉴런이 흡수하여 흥분성 신경전달물질인 글루탐산으로 만든다. 별아교세포는 약간의 글리코겐을 저장하고 있는

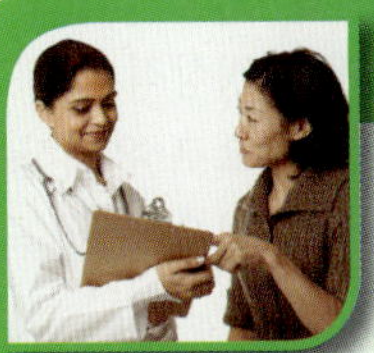

CLINICAL CONNECTIONS

신경퇴행성 질병에서의 신경아교세포 (Glial Cells in Neurodegenerative Diseases)

신경아교세포가 다발성경화증(multiple sclerosis), 알츠하이머병, 파킨슨병과 같은 신경퇴행성 질병의 원인이 된다는 일련의 증거들이 늘고 있다. 다발성경화증은 CNS의 말이집 소실 때문에 생긴다. 다발성경화증은 면역계가 신체의 부분인 희소돌기아교세포를 공격하는 자가면역 질환이다. CNS의 말이집(일부 축삭을 포함하여) 소실 때문에 신경 경로를 따라 이루어지는 의사소통이 느려지거나 멈춘다. 다발성경화증의 증상으로 시각이 흐려지고, 근육이 약해지고, 균형유지가 곤란하다. (다발성경화증은 23장에 보다 상세하게 서술되어 있다.)

알츠하이머병은 뇌의 특정 지역에 콜린성 뉴런이 소실되고 그 부위가 흉터조직인 **플라크**(*plaque*)에 의해 대치되어 생긴다. 콜린성 뉴런이 퇴행하는 동안, 별아교세포와 미세아교세포는 지나치게 활성을 띤다. 이 신경아교세포들은 염증성 화학물질들을 방출하여 콜린성 뉴런의 퇴행을 더욱 촉진한다. 이렇게 하여 악순환이 시작된다. 알츠하이머병의 초기 징후로는 기억상실과 정신착란이 있다. 후기 징후로는 운동기능장애, 의사소통 기능의 상실, 인지기능의 감소 등이 있다. 이 질병을 치료할 방법은 제한적인데. 그 이유는 병이 진전된 단계에 이르기 전에 진단하는 것이 어렵기 때문이다. 초기 단계는 아세틸콜린에스테라아제 억제제로 치료하지만, 진전된 단계에는 효과가 없다.

파킨슨병은 도파민성 뉴런의 소실을 포함하는 퇴행성 질병이다. 알츠하이머병에서처럼 신경아교세포들에 의하여 생산된 염증성 물질이 신경 퇴행을 촉진하는 것으로 여겨진다.

비판적 사고력 문제

1. 다발성경화증, 알츠하이머병, 파킨슨병의 증상과 원인을 서술하라.
2. 다발성경화증, 알츠하이머병, 파킨슨병 간의 공통적인 주 부위는?
3. 다발성경화증, 알츠하이머병, 파킨슨병 간의 주요한 차이는?

데, 이것은 젖산으로 분해될 수 있다. 젖산은 뉴런으로 운반되어 뇌의 활성지역에서 중요한 에너지 공급원이 된다.

마지막으로, 최근의 연구에 의하면 별아교세포는 다음에 서술할 미세아교세포와 함께 작용하여 독성을 가진 물질들로부터 뉴런을 보호한다. 특이적으로 별아교세포는 산화적 스트레스로부터 뉴런을 보호하고 세포 파편을 제거하는 데 기여한다(**Clinical Connections: 신경퇴행성 질병에서의 신경아교세포**를 보라).

미세아교세포

미세아교세포(microglia)는 죽었거나 손상된 세포의 잔유물과 세균 같은 이물질로부터 CNS를 보호한다. 미세아교세포는 이물질을 탐지한 후, 15장에서 배울 것과 비슷하게 특정 백혈구들과 비슷한 방법으로 포식작용과 사이토카인을 방출함으로써 그 물질을 공격한다. 미세아교세포는 산화적 스트레스에 대하여 뉴런을 보호하기도 한다.

CNS의 물리적 지지

CNS의 부드러운 조직을 보호하는 제일 바깥의 두 개의 구조는 뇌를 둘러싸는 **두개골(cranium)**과 척수를 둘러싸는 **척주(vertebral column)**다(**그림 9.2**). 이 뼈 구조는 정밀한 신경조직을 둘러싸는 단단한 갑옷으로 작용하는 면에서는 분명한 이점이 있지만, 단단하기 때문에 위험할 수도 있다. 예를 들면, 고속도로를 달리던 차가 갑자기 멈출 때 부드러운 뇌가 두개골의 단단한 표면에 눌려 뭉개질 수 있는데, 이것을 무엇이 막아줄 수 있을까? 뼈와 신경조직 사이에는 뇌막이라고 하는 연속된 세 개의 막과 뇌척수액이라는 한 개의 체액층이 있어서 그런 충격으로부터 뇌를 보호한다.

뇌막(meninges)은 CNS의 부드러운 조직을 주변의 골격으로부터 분리하는 세 개의 결합조직막이다(그림 9.2). 세 개의 뇌막은 **경질막(dura mater)**, **거미막(arachnoid mater)**, **연질막(pia mater)**이다. "어머니"라는 뜻의 라틴어 *mater*는 뇌막의 보호하는 특징을 나타낸다. 경질막은 제일 바깥층으로, 뼈에 가장 가깝다. 라틴어 *dura*는 "단단하고 튼튼한"의 의미로, 경질막은 거의 가죽처럼 딱딱한 매우 질긴 섬유결합조직이다. 거미막은 중간층이다. 그리스어 *arachnoid*는 "거미"의 의미로서 거미줄 같은 거미막의 구조를 적절하게 나타낸다. 정상적으로 경질막과 거미막의 사이에는 공간이 없다. 실제로, 경질막을 통하여 지나는 혈관이 파열되면, 혈액이 경질막과 거미막 사이에 축적되어 경질막하혈종(*subdural hematoma*)을 형성할 수 있다. 뇌막의 가장 안쪽 층인 연질막은 신경조직과 바로 접해 있다. 라틴어 *pia*는 "부드러운"의 의미다. 연질막과 거미막의 사이의 공간인 **거미막밑공간(subarachoind space)**은 뇌척수액으로 채워져 있다.

뇌척수액(cerebrospinal fluid, CSF)은 CNS를 담그고 있는 투명하고 물 같은 액체로서, 혈장의 조성과 (똑같지는 않지만) 비슷하다(**표 9.1**). CSF는 CNS를 완전히 둘러싸고 뇌와 척수 내의 많은 공간들을 채운다. 뇌에는 **뇌실(ventricle)**이라고 하는 네 개의 공간이 포함되어 있는데, 이들은 서로 연속되어 있다. C자형인 두 개의 가쪽뇌실(*lateral ventricles*)은 뇌실사이구멍(*interventricular foramen*)에 의하여 가운데의 제3뇌실(*third ventricle*)에 연결된다. 중간뇌수도관(*cerebral aqueduct*)이 제3뇌실을 제4뇌실(*fourth ventricle*)과 연결한다. 제4뇌실은 척수를 따라 길이로 뻗은 긴 원통형의 공간인 **중심관(central canal)**에 연속된다(**그림 9.3**). 뇌실과 중심관의 내층은 **뇌실막세포(ependymal cell)**라고 하는 상피세포들로 구성되어 있다.

뇌실의 내층은 혈관이 분포해 있고 **맥락얼기(choroid plexus)**라고 하는 조직을 형성하는데, 맥락얼기는 연질막, 모세혈관, 뇌실막세포로 구성되어 CSF의 생산에서 기능한다. CSF의 전체 부피는 125~150 mL에 불과하지만, 하루에 세 번 정도 재순환하기 때문에 맥락얼기는 하루에 CSF 400~500 mL를 생산한다. 생산된 CSF는 뇌실 시스템을 순환한 뒤 제4뇌실의 구멍을 통하여 거미막밑공간으로 들어간다. 거미막밑공간의 CSF는 뇌의 꼭대기에 위치한 거미막융모(*arachnoid villi*)라고 하는 거미막의 특별한 구조를 통하여 정맥으로 재흡수된다(그림 9.2b).

지식 활용하기

수두증(hydrocephalus)은 뇌척수액의 증가로 뇌실이 팽창하여 생긴다. 앞에서 설명한 뇌실 시스템에 기초하여, CSF가 증가하는 기작을 서술하라.

CSF는 뇌에서 여러 기능들을 한다. 본질적으로 CNS는 CSF에 떠 있기 때문에, CSF는 부드러운 신경조직이 단단한 뼈에 충돌하는 것을 방지하는 충격흡수장치로 작용한다. 그리고 CSF는 뉴런과 신경아교세포를 담그는 간질액으로 작용하여 이들 세포에 필수영양분을 공급하고 노폐물을 제거한다. CSF는 뉴런이 정상적으로 흥분하는 데 필수적인 뉴런 주변의 이온 조성을 정상적으로 유지하는 데 기여한다. CSF가 이러한 대사 기능을 수행하려면 다음에 서술할 CNS로 공급되는 혈액에 의하여 다시 보충되어야 한다.

CNS으로의 혈액 공급

CNS는 체중의 약 2%에 지나지 않지만(성인 뇌와 척수의 무게는 1.4~1.8 kg임), 안정상태에서 심장에서 신체의 기관과 조직들 모두로 분출되는 혈액의 약 15%를 받는다. 이렇게 CNS가 혈액 공급을

표 9.1 혈장과 CSF*의 조성

	혈장	CSF
포도당 (mg/dL)	80~100	45~80
단백질 (mg/dL)	7000	15~45
나트륨 (mM)	145	149
칼륨 (mM)	4	3.1
염소 (mM)	103	129
칼슘 (mM)	2.5	2.1

*CSF 수준은 액 추출 부위에 따라 다르다.

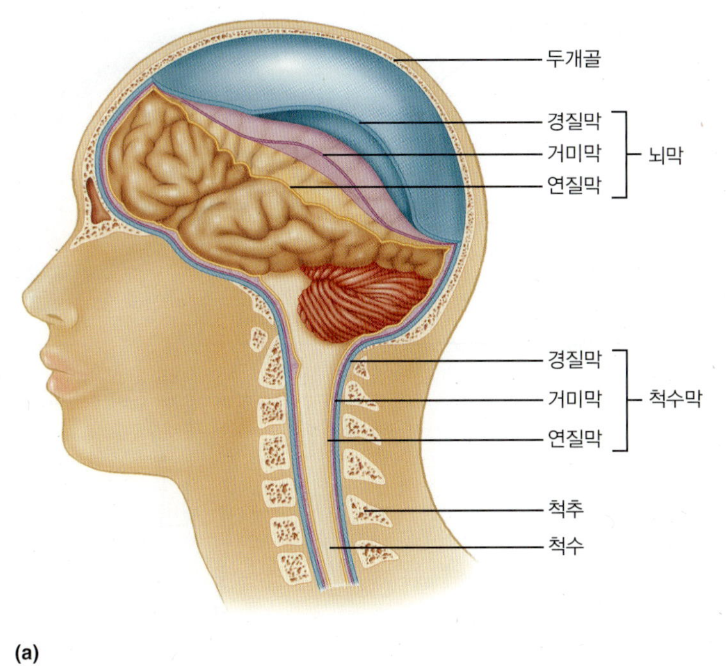

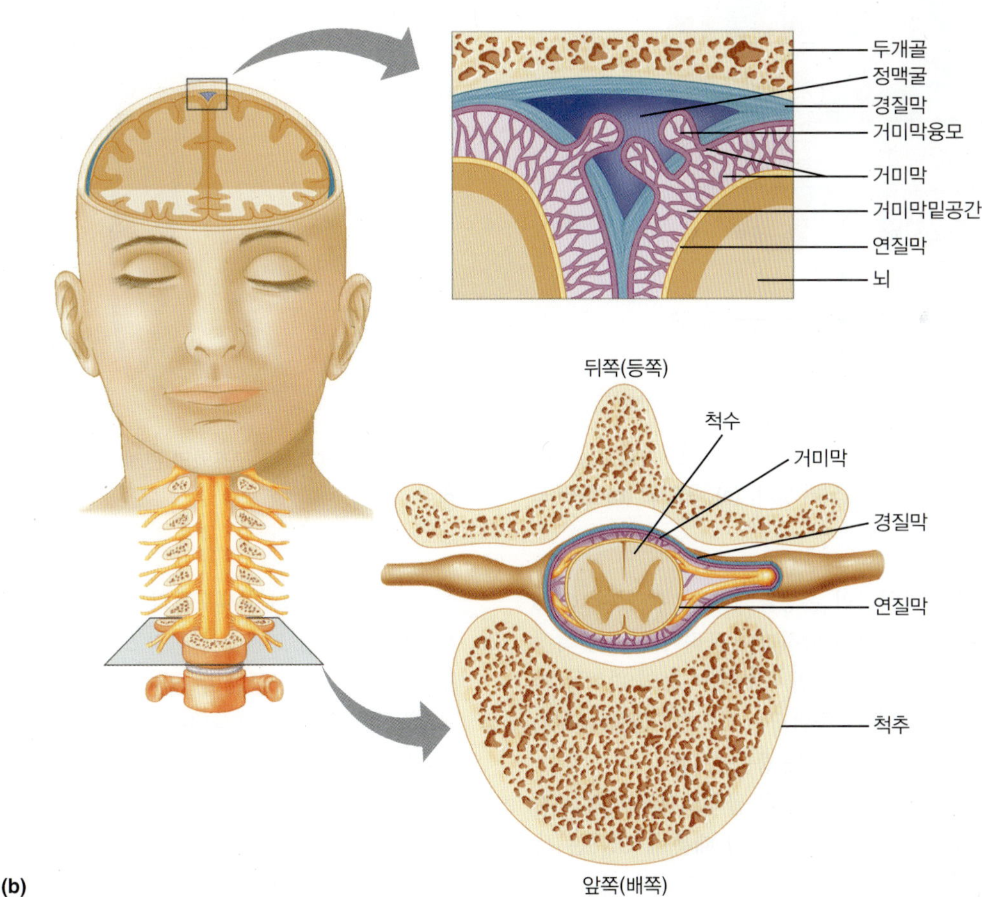

그림 9.2 CNS의 보호 구조. (a, b) CNS의 보호 구조들의 단면. 바깥의 뼈 구조에는 두개골과 척추가 있다. 뼈 구조와 부드러운 신경조직의 사이에 위치한 뇌막은 경질막, 거미막, 연질막의 세 층으로 구성된다. 거미막밑공간에는 뇌척수액 완충물이 있어서 또 다른 차원에서 뇌를 보호한다.

많이 필요로 하는 것은 CNS가 대부분의 다른 조직들에 비하여 대사 활성의 비율이 높아서 에너지 요구에 대처할 연료와 산소에 대한 요구가 높기 때문이다. 예를 들면, 안정상태에서 뇌는 신체가 소비하는 산소의 약 20%와 포도당의 약 50%를 차지한다. 이렇게 필요한 물질들의 운반을 보장하려면 뇌로 적절한 혈류가 항상 유지되어야 한다. 실제로, CNS는 이 혈액 공급에 매우 의존적이어서 몇 분간의 뇌

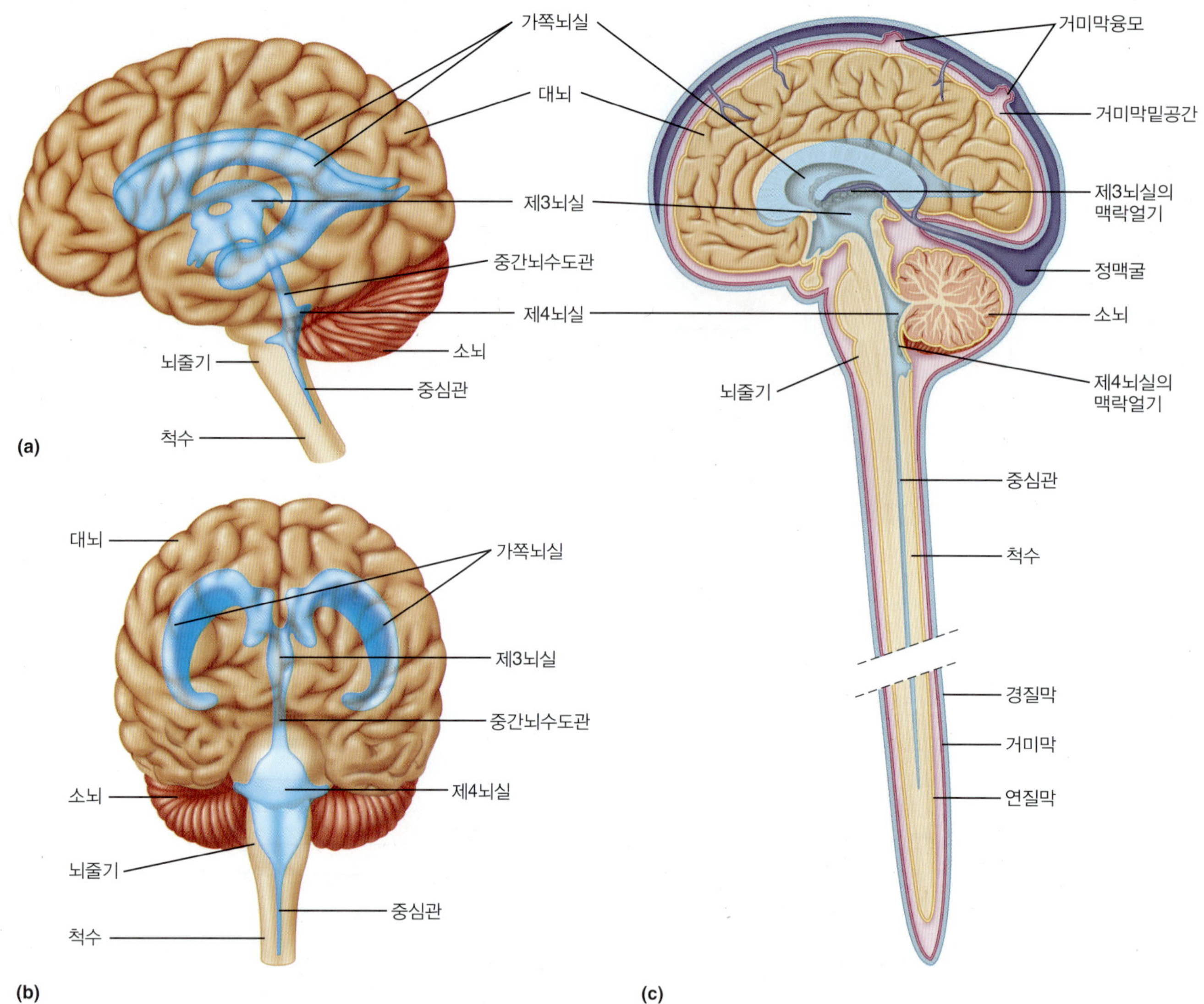

그림 9.3 CNS의 뇌실 시스템. 뇌의 네 개의 뇌실(두 개의 가쪽뇌실, 제3뇌실, 제4뇌실)이 척수의 중심관과 연속되어 있다. **(a)** 측면도. **(b)** 정면도. **(c)** 뇌실의 다른 CNS 구조와의 관계. 뇌실 내에 맥락얼기가 존재함을 주목하라.

혈류장애가 CNS 조직에 불가역적인 손상을 초래할 수 있다. CNS의 특정 지역으로의 혈류가 감소하면 말하기나 움직이기 같은 특정 기능의 결함을 일으킬 수 있다. 예를 들면, 이러한 기능의 변화는 뇌혈관이 차단되거나 파열하여 혈류가 중단되는 사건인 **뇌졸중**(*stroke*) 후에 일어난다(**Clinical Connections: 뇌졸중**을 보라).

CNS의 세포들은 (근육과 간과 비교하여) 글리코겐을 거의 가지고 있지 않아서 포도당을 혈액에서 얻어야 하기 때문에, CNS는 특별히 혈류의 장애에 민감하다. 더구나, CNS의 세포들의 대부분은 에너지 생산에 지방산을 사용하지 않기 때문에 포도당에 대한 요구가 더 크다. (한 개의 지방산 분자의 산화는 포도당 여러 분자의 산화만큼 많은 에너지를 생산한다는 것을 기억하라.) 마지막으로, 산소 이용이 감소했을 때 다른 조직들은 혐기성 대사로 에너지를 얻는 반면, 신경조직은 대체가능한 이 혐기성 대사를 할 수 없고 그래서 조직의 생존을 위해 산소와 포도당 공급은 중단되지 않아야 한다.

포도당은 CNS의 세포들의 1차 에너지원이지만, (기아상태나 당뇨와 같은) 특정 조건에서 신경조직은 케톤체를 사용하여 에너지 요구의 2/3까지를 공급할 수 있다. 케톤체는 포도당 공급이 제한되었을 때 (주로 간에서 생산되는) 지질분해의 부산물이다. 하지만 CNS는 케톤체에 전적으로 의존할 수 없고, 그래서 포도당의 안정된 공급에 의존해야만 한다.

혈액-뇌 장벽

신체의 다른 조직들에서처럼 혈액과 CNS 세포들 간의 산소, 포도당, 기타 물질 등의 교환은 가장 작은 혈관인 **모세혈관**(*capillary*) 벽을 통하여 일어난다. 모세혈관 벽은 한 층의 내피세포(상피세포의 한 유형)들로 구성되는데, 이 층은 물질교환에 필요한 확산거리를 짧게 해준다.

CLINICAL CONNECTIONS

뇌졸중(Stroke)

뇌혈관질환(뇌혈관에 손상을 가하는 질환)은 현재 미국에서 심장질환과 암의 뒤를 이어 세 번째 사망원인이다. 뇌혈관질환은 미국인 약 200만 명의 뇌기능 손상의 원인이다.

뇌혈관사고(*cerebrovascular accident*, *CVA*)라고도 알려진 **뇌졸중**(*stroke*)은 뇌의 한 부위로의 혈류가 갑자기 감소하거나 중단되는 것이 특징인 뇌혈관 장애다. 혈류의 감소(허혈)는 어떤 조직에도 위험하지만, 특히 뇌 조직이 손상받기 쉬운데, 그 원인의 일부는 대사율이 높아 연료와 산소를 빨리 소비하기 때문이다. 실제로, 혈류가 3~4분 이상 중단되면 뇌세포들의 대부분은 죽을 수 있다. 이러한 이유 때문에 뇌졸중은 수분 이내에 사람을 죽게 하거나 영구적인 뇌 손상을 입힐 수 있다.

뇌졸중은 **폐색성**(*occlusive*)이나 **출혈성**(*hemorrhagic*)으로 구분되며, 뇌의 내부나 표면에서 일어날 수 있다. 폐색성 뇌졸중은 보통 혈전에 의하여 혈류가 차단된다. 출혈성 뇌졸중에서는, 혈관이 파열하여 **출혈**(*hemorrhage*)을 일으킨다. 뇌졸중의 발병률을 증가시키는 조건은 혈관 내벽에 지방이 쌓여 동맥이 좁아지는 **동맥경화**(*arteriosclerosis*)와 혈관 벽이 약하여 동맥이 부풀어 오르는 **동맥류**(*aneurysm*), 그리고 **고혈압**(*hypertension*)이다. 뇌졸중 증상은 손상 부위의 위치와 손상 정도에 따라 다양하며 갑자기 발병한다. 뇌졸중이 다른 신경학적 장애들과 구별되는 것은 갑자기 발병하는 것이다. 근육쇠약이나 근육마비, 시각상실(흔히 시야의 한 부분에서 일어남), 기타 감각 상실, 저림이나 기타 감각 장애, 언어나 공간인지의 장애, 성격의 변화, 방향상실, 또는 기억상실 등이 있을 수 있다. 뇌졸중의 효과는 초기 증상에 국한될 수도 있고, 또는 수 시간이나 수 일에 걸쳐 강화되거나 넓게 퍼질 수도 있다.

뇌졸중의 가장 좋은 치료법은 예방이다. 어떤 사람은 고혈압이나 고콜레스테롤혈증 때문에 뇌졸중에 걸리기 쉽다. 또 어떤 사람은 **일과성 허혈발작**(*transient ischemic attack*, *TIA*)이라고 부르는 조기 경고신호를 보이는 경우가 있는데. 이 경우에는 혈관이 일시적으로 막힌다. 두 경우 모두에서 환자는 아스피린이나 와파린 같은 항응고제를 투여받을 수 있고 또는 뇌동맥이 부분적으로 막힌 경우에는 스텐트를 삽입하여 동맥의 개방을 유지시킨다.

일단 뇌졸중이 발병하면 치료는 뇌졸중이 허혈성인지 출혈성인지에 따라 달라진다. 허혈성 뇌졸중은 혈병을 분해할 수 있는 조직 플라스미노겐 활성화인자(tPA)로 처리할 수 있다. 이 치료는 증상이 시작된 지 첫 3시간 이내에 투입해야만 효과적이다. 하지만 출혈성 뇌졸중은 일반적으로 외과적 중재가 필요하다. 뇌졸중 후에 완전한 회복은 거의 어렵지만 시간이 흘러서 일부의 기능이 회복되기도 한다.

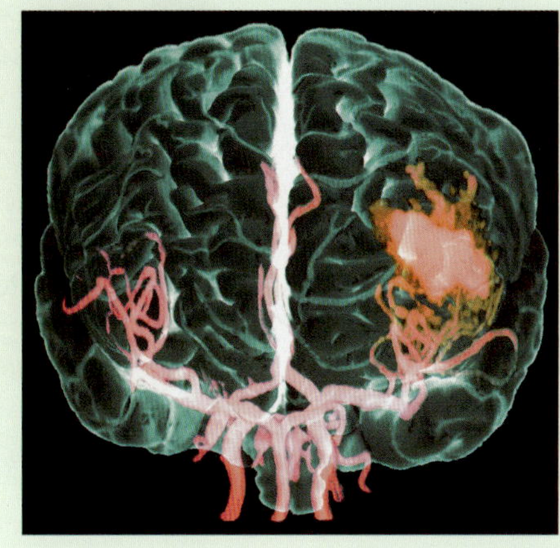

뇌와 뇌졸중 부위로의 혈액공급을 보여주는 3차원 영상

비판적 사고력 문제

1. 뇌졸중이 어떻게 하여 사망이나 영구적인 뇌손상을 일으키는지를 서술하라.
2. 뇌졸중을 일으킬 수 있는 조건들은? 뇌졸중의 핵심 증상은?
3. 허혈성 뇌졸중과 출혈성 뇌졸중의 치료와 예상되는 치료결과의 차이는?

대부분의 조직에서 가스, 무기이온, 단당류, 아미노산과 같은 작은 분자들은 모세혈관 벽을 자유롭게 통과한다(**그림 9.4a**). 소수성 분자들은 내피세포의 막을 통하여 확산하는 반면, 친수성 분자는 내피세포들 사이의 비교적 큰 틈(구멍)을 통하여 확산한다. 하지만 세포와 그리고 단백질 같은 거대분자는 너무 커서 이 틈을 통과하지 못하고, 세포통과에 의하여 내피세포를 능동적으로 통과한다. 세포통과에서 분자는 세포내이입에 의하여 세포 안으로 들어간 후 세포외배출에 의하여 세포 밖으로 나간다.

다른 조직들에서처럼 CNS에서도 대부분의 소수성 분자들은 모세혈관의 내피세포 벽을 쉽게 확산할 수 있다. 하지만 CNS에서 모세혈관 내피세포를 통한 세포통과는 일어나지 않으며, 친수성 분자들의 이동은 **혈액-뇌 장벽(blood-brain barrier)**에 의하여 제한된다(그림 9.4b). 혈액-뇌 장벽은 CNS의 간질액인 뇌척수액과 혈액 사이에 존재하는 물리적 장벽이다. 이 장벽은 모세혈관 내피세포들 간의 치밀이음 때문에 존재한다. 이 치밀이음 때문에 모세혈관의 틈들이 없어서 내피세포들 사이를 통한 친수성 분자들의 확산은 제한된다. 별아교세포가 혈액-뇌 장벽의 형성에 중요한데, 내피세포들을 자극하여 치밀이음을 발달시키고 유지하게 한다.

혈액-뇌 장벽은 모세혈관 내피세포를 통한 물질의 이동을 제한함으로써 혈액에 존재하는 유해한 물질로부터 CNS를 보호한다. 분자들은 모세혈관을 출입하기 위해서 내피세포를 통과해야만 한다. 기체와 소수성 분자들은 지질이중층을 통한 단순확산에 의하여 세포막을 통과할 수 있기 때문에 내피세포를 비교적 쉽게 통과한다. 그 결과 이 분자들은 혈액과 뇌 조직 사이에서 자유롭게 이동할 수

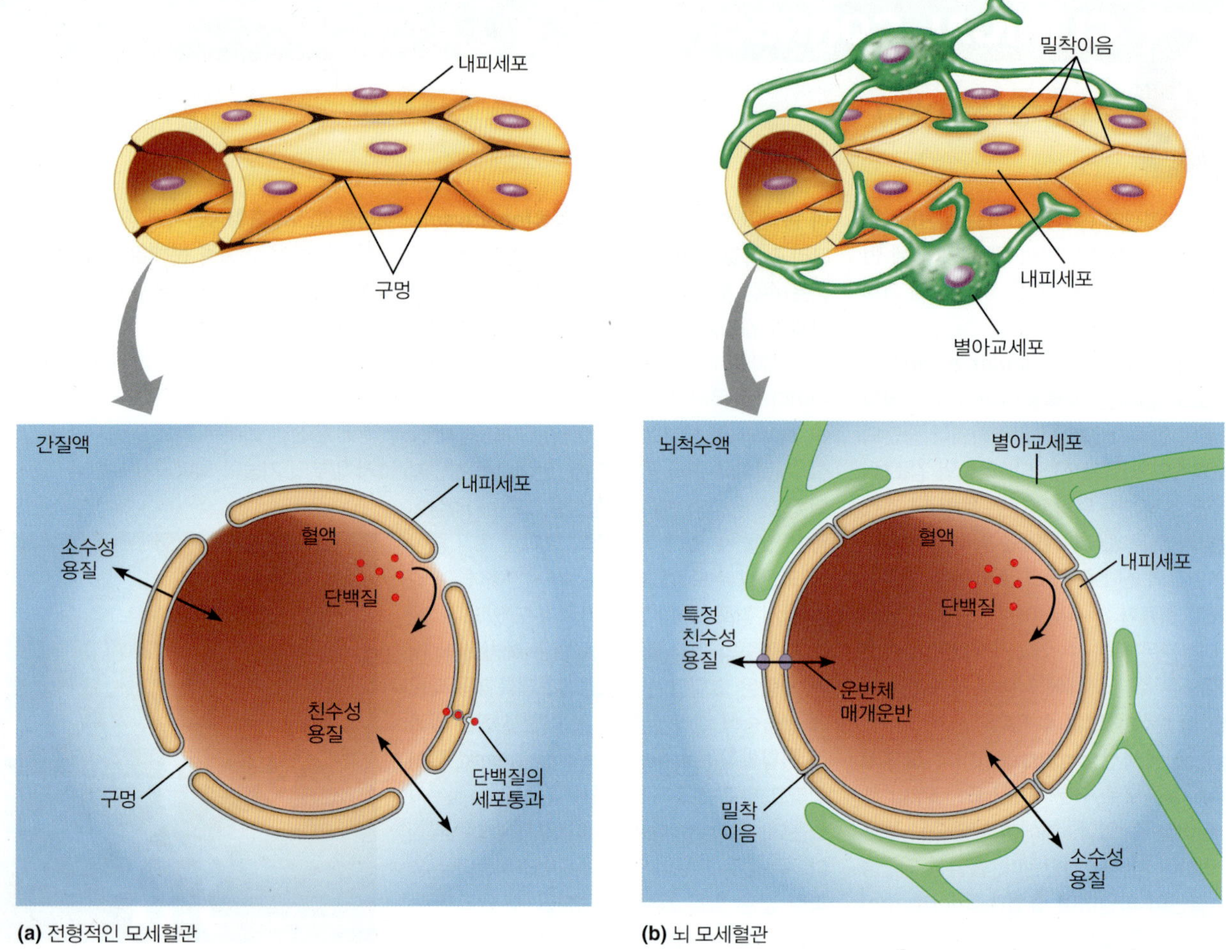

그림 9.4 혈액-뇌 장벽. (a) 신체 대부분의 부위에 존재하는 전형적인 모세혈관. **(b)** 뇌 모세혈관. 별아교세포들은 뇌 모세혈관밀접하게 연관되어 있지만, 장벽으로 기능하지 않는다.

있다. 이러한 소수성 물질의 한 예가 에탄올인데, 에탄올은 여러 기작에 의하여 CNS의 기능을 약화시킨다.

이와 달리, 이온, 탄수화물, 아미노산 같은 친수성 물질은 단순 확산으로는 어떠한 세포의 원형질막도 통과할 수 없고, 대신에 매개 수송에 의존해야만 CNS의 모세혈관 벽을 통과할 수 있다. 매개 수송은 특정 분자에 선택적인 수송단백질을 이용하기 때문에, 혈액-뇌 장벽은 선택적 투과성을 지니게 되어 특정 분자만을 통과시킬 수 있다. 포도당 같은 화합물은 그 물질을 위한 수송단백질이 세포막에 존재하기 때문에 촉진확산에 의하여 혈액-뇌 장벽을 쉽게 통과할 수 있다. 포도당은 GLUT-1 운반체에 의하여 혈액-뇌 장벽을 통과할 수 있는데, GLUT-1 운반체는 대부분의 세포들에 존재하는 인슐린-의존성 GLUT-4 운반체와는 다르다. 혈액-뇌 장벽을 통과하는 다른 물질들에는 인슐린, 아미노산, 콜린(아세틸콜린 합성에 필요함)과 아스피린이 있다. 포도당은 인슐린이 없이도 뉴런 내로 운반되기 때문에, 인슐린이 혈액-뇌 장벽을 통과한다는 발견에 대하여 처음에는 반론이 있는 것 같았다. 하지만 인슐린 수용체가 시상하부의 포만중추에 있는 뉴런을 비롯한 특정 뉴런들에 존재한다. 사실상 CNS에서 인슐린의 작용은 포도당 대사를 조절하는 것이 아니라 음식물 섭취를 조절한다. 특이하게도, 인슐린은 배고픔을 줄여준다는 점에서 포만호르몬으로 여겨진다. 그래서 당뇨에서처럼 인슐린 수준이 낮을 때는 더 과식하고 살찌게 될 수도 있다. 카테콜아민, H^+을 비롯한 무기이온, 여러 항생제들을 비롯한 약물 같은 친수성 물질들은 CNS 모세혈관의 내피세포에 이 화합물들에 대한 수송단백질이 없기 때문에, 혈액-뇌 장벽을 통과할 수 없다.

혈액-뇌 장벽의 선택적 투과성 때문에 뇌척수액 조성은 혈장의 것과 다르다(표 9.1). 따라서 특정 CNS 질환들은 뇌척수액 표본을 추출함으로써만 적절한 진단이 가능하다. 이 추출 과정을 흔히 허리천자(*spinal tap*)라고 한다.

회색질과 백색질

중추신경계는 뉴런들이 질서 있게 배열함으로써 세포체, 가지돌기, 축삭종말이 집단을 이루어 회색으로 보이고 축삭들이 집단을 이루어 흰색으로 보이는데, 이 집단들을 각각 **회색질(gray matter)**과 **백색질(white matter)**이라고 한다. 회색질은 CNS의 약 40%를 차지하는데, 시냅스 의사소통과 신경통합의 부위이다(**그림 9.5a**). 백색질은 CNS의 약 60%를 차지하는데, 말이집 축삭들이 있기 때문에 흰색으로 보인다. (말이집은 지방 함량이 높아 희게 보인다.) 말이집 축삭은 정보를 활동전위의 형태로 비교적 먼 거리까지 빠르게 전달하도록 특수화되어 있다. 신경아교세포들은 CNS 도처의 회색질과 백색질에 존재한다.

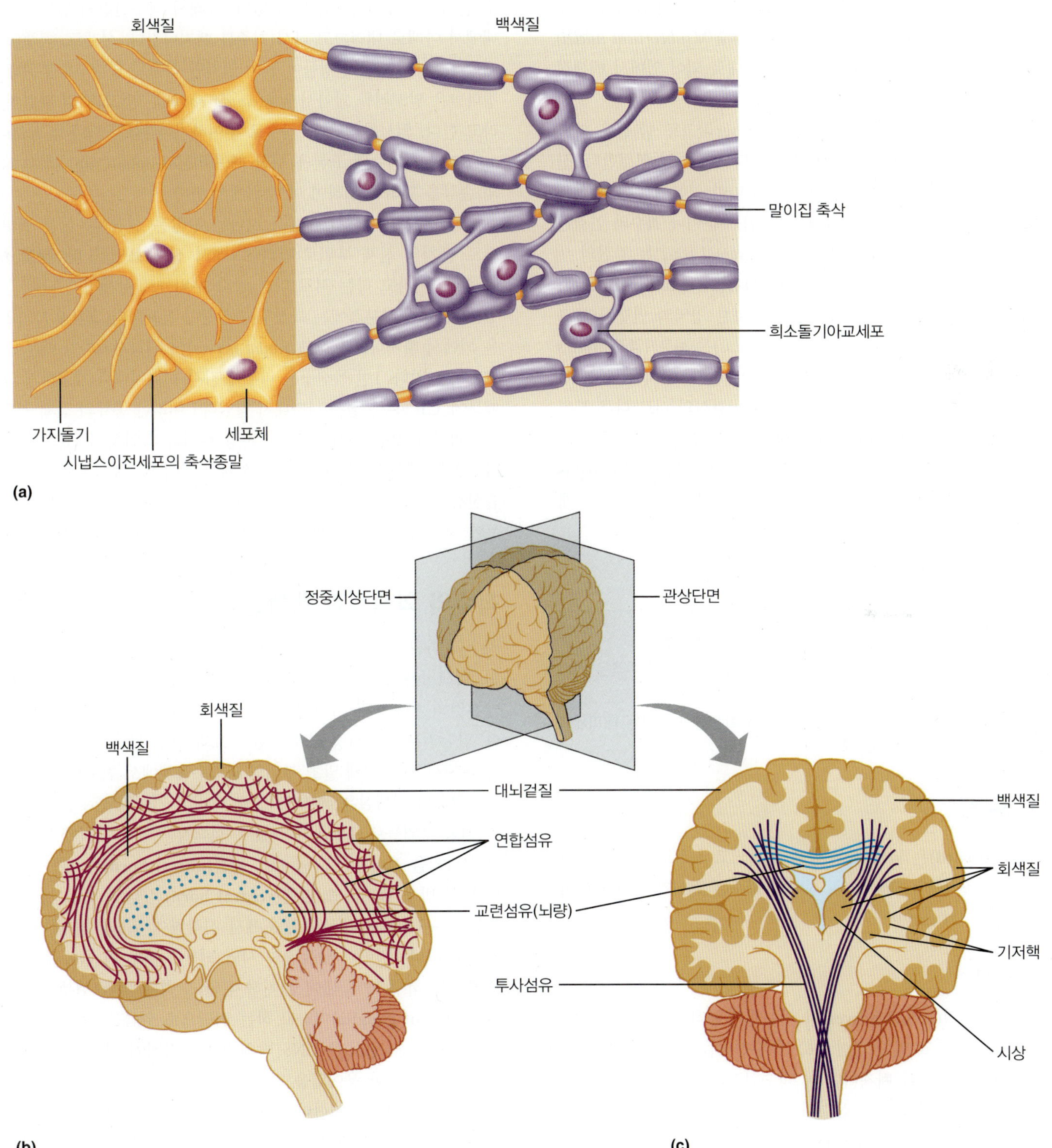

그림 9.5 CNS의 회색질과 백색질의 구성과 배열. (a) 회색질과 백색질의 조직학적 구조. **(b, c)** 연합섬유, 교련섬유, 투사섬유 등 CNS의 서로 다른 부위를 연결하는 백색질의 신경 경로들을 보여주는 뇌의 정중시상단면과 관상단면.

Q 활동전위가 전파되는 뉴런의 부위는?

뇌의 바깥 표면을 보면 회색질만 보이는데, 그 이유는 뇌의 대부분을 구성하는 돌출한 장갑 같은 구조(대뇌, *cerebrum*)가 **대뇌겉질(cerebral cortex)**이라고 하는 얇은 회색질 층에 완전히 둘러싸여 있기 때문이다. 이 층의 아래에 대뇌의 백색질이 위치한다. 이 백색질 내에 신경핵이라고 하는 회색질의 작은 영역들이 묻혀 있는데, 이것들은 겉질 아래에 있기 때문에 흔히 겉질밑핵(*subcortical nuclei*)이라고 부른다. 척수에서의 배열은 뇌와 반대로 되어 있어서 백색질이 바깥쪽에 있고 회색질은 안쪽에 있다.

뇌와 척수의 백색질에서 축삭(섬유, fiber라고도 함)들은 다발(신경로)로 구성되어 회색질의 한 부위를 다른 부위와 연결한다. 신경로들은 연결하는 특정 지역들의 위치에 따라 구분된다. **투사섬유(projection fiber)**는 대뇌겉질을 뇌의 하위 수준이나 척수와 연결한다(그림 9.5c). 예를 들면 겉질척수로(*corticospinal tract*)는 겉질의 부위들을 척수의 회색질과 연결한다. **연합섬유(association fiber)**는 뇌의 같은 쪽에서 대뇌겉질의 한 영역을 다른 영역과 연결한다(그림 9.5c). 예를 들면 활꼴다발(*arcuate fasciculus*)은 브로카영역(*Broca's area*)과 베르니케영역(*Wernicke's area*)을 연결한다. 이 두 영역은 언어기능에서 중요한데, 뇌의 같은 쪽에서 대뇌겉질의 서로 다른 부위에 위치한다. **교련섬유(commissural fiber)**는 한쪽 뇌와 반대쪽 뇌의 겉질 부위들을 서로 연결한다. 교련섬유들의 대부분은 **뇌량(corpus callosum)**이라는 조직 띠에 위치하는데(그림 9.5b, c), 뇌량은 두 개의 **대뇌반구(cerebral hemisphere)**들을 서로 연결한다.

퀵 테스트 9.1

1. 세 개의 뇌막 이름을 바깥쪽에서부터 순서대로 나열하라.
2. 뇌척수액은 무엇인가? 뇌척수액은 어디에 있는가? 뇌척수액은 어디서 생산되는가? 뇌척수액은 어디로 흡수되는가?
3. 혈액-뇌 장벽의 기능은? 친수성 분자들의 확산을 제한하는 내피세포들 사이의 해부학적 구조는?

9.2 척수

척수(spinal cord)는 뇌의 하부 끝과 연속되고 척주로 둘러싸인 원통형의 신경조직이다(**그림 9.6**). 성인의 척수는 길이가 약 44 cm이고 직경은 1~1.4 cm이다.

척수신경

31쌍의 **척수신경(spinal nerves)**이 척수에서 규칙적인 간격으로 나와 가지를 형성하고 있다(그림 9.6). 척수신경들의 각 쌍은 이웃한 척추 사이에서 척주를 빠져나온다. 척수신경이 척주를 빠져나가는 부위에 따라 척수신경과 그 신경이 기원한 척수 부위에 명칭을 붙인다. 8쌍의 **목신경(cervical nerve**, C1~C8로 동정함)은 목 부위에서 척주를 빠져나가며; 12쌍의 **가슴신경(thoracic nerve**, T1~T12로 동정함)은 가슴 부위에서 빠져나가며; 5쌍의 **허리신경(lumbar nerve**, L1~L5로 동정함)은 아래 등 부위에서 빠져나가고; 5쌍의 **엉치신경(sacral nerve**, S1~S5로 동정함)은 꼬리뼈 부위에서 빠져나가며; 1개의 **꼬리신경(coccygeal nerve**, C_0으로 동정함)은 꼬리뼈의 끝에서 빠져나간다.

척수신경은 척주 전 길이를 따라 빠져나오지만, 척수 자체는 척주 길이의 약 2/3까지만 뻗어 있다. 그래서 척수신경의 일부는 척주 내에서 아래로 내려가고 나서 척주를 빠져나간다. 실제로, 척주의 아래쪽 1/3에는 개별 신경들이 들어 있지만 척수는 없다. 이 부위의 신경다발은 말꼬리를 닮아서 말총(*cauda equina*, "말꼬리"의 라틴어)이라고 한다. 의사가 약물을 척수로 투여하거나 (경질막외주사, *epidural injection*) 뇌척수액 표본을 취할 때(허리천자, *spinal tap*), 척수 자체의 손상을 피하기 위하여 이 부위에서 한다.

한 개의 척수신경 내에서 지나는 수많은 신경섬유들은 일반적으로 근처의 신체 부위로 간다. 그래서 신체 표면을 피부분절(*dermatome*)이라고 하는 서로 다른 감각 부위들로 상세하게 나타낼 수 있는데, 각 피부분절에는 특정 척수신경이 분포한다(**그림 9.7**). [얼굴은 뇌에서 빠져나온 뇌신경(*cranial nerves*)이 신경지배하기 때문에 나타내지 않았다. 1번 목신경은 피부에 감각 신경지배를 제공하지 않기 때문에, C1 피부분절은 나타내지 않았다.] 이러한 종류의 신체 지도는 임상의사가 척수나 척수신경의 손상 부위를 확인할 수 있도록 해준다. 예를 들면 오른쪽 T1 피부분절에 저림이 있으면 그 쪽의 1번 가슴신경이 손상된 것을 나타내고, T1 피부분절과 그 하부 피부분절 모두에 저림이 있으면 C8과 T1 사이의 척수에 손상이 있음을 나타낸다.

척수의 회색질과 백색질

척수의 회색질은 척수 내부의 나비 모양의 부위에 집중되어 있는 반면, 백색질은 주변 바깥 부위에 있다(**그림 9.8**). 회색질은 사이뉴런, 날뉴런의 세포체와 가지돌기, 그리고 들뉴런의 축삭종말을 포함한다. 날뉴런은 척수신경 내에서 뻗어 효과기로 가고; 들뉴런은 척수신경 내에서 뻗어 신체 말초 부위의 감각수용체에서 척수로 간다.

척수의 회색질은 해부학적으로 그리고 기능적으로 등쪽 부위들과 배쪽 부위들로 조직화되어 있다. 회색질은 양쪽 각각에 뒤뿔과 앞뿔 하나씩을 포함한다(그림 9.8). **뒤뿔(dorsal horn)**은 양쪽 회색질의 뒤쪽 반을 둘러싸고, **앞뿔(ventral horn)**은 앞쪽 반을 둘러싼다. 들뉴런은 감각수용체로서 말초에서 시작하여 뒤뿔에서 끝나고, 여기에서 사이뉴런이나 날뉴런과 시냅스를 이룬다. 이 들뉴런들의 세포체들은 척수 자체 내에 위치하지 않고 척수 밖에 **뒤뿌리신경절(dorsal root ganglia)**이라고 하는 집단으로 있음을 주목하라. [7장에서 신경절(*ganglia*)은 CNS 밖의 말초신경계에 있는 뉴런 세포체들의 집단에 대한 용어임을 기억하라.] 이와 달리, 날뉴런들의 세포체들은 척수 내에 위치한다. 날뉴런은 앞뿔에서 시작하여 말초로 가서 여기에서 골격근과 시냅스를 이룬다. 척수의 가슴과 상부 허리의 지역에 옆뿔(*lateral horn*) 또는 중간옆 세포기둥(*intermediolateral cell column*)이라고 하는 또 다른 회색질이 존재하는데, 이것은 양쪽 각각의 뒤뿔과 앞뿔 사이에 위치한다. 옆뿔은 자율신경계의 날뉴런이

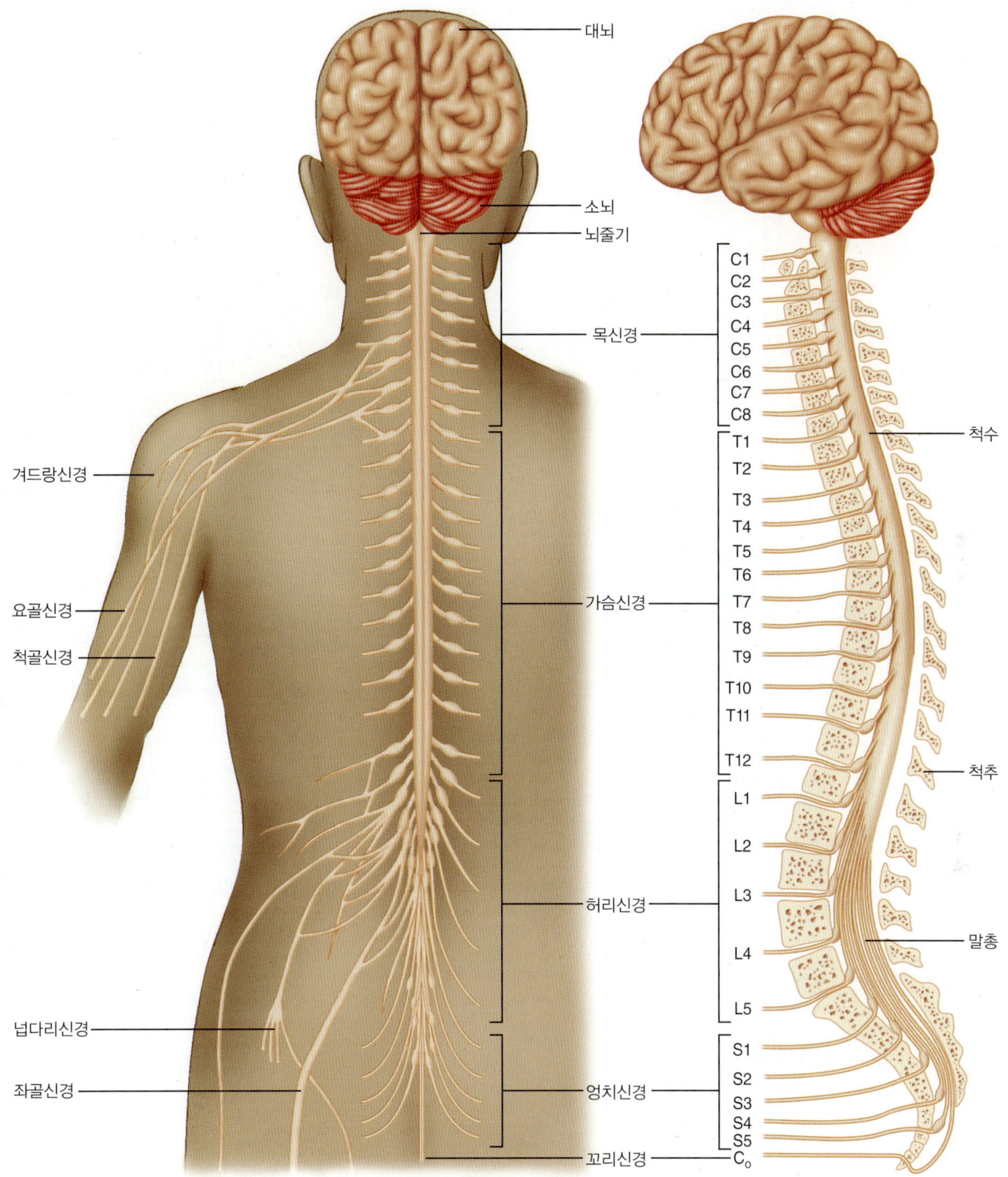

그림 9.6 척수신경. (왼쪽) 뒤쪽에서 보이는 척수. (오른쪽) 옆쪽에서 보이는 척수와 척주 내에서 척수의 정위를 보여준다. 31쌍의 척수신경들이 이웃한 척추들 사이에서 척수를 빠져나간다.

시작하는 곳이다(11장).

들축삭과 날축삭은 척수신경에서 함께 지나지만, 척수로 들어갈 때와 나갈 때 서로 다른 다발로 분리된다. 들축삭을 포함하는 다발은 **뒤뿌리(dorsal root)**, 날축삭을 포함하는 다발은 **앞뿌리(ventral root)**라고 한다. 척수에서 짧게 떨어진 곳에서 뒤뿌리와 앞뿌리가 함께 모여 척수신경을 이룬다. 따라서 척수신경은 들축삭과 날축삭 모두를 포함하기 때문에 **혼합신경(mixed nerve)**이라고 한다.

지식 활용하기

말초의 신경학적 손상을 입은 사람이 특정 척수 수준에서의 감각기능은 잃어버리고 운동기능은 살아 있다면, 손상은 어디에서 일어난 것인가?

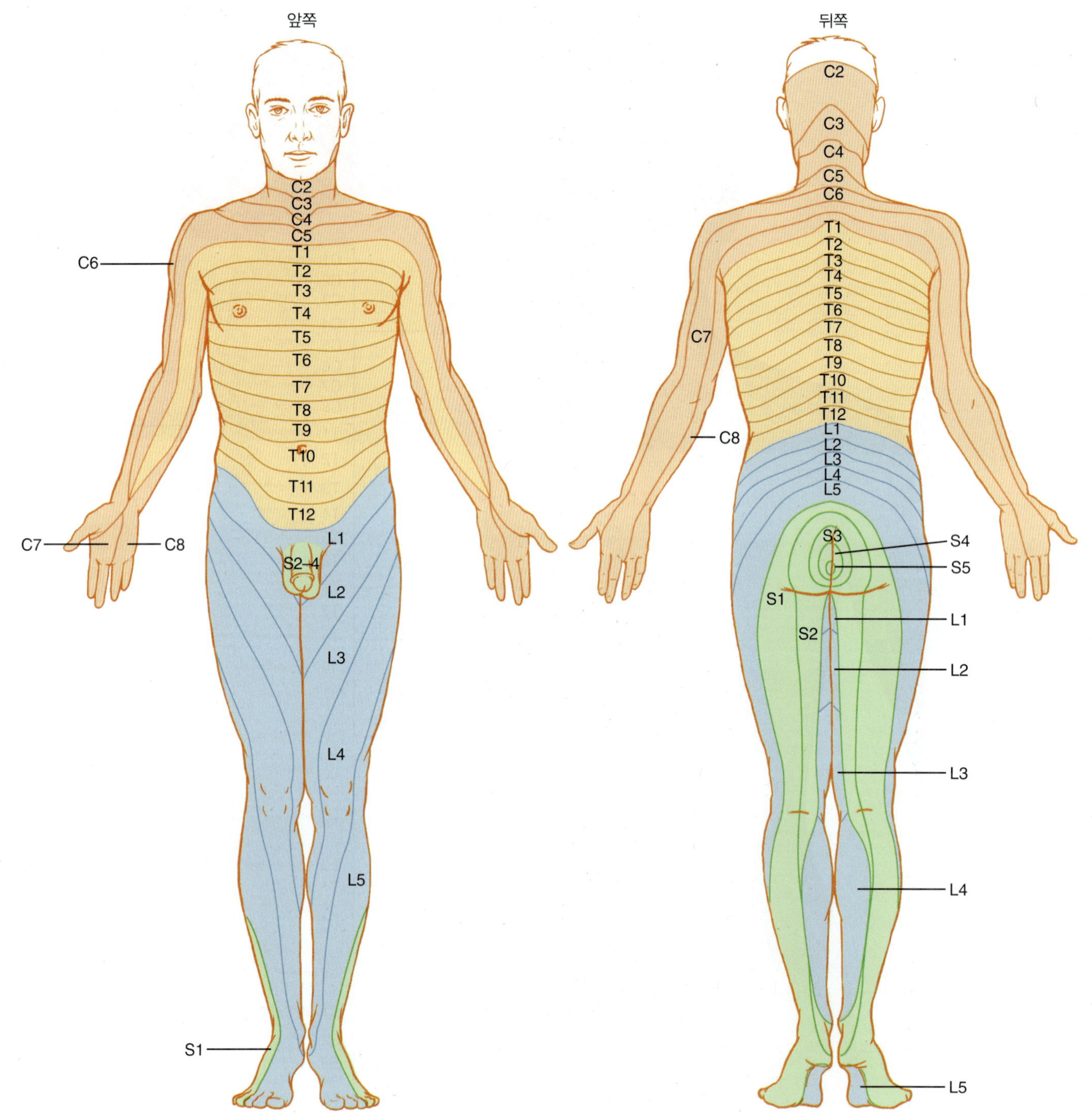

그림 9.7 피부분절. 각 피부분절은 약어로 나타낸 척수신경이 분포하는 신체 표면의 감각 부위이다.

Q 왼쪽 엄지손가락이 저린 것은 어느 척수신경이 손상된 것을 나타내는가?

척수의 백색질은 척수의 서로 다른 수준들 사이나 또는 뇌와 척수의 여러 수준들 사이에서 의사소통하는 신경로들로 구성된다(**그림 9.9**). **상행로(ascending tract)**는 정보를 척수에서 뇌로 전달하는 반면, **하행로(descending tract)**는 정보를 뇌에서 척수로 전달한다. 그림 9.9의 신경로들은 그림을 깨끗하게 하기 위하여 척수의 한쪽에만 명칭이 붙여있지만, 모든 신경로들은 좌우상칭(*bilateral*)이다. 즉 모든 신경로들은 척수의 양쪽에 존재한다. 예를 들면 피라밋로(*pyramidal tract*)는 운동명령을 척수의 양쪽에 있는 날뉴런들에 전달하는 하행로다. 뒤기둥(*dorsal column*)은 감각정보를 말초에서 뇌로 전달하는 상행로다.

상행로와 하행로는 말초신경들을 효과적으로 뇌에 연결한다. 감각수용체에 가해진 자극에 의하여(예를 들면, 손가락이 장미의 가시

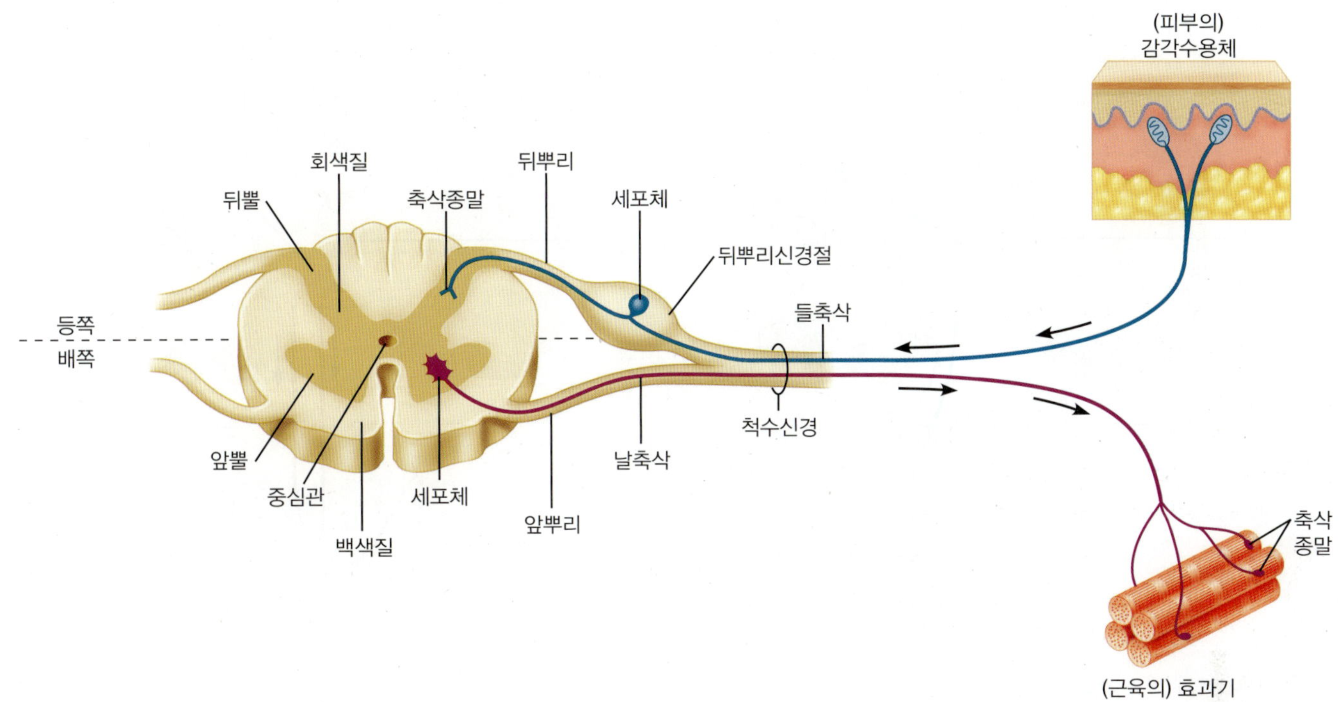

그림 9.8 척수의 회색질과 척수신경. 허리 수준에서 척수의 횡단면은 척수 회색질의 두 기능적 반쪽인 뒤쪽과 앞쪽을 보여준다. 들뉴런의 축삭은 뒤뿌리를 통하여 척수로 들어가서 뒤뿔에서 끝나는데, 세포체는 뒤뿌리신경절에 위치한다. 날뉴런의 축삭은 앞뿔에서 시작하여 앞뿌리를 통하여 나간다. 척수신경은 들뉴런과 날뉴런의 축삭을 모두 포함하기 때문에 혼합신경이라고 한다.

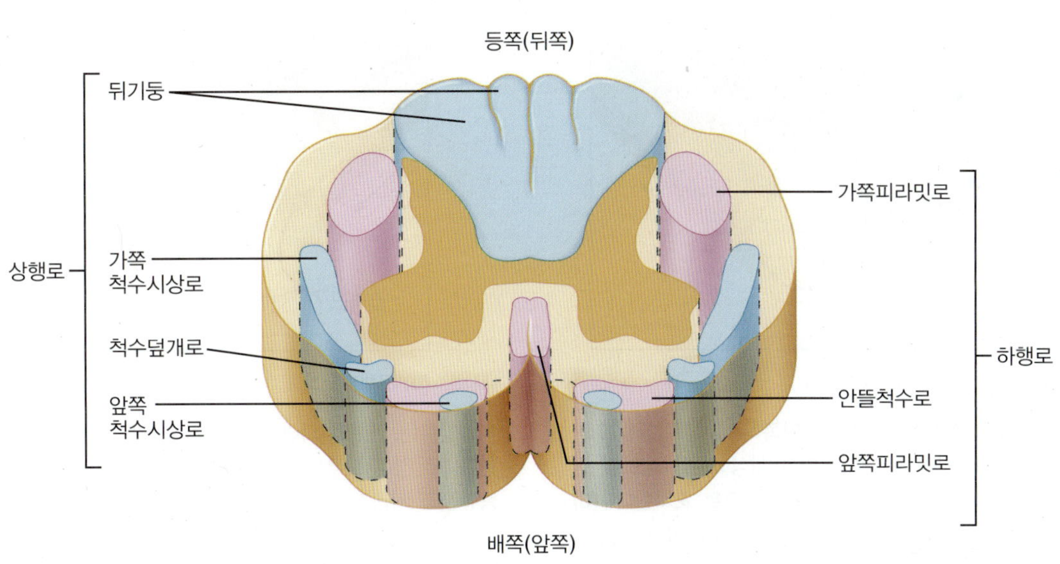

그림 9.9 척수 백색질의 횡단면. 척수 백색질은 뇌와 척수의 사이 또는 척수의 서로 다른 분절 사이를 지나는 세로 방향의 신경 경로들로 구성된다. 상행로는 정보를 척수에서 뇌로 전달하고, 하행로는 정보를 뇌에서 척수로 전달한다. 이 그림에는 선택된 일부 신경 경로들만 나타내었다.

를 건드렸을 때) 들뉴런이 활성화되었을 때, 활동전위는 감각수용체에서부터 신경섬유를 따라 (보통 척수의 뒤뿔에 있는) 축삭종말로 간다(**그림 9.10a**). 축삭종말은 신경전달물질을 방출하여 사이뉴런으로 (또는 드물게, 직접 날뉴런으로) 신호를 전달한다. 이 사이뉴런들의 일부는 상행로를 이루고, 이것은 정보를 뇌로 전달하여 자극에 대한 인지를 일으킨다.

뇌에서 나온 신호는 하행로를 따라 앞뿔의 날뉴런으로 간다(그림 9.10b). 예를 들면 손가락을 움직이고 싶을 때, 뇌는 명령을 하행로를 통하여 손가락을 움직이는 골격근을 통제하는 날뉴런으로 전달한다. 하지만 날뉴런들을 통제하는 것이 하행로가 수행하는 유일

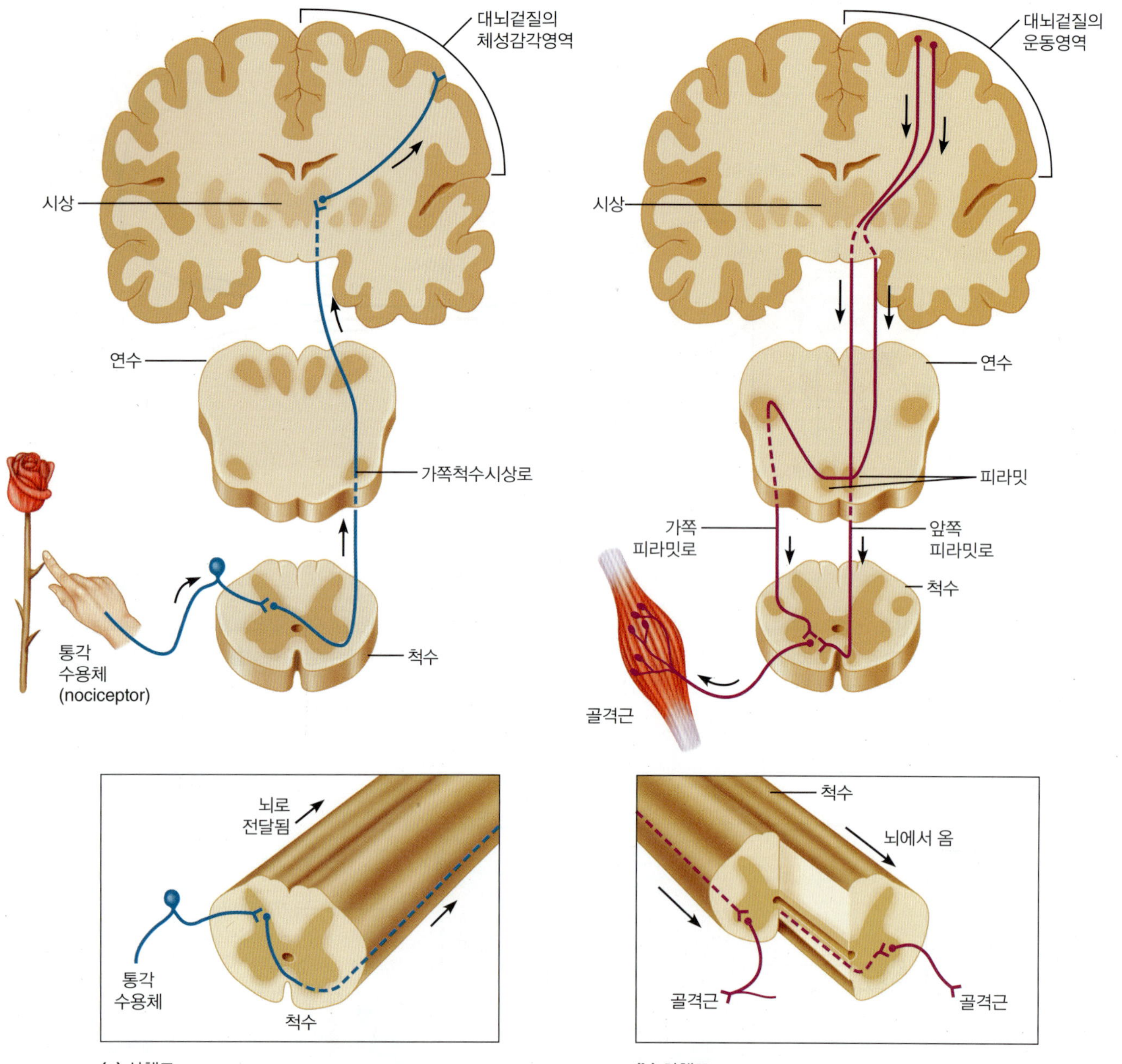

(a) 상행로

(b) 하행로

그림 9.10 선택된 상행로와 하행로의 경로들. (a) 가쪽척수시상로(그림 9.9)는 말초의 감각수용체에서 시작하여 척수를 올라가 시상에 감각정보를 전달한 후 뇌로 전달한다. 척수시상로는 척수에서 반대쪽으로 교차한다. **(b)** 피라밋로(그림 9.9). 두 개의 피라밋로가 1차 운동겉질에서 시작한다. 가쪽피라밋로는 연수의 피라밋에서 교차하지만, 앞쪽피라밋로는 척수에서 교차한다. 두 경로 모두는 척수의 앞뿔에서 끝나고, 골격근을 신경지배하는 운동뉴런과 시냅스를 이룬다.

한 기능은 아니다. 어떤 하행로들은 감각 경로를 조정한다. 예를 들면 신체에는 통증을 완화하는 **진통**(*analgesic*) 시스템이 있어서 스트레스 동안에 통증의 인지를 차단한다. 이 시스템은 척수에서 통증을 전달하는 들뉴런과 사이뉴런 간의 시냅스 전달을 차단한다. 통증 정보가 뇌로 전달되는 것이 차단됨으로써 통각 자극의 인지는 방해된다. (이 주제는 10장에서 더 다룰 것이다.)

그림 9.10에 나타낸 상행로와 하행로가 일반적으로 시작 부위의 반대편으로 교차하는 것을 주목하라. 이것이 일반적이지만, 약간의 예외가 있다. 경로가 시작 부위와 같은 편에 남아 있을 때를 **등측성**(**ipsilateral**, 같은 쪽)이라고 하고, 시작 부위와 반대편에 있을 때를 **대측성**(**contralateral**, 반대쪽)이라고 한다. 감각 경로와 운동 경로의 대부분은 CNS 내에서 반대편으로 교차하기 때문에, 신체의 오른쪽으로 들어간 감각입력은 왼쪽 뇌로 전달되어 인지되고, 신체 오른쪽의 운동통제는 왼쪽 뇌에서 나온다.

퀵 테스트 9.2

1. 척수의 뒤뿔과 앞뿔 간의 기능적 차이는?
2. 척수신경을 혼합신경이라고 하는 이유는?
3. 척수의 상행로와 하행로 간의 기능적 차이는?

9.3 뇌

뇌(brain)는 앞뇌, 소뇌, 뇌줄기의 세 주요 부분들로 구성된다(**그림 9.11**). **앞뇌(forebrain)**는 뇌에서 가장 크고 제일 위쪽의 부분으로서 왼쪽과 오른쪽의 두 반구(*hemispheres*)로 나뉘며, 대뇌와 사이뇌

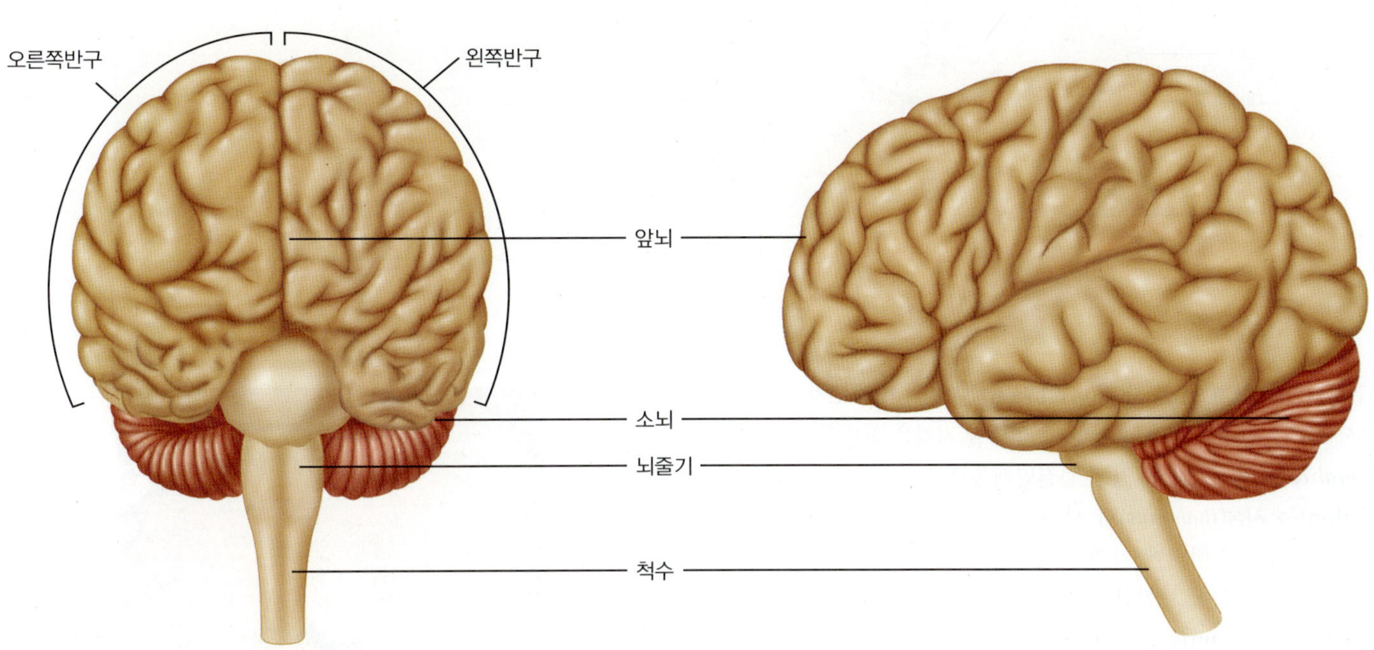

(a) 앞쪽에서 보이는 바깥 구조

(b) 옆쪽에서 보이는 왼쪽반구의 바깥 구조

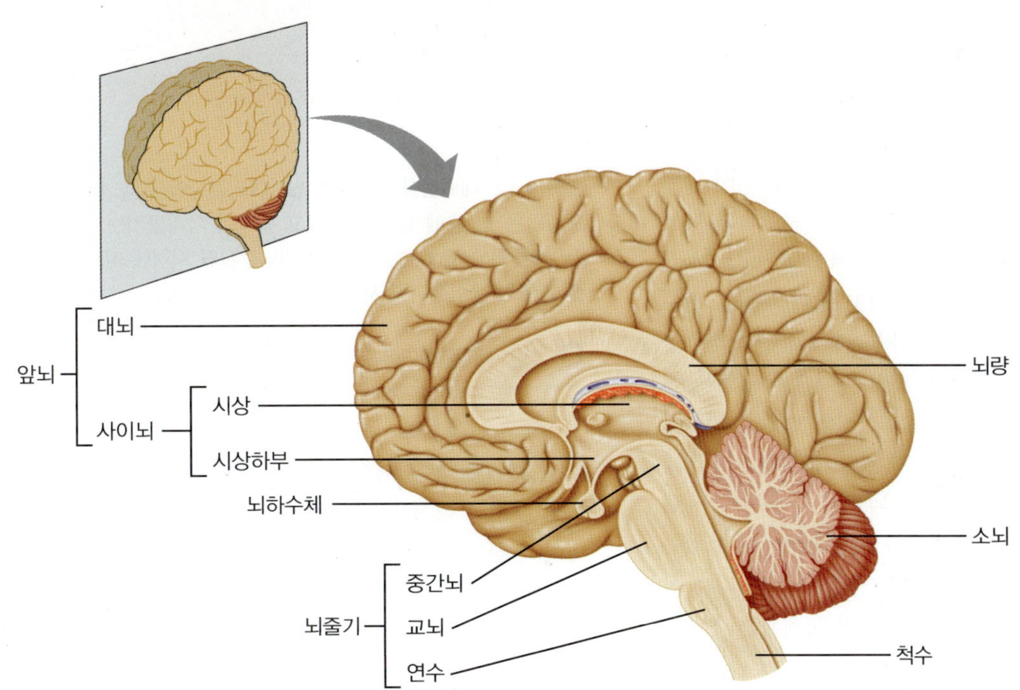

(c) 정중시상단면

그림 9.11 뇌. 뇌는 앞뇌, 소뇌, 뇌줄기의 세 주요 부분들로 구성된다. **(a, b)** 뇌의 세 부분들과 이들의 척수와의 관계를 보여주는 뇌의 외부 모습. **(c)** 뇌의 세 주요 부분을 보여주는 뇌의 정중시상 단면. 좌우의 대뇌반구를 연결하는 주요 섬유인 뇌량을 주목하라.

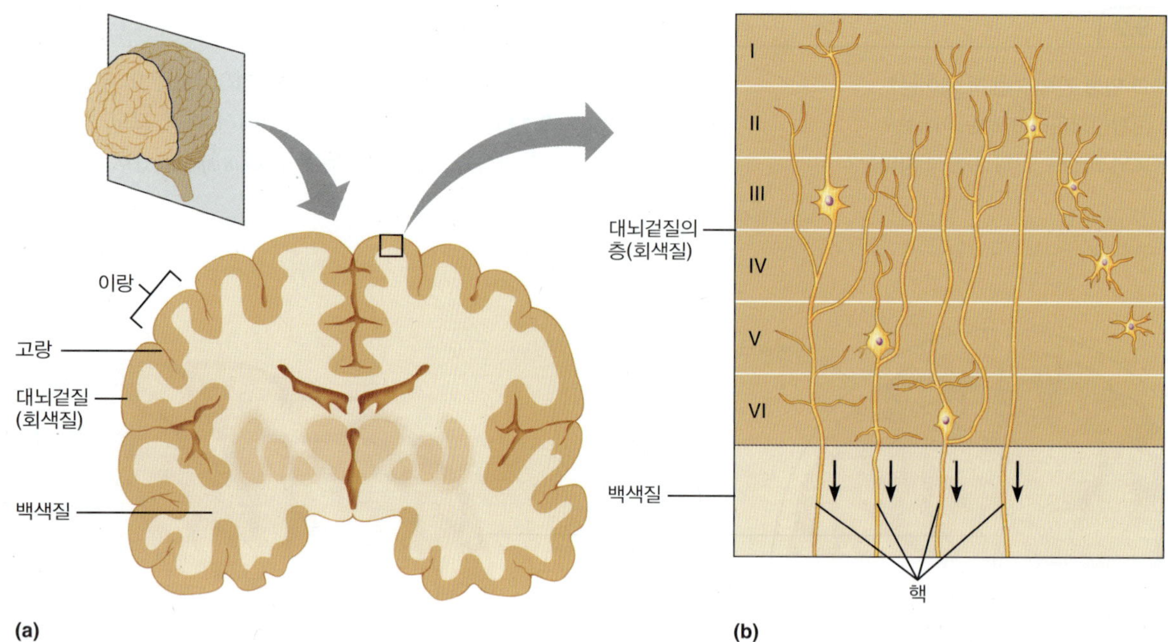

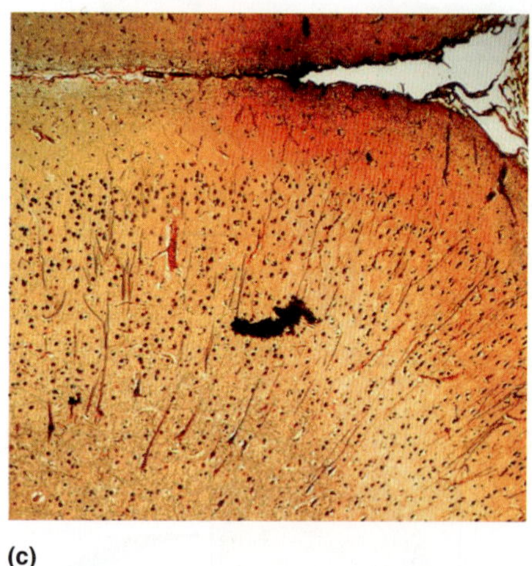

그림 9.12 대뇌겉질의 조직화. (a) 대뇌겉질의 주름. **(b)** 대뇌겉질의 층. 세포체들은 한 층에 한정되어 있고 축삭과 가지돌기는 층들을 지나 뻗어 있다. 층들의 실제 배열은 관찰한 대뇌겉질의 지역에 따라 다르다. **(c)** 대뇌겉질 층들의 광학현미경 사진.

Q 고랑과 이랑의 목적은 무엇인가?

로 구성된다(**그림 9.11c**). **대뇌(cerebrum)**는 크고 대충 C자형인 구조로서 회색질과 백색질을 포함한다. 회색질 지역은 표면의 대뇌겉질(*cerebral cortex*)과 깊숙이 있는 겉질밑핵을 포함한다. **사이뇌(diencephalon)**는 시상(*thalamus*)과 시상하부(*hypothalamus*)로 구성되는데, 이들은 앞뇌의 바닥에 가까운 정중앙에 위치하고, 각각은 여러 개의 작은 신경핵들을 포함한다.

소뇌(cerebellum)는 (cerebellum은 "작은 뇌"라는 뜻의 라틴어에서 유래함) 양쪽의 대칭적 구조로서, 앞뇌와 비슷하게 바깥쪽에 겉질이 있고 안쪽에 신경핵들이 있다. 소뇌는 앞뇌의 아래쪽과 뇌줄기의 뒤쪽에 위치한다. 소뇌는 안구와 신체의 부드러운 운동을 보장하는 음성피드백을 운동 시스템에 제공함으로써 운동 조정과 균형잡기에서 기능한다(이 장의 뒤에서 자세하게 서술한다).

뇌줄기(brainstem)는 뇌의 제일 뒤쪽(아래쪽) 부분으로서 앞뇌와 소뇌를 척수에 연결한다. 뇌줄기는 세 개의 주요 부위들로 나뉜다: (1) 주둥이 부위인 **중간뇌(midbrain)**는 앞뇌에 연결되고, (2) 가운데 부위인 **교뇌(pons)**는 소뇌에 연결되며, (3) 꼬리 부위인 **연수(medulla oblongata)**는 척수에 연결된다. 뇌줄기는 많은 신경핵들을 포함하고 있어서 다양한 기능들을 수행한다. 뇌줄기 내에는 척수에서 나가지 않고 뇌에서 바로 나가는 말초신경인 12쌍의 **뇌신경(cranial nerve)** 중 10쌍에 대한 처리 중추가 있다. 12쌍의 뇌신경들과 그 기본 기능들을 **표 9.2**에 정리하였다. 뇌줄기 내에는 수면-깸 주기, 대뇌겉질의 각성, 그리고 의식에 중요한 신경핵들이 퍼져 있는 그물망인 **망상체(reticular formation)**가 있다. 게다가, 뇌줄기는 심장혈관의 기능과 소화와 같이 자율신경에 의하여 통제되는 수많은 불수의적 기능들의 조절에 중요하다.

대뇌겉질

대뇌겉질은 대뇌의 제일 바깥 부위로, 주름이 얇고 심하게 형성된 회색질의 한 층을 이루고 있다(**그림 9.12**). 주름은 **고랑(sulcus)**이라고 부르는 홈들과 **이랑(gyrus)**이라고 부르는 융기들로 구성되어 있어서 한정된 두개 부피 내에서 대뇌겉질의 부피를 더 크게 만든다. 대뇌겉질은 뇌에서 가장 발달된 지역으로, 인류 진화의 관점에서 가장 최근에 발달한 지역이다. 대뇌겉질은 위치에 따라 두께가 1.5 mm에서 4 mm까지이며 약 10억 개의 뉴런과 1조 개의 시냅스를 포함하고 있다. 대뇌겉질은 얇지만, 일반적으로 6개의 기능 층으로 배열해 있다(그림 9.12). 각 층의 배열은 특정 겉질 부위의 기능에 따라 다르다.

표 9.2 뇌신경

번호	이름	신경 종류	기능
I	후각신경	감각	후각
II	시각신경	감각	시각
III	눈돌림신경	혼합	안구운동; 동공반사; 원근조절반사; 고유감각(근육과 관절의 위치)
IV	도르래신경	혼합	안구운동; 고유감각
V	삼차신경	혼합	씹기의 운동통제; 얼굴, 코, 입의 몸감각
VI	가돌림신경	혼합	안구운동
VII	얼굴신경	혼합	얼굴 근육, 침샘, 눈물샘의 운동통제; 얼굴의 몸감각; 미각
VIII	속귀신경	감각	청각; 평형감각
IX	혀인두신경	혼합	삼킴과 침샘의 운동통제; 미각; 인두 부위로부터의 내장 들신경; 압력수용체로부터의 내장 들신경
X	미주신경	혼합	가슴과 배의 운동신경과 내장 들신경; 후두와 인두의 운동통제
XI	더부신경	운동	후두와 인두의 운동통제
XII	혀밑신경	혼합	혀의 운동과 몸감각

대뇌겉질은 가장 높은 수준의 신경 처리를 수행한다. 환경을 인지하고, 사고를 만들어내며, 감정을 경험하고, 지난 일들을 기억해내고, 신체를 움직이도록 명령하는 것 등이 대뇌겉질에서 일어나는 일들이다. 대뇌겉질은 이러한 복잡한 기능들을 수행하는 데 통합중추로 작용한다. 즉 서로 다른 부위에서 오는 수많은 감각입력들을 받아 이 정보들을 경화시키고 이를 이용하여 사고와 행동을 만들어낸다.

대뇌겉질의 기능적 조직화

각 대뇌반구는 4개의 엽(lobe)으로 구분된다(**그림 9.13**). **전두엽(frontal lobe)**은 대뇌의 앞쪽 부분이다. 전두엽의 바로 뒤에 **두정엽(parietal lobe)**이 있다. 이 두 엽은 각 대뇌반구에서 뚜렷한 고랑인 중심고랑(*central sulcus*)에 의하여 나뉜다. 두정엽의 뒤쪽 아래에 **후두엽(occipital lobe)**이 있다. **측두엽(temporal lobe)**은 전두엽과 두정엽의 아래에 위치하는데, 가쪽고랑[*lateral sulcus*, 실비아 틈새(*Sylvian fissure*)]에 의하여 전두엽과 나뉜다.

각 엽 내에서 대뇌겉질은 서로 다른 기능들을 전문으로 하는 영역들로 더 나뉜다(**그림 9.14**). 후두엽은 시각정보의 처리가 이루어지기 때문에 시각겉질(*visual cortex*)이라고도 부른다. 또 다른 예로, 청각피질(*auditory cortex*)은 위쪽 측두엽에 위치하는 영역으로서 청각에서 작용한다. 두정엽에는 또 다른 특별한 영역인 **1차 체성감각겉질(primary somatosensory cortex)**이 있는데, 이 영역은 **몸감각(somesthetic sensation**; 접촉, 가려움, 온도, 통증 등 신체 표면의 감각)과 **고유감각(proprioception**; 관절과 사지의 위치와 근 장력의 인지)에 연관된 체성감각정보의 처리에 관여한다. 전두엽에는 수의적 운동을 개시하는 **1차 운동겉질(primary motor cortex)**과 운동 통제에 관련된 다른 영역들이 포함되어 있다. 전두엽은 언어와 계획에 관련된 영역들도 포함하며, 인격을 형성하는 데 중요하다(**Discovery: 피네아스 게이지의 이야기**를 보라).

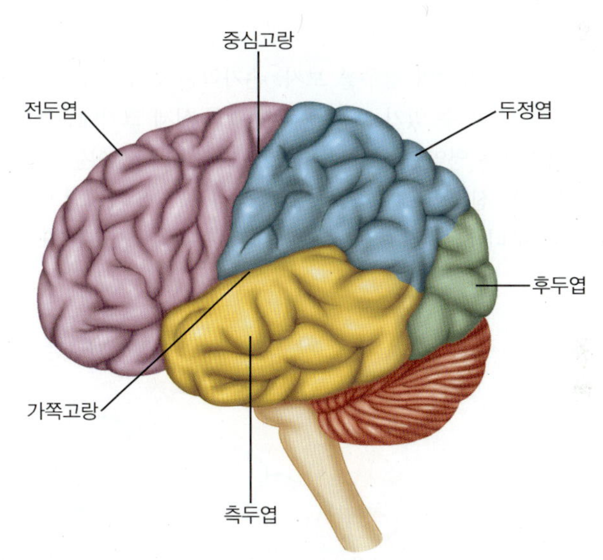

그림 9.13 대뇌의 엽. 왼쪽 뇌를 옆에서 본 그림으로, 전두엽, 두정엽, 후두엽, 측두엽의 4개의 뚜렷한 엽들을 보여준다.

대뇌겉질의 여러 기능적 영역들은 국소해부학적으로(*topographically*) 조직화되어 있는데, 이것은 대뇌겉질의 영역들이 그 기능에 따라 지도로 표시될 수 있음을 의미한다. 국소해부학적 조직화의 가장 좋은 예가 전두엽의 1차 운동겉질과 두정엽의 1차 몸감각겉질에서 생긴다. 이 두 겉질의 표면에 신체의 부분들에 대응하는 신체의 부분들을 배치하여 나타낸 몸순서배열(*somatotopic organization*)의 지도를 **운동 난쟁이(motor homunculus)**와 **감각 난쟁이(sensory homunculus)**라고 부른다(*homunculus*는 "작은 사람"을 뜻함; **그림 9.15**). 이 난쟁이에서 대뇌겉질 영역들의 옆에 각 영역들이 맡고 있는 신체의 각 부분들을 나타내고, 나타낸 신체 각 부분들의 상대적 크기는 신체의 부분들을 맡고 있는 대뇌겉질 영역들의 상대적 크기

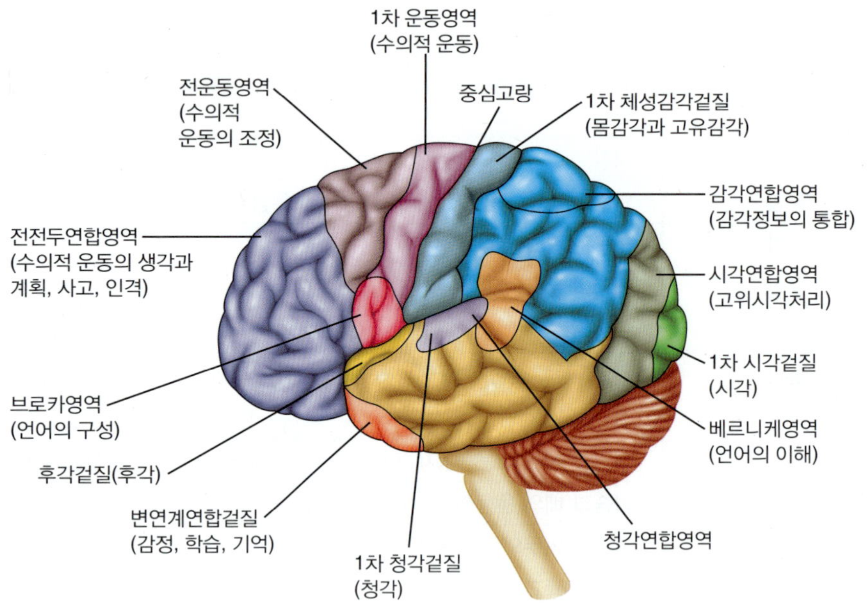

그림 9.14 **대뇌겉질의 기능적 영역들.** 대뇌겉질의 선택된 일부 영역들과 이와 연관된 특정 기능들이 나타나 있다.

를 나타낸다. 손가락의 경우를 보자. 손가락은 섬세한 운동과 미세한 촉각구별을 할 수 있기 때문에, 손가락의 실제 크기에 비하여 겉질에서 차지하는 영역이 상당히 넓다. 그래서 이 난장이는 손가락의 움직임을 맡는 신경회로를 포함하는 운동겉질의 영역(그림 9.15a)과 손가락으로부터 오는 감각신호들을 처리하는 신경회로를 포함하는 감각겉질의 영역(그림 9.15b)이 넓다는 것을 보여준다. 대뇌겉질의 다른 영역들도 국소해부학적으로 조직화되어 있다. 예를 들면 시야(눈에 보이는 것)는 1차 시각겉질에, 특정한 높이의 음(음정)은 1차 청각겉질에 지도를 구성해낼 수 있다.

지금까지 각 영역은 한 가지 특정 기능을 처리하는 것처럼 말

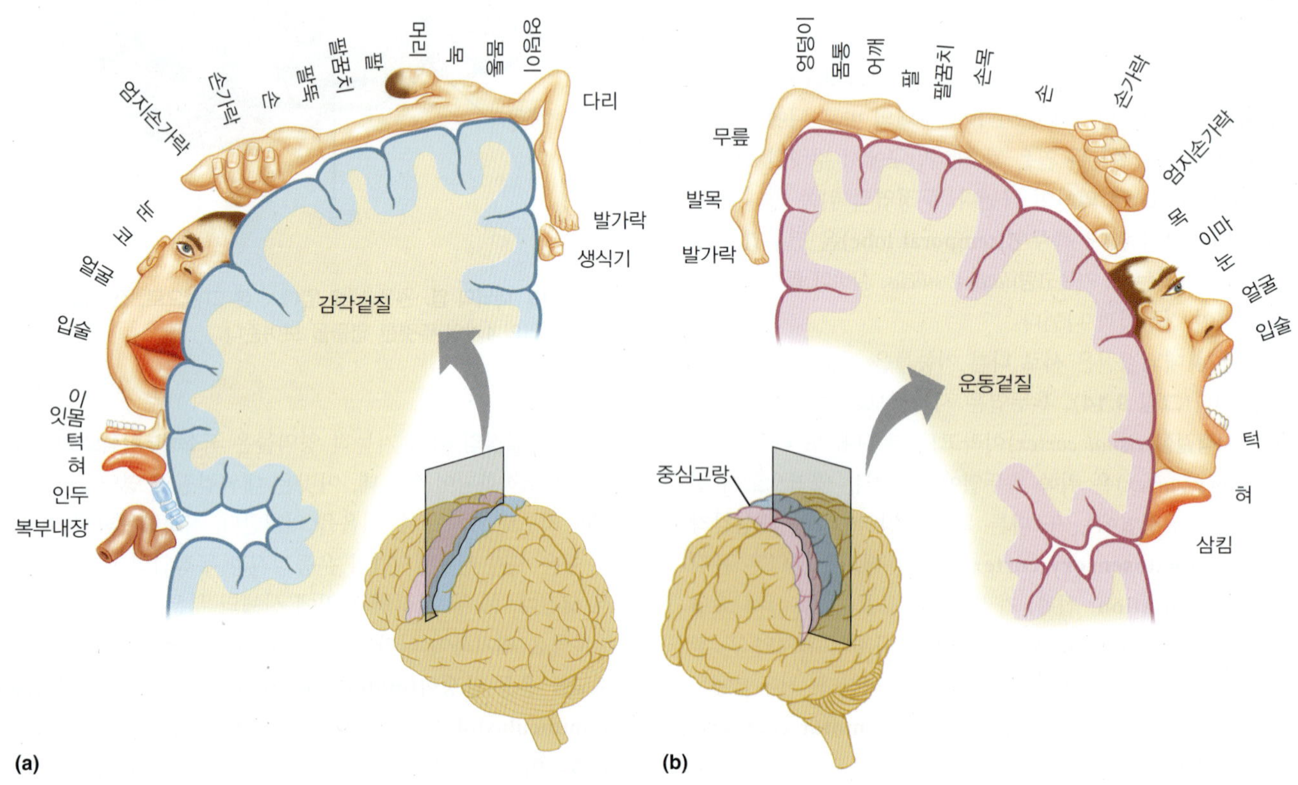

그림 9.15 **운동 난쟁이와 감각 난쟁이. (a)** 중심고랑의 바로 뒤쪽에 위치한 1차 체성감각겉질의 횡단면과 신체의 부분들에 대응하는 몸순서배열 지도. **(b)** 중심고랑의 바로 앞쪽에 위치하는 1차 운동겉질의 횡단면과 신체의 부분들에 대응하는 몸순서배열 지도.

했지만, 완전히 그렇지는 않다. 대뇌겉질의 어떤 영역은 **연합영역(association areas)**으로서, 다양한 종류의 정보들의 통합을 필요로 하는 보다 복잡한 처리에 관여한다. 예를 들면 한밤 중 침실 창밖에서 들리는 탕하는 큰 소리에 잠에서 깨어났을 때, 어떠한 행동을 취해야 할지를 결정해야 한다. 무슨 소리인지, 위험하지는 않은지, 위험하다면 그 위험을 어떻게 피할 것인지 등을 결정하려고 애쓰게 된다. 밖을 내다보고 다른 이상한 소리가 더 들리는지 귀를 기울일 것이다. 행동을 결정하려면 뇌는 감각계(눈과 귀)와 기억(그 같은 소리는 어떤 소리였는지)으로부터 오는 정보들을 경화시켜야 한다. 이러한 유형의 많은 처리 과정들이 연합영역에서 일어난다.

뇌 편측화

대뇌는 해부학적뿐만 아니라 기능적으로도 두 개의 반구로 구분된다. 뇌의 어떤 기능이 다른 쪽 뇌에 비하여 한 쪽 뇌에서 우세한 조직화를 **뇌 편측화**(*brain lateralization*)라고 한다. 뇌 편측화는 절대적이지 않다. 즉 모든 사람의 뇌가 특정 기능에 대해서 같은 쪽에서 우세하지 않다. 예를 들면 왼쪽 뇌는 신체 오른쪽의 움직임을 통제하는 반면, 오른쪽 뇌는 신체 왼쪽의 움직임을 통제한다. 사람 집단의 90%에서 왼쪽 뇌는 손의 움직임에 우세하다. 그래서 집단의 90%는 오른손잡이다. 다른 예로는 집단의 약 95%에서 언어에 대해서는 왼쪽 뇌가 우세하다.

뇌 편측화가 존재하는 이유를 알지 못하지만, 일부 심리학자들은 어떤 생존 기능들을 반대쪽 뇌에 우세하게 만든 하나의 적응 발달이며 이러한 적응이 종의 생존에 기여한다고 믿는다. 이러한 이론을 지지하는 것으로, 뇌 편측화는 동물의 수많은 종들에서 확인되고 있다.

사람의 왼쪽 뇌와 오른쪽 뇌의 차이는 다음과 같은 것들이 있다. 오른쪽 뇌는 일반적으로 신체 왼쪽의 움직임, 신체 왼쪽에 가해진 자극의 인지, 공간 정위, 창조성, 표정 인지, 음악, 꿈의 형상, 철학, 직관 등에 연관된다. 왼쪽 뇌는 일반적으로 신체 오른쪽의 움직임, 신체 오른쪽에 가해진 자극의 인지, 논리적 분석적 처리, 언어능력, 수학 능력 등에 연관된다.

뇌 편측화에 관한 많은 지식들은 뇌 특정 부위가 손상된 뇌졸중 환자와 그리고 간질을 치료할 목적으로 뇌량을 자른, 문자 그대로 좌우 반구가 분리된 분할-뇌(split-brain) 환자로부터 얻은 것이다. 분할-뇌 환자에서 왼쪽 뇌와 오른쪽 뇌는 각각 독립적으로 기능한다. 예를 들면, 분할-뇌 환자에게 왼쪽 시야와 오른쪽 시야에 각각 숫자 "1"과 "2"를 보여주고 보여준 숫자가 무엇인지를 물으면 환자는 두 경우 모두에서 "2"라고 답할 것이다. 그 이유는 말하는 것과 오른쪽 시야의 시각정보를 인지하는 것에 대하여 왼쪽 뇌가 우성이기 때문이다.

겉질밑핵

겉질밑핵(*subcortical nuclei*)은 대뇌 내에 위치한 회색질 지역이다. 보다 두드러진 겉질밑핵 중에는 기저핵이 있는데, 여기에는 꼬리핵(*caudate nucleus*), 창백핵(*globus pallidus*), 조가비핵(*putamen*)이 포함된다(**그림 9.16**). **기저핵(basal nuclei)**은 운동조정에서 역할을 하는 것으로 잘 알려져 있는데 이 장의 뒤에서 서술한다.

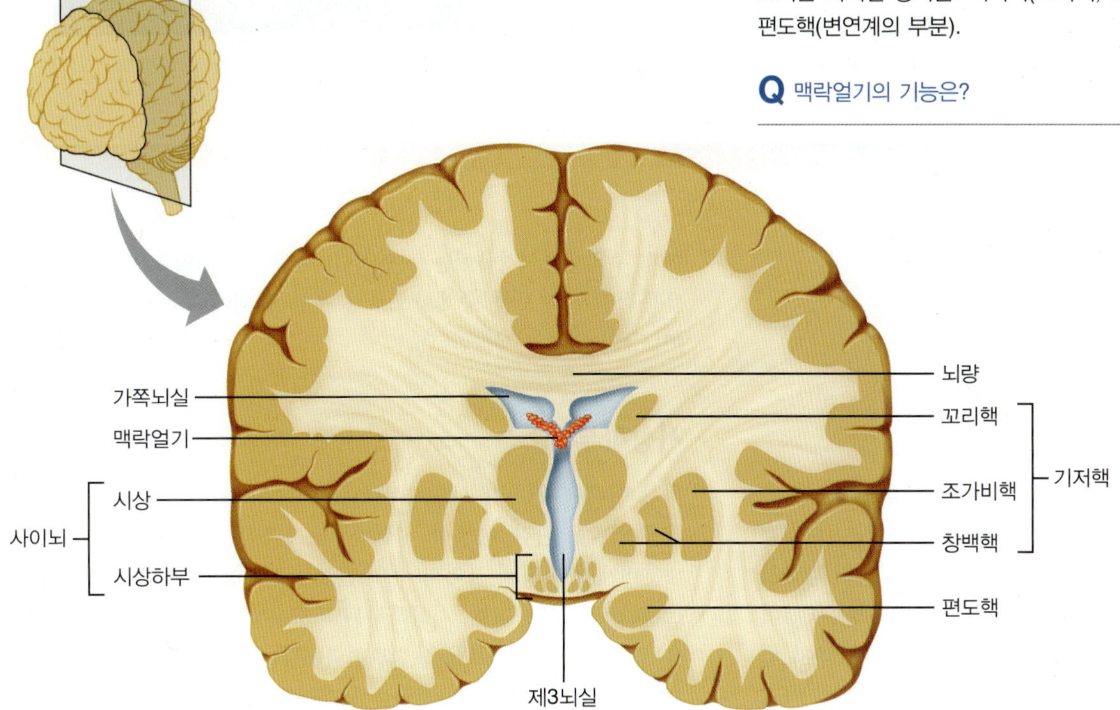

그림 9.16 겉질밑 회색질. 그림에 표시된 수준에서 대뇌의 관상 단면에서 보이는 회색질 영역들: 기저핵(꼬리핵, 조가비핵, 창백핵), 시상, 시상하부, 편도핵(변연계의 부분).

Q 맥락얼기의 기능은?

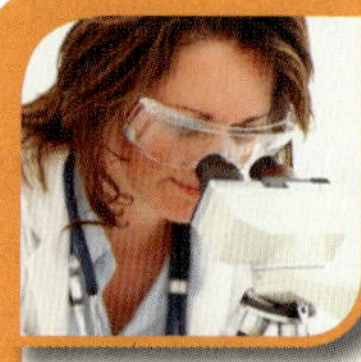

DISCOVERY

피네아스 게이지의 이야기(The Story of Phineas Gage)

1848년, 철도건설 감독으로 일하던 25세의 피네아스 게이지(Phineas Gage)는 해괴한 사고를 당했다. 이 사고 때문에 인격에서 뇌의 기능을 일찍이 통찰할 수 있게 되었고, 그 결과 그에 대한 이야기는 과학사에 영원히 남게 되었다. 목격자에 따르면 사건의 경위는 이렇다.

사고 당일, 게이지는 버몬트의 바위가 많은 작은 산을 관통하는 새 구간의 선로를 놓고 있는 근로자들을 감독하고 있었다. 근로자들은 선로를 부설할 길을 만들기 위하여 큰 바위 덩어리를 폭파하여 제거할 준비를 하고 있었다. 바위에 구멍을 뚫고, 화약을 채운 후, 모래층으로 덮어 불꽃이 일어나는 것을 방지했다. 그 다음에 폭발이 보다 강해지도록 화약과 모래를 중금속 막대로 다져 굳힌 후 도화선으로 화약을 점화했다. 이 작업을 진행하고 있는데 갑자기 무슨 소리가 들렸고 게이지는 잠시 주의를 그쪽으로 돌렸다. 그 주변을 둘러 살펴본 후 게이지는 다시 하던 작업을 계속했는데, 모래를 넣어 덮는 것을 잊어버린 것을 알아채지 못했다. 모래가 없는 상태에서 다짐용 막대를 구멍에 떨어뜨리자 불꽃이 일어 화약이 점화되었다. 폭발이 일어나 막대가 게이지의 왼쪽 광대뼈 아래를 향해 튀어 올랐다. 이 막대 미사일은 뼈, 근육, 뇌 조직을 처참하게 찢고 관통하여 머리 꼭대기를 빠져나간 뒤 공중으로 약 15미터까지 날아갔다. 게이지는 근처로 날아가 의식을 잃고 바닥에 쓰러졌다. 그 다음에 경련을 시작했다. 그런데 수분 이내에 의식을 되찾았으며 (부축을 받고) 돌아다닐 수 있었다, 뇌와 두개골 조직의 상당한 양이 머리에서 사라져 버렸는데도 불구하고!

이것을 목격한 게이지의 동료들은 깜짝 놀라 그를 마차로 근처의 시내에 있는 내과의사에게 데려갔다. 그 다음 며칠 후, 게이지의 생명은 어떻게 될지 알 수 없었다. 뇌가 손상으로 팽창하고, 감염이 시작되었다. 그럼에도 불구하고, 그는 위기를 넘겨 몇 달 이내에 완전히 회복되어 거의 정상적인 생활을 할 수 있게 되었다.

그렇지만 불행하게도 게이지는 원래 모습으로 돌아가지 못했다. 부상으로 인해 생각하고, 말하고, 움직이고 하는 등의 능력에 뚜렷한 영향은 없었지만 인격에는 심각한 영향을 미쳤다. 사고 전에 그는 조용하고 호감이 가는 사람이었지만, 사고 후에는 싸우기 좋아하고 사소한 일에도 사람들과 싸우려 했다. 말은 거칠고 저속해졌으며, 음란한 말을 자제하지 못했다. 한때 판단이 냉정하고 건전한 모범 시민이었던 그는 이제 충동적이고, 성미가 급하고, 무책임해졌다. 의사 말에 의하면 "더 이상 게이지가 아니었다." 자신의 행동을 통제할 수 없었기 때문에, 직업을 잃고 일을 찾아 시골을 배회할 수밖에 없었다. 한번은 바넘 앤 베일리(Barnum and Bailey) 서커스에서 일을 하게 되었는데, 여흥거리로 자신과 다짐용 막대를 보여주는 것이었다.

게이지는 자신의 인격을 빼앗아간 그 사고 후 12년이 지난 37세에 죽었다. 그의 머리와 머리를 찔렀던 다짐용 막대는 현재 하버드의대에 보관되어 있다. 다짐용 막대와 게이지의 머리의 상대적 크기를 게이지의 내과의사가 대강 그린 것, 그리고 막대가 게이지의 머리를 관통할 때 막대가 지나갔을 경로를 컴퓨터로 재구성한 것을 들여다보면, 그 사고로 뇌의 나머지 부분은 온전한 채 전두엽의 대부분이 파괴된 것으로 보인다. 전두엽은 목표지향 행동에 중요하기 때문에, 변연계와 같은 보다 감정적이고 충동적인 뇌의 부분에 억제 영향을 발휘한다. 사고 후에 이러한 억제 영향은 더 이상 존재하지 않게 되었고, 이로 인해 감정이 게이지의 행동을 지배하게 되었다.

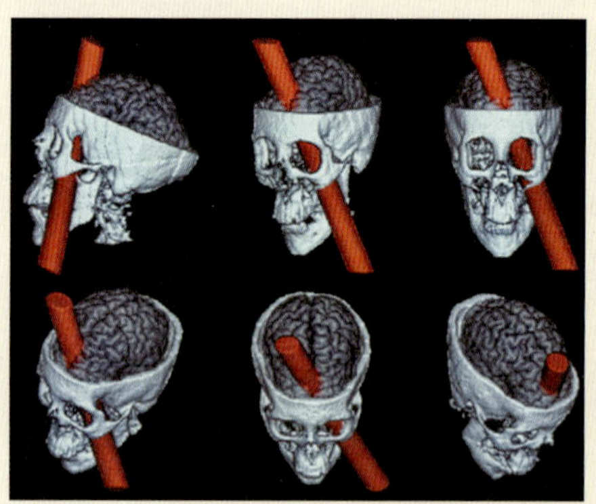

게이지의 머리에 박힌 다짐용 막대의 추정 위치

사이뇌

사이뇌는 대뇌의 아래에 위치하며 중앙의 두 구조인 시상과 시상하부를 포함한다(그림 9.16).

시상

시상(thalamus)은 중계 센터로 기능하는 신경핵의 덩어리다. 후각에 연관된 자극을 제외한 모든 감각정보는 시상을 경유하여 대뇌겉질로 직접 중계하는 경로를 따라간다(그림 9.10a). 많은 양의 감각입력이 시상에 의하여 여과되고 정제된 후 대뇌겉질로 전달되는데, 이러한 방식으로 시상은 주의를 기울이는 데 중요한 것 같다, 마치 엄마가 더 큰 소리를 내며 머리 위로 날아가는 비행기보다 우는 아기에게 주의를 더 기울이는 경우처럼. 시상은 소뇌와 기저핵으로부터 운동겉질로 정보를 중계함으로써 운동 통제에 피드백을 제공한다(이 장의 뒤에서 서술한다).

시상하부

시상 아래에 위치한 **시상하부(hypothalamus)**는 항상성 조절에서 많은 역할을 한다. 특별히, 시상하부는 신체의 두 의사소통 시스템인 내분비계와 신경계 사이의 주요 연결부로 기능한다. 신경 입력과 호르몬 입력에 반응하여, 시상하부는 뇌하수체전엽의 호르몬들의 방출을 조절하는 자극호르몬을 방출한다(6장). 게다가, 시상하부는 뇌하수체 후엽에서 호르몬의 방출을 통제하는데, 뇌하수체후엽의 호르몬에는 혈장의 부피와 삼투농도를 조절하는 항이뇨호르몬(antidiuretic hormone)과 자궁 수축과 유즙 분출을 조절하는 옥시토신(oxytocin)이 있다.

시상하부는 여러 행동들에도 영향을 미친다. 시상하부는 섭식 행동을 조절하는 포만중추와 기아중추, 그리고 음수행동을 조절하는 갈증중추를 포함하고 있으며 체온조절중추도 포함하고 있다. 그리고 시상하부는 변연계의 부분이기 때문에, 감정 및 감정에 반응하는 행동에 영향을 미친다.

시상하부는 내부 기관들을 통제하는 말초신경계의 하나의 날신경 가지인 자율신경계와의 의사소통을 통하여 많은 반응들을 발휘한다. 시상하부는 자율신경계에 신경 입력을 직·간접으로 보낸다. 예를 들면, 감정은 뇌줄기의 자율신경 통제중추로의 시상하부 입력을 통하여 심장혈관기능, 호흡기능, 소화기능에 영향을 미칠 수 있다. 스트레스가 주어졌을 때 시상하부는 신체가 적응할 수 있도록 하는 신경과 호르몬의 변화를 일으킴으로써 스트레스에 신체의 반응을 조화시키기도 한다.

시상하부의 시신경교차위핵(suprachiasmatic nucleus)은 하루주기리듬을 만들고 조절하는데, 하루주기리듬은 24시간을 주기로 일어나는 신체 기능의 내인성 변동이다. **솔방울샘**(*pineal gland*)은 사이뇌에서 돌출된 내분비 기관으로서, **멜라토닌**(*melatonin*)을 분비하여 하루주기리듬을 확립하는 역할을 한다.

변연계

변연계(limbic system)는 모든 포유동물에 존재하고 자율기능, 동기부여, 기억, 감정 등과 연관된 뇌의 영역들의 다양한 집합체이다. 변연계에는 기저핵, 전전두겉질, 시상, 시상하부 등의 부위들뿐만 아니라 **편도핵**(*amygdala*), **해마**(*hippocampus*), **천장**(*fornix*), 대뇌겉질의 **띠이랑**(*cingulate gyri*)과 **해마옆이랑**(*parahippocampal gyri*)도 포함된다(**그림 9.17**). 변연계는 뇌의 보다 원시적인 영역의 한 부분으로서, 기본 욕구에 관련된다. 예를 들면 (진화적 관점에서) 뇌의 가장 원시적인 지역의 하나인 편도핵은 공격성과 공포에 관련된다. 변연계의 주요 구성성분의 하나인 해마는 학습과 기억에 관련된다. 후각계는 변연계에 중요한 감각 입력을 보내는데, 이것은 하등 척추동물에서 특히 중요하다.

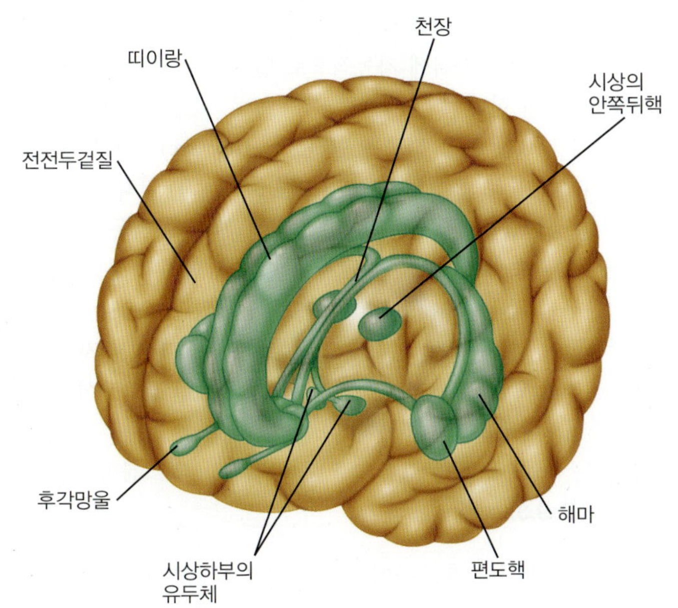

그림 9.17 변연계.

퀵 테스트 9.3

1. 사이뇌를 구성하는 두 가지 구조의 이름과 그 주요 기능은?
2. 뇌줄기를 구성하는 세 가지 구조는?
3. 대뇌겉질의 네 가지 엽의 이름을 대고, 각 엽에 연관된 기능을 한 가지 이상 서술하라.
4. 다음의 각 기능들에서 좌반구와 우반구 중 어느 것이 우세한 역할을 하는지 표시하라. (a) 창조적 활동, (b) 논리, (c) 신체 왼쪽의 운동 통제, (d) 신체 왼쪽의 감각 인지, (e) 언어의 이해와 표현.

지금까지는 CNS의 특정 영역을 확인하고 그 기본 기능을 서술하는 데 초점을 맞춰왔다. 다양한 영역들이 서로 다른 기능을 전문으로 하지만 CNS가 수행하는 대부분의 작업에는 함께 작동하는 서로 다른 많은 영역들의 조화로운 작용이 필요하다. 게다가 CNS는 많은 작업을 수행할 때 말초신경계를 통하여 정보를 받고 전달한다. 예를 들면, 우리가 한 사물을 사과로 판정할 수 있는 것은 그 사물을 보고, 만지고, 냄새 맡고, 그 감각들을 함께 모아 그 사물에 맞는 "형상"으로 바꾸며, 그 형상을 사과를 가지고 기억된 경험으로부터 생긴 사과에 대한 개념과 비교할 수 있기 때문이다. 이렇게 사과를 판정하는 단순해 보이는 작업에도 여러 개의 감각영역, 기억저장영역, 연합영역의 조화로운 활동들이 포함된다. 다음 절에서 가장 간단한 기능인 **반사**(*reflex*)로 시작하여 그렇게 조화로운 작용들을 포함하는 CNS의 여러 기능들을 살필 것이다. 그런 후에 수의적 운동 통제, 언어, 수면과 의식, 감정과 동기부여, 학습과 기억 등을 비롯한 보다 복잡한 작업들을 살핀다.

9.4 CNS의 통합 기능: 반사를 통한 불수의적 운동

신경 경로는 일련의 뉴런들이 시냅스로 연결되어 특정 과업에 필요한 의사소통 선을 형성한 것이다. 예를 들면, 통증을 인지하는 경로(그림 9.10a)와 수의적 운동 통제를 하는 경로(그림 9.10b)인데, 우리는 이것들을 이미 배웠다. 이제는 중추신경계에서 정보를 통합하는 보다 복잡한 경로에 대하여 배울 것인데, 자극에 대한 불수의적 반응에 필요한 경로로 시작한다.

어떤 자극에 반응할 때, 행동을 취하기에 앞서 우리는 잠시 멈춰 서서 상황을 살핀다. 하지만 때때로 우리의 반응은 큰 소리에 대한 반응으로 갑자기 일어설 때처럼 의식이 끼어 들 틈이 없이 자동적이다. 이렇게 감각자극에 자동적으로 일어나는 정형화된 반응을 **반사(reflex)**라고 한다.

반사에 필요한 신경 경로는 **반사궁(reflex arc)**이라고 하는데, 다섯 개의 성분들로 구성되어 있다(**그림 9.18**): ① 감각수용체, ② 들뉴런, ③ 통합중추, ④ 날뉴런, ⑤ 효과기. 반사가 작동하기 위해서는 먼저 감각수용체가 자극을 탐지해야 한다. 탐지된 정보는 들뉴런을 경유하여 감각수용체로부터 CNS로 전달된다. CNS는 통합중추로 작용하여 날뉴런으로 신호를 전달함으로써 효과기를 자극하여 특정 반응을 일으키도록 한다. 통합은 한 개의 뉴런으로 구성되거나 뉴런들의 네트워크로 구성될 수 있다.

반사는 다음 네 개의 그룹으로 분류되는데, 각 그룹마다 두 부류가 있다(**표 9.3**):

1. 포함된 신경 처리의 수준에 따라 반사는 **척수 반사**(*spinal reflex*)이거나 **뇌 반사**(*cranial reflex*)다. 척수 반사에서는 가장 높은 수준의 기능통합이 척수에서 일어나고, 뇌 반사에서는 뇌가 관여한다.
2. 신경 경로를 통제하는 날뉴런에 따라 반사는 **몸 반사**(*somatic reflex*)이거나 **자율 반사**(*autonomic reflex*)다. 몸 반사에서는 신호가 체성뉴런을 경유하여 골격근으로 보내지고, 자율반사[**내장 반사**(*visceral reflex*)라고도 함]에서는 신호가 자율뉴런을 경유하여 평활근, 심장근, 또는 샘으로 보내진다.
3. 반사는 **선천성 반사**(*innate reflex*)이거나 **조건 반사**[*conditioned reflex*, **학습 반사**(*learned reflex*)]다. 신경학적으로 기능이 정상인 모든 사람은 똑같은 선천성 반사를 가지고 태어난다. 하지만 조건 반사는 삶에서 개인의 경험에 따라 다르다. 예를 들면, 좋아하는 음식을 너무 많이 먹고 나서 아프게 되면, 그 이후에 그 음식의 냄새에 노출되었을 때 메스꺼움이 일어날 수 있다.
4. 반사는 **단일시냅스 반사**(*monosynaptic reflex*)이거나 **다중시냅스 반사**(*polysynaptic reflex*)다. 단일시냅스 반사에서, 신경 경로는 두 개의 뉴런과 하나의 시냅스로 구성되고, 다중시냅스 반사에는 세 개 이상의 뉴런과 여러 개의 시냅스가 포함된다.

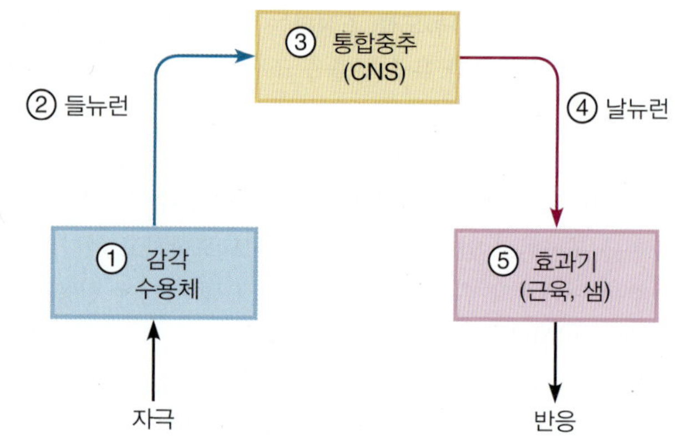

그림 9.18 반사궁의 간단한 표시.

하나의 특정 반사는 네 그룹 모두에서 각 부류로 분류됨을 주목하라. 예를 들면, 의사가 무릎 아래의 무릎힘줄(patellar tendon)을 두드렸을 때 일어나는 반사의 경우를 살펴보자. 두드리는 것에 대한 반응으로 다리가 펴짐으로써 **무릎 반사**(*knee-jerk reflex*)에 의하여 앞을 발로 차게 된다. 이 무릎 반사는 (뇌가 관여하지 않은) 척수 반사, (날신호가 체성뉴런을 경유하여 골격근으로 보내진) 몸 반사, (가지고 태어난) 선천성 반사, (들뉴런이 날뉴런과 직접 시냅스를 이룬) 단일시냅스 반사다.

이번에는 눈에 빛을 비췄을 때 일어나는 반사의 경우를 살펴보자. 빛은 **동공 빛 반사**(*pupillary light reflex*)를 일으키는데, 한쪽 눈에만 빛을 비췄을 때라도 양쪽 눈 모두의 동공이 수축한다. 동공 빛 반사는 (뇌가 관여한) 뇌 반사, (날신호가 자율뉴런을 경유하여 동공을 둘러싸는 평활근으로 보내진) 자율 반사, 선천성 반사, (들뉴런과 날뉴런 사이에 사이뉴런들과의 시냅스들이 있는) 다중시냅스 반사다.

무릎 반사와 동공 빛 반사는 학습이 필요 없기 때문에, 선천성이고 신경계가 정상인 한 모두가 이 반사들을 지니고 있다. 하지만 우리들 모두는 자신의 경험에 따라 학습한 자신에게 독특한 반사를 가지고 있다. 조건 반사의 전형적인 예는 **침분비 반사**(*salivation reflex*)인데, 개에서의 소화에 관한 연구로 1904년 노벨상을 받은 러시아의 생리학자 이반 파블로프(Ivan Pavlov)에 의하여 처음 서술되었다. 침분비 반사를 증명할 때, 파블로프는 개에게 음식을 주기 직

표 9.3 반사의 구분

구분의 기준	종류	예
신경 처리의 수준	척수 반사 뇌 반사	근육 신장 반사 동공 빛 반사
효과기를 통제하는 날뉴런	몸 반사 자율 반사	근육 신장 반사 혈압을 통제하는 압력수용체 반사
발달 형식	선천성 반사 조건 반사	근육 신장 반사 파블로프 개의 침분비 반사
신경 경로에 포함된 시냅스의 수	단일시냅스 반사 다중시냅스 반사	근육 신장 반사 기타 모든 반사

전에 항상 종을 쳤다. 개는 종소리가 먹이가 주워지는 것과 연관되었음을 배웠고, 그래서 결국 먹이가 주어지지 않았어도 종소리만 들리면 침을 흘리기 시작했다. 따라서 종소리에 반응하는 침분비는 조건(학습) 반사다.

신장 반사

앞에서 서술했듯이 가장 간단한 반사의 예는 **근육방추 신장 반사(muscle spindle stretch reflex)**로서, 무릎 반사가 그 예다. **그림 9.19**는 근육방추 신장반사를 자세하게 나타낸다. 신장 반사는 신체에서 유일하게 알려진 단일시냅스 반사다. 이 반사에서 감각수용체는 골격근에 존재하는 특별한 구조인 **근육방추**(*muscle spindle*)인데, 근육방추는 골격근이 늘어난 것을 탐지한다. 무릎 반사에서, 무릎뼈 아래의 무릎힘줄을 두드리면 넓적다리 위의 네갈래근이 신장된다. 이 신장으로 네갈래근에 포함되어 있는 근육방추가 흥분함으로써 활동전위가 생성되어 들뉴런을 따라 척수(통합중추)로 퍼진다. 척수에서 들뉴런은 이 근육방추가 포함된 바로 그 네갈래근을 신경지배하는 날뉴런과 직접 흥분성 시냅스 연결을 하고 있다(그림 9.19의 시냅스 1). 날뉴런의 흥분은 네갈래근의 수축을 자극하여 다리가 앞쪽으로 펴지게 한다.

다리가 효과적으로 펴지려면, 다리를 펴주는 근육(네갈래근)은 다리를 구부리는 근육(넓적다리뒤근)의 작용에 의하여 방해받지 말아야 한다. 신장 반사 동안에, 넓적다리뒤근의 수축은 다리가 펴지는 것을 느리게 할 수도 있고 다리가 펴지지 않게도 할 수도 있다. 그러나 이러한 문제는 생기지 않는데, 그 이유는 신장 반사는 일단 작동하면 네갈래근의 수축과 함께 넓적다리뒤근의 억제도 일으키기 때문이다. 근육방추에서 나온 들뉴런은 곁가지를 가지고 넓적다리뒤근으로 가는 운동뉴런을 신경지배하는 억제성 사이뉴런과 시냅스를 하고 있다(그림 9.19의 시냅스 2). 무릎 반사 동안에 네갈래근의 흥분과 넓적다리뒤근의 억제가 동시에 일어남으로써 다리가 펴질 수 있다.

신경처리는 여기서 끝나지 않는다. 근육방추 들뉴런의 곁가지는 뇌로도 올라가 여러 가지 사이뉴런들과 시냅스를 이룬다. 뇌는 근육방추(그리고 근육, 관절, 피부 등의 기타 수용체들)에서 온 정보들을 이용하여 여러 가지 근육들의 수축상태와 그 근육들이 통제하는 사지들의 위치를 감시한다. 뇌는 골격근의 수축을 통제하기 때문에, 이러한 정보는 피드백되어 뇌가 근육에 대한 자신의 명령을 조정할 수 있도록 한다. 이러한 조정 작용은 운동이 매끄럽고 정확하게 실행되게 하는 데 필요하다.

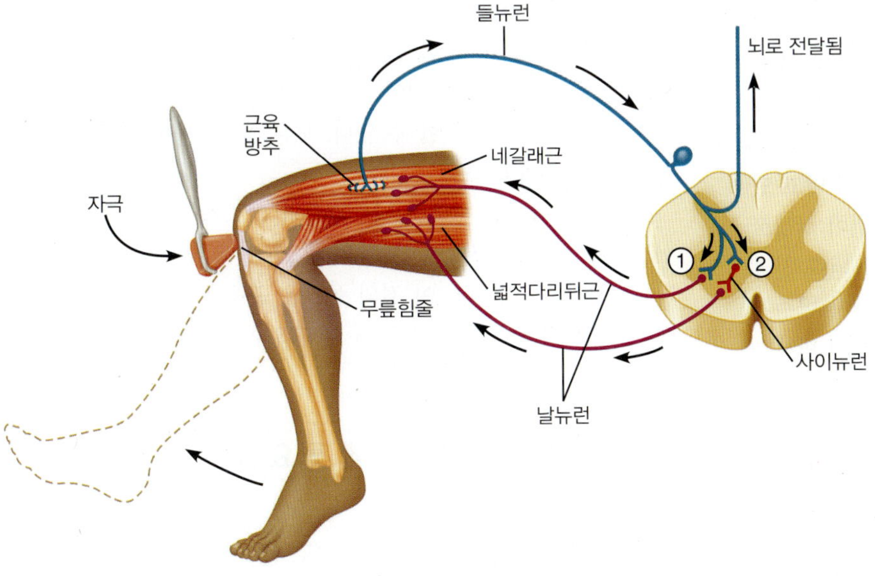

지식 활용하기

의사가 무릎힘줄을 두드렸는데 무릎 반사가 일어나지 않았다면, 이 반사의 소실을 일으킨 신경학적 손상의 유형은?

도피 반사와 교차-폄 반사

압정을 밟았을 때 일어나는 것처럼, 신체의 한 부위가 통증자극을 받았을 때 그 부위는 **도피 반사(withdrawal reflex)**라고 하는 반응을 통하여 자동적으로 자극에서 움츠러든다(**그림 9.20**). 압정을 밟으면 조직을 손상시키는 강한 자극에 반응하는 특별한 감각수용체인 **통각수용체**(*nociceptor*)가 활성화되기 때문에 통증으로 인지된다. 통각수용체에서 나온 들뉴런은 이 정보를 척수로 전달하고, 척수에서 사이뉴런들과 흥분성 시냅스를 한다. 사이뉴런들은 사지나 기타 신체 부위를 움츠러들게 할 골격근을 신경지배하는 날뉴런을 흥분시킨다(그림 9.20의 시냅스 1). 그림 9.20의 예에서는 넓적다리뒤근이 수축하여 다리를 움츠러들게 한다.

도피 반사가 효과적으로 일어나기 위해서는, 움츠리게 하는 근육은 흥분해야 하는 반면, 움츠림을 방해하는(펴게 하는) 근육은 억제되어야 한다. 들뉴런의 가지들이 네갈래근을 신경지배하는 날뉴런으로 가는 억제성 사이뉴런을 흥분시키는데, 이것이 바로 그런 경우다(그림 9.20의 시냅스 2). 따라서 도피 반사는 넓적다리뒤근의 수축과 네갈래근의 이완을 동시에 일으킴으로써 방해받지 않고 다리를 구부리게 한다.

그러나 또 다른 문제가 남아 있다. 체중을 지탱하고 있는 다리를 움츠리면, 균형을 잃고 넘어지게 된다. 다행히, 통증자극이 도피 반사를 일으킬 때 **교차-폄 반사(crossed-extensor reflex)**라고 하는 또 다른 반사를 동시에 일으킨다. 통각수용체로부터 나온 들뉴런은 가지들을 가지고 (사이뉴런을 경유하여) 신호들을 반대편 다리의 근육을 통제하

그림 9.19 근육방추 신장 반사.

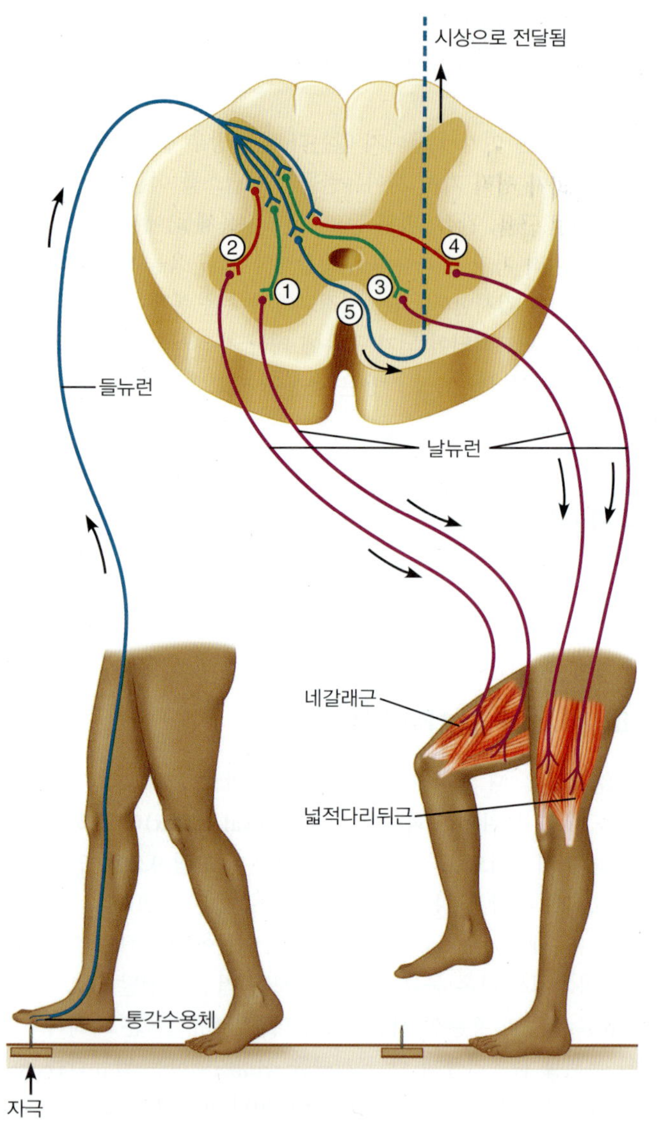

그림 9.20 **도피 반사와 교차-폄 반사.**

는 날뉴런에 전달한다(그림 9.20의 시냅스 3과 4). 이 신호들은 그 다리의 폄 근육을 수축시키고 굽힘 근육을 이완시킨다. 그렇게 해서, 한쪽 다리가 통증자극에 반응하여 움츠러들 때 다른 쪽 다리는 펴져서 신체를 지탱한다.

사람은 압정을 밟았다는 것을 알아채고 있는가? 당연히 알고 있다. 그것은 도피 반사와 교차-폄 반사를 일으킨 그 들뉴런이 상행로와 의사소통하여 통증자극이 신체에 가해졌다는 정보를 뇌로 전달하기 때문이다(그림 9.20의 시냅스 5). 도피 반사는 삶에서 마주치는 통증자극마다 움츠리게 하는가? 그렇지는 않다. 왜냐하면 반사가 해로울 때도 있을 것이기 때문이다. 어머니가 매우 아끼는 도자기에 담겨진 차 한 잔을 들었는데 그 찻잔이 고통스러울 정도로 뜨겁다고 가정해보자. 어머니가 그 도자기를 얼마나 아끼는지를 안다면 고통을 겪는다 하더라도 도피 반사를 억눌러 그 잔을 쥐고 있으려 애쓸 것이다. 이 과정에서 뇌는 도피 반사를 통제하는 척수의 뉴런들의 활성을 억제하는 억제성 사이뉴런을 활성화한다. 시냅스이후뉴런들은 (이 경우에, 근육을 통제하는 날뉴런들) 서로 다른 시냅스 입력으로부터 오는 정보를 합계한다는 것을 기억하라. 뇌에서 내려온 억제성 영향이 통각수용체의 들뉴런에서 온 흥분성 영향보다 더 크면 도피 반사는 일어나지 않을 것이다.

동공 빛 반사

신장 반사와 도피 반사는 몸 척수 반사의 예다. 이와 달리, 동공 빛 반사는 자율 뇌 반사의 한 예로서, 자극은 눈으로 들어가 광수용체를 활성화하는 빛이다. 광수용체는 들뉴런을 활성화하여 통합중추로 작용하는 뇌줄기의 중간뇌에 있는 영역으로 신호를 전달한다. 이 중간뇌의 영역은 다중시냅스 경로를 통하여, 두 눈의 동공을 둘러싸는 평활근을 자극하는 자율 날뉴런을 활성화한다. 그 반응으로 동공이 수축한다(동공의 직경이 감소한다).

퀵 테스트 9.4

1. 종소리에 반응하여 침을 분비하는 것은 선천성 반사인가, 아니면 조건반사인가? 그 이유는? 음식물이 입으로 들어간 것에 반응하여 침을 분비하는 것은 어떠한가?
2. 반사궁의 다섯 가지 구성성분은?

9.5 CNS의 통합 기능: 수의적 운동 통제

자신이 충수염 수술을 받기 위해 수술실에 있다고 상상해보라. 외과의사가 수술 시작에 앞서 두 종류의 약물 마취제와 근육 이완제를 정맥으로 주사할 거라고 설명한다. 누군가가 팔에 주사액을 주입하고, 곧 팔과 다리가 무거워지는 것이 느껴진다. 그리고 수 분 이내에 전혀 움직일 수 없게 된다. 심지어 숨도 쉴 수 없게 된다(다행히 인공호흡기가 연결되어 있다). 졸리게 될 거라고 예상했는데, 완전히 깨어 있어서 진행 과정 모두를 보고 듣고 느낄 수 있다. 당황스럽게 의사가 메스를 드는 것이 보인다. 누군가 실수로 마취제 주사하는 것을 잊어버린 게 틀림없다. 메스 날이 피부로 다가올 때, 필사적으로 소리치며 팔을 움직여 수술진에게 마취가 안 된 것을 알리려 하지만, 그러나 그렇게 할 수 없다. 모든 골격근들이 마비되어 있어서 눈 하나도 깜박거릴 수 없다.

이 소름끼치는 시나리오는 생각과 의도가 실행되기 위해서는 신경계가 근육과 의사소통할 수 있어야만 근육 수축을 일으킬 수 있다는 사실을 보여준다. 이 절의 목적은 근육을 수의적으로 통제할 때, 즉 의도가 행동으로 바뀔 때 어떤 일이 일어나는지를 설명하는 것이다.

매끄러운 수의적 운동에 필요한 신경 요소들

수의적 운동이라는 임무를 성공적으로 완수하는 데는 네 개의 요소들이 관여한다: (1) 운동하려는 생각을 발달시키는 것, (2) 운동을 수행할 운동 명령들의 프로그램을 조립하는 것, (3) 정확한 시간에 맞춰 정확한 근육들을 활성화함으로써 운동을 실행하는 것, (4) 운동이 매끄럽고 성공적으로 수행되는 것을 확인하는 지속적인 피드백. 각 단계를 다음에 설명하고 **그림 9.21**에 나타내었다.

맨 먼저 운동할 생각이나 의도가 명확하게 형성되어야 한다. 운동할 생각이 형성되고 그것이 계획으로 바뀌는 것은 전전두겉질, 대뇌겉질의 연합영역들, 기저핵, 변연계 등을 비롯한 뇌의 여러 영역들에 의하여 이루어진다. 생각은 일반적으로 목표 지향적이고 감각입력, 기억, 감정, 또는 기타 동기부여 요소들에 근거한다.

운동 명령들의 프로그램은 궁극적으로 적합한 근육들을 정확한 시간에 맞춰 수축하도록 지시하여 의도한 운동이 실행되도록 전개되어야 한다. 이 전개 과정에는 1차 운동겉질, 전전두 연합영역, 전운동겉질을 비롯한 많은 영역들이 관여한다. 정확한 근육들을 정확 시간에 맞춰 수축하도록 자극하는 것에 더하여 운동에 방해가 되는 근육들의 수축을 억제하는 것도 아주 중요하다.

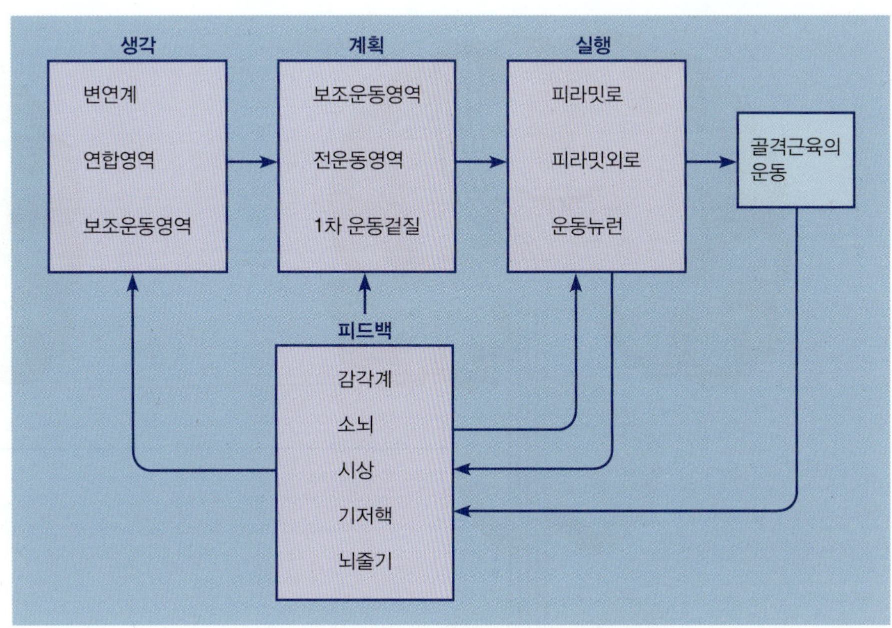

그림 9.21 수의적 운동의 여러 단계들. 수의적 운동에는 골격근의 매끄러운 운동을 확실히 해주는 여러 신경 구조들의 조화로운 활동이 필요하다. 이 과정은 운동을 하려는 생각으로부터 시작한다.

운동 명령들의 프로그램은 명령을 근육으로 보내어 근육의 수축을 지시함으로써 실행되어야 한다. 어떤 근육을 수축시킬지를 궁극적으로 결정하는 요소는 그 근육을 신경지배하는 날뉴런이 활성화되는지의 여부이다. 그래서 어떤 운동 프로그램이라도 실행되기 위해서는 적절한 날뉴런이 활성화되어야 한다. 골격근을 통제하는 날뉴런들은 척수의 앞뿔에서 시작하는데, **아래 운동뉴런(lower motor neuron)** 또는 간단히 **운동뉴런(motor neuron)**이라고 한다. (뇌신경에 의해서 통제되는 근육에서, 운동뉴런은 뇌줄기의 특정 뇌신경핵에서 시작한다.)

운동뉴런으로의 입력은 신경계의 다양한 많은 수준들에서 시작한다. 이전 절에서 운동뉴런은 척수 반사의 경우에서처럼 들뉴런으로부터의 입력에 의해 흥분되거나 억제될 수 있다는 것을 배웠다. 그리고 운동뉴런의 활성은 의식적인 노력으로 도피 반사를 억제할 때처럼 뇌에서 내려오는 입력에 의해서도 영향을 받을 수 있다는 것도 배웠다. 이 절에서는 뇌에서 운동뉴런으로 내려가는 입력에 우선적으로 초점을 맞춘다. 운동뉴런으로 입력을 보내는 여러 개의 하행로들이 수의적 운동 통제에 중요한데, 이들은 가쪽 경로(*lateral pathway*)와 배안쪽 경로(*ventromedial pathway*)의 두 개의 범주로 구분될 수 있다.

운동이라는 임무가 수행되고 있는 중일 때, CNS로의 지속적인 피드백이 CNS로 하여금 그 임무가 의도와 계획에 따라 수행되고 있는지를 확인할 수 있도록 한다. 이러한 피드백은, 임무가 부드럽고 그리고 정확하게 완수되도록, CNS가 운동 프로그램에서 필요한 경우에 조정할 수 있게 하고 그리고 당초의 의도도 변경할 수 있게 한다. 소뇌, 시상, 기저핵, 뇌줄기의 신경핵들과 대뇌겉질의 여러 가지 영역들이 운동 계획을 전개하는 과정에서 이 피드백과 도움을 제공한다.

가쪽 경로는 수의적 운동을 통제한다

뇌에서 가쪽 경로를 따라 척수로 하행하여 골격근의 활동을 통제하는 두 유형의 경로는 피라밋로(*pyramidal tract*)와 적색핵척수로(*rubrospinal tract*)다. 이 경로들은 사지의 먼 쪽 부위(몸통에서 가장 멀리 떨어진 사지의 부위)들의 움직임을 통제한다.

피라밋로(pyramidal tract)는 1차 운동겉질로부터 척수에 이르는 직접 경로다(**그림 9.22a**). 이 경로에서 뉴런들의 축삭은 척수의 앞뿔에서 끝나는데, 이 뉴런을 **위 운동뉴런(upper motor neuron)**이라고 부른다. 위 운동뉴런들은 운동뉴런과 직접 시냅스를 하는 것도 있고 사이뉴런과 시냅스를 하는 것도 있다. 피라밋로의 축삭들 대부분은 연수 피라미드(*medullary pyramid*)라고 부르는 연수의 한 지역에서 CNS의 반대편으로 교차한다. 게다가, 축삭들은 뇌줄기의 신경핵들을 비롯한 다른 운동 영역들로 곁가지를 내고 있다. 피라밋로는 사지의 먼쪽 부위, 특히 아래팔, 손, 손가락 등의 정교하게 구별된 운동을 우선적으로 통제하는 것으로 여겨진다. 피라밋로 이외의 모든 하행 신경 경로들은 피라밋외로의 부분이다.

적색핵척수로(rubrospinal tract)는 중간뇌의 적색핵(*red nuclei*)에서 시작한다. 적색핵척수로의 축삭들은 교차하고 나서 피라밋로의 축삭들과 합쳐진다. 적색핵으로의 의사소통은 주로 1차 운동겉질로부터 나온 뉴런들에 의하여 이루어지기 때문에 적색핵척수로는 거의 피라밋로의 확장이라고 볼 수 있지만, 운동 통제에서 그 중요도는

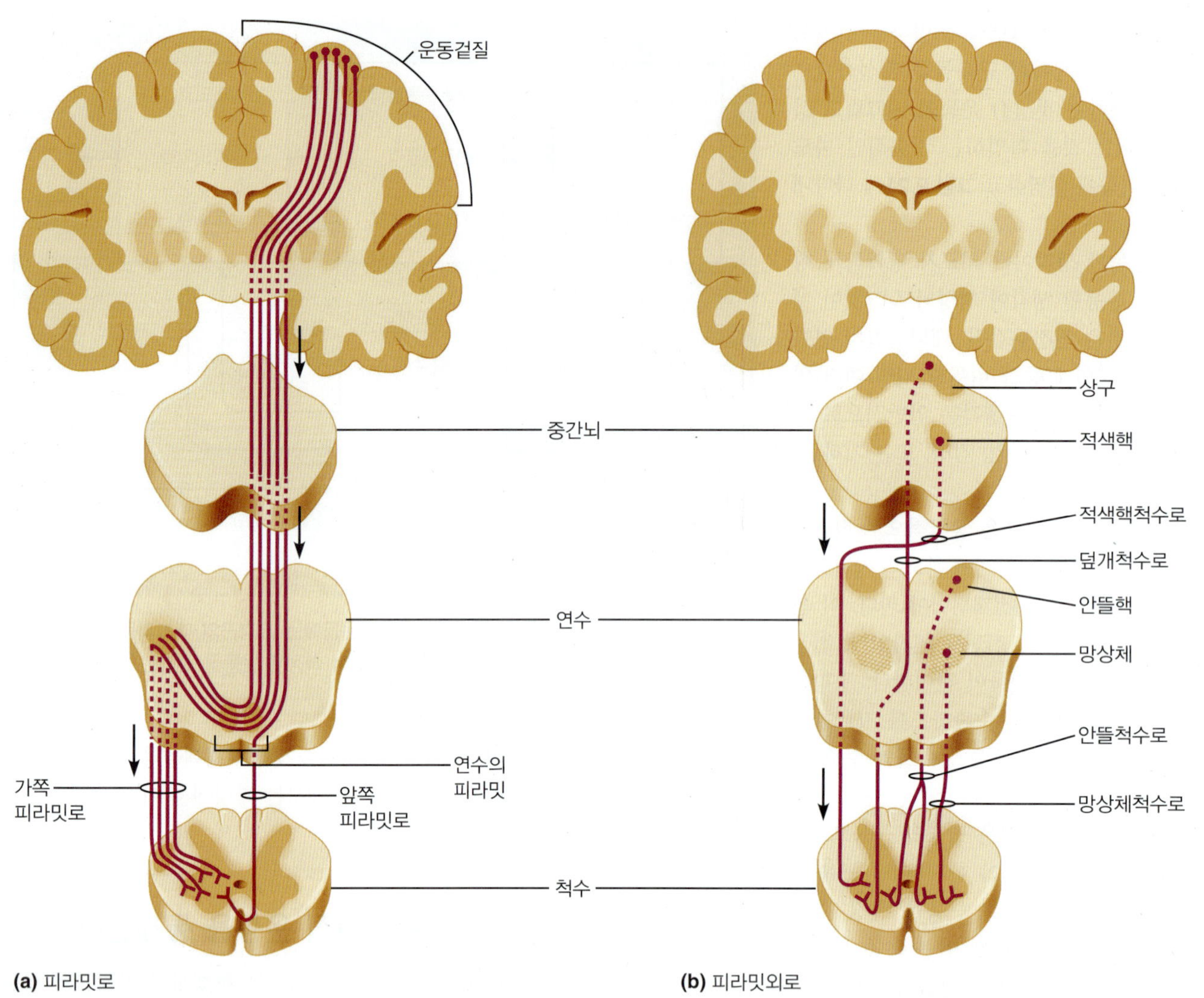

그림 9.22 피라밋로와 피라밋외로. (a) 피라밋로. 가쪽 피라밋로는 먼저 교차하는 경로인 반면, 앞쪽 피라밋로는 척수에 도착할 때까지는 교차하지 않는다. **(b)** 피라밋외로. 이 경로는 피라밋로를 제외한 모든 운동 경로를 포함하는데, 교차하는 경로도 있고 교차하지 않는 경로도 있으며 두 가지 다 해당하는 경로도 있다.

Q 피라밋로는 어디에서 시작하는가?

피라밋로와 비교했을 때 훨씬 작다.

배안쪽 경로는 수의적 운동과 불수위적 운동을 통제한다

배안쪽 경로는 뇌줄기에서 시작하는 세 개의 하행로를 포함한다(그림 9.22b). 피라밋로와 달리, 배안쪽 경로는 뇌와 척수가 간접적으로 연결된 간접 경로다. 즉, 배안쪽 경로의 뉴런들은 운동뉴런들과 시냅스를 이루지 않는다. 배안쪽 경로는 몸통, 목, 그리고 사지의 가까운 쪽 부위(몸통에서 가장 가까운 쪽 부위) 등의 근육에 우선적으로 영향을 미친다. 다음 절에 세 개의 경로를 각각 간단하게 서술한다.

안뜰척수로(vestibulospinal tract)는 연수의 안뜰핵(*vestibular nuclei*)에서 시작하는데, 안뜰핵은 머리의 움직임에 관련된 속귀로부터 정보를 받는다. 안뜰척수로는 머리, 목, 허리의 근육들을 통제하여 자세와 균형을 유지한다.

덮개척수로(tectospinal tract)는 중간뇌의 상구(*superior colliculi*)에서 시작하는데, 상구는 눈으로부터 정보를 받고, 정도는 적지만 피부와 귀로부터도 정보를 받는다. 덮개척수로는 머리와 귀의 움직임을 통제하여 원하는 사물을 응시할 수 있도록 눈의 위치를 정확히 잡게 하고 사물이 움직이고 있을 때는 그 사물을 추적할 수 있도록 한다.

망상체척수로(reticulospinal tract)는 교뇌나 연수의 망상체(reticular formation)에서 시작한다. 이 경로는 균형을 잡는 데 중요한데, 중력에 대하여 자세를 똑바로 유지하는 데 필요한 다리의 폄근을 자극하는 교뇌 망상체척수로와 이 폄 근육을 억제하는 연수 망상체척수로를 가지고 있다.

조화로운 활동을 수행하기 위해서 가쪽 경로와 배안쪽 경로는 함께 작동해야 한다. 일반적으로 배안쪽 경로는 자세와 균형을 유지하는 데 함께 수축하는 큰 집단의 근육들을 통제하는 데 관련된 반면, 피라밋로는 서로 독립적으로 수축할 수 있는 작은 집단의 근육들을 통제하는 데 관련된다. 예를 들면, 재봉사가 바늘에 실을 꿸 때 배안쪽 경로가 몸통, 목, 다리의 총체적인 움직임을 통제하여 적절한 자세를 유지하는 동안 피라밋로는 팔, 손, 손가락의 미세한 움직임을 통제한다.

뇌줄기에 의한 자세 통제

뇌줄기에는 배안쪽 경로의 부분으로서 척수로 투사하는 많은 신경핵들이 포함되어 있다. 이 신경핵들 각각의 독립된 기능이 완전히 알려지지는 않았지만, 대체로 자세의 불수의적인 통제에 관여하는 것 같다. 그런데 이 신경핵들은 수의적 운동을 일으키지 못한다.

움직이고 있든 앉아 있든 간에 근육은 자세의 변화에 끊임없이 맞추어진다. 문손잡이를 잡으려는 간단한 행동마저도 팔을 뻗을 때 중심체중의 위치를 바꿔야 하기 때문에 다리와 몸통의 근육 긴장의 변화가 필요하다. 자세를 통제하기 위해서 뇌줄기는 피부의 감각수용체와 근육과 관절의 고유수용체, 안뜰기관의 수용체로부터 오는 정보들을 이용한다. 이 입력정보들은 뇌줄기에 신체의 자세와 신체에 작용하는 힘들에 관하여 알려준다. 그리고 뇌줄기는 눈과 귀로부터 감각정보를 받아서 시각 자극과 청각 자극에 반응하여 자세를 조정할 수도 있다. 이와 관련된 좋은 예로 예기치 않은 소리를 들었을 때 나타나는 반응이 있다. 숲에서 나뭇가지가 부러지는 소리가 들릴 때 사람들은 자동적으로 걸음을 멈추고 소리가 난 쪽으로 머리를 돌린다. 게다가, 이 예는 운동통제 시스템으로 들어가는 피드백이 어떻게 하여 계획대로 행하던 운동을 변경할 수 있는지 그리고 운동의 의도나 계획까지도 변경할 수 있는지를 보여준다. 원래의 계획은 쭉 걸어서 숲속을 지나가는 것이었는데, 가지가 부러지는 것에 놀라 숲에서 뛰쳐나가는 새로운 운동을 해야 할 수도 있다.

운동 조정에서 소뇌의 기능

우주선을 발사하기에 앞서, 임무 통제팀은 궤도를 계산한 후 계획된 궤도에 관한 정보를 우주선에 탑재된 컴퓨터에 프로그램하여 짜 넣는다. 하지만, 발사된 후에 우주선은 결코 정확히 그 계획대로 비행하지 않는다. 대신에 탑재된 유도 시스템이 지속적으로 우주선의 위치를 감시하고 계획된 궤도와 비교함으로써 필요할 때 진로를 수정할 수 있도록 한다.

여러 면에서 소뇌는 신체의 운동에 필요한 "유도 시스템"으로서 많은 것을 행한다. 대뇌겉질이 행동의 계획들을 수립하고 그 계획들을 실행하도록 근육에 명령한 후, 소뇌는 실제 행동들이 계획에 따라 일어나고 있는지 비교 평가함으로써 일치하지 않는 것을 탐지할 때마다 운동의 힘과 방향을 수정할 수 있게 한다. 게다가, 소뇌는 근육 긴장(안정상태에서 근육의 장력이 낮은 수준으로 유지되는 것)을

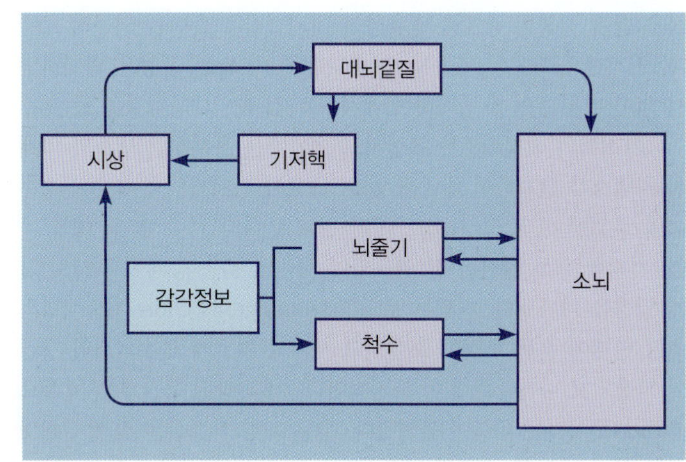

그림 9.23 소뇌를 출입하는 정보의 주요 경로.

유지하는 데 관여한다. 또한 소뇌는 근육 활동들의 기억을 저장해둠으로써 이전에 실행된 운동을 다시 시도할 때에 그 운동을 다듬어서 운동이 보다 매끄럽게 실행되게 한다.

이러한 작업을 하기 위해 소뇌는 대뇌겉질로부터 계획된 운동들에 관한 정보를 받고 그리고 그 행동이 실제로 어떻게 실행되고 있는지에 관하여 계속 갱신되어야 한다. 소뇌는 신체의 모든 부분에서 시작되는 감각정보들뿐만 아니라 대뇌겉질의 감각영역과 운동영역, 기저핵, 뇌줄기, 척수로부터 입력을 받는다(**그림 9.23**). 그런 후에 소뇌는 (시상의 중계를 경유하여) 신호를 대뇌겉질로 되돌려 보냄으로써 대뇌겉질이 출력을 조정하여 계획된 행동을 성공적으로 완수할 수 있게 한다.

소뇌에 손상이 있으면 수의적 운동을 수행하는 능력은 유지되지만, 그 결과로 일어나는 운동은 세련되지 않고, 방향이 틀리고, 종종 힘이 부적절하게 된다. 연필을 집을 때 필요한 손가락, 손목, 팔의 복잡하게 얽힌 수많은 운동을 생각해보자. 이 일은 생각하지 않고서도 할 수 있는 일이다. 보통은 연속된 운동들이 매끄럽게 되는 것은 한 운동이 다음 운동으로 이음매 없이 이어지는 것으로서, 각각의 독립적인 운동 단계들의 연속으로 실행될 수 있다. 그런데 소뇌가 손상된 사람의 경우에는 각 운동단계들마다 의식적인 통제가 필요하다. 소뇌 손상의 두드러진 증상은 **활동떨림**(*intention tremor*)인데, 수의적인 운동을 할 때에만 간혹 격렬하게 떠는 동작이 생긴다. 예를 들면, 소뇌가 손상된 사람이 전등 스위치를 누르려고 할 때 이 사람의 손은 스위치를 향하여 똑바로 뻗지 못하고 엉뚱한 동작을 시작하는데, 이는 손이 스위치에 가까워지면서 더 두드러진다.

운동 통제에서 기저핵의 기능

기저핵은 운동 전략의 전개와 매끄럽게 실행되는 운동에 필요한 피드백을 대뇌겉질에 제공한다는 점에서 소뇌와 비슷한 기능을 하는 것으로 생각된다. 기저핵은 학습된 반복적인 동작을 자동적으로 수행하는 데 필요하다는 증거들도 있다. 기저핵은 대뇌겉질로부터 입

력을 받아 시상의 중계를 경유하여 대뇌겉질로 출력을 되돌려 보낸다. 이러한 "고리"의 기능들 중 하나는 원치 않는 운동은 억제하면서 의미 있는 운동을 선택하여 개시하는 것에서 대뇌겉질을 돕는다.

기저핵의 신경회로는 복잡하고 여기에는 흥분성 시냅스와 억제성 시냅스가 연속하여 배열해 있다. 그래서 기저핵의 손상은 신경손상의 부위에 따라 그 자체로 여러 형태로 나타날 수 있다. 예를 들면, 기저핵의 두 질환은 잘 연구되어 있는데 운동 통제에서 서로 다른 영향을 나타낸다. 헌팅톤 무도병(Huntington's chorea)은 질병의 초기 단계에 운동 조정이 소실되고 사지와 얼굴에 불수의적인 경련이 과장되게 나타나는 것이 특징적이다. 이 과장된 동작 때문에 **무도병**(*chorea*)이라는 이름이 붙여졌다. 운동 조정의 소실은 점점 심해져 결국 환자는 누워 지내게 된다. 동시에 인지 기능(사고 능력)도 감소하고 심해져 결국 정신 기능이 완전히 결손되는 **치매**(*dementia*)에 이르게 된다. 헌팅턴 무도병에서의 손상은 기저핵에서 시상으로 투사되는 경로를 통하는 정보의 전달을 파괴하게 된다. 정상일 때 기저핵으로부터의 출력은 원치 않는 운동을 억제하는 것인데, 헌팅톤 무도병에서는 특정 운동회로가 지나치게 활성화된다.

파킨슨병(Parkinson's disease)은 운동 통제에 영향을 미치는 진행성 신경퇴행성 질병이다. 이 질환의 증세로 다음과 같은 것들이 있다. 안정상태에서 불수의적으로 떨리고, 구부정하게 서서 발을 질질 끌며 걷고, 보통 움직임이 느리며 뻣뻣하고, 운동을 시작하는 것이 어려워서 주의 깊게 계획하고 애를 많이 써야 운동 시작이 가능하다. 게다가 인지기능의 일부가 파괴될 수도 있다. 파킨슨병에서의 기능장애는 **흑색질**(*substantia nigra*)이라고 부르는 중간뇌의 억제성 지역의 도파민성 뉴런으로부터 기저핵으로의 입력이 소실되어 있는 것이다.

퀵 테 스 트 9.5

1. 운동 통제에서 가쪽 경로와 배안쪽 경로 간의 기능적 차이는?
2. 운동 통제에서 다음 각 구조들의 기능을 간단히 서술하라: 소뇌, 기저핵, 뇌줄기 신경핵, 시상.

9.6 CNS의 통합 기능: 언어

다른 종들의 뇌에 비하여 인간의 뇌는 사고와 생각을 암호화하는 데 사용되는 기호들을 처리하는 능력이 탁월하다. 이러한 기호들에는 글자, 말, 소리 등이 있는데, 이것들은 사고와 생각을 다른 사람에게 전달하는 수단인 **언어**(*language*)를 공식화는 데 사용된다. 인간에게 언어가 중요하다면, 인간의 뇌에 언어기능을 전문으로 하는 여러 영역들이 존재하고 있다는 것은 놀라운 것이 아닐 것이다. 실제로, 대뇌겉질의 두 연합영역이 언어기능을 완전히 맡고 있는데, 측두엽의 뒤쪽 위 부위와 두정엽의 아래쪽 부위에 위치한 **베르니케 영역(Wernicke's area)**과 전두엽에 위치한 **브로카 영역(Broca's area)**이다(그림 9.14). 이 두 영역은 보통 사람들의 90~95%에서 왼쪽 반구에 위치해 있다. 베르니케 영역은 언어의 이해, 즉 말과 글을 이해하는 능력에 관여한다. 베르니케 영역은 청각겉질에 가까이 있지만, 말을 듣는 데 작용하는 것이 아니고 소리, 글, 또는 몸짓 언어에 사용되는 손짓과 같은 여러 형태의 언어들을 이해하는 데 기능한다. 이와 달리 브로카 영역은 언어의 표현, 즉 말하거나 글을 쓰는 능력에 관여한다. 브로카 영역은 입을 통제하는 1차 운동겉질 부위에 가깝게 있지만, 다른 사람이 이해할 수 있도록 어법을 가지고 말이나 글을 구성하는 데 기능한다. 뇌의 여러 다른 영역들도 언어기능에 관여한다.

베르니케 영역이나 브로카 영역의 손상은 언어기능장애인 **언어상실증**(*aphasia*)을 일으키지만, 그 특징들은 손상된 부위에 따라 다르다. 베르니케 영역의 손상은 **베르니케 언어상실증**(*Wernicke's aphasia*)을 일으키는데, 말이나 글이든 상관없이 언어를 이해하는 데 어려움이 있다. 베르니케 언어상실증이 있는 사람은 말을 할 수는 있지만, 그 말은 아무런 의미가 없다. 이와 달리, 브로카 영역의 손상은 **브로카 언어상실증**(*Broca's aphasia*)을 일으키는데, 이 경우에는 언어를 이해하며 무엇을 말하고 싶은지를 알지만, 소리를 정확히 내지 못하거나 글을 정확히 쓰지 못한다. 그래서 브로카 언어상실증이 있는 사람에게 "어떻게 지냅니까?"라고 물으면 대답을 하려고 하지만 발음이 분명하지 않거나, 더듬거리거나, 또는 문법적으로 맞지 않는다. 이와 대조적으로, 베르니케 언어상실증이 있는 사람은 말을 유창하게 하지만 "태양 학교 너 본다"와 같이 말의 의미는 없다.

앞에서 서술했듯이, 브로카 영역과 베르니케 영역은 말 언어뿐만 아니라 몸짓 언어도 처리한다. 놀랍게도, 오른쪽 청각겉질은 몸짓 언어를 표현하는 데 관여하는데, 청각장애인에서 이 정상적인 기능은 수행되지 못한다. 브로카 영역이 손상된 청각장애인은 다른 기능을 위해 손을 움직일 수 있어도 손짓을 표현하지 못하고, 마찬가지로 베르니케 영역이 손상된 청각장애인은 정확하게 손짓을 표현할 수 있어도 상대방의 몸짓을 이해하지 못한다. 하지만 이러한 몸짓들이 함께 사용되었을 때 그 의미는 거의 없다.

두 개 또는 그 이상의 언어를 배운 사람은 각각 2개국어자 또는 다국어자이다. 새로운 언어를 배우는 것은 어릴 때일수록 더 쉬운데, 그것은 뇌가 아직 발달하는 중이어서 보다 유연하고 잘 적응하기 때문이다. 예를 들면, 일본어에는 영어의 "r"과 비슷한 소리가 없다. 일본 성인이 영어를 배우려고 노력할 때, "r" 소리를 내는 것은 어려운데, 그것은 그 특별한 발음 기술을 배운 적이 전혀 없기 때문이다. 즉 "r" 소리를 내는 데 필요한 근육의 발달과 신경지배가 없기 때문이다.

사람이 두 개 이상의 언어를 말할 수 있을 때 두 언어는 동일한 언어중추에 의하여 통제되며 신경처리 과정에서 중복이 많다. 2개국어자가 언어중추에 뇌졸중이 생기면 1개 국어나 2개 국어 모두에 악영향을 받는다. 일반적으로 가장 최근에 배운 언어가 가장 심하게 영향을 받는다. 하지만 2개 국어를 거의 동시에 배웠다면, 두 국어는 균등하게 영향을 받는 경향이 있고, 그리고 회복도 동시에 일어난다.

9.7 CNS의 통합 기능: 수면

수면이 무엇인지, 그리고 사람이 인생의 1/3을 잠자는 것으로 소비한다는 것을 우리는 누구나 알고 있다. 하지만 왜 자는지 그 이유를 명확히 알지 못하며, 그리고 다방면에 걸쳐 연구하고 있음에도 불구하고 어떻게 해서 잠자게 되는지에 대해서는 알려진 것이 거의 없다. 이 절에서는 이 익숙하면서도 신비한 현상에 대하여 알려진 것을 살펴볼 것이다.

수면의 기능

수면은 에너지를 필요로 한다는 점에서 능동적인 과정이며, 그리고 모든 포유류가 필요로 하는 필수 과정이기도 하다. 수면은 운동 활성과 인지의 감소된 상태가 주기적으로 일어나는 것으로 정의된다. 활성이 전혀 없는 것이 아니라 깬 상태에 비하여 감소한 것임에 주목하라. 운동 활성은 잠자는 사람이 침대에서 위치를 바꿀 때처럼 때때로 돌발적으로 일어나기도 한다. 소리나 접촉과 같은 감각자극에 의하여 깨어날 수 있기 때문에, 인지도 일어난다.

수면의 생물학적 유용성을 설명하는 많은 이론들이 제시되었다. 한 이론에 의하면 수면의 기능은 주로 원기를 회복시키는 것인데, 일상의 활동에서 완전히 회복하려는 신체의 요구에 휴식기를 제공한다는 것이다. 다른 이론은 수면이 에너지를 보존할 수 있게 한다고 제시한다. 또 어떤 연구자들은 수면이 진화해왔을 수도 있다고 보는데, 그 이유는 꿈이 (예를 들면, 약탈자로부터 도망가는 것과 같은) 적응 행동을 정신적으로 실습하고 다듬는 기회를 제공하기 때문이고, 실제로 그 적응 행동을 수행하지 못하면 위험에 처하게 될 것이기 때문이다. 수면과 꿈이 장기기억의 저장을 촉진한다는 증거도 있다. 수면은 면역계의 적절한 기능을 유지하는 데 필요할 것이라는 추정도 있는데, 장기간 잠을 자지 못하게 한 동물이 자주 감염되는 것을 보면 이 가능성은 옳은 것 같다.

머리 피부에 전극을 붙여 뇌의 전기적 활성을 기록하는 기술인 **뇌전도검사**(*electroencephalography*)를 통하여 수면에 관한 것과 그리고 수면이 뇌 기능에 미치는 효과에 대해 많은 것을 알고 있다. 뇌의 전기적 활성에 관한 기록을 **뇌전도(electroencephalogram, EEG)**라고 하는데, 보통 **뇌파**(*brain wave*)로 알려져 있다. 이 방법을 이용하여 연구자들은 느린-파 수면과 렘수면의 두 종류를 확인하였다. **느린-파 수면(slow-wave sleep, SWS)**은 EEG에서 주파수가 낮은 여러 단계의 파들이 특징적이고, **렘수면(REM sleep)**은 파의 주파수가 높고 빠른 눈 운동(rapid eye movement, REM)이 주기적으로 생기는 것이 특징이다.

SWS은 비-렘수면(non-REM sleep)이라고 부르는데, 근육 긴장이 존재하지만 깬 상태에 비하여 감소해 있다. 척수 반사는 아직 존재하고 때때로 10~20분마다 불수의적인 활동이 돌발적으로 생긴다. 몽유병(somnambulism)은 낮은 단계의 SWS에서보다 깊은 단계의 SWS에서 더 잘 생기고 렘수면 중에는 전혀 생기지 않는다. 몽유병은 성인에서는 거의 일어나지 않지만 어린이의 40%에서 생긴다. SWS 중에는 잠꼬대(somniloquy)도 생긴다. SWS 중에 뇌 대부분 지역의 활성은 감소하지만 부교감신경계와 특정 뇌 구조물의 활성은 증가한다. SWS 중에 생각들이 되풀이하여 일어나고 꿈을 꾸기도 하지만, 꿈은 드물며, 생각과 꿈은 렘수면 중에 비하여 보다 논리적이고 덜 감정적이다. 코골기는 SWS 중에 일어날 수 있다.

렘수면에서 자세 근육은 긴장을 잃고 마비되어 있다. 하지만 얼굴, 안구, 원위부 사지를 통제하는 근육은 자주 경련을 일으킨다. 턱근육은 이완하여 입이 자주 열린다. 코골기는 (SWS 중에 일어났다면) 멈추어 있다. 뇌 활성은 SWS에 비하여 전반적으로 증가하는데 뇌줄기의 특정 영역은 예외적으로 활성이 감소해 있다. 호흡은 일반적으로 더 빠르고 변화무쌍하다. 교감신경계의 활성이 증가해 있어서 혈압과 심장박동수를 증가시킨다. 체온 통제가 소실되어 주변 온도에 따라 체온이 더 많이 변동한다. 렘수면에서 꿈과 생각은 SWS 중에 비하여 보다 정교하고 강하며 기괴하고 서사적이다. 렘수면 중에 악몽도 일어날 수 있다. 일부 성인이 빈번한 악몽으로 고생하기는 하지만, 어린이가 성인보다 악몽을 더 많이 꾼다(**Clinical Connections: 외상후 스트레스 장애**를 보라). **표 9.4**에 SWS과 렘수면 간의 차이를 요약하였다.

수면과 비교했을 때 마취와 혼수는 CNS의 활성이 감소한 상태이다. 수면상태에서는 깨어날 수 있는 반면 마취나 혼수에서는 깨어날 수 없다.

표 9.4 느린파 수면과 빠른눈운동 수면의 특징

	느린파 수면(SWS)	빠른눈운동 수면(REM 수면)
뇌전도	느림; 파의 크기가 중간 이상으로 큼	빠름; 파의 크기가 작음
운동	중간 정도의 근육긴장; 위치를 바꾸는 것처럼 약간 움직임	근육긴장이 거의 없음; 자세근육의 마비, 원위부 근육의 경련
심장박동수와 호흡률	깨어 안정된 상태에 비하여 감소함	각성 시 안정상태에 비하여 증가함
꿈	논리적이지만 상세하지 않음	비논리적이지만 생생함
빠른눈운동	드물게 일어남	자주 일어남
***CNS*에서의 유도 부위**	앞뇌	교뇌

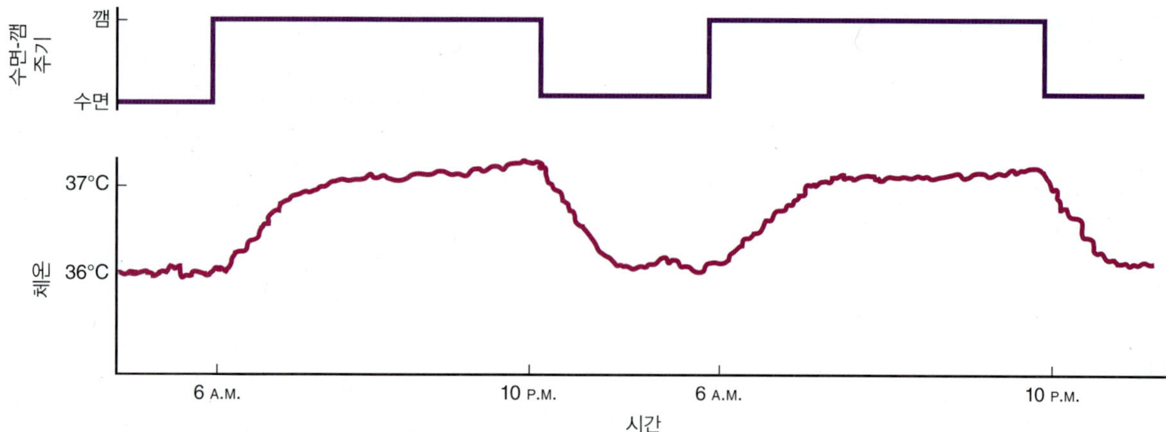

그림 9.24 수면-깸 주기 동안의 체온 변동.

수면-깸 주기

신체는 깸 기간과 수면 기간을 번갈아 함으로써 24시간의 기간에 완전한 하나의 수면-깸 주기를 완성한다. 체온과 같은 다른 신체 기능들은 수면-깸 주기에 따라 변한다(**그림 9.24**). 전형적으로 성인의 평균 수면시간은 8시간이지만 이 주기의 단계들은 나이에 따라 변한다. 유아는 하루에 최소 17시간을 잠자는 반면, 십대들은 약 9시간을 잠잔다. 십대들은 낮과 저녁에 더 늦게까지 각성되어 있고 아침 더 이른 시간에는 덜 각성되어 있다는 점에서 십대들의 타고난 생물학적 리듬은 성인과 비교했을 때 상쇄될 수 있다. 성인은 나이가 들수록 잠을 더 적게 자는데, 일부 성인은 하루에 5시간 정도밖에 자지 않는다.

무엇이 신체를 이렇게 서로 다른 수준의 의식들 사이를 변경시키는가? 이 물음에 대한 답이 완전히 알려지진 않았지만, 뇌의 특정 영역들이 수면과 깸의 조절에 관여하는 것으로 보인다. 그중 한 영역이 뇌줄기의 망상체인데, 이것은 **상행망상체부활계**(*ascending reticular activating system, ARAS*)를 형성하는 신경핵들의 확산성 그물망이다(**그림 9.25**). 이 영역은 각성된 깬 상태를 유지하는 데 매우 중요하다. ARAS에서 나온 출력이 시상, 시상하부, 앞뇌의 중계를 경유하여 대뇌겉질로 투사되어 대뇌겉질을 깨움으로써 대뇌는 다른 경로들에서 오는 신호들에 더욱 예민해진다. ARAS와 연관되어 있어서 결국 깬 상태에도 연관된 신경전달물질에는 아세틸콜린, 노르에피네프린, 도파민이 있다. 각성된 깬 상태에서 아세틸콜린의 기능은 니코틴 콜린성 수용체에 결합하는 니코틴의 역할과 흡사하다. 마찬가지로 카테콜아민의 기능은 암페타민과 코카인 같은 약물들의 역할과 흡사하다. 뇌를 깨우는 데 관련된 또 다른 뇌의 부위인 시상하부에서 신경전달물질은 히스타민과 오렉신을 포함한다. 항히스타민제를 복용했을 때 졸리는 것을 보면 히스타민이 깬 상태를 유지하는 기능은 분명하다. 오렉신은 최근에 발견된 깨우는 작용이 있는 펩티드로서, 깬 상태를 유지하는 약물을 개발하는 제약회사들이 오렉신의 작용을 연구하고 있다.

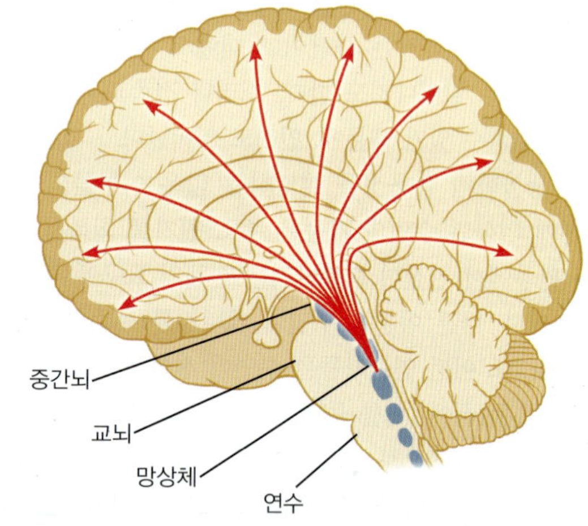

그림 9.25 상행망상체부활계. 화살표는 대뇌겉질을 각성시키는 흥분이 퍼져나가는 것을 나타낸다.

뇌의 다른 영역들이 수면을 유도하는 데 관여한다. SWS는 앞뇌에 의하여 유도된다. 최근 연구에서, 아데노신(adenosine)이 SWS 유도에 결정적인 신경전달물질인 것으로 제시되었다. 카페인의 자극 효과에 관한 현재의 이론에 의하면, 카페인은 아데노신 수용체를 차단함으로써 수면을 억제한다. 이와 달리, 렘수면은 교뇌에서 시작된 활성에 의하여 유도되며 아세틸콜린 방출과 연관되어 있다. 수면의 유도나 깬 상태의 유지에 관한 정확한 기작은 아직 완전히 밝혀지지 않았다.

깸과 수면 중의 전기적 활성

깨어 각성되어 있을 때, EEG는 주파수가 높고 전류 진동의 크기는 작은 패턴의 **베타파**(*beta wave*)를 보이는데, 이 파는 매우 많은 뉴런들에 의하여 전기신호들이 서로 다른 시간에 생성되는 것을 보여준다(**그림 9.26a**). 깨어 있지만 안정상태일 때, EEG는 주파수가 낮고 크기는 큰 새로운 패턴의 **알파파**(*alpha wave*)로 이동한다(그림 9.26b). 베타파와 비교하여 알파파는 뉴런들 간에 전기적 활성의 동시화 정도가 큰 것을 나타낸다. 즉 큰 뉴런 집단들에 의하여 전기신

CLINICAL CONNECTIONS

외상후 스트레스 장애(Post-Traumatic Stress Disorder)

사람이 스트레스 환경에 처하면 시상하부-뇌하수체-부신 축이 활성화됨으로써 코르티솔이 분비되고 자율신경계가 활성화된다. 스트레스는 신체에 가해진 긴장이나 압박으로 정의되며, 운동, 환경의 변화, 병, 상처, 또는 공포 등을 비롯한 여러 형태로 다가온다. 코르티솔은 단백질을 아미노산으로 분해하는 대가를 치르면서까지 저장 에너지를 동원하여 신체가 스트레스에 적응하는 것을 돕는다. 자율신경계는 근육과 심장의 혈류를 증가시키고 에너지도 동원함으로써 스트레스에 즉시 적응하는 것을 돕는다.

신체는 일상의 스트레스에 잘 적응하지만, 만성적이거나 상처로 인한 스트레스는 장기간에 걸쳐 신경계를 황폐화시킨다. 외상후 스트레스 장애(post-traumatic stress disorder, PTSD)는 전쟁에 참가하거나, 자연재해를 겪거나 성폭행을 당한 것과 같은 무서운 경험에 의하여 신체가 손상을 입었을 때 생긴다. 베트남전 퇴역 군인의 약 30%와 걸프전 퇴역 군인의 약 8%가 PTSD를 가진 것으로 진단되었다. 세계무역센터와 미국 국방부에 가해진 9·11 테러 후에, PTSD를 가진 것으로 진단된 사람은 미국 전역에 55%, 그리고 뉴욕시에서 거의 100% 증가했다. 전체적으로, 500만 명 이상의 미국 국민이 PTSD로 고통받고 있다.

PTSD는 1980년까지는 뇌질환으로 인식되지 않았다. 대부분의 질환들이 증상에 의하여 진단되는 것과 달리, PTSD 진단은 증상뿐만 아니라 그 원인(외상을 입힌 사건에 노출됨)에 의하여도 파악된다. 생리학적 효과로는 교감신경계 반응성의 증가, 불안, 그리고 (반복적인 악몽을 포함한) 수면장애가 포함된다. 심리학적 효과로는 감정의 마비, 외상 사건의 재경험, 그리고 외상 사건의 기억에 대한 공포증이 포함된다. PTSD는 뇌에서의 세로토닌 수준의 감소와 관련되어 있어서, 파록세틴(Paxil)과 세르트랄린(Zoloft) 같은 선택적 세로토닌 재흡수 억제제(SSRIs)로 치료한다.

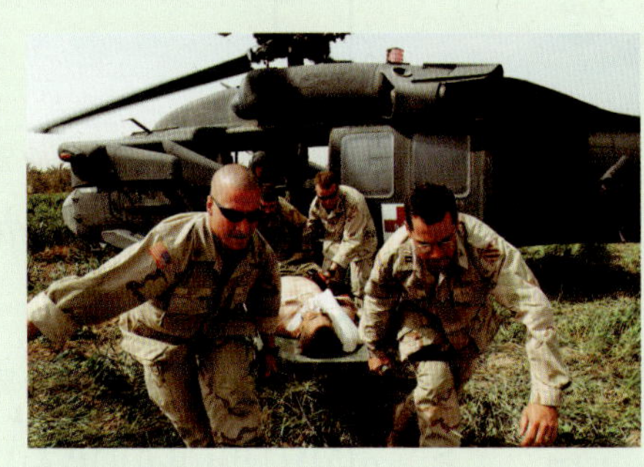

군인들이 겪은 스트레스가 외상후 스트레스 장애를 일으킬 수 있다.

비판적 사고력 문제

1. 신체가 스트레스를 처리하는 데 코르티솔과 자율신경계가 어떻게 도움이 되는지를 서술하라.
2. PTSD의 생리학적 영향과 심리학적 영향을 서술하라.
3. 현재 시행되는 PTSD의 치료에 어떠한 한계가 있다고 생각하는가?

호가 거의 같은 시간에 생성되고 있다는 것이다. 이러한 EEG 패턴의 변화는 경기장에서 관중들이 내는 시끄러운 소리의 변화에 비교할 수 있다. 수많은 사람들이 서로 다른 시간에 이야기를 하고 있을 때(베타파처럼 비동시화 활성), 전체 소리는 거의 일정한 소음이어서, 패턴이나 말을 뚜렷하게 알아듣기 어렵다. 관중이 일제히 노래를 부르기 시작하면(알파파처럼 동시화 활성), 그 소리는 일련의 식별 가능한 파들로 만들어져 말로 인식될 수 있다.

SWS는 네 개의 연속적인 단계들로 일어나는데, 각 단계들은 EEG와 각성문턱(자고 있는 사람을 깨우는 데 필요한 자극의 크기)의 변화로 구별할 수 있다. 각성문턱은 1단계 SWS에서 가장 낮고 4단계 SWS에서 가장 높다. 달리 말하면 수면의 깊이는 1단계에서 가장 얕고 4단계에서 가장 깊다. 1단계 수면은 잠자고 있는 것과 깨어 있는 것 사이에 졸고 있는 시기가 특징적이다. 2단계 수면은 얕고 3단계 수면의 깊이는 중간이고 4단계 수면은 가장 깊다. 1~4단계에서 EEG의 동시화 정도는 연속적으로 증가하여 4단계 뇌파는 크기가 가장 크고 주파수는 가장 낮은데, 이것은 동시화 정도가 가장 큰 것을 나타낸다(그림 9.26c~e 참조). 그림 9.26c에 보이는 K-복합파는 수면방추를 나타내는데, 이것은 대뇌겉질과 시상에서 돌발적인 동시화 활성이 주기적으로 생긴 것이다. 수면방추는 보통 2단계와 3단계 수면 중에 생긴다.

렘수면 중의 EEG는 완전히 다른 패턴을 보인다(그림 9.26f). 주파수가 낮고 크기가 큰 뇌파 대신에, 빠르고 크기가 작은 뇌파를 보이는데, 깨어 각성된 상태의 것을 닮았다. 렘수면 중의 각성문턱은 다른 어느 때보다도 높지만, 스스로 깨어날 가능성이 가장 높다. 이 놀라운 사실 때문에 렘수면은 종종 **모순수면**(*paradoxical sleep*)이라고 부른다.

전형적인 밤 동안에, 수면은 꽤 질서 있고 예상 가능한 여러 단계들을 거친다(**그림 9.27**). 먼저 잠이 들면, 1단계 SWS로 들어간다. 여기서부터 2~4단계를 순서대로 진행한다. 잠이 시작되고 나서 약 1시간 후에 이 단계들이 역순으로 진행되고 나서 첫 렘수면으로 들어간다. 약 90분의 간격으로 이러한 패턴이 몇 번 반복되는데, 수면이 계속됨에 따라 보다 깊은 단계의 SWS는 짧아지고 렘수면의 기간

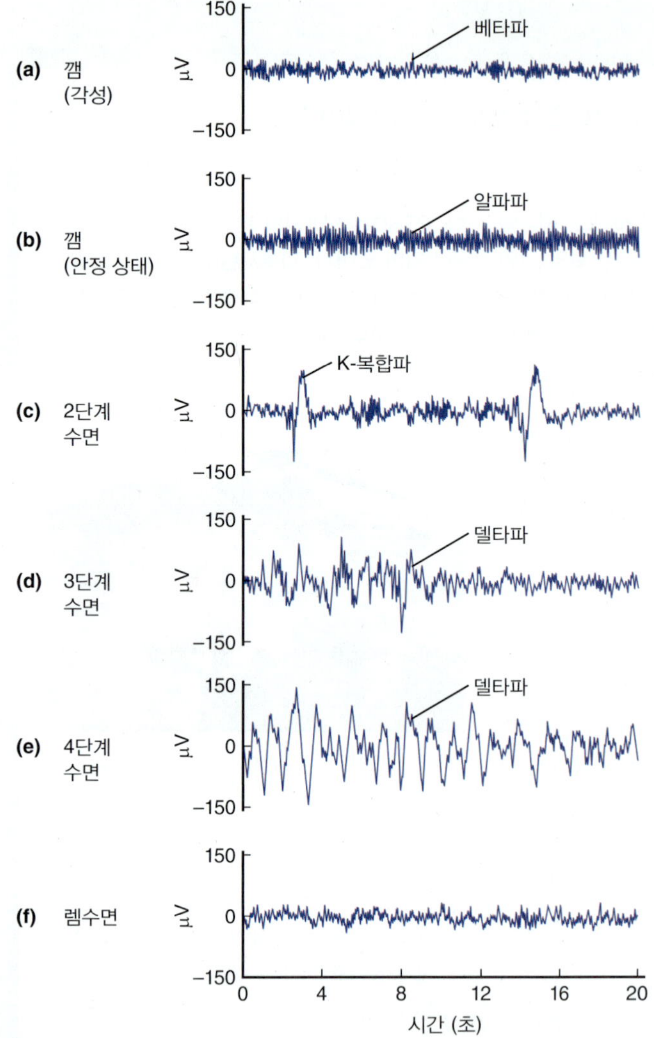

그림 9.26 깸과 수면 동안의 EEG 기록. 이 그래프는 21세 여성의 EEG 표본을 20초 동안 기록한 것이다. EEG의 크기는 μV로, 주기는 Hz로 나타내었다. **(a)** 깨어 각성된 상태에서의 EEG는 주파수가 높고 진폭은 작은 것이 특징이다. **(b)** 깨어 안정된 상태의 EEG에서 8~12 Hz의 알파파가 나타난다. **(c)** 2단계의 수면에서 EEG는 크기가 큰 K-복합체(이 그림에서 3초와 14초에 나타난 것)와 12~15 Hz의 수면방추(6, 10, 12초에 나타난 것)가 특징이다. **(d, e)** 크기가 큰 델타파(0.3~3 Hz)가 3단계의 수면에서 나타나고, 이 파는 4단계의 수면 기간 내내 지속된다. **(f)** 렘수면 동안 EEG의 진폭은 감소하고 주파수는 증가한다.

Q 뇌의 전기적 활성이 가장 동시화된 때는 수면의 어느 단계인가?

은 길어진다.

그림 9.27에서 수면이 계속되면서 렘수면의 기간들은 더 길게 지속되어 서로 더 가까워지는 것을 주목하라. 이 패턴을 유지하면서 저절로 깨어나는 일이 생기는데, 이것은 수면의 시작보다 마지막 몇 시간에 훨씬 더 빈번해진다. 대체로 사람은 깨기 직전의 꾼 꿈만을 기억한다. 꿈꾸는 것은 렘수면 중에 일어날 가능성이 더 크기 때문에 우리는 렘형의 꿈을 가장 잘 기억하게 된다.

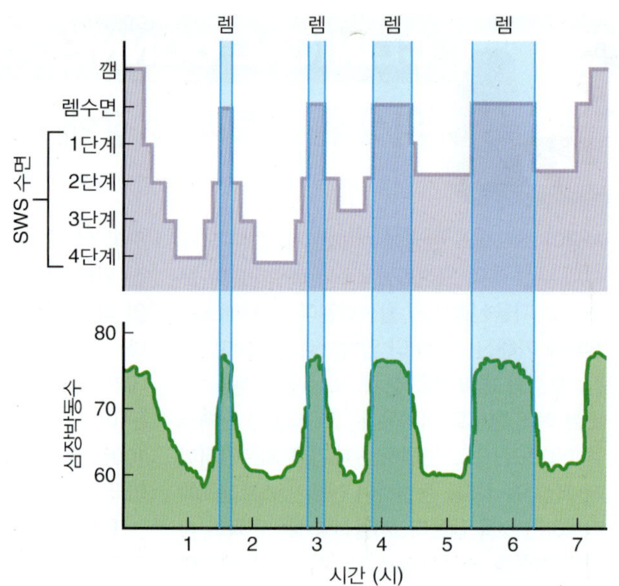

그림 9.27 수면의 단계들. 8시간의 수면 동안에 수면은 여러 단계들 사이를 이동한다. 우선, 1단계 SWS에서 4단계 SWS로 진행한 후, 렘수면으로 되돌아간다. 수면이 계속되면서, 렘수면은 더 길어지고 더 빈번해진다. 아래 패널은 수면 중 심장박동수의 변화를 나타낸다. 렘수면으로 들어갈 때 심장박동수는 거의 깬 상태의 수준으로 증가함을 주목하라.

퀵 테스트 9.6

1. 뇌전도를 정의하고, 뇌전도가 수면 연구에 어떻게 사용되는지를 설명하라.
2. 수면이 SWS의 1단계에서 4단계로 진행되면서 뇌전도에 어떤 변화가 일어나는가?
3. 상행망상체부활계를 정의하고, 이것이 수면-깸 주기의 조절에 어떻게 기능하는지를 설명하라.

9.8 CNS의 통합 기능: 감정과 동기부여

여러분은 지금 이 순간 자신의 느낌이 어떤지를 알고 있다. 공부하는 중에 같은 방 친구가 시끄럽게 하여 화가 나 있거나, 생리학을 공부하면서 새로운 것을 알게 되어 흥분되어 있을 수도 있다. 감정(emotion)은 매우 주관적이어서 똑같은 상황에 처해 있는 사람들 간에서도 다르고, 한 개인에게서도 똑같은 사건들이 다른 상황에서 일어났다면 다르게 느껴진다. 예를 들면, 같은 방 친구가 시험에서 A 학점을 받았을 때 느끼는 감정은 자신이 처한 환경에 따라 달라질 수 있다. 자신도 시험을 잘 치렀으면 행복하게 느낄 것이고, 자신이 시험을 잘못 치렀으면 시샘하게 될 것이다. 감정은 이렇게 다양하기 때문에 정의하고 이해하기가 어렵다.

감정에는 대뇌겉질, 변연계, 시상하부를 비롯한 뇌의 여러 영역들이 관여한다(**그림 9.28**). 감정은 일반적으로 감각입력이나 기억에 의하여 유발된다. "감정 반응"은 자율기관(심장박동수, 소화 등등에

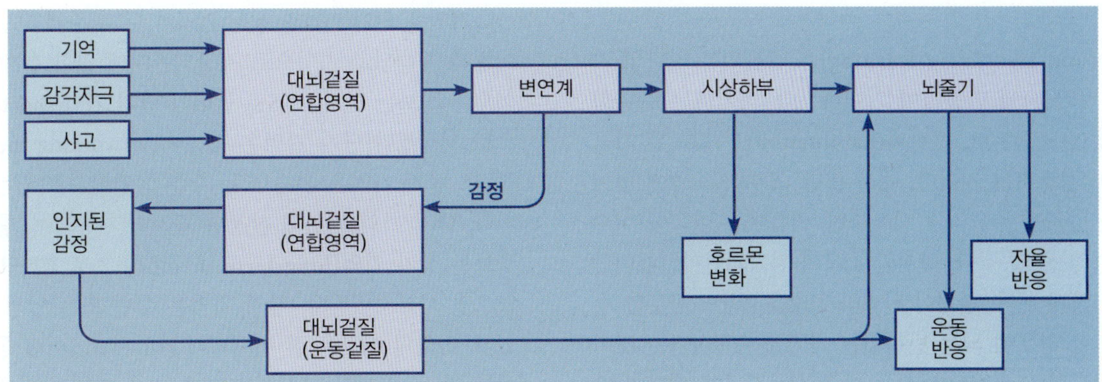

그림 9.28 감정에 관련된 CNS의 구조물. 뇌의 여러 구조물들이 감정(느낌 및 느낌과 관련된 반응 모두)을 만들어내는 데 관여한다. 대뇌겉질의 연합영역은 생각, 기억, 감각정보를 통합하여 변연계로 전달한다. 변연계는 감정을 만들어낸다. 그러나 감정이 대뇌겉질에 다시 전달되어 인지되기 전까지는 사람은 그 감정을 알아채지 못한다. 그 동안 변연계는 감정을 시상하부에도 전달하고 시상하부는 호르몬 변화(아드레날린 방출 등), 운동반응(눈살 찌푸림 등), 자율신경반응(심장박동수의 변화 등)을 포함하는 감정과 연관된 신체의 반응들을 일으킨다.

서의 변화), 움직임(눈살을 찌푸리는 등), 호르몬 등의 변화를 포함한다. 현재 감정에서 뇌의 기능에 관한 많은 이론들이 제시되어 있지만, 어느 한 이론만을 지지하는 강력한 증거는 거의 없다. 하지만 서로 다른 신경 경로들이 서로 다른 감정들에 기능하는 것 같다. 예를 들면, 편도핵은 공포와 불안에 매우 중요하고, 이와 달리 시상하부는 분노와 공격성에 연관되어 있다. (편도핵과 중간뇌를 비롯한) 다른 구조들도 분노와 공격성에 연관되어 있기는 하다. 좌반구와 우반구는 감정에서 서로 다른 역할을 하는 것 같은데, 좌반구는 긍정적 감정에 더 밀접하게 연관되어 있는 반면, 우반구는 부정적 감정에 더 밀접하게 연관되어 있다.

동기부여(*motivation*)는 어떤 행동을 수행하는 충동으로서 감정과 밀접하게 연관되어 있다. 동기부여는 순수하게 생리학적일 수 있다. 즉, 동기부여는 단순히 신체의 어떤 분명한 욕구가 채워지지 않았기 때문에 일어날 수 있다. 예를 들면, 우리는 배고픔을 느끼기 때문에 먹는데, 이것은 신체에 특정 양분이 부족하기 때문에 항상 일어난다. 동기부여는 분명한 생리학적 욕구가 없이 작용하는 감정에 의해서도 일어날 수 있다. 예를 들면, 배고프지 않은데도 슬플 때 아이스크림을 먹는데, 그 이유는 아이스크림을 먹는 것은 슬픔을 이길 수 있는 쾌감을 가져다주기 때문이다.

쾌감은 동기부여를 크게 하는 감정이다. 뇌는 수많은 여러 종류의 자극에 의하여 작용되는 "쾌감중추"를 포함하고 있다. 예를 들면, 알코올, 아편 유사제, 암페타민, 또는 니코틴 등을 소비했을 때 인지하는 다행감(euphoria)은 이 물질들이 쾌감중추에 작용한 때문이다. 이 물질들은 변연계로 투사되는 기저핵의 도파민성 시스템을 활성화함으로써 다행감을 만들어내는 것으로 여겨진다. 이 시스템의 목적은 신체의 요구를 충족시키기 위하여 음식물과 물을 열심히 찾는 것처럼 건강을 위한 행동에 대하여 "보상"을 제공하는 것으로 여겨진다. 이러한 물질들에 의하여 생기는 동기부여는 매우 강하여 사람을 비롯한 동물을 중독시킬 수 있다. 때로는 이러한 중독이 다른 동기부여들을 눌러버리는데, 신체의 필요에 밀접하게 관련된 동기부여까지도 없앤다. 예를 들면, 중독된 동물들은 특정한 즐거운 자극에 빠져 습관적으로 음식을 먹지 않기 때문에 굶어 죽는다.

9.9 CNS의 통합 기능: 학습과 기억

학습(learning)은 새로운 정보나 기술을 습득하는 것이고, **기억(memory)**은 정보, 기술, 또는 생각을 보유하는 것이다. 학습은 삶의 중요한 부분으로, 사람은 매일 여러 번 학습한다. 사실, 매일의 새로운 경험은 학습을 위한 기회다. 그럼에도 불구하고 경험하는 것들의 일부만이 실제로 기억으로 남아 어느 정도의 시간이 지난 후에 회상될 수 있다. 경험한 것을 모두 저장하고 생각해낼 수 있다면 삶은 훨씬 쉬워져서, 시험을 위해 공부할 필요가 없고, 두 번째 가는 길엔 지도를 볼 필요도 없게 된다. 학습과 기억은 밀접하게 연결되어 있고, 이 과정들에 관련된 뇌의 영역들도 밀접하게 연결되어 있다.

학습

학습은 그 정의가 간단하지만, 심리학자들은 학습의 여러 형태들을 오랫동안 인식해오고 있다. 학습은 연상 학습과 비연상 학습의 두 개의 주요 유형으로 구분될 수 있다.

연상 학습(associative learning)은 두 개 이상의 자극들 간의 연결을 필요로 하는 학습의 유형이다. 파블로프의 개에서 침분비 반사는 연상 학습의 한 예로, 개는 종소리를 먹이가 주워지는 것에 "연상시키는" 것을 학습했다. 예를 들면, 언니가 어린 동생에게 뜨거운 것을 만지지 않도록 가르치려고 "뜨거운 것을 만지면 아파!"라고 말했을 때 동생은 듣지 않을 것이다. 하지만 동생이 뜨거운 난로를 만졌을 때 아픔을 느껴보면 다시는 뜨거운 것을 만지지 않을 것이다. 이 경우 동생은 두 개의 연상된 교훈을 얻게 되는데, 하나는 뜨거운 것은 아프게 하기 때문에 만지지 않아야 하는 것이고, 다른 하나는 언니가 무언가를 경고할 때는 주의를 기울이는 것이다. 수업 중에 단어들을 암기하기 위하여 기억술을 이용하는 것도 연상 학습의 한 예다.

비연상 학습(non-associative learning)은 반복되는 하나의 자극(또는 비슷한 자극들)에 반응하여 일어나는데, 여기에는 습관화와 민감화의 과정이 포함된다. **습관화(habituation)**는 반복된 자극에 대하여 반응이 감소하는 것이다. 예를 들면, 공부하는 중에 밖에서 건설노동자가 망치를 두드리기 시작하면, 처음에는 마음이 어수선해서 공부할 수 없을 것 같다. 하지만 소음이 지속되면서, 더 이상 그것을 의식하지 않게 된다. 환경이 완벽하지 않을지라도 공부할 수 있게 될 것이다. 이 경우에 뇌는 반복되는 자극에 습관화되는 것이다. 이와 달리, **민감화(sensitization)**는 반복되는 자극에 대하여 반응이 증가하는 것이다. 예를 들면, 여러분이 앉아 있는 머리 바로 위 지붕에서 건설노동자가 망치질하고 있다고 가정해보자. 갑자기 삐걱거리는 소리가 들리면 지붕조각이 무너지는 줄 알고 자리에서 후딱 일어날 것이다. 위에서 하는 망치질은 여러분을 위험의 신호가 될 수 있는 다른 신호들에 민감화시킨 것이다.

반복되는 자극에 민감화되느냐 아니면 습관화되느냐 하는 것은 환경에 좌우된다. 반복되는 자극이 (절박한 위험의 신호처럼) 중요한 것으로 인식되면 그 자극에 민감화되는 경향을 보이고, 중요하지 않은 것으로 판단되면 그 자극에 습관화되는 경향을 보인다.

기억

어린 동생이 뜨거운 것을 고통과 연상시키는 것을 어떻게 학습하는지를 알았다. 그러나 이제는 동생이 교훈을 기억해서 뜨거운 것에 데어 다치는 것을 앞으로는 되풀이하지 않기를 바란다. 그러려면 동생이 학습한 정보를 기억해야 한다. 학습과 마찬가지로 기억에도 절차 기억과 서술 기억의 두 유형이 있다.

절차 기억(procedural memory)은 학습된 운동 기술과 동작을 기억하는 것이다[절차 기억은 암묵적 기억(*implicit memory*)이라고도 불림]. 처음으로 악기를 연주하거나 운동을 하려고 하던 때를 떠올려보자. 당초에는 배우는 것이 어려워 움직임 하나하나를 모두 생각해야만 한다. 물론 지금은 각 기술들을 배우고 기억해 있기 때문에 보다 능숙하다. 사람들이 "그것은 자전거 타는 거하고 똑같아. 결코 잊어버리지 않지."라고 말할 때 관련된 기억의 유형은 절차 기억이다. 절차 기억에는 소뇌, 기저핵, 교뇌를 비롯한 뇌의 여러 영역들이 관여한다.

서술 기억(declarative memory)은 말로 서술할 수 있는 사실이나 사건 등과 같이 학습된 경험을 기억하는 것이다[서술 기억은 명시적 기억(*explicit memory*)이라고도 불림]. "알파벳의 처음 세 글자는 A, B, C다"라고 서술할 수 있지만(서술 기억), 자전거를 탈 때 사용하는 기술(절차 기억)은 서술할 수 없다. 활동전위가 생성되는 것을 기억하여 설명할 수 있는 능력은 서술 기억의 한 예다. 자기의 생일을 기억하고 부모의 기념일을 기억하는 것도 서술 기억의 또 다른 예다. 서술 기억은 "기억"이라는 말을 매일 사용하는 것과 밀접하게 연관되어 있다. 이 유형의 기억에는 해마가 관여한다.

기억은 단기 기억과 장기 기억의 두 수준에서 발생한다. 정보가 어떻게 처리되고 기억으로 저장되는지에 관한 현재의 모델에서, 들어오는 정보는 먼저 CNS로 들어가 **단기 기억(short-term memory)**으로 저장된다[단기 기억은 작동 기억(working memory)이라고도 불림]. 단기 기억은 수초 또는 수분 동안만 지속되는 일시적인 저장이다. 단기 기억을 위해 한정된 공간이 사용되며, 단기 기억에 있는 정보는 **장기 기억(long-term memory)**으로 경화되지(*consolidated*) 않으면 사라져버린다. 장기 기억은 수년 또는 일생 동안 지속될 수 있다. 경화의 기작은 잘 이해되지 않았지만, (어린 동생이 뜨거운 물체를 몇 번 만지고 나서야 뜨거운 것을 만지면 언제나 아프다는 것을 믿게 된) 연상학습에서 그랬던 것처럼 반복이 기여하는 것 같다. 사람들은 자신에게 중요한 항목, 사람, 또는 사건 등과 연관될 수 있는 것들을 쉽게 기억한다. 7자리의 무작위 수보다 친구의 전화번호는 훨씬 쉽게 기억한다. 마찬가지로 신부와 신랑 대부분은 단 한번 일어난 일임에도 불구하고 자신들이 결혼한 날을 기억한다.

기억의 처리는 복잡하고, 뇌의 여러 영역들이 관련되어 있다. 전두엽은 단기 기억에 중요하고, 해마를 비롯한 측두엽은 장기 기억에 필수적이다. 하지만 실제로 CNS 전체는 경험에 따라 변할 수 있고, 이제 설명하겠지만 이러한 변화가 학습과 기억에 역할을 한다.

신경계의 소성

학습과 기억은 신경계가 **소성(plasticity)**을 가지고 있기 때문에 발생하는데, 소성은 신경계의 활성 패턴의 변화에 반응하여 신경계의 구조와 기능이 변할 수 있는 제한적인 능력을 말한다. 이러한 소성은 기존의 시냅스들의 기능이 오랜 기간(수시간~수일) 동안에 변할 수 있다는 것과 새로운 시냅스 연결들이 발달할 수 있다는 사실에서 비롯되었다. 최근의 연구에서 뇌가 기억에 관련된 영역에서 새로운 뉴런들을 만들어내는 것이 확인되었다.

신경계에서 소성의 한 예는 장기상승작용(*long-term potentiation, LTP*)인데, 이것은 포유류의 해마에서 처음 발견되었고, 기존의 시냅스에서 일어난다. LTP에서는 특정 시냅스에 대한 반복적인 자극이 결국 그 시냅스 연결의 세기의 증가로 이어진다. 즉, 반복적인 자극이 시냅스 입력에 의하여 시냅스이후세포에서 활동전위가 생성될 가능성을 증가시킨다(흥분성 시냅스인 경우). 이렇게 시냅스의 세기가 커지는 것은 시냅스이후세포에서 생성된 흥분성 시냅스후전위(EPSP)의 크기가 증가하기 때문이다. 시냅스 세기의 증가는 그 시냅스에서 방출된 신경전달물질에 대한 시냅스이후세포의 민감성의 증가나, 시냅스이전세포에서 활동전위마다 방출되는 신경전달물질의 양의 증가, 또는 그 둘 다 때문일 수도 있다. LTP는 장기 기억의 경화에 중요한 것으로 여겨지는데, 그 이유는, 학습된 사실을 반복할 때와 같이, LTP가 특정 신경 경로의 활성의 반복이 일단 중단되었던 그 활성 자체에 대하여 다소 영구적인 "기록"을 남기는 기작을 제공하기 때문이다.

장기상승작용의 한 기작을 **그림 9.29**에 나타내었다. 이 예에서

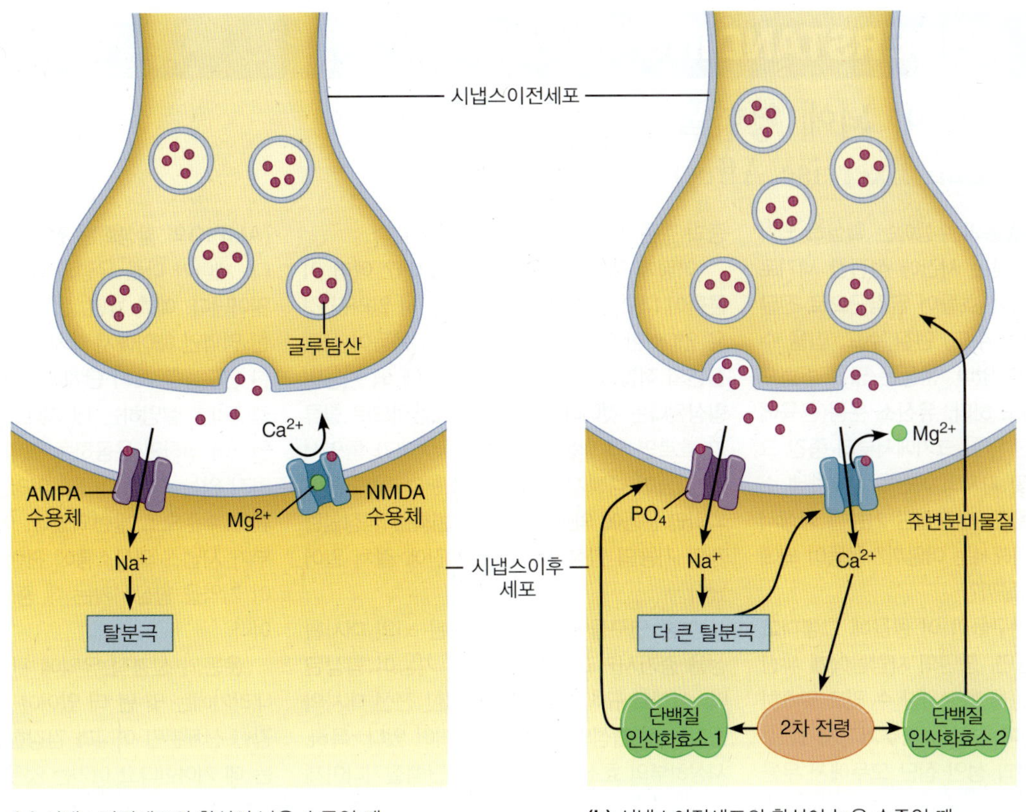

(a) 시냅스이전세포의 활성이 낮은 수준일 때

(b) 시냅스이전세포의 활성이 높은 수준일 때

그림 9.29 장기강화의 한 기작. 자세한 서술은 본문을 참조하라.

Q 글루탐산의 세포외배출을 일으키는 것은?

시냅스이전세포는 흥분성 신경전달물질 글루탐산을 방출한다. 시냅스이후세포는 두 유형의 글루탐산 수용체를 가지고 있는데, 이들은 AMPA(α-amino-3-hydroxy-5-methylisoxazolepropionic acid) 수용체와 NMDA(*N*-methyl D-aspartate) 수용체이다. AMPA와 NMDA는 글루탐산 수용체에 결합하는 작용제다. 글루탐산이 NMDA 수용체에 결합하면 칼슘통로가 열리고, AMPA 수용체에 결합하면 나트륨통로가 열린다. 글루탐산이 시냅스이전세포에서 방출되면 이 두 수용체 모두에 결합한다.

시냅스틈새의 글루탐산 농도는 시냅스이전세포의 활동전위의 빈도에 좌우된다. 시냅스틈새의 글루탐산 수준이 낮음과 보통 사이일 때(그림 9.29a), AMPA 수용체-의존성 나트륨통로들의 일부가 열리고 나트륨이 세포 내로 들어가 탈분극을 일으킨다. NMDA 수용체-의존성 칼슘통로들의 일부도 열리지만, 이 통로는 마그네슘이온에 의하여 차단되어 있기 때문에 칼슘은 이동하지 못한다. 이들의 최종 결과는 EPSP인데, 활동전위의 문턱에 이를 수도 있고 문턱에 이르지 못할 수도 있다.

시냅스이전세포에서 활동전위의 빈도가 증가했을 때, 많은 양의 글루탐산이 방출되어 시냅스이후세포를 더 크게 탈분극시킨다(그림 9.29b). 강한 탈분극은 마그네슘이온에 반발력을 발휘하여 NMDA 수용체에서 마그네슘이온을 떨어뜨린다. 마그네슘이 떨어져나가 통로가 열리면, 이제 칼슘은 시냅스이후세포로 들어갈 수 있게 된다. 세포기질의 칼슘 농도가 증가하고, 이것은 단백질인산화효소를 활성화시킬 2차 전령의 활성화를 일으킨다. 단백질인산화효소들은 두 방향으로 작용해서 여러 단백질들을 인산화하여 시냅스를 통한 의사전달을 강화하는데, 한 방향으로는 AMPA 수용체 통로가 글루탐산에 더 민감하게 되고 다른 방향으로는 시냅스이후세포에서 주변분비물질이 생산되어 시냅스이전세포에서 글루탐산을 더 많이 방출시킨다. 그 결과로 EPSP는 더 커지고 더 오래 지속됨으로써 이 시냅스에 전달되는 신호들에 반응하여 활동전위가 생성될 가능성이 증가한다.

뇌의 가소성은 어릴 때 더 크지만 평생 지속된다. 그래서 늙은 개에게 새로운 재주를 가르칠 수 있다. **"Understanding Exercise: 운동이 뇌에 영향을 미칠 수 있을까?"**에서 서술했듯이 최근의 연구들에 의하면 운동이 뇌 기능을 증진시킬 수 있다.

퀵 테스트 9.7

1. 어떤 감정들이 중독되는가? 약물중독의 발달에 결정적인 신경전달물질은?
2. 개가 명령에 복종할 때마다 보상으로 먹이를 주면서 앉게 하도록 훈련을 시킬 때, 이에 관련된 학습의 유형은 연상 학습인가, 비연상 학습인가?

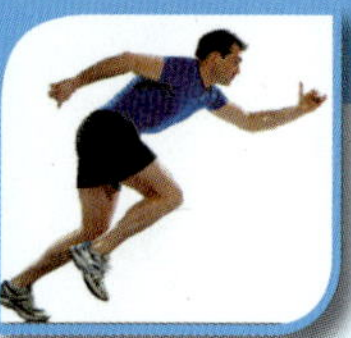

UNDERSTANDING EXERCISE

운동이 뇌에 영향을 미칠 수 있을까? (Can Exercise Affect the Brain?)

운동과 같은 육체활동의 수행에는 확실히 뇌가 관여한다. 정확히 맞는 시간에 적절한 세기로 수축을 일으킬 신경신호들이 골격근으로 전달되지 않고서는 달릴 수도, 던질 수도, 잡을 수도, 들어 올릴 수도 없다. 운동은 많은 방법으로 신체에 이롭기도 하다. 유산소 운동(근육에 산소공급이 적절한 약한 크기에서부터 중간 크기의 운동)은 단 몇 가지의 예만을 생각해낼 수 있는 전신 대사, 체중, 심장혈관 기능을 향상시킨다. 그럼 뇌에 대해서는 어떨까? 운동이 뇌에 영향을 미칠 수 있을까?

최근의 여러 연구들이 이 물음에 그렇다고 답하였다. 예를 들면, 중년의 사람들에게 유산소 운동은 인지기능을 향상시킬 수 있고 알츠하이머병 환자의 치매 발달을 늦추기까지 할 수 있다. 운동은 중년과 성인 집단 모두에서 우울증과 같은 기분장애를 완화하는 것 같다.

어떻게 해서 운동이 이렇게 할까? 여러 이론들이 나오고 있지만 아직은 확실히 알려진 것은 없다. 한 이론에 의하면 단순히 운동이 심장혈관의 적합성을 증가시켰기 때문에 뇌 기능이 향상된다는 것이다. 뇌에 보다 효율적으로 혈류가 흐르면 뇌 활동이 증가하고 나이가 들면서 뇌 기능이 나빠지는 것이 감소한다. 연구들에 의하면 운동에 의한 뇌 기능의 변화는 심장혈관계의 기능의 향상과 똑같은 시간에 걸쳐 일어났다.

다른 연구들에 의하면 운동은 뇌의 대사활성을 증가시키고 그로 인해 뇌 기능이 향상된다. 실제로 규칙적인 운동에 의한 전신 대사의 증가는 뇌 활성의 증가와 연관되어 있다. 특히, 시상하부의 효소인 AMP 활성 단백질키나아제(AMPK)의 활성화는 전신의 대사를 증가시킨다. 게다가 다른 유형의 대사 변화들이 뇌에서 일어난다. 예를 들면, 운동은 기억에 매우 중요한 영역인 해마에서 대사변화를 유도한다. 이러한 연구들은 초기 단계에 있지만 뇌 운동의 연결고리를 설명하는 데 기대를 갖게 한다. 몇몇 연구에 의하면 운동하는 쥐의 해마에서는 운동하지 않는 쥐에 비하여 여러 단백질들이 보다 높은 수준으로 발현되었다. 이 단백질들 중 일부가 시냅스 의사소통에 관련되어 있다면 이들이 기억을 향상시키는 데 중요한 역할을 할 것이다.

운동의 신경적 유익에 관한 명확한 결론을 내리기에는 몇 년 더 있어야 하지만, 운동이 건강한 신체뿐만 아니라 건강한 정신까지 유지하는 데 기여한다고 여기는 것은 흥분되게 한다.

시스템 통합

중추신경계는 신체의 각 기관계들과 상호작용한다. 나머지 기관계들을 공부할 때 심장박동수, 혈압, 호흡, 배뇨, 소화, 흡수, 대사, 면역기능, 생식, 그리고 더 많은 기능들을 신경계가 통제하는 것에 관하여 알게 될 것이다. 항상성을 유지하기 위하여 여러 기관계들을 조절하는 것에 더하여 신경계는 쾌감을 얻기 위한 행동(게임하기 같은 것)과 필요를 얻기 위한 행동(직업상의 일)을 하게 한다

CHAPTER REVIEW

요약

9.1 중추신경계(CNS)의 일반적인 구조

- 중추신경계(CNS)는 뇌와 척수로 구성된다.
- CNS 전체에 슈반세포, 희소돌기아교세포, 미세아교세포, 별아교세포의 네 유형의 신경아교세포들이 분포한다.
- CNS는 여러 구조들에 의하여 보호되는데, 여기에는 두개골, 척주, 뇌막(경질막, 거미막, 연질막), 혈액-뇌 장벽이 포함된다.
- 뇌척수액도 충격을 흡수하여 뇌를 보호한다.
- CNS 조직은 회색질과 백색질로 조직화되어 있다.
- 회색질은 주로 세포체, 가지돌기, 축삭종말로 구성되고, 백색질은 대부분 말이집 축삭들로 구성된다.

9.2 척수

- 31쌍의 척수신경이 척수로부터 각 척수 수준에서 한 쌍씩 나온다.
- 모든 척수신경은 들축삭과 날축삭을 모두 포함하고 있다는 점에서 혼합신경이다.
- 척수의 백색질에는 정보를 뇌로 운반하는 상행로와 뇌에서 나가는 정보를 운반하는 하행로가 들어 있다.
- 회색질은 앞뿔과 뒤뿔로 구분되는데, 앞뿔에는 날뉴런의 세포체와 가지돌기가 위치하고, 뒤뿔에는 들뉴런의 축삭종말이 위치하며, 도처에 작은 사이뉴런들이 흩어져 있다.

9.3 뇌

- 뇌는 앞뇌, 뇌줄기, 소뇌의 세 개의 주요 부분으로 이루어져 있다.
- 앞뇌는 대뇌(대뇌겉질과 겉질밑핵), 사이뇌(시상과 시상하부)를 포함한다.
- 소뇌는 운동 조정과 균형을 맡는다.
- 뇌줄기는 중간뇌, 교뇌, 연수를 포함한다.
- 뇌줄기는 12쌍의 뇌신경들 중 10쌍에 대한

처리중추로 기능하며 망상체도 포함한다.

- 대뇌(대뇌겉질)는 운동 통제, 감각 인지, 언어, 감정, 학습, 기억 등 고위 뇌기능을 맡는다.
- 대뇌겉질은 전두엽, 두정엽, 후두엽, 측두엽의 4개의 엽으로 구분된다.
- 겉질밑핵은 기저핵과 변연계의 신경핵들을 포함한다.
- 기저핵은 운동 통제에 중요하고, 변연계는 감정, 학습, 기억에 관여한다.
- 사이뇌는 앞뇌의 중심부에서 대뇌의 아래쪽에 위치하는데, 대뇌겉질로 정보를 전달하는 중계소로 기능하는 시상과 항상성 유지에 필요한 수많은 신체 기능들을 조절하는 시상하부를 포함한다.

9.4 CNS의 통합 기능: 반사를 통한 불수의적 운동

- 신경계의 가장 간단한 기능은 특정 자극에 자동적으로 반응하는 반사다.
- 반사(또는 반사궁)는 감각수용체, 들뉴런, 통합중추, 날뉴런, 효과기 기관으로 구성된다.
- 반사는 척수나 뇌에 의하여 매개되며, 몸 반사이거나 자율 반사이고, 조건 반사이거나 선천성 반사이며, 단일시냅스반사이거나 다중시냅스반사인데, 일어난 반사는 네 그룹 모두의 특징으로 구분될 수 있다.
- 세 개의 척수 반사가 알려져 있는데, 근육방추 신장 반사, 도피 반사, 교차-폄 반사이다.

9.5 CNS의 통합 기능: 수의적 운동 통제

- 근육의 수의적 통제에는 CNS의 많은 영역들이 관여한다.
- 뇌의 여러 부위들이 운동 계획을 공식화하고 명령을 수립하는데, 여기에는 전전두 겉질, 대뇌겉질의 연합영역들, 기저핵, 변연계가 관여한다.
- 피라밋로와 적색핵척수로가 계획에 관한 정보를 척수의 운동뉴런으로 전달하고, 운동뉴런은 골격근의 수축을 자극한다. 소뇌와 기저핵은 운동이 매끄럽게 실행되도록 돕는다.
- 배안쪽 경로는 정교한 수의적 운동보다는 자세의 유지와 같은 지지운동에 더 중요하다. 골격근의 불수의적인 수축도 일어난다.
- 배안쪽 경로에는 안뜰척수로, 덮개척수로, 망상체척수로가 있다.

9.6 CNS의 통합 기능: 언어

- 언어에 관련된 중요한 역할을 하는 뇌의 영역은 측두엽의 베르니케영역과 전두엽의 브로카영역을 포함한다.
- 언어기능의 장애를 실어증이라고 한다.

9.7 CNS의 통합 기능: 수면

- 수면의 목적과 기작은 잘 모른다.
- 수면의 단계들은 EEG를 이용하여 추적할 수 있다.
- 느린-파 수면은 뇌파의 주파수가 느리고 파의 크기가 큰 것이 특징인 반면, 렘수면은 뇌파의 주파수가 빠르고 파의 크기가 작은 것이 특징이다.
- 신체는 수면의 전 기간 동안 여러 단계를 이동한다.

9.8 CNS의 통합 기능: 감정과 동기부여

- 감정은 감각입력에 기초하여 변연계에서 생긴다.
- 변연계는 입력 정보를 대뇌겉질로 전달하고, 대뇌겉질에서는 감정이 실제로 인지된다.
- 감정이 관련된 반응에는 자율신경계의 변화도 포함된다.
- 동기부여는 행동을 지시하며, 쾌감과 밀접하게 연관되어 있다.

9.9 CNS의 통합 기능: 학습과 기억

- 학습은 새로운 기술이나 정보를 습득하는 것이고, 기억은 지식을 보유하는 것이다.
- 학습과 기억에는 소성이 필요하다.
- 소성의 한 유형인 장기상승작용에서, 시냅스를 통한 의사소통이 오래 지속된다.

10 신경계: 감각계

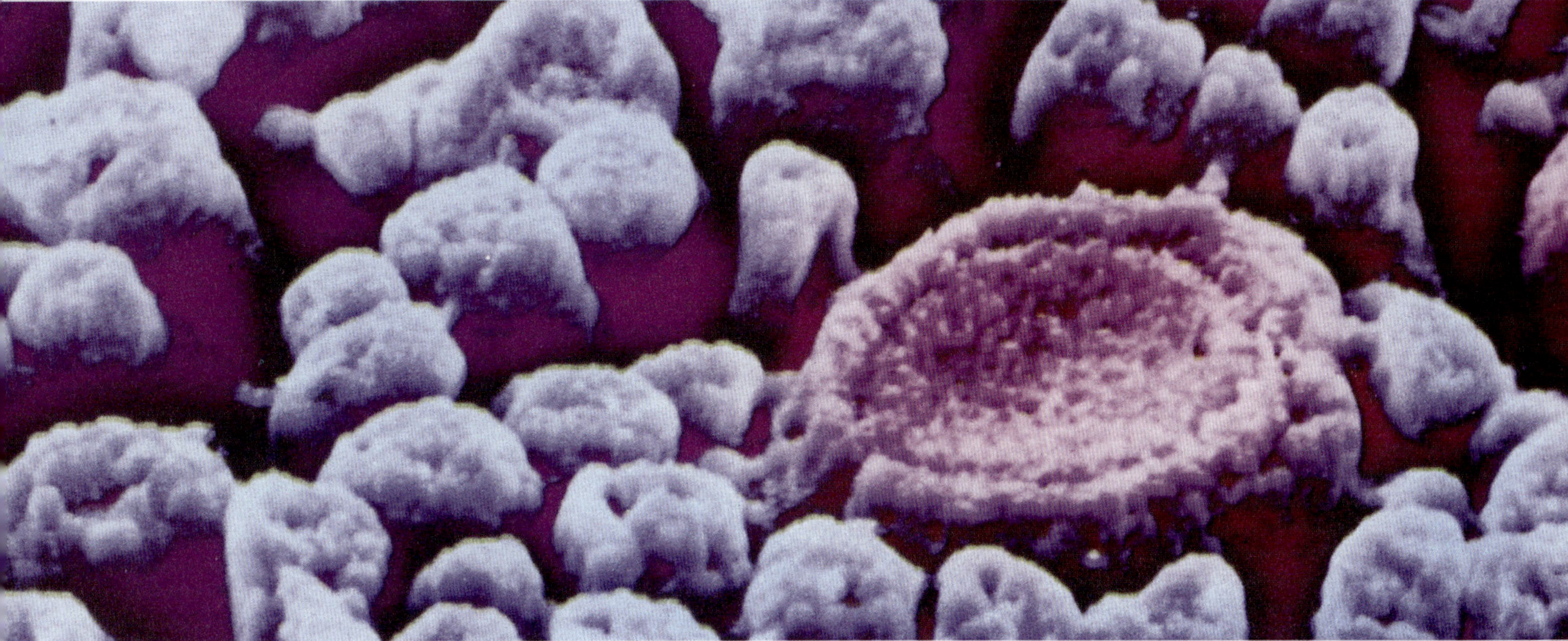

색을 입힌 맛봉오리의 주사전자현미경(SEM) 사진

잠시 느긋하게 앉아 주변을 둘러보라. 지금 앉아 있는가 아니면 누워 있는가? 방안에 있다면, 방의 벽은 무슨 색인가? 따뜻한가 아니면 추운가? 주변 사람들이 떠들고 있는가? 누군가가 오디오를 너무 크게 틀어 진동을 느낄 지경일 수도 있다. 주변 세상에 대한 인지는 감각계를 통하여 이루어진다. 그러나 주변의 모든 것을 인지할 수는 없다. 예를 들면 찍은 X-선 사진 필름을 가질 수는 있지만, X-선이 몸을 관통하는 것은 보지도 듣지도 못한다. 음식물을 전자레인지에 넣고 가열할 때 그 전자파를 볼 수도 없다.

어째서 우리는 세상의 어떤 것은 인지할 수 있고 어떤 것은 인지할 수 없는가? 인간은 광파, 음파, 진동처럼 주변 환경에 존재하는 특정 형태의 에너지를 탐지하는 특별한 감각수용체를 가지고 있다. 하지만 X-선이나 전자파에 대한 수용체는 가지고 있지 않아서, 이러한 에너지 형태는 우리의 환경 가까이 존재하더라도 인지하지 못한다. 더구나, 인지 가능한 자극을 인지하는 것도 절대적이지는 않다. 예를 들면, 호수로 뛰어들어 갔을 때 바로 차가운 물을 인지하지만 시간이 지나면서 신체가 순응하여 물의 온도는 변하지 않았는데도 수 분 이내에 물이 차갑게 느껴지지 않는다.

개요

학습목표 이 장을 학습한 후 다음을 할 수 있어야 한다.

- 감각수용체의 기능을 서술하고 그 기능이 어떻게 수행되는지를 설명할 수 있어야 한다.
- 각 특수감각의 감각 신호변환 기작을 서술할 수 있어야 한다.
- 감각수용체에서 대뇌겉질에 이르는 여러 가지 감각계의 신경 경로들을 서술할 수 있어야 한다.
- 빛이 어떻게 해서 망막에 초점이 맞춰지는지를 서술할 수 있어야 한다.
- 홍채가 눈으로 들어가는 빛의 양을 어떻게 조절하는지를 서술할 수 있어야 한다.
- 막대세포와 원뿔세포 간의 차이를 설명할 수 있어야 한다.
- 귀에 있는 두 개의 감각계를 서술할 수 있어야 한다.
- 두 개의 화학 감각을 서술할 수 있어야 한다.

시작하기 전

다음 주제를 숙지하고 있어야 한다.

- 이온통로
- 신호전달 기작
- 대뇌겉질
- 척수의 뒤뿔
- 상행로

7장에서 말초신경계는 들신경과 날신경의 가지로 구성되어 있고, 들신경 가지는 내부 환경과 외부 환경에 관한 정보를 중추신경계(CNS)로 전달하며, 날신경 가지는 정보를 CNS로부터 효과기들로 전달한다는 것을 배웠다. 그런 후에 9장에서는 우리를 둘러싼 세상을 인지하는 데 관련된 CNS의 일부 구조들에 관하여 배웠다. 이 장은 **인지(perception**, 지각)에 관련된 감각계에 초점이 맞춰져 있다. 인지는 세상에 대한 의식적인 해석 과정으로서 감각계와 기억, 그리고 기타 신경처리 과정들에 기초하여 이루어진다.

감각계를 공부할 때 5장에서 서술한 여러 가지의 신호전달 기작이 어떻게 해서 자극에 관한 정보를 탐지하고 전달하는지를 배우게 될 것이다. 신호전달 기작은 흔히 7장에서 배운 계단전위의 특성을 지닌 수용체전위에 기초한다. 그리고 신경계의 가지들과 함께 4장과 7장에서 서술한 이온통로, 전기화학적 추진력, 전기신호표시의 중요성이 분명해질 것이다.

이 장에서는 먼저 감각계의 일반적인 특성을 서술한다. 그 다음에, 접촉 자극과 피부 표면에 연관된 기타 자극들을 인지하는 감각과 팔다리와 몸통의 위치에 관한 것들을 인지하는 감각을 설명한다. 마지막으로, 특수감각들을 설명한다.

10.1 감각생리학의 일반적 원리

말초신경계의 들신경 가지는 정보를 말초에서 CNS로 전달한다. 정보는 특이한 형태의 자극에 반응하는 감각수용체(*sensory receptor*)에 의하여 탐지된다. 이 수용체의 일부는 외부 환경의 자극들을 탐지하는데, **내장수용체(visceral receptor)**라고 하는 다른 수용체는 신체 내부에서 생긴 자극들을 탐지한다. 내장수용체는 **내장 들신경(visceral afferent)**이라는 들뉴런에 의하여 정보를 CNS로 전달한다.

많은 종류의 내장수용체들의 예로는 혈액의 O_2, CO_2, H^+의 수준을 감시하는 주요 혈관의 화학수용체(*chemoreceptor*), 혈압을 감시하는 특정 혈관의 압력수용체(*baroreceptor*), 신장이나 팽창의 정도를 감시하는 위장관의 기계수용체(*mechanoreceptor*)가 있다. 뇌는 이들 수용체로부터 정보를 받아 조절하는 데 이용하지만, 우리는 이러한 자극을 의식하고 있지는 않다. 예를 들면, 혈액표본을 취하여 분석하지 않으면, 혈액의 pH가 얼마인지를 느껴 알지 못한다. 하지만 특정 동맥과 뇌줄기의 pH 수용체는 pH가 정상인지를 뇌에게 알려줘 뇌가 조절을 결정할 수 있도록 한다. 이 수용체와 기타 내장수용체들의 상세한 것은 특정 기관계를 설명하는 장에서 다룬다.

이 장은 외부 환경에 관한 정보를 탐지하는 감각계를 다룬다. 이 정보는 대뇌겉질로 전달되어 의식되고 인지됨으로써 우리를 둘러싼 세상을 알 수 있게 한다. 그러나 환경에 대한 인지는 언제나 완전히 정확하지 않는다는 것을 주목하라. 이런 경우를 **그림 10.1**에 나타내었다.

그림 10.1a에서 존재하지 않는 정사각형이 인지된다. 인지의 일부는 과거의 경험에 기초한다. 이 예에서, 뇌는 뇌가 보려고 하는 것을 인지한다. 즉, 뇌는 정보에서 비었다고 인지한 것을 채워 넣는다. 그림 10.1b에서는 실제는 직선인 것이 곡선으로 인지되는데, 이것은 사람의 인지 능력이 사람을 속일 수도 있음을 보여준다. 그림 10.1c를 토끼로 인지하는 사람도 있고, 오리로 인지하는 사람도 있으며, 어떤 사람은 둘 다로 인지하며, 아직 뭔지 모르는 사람도 있다. 사람들은 저마다 부분적으로 자기의 과거 경험에 기초하여 사물을 다르게 인지할 수 있다.

외부 환경을 인지할 수 있게 하는 감각계에는 체성감각계와 특수감각계가 있다. **체성감각계(somatosensory system)**는 피부의 수용체와 연관된 감각을 인지하는 **몸감각(somesthetic sensation)**과 팔다리와 몸통의 위치를 인지하는 **고유감각(proprioception)**에 필요하다. 고유감각은 근육과 관절의 특수 고유수용체들과 피부에 존재하는 일반적인 수용체들에 의존한다. **특수감각(special sense)**은 보이는 것, 소리, 신체의 균형과 평형, 맛, 냄새를 감각하는 데 필요하다.

수용체 생리학

감각수용체(sensory receptor)는 외부 환경의 특수한 형태의 에너지를 탐지하는 특수한 구조들이다. 자극의 에너지 형태를 자극의

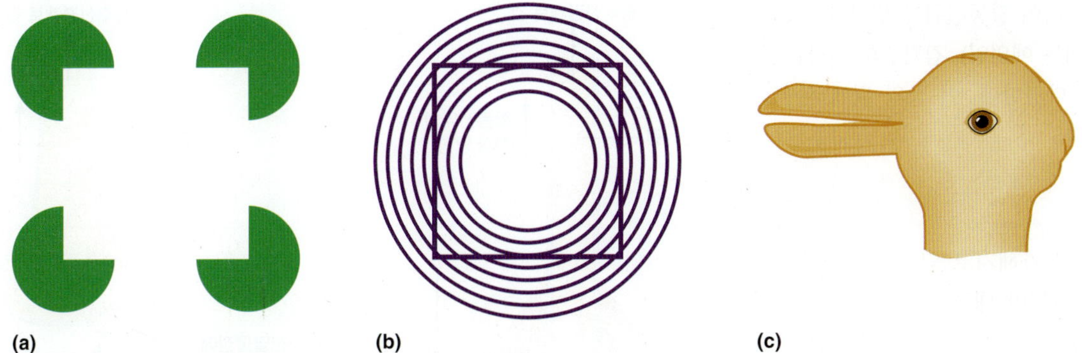

그림 10.1 **부정확한 사람의 인지력.** 이 시각적인 착각들은 우리의 인지가 항상 정확하지 않다는 것을 보여준다. **(a)** 네 개의 초록색 원반의 일부가 없는 곳에서 뇌는 하나의 정사각형을 인지한다. **(b)** 동심원들의 효과로 인해 직선이 곡선으로 보인다. **(c)** 이 모양은 오리나 토끼를 닮았거나, 둘 다 닮았거나 또는 둘 다 닮지 않았을 수 있다.

양식(modality)이라고 한다. 자극 양식의 예로는 광파, 음파, 압력, 온도, 화학물질 등이 있다. 하나의 감각수용체가 특별한 자극 양식에 특이적인 것을 **특수신경 에너지의 법칙(law of specific nerve energy)**이라고 한다. 그래서 눈에 있는 특별한 세포인 **광수용체**(*photoreceptor*)는 광파를 탐지하지만 음파는 탐지하지 않는다. 수용체가 가장 잘 반응하는 자극 양식을 **적합자극(adequate stimulus)**이라고 한다. 표 10.1에 여러 종류의 감각수용체들의 특징을 정리하였다.

적합자극이 아닌 자극 양식이 수용체들을 활성화할 수 있는데, 이것은 자극의 에너지 수준이 비교적 높을 때에만 가능하다. 더구나, 눈에 가해진 타격(압력)이 광수용체를 활성화함으로써 빛을 인지하게 할 때처럼 충분히 강한 "부적합자극"이 적합자극의 인지를 유도할 수 있다.

감각변환

감각수용체의 기능은 **변환(transduction)**, 즉 한 형태의 에너지를 다른 형태로 바꾸는 것이다. **감각변환(sensory transduction)**에서, 수용체는 감각자극의 에너지를 **수용체전위(receptor potential**, 또는 **발생기전위; generator potential)**라는 막전위의 변화로 바꾼다. 수용체전위는 이온통로들의 개폐에 의하여 생기는 계단전위라는 점에서 시냅스후전위와 비슷하다(8장). 자극의 크기가 클수록 유도된 막전위의 변화가 크다. 하지만 신경전달물질이 수용체에 결합함으로써 생기는 시냅스후전위와는 달리, 수용체전위는 감각자극에 의하여 생긴다.

감각수용체는 두 가지 기본 형태로 존재하는데, 이것을 그림 10.2에 나타내었다. 한 형태에서 감각수용체는 들뉴런의 말초 종말에서의 특수한 구조다(그림 10.2a). 이 수용체가 문턱으로 탈분극하면 들뉴런에서 활동전위가 생성되어 CNS로 퍼짐으로써 자극에 관한 정보가 전달된다. 다른 형태에서 감각수용체는 연관된 들뉴런과 시냅스를 통하여 의사소통하는 구별된 세포다(그림 10.2b). 감각수용체가 구별된 세포일 때는, 수용체세포의 막전위의 변화가 화학전령(전달물질)의 방출을 일으킨다. (자극이 전달물질의 방출을 억제하는 막전위의 변화를 일으키는 경우도 있다.) 흥분성 자극이 클수록 전달물질이 많이 방출된다. 방출된 전달물질은 들뉴런의 수용체에 결합하여 들뉴런의 막전위의 변화를 일으킨다. 대부분의 경우 들뉴

표 10.1 감각수용체들의 특징

수용체의 종류	감각/내장 정보	자극의 양식
광수용체	보이는 것	빛의 광자
화학수용체	맛	침에 녹은 화학물질
	냄새	점액에 녹은 화학물질
	통증	세포외액의 화학물질
온도수용체		
온각수용체	온기	30~43°C에서의 온도 증가
냉각수용체	냉기	35~20°C에서의 온도 감소
기계수용체		
층판소체	진동	압박
털세포	소리	음파
	몸의 균형과 평형	가속

런은 문턱으로 탈분극하여 활동전위가 생성되고 CNS로 전달된다(광수용체는 예외임). 감각변환 기작은 수용체의 유형에 따라 다양한데, 이 장의 뒤에 서술된 각 감각계에서 다룬다.

수용체의 순응

일부 수용체는 자극이 가해지고 있는 한 그 자극에 계속하여 반응한다. 하지만 대부분의 수용체는 그러한 자극에 순응(*adaptation*)한다. 즉 시간이 지남에 따라 수용체의 반응이 줄어든다. **수용체 순응(receptor adaptation)**은 자극이 일정하게 존재하는 경우 시간이 지남에 따라 수용체전위의 크기가 감소하는 것이다. 느리게 순응하는 **긴장성 수용체(tonic receptor)**는 거의 순응하지 않는데, 지속되는 자극의 세기를 알려주는 기능을 할 수 있다(**그림 10.3a**). 느리게 순응하는 수용체의 예로는 근육의 늘어나는 정도를 탐지하는 근육신장수용체와 피부에 가해진 압력(접촉)을 탐지하는 촉각원반(*Merkel's disk*)이 있다. 빠르게 순응하는 **위상성 수용체(phasic receptor)**는 빠르게 순응하는데, 자극의 세기의 변화를 탐지하는 데 가장 잘 기능한다(그림 10.3b). 빠르게 순응하는 수용체는 자극이 시작될 때 반응하고 그 다음에 순응한다. 빠르게 순응하는 수용체들의 일부는 자극이 끝날 때 크기가 작은 2차 반응을 보이기도 하는데, 이것을 "중지 반응(off response)"이라고 한다. 빠르게 순응하는 수용체의 예로는 냄새를 탐지하는 후각수용체(*olfactory receptors*)와 피부의 진동을 탐지하는 층판소체(*Pacinian corpuscles*)가 있다.

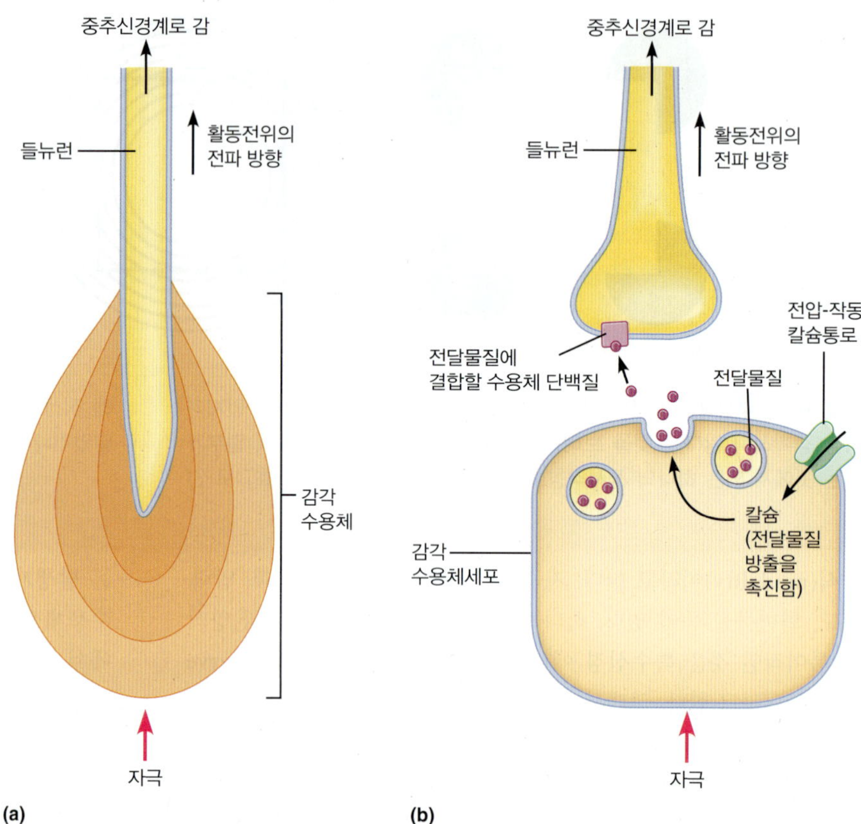

그림 10.2 감각수용체의 구조와 기능. (a) 감각수용체는 들뉴런의 특수한 종말이다. 자극은 이온통로를 개폐시킴으로써 감각수용체에 작용하여 수용체전위를 일으킨다. **(b)** 감각수용체는 들뉴런과 구별된 세포다. 자극은 수용체세포의 막전위를 변화시키고, 막전위의 변화로 칼슘통로가 열려(닫혀) 세포질의 칼슘 농도가 증가(감소)한다. 칼슘 농도의 변화는 세포외배출에 의한 화학 전달물질의 방출을 촉진(억제)한다. 전달물질은 들뉴런의 종말에 있는 수용체에 결합하여 계단전위를 일으킴으로써 들뉴런과 의사소통한다.

감각 경로

9장에서 특정 감각자극의 인지를 전문으로 하는 대뇌겉질의 영역들에 대하여 배웠다. 여기서는 감각정보를 대뇌겉질의 적절한 영역으로 전달하는 감각 경로에 초점을 맞춘다.

특정 자극 양식에 관한 정보를 전달하는 특정 신경 경로를 **표지선(labeled line)**이라고 하는데, 각 감각 양식은 자신의 표지선을 따라간다. 특정 신경 경로가 활성화되면 그 경로를 활성화한 실제 자극에 상관없이 그 경로와 연관된 양식이 인지된다. 눈에 가해진 압력은 빛 인지에 필요한 경로에 신호를 만들어내기 때문에 섬광이 인지된다. 시각겉질이 위치한 머리 뒤쪽을 타격함으로써 빛 정보를 전달하는 뉴런들이 활성화될 때도 똑같은 일이 벌어질 것이다. 서로 다른 자극 양식의 신경 경로들은 대뇌겉질의 서로 다른 감각영역들에서 끝난다(**그림 10.4**). 감각 경로들은 구별되어 있지만, 대부분의 경로들에 관련되는 일반화한 법칙 몇 개를 만들 수 있다. 먼저 감각단위로 시작해보자.

하나의 들뉴런과 이와 연관된 수용체들 모두를 **감각단위(sensory unit)**라고 한다(**그림 10.5**). 한 들뉴런과 연관된 수용체들은 그 유형이 모두 같다. 연관된 어떤 수용체라도 활성화되면 들뉴런에서

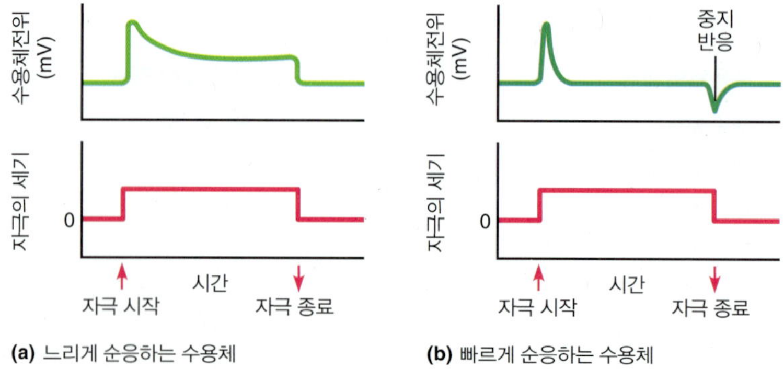

그림 10.3 느리게 순응하는 수용체와 빠르게 순응하는 수용체의 반응. (a) 느리게 순응하는 수용체는 자극의 지속에 대하여 수용체전위의 변화를 지속하는 것으로 반응한다. **(b)** 빠르게 순응하는 수용체는 자극이 시작될 때 수용체전위의 변화로 반응하지만 그 후 곧 순응한다. "중지 반응"은 자극이 끝날 때 일어나는 크기가 작은 2차 반응이다.

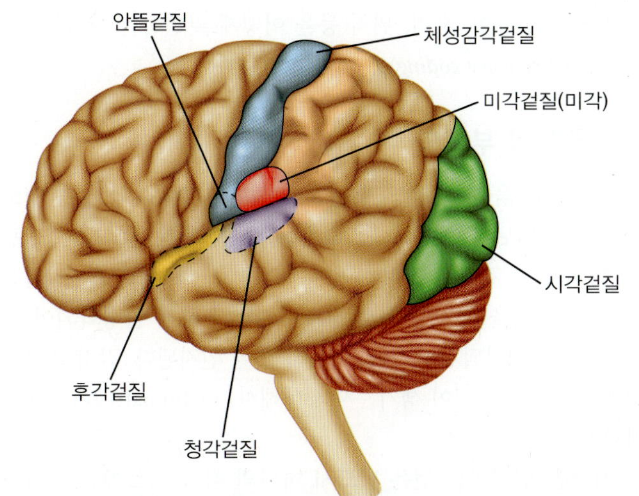

그림 10.4 대뇌겉질의 감각영역. 실제로 안뜰겉질은 두정엽에 있는 체성감각겉질의 아래쪽에 위치하고, 청각겉질은 측두엽의 안쪽에 위치하며, 후각겉질은 측두엽의 아래쪽 표면에 위치하고 있음에 주목하라.

Q 시각겉질, 청각겉질, 체성감각겉질 각각에 상응하는 대뇌의 엽은?

활동전위를 일으킨다. 들뉴런의 반응(흥분성 또는 억제성)을 일으킬 수 있도록 적합자극이 가해지는 지역을 그 뉴런의 **수용야(receptive field)**라고 하는데, 이것은 그 들뉴런에 연관된 수용체들을 포함하는 부위에 해당한다. 예를 들면 피부에서 층판소체를 가지고 있는 하나의 들뉴런은 말초에서 가지를 형성하고, 각 가지는 층판소체 하나씩을 가지고 끝난다. 이 층판소체들이 위치한 피부의 어느 부위에라도 가해진 진동 자극은 그 들뉴런을 탈분극시킬 수 있고, 그 자극이 충분히 강하면 활동전위를 일으킬 수 있다. 피부의 어떤 부위에 진동 자극을 주었을 때 한 뉴런에서 반응이 일어나면 그 부위는 그 뉴런의 수용야 내에 포함된다. 하지만 시각계에서의 수용야는 시야(광선이 눈으로 들어가 보이게 되는 외부 환경의 지역)의 지역들과 연관되어 있음을 주의하라. 시각 경로의 들뉴런들은 시야의 특정 부분에서 나온 빛에 반응한다.

감각정보를 전달하는 일반화한 경로를 **그림 10.6**에 나타내었다. 모든 감각 경로가 이 모델을 정확하게 따르지는 않지만, 이 모델은 감각계에서의 기본적인 유사성들을 보여준다. 말초에서 CNS로 정보를 전달하는 들뉴런을 **1차 뉴런(first-order neuron)**이라고 한다. 하나의 1차 뉴런은 CNS 내에서 벌려져 여러 개의 사이뉴런들과 의사소통할 수 있다. 게다가 사이뉴런은 여러 개의 1차 뉴런들로부터 모이는 입력을 받을 수 있다. 이 사이뉴런들의 일부는 정보를 감각 입력의 주요 중계 신경핵인 시상으로 전달하는데, 이 사이뉴런들은 **2차 뉴런(second-order neuron)**의 예다. 시상에서 2차 뉴런은 정보를 대뇌겉질로 전달하는 **3차 뉴런(third-order neuron)**과 시냅스를 하고, 대뇌겉질에서 감각이 인지된다. 서로 다른 감각 경로들은 시상과 대뇌겉질의 서로 다른 영역들을 통하여 지난다. 앞에서 서술한 1차 뉴런의 수용야 개념은 2차 뉴런과 3차 뉴런에 그리고 감각 경로

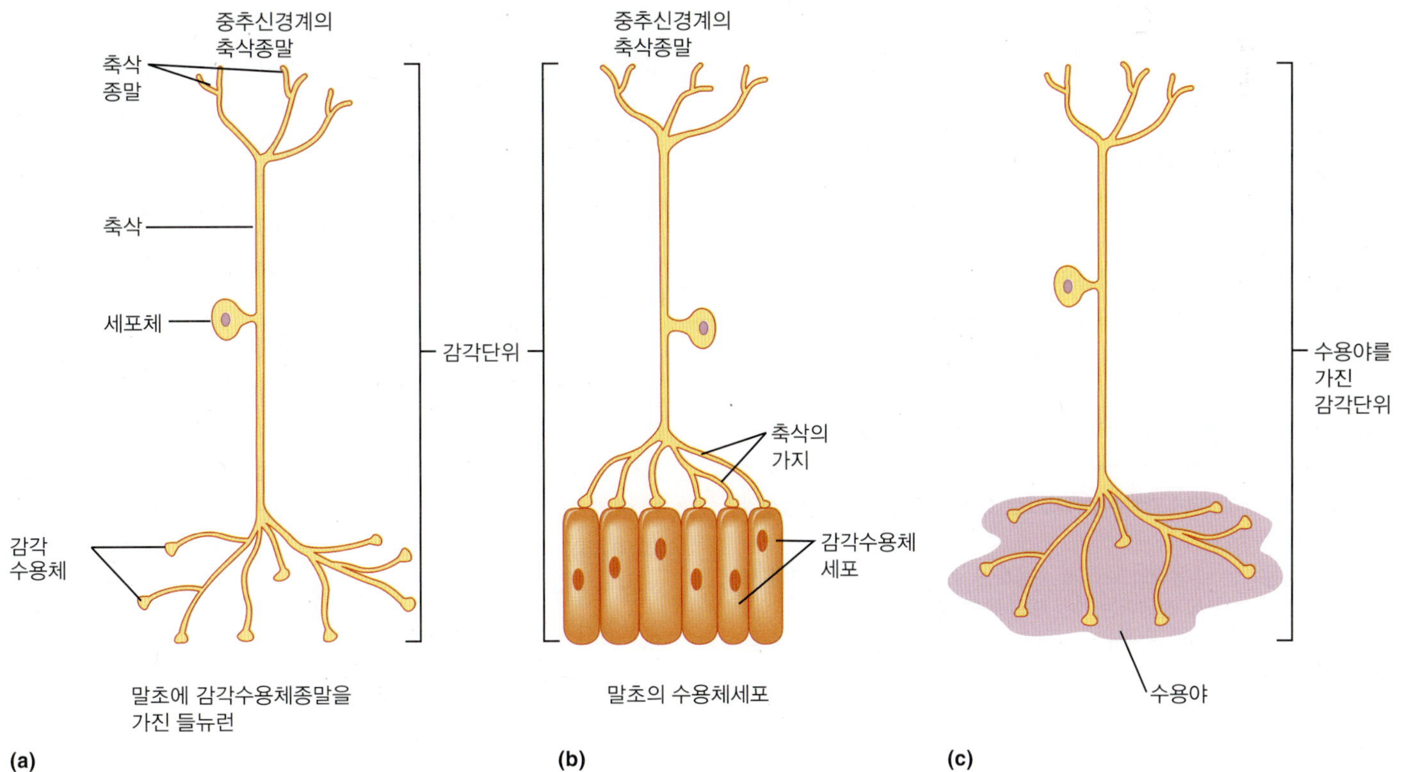

그림 10.5 감각단위와 수용야. (a) 수용체가 들뉴런의 특수한 종말인 경우의 감각단위. **(b)** 수용체가 구별된 세포인 경우의 감각단위. 각 세포는 하나의 들뉴런과 시냅스를 이룬다. **(c)** 일부만 나타낸 감각단위의 수용야.

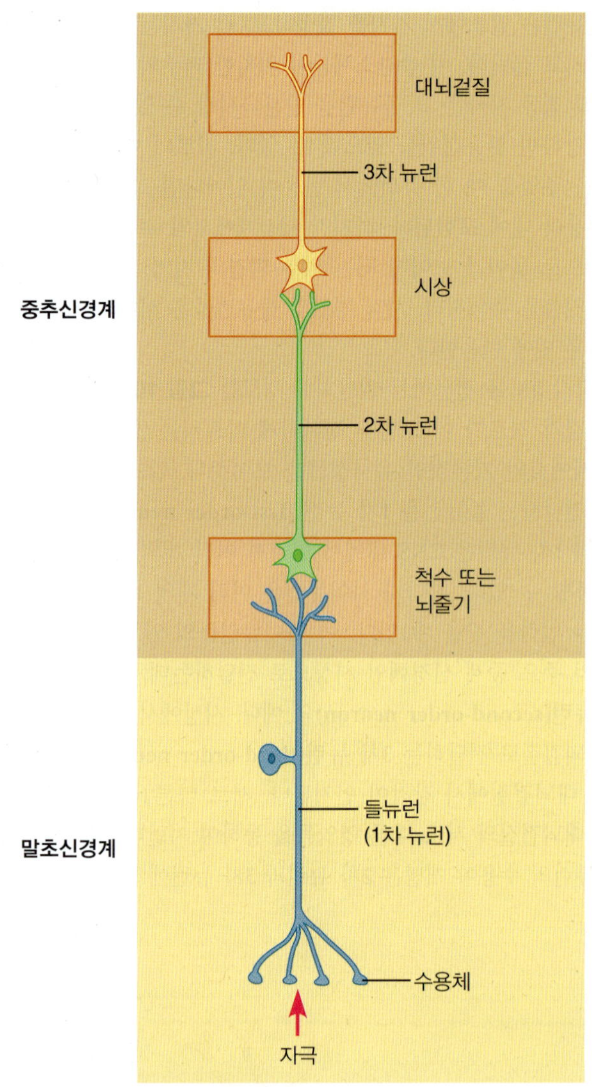

그림 10.6 감각계의 일반화한 경로.

의 더 높은 수준의 뉴런에도 적용된다. 즉, 한 감각 경로에 있는 뉴런의 수용야는 그 뉴런의 반응을 일으킬 수 있는 적합자극이 가해지는 지역이다.

퀵 테스트 10.1

1. 들뉴런의 부분이 아닌 감각수용체세포는 어떻게 들뉴런에서 활동전위를 생성하는가?
2. 빠르게 순응하는 수용체와 느리게 순응하는 수용체 중 감각입력의 세기의 변화를 보다 잘 전달하는 수용체의 유형은?
3. **감각단위**를 정의하라. 그리고 하나의 감각단위에 연관된 수용체의 유형은 얼마나 많은가?

감각 부호화

앞 절에서 특별한 신경 경로들이 정보를 감각수용체에서 CNS로 전달하는 것을 배웠다. 그러나 자극이 감각수용체에 가해질 때, 신경계는 그 자극의 유형, 세기, 위치 등을 어떻게 확인하는가? 이 작업은 감각 부호화(*sensory coding*)에 의하여 가능하다.

자극 유형의 부호화

자극이 가해졌을 때, 자극의 유형은 활성화된 수용체와 신경 경로에 의하여 부호화된다. 예를 들면, 광파는 광수용체를 활성화하고, 광수용체는 특별한 경로를 경유하여 시각겉질로 의사소통한다. 실제로 눈을 얻어맞았을 때처럼 시각 경로가 부적절하게 활성화되어도 시각 경로가 활성화되기 때문에, 여전히 빛이 인지된다. 감각 경로들이 엇갈렸을 때 어떤 일이 생기는지에 대해서는 **Clinical Connections: 2차감각**을 보라.

자극을 인지하는 것은 반드시 하나의 감각 경로에만 의거하지 않으며, 가끔 뇌는 여러 감각계로부터 오는 정보를 통합하기도 해야 한다. 예를 들면, 축축함 수용체는 없지만 피부가 젖었을 때 우리는 축축함을 인지한다. 이것은 온도수용체와 촉각수용체가 적절하게 활성화되었을 때 두 신호의 조합이 전달되어 뇌에 의하여 젖은 것으로 해석되기 때문에 가능하다. 축축함 수용체가 없다는 것을 증명하려면, 다음과 같이 해보라. 얇은 라텍스 장갑을 낀 손 위에 물을 흘려보라. 장갑이 새지 않고 있는데도 새고 있다는 확신이 생길 것이다. 축축함 수용체가 있다면, 이 예에서 이 수용체는 부적절한 자극(흐르는 물)에 의하여 활성화되지 않을 것이다.

자극 세기의 부호화

자극의 세기는 활동전위의 빈도(빈도 부호화, *frequency coding*)와 활성화된 수용체의 수(집단 부호화, *population coding*)에 의하여 부호화된다. 빈도 부호화(**그림 10.7**)에서, 자극이 보다 강할수록 생성되는 수용체전위는 더 커진다. 7장에서 계단전위(이 경우에서, 수용기전위)가 문턱을 초과하는 한, 큰 탈분극은 활동전위의 상대불응기를 극복하여 약한 탈분극보다 두 번째 활동전위를 더 빠르게 생성할 수 있었음을 기억하자. 그래서 자극이 강할수록 생성되는 활동전위의 빈도는 높다.

집단 부호화에서 더 강한 자극은 수용체들을 더 많이 활성화(동원)한다(**그림 10.8**). 이 수용체들이 한 개의 들뉴런에만 연관되어 있는 경우에는(그림 10.8a), 각 수용체에서 생성된 수용체전위들이 합쳐져 그 뉴런에서 더 높은 빈도의 활동전위를 생성할 수 있다. 자극이 여러 개의 들뉴런들과 연관된 수용체들을 동원하는 경우에는(그림 10.8b), 더 많은 들뉴런들이 그 자극의 존재에 관련된 CNS로 신호를 전달한다. 두 경우 모두 자극에 반응하여 더 높은 빈도의 활동전위가 CNS로 전달되는데, 이것은 자극이 더 크다는 것을 나타낸다.

자극의 위치파악의 부호화

촉각자극, 고유감각자극, 시각자극의 위치파악에 대한 부호화는 수용야에 기초한다. 적합자극이 특정 수용야에 가해졌을 때 특정 들뉴

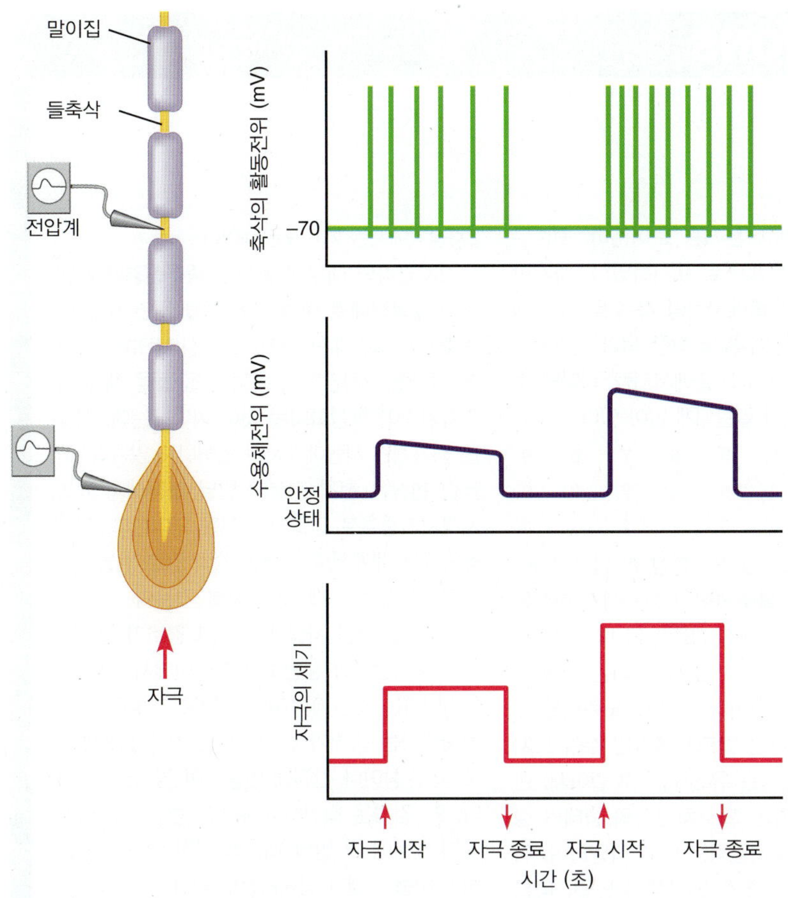

그림 10.7 자극 세기의 부호화. 축삭(위)과 수용체(중앙)에서의 막전위 변화를 세기가 다른 두 자극(아래)에 대하여 그림으로 나타내었다. 수용체에 의하여 더 강한 자극이 탐지되면 축삭에서 더 높은 빈도의 활동전위가 생성된다.

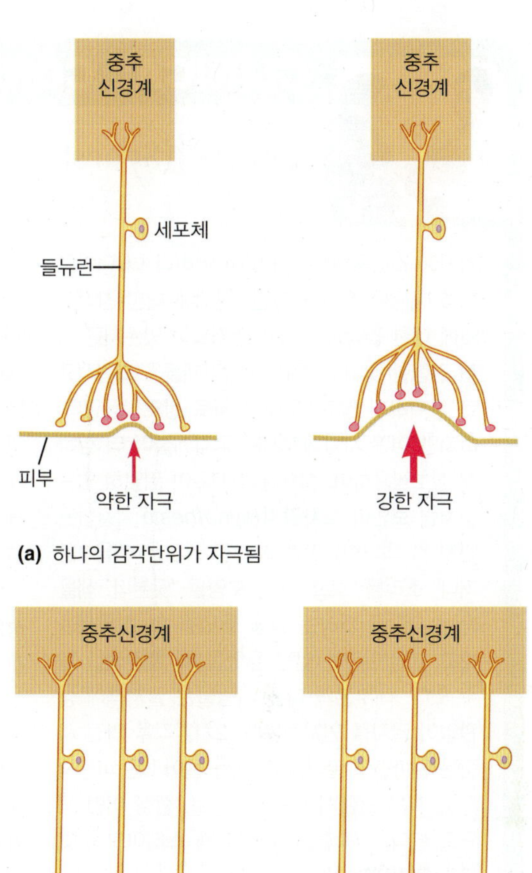

그림 10.8 동원에 의한 자극 세기의 부호화. (a) 하나의 감각단위에서의 수용체 동원. **(b)** 여러 개의 감각단위들에서의 수용체 동원.

런과 연관된 수용체들이 활성화되는 것을 기억하자. 이 개념은 피부의 감각수용체에서 가장 잘 드러난다.

자극의 위치파악이 인지되는 정밀도를 **명료도(acuity)**라고 한다. 피부와 연관된 감각에서 명료도는 수용야들의 크기와 수, 수용야들 간의 중첩된 정도, 그리고 가쪽 억제에 좌우된다. 특정 들뉴런이 활성화되려면, 자극은 그 뉴런의 수용야 내에 가해져야만 한다. 하지만 수용야들의 크기는 몸 전체에 걸쳐 매우 다양하다. 수용야의 크기가 작은 뉴런들이 분포한 지역에서 자극의 위치파악은 잘 된다. 더구나 자극은 그 뉴런의 수용야 내의 어디에도 가해질 수 있기 때문에, 한 개의 들뉴런에서 나온 정보로는 자극의 위치를 정확히 알 수 없다. 여러 개의 들뉴런들의 수용야들이 중첩되면 위치를 더 잘 파악할 수 있다(**그림 10.9**). 이러한 중첩은 다음 두 가지 현상에 의하여 위치파악을 향상시킨다: (1) 두 개의 들뉴런의 수용야들 간의 중첩된 지역 내에 가해진 자극이 두 뉴런 모두를 활성화하는 것, (2) 가쪽 억제.

가쪽 억제(lateral inhibition)에서 한 지점 내의 수용체를 강하게 흥분시킨 자극은 인접한 다른 수용체의 들신경 경로의 활성을 억제한다. **그림 10.10**에 경로들을 단순화시켜 나타내었는데, 각 들뉴

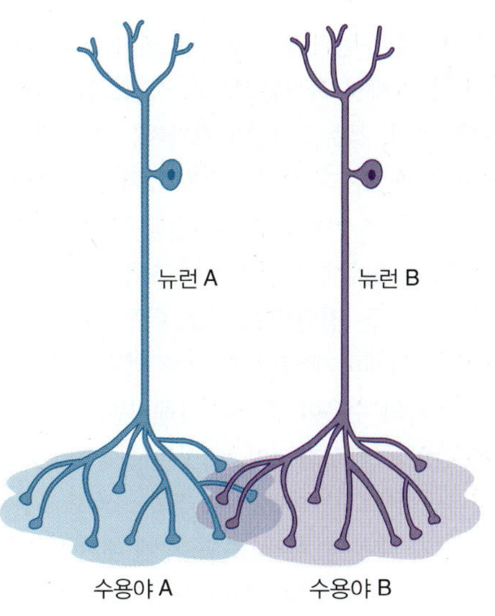

그림 10.9 두 개의 들뉴런의 수용야가 중첩함.

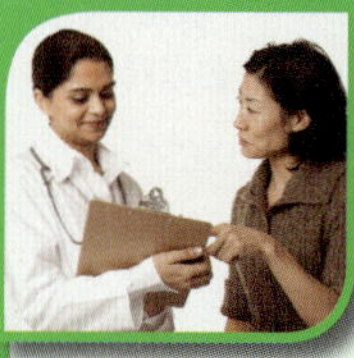

CLINICAL CONNECTIONS

2차감각(Synesthesia)

감기에 걸렸을 때 음식 맛이 얼마나 더 덤덤한지를 깨달은 적이 있다면, 냄새에 대한 감각이 맛에 대한 감각과 어떻게 연결되어 있는지를 직접 경험한 것이다. 우리의 감각계들은 고립적으로 존재하지 않고, 오히려 서로 상호작용한다. 하지만 어떤 사람에게서는 감각계들이 더 심하게 상호작용하여, 실제 감각계들이 뒤얽혀 있는 것처럼 보인다. **2차감각**(*synethesia*; "결합된 인지"를 의미함) 조건을 가진 사람은 색을 "듣거나," 소리를 "보고," 또는 모양을 "맛본다." 색을 듣는 사람은 개라는 말을 들었을 때 초록색을 보고, 고양이라는 말을 들었을 때 빨간색을 볼 수 있다. 대부분의 다른 사람들은 글자색에 상관없이 글자를 인지하는데, 2차감각을 가진 사람은 알파벳의 글자들을, 예를 들어 L은 파란색으로, N은 오렌지색으로 등으로, 항상 어떤 색으로 본다. 삼각형을 보았을 때 스테이크의 맛을 느끼기까지 한다.

다음의 그림은 2차감각의 인지가 전형적인 인지와 어떻게 다른지를 보여준다. 윗줄은 1~9의 수를 검은색으로 표시하였다. 하지만 2차감각은 가운데 줄에서처럼 각 수를 다른 색으로 본다. 특정한 수를 특정한 색과 연관시키는 2차감각은 맨 아래의 줄에서처럼, 나타난 수의 순서와 상관없이 일관되게 남아 있다.

1 2 3 4 5 6 7 8 9

1 2 3 4 5 6 7 8 9

3 5 1 6 9 7 2 4 8

흥미롭게도, 2차감각은 항상 한 방향에서만 작동하는 하나의 불수의적인 자동적인 현상인 것 같다. 예를 들어 숫자 "5"를 볼 때 2차감각이 노란색을 본다면, 그 사람은 5라는 수를 항상 노란색으로 볼 것이다. 그러나 노란색을 보여줬을 때 그 사람은 반드시 5라는 수를 보지는 않는다. 2차감각은 유전하는 것 같아서, 한 가족에서 2차감각은 그 2차감각의 형태가 같다. 가족 밖에서 2차감각은 매우 다양하여, 어떤 2차감각에서는 5가 노란색인 반면, 다른 2차감각에서는 7이 노란색이다.

2차감각의 대부분 형태는 중추신경계 시냅스의 발달장애로 여겨진다. 예를 들면 색을 듣는 2차감각에 대한 자기공명영상(MRI)의 연구에 의하면, 2차감각이 특정 말을 들을 때 시각연합영역이 활성화되는 것이 나타나는데, 이것은 정상적인 사람에게서는 일어나지 않는다. 이러한 현상은 청각 경로가 발달 과정에서 뇌의 시각처리중추로 연결되는 것을 의미한다. 정상적인 사람에게서도 그러한 감각 경로가 발달하지만 그 경로는 세포자멸사를 겪는다. 하지만 2차감각을 가진 사람에서는 그 경로가 살아남는다. 2차감각이 성인보다 어린이에서 더 자주 일어난다는 것은 이 "여분의 경로"가 발달 중에 퇴화한다는 증거가 된다. 2차감각은 성인에서도 뇌 손상이나 간질에 반응하여 일어날 수 있다. 2차감각은 희귀하고 수많은 변형으로 일어나기 때문에 그 발달 패턴에 관한 연구는 수행하기 어렵고 결코 명확하지도 않다.

비판적 사고력 문제

1. 2차감각의 특별한 예 몇 가지를 서술하라.
2. 2차감각의 표현과 CNS 간의 연결은 무엇인가?
3. 2차감각을 가진 사람과 2차감각을 갖지 않은 사람 간의 청각 경로의 차이를 서술하라. 그러한 차이는 뇌의 기능에 관하여 무엇을 제시하는가?

런들은 한 개의 2차 뉴런과만 시냅스를 한다. 들뉴런들은 곁가지를 가지고 CNS에서 억제성 사이뉴런들과 시냅스를 하고 있는 것에 주목하라. 이 경우에서, 들뉴런 Y_1의 곁가지는 이웃한 수용야를 가진 들뉴런들(뉴런 X_1과 Z_1)과 각각 자신의 2차 뉴런들(X_2과 Z_2) 간의 의사소통을 감소시키는 억제성 사이뉴런들을 활성화한다.

가쪽 억제는 신경계에서 신호의 대조를 증가시키기 때문에, 즉 한 뉴런의 강한 신호는 전달되게 하고 이웃한 뉴런에서 생기는 약한 신호의 전달은 억제하기 때문에, 가쪽 억제는 명료도를 증가시킨다. 자극이 뉴런 Y_1의 수용야 중심에 가해지면, 그 뉴런은 뉴런 X_1이나 Z_1보다 더 강하게 활성화된다. 이것은 활동전위의 빈도가 더 높은 것으로 나타난다(그림 10.10의 아래쪽 그래프). 뉴런 Y_1이 가장 크게 활성화되었기 때문에, 뉴런 X_1과 Z_1에 대한 억제성 사이뉴런의 활성은 다른 사이뉴런들의 억제 효과보다 커서 뉴런 X_1과 Z_1을 더 크게 억제하게 된다. 2차 뉴런 모두에서 활성이 감소하지만, X_2와 Z_2의 활성은 뉴런 Y_2의 활성보다 더 많이 감소한다(그림 10.10의 위쪽 그래프). 그 결과로 2차 뉴런들 간의 활동전위의 빈도의 차이는 들뉴런들 간에서의 차이보다 더 커지는데, 더 중요한 것은 뉴런 Y_2의 활동전위의 빈도가 X_2와 Z_2의 빈도보다 훨씬 더 크다는 것이다. 보다 중요한 신경신호와 덜 중요한 신경신호 간의 대조가 더 커지기 때문에 자극의 위치파악은 잘 되고, 이것으로써 촉각 명료도는 증가하게 된다.

촉각 명료도를 측정하는 한 방법으로 **두 점 식별(two-point discrimination)**이 있는데, 이것은 피부를 누르는 미세한 두 개의 점들을 분리된 두 개의 점들로 인지하는 능력이다. 서로 분리된 것으로 인지될 수 있는 두 점 간의 최소한의 거리를 **두 점 식별문턱**(*two-point discrimination threshold*)이라고 한다. 두 점을 이 문턱보다 더 가깝게 하면 한 점으로 인지된다. 두 점 식별은 두 점이 서로 다른 두 개의 들뉴런들의 수용야에 주어졌을 때에만 일어난다(**그림**

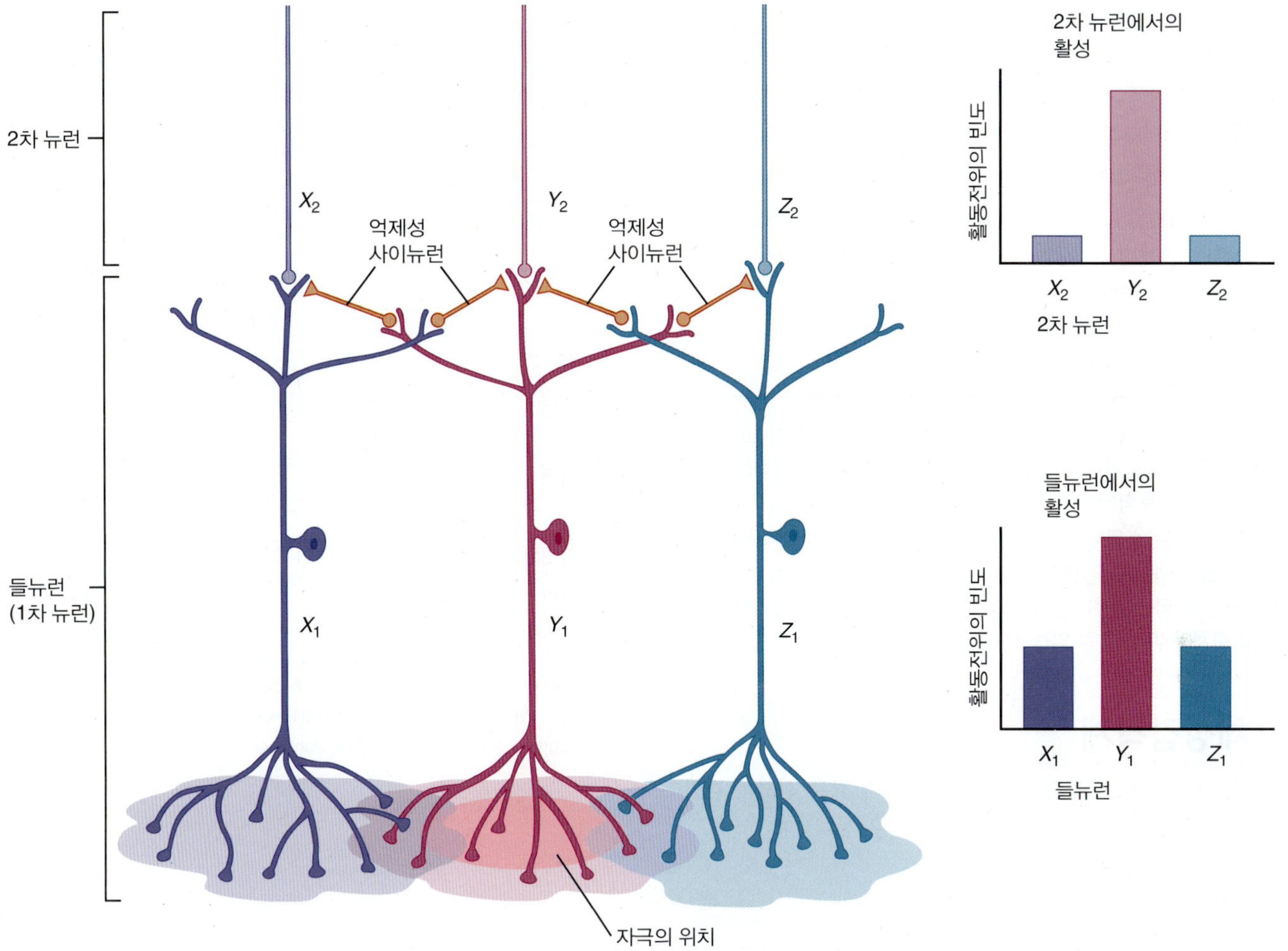

그림 10.10 가쪽 억제. 가쪽 억제는 자극이 강하게 가해진 부위와 약하게 가해진 부위들 간의 대조를 강화시킨다. 이 예에서 자극은 들뉴런 Y_1의 수용야 중심에 그리고 들뉴런 X_1과 Z_1의 수용야들의 주변에 가해졌다. 하나의 들뉴런(Y_1) 곁가지가 이웃한 들뉴런과 그의 2차 뉴런 사이의 의사소통을 억제하는 사이뉴런을 활성화할 때 가쪽 억제가 생긴다. 그래프는 들뉴런(아래)과 2차 뉴런(위)에서의 활동전위의 빈도를 보여준다.

10.11). 수용야가 작을수록 두 점을 식별하는 능력은 더 크고 촉각 명료도도 더 크다.

촉각 명료도는 신체의 부위에 따라 다양하다. 신체 어떤 부위의 피부는 가지가 거의 없는 들뉴런들이 분포하여 수용야가 작은 반면, 들뉴런들의 가지가 넓게 분포해 있는 부위의 피부는 수용야가 크다. 게다가 수용야가 작은 곳에서는 중첩이 크게 일어나 촉각 명료도를 크게 하는 데 기여한다. 표 10.2에 신체 여러 부위들의 두 점 식별문턱을 정리했다. 가장 민감한 부위인 입술에서는, 1 mm 떨어져 있는 두 개의 점이 분리된 두 점들로 식별될 수 있다. 손가락도 꽤 민감하다. 등, 넓적다리, 위팔 부위는 그렇게 예민하지 않은데, 실제로 이 부위에서는, 40~50 mm 떨어진 두 개의 점이 분리된 두 점으로 식별되지 못한다.

일부 감각계의 위치파악은 수용야에 의한 부호화와 관련이 없다. 냄새나 소리가 어느 방향에서 기원했는지를 알 수 있지만 후각이나 청각의 들뉴런들은 수용야를 가지지 않고, 대신에 이 감각계들

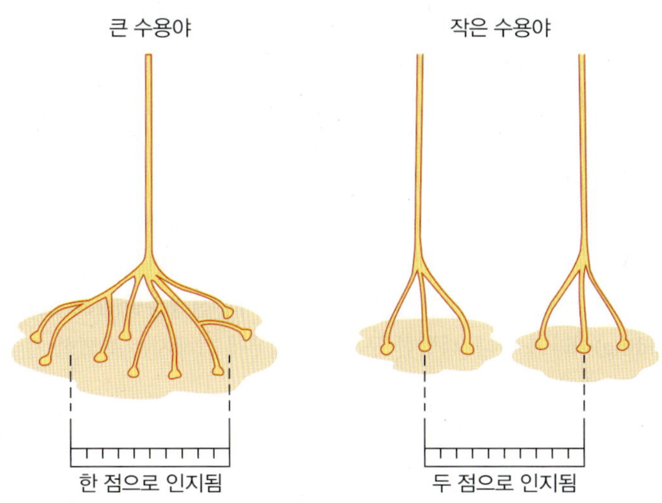

그림 10.11 두 점 식별. 분리된 두 점 사이에서 식별하는 능력은 독립적인 수용야들의 활성화에 의하여 결정된다. 수용야의 크기가 작을수록 두 점 식별 능력이 크고 촉각 명료도가 높다.

은 냄새의 질이나 양과 소리의 음정과 세기를 부호화한다. 후각과 청각의 위치파악은 자극이 두 개의 콧구멍과 두 개의 귀에 도착하는 시간의 미세한 차이에 기초한다(**그림 10.12**). 뇌는 후각겉질과 청각겉질에 활동전위가 도착한 시간의 차이를 이용하여 자극이 기원한 장소를 파악한다. 청각계의 위치파악은 후각계보다 더 예리하지만 두 시스템의 위치파악은 흔히 행동학적 동작들에도 의존하는데, 예를 들면 소리나 냄새가 더 강해졌는지 아니면 약해졌는지를 판단하기 위하여 머리를 돌린다.

퀵 테스트 10.2

1. 집단 부호화와 빈도 부호화의 차이는 무엇인가? 그리고 이 과정들은 자극의 유형을 부호화하는가, 아니면 자극의 세기를 부호화하는가, 아니면 둘 다를 부호화하는가?
2. 빠르게 순응하는 수용체와 느리게 순응하는 수용체 간의 차이는?
3. 두 점 식별의 개념을 설명하라. 그리고 손바닥과 넓적다리 중 두 점 식별이 더 잘 되는 부위는? 그리고 그 이유는? 손바닥과 넓적다리 중 자극의 위치파악이 더 잘 되는 부위는? 그리고 그 이유는?

10.2 체성감각계

체성감각계는 압박, 온도, 통증, 신체의 위치 등과 같은 신체의 감각들에 관련된다. 먼저 체성감각계의 수용체 유형을 살펴보자.

체성감각수용체

체성감각계는 신체의 수많은 부위들에서 생기는 다양한 자극에 반응하며, 그래서 많은 종류의 수용체를 이용한다. 예를 들면, 신체 위치의 고유감각에는 피부의 수용체뿐만 아니라 근육, 힘줄, 인대, 관절에 있는 수용체들이 필요하다. 이런 수용체들을 **고유감각수용체(proprioceptor)**라고 하는데, 그 한 예가 9장에서 다룬 근육방추다. 신체 표면에 연관된 자극의 체성감각에는 압박, 힘, 진동을 탐지하는 **기계수용체(mechanoreceptor)**, 온도를 탐지하는 **온도수용체(thermoreceptor)**, 조직을 손상시키는 자극을 탐지하는 **통각수용체(nociceptor)**가 필요하다. 모든 감각계 중에서 체성감각계의 수용체 유형이 가장 광범위하게 다양하다. **표 10.3**에 피부에 존재하는 수용체의 다양한 유형들과 그 특징들을 나열하였다.

피부에 있는 대부분의 체성감각수용체들은 신경종말의 특수한 구조들로, 광학현미경 하에서 쉽게 확인된다. 하지만 체성감각수용체의 몇 유형들은 특수한 구조가 없어서 **자유신경종말(free nerve ending)**이라고 한다. 다양한 구조들이 피부에 가해지는 특별한 자극 양식에 반응하도록 고안되어 있다.

피부의 기계수용체

피부에 있는 기계수용체의 여러 유형들을 **그림 10.13**에 나타내었다. 어떤 수용체는 피부의 제일 바깥층인 표피(*epidermis*)에 가까운 표층에 존재한다. 표층의 수용체에는 촉각원반(*Merkel's disk*), 촉각소체

표 10.2 신체 여러 부위들의 두 점 식별문턱

신체 부위	두 점 식별문턱 (mm)*
입술(가장 명료함)	1
집게손가락	2
엄지손가락	3
손바닥	10
엄지발가락	10
이마	18
발바닥	22
가슴	31
배	36
어깨	38
등	42
넓적다리	46
위팔	47
장딴지(명료도가 가장 낮음)	48

*거리가 가까울수록(문턱이 작을수록) 촉각 명료도가 크다.

출처: Weinstein and Kenshalo, editors, *The Skin Senses*, copyright 1968. Courtesy of Charles C. Thomas Publisher, Ltd., Springfield, Illinois.

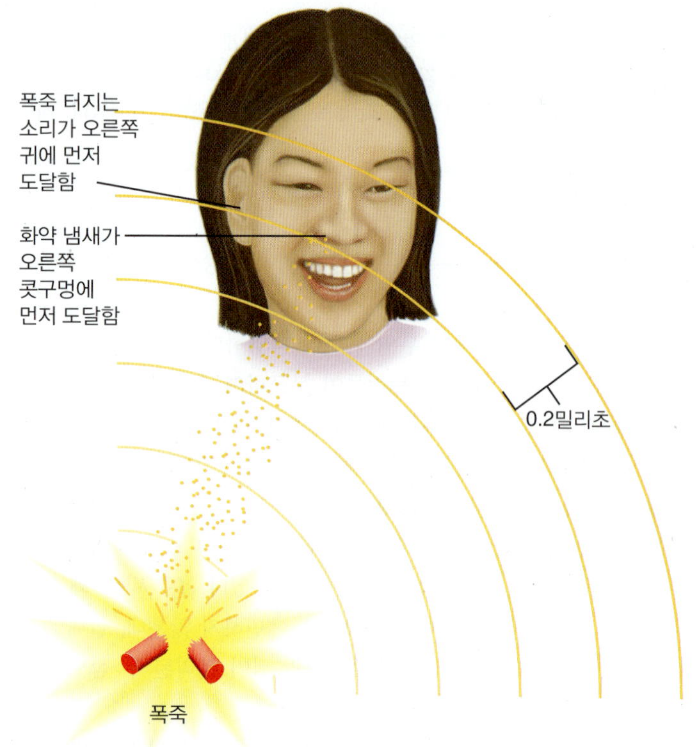

그림 10.12 청각과 후각의 위치파악. 소리나 냄새의 위치파악은 자극이 각각 왼쪽과 오른쪽의 귀와 콧구멍에 도착한 시간의 차이에 의하여 결정된다.

표 10.3 피부의 감각수용체

수용체 종류	형태	관련된 들신경의 형태	위치	수용야의 크기	순응	자극의 양식
기계수용체	자유신경종말	A-δ, C	모든 피부의 표층	작다	느리다	가벼운 접촉
	촉각원반(Merkel's disk)	A-β	모든 피부의 표층	작다	느리다	압박
	층판소체(Pacinian corpuscle)	A-β	모든 피부의 심부	크다	빠르다	300 Hz 정도의 진동
	촉각소체(Meissner's corpuscle)	A-β	털 없는 피부의 표층	작다	빠르다	50 Hz 정도의 진동
	모낭수용체(Hair follicle receptor)	A-β	털 없는 피부의 표층	작다	빠르다	털이 구부러짐
	루피니종말(Ruffini's ending)	A-β	털 있는 피부의 심부	크다	느리다	압박
온도수용체	온각수용체(자유신경종말)	C	모든 피부의 표층	작다	빠르다	피부온도의 증가
	냉각수용체	A-δ	모든 피부의 표층	작다	빠르다	피부온도의 감소
통각수용체	기계(자유신경종말)	A-δ	모든 피부의 표층	크다	느리다	강한 기계자극
	온도(자유신경종말)	A-δ	모든 피부의 표층	작다	빠르다	강하게 뜨겁거나 차가운 자극
	다양식(자유신경종말)	C	모든 피부의 표층	크다	느리다	강한 기계자극이나 온도자극; 특수한 화학물질

(*Meissner's corpuscle*)가 포함된다. 다른 수용체는 피부의 안쪽 층인 진피(*dermis*)에 위치하는데, 모낭수용체(*hair follicle receptor*), 층판소체(*Pacinian corpuscle*), 루피니종말(*Ruffini's ending*)이 포함된다. 촉각소체는 털이 없는 피부에만 존재하는 반면, 모낭수용체는 털이 있는 피부에만 존재한다. 느리게 순응하는 기계수용체는 압박(지속적인 자극)에 반응하는 반면, 빠르게 순응하는 수용체는 진동(계속 변하는 자극)에 가장 잘 반응하는 것에 주목하라. 게다가, 여러 가지 기계수용체들의 수용야 크기들은 매우 다양하고, 수용야가 작을수록 촉각 명료도가 좋다는 것을 주목하라.

피부의 온도수용체

온도수용체는 주변 기온의 온도가 아니라 수용체 종말 자체와 주변 조직의 온도에 반응한다. 온도수용체에는 온각수용체와 냉각수용체의 두 유형이 있다. **온각수용체(warm receptor)**는 30~45°C의 온도에 반응한다. 피부의 온도가 45°C까지 증가할 때는 활동전위의 빈도가 증가하고 그 후에는 빈도가 빠르게 감소한다(**그림 10.14a**). **냉각수용체(cold receptor)**는 20~35°C의 온도에 반응하고, 피부 온도가 25°C일 때 활동전위 빈도는 최대가 된다(그림 10.14a). 냉각수용체는 뜨거워서 아픈 자극인 45°C 이상의 온도에도 반응하는데, 온도가 증가함에 따라 활동전위의 빈도가 증가한다. 이 뜨거운 온도에서 차가움을 인지하는 것을 **모순냉각**(*paradoxical cold*)이라고 한다.

온도수용체는 일과성 수용체전위(transient receptor potential, TRP) 통로라고 하는 온도에 민감한 이온통로를 포함하는 자유신경종말이다. TRP 통로의 일부는 온도자극에 대한 반응으로만 열리

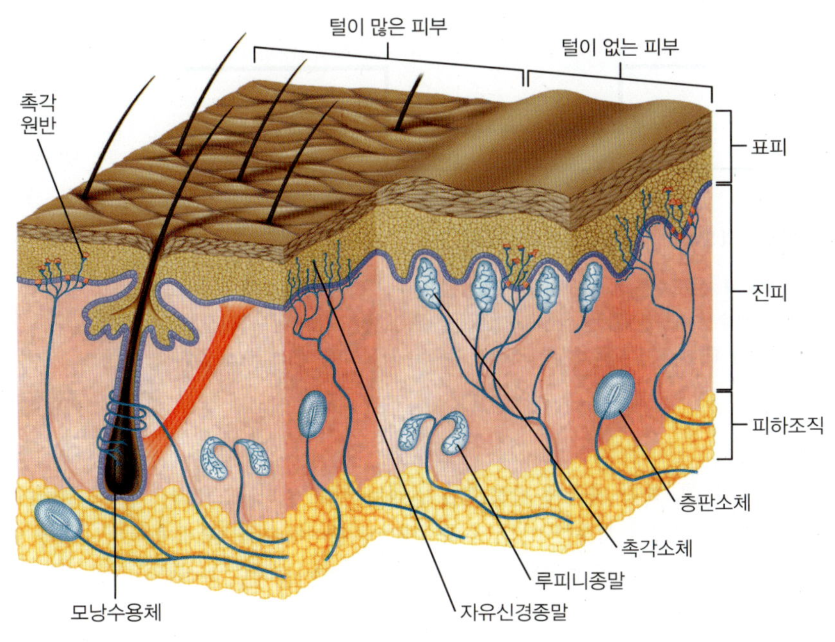

그림 10.13 피부의 감각수용체.

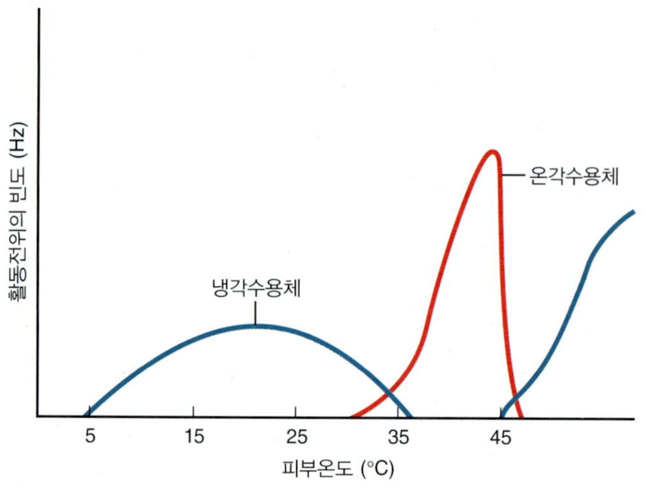

(a) 일정한 온도에 대한 온도수용체의 반응

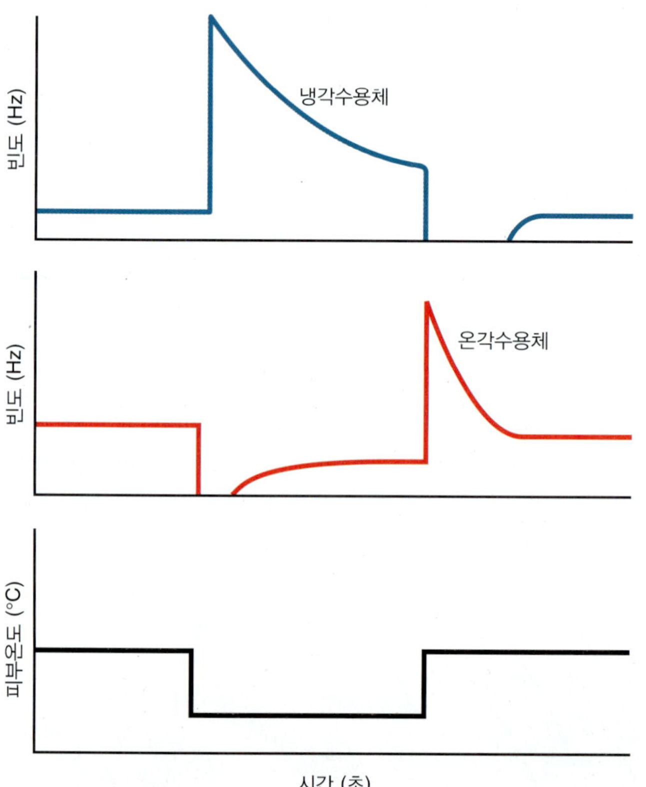

(b) 온도의 변화에 대한 온도수용체의 반응

그림 10.14 온도수용체. (a) 온도를 고정된 수준으로 유지했을 때 온각수용체와 냉각수용체와 연관된 들신경의 활동전위의 빈도. **(b)** 온도의 감소(아래 패널)에 대한 냉각수용체(위 패널)와 온각수용체(가운데 패널)의 들신경의 반응.

거나 닫히는데, 화학 자극에 반응하여 열리는 것도 있다(**표 10.4**). TRP 통로는 뒤에서 서술할 미각, 후각, 시각에 관여하고 이 교재에서는 서술하지 않았지만 다양한 화학 자극에 대한 반응에도 관여한다. 7개 아집단의 TRP 수용체들이 확인되었는데, 열에 의하여 활성화되는 TRPV 아집단(TRPV1~TRPV4)과 냉 자극에 의하여 활성화되는 TRPM 아집단(TRPM8)과 TRPA 아집단(TRPA1)이 존재한다. TRPV1과 TRPV2는 42°C 이상의 온도에 반응하며 통각수용체에 존재한다. TRPV3과 TRPV4는 27~42°C의 온도에 반응하며 온각수용체에 존재한다. TRPV3는 온각을 유도하는 데 국소적으로 사용하는 자연 화학물질인 장뇌(camphor)에도 반응한다. TRPM8 수용체는 25°C 이하의 온도와 그리고 냉각을 유도하는 데 사용하는 화합물인 멘톨과 유칼립투스 기름에 반응한다. TRPA1 수용체는 17°C 이하의 온도와 그리고 겨자기름, 마늘, 계피에 반응한다.

온각수용체와 냉각수용체는 둘 다 빠르게 순응하며, 그림 10.14b에 나타낸 것처럼 온도가 변할 때 가장 잘 반응한다. 이 두 온도수용체들은 안정상태의 온도에서 긴장성 활성을 보이는 것에 주목하라. 온도가 떨어질 때는 냉각수용체와 연관된 축삭의 활동전위의 빈도가 급격하게 증가한 후 점차 감소한다(수용체가 온도의 변화에 순응하기 때문에). 온각수용체와 연관된 축삭은 반대의 반응을 보여, 활동전위의 빈도는 온도가 떨어질 때 급격하게 감소하고 온도가 안정상태로 되돌아갈 때 급격하게 증가한다. 실제로, 뇌는 온각수용체와 냉각수용체의 반응의 상대적 변화를 이용해서 환경의 온도를 해석한다.

피부의 통각수용체

통각수용체(nociceptor)는 통증으로 인지되는 **유해 자극**(*noxious stimulus*)의 전달을 맡는다. 즉, 통각수용체는 조직을 손상시키거나 손상시킬 가능성이 있는 자극에 반응하는 자유신경종말이다. 통각수용체에는 다음의 세 유형이 있는데, **기계 통각수용체(mechanical nociceptor)**는 발부리를 채인 것과 같이 강한 기계적 자극에 반응하고, **온도 통각수용체(thermal nociceptor)**는 뜨거운 난로를 건드린 것과 같이 강한 열(44°C 이상)에 반응하며, **다양식 통각수용체(polymodal nociceptor)**는 강한 기계적 자극, 강한 열, 손상된 조직에서 방출된 화학물질들을 비롯한 다양한 자극에 반응한다. 손상된 조직에서 방출되어 다양식 통각수용체를 활성화할 수 있는 화학물질에는 **히스타민**(*histamine*), **브래디키닌**(*bradykinin*), **프로스타글란딘**(*prostaglandin*)이 있다.

앞에서 TRP 이온통로들이 온 자극과 냉 자극을 탐지하는 것을 알았고 지금은 TRPV1과 TRPV2의 두 TRP 이온통로가 강한 열을 탐지하는 것을 배운다(표 10.4). TRPV1 이온통로는 산과 그리고 고추를 맵게 하는 화학물질인 **캡사이신**(*capsaicin*)에도 반응한다.

체성감각겉질

신체의 모든 부위에서 생긴 체성감각에 대한 인지는 1차 체성감각겉질에서 시작한다(일부 "엉성한" 인지는 시상에서 일어난다는 연구가 있지만). 9장에서 체성감각겉질은 국소해부학적으로 조직화되어 있다는 것, 즉 신체의 이웃 부위에서 나온 정보들은 대뇌겉질에서도 이웃 영역들로 전달되는 것을 기억하라. 게다가 신체 특정 부위의 체성감각을 맡는 대뇌겉질 영역의 크기는 신체 부위의 크기에

표 10.4 온도수용체와 통각수용체의 일과성 수용체전위 이온통로

이온통로	수용체 유형	온도 민감성	화학 민감성
TRPV1	통각수용체	≥42°C	캡사이신, H^+, 장뇌
TRPV2	통각수용체	≥52°C	
TRPV3	온각수용체	33~38°C	장뇌
TRPV4	온각수용체	27~42°C	
TRPM8	냉각수용체*	≤25°C	멘톨, 유칼립투스기름
TRPA1	냉각수용체*	≤17°C	계피, 마늘, 겨자기름

*이 이온통로가 냉각수용체에 존재한다는 것이 아직 밝혀지지는 않았지만 그 반응 양식은 냉각 인지를 나타낸다.

반드시 비례하지 않고 오히려 그 신체 부위의 민감도에 비례하는 것도 기억하자. 예를 들면, 입술과 손가락은 두 점 식별문턱이 작기 때문에(표 10.2) 매우 예민한 부위이고, 그리고 이 부위의 감각을 맡고 있는 1차 체성감각겉질의 영역은 크다(그림 9.15의 감각 난쟁이를 보라).

대뇌겉질은 기둥 모양으로 조직화되어 있는 것도 기억하자. 1차 체성감각겉질에서 수직 기둥은 감각 양식에 따라 조직화되어 있다. 예를 들면, 엄지손가락에 대한 1차 체성감각겉질의 영역에서 한 기둥은 손가락에 가해지는 압박에 연관되고, 다른 기둥은 진동에, 그리고 또 다른 기둥은 냉각에 연관된다. 다음 절에서는 정보가 수용체에서부터 1차 체성감각겉질로 전달되는 경로를 서술한다.

체성감각 경로

말초의 체성감각수용체에서 CNS로 정보를 전달하는 두 개의 주요 경로가 있는데, 이들은 **등쪽기둥-안쪽섬유띠로**(*dorsal column-medial lemniscal pathway*)와 **척수시상로**(*spinothalamic pathway*)다. 이 경로들은 다양한 유형의 감각정보들을 시상으로 전달하고 그리고 나서 대뇌겉질로 전달한다. 두 경우 모두에서, 경로들은 척수의 한쪽으로 들어가서 반대쪽으로 교차한 후 시상에 이른다. 따라서 신체 오른쪽의 체성감각정보는 왼쪽 체성감각겉질에서 인지되고, 왼쪽의 정보는 오른쪽 겉질에서 인지된다.

등쪽기둥-안쪽섬유띠로

등쪽기둥-안쪽섬유띠로(dorsal column-medial lemniscal pathway)는 기계수용체와 고유감각수용체로부터 나온 정보를 시상으로 전달하고 연수에서 CNS의 반대쪽으로 교차한다(**그림 10.15a**). 이 경로에서 1차 뉴런은 말초에서 시작하여 척수의 뒤뿔로 들어간다. 주 축삭의 곁가지는 척수에서 끝나 (척수반사에 관련된 것들과 같이) 사이뉴런들과 시냅스를 한다. 하지만 이 축삭의 주 가지는 **등쪽기둥**(*dorsal column*)을 따라 척수에서부터 같은 쪽 뇌줄기로 상행하는데, 등쪽기둥은 뒤뿔의 등안쪽을 지나가는 백색질의 경로다. 1차 뉴런은 연수에 위치한 **등쪽기둥 신경핵**(*dorsal column nuclei*) [팔다리의 아래쪽 부위로부터 정보를 받는 **안쪽 널판다발핵**(*medial gracile nucleus*)과 팔다리의 위쪽 부위로부터 정보를 받는 **쐐기다발핵**(*cuneate nucleus*)]에서 끝나고, 여기에서 2차 뉴런과 시냅스를 이룬다. 2차 뉴런은 **안쪽섬유띠**(*medial lemniscus*)를 따라 연수의 반대쪽으로 교차하여 지난 후 시상으로 상행한다. 시상에서 2차 뉴런은 3차 뉴런과 시냅스를 이루고, 3차 뉴런은 정보를 시상에서 체성감각겉질로 전달한다.

지식 활용하기

어떤 사람이 자동차 사고로 가슴 부위의 척수 왼쪽에 있는 등쪽기둥 경로가 손상되었다. 결손된 양식, 결손된 쪽(왼쪽/오른쪽), 그리고 결손된 수준(팔/다리)에 특별한 관심을 가지고 이 사람이 체성감각에서 겪게 될 변화를 서술하라.

척수시상로

척수시상로(spinothalamic tract)는 온도수용체와 통각수용체로부터 나온 정보를 시상으로 전달하는데, 척수 내에서 CNS의 반대쪽으로 교차한 후 뇌에 이른다(그림 10.15b). 이 경로에서 1차 뉴런은 말초의 온도수용체나 통각수용체에서 시작하여 척수의 뒤뿔로 들어간다. 여기서 1차 뉴런은 **리사우어 경로**(*Lissauer's tract*)를 따라 짧은 거리(척수 몇 개의 분절)를 상행하거나 하행하기도 하지만, 결국에는 뒤뿔에 있는 2차 뉴런과 시냅스를 이룬다. 2차 뉴런은 척수의 반대쪽으로 교차하여 지나고, 척수의 앞가쪽 사분역(anterolateral quadrant)에서 상행하여 뇌줄기를 통과한 후 시상에서 끝난다. 시상에서 2차 뉴런은 3차 뉴런과 시냅스를 하고, 3차 뉴런은 체성감각겉질로 상행한다.

지식 활용하기

어떤 사람이 자동차 사고로 가슴 부위의 척수 왼쪽에 있는 척수시상로가 손상되었다. 이 사람이 체성감각에서 겪게 될 변화를, 결손된 양식, 결손된 쪽(왼쪽/오른쪽), 그리고 결손된 수준(팔/다리)에 특별한 관심을 가지고 서술하라.

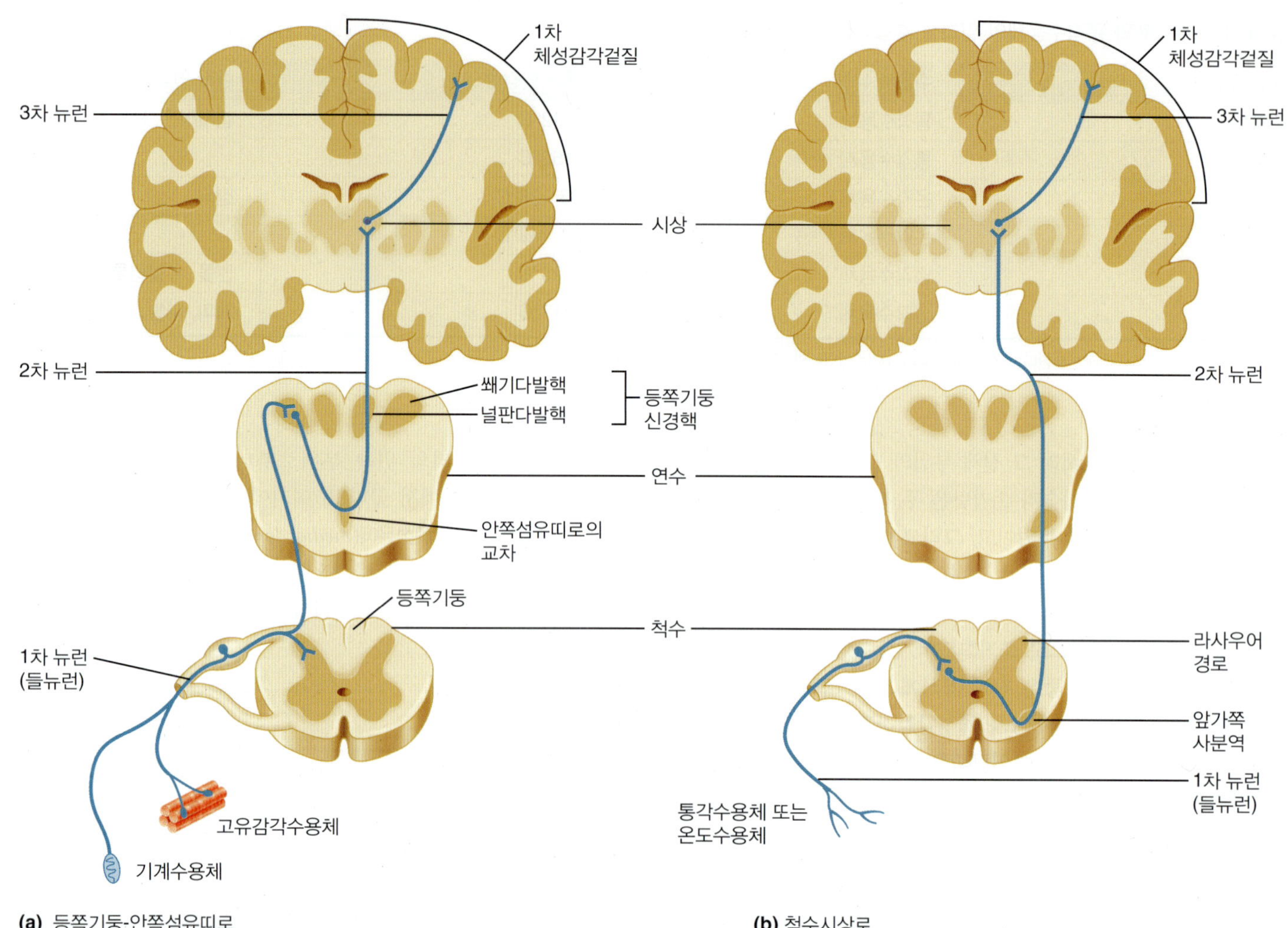

그림 10.15 두 개의 체성감각 경로. **(a)** 등쪽기둥-안쪽섬유띠로는 기계수용체와 고유감각수용체의 정보를 CNS로 전달한다. **(b)** 척수시상로는 온도수용체와 통각수용체의 정보를 CNS로 전달한다.

통증 인지

체성감각의 하나인 통증은 신체를 손상시킬 가능성이 있는 자극을 피하도록 알려주기 때문에 중요하다. 통증은 조직 손상이 생긴 것을 나타내기 때문에 임상적으로도 중요하다. 그래서 통증을 인지하는 기작에 대해서는 특별히 주의를 기울일 필요가 있다.

통증 반응

통각수용체의 활성화는 통증의 인지뿐만 아니라 여러 가지 다른 신체 반응들로도 이어지는데, 여기에는 다음과 같은 반응들이 포함된다: (1) 혈압과 심장박동수의 증가, 혈액의 에피네프린 수준의 증가, 혈당의 증가, 동공의 확장, 땀 분비 등과 같은 자율신경반응, (2) 두려움이나 불안과 같은 감정반응, (3) 당해 자극으로부터의 반사적 도피. 인지되는 통증의 수준은 과거의 경험과 자극이 가해진 환경에 따라 개인 간에 매우 다르다. 예를 들면, 바쁜 낮에는 거의 알아채지 못하는 치통이 밤에 잠 들려고 할 때에는 매우 고통스럽다. 통증 인지가 어떻게 변할 수 있는지를 보다 잘 이해하기 위해서, 통증 인지의 기작을 자세히 살펴보자.

빠른 통증과 느린 통증의 두 유형의 통증은 각각 서로 다르게 인지되며 서로 다른 부류의 들뉴런에 의하여 전달된다. **빠른 통증(fast pain)**은 날카롭게 찌르는 감각으로 인지되며 위치파악이 쉽다. 이 통증은 가늘고 말이집이 가볍게 형성되어 전도 속도가 12~30 m/초 정도인 *A*δ 섬유에 의하여 전달된다(표 7.4). 이와 달리, **느린 통증(slow pain)**은 둔하고 쑤시는 감각으로 인지되는데, 위치파악이 잘 되지 않으며 굵기가 얇고 말이집이 없어서 전도 속도가 0.2~1.3 m/초 정도인 *C* 섬유에 의하여 전달된다. 통증의 두 유형 간의 차이를 이해하기 위해서 돌 따위에 발이 채였을 때를 생각해보라. 처음에 날카로운 통증(빠른 통증)이 있고 난 후에 쑤시는 통증(느린 통증)이 지속된다.

*A*δ 섬유이든 C 섬유이든 1차 들신경은 척수의 뒤뿔에서 2차 뉴런과 시냅스를 이룬다. 이 1차 뉴런과 2차 뉴런 간의 의사소통에는 물질 *P*(*substance P*)와 칼시토닌 유전자-연관 펩티드(*calcitonin gene-*

related peptide, CGRP)와 글루탐산 등을 비롯한 여러 가지 신경전달물질들이 관련되어 있다. 통증 전달에서 물질 P와 글루탐산의 기능은 꽤 잘 알려져 있어서 보다 상세하게 서술할 것이고, CGRP는 비슷한 방법으로 작용할 것으로 여겨진다.

물질 P와 글루탐산은 1차 들뉴런에서 방출되어 2차 뉴런의 수용체에 결합한다. 2차 뉴런은 통증의 인지와 식별에 관련된 척수시상로를 통하여 시상으로 상행한다. 통각 들축삭은 통증의 감정적인 성분을 해석하는 데 필요한 상행 경로도 활성화한다. 이 감정적인 경로는 뇌줄기의 망상체, 시상하부, 변연계로 상행한다.

내장 통증

통증은 신체 표면에만 한정되지 않는다. 예를 들면, 대부분의 사람은 과도하게 운동한 후에 근육 통증으로 고생하거나 신장결석으로 통증을 겪는다. 내장조직이 손상되고, 내장기관의 통각수용체가 이 손상을 탐지한다. 그러나 막창자꼬리에 염증이 생기거나 심장발작이 일어날 때 사람들은 무엇을 인지하는가? 일반적으로 내장의 통각수용체의 활성화는 **연관 통증(referred pain)**이라는 한 유형의 통증을 만들어낸다(내장 통증이 신체 표면에 연관되기 때문에 그렇게 불림). 예를 들면, 심장발작이 있는 사람은 심장 자체에서가 아니라 왼쪽 가슴, 위팔, 어깨의 통증을 호소한다. 연관 통증은 내장 들뉴런으로부터 입력을 받는 2차 뉴런이 몸 들뉴런으로부터도 입력을 받기 때문에 일어난다(**그림 10.16a**). 한 이론에 의하면, 뇌는 과거의 경험에 기초하여 정보를 해석한다. 사람의 일생을 통하여 이 2차 뉴런들은 몸 들뉴런에 의하여 우선 활성화되며, 그래서 뇌는 이 뉴런들로부터 오는 신호의 기원이 몸(체성) 부위에 있는 것으로 해석한다. 심장발작이 일어났을 때, 그것은 과거에 그러한 신호가 의미했던 것이기 때문에 뇌는 그 신호를 체성 부위에 장애가 있는 것으로 해석한다. 내과의사들은 환자의 통증을 일으킨 내부 기관들을 확인하기 위하여 연관 통증의 신체 표면 위치들에 관한 지도를 이용한다(그림 10.16b).

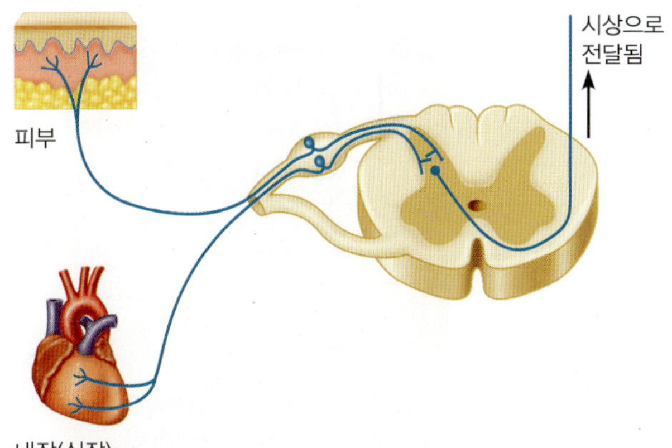

(a) 연관 통증의 기작

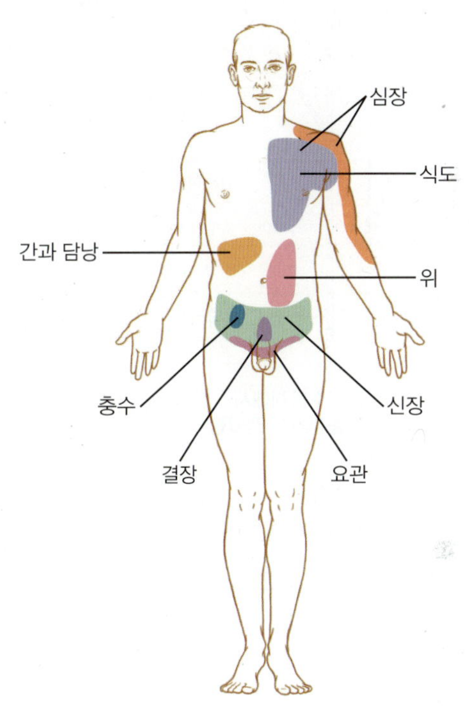

(b) 연관 통증의 임상지도

그림 10.16 연관 통증의 기작과 부위. (a) 내장감각뉴런과 체성감각뉴런이 척수의 동일한 2차 뉴런으로 모일 때 연관 통증이 일어난다. **(b)** 특정 내장 기관의 통증은 일반적으로 이 지도에 표시한 신체의 지역들에 통증을 일으킨다.

통증신호의 조정

감각정보에 관한 신호들은 감각 경로들을 따라 전달되는 과정에서 조정될 수 있다. 즉 신호가 촉진되거나 약화되어 그 정보의 최종 인지가 변하게 된다. 감각신호들은 경로에 존재하는 어느 시냅스에서라도 조정될 수 있다. 통증 조정에 관련된 기작은 임상적으로 그 의미가 깊다.

관문-조절 이론(gate-control theory)에 의하면, 통증이 없는 체성감각신호들이 척수 수준에서 통증의 신호를 억제할 수 있다(**그림 10.17**). 척수 내의 여러 사이뉴런들 중에는 통증 정보를 전달하는 2차 뉴런을 억제하는 것들이 있다. 이 사이뉴런들이 활성화되면 통증신호의 전달이 억제되어 통증이 덜 인지된다. 통증 자극에 관한 정보가 C 섬유에 의하여 척수로 전달될 때(그림 10.17a), 이 C 섬유의 곁가지는 억제성 사이뉴런의 활성을 억제함으로써 통증이 척수로 전달되게 한다. 그러나 이 억제성 뉴런은 접촉, 압박, 진동과 같은 기계적 자극과 연관된 굵은 말이집 들섬유(Aβ 섬유)의 곁가지에 의하여 자극된다(그림 10.17b). 통증을 일으키지 않는 기계적 자극이 통증 자극과 동시에 가해지면, Aβ 섬유의 곁가지가 억제성 사이뉴런을 자극함으로써 통증신호의 전달을 감소시킨다.

관문-조절 이론은 아픈 부위를 문지르는 것(무통 자극)이 어떻게 통증을 줄이는지를 설명한다. 그리고 이 이론은 통증을 경감시키는 데 경피전기신경자극(*transcutaneous electrical nerve stimulation, TENS*)을 이용하는 것의 기초를 제공하기도 한다. TENS에서는, 신

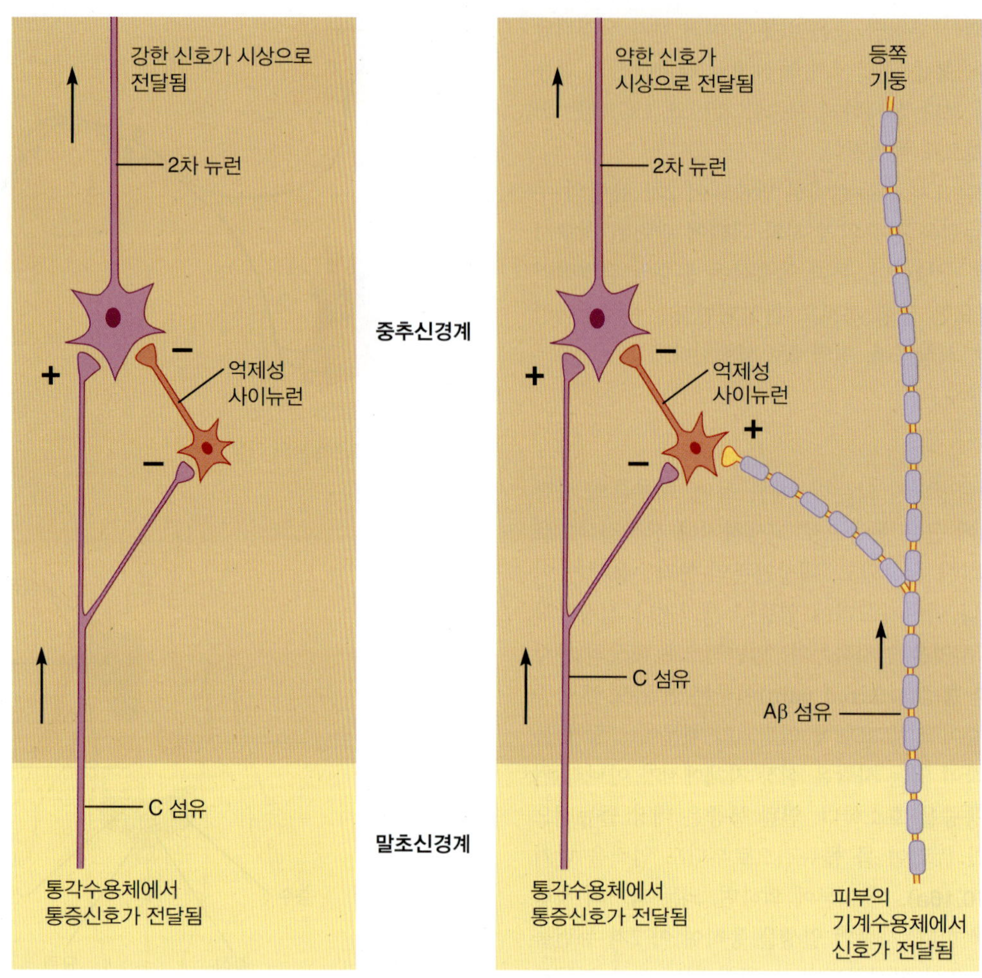

그림 10.17 통증 조정의 관문-조절 이론. (a) 조정되지 않은 통증의 전달. 통각수용 들섬유(C 섬유)의 곁가지가 억제성 사이뉴런을 억제함으로써 통증신호가 척수 뒤뿔에 있는 2차 뉴런으로 전달되게 하고, 이 신호는 시상으로 전달된다. **(b)** 통증 전달의 조정. 촉각수용체나 압력수용체에서 갈라지는 굵은 들섬유(Aβ 섬유)의 곁가지가 억제성 사이뉴런을 흥분시킴으로써 통증신호의 전달을 줄인다.

경 위를 덮고 있는 피부를 통하여 가해진 작은 전류가 굵은 들섬유를 활성화함으로써 통증을 줄인다. 통증을 억제하는 무통 자극이 치료에 이점이 있지만, 뇌도 통증을 차단하는 **내인성 진통계(endogenous analgesia system)**의 하행로를 통하여 통증을 차단하는 **무통각(analgesia)**을 만들어 낼 수 있다. 이 시스템을 가볍게 자극하는 것은 임상적으로 대단한 이점이 있을 수 있다.

통증은 사람을 쇠약하게 할 수 있고, 때로는 통증의 인지가 오히려 불리할 때도 있다. 예를 들면, 심한 부상을 입은 군인은 생명이 위태로울 때 통증으로 움직이지 못하면 생존할 가능성이 적다. 그렇게 부상을 입은 군인이 내인성 진통계가 활성화되어 통증을 차단하기 때문에 통증을 느끼지 않은 채 움직일 수 있게 됨으로써 생존이라는 보다 절박한 요구에 신체가 대처할 수 있게 한다.

뇌의 많은 영역들이 내인성 진통계에 관련된다. 잘 알려진 경로들 중의 하나를 **그림 10.18**에 나타내었다. 스트레스 상황은 중간뇌의 수도관주위회색질(*periaqueductal gray matter*) 영역을 활성화한다. 이 영역은 연수의 큰솔기핵(*nucleus raphe magnus*) 영역과 그리고 뇌줄기의 길이로 뻗은 가쪽 망상체(*lateral reticular formation*)와 의사소통한다. 이 영역들로부터 뉴런들이 척수로 하행하여 통각 들뉴런과 2차 뉴런들 간의 의사소통을 다음과 같이 차단한다.

물질 P는 2차 뉴런과 시냅스를 하는 통각 들뉴런에서 방출되는 신경전달물질의 하나인 것을 기억하자. 척수에서 억제성 사이뉴런들은 2차 뉴런의 세포체와 가지돌기들에서 시냅스를 하고 통각 들뉴런의 축삭종말과도 시냅스를 한다. 이 억제성 사이뉴런은 내인성 아편 신경전달물질인 엔케팔린(*enkephalin*)을 방출하고(8장), 엔케팔린은 2차 뉴런의 아편유사물질 수용체에 결합하여 억제성 시냅스후전위를 일으킨다. 엔케팔린은 통각 들뉴런의 축삭종말에 있는 아편유사물질 수용체에도 결합하여 물질 P의 방출을 억제한다. 이러한 두 개의 작용은 통각 들뉴런에서 2차 뉴런으로 신호가 전달되는 것을 억압함으로써 통증신호가 뇌로 전달되는 것을 줄인다. 이러한 억제성 사이뉴런들은 하행하는 큰솔기핵과 가쪽 망상체의 뉴런들에 의하여

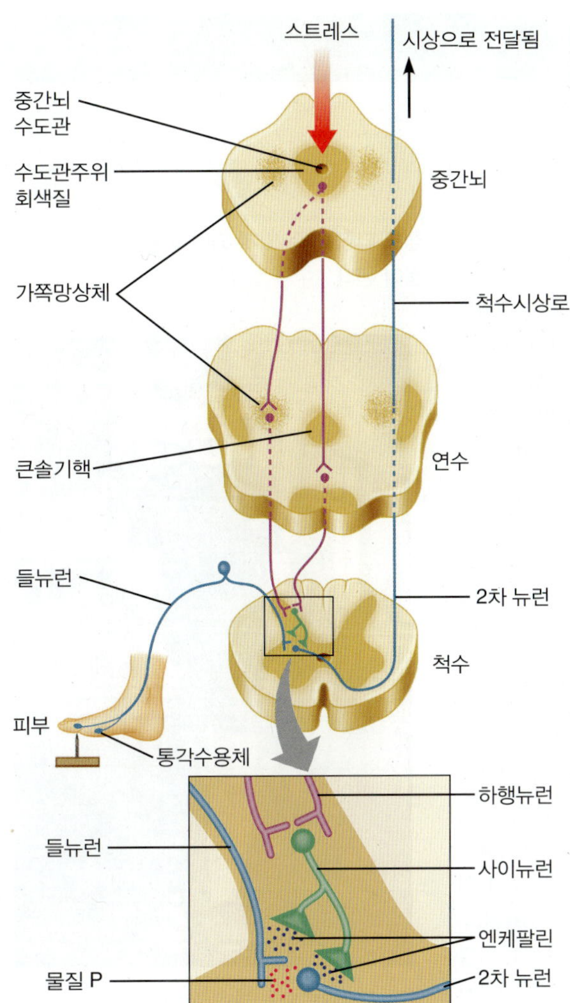

그림 10.18 내인성 진통계. 통증 자극이 통각수용체를 활성화했을 때, 정보는 척수시상로를 경유하여 CNS로 전달된다. 스트레스가 있을 때, 내인성 진통계는 통각 들뉴런과 2차 뉴런 간의 시냅스에서 통증 전달을 다음과 같이 차단할 수 있다. 중간뇌의 수도관주위회색질이 연수의 가쪽 망상체와 큰솔기핵과 의사소통한다. 이 부위들에서 나온 뉴런이 척수의 뒤뿔로 하행하여 신경전달물질 엔케팔린을 방출하는 억제성 사이뉴런을 활성화한다. 엔케팔린은 통각 들뉴런에서 물질 P 방출의 시냅스전억제와 2차 뉴런에서 IPSPs의 생성이라는 두 기작을 통하여 통각 들뉴런과 2차 뉴런 간의 의사소통을 차단한다.

활성화된다.

보다 최근에 이러한 하행성 조정에 통증을 촉진하는 경로도 포함되어 있다는 것이 알려졌다. 그 한 예가 사람이 아팠을 때 생기는 **통각과민**(*hyperalgesia*)이다. 질병의 증상(열, 피로 등)을 일으키는 여러 가지의 시토카인들이 뇌의 영역들에 작용하여 통증을 크게 인지하게도 한다.

때로는 통증을 전달하거나 통증을 조정하는 시스템이 제대로 작동하지 않아 만성 통증이 되기도 한다. 한 예가 **환상팔다리통증**(*phantom limb pain*)인데, 절단된 팔다리에서 통증이 느껴진다(**Clinical Connections: 환상팔다리통증**을 보라).

퀵 테스트 10.3

1. 온도수용체의 두 유형의 이름을 말하고, 각 수용체를 흥분시키는 자극의 유형을 서술하라.
2. 통각수용체의 세 유형의 이름을 말하고, 각 수용체를 흥분시키는 자극을 서술하라.
3. 빠른 통증과 느린 통증을 구별하라. 빠른 통증과 느린 통증을 각각 맡는 들뉴런의 부류는 ?
4. 심장발작이 일어난 사람이 왼쪽 어깨에서 경험하는 통증의 종류는?

10.3 시각

우리는 세상에 관한 많은 것들을 시각을 통해 알게 된다. 이 절에서는 이렇게 중요한 능력을 가진 시각계를 공부한다. 우선 시각계의 감각기관인 눈의 해부학적 구조에서 시작하자.

눈의 해부학적 구조

눈의 중요한 구조들을 **그림 10.19**에 나타내었다. 눈은 세 개의 동심원 층들로 나눌 수 있다. 가장 바깥층은 공막과 각막으로 구성된다. **공막(sclera)**은 질긴 결합조직으로, 눈의 흰 자위를 이룬다. 하지만 공막은 눈의 앞쪽에서 빛이 눈으로 들어갈 수 있는 투명한 구조인 **각막(cornea)**으로 된다.

눈의 중간층은 맥락막, 섬모체, 홍채로 구성된다. **맥락막(choroid)**은 공막 아래에 위치하며, 광수용체를 포함하는 눈의 안쪽 층에 양분을 공급하는 혈관을 포함하고 있다. **섬모체(ciliary body)**는 **띠섬유(zonular fiber)**라고 하는 결합조직의 섬유들에 의하여 수정체에 부착되어 있는 **섬모체근(ciliary muscle)**을 포함한다. **수정체(lens)**는 빛의 초점을 망막에 맞추고, 망막에서는 시각 정보가 변환된다. 섬모체근은 광파의 초점이 맞도록 수정체의 모양을 바꾼다. **홍채(iris)**는 색소가 있는 두 층의 평활근들로 구성되며 수정체의 앞쪽에 위치한다. 홍채의 색소침착이 눈의 색깔을 결정한다. **동공(pupil)**은 홍채 가운데의 구멍으로서, 빛이 눈의 뒷부분으로 들어가도록 하는데, 구조물은 아니다. 홍채는 동공의 직경을 조절함으로써 눈의 뒤에 도달하는 빛의 양을 조절한다.

눈의 가장 안쪽 층은 **망막(retina)**인데, 신경조직으로 구성되며, 광파를 탐지하는 세포인 **광수용체(photoreceptor)**를 포함하고 있다. 광수용체에는 막대세포(rod)와 원뿔세포(cone)의 두 유형이 있는데, 이들은 각각 희미한 빛과 밝은 빛을 탐지한다. 그러므로 망막은 빛에너지를 전기에너지로 전환하는 **광변환**(*phototransduction*)에서 작용한다. **망막색소상피(retinal pigmented epithelium)**가 망막의 바로 바깥쪽에 위치하여 맥락막에 부착되어 있다. 이 구조는 검은색 색소인 멜라닌을 고농도로 포함하는데, 이것은 눈의 뒤쪽에 도달하는 빛을 흡수함으로써 망막 전체에 걸쳐 빛이 반사되는 것을 방지한다.

망막에서 두 지역이 주목할 만하다. 하나는 망막의 가운데 부위인 **중심오목(fovea)**인데, 시야의 가운데로부터 온 빛이 망막에 도달하는 부위다(카메라 렌즈가 광파를 필름으로 모으듯이 투명한 수정

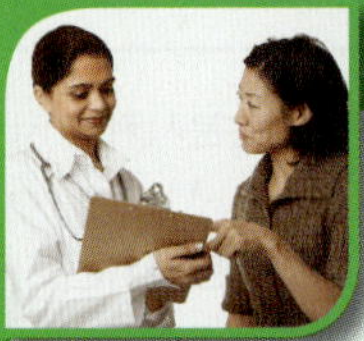

CLINICAL CONNECTIONS

환상팔다리통증(Phantom Limb Pain)

사람이 팔이나 다리를 잃으면 이로 인해 심리적으로 황폐화될 수 있다. 설상가상으로 환자는 잘라져 이제는 없는 팔다리에서 비롯되는 만성 통증으로 고생하기도 한다.

절단수술을 받은 사람은 종종 잃은 팔다리에서 비롯되는 어떤 감각(**환상감각**, *phantom sensation*이라고 함)을 인지하는데, 이러한 통증으로 인해 매우 쇠약해진다. 절단수술을 받은 사람의 50% 이상이 일종의 **환상팔다리통증**(*phantom limb pain*)을 느낀다. 어떤 환자에서는 통증이 비교적 약하고 시간이 지나면서 가라앉는다. 다른 환자에서는 통증이 몹시 괴롭고, 남은 일생 동안 거의 꾸준히 지속된다.

잃어버린 신체 부위에서 무언가를 느끼는 것이 어떻게 가능할까? 이 문제는 수세기 동안 의사들을 당황스럽게 했다. 초기에는 잘리고 남은 부분의 신경종말이 활성화됨으로써 통증을 감각하게 된다는 이론이 제시되었다. 하지만 잘리고 남은 부분에 대한 자극에 의하여 생기는 통증은 **절단통증**(*stump pain*)을 일으키는데, 이는 환상팔다리통증보다 더 특징적이며 보다 쉽게 치료된다. 최근의 이론에 의하면, 사라진 팔다리로부터 더 이상의 입력을 받지 않는, 통각을 전달하는 2차 또는 3차 뉴런이 다른 종류의 시냅스 입력에 보다 민감해짐으로써 중추신경계에서 변화가 일어난다는 것이다. 뉴런들은 다양한 출처들로부터 모음 입력을 받기 때문에, 서로 다른 시냅스들이 2차 또는 3차 뉴런을 더욱 효과적으로 흥분시킨다. 그래서 팔다리에서 통증 자극에 관한 정보를 전달하는 데 사용되었던 뉴런들은 이제는 그 팔다리와는 무관한 다른 시냅스 입력에 의하여 흥분할 수 있게 된다. 하지만 잘려진 팔다리로부터 시작되는 통증 경로가 정상적으로 활성화되기 때문에 아직도 그 팔다리에서 통증이 느껴진다.

환상팔다리통증의 치료는 어려워서, 환자의 약 25%만이 장기적으로 통증에서 벗어난다. 소염제나 아편제제 같은 전통적인 만성 통증 치료법은 환상팔다리통증을 치료하는 데 그다지 성공을 거두지 못하고 있다. 외과적 처치, 침술, 경피전기신경자극을 비롯한 다른 치료법들이 사용된다. 환상팔다리통증을 치료하는 보다 최근의 흥미로운 기술의 하나로 거울을 이용한다. 환자는 거울을 이용하여 현재 자신의 팔다리를 보지만 그것은 잃어버린 팔다리인 것을 생각한다. 이때 환자는 거울에 비친 없는 다리를 어느 정도 다잡을 수 있게 되어 통증을 줄이는 데 도움이 된다.

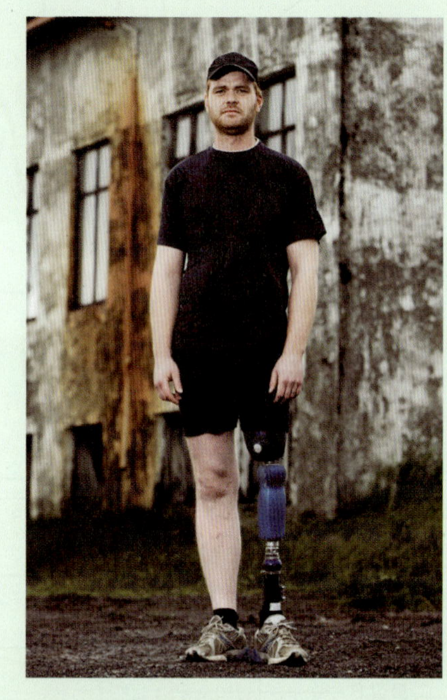

팔다리 절단수술을 받은 사람은 그 사라진 팔다리에서 나오는 것 같은 감각을 인지할 수 있다.

비판적 사고력 문제

1. 절단통증과 환상팔다리통증 간의 차이를 서술하라.
2. 환상팔다리통증을 설명하는 최근의 이론은?
3. 환상팔다리통증의 치료가 그렇게 어려운 이유는 무엇인가? 미래의 치료법으로 기대를 갖게 하는 것은?

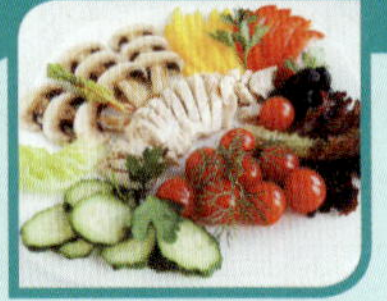

당뇨병에 대한 관심

항상성에 대한 체성감각, 특히 통각의 중요성은 발의 건강에 대한 당뇨병의 영향을 살펴볼 때 분명하다. 미국에서는 매년 당뇨병에 걸린 8만~9만 명의 사람이 당뇨병 때문에 팔다리를 절단한다. 고혈당은 말초신경을 손상시키는데(말초신경병), 발에 분포한 신경에서 특별하다. 손상이 생기는 정확한 기작을 아직 모르지만 그 결과는 심각하다. 신경병은 발에서의 감각 소실로 이어질 수 있다. 그래서 당뇨병에 걸린 사람들은 발에 난 상처를 작은 물집과 같은 작은 상처조차도 알아채지 못하게 된다. 상처를 알아채지 못한다는 것은 상처가 난 발을 적절하게 돌보지 않게 되고 상처는 감염될 수 있기 때문에 위태롭다. 심한 감염으로 조직이 괴사될 수 있고 마침내는 감염이 더 퍼지는 것을 막기 위해 절단을 해야만 하는 지경에까지 이를 수 있다. 절단의 위험을 피하기 위해서 당뇨병은 혈당수준을 감시하고 유지해야 하며 그리고 통증 징후가 없을 수도 있기 때문에 눈으로 보이는 손상 징후가 있는지 발을 자주 살펴야 한다.

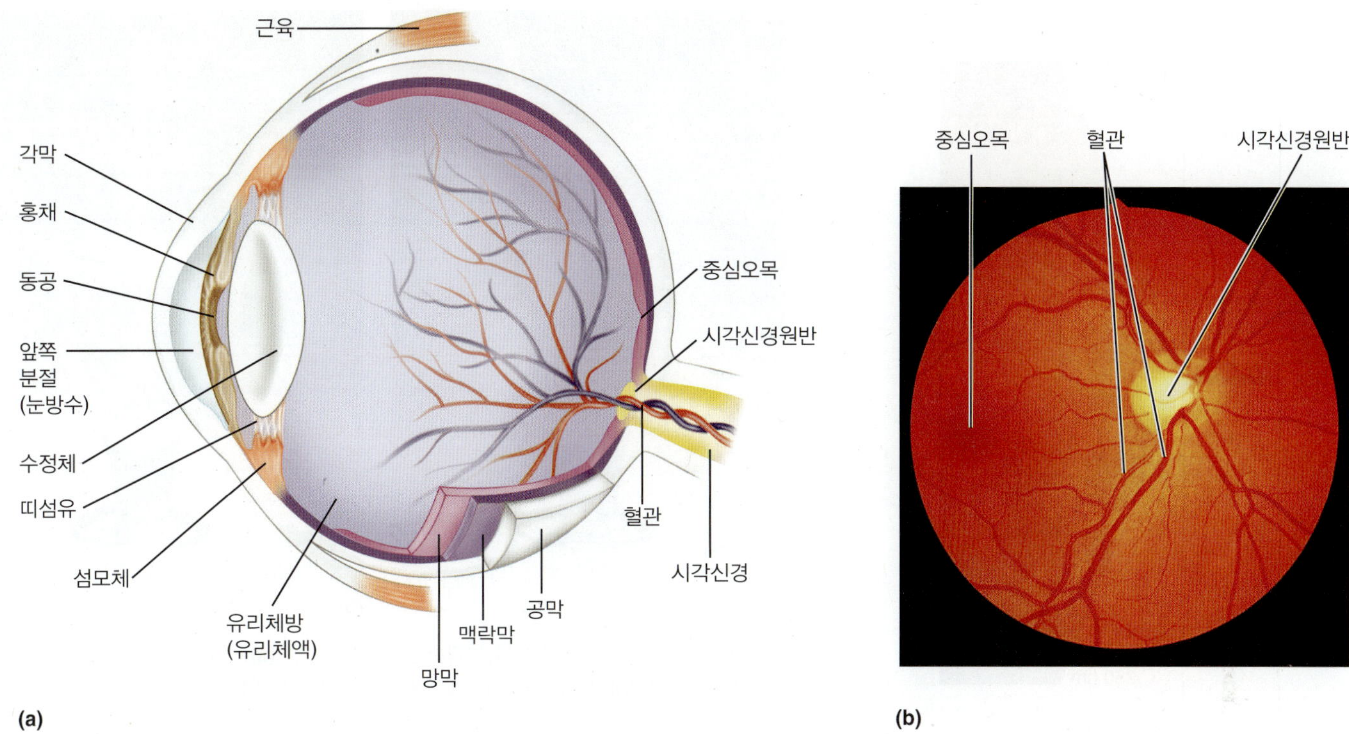

그림 10.19 눈의 해부학적 구조. (a) 수평 단면에서 보이는 눈의 주요 구조들. **(b)** 검안경을 통해 보이는 망막.

체는 광파를 망막으로 모은다). 중심오목은 시각명료도가 가장 높은 지역인데, 그 이유는 나중에 서술한다. 다른 하나는 눈에 분포한 시각신경과 혈관이 망막을 통과하는 부위인 **시각신경원반(optic disk)**이다. 시각신경원반에는 광수용체들이 없기 때문에 이 부위를 **맹점(blind spot)**이라고 하는데, 망막에 도달한 빛이 신경자극으로 변환되지 못하고 따라서 인지되지 않는 부위다(맹점을 확인하기 위해 **그림 10.20**을 보고 그대로 해보라).

수정체와 섬모체가 눈을 액으로 채워진 두 개의 공간으로 나눈다. 수정체와 섬모체의 앞쪽에는 **안쪽 분절(anterior segment)**이 있는데, 각막과 홍채 사이의 **전방**(*anterior chamber*)과 홍채와 수정체 사이의 **후방**(*posterior chamber*)으로 나뉜다. 앞쪽 분절에는 **눈방수(aqueous humor)**라고 하는 투명하고 엷은 액이 들어 있는데, 이 액은 각막과 수정체에 양분을 공급한다. 각막과 수정체는 투명하여 빛이 쉽게 통과할 수 있다. 이 구조들이 양분을 공급받기 위하여 혈관에 의존한다면, 혈관의 존재로 인해 빛의 투과가 방해될 것이다. 수정체와 섬모체의 뒤쪽에는 **뒤쪽 분절(posterior segment** 또는 **유리체방, vitreous chamber)**이 있는데, **유리체액(vitreous humor)**이라고 하는 보다 단단한 젤리 같은 물질을 포함하고 있어서, 눈의 원형 구조를 유지한다.

그림 10.20 맹점. 맹점을 증명하기 위해서 오른쪽 눈을 가리고 왼쪽 눈으로 "−" 표시를 쳐다보라. "−" 표시를 계속 쳐다보면서 책을 왼쪽 눈 가까이 가져가보라. 눈에서 2~3인치까지 가져가면, "+" 표시로부터 반사되는 빛이 시각신경원반을 때리기 때문에 "+" 표시가 사라진다.

광파의 성질과 행동

빛은 에너지의 한 형태다. 더 분명히 말하면 빛은 **전자기파**(*electromagnetic wave*)이다. 라디오파, TV파, X-선, 감마선 등과 같은 다른 형태의 전자기 에너지들과 함께 빛은 전자기 스펙트럼의 한 부분이다(**그림 10.21**). 가시광선은 파장이 350~750 nm 사이인 전자기파들을 포함한다. 여러 가지 다른 색들은 이 파장 범위 안에 들어 있는 서로 다른 파장에 상응한다.

빛은 하나의 파이기 때문에, 반사와 굴절을 비롯한 파의 특성을 보인다. **반사(reflection)**는 표면을 때린 빛이 표면에서 튀는 현상이다. 우리가 인지하는 많은 빛들은 우리가 보고 있는 사물에서 반사한 것이기 때문에, 반사는 시각에서 중요한 현상이다. (우리는 태양이나 전구에서 눈으로 직접 들어오는 빛들처럼 방사된 빛도 본다.) 사물에 의하여 흡수된 빛은 인지되지 않는다. 그래서 어떤 사물이 초록색으로 인지되는 것은 다른 파장의 빛들을 모두 흡수하고 초록색과 일치하는 빛(530 nm)만을 눈으로 반사하기 때문이다. 우리가 보고 있는 사물에 의하여 모든 빛이 흡수되면 검은색으로 보이고, 사물에 의하여 모든 빛이 반사되면 흰색으로 보인다.

굴절(refraction)은 광파가 밀도가 다른 투명한 물질을 통과할 때 구부러지는 것을 말한다. 굴절은 서로 다른 매질에서 빛의 속도

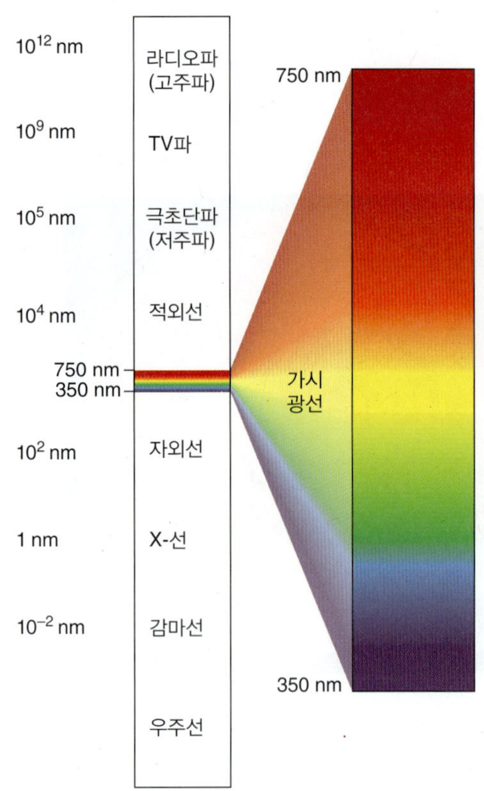

그림 10.21 **전자기파 스펙트럼**. 숫자들은 nm 단위의 파장을 나타낸다($1\ nm = 1 \times 10^{-9}\ m$). 가시광선 대역을 확대하여 나타내었다.

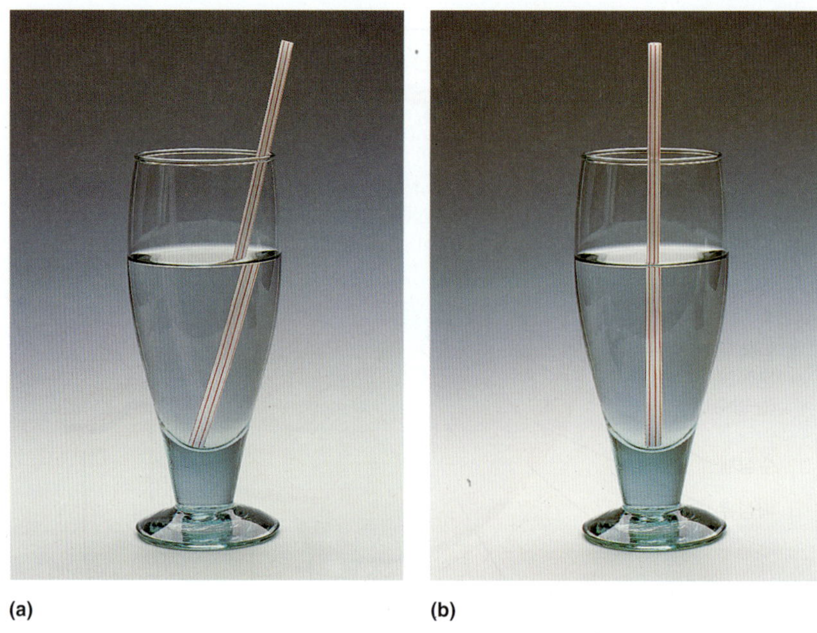

그림 10.22 밀도가 다른 매질을 투과하는 광파의 굴절. **(a)** 공기와 물의 경계면에 각을 이루고 있는 빨대. **(b)** 공기와 물의 경계면에 직각으로 있는 빨대.

가 다르기 때문에 일어나는데, 속도의 변화가 클수록 굴절이 크게 일어난다. 이러한 특성은 사물을 떠난 빛이 망막의 광수용체로 향하는 경로에서 각막, 수정체, 유리체액, 눈방수 등을 포함하는 여러 개의 다양한 물질을 통과해야 하기 때문에, 시각에서 중요하다. 굴절은 광파들을 망막으로 모으는 데 중요하기 때문에, 여기서 좀 더 자세하게 다룬다.

집에서 다음과 같이 해보라. 물이 반쯤 찬 투명한 유리컵에 빨대를 넣고 일정한 각도로 기울인다. 빨대를 기울였을 때, 빨대는 공기와 물의 경계면에서 부러진 것처럼 보인다(**그림 10.22a**). 이번엔 빨대를 공기와 물의 경계면에 직각이 되도록 똑바로 세운다. 빨대는 이제 일체로 보인다(그림 10.22b). 광파가 한 매질에서 다른 매질로 이동할 때, 광파가 수직이 아닌 어떤 각도로 두 번째 매질을 때리면 굴절한다. 광파가 굴절하는 정도는 두 매질의 밀도의 차이와 빛이 매질을 때리는 각도에 의하여 결정된다. 빨대를 여러 각도로 기울여 보라.

그림 10.23은 안경이나 망원경에서처럼 흔히 사용하는 렌즈의 **오목면**(*concave surfaces*)과 **볼록면**(*convex surfaces*)을 통과하는 평행 광파들의 굴절을 나타낸다. 두 유형의 곡면에서 표면을 직각으로 때리는 광파들은 똑바로 관통한다. 하지만 직각이 아닌 각도에서 들어간 빛의 경우, 오목 렌즈에서는 나란히 들어가는 광파들이 흩어지는 반면 볼록 렌즈에서는 광파들이 **초점**(*focal point*)으로 모인다. 볼록 렌즈의 장축에서 초점까지의 거리를 **초점거리**(*focal length*)라고 한다.

각막과 수정체는 눈으로 들어가는 광파들을 망막 위로 모으는 작용을 하는 볼록면을 가지고 있는데, 이 작용은 시각적인 상들이 초점이 맞으려면 필요한 과정이다. **그림 10.24**는 보이는 사물로부터 나온 광파들이 어떻게 망막으로 투사되는지를 보여준다. 어떤 물체를 초점이 맞게 보려면 시야의 한 점에서 나온 빛이 망막 상에서 하나의 점으로 모여야 한다. 각막은 수정체보다 굴절력이 3배 이상 크지만 각막의 굴절력은 일정한 반면, 수정체의 굴절력은 빛의 초점을 망막에 맞추는 데 필요한 만큼 변할 수 있다. 예를 들면, 매우 가까운 사물을 보기 위해서 수정체는 더 둥글게 됨으로써 굴절력이 증가하여 상의 초점을 망막에 맞춘다. 가까운 사물을 보기 위하여 수정체가 굴절력을 조정할 수 있는 능력을 **원근조절(accommodation)**이라고 하는데, 이어서 살펴본다.

원근조절

어떤 사물을 똑똑히 보려면, 사물의 한 점에서 반사된 빛은 망막의 일정한 한 점에 모여야 한다. 멀리 있는 사물을 볼 때, 광파들은 서로 거의 평행하게 눈으로 들어가므로(**그림 10.25a**), 망막에 초점이 맞는 데 필요한 굴절력은 거의 필요 없다. 하지만 가까이 있는 사물에서 나온 광파들은 눈으로 들어갈 때 분산되므로(그림 10.25b), 이를 극복하고 망막에 초점을 맞추려면 더 큰 굴절력이 필요하여 수정체를 더욱 둥글게 만들어야 한다.

수정체의 모양은 환상으로 배열해 있는 섬모체근(돌림근)이 띠섬유에 장력을 가함으로써 조절되는데, 띠섬유는 섬모체근을 수정체

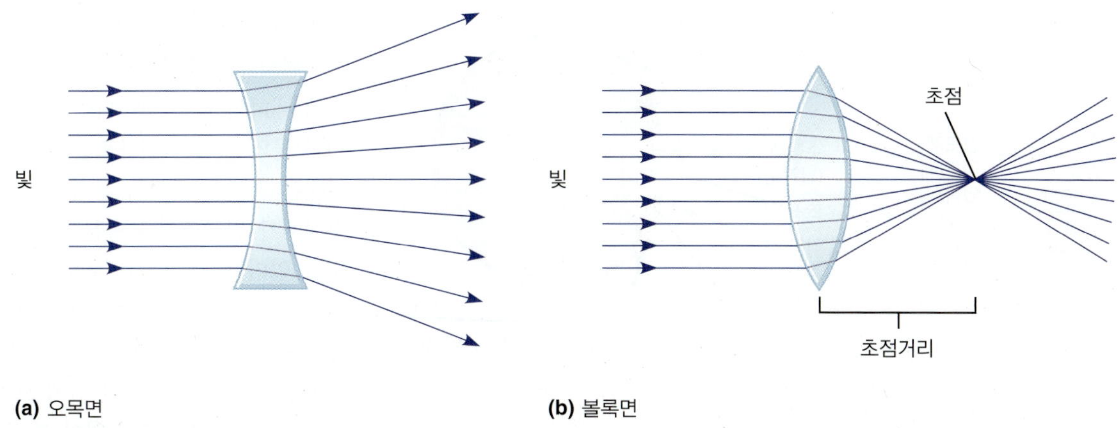

그림 10.23 곡면을 통과하는 광파의 굴절. (a) 오목면은 빛을 분산시킨다. **(b)** 볼록면은 빛을 초점으로 모은다. 볼록렌즈의 장축에서 초점까지의 거리를 초점거리라고 한다.

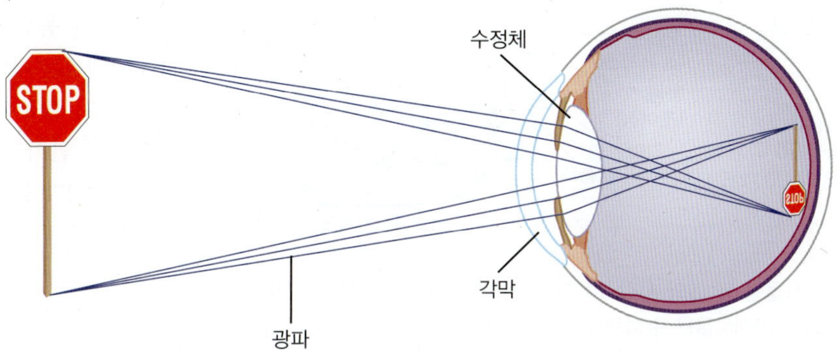

그림 10.24 눈에서 광파의 굴절. 시야 안의 한 점으로부터 나온 빛은 망막에 있는 하나의 점에서 초점이 맺는다. 빛이 눈의 볼록한 각막과 수정체를 통과할 때 굴절에 의하여 상은 망막에서 거꾸로 뒤집히고 좌우가 바뀐다.

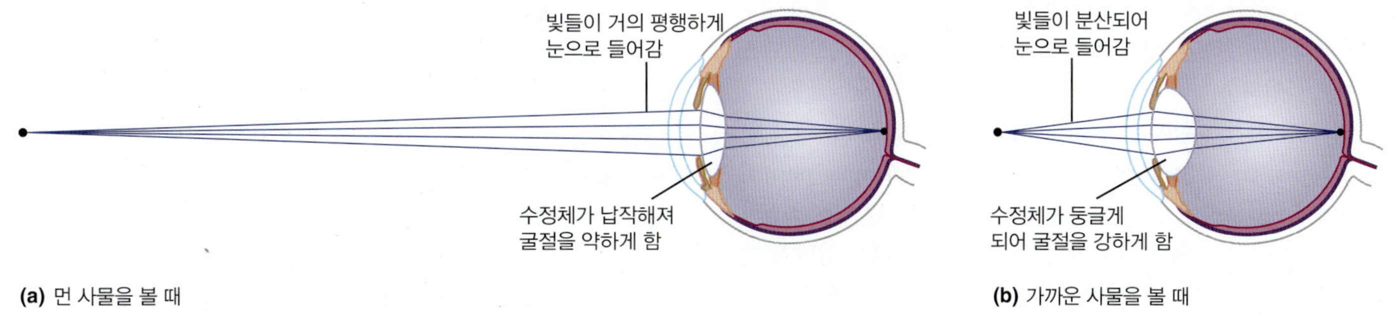

그림 10.25 먼 사물과 가까운 사물에서 나온 빛의 초점 맞추기. (a) 먼 사물에서 반사된 광선은 서로 평행하게 수정체에 도달한다. 비교적 평평한(약한) 상태에서도 수정체는 빛을 망막으로 모을 수 있다. **(b)** 가까운 사물에서 반사된 빛은 분산되어 수정체에 도달한다. 빛을 망막으로 모으려면 수정체가 더 둥근(강한) 모양이어야 한다.

에 부착시킨다. 근육은 수축하면 짧아진다. 그래서 돌림근이 수축하면 원의 직경이 보다 작아진다. 멀리 있는 사물을 보려면 섬모체근이 이완하는데, 이것으로 원의 직경이 증가하여 띠섬유들이 팽팽해져서 수정체를 잡아당겨 납작한 모양이 되게 한다(**그림 10.26a**). 가까이 있는 사물을 보려고 원근조절을 하려면 섬모체근이 수축함으로써 원의 직경을 작게 만들어 띠섬유에 가해진 장력을 감소시킨다(그림 10.26b). 띠섬유의 장력이 감소했을 때 수정체는 원래의 탄성 때문에 더 둥글게 된다. 원근조절은 부교감신경계의 통제 하에 있는데, 가까운 것을 볼 때 섬모체근을 수축시킨다. 부교감신경의 활성이 없을 때 섬모체근은 이완한다.

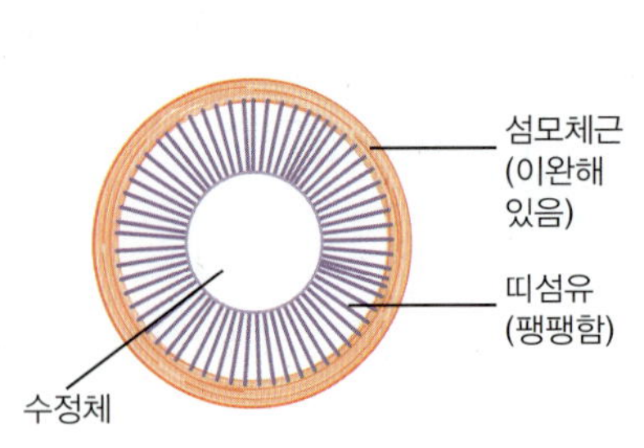

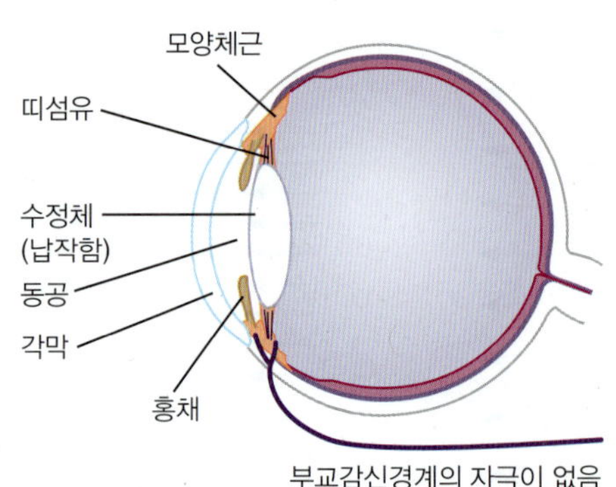

(a) 먼 사물을 볼 때의 원거리 시각

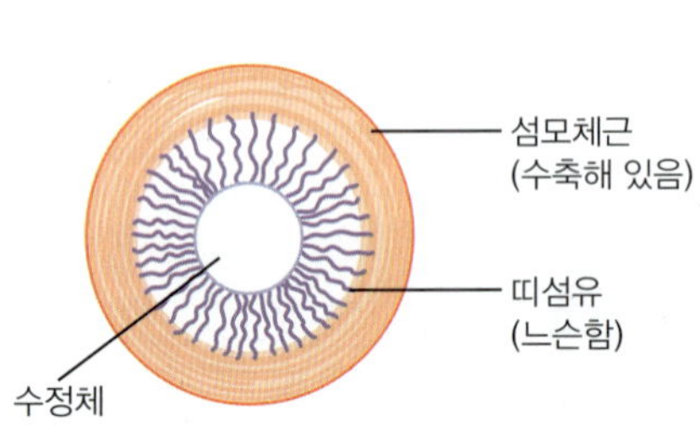

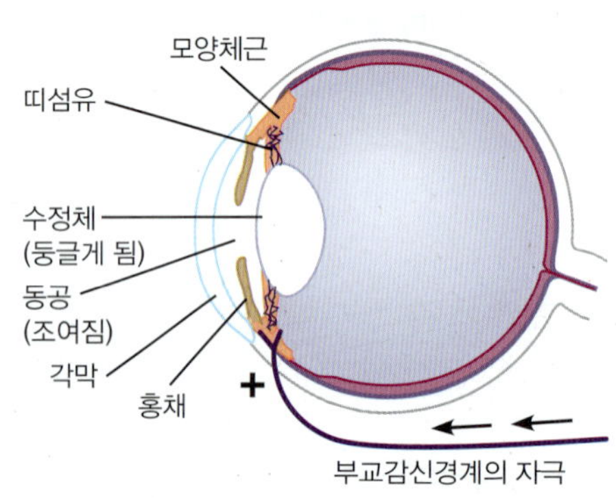

(b) 가까운 사물을 볼 때의 원근조절

그림 10.26 원근조절의 기작. (a) 먼 사물을 볼 때의 시각. 부교감신경의 자극이 없을 때 섬모체근은 이완하여 띠섬유들에 장력을 가한다. 띠섬유들은 수정체를 잡아당겨 납작하게 한다. **(b)** 근거리 시각에 필요한 원근조절. 부교감신경의 자극 하에, 섬모체근은 수축하여 띠섬유들에 가해진 장력을 줄임으로써 탄성이 있는 수정체를 더 둥글게 만든다.

시각에서의 임상적 결함

광파들이 적절하게 망막에 초점을 맞추지 못하면, 시각은 흐려진다. 시각이 흐려지는 원인은 여러 가지이며, 시력을 개선하는 교정 렌즈의 유형도 다양하다.

일반적인 시각 결함에는 **근시(myopia**, near-sightedness)와 **원시(hyperopia**, far-sightedness)가 있다. **정시(emmetropia**, normal vision)에서, 먼 사물에서 나온 빛은 원근조절 없이 망막에 초점이 맞춰지고 가까운 사물에서 나온 빛은 원근조절을 통해서 망막에 초점이 맞춰지기 때문에 먼 사물과 가까운 사물을 뚜렷이 볼 수 있다 (**그림 10.27a**). 근시나 원시에서는 수정체나 각막의 굴절력과 안구의 길이 사이에 부조화가 존재한다.

근시인 사람은 가까운 사물을 뚜렷이 볼 수 있지만, 안구의 길이에 비하여 수정체나 각막의 굴절력이 너무 강하여 광선을 지나치게 굴절시키기 때문에 먼 사물을 뚜렷이 볼 수 없다(그림 10.27b). 이 상황에서 눈은 원근조절 없이 가까운 사물의 초점을 맞추지만, 먼 사물에서 나온 빛은 망막의 앞에 초점이 맞춰짐으로써 상이 흐려진다. 근시를 교정하기 위해서 오목렌즈를 눈앞에 놓는다. 오목렌즈는 광파가 눈에 도달하기 전에 벌려준다. 이 조건 하에서 눈은 가까운 사물을 보기 위해서는 원근조절을 해야 하지만 먼 사물은 원근조절 없이 초점을 맞출 수 있다.

원시에서 수정체나 각막의 굴절력은 안구 길이에 대하여 너무 약하다(그림 10.27c). 그러므로 먼 사물의 초점은 원근조절했을 때만 맞춰지는데, 이것은 가까운 사물을 분명히 볼 수 있을 정도로 수정체가 원근조절을 충분히 증가시킬 수 없다는 것을 의미한다. 가까운 사물에서 나온 빛은 망막의 뒤에 초점이 맞추어져서 상이 흐려진다. 원시를 교정하려면 볼록렌즈를 눈앞에 놓는다. 렌즈는 광파들이 눈에 도달하기 전에 모아준다. 이제 눈은 먼 사물을 원근조절 없이 볼 수 있게 되고, 이에 따라 수정체가 가까운 사물을 볼 때 원근조절을 할 수 있는 여지가 생긴다.

수많은 다른 임상적 결함들이 망막에 빛의 초점을 맞추는 능력에 영향을 미친다. **난시(astigmatism)**에서는 각막이나 수정체의 면이 불규칙하여 광파들이 불규칙하게 굴절된다. 유리렌즈나 콘택트렌즈가 난시 교정에 사용된다. **노안(presbyopia)**은 나이가 들면서 수정체가 단단해지는 것인데, 수정체가 단단해지면 탄성이 줄어 둥글게 되는 능력이 감소함으로써 가까운 사물을 보기 위한 원근조절이 더욱 어렵게 된다. 유리렌즈가 노안을 어느 정도 교정해주지만 시력이 좋아지지는 않는다. **백내장(cataract)**은 수정체가 혼탁해져 투명도가 감소한 경우이다. 수정체의 혼탁은 나이가 들면서 눈의 단백질들이 덩어리진 때문에 생기는데, 수정체에 탁한 지역들이 생긴다. 증상이 심각한 경우에는 수정체를 제거하고 그 자리에 인공 수정체를 이식한다. **녹내장(glaucoma)**에서는 눈방수의 부피가 증가하여 안구의 앞쪽 분절인 전안강의 압력이 상승함으로써 각막의 모양이 찌그러지고 수정체의 위치도 변경될 수 있다. 수정체의 위치 변경은 상승한 안압을 유리체액에 전달함으로써 시각신경의 축삭을 누르거나 망막에 혈액을 공급하는 혈관을 압박할 수 있다. 압력이 지나치게 높아지면 혈액 공급이 상당히 감소하여 영구적인 실명에 이를 수도 있다. 녹내장 치료법은 없지만 눈방수 생산을 줄이거나 눈방수의 배수를 증가시키는 처치로 질병의 진행을 느리게 할 수 있다.

눈으로 들어가는 빛의 양 조절

눈은 동공의 크기를 변화시킴으로써 눈으로 들어가는 빛의 양을 조절할 수 있다. 밝은 빛에서는 동공이 작아져서(수축하여) 광수용체가 너무 많은 빛에 의하여 탈색되지 않는다. 밝은 빛 조건에서 동공은 직경 2 mm 정도까지 수축할 수 있다. 이와는 반대로 희미한 빛에서 동공은 커져서(확장되어) 빛이 많이 들어가 잘 볼 수 있게 된다. 희미한 빛 조건에서 동공은 직경 8 mm 정도까지 확장할 수 있다.

동공의 크기는 홍채에 의하여 조절된다. 홍채는 동공 둘레에

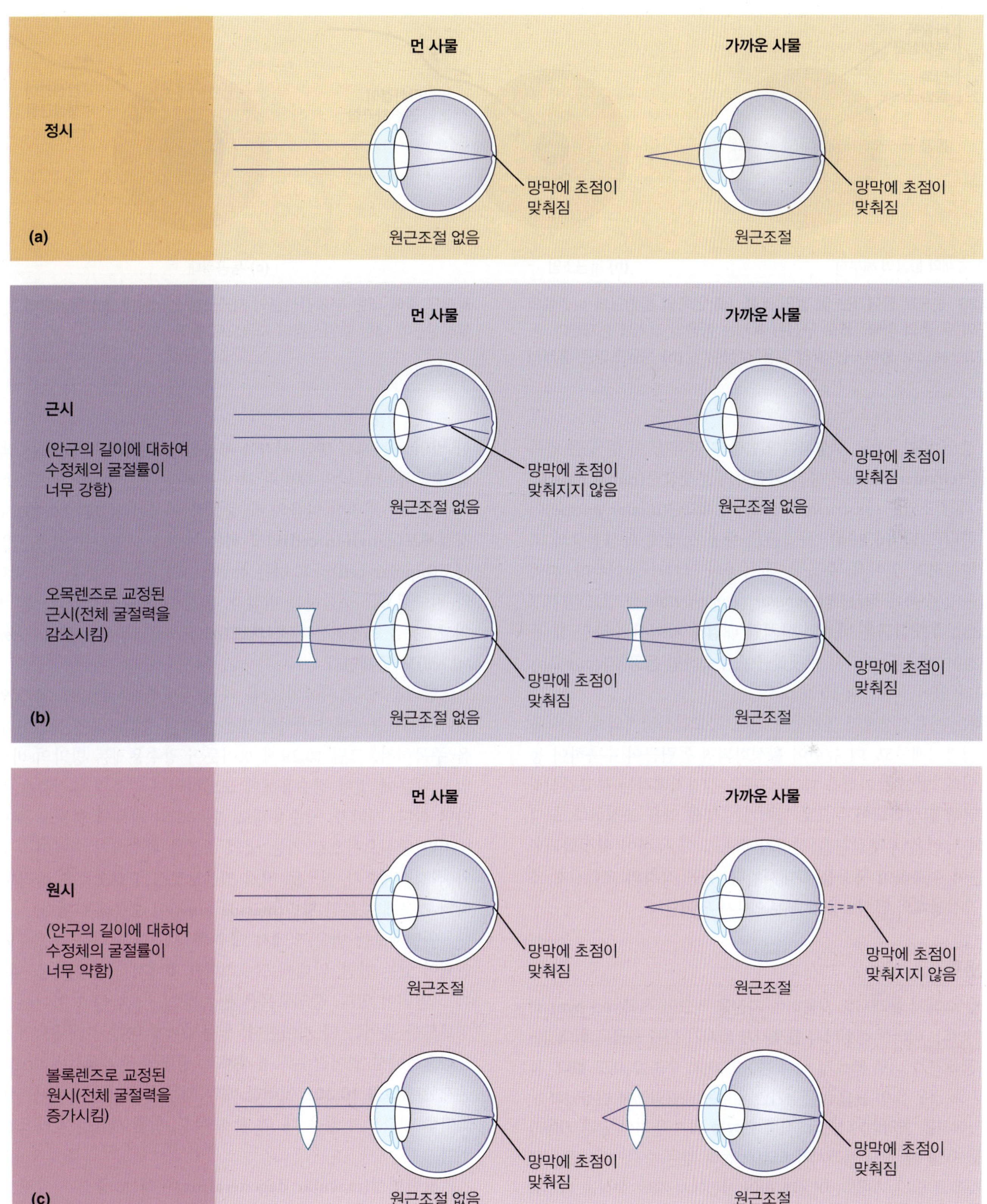

그림 10.27 **정시, 근시, 원시.** **(a)** 정시에서 먼 사물은 원근조절 없이 망막에 초점이 맞춰지고, 가까운 사물은 원근조절로 초점이 맞춰진다. **(b)** 근시에서 안구의 길이에 비하여 수정체(또는 각막)의 굴절률이 너무 강하다. 가까운 사물은 원근조절 없이 초점이 맞춰지고, 먼 사물은 원근조절이 없을 때에도 망막의 앞에 초점이 맞춰진다. 근시는 오목렌즈를 사용하여 빛이 눈으로 들어가기 전에 분산시킴으로써 교정할 수 있다. **(c)** 원시의 경우, 안구의 길이에 비하여 수정체(또는 각막)의 굴절력이 너무 약하다. 먼 사물은 원근조절로 초점이 맞춰지지만 가까운 사물은 원근조절을 해도 초점이 망막의 뒤에 맞춰진다. 원시는 빛을 모으는 볼록렌즈를 사용하여 빛이 눈에서 한 번 더 굴절되게 함으로써 교정할 수 있다.

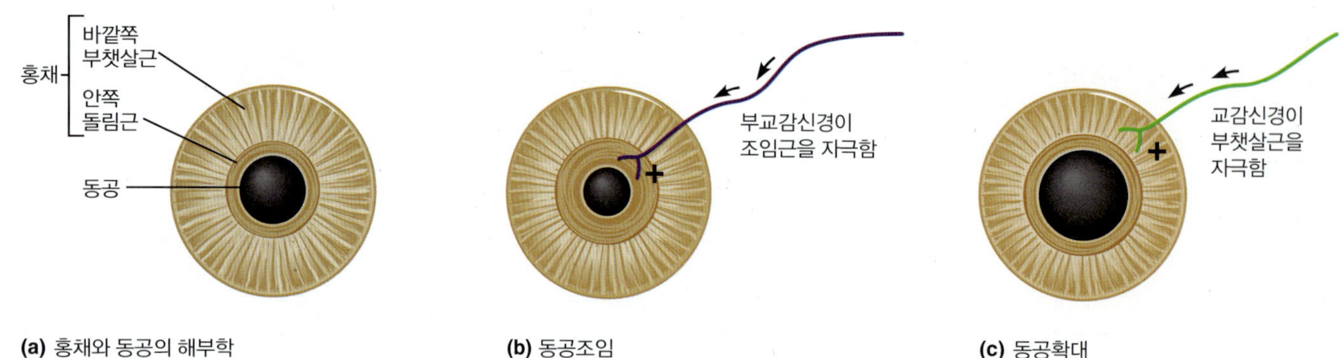

그림 10.28 눈으로 들어가는 빛 양의 조절. **(a)** 안쪽의 돌림근과 바깥쪽의 부챗살근의 두 층의 평활근들로 구성된 홍채는 동공의 크기를 통제한다. 동공의 크기는 눈으로 들어가는 빛의 양을 결정한다. **(b)** 동공조임은 홍채의 돌림근 층에 대한 부교감신경의 자극으로 일어난다. **(c)** 동공확대는 홍채의 부챗살근에 대한 교감신경의 자극으로 일어난다.

있는 두 층의 평활근들로 구성되어 있음을 기억하자. 이 두 층은 안쪽의 **돌림근(circular muscle)** 층과 바깥쪽의 **부챗살근(radial muscle)** 층인데, 각각 조임근(*constrictor muscle*)과 확대근(*dilator muscle*)이라고도 한다(**그림 10.28a**). 돌림근은 동공 둘레에 동심원상의 고리들을 형성하고 있어서, 수축할 때 동공의 크기가 줄어든다. 따라서 돌림근의 수축은 동공조임(*pupillary constriction*)을 일으킨다(그림 10.28b). 부챗살근은 바퀴의 살처럼 배열해 있어서 수축할 때 동공의 직경이 커진다. 따라서 부챗살근이 수축하면 동공확대(*pupillary dilation*)가 일어난다(그림 10.28c).

홍채는 자율신경계의 통제하에 있다. 부교감신경계의 뉴런은 돌림근을 신경지배하고, 이 뉴런이 활성화되면 돌림근이 수축하여 동공을 조인다. 빛이 증가했을 때 돌림근을 신경지배하는 부교감신경계의 뉴런이 활성화되어 눈으로 들어가는 빛의 양을 조절한다. 교감신경계의 뉴런은 부챗살근을 신경지배하고, 이 뉴런이 활성화되면 부챗살근이 수축하여 동공을 확대시킨다. 동공 직경의 교감신경 조절은 교감신경계의 알림반응의 부분으로서 일어난다.

지식 활용하기

희미한 빛 속에서 플래시를 사용하여 사진을 찍으면 적목(red eye) 현상이 일어난다. 이러한 상황에서 플래시가 터지기 전에 동공은 확대되어 있는데, 플래시가 너무 빠르게 터져 동공이 미처 수축할 새도 없다. 플래시로 인해 많은 빛이 눈으로 들어가면 일부는 맥락막에서 반사되어 눈 밖으로(카메라를 향하여) 나온다. 적목 현상을 막기 위하여 일부 카메라는 사진을 찍을 때 실제 플래시가 터지기 전에 짧은 순간 빛을 내는 플래시를 갖추고 있다. 이것이 어떻게 하여 사진에서 적목 현상을 방지할 수 있는지를 설명하라.

망막

망막은 신경조직으로 구성되어 있고, 광수용체인 막대세포와 원뿔세포가 위치해 있다. **막대세포(rod)**는 밤의 달빛과 같이 비교적 희미한 빛의 조건에서 명암 시각을 제공한다. **원뿔세포(cone)**는 색 시각을 제공하는데, 낮의 햇빛과 같이 비교적 밝은 빛에서만 활성화된다.

망막은 뚜렷한 다음의 세 층들로 구성된다(**그림 10.29**): (1) **신경절세포(ganglion cell)**라고 하는 뉴런을 포함하는 안층, (2) **두극세포(bipolar cell)**라고 하는 뉴런을 포함하는 중간층, (3) 막대세포와 원뿔세포를 포함하는 바깥층. 중간층에는 망막의 세포들 사이의 의사소통을 조정하는 무축삭세포(*amacrine cell*)와 수평세포(*horizontal cell*)도 존재한다.

망막은 중심 시야의 상을 가장 뚜렷하게 제공하도록 고안되어 있다. 시야 중심에서 반사된 빛은 망막의 중심오목에 도달한다는 것을 주목하자. 그림 10.29에 보이듯이 광수용체는 망막의 바깥층에 있기 때문에 빛이 광수용체에 도달하려면 안층과 중간층을 통과해야만 한다. 게다가, 광수용체로 가는 빛의 경로에 혈관도 존재한다. 하지만 중심오목으로 가는 빛의 경로를 확보하기 위하여 두극세포와 신경절세포가 옆으로 비켜 있음으로써 중심오목을 둘러싸는 망막의 가운데 부분인 **황반(macula lutea)**이 오목해져 있다.

원뿔세포는 밝은 빛에서 매우 뚜렷한 색 시각을 제공하도록 고안되어 있는 반면, 막대세포는 희미한 빛에서 약한 시각을 제공하도록 고안되어 있다. 중심오목은 원뿔세포만 포함하고 있어서 시각의 명료도를 높이는 데 기여한다. 원뿔세포에 대한 막대세포의 비율은 중심오목에서 멀어질수록 증가하고, 망막의 주변에서는 막대세포만 존재한다(**그림 10.30**). 이러한 배열 때문에 희미한 빛에서는 사물을 똑바로 쳐다보지 않을 때 더 잘 보이고, 또한 사물은 흑백으로만 보인다.

황반변성(macular degeneration)에서는, 중심 시야의 시각이 나이가 들면서 손상된다. 황반변성에는 건성과 습성의 두 형태가 있다. 건성 황반변성에서, 황반의 광수용체는 아직 알려지지 않은 이유로 변성되는데 처음에는 시각이 흐리지만 질병이 점차 진전되어 중심 시야의 시각이 완전히 소실될 수 있다. 습성 황반변성에서, 망막 내와 뒤쪽에 새로운 혈관이 발달한다(혈관형성, *angiogenesis*). 이 새로 생긴 혈관은 허약하여 터지기 쉽다. 황반변성에 걸린 사람은 중

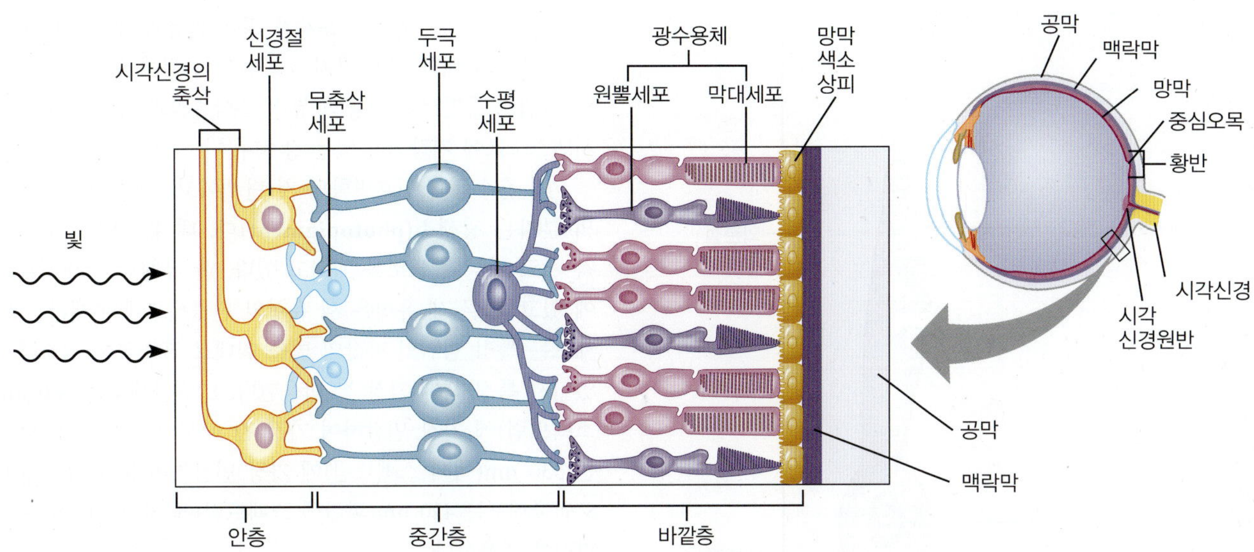

그림 10.29 망막의 해부학적 구조. 눈의 안쪽 표면에 위치한 망막은 여러 유형의 세포들로 이루어진 세 층의 신경조직들로 구성되어 있다. 빛은 망막의 안층과 중간층을 지난 후에야 바깥 층에 있는 광수용체를 때리는 것을 주목하라. 망막의 깊은 곳에 망막색소상피가 있어서 빛을 흡수한다.

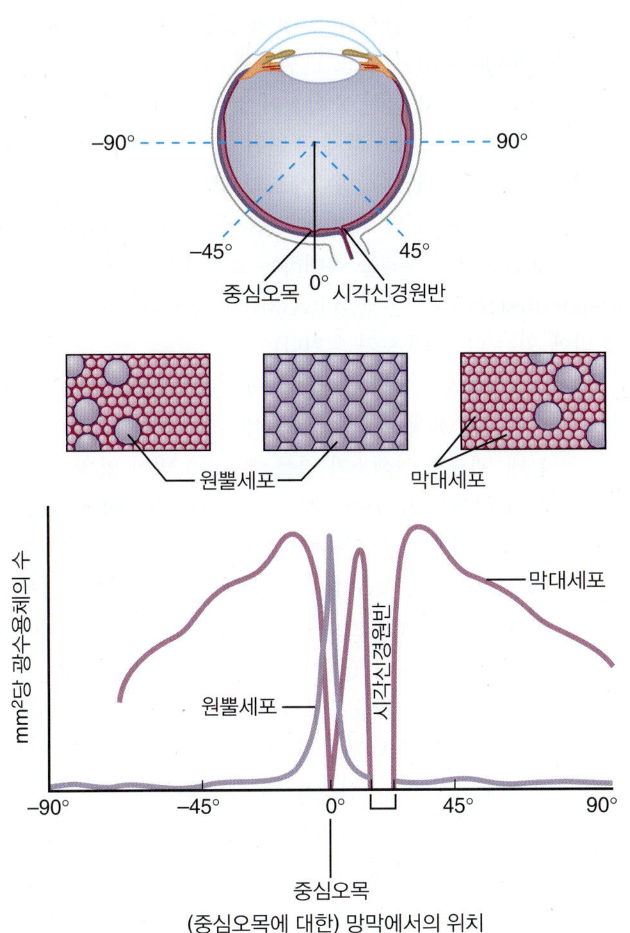

그림 10.30 망막에서의 막대세포와 원뿔세포의 분포. 원뿔세포는 중심오목에 가장 많고 중심오목에서 멀어지면서 급격하게 줄어든다. 막대세포는 중심오목에는 없지만 중심오목 가까이에 가장 많고 중심오목에서 멀어지면서 서서히 감소한다.

심 시각의 명료도를 점차 잃게 되지만 주변 시각을 유지한다.

황반변성의 한 원인이 **당뇨병성 망막병증**(*diabetic retinopathy*)이다. 당뇨병성 망막병증은 허약한 새로운 혈관이 발달하거나 기존 혈관들의 손상에 의하여 생길 수 있는데, 혈관에서 내용물이 새어나간다. 실제로 당뇨병은 흔히 망막에 혈관이 과도하게 생성되어 있는 것을 인지한 검안사에 의하여 처음 진단된다.

망막의 또 다른 질병으로 **망막색소변성**(*retinitis pigmentosoa*)이 있는데, 망막 주변의 광수용체가 점차 변성되는 것이 특징인 유전질병이다. 주변 광수용체들의 소실은 터널시야(*tunnel vision*)를 일으키는데, 황반을 통한 중심 시야는 유지되지만 주변 시야(그리고 야간 시각)는 소실되어 있다.

퀵 테스트 10.4

1. 섬모체근의 수축은 수정체에 어떠한 효과를 나타내는가? 그리고 이것은 가까운 사물과 먼 사물 중 어느 것을 볼 수 있게 하는가?
2. 자율신경계의 두 가지는 동공의 직경에 어떤 영향을 미치는가?
3. 유리체액과 눈방수가 존재하는 눈의 부위는? 그리고 이들 각각의 기능은?
4. 망막의 세 층에 각각 존재하는 세포의 유형들은?

광신호변환

빛에너지가 전기신호로 전환되는 **광신호변환(phototransduction)**은 막대세포와 원뿔세포에 의하여 수행된다. 막대세포와 원뿔세포의 기본 구조는 같은데, 각각은 두 주요 부분인 외분절(*outer segment*)과 내분절(*inner segment*)로 되어 있다(**그림 10.31**). 외분절에는 막으로 된 원반들을 가진 함입 구조들이 포함되어 있는데, 광파를 흡수하는

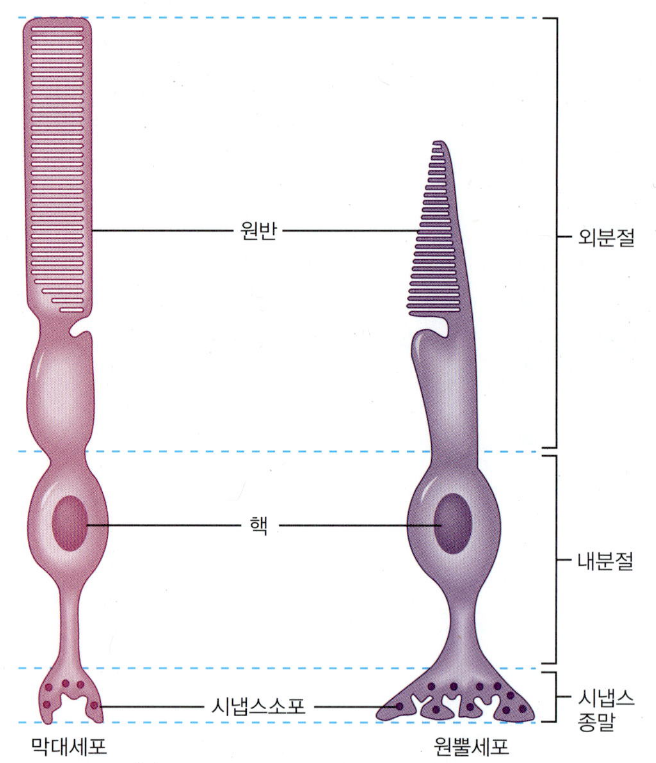

그림 10.31 광수용체의 구조. 막대세포와 원뿔세포의 기본 구조의 성분은 같다. 외분절은 광색소를 포함하는 원반들로 구성되고, 내분절은 핵과 대부분의 소기관들을 포함한다. 시냅스 종말에는 의사소통에 사용될 화학전달물질이 저장된 시냅스소포가 들어 있다.

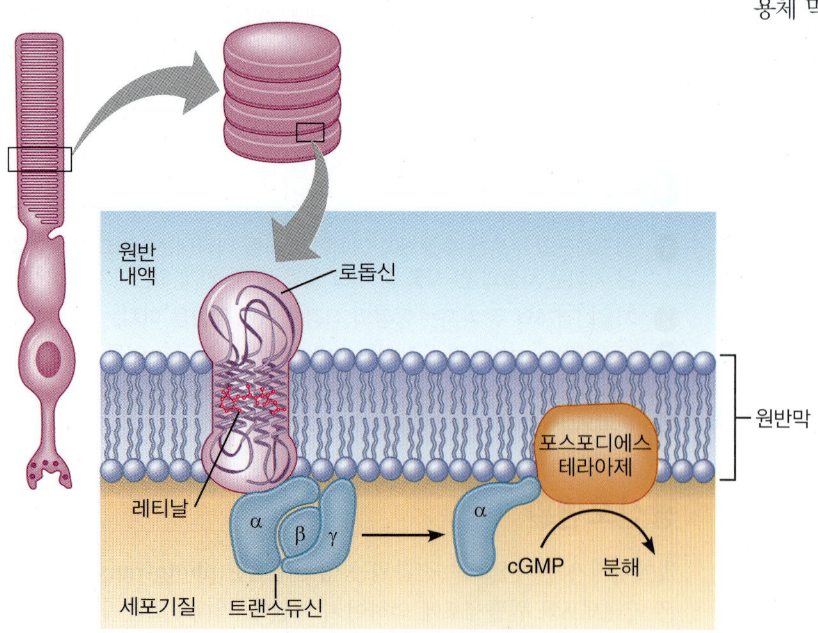

그림 10.32 막대세포의 구성성분. 광색소 로돕신은 막대세포 외분절에 겹쳐 쌓인 원반들의 막에 위치한다. 로돕신은 트랜스듀신(G 단백질)에 연결되어 있고, G 단백질은 효소 포스포디에스테라아제를 활성화한다. 이 효소는 cGMP의 분해를 촉진시킨다.

분자가 들어 있어서 광수용체가 빛에 반응할 수 있게 한다. 내분절에는 세포의 핵과 여러 가지 소기관들이 들어 있고, 그 끝은 수용체의 시냅스 종말로서 보통의 뉴런 축삭종말과 유사하여 화학 전령이 시냅스소포에 저장되어 있는 장소다.

빛 흡수는 광신호변환의 첫 단계이고, 빛을 흡수하는 광수용체의 분자는 **광색소(photopigment)**다. 네 유형의 광수용체들은 각각 서로 다른 광색소를 지니고 있다. 한 유형의 광색소는 막대세포에 있고, 다른 세 유형은 세 유형의 원뿔세포에 존재하는데 각 원뿔세포는 특정 범위의 파장의 빛을 최대로 흡수하는 색소를 포함하고 있어서 특정 색에 가장 잘 반응한다. L 원뿔세포는 560 nm(빨간색 스펙트럼)에 가장 민감하여 가장 긴 파장에 반응하고, M 원뿔세포는 530 nm(녹색 스펙트럼)에 가장 민감하여 중간 파장에 반응하며, S 원뿔세포는 420 nm(파란색 스펙트럼)에 가장 민감하여 가장 짧은 파장에 반응한다.

각 색소분자는 레티날(*retinal*)이라고 하는 빛을 흡수하는 부분과 옵신(*opsin*)이라고 하는 단백질로 구성된다. 레티날 부분은 광색소 모두에서 똑같지만 존재하는 옵신의 종류가 특정 광색소가 흡수하는 빛의 파장을 결정한다. 옵신은 전자기에너지를 레티날이 감지할 수 있는 에너지로 전환시킨다. 네 유형의 광색소 중 막대세포에는 **로돕신(rhodopsin)**이 있고, L 원뿔세포, M 원뿔세포, S 원뿔세포에는 각각 L 옵신, M 옵신, S 옵신이 있다.

그림 10.32에 광신호변환에 관련된 광수용체의 성분을 막대세포를 예로 들어 나타내었다. 막대세포의 광색소인 로돕신은 원반의 막에 위치한다. 원반의 막 내에는 **트랜스듀신(transducin)**이라는 G 단백질과 cGMP의 분해를 촉매하는 효소 **포스포디에스테라아제(phosphodiesterase)**가 존재한다(cGMP가 세포질에 존재하면, 광수용체 막에 있는 나트륨통로가 열린다).

막대세포에서 일어나는 광신호변환의 과정을 들여다보자. (세 유형의 원뿔세포들에서도 비슷한 과정이 일어나는데, 관련된 광색소가 다를 뿐이다.) 빛이 없을 때 광수용체의 상태를 살펴보는 것으로 시작한다(**그림 10.33a**). 어두운 상태에서 ① 외분절 내부의 2차 전령 cGMP 수준은 매우 높아서 ② cGMP가 외분절 세포막의 나트륨통로를 연다. 따라서 ③ 나트륨이온이 세포 안으로 이동하고 광수용체는 탈분극된다. ④ 이 탈분극이 내분절로 퍼져 원형질막에 존재하는 칼슘통로를 연다. ⑤ 칼슘이 세포 안으로 들어가 어두운 상태에서 세포외배출에 의하여 신경전달물질을 방출시킨다. ⑥ 신경전달물질은 두극세포에 전달된다.

광수용체가 빛에 노출되었을 때(그림 10.33b), ① 로돕신이 빛을 흡수한다. ② 레티날이 구조가 변하여 옵신에서 분리되고, 옵신은 탈색된다. [옵신이 탈색되면 광수용체는 빛에 덜 민감해지는데. 이 현상을 명순응(*light adaptation*)이라고 한다.] ③ 탈색된 옵신은 트랜스듀신을 활성화한다. ④ 트랜스듀신은 포스포디에스테라아제를 활성화하고, 이 효소는 cGMP의 분해를 촉매한다.

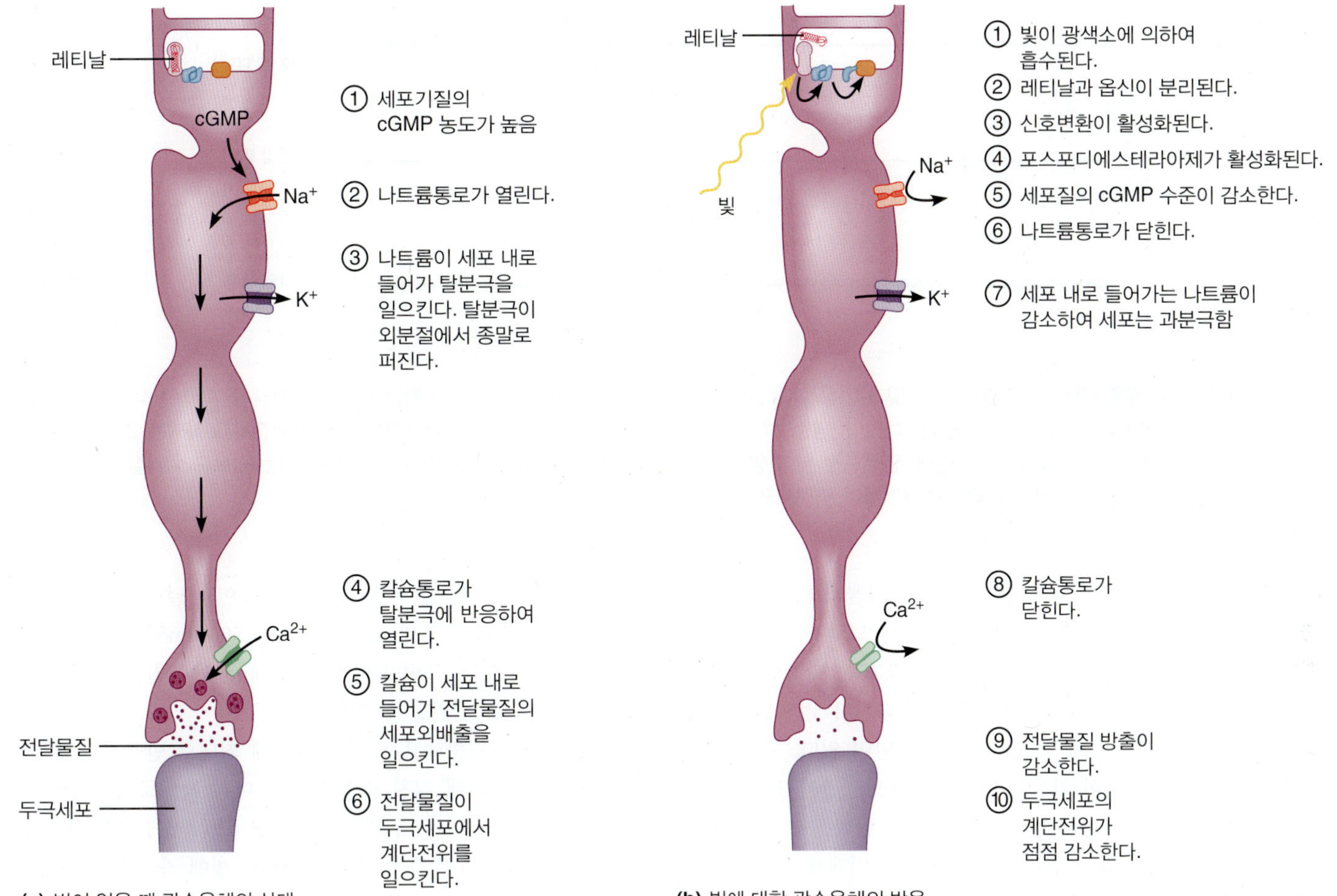

레티날
cGMP
Na^+
K^+
Ca^{2+}
전달물질
두극세포

① 세포기질의 cGMP 농도가 높음

② 나트륨통로가 열린다.

③ 나트륨이 세포 내로 들어가 탈분극을 일으킨다. 탈분극이 외분절에서 종말로 퍼진다.

④ 칼슘통로가 탈분극에 반응하여 열린다.

⑤ 칼슘이 세포 내로 들어가 전달물질의 세포외배출을 일으킨다.

⑥ 전달물질이 두극세포에서 계단전위를 일으킨다.

(a) 빛이 없을 때 광수용체의 상태

레티날
빛
Na^+
K^+
Ca^{2+}

① 빛이 광색소에 의하여 흡수된다.

② 레티날과 옵신이 분리된다.

③ 신호변환이 활성화된다.

④ 포스포디에스테라아제가 활성화된다.

⑤ 세포질의 cGMP 수준이 감소한다.

⑥ 나트륨통로가 닫힌다.

⑦ 세포 내로 들어가는 나트륨이 감소하여 세포는 과분극함

⑧ 칼슘통로가 닫힌다.

⑨ 전달물질 방출이 감소한다.

⑩ 두극세포의 계단전위가 점점 감소한다.

(b) 빛에 대한 광수용체의 반응

그림 10.33 빛의 광신호변환. (a) 빛이 없을 때 광수용체는 화학전달물질을 방출한다. **(b)** 빛이 있을 때 빛은 광색소에 의하여 흡수되어 일련의 사건을 일으켜 전달물질의 방출을 줄인다.

⑤ 외분절의 cGMP 수준이 감소하면, ⑥ 나트륨통로가 닫힌다. ⑦ 세포 밖으로 새어나가는 칼륨은 세포 안으로 이동하는 나트륨에 의하여 더 이상 방해받지 않아 과분극을 일으킨다. ⑧ 과분극은 내분절의 칼슘통로를 닫히게 한다. ⑨ 세포 안으로 들어가는 칼슘이 감소함에 따라 신경전달물질의 방출이 감소한다. ⑩ 그래서 빛이 있을 때, 광수용체 종말에서 신경전달물질은 적게 방출되고, 따라서 빛의 존재에 관한 정보는 신호전달의 감소에 의하여 시각 경로의 다음 세포인 두극세포에 중계된다.

막대세포와 원뿔세포

막대세포와 원뿔세포는 세포들이 반응하는 빛의 파장만 다른 게 아니라(**그림 10.34**) 세포들을 활성화하는 빛의 세기도 다르다. 막대세포는 희미한 빛에 매우 민감하여(한 개의 광자에 반응할 수 있음) 밤눈보기(*scotopic vision*) 또는 명암 시각(monochromatic vision, black-and-white vision)을 맡는다. 하지만 밝은 빛에서 막대세포는 포화된다(완전히 탈색된다). 즉, 막대세포는 최대로 과분극되므로 빛이 더 밝아지는 것을 부호화하지 못한다. 이와 달리 원뿔세포는 보

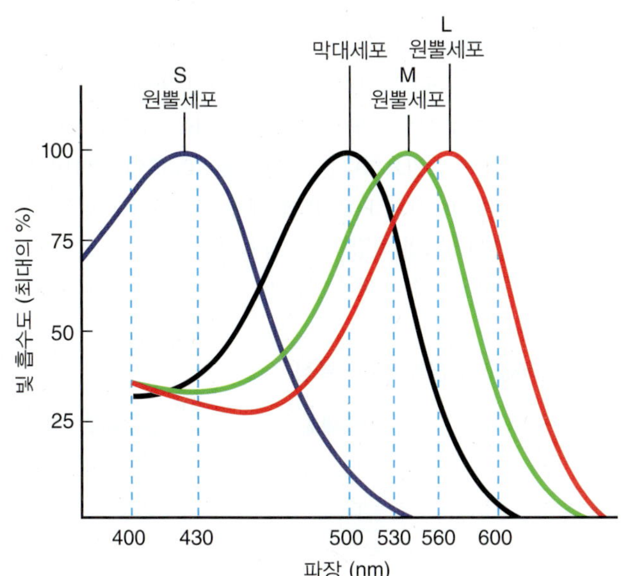

그림 10.34 서로 다른 광수용체들의 흡수 스펙트럼. 막대세포는 가장 넓은 범위의 파장에 걸쳐 빛을 흡수한다. 세 유형의 원뿔세포의 흡수 스펙트럼들은 서로 겹친다.

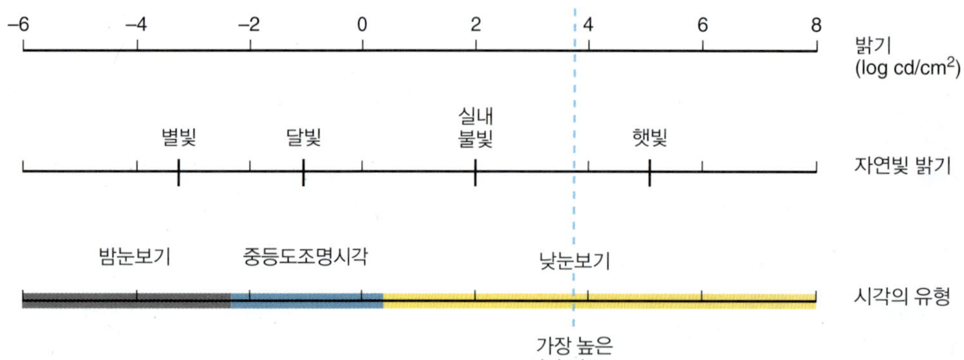

그림 10.35 막대세포와 원뿔세포의 광 민감도. 자연 빛과 정상 실내 불빛의 조명의 수준과 각 조명 수준에서 시각의 유형을 나타내었다. 밤눈보기는 별빛 아래에서 일어나며 막대세포만을 활성화하는데, 명료도는 낮고 명암시각을 제공한다. 중등도조명시각은 달빛 아래에서 일어나며 막대세포와 원뿔세포를 활성화한다. 하지만 명료도와 색각 둘 다 제한적이다. 낮눈보기는 실내불빛이나 햇빛과 같이 막대세포가 완전히 포화되는 조명 수준에서 일어나며 원뿔세포만 활성화된다. 낮눈보기는 명료도가 가장 높고 색각을 제공한다.

다 강한 빛이라야 활성화된다. 하지만 세 유형의 원뿔세포들은 서로 다른 파장의 빛에 반응하기 때문에 원뿔세포는 **낮눈보기**(*photopic vision*) 또는 색각(color vision)을 맡는다. **그림 10.35**는 다양한 수준의 빛에 대한 막대세포와 원뿔세포의 반응을 나타낸다. 낮은 수준의 빛에서는 막대세포만이 활성을 띠므로 밤눈보기만이 있다. 높은 수준의 빛에서는 원뿔세포만이 활성을 띠므로 낮눈보기만이 있다. 막대세포와 원뿔세포 둘 모두는 중간 수준의 빛에서 활성을 띠므로 함께 **중등도조명 시각**(*mesopic vision*)을 만들어낸다. 막대세포와 원뿔세포의 특징들을 **표 10.5**에 비교하였다.

색각

원뿔세포는 강한 빛에서만 활성화되기 때문에 색각은 밝은 빛에서만 일어난다. 하지만 원뿔세포에서의 광신호변환 과정은 막대세포에서와 같아서 여기에서는 서술하지 않는다.

색을 인지하는 능력은 여러 가지 파장들의 빛에 최대로 반응하는 세 유형의 원뿔세포의 존재에 기초한다. 색을 식별하는 데 두 유형 이상의 원뿔세포가 필요하다는 것을 **그림 10.36**에 나타내었는데, 이 그림은 가상의 광수용체 P_1과 P_2에 대한 흡수 스펙트럼을 나타낸다. 450 nm와 500 nm의 파장의 두 색이 있다고 하자. 광수용체 P_1은 450 nm와 500 nm의 파장에 대한 빛 흡수도가 같기 때문에 이것만으로는 이 두 색들을 식별하지 못한다. 이와 달리 P_1과 P_2가 함께 있다면 두 광수용체의 빛 흡수도를 통해 500 nm와 450 nm의 파장을 식별할 수 있다. 그렇다면, 어떻게 세 유형의 원뿔세포들로 모든 스펙트럼의 색을 인지할 수 있는가?

각 유형의 원뿔세포는 특정 파장에 최대로 반응하고, 각 원뿔세포는 특정 범위에 걸친 파장에 서로 다른 정도로 반응한다(그림 10.34). 특별히, S(파란) 원뿔세포는 파장 420 nm 근처의 빛에 가장 민감하고, M(초록) 원뿔세포는 530 nm의 빛에 가장 민감하며, L(빨간) 원뿔세포는 560 nm의 빛에 가장 민감하다(그림 10.34). 하지만 세 유형의 원뿔세포들의 흡수 스펙트럼은 겹치기 때문에, 많은 색들은 서로 다른 원뿔세포들의 활성화 패턴에 근거하여 인지된다. 한편 특정 파장의 빛은 두 유형 이상의 원뿔세포에서 반응을 일으키는데, 그 반응의 정도는 대체로 서로 다르다. 그래서 뇌는 각 파장에 대한 서로 다른 원뿔세포 유형들의 반응을 비교하여 서로 다른 색을 식별한다.

표 10.5 막대세포와 원뿔세포의 특징

	막대세포	원뿔세포
시각의 유형	흑백, 밤(희미한 빛)	색, 낮(밝은 빛)
빛에 대한 민감성	높다	낮다
분포한 세포의 수	망막당 1억 개	망막당 300만 개
시각 명료도	낮다	높다
농도가 가장 높은 부위	망막의 주변부	중심오목
두극세포와의 모음	높다	낮다

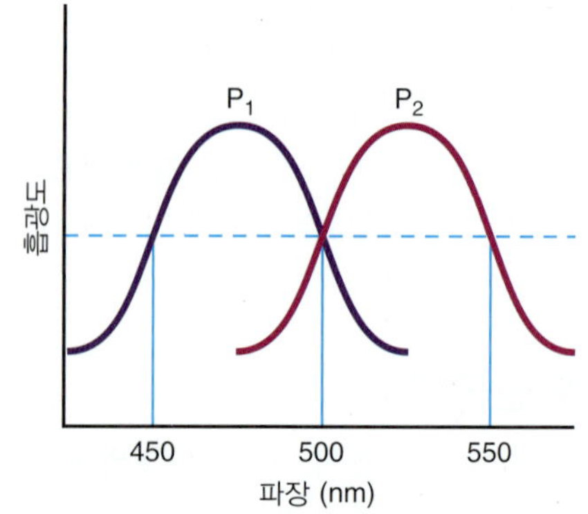

그림 10.36 두 유형의 원뿔세포만이 존재하는 경우의 이론적 상태. P_1의 특성을 지닌 원뿔세포는 450 nm와 500 nm의 색을 구별할 수 없고 P_2의 특성을 지닌 원뿔세포는 500 nm와 550 nm의 색을 구별할 수 없다. 두 원뿔세포가 존재한다면 P_1과 P_2는 둘 다 500 nm의 색에 반응하게 되고 뇌는 한 개만의 원뿔세포에 의존하지 않고 두 원뿔세포로부터 오는 정보를 통합함으로써 색을 구별할 수 있게 된다.

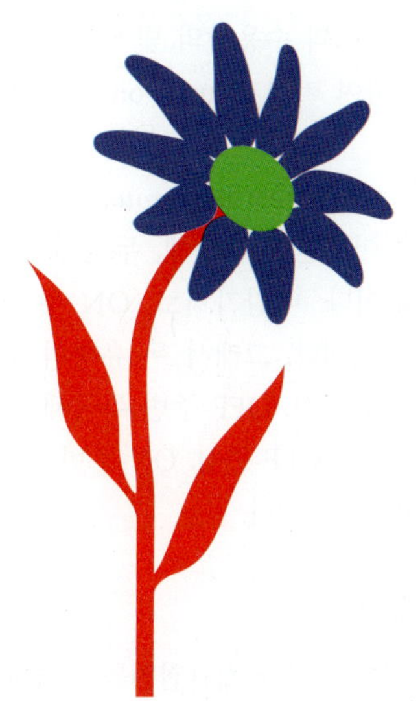

그림 10.37 반대색 순응. 본문의 지시대로 하여 반대색을 관찰해보라.

하지만 원뿔세포의 상대적 반응만으로는 색 인지를 완전히 설명하지 못한다. 예를 들면, 불그스레한 초록색이나 노르스름한 파란색은 왜 없는 것일까? 이와 같은 특성은 **반대색처리 이론**(*opponent-process theory*)으로 설명할 수 있다. 이 이론은 빨간색과 초록색, 파란색과 노란색, 검은색과 흰색은 서로 반대되는 반대색으로서 각 반대색의 쌍에서 한 색의 자극은 반대색을 억제한다는 것이다. 따라서 초록색의 존재가 빨간색의 인지를 억제하기 때문에 불그스레한 초록색은 볼 수 없다. 반대색처리 이론은 신경절세포 수준에 속한다. 시야의 빨간색에 의하여 흥분된 신경절세포는 같은 지역의 초록색에 의하여 억제된다.

반대색처리 이론은 잔상의 개념도 설명한다. 잔상을 관찰하기 위해서 다음과 같이 해보라. **그림 10.37**을 약 30초 동안 바라본 후에 흰 종이를 약 30초 동안 바라보라. 무엇이 보이는가?

그림을 보다가 시선을 흰 종이로 옮겼을 때, 당초에 본 색에 대한 순응으로 인해 각 색의 반대색이 보였을 것이다. 우리가 인지하는 빛은 대부분 사물에서 반사된 빛이라는 사실을 우선 상기하자. 모든 파장의 빛이 반사되어 눈으로 들어와서 원뿔세포의 세 유형 모두가 활성화되면 흰색으로 인지한다. 인지 과정을 보다 잘 이해하기 위해 녹색을 바라보던 시야의 부분에서 어떤 일이 일어났는가에 초점을 맞추기로 하자. 그림을 바라보는 동안 녹색 원뿔세포가 활성화된다(탈색된다). 흰 종이로 시선을 옮기는 즉시 모든 파장의 빛이 눈으로 들어온다. 그러나 당초에 녹색을 감지한 시야에서 녹색 원뿔세포는 탈색되어 흰 빛 속에 존재하는 녹색 파장에 강하게 반응하지 못한다. 이렇게 녹색으로부터의 억제가 줄어들면 빨간색 신호는 중추신경계로 더 강하게 전달되어 빨간색이 보인다.

하루주기로의 빛 입력

9장에서 서술한 것처럼 하루주기에 근거했을 때 신체의 여러 시스템들은 변한다. 하지만 시각 입력이 없다면 하루주기는 24시간보다 길어질 것이다. 하루주기를 명암주기에 연결하는 광수용체는 막대세포도 원뿔세포도 아니다. 이 광수용체는 **멜라놉신**(*melanpsin*)이라는 광색소를 이용한다.

빛에서 광수용체의 탈색

빛의 세기가 약간 변하면 앞에서 서술했듯이 눈은 동공의 확대와 조임을 통하여 간단하게 적응한다. 빛의 세기가 더 심하게 변하면, 동공의 확대와 조임만으로는 충분하지 않다. 낮에 영화관에서 영화가 끝났을 때를 생각해보라. 영화관 안은 매우 어두웠다. 밝은 햇빛으로 걸어 나갔을 때 빛의 세기에 눈이 압도된다. 마찬가지로 해가 떠 있는 밖에서 어두운 방으로 들어가면 사물을 보기가 힘들다. 하지만 두 경우 모두 몇 분 있으면 눈은 순응하여 잘 볼 수 있게 된다. 빛의 세기의 변화에 눈은 어떻게 순응하는가?

밝은 빛에 노출되었을 때, 막대세포는 "탈색"된다. 즉 로돕신 대부분이 빛을 흡수하여 옵신은 활성형으로 있다. 그 결과, 로돕신이 탈색되지 않은 원래의 상태로 되돌려지기 전까지는 빛은 더 이상 흡수되지 않는다. (이 때문에 막대세포는 희미한 빛에서만 작용한다.) 어두운 방으로 처음 들어갔을 때와 같은 조건에서는, 막대세포는 빛에 대한 민감성이 매우 많이 작아져 있다. 희미한 빛에서 막대세포의 착색이 일어나고, 이때 옵신은 불활성 상태로 되돌아간다. 이렇게 레티날과 옵신이 재결합하는 데 수 분이 걸리고, 이때 레티날은 다시 빛에 민감하게 된다. 이와 달리 탈색되지 않은 막대세포는 빛에 매우 민감하다. 따라서 일정 시간 동안 어두운 데 있다가 밝은 데로 나왔을 때, 막대세포는 탈색될 때까지 밝은 빛에 압도되어 있다(눈이 부신다).

망막에서의 신경처리

망막의 서로 다른 세포들 간의 의사소통은 꽤 복잡한데, 여기서는 비교적 잘 알려진 한 경로를 단순화하여 서술할 것이다. 이 경로에서, 광수용체는 전달물질 글루탐산을 방출함으로써 두극세포와 수평세포와 의사소통한다. 수평세포는 동일한 광수용체세포로부터 입력을 받는 두극세포가 아닌 다른 두극세포와 의사소통한다. 이와 달리, 두극세포는 신경절세포와 무축삭세포와 의사소통한다. 무축삭세포는 신경절세포와 의사소통한다.

일반적으로 광수용체와 두극세포 간에는 어느 정도의 모음이 존재한다. 즉 두 개 이상의 광수용체가 하나의 두극세포와 의사소통한다. 모음은 두극세포와 신경절세포 사이에서도 일어난다. 하지만 모음의 정도는 원뿔세포에서보다 막대세포에서가 더 크다. 그래서 원뿔세포가 압도적으로 많은 중심오목과 황반에서는 모음이 거의 일어나지 않아서, 단 몇 개의 광수용체만이 두극세포 한 개로 모아진다. 실제로 중심오목에서는 원뿔세포 한 개와 두극세포 한 개가 의사소통하여 가장 명료한 시각을 제공한다. 이와 달리, 막대세포만 분포한 망막의 주변에서는 수천 개의 막대세포들이 두극세포 한 개로 모아진다. 체성감각계에서 모음이 적으면 촉각 명료도와 두 점 식별이 높다는 것을 상기하자. 마찬가지로, 서로 떨어진 두 개의 광원이 시각 경로를 따라 존재하는 독립적인 세포들에서 반응을 일으킨 경우에만 두 광원이 서로 분리된 것으로 식별될 수 있기 때문에, 시각계에서도 모음이 적으면 시각 명료도가 더 높다. 또 한편으로는 모음이 크면, 여러 개의 광수용체로부터 나가는 입력이 한 개의 두극세포에 공간가중하기 때문에, 빛에 대한 민감도가 증가한다.

상을 형성하려면, 시각걷질은 망막으로부터 시작되어 신경절세포의 축삭에서 활동전위의 형태로 오는 정보를 가공해야만 한다. 망막에서 나가는 신호를 이해하려면 두극세포와 신경절세포의 수용야를 이해하는 것이 필요하다. 이 세포들의 수용야는 빛으로 자극되었을 때 이 세포들의 막전위를 변하게 하는 시야의 지역이다. 두극세포와 신경절세포의 수용야는 빛 자극이 수용야의 **중심**(*center*)에 가해졌는지 아니면 수용야의 **주변**(*surround*)에 가해졌는지에 따라 세포들의 반응이 다양하기 때문에 복잡하다(**그림 10.38**).

두극세포의 수용야

8장에서 글루탐산은 흥분성 신경전달물질로 작용한다는 것을 배웠다. 하지만 망막에서 글루탐산은 두극세포에 흥분성(탈분극)과 억제성(과분극) 효과를 모두 일으킬 수 있다. 글루탐산은 이온자극 수용체에 결합했을 때 두극세포를 탈분극시키는데, 양이온통로를 개방함으로써 나트륨이 세포 안으로 들어갈 수 있게 한다. 글루탐산은 G 단백질의 활성을 필요로 하는 대사자극 수용체에 결합했을 때 두극세포를 과분극시킨다.

광수용체로부터 두극세포로의 직접 입력은 **중심 수용야**(*center receptive field*)에서의 반응을 맡는다. 광수용체에서 글루탐산의 방출은 어두운 데서 높지만 밝은 데서는 낮다는 것을 상기하자. 그래서 글루탐산에 의하여 흥분되는 두극세포는 자신의 수용야의 빛에 의하여 억제된다. 이러한 두극세포는 빛에 의하여 꺼졌기(turn "off") 때문에 OFF 두극세포라고 부른다. 이와 달리, 글루탐산에 의하여 억제되는 두극세포는 자신의 수용야의 빛에 의하여 흥분된다. 이러한 두극세포는 빛에 의하여 켜졌기(turn "on") 때문에 ON 두극세포라고 부른다.

OFF 두극세포는 **주변 수용야**(*surround receptive field*)의 빛에 의하여 흥분되는데, 이것은 광수용체, 두극세포, 수평세포 간의 복잡한 상호작용 때문이다. 마찬가지로, ON 두극세포는 주변 수용야의 빛에 의하여 억제된다. 그래서 두 유형의 두극세포에 대한 보다 정확한 용어는 ON-중심, OFF-주변 두극세포(ON-center, OFF-surround bipolar cell)와 OFF-중심, ON-주변 두극세포(OFF-center, ON-surround bipolar cell)이다.

신경절세포의 수용야

두극세포는 활동전위가 아니라 계단전위를 전달한다. 그럼에도 불구하고 두극세포는 탈분극되었을 때 전달물질을 방출하여 신경절세포와 수평세포와 의사소통한다. 두극세포의 수용야의 특성은 신경절세포와 연속되어서 신경절세포도 ON-중심, OFF-주변 신경절세포와 OFF-중심, ON-주변 신경절세포로 서술할 수 있다. 입력의 가쪽 조정에서 무축삭세포의 기능은 이 교재에서 다룰 범위가 아니다.

신경절세포는 활동전위를 전달할 수 있는 시각 경로의 1차 뉴런이다. 신경절세포의 축삭들은 **시각신경(optic nerve)**을 이루고 신경절세포는 시각 경로의 출력 뉴런으로 기능한다.

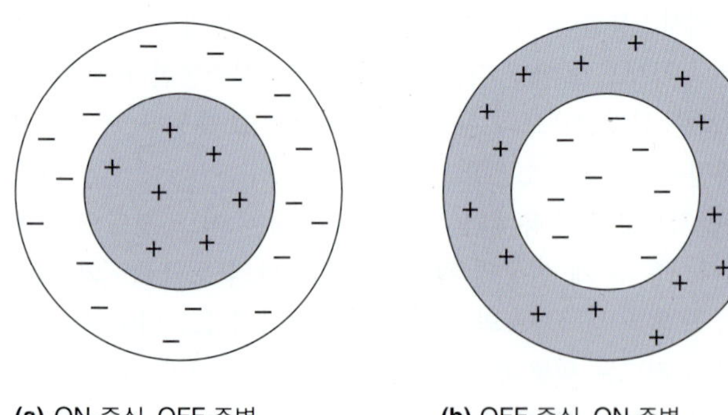

그림 10.38 신경절세포의 수용야. 신경절세포들은 시야에 가해진 빛에 대하여 흥분하고(+) 억제된다(−). **(a)** ON-중심, OFF-주변 신경절세포는 수용야의 중심에 가해진 빛에 대하여 흥분하고 수용야의 주변에 가해진 빛에 대하여 억제된다. **(b)** OFF-중심, ON-주변 신경절세포는 수용야의 중심에 가해진 빛에 대하여 억제되고 수용야의 주변에 가해진 빛에 대하여 흥분한다.

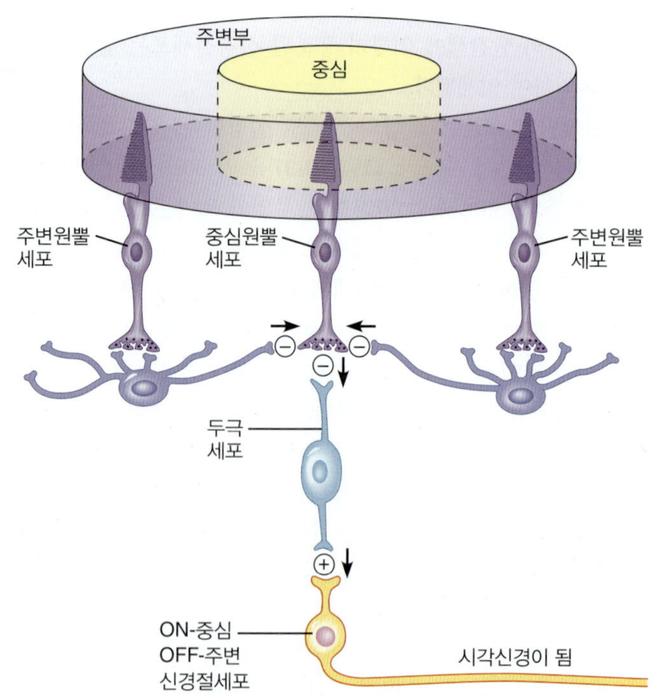

그림 10.39 ON-중심, OFF-주변 신경절세포로의 신경회로. 한 개의 신경절세포는 중심 시야의 빛과 주변 시야의 빛에 대하여 서로 다르게 반응한다. 이 예에서, 중심 시야의 빛은 신경절세포를 흥분시키고 주변 시야의 빛은 신경절세포를 억제한다. 수평세포들은 주변의 빛을 받은 원뿔세포로부터 중심의 빛을 받은 원뿔세포와 두극세포 간의 시냅스로 가쪽 억제를 제공한다.

그림 10.39는 ON-중심, OFF-주변 신경절세포가 시각 입력을 받는 망막 경로를 단순화하여 나타낸 것이다. 이 예에서, 한 개의 원뿔세포가 중심 수용야에 있고 두 개의 원뿔세포가 주변 수용야에 있다. 중심의 원뿔세포는 억제성 신경전달물질을 방출하여 두극세포와 의사소통한다. 원뿔세포는 빛에 의하여 억제되기 때문에 억제성 신호의 억제(탈억제)는 두극세포를 흥분시킨다. 두극세포는 흥분성 신경전달물질로 신경절세포와 의사소통한다. 그래서 두극세포와 신경절세포는 이 원뿔세포의 수용야(중심)에 가해진 빛에 의하여 "on" 된다.

주변 수용야의 원뿔세포들은 두극세포와 직접 의사소통하지 않는다. 대신에 이 원뿔세포들은 중심 원뿔세포와 두극세포 간의 의사소통을 억제하는 수평세포들과 의사소통한다. 주변 원뿔세포와 수평세포 간의 의사소통은 흥분성이다. 그래서 빛이 주변을 때려 원뿔세포가 억제되었을 때 수평세포도 억제된다. 수평세포는 활성화되었을 때 중심 원뿔세포와 두극세포 간의 억제를 억제(탈억제)함으로써 두극세포를 흥분시킨다. 하지만 수평세포가 억제되었을 때 두극세포는 흥분되지 않고, 마찬가지로 신경절세포도 흥분되지 않아 "off" 된다.

색을 고려하면 신경절세포의 수용야는 훨씬 더 복잡해진다. 예를 들면, 어떤 신경절세포는 중심 시야의 빨간색에 의하여 흥분되고 주변의 빨간색에 의하여 억제된다. 이 신경절세포는 중심 시야의 초록색에 의하여 억제되고 주변의 초록색에 의하여 흥분된다. 초록색과 빨간색은 **반대색**(*opponent* color)이다. 즉, 초록색과 빨간색은 공존할 수 없다. 초록색이 존재하면 빨간색은 억제되고 빨간색이 존재하면 초록색이 억제된다. 파란색과 노란색도 반대색이다. 검은색과 흰색도 반대색이다. 반대색처리 이론은 색맹이 적록색맹처럼 쌍으로 생기는 이유도 설명한다(**Clinical Connection: 색맹**을 보라).

시각의 신경 경로

앞에서 설명했듯이 신경절세포는 CNS로 전달되는 활동전위를 생성하기 때문에 망막에서 나가는 출력 뉴런이다. 신경절세포들의 축삭들이 시각신경(2차 뇌신경)을 형성한다. 각 눈에서 두 개의 시각신경이 나가서 뇌줄기 바로 앞의 뇌 바닥에서 합쳐져 **시각교차(optic chiasm)**를 형성한다. 시각교차에서, 각 눈에서 나간 축삭의 반은 반대쪽 뇌로 교차한다(**그림 10.40**). 그림 10.40에서 왼쪽 시야로부터의 입력은 왼쪽 눈의 코쪽 망막과 오른쪽 눈의 측두엽쪽 망막을 때리는 것에 주목하자. 마찬가지로, 오른쪽 시야로부터의 입력은 오른쪽 눈의 코쪽 망막을 때리고 왼쪽 눈의 측두엽쪽 망막을 때리는 것에 주목하자. 그러므로 두 눈은 두 개의 시야로부터 정보를 받는다.

시각교차에서 코쪽 신경절세포에서 시작한 축삭은 반대쪽으로 교차하는 반면, 측두엽쪽 신경절세포에서 시작한 축삭은 시작한 쪽에 그대로 있다. 그 결과 시각교차 후에 오른쪽 시야로부터 오는 모든 입력은 왼쪽 뇌의 축삭을 따라 지나가고 왼쪽 시야로부터 오는 모든 입력은 오른쪽 뇌의 축삭을 따라 지나간다. 이 축삭들은 모두 신경절세포들의 것이지만, 시각교차 후에 이 축삭들은 **시각로(optic tract)**라고 부르는 경로를 따라 이동한다. 신경절세포는 시상(thalamus)의 **가쪽 무릎체(lateral geniculate body)**라고 부르는 핵에서 끝나고, 여기서 후두엽(occipital lobe)의 1차 시각겉질(primary visual cortex)로 상행하는 뉴런과 시냅스를 이룬다. 가쪽 무릎체에서 양쪽의 시각겉질로 가는 경로를 **시각로 부챗살(optic radiation)**이라고 한다.

지식 활용하기

신체 오른쪽에 있는 다음 구조들이 손상된 후에 일어나는 시각장애를 서술하라: 시각신경, 시각로, 1차 시각겉질.

체성감각겉질에서 대뇌겉질의 국소해부학적 구성에서 신체의 이웃 부위들은 대체로 대뇌겉질에서도 이웃 지역에 그려져 있었다.

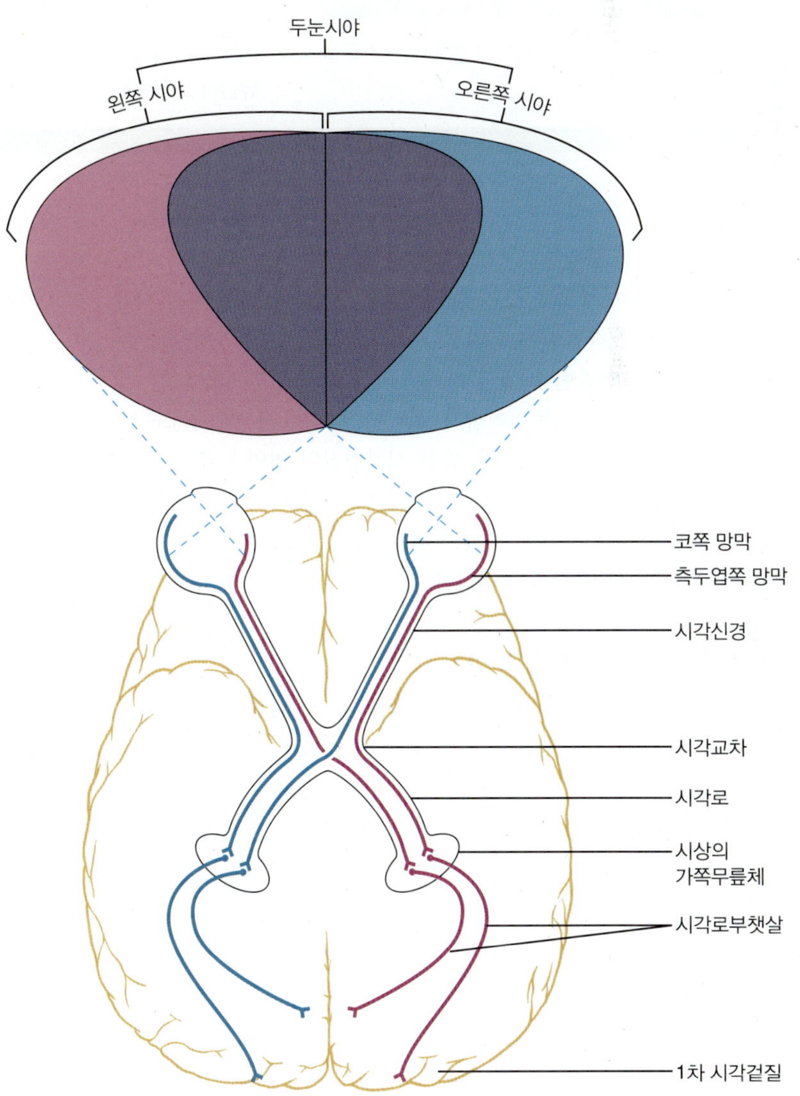

그림 10.40 시각의 신경 경로.

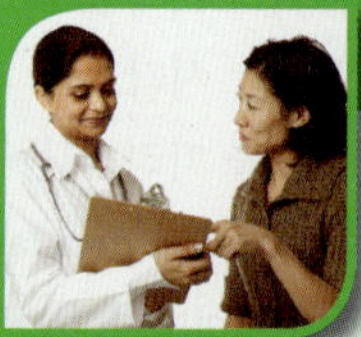

CLINICAL CONNECTIONS

색맹(Color Blindness)

색을 인지하는 능력은 세 유형의 원뿔세포의 존재에 의하여 결정되는데, 각 원뿔세포는 특정 파장의 빛에 선택적으로 잘 반응한다. 한 유형의 원뿔세포가 없는 사람은 서로 다른 색들을 식별할 수 없는데, 이것이 **색맹(color blindness)**의 기초이다.

가장 흔한 색맹의 유형은 적록색맹인데, 빨간색과 녹색을 구별하지 못한다. 이 유형의 색맹은 일반적으로 빨간색 원뿔세포나 녹색 원뿔세포의 광색소가 유전적으로 만들어지지 않아 생긴다. 빨간색 광색소와 초록색 광색소를 암호화하는 유전자는 열성이고 X 염색체상에 위치한다. 남성은 X 염색체를 한 개만 가지고 있기 때문에 이 열성 형질이 유전될 가능성이 높다. 파란색 색맹도 있지만 드물며 X 염색체에 연관되어 있지 않다.

일반적으로 색맹 시험에는 **이시하라 색각 검사표**(*Ishihara chart*)가 사용된다. 이 검사표에서는 색이 있는 점들로 이루어진 패턴 내에 숫자들이 숨겨져 있다. 한 예가 그림에 제시되었다. 시각이 정상인 사람은 숫자를 알아보지만 색맹인 사람은 알아보지 못한다.

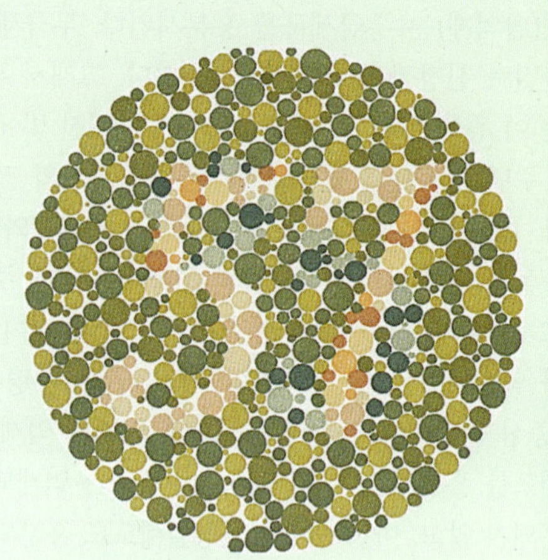

비판적 사고력 문제

1. 색을 인지하는 능력을 결정하는 요소들을 서술하라.
2. 색맹에서 가장 흔한 유형은? 그리고 색명의 유전적 토대는?
3. 색맹을 결정하는 시험의 성질을 서술하라.

시각겉질도 국소해부학적 구성을 가지고 있지만, 이 경우에는 시야(*visual field*)가 시각겉질에 그려진다. 체성감각겉질에서 (입술과 손가락 같이) 보다 민감한 피부의 지역은 이들 지역의 감각을 맡는 겉질의 영역이 더 넓었음을 기억하자. 똑같은 현상이 시각계에서도 있어서 중심오목과 황반의 감각을 맡는 시각겉질의 영역은 주변 시야의 감각을 맡는 시각겉질의 영역보다 훨씬 더 넓다. 시각교차에서 축삭의 교차 때문에 오른쪽 시야는 왼쪽 시각겉질에 그려지고 왼쪽 시야는 오른쪽 시각겉질에 그려진다.

시각계에서의 평행처리

시각계는 뚜렷하게 평행처리를 가지고 있는데, 이 과정에서 신경 경로는 자극의 다양한 성질들을 전달한다. 예를 들면, 관찰된 사물의 색에 관한 정보는 시각 경로의 어떤 뉴런들에 의하여 전달되는 반면, 모양이나 움직임에 관한 정보는 다른 뉴런들에 의하여 전달된다. 이들 각각의 부호화는 1차 시각겉질로 가는 길 내내 독립적으로 유지된다. 하지만 더 고위인 겉질영역들이 자극의 다양한 성질들을 통합하므로, 예를 들어 "빨간" "소방차"가 "빠르게 달려가는" 것이 인지될 수 있다.

심도인지

심도인지(depth perception)에는 뇌가 두 눈으로부터의 입력을 모두 받아야 한다. 그림 10.40은 왼쪽과 오른쪽 시야의 대부분 지역(전 지역이 아님)에 존재하는 사물이 두 눈 모두에 의하여 탐지되는 것을 보여준다. 두 눈에 의하여 탐지되는 시야의 부분을 두눈 시야(*binocular visual field*)라고 하는데, 이 부위는 심도인지가 가능하다. 머리에서의 위치가 서로 다른 왼쪽 눈과 오른쪽 눈이 사물을 약간 다른 각도에서 보는 것에 의하여 심도인지가 이루어진다. 대뇌겉질은 이러한 차이를 이용하여 평면적인 2차원 상이 아니라 심도를 포함하는 3차원 상을 구성한다. 심도인지를 실험하려면 다음과 같이 해보라. 두 개의 연필을 한 손에 하나씩 잡고 쭉 뻗는다. 한쪽 눈만을 뜬 채 한쪽 연필의 끝을 다른 연필의 끝에 갖다 댄다. 두 눈을 뜨고 다시 해본다.

퀵 테스트 10.5

1. 시각 경로의 다음 성분들을 시각전달 경로의 바른 순서대로 나열하라: 시각로, 신경절세포, 광수용체, 시각로부챗살, 시각교차, 두극세포, 시각신경, 가쪽 무릎체, 시각겉질.
2. 광수용체가 빛에 노출된 경우와 어둠에 노출된 경우 중 광수용체의 cGMP 수준이 가장 높은 경우는? cGMP는 광수용체의 외분절에 있는 나트륨통로에 어떤 효과를 나타내는가?
3. 광색소 분자를 구성하는 두 가지 성분은? 그 중 빛을 흡수하는 성분은?

10.4 귀와 청각

이제는 귀의 감각계를 살펴보자. 먼저 청각을 맡는 **청각계**(*auditory system*), 이어서 몸의 균형을 맡는 **안뜰계**(*vestibular system*)를 다룬다. 관련된 자극은 서로 다르지만, 이 두 감각계는 귀의 공간 내에 존재하는 액체의 움직임을 탐지하는 털세포에 의존한다. 이 털세포는 수용체전위를 일으키고 전달물질을 방출하여 들뉴런과 의사소통한다. 귀의 구조를 들여다보는 것으로 청각계의 검토를 시작한다.

귀의 구조

귀는 **바깥귀**(*external ear*), **가운데귀**(*middle ears*), **속귀**(*inner ear*)의 세 부분으로 나뉜다(**그림 10.41**). 바깥귀와 가운데귀는 공기로 채워진 공간인 반면, 속귀는 액으로 채워져 있다.

바깥귀에는 **귓바퀴**(*pinna*)와 **바깥귀길(external auditory meatus**, ear canal)이 포함된다. 바깥귀의 주 기능은 음파를 모아 **고막(tympanic membrane**, eardrum)으로 전달하는 것이다. 고막은 바깥귀와 가운데귀를 나눈다.

가운데귀의 기능은 음파를 공기에서 액체 환경으로 전달하기 위한 준비로 음파를 증폭하는 것이다. 가운데귀 내에는 **망치뼈**(*malleus*), **모루뼈**(*incus*), **등자뼈**(*stapes*)라고 하는 작은 **귓속뼈(ossicles)** 세 개가 있다. 세 개의 귓속뼈는 고막에서 **안뜰창(oval window)**이라고 하는 얇은 막으로 뻗어 있고, 안뜰창은 가운데귀와 속귀를 연결한다. **달팽이창(round window)**도 가운데귀와 속귀를 연결한다.

귀인두관(eustachian tube)은 가운데귀를 인두(*pharynx*)와 연결시켜 가운데귀에서 정상적인 압력을 유지하는 데 기여한다. 비행기를 타고 하늘을 날거나, 잠수 중이거나, 또는 귀의 감염 시에 가운데귀에서 일어날 수 있는 압력의 변화 때문에 통증을 느낄 수 있고, 압력 변화가 너무 크면 고막이 찢어질 수도 있다. 압력의 변화는 음파의 진동을 방해하기 때문에, 가벼운 압력 변화로 청각 능력이 변할 수 있다. 귀인두관의 개방은 가운데귀의 압력을 인두의 압력과 평형을 만들어서 고막 전체에 걸쳐 생기는 압력의 차이를 완화시킨다. 무언가를 삼키거나 하품을 하면 귀인두관의 개방이 촉진된다.

속귀에는 청각과 평형감각에 연관된 구조들이 들어 있다. **달팽이(cochlea)**는 청각에 필요한 수용체세포가 포함된 나선형 구조이다. [**반고리관**(*semicircular canal*)을 비롯한 **안뜰기관**(*vestibular apparatus*)의 구조는 평형감각의 절에서 서술한다.] 청각과 평형감각을 위한 들섬유를 포함하는 신경은 8차 뇌신경인 **속귀신경(vestibulocochlear nerve)**이다.

음파의 특성

음파는 움직이기 시작한 공기분자들에 의하여 생기는 기계적인 파동이다. **그림 10.42a**는 소리굽쇠의 진동에 의하여 음파가 만들어지는 것을 보여준다. 고요한 연못 표면을 손으로 툭 건드렸을 때처럼, 소리굽쇠의 살은 진동하면서 공기 중에 파동을 만들어낸다. 파는 공기분자들이 서로 가까워져 **압축된**(*compressed*) 지역과 더 멀리 떨어져 **희박해진**(*rarefied*) 지역으로 이루어진다.

그림 10.42b는 음파의 특성인 세기와 음높이를 나타낸다. 소리의 세기는 압축된 지역과 희박한 지역 사이의 공기분자들의 밀도 차이에 비례한다. 밀도 차이가 클수록 소리의 세기가 더 크다. 소리의 세기는 **데시벨**(*decibels, dB*)이라고 하는 지수 단위로 표시하면 편리하다(**Toolbox: 데시벨**을 보라).

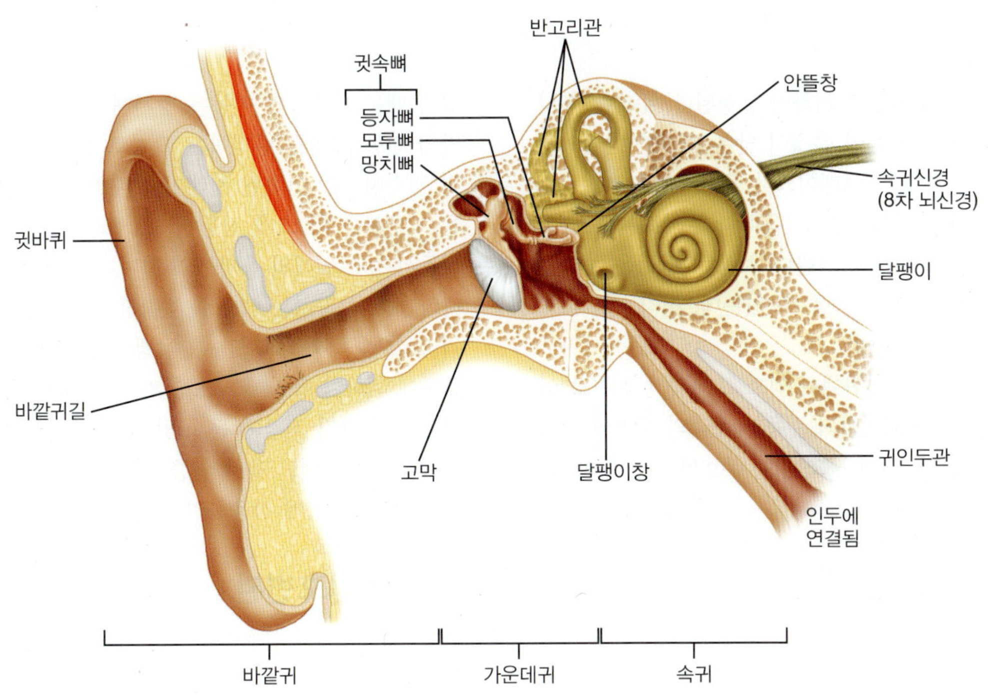

그림 10.41 귀의 구조. 바깥귀, 가운데귀, 속귀의 주요 구조들의 이름이 붙여져 있다.

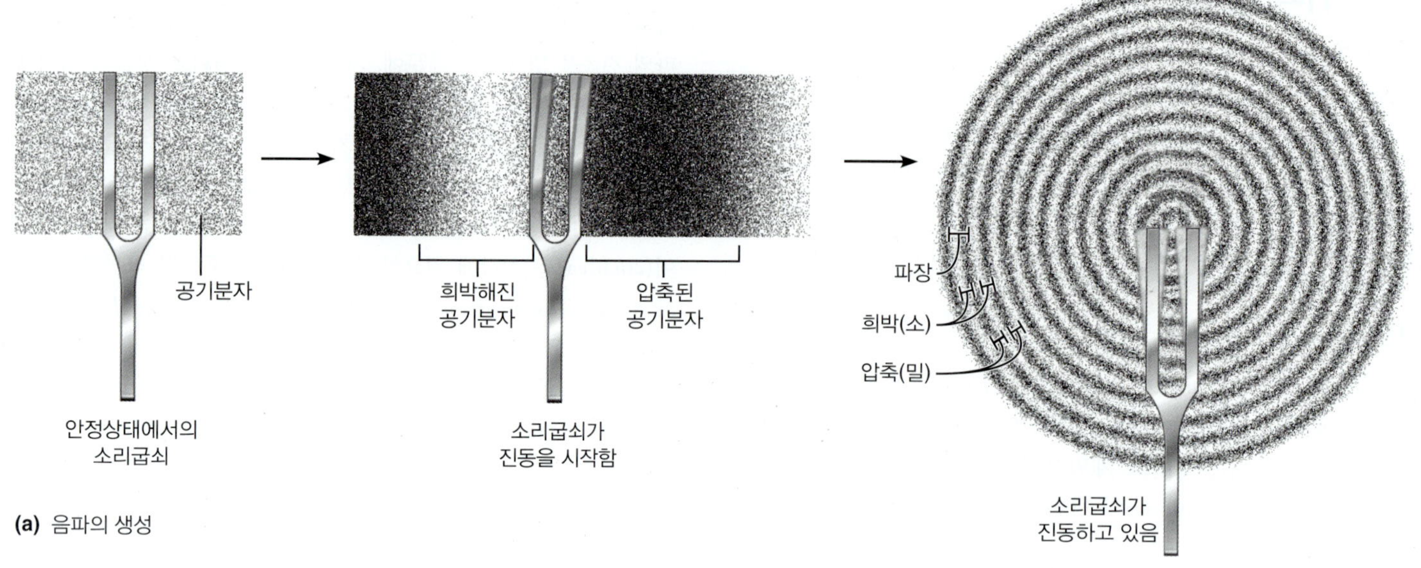

(a) 음파의 생성

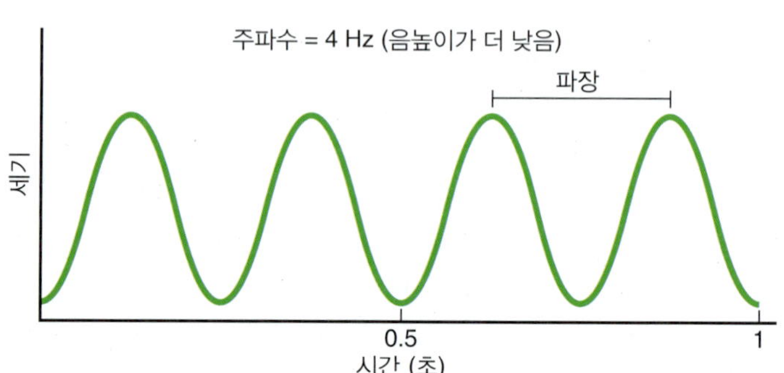

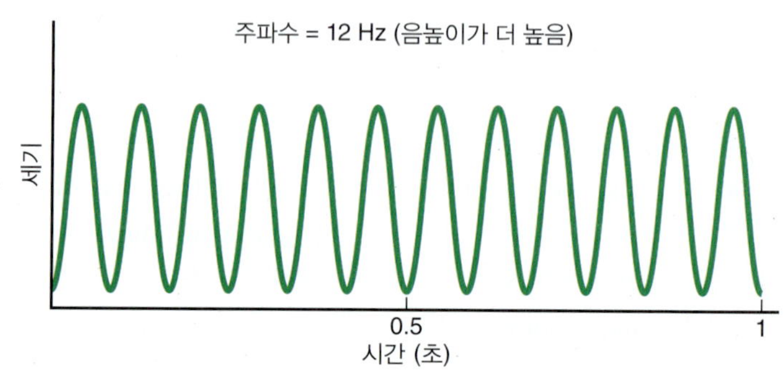

(b) 음파의 특성

그림 10.42 음파의 특성. (a) 진동으로 음파가 생겨나는데, 음파는 공기분자들의 밀도가 낮은(희박한) 지역들이 공기분자들의 밀도가 높은(압축된) 지역들 사이사이에 낀 모습으로 이루어져 있다. **(b)** 음파는 세기(크기)와 주파수(음높이)를 지닌다.

소리의 높이는 음파의 주파수에 의하여 결정된다. 주파수가 낮은 음파는 튜바에서 나는 소리 같이 음정이 낮은 소리를 만들어낸다. 주파수가 높은 음파는 자동차 브레이크가 급정거할 때 내는 소리처럼 음정이 높은 소리를 만들어낸다. 음파의 주파수는 1초 동안의 진동수[헤르츠(*hertz*), *Hz*]로 측정한다. 보통 사람들은 주파수가 20~20,000 Hz 범위인 음파를 들을 수 있는데, 청각 민감도는 1,000~4,000 Hz 범위에서 가장 높다.

음파가 공기로 채워진 가운데귀에서 액으로 채워진 속귀로 이동하는 동안과 속귀 내에서 신호변환되는 동안 소리의 세기와 높이의 부호화는 유지되어야 한다. 귀의 구조는 이 부호화를 유지하도록 섬세하게 고안되었다.

가운데귀에서 소리의 증폭

음파가 귀로 들어가 고막을 때리면 고막이 앞뒤로 진동한다. 고막의 진동은 그 음파의 진동과 같은 주기로 일어나고, 진동의 크기는 음파의 세기에 비례한다. 첫 번째 귓속뼈인 망치뼈가 고막에 연결되어 있기 때문에 고막의 진동은 망치뼈를 고막과 동일한 진동주기와 고막의 진동 세기를 반영하는 크기로 진동시킨다(**그림 10.43**). 세 개의 귓속뼈들은 연속된 지레처럼 배열되어 있어서, 망치뼈의 움직임은 모루뼈를 더 크게 진동시키고, 모루뼈는 등자뼈를 훨씬 더 크게 진동시킨다. 원래의 음파에 의하여 생성된 진동이 증폭된 순 효과가 나타난다. 등자뼈는 액으로 채워진 달팽이에 대하여 안뜰창 위에 누워 있어서, 등자뼈의 진동은 달팽이 액에서 파동을 일으킨다. 음파의 증폭에 의하여 공기에 기초한 파동이 액체에 기초한 파동으로 잘 전달된다. 음파가 직경이 큰 고막에서 직경이 상당히 작은 안뜰창으로 전달되기 때문에도 음파의 증폭은 일어나는데, 그 이유는 일정한 힘이 보다 좁은 면에 작용하면 더 큰 압력을 만들어내기 때문이다.

소리의 신호변환

달팽이는 소리의 신호변환이 일어나는 기관이다. 이제는 달팽이의 구조와 그리고 이 구조가 소리의 신호변환 기작에 어떻게 관련되어 있는지를 살펴보자.

TOOLBOX

데시벨(Decibels)

소리의 크기는 압축된 지역과 희박한 지역의 공기분자들의 밀도의 차이에 달려 있다. 귀는 넓은 범위의 진폭(소리의 크기)에 걸쳐 기능하기 때문에, 크기는 일반적으로 데시벨(decibel, dB)이라고 하는 지수 단위로 나타낸다.

다음의 방정식에 따라 두 세기의 비율을 비교하여 데시벨 값을 측정한다.

$$\text{세기 (dB)} = 20 \log \frac{\text{소리의 세기}}{\text{기준음의 세기}}$$

청각에서 기준음의 세기는 정상 청각의 문턱이다. 즉 청각문턱은 사람이 소리를 인지할 수 있는 최소의 크기로서, 그 값은 1로 주어진다. 따라서 분모에 1을 대입하면 방정식은 다음과 같이 된다.

$$\text{세기 (dB)} = 20 \log (\text{소리의 세기})$$

문턱 크기에서, 데시벨은 0[20 log(1) = 0]. 청각 문턱의 10배가 되는 소리는 20 dB[20 log(10) = 20]. 청각 문턱의 100,000배 되는 소리는 100 dB[20 log(100,000) = 100].

여러 가지 익숙한 소리들의 세기를 다음 표에 나타내었다. 100 dB에 가까운 소리는 청각을 상실하게 할 가능성이 있고, 130~140 dB의 소리는 통증 문턱에 가깝다.

익숙한 소리들의 세기

소리	세기 (decibels)
시계소리	20
승강기의 음악	40
사람의 대화 소리	50~60
시계 자명종 소리	80
록 생음악	100
휴대용 착압기	110
프로펠러 비행기	120
제트 비행기	130

달팽이의 기능적 구조

소리의 신호변환 기작을 이해하려면 달팽이의 구조에 관하여 깊이 알아야 한다(**그림 10.44**). 밖에서 보면 달팽이는 나선형의 바닷조개처럼 보이고, 나선의 끝에 있는 점을 **달팽이구멍(helicotrema)**이라고 한다(그림 10.44a, b). 달팽이 안쪽을 보여주기 위하여 그림 10.44d에서 나선의 일부를 풀었다. 달팽이의 단면을 그림 10.44d와 e에 나타내었다. 달팽이 안쪽에 액으로 채워진 세 개의 구획을 분리하는 두 개의 막이 있다. **안뜰막(vestibular membrane)**과 **바닥막(basilar membrane)**이 달팽이를 **안뜰계단(scala vestibuli)**, **고실계단(scala tympani)**, **중간계단(scala media)**으로 분리한다. 안뜰막과 바닥막은 달팽이구멍에서 합쳐지며, 따라서 안뜰계단과 고실계단 사이에 구멍이 존재한다. 안뜰계단과 고실계단에 있는 액을 **바깥림프(perilymph)**라고 하고, 중간계단에 있는 액을 **속림프(endolypmph)**라고 한다. 바깥림프는 뇌척수액과 조성이 비슷하지만, 속림프는 세포내액과 조성이 비슷하여 칼륨 농도가 높고 나트륨 농도는 낮다. 게다가 바깥림프에 대한 속림프의 전위인 **와우내전위**(*endocochlear potential*)가 존재하며, 이것은 약 +80 mV이다.

달팽이는 액으로 채워진 닫혀 있는 구조로, 안뜰창과 달팽이창에서 가운데귀와 분리되어 있다. 액체는 압축될 수 없기 때문에, 바깥림프에서 파동이 만들어지려면 액이 부피가 변하지 않은 채 시스템 내에서 이동해야 한다. 진동이 안뜰창에서 일어나면 안뜰계단의 바깥림프에서 파동이 생성되어 고실계단을 통하여 이동한 후 이곳에서 달팽이창을 움직이게 한다. 그래서 안뜰창의 움직임은 바깥림프의 부피를 변화시킬 수 있지만 달팽이창의 움직임에 의하여 상쇄된다. 이것은 파동의 에너지를 없애버린다. 이와 비슷한 다음 경우를 생각해보라. 주사기를 물로 채우고 구멍을 막아버리면, 물은 팽창할 수도 없고 압축될 수도 없기 때문에 플런저(공이)를 움직일 수 없다. 하지만

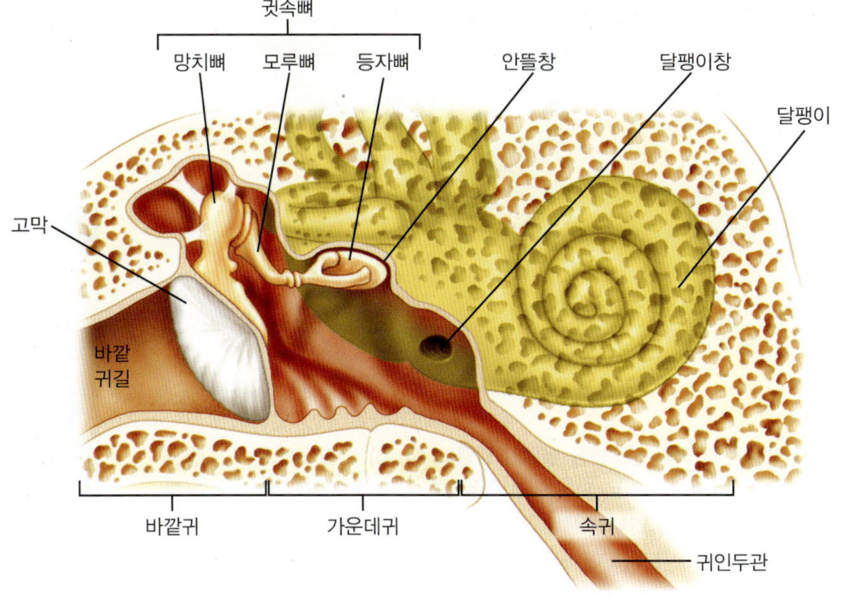

그림 10.43 가운데귀에서 음파를 전달하는 구조들. 음파가 고막을 때려 귓속뼈를 진동시킨다. 등자뼈가 안뜰창을 밀고, 진동이 달팽이의 액체로 전달된다.

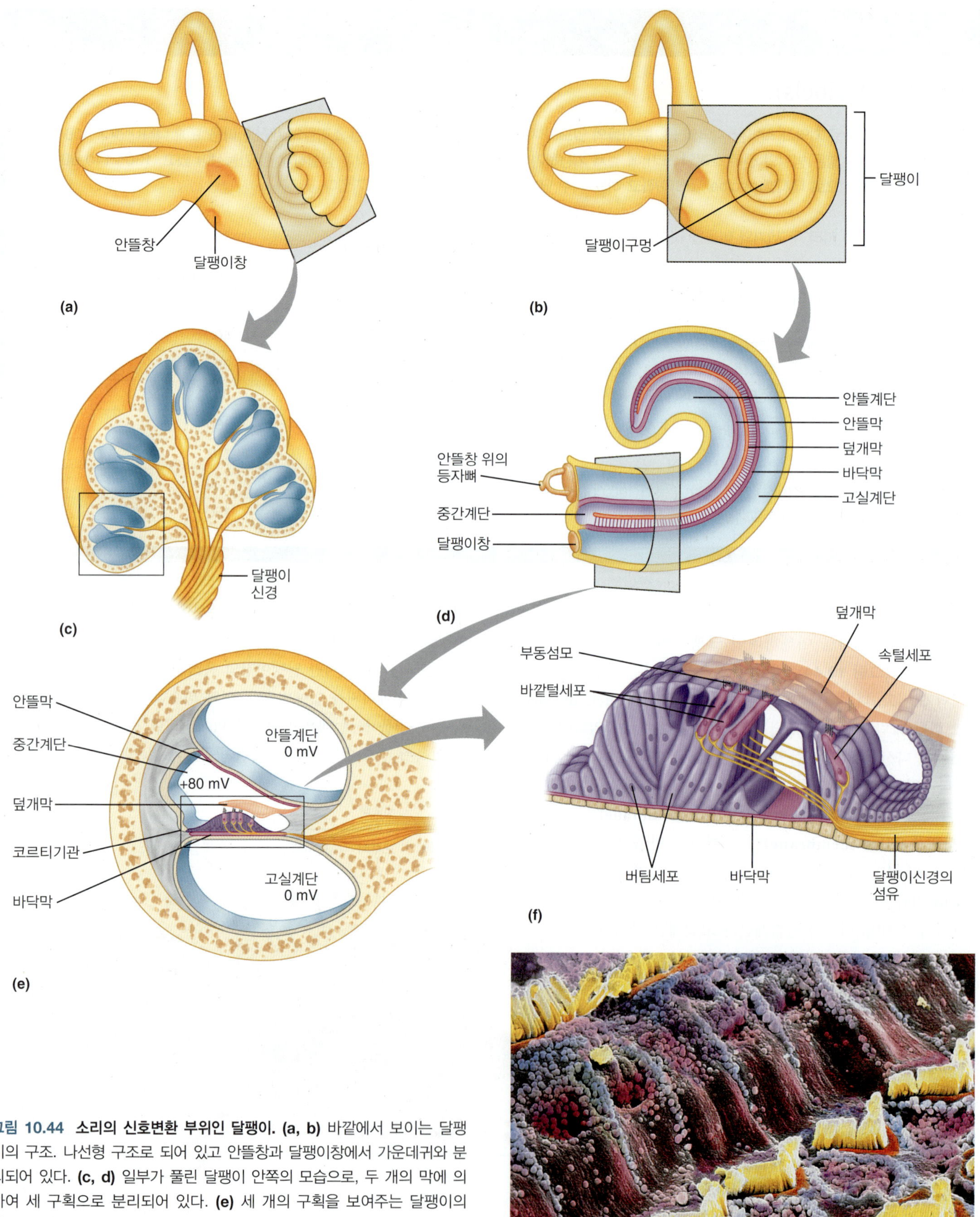

그림 10.44 소리의 신호변환 부위인 달팽이. (a, b) 바깥에서 보이는 달팽이의 구조. 나선형 구조로 되어 있고 안뜰창과 달팽이창에서 가운데귀와 분리되어 있다. **(c, d)** 일부가 풀린 달팽이 안쪽의 모습으로, 두 개의 막에 의하여 세 구획으로 분리되어 있다. **(e)** 세 개의 구획을 보여주는 달팽이의 가로 단면. 코르티기관이 바닥막 위에 위치한다. **(f)** 코르티기관을 확대한 것으로, 털세포들의 부동섬모들이 덮개막에 끼워져 있다. **(g)** 달팽이에 있는 털세포들의 전자현미경 사진.

물로 채워진 두 개의 주사기를 하나의 관에 연결하면 생겨나는 힘이 다른 쪽 플런저를 밖으로 밀기 때문에 한쪽 플런저를 밀어들일 수 있게 된다. 이러한 배열로 인하여 액의 부피가 일정한데도 불구하고 플런저(등자뼈)가 앞뒤로 움직일 수 있게 된다.

코르티기관의 기능 해부학

소리에 필요한 감각기관인 **코르티기관(organ of Corti)**은 바닥막의 꼭대기에 위치해 있다(그림 10.44f). 코르티기관은 **털세포(hair cell)**, 버팀세포, 그리고 위를 덮는 한 개의 **덮개막(tectorial membrane)**을 포함한다. 털세포는 끝에 **부동섬모(stereocilia)**라고 하는 털 모양의 돌기를 가져서 이름이 붙여졌는데, 그 섬모의 끝은 덮개막에 끼워져 있다. 털세포에는 세 줄로 된 바깥털세포와 한 줄로 된 속털세포가 있다. 음파는 속털세포의 부동섬모를 구부러지게 하는데, 이것이 감각 신호변환의 시작이다. 바깥털세포는 속털세포의 민감도를 조정하고 그래서 주로 날신경의 신경지배를 받는다. 속털세포의 활성에 대해서만 자세하게 서술할 것이다.

털세포 내의 환경과 털세포를 둘러싸고 있는 환경은 신체 대부분의 다른 세포들의 환경과 다르다. 그림 10.44e에 나타낸 것처럼 중간계단의 속림프는 고실계단과 안뜰계단의 바깥림프에 비하여 +80 mV의 전위가 존재한다. 털세포의 막전위는 약 −70 mV이다. 속림프에는 칼륨이온의 농도가 높다는 것을 기억하자. 털세포의 부동섬모는 속림프로 둘러싸여 있는 반면, 속털세포의 나머지 부분은 바깥림프로 둘러싸여 있다. 부동섬모에는 기계자극-작동 칼륨통로가 있다. 와우내전위와 고농도 칼륨의 존재에 의한 전기화학적 추진력은 칼륨이온을 부동섬모로 이동시킨다. 신호변환에서 이 전기화학적 추진력의 역할을 다음 절에서 서술한다.

속털세포에 의한 소리의 신호변환

그림 10.45a는 음파가 속귀의 바깥림프로 전도되는 것을 보여준다. 바깥림프의 파동 에너지가 안뜰막과 바닥막을 서로에 대하여 움직이게 하고(그림 10.45b), 이것은 부동섬모를 앞뒤로 구부러지게 한다. **그림 10.46**에 보이듯이, 부동섬모의 끝들이 단백질 다리에 의하

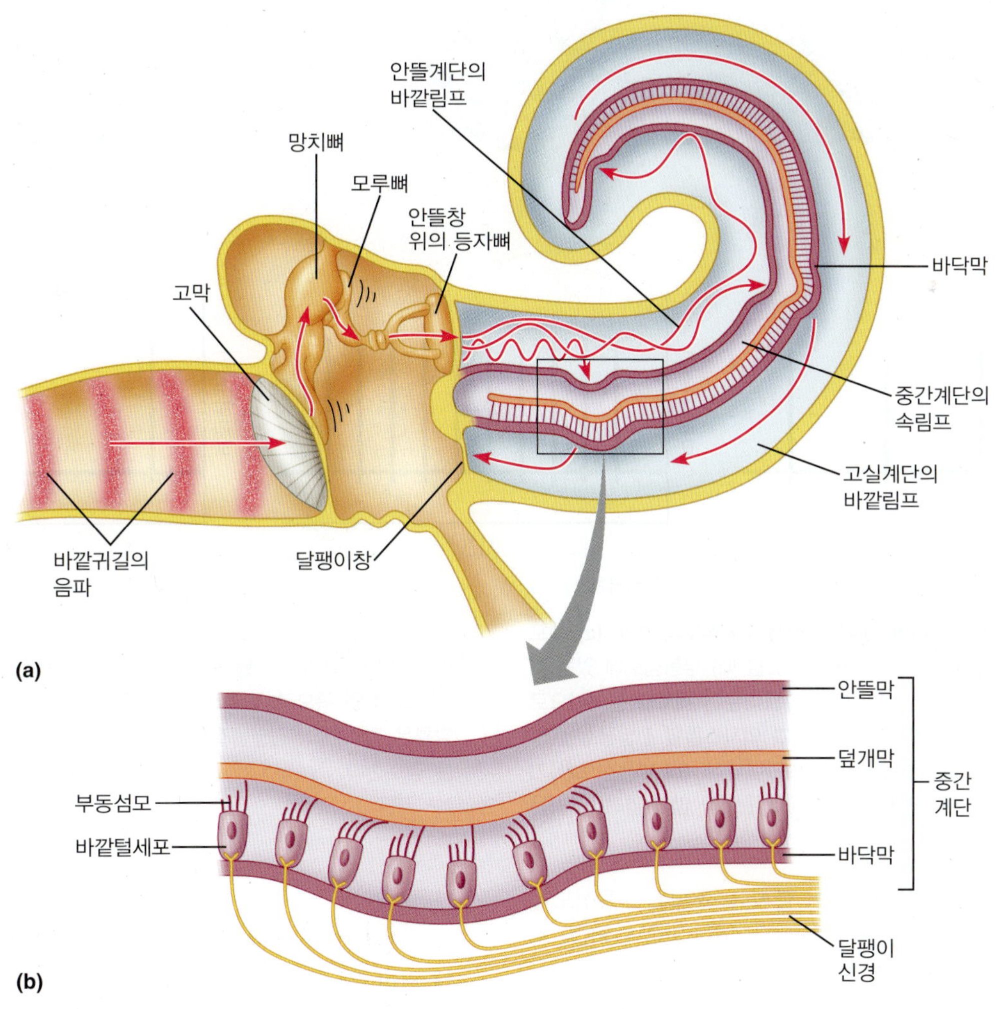

그림 10.45 귀에서 음파의 전도. (a) 귓바퀴와 바깥귀길을 통하여 귀로 들어간 음파는 고막을 때림으로써 고막을 진동시킨다. 고막에 반응하여 귓속뼈가 진동하고, 그 진동은 안뜰창으로 전달된다. 안뜰창의 진동은 달팽이의 액(바깥림프)에서 파동을 일으킨다. **(b)** 바깥림프의 파동으로 달팽이의 막들이 휘어진다. 막들이 진동할 때 털세포의 부동섬모들은 구부러져 칼륨통로가 열리거나 닫힌다.

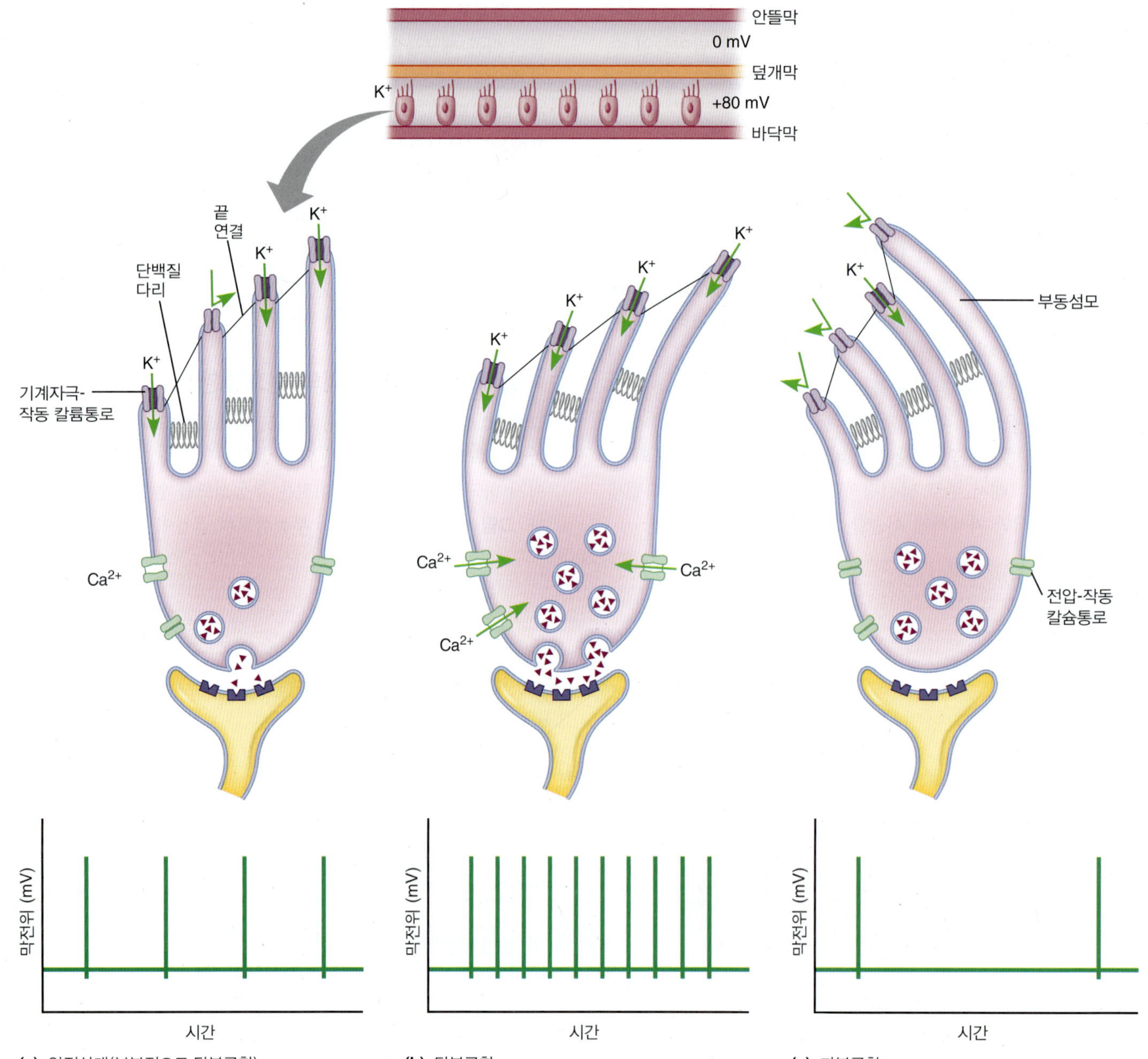

그림 10.46 털세포에 의한 소리의 신호변환에서 부동섬모의 역할. (a) 세포가 안정상태에 있을 때(부동섬모가 똑바로 서 있을 때) 부동섬모에 있는 기계자극-작동 관문통로의 일부가 열려 있고, 칼륨이온이 세포로 들어감으로써 세포를 약간 탈분극시킨다. 이것은 들뉴런과 의사소통할 전달물질을 방출하기에 충분하고, 그 결과로 활동전위의 빈도는 낮다. **(b)** 부동섬모가 키가 더 큰 부동섬모 쪽으로 구부러지면, 칼륨통로가 보다 많이 열려 더 많은 칼륨이온이 세포 안으로 들어감으로써 세포를 더 크게 탈분극시키고 들뉴런의 활동전위의 빈도를 증가시킨다. **(c)** 부동섬모들이 키가 가장 큰 부동섬모에서 먼 쪽으로 구부러지면, 칼륨통로들이 닫혀 세포 안으로 들어가는 칼륨은 감소한다. 전달물질은 더 적게 방출되고 들뉴런의 활동전위의 빈도는 감소한다.

여 서로 연결되어 있어서 부동섬모들이 함께 움직인다. 부동섬모가 구부러지는 방향에 따라 털세포의 칼륨통로는 열리거나 닫힌다. 속림프의 고농도의 칼륨과 와우전위 때문에, 칼륨에 작용하는 전기화학적 추진력은 칼륨이온을 털세포의 부동섬모로 이동시킨다. 그래서 칼륨통로가 열리면 칼륨은 털세포로 확산해 들어가 탈분극시키고, 칼륨통로가 닫히면 칼륨이 털세포로 확산해 들어가는 것을 막아 과분극시킨다.

그림 10.46은 부동섬모의 구부러짐에 의하여 칼륨통로가 어떻게 열리고 닫히는지를 보여준다. 부동섬모들은 탄성인 단백질 필라멘트에 의하여 서로 연결되어 있고, 부동섬모들의 크기는 서로 다른데, 털세포의 한 쪽에 있는 부동섬모의 키가 가장 큰 것을 주목하자. 부동섬모들이 똑바로 펴져 있을 때(음파가 없을 때), 탄성 필라멘트

에 가해진 약간의 장력이 칼륨통로의 일부를 열린 상태로 유지함으로써 약간의 칼륨이 털세포 내로 확산하여 털세포를 부분적으로 탈분극시킨다(그림 10.46a). 안정상태에서 털세포의 이 부분 탈분극은 털세포의 칼슘통로의 일부를 개방하고, 칼슘이 세포 내로 들어가 세포외배출에 의하여 전달물질을 방출시킨다. 전달물질은 달팽이신경의 부분인 들뉴런과 의사소통하고 그 결과로 들뉴런의 활동전위의 빈도가 낮다(그림 10.45b).

부동섬모들이 키가 가장 큰 부동섬모 쪽으로 구부러지면, 보다 큰 장력이 탄성 필라멘트에 가해져 칼륨통로가 더 열린다(그림 10.46b). 더 많은 칼륨이 세포 내로 확산해 들어가 탈분극이 더 커진다. 칼슘통로가 더 많이 열려 전달물질이 더 많이 방출됨으로써 들뉴런의 활동전위의 빈도는 증가한다.

부동섬모들이 키가 가장 큰 부동섬모에서 먼 쪽으로 구부러지면, 탄성 필라멘트는 느슨해지고 칼륨통로는 닫힌다(그림 10.46c). 칼륨통로가 닫히면, 칼륨은 세포 내로 확산할 수 없고 세포는 안정상태에 비하여 과분극한다. 이 조건에서 칼슘통로는 닫히고 전달물질은 더 적게 방출되어 들뉴런의 활동전위의 빈도는 감소한다.

달팽이에서의 소리 세기와 높이의 부호화

부동섬모가 구부러져 수용체전위가 만들어졌다고 가정하자. 소리의 세기와 높이는 어떻게 부호화되는가? 소리가 크면 부동섬모가 어느 한 방향으로 더 구부러지고, 열리는 칼륨통로의 수가 더 크게 변화한다. 이에 따라 수용체전위는 더 커지고 전달물질 방출의 변화도 더 커진다.

소리의 주파수가 부호화되는 과정은 털세포들이 위치해 있는 바닥막의 부위에 기초한다. 주파수가 서로 다른 음파들은 저마다 바닥막의 다른 부위를 구부리는데, 이렇게 되는 이유는 바닥막이 길이를 따라가며 그 구조가 변하기 때문이다. 바닥막은 안뜰창과 달팽이창 가까이에서는 딱딱하고 좁고, 달팽이구멍 가까이에서는 유연하고 넓다(**그림 10.47**). 따라서 고음과 연관된 고주파수 음파는 안뜰창과 달팽이창 가까운 부위의 바닥막을 최대로 구부리고, 이것은 이 부위에 위치한 털세포를 활성화한다. 반대로 저주파수 음파는 달팽이구멍 가까운 부위의 바닥막을 최대로 구부리고, 이것은 이 부위의 바닥막에 위치한 털세포를 활성화한다. 그러므로 소리의 주파수는 털세포가 최대로 활성화되는 바닥막의 부위에 의하여 부호화된다.

청각의 신경 경로

털세포에서 방출된 전달물질은 8차 뇌신경의 부분인 달팽이신경(*cochlear nerve*)의 들뉴런에 있는 수용체에 결합한다. 털세포의 전달물질은 들뉴런을 탈분극시킨다. 탈분극의 정도가 클수록 들뉴런에서 활동전위의 빈도는 높고, 따라서 이것은 소리의 세기를 부호화한다. 들뉴런은 연수에 위치한 **달팽이핵(cochlear nuclei)**에서 끝난다. 달팽이핵의 뉴런은 신체의 같은 쪽과 반대쪽을 따라서 이동하여 뇌줄기의 다른 신경핵으로 간다. 이 신경핵은 시상의 **안쪽 무릎핵**

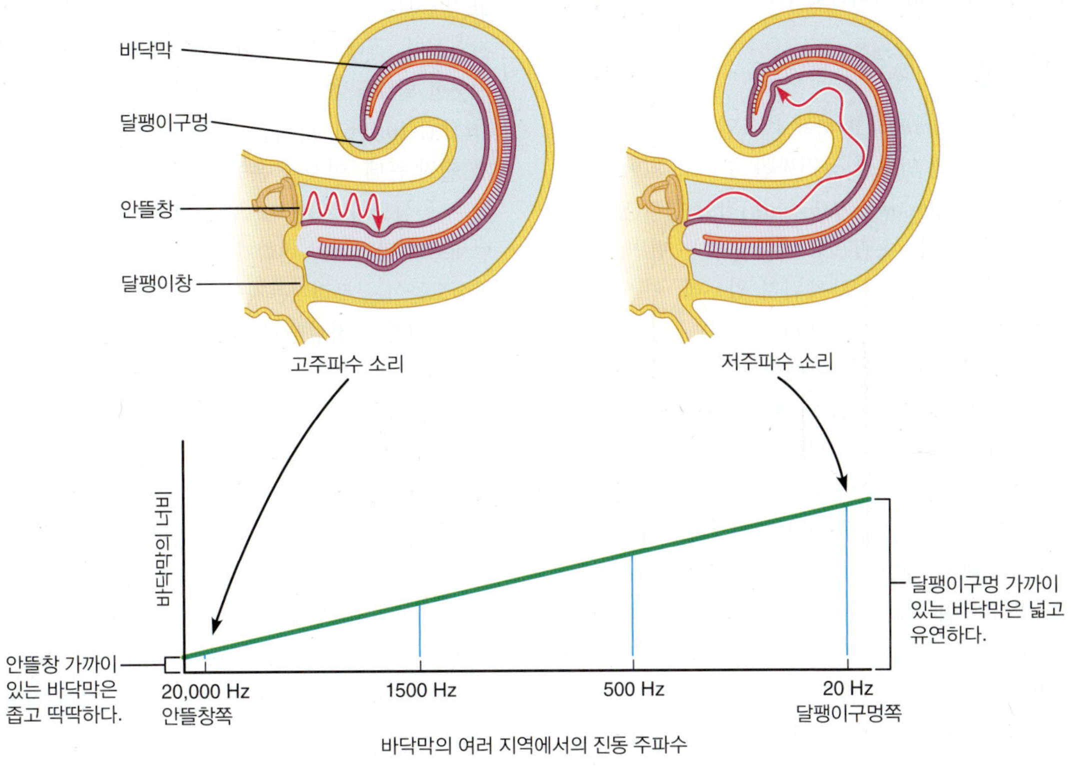

그림 10.47 소리의 주파수에 대한 부호화. 소리의 주파수는 활성화된 털세포가 위치해 있는 바닥막의 부위에 기초한다. 길이를 따라 존재하는 바닥막의 너비와 유연성의 변화 때문에, 고주파수 소리는 안뜰창 가까운 바닥막을 휘어지게 하고 저주파수 소리는 달팽이구멍 가까운 바닥막을 휘어지게 한다.

(**medial geniculate nucleus**)에 정보를 중계한다. 안쪽 무릎핵의 뉴런은 측두엽의 **청각겉질**(**auditory cortex**)로 간다. 뇌는 같은 쪽 신호와 반대쪽 신호가 도착하는 시간 차이를 비교하여 소리의 방향을 결정한다. 다른 감각계와 마찬가지로 청각겉질도 소리의 주파수에 따라 국소해부학적 구성을 하고 있고 있어서, 소리의 주파수 지도가 만들어져 있다.

퀵 테스트 10.6

1. 소리의 높이가 어떻게 부호화되는지를 설명하라. 그리고 소리의 크기는 어떻게 부호화되는지를 설명하라.
2. 털세포의 부동섬모가 어느 한 방향으로 구부러졌을 때, 털세포 안으로 들어가 세포를 탈분극시키는 이온은?

10.5 귀와 평형감각

앞 절에서는 음파의 신호변환과 관련하여 귀의 해부학을 설명하였다. 이번 절에서는, 균형과 평형을 유지하는 데 필요한 정보인 신체의 가속과 머리의 위치를 탐지하는 능력에 관련하여, 귀의 구조를 설명한다. 가속은 사물의 속도가 변하는 것으로, 속도와 방향에 의하여 좌우된다. 방향은 변하지 않고 속도가 변하는 것을 **선형가속**(*linear acceleration*)이라고 하는데, 이것은 예를 들면 직선으로 이동하면서 속도를 내는 차에서 일어난다. 하지만 차가 회전할 때는 속도가 일정하게 유지되고 있어도 가속이 일어나는데, 이런 유형의 가속을 **회전가속**(*rotational acceleration*)이라고 한다.

안뜰기관의 해부학

안뜰기관은 **뼈미로**(*bony labyrinth*)라고 하는 측두엽의 공간에 위치한다. 안뜰기관은 뼈미로 내에 막으로 둘러싸인 구조로 되어 있기 때문에, 이 구조를 **막미로**(*membranous labyrinth*)라고 한다(달팽이도 막미로의 부분이다). 막미로는 속림프로 채워져 있는 반면, 막미로와 뼈미로 사이의 공간은 바깥림프로 채워져 있는데, 이 액들은 달팽이에 존재하는 액과 같다는 것을 주목하라.

그림 10.48은 속귀의 안뜰기관을 확대한 것이다. **안뜰기관**(**vestibular apparatus**)은 **반고리관**(**semicircular canal**), **타원 주머니**(**utricle**), **둥근 주머니**(**saccule**)로 구성된다. 그림 10.48에서 회전가속을 탐지하는 반고리관은 각 귀에 있는 세 관의 면들이 서로 직각이 되도록 향해 있어서 세 평면상에서 머리의 회전가속을 탐지할 수 있게 한다는 것에 주목하라. 전반고리관은 "예"라고 하면서 머리를 끄덕이는 것처럼 머리가 위아래로 회전하는 것을 감지한다. 후반고리관은 귀를 어깨 쪽으로 움직일 때처럼 머리를 들고 옆쪽의 위아래 돌리는 것을 감지한다. 외측반고리관은 "아니오"라고 하면서 머리를 흔들 때처럼, 머리가 좌우로 회전하는 것을 감지한다. 타원 주머니와 둥근 주머니는 선형가속을 탐지하는데, 타원 주머니는 앞뒤로의 가속을 탐지하는 반면 둥근 주머니는 위아래로의 가속을 탐지한다.

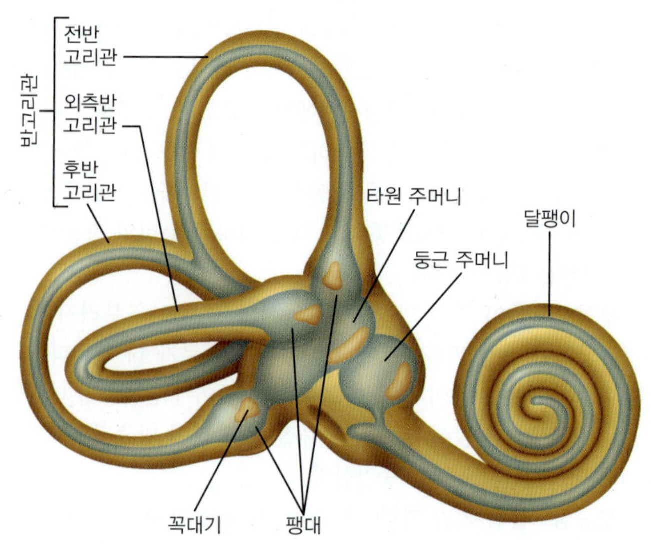

그림 10.48 속귀의 안뜰기관의 해부학적 구조. 안뜰기관에는 세 개의 반고리관과 타원 주머니와 둥근 주머니가 각 한 개씩이 들어 있다. 회전가속을 탐지하는 털세포는 반고리관의 팽대에 위치한다.

반고리관과 회전의 신호변환

회전가속을 맡는 수용체세포는 각 반고리관의 바닥에 부풀어 있는 부위인 **팽대**(**ampulla**)에 위치한 또 다른 유형의 털세포다(**그림 10.49a**). 각 팽대의 바닥에 버팀세포와 털세포들을 포함하고 있는 **청릉**(*cristae*)이 있다. 청릉 위를 아교질 성분의 **꼭대기**(**cupula**)가 덮고 있는데, 꼭대기는 막에 의하여 속림프와 분리된 젤라틴 성분의 지역이다. 꼭대기의 바닥에 있는 버팀세포들 사이에 달팽이의 것과 비슷한 털세포들이 있는데, 부동섬모 돌기들이 꼭대기 쪽으로 나 있다(그림 10.49b). 하지만 부동섬모들 중의 하나는 다른 것들보다 키가 훨씬 큰데, 이것을 **운동섬모**(**kinocilium**)라고 한다. 청각에서처럼 부동섬모가 기계적으로 구부러지면 이온통로가 열리거나 닫혀 털세포의 막전위의 변화가 생긴다. 이제는 회전에 의하여 어떻게 부동섬모들이 구부러지는지를 살펴본다.

머리가 안정상태에 있을 때는 꼭대기에 아무런 힘도 가해지지 않아 부동섬모들은 똑바로 있다(그림 10.49c). 이 경우에 털세포는 부분적으로 탈분극되어 있어서 연관된 들뉴런의 활동전위의 빈도는 낮다. 머리가 회전을 시작할 때 뼈미로도 함께 회전하지만, 속림프는 머리의 움직임을 쫓아가지 못하고 그 결과 꼭대기에 힘이 가해져 부동섬모들이 회전의 반대 방향으로 구부러진다. 회전의 방향이 부동섬모들을 운동섬모에서 먼 쪽으로 구부러지게 하는 방향일 때 털세포는 과분극되고, 들뉴런의 활동전위의 빈도는 감소한다(그림 10.49d). 머리가 부동섬모들을 운동섬모 쪽으로 구부러지게 하는 방향으로 회전할 때 털세포는 탈분극되며, 들뉴런의 활동전위의 빈도는 증가한다(그림 10.49e).

머리가 일정한 속도로 계속 회전하면, 액의 움직임은 결국 뼈미로의 움직임을 따라잡는다(그림 10.49c). 이 경우에 꼭대기에 가해지는 힘은 없고, 따라서 부동섬모들은 더 이상 구부러져 있지 않게 되

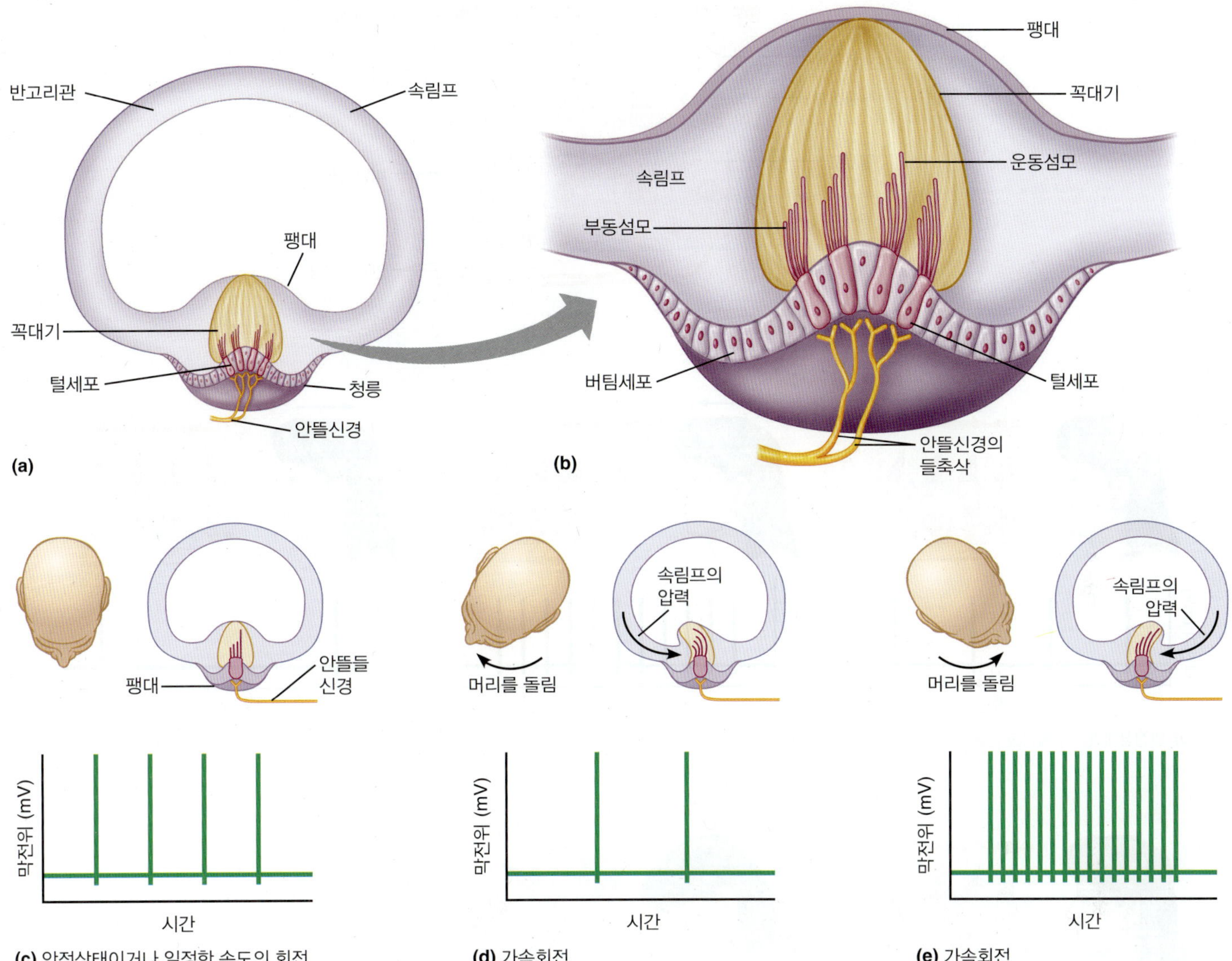

그림 10.49 반고리관의 기능해부학. **(a)** 각 반고리관 바닥의 팽대 내의 막에 의하여 속림프와 분리된 아교질 부위인 꼭대기가 있다. **(b)** 가속 수용체 세포인 털세포는 아교질 꼭대기로 뻗은 부동섬모들을 가지고 있는데, 키가 가장 큰 부동섬모를 운동섬모라고 한다. 털세포는 들뉴런과 의사소통한다. **(c)** 머리가 가만히 있거나 일정한 속도로 움직이고 있을 때 꼭대기에 가해지는 순 힘은 없고 부동섬모는 똑바로 있다. 털세포는 부분 탈분극되어 약간의 전달물질을 방출함으로써 들뉴런의 활동전위의 빈도를 낮게 한다. **(d)** 머리가 가속하는 동안, 관성 때문에 액은 머리의 움직임 뒤로 처진다. 액이 회전의 반대 방향으로 꼭대기를 밀어 부동섬모들을 구부러지게 한다. 부동섬모들이 운동섬모에서 먼 쪽으로 구부러질 때 털세포는 과분극되고, 들뉴런의 활동전위의 빈도는 감소한다. **(e)** 머리가 반대 방향으로 가속할 때 부동섬모들은 운동섬모 쪽으로 구부러져 털세포는 탈분극되고, 들뉴런의 활동전위의 빈도는 증가한다.

Q 부동섬모를 구성하고 있는 단백질 필라멘트의 유형은?

고 활동전위의 빈도는 머리가 안정상태일 때의 빈도로 되돌아간다. 그래서 반고리관은 회전 속도의 변화만을 탐지하고, 일정한 회전은 탐지하지 않는다.

어릴 때 어지러울 정도로 뱅뱅 돌다가 갑자기 멈추면 어떤 일이 벌어졌었던가? 일정한 속도로 돌다가 갑자기 멈출 때, 머리와 뼈미로는 함께 멈추지만, 속림프는 얼마 동안 계속 움직인다. 그래서 멈춰서 있지만 잠시 회전이 느껴진다. 그러나 원래의 회전 방향과는 반대 방향으로 돌고 있는 것처럼 느껴진다.

타원 주머니와 둥근 주머니, 그리고 선형가속의 신호변환

타원 주머니와 둥근 주머니는 구부러지는 부동섬모들을 가진 털세포를 포함하고 있다는 점에서 반고리관과 비슷한 방법으로 작용하지만, 그 해부학적 구조는 반고리관과 약간 다르다. 타원 주머니와 둥근 주머니는 속귀의 반고리관과 달팽이 사이에 위치한 부푼 구조로서(그림 10.48), 부동섬모들이 아교질 물질 속으로 뻗어 오른 털

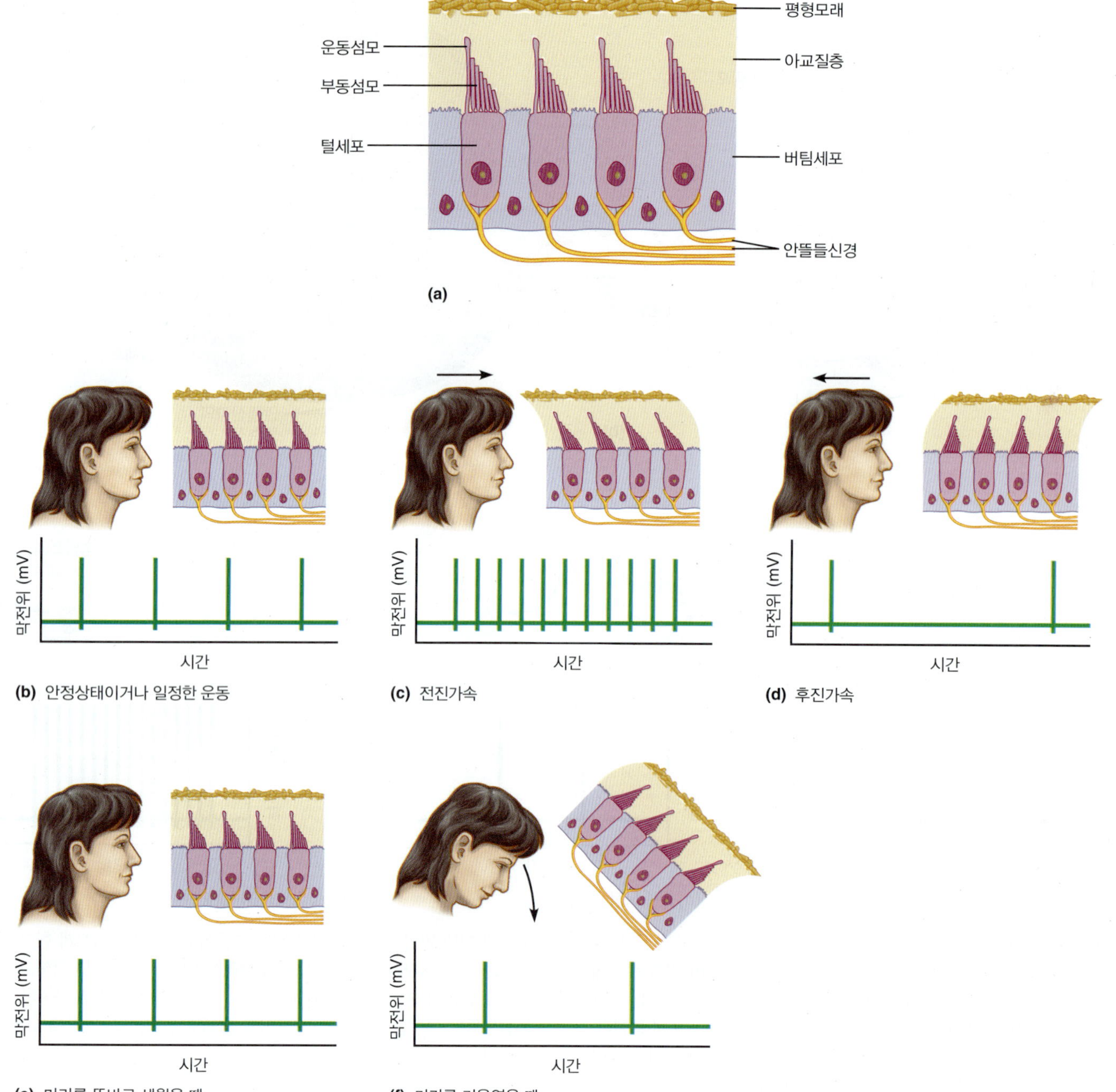

그림 10.50 타원 주머니와 둥근 주머니의 기능적 구조. (a) 타원 주머니와 둥근 주머니의 선형가속 수용체세포는 부동섬모들이 평형모래 결정체가 포함된 아교질 층으로 뻗어 있는 털세포다. 그림의 (b)~(f)는 타원 주머니에만 연관된 사건을 나타낸다. **(b)** 안정상태이거나 일정한 속도로 움직이고 있을 때, 타원 주머니의 부동섬모들은 똑바로 서 있고 털세포는 부분 탈분극된다. 들뉴런의 활동전위의 빈도는 낮다. **(c)** 앞쪽으로 가속할 때, 평형모래는 타원 주머니의 아교질 덩어리를 끌어당겨 부동섬모들을 구부러지게 한다. 이 예에서 부동섬모들은 운동섬모 쪽으로 구부러진다. 털세포는 탈분극되고 들뉴런의 활동전위의 빈도는 증가한다. **(d)** 뒤쪽으로 가속할 때, 타원 주머니의 평형모래는 (c)에서의 방향과 반대 방향으로 아교질 덩어리를 끌어당긴다. 부동섬모들은 운동섬모에서 먼 쪽으로 구부러져 털세포를 과분극시키고 들뉴런의 활동전위의 빈도를 감소시킨다. **(e, f)** 중력이 타원 주머니에 미치는 효과. 이 예에서 머리를 앞쪽으로 기울일 때 평형모래는 중력 때문에 떨어지면서 아교질 덩어리를 잡아당긴다. 부동섬모들이 구부러져 과분극을 일으키고 들뉴런의 활동전위의 빈도를 감소시킨다.

세포들이 포함되어 있다(**그림 10.50**). 아교질 물질 위쪽 가장 자리에는 **평형모래(otolith)**가 있는데, 이것은 작은 탄산석회 결정으로서 아교질 물질에 무게를 더한다. 타원 주머니의 털세포들은 머리에서 수평의 줄로 위치해 있고, 털세포의 부동섬모들은 수직으로 뻗어 올라 있다. 둥근 주머니의 털세포들은 머리에서 수직의 줄로 위치해 있고, 털세포의 부동섬모들은 수평으로 향해 있다. 이러한 정위 때문에 타원 주머니는 앞뒤로의 선형가속을 탐지하는 반면, 둥근 주머니는 위아래로의 선형가속을 탐지한다.

그림 10.50b~d는 앞뒤로의 선형가속을 하는 동안 타원 주머니 안에서 부동섬모들이 구부러지는 것을 보여준다. 이 예에서 모든 운동섬모들은 같은 방향(뒤쪽)에 있지만, 실제로 타원 주머니에서 운동섬모들은 앞에 있는 것도 있고 뒤에 있는 것도 있다. 운동섬모가 앞쪽에 있는 털세포는 여기서 설명하는 것과는 반대로 행동할 것이다. 안정상태에 있거나 앞뒤로 일정한 속도로 움직이고 있을 때, 털세포는 똑바로 서 있고 그 결과 생긴 탈분극으로 인해 들뉴런의 활동전위의 빈도가 보통 수준이 된다(그림 10.50b). 앞으로 걸어 나가기 시작할 때, 평형모래는 아교질 덩어리를 뒤쪽으로 끌리게 하고 이것으로 부동섬모들은 운동섬모 쪽으로 구부러짐으로써 탈분극을 더 크게 하여 활동전위의 빈도를 증가시킨다(그림 10.50c). 뒤쪽으로 선형가속하면 부동섬모들은 운동섬모에서 먼 쪽으로 구부러져 과분극을 일으키고 활동전위의 빈도를 감소시킨다(그림 10.50d). 일정한 속도로 선형운동을 계속하면 아교질 덩어리는 신체의 움직임을 따라잡고 부동섬모들은 안정상태의 위치로 되돌아간다(그림 10.50b).

타원 주머니는 중력에 대한 머리의 위치를 탐지하는 역할도 한다. 머리를 똑바로 하고 있을 때 타원 주머니의 부동섬모들은 똑바로 있지만(그림 10.50e), 머리를 앞쪽으로 기울이면 중력에 의하여 무게가 있는 평형모래가 아래쪽으로 늘어지고 이로 인해 부동섬모들이 구부러져 과분극을 일으킨다(그림 10.50f).

둥근 주머니는 타원 주머니와 같은 방법으로 작용하지만, 머리를 똑바로 하고 있을 때의 정위 때문에 승강기를 탔을 때 일어나는 것처럼 위아래로의 직선가속을 탐지한다.

지식 활용하기

메니에르병(Ménière's disease, 알레르기성 미로수증)은 속림프 조성의 변화와 연관된 속귀의 장애이다. 그 원인은 정확하지 않지만, 한 이론에 의하면 막미로의 파열로 속림프와 바깥림프가 섞여 칼륨을 비롯한 여러 가지 이온들에 대한 전기화학적 기울기가 사라진다. 메니에르병과 연관되었다고 판단할 수 있는 증상들을 설명하라.

평형감각의 신경 경로

안정상태에서 안뜰기관의 털세포들은 부분적으로 탈분극되고 약간의 전달물질을 방출하여 안뜰신경의 들뉴런과 의사소통한다. 따라서 안정상태에서는 빈도가 낮은 활동전위가 안뜰신경의 들신경을 따라서 지나간다. 부동섬모들이 운동섬모 쪽으로 구부러질 때, 털세포는 탈분극되어 전달물질을 더 많이 방출하고, 이것으로 들뉴런의 활동전위의 빈도는 증가한다. 마찬가지로, 부동섬모들이 운동섬모에서 먼 쪽으로 구부러지면 털세포는 과분극되어 전달물질을 적게 방출하고, 이것으로 들뉴런의 활동전위의 빈도는 감소한다.

안뜰신경의 들신경은 안뜰신경의 부분으로서 뇌줄기로 들어간다(**그림 10.51**). 이 신경의 대부분은 안뜰핵(*vestibular nucleus*)에서

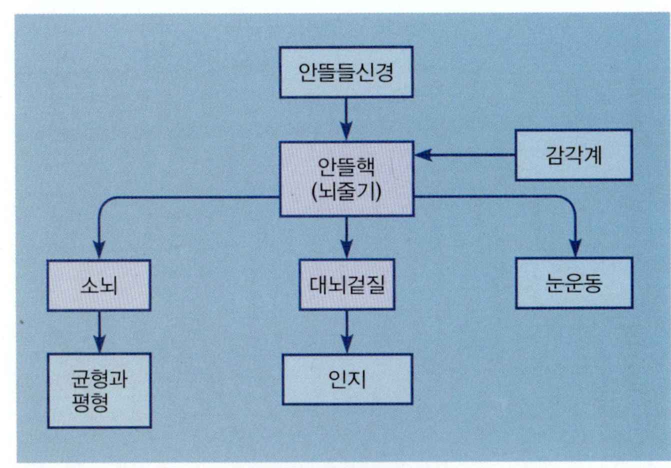

그림 10.51 안뜰기관과 연관된 신경 경로들.

끝나지만, 일부는 직접 소뇌로 가서 평형감각에 즉각적인 피드백을 제공하는데, 이것은 운동 조정에 중요하다. 안뜰핵은 가속을 인지하는 대뇌겉질의 여러 영역들에 투사되는데, 그 경로는 아직 잘 알려져 있지 않다. 안뜰핵은 신체의 균형을 위한 운동의 피드백 통제와 눈 운동의 통제에 중요하다. 이러한 기능들을 수행하기 위해서 안뜰핵은 시각, 몸감각, 고유감각에 관련된 감각계들을 비롯하여 여러 감각계들로부터 입력을 받는다. 이 감각정보들은 신체의 균형 잡기에 관련된 운동뉴런에 출력을 내보내는 데 이용되고 눈 운동을 신체의 움직임에 맞추는 데 이용된다. 눈과 머리가 함께 움직이지 않으면, 시각이 흐려지고 멀미가 생길 수 있다.

퀵 테스트 10.7

1. 안뜰기관 중에서 선형가속을 탐지하는 기관은?
2. 반고리관은 회전이 시작하는 것과 멈추는 것을 탐지하지만, 일정한 속도로 회전하는 것은 탐지하지 않는다. 그 이유를 설명하라.

10.6 미각

많은 사람들이 초콜릿을 신의 음료라고 여기지만, 다른 차원에서 보면 초콜릿은 단순히 입 안의 화학수용체를 자극하여 사람을 즐겁게 하는 데 꼭 알맞게 혼합된 화학물질들의 덩어리다. 이 절에서는 음식의 맛이 어떻게 탐지되는지를 서술한다.

맛봉오리의 해부학적 구조

입의 화학수용체가 음식에 포함된 화학물질들에 반응하기 때문에, 사람들은 음식의 맛을 느낄 수 있다. 미각에 필요한 화학수용체는 **맛봉오리(taste bud)**에 위치하는데, 각 맛봉오리에는 50~150개의 수용체세포와 수많은 버팀세포가 들어 있다(**그림 10.52**). 각 맛봉오리의 꼭대기에는 구멍이 있어서 수용체세포가 침과 여기에 녹아 있는 음식분자들에 노출된다. 사람마다 10,000개 이상의 맛봉오리를

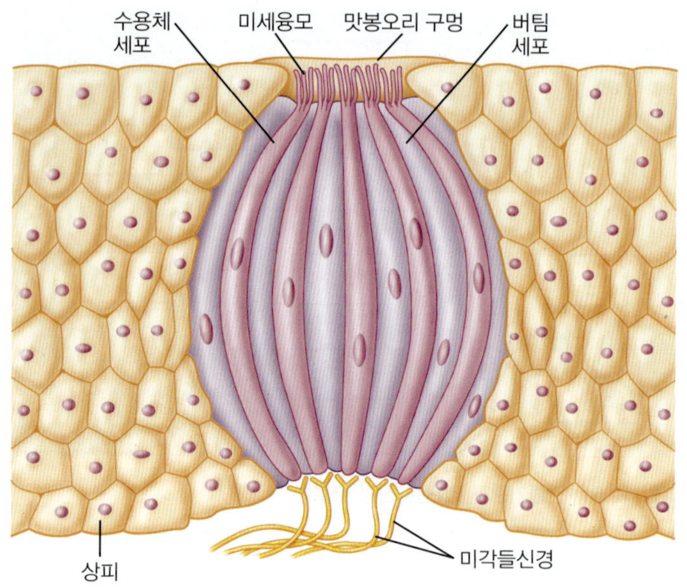

그림 10.52 맛봉오리의 미각수용체세포. 미각수용체세포는 맛봉오리의 구멍으로 뻗은 미세융모들을 가지고 있어서, 맛봉오리 구멍에서 침에 녹아 있는 음식물 입자에 노출된다.

가지고 있는데, 이들은 주로 혀와 입천장에 있으며, 인두에도 있다.

미각수용체세포는 변형된 상피세포로서, 미세융모들이 맛봉오리 구멍으로 뻗어 있다. 음식의 맛을 내는 여러 가지 화학물질인 **맛 분자(tastant)**에 선택적으로 결합하는 미각수용체 분자는 미세융모의 원형질막에 위치한다. 한 화학물질이 미각수용체 분자에 결합하려면 침에 녹아야 하는데, 이 때문에 입이 말랐을 때 음식의 맛을 잘 느끼지 못하는 것이다. 맛 분자와 미각수용체 분자의 상호작용으로 미각수용체세포의 막전위가 변한다.

미각의 신호변환

신맛, 짠맛, 단맛, 쓴맛의 네 가지 주요 미각이 있는데, 이들은 각각 저마다의 신호변환 기작을 필요로 한다. 모든 맛의 신호변환을 위해서 맛 분자는 수용체세포의 단백질과 상호작용하고 세포를 탈분극시켜 전압-작동 칼슘통로를 열거나 또는 2차 전령 시스템을 활성화함으로써 세포 내의 칼슘 수준을 증가시키는 신호변환 기작을 활성화한다. 칼슘은 미각들신경과 의사소통하는 신호전달물질을 방출한다. 미각수용체세포에서 방출되는 신호전달물질 모두가 확인된 것은 아니지만 ATP와 세로토닌이 미각신호전달물질인 것으로 알려져 있다.

짠맛은 음식물에 나트륨이온의 존재와 그리고 나트륨이온이 아밀로리드-민감성 나트륨통로(*amiloride-sensitive sodium channel*)를 통하여 원형질막을 통과할 수 있기 때문에 일어난다. 리튬 같은 다른 양이온들도 이 통로를 통과하여 짠맛을 일으킬 수 있다. 짠 음식물을 먹어 세포 밖의 나트륨 수준이 증가했을 때 나트륨을 세포 안으로 들어가게 하는 전기화학적 추진력이 증가하기 때문에 세포 안으로의 나트륨 이입이 증가하여 세포를 탈분극시킨다. 이때 전압-작동 칼슘통로가 열리고 칼슘은 신호전달물질의 방출을 일으킨다.

신맛은 음식물에 산이 있을 때 일어난다. 시큼한 것은 기분이 나쁘거나 피하고 싶은 자극이 되기 쉬워서 산을 너무 많이 먹는 것을 막을 수 있다. 미각수용체세포가 산성 화합물이나 유기산으로부터 해리된 수소이온에 반응하는지는 확실하지 않지만 실제로 두 반응이 일어날 수 있다. 수소이온들은 짠맛에 필요한 아밀로리드-민감성 나트륨통로를 통하여 미각수용체세포로 들어갈 수 있다. 수소이온은 양전하를 지니고 있기 때문에 이러한 이동은 수용체세포를 탈분극시킬 수 있을 것이다. 하지만 이러한 현상은 짠맛을 신맛과 어떻게 구별하는지를 설명하지 못한다. 게다가, 수소이온들은 수용체세포의 칼륨통로를 차단함으로써 칼륨이 세포 밖으로 새어나가는 것을 감소시키고, 이것은 세포를 탈분극시켜 칼슘통로를 개방한다.

단맛은 설탕과 같은 유기물질의 존재에 의하여 생긴다. 설탕과 단맛을 내는 기타 화학물질(과당, 맥아당, 아스파탐, 스쿠랄로스[스플렌다])은 리간드로 작용하여 G 단백질-결합 수용체에 결합한다. 하지만 단맛 분자들 각각은 서로 다른 수용체에 결합한다. 설탕은 G 단백질을 통하여 아데닐산고리화효소를 활성화하고, 이 효소는 cAMP 합성을 촉매한다. cAMP는 단백질인산화효소를 활성화하고, 이 효소는 칼륨통로의 인산화를 촉매하여 칼륨통로를 닫는다. 칼륨통로가 닫혀 세포 밖으로 칼륨 배출이 감소하면 미각수용체세포는 탈분극되어 칼슘통로가 열린다. 이와 달리, 합성 단맛 분자들은 G 단백질을 통하여 인지질가수분해효소 C를 활성화하고, 이 효소는 이노시톨 삼인산(IP_3)의 합성을 촉매한다. IP_3는 세포내 칼슘저장고에서 칼슘을 방출시키고 세포기질의 농도가 증가한 칼슘이 전달물질의 방출을 일으킨다.

쓴맛은 질소가 포함된 여러 가지 화합물들과 연관되어 있는데 그 중에는 독성이 있는 것도 있다. 독성이 있는 화합물은 매우 써서 동물들이 먹지 않으려고 하는데, 이것은 일종의 보호 기작이다. 여러 다양한 유형의 쓴맛 물질들이 있고 서로 다른 기작을 통하여 작용하는 다양한 쓴맛 수용체의 유형이 30개 이상 있다. 퀴닌 같은 분자들을 포함하는 쓴 음식물은 칼륨통로를 차단함으로써 세포 밖으로 확산하는 칼륨을 감소시켜 세포를 탈분극시키고 전압-작동 칼슘통로를 개방한다. 이때 칼슘이 세포 안으로 들어가 전달물질의 방출을 일으킨다. 다른 쓴맛 분자들은 G 단백질-결합 수용체에 결합함으로써 쓴맛을 일으킨다. 이 G 단백질에는 포스포디에스터라아제(PDE)를 활성화하는 것, 아데닐산 고리화효소를 활성화하는 것, 인지질가수분해효소 C를 활성화하는 것이 있다. 그래서 쓴맛 분자들이 세포기질의 칼슘 수준을 증가시키는 여러 기작들이 있다.

학자들은 네 가지의 주요 맛과는 다른 또 다른 맛을 확인하였는데, 그 자체로는 미각을 만들어내지 않고 다른 맛들을 더 좋게 만든다. 이 맛을 "맛있는"이라는 뜻의 일본어 우마미(*umami*)라고 한다. 우마미와 연관된 화학물질은 조미료인 것 같다. 우마미는 아미노산들과 연관되어 있는데, 대부분의 경우에 글루탐산이다. 그래서 맛을 더 좋게 하기 위해서 흔히 음식에 글루탐산일나트륨(monosodium

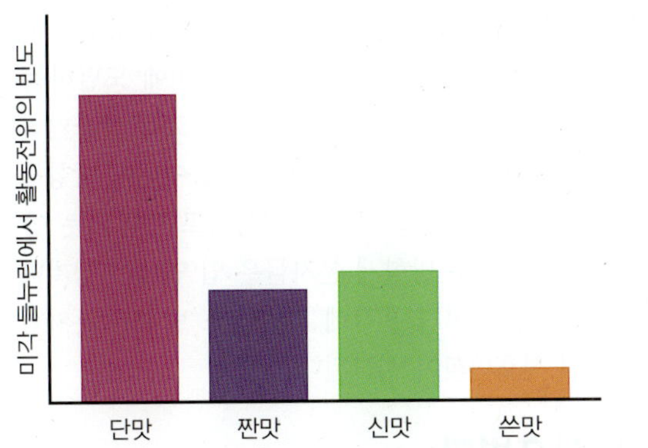

그림 10.53 미각의 신경 부호화. 네 가지의 주요 맛에 대한 미각 들뉴런 한 개의 반응. 이 특정 미각 들뉴런은 단맛에 가장 잘 반응한다.

glutamate, MSG)을 첨가한다. MSG와 그리고 우마미 맛을 일으키는 기타 리간드들은 G 단백질-결합 수용체에 결합한다. 쓴맛 분자들처럼 이 리간드들은 다양한 반응을 통하여 작용한다.

미각수용체세포들의 약 90%는 두 가지 이상의 주요 맛에 반응하고 대부분은 네 가지 맛에 반응한다. 그래서 미각의 질을 부호화하는 것은 복잡하다. 더구나 여러 개의 수용체세포들이 한 개의 들뉴런과 의사소통함으로써 미각들신경에 의하여 전달되는 신호를 복잡하게 만든다. 예를 들면, **그림 10.53**에 단맛에 가장 강하게 반응하는 들뉴런 한 개의 반응들을 그래프로 나타내었다. 따라서 대부분의 감각계는 수용체 특이성과 표지선 경로에 기초하여 자극의 질을 부호화하는 반면, 미각에는 그러한 특이성이 없다. 미각의 인지는 복잡하고 다중의 들뉴런들의 활성 패턴에 의존하는 것 같고, 그리고 미각은 후각에 의존하기도 하기 때문에 더욱 복잡하다.

미각의 신경 경로

미각수용체세포들은 세 개의 뇌신경(VII, IX, X)을 지나는 들뉴런들과 의사소통한다. 미각 들뉴런은 연수의 **미각핵**(*gustatory nucleus*)에서 2차 뉴런과 시냅스를 이룬다. 2차 뉴런은 같은 쪽 시상으로 가서 3차 뉴런과 시냅스를 이루고, 3차 뉴런은 **미각겉질**(*gustatory cortex*)에서 끝난다. 미각겉질은 입에 해당하는 체성감각겉질 부위 가까이 위치한다.

10.7 후각

후각(*olfaction*)은 미각과 같은 많은 기작들에 의존한다. 하지만 후각에서 **방향제(odorant)**라고 하는 특이한 화학물질이 특이적인 화학수용체에 결합하여 후각을 일으키려면 **점액**(*mucus*)에 녹아야 한다.

후각계의 해부학

코 안의 천정에 후각기관인 **후각상피(olfactory epithelium)**가 있다(**그림 10.54**). 후각상피는 양쪽 코 각각에 약 1 cm^2의 표면적을 가진다. 후각상피는 후각점막층과 고유층의 2개의 세포층들로 구성되어 있다. 후각점막층은 여러 유형의 세포들을 포함하는데, **후각수용체세포(olfactory receptor cell**; 뉴런)의 세포체, 새로운 수용체세포를 만들어내는 전구세포인 **바닥세포(basal cell)**, 그리고 세포의 환

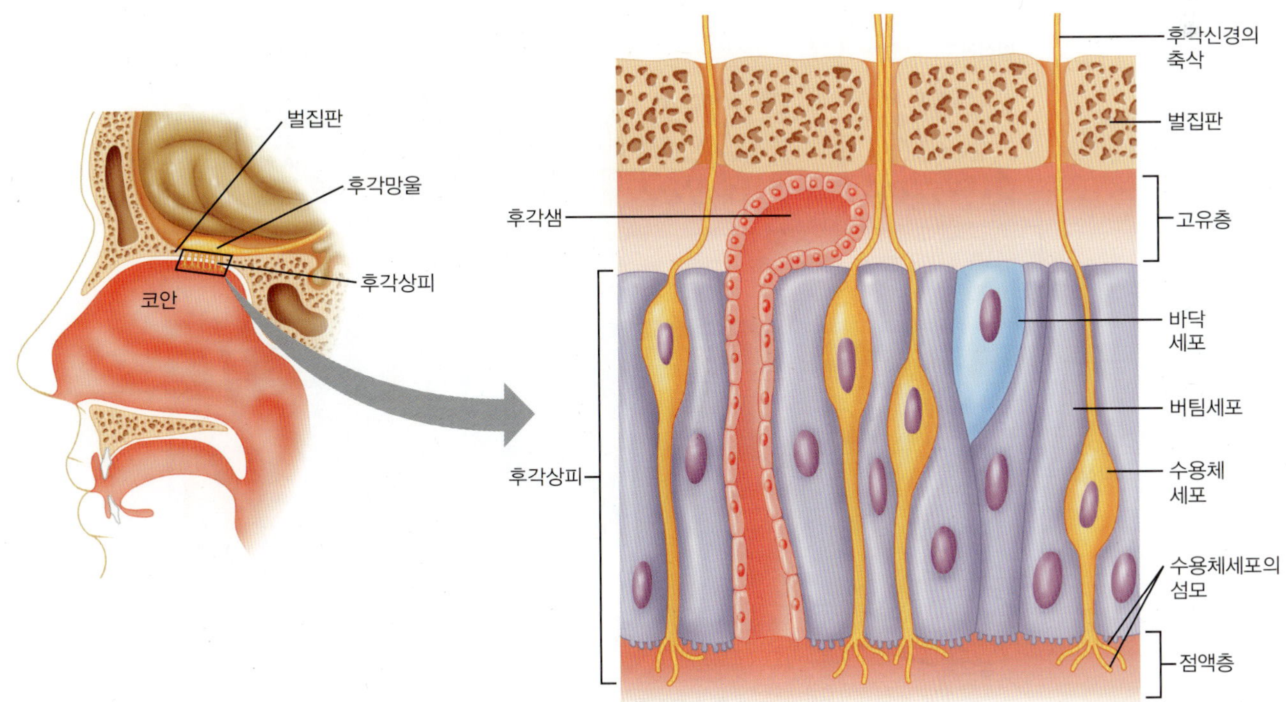

그림 10.54 후각상피. 코 안에 위치하는 후각상피는 수용체세포, 버팀세포, 바닥세포의 세 유형의 주요 세포들로 구성된다. 수용체세포의 섬모들은 코 안의 점액층으로 뻗어 있고, 수용체세포들의 축삭은 두개골의 벌집판에 있는 구멍을 통하여 뇌의 후각망울로 올라간다.

경을 유지하고 수용체세포들을 둘러싸는 **버팀세포(sustentacular cell**, 지주세포)가 있다. 후각수용체세포는 현재까지 신체에서 규칙적으로 대치되는 것으로 알려진 유일한 뉴런이다. 고유층에는 코 안의 점액을 만들어내는 보우만샘(Bowman's gland)과 후각뉴런의 축삭이 포함되어 있다.

후각수용체세포는 두극뉴런으로서 가지돌기의 끝에 나 있는 섬모들이 코 안의 내층에 발라져 있는 점액으로 돌출해 있다. 이 섬모들에는 특이적인 방향제와 결합하는 수용체가 있다. 이 섬모들은 움직이지 않으며 코 양쪽 후각상피의 표면적을 각각 10배 정도 증가시킨다. 후각수용체세포의 축삭은 두개골의 벌집판(*cribriform plate*)의 구멍들을 통하여 CNS로 들어가 후각망울에서 끝난다.

냄새가 인지되려면 방향제가 점막층으로 들어가 후각수용체에 결합해야 한다. 친수성 분자는 점액을 통하여 확산하지만 소수성 분자는 **후각결합단백질(olfactory binding protein)**에 결합되어 점액을 통하여 수용체 단백질을 가진 섬모로 운반된다. 방향제 분자는 공기 중에 10^{-7}의 농도(공기분자 1천만 분자 중 방향제 1분자)로 낮게 있어도 탐지될 수 있다. 하지만 후각상피에 도달하는 방향제의 농도가 높을수록 후각은 강하게 나타난다. 코를 킁킁거리는 행동은 공기의 흐름을 증가시키고 소용돌이를 만들어내어 방향제 분자들이 점액으로 가는 것을 늘림으로써 후각상피로 운반되는 방향제 분자들을 증가시킨다. 일부 방향제 분자들은 입 안에서 생겨나 코인두를 통하여 코 안으로 들어가 후각에 기여한다. 방향제 분자가 수용체에 결합함으로써 신호변환이 시작된다.

후각의 신호변환

수많은 방향제-결합 단백질들이 있지만, 한 개의 기본 신호변환 과정이 후각수용체세포들에 공통적인 것으로 여겨진다. 방향제 분자가 막의 수용체 분자에 결합하면 G_{olf}라고 하는 G 단백질이 활성화되고, 이것은 효소 아데닐산고리화효소를 활성화한다. 이 효소는 cAMP의 생성을 촉매한다. cAMP는 단백질인산화효소를 활성화하

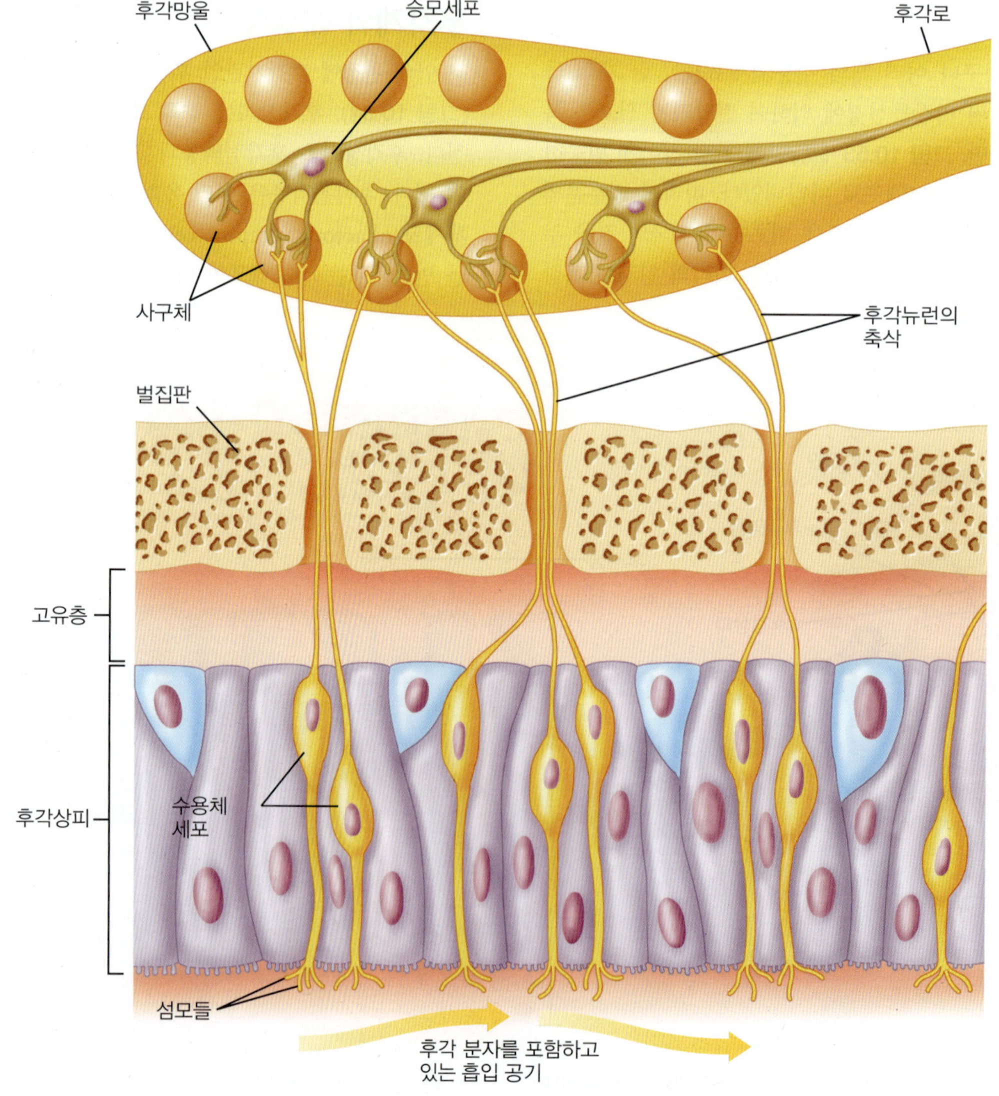

그림 10.55 후각신경 경로의 시작 부분. 후각 들뉴런과 승모세포(2차 뉴런) 간의 의사소통이 후각망울의 사구체에서 일어난다.

는 전형적인 2차 전령으로 작용하지만, 후각수용체세포에서 cAMP는 양이온통로에 결합하여 통로를 열어 나트륨과 칼슘 이온들이 세포 안으로 들어가게 한다. 나트륨과 칼슘 유입의 주 효과는 탈분극이다. 하지만 칼슘의 유입은 염소통로를 열어 염소가 세포 밖으로 나갈 수 있게 함으로써 수용체세포의 탈분극을 증가시킨다. 탈분극이 충분히 크면, 수용체세포의 축삭에서 활동전위가 생성된다.

후각은 가장 민감한 감각 중의 하나이지만 매우 빠르게 순응하기도 한다. 순응을 설명하는 현재의 이론에 의하면 세포를 탈분극시켜서 활동전위를 생성하는 데 사용된 칼슘이 cAMP-작동 양이온통로를 억제한다.

후각은 대부분의 사람이 수백만 종류의 냄새를 구별할 수 있을 정도로 매우 민감한 감각이다. 후각계가 서로 다른 냄새들을 부호화하는 정확한 기작이 아직 알려지지 않았지만, 최소 1,000개의 유전자가 후각수용체를 암호화하는 것으로 확인되었고, 후각수용체세포들 각각은 한 유전자만을 발현하는 것으로 여겨진다. 따라서 후각수용체세포들은 각각 한 유형의 방향제에만 반응한다. 서로 다른 후각의 질을 전달하는 뉴런들의 해부학적 차이가 있다면, 이러한 해부학적 분리는 다음 절에서 서술할 후각의 신경 경로를 통하여 유지될 수 있다.

후각의 신경 경로

다른 특수감각 수용체들과 달리, 후각수용체는 구별된 세포가 아니라 들뉴런의 특수한 종말이다. 들뉴런의 축삭들은 1차 뇌신경인 **후각신경(olfactory nerve)**을 형성한다. 수용체세포가 문턱으로 탈분극되면 활동전위가 생성되어 뇌에 있는 축삭종말로 전달된다. **그림 10.55**는 후각의 신경 경로의 일부를 나타낸다. 축삭은 **후각망울**(*olfactory bulb*)이라고 하는 뇌의 영역에서 끝나고 **승모세포**(*mitral cell*)라고 하는 2차 뉴런과 시냅스를 이룬다. 수많은 후각뉴런들은 한 개의 승모세포와 시냅스를 이루고 이 시냅스들은 **사구체**(*glomerulus*)라고 하는 덩어리를 이룬다. 양쪽 후각망울의 각각에는 약 8,000개의 사구체가 있고, 한 개의 사구체는 한 개의 특이적인 방향제로부터 오는 후각입력 모두를 받는다. 궁극적으로 후각은 후각수용체 뉴런들의 활성화 패턴에 의하여 인지된다.

승모세포들의 축삭들이 **후각로**(*olfactory tract*)를 형성하는데, 이 신경 경로는 **후각결절**(*olfactory tubercle*)이라고 하는 뇌의 영역으로 간다. 후각결절에서 나가는 신경 경로는 대뇌겉질의 두 영역에서 끝나는데, 이 두 영역은 냄새의 인지와 식별을 맡는 후각겉질과 성 행동처럼 후각에 의하여 촉발되는 행동을 일으키는 변연계다. 후각겉질로 가는 신경 경로는 후각결절에서 또 다른 뉴런과 시냅스를 시작한다. 이 뉴런들의 대부분은 직접 후각겉질로 간다. 후각은 대뇌겉질로 가는 신경 경로들 중 시상에서 시냅스를 하지 않는 유일한 감각계이다. 하지만 최근의 연구에서 시상에서 냄새에 반응하는 뉴런의 존재가 확인되어, 이 뉴런이 후각겉질로 가는 신경 경로의 중계소로 작용할 가능성이 있다. 다른 2차 뉴런은 후각결절에서 시냅스를 하지 않고 직접 변연계로 간다.

퀵 테스트 10.8

1. 4가지 주요 맛은?
2. 맛봉오리와 미각수용체의 차이는?
3. 후각상피에 존재하는 세 유형의 세포들의 이름을 대고 각 세포들의 기능을 서술하라.
4. 맛과 냄새를 맡는 시스템의 유사성 세 가지는?

시스템 통합 신체는 지속적인 피드백이 없이는 기능할 수 없다. 이 피드백은 이 장에서 서술한 감각계에 의하여 제공되는 외부 환경에 관한 정보의 형태로, 그리고 감각계와 비슷한 방법으로 기능하는 내장 들신경계에 의하여 제공되는 내부 환경에 관한 정보의 형태로 시작된다. 예를 들면, 체온이 비정상인지를 탐지하는 온도수용체가 없다면 체온은 조절될 수 없다. 사람들은 통증을 인지하지 못하면 조직을 손상시키는 자극으로부터 자신을 보호하지 못한다. 게다가, 음식물과 물을 찾는 능력은 시각과 후각에 의존한다. 신체를 건강하게 유지하기 위하여 일상의 기본원리들 상의 감각계를 이용하는 방법에 관한 많은 예들이 더 있다.

CHAPTER REVIEW

요약

10.1 감각생리학의 일반적 원리

- 주변 세계를 인지하는 능력은 감각수용체와 대뇌겉질로 정보를 전달하는 특별한 신경 경로의 존재에 의존한다.
- 자극의 유형은 수용체와 활성화되는 신경 경로에 의하여 부호화된다.
- 자극의 세기는 빈도 부호화와 집단 부호화에 의하여 부호화된다.
- 자극의 위치를 알아내는 능력은 수용야의 크기, 수용야의 중첩 정도, 가쪽 억제에 의존한다.

10.2 체성감각계

- 체성감각계는 신체 표면(몸감각)이나 신체의 위치(고유감각)에 연관된 자극을 인지할

수 있게 한다.

- 체성감각계의 수용체는 특수화한 신경종말이거나 자유신경종말이다.
- 촉각, 압각, 진동감각, 고유감각은 등쪽기둥-안쪽섬유띠로를 경유하여 시상으로 전달된다.
- 통각과 온도감각은 척수시상로를 경유하여 시상으로 전달된다.
- 시상에서 나가는 정보는 1차 체성감각겉질로 전달된다.

10.3 시각

- 눈은 빛에너지의 신호변환에서 작용한다.
- 망막에 빛의 초점을 맞추기 위하여 눈은 수정체의 모양을 바꿈으로써 굴절력을 바꾼다.
- 근시, 원시, 난시, 노안, 백내장, 녹내장을 포함하는 임상적 결함은 빛의 초점을 맞추는 눈의 능력에 영향을 미친다.
- 눈의 동공은 조여지거나 확대될 수 있어서 눈으로 들어가는 빛의 양을 조절한다.
- 광신호변환은 망막에서 일어나는데, 망막은 광수용체, 두극세포, 신경절세포의 세 층을 이루고 있는 신경조직으로 구성된다.
- 광수용체인 막대세포와 원뿔세포에는 빛을 흡수하는 광색소를 포함하고 있다.
- 어두운 곳에서 광수용체는 탈분극되어 화학전달물질을 방출한다.
- 밝은 곳에서 광색소는 빛을 흡수하여 분해됨으로써 일련의 반응을 일으켜 광수용체를 탈분극시키고 전달물질의 방출을 감소시킨다.
- 광수용체는 두극세포와 수평세포와 글루탐산을 방출하여 의사소통한다. 두극세포는 신경절세포와 무축삭세포와 의사소통한다. 신경절세포가 문턱으로 탈분극되면, 활동전위가 생긴다.
- 신경절세포들의 축삭은 시각신경을 형성한다.
- 두극세포와 신경절세포는 복잡한 수용야를 가지는데, 세포의 반응은 빛 자극이 수용야의 중심에 가해졌는지 주변에 가해졌는지에 좌우된다.
- 정보는 시각신경에서 시각교차로 전달되고, 여기에서 각 눈에서 나온 축삭의 반은 CNS의 반대편으로 교차함으로써 오른쪽 시야의 모든 정보는 왼쪽에 있게 되고 왼쪽 시야의 정보는 모두 오른쪽에 있게 된다.
- 시각교차 이후의 신경절세포의 축삭은 시각로를 형성한다.
- 시각로는 시상의 가쪽 무릎체에서 끝나고, 여기에서 신경절세포는 시각겉질로 정보를 전달하는 뉴런과 의사소통한다.

10.4 귀와 청각

- 귀는 바깥귀, 가운데귀, 속귀로 구성되어 있고 청각과 평형감각에 필요한 수용체세포를 포함하고 있다.
- 소리를 인지하려면 음파는 바깥귀로 들어가서 가운데귀에서 증폭된 후에 속귀의 달팽이에서 신경자극으로 신호변환되어야 한다.
- 소리의 신호변환은 달팽이에 위치한 코르티기관의 털세포에서 일어난다.
- 음파가 액으로 채워진 달팽이에 도착하면, 음파는 바닥막을 움직이는 파동을 만들어낸다. 바닥막의 움직임은 부동섬모를 구부러지게 한다. 부동섬모가 구부러지면 칼륨통로가 열리거나 닫혀 털세포의 전기적 특성이 변한다.
- 털세포가 탈분극되면 화학전달물질이 방출되어 달팽이신경에 있는 들뉴런과 의사소통한다.
- 소리의 정보는 시상의 안쪽무릎핵으로 전달된 후 청각겉질로 전달된다.
- 청각겉질은 음 진동에 따라 국소해부학적 구성을 하고 있다.
- 소리의 크기는 부동섬모가 구부러지는 정도에 의하여 부호화되는 반면, 소리의 높이는 털세포의 바닥막 상에서의 위치에 의하여 부호화된다.

10.5 귀와 평형감각

- 속귀의 안뜰기관은 회전을 탐지하는 반고리관과 선형가속을 탐지하는 타원 주머니와 둥근 주머니로 구성되어 있다.
- 안뜰기관은 머리가 가속할 때 구부러지는 부동섬모들을 지니 털세포들을 포함하고 있다. 반고리관에서 털세포는 팽대에 위치한다.
- 타원 주머니와 둥근 주머니의 털세포에는 평형모래를 포함하는 부동섬모가 아교질 덩어리 속으로 뻗어 있다.
- 부동섬모가 구부러지면 이온통로가 열리거나 닫혀 화학전달물질의 방출에 영향을 미침으로써 안뜰신경의 들뉴런과 의사소통한다.
- 안뜰기관의 정보는 뇌줄기의 안뜰핵으로 전달되고, 이것은 시상으로 전달된 후 대뇌겉질로 전달되어 평형감각이 인지된다.
- 안뜰핵은 신체의 균형을 유지하기 위하여 소뇌에도 의사소통하고, 눈 운동 조절을 위하여 뇌줄기의 신경핵에도 의사소통한다.

10.6 미각

- 미각과 후각의 두 화학적 감각은 음식물이나 공기 중의 특정 화학물질이 수용체세포의 화학수용체 분자에 결합하는 것에 의존한다.
- 미각수용체세포는 맛봉오리 내에 위치한다.
- 미각수용체 분자에 결합하는 분자들을 맛분자라고 한다.
- 네 가지의 주요 맛은 각각 서로 다른 신호변환 기작을 필요로 한다.
- 한 개의 미각수용체세포는 네 가지의 주요 맛 모두에 반응하지만, 한 가지 맛에 가장 강하게 반응한다.
- 미각에 관련된 정보는 먼저 뇌신경을 경유하여 연수의 미각핵으로 전달된 후 시상을 통하여 중계되어 미각겉질로 전달된다.

10.7 후각

- 후각수용체는 코 안의 후각상피에 위치하며, 후각상피의 점액에 녹은 방향제에 반응한다.
- 후각상피에는 수용체세포의 전구세포인 바닥세포가 존재한다.
- 방향제가 후각수용체 분자에 결합하려면 점액에 존재하는 후각-결합 단백질에 결합해야 한다.
- 방향제가 수용체 분자에 결합하면 수용체세포의 세포질에 cAMP가 생성되고, 이것은 일련의 단계를 통하여 세포를 탈분극시킨다.
- 문턱으로 탈분극되면 활동전위가 생성되어 수용체세포의 축삭을 따라 전달된다.
- 수용체세포의 축삭들은 함께 후각신경이 되어 후각망울의 사구체에 있는 승모세포들과 시냅스를 한다.
- 승모세포는 두 경로를 따라 정보를 운반하는데, 하나는 후각겉질에서, 그리고 다른 하나는 변연계에서 끝난다.

11 신경계: 자율신경계와 체성신경계

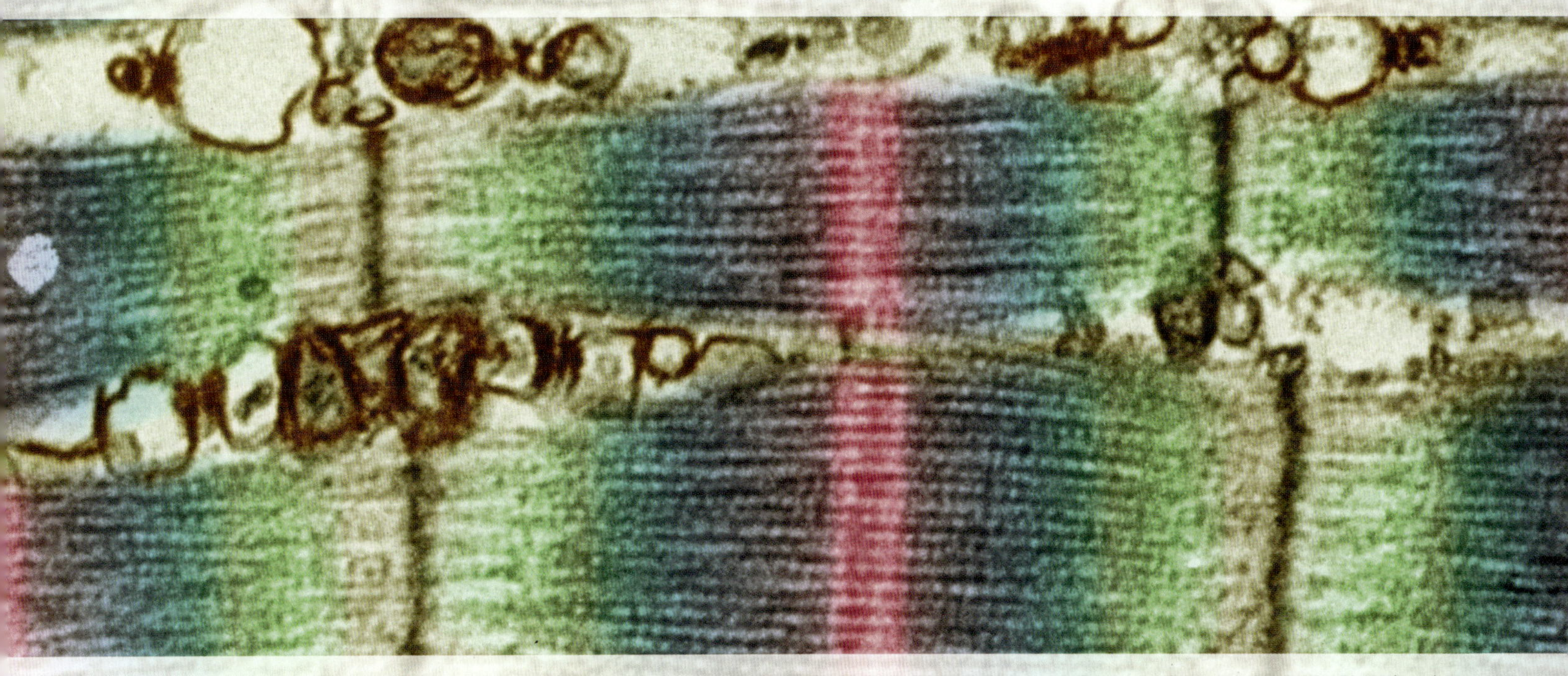

가로무늬근을 종단하여 투과전자현미경(TEM)으로 관찰한 색을 입힌 사진

개요

금요일 저녁 당신이 쇼핑센터에 있다고 상상해보라. 저녁식사를 막 끝내고 좋아하는 서점에서 베스트셀러들을 여기저기 읽고 있다. 위장관이 소화를 활발히 진행하여 양분을 흡수하고 있는 동안 심장은 천천히 박동하고 있다. 갑자기 화재경보가 울리고 연기 냄새가 난다. 심장이 두근거리기 시작한다. 혈액은 위장관에서 골격근으로 돌려지고, 당신은 다른 고객들과 종업원들과 함께 가게에서 뛰쳐나간다. 쇼핑센터 주차장에 이르러 안전한 곳에 도착하고 나서 얼마 후 몸은 안정상태로 되돌아가기 시작한다.

느긋한 안정상태에서 사람의 몸은 어떻게 그렇게 빨리 위기에 대처하는 상태로 전환할 수 있는가? 중추신경계는 말초신경계의 날신경 가지를 통하여 내보내는 신호에 의하여 근육과 기타 기관들을 통제한다. 뇌는 임박한 위험을 인지했을 때 자율신경계의 교감신경 가지와 빠르게 의사소통하여 알림반응을 개시할 수 있다. 단 몇 초 내에 신체는 위기에 적응한다.

학습목표 이 장을 학습한 후 다음을 할 수 있어야 한다.

- 체성신경계의 해부학적 구조와 자율신경계의 두 가지의 해부학적 구조를 서술할 수 있어야 한다.
- 말초신경계와 연관된 화학전령과 수용체 유형을 서술할 수 있어야 한다.
- 자율신경계의 두 가지의 기본 기능과 이중 신경지배의 개념을 설명할 수 있어야 한다.
- 중추신경계가 말초신경계의 자율신경 가지를 어떻게 통제하는지를 서술할 수 있어야 한다.

시작하기 전

다음 주제를 숙지하고 있어야 한다.

- G 단백질
- cAMP 2차 전령 시스템
- 포스파티딜이노시톨 2차 전령 시스템
- 부신속질
- 아세틸콜린
- 카테콜아민
- 콜린성 수용체
- 아드레날린성 수용체
- 시냅스

7장에서 신경계의 조직화를 배웠다. 9장에서는 중추신경계를 배웠는데, 10장에서 중추신경계가 감각입력 없이는 적절하게 기능할 수 없다는 것을 배웠다. 중추신경계의 수많은 기능들은 날신경 가지를 통하여 근육과 샘으로 보내는 명령에 의하여 수행되는데, 이것이 이 장의 주제이다. 중추신경계의 날신경 가지는 7장에 서술한 뉴런들이 다른 뉴런들과 시냅스에서 의사소통하는 것과 같은 방법으로 효과기 기관들과 의사소통한다. 그래서 이온통로, 이온의 이동에 필요한 전기화학적 추진력, 신호전달 기작, 계단전위, 활동전위 등에 관한 지식이 날신경계의 기능을 이해하는 데 매우 중요하다. 이 장에서는 날신경계의 신경전달물질들과 이것들의 작용 기작을 배우게 될 것이다.

7장에서 날신경계는 자율신경계(autonomic nervous system)와 체성신경계(somatic nervous system)의 두 가지로 구성되어 있다는 것을 상기하자. 이제 자율신경계로 공부를 시작하자.

11.1 자율신경계

자율신경계는 심장근, 혈관에 존재하는 평활근, 여러 내장기관(예를 들면 위와 호흡기도), 샘(예를 들면 땀샘, 침샘, 일부 내분비샘), 지방조직을 비롯한 신체 대부분의 효과기 기관과 조직을 신경지배한다. 자율신경계는 그 기능이 잠재의식 수준에서 일어나기 때문에 "자율(autonomic)"이라고 한다. 예를 들면, 사람은 의식적으로 심장박동수를 증가시킬 수 없고, 그 대신에 심장박동수는 운동 중일 때와 같이 그 필요성이 생길 때 잠재의식적인 신경 기작의 작동을 통하여 증가한다. 이러한 이유 때문에 자율신경계는 가끔 **불수의신경계**(*involuntary nervous system*)라고도 불린다.

자율신경계의 이중 신경지배

자율신경계의 두 가지가 기관들을 신경지배하는 것을 **그림 11.1**에 나타내었다. 자율신경계의 두 가지가 대부분의 기관을 신경지배하는데, 이 배열을 **이중 신경지배**(*dual innervation*, 이중 신경분포)라고 한다. 두 가지가 대부분의 기관을 신경지배하지만, 일반적으로 그 기능은 사실상 서로 정반대여서 그 효과도 정반대다. 하지만 이로 인해 충돌이 발생하는 경우는 없다. 왜냐하면 자율신경의 두 부분은 전형적으로 서로 다른 조건 하에서 활성을 띠기 때문이다. 예를 들면, 부교감신경계는 안정상태에서 매우 활성적인데, 이때 부교감신경계는 소화기관들을 자극하고 (소화와 양분 흡수를 늘림) 심장혈관계를 억제한다(심장박동수를 줄임). 반대로 교감신경계는 흥분시나 육체활동 중에 매우 활성적인데, 이 때 교감신경계는 위협적인 상황에 대처하도록 신체를 준비시키는 **알림반응(fight-or-flight response)**이라고 하는 일련의 생리학적 변화들을 조정한다. 알림반응 동안 심장의 박동수와 수축력은 증가하고, 혈류는 위장관에서 골격근과 심장근으로 이동하며, 저장된 에너지들이 동원된다. 이러한 변화와 함께 교감신경계에 의하여 매개되는 다른 변화들은 격렬한 육체활동을 위하여 신체를 준비시키고 그렇지 않은 경우에는 위협적인 상황에 대하여 일어날 수 있는 반응을 위하여 신체를 적응시킨다.

자율신경계의 주 기능은 항상성을 유지하기 위하여 효과기 기관들의 기능을 조절하는 것이다. 안정상태에서 교감신경계와 부교감신경계는 둘 다 활성적이지만 부교감신경계가 우세하다. 신체가 흥분하거나 스트레스를 받으면 활성 패턴은 이동하여, 부교감신경계의 활성은 감소하고 교감신경계의 활성은 증가한다. 서로 반대의 효과를 발휘하는 두 신경계는 밀고-당기는(push-pull) 기작으로 효과기 기관들을 능숙하게 통제할 수 있게 한다. 예를 들면, 교감신경과 부교감신경의 뉴런들은 둘 다 심장박동수를 통제하는데, 심장박동수를 증가시키기 위하여 교감신경의 활성은 증가하는 반면(교감신경 뉴런의 활동전위의 빈도가 증가함), 부교감신경의 활성은 감소한다(부교감신경 뉴런의 활동전위의 빈도가 감소함). 자율신경계의 추가 기능들은 각 기관계들을 설명하는 다음의 장들에서 다룬다.

자율신경계의 해부학적 구조

자율신경계는 연속으로 배열한 두 개의 뉴런들로 구성되어 CNS와 효과기 기관 사이를 의사소통한다(**그림 11.2**). 두 뉴런은 말초의 구

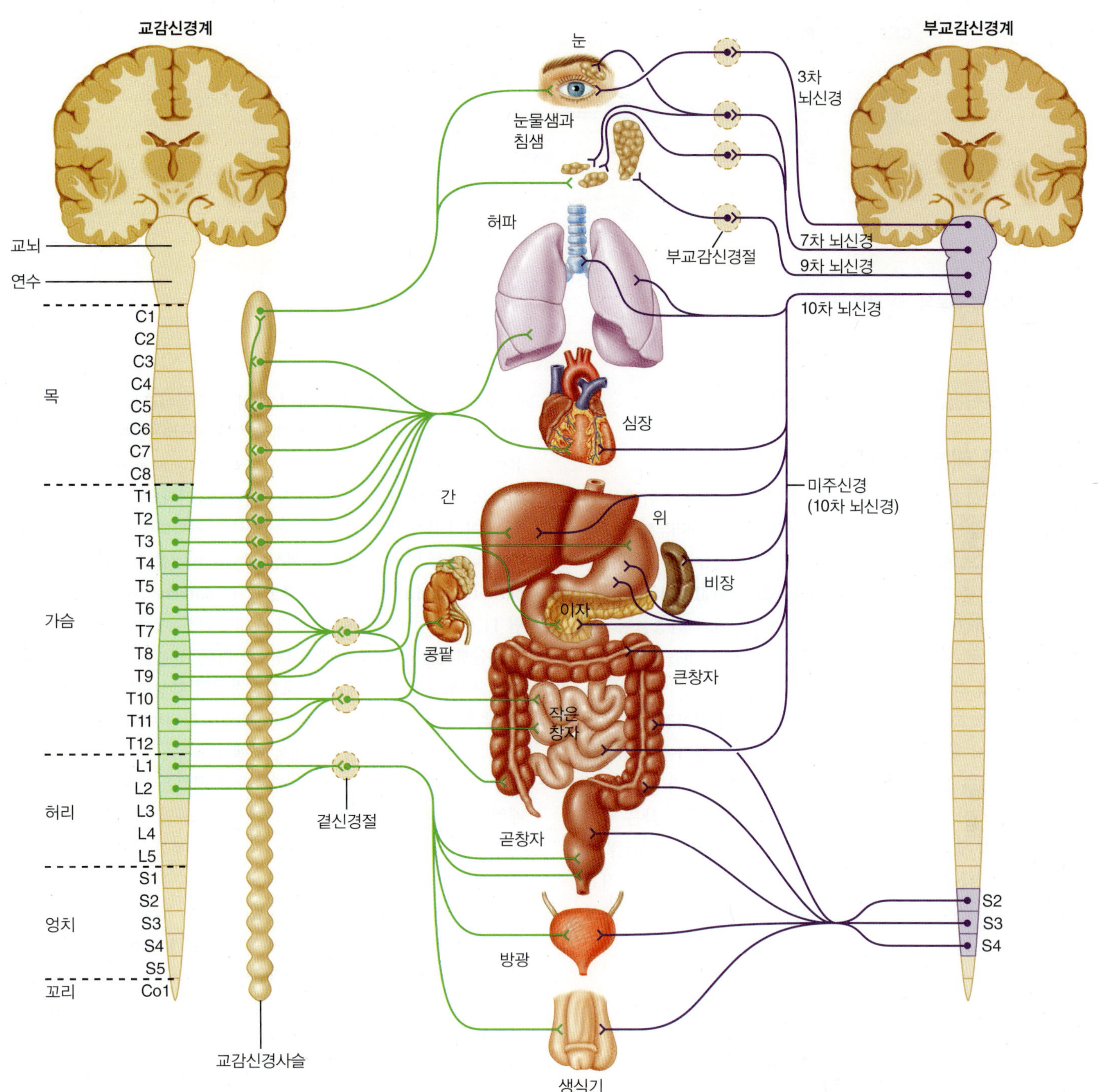

그림 11.1 자율신경계의 이중 신경지배. 자율신경계를 상세하게 나타낸 이 그림에서 부교감신경 경로는 보라색으로, 교감신경 경로는 녹색으로 나타내었다. 대체로 자율신경계의 두 가지가 동일한 기관을 신경지배한다. (각 신경계에 대해서 신체의 한쪽만을 나타내었다. 따라서 실제로는 두 개의 교감신경사슬, 뇌신경과 척수신경이 두 개씩 있다.)

조(**자율신경절, autonomic ganglia**)에 위치한 시냅스를 통하여 서로 의사소통한다. CNS에서 자율신경절로 가는 뉴런을 **신경절이전뉴런(preganglionic neuron)**이라고 하고, 자율신경절에서 효과기 기관으로 가는 뉴런을 **신경절이후뉴런(postganglionic neuron)**이라고 한다. 따라서 각 신경절 내에는 신경절이전뉴런의 축삭과 신경절이후뉴런의 세포체와 가지돌기가 있다. 일반적으로 한 개의 신경절이전뉴런은 여러 개의 신경절이후뉴런들과 시냅스를 한다. 게다가, 전적으로 신경절 내에만 위치한 내재뉴런(*intrinsic neuron*)이라고 하는 다른 뉴런들이 정보가 효과기 기관으로 전달되는 것을 조정한다. 이 관점에서 자율신경계의 두 가지는 같지만, 해부학적으로 독특

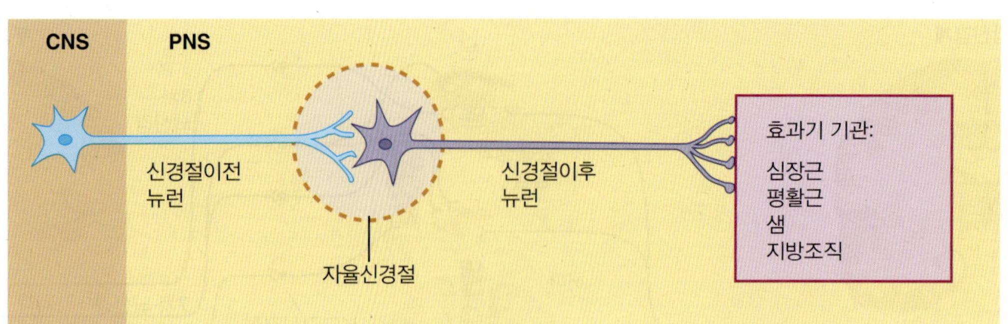

그림 11.2 자율신경 경로의 해부학적 구조.

한 차이가 있고, 이것을 다음 두 절에서 설명한다.

교감신경계의 해부학적 구조

교감신경계에서 신경절이전뉴런은 척수의 가슴과 허리 부위에서 나오기 때문에, 교감신경계는 때로는 자율신경계의 **등허리부**(*thoracolumbar division*)로 불린다(그림 11.1). 신경절이전뉴런은 **옆뿔(lateral horn)** 또는 **중간옆 세포기둥(intermediolateral cell column)** 이라고 하는 회색질에서 기원한다. 신경절이전뉴런과 신경절이후뉴런은 해부학적으로 세 가지 패턴으로 배열되는데, 이것을 **그림 11.3**에 나타내고 이제 서술한다.

이 배열들 중 가장 보편적인 경우를 보면, 신경절이전뉴런은 축삭이 짧고, 축삭이 척수의 옆뿔에서 시작하여 배쪽 뿌리에서 척수를 나간다(그림 11.3과 **그림 11.4**). 등쪽 뿌리와 배쪽 뿌리가 합쳐져 척수신경을 형성한 직후에 신경절이전뉴런의 축삭은 (이 축삭은 말이집 축삭이기 때문에 흰색으로 보이는) **백색 가지**(*white ramus*)를 거쳐 척수신경을 떠나서 척수 바로 밖에 위치한 여러 개의 교감신경절들 중 하나로 들어간다. 여기에서 신경절이전뉴런은 길이가 긴 축삭이 효과기 기관들로 가는 여러 개의 신경절이후뉴런들과 시냅스를 한다. 이 신경절이후뉴런들의 대부분은 (축삭이 말이집이 없는 C 섬유이기 때문에 회색으로 보이는) **회색 가지**(*gray ramus*)를 거쳐 척수신경으로 되돌아간 후에 효과기 기관들로 간다.

여러 방면의 교감신경절들이 서로 연결되어 척주 양옆에서 척주와 나란히 달리는 구조를 형성하는데, 이것을 **교감신경사슬(sympathetic chain)** 또는 **교감신경줄기**(*sympathetic trunk*)라고 한다(그림 11.4). 특정 신경절로 들어간 신경절이전뉴런은 곁가지를 가지고 교감신경사슬의 위와 아래로 나아가 다른 신경절들의 신경절이후뉴런과 시냅스를 하기 때문에, 교감신경계의 활성화는 한번에 여러 가지 많은 효과기 기관들에 영향을 미치는 광범위한 작용을 만들어낸다. 이러한 작용은 알림반응에서 명백하다.

교감신경섬유의 두 번째 해부학적 배열은 바로 앞에서 설명한 배열의 매우 중요한 예외가 되는데, 한 그룹의 신경절이전섬유들이 신경절이후뉴런과 시냅스를 하는 대신 6장에서 서술한 부신의 내분비조직인 **부신속질**(adrenal medulla, 부신수질)을 신경지배한다(그림 11.3). 콩팥 위의 지방덩이에 위치한 두 개의 부신은 각각 바깥쪽의 겉질과 안쪽의 속질로 구분된다(**그림 11.5a**). 속질은 변형된 교감신경 신경절이후세포인 **친크롬세포**(*chromaffin cell*)로 구성되는데, 이 세포는 뉴런이 되지 않는 대신에 내분비세포로 발달한 것이다(**그림 11.5b**). 교감신경계의 자극을 받으면, 부신속질은 세 유형의 카테콜아민들을 방출한다. 부신에서 방출되는 카테콜아민들 중 약 80%는 에피네프린(아드레날린이라고도 함)이고, 20%는 노르에피네프린(노르아드레날린이라고도 함)이며, 매우 적은 양이 도파민이다. 다른 내분비샘처럼 부신속질은 자신의 생성물들을 혈류로 방출하고, 이 생성물들은 호르몬으로 작용한다. 이 카테콜아민들은 혈액에서 전신을 통하여 퍼지기 때문에 교감신경계의 이 내분비 성분들은 교감신경 활성화의 광범위한 효과에 기여한다.

교감신경섬유의 세 번째 해부학적 배열에서, 신경절이전섬유들은 CNS와 효과기 기관들 사이의 특정 장소에 위치한 **곁신경절(collateral ganglia)**[척주앞신경절(prevertebral ganglia)이라고도 함]에서 신경절이후뉴런들과 시냅스를 한다(그림 11.3). 곁신경절은 쌍을 이루고 있고 위, 간, 비장을 신경지배하는 복강신경절(celiac ganglion),

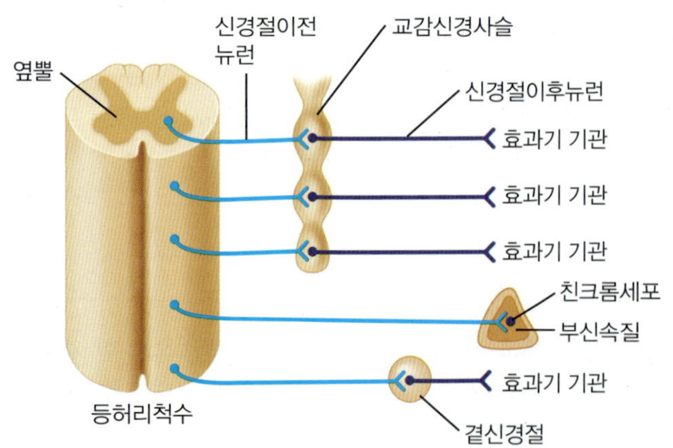

그림 11.3 교감신경계에서 신경절이전뉴런과 신경절이후뉴런의 해부학적 경로.

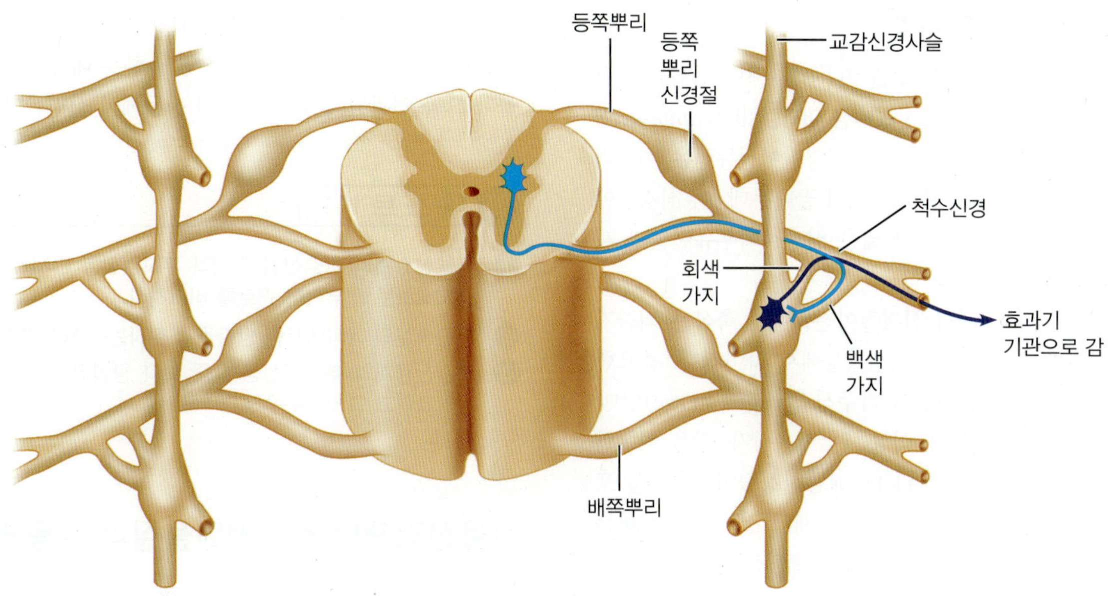

그림 11.4 교감신경섬유의 가장 보편적인 경로.

Q 교감신경절이후뉴런의 축삭 외에 척수신경에서 나아가는 축삭의 유형은?

작은창자와 상부 큰창자를 신경지배하는 상창자간막신경절(superior mesenteric ganglion), 큰창자 대부분, 콩팥, 방광, 생식기관을 신경지배하는 하창자간막신경절(inferior mesenteric ganglion)을 포함하고 있다. 곁신경절의 교감신경뉴런의 해부학적 경로는 앞에서 이미 설명했듯이 배쪽 뿌리에서 척수를 빠져나온 후 백색 가지를 거쳐 교감신경사슬로 들어간다. 하지만 이 신경절이전뉴런의 축삭은 교감신경사슬에서 시냅스를 하지 않고 교감신경사슬을 통과하여 교감신경을 거쳐 곁신경절로 나아간다. 곁신경절 내에서, 신경절이전뉴런은 표적조직으로 나아가는 여러 개의 신경절이후뉴런들과 시냅스를 형성한다. 이 신경절은 교감신경사슬에서처럼 서로 연결되어 있지 않기 때문에, 선택된 표적조직 집단을 목표로 하여 교감신경계의 보다 구별된 효과를 발휘할 수 있는 길을 제공한다.

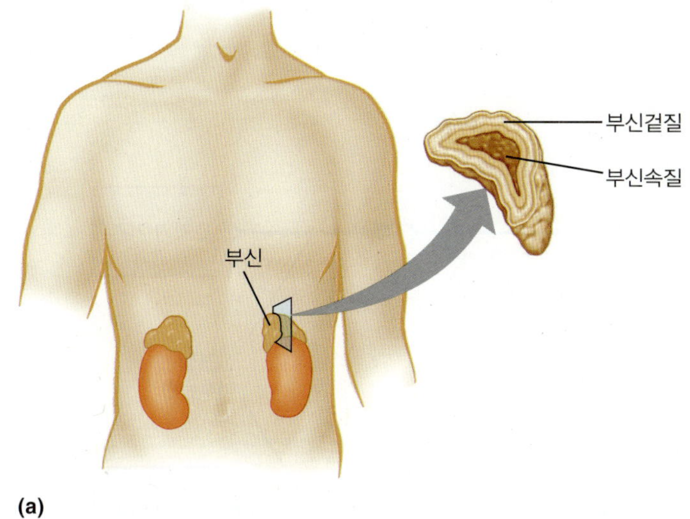

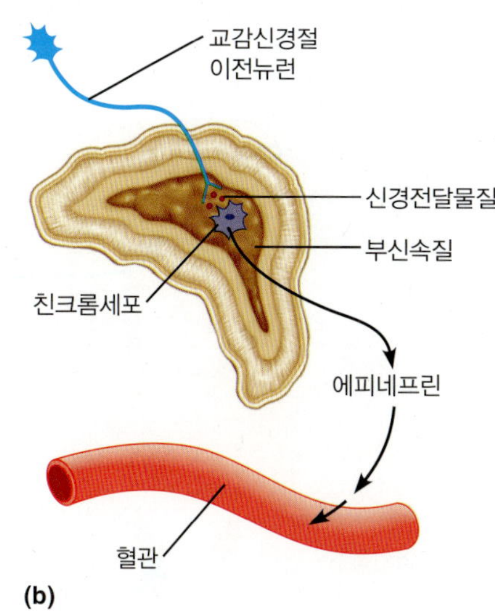

그림 11.5 부신에서의 교감신경지배. (a) 콩팥 꼭대기의 지방덩이 내에 위치한 부신. **(b)** 교감신경절이전뉴런은 부신속질의 친크롬세포를 신경지배하여 혈액으로 에피네프린의 방출을 자극한다.

Q 친크롬세포에 의하여 분비되는 세 종류의 호르몬은? 그리고 분비되는 호르몬의 전량에 대한 각 호르몬의 비율은?

부교감신경계의 해부학적 구조

부교감신경계의 신경절이전뉴런은 뇌줄기나 엉치 척수에서 기원하는데(그림 11.1), 이 때문에 부교감신경계를 머리엉치부(*craniosacral division*)라고 부른다. 일반적으로, 부교감신경절이전뉴런은 비교적 길고 효과기 기관 가까이 위치한 신경절에서 끝나는데, 이 신경절에서 효과기 기관들로 나아가는 길이가 짧은 신경절이후뉴런들과 시냅스를 한다(**그림 11.6**).

부교감신경의 머리 부위에서 신경절이전뉴런의 축삭은 뇌줄기에 위치한 뇌신경핵에서 기원하여 뇌신경들에서 나아간다. 중요한 뇌신경들 중의 하나가 10차 뇌신경인 **미주신경(vagus nerve)**인데, 미주신경은 연수에서 시작하여 폐, 심장, 위, 작은창자, 간을 비롯한 많은 내장들을 신경지배한다(그림 11.1). 교감신경절이전축삭을 포함하는 다른 뇌신경들은 동공의 크기와 수정체의 강도를 통제하는 눈의 평활근들을 신경지배하는 3차 뇌신경(눈돌림신경, *oculomotor nerve*), 침샘을 신경지배하는 7차 뇌신경(얼굴신경, *facial nerve*), 가슴과 배의 내장과 목에 있는 평활근과 샘을 신경지배하는 9차 뇌신경(혀인두신경, *glossopharyngeal nerve*)이다.

교감신경절이전뉴런과 달리, 척수에서 기원한 부교감신경절이전뉴런은 척수신경과 합치지 않는다. 대신에 다른 부교감신경절이전뉴런들과 합쳐 결장, 방광, 생식기관을 신경지배하는 별개의 골반신경을 형성한다(그림 11.1과 11.6).

자율신경의 혼합 성분

자율신경계의 섬유를 가진 신경들은 날섬유만을 포함하는 것으로 오랫동안 생각되었지만, 최근의 연구들에 의하면 이 신경들은 대체로 혼합신경인 것으로 밝혀졌다. 실제로, 이 신경들의 일부(예를 들면 미주신경)는 날섬유보다 들섬유를 훨씬 더 많이 포함한다. 이 신경에 있는 날섬유(날신경 가지, *efferent branch*)만이 자율신경계 부분이다. 들섬유는 일반적으로 신호를 내장 수용체에서 CNS로 전달하고 내부 환경의 조건들에 관한 피드백을 제공함으로써 신체의 항상성 유지에 필요한 조정을 할 수 있게 하는 데 중요하다. 내장 수용체들과 그와 연관된 들축삭은 뒤의 장들에서 설명한다.

퀵 테스트 11.1

1. 자율신경계의 교감신경 가지와 부교감신경 가지가 효과기 기관을 신경지배하는 해부학적 경로를 비교하라.
2. 부신속질의 에피네프린 방출을 조절하는 자율신경의 가지는?
3. 교감신경계와 부교감신경계 중 보다 광범위한 반응을 만들어내는 것은? 그리고 그 이유는?

자율신경계의 신경전달물질과 수용체분자

말초신경계의 두 개의 주요 신경전달물질은 아세틸콜린과 노르에피네프린이다. 이 중 아세틸콜린을 더 공통적으로 방출하는 뉴런을 **콜린성(cholinergic)**이라고 한다. 아세틸콜린은 자율신경계의 교감신경 가지와 부교감신경 가지 둘 다의 신경절이전뉴런과 부교감신경절이후뉴런에 의하여 방출된다. 부신속질의 친크롬세포를 신경지배하는 교감신경절이전뉴런은, 다른 신경절이전뉴런들과 똑같이, 아세틸콜린을 방출한다. 하지만 이 경우에 아세틸콜린은 부신속질의 내분비세포에 작용하여 에피네프린 방출을 자극한다. 아세틸콜린은 날신경계의 체성신경 가지의 유일한 신경전달물질이기도 하다. 이 주제는 이 장의 뒤에서 서술한다.

노르에피네프린은 거의 모든 교감신경절이후뉴런에 의하여 방출된다. 노르에피네프린을 방출하는 뉴런을 **아드레날린성(adrenergic)**이라고 한다. (땀샘을 신경지배하는 교감신경절이후뉴런은 아세틸콜린을 방출한다.)

8장에서 신경전달물질의 효과는 신경전달물질이 결합했을 때

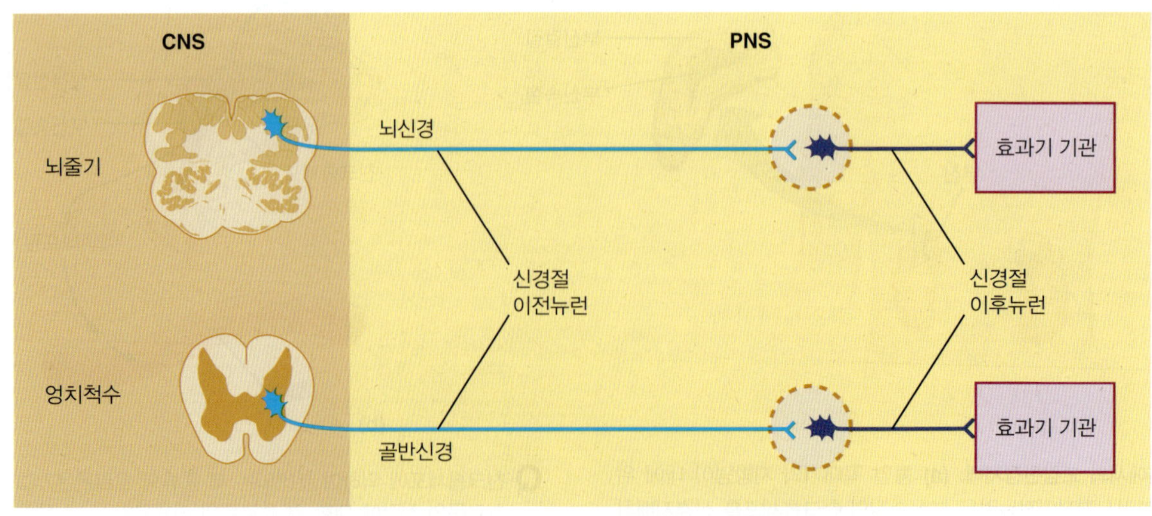

그림 11.6 **부교감신경계의 경로.**

활성화되는 시냅스이후수용체의 유형에 달려 있다는 것을 기억하자. 아세틸콜린과 노르에피네프린은 각각 콜린성 수용체와 아드레날린성 수용체의 서로 다른 부류와 그 하위부류에 결합할 수 있다. 에피네프린은 교감신경계가 활성화되어 있는 동안 부신속질에서 방출되기 때문에, 이 장에서는 호르몬 에피네프린에 대한 수용체도 함께 설명한다.

콜린성 수용체의 유형

콜린성 수용체의 두 주요 유형인 **니코틴 수용체(nicotinic receptors)**와 **무스카린 수용체(muscarinic receptors)**는 두 개의 에세틸콜린 작용제(수용체에 결합하여 생물학적 효과를 만들어내는 화학물질)인 **니코틴**(*nicotine*; 담배에 존재함)과 **무스카린**(*muscarine*; 어떤 버섯에 존재함)을 사용한 약물학적 연구에 기초하여 구별된다. 최소한 네 개의 니코틴 수용체 하위부류와 다섯 개의 무스카린 수용체 하위부류가 있다. 니코틴 콜린성 수용체는 교감신경과 부교감신경의 신경절이후뉴런의 세포체와 가지돌기(**그림 11.7**), 부신속질의 친크롬세포, 골격근세포에 위치하고, 무스카린 콜린성 수용체는 심장, 눈동공의 직경을 조절하는 평활근, 소화관의 평활근 같은 부교감신경계의 효과기 기관에 위치한다(그림 11.7).

콜린성 수용체의 신호전달 기작은 (8장에서 설명했으므로) 여기서는 요약한다. 니코틴 콜린성 수용체의 하위부류들은 모두 모두 나트륨과 칼륨 이온 모두를 통과시키는 통로와 연관되어 있다. 아세틸콜린이 이 수용체들에 결합했을 때 이 양이온의 통로들이 열려 나트륨은 세포 안으로, 칼륨은 세포 밖으로 이동한다. 나트륨은 평형에서 더 멀기 때문에 나트륨의 시냅스 이후 세포내로의 이입은 칼륨의 세포외로의 배출보다 크다. 그래서 니코틴 콜린성 수용체는 시냅스이후세포의 탈분극(흥분)과 연관된다.

반대로 무스카린 콜린성 수용체의 하위부류들은 모두 G 단백질과 2차 전령에 결합되어 있다. 아세틸콜린의 결합에 의하여 유발되는 반응은 흥분성이거나 억제성일 수 있는데, 어느 쪽인가는 해당 표적세포와 신호전달 경로의 특성에 달려 있다.

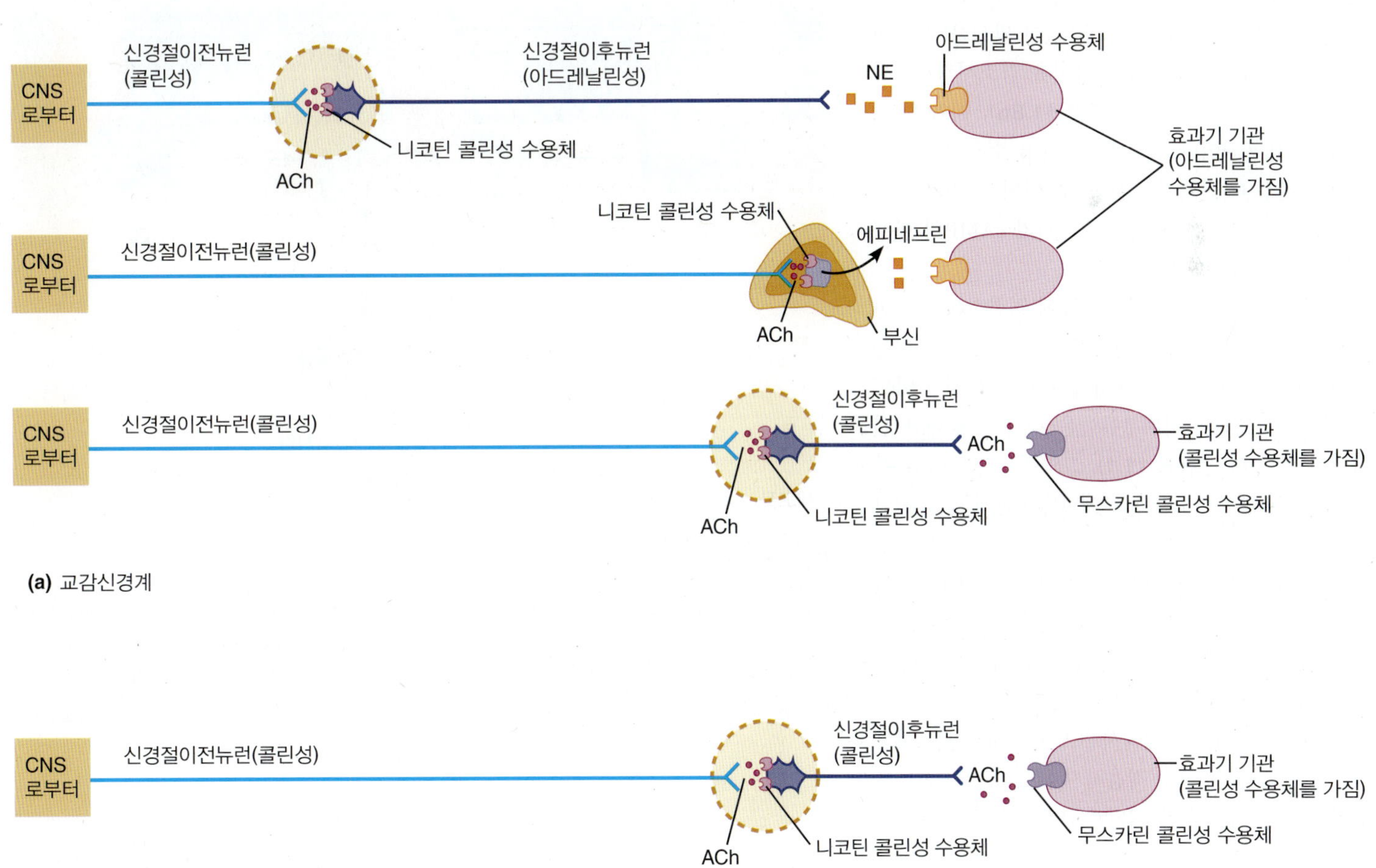

그림 11.7 자율신경계의 신경전달물질과 수용체. (a) 교감신경계의 세 개의 해부학적 경로의 신경전달물질과 수용체. **(b)** 부교감신경 경로의 신경전달물질과 수용체.

아드레날린성 수용체의 유형

교감신경계의 효과기 기관에 위치하는 아드레날린성 수용체의 두 개의 주요 부류로 **알파 수용체[alpha(α) receptor]**와 **베타 수용체[beta(β) receptor]**가 있다. 이들은 각각 α_1과 α_2, 그리고 β_1, β_2, β_3의 하위부류들로 구분된다.

아드레날린성 수용체는 2차 전령 시스템을 활성화하거나 억제하는 G 단백질에 결합되어 있다(**그림 11.8**). 노르에피네프린이나 에피네프린이 α_1 수용체에 결합하면 G 단백질이 활성화되고, 이것은 포스포리파아제 C를 활성화하는데, 이 효소는 포스파티딜이노시톨이인산(PIP_2)을 이노시톨삼인산(IP_3)과 디아실글리세롤(DAG)로 전환하는 것을 촉매한다(**그림 11.8a**). IP_3는 세포기질로 들어가 세포 내의 저장소로부터 칼슘을 방출시킨다. 그 다음에 칼슘이 세포에서 반응을 일으킨다. DAG는 단백질인산화효소 C를 활성화하고, 이 효소는 단백질의 인산화를 촉매함으로써 세포에서 반응을 일으킨다.

노르에피네프린이나 에피네프린이 α_2 수용체에 결합하면 억제성 G 단백질(G_i)이 활성화되고, 이것은 아데닐산고리화효소의 활성을 감소시킴으로써 cAMP의 합성을 억제한다(**그림 11.8b**). 이와 달리, 노르에피네프린이나 에피네프린이 β 수용체에 결합하면 흥분성 G 단백질(G_s)이 활성화되고, 이것은 아데닐산고리화효소의 활성을 증가시켜 cAMP의 합성을 증가시킨다(그림 11.8b).

아세틸콜린은 콜린성 수용체에 결합하는 유일한 내인성 전령인 반면, 노르에피네프린과 에피네프린은 둘 다 아드레날린성 수용체에 결합한다. 하지만 아드레날린성 수용체의 하위부류들은 두 전령에 대한 친화력이 서로 다르다(**표 11.1**). 그중에서 특별히 α 수용체는 에피네프린보다 노르에피네프린에 대한 친화력이 더 크고 대체로 흥분성이다. 즉 근육세포의 수축이나 샘의 생성물 분비를 촉진한다. β_1과 β_3 수용체는 노르에피네프린과 에피네프린에 대한 친화력이 거의 같고 흥분성 경향이다. β_2 수용체는 노르에피네프린보다 에피네프린에 대한 친화력이 훨씬 더 크고, 이 때문에 이 수용체에서 노르에피네프린은 정상적으로는 화학전령으로 작용하지 않는다. 일반적으로 β_2 수용체는 억제성 반응을 만들어낸다.

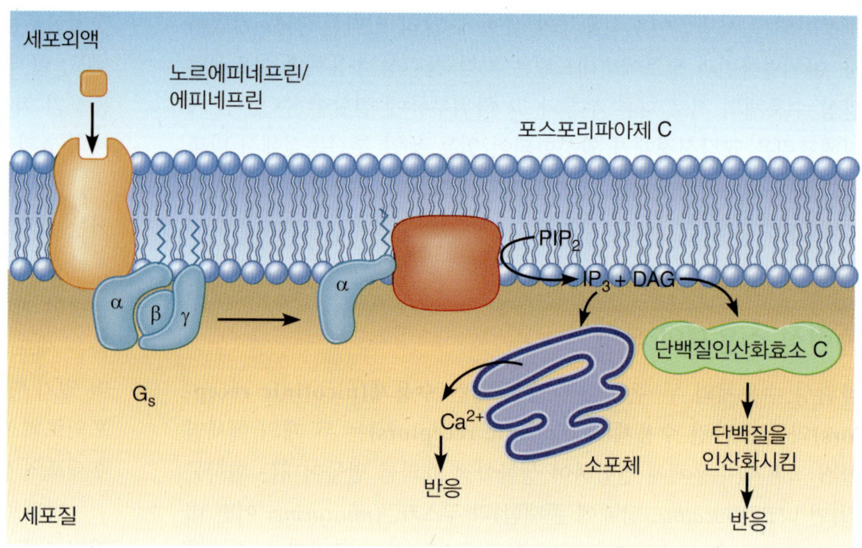

(a) 포스파티딜이노시톨이인산(PIP_2)과 α_1 수용체

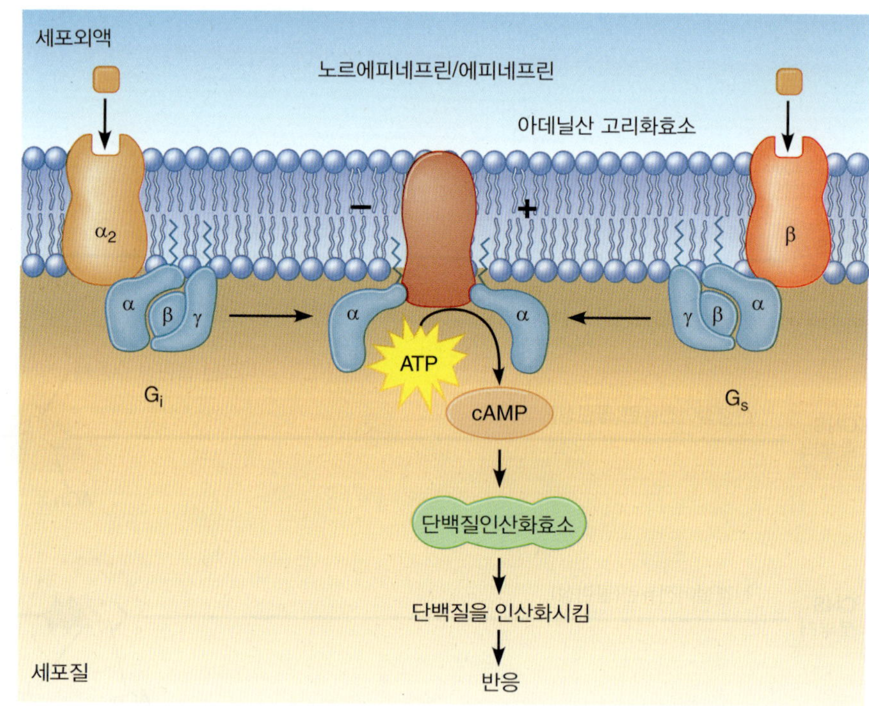

(b) cAMP, α_2, β 수용체

그림 11.8 교감신경계의 효과기 기관에서의 신호전달 기작. (a) 노르에피네프린이나 에피네프린이 α_1 아드레날린성 수용체에 결합하면, 포스파티딜이노시톨 2차 전령 시스템이 활성화된다. **(b)** 노르에피네프린이나 에피네프린이 α_2 아드레날린성 수용체에 결합하면 cAMP 2차 전령 시스템이 억제되는 반면 β 아드레날린성 수용체에 결합하면 cAMP 2차 전령 시스템이 흥분된다.

자율신경계의 수용체들은 임상적 의미가 크다. 예를 들면, 천식이나 콧속 충혈을 앓고 있는 사람에게는 흔히 에피네프린이나 에페드린 같은 β_2 아드레날린 작용제를 주사하여 호흡 기도를 확장시킨다. α_1 작용제도 충혈을 치료하는 데 사용될 수 있다. 고혈압은 프로프라놀롤(propranolol) 같은 약물로 치료할 수 있는데, 이것은 심장의 수용체를 비롯한 β 아드레날린성 수용체에서 노르에피네프린이나 에피네프린의 효과를 차단하기 때문에 베타 차단제(beta blocker)라고도 한다. 무스카린 콜린성 대항제인 아트로핀(atropine)은 식물

표 11.1 아드레날린성 수용체

수용체 유형	수용체 유형을 가진 효과기 기관	상대 친화력*	신호전달 기작	효과기 기관에서의 효과†
α_1	대부분의 혈관 평활근, 동공	NE > Epi	IP_3 활성화	흥분성
α_2	CNS, 혈소판, 아드레날린성 신경종말(자가수용체), 일부 혈관의 평활근, 지방조직	NE > Epi	cAMP 억제	흥분성
β_1	CNS, 심장근육, 신장	NE = Epi	cAMP 활성화	흥분성
β_2	일부 혈관, 호흡기도, 자궁	NE >> Epi	cAMP 활성화	억제성
β_3	지방조직	NE = Epi	cAMP 활성화	흥분성

*NE = 노르에피네프린; Epi = 에피네프린; > = 더 큼; >> = 매우 더 큼. IP_3: 이노시톨삼인산
†효과는 절대적인 것이 아니고 대체적인 효과임.

*Atropa belladonna*에서 얻었는데, 이 식물 추출물이 한때 미용용으로 여성 눈의 동공을 넓히는 데 사용됐기 때문에 이름이 붙여졌다(*belladonna*는 "아름다운 여성"을 뜻함). 아트로핀은 때때로 눈 검사 전에 눈의 동공을 넓히는 데 사용되고 창자의 경련과 구역질을 치료하는 데 사용된다. 자율신경계에 영향을 미치는 약물들을 **표 11.2**에 정리하였다.

지식 활용하기

방광의 활성이 지나친 사람이 있다. **표 11.3**에 제공된 정보에 기초하여, 이 질환을 치료하는 데 어떤 유형의 약물을 사용할 수 있는가? (교감신경성 약물인지, 아니면 부교감신경성 약물인지?) 이 약물의 부작용으로는 어떠한 것이 있을까?

표 11.2 자율신경계에 영향을 미치는 약물들

약물	작용 기작	기능
필로카르핀(pilocarpine)	무스카린 대항제	구강 건조와 녹내장의 치료
베타네콜(bethanechol)	무스카린 대항제	비폐쇄성 요 정체의 치료
피조스티그민(physostigmine)	아세틸콜린에스터라아제의 활성을 억제함, 혈액-뇌 장벽을 통과함	중증근육무력증, 알츠하이머병, 녹내장의 치료
네오스티그민(neostigmine)	아세틸콜린에스터라아제 활성을 억제함, 혈액-뇌 장벽을 통과하지 못함	중증근육무력증의 치료
아트로핀(atropine)	무스카린 콜린성 수용체를 차단함	미주신경-유도성 졸도와 위궤양의 치료, 망막 검사 목적의 동공 확장
스코폴라민(scopolamine; 패치로 사용함)	무스카린 콜린성 수용체를 차단함	구역질과 연관된 멀미와 구토의 치료
페닐에프린(phenylephrine)	α_1 작용제	저혈압의 치료, 비강 울혈 치료 목적으로 국소적으로 투여함
프라조신(prazosin)	α_1 대항제	고혈압과 울혈성 심부전의 치료
클로니딘(clonidine)	α_2 작용제	심정지의 치료; 조산의 종결; 고혈압 치료 목적으로 자가수용체를 통한 교감신경 흥분을 감소시킴
요힘빈(yohimbine)	α_2 대항제	저혈압 치료 목적으로 자가수용체를 차단하여 교감신경의 흥분을 증가시킴
이소프로테레놀(isoproterenol)	β_1과 β_2 작용제	천식환자의 기관지 확장
프로프라놀롤(propranolol)	β_1과 β_2 대항제	심실성 부정맥과 협심증의 치료
아테놀롤(atenolol)	β_1 대항제, 혈액-뇌 장벽을 통과하지 못함	고혈압의 치료
티몰롤(timolol)	β_1 대항제, 안약으로 사용함	안압을 감소시킴으로써 녹내장을 치료함
에페드린(ephedrine)	노르에피네프린의 방출과 표적조직에서 활성을 증가시킴	울혈 감소
페닐프로파놀아민[phenylpropanolamine, 덱사트림(dexatrim)]	노르에피네프린의 방출을 증가시킴	체중 감소를 증가시킴

자율신경의 신경효과기연접부

날뉴런과 그 효과기 기관 간의 시냅스를 신경효과기연접부(*neuroeffector junction*)라고 한다. 자율신경절이후뉴런과 그 효과기 기관 간의 시냅스는 신경절이후뉴런이 축삭종말을 따로 가지고 있지 않는 점에서 보통의 뉴런-대-뉴런 시냅스와는 다르다. 대신에 신경전달물질은 신경절이후뉴런의 축삭을 따라 간격을 두고 존재하는 **축삭염주(varicosity)**라는 수많은 팽윤된 구조들에서 방출된다(**그림 11.9**a). 이 축삭염주 내에서 신경전달물질이 합성되고 소포에 저장되어 있다(그림 11.9b). 축삭막은 통상의 전압-작동 나트륨통로와 칼륨통로가 포함되어 있어서 활동전위의 전파를 지지한다. 게다가 각 축삭염주 부위의 막에는 활동전위가 도착했을 때 열리는 전압-작동 칼슘통로가 포함되어 있다.

이 축삭염주에서 신경전달물질이 방출되는 기작은 보통의 축삭종말에서 신경전달물질이 방출되는 기작과 같다(**그림 11.10**). 축삭염주에 도착한 활동전위가 전압-작동 칼슘통로를 열어 칼슘이 세포질 안으로 들어감으로써 세포외배출에 의한 신경전달물질의 방출을 일으킨다. 하지만 축삭염주와 효과기 기관 사이에 해부학적 배열이 따로 없어서 보

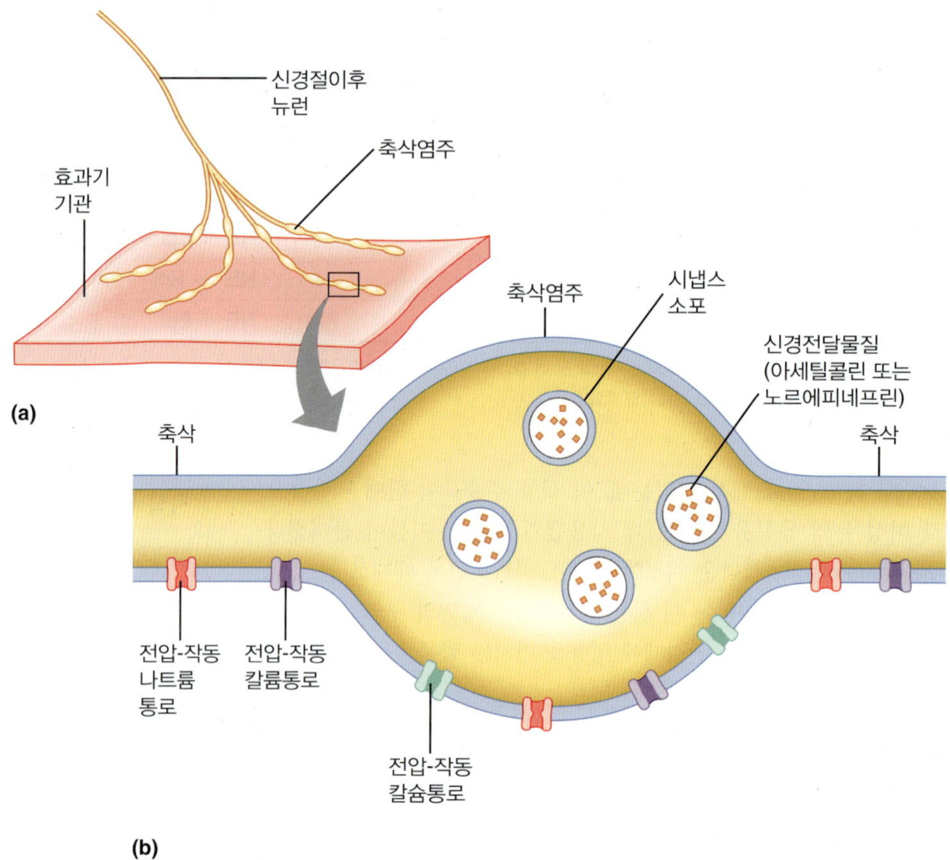

그림 11.9 자율신경계의 신경효과기연접부. (a) 효과기 기관 가까이에 신경절이후뉴런의 축삭이 축삭염주라고 하는 팽윤된 구조를 가진 가지들을 낸다. **(b)** 축삭염주 하나를 확대한 그림.

Q 그림 11.9b의 축삭염주를 기준으로, 활동전위는 왼쪽, 오른쪽, 양쪽 모두 중 어디로 전파되는가?

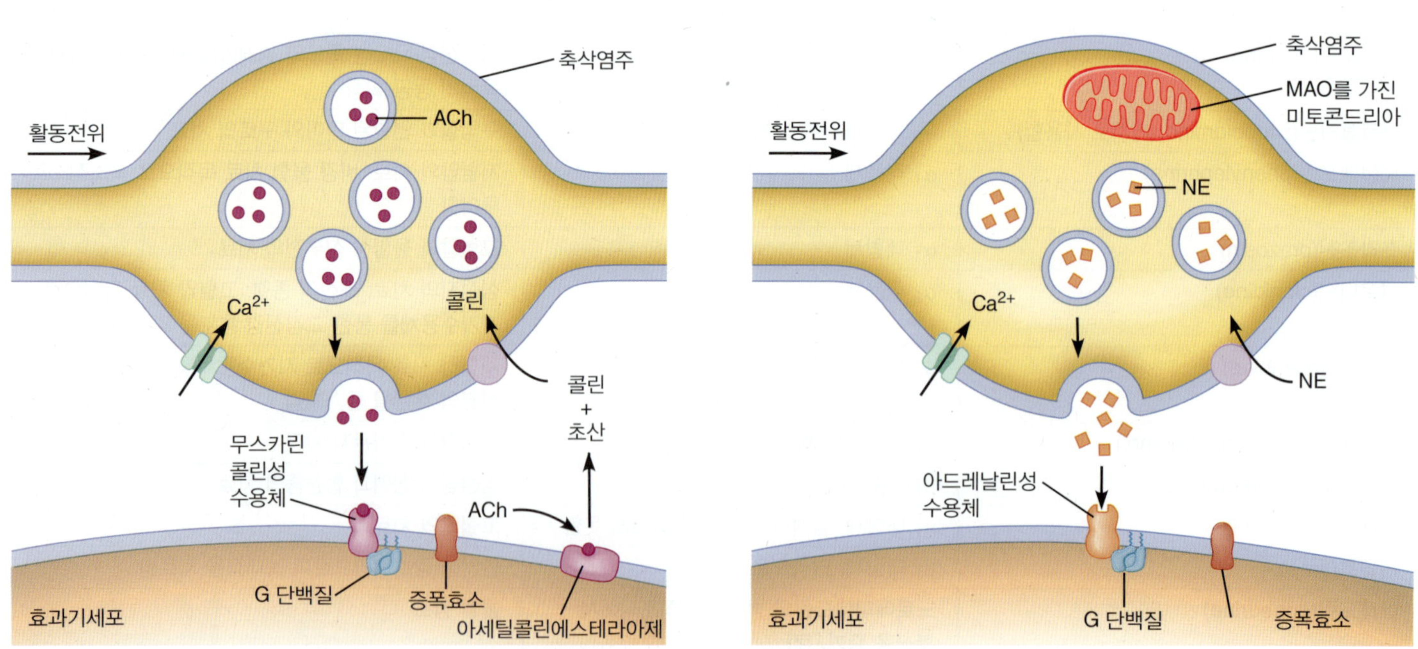

(a) 신경절이후뉴런에서 아세틸콜린의 방출 **(b)** 신경절이후뉴런에서 노르에피네프린의 방출

그림 11.10 축삭염주에서의 신경전달물질의 방출. (a) 축삭염주에서 아세틸콜린(ACh)의 방출. **(b)** 축삭염주에서 노르에피네프린(NE)의 방출.

통의 시냅스와 다르게 이루어진다. 첫째, 한 개의 신경절이후축삭에 여러 개의 축삭염주들이 있기 때문에, 축삭을 따라 퍼진 활동전위로 인해 모든 축삭염주들에서 신경전달물질이 방출된다. 둘째, 축삭염주와 효과기 기관 사이의 거리가 시냅스틈새보다 훨씬 더 넓기 때문에, 축삭염주에서 방출된 신경전달물질은 효과기 기관의 더 넓은 지역으로 확산하여 효과기 기관 전체의 세포들에 있는 수용체들에 결합한다.

신경전달물질의 효과는 전형적인 뉴런-대-뉴런 시냅스에서처럼 끝난다. 즉 신경전달물질이 수용체에서 확산하여 사라지는 것, 신경전달물질의 능동재흡수, 효소에 의한 신경전달물질의 분해 등이다. 이 분해효소의 하나가 신경절이후뉴런의 막이나 콜린성 신경효과기연접부에서 효과기 기관의 막에 존재하는 아세틸콜린에스테라아제(*acetylcholinesterase*)다. 아세틸콜린이 초산과 콜린으로 분해되고, 콜린은 신경절이후뉴런의 축삭염주로 능동수송되어 아세틸콜린을 더 많이 합성하는 데 사용된다. 또 다른 분해효소인 모노아민산화효소는 아드레날린성 신경효과기연접부에서 신경절이후뉴런의 미토콘드리아 내에 위치하는데, 세포 내로 능동 재흡수된 카테콜아민을 분해한다.

자율기능의 조절

항상성을 유지하기 위해서 신체는 자율신경계의 두 가지 사이의 활성 수준의 균형을 맞춰야 한다. 안정상태에서 신체는 어느 때보다 에너지를 적게 소비하고, 소비하는 에너지의 대부분은 최근에 섭취한 음식물을 소화하고 양분을 흡수하는 데 쓰인다. 기관들이 많은 혈액을 요구하지 않기 때문에 낮은 에너지 요구에 알맞게 심장은 열심히 일할 필요가 없다. 여기에 맞추어 부교감신경계가 이런 조건 하의 신체 기관들을 우세하게 통제한다. 이와 달리, 신체가 활동을 시작하면 조직의 에너지 요구는 증가하며, 이렇게 되면 위장관의 작동을 잠시 중단하는 대가를 치러서라도 조직의 요구에 부응해야 한다. 이러한 조건 하에서 부교감신경의 활성은 감소하고 교감신경의 활성은 증가한다. 그 결과 심장의 활성이 증가하고, 골격근으로의 혈류가 증가한다. 그런데 뇌는 변하는 신체의 요구에 대처하기 위하여 부교감신경과 교감신경의 활성 간의 균형을 어떻게 조절하는가?

자율신경계의 활성 변화의 대부분은 **내장 반사(visceral reflex)**의 작용을 통해서 이루어지는데, 신체 내의 변하는 조건들에 반응해서 기관들의 기능이 자동적으로 변한다. 예를 들어, 사람이 갑자기 일어섰을 때를 생각해보자(**그림 11.11**). 중력으로 다리 아래쪽에 혈액이 몰리기 때문에 혈압이 떨어지고, 이것은 주요 동맥들의 일부(대동맥과 목동맥)에 있는 압력수용체에 의하여 탐지된다. 이 정보는 들신경 경로를 통하여 연수의 심장혈관통제중추로 중계된다. 그 반응으로, 이 영역은 교감신경계와 부교감신경계로 나가는 출력을 조정한다. 심장과 혈관으로 나가는 교감신경의 출력이 증강되어 혈압을 정상으로 가져간다. 동시에 부교감신경의 출력은 감소하여, 혈압이 상승하는 데 방해가 되지 않게 한다. (부교감신경의 활성은 심장을 느리게 하며, 이 작용은 혈압을 떨어뜨린다는 것을 기억하자.) 혈압은 전형적으로 수초 이내에 정상으로 되돌아간다. 그래서 사람은 무슨 변화가 일어났는지를 모른다. 이러한 반사궁은 사람이 누워 있다가 일어났을 때 뇌로 가는 혈류의 감소와 의식상실을 방지하도록 작용한다. 자율신경계는 운동의 예에서처럼 장기간의 활동 변이에 적응하기도 한다(**Understanding Exercise: 말초신경계의 적응**을 보라).

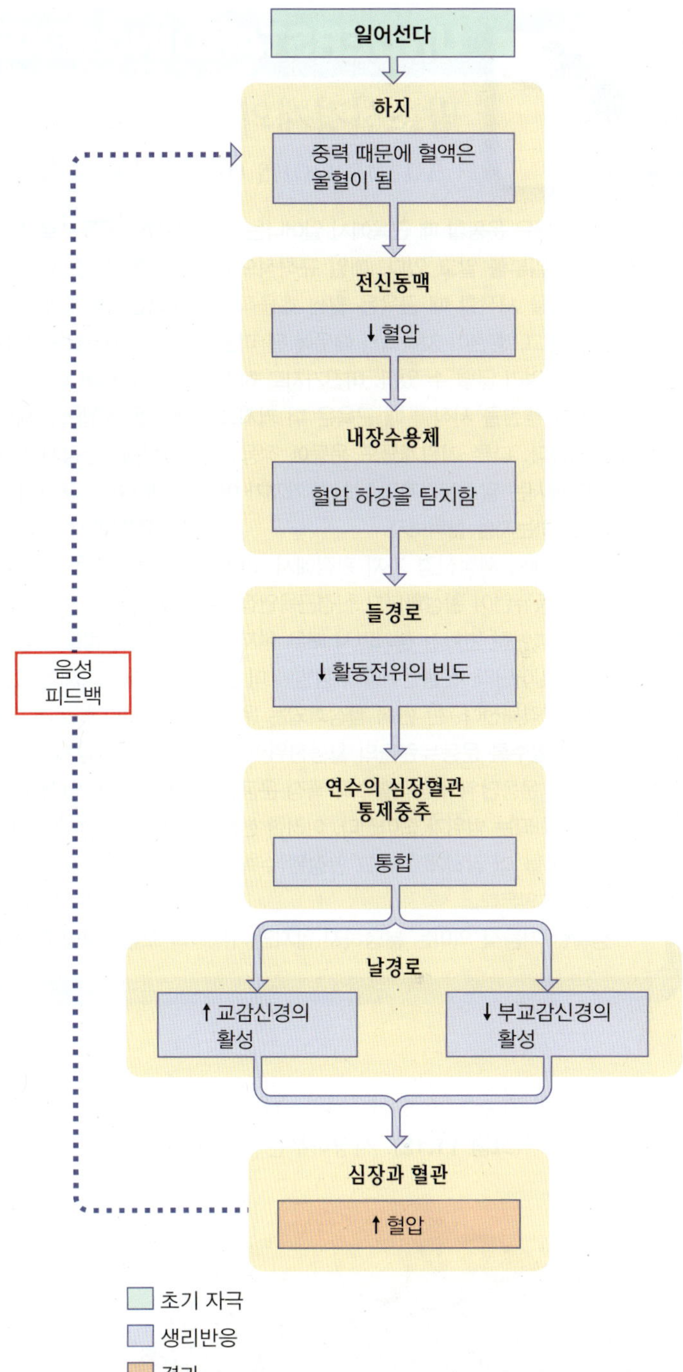

그림 11.11 사람이 일어섰을 때 혈압을 통제하는 자율신경반사반응.

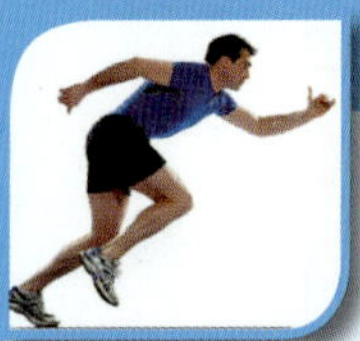

UNDERSTANDING EXERCISE

말초신경계의 적응 (Adaptations of the Peripheral Nervous System)

우리 대부분은 운동할 때 근육에서 일어나는 적응현상의 일부를 알고 있다. 매일 규칙적으로 하는 조깅을 시작할 때 근육은 훨씬 효율적으로 되어 있고, 훈련이 지속되기 때문에 덜 피곤하고도 더 멀리 달릴 수 있다. 마찬가지로 하중을 가지고 훈련을 시작할 때 근육은 더 커지고 더 강해진다. 다른 기관계들도 운동에 적응한다. 여기에서는 말초신경계의 날신경 가지가 어떻게 적응하는지를 살펴보자.

날신경계의 체성신경 가지 관점에서 보면, 척수의 운동뉴런이 활성화되고 신경근육연접부에서의 해부학적 변화가 생기면서 매우 현저한 변화들이 일어난다. 운동단위들의 동원이 더 강하고 더 엄격해진다. 한 번에 활성화되는 운동단위가 강할수록 운동뉴런들의 활동전위의 빈도가 높고, 운동단위가 엄격할수록 특정 운동뉴런이 활성화되는 범위가 좁아진다. 이러한 현상은 한 근육을 더 강하게 그리고 안정된 수축을 할 수 있게 만든다.

정확한 기능적 의미는 분명하지 않지만, 규칙적인 운동으로 신경근육연접부에서 해부학적 변화들이 생긴다. 예를 들면, 운동뉴런은 신경근육연접부에서 축삭의 가지를 더욱 발달시킨다. 그래서 활동전위가 더 많은 축삭종말단추에 이르게 되어 더 많은 시냅스소포로부터 아세틸콜린을 시냅스틈새로 방출함으로써 시냅스 의사소통을 증강시켜 근육을 더 강하게 수축할 수 있게 한다. 규칙적으로 운동함에 따라 신경근육연접부에서 또 다른 주요한 변화가 생기는데, 아세틸콜린을 분해하는 효소인 아세틸콜린가수분해효소의 농도가 증가한다. 그래서 근육은 아세틸콜린 방출이 증가했기 때문에 더 강하게 수축하지만 아세틸콜린이 더 빠르게 분해되기 때문에 보다 빠르게 이완한다.

자율신경계는 지구력 훈련에도 적응한다. 예를 들면, 안정 시 정상 심장박동수는 1분당 70~80회이지만 안정 시 운동선수들의 심장박동수는 일반적으로 1분당 50회이다. 이러한 것의 한 이유는 심장을 신경지배하는 부교감신경과 교감신경의 활성의 변화 때문이다. 부교감신경의 활성은 심장박동수를 감소시키지만 교감신경의 활성은 심장박동수를 증가시킨다. 안정 시에는 부교감신경의 활성이 교감신경의 활성보다 우세하여 심장박동수가 낮다. 운동 중에는 교감신경의 활성이 증가하고 부교감신경의 활성은 감소하여 심장박동수를 증가시킨다. 규칙적으로 운동함에 따라 신경의 적응 때문에 안정 시 심장박동수가 느려지는데, 안정 시에 운동하지 않는 사람에 비하여 운동선수의 부교감신경의 활성은 더욱 활동적이고 교감신경의 활성은 덜 활동적이다. 이러한 부분의 적응은 운동에 대한 반응으로 심장과 기타 기관들이 더 효율적으로 작용하는 것을 나타낸다. 교감신경계는 신체를 힘들게 하는 알림반응 동안에 활성화되기 때문에, 안정 시 교감신경의 활성 수준의 감소는 신체에 다른 이점을 제공한다. 예를 들면, 심장박동수가 높으면 혈압을 상승시켜 혈관 벽에 스트레스를 더 추가하게 된다.

자율신경의 기능을 조절하는 뇌의 주요 영역은 시상하부, 교뇌, 연수를 포함한다(**그림 11.12**). 시상하부는 사람이 위험에 처하거나 또는 흥분했을 때 알림반응을 개시하여 교감신경계를 광범위하게 활성화한다. 시상하부는 체온, 음식물섭취, 수분평형에 대한 조절중추도 포함하고 있는데, 이러한 기능들은 자율신경세포에 의하여 어떻게 해서든 조절된다. 연수와 교뇌는 심장혈관조절중추와 호흡조절중추를 포함하고 있어서 심장, 혈관, 호흡 기도의 평활근을 통제하고 의식적인 생각이 필요 없는 자동적인 호흡패턴을 조절한다. 이 뇌 영역은 시상하부, 대뇌겉질, 변연계를 비롯한 다른 뇌 부위들로부터 입력을 받는다. 이 영역은 혈압에 대하여 바로 전에 설명했듯이 내장기능의 반사통제에 필요한 들정보도 받는다. 뇌줄기가 관련된 다른 자율신경반사에는 동공 빛 반사(10장), 수정체조절 반사(10장), 구토반사(20장), 연하반사(20장)가 있다. 일부 내장 반사들은 척수의 신경회로에 의하여 조정되므로 척수 반사다. 이러한 반사의 예로는 배뇨(18장), 배변(20장), 발기(22장), 사정(22장)을 통제하는 반사들이 있다.

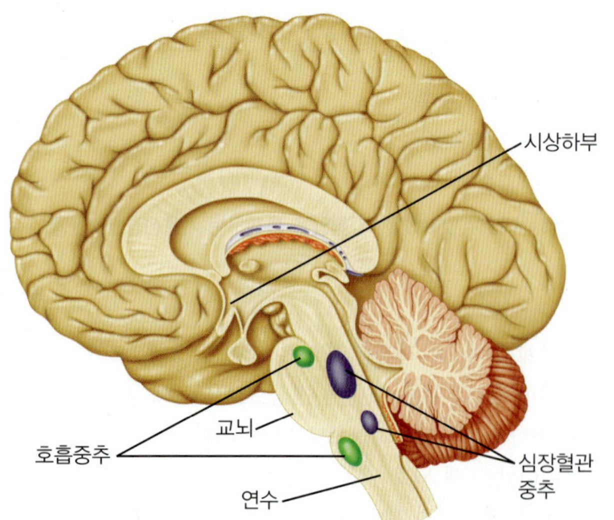

그림 11.12 자율기능을 조절하는 뇌의 영역들. 뇌의 정중시상단면은 뇌줄기의 교뇌와 연수, 시상하부를 보여주는데, 이들 모두는 자율기능을 조절한다.

9장에서 자율신경 통제중추에 영향을 미치는 뇌의 한 영역이 감정의 발달에 관여하는 변연계인 것을 상기하자. 감정은 자율신경계의 활성에 강한 영향을 미치고, 그래서 자율신경계에 의하여 통제되는 효과기 기관들의 기능에 영향을 미친다. 우리 모두는 감정에 대하여 일어나는 일반적인 자율반응의 일부를 인식하고 있는데, 여기에는 심장이 빨리 뛰고, 속이 불편하고, 얼굴이 붉어지고, 졸도하고, 땀이 나는 것 등이 있다.

지식 활용하기

다음의 감정반응—가슴두근거림, 속이 불편함, 얼굴이 붉어짐, 졸도, 땀 분비—각각에 대해서 자율신경계의 교감신경 가지와 부교감신경 가지 중 어느 것이 자율반응을 우세하게 지배하는지를 서술하라. 이러한 반응이 지나치게 강해지면 이 반응을 완화하는 데 사용될 수 있는 약물치료의 유형으로 어떤 것이 있는가?

자율신경계는 멀미와 연관된 많은 증상들의 원인이 되기도 하는데, 멀미는 일반적으로 안뜰기관(신체의 움직임을 탐지함), 시각계, 전신의 고유감각수용체(3차원 공간에서의 신체의 위치를 탐지함) 등으로부터 나오는 감각입력들이 서로 어긋나기 때문에 생긴다. 일반적인 증상으로 구역질과 땀 분비가 있다. 멀미를 일으키는 신경 기작은 완전히 모르지만 안뜰기관과 뇌줄기의 자율신경 통제중추 간의 의사소통이 관련된 것으로 보이며, 이때 자율신경계의 두 가지는 모두 흥분한 상태다. 일반적으로 멀미 치료에는 스코폴아민(scopolamine)을 투여하는데, 이 약물은 무스카린 콜린성 대항제로서 알약이나 패치를 통하여 투여된다.

표 11.3에 자율신경계 두 가지의 효과에 대해 요약하였다. 다음 절에서 체성신경계에 대하여 서술한다.

퀵 테스트 11.2

1. 말초신경계의 날신경 가지에서 방출되는 두 개의 주요 신경전달물질은? 그리고 그것을 방출하는 뉴런은?
2. 신경효과기연접부를 정의하라. 자율신경의 신경효과기연접부가 보통의 뉴런-대-뉴런 시냅스와 다른 점은? 자율신경의 신경효과기연접부와 보통의 뉴런-대-뉴런 시냅스가 같은 점은?
3. 내장 반사를 정의하라. 내장 반사는 자율기능의 통제에 어떻게 관련되는가?
4. 자율신경계를 1차적으로 통제하는 CNS의 영역은?

11.2 체성신경계

여러 유형의 수많은 효과기 기관들의 기능을 통제하는 자율신경계와 달리 체성신경계는 한 유형의 효과기 기관, 즉 골격근만을 통제한다. 대부분의 골격근은 뼈에 연결되어 신체의 지지와 운동에서 작용한다. 게다가 체성신경계는 한 유형의 날뉴런만을 가지는데, 이는 골격근을 신경지배하는 운동뉴런이다. 대부분의 골격근은 수의적으로 통제된다. 즉 의식적으로 근육의 수축을 결정할 수 있다. 따라서 체성신경계는 수의신경계(*voluntary nervous system*)라고도 한다.

체성신경계의 해부학적 구조

체성신경계에서는 한 개의 운동뉴런이 CNS에서 뻗어나와 골격근 세포들을 신경지배한다(**그림 11.13**). 효과기 기관으로 가는 자율신경계 경로에는 두 개의 뉴런이 있음을 상기하자. 운동뉴런은 척수의 앞뿔(또는 이와 상사인 뇌줄기 신경핵)에서 시작하고, 척수반사에 필요한 들신경, 뇌줄기의 피라밋외로, 대뇌겉질의 피라밋로를 포함하는 다양한 곳으로부터 입력을 받는다. 한 개의 운동뉴런은 많은 근육세포[**근섬유(muscle fiber)**라고 부름]들을 신경지배하지만, 각 근섬유는 운동뉴런 한 개만의 신경지배를 받는다. 운동뉴런과 이 뉴런이 신경지배하는 근섬유들 모두를 합친 것을 **운동단위(motor unit)**라고 한다(**그림 11.14**). 한 운동뉴런이 활성화되면, 그 운동단위에 속한 모든 근섬유들이 자극되어 수축한다. 운동단위들의 기능의 중요성은 12장에서 서술한다.

신경근육연접부

한 운동뉴런의 각 가지는 근섬유의 고도로 특수화한 중요한 부위인 **신경근육연접부(neuromuscular junction)**에서 한 개의 골격근섬유와 시냅스를 이룬다(**그림 11.15a**). **종말단추(terminal bouton)**라고 하는 운동뉴런의 축삭종말은 체성신경계의 유일한 신경전달물질인 아세틸콜린을 저장하여 방출한다. 종말단추의 맞은편에 **운동종말판(motor end plate)**이라고 하는 근섬유의 원형질막의 특수한 부위가 있는데, 이 부위는 니코틴 콜린성 수용체가 매우 많이 포함되어 있는 함입(invagination) 구조들을 가지고 있다. 운동종말판의 함입 구조들 사이에는 아세틸콜린에스테라아제가 존재하는데, 아세틸콜린의 흥분성 신호를 끝내어 근섬유가 이완되게 한다.

신경근육연접부에서 신호가 전달되는 기작은 흥분성 뉴런-대-뉴런 시냅스에서의 기작과 같다(그림 11.15b). 모음 시냅스입력에 의하여 운동뉴런이 활성화되었을 때, 그 운동단위에 속한 모든 근섬유들의 신경근육연접부에 있는 종말단추들로 활동전위가 퍼진다. 그 결과 생긴 탈분극이 종말단추에 있는 전압-작동 칼슘통로를 열어 칼슘

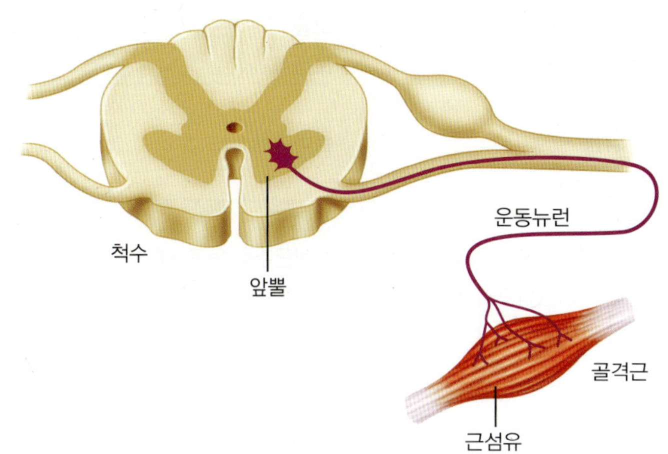

그림 11.13 체성신경계 경로의 해부학적 구조.

표 11.3 자율신경계에 의한 신경지배의 효과들

	부교감신경계*	교감신경계	
기관계	효과	효과	아드레날린성 수용체의 부류
심장			
SA 결절	심장박동수 감소	심장박동수 증가	β_1
AV 결절	전도 속도 감소	전도 속도 증가	β_1
수축력	감소(효과 작음)	증가	β_1
혈관			
신체 대부분의 세동맥	—	혈관수축	α_1
골격근의 세동맥	—	혈관수축	α_1
		혈관확장(에피네프린)	β_2
뇌의 세동맥	—	—	
정맥	—	혈관수축	α_1
		혈관확장(에피네프린)	β_2
폐			
기관지근육	수축	이완	β_2
기관지샘	분비촉진	분비억제	α
소화관			
운동성	증가	감소	α_1, α_2, β_2
분비	촉진	억제	α_2
조임근	이완	수축	α_1
이자			
외분비샘	분비촉진	분비억제	α
내분비샘	분비촉진	분비억제	α_2
침샘	맑은 침 분비	점액 침 분비	α_1
콩팥			
레닌 방출	—	촉진	β_1
방광			
방광벽	수축	이완(효과 작음)	β_2
조임근	이완	수축	α_1
남성생식관			
혈관(발기)	혈관확장	—	
정관과 정낭(사정)	—	사정	α_1
여성생식관			
자궁(비임신 중)	모름	이완	β_2
자궁(임신 중)	모름	수축	α_1
피부			
땀샘	분비촉진	분비촉진	α_1, 무스카린성†
털세움근	—	수축(털이 세워짐)	α_1
눈			
홍채근(동공크기)	돌림근수축(동공수축)	부챗살근수축(동공확장)	α_1
섬모체근(원근조절)	가까운 사물을 볼 때 수축	먼 사물을 볼 때 이완(효과 작음)	β_2
대사			
간	—	글리코겐분해와 포도당신생합성 촉진	α_1, β_2
지방조직	—	지방분해촉진	β_3

*모든 효과기 기관은 무스카린 콜린성 수용체를 가지고 있기 때문에, 부교감신경계에 대한 수용체 유형은 나타내지 않았다.

†땀샘에 대한 교감신경절이후뉴런은 신경전달물질로 아세틸콜린을 방출한다.

이 세포기질로 들어가게 함으로써 세포외배출에 의하여 아세틸콜린이 방출된다. 이때 아세틸콜린은 시냅스틈새를 확산하여 운동종말판의 니코틴 콜린성 수용체에 결합함으로써 양이온 통로를 개방한다. 이것은 나트륨을 근섬유 내로 들어가게 하여 **종말판전위(end-plate potential, EPP)**라고 하는 탈분극을 생성한다. 이 전위는 뉴런에서 생성되는 흥분성 시냅스후전위(EPSP)와 많은 점에서 비슷한데, 중요한 차이점은 종말판전위는 보통 근섬유를 문턱으로 탈분극시키기에 충분한 크기여서, 근섬유에 활동전위를 일으켜 (12장에 서술할 기작에 의하여) 근섬유를 수축(*contraction*)하게 한다. 호르몬이 골격근 대사(*metabolism*)를 조절하지만, 골격근 수축을 통제하는 것은 운동뉴런에 의한 신경지배뿐이다. 따라서 골격근에 대한 신경의 의사소통은 모두 흥분성이다. 즉 근육 수축을 자극한다. 골격근이 이완하려면 신경자극이 감소해야만 한다.

분명히 골격근 수축을 정상적으로 통제하려면 신경근육연접부에서의 신호가 정상적으로 전달되어야 한다. 중증근육무력증(*myasthenia gravis*)에서처럼 신경근육연접부에서 신호의 전달이 변하면, 골격근의 정상적인 기능은 사라진다(**Clinical Connections: 중증근육무력증**을 보라).

신경근육연접부는 동물들의 독액에 존재하는 여러 가지 독소들의 표적이기도 하다. 예를 들면, 흑거미의 독액에는 라트록신(*latroxin*)

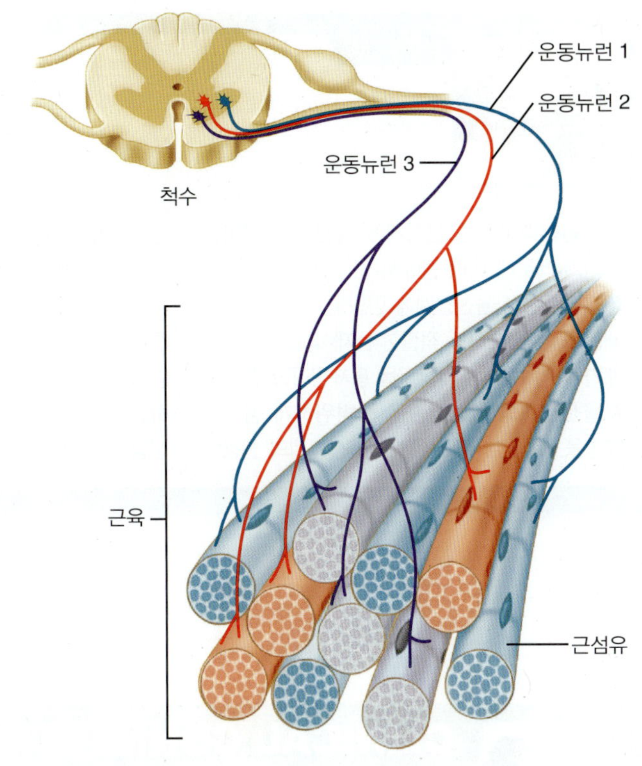

그림 11.14 운동단위.

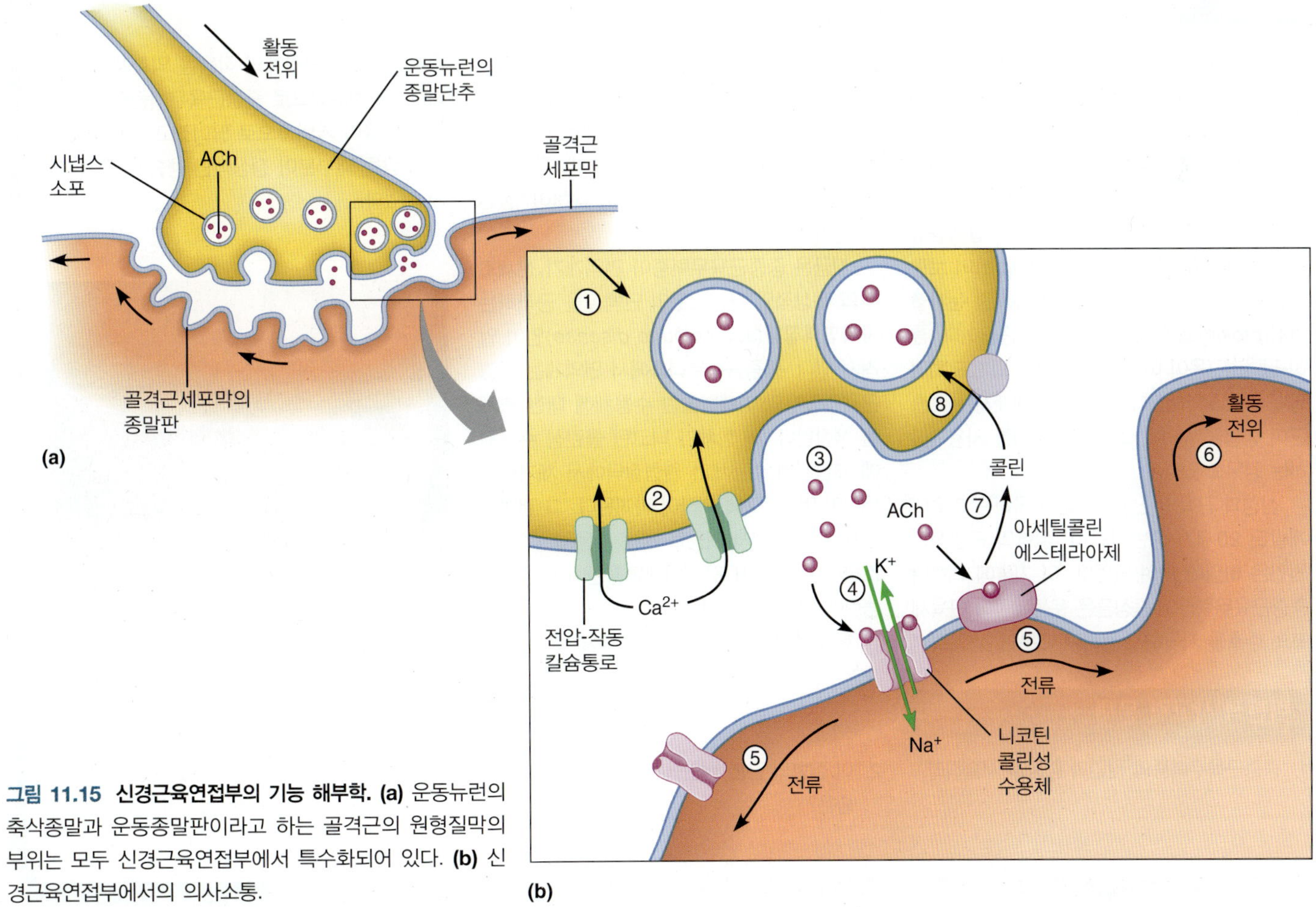

그림 11.15 신경근육연접부의 기능 해부학. (a) 운동뉴런의 축삭종말과 운동종말판이라고 하는 골격근의 원형질막의 부위는 모두 신경근육연접부에서 특수화되어 있다. **(b)** 신경근육연접부에서의 의사소통.

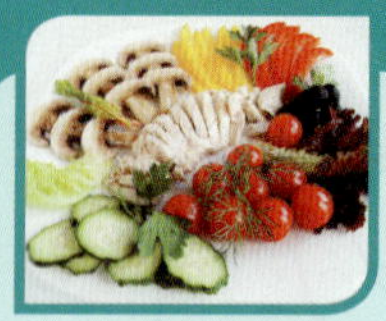

당뇨병에 대한 관심

당뇨병신경병증은 신경계에 광범위한 영향을 미치기 때문에 여러 장에서 언급되었다. 당뇨병신경병증은 자율신경계에 영향을 미칠 수 있기 때문에 이 장에서도 적절한 논제이다. 자율신경계가 여러 다양한 기관들을 통제한다고 한다면 자율신경계의 신경병증은 광범위하게 심각한 영향을 미칠 것이다. 우선 자율신경계의 신경병증은 혈당 수준의 통제가 필요한 당뇨병 환자의 질병 통제를 더욱 어렵게 할 것이다. 땀, 떨림, 가슴 두근거림과 같은 저혈당의 많은 증상들은 자율신경의 활성이 있어야 하는데 신경병증이 있는 데도 당뇨병신경병증은 알아채지 못하고 지나치게 된다. 심장을 신경지배하는 자율신경의 손상으로 심장은 혈류의 증감에 필요한 요구의 변화에 적절하게 대응하지 못한다. 위장관에 분포한 자율신경의 손상은 오심, 구토, 변비를 일으킬 수 있고, 이러한 유형의 손상은 콩팥과 생식기관에 영향을 미쳐서 요실금이나 발기부전과 같은 증상을 일으킬 수 있다.

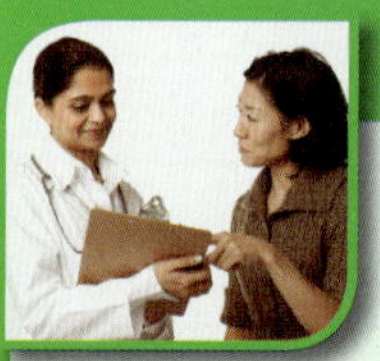

CLINICAL CONNECTIONS

중증근무력증(Myasthenia Gravis)

중증근육무력증은 신경근육연접부에서 신호의 전달에 영향을 미치는 질병이다. 여성에서 빈발하고, 흔히 20~50세에 발병한다. 이 질병의 특징은 피로가 갑작스레 시작되고 특정 근육들을 사용한 후에 매우 심해진다. 머리의 근육이 가장 흔하게 영향을 받기 때문에, **말더듬증**(*dysarthria*)과 **삼킴곤란**(*dysphagia*)이 보편적인 증상이고 사진에서 보이는 것처럼 **눈꺼풀처짐**(*ptosis*)도 또 다른 공통적인 증상이다. 흔히 팔다리근육이 이 질병의 표적이 되기도 하여 팔다리가 쇠약해진다. 어떤 사람에게서는 호흡근이 영향을 받아 간혹 인공호흡기를 사용해야 하는 경우도 있다.

신경과 근육의 전기신호를 기록하는 기술이 개발된 20세기 중반까지 이 질병의 근본적인 원인은 비밀에 싸여 있었다. 이 기술에 의하여 중증근육무력증의 증상들은 운동뉴런이 근육세포의 수축을 자극하지 못하기 때문인 것으로 밝혀졌다. 특별히 뉴런이 반복하여 자극을 받으면, 운동뉴런이 활동전위를 전달하여 근육세포에서 종말판전위(EPP)가 일어날 수는 있지만, EPP가 정상보다 작다. 이렇게 될 때, 근육세포의 막전위는 자주 문턱에 이르지 못하여 “물건을 떨어뜨리는” 수축이 생긴다.

지금은 중증근육무력증이 면역계가 신체조직의 정상적인 구성성분의 단백질을 공격하는 **자가면역질환**(*autoimmune disease*)임이 알려져 있다. 중증근육무력증에서 면역계는 신경근육연접부의 아세틸콜린 수용체에 대한 항체를 생산한다. 이 항체가 니코틴 콜린성 수용체에 결합하여 수용체가 원형질막에서 제거되고 뒤이어 면역세포에 의하여 파괴된다. 그 결과로 세포 표면 상에서 기능을 하는 수용체 수가 감소하여 이 근육세포는 아세틸콜린에 반응하는 능력에 손상을 입는다.

현재의 치료방법은 혈액의 항체 수준을 감소시킴으로써 면역계의 작용을 약화시키는 것이다. 이 치료법으로 중증근육무력증으로 사망하는 비율이 거의 0으로 떨어졌고, 이 병에 걸린 사람들 대부분이 정상적인 생활을 할 수 있게 되었다.

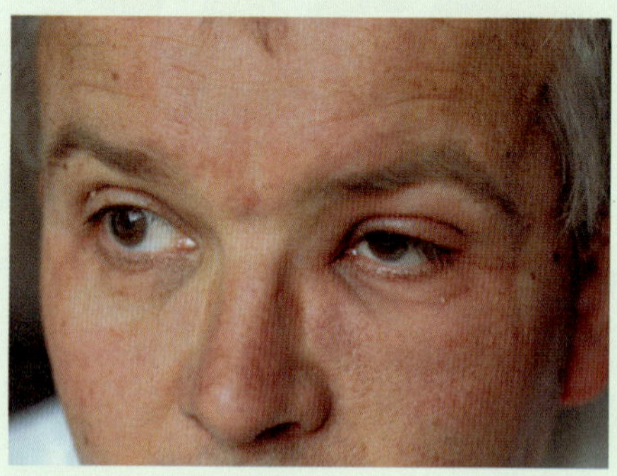

이 환자에서 중증근육무력증의 특징인 눈꺼풀처짐 현상이 보인다.

비판적 사고력 문제

1. 중증근육무력증의 원인과 증상을 서술하라.
2. 이 질병의 근본 원인을 밝히는 데 사용된 기술은?
3. 자가면역질환의 특징은? 그리고 중증근육무력증이 자가면역질환의 일종인 것을 어떻게 밝혀냈는가?

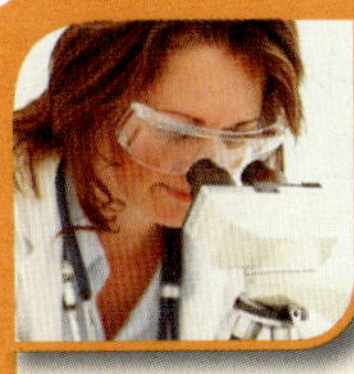

DISCOVERY

쿠라레(Curare)

쿠라레는 남미에서 발견되는 한 식물(*Chondrodendron tomentosum*)의 추출물이다. 이 지역의 원주민은 이 식물의 뿌리와 줄기를 으깨고 익혀 화살과 창의 끝에 바르는 독약을 만들어낸다. (*Curare*는 "독약"에 대한 원주민의 말에서 유래했다.) 전통적으로 쿠라레는 동물 사냥에 사용되었다. 동물이 쿠라레가 발라진 화살이나 창을 맞으면 마비되어 결국 숨을 쉬지 못하여 죽게 된다.

쿠라레의 유효 성분은 **튜보쿠라린**(*tubocurarine*)이라는 화합물인데, 신경근육연접부에서 의사소통을 차단한다. 튜보쿠라린은 니코틴 콜린성 수용체에 결합하여 아세틸콜린이 결합하지 못하게 한다. 이렇게 되면, 골격근을 신경지배하는 운동뉴런에 의하여 활동전위가 전달되어도 골격근은 수축할 수 없다.

19세기 말과 20세기 초, 쿠라레는 약리학적 이익을 위해 연구되었다. 쿠라레는 1930년대에 최초로 전신마취를 보충하기 위한 골격근 이완제로 사용되었다. 오늘날 쿠라레는 곧창자와 같은 속이 빈 기관을 그 안이 쉽게 들여다보이도록 확장하고 목을 이완시키는 것을 비롯하여 임상적으로 널리 사용되고 있다. 쿠라레는 골격근의 활성이 지나쳐 생기는 마비 유형인 **경련성 마비**(*spastic paralysis*)를 완화시키는 데도 사용된다.

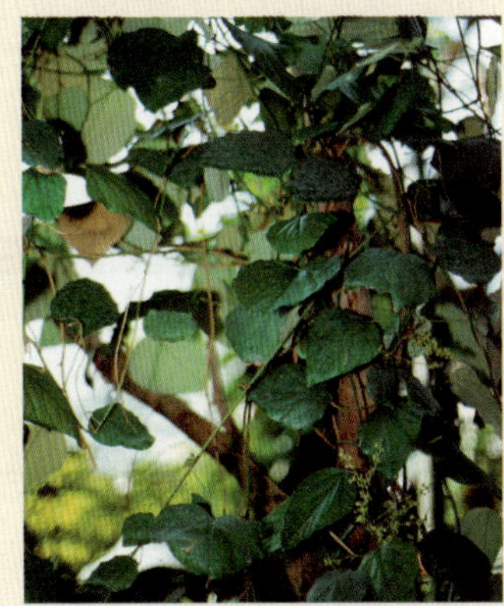

쿠라레 식물

이라는 독소가 들어 있는데, 신경근육연접부에서 아세틸콜린의 방출을 자극함으로써 근육의 경련과 경직을 일으킨다. 골격근인 호흡근육이 영향을 받기 때문에 이 독액은 호흡근육의 경련성 수축을 일으킴으로써 호흡기능상실과 죽음을 야기할 수 있다. 이와 달리, 방울뱀의 독액에는 독소 **크로톡신**(*crotoxin*)이 포함되어 있는데, 이는 라트톡신과 반대 효과를 가진다. 크로톡신은 아세틸콜린의 방출을 억제함으로써 골격근의 이완성 마비를 일으킨다. 골격근에 마비 효과를 지닌 또 다른 독소는 **쿠라레**(*curare*)인데, 남미 원주민들이 사냥 도구로써 입으로 불어서 발사하는 화살의 끝에 묻히는 독약이다(**Discovery: 쿠라레**를 보라).

퀵 테스트 11.3

1. 체성신경계와 자율신경계 두 가지 간의 차이점 두 개를 날뉴런의 해부학적 배열의 관점에서 설명하라. 체성신경계의 날뉴런을 무엇이라고 지칭하는가?
2. 신경근육연접부에서 운동뉴런에 의하여 방출되는 신경전달물질은? 이 신경전달물질이 결합하는 수용체의 유형은?
3. 한 개의 골격근섬유를 신경지배하는 운동뉴런들의 수는?

표 11.4 자율신경계와 체성신경계의 특성

특성	자율신경계(부교감신경 가지)	자율신경계(교감신경 가지)	체성신경계
기원	뇌줄기 또는 엉치 척수의 옆뿔	가슴과 허리 척수의 옆뿔	척수의 앞뿔
경로를 구성하는 뉴런	두 개(신경절이전뉴런과 신경절이후뉴런)	두 개(신경절이전뉴런과 신경절이후뉴런)	한 개(운동뉴런)
효과기 기관	심장근, 평활근, 샘	심장근, 평활근, 샘, 지방조직	골격근
신경효과기연접부에서의 신경전달물질	아세틸콜린	노르에피네프린	아세틸콜린
효과기 기관의 수용체 유형	무스카린 콜린성	아드레날린성(모든 부류)	니코틴 콜린성
효과기 기관에 대한 효과	흥분 또는 억제	흥분 또는 억제	흥분
통제	주로 불수의적	주로 불수의적	주로 수의적

시스템 통합 표 11.3에 나타냈듯이, 말초신경계는 신체의 모든 기관들과 의사소통함으로써 그 작용을 조정하여 항상성을 유지한다. 예를 들면, 자율신경계는 심장혈관계를 신경지배하여 필요할 때 그 조정을 자극하는데, 사람이 안정상태에 있을 때 교감신경의 활성은 감소하고 부교감신경의 활성은 증가함으로써 심장박동수와 에너지 동원을 감소시키고 그 동안에 소화 과정은 증가시킨다. 에너지가 동원되는 각성 중일 때는 반대로 일어나는데, 심장박동은 빠르고 강해지며, 동공이 확장되고, 간은 포도당을 생성하여 혈류로 방출하며, 골격근과 심근은 혈액을 더 많이 받게 되는 등등이 일어남으로써 신체는 증가한 에너지 요구에 대처할 수 있다. 이 교재의 나머지 장들을 공부하면서 알게 될 자율신경계의 통합 작용에 관한 더 많은 예들이 있다.

CHAPTER REVIEW

요약

11.1 자율신경계

- 날신경계에는 자율신경과 체성신경의 두 주요 가지가 있다.
- 자율신경계는 부교감신경계와 교감신경계를 포함하는데, 심장근, 평활근, 샘, 지방조직을 신경지배한다.
- 효과기 기관은 부교감신경과 교감신경의 두 가지 모두의 신경지배를 받는다.
- 부교감신경계는 안정상태에서 매우 활성적인 반면, 교감신경계는 활동이나 흥분 중에 매우 활성적이고 알림반응을 맡는다.
- 자율신경계의 경로는 CNS와 효과기 기관 사이에서 의사소통하는 두 유형의 뉴런, 즉 신경절이전뉴런과 신경절이후뉴런으로 구성된다. 이들은 효과기 기관들을 신경지배한다.
- 교감신경계는 내분비 성분도 포함하고 있는데, 한 세트의 신경절이전뉴런들이 부신속질을 신경지배하여 호르몬 에피네프린의 방출을 자극한다.
- 모든 신경절이전뉴런은 아세틸콜린을 포함하고 있다.
- 부교감신경의 신경절이후뉴런도 아세틸콜린을 포함하고 있지만, 교감신경의 신경절이후뉴런 대부분은 노르에피네프린을 포함하고 있다.
- 자율신경절이후뉴런과 효과기 기관 사이의 신경효과기연접부에서 신경전달물질은 축삭 염주에서 방출되어 확산한 후 효과기 기관의 수용체에 결합한다.
- 자율신경계는 불수의적으로 조절된다.
- 자율신경의 활성에 영향을 미치는 뇌의 영역에는 뇌줄기, 시상하부, 변연계가 포함된다.

11.2 체성신경계

- 날신경계의 체성신경 가지는 척수의 앞뿔에서 시작하여 골격근세포들을 신경지배하는 운동뉴런들로 구성된 경로들로 이루어진다.
- 운동단위는 한 개의 운동뉴런과 이 운동뉴런이 신경지배하는 근육세포들로 구성된다.
- 운동뉴런과 골격근섬유 사이의 시냅스를 신경근육연접부라고 한다.
- 운동뉴런은 신경전달물질 아세틸콜린을 포함한다.
- 아세틸콜린이 운동종말판의 니코틴 콜린성 수용체에 결합하면 종말판전위가 생기고, 이것은 궁극적으로 골격근섬유를 수축시킨다.

12 근육생리학

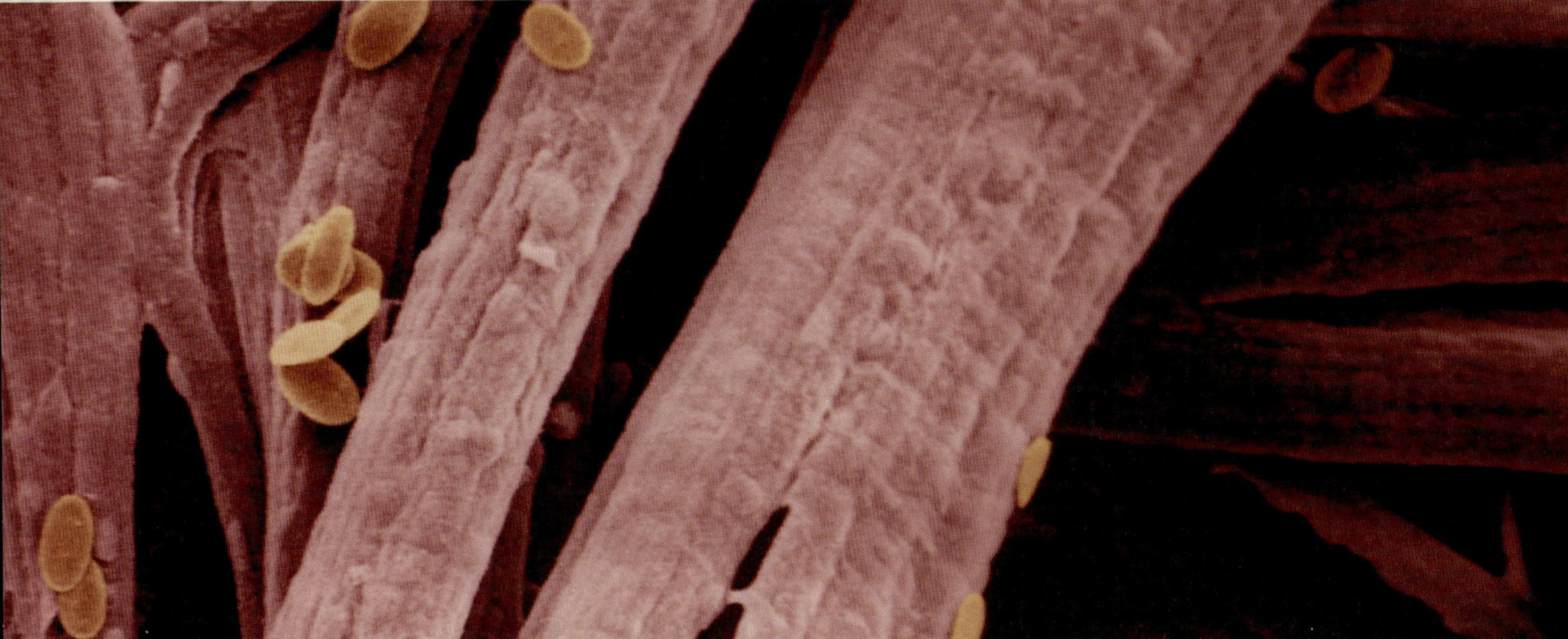

골격근세포의 현미경 사진

루이지 갈바니(Luigi Galvani)라는 사람은 이탈리아 볼로냐대학에서 해부학을 가르쳤고 1765년부터 1797년까지 문리과대학에서 산과학교수로 재직하였다. 그는 죽은 개구리 일부를 강의에 이용하였다. 교재로 쓸 죽은 개구리를 준비하는 과정에서 갈바니는 개구리를 구리로 만든 갈고리에 끼워 철 전선에 매달았다. 그는 이 실험을 폭풍우 속에서 진행하였으며 방금 죽은 개구리의 근육이 수축하는 것을 관찰하였다. 죽은 개구리를 실내로 옮겨와도 근육이 여전히 수축하는 것을 확인하였다. 이 실험으로부터 갈바니는 개구리 및 여러 동물은 자기 자신의 전기형태를 갖고 있으며 이 "동물 전기"가 근육의 수축을 일으킨다고 생각하게 되었다.

그 후의 실험에서 갈바니의 조교는 신경조직이 근육조직을 활성화한다는 것을 발견하였다. 그는 전기를 발생시키는 기계 옆에 앉아 작은 칼을 이용하여 개구리를 해부하였다. 그가 작은 칼을 좌골신경에 댄 순간 근육이 수축하였다. 갈바니는 칼의 정전기적 전하가 신경을 흥분시켰고, 신경이 근육의 수축을 유발하는 전기를 제공한다고 결론지었다. 이 장에서 배우겠지만, 정확한 사실은 아닐지라도 갈바니의 연구는 동물 또는 식물의 전기활동을 연구하는 **전기생리학**(*electrophysiology*) 분야를 이끌어내었다.

개요

학습목표 이 장을 학습한 후 다음을 할 수 있어야 한다.

- 골격근세포의 주요한 구조적 특징을 나열하고, 근육수축에서 각 특징의 역할을 간단히 설명할 수 있어야 한다.
- 교차다리 주기에 일어나는 일련의 사건을 설명하고, 이것을 근육수축의 필라멘트 활주모델과 관련시킬 수 있어야 한다.
- 근육수축력에 영향을 주는 요인을 알 수 있어야 한다.
- 세 가지 형태의 골격근섬유의 이름을 말하고 주요한 차이점을 설명할 수 있어야 한다.
- 평활근과 심근의 주요한 특징을 설명하고 골격근과 비교할 수 있어야 한다.

시작하기 전

다음 주제를 숙지하고 있어야 한다.

- 신경근 접합부
- 기질수준 인산화와 산화적 인산화
- 젖산생성
- 칼모듈린

이전 11장에서 신경계의 원심성 신경과 그 신경의 지배를 받는 효과기 기관에 대하여 배웠다. 체성신경계의 효과기 기관은 골격근인 반면, 평활근과 심근은 자율신경계의 효과기 기관이다. 이 장에서는 이러한 근육의 형태와, 뉴런과 마찬가지로 흥분성 조직인 근육이 7장에서 설명한 것과 비슷한 활동전위를 발생시키는 방법에 대하여 배우게 될 것이다. 그러나 근육조직의 활동전위는 뉴런의 활동전위와는 다른 효과를 나타낸다. 즉 근육은 수축을 유도하고 힘을 발생시킨다.

근육세포가 어떻게 수축되는지에 대한 이해는 이전 장들에서 설명되었던 개념의 이해를 필요로 한다. 근육의 수축 기구는 단백질로 구성되어 있는데, 이러한 단백질은 이온 및 다른 단백질과 상호작용해야 한다. 근육은 높은 에너지를 요구하는 조직이다. 그렇기 때문에 세포 대사의 개념을 근육세포에 적용할 수 있다. 어떤 근육세포는 에너지를 얻기 위해 산화적 인산화에 의존하고, 다른 근육세포는 혐기성 해당과정에 의존한다. 근육이 흥분성 세포로 구성되어 있기 때문에, 이온통로와 전기화학적 추진력에 관해 배운 모든 내용이 어떻게 근육세포가 자극되어 수축하는지에 적용된다. 또한 근육은 수축하라는 명령에 빠르게 반응해야 하기 때문에 신경계의 조절을 받는다.

근육이 이 일을 적절히 실행하려면 몸을 움직이는 근육은 정확히 반응할 수 있고, 신경계로부터 빨리 명령을 받을 수 있어야 한다. 실제로 전형적인 골격근세포는 신경신호를 받은 지 수 밀리초 이내에 수축 기구를 활성화할 수 있으며, 거의 그 정도만큼 빨리 수축 기구를 끌(turn off) 수 있다. 반응이 이렇게 신속하기 때문에 우리가 복잡한 운동을 실행할 수 있는 것이다.

이제 해부학적 수준에서부터 분자수준에 이르기까지, 특히 수축력을 발생시키고 조절하는 근육의 구조에 중점을 두고 근육해부학을 들여다보면서 근육생리학 공부를 시작하기로 한다. 그러고 나서 근육이 어떻게 작동하는지 알아보기 위하여 수축 기작과 조절 기작을 조사할 것이다. 골격근(*skeletal muscle*)에 중점을 두겠지만 대부분의 기본 원리는 우리 몸에서 발견되는 세 가지 근육형태 모두에 적용된다. 이 장의 마지막 부분에서는 다른 두 가지 근육 형태인 평활근(*smooth muscle*)과 심근(*cardiac muscle*)의 특징을 알아보기로 한다.

12.1 골격근의 구조

약간의 예외가 있지만 팔의 이두근(*biceps*)과 같은 **골격근(skeletal muscle)**은 적어도 두 개의 뼈에 연결되어 있다. 예외적인 경우는 피부(일부 안면 근육)와 연골(예를 들어 후두근육) 및 기타 근육(예를 들어 외항문 괄약근) 등에 연결되어 있는 골격근이 포함된다. 근육은 **힘줄(tendon)**에 의해 뼈에 연결되어 있는데, 힘줄은 힘을 근육으로부터 뼈로 전달하는 탄력성 결합조직다발이다.

세포수준에서의 구조

힘을 발생시키는 근육 부위를 보디(*body*)라 한다(**그림 12.1**). 힘줄의 결합조직은 근육의 몸통을 둘러싸고 있는 결합조직인 **근외막**(*epimysium*)과 연결되어 있다. **근속막**(*perimysium*)이라는 결합조직은 이 몸통 안으로 뻗어 수많은 **근다발**(근속, **fascicle**)로 나누게 된다. 각 근속은 수백 또는 수천 개의 근육세포를 포함하는데, 그 세포의 형태 때문에 **근섬유(muscle fiber)**라 한다. 각 근섬유는 근육의 길이를 따라 길게 나 있으며 **근육속막**(*endomysium*)이라는 결합조직초에 의해 둘러싸여 있다. 단일 핵을 가진 대부분의 세포와는 달리 각 근섬유는 배 발생 동안 여러 개의 세포가 융합되어 형성되기 때문에 핵을 여러 개 갖고 있다. 이 핵들은 근섬유의 원형질막인 **근섬유막(sarcolemma)** 바로 아래에 위치한다.

근섬유의 반유동체성 세포질인 근형질은 미토콘드리아와 수백 개의 줄무늬가 나 있는 막대 모양의 **근원섬유(myofibril)**로 채워져 있다. 이 근원섬유 안에 근섬유의 수축기구가 포함되어 있다(**그림 12.2**). 각 근원섬유는 미오신(*myosin*)과 액틴(*actin*) 단백질로 이루어진 굵은 필라멘트와 가는 필라멘트가 부분적으로 겹치며 다발을 이루고 있다. 주머니 모양의 **막성 근소포체(sarcoplasmic reticulum)**는 각 근원섬유를 둘러싸고 있으며, 근섬유막과 연결되어 세포 안쪽으로 관통하는 **가로소관(T소관, transverse tubule)**이라는 구조에 바로 붙어 있다. 근소포체는 가로소관 근처에서 부풀어 **측낭(lateral sacs)** 또는 **말단시스터나(terminal cisternae)**를 이루며 칼슘을 저장한다. 각 가로소관은 두 개의 측낭과 함께 **트라이어드(triad)**를 이룬다. 근소포체와 가로소관은 근육수축을 활성화하는 데 중요한 역할을 한다. 즉 근섬유막으로부터 근원섬유로의 신호전달을 도와 근

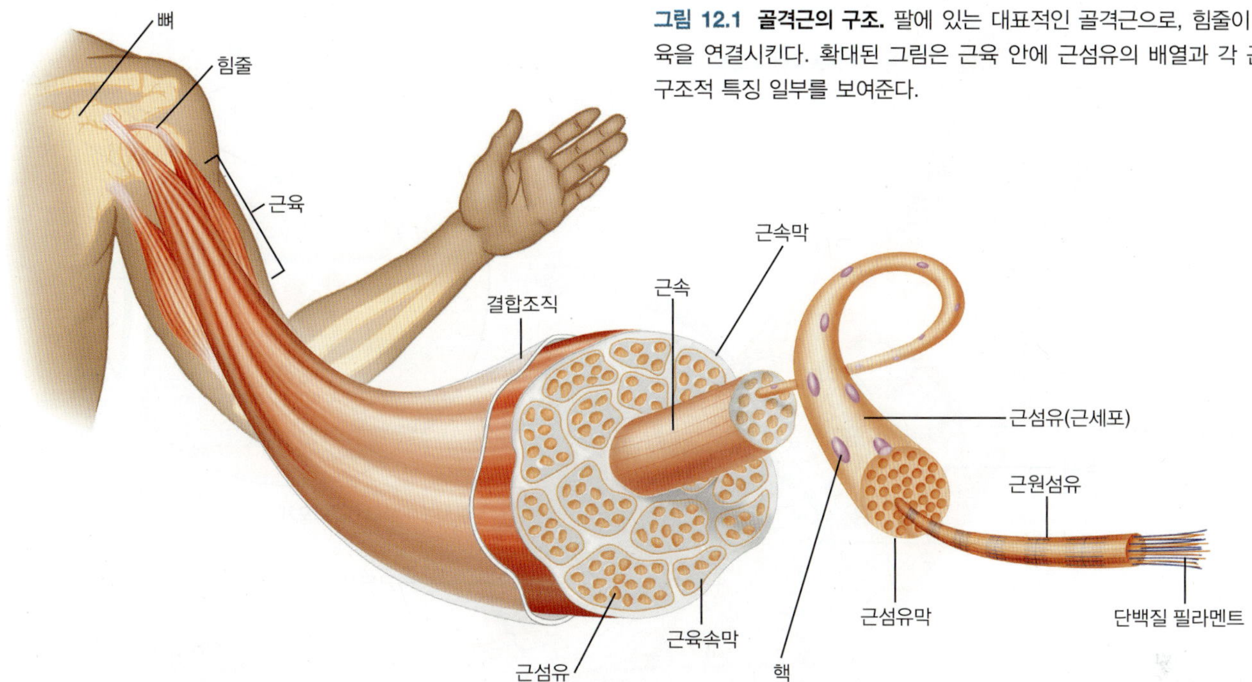

그림 12.1 골격근의 구조. 팔에 있는 대표적인 골격근으로, 힘줄이 뼈에 근육을 연결시킨다. 확대된 그림은 근육 안에 근섬유의 배열과 각 근섬유의 구조적 특징 일부를 보여준다.

육세포가 신경입력에 반응할 수 있도록 한다. 근소포체의 기능은 칼슘이온(Ca^{2+})을 저장하는 것이다. 후에 살펴보겠지만 Ca^{2+}은 근섬유막으로부터 T소관으로 이동하는 전기적 신호에 반응하여 방출되고, 이 신호를 근원섬유가 위치하는 세포의 안쪽으로 전하는 화학적 전령으로 작용한다.

분자수준에서의 구조

현미경으로 관찰하면 골격근세포는 줄무늬 모양을 나타내기 때문에 이러한 근육(심근도 포함)을 **가로무늬근**(*striated muscle*)이라 한다. 자세히 들여다보면 이 줄무늬는 근원섬유 안에 단백질 섬유인 **굵은 필라멘트(thick filaments)**와 **가는 필라멘트(thin filaments)**가 근육세포의 장축에 평행하게 배열하기 때문에 나타나는 것이다. 굵은 필라멘트와 가는 필라멘트는 2:1 비율로 존재한다. 근원섬유는 **근절(sarcomere)**이라는 기본 단위가 반복되는 구조다(**그림 12.3**). 각 근절은 양쪽 끝에 *Z*선과 접하는데 이 선은 장축에 수직으로 나 있으며, 가는 필라멘트를 한쪽 끝에 고정시킨다. 근절 안의 굵은 필라멘트는 장축에 수직으로 나 있는 *M*선에 의해 연결되어 있다.

근절의 구조가 밝혀지고 그 단백질 필라멘트가 확인되기 전 초기의 연구자들은 근섬유의 띠무늬의 일정 부위를 표시하기 위하여 A띠, I띠, H띠와 같은 용어를 사용하였다(그림 12.3). **A띠**는 현미경으로 볼 때 가장 어두운 부분으로 나타나며 굵은 필라멘트의 길이에 해당한다. A띠의 중앙 부위인 H띠는 굵은 필라멘트만이 존재하기 때문에 좀 더 밝은 부분이다. **H띠**를 제외한 A띠의 모든 부분에서 가는 필라멘트는 굵은 필라멘트와 함께 존재하고 서로 겹쳐진다. H띠에는 가는 필라멘트가 존재하지 않아 훨씬 밝게 보인다. 근섬유의 가장 밝은 부위인 **I띠**는 인접한 근절의 A띠와 A띠 사이의 공간을 차지한다. 이 부위는 가는 필라멘트와 이들을 연결하는 Z선만을 포함하며, 굵은 필라멘트가 존재하지 않아 밝게 보인다.

근절의 가는 필라멘트와 굵은 필라멘트는 각각 **액틴(actin)**과 **미오신(myosin)** 단백질로 이루어져 있다. 액틴과 미오신은 수축력을 발생하는 기구를 구성하므로 **수축성 단백질**(*contractile protein*)이라고도 한다. 근원섬유가 질서정연하게 반복되는 구조로 이루어져 있는 것처럼 가는 필라멘트와 굵은 필라멘트도 질서정연하게 반복되는 형태로 배열되어 있다.

가는 필라멘트의 기초가 되는 구성요소는 G액틴(G는 구형 단백질을 뜻함)이라는 액틴 단위체로, 각 액틴은 미오신결합 부위를 가지고 있다. 다음에 살펴보겠지만 액틴과 미오신이 일정한 상태 하에서 서로 결합하는 능력은 근육이 힘을 발생시키는 능력에 결정적으로 중요하다. G액틴은 목걸이의 구슬처럼 끝과 끝이 서로 연결되어 F액틴(F는 섬유성 단백질을 뜻함)이라는 가닥을 형성한다. 두 개의 F액틴은 이중나선으로 배열하여 가는 필라멘트에서 발견되는 액틴가닥을 형성한다(**그림 12.4a**).

가는 필라멘트에는 두 가지의 특별한 **조절 단백질**(*regulatory protein*)인 트로포미오신과 트로포닌이 존재하는데, 이들은 근섬유가 수축을 시작하거나 끝낼 수 있도록 한다(그림 12.4b). **트로포미오신(tropomyosin)**은 여러 개의 액틴분자 위에 걸쳐져 있는 긴 섬유상 분자로 안정상태에 근육의 미오신결합 부위를 차단한다. **트로포닌(troponin)**은 3가지 단백질의 복합체로, 하나는 액틴가닥에 붙어 있고, 또 하나는 트로포미오신에 결합하고, 나머지 하나는 Ca^{2+}이 가역적으로 결합할 수 있는 부위를 갖고 있다. 다음에 살펴보겠지만 이 부위에 Ca^{2+}이 결합하면 트로포닌이 트로포미오신을 옆으로 이동시켜 액틴분자 위에 있는 미오신결합 부위가 노출되어 근육수축이 유발된다.

굵은 필라멘트는 수백 개의 미오신 분자로 이루어져 있는데

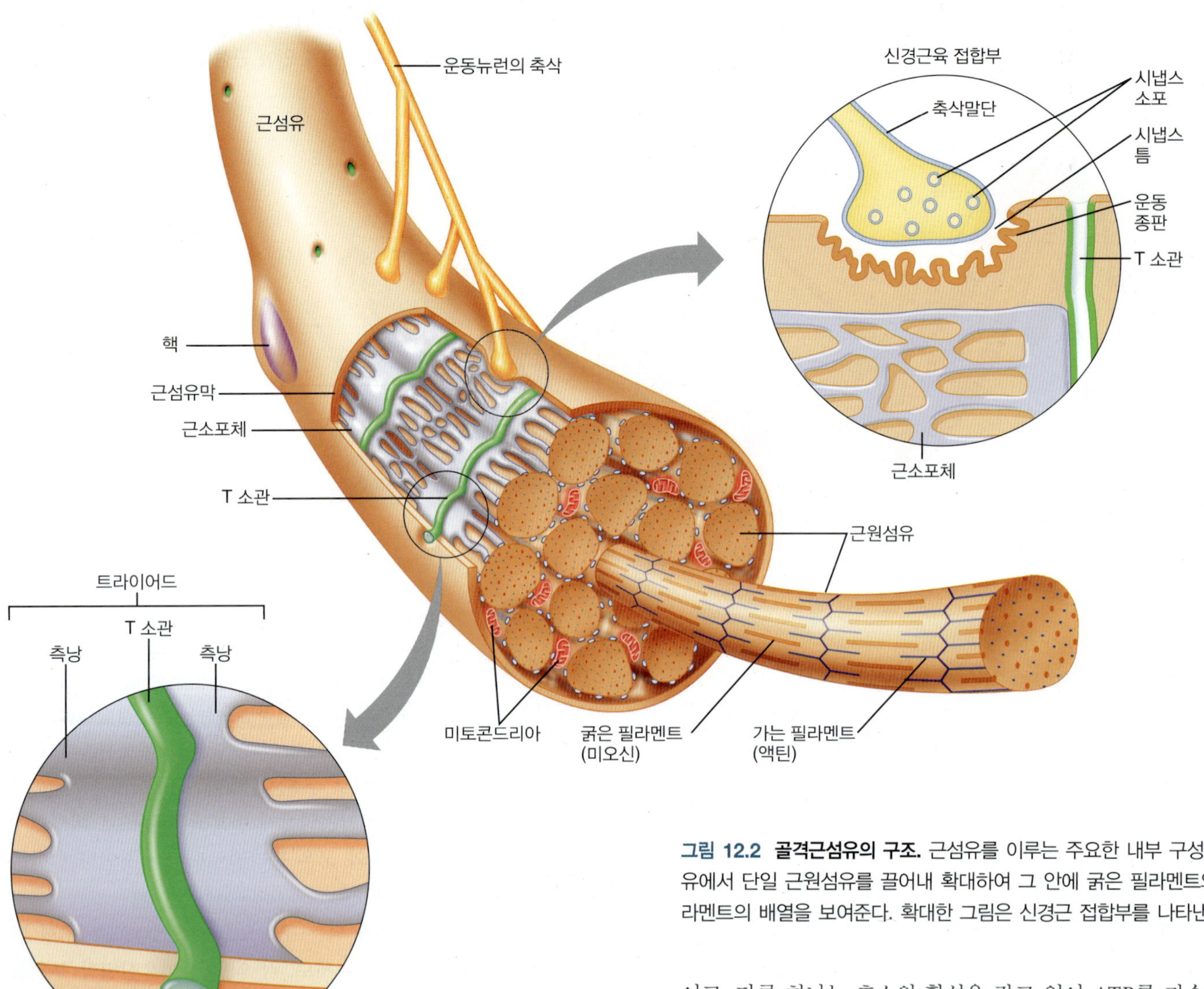

그림 12.2 골격근섬유의 구조. 근섬유를 이루는 주요한 내부 구성요소. 근섬유에서 단일 근원섬유를 끌어내 확대하여 그 안에 굵은 필라멘트와 가는 필라멘트의 배열을 보여준다. 확대한 그림은 신경근 접합부를 나타낸 것이다.

각 분자는 서로를 감싸는 두 개의 골프용 타봉과 비슷하다(**그림 12.5a**). 각 미오신 분자는 서로 얽혀 있는 두 개의 소단위로 이루어진 이합체로, 각 소단위는 긴 꼬리와 불룩하게 나온 머리를 갖고 있다. 이 머리는 어떤 상태 하에서는 가는 필라멘트와 굵은 필라멘트 사이의 틈에 다리를 놓아주기 때문에 **교차다리(crossbridge**, 교차결합)라 한다. 굵은 필라멘트 내에서 미오신 분자들은 머리가 반대방향으로 뻗어 있어 꼬리 끝이 서로 결합한다(그림 12.5b). 인접한 미오신 분자의 꼬리도 지그재그 형태로 배열되어 굵은 필라멘트로부터 머리가 질서정연하게 나선형으로 나와 있다(그림 12.5c). 굵은 필라멘트의 중앙에는 교차다리가 없어 이 부위를 나대(*bare zone*)라 한다.

미오신 분자의 머리는 능동적으로 근육의 기계적인 힘을 발생시키는 부위이므로 “실무 말단”에 해당한다. 각 머리는 힘을 발생하는 능력에 절대적인 두 부위를 갖고 있는데, 하나는 가는 필라멘트 내 액틴 단위체와 결합할 수 있는 액틴결합 부위(*actin-binding site*)이고, 다른 하나는 효소의 활성을 갖고 있어 ATP를 가수분해하는 *ATP* 분해효소 부위(*ATPase site*)다(그림 12.5a).

가는 필라멘트와 마찬가지로 굵은 필라멘트도 단백질을 추가적으로 갖고 있는데, 티틴(*titin*)이라는 매우 탄력성이 강한 단백질은 압력이 가해지면 길이가 3배 이상 늘어날 수 있다(그림 12.5d). 티틴 가닥은 굵은 필라멘트를 따라 M선에서 Z선으로 뻗어 있어, 가는 필라멘트와 연결되도록 굵은 필라멘트를 적당한 위치에 고정시킨다. 근육을 신장시키려는 힘이 외부에서 가해지면(그림 12.5d) 근절이 길어질 때 티틴 가닥이 신장되어, 마치 용수철이 양쪽으로 늘리는 힘에 저항하는 것처럼 대항하는 힘을 발휘하기 시작한다. 외부의 힘이 사라지면 대항하는 힘이 티틴가닥을 원래의 길이로 돌아오도록 하여 Z선과 굵은 필라멘트를 서로 가깝게 끌어당기고 근절을 짧게 만든다. 이때 근육 전체와 마찬가지로 각 근섬유는 짧아진다.

퀵 테스트 12.1

1. 근절에 있는 두 가지 수축성 단백질과 두 가지 조절 단백질의 이름을 말하고 그 위치와 일반적인 기능을 설명하라.
2. 미오신 분자의 머리가 수행하는 두 가지 기능은 무엇인가?

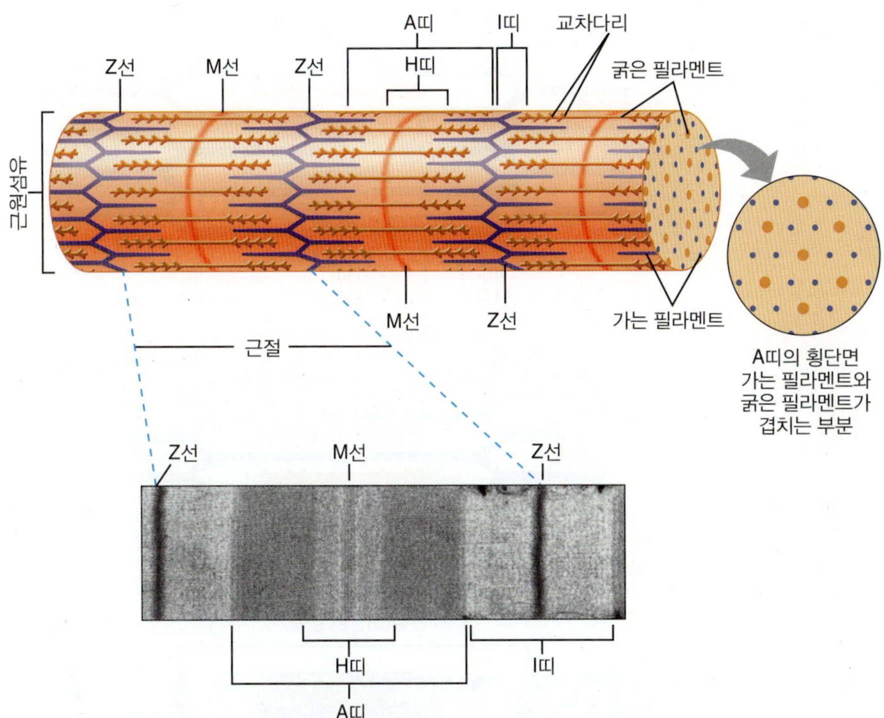

그림 12.3 근절의 구조. 근원섬유 그림으로, 근절 안에 단백질 필라멘트의 규칙적인 배열을 보여준다. 아래 현미경 사진은 가로무늬근의 전형적인 띠형태를 나타낸다. 오른쪽 사진은 근원섬유의 A띠의 횡단면으로, 굵은 필라멘트와 가는 필라멘트의 입체적인 배열을 명확히 볼 수 있다.

12.2 근육의 힘 발생 기작

몸 전체에서 기능은 세포수준에서 기관에 이르기까지 그 구조를 따른다. 이러한 사실이 골격근보다 더 뚜렷하게 나타나는 곳은 없다. 다음 절에서 살펴보겠지만 굵은 필라멘트와 가는 필라멘트의 규칙적인 배열이 근육수축에 중요하다.

필라멘트 활주모델

생리학자들이 근원섬유 내에서 액틴과 미오신의 존재를 처음 발견하였을 때 그들은 근육수축이 단백질 자체의 단축에 의해 일어난다고 생각하였다. 현미경이 개발되면서 연구자들은 근세포의 수축이 일어나는 동안 A띠는 길이가 변하지 않으나 I띠와 H띠는 짧아진다는 것을 발견하였다(**그림 12.6**). A띠가 근절에서 굵은 필라멘트의 길이에 해당한다면 굵은 필라멘트는 근육세포가 수축할 때 길이가 변하지 않는다는 것을 의미한다. 연구자들은 I띠의 단축이 가는 필라멘트가 수축하기 때문에 일어나는 것이 아니라, 가는 필라멘트들이 굵은 필라멘트를 지나 활주하기 때문이며, H띠 안으로 깊이 들어가 H띠가 짧아진다는 것을 알았다. 이때 인접한 A띠는 서로 더 가깝게 움직여 I띠의 길이는 감소한다. 결과적으로 근절의 양 끝에 있는 Z선은 더 가깝게 이동하여 근절은 짧아진다. 근절이 짧아질 때 근원섬유도 짧아지고 결국은 근섬유와 근육 전체가 짧아진다. 다시 말해 근육은 근원섬유의 굵은 필라멘트와 가는 필라멘트가 서로를 지나 활주하면서 수축한다. 이를 근육수축의 **필라멘트 활주모델(sliding-filament model)**이라 한다.

교차다리 주기: 근육이 힘을 발생시키는 방법

근육이 수축하는 동안 굵은 필라멘트와 가는 필라멘트가 서로를 지나 활주하도록 하는 기작을 **교차결합 주기(crossbridge cycle)**라 한다(**그림 12.7**). 이 기작의 핵심은 ATP의 가수분해에 의해 동력을 공급받는 미오신 교차다리의 전후 왕복운동이다. 이와 짝을 이루어 가는 필라멘트에 교차다리가 주기적으로 붙었다 떨어졌다 하는데, 교차다리의 운동이 근절의 중앙 쪽으로 가는 필라멘트를 잡아당

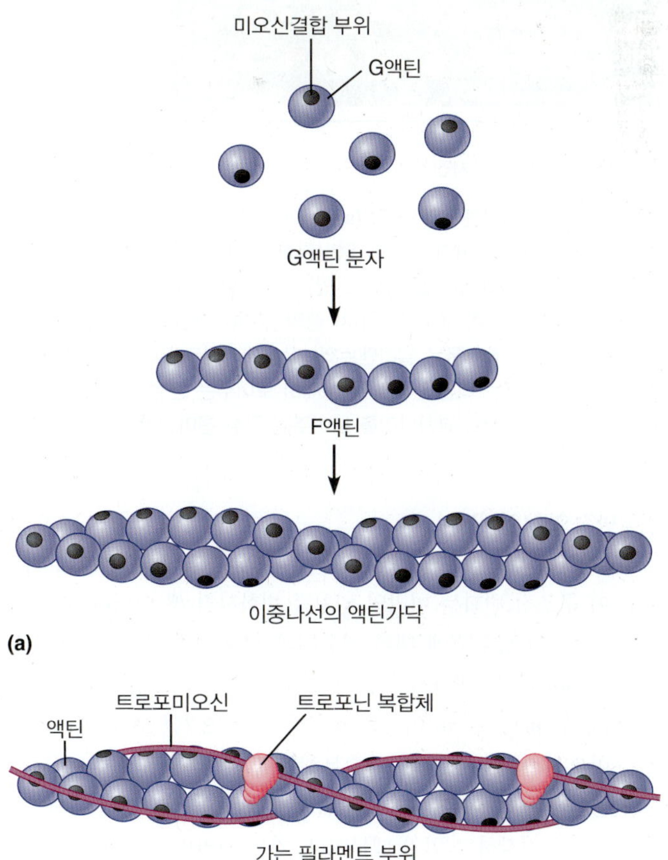

그림 12.4 가는 필라멘트의 구조. (a) 가는 필라멘트는 중합체를 이루는 액틴분자들이 두 가닥을 만들어 이중나선으로 감겨 있다. 각 액틴분자(G 액틴)의 미오신결합 부위는 검은 점으로 표시되어 있다. **(b)** 가는 필라멘트의 일부로 액틴가닥 위에 정상적으로 위치한 트로포닌과 트로포미오신이 보인다. 근육세포가 안정상태에서는 액틴의 미오신결합 부위를 트로포미오신이 덮고 있다.

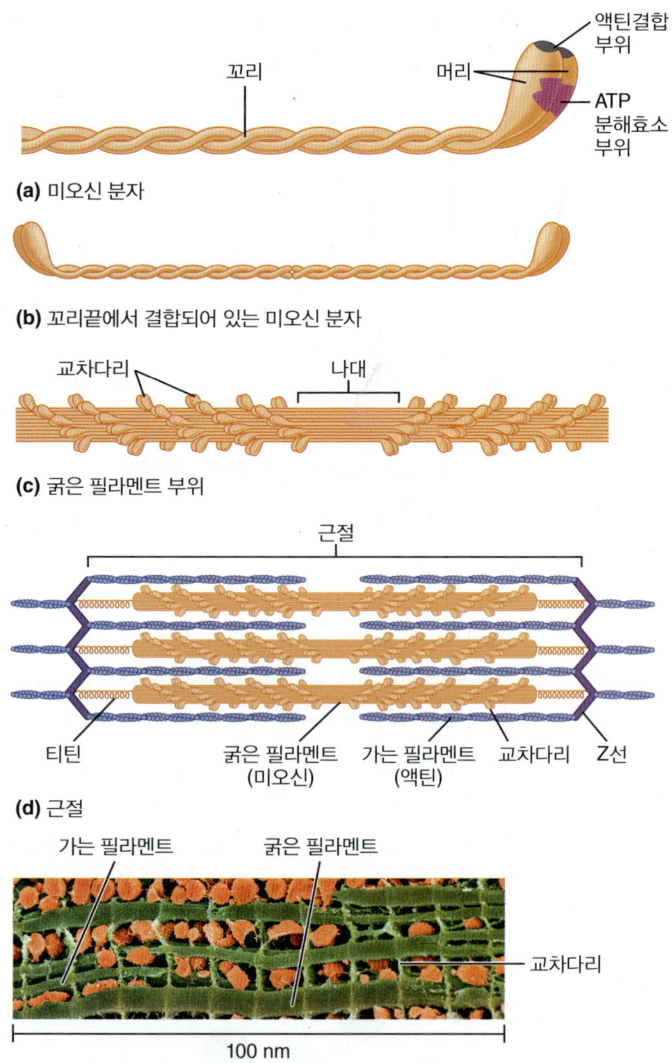

그림 12.5 굵은 필라멘트의 구조. (a) 두 개의 소단위가 서로 감겨 있는 이합체인 미오신 분자. 머리 부위에 액틴결합 부위와 ATP 분해효소 부위를 주목한다. **(b)** 꼬리와 꼬리를 맞대고 있는 두 미오신 분자 **(c)** 굵은 필라멘트의 일부로 미오신 머리(교차다리)가 중앙 부위(나대)를 제외한 양쪽 끝으로 돌출되어 있다. **(d)** 굵은 필라멘트와 가는 필라멘트 및 굵은 필라멘트를 제자리에 고정시키는 티틴 단백질을 상세히 보여주는 근절그림 **(e)** 굵은 필라멘트, 가는 필라멘트, 교차다리를 보여주는 근절 현미경 사진.

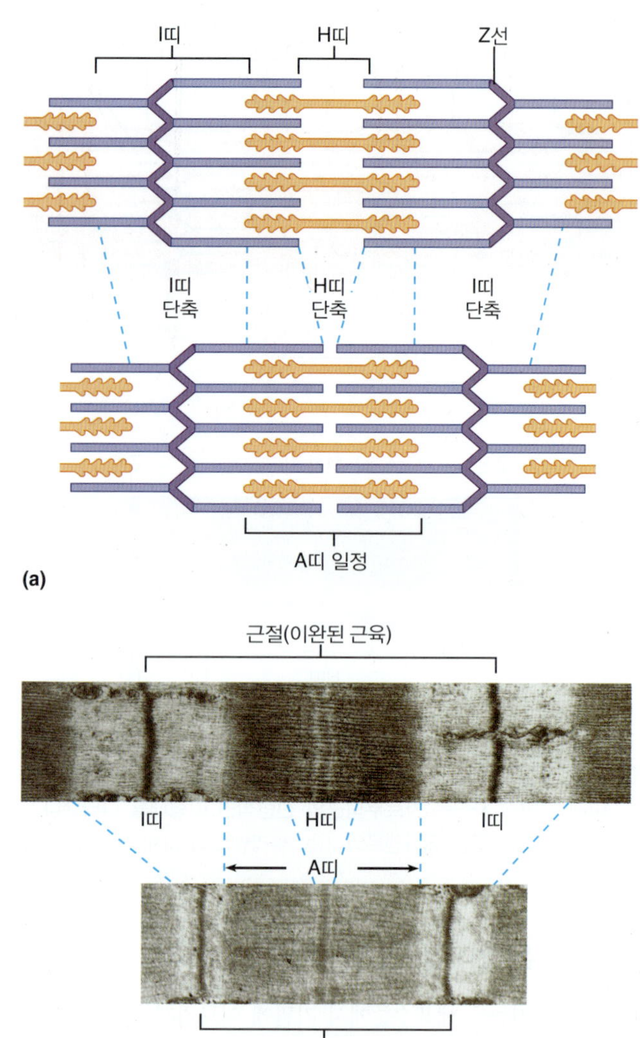

그림 12.6 가로무늬 형태가 어떻게 변하는지 근육수축의 필라멘트 활주모델로 설명된다. (a) 개략도 **(b)** 이완된 근육(위)과 수축된 근육(아래)의 근절에서 굵은 필라멘트와 가는 필라멘트의 상대적인 위치를 보여준다.

기는 방식으로 일어난다.

교차다리의 전후운동은 미오신 분자의 구조(형태)변화에 기인한다. 이 구조적 변화는 머리의 위치를 변화시킬 뿐 아니라, 가는 필라멘트의 액틴 단위체에 대한 결합력과 미오신 분자의 에너지 함량(*energy content*)을 변화시킨다. 미오신의 입체 구조 중 하나는 고에너지형(*high-energy form*)이라고 불리며 그림 12.7의 5단계에 나타나 있다. 미오신 머리는 ATP를 가수분해한 후 이 구조로 된다. 이를 고에너지형이라 하는 이유는 미오신 분자가 ATP의 가수분해로 방출되는 에너지를 저장하고 있기 때문이다. 가는 필라멘트의 운동을 추진하기 위하여 저장된 에너지가 방출된 후 미오신 머리는 다른 입체 구조인 저에너지형(*low-energy form*)으로 들어간다(3단계).

각 교차다리 주기는 다음과 같은 다섯 단계로 이루어져 있다(그림 12.7).

① 미오신과 액틴의 결합. 에너지가 충만된 미오신으로부터 시작해보자. 에너지가 충만된 상태란 ADP와 Pi(무기인산)가 미오신 머리의 ATP 분해효소 부위에 결합되어 있는 상태이다. 이 상태에서 미오신은 액틴에 강한 친화력을 갖고 있어, 인접해 있는 가는 필라멘트의 액틴 단위체에 미오신 머리가 결합한다. 이 단계는 다음에 설명하겠지만 칼슘이 존재할 때만 일어날 수 있다.

② 강력한 왕복운동(*power stroke*). 미오신과 액틴이 결합하면 ATP 분해효소 부위로부터 Pi와 ADP 방출이 유도된다. 이 과정 동안 미오신 머리는 근절의 중앙 쪽으로 회전하면서 가는 필라멘트도 함께 끌어당긴다.

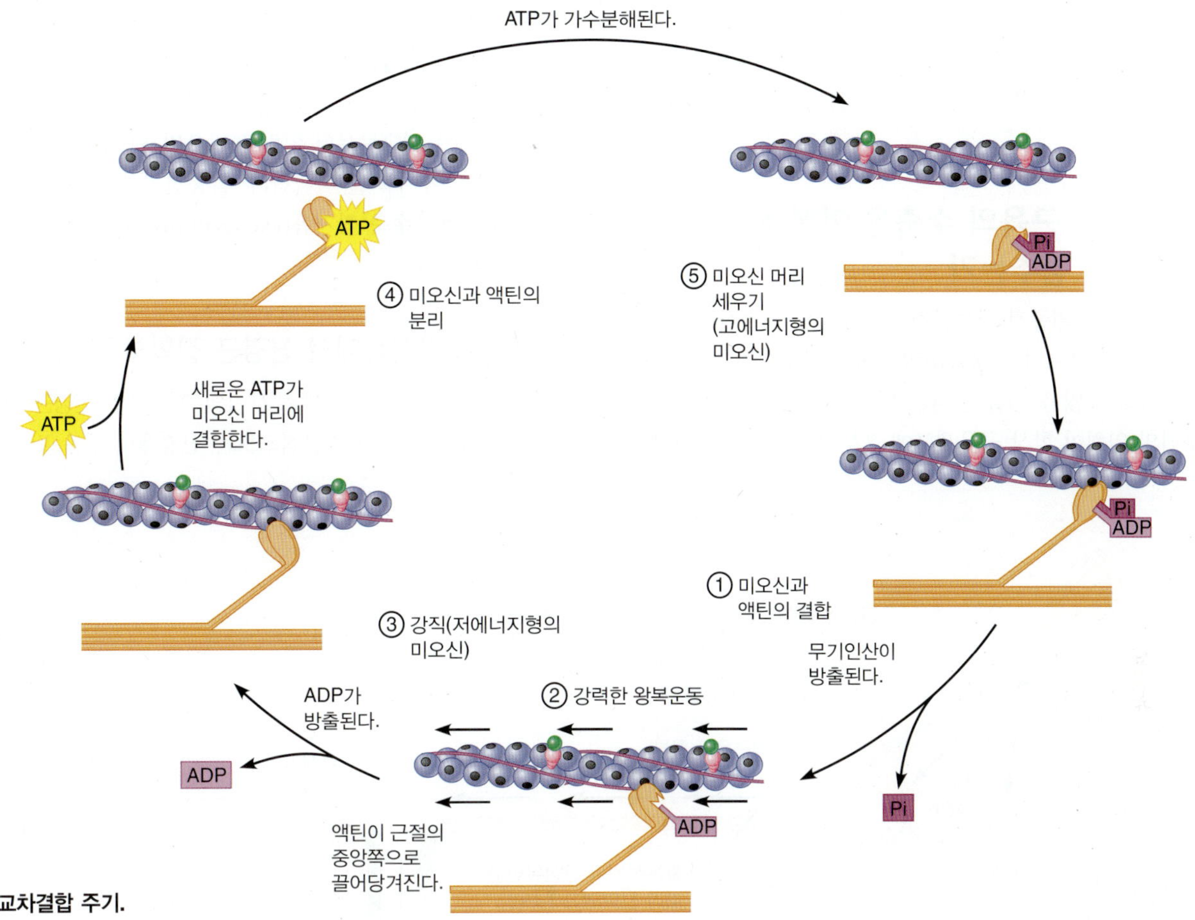

그림 12.7 교차결합 주기.

③ **강직.** 파워 스트로크가 끝날 때 ADP가 미오신 머리에서 방출되고, 미오신 분자는 저에너지 상태로 들어간다. 이 상태에서 미오신과 액틴은 단단히 결합되어 **강직**(*rigor*)상태가 된다[죽은 후 몸이 굳어지는 **사후강직**(*rigor mortis*)은 (1) 세포막 손상으로 인한 과다한 칼슘 (2) 에너지 합성 중단으로 ATP가 고갈되어 교차다리 주기가 이 단계에 머물러 있는 것이다. 사후강직은 세포성분이 분해되면서 새어 나오는 효소가 근원섬유를 분해하기 시작할 때까지 계속된다].

④ **미오신과 액틴의 분리.** 새로운 ATP가 미오신 머리의 ATP 분해효소 부위에 들어오면 미오신 머리의 구조적 변화가 일어나 미오신과 액틴의 친화력을 감소시킴으로써 미오신이 액틴으로부터 떨어진다.

⑤ **미오신 머리 세우기.** ATP가 미오신의 ATP 분해효소 부위에 결합하자마자 ATP는 ADP와 Pi로 가수분해되어 에너지를 방출한다. 일부 에너지를 미오신 분자가 포획하여 고에너지 입체 구조로 된다. 이 시점에서 ATP는 가수분해되었지만 반응의 최종산물(ADP와 Pi)은 ATP 분해효소 부위에 결합된 상태로 남아 있다. 칼슘이 존재한다면 주기는 1단계에서 시작할 것이다.

하나의 교차다리는 활성으로 존재하는 상태(강력한 왕복운동이 일어나는 동안)에서만 힘을 발생시키지만 근육세포는 수축기 동안 지속적으로 힘을 발생시키는데, 이는 많은 교차다리가 동시에 주기를 순환하지만 서로 다른 단계에 놓여 있기 때문이다. 그러므로 주어진 시간에 어떤 교차다리는 주기를 시작하고, 어떤 것은 주기를 끝내기도 하며, 일부는 그 사이의 여러 단계에 있기도 한다. 이 주기가 동시에 이루어지고, 모든 교차다리가 액틴으로부터 동시에 떨어지면 가는 필라멘트는 수동적으로 활주하여 원래의 위치로 돌아가 교차다리 주기는 비효율적으로 된다. 실제 수축이 일어나는 동안은 어느 시기에나 여러 교차다리가 항상 액틴에 붙어 있어 이런 일이 일어나지 않도록 한다.

굵은 필라멘트의 반대쪽 끝의 교차다리는 서로 반대방향을 향하고 있기 때문에(그림 12.3, 12.5) 굵은 필라멘트의 반대쪽 끝에 있는 교차다리의 power stroke는 서로 반대방향으로 움직여 A띠의 양 끝에 있는 가는 필라멘트를 중앙 쪽으로 끌어당겨 근절을 짧게 한다. 교차다리 주기가 멈추고 수축이 끝나면 가는 필라멘트는 수동적으로 활주하여 원래의 위치로 돌아간다. 수축기간 동안 각 미오신 머리는 초당 약 5번의 교차결합 주기를 완성하지만, 굵은 필라멘트 각각은 수백 개의 머리를 갖고 있으므로 초당 수천 개의 power stroke가 일어날 수 있다. 이런 이유로 근절과 근섬유 전체는 매우 신속하게 짧아질 수 있으며, 많은 경우 완전히 수축이 일어나는데 1/10초가 채 걸리지 않는다. 골격근섬유는 안정시 길이의 약 60%까지 짧아질 수 있다.

ATP가 충분하다면 교차다리 주기가 무한정 진행될 수 있다. 교차다리 주기가 끝없이 일어나지 않도록 트로포닌과 트로포미오신이 상호작용하여 액틴의 미오신 결합부위의 효용성을 조절함으로써, 이 주기를 조절한다.

흥분수축 짝지음: 근육의 수축은 어떻게 시작하고 어떻게 멈추는가

11장에서 중추신경계가 최종적으로 골격근의 수축을 조절한다는 것을 알았다. 즉 근육에 분포하는 **운동뉴런**(*motor neurons*)이 근육이 수축할 때와 수축하지 않을 때를 알리는 명령을 내린다. 우리는 운동뉴런으로부터의 입력이 항상 근육세포에 흥분성 효과를 나타내며, 수축을 일으키는 데 도움을 준다는 것을 알고 있다. 뉴런과 마찬가지로 근육세포도 **흥분성**(*excitable*)을 띠며, 이것은 그 원형질막이 충분히 탈분극되면 활동전위를 발생시킬 수 있다는 것을 뜻한다. 근육세포가 운동뉴런으로부터 입력을 받으면 세포는 탈분극되고 활동전위가 발사되어 수축을 자극한다. 활동전위와 수축을 연결하는 일련의 사건을 **흥분수축 짝지음(excitation-contraction coupling)**이라 한다(**그림 12.8**).

흥분수축 짝지음에서 신경근 접합부의 역할

우리는 운동뉴런과 근육세포 사이의 연결부인 **신경근 접합부**(*neuromuscular junction*)가 기본적으로는 신경계의 두 뉴런 사이의 "보통

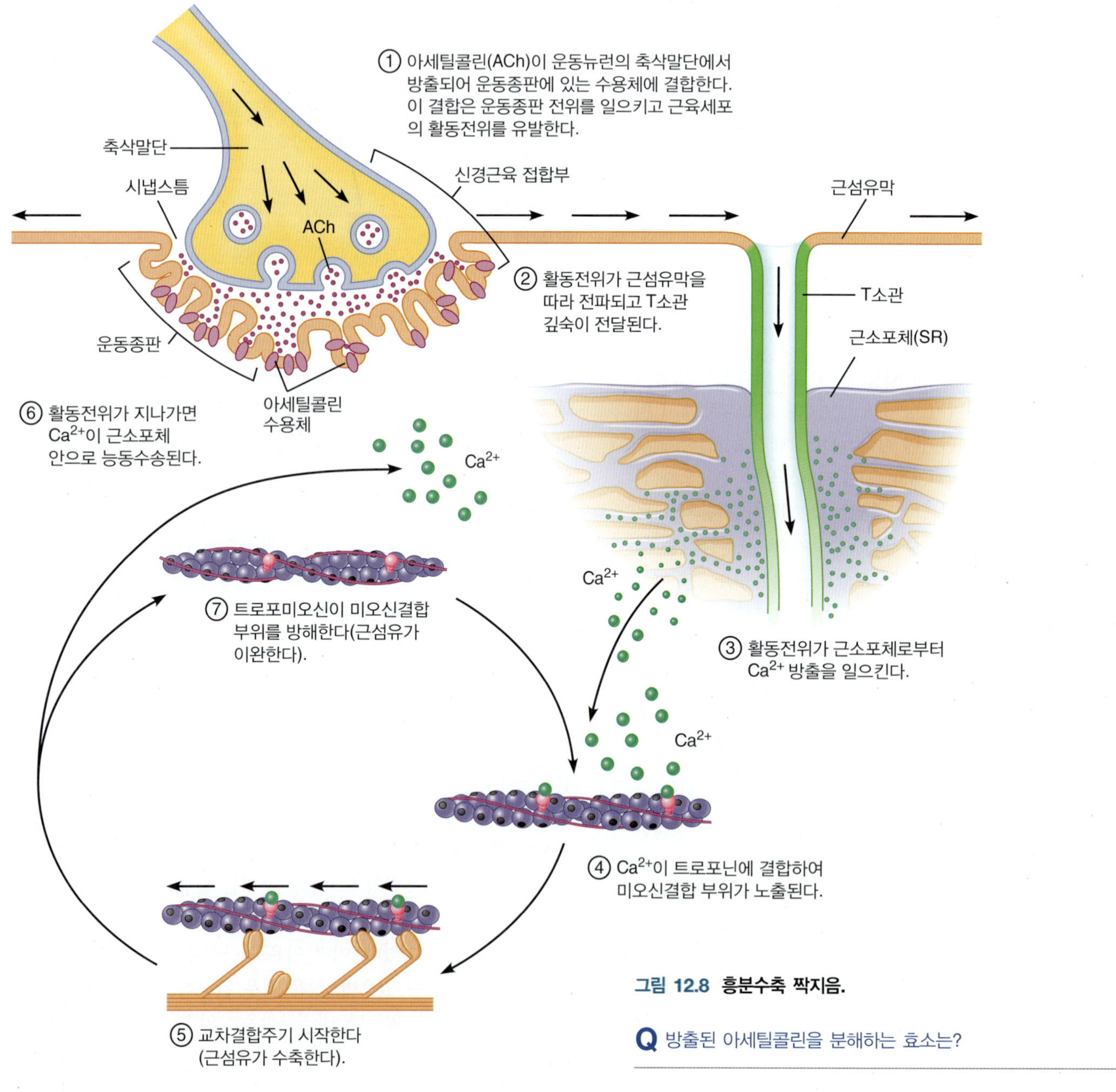

그림 12.8 흥분수축 짝지음.

Q 방출된 아세틸콜린을 분해하는 효소는?

의" 시냅스와 다르지 않다는 것을 살펴보았다. 운동뉴런(시냅스전 세포)은 축삭말단에 활동전위를 전달하고, 신경전달물질인 아세틸콜린(*acetylcholine*)을 분비한다(그림 12.8, 1단계). 방출된 아세틸콜린이 근육세포(시냅스후 세포)의 원형질막에 확산되면, 특이 수용체에 결합하여 이온의 투과성 변화를 일으켜 결국 탈분극을 초래한다.

신경근 접합부가 보통의 시냅스와 유사하지만 특별한 특징을 여러 가지 갖고 있다는 것을 기억하자(11장). 일반적으로 운동뉴런은 분지되어 하나 이상의 근육세포를 신경지배하지만, 각 근섬유는 하나의 운동뉴런으로부터만 입력을 받는다. 신경근 접합부에서 운동뉴런의 말단버튼은 근섬유막의 넓은 지역으로 펼쳐져 있다. 이 말단버튼과 마주보고 있는 근섬유막의 특별한 부위를 운동종판(*motor end plate*)이라 하는데, 주름이 많고 아세틸콜린 수용체가 밀집되어 있다(그림 12.8). 운동뉴런의 활동전위가 여러 말단버튼으로부터 아세틸콜린의 방출을 유발하면 많은 아세틸콜린 수용체가 활성화된다. 결과적으로 이 **탈분극**(종판전위, **end plate potential**)은 보통의 시냅스후 전위보다 더 크다. 실제로 항상 역치 이상으로 매우 커서 근육세포에서 활동전위를 일으킨다. 그러므로 활동전위가 운동뉴런에서 만들어지면 그 신경 지배를 받는 근육세포에서는 활동전위가 항상 뒤따라 일어난다(그림 12.8, 2단계).

일단 활동전위가 근육세포에서 일어나면 근섬유막 전체로 퍼져나가 T소관을 따라 전도된다. 활동전위가 T소관을 따라 전도될 때 근처의 근소포체로부터 칼슘의 방출이 유도된다(그림 12.8, 3단계). 이 칼슘이 교차다리 주기를 시작하는 신호로 작용하여 근육세포의 수축이 일어난다.

흥분수축 짝지음에서 칼슘, 트로포닌, 트로포미오신의 역할

근육세포가 이완되어 있을 때 세포질 안의 칼슘 농도는 매우 낮아 칼슘과 트로포닌은 결합이 거의 일어나지 않는다. 트로포닌이 정상적인(안정시) 입체구조에 있다면 트로포미오신이 가는 필라멘트 위에 위치하여, 액틴이 결합할 수 있는 미오신결합 부위가 가려지게 되어 교차다리 주기가 일어날 수 없다(**그림 12.9a**). 세포질내 칼슘 농도는 정상적으로는 낮은데, 이것은 근소포체 막에 세포질로부터 근소포체로 칼슘이온을 능동수송하는 펌프가 갖추어져 있기 때문이다. 이 펌프작용 때문에 근소포체가 농도에 역행하여 칼슘을 끌어들일 수 있으므로 칼슘 저장고로서의 기능을 한다.

근소포체 막에는 칼슘펌프와 함께 전압의존성 칼슘통로가 있는데 이 통로는 평소에는 닫혀 있어서 칼슘이 근소포체에서 빠져나오는 것을 방지한다. 그러나 활동전위가 T소관을 따라 전도되면 이 통로가 잠깐 열리고, 세포질 내로 칼슘이 흘러나온다. 최종 결과는 세포질 내의 칼슘 농도가 증가하는 것이다.

근소포체 막에 있는 칼슘통로가 전압의존성이라고 하더라도, 통로를 여는 전기적 신호가 근소포체 막이 아닌 T소관 막에서 일어나기 때문에 이는 드문 종류의 전압의존성 통로이다. 인접한 T소관과 근소포체 막은 둘 사이에 다리역할을 함과 동시에 칼슘통로로도 작

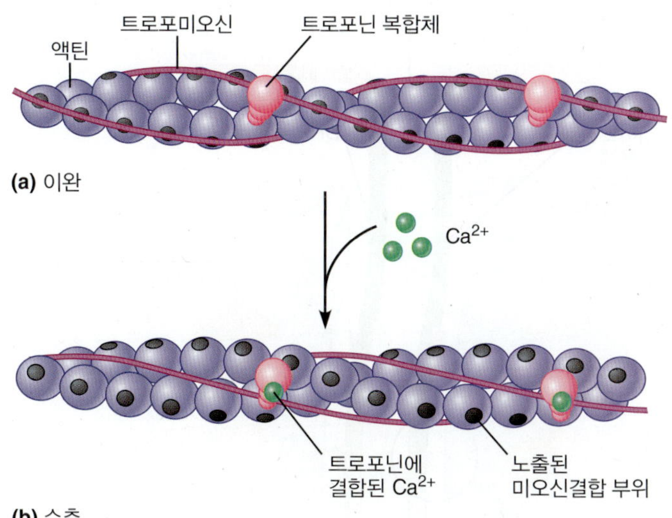

그림 12.9 흥분수축 짝지음에서 트로포닌과 트로포미오신의 작용. (a) 이완된 근육. **(b)** 액틴의 미오신결합 부위를 노출시키는 칼슘의 역할.

용하는 리아노딘 수용체(*ryanodine receptor*) 단백질에 의해 물리적으로 연결되어 있기 때문에, T소관의 활동전위는 근소포체로부터 칼슘이 유리되게 할 수 있다(**그림 12.10**). 리아노딘 수용체가 T소관막과 접촉하는 부위에 전압 감지기로 기능을 하는 또 다른 단백질[디하이드로피리딘 수용체(*dihydropyridine receptor*), 또는 DHP 수용체]이 있다. 활동전위가 T소관을 따라 전도될 때 이 전압감지기가 반응하여 (아마도 구조적 변화를 거침으로써) 접촉하고 있는 리아노딘 수용체로 직접 신호를 전달한다. 이 신호로 인해 리아노딘 수용체 내에 있는 칼슘통로가 열려 Ca^{2+}이 근소포체로부터 흘러나온다. 칼슘이온이 세포질로 나오면 일부는 근소포체의 다른 칼슘통로의 특정 부위에 결합하여 통로를 열게 한다. 이러한 방식으로 초기에 방출된 칼슘이 근소포체로부터 더 많은 칼슘이 방출되도록 한다.

세포질내 칼슘 농도가 올라가면 칼슘 일부가 트로포닌 복합체를 구성하는 단백질 세 가지 중 하나에 결합하여(그림 12.8, 4단계와 그림 12.9b) 구조적 변화를 일으키고 트로포미오신이 정상적인 위치에서 벗어나도록 이동시킴으로써 액틴 단위체 위의 미오신결합 부위를 노출시킨다. 굵은 필라멘트의 미오신 머리가 액틴에 결합할 수 있게 되면 교차다리 주기가 시작될 수 있고(그림 12.8, 5단계) 근절은 수축한다. 근원섬유를 둘러싸고 있는 근소포체와 T소관 그물망은 근섬유의 모든 근절에 거의 동시에 칼슘을 공급할 수 있도록 하여 근절이 일제히 수축하고 근섬유 전체가 수축한다. 수축 강도는 결과적으로 세포질내 칼슘량에 달려 있다는 사실은 후에 알아볼 것이다. 세포질내 칼슘이 많으면 더 많은 액틴의 미오신 결합부위가 노출되고, 더 많은 교차다리 주기가 일어날 것이다.

근육세포가 운동뉴런으로부터 더 이상 입력을 받지 못하고 활동전위가 더 이상 근섬유막에서 일어나지 않으면 수축을 멈춘다. 활동전위가 근소포체로부터 칼슘의 방출을 유도할 때 칼슘의 방출이 무한정 계속되지는 않는데, 그 이유는 세포질내 칼슘 농도가 올라

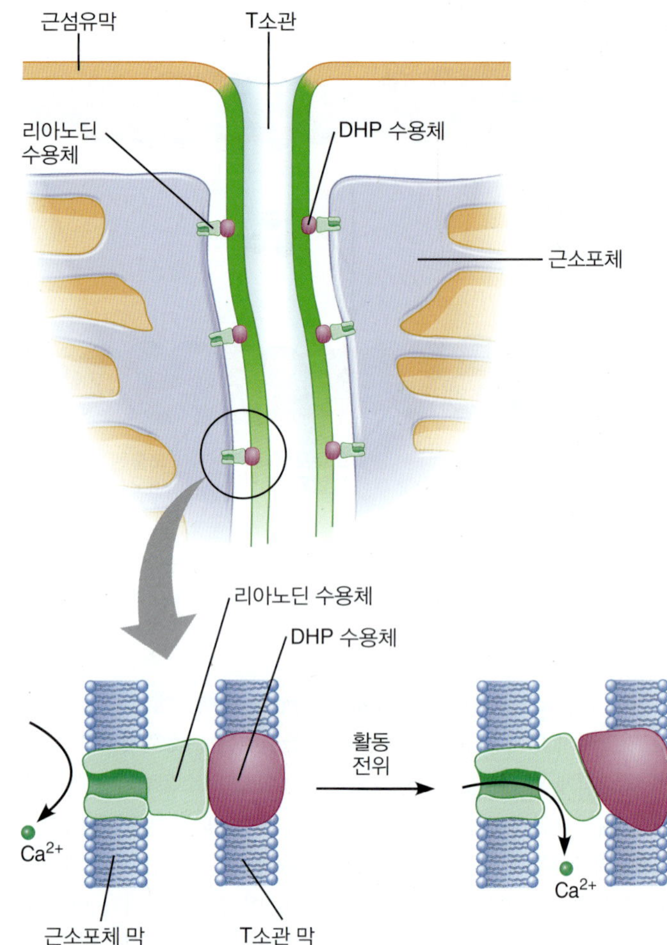

그림 12.10 근소포체의 칼슘통로의 개폐.

갈 때 Ca^{2+}은 근소포체의 칼슘통로의 일정 부위에 결합하기 시작하여 칼슘통로를 닫게 한다. (이 부위는 통로를 여는 부위와는 구별되며 칼슘에 대한 친화력이 더 작아서, 세포질내 칼슘 농도가 충분히 높아질 때까지는 활동을 시작하지 않는다.) 이 통로가 닫히면 칼슘 방출이 멈추고, 세포질로부터 칼슘을 제거하여 칼슘 농도가 떨어지도록 하기 위하여 근소포체 안으로 칼슘이 능동수송될 수 있게 한다(그림 12.8, 6단계). 칼슘과 트로포닌의 결합은 가역적이므로 이러한 농도변화는 칼슘이 트로포닌으로부터 해리되도록 하여 트로포닌과 트로포미오신이 둘 다 원래의 위치로 되돌아갈 수 있게 한다(그림 12.8, 7단계). 그러므로 액틴 필라멘트위의 노출 부위의 수가 감소하여 활성이 있는 교차다리의 수가 감소하기에 이른다. 결국 칼슘 농도는 정상으로 돌아오고 근육수축은 멈춘다.

지식 활용하기

근육경련은 흔히 골격근의 수축경련이 일어난 결과로 나타난다. 근육수축에 관한 지식을 토대로 판단할 때, 어떤 상태가 근육경련을 일으키는가?

퀵 테스트 12.2

1. 다음 중 근육이 수축하는 동안 짧아지는 것은 무엇인가? (굵은 필라멘트, 가는 필라멘트, A띠, I띠, H띠, 근절)
2. ATP가 가수분해될 때 미오신 교차다리는 입체 구조가 변하는데 고에너지형으로 바뀌는가 아니면 저에너지형으로 바뀌는가?
3. 교차다리 주기의 강력한 왕복운동을 일으키는 것은 무엇인가?
4. 골격근에서 근소포체의 기능은 무엇인가?
5. 세포질내 칼슘수준의 증감이 어떻게 교차다리 주기를 시작하거나 멈추게 할 수 있는가?

12.3 골격근 수축의 역학

일정한 근육집단을 여러 가지 다른 활동에 사용할 경우 이들 근육의 수축은 활동에 따라 다양한 힘과 지속시간을 보인다. 예를 들어 의자를 들어 올릴 때 팔 근육은 종이클립을 들어 올릴 때보다 더 힘을 발휘해야 한다. 야구공을 던질 때 근육수축은 간단하고 폭발적이지만, 여행 가방을 옮길 때는 수축이 부드럽게 지속된다. 이렇게 다양성이 크다는 것을 고려할 때 여러분은 근육세포 하나가 단일 활동전위에 반응하여 수축할 때 그 결과는 항상 동일하다는 것을 배우고 놀랐을지도 모른다. 힘은 순식간에 최대에 이르렀다가 그만큼 빨리 거의 제로로 떨어진다. 이 과정이 연축인데, 재생될 수 있고 실무율을 따른다는 점에서 활동전위와 비슷하며, 세포가 다시 자극을 받으면 동일한 반응을 나타낸다. 이것이 놀라워 보일지라도 모든 골격근의 수축은 강하든, 약하든, 짧든, 길든 이와 같은 단순한 근육연축을 바탕으로 이루어진다.

연축

11장에서 운동뉴런의 축삭은 일반적으로 표적세포에 도달하기 전에 갈라져 하나의 뉴런이 여러 근섬유를 신경지배한다고 배웠다. 그러므로 운동뉴런 안의 활동전위가 그 뉴런과 연결된 **모든** 근육세포의 수축을 일으키므로 다른 근육세포를 자극하지 않고 세포 하나를 자극하는 것은 불가능하다. 우리가 살펴본 바와 같이 운동뉴런과 그 신경지배를 받는 모든 근섬유를 **운동단위(motor unit)**라 한다. **연축(twitch)**은 단일 근육세포, 하나의 운동단위, 또는 단일 활동전위에 대한 근육 전체의 기계적 반응이다.

연축단계

눈을 깜박거릴 때와 같은 예외가 있지만 분리된 단일연축은 실험실에서 만들어진 인공상태에서만 존재한다. 연구자는 연축을 관찰하기 위하여 동물의 근육을 외과적으로 떼어내어 실험장치에 고정시킬 수 있는데, 이것으로 수축력을 측정할 수 있고 오실로스코프 및 기타 기록장치 위에 나타낼 수 있다. 그러고 나서 근육을 전기적으로 자극하면 개개의 근육세포들이 동시에 활동전위를 갖게 되어 함께 수축을 일으킨다.

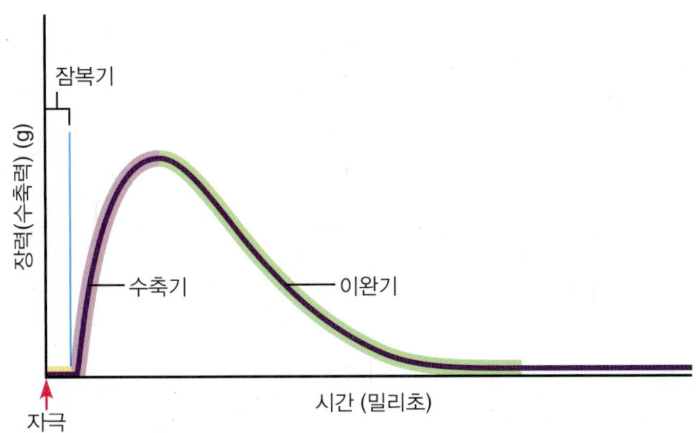

그림 12.11 연축단계.

각 근육의 한 쪽 끝을 고정시킬 때 단일 자극을 주면 수축력이 처음에는 올라갔다가 떨어진다. 힘 기록도에서 잠복기에 이어 수축기와 이완기가 뒤따른다(**그림 12.11**). **잠복기(latent period)**는 근육세포의 활동전위와 수축의 개시 사이에 일어나는 수 밀리초 간의 지체 기간인데, 세포가 처음으로 힘을 발생시키기 시작할 때 근육이 수축한다. 이 지체기간이 나타나는 것은 흥분-수축 짝지음 과정이 교차다리 주기(그리고 힘의 발생)가 시작할 수 있기 전에 일어나야 하기 때문이다. 근육에서 수축기(*contraction phase*)는 그 기간이 10밀리초에서 100밀리초 넘게까지 이를 수 있는데, 잠복기 말부터 시작하여 근육의 장력이 최고에 이를 때까지다. [장력(*tention*)은 힘(*force*)과 동의어로, 일반적으로 그램과 같은 질량의 단위로 나타낸다. 근육의 장력 1 g은 줄에 매달린 추 1 g에 의하여 발생되는 힘과 같다.] 이 수축기간 동안에 세포질의 칼슘 농도는 방출되는 양이 재흡수되는 양을 넘어서서 증가하고 있는 상태다. 세 단계 중 일반적으로 가장 긴 이완기(*relaxation phase*)는 장력이 정점에 이르렀을 때부터 장력이 제로로 돌아오는, 수축이 끝날 때까지의 기간이다. 이 기간 동안에 세포질의 칼슘 농도는 재흡수되는 양이 방출되는 양을 넘어서서 감소하고, 활성이 있는 교차다리의 수도 감소한다.

이미 언급했듯이 근육연축의 특징 중의 하나는 재생할 수 있다는 것이다. 즉 근육을 반복자극하면 똑같은 크기와 형태를 가진 여러 개의 연축이 연속적으로 만들어진다. (자극의 빈도가 충분히 높아 연축이 연속적으로 가깝게 이어질 때는 이 사실이 들어맞지 않는다는 것을 후에 알게 될 것이다.) 연축이 재생할 수 있는 이유는 근육세포의 활동전위가 실무율의 특징을 갖는 것과 관련이 있다. 시간이 지나도 세포의 성질이 변하지 않는다고 가정한다면 활동전위는 근소포체로부터 항상 같은 정도로 칼슘방출을 일으키고, 세포질내 칼슘수준을 같은 정도로 올려, 같은 수의 교차다리가 활성화하고 같은 힘을 발생시킨다.

연축이 근육이나 근섬유에서 재생될 수 있을지라도 근육이나 근육세포에 따라 연축이 상당히 다양하다는 것에 주의하자. 그 한 가지 이유가 어떤 근섬유는 본래부터 다른 근섬유에 비해 더 강하여 힘을 더 발생시킬 수 있다는 것이다. 직경이 큰 섬유가 직경이 작은 섬유보다 힘을 더 발휘할 수 있다(이 장의 뒷부분에서 다룰 것이다). 또 다른 이유로는 근섬유는 최고 힘에 도달할 수 있는 속도가 다르다는 것이다. 이러한 **빠른 연축섬유**(*fast-twitch fiber*)와 **느린 연축섬유**(*slow-twitch fiber*)의 차이도 이 장의 뒷부분에서 다룰 것이다.

등척성 연축과 등력성 연축

연축에는 등척성 연축과 등력성 연축으로 알려진 두 가지가 있는데, 힘을 발생하는 기본 기작에는 차이가 없지만, 근육이 수축할 때 짧아지는지의 여부에는 차이가 있다. **등력성 수축(isotonic contraction)** 동안 근육은 그에 대항하는 어떤 힘[부하(*load*)라 함. 예를 들어 바벨 무게]보다 큰 일정한 장력을 발생시키고, 근육이 짧아진다. 두 가지 형태의 등력성 수축인 동심원적, 이심원적 수축이 일어난다. 근육이 수축할 때 짧아지면 **동심원적 수축(concentric contraction)**이라 한다. 예를 들어 팔꿈치를 구부려 물체를 들어 올릴 때 이두박근은 동심원적 수축을 실행하고 있는 것이다. 이와 대조적으로 **이심원적 수축(eccentric contraction)**이 일어나는 동안 물체를 내릴 때 이두박근이 수축하는 것처럼 근육의 길이는 증가한다. 근육이 **등척성 수축(isometric contraction)**을 할 때는 장력은 발생하나 부하가 근육에 의해 발생되는 힘보다 크기 때문에 짧아지지 않는다. 예를 들어 너무 무거워 움직일 수 없는 물체를 들어 올리려고 할 때, 또는 가만히 서 있는 자세를 잡아주는 근육의 작용으로 몸이 똑바로 서 있을 때 등척성 수축이 일어난다. 후자의 경우 근육은 짧아지지 않는데 그 이유는 서 있는 상태에서 움직이지 않는 뼈에 근육이 고정되어 있기 때문이다.

그림 12.12는 실험실에서 등척성 수축과 등력성 수축을 어떻게 측정하는지를 보여준다. 두 경우 모두 연축은 단일자극에 대한 근육 전체의 반응으로 나타낸다. 근육의 한 쪽 끝은 고정하고 다른 쪽 끝은 기계적인 힘을 감지하여 스트립차트 기록도에 나타내는 장치(힘 변환기)에 단다. **등척성 연축(isometric twitch)**을 측정하기 위해서는 근육의 양 끝을 움직이지 못하게 한다. 근육을 전기적으로 자극하면 장력은 발생하나 짧아질 수 없다(그림 12.12a). 힘 기록도를 보면 장력은 최고점에 올라갔다가 원래 수준으로 감소한다. **등력성 연축(isotonic twitch)**을 측정하기 위해서는 근육의 아래쪽 끝을 고정시키는 대신에 움직일 수 있는 부하를 근육에 걸어 근육이 수축할 때 짧아질 수 있다(그림 12.12b). 등력성 연축곡선은 독특한 고평부를 보이는데 이 기간 동안에는 힘이 일정하다는 것을 나타낸다. 이 고평부 기간에 근육은 짧아지고 부하는 움직인다. 고평부에 이르기 전에 힘이 증가하지만 근육은 아직 부하를 들어 올릴 만큼 충분한 힘을 발생시키지 못하기 때문에 짧아지지 않는다. 힘이 부하와 같아지게 될 때만 근육은 짧아지기 시작한다. 이 힘은 부하가 움직이는 동안 일정하게 유지되지만, 결국 근육은 이완하기 시작하고 부하는 떨어지기 시작한다. 이때가 고평부가 끝나는 시기에 해당하며 힘의 발생도 감소한다.

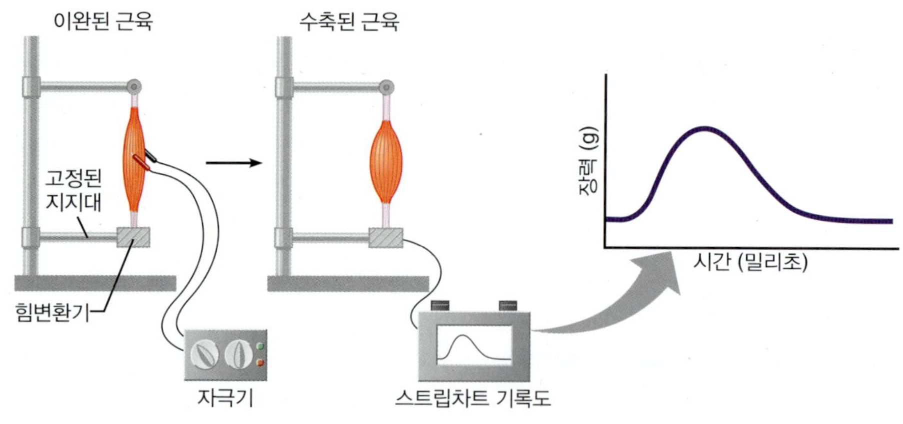

(a) 등척성 근육수축

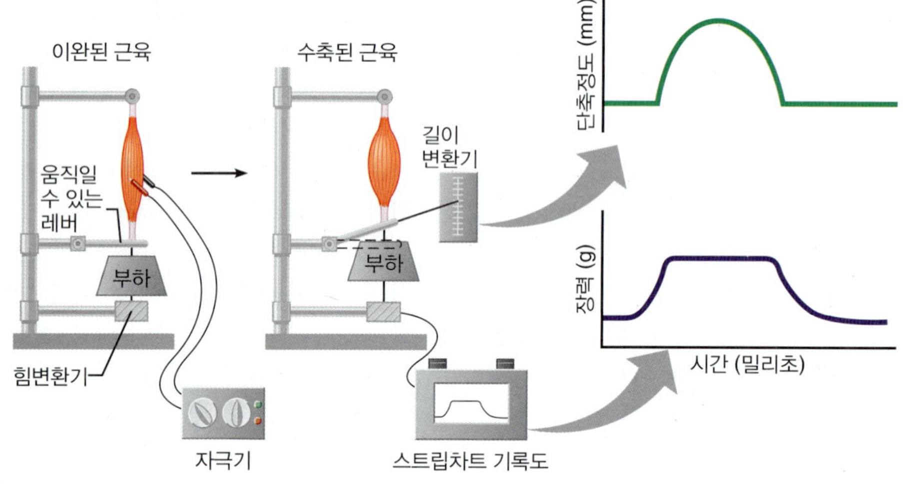

(b) 등력성 근육수축

그림 12.12 등척성 수축과 등력성 수축. **(a)** 등척성 수축에서 근육의 양쪽 끝은 단단히 고정되어 있어 수축시 짧아질 수 없다. **(b)** 등력성 수축에서 근육의 수축은 부하를 들어 올린다.

등척성 연축과 달리 등력성 연축은 실무율을 따르지 않는데, 연축의 크기와 형태는 근육에 가해진 부하의 크기에 의존한다. 예를 들어 부하가 증가하면 이를 극복하기 위하여 더 큰 장력이 필요하고, 이 때문에 힘의 기록도는 더 높은 장력수준에서 고평부가 나타난다(**그림 12.13**). 동시에 자극과 근육단축의 초기(고평부의 시작) 사이의 지체 기간(잠복기)도 증가하는데, 이는 근육이 부하를 움직이는 데 필요한 힘을 발생시키려면 더 오랜 시간이 걸리기 때문이다. 근육이 발생시킬 수 있는 힘의 양을 부하가 넘어서면, 근육은 부하를 움직일 수 없기 때문에 등척성 수축을 한다. 이 상태에서 힘의 기록도는 등척성 연축에서 특징적인 둥근 모양의 최고점을 보인다(그림 12.13의 맨 오른쪽).

근육이 등척성 수축을 할 때 근육 전체는 짧아지지 않을지라도 근절은 짧아진다. 이것은 근절[근육의 탄성요소, **contractile component(CC)**라 함]이 각 근섬유의 전 길이에 걸쳐 퍼져 있지 않아 세포 끝으로 힘을 직접 전달하지 않기 때문이다. 그 대신에 근원섬유를 세포 끝에 연결하는 어떤 세포 구성요소를 통해 세포 끝을 제자리에 고정하는 결합조직으로 힘이 전달되어 힘줄에까지 이른다. 능동적으로 힘을 발생시키지는 않지만, 근육 끝에 수동적으로 힘을 전달만 하는 근육(또는 근육세포) 부위를 근육의 **직렬탄성요소 (series elastic component, SEC)**라 한다. 근육이 등척성 수축을 할 때 탄성요소는 짧아지고 직렬탄성요소는 신장되어 근육 끝이 잡아당겨진다. 그렇게 함으로써 탄성요소가 짧아질 때 직렬탄성요소는 길어져 전체 길이의 변화는 제로가 된다.

근육이 몸 안에서 등척성 수축을 할 때에도 완전히 등력성 방식(근육이 단축할 때 일정한 힘을 발생)으로 수축하는 경우는 드물다. 걷거나 뛰고, 물체를 들어 올리는 것처럼 움직일 때 수축하는 근육이 짧아지면 신경계의 입력은 지속적으로 근육에 맞춰져 근육의 힘이 의도된 활동에 적절하도록 만든다. 이것은 그림 12.12와 12.13에 나타난 실험실 상황과는 매우 다른데, 여기서는 단일자극이 근육에 전달된다. 더욱이 근육이 몸 안에서 수축할 때는 일정한 무게를 들

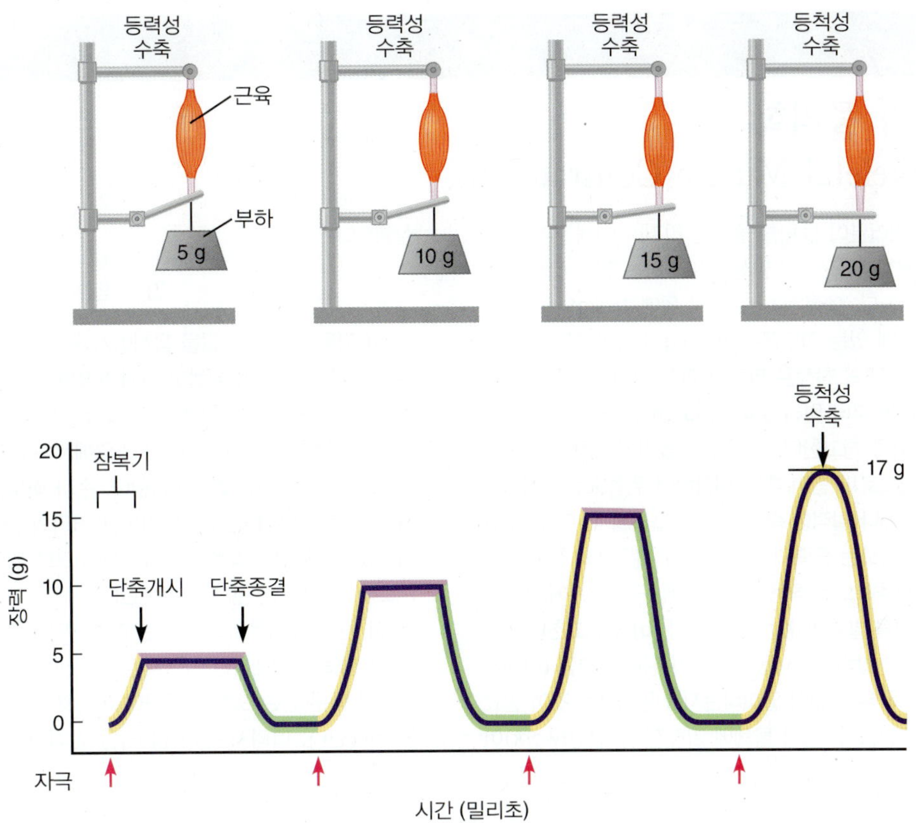

그림 12.13 등력성 연축에서 최고 장력에 대한 부하의 효과. 서로 다른 네 가지 부하를 근육에 걸어 자극에 대한 반응을 그림으로 나타내었다. 부하가 5, 10, 15 g일 때 근육은 등력성 수축을 하며, 이러한 경우 근육의 장력은 부하와 동일한 수준에서 고평부를 이룬다. 그러나 부하가 20 g일 때 근육은 짧아질 수 없는데 이것은 근육이 단일연축시 발생할 수 있는 최고장력(17 g)을 부하가 넘어서기 때문이며, 따라서 근육은 등척성 수축을 한다. 부하가 증가할 때 근육의 단축기간은 감소하고 근육단축 개시 전의 잠복기는 증가한다.

Q 16 g짜리 부하가 근육에 걸린다면 이 수축은 등척성인가, 아니면 등력성인가?

어 올릴 때조차도 근육에 가해진 부하가 거의 일정하지 않다. 이것은 여러분이 움직일 때 관절의 위치가 변하기 때문인 경우로, 근육에 가해진 부하를 변화시킨다. 이것은 두 가지 조건 하에서 5 kg짜리 바벨을 손으로 들어 올려 보는 것으로 쉽게 설명할 수 있다. 즉 팔꿈치를 몸에 붙여 90도 각도로 구부릴 때와 앞쪽으로 팔을 쭉 뻗을 때다. 물론 여러분은 팔을 뻗는 자세가 팔과 어깨의 근육에 스트레스(즉 부하)를 크게 증가시키기 때문에 후자의 경우처럼 바벨을 드는 것이 더 어렵다는 것을 알게 될 것이다. (근육활동의 물리학에 대하여 더 많은 것을 배우고 싶다면 **Toolbox: 골격근 수축의 물리학**을 보라.)

단일 근섬유가 발생하는 힘에 영향을 미치는 요인

근육에서 발생하는 힘은 두 가지 요인에 의존하는데, 첫째는 단일 근섬유에서 발생하는 힘이고, 둘째는 수축하는 근섬유의 수다. 단일 근섬유에서 발생하는 힘은 액틴과 결합하는 활성이 있는 교차다리 수에 의존한다. 줄다리기를 할 때 발휘되는 힘은 참가자가 많아지면 증가하는 것처럼, 활성이 있는 교차다리가 많으면 더 큰 힘을 발생시킨다. 이 절에서는 활성이 있는 교차다리 수와 단일 근섬유의 수축으로 발생되는 힘에 영향을 주는 요인, 즉 자극의 빈도, 섬유의 직경, 섬유길이의 변화 등을 알아본다.

자극빈도

등척성 근연축은 실제로 재생할 수 있고, 충분히 낮은 빈도로 근육을 자극하여 연축이 겹치지 않게만 한다면 실무율을 따른다. 빈도가 더 높아져 칼슘이 근소포체로부터 세포질로 방출되는 속도가 칼슘이 세포질로부터 근소포체로 다시 능동수송되는 속도를 넘어서면 장력의 최고점이 상승하는 결과가 나타난다. 세포질 안에 칼슘이 많을수록 더 많은 칼슘이 트로포닌에 결합하여 트로포미오신을 이동시킴으로써 액틴 위에 더 많은 미오신결합 부위가 노출된다. 더 많은 미오신결합 부위가 노출될수록 더 많은 교차다리가 교차다리 주기에 참여할 수 있고 더 큰 장력을 발생시킬 수 있다. 자극빈도가 증가함에 따라 근육은 연축으로부터 계단현상과 가중을 거쳐 마침내 강축으로 이동한다.

TOOLBOX

골격근 수축의 물리학 (Physics of Skeletal Muscle Contraction)

뼈는 지레로 작용한다. 여러분이 물체를 들어 올리거나 신체 일부를 움직이기 위해 근육을 사용할 때 근육이 발생시켜야 하는 힘은 실제로 여러분이 생각하는 것보다 크다. 예를 들어 손바닥 위에 15 kg의 추를 놓고 있으려면 여러분의 팔에 있는 이두근은 105 kg의 강한 힘을 생성시켜야 한다! 그 이유는 이두근의 착점은 팔꿈치 관절 가까이(5 cm 거리)에 위치하지만, 손은 관절로부터 멀리 떨어져(35 cm 거리)있다는 사실과 관련이 있다. 그림 **(a)**를 참고한다. 추를 들어올리기 위해 이두근은 아래팔의 뼈를 위로 당김으로써 힘이 추에 대항하여 위쪽으로 작용하도록 한다. (추가 가만히 있거나 일정한 속도로 들어 올려질 때 이 힘의 크기는 추에 아래쪽으로 작용하는 중력의 힘과 같다.) 이두근의 착점은 팔꿈치 관절 가까이에 있어 추축으로 작용하기 때문에 근육은 손에서 발휘하는 힘보다 상당히 큰 힘을 발휘해야만 한다. 그림 **(b)**를 참고한다.

이두근이 왜 더 큰 힘을 발휘하는지를 살펴보기 위하여 그림 **(c)**에서와 같이 추를 들어 올릴 때 무슨 일이 일어나는지를 알아보는 것이 필요하다. 일정한 거리를 움직이도록 힘이 물체에 가해질 때 **일량**(*work*)이 실행된다.

$$일 = 힘 \times 거리$$

이 경우 이두근은 팔을 움직이기 위하여 일정한 양의 일을 수행하고, 손은 추를 움직이기 위하여 그와 동일한 양의 일을 수행한다. 아래팔이 팔꿈치를 축으로 선회할 때 손과 이두근의 착점은 원호를 그리며 일정한 거리를 이동한다. 그러나 손은 그림에서처럼 원호가 더 큰 반경을 가지고 있기 때문에 더 많이 이동한다. 손과 이두근은 같은 양의 일을 실행하기 때문에 발생되는 힘과 이동한 거리의 곱은 양쪽에서 같다. 이두근의 착점이 손보다 짧은 거리를 이동하므로 위의 등식으로부터 이두근은 손보다 더 큰 힘을 발휘해야만 한다.

이 원리를 이용하여 우리는 이두근이 추를 들어올리기 위하여 얼마나 큰 힘을 발휘해야만 하는지 알 수 있다. 원호의 길이는 그 반경에 비례하기 때문에 손 또는 이두근이 이동하는 거리는 팔꿈치로부터의 거리에 비례한다. 따라서 손이 힘 F_1을 발휘하고 팔꿈치로부터 거리 R_1에

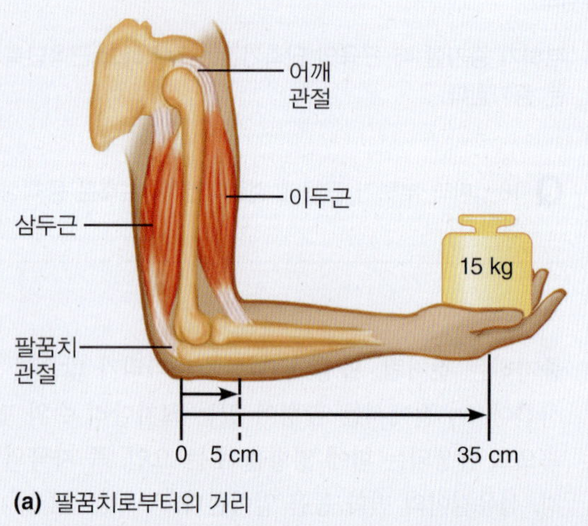

(a) 팔꿈치로부터의 거리

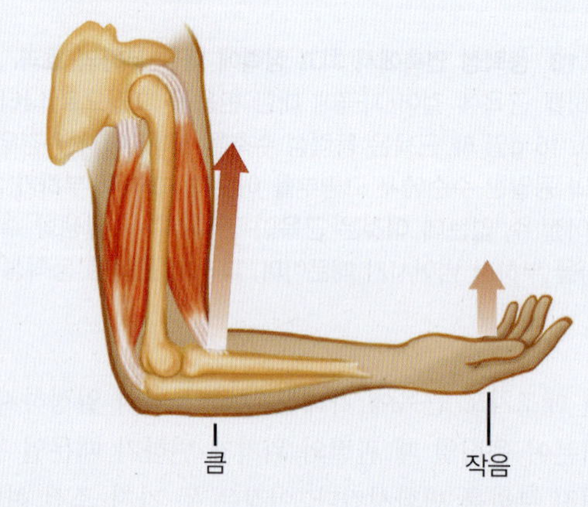

(b) 발생하는 힘

계단현상(treppe)은 근육을 반복자극할 때 하나하나의 독립된 연축이 연속적으로 가깝게 이어져 연축마다 장력의 최고점이 계단식으로 올라가는 현상으로, 결국 일정한 수준의 장력에 도달한다(그림 12.14). 계단현상의 원인은 잘 알려져 있지 않지만, 연축과 연축 사이에 세포질내 칼슘이 증가한 결과이거나, 움직이는 동안 근섬유가 따뜻해진 결과일 수 있다.

가중과 강축은 더 높은 빈도로 자극할 때 연축이 겹쳐지면서 일어난다. 활동전위가 완성되는데 기껏해야 수 밀리초 걸리는 것에 비교하여, 근연축은 꽤나 느리게 완성되는데 수십에서 수백 밀리초

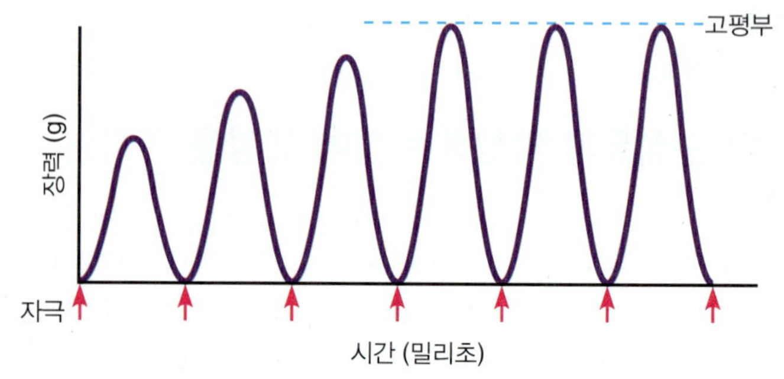

그림 12.14 계단현상.

위치한다면 $F_1 \times R_1$에 비례하는 일을 수행한다. 그림 **(d)**를 참고한다. 이와 마찬가지로 이두근은 힘 F_2를 발휘하고 팔꿈치로부터 거리 R_2에 위치한다면 $F_2 \times R_2$에 비례하는 일을 수행한다. 손과 이두근이 동일한 양의 일을 수행하기 때문에 손과 이두근의 힘은 다음과 같은 관계식으로 나타낼 수 있다.

$$F_1 \times R_1 = F_2 \times R_2$$

또는

$$F_2 = F_1 \times (R_1/R_2)$$

앞서 주어진 값을 이용하여 15 kg의 추를 손으로 들어 올릴 때 이두근은 다음과 같은 힘을 발휘한다는 것을 알아낼 수 있다.

$$F_2 = 15\ \text{kg} \times (35\ \text{cm}/5\ \text{cm}) = 105\ \text{kg}$$

이것은 손에 추를 가만히 들고 있을 때도 마찬가지다.

위의 예에서 아래팔의 뼈는 팔꿈치를 축으로 회전하는 지레로 작용한다. 이두근은 이 지레를 위로 잡아당기는 반면, 손 위의 추는 지레를 아래로 밀어내린다. 이 추를 들고 있으려면(일정한 속도로 들어 올리거나) 이두근은 추를 아래쪽으로 내리는 힘보다 더 큰 힘을 발휘해야만 한다. 왜냐하면 그 지렛대(지레의 차축점과 힘을 받는 부위 사이의 거리)가 추의 지렛대보다 더 짧기 때문이다. 이러한 사실에 따라 이두근은 지렛대가 짧기 때문에 **기계적으로 불리한 상태**에 놓여 있다고 말한다. 지렛대 효과의 결과는 여러분에게 익숙할 것이다. 예를 들면 여러분은 자동차 타이어를 바꾸어야 할 때 짧은 몽키스패너보다 긴 몽키스패너로 너트를 푸는 것이 더 수월하다는 것을 알 것이다. 짧은 몽키스패너는 기계적으로 불리하여 너트를 푸는 데 더 큰 힘을 주어야 한다.

지렛대 효과로 인해 근육이 힘의 발생량이라는 측면에서 기계적으로 불리하지만 한 가지 다른 점에서는 실제로 이 상황이 유리하다. 근육은 수축할 때 일정한 속도로 짧아지지만 근육이 부착된 팔다리 부위는 훨씬 더 빨리 움직인다. 예를 들어 이두근이 1초에 2 cm의 속도로 짧아진다면 손은 그보다 7배인 1초에 14 cm의 속도로 움직인다. 그러므로 지렛대의 효과로 인해 이두근을 비롯한 여러 근육은 근육 자체가 짧아지는 것보다 신체 부위를 더 빠르게 움직여준다. 이에 따라 달리기나 던지기와 같은 활동이 가능해질 뿐만 아니라 위급할 때 빨리 위험에서 벗어날 수 있도록 해주기 때문에 이러한 사실은 중요하다.

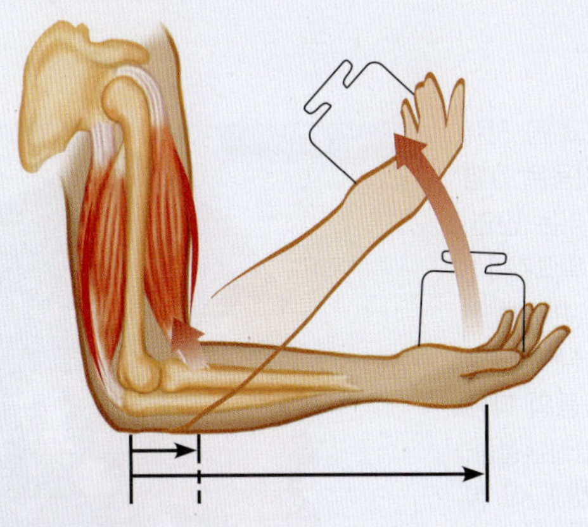

(c) 원호의 반경(팔꿈치로부터의 거리)

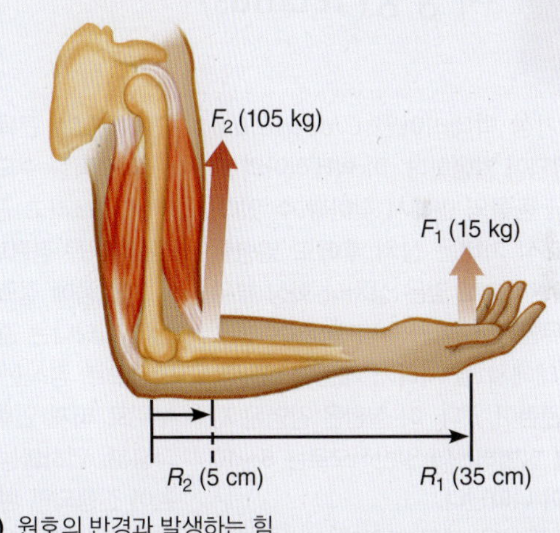

(d) 원호의 반경과 발생하는 힘

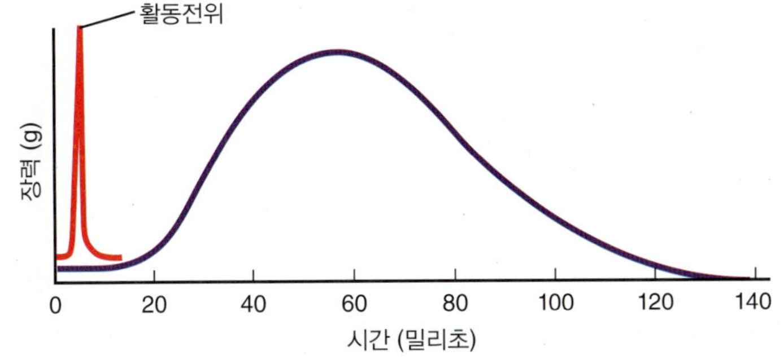

가 걸린다(**그림 12.15**). 이 때문에 근섬유는 연축 하나를 완성하는 데 걸리는 시간에 여러 활동전위를 가질 수 있다. 근육이 반복적으로 자극되어 연축이 완성될 수 있기 전에 활동전위가 더해진다면 연

그림 12.15 활동전위와 비교한 등척성 연축기간.

Q 활동전위와 근육장력이 발생하는 시간 사이에 일어나는 일련의 현상을 무엇이라 하는가?

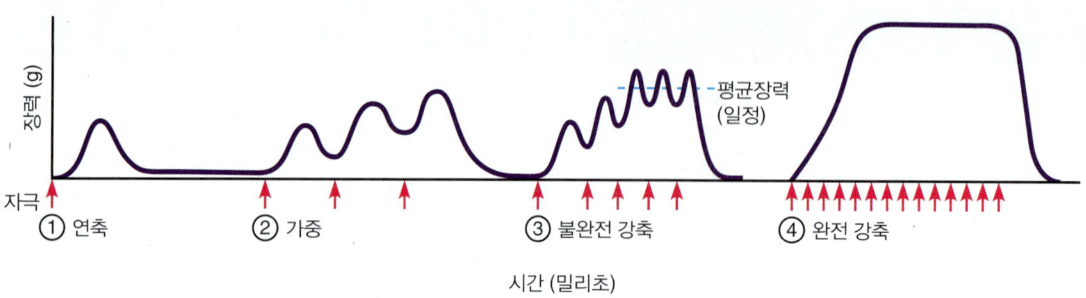

그림 12.16 높은 빈도로 자극한 효과: 가중과 강축.

축은 서로 포개져 단일 연축보다 더 큰 힘을 만들어내며 이 과정을 **가중**(**summation**)이라 한다(**그림 12.16**). 칼슘이 근소포체로부터 방출되는 만큼 세포질로부터 빨리 제거될 수 없는 빈도로 연축이 일어날 때 가중은 나타난다. 이완하는데 칼슘의 제거는 필수적이므로, 근섬유는 연축기간 사이에서 완전히 이완할 수 없다.

더 높은 빈도로 자극할 때 가중은 **강축**(**파상풍**, **tetanus**)이라는 최고점에 이른다. (파상풍이라는 용어는 세균 감염시 생성되는 독소로 인해 운동뉴런이 근수축을 부적절하게 자극하는 질병을 의미하기도 한다. **Clinical Connections: 파상풍**을 보라.) 비융합(불완전)강축에서 힘은 약간 진동을 하고, 최고점 사이에 짧은 이완기가 있다

CLINICAL CONNECTIONS

파상풍(Tetanus)

파상풍은 혐기성 박테리아인 *Clostridium tetani*에 감염되어 발병하며, 이 박테리아의 포자는 토양이나 동물의 변에서 찾아볼 수 있다. 파상풍은 비교적 가벼운 상처 후에도 발병할 수 있지만, 일반적으로 깊은 상처나 화상 부위가 오염되어 유발된다. 혐기성 박테리아는 산소가 부족한 상태에서 잘 자라기 때문에 대부분 깊은 상처와 관련이 있다. 이 질환은 감염된 지 2~50일 후에 발병하는데 일반적으로는 5~10일 후에 증상이 나타난다.

이 질환의 증상은 상처 부위에서 박테리아가 분비하는 파상풍 신경독소의 작용으로부터 기인한다. 이 독소는 중추신경계에 도달한 후에 그 효력을 발휘하는데, 시냅스 말단에 결합한 독소가 운동뉴런의 활성을 정상적으로 억제하는 신호전달을 방해한다. 그 결과 운동뉴런은 과흥분되어 골격근을 부적절하게 자극한다. 독소가 퍼지는 정도에 따라 그 작용은 상처 부위 근처에 있는 근육에 국한될 수도 있고 몸 전체 근육에 퍼질 수도 있다. 국소적인 작용은 감염 부위가 쓰리고 근 긴장도를 증가시키는 반면, 전신작용은 경련과 간헐적인 발작을 일으킨다.

파상풍에 걸렸을 때 초기에 가장 흔하게 전신에 나타나는 증상은 턱 근육의 경직이다. 일반적으로 경직현상은 목, 팔, 다리 등의 다른 부위로 퍼져 인후통, 두통, 발열, 안절부절증, 과흥분, 연하불능 등을 수반할 수 있다. 이 질환이 진행되면 환자는 근육경련으로 인해 턱을 열기가 어려운 아관경련(lockjaw)을 일으킬 수 있다. 다른 안면근육이 영향을 받아 환자는 고정된 미소와 눈썹이 치켜 올라가는 얼굴표정을 짓게 된다. 후두근 또는 흉근의 경련 때문에 질식하여 사망할 수도 있다. 그러나 대부분 대규모의 예방 활동 덕분에 이제 미국에서 매년 발생하는 파상풍 환자는 100명 이하다.

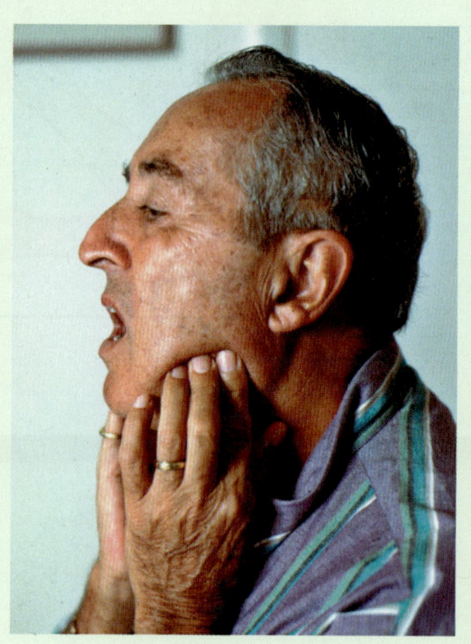

턱 근육의 경직이 파상풍의 초기 증상이다.

비판적 사고력 문제

1. 파상풍의 원인과 증상을 서술하라. 깊은 상처는 왜 보다 일반적으로 이 질환과 관련이 있는가?
2. 파상풍 독소가 시냅스 말단에 결합하여 억제성 신호전달을 억제한 결과는 무엇인가?
3. 이 질환의 초/후기 증상은 무엇인가? 파상풍으로 사망하는 주원인은 무엇인가?

(그림 12.16). 칼슘수준이 트로포닌을 포화시킬 만큼 충분히 커서 액틴 위의 모든 미오신결합 부위가 노출될 때 최고점에 도달한다. 빈도가 더 커지면 칼슘수준은 충분히 높아져 트로포닌을 지속적으로 포화시키고 액틴 위의 모든 미오신결합 부위가 계속 노출되어 **융합(완전)강축**이라는 고평부에 이른다(그림 12.16). 자극의 강도가 좀 더 증가하면 강축장력(즉 강축 동안 발생된 장력)이 증가하지만 어느 정점까지만 올라가고, 이 지점을 넘어 빈도를 더 증가시켜도 힘은 더 증가하지 않는다. 이런 상태에서 근육은 할 수 있는 모든 힘을 발생시키는 것으로 이를 **최대 강축장력**(*maximum tetanic tension*)이라 한다.

섬유의 직경

어떤 근육은 다른 근육보다 힘을 더 발생시킬 수 있는 능력을 본래부터 가지고 있다는 것을 우리는 일상적 사실로 받아들인다. 그렇지 않다면 왜 역도선수의 불룩한 근육을 탁월한 강도와 동등하게 생각하겠는가? 근육이 본래 가지고 있는, 힘을 내는 능력을 근육의 **힘 발생력**(*force-generating capacity*)이라 하는데 보통 최대 강축장력이나 등척성 연축의 최고장력을 측정함으로써 평가할 수 있다.

근섬유의 힘 발생력은 각 근절의 교차다리 수와 근절의 기하학적인 배열에 의존한다. 줄다리기를 할 때 줄에 가해지는 힘은 다른 조건이 같다면 참가자가 더 많을 때 증가하는 것과 마찬가지로, 근절이 더 많은 교차다리를 포함한 근육이 힘을 더 발생시킬 수 있다. 더구나 병렬식으로 배열된 근절을 더 많이 가진 근육이 이런 근절을 덜 가진 근육보다 힘을 더 발생시킬 수 있다. 단면적당 굵은 필라멘트와 가는 필라멘트의 수는 근육마다 현저하게 바뀌지는 않기 때문에 섬유의 **직경**(*diameter*)은 힘 발생력을 결정짓는 데 있어 중대한 변수다. 섬유의 직경이 클수록 단면적이 더 크고 발생시킬 수 있는 힘이 더 크다. 이것이 바로 역도선수의 불룩한 근육이 보통 사람의 가는 근육보다 더 강한 이유다.

섬유길이의 변화

수축이 개시될 때 근섬유의 길이도 발생될 수 있는 장력의 양에 영향을 준다. 그러나 중요한 것은 근절의 길이이지 직렬로 연결된 근절의 수가 아니다. 각 근섬유에 대해 힘 발생시 미오신 교차다리가 최대로 참여하여 가장 큰 힘을 발생시킬 수 있는 최적의 길이가 있다. 섬유가 그 이상으로 짧아지거나 최적의 범위를 벗어나 신장될 때 힘 발생력은 감소하는데, 이것은 그러한 길이변화가 개개의 근절 길이를 변화시켜 힘을 발생시키는 능력을 감소시키기 때문이다.

그림 12.17은 최대 강축장력이나 등척성 연축의 최고장력의 퍼센트로 측정한 수축력이 근육의 길이에 따라 어떻게 변하는지를 보여준다. 이 그래프가 **길이-장력 곡선**(*length-tension curve*)의 예로 그 모양은 필라멘트 활주모델과 교차다리 주기의 특징으로 나타난 결과다. 우리는 근수축력이 활성이 있는 교차다리 수와 관련이 있으며(교차다리의 수가 많을수록 더 큰 힘을 발생), 교차다리의 활성은 액틴과 결합할 수 있는 미오신 교차다리를 필요로 한다는 것을 알고 있다. 최적 길이에 있는 근섬유를 신장시키면 근섬유에서 발생되는 장력은 길이가 증가함에 따라 직선 모양으로 감소한다(그림 12.17의 b~c 부위). 그 이유는 굵은 필라멘트와 가는 필라멘트 사이에 겹치는 정도가 근절이 길어짐에 따라 감소하고, 가는 필라멘트와 겹치지 않는 교차다리는 액틴과 결합할 수 없어 힘 발생에 기여할 수 없기 때문이다.

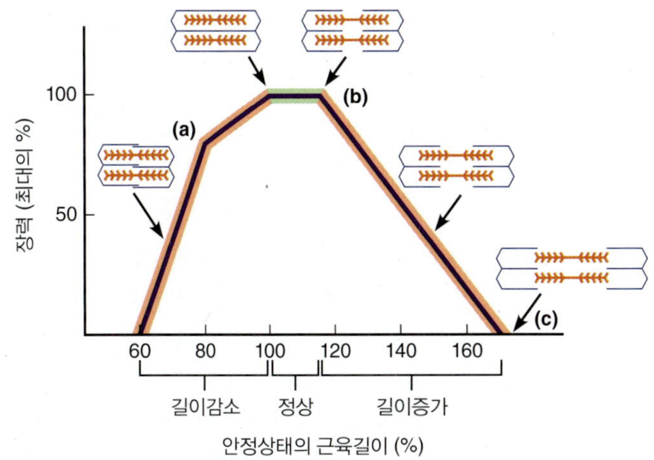

그림 12.17 길이-장력 곡선. 이 곡선은 근육의 안정 길이에 따라 근육에서 발생되는 장력을 나타낸 것이다. 중앙의 중괄호 범위는 원위치에 있는 정상적인 근육길이에 해당한다.

근육이 최적 길이보다 상당히 짧아지면 길이가 감소함에 따라 장력은 두 단계로 줄어든다. 처음에 장력은 비교적 서서히 감소하지만, 길이가 일정한 지점[그림 12.17의 (a)] 아래로 감소하면 장력은 더 빠르게 감소한다. 근절이 최적 길이 이하로 짧아질 때 근절의 반대쪽 끝에 있는 가는 필라멘트는 서로 겹치기 시작하여 움직임이 방해받는다. 근절이 그림 12.17의 (a)지점을 넘어서 더 짧아지면 결국 Z선은 굵은 필라멘트와 만나게 되어 교차다리에 의해 발생되는 힘의 대부분은 근섬유 끝으로 전달되는 대신 근절 자체에 가해진다.

그림 12.17의 길이-장력 곡선의 최고점에서 근섬유의 힘 발생력이 일정하게 유지되는 것은 두 가지 이유 때문인데, 하나는 모든 교차다리가 가는 필라멘트에 겹쳐져 힘을 발생할 수 있으며, 또 하나는 가는 필라멘트들이 접촉하게 될 만큼 근절이 짧아지지 않아 서로 방해가 일어나지 않기 때문이다.

근육이 수축할 때 짧아진다는 사실이 근육이 몸 안에서 수축할 때 힘 발생력을 떨어뜨린다는 것을 의미하지는 않는다. 그림 12.17에서 근육이 원위치에서 정상적으로 작동하는 범위에 해당하는 중괄호를 주목한다. 이것은 원위치에 있는 근육이 최대로 짧아지거나 신장되었을 때조차 항상 최적 길이에 가까이 있다는 것을 보여준다. 그 이유는 근육의 운동은 근육이 붙어 있는 뼈에 의해 억제되기 때문이다. 골격 구조에 의해 관절각이 가능한 범위가 제한을 받기 때문에 근육은 제한적으로만 길어지거나 짧아질 수 있다. 결론적으로 근육은 보통 최대 힘을 발생시킬 수 있는 범위 안에서 작동하게 된다.

지식 활용하기

운동선수들은 운동을 시작할 때 최대 힘을 발생시키기 위해 근육의 최적 길이를 이용한다. 운동선수가 빠른 출발을 위한 자세를 취하는 운동으로는 어떤 것이 있는가?

수축의 가중에 관하여 살펴본 것에 기초하면, 근육의 운동단위에서 활동전위의 빈도가 근육이 발생하는 힘과 직접적인 관계를 가지고 있다는 것을 우리는 알고 있다. 단일 근섬유가 등척성 수축을 하여 발생시킬 수 있는 최대 힘이 최대 강축장력으로, 대부분의 근섬유의 경우 단일 연축의 최고장력보다 약 5배 정도 클 뿐이다. 근육의 장력은 여러 등급의 크기(예를 들어 의자를 드는 데 필요한 힘과 비교하여 종이클립을 드는 데 필요한 힘)에 걸쳐 변할 수 있으므로, 활동전위의 빈도변화는 근육이 발생할 수 있는 힘의 범위 중 작은 부분만을 설명할 수 있는 것이 분명하다. 다음은 발생되는 힘도 역시 수축하는 근섬유의 수에 의존한다는 것을 알아보기로 한다.

근육 전체에서 발생하는 힘의 조절

근육이 수축할 때 모든 섬유가 활성적으로 힘을 발생시키는 일은 좀처럼 없다. 어떤 운동단위는 활성을 갖지만, 다른 운동단위의 섬유는 단순히 "따라가며", 즉 활성적으로 수축하는 섬유가 발생시키는 힘에 반응하여 수동적으로 짧아진다. 신경계는 더 큰 힘이 필요할 때 이런 "여분의" 섬유를 활성화할 수 있어 활성을 가진 섬유 수 전체를 증가시킨다. 실제로 신경계가 근육의 힘을 제어하는 능력은 대부분 활성을 가진 운동단위의 수를 변화시키는 것으로부터 나온다. 각 섬유를 자극하는 빈도의 변화는 부수적인 역할을 한다. 활성을 가진 운동단위의 수가 증가하는 것을 **동원(recruitment)**이라 한다.

동원

근육 내에 한 운동단위에 속하는 섬유들은 다른 운동단위의 섬유들과 섞여 있다는 것을 배웠다. 그러나 모든 운동단위가 똑같이 만들어지지는 않으며 종종 그 크기가 달라 어떤 단위는 비교적 많은 섬유를 가지고 있고, 다른 것은 비교적 섬유가 적다. **그림 12.18a**는 하나의 근육에 있는 두 운동단위(X와 Y)를 보여준다. 근섬유들은 힘을 발생시키는 성질이 동일하며, 최대 강축이 일어나도록 자극이 주어졌다. 운동단위 X는 5개의 섬유를 포함하는 반면, 운동단위 Y는 7개의 섬유를 포함한다. 운동단위 X를 자극하여 수축시키면 섬유들이 병렬식으로 함께 작용하므로 단일섬유의 힘보다 5배 큰 힘을 발생시킨다. 마찬가지로 운동단위 Y를 자극하면 단일섬유보다 7배 큰 힘을 가져오며, 두 운동단위를 자극하면 단일섬유보다 12배 더 큰 힘을 생성한다(그림 12.18b). 하나의 근육은 수백 개의 운동단위를 포함할 수 있으므로 활성을 가진 운동단위의 수를 변화시키는 것만으로도 근육의 장력은 넓은 범위에 걸쳐 변화될 수 있다.

근육이 포함하고 있는 운동단위의 수에는 차이가 있는데, 눈의 운동을 조절하는 근육처럼 적은 수로 된 것들로부터 이두근처럼 수백 개로 된 큰 근육에 이르기까지 다양하다. 정해진 근육 안에서 여러 운동단위는 갖고 있는 섬유의 수와 직경, 강도가 저마다 다르다. 정해진 운동단위 속의 섬유는 좁은 범위의 크기 안에서 모이려는 경향이 있어, 어떤 단위는 대부분 작은 섬유로 이루어져 있고 또 다른 단위는 대부분 큰 섬유로 이루어져 있다. 더구나 큰 섬유를 가진 운동단위에 섬유가 더 많은 경향이 있다.

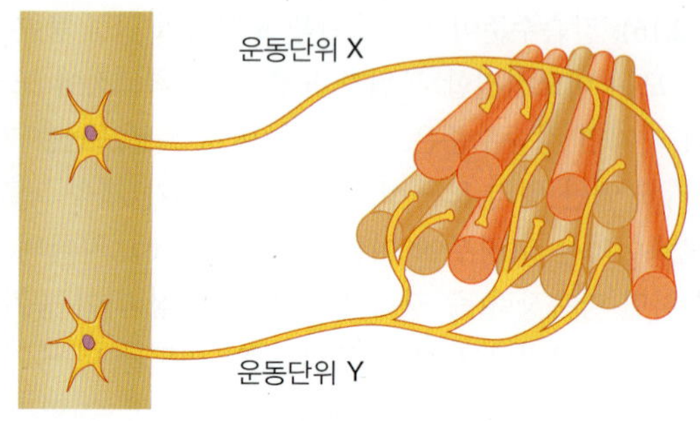

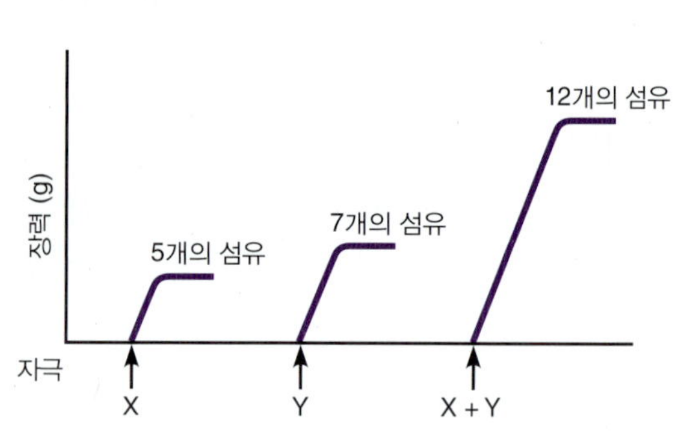

그림 12.18 운동단위의 동원으로 힘발생 증가. (a) 운동단위 X, Y는 각각 5개, 7개의 섬유를 갖고 있다. **(b)** 운동단위 X, 운동단위 Y, 운동단위 X와 Y에서 각각 발생하는 장력.

크기원리

근육이 작은 힘만을 발생시킬 필요가 있을 경우 일반적으로 더 작은 운동단위들만이 일을 하며, 더 큰 힘이 필요하면 더 큰 운동단위가 동원된다. 이렇게 운동단위의 수와 동원의 순서가 서로 일치하는 것을 **크기원리(size principle)**라 한다. 게다가 수축이 오랜 시간에 걸쳐 지속될 때 운동단위들은 하나가 활성화되면 다른 것은 활성을 멈추는 것과 같이 비동시성으로 활성화한다. 이런 방식으로 근육의 총 힘은 개개의 운동단위 어느 것도 과도하게 일하지 않는 상태에서 일정한 수준으로 유지된다.

운동단위의 크기가 다르다는 사실은 근육의 힘을 정교하게 조절한다는 실용적인 의미가 있다. 일반적으로 근육의 힘이 작을 때 정교한 조절이 더 쉬운데 이는 더 작은 운동단위들만이 동원되기 때문이다. 이러한 상태에서 운동단위가 부가적으로 동원되면 활성을 가진 섬유의 총수가 조금만 증가하기 때문에 작은 힘의 변화가 가능하다. 이와는 대조적으로 큰 힘이 관여하면 더 큰 운동단위가 동원되기 때문에 힘이 더 크게 증가할 수밖에 없다.

크기원리의 기본은 운동단위의 크기가 다양할 뿐 아니라 운동단위를 조절하는 **운동뉴런**(*motor neurons*)의 크기도 다양하다는 것이다. 큰 운동단위는 보통보다 큰 신경세포체와 축삭직경을 가진 운동뉴런에 의해 조절되는 반면, 작은 운동단위는 신경세포체와 축삭직경이 보통보다 작은 운동뉴런에 의해 조절된다. 이러한 뉴런 크기의 분포는 근육조절에 중요한 결과를 가져온다. 복잡한 이유 때문에 큰 세포는 역치까지 탈분극되기가 더 어렵고, 큰 뉴런의 발사를 유도하려면 더 많은 흥분성 시냅스 입력(시냅스전 세포에서 더 높은 빈도의 활동전위)이 필요하다. 그러므로 점차적으로 증가하는 시냅스 입력이 한 세트의 운동 뉴런에 전달될 때 작은 뉴런이 먼저 발사하고 큰 뉴런은 마지막에 발사한다.

이러한 개념을 **그림 12.19**에 도식으로 나타내었는데, 소·중·대 크기의 운동단위(각각 X, Y, Z)가 중추신경계에 위치한 뉴런(W)으로부터 받는 흥분성 입력에 의해 조절된다. 뉴런 W의 활동전위 빈도가 증가할 때 운동단위는 크기가 큰 순서대로 활성을 갖게 된다는 데 주목하자. 더욱이 각 운동단위가 동원될 때 더 큰 운동단위에서 섬유 수가 증가하고 그 섬유의 크기도 커져서 힘이 계단식으로 증가한다는 데 주목하자.

이제 우리는 근육 전체에서 발생되는 힘이 개개의 섬유에 작용하는 요인과 활성이 있는 섬유의 수에 의해 복합적으로 영향을 받는다는 것을 살펴보았다. 그러나 움직임에 있어 근수축의 힘이 중요한 이상으로 근육이 수축하는 속도도 중요하다.

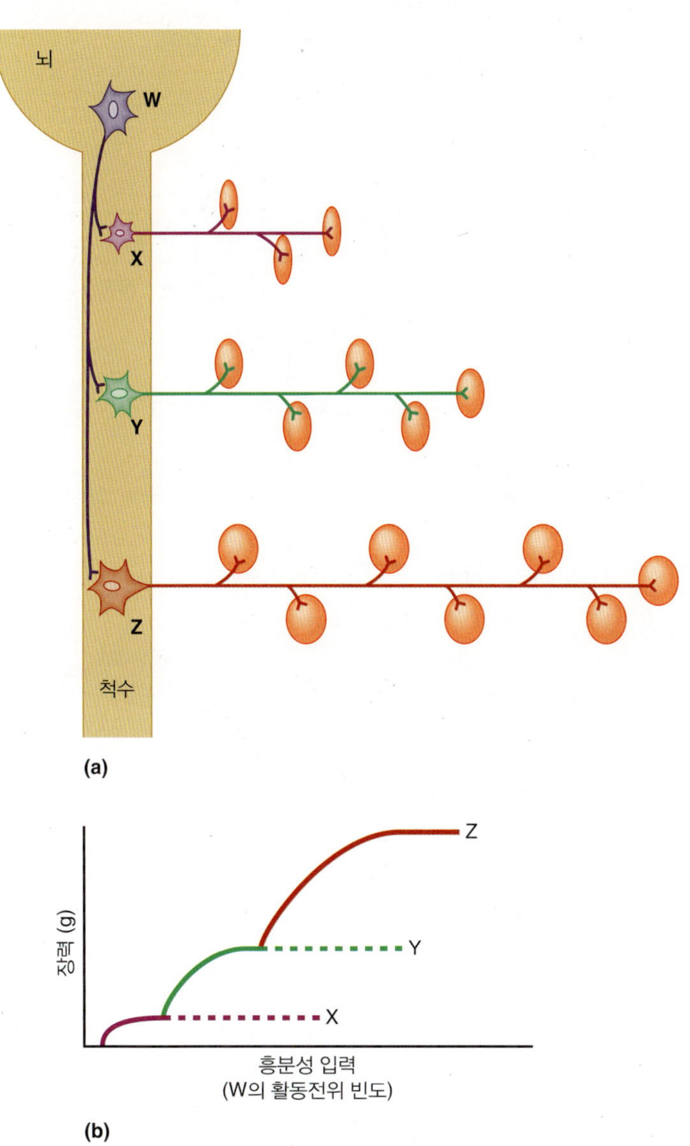

그림 12.19 크기원리. (a) 중추신경계내 흥분성 뉴런 W와 크기가 다른 세 운동뉴런(X, Y, Z)과의 구조관계 **(b)** 뉴런 W의 활동전위빈도가 증가할 때 활성화되는 운동단위의 순서는 가장 작은 X로부터 가장 큰 Z 순이다.

단축 속도

근육의 단축 속도를 측정하려면 근육을 자극하여 등력성 수축을 일으키고, 수축이 진행될 때 보통 각기 다른 부하를 가한 상태에서 근육이 짧아진 거리를 시간에 따라 표시한다. 이렇게 측정한 결과는 **그림 12.20**에 나타난 것처럼 세 가지 효과를 보여준다. (1) 단축의 잠복기는 부하가 증가할수록 길어진다(그림 12.13). (2) 단축기간은 부하이 증가할수록 감소한다. (3) 단축의 속도는 부하가 증가할수록 감소한다.

단축 속도는 짧아진 거리의 **변화율**(*rate of change*)로 정의하며, 그림 12.20에서 각 곡선의 기울기가 이에 해당한다. (기울기는 단축 기간 내내 계속해서 변하기 때문에 곡선의 초기 기울기를 단축 속도의 측정치로 사용하는 것이 통례다.) 단축 속도를 힘에 상관하여 나타내면 결과는 **그림 12.21**과 같은 부하-속도 곡선이 된다. 부하가 증가함에 따라 단축 속도는 점점 감소하여 근육이 발생시킬 수 있는 최대장력보다 부하가 더 크거나 같아질 때 결국은 0에 이르며, 단축 속도는 근육에 아무런 부하가 걸리지 않을 때 가장 크다는 데 주목하자. 이러한 관찰은 우리의 일상 경험과 일치한다. 우리는 빈 상자를 들 수 있을 때만큼 빠르게 책이 채워진 상자를 들 수 없다는 것

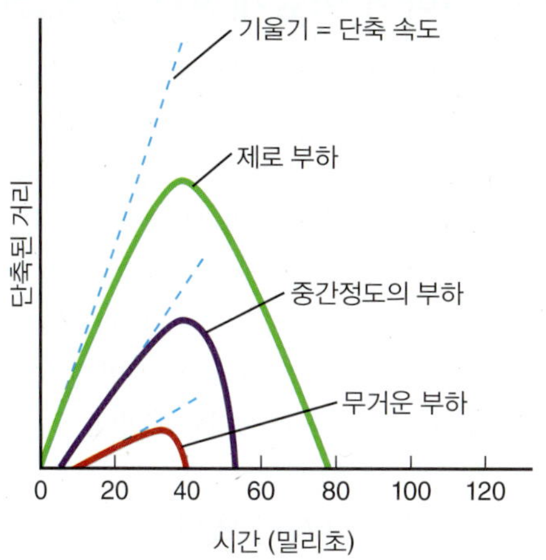

그림 12.20 근육단축에 미치는 부하의 효과.

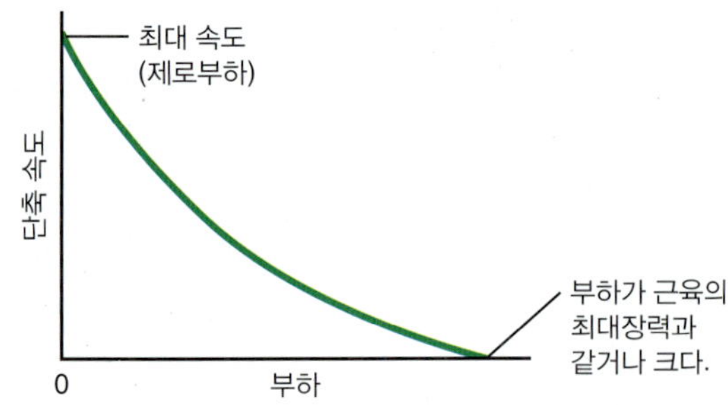

그림 12.21 부하-속도 곡선.

을 알고 있다.

단축 속도의 측정은 근육이 힘 발생력과는 다른 점에서 차이가 있다는 것을 보여주었기 때문에 정보를 제공하는 것으로 밝혀졌다. 예를 들어 어떤 형태의 근섬유는 다른 것보다 더 빨리 단축할 수 있다는 것을 연구자들이 알아내었다. 이런 차이가 있다는 근거는 다음 절에서 다루기로 한다.

퀵 테스트 12.3

1. 연축이란 무엇인가? 등척성 연축과 등력성 연축은 어떻게 다른가?
2. 크기원리란 무엇인가?
3. 단축 속도라는 용어의 의미는 무엇인가?

12.4 골격근 대사

근육은 눈 운동부터 가구를 이동시키는 강한 작업까지 다양한 일을 할 수 있다. 근육세포는 일을 발생시키기 위해 ATP를 필요로 하고, ATP를 합성하는 기작은 일의 형태에 따라 다양하다. 게다가 서로 다른 형태의 근육세포는 대사기구, 수축속도, 발생되는 힘의 양, 일을 성취가능하게 하는 피로에 대한 저항정도 등에서 특수화되어 있다. 이제 근육세포의 대사와 근섬유 형태에 대해 알아보자.

근육세포의 대사: 근육세포가 교차다리 주기를 작동시키기 위하여 어떻게 ATP를 공급하는가

근육은 신경입력을 받은 후 순식간에 수축을 시작할 수 있으며 한동안 수축활성을 지속시킬 수 있다. 예를 들어 단거리 경주자의 경우, 이 사람의 근육은 경기시작 총성이 울린 직후 최대 수용력 가까이 일하기 시작하여 경기가 끝날 때까지 이 상태를 계속 유지한다. 이러한 방식으로 일하는 근육의 경우 ATP 수요가 갑작스럽게 빨리 증가하더라도 이를 항상 공급하여 근육세포가 ATP를 즉각적으로 이용할 수 있도록 하는 것이 필요하다. 수축 중인 근육의 에너지원이 **그림 12.22**에 나타나 있고 아래에 설명되어 있다.

크레아틴/크레아틴 인산계의 역할

근섬유가 안정상태에 있을 때는 ATP 요구량이 작지만, 수축하라는

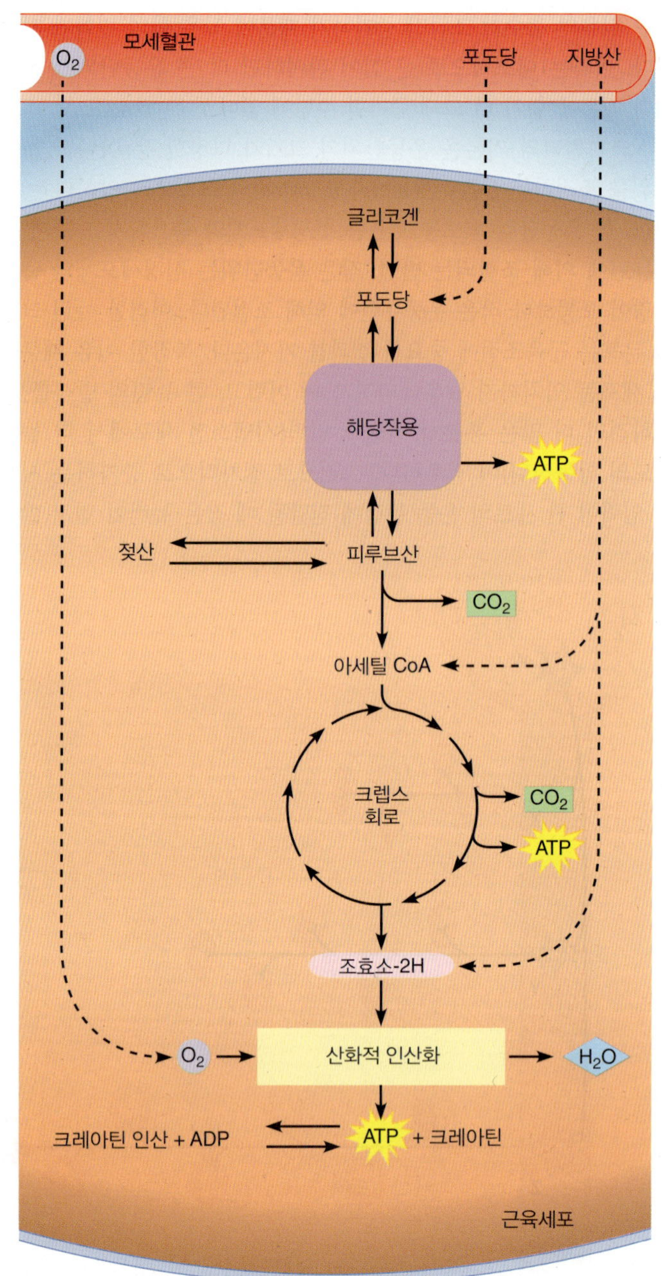

그림 12.22 골격근의 대사 경로.

신호를 받으면 ATP 요구량이 급상승한다. 안정시 근육세포에는 소량의 ATP가 저장되어 있지만, 일단 수축을 시작하면 이 ATP에 오랫동안 의존할 수가 없다. 근육세포는 ATP 공급이 고갈되지 않도록 ATP 이용률의 증가에 맞추어 ATP 생성을 조정해야 한다.

근육수축을 촉진하는 ATP는 다른 세포에서와 마찬가지로 근육세포에서도 기질수준 인산화와 산화적 인산화에 의하여 생성된다. 세포의 ATP 이용률이 증가하면 세포 내부의 ATP 농도는 떨어지고 ADP 농도는 올라간다. 이러한 변화가 ATP를 생성하는 반응을 조절하는 효소를 자극하여 ATP가 빠른 속도로 만들어진다. 근육세포가 수축을 시작하자마자 이러한 일들이 일어난다 하더라도 이런 반

응이 속도를 더하게 되기까지는 수 초가 필요하다. 근육은 그 사이에 ATP를 꾸준히 공급하기 위하여 **크레아틴 인산(creatine phosphate)**이라는 화합물의 형태에 포함되어 있는, 즉각적으로 이용할 수 있는 저장된 고에너지 인산에 의존한다. 크레아틴 인산은 인산을 ADP(항상 존재)에 전해주어 ATP를 형성한다.

크레아틴 인산과 ADP의 반응은 **크레아틴 인산화효소**에 의해 촉매가 되며 가역적이다.

$$\text{크레아틴 인산} + \text{ADP} \xrightleftharpoons{\text{크레아틴 인산화효소}} \text{크레아틴} + \text{ATP}$$

그러므로 이 반응이 오른쪽으로 진행되면 ATP와 크레아틴을 최종산물로 생성하며, 왼쪽으로 진행되면 A.DP와 크레아틴 인산을 생성한다. 근육세포가 안정상태에서는 반응이 평형에 이르러 크레아틴 인산이 형성되는 것만큼 다른 크레아틴 인산이 크레아틴으로 분해된다. 그러나 근육의 활동이 시작되면 ATP 수준은 떨어지고 ADP 수준은 올라가 반응이 질량작용에 의해 오른쪽으로 추진된다. 결과적으로 일부 ADP는 ATP로 전환되어 교차다리 주기에 이용될 수 있으나, 크레아틴 인산도 소모된다.

크레아틴 인산의 공급이 불충분하기 때문에 이 반응은 잠시 동안만 ATP를 생성할 수 있지만 ATP를 생성하는 대사반응이 준비할 수 있는 시간을 벌어주는 데는 충분하다. (근육이 하는 일을 크레아틴 보충제가 향상시킬 수 있는지에 대하여 알고 싶다면 **Discovery: 크레아틴 보충제**를 보라.) 근육세포가 이완할 때 ATP 수요가 감소하면 ATP 농도가 올라가고 ADP 농도는 떨어져 반응이 왼쪽으로 진행되도록 하는데 크레아틴이 크레아틴 인산으로 다시 전환됨으로써 크레아틴 인산이 공급되어 다시 채워진다. 그러므로 크레아틴 인산은 다음 수축활동을 할 수 있도록 언제든지 준비되어 있다.

근육세포의 대사는 운동의 강도에 따라 어떻게 변하는가

운동은 가벼운 걷기부터 조깅, 심한 단거리 달리기까지 다양한 강도로 일어날 수 있다. 모든 형태의 운동은 지속적인 ATP 공급을 필요로 하지만, 운동강도와 산화적 인산화 과정에 필요한 충분한 산소를 근육세포에 공급하는 혈류의 효능에 따라 ATP의 유래는 다양하다. 산소 수준이 낮으면 근육세포는 무산소 대사를 통해 ATP를 만들어야 한다.

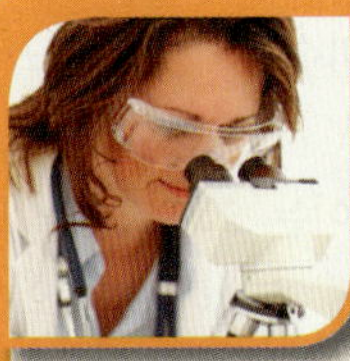

DISCOVERY
크레아틴 보충제(Creatine Supplements)

1990년대에 올림픽 출전선수와 프로 운동선수들의 크레아틴 보충제 사용이 크게 증가하였다. 이어서 레크레이션 차원에서 운동을 즐기는 사람들 사이에서도 보충제 사용이 증가하였다. 운동선수들은 이 보충제가 약간의 부작용은 있지만, 더 크고, 강하고, 빠르게 만든다고 믿고 있다. 과학적인 연구가 이런 생각을 뒷받침하는지는 여전히 논란의 대상이다.

신체는 일반적으로 스스로 필요로 하는 크레아틴을 모두 합성한다. 간, 이자, 신장 등은 크레아틴을 합성하며, 이것은 혈류를 통해 근육세포로 운반된다(몸속에 있는 크레아틴 전체의 95%는 골격근세포에서 찾아볼 수 있다). 크레아틴의 합성은 크레아틴의 수준이 올라갔을 때 피드백으로 억제되기 쉽다. 그러므로 크레아틴 보충제를 더 많이 먹으면 몸 안에서의 크레아틴 합성이 감소되어 크레아틴 보충제 효과의 일부가 사라질 수 있다. 많은 연구에 의하면 보충제를 투여할 경우 근육세포내 크레아틴 수준은 증가(약 15~20%)하는 것으로 밝혀졌으며 이는 이틀 이내에 최대로 증가한다. 또한 크레아틴의 증가 정도도 개인 간에 상당한 차이가 있다고 밝혀졌는데, 이것은 아마도 크레아틴 보충제 투여 이전의 피검자의 근육 속성의 차이 때문인 것 같다.

신체의 크레아틴 수준 증가가 근육활동을 개선시키는지 여부도 아직 명확하지 않다. 많은 연구는 크레아틴 보충제가 어느 정도 짧은(30초 이하) 고강도의 운동능력을 증진시킨다는 것을 암시한다. 그러나 많은 연구에서 크레아틴 보충제는 저강도와 중간 강도의 운동능력은 개선시키지 않는다는 데 일치하는 결과를 보인다. 크레아틴은 ATP 버퍼 역할을 하는 작용 이외에 액틴과 미오신과 같은 단백질 합성을 자극한다. 일반적으로 여러 연구는 운동과 크레아틴 보충제 투여를 병행하면(비록 초기의 체중증가는 수분 보존 때문이기는 하지만) 운동만 할 때보다 근육량을 더 많이 증가시킨다는 것을 보여준다.

크레아틴 보충제의 안전성 여부를 판단하려면 더 많은 연구가 또한 필요하다. 크레아틴의 단기 보충(8주 이내)에 관한 연구는 해로운 큰 부작용이 없다는 것을 보여준다. 미미한 부작용으로는 체중감소, 근육경련, 위장관질환, 탈수, 고온에 대한 내성결핍 등이 있다. 그러나 사람의 경우 크레아틴의 장기보충 또는 장기 "주기"(8주는 크레아틴 복용, 8주는 복용 중단)에 관한 연구는 진행 중이다. 장기적인 동물 연구로부터 간과 신장에 유해한 효과를 미칠 수 있다는 것을 보여준다.

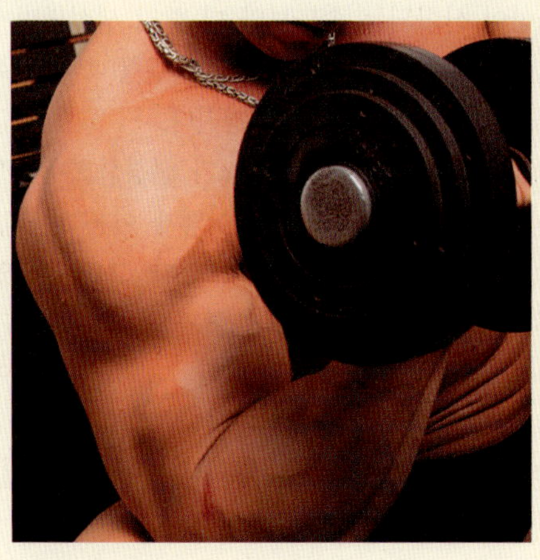

운동선수는 근육량을 증가시키기 위해 크레아틴 보충제를 이용한다.

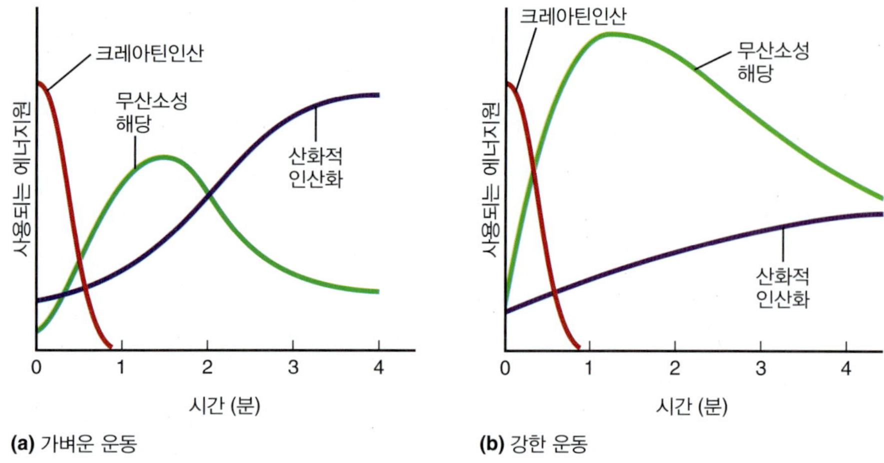

그림 12.23 에너지원의 비교. (a) 경중등도 운동시 (b) 강한 운동시. 강한 운동시 피로는 2~3분 내에 일어난다.

근육이 중간강도로 지속적으로 운동할 때(산소공급이 요구량에 뒤떨어지지 않을 정도로 충분) 필요한 ATP 대부분은 산화적 인산화에 의해 공급된다(**그림 12.23a**). 처음 근육세포는 ATP 생성을 위하여 필요한 연료인 포도당을 공급받기 위하여 자신이 저장해 놓은 글리코겐에 의존한다. 운동이 계속되면 근육은 혈류를 타고 운반된 포도당과 지방산에 의존하기에 이른다. 이런 방식으로 혈액내 포도당을 사용하려면 근육세포는 근섬유막에 있는 인슐린 비의존성 포도당 운반체인 GLUT-4의 발현을 일시적으로 증가시켜야 한다. 약 30분 후 포도당의 이용은 감소하고 지방산이 에너지원으로 우위를 차지하게 된다.

심한 운동을 하는 경우, 산화적 인산화는 ATP 공급원으로는 덜 중요해지고, 기질수준 인산화(특히 무산소성해당)가 더 중요해진다(그림 12.23b). 해당이 단독으로 모든 ATP를 생산할 수 있을지라도 결과적으로는 젖산이 생성되어 근육조직에 축적되고 혈류 안으로 넘쳐 들어갈 수 있다. (해당에서 포도당이 피루브산으로 전환된 다음 정상적으로는 크렙스 회로와 산화적 인산화를 거친다. 그러나 피루브산이 산화되는 속도보다 더 빨리 생성되면 쌓여서 젖산으로 전환된다.) 이 젖산의 축적이 격렬한 운동 후에 근육에 타는 듯한 감각을 느끼게 하는 원인으로 여겨진다.

지금까지 우리는 근육세포가 신경신호에 어떻게 반응하는지, 수축을 일으키기 위해 ATP를 어떻게 이용하는지, 어떻게 ATP의 적절한 공급을 확보하는지 알아보았다. 그러나 무엇이 어떤 근육을 다른 것보다 강하게 만드는가? 팔과 손의 근육집단을 이용해서 한 순간에는 의자를 들어 올렸다가 다음 순간에는 종이 클립을 들어 올리는 일이 어떻게 가능한가? 다음 절에서는 이런 문제를 골격근 수축의 역학(*mechanics*; 수축 속도와 수축력에 영향을 미치는 여러 요인)에 중점을 두고 다루기로 한다.

골격근섬유의 형태

기본적으로 모든 골격근섬유가 흥분-수축 짝지음 및 힘 발생 기작에 관해서는 비슷할지라도, 얼마나 빨리 수축하고 어떻게 대부분의 ATP를 생성하는지에 대하여는 이들 사이에 현저한 차이가 있다. 이 절에서는 이러한 차이점과 일상생활에서 이 차이가 근육의 작동에 미치는 효과를 알아보고자 한다.

수축 속도의 차이: 빠른 연축섬유와 느린 연축섬유

서로 다른 근육을 자극하여 등척성 수축을 일으킬 때 어떤 근육은 최고장력에 도달하는데 다른 것보다 시간이 더 오래 걸린다(**그림 12.24**). 그 이유는 이 근육들에 서로 다른 집단의 섬유가 들어 있기 때문이다. 어떤 근육(다리의 가자미근육과 같은)에는 대부분 **느린 연축섬유**가 들어 있어서 비교적 느리게 수축한다. 다른 근육(눈운동을 조절하는 바깥눈근육과 같은)에서는 **빠른 연축섬유**가 우세하며 비교적 빠르게 수축한다. 또 다른 근육(다리의 비장근과 같은)은 느린 연축섬유와 빠른 연축섬유의 비율이 중간이다. 두 섬유의 형태 차이는 등척성 수축뿐 아니라 등력성 수축에서도 나타난다. 빠른 연축섬유는 느린 연축섬유보다 더 빨리 최대 등척성 장력에 도달하고, 등력성 수축을 할 때 비슷한 길이의 느린 연축섬유와 비교하여 최고단축 속도도 더 높다.

빠른 연축섬유와 느린 연축섬유 사이의 차이는 그 크기나 모양에 바탕을 둔 것이 아니라, 굵은 필라멘트 안에 존재하는 미오신의 형태에 바탕을 둔 것이다. 근수축의 속도는 교차다리의 주기 속도에 의존하는데, 속도를 제한하는 ATP 가수분해 단계에 의해 제한된다. 이른바 **빠른 미오신**(*fast myosin*)은 **느린 미오신**(*slow myosin*)보다 ATP를 더 빠른 속도로 가수분해하는 능력을 본래부터 가지고 있

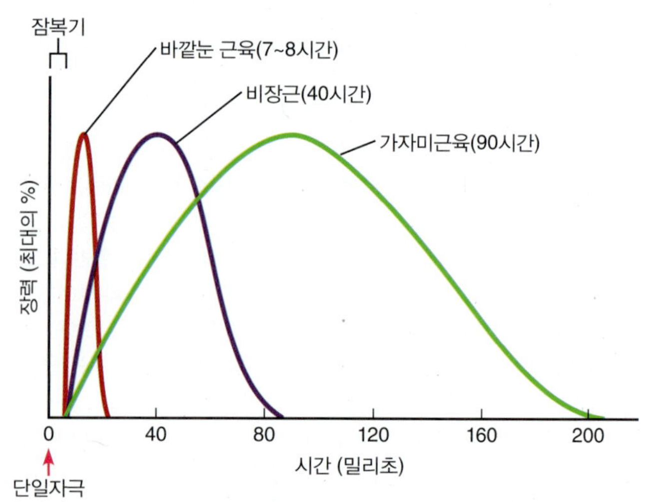

그림 12.24 세 가지 근육에서 수축 속도의 차이. 이 곡선은 등척성 연축을 나타낸 것으로, 괄호 안의 시간은 각 근육이 단일자극(화살표) 후 최대장력을 발생하는 데 걸리는 시간이다. 이 근육들은 서로 다른 최대장력을 발생하지만 비교하기 쉽도록 같은 크기의 최대장력을 만들도록 조정하였다.

으며, 이 ATP 속도가 섬유의 수축 속도와 서로 밀접한 관련이 있음이 밝혀졌다. 빠른 미오신이 ATP 분해효소 속도가 높다는 것은 이런 형태의 미오신이 1초당 더 많은 교차다리 주기를 완성할 수 있다는 것을 의미하는데, 이것은 다른 조건이 모두 같을 때 근절이 더 빨리 짧아진다는 것을 의미한다.

ATP 생성의 주요한 방식의 차이: 해당섬유와 산화섬유

모든 근섬유가 산화적 인산화와 기질수준 인산화에 의해 ATP를 생성하는 능력을 갖고 있지만 이를 수행하는 능력에 차이가 있으므로 이에 따라 근섬유를 일반적으로 두 종류로 분류한다. **해당섬유**(*glycolytic fiber*)는 세포질에 해당효소의 농도가 높아 해당(기질수준 인산화)을 통해 ATP를 빨리 생성할 수 있다. 이 섬유는 산화적 인산화를 통해 ATP를 생성하는 능력이 비교적 낮은데, 이는 산화적 인산화가 일어나는 미토콘드리아가 상대적으로 적기 때문이다. 이와 대조적으로 **산화섬유**(*oxidative fiber*)는 미토콘드리아가 풍부하고, 산화적 인산화를 통해 ATP를 생성하는 능력이 높다. 그러나 이 섬유는 해당효소의 농도가 비교적 낮아 해당능력이 낮다. 몸의 모든 근육에서 이 두 가지 형태의 섬유를 찾아볼 수 있지만 그 비율은 근육마다 다양하다.

해당섬유와 산화섬유의 차이는 해당효소의 양이나 미토콘드리아 수의 차이뿐만이 아니다. 산화섬유는 일반적으로 직경이 작고 모세혈관이 잘 분포되어 있는 반면, 해당섬유는 직경이 크고 모세혈관에 의해 잘 둘러싸여 있지 않다(**그림 12.25**). 이것은 산화섬유가 산소를 이용하는 능력이 높고 따라서 적절히 기능을 발휘하려면 빠른 산소공급에 더 크게 의존한다는 것과 뜻이 통한다. 모세혈관의 공급이 풍부하면 섬유주위의 세포사이액에 산소공급이 빨라지고, 섬유의 직경이 작으면 확산되는 산소가 미토콘드리아에 도달해야 하는 거리가 최소화된다.

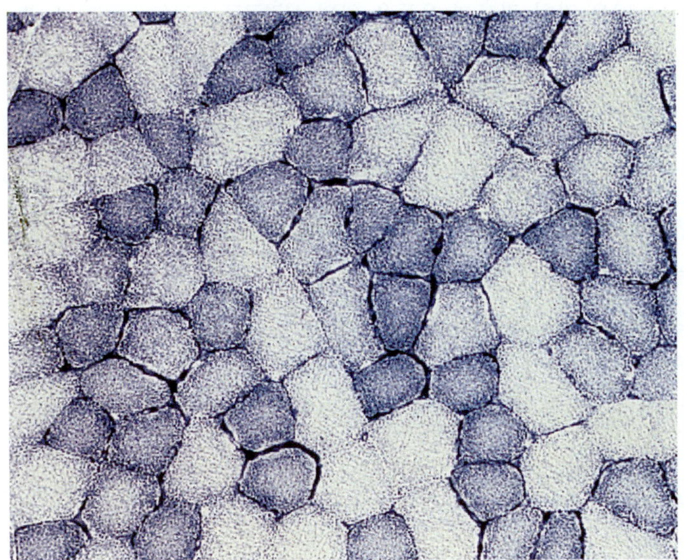

그림 12.25 산화근섬유와 해당근섬유. 골격근의 횡단면현미경 사진으로, 수많은 근섬유가 보인다. 근육을 염색하여 미토콘드리아는 보라색, 모세혈관은 검은색으로 보인다. 작은 섬유는 더 진하게 염색되는데 이는 미토콘드리아가 더 많다는 뜻이며, 미토콘드리아가 많은 것은 산화섬유에서 전형적인 현상이다. 모세혈관의 밀도는 이 섬유 근처에서 가장 높다.

섬유형태의 또 다른 차이로는 산화섬유는 **미오글로빈(myoglobin)**으로 알려진 산소결합 단백질을 포함하는 반면, 해당섬유는 미오글로빈이 부족하다는 것이다. 헤모글로빈(적혈구의 산소운반 단백질)과 마찬가지로 미오글로빈은 산소와 가역적으로 결합하는 붉은 빛을 띠는 분자다. 그 기능은 산소완충제로, 세포 내부의 산소 농도가 감소할 때마다(근육이 강한 수축을 할 때 주위혈관을 압박하여 혈액공급을 방해할 때 일어날 수 있는 것처럼) 산소를 방출하여 공급하는 저장고 역할을 한다. 그러나 이렇게 저장된 산소는 양이 부족하기 때문에 짧은 시간 동안 적당한 양의 산소를 공급할 수 있을 뿐이고 곧 산소가 보충되어야 한다. 혈류가 원상으로 복구되어 산소 농도가 올라가면 산소가 보충된다. 미오글로빈으로 인해 산화섬유가 적갈색을 띠므로 이 섬유들을 **적색근**(*red muscle*)이라 한다. 이와는 반대로 미오글로빈이 부족하여 붉은색을 띠지 않는 섬유는 **백색근**(*white muscle*)이라 한다. 적색근과 백색근의 친숙한 예가 닭에서 볼 수 있는 "거무스름한" 고기와 "흰"고기다.

해당섬유는 소비하는 연료단위당 생성하는 ATP의 수가 적기 때문에 산화섬유보다 ATP 생성 효율이 떨어진다. 그러나 해당섬유는 해당과정이 산소를 필요로 하지 않기 때문에 이용할 수 있는 산소의 양이 적을 때 ATP를 더 잘 생성할 수 있다. 해당섬유가 활성을 띠고 높은 속도로 ATP를 생성할 때 부산물로 젖산이 생성되는데, 그 이유는 이들 세포가 해당능력이 높은 반면, 산화능력은 낮기 때문이다. 이런 능력의 차이로 인해 해당의 최종산물인 피루브산이 만들어지며, 이는 소비되는 것보다 더 빨리 생성되어 세포 안에 축적된다. 피루브산이 축적되면 젖산으로 전환되는데, 근육피로의 한 원인으로 여겨진다. 이 때문에 해당섬유는 산화섬유보다 더 빨리 피로가 온다. 이와는 대조적으로 산화섬유는 적정량의 산소가 공급되는 한 젖산을 거의 생성하지 않으며 따라서 피로에 대한 내성이 더 크다. 이 세포에서 정상적으로는 젖산이 축적되지 않는데, 이는 산화능력이 높아서 피루브산이 생성되는 것만큼 빨리 아세틸 CoA로 전환될 수 있게 하기 때문이다.

느린 산화섬유, 빠른 해당섬유, 빠른 산화섬유

골격근섬유를 그 수축 속도에 근거하여 빠른 연축섬유와 느린 연축섬유로 분류하고, 그 대사능력에 근거하여 해당섬유와 산화섬유로 분류할 수 있다는 것을 보았다. 수축 속도와 산화능력, 또는 해당능력의 여러 조합이 가능하다는 것이 놀라운 일은 아니다. 실제로 세 종류의 중요한 골격근섬유가 확인되었는데, 느린 산화섬유, 빠른 해당섬유, 비교적 드문 빠른 산화섬유가 그것이다. 일반적으로 근육에는 이 세 가지 형태의 섬유가 모두 들어 있지만 비율은 근육마다 다르다.

그 이름이 의미하듯이 **느린 산화섬유(slow oxidative fiber)**는 느린 미오신을 포함하고 산화능력이 높아 산화적 인산화에 의하여 대부분의 ATP를 생성한다. **빠른 해당섬유(fast glycolytic fiber)**는 빠른 미오신을 포함하고 해당능력이 높아 해당을 통해 대부분의 ATP를 생성한다. **빠른 산화섬유(fast oxidative fiber)**는 산화능력이 높고 빠른 미오신을 포함한다. (실제로 이 섬유 안에 있는 미오신 ATP 분해효소의 활성은 가장 느린 미오신과 가장 빠른 미오신의 중간이다.)

근섬유의 형태와 힘 발생력 사이에 직접적인 관련은 없지만, 세 가지 형태의 섬유는 또한 직경도 다르기 때문에 간접적으로 관련이 있다. 느린 산화섬유는 직경이 가장 작아 작은 힘만을 발생시킬 수 있다. 빠른 해당섬유는 직경이 가장 크고 가장 큰 힘을 발생시키는 반면, 빠른 산화섬유는 직경과 힘 발생력에 관해서는 중간이다. 세 가지 형태의 섬유 특성이 표 12.1에 요약되어 있다.

세 가지 섬유형태의 운동에 대한 반응 각기 다른 형태의 섬유가 골격근에 섞여 있을지라도 일반적으로 근육이 수축할 때마다 세 가지 형태의 근섬유가 모두 이용되지는 않는다. 여러 섬유형태는 서로 다른 운동단위 안으로 분리되며, 특정한 운동단위에는 대부분의 경우 한 가지 형태의 섬유만이 들어 있다. 더구나 운동단위의 크기와 들어 있는 섬유의 형태 사이에 상관관계가 있기 때문에 근육의 장력이 증가함에 따라 각기 다른 형태의 섬유가 특정한 순서(크기원리에 맞춰)대로 동원된다.

느린 산화섬유는 보다 작은 운동단위에 들어 있으므로 먼저 동원된다. 빠른 산화섬유는 중간 크기의 운동단위에서 발견되므로 그 다음으로 동원된다. 빠른 해당섬유는 보다 큰 운동단위에서 발견되므로 마지막으로 동원된다. 빠른 해당섬유는 역도나 단거리 경주와 같은 고강도의 운동에서처럼 근육이 큰 힘을 내는 경우가 아니면 대부분 동원되지 않는다.

피로에 대한 내성 자전거 경주자가 하루 종일 160 km가 훨씬 넘는 거리를 주행하는 것은 드문 일이 아니다. 반면 올림픽급 역도선수라도 스스로 들 수 있는 최대 무게 또는 이에 가까운 무게의 역기를 몇 초 이상 들고 있을 수가 없다. 이런 차이는 근육이 **피로(fatigue)**를 견뎌내는 능력이 각기 다르다는 사실에 기인한다. 피로는 근육이 장기간 반복자극에 대항하여 일정한 수축력을 유지하는 능력이 감소하는 것이다. 결국 피로는 모든 종류의 근육활동이 끝난 후에 생기지만, 일반적으로 근육이 높은 빈도로 자극되고 더 큰 힘이 발생될 때 더 빨리 일어난다(그림 12.26).

근육피로의 정확한 원인을 완전히 알지는 못하지만 각기 다른 형태의 운동이 각기 다른 이유로 피로를 유도하는 것으로 알려져 있다. 고강도의 운동에서는 해당근섬유가 동원되고 이미 언급한 바와 같이 산화능력이 낮아 젖산을 생성하려는 경향이 있다. 결과적으로 고강도 운동에서는 근육 안에 젖산이 빠르게 축적되는 경우가 잦다. 강하고 지속적인 수축이 일어나면 또 한 가지 요인이 작용할 수 있다. 강한 수축은 근육에 혈액을 공급하는 혈관을 압박하여 근육의 혈액공급을 방해하거나 감소시킬 수 있다. 결과적으로 산소공급이 감소하여 근육세포가 더 많은 젖산을 생성함으로써 세포내 pH를 떨어뜨려 효소의 활성을 변화시키고 다양한 대사 과정을 방해할 수 있다. 이와는 대조적으로 저강도 운동에서는 해당섬유가 거의 동원되지 않기 때문에 일반적으로 젖산축적은 문제가 아니다. 활성이 있는 섬유는 대부분 산화섬유로, 젖산을 생성하려는 경향을 거의 갖고 있지 않다. 저강도 운동에서는 피로가 발생하기까지 시간이 더 걸리며, 이때의 피로의 원인은 예비에너지, 특히 글리코겐의 고갈과 관련이 있는 것 같다. 이런 형태의 피로로부터 완전히 회복되는 데는 약 24 시간이 걸리는 반면, 더 빨리 시작하는 형태의 피로로부터 회복되는 데는 수 분에서 수 시간 정도가 걸릴 뿐이다.

매우 강한 강도의 운동을 하면 신경근육 피로(*neuromuscular fatigue*)가 생길 수 있는데, 이것은 큰 힘을 낼 때처럼 운동단위를 높

표 12.1 골격근섬유 형태의 특성

	느린 산화섬유(적색근)	빠른 산화섬유(적색근)	빠른 해당섬유(백색근)
산화능력	높음	높음	낮음
해당능력	낮음	중간	높음
수축 속도	느림	중간	빠름
미오신 ATP 분해효소 활성	낮음	중간	높음
미토콘드리아의 밀도	높음	높음	낮음
모세혈관의 밀도	높음	높음	낮음
미오글로빈의 양	높음	높음	낮음
피로에 대한 내성	높음	중간	낮음
섬유의 직경	작음	중간	큼
운동단위의 크기	작음	중간	큼
힘-발생력	낮음	중간	높음

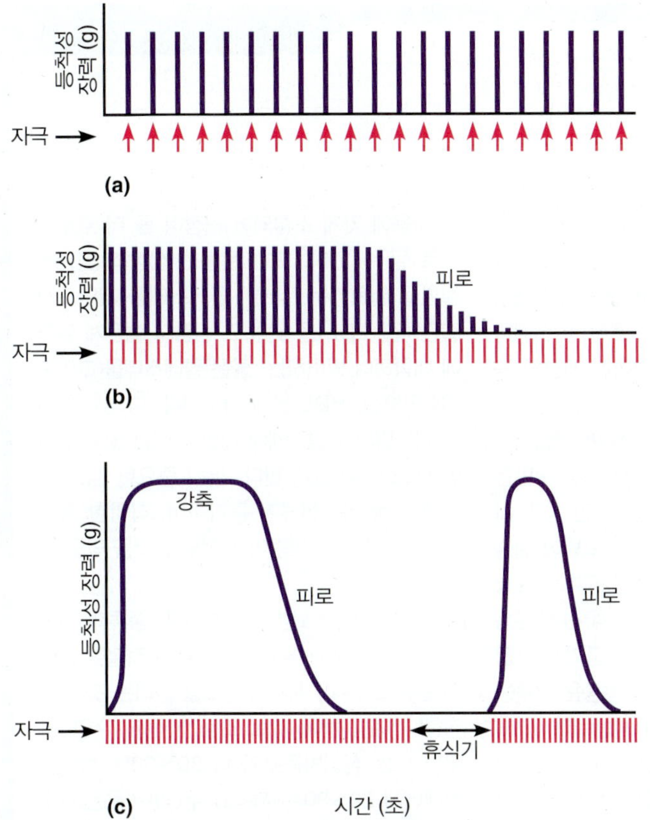

그림 12.26 근육피로. 반복자극(화살표)에 반응하여 근육에서 발생하는 장력을 기록한 그림으로, 시간간격을 압축하여 각 연축이 스파이크로 나타난다. **(a)** 비교적 낮은 빈도의 자극은 거의 피로를 일으키지 않는다. 최고장력이 시간이 지나도 일정하게 유지되는 것에 주목한다. **(b)** 더 높은 빈도의 자극은 피로를 일으키는데 기록 끝 근처에서 최고장력의 감소가 뚜렷하다. **(c)** 최대 강축장력을 생성할 만큼 충분히 높은 빈도로 근육을 자극하면 피로는 훨씬 빨리 일어난다. 회복기간이 지난 후 장력은 이전 수준까지 회복되지만 피로는 이전보다 더 빨리 일어난다.

은 빈도로 자극하여 수축시킬 때 일어난다. 세포를 긴 기간에 걸쳐 강하게 수축하도록 자극하면 운동뉴런이 반복적으로 발사하여 시냅스말단에 아세틸콜린을 고갈시킬 수 있으며, 결국 신경근육전도가 일어나지 않는다.

이렇게 근육세포가 힘을 발생하는 능력에 영향을 미치거나, 신경계가 근수축을 일으킬 수 있는 능력에 영향을 미치는 피로의 기작뿐만 아니라 피로에는 순전히 생리학적으로만은 설명할 수 없는 심리적인 요소도 있다. 운동선수들 사이에서는 운동이 육체적 상태와 마찬가지로 정신적 상태에 의해 영향을 받는다는 것이 광범위하게 받아들여지고 있다. 종종 가장 빨리 또는 가장 오래 달리는 선수는 "이기려는 의지"가 가장 강한 선수들이다. 남보다 의욕이 적은 선수는 피로가 와서 근육의 통증이 시작되면 더 쉽게 용기를 잃고 굴복할 것이며, 그 결과 노력을 덜 하게 될 수 있다.

운동에 대한 근육의 장기적 반응 운동선수는 훈련을 통해 특정 스포츠에 필요한 기술을 연마할 뿐 아니라, 몸의 육체적인 상태를 그 기술을 수행하는 데 알맞게 변화시킨다. 이런 변화 중에는 오랜 시간에 걸친 규칙적인 운동의 결과로 생기는 근육의 세포구성 변화가 있다. 이런 변화의 결과로 근육의 힘 발생력과 피로에 대한 내성이 변화된다.

모든 운동선수가 아는 바와 같이 각기 다른 형태의 운동은 다른 방법으로 근육에 영향을 주며, 따라서 바라는 결과를 성취할 수 있는 운동 관리를 선택하는 것이 중요하다. 예를 들어 야심 있는 마라톤 선수라면, 마라톤이 강한 지구력을 요구하는 스포츠이므로 조깅처럼 긴 기간의 저강도 운동을 이용하는 훈련을 해야 한다. 이와 반대로 야심 있는 권투선수는 더 크고 강한 근육을 원하므로 짧은 기간의 고강도의 운동을 훈련 프로그램에 넣는 것이 좋다.

호기성 운동은 근섬유의 피로에 대한 내성을 증가시켜 산화능력을 증가시킨다. 이런 훈련의 결과로 일부 빠른 해당섬유는 빠른 산화섬유로 효율적으로 전환된다. (그러나 운동이 근섬유 내에 존재하는 미오신의 형태를 변화시키지는 못하기 때문에 느린 연축섬유는 느린 상태로, 빠른 연축섬유는 빠른 상태로 남아 있다.) 섬유 안의 미토콘드리아의 크기와 수가 증가하며, 섬유를 둘러싸고 있는 혈관의 수가 증가하는 변화가 나타난다. 더구나 섬유의 평균직경이 감소하여 산소가 세포 안으로 이동하는 것을 촉진하지만 세포의 힘 발생력은 감소시킨다. 호기성 운동은 또한 당뇨와 같은 특정 질환에 걸린 사람이 건강을 회복하는 데 도움을 준다(**당뇨병에 대한 관심: 당뇨병**을 보라).

이와는 대조적으로 고강도의 운동은 일부 빠른 산화섬유를 빠른 해당섬유로 전환하여 근섬유의 산화력을 감소시키고 해당능력을 증가시킨다. 미토콘드리아의 크기와 수가 감소하며 해당효소의 농도가 증가하고 섬유의 평균직경이 증가하는 변화가 나타난다. 그러나 이 섬유들의 산화능력이 줄어 피로에 대한 내성을 감소시킨다. 섬유가 자라남에 따라 새로운 근원섬유가 합성되어 섬유가 더 힘을 낼 수 있도록 한다. 섬유의 평균직경이 증가하여 근육 전체는 더 크고 더 무거워진다. 근육의 성장은 새로운 섬유가 추가되어 이루어지는 것이 아니라는 데 주목하자. 그 이유는 근섬유는 **유사분열 후**(*postmitotic*)의 상태이므로 분열해서 새로운 세포를 형성할 수 없기 때문이다. 새로운 섬유가 **위성세포**(*satellite cell*)라는 미성숙한 전구체로부터 만들어질 수는 있지만 이는 보통 섬유가 죽어 대체되어야 할 때만 일어난다. 근육을 사용하지 않으면 위축이 일어난다. 위축은 일부 질병상태에서도 나타난다(**Clinical Connections: 근위축증**을 보라).

퀵 테스트 12.4

1. 근육 수축이 시작할 때 어떻게 크레아틴 인산이 적절한 ATP 공급을 유지시키는가?
2. 느린 연축섬유와 빠른 연축섬유의 주요한 차이점은 무엇인가?
3. 골격근에서 발견되는 세 가지 형태의 섬유는 무엇인가?
4. 유산소운동은 근육피로에 대한 내성에 어떤 영향을 미치는가? 피로에 대한 내성은 고강도운동에 의해서 어떻게 영향을 받는가? 그 이유는 무엇인가?

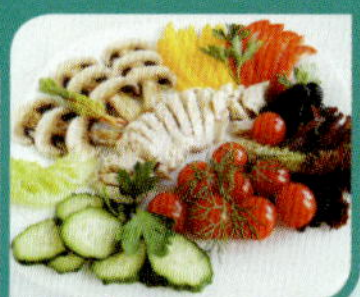

당뇨병에 대한 관심

당뇨병(Diabetes Mellitus)

제2형 당뇨병은 여러 심각한 건강 문제에 취약하게 만들지만, 생활양식은 이 위험도를 감소시킬 수 있다. 당뇨병을 억제하는 데 있어 가장 중요한 생활양식 요인은 영양과 운동이다. 적절한 영양과 운동은 몸무게와 혈당량을 조절하는 데 도움을 준다. 여기서는 몇 가지 운동의 이점을 알아볼 것이다.

운동은 직접적으로 혈당량에 영향을 준다. 그러나 이 효과는 가볍거나 적당한(유산소) 운동인지 아니면 강한(무산소) 운동인지에 따라 다르다. 일반적으로, 혈당량의 증가(보통 식사 후에 일어나는)는 이자의 베타 세포로부터 인슐린의 분비를 유발한다. 인슐린은 혈류를 통해 온몸의 세포로 이동하여, 대부분의 세포에서 포도당 흡수를 증가시킨다. 간과 근육세포가 자극을 받아 과량의 포도당을 흡수하면 포도당을 글리코겐으로 전환하여 저장할 수 있고, 간의 경우 포도당은 저장을 위해 지방형태로의 전환도 가능하다. 따라서 인슐린은 세포의 포도당 흡수를 자극함으로써 혈당량의 감소를 야기한다. 운동시 체세포의 포도당 요구량이, 특히 근육세포의 경우 증가한다. 적당한 수준의 운동을 하면 근육은 더 빠른 속도로 포도당을 흡수하여 혈당량이 감소한다. 그러나 격렬한 운동시 신체는 종종 "스트레스 반응"인 일련의 호르몬, 신경학적 반응을 나타내는데, 이는 에너지 저장의 동원을 촉진시킨다.

운동은 체지방을 감소시킴으로써 간접적으로 당뇨병 환자의 건강을 호전시킨다. 비만은 제2형 당뇨병에 잘 걸리게 하는 요인 중의 하나이다. 따라서 체지방의 감소는 당뇨병에 걸릴 가능성과 일단 당뇨병으로 발전한 경우 당뇨병의 심각한 발병정도를 감소시킨다. 유산소 운동은 트리글리세리드의 이화작용을 증가시켜 몸무게의 감소를 촉진시킨다. 또한 운동은 근육을 만들고, 근육 조직은 휴식기의 지방보다 좀 더 많은 칼로리를 태운다. 따라서 운동은 기초대사율(누워 있는 상태로 깨어 있으며 12시간 금식했을 때 몸 전체의 대사율)을 증가시키고, 더 나아가 몸무게의 감소를 촉진시킨다.

유산소 운동은 또한 건강한 심장과 혈관계를 갖게 해준다. 골격근과 마찬가지로 심근은 그 사용에 맞게 조절되어 심장이 좀 더 효율적으로 될 수 있다. 또한 운동은 심장과 혈관계 질환을 일으키는 "나쁜" 콜레스테롤(저밀도지질단백질, LDL)을 낮추고, 심장과 혈관계 질환에 대항하여 방어하는 "좋은"콜레스테롤(고밀도지질단백질, HDL)을 증가시킨다. 따라서 운동은 당뇨병의 심혈관계에 대한 유해한 일부 효과에 대항할 수 있게 한다. 특히 중요한 점은 신경계로 향하는 혈류가 증가하여, 다양한 형태의 당뇨병성 신경병증이 진행되는 것을 막을 수 있다.

그렇다면, 당뇨병 환자는 어떤 종류의 운동을 해야 할까? 대부분의 의사들은 적절한 강도의 운동으로부터 서서히 강도를 올리는 것을 권장한다. 예를 들어 속보, 조깅, 자전거, 수영, 농구나 또는 심장박동수가 약 30~60% 상승한 상태에서 20~30분 지속할 수 있는 운동이다. 일주일에 한 번씩 장시간 운동하는 것에 비해 단시간이지만 일주일에 며칠씩 운동하는 것이 더 좋다.

12.5 골격근활동의 조절

9장에서 골격근 수축을 조절하는 신경 경로에 대하여 배웠다. 이제 근육의 선택적인 활성화를 통해 근육이 어떻게 유연하게 공동작용을 하는지 자세히 알아보기로 한다.

관절을 사이에 두고 있는 근육활동

거의 모든 골격근이 힘줄에 의해 적어도 두 개의 뼈에 연결되어 있다. 근육이 수축할 때 일반적으로 이 뼈 중 하나는 움직이는 반면, 다른 하나는 상대적으로 고정된 상태로 있다. 근육이 움직이지 않는 뼈에 붙어 있는 부위를 **기시부**(*origin*)라 하고, 근육이 움직일 수 있는 뼈에 붙어 있는 부위를 **착점**(*insertion*)이라 한다(**그림 12.27**). 근육의 기능과 위치에 따라 그 힘줄은 짧거나 길다. 예를 들어 이두근은 짧은 힘줄에 의해 팔뼈에 연결되어 있지만, 장딴지의 비복근은 긴 힘줄(아킬레스건, *Achilles tendon*)에 의해 발뒤꿈치 뼈에 연결되어 있고, 이와 같은 구조로 인해 발목이 지나치게 크거나 무거울 필요가 없어진다. 마찬가지로 긴 힘줄 덕분에 손가락을 조절하는 근육이 손 자체가 아니라 아래팔에 존재할 수 있다. 이는 손이 근육으로 채워져 있으면 손가락을 민첩하게 움직이는 데 방해가 될 수 있기 때문이다.

근육은 수축할 때만 능동적으로 힘을 발휘할 수 있는데, 골격근의 경우 뼈를 미는 것이 아니라 **끌어당기는 것**(*pulling*)을 의미한다. 그럼에도 불구하고, 예를 들어 여러분은 분명히 근육의 힘을 이용하여 팔꿈치 관절을 반대방향으로 움직일 수 있다. 여러분은 이두근을 **수축**(*flex*)시켜 아래팔을 굽힐 수 있으며(즉 팔꿈치 관절의 각을 감소시킴), 팔의 이두근 반대쪽에 위치한 삼두근을 수축시켜 아래팔을 펼 수 있다(**그림 12.28**). 이두근과 삼두근은 길항근의 예로, 각 근육은 다른 근육의 작용과 **반대되는**(*antagonistic*) 방향으로 힘을 발휘한다. (대부분의 골격근은 관절을 사이에 두고 길항군으로 배열한다.) 아래팔을 굽히기 위하여 이두근은 능동적으로 힘을 발생시키는 반면, 삼두근은 이두근의 작용에 의하여 발휘되는 힘에 반응하여 이완하고 수동적으로 늘어난다. 그러므로 관절을 사이에 두고 일어나는 대부분의 운동은 운동뉴런이 한 근육섬유집단은 활성화하고, 동시에 길항섬유는 억제하는 것을 포함한다. 그러나 때때로 길항근육 집

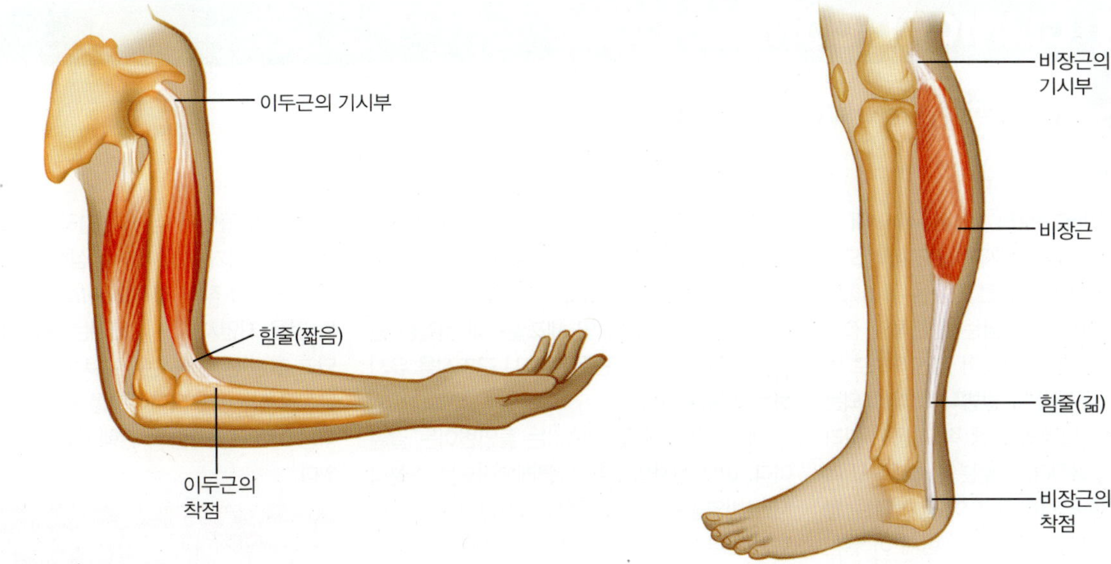

그림 12.27 뼈에 부착된 근육.

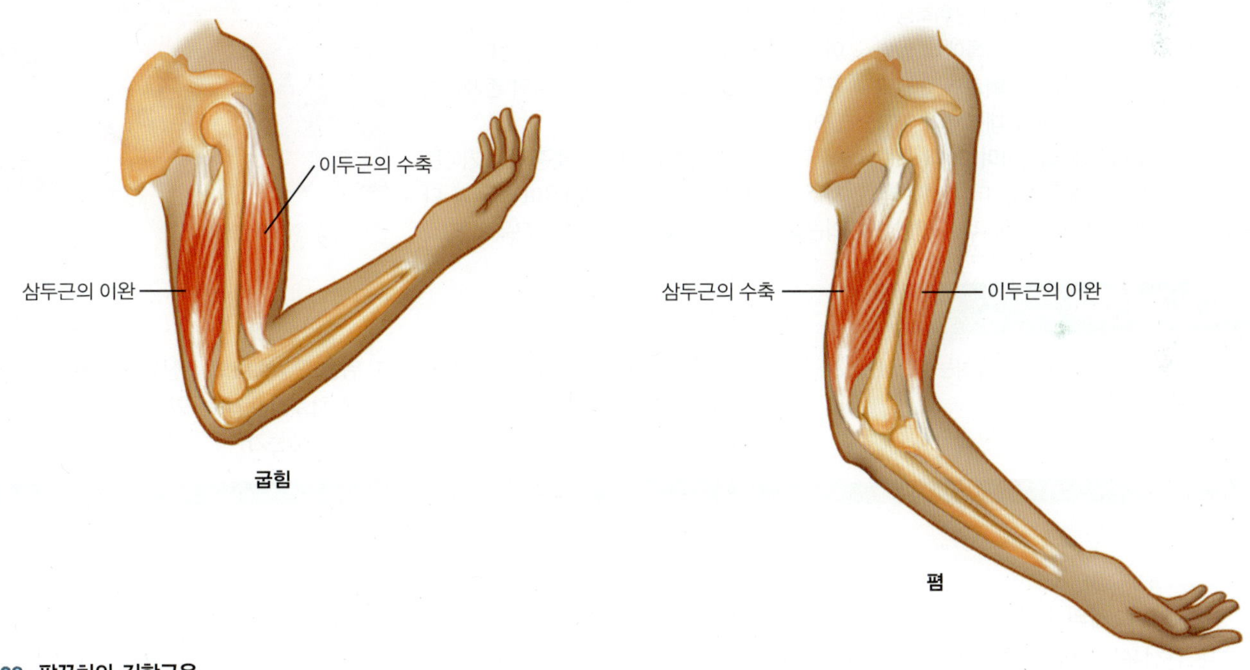

그림 12.28 팔꿈치의 길항근육.

단을 동시에 수축시키는 것이 유용하다. 예를 들어 무게를 가늠하기 어려운 물건을 받으려면 이두근과 삼두근은 동시에 수축하도록 자극되어 팔꿈치 관절을 뻣뻣하게 만들어준다. 물론 사실상 얼마만한 장력이 물건을 떠받치는 데 필요한지는 물건의 무게에 달려 있으며, 그 물건을 손에 잡기 전까지는 무게를 모른다. 그러므로 다음 절에서는 운동조절을 위한 피드백을 알아보기로 한다.

공동작용을 위한 근육수용기

골격근 내에는 근육의 운동을 감지하고 이러한 정보를 중추신경계에 전달하는 감각수용기와 이와 관련된 구심성신경이 존재한다. 두 가지의 주요한 수용기 형태가 있는데, 근육의 길이를 감지하는 **근방추체(muscle spindle)**와 근육의 장력을 감지하는 **골지힘줄기관(Golgi tendon organ)**이다.

근방추체

9장에서 우리는 신장반사에 대하여 배웠는데, 신장반사가 일어나는 동안 근육을 신장시키면 동일한 근육집단의 반사수축을 일으킨다. 이 반사의 수용기가 근방추체와 신장수용기다.

근방추체는 결합조직으로 둘러싸인 **방추내 근섬유(***intrafusal*

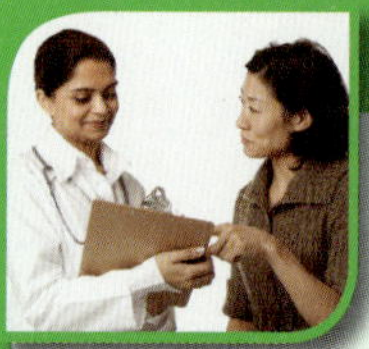

CLINICAL CONNECTIONS

근위축증(Muscular Dystrophy)

제리 루이스는 1966년부터 2010년까지 매 노동절 주말마다 근위축증 환자 지원단체의 모금 운동을 위한 장시간 텔레비전 방송을 주최하였다. 근위축증은 30가지가 넘는 선천적인 질환군으로, 이 병에 걸리면 근육이 점진적으로 약화된다. 그리고 유전방식, 발병나이, 약화되는 근육의 분포양상, 발병의 진행 속도 등에 따라 여러 형태로 나누어진다. 대부분의 형태에서 이 병은 골격근만을 공격하지만 어떤 형태는 평활근과 심근에도 영향을 미친다. 현재 이 질환은 치료법이 없으며 어떤 형태는 초기에 사망한다.

어린이들에게 가장 흔한 형태의 근위축증이 뒤센 근위축증으로 주로 남자아이들에게 발병한다. 뒤센 근위축증은 발병 후 빠르게 진행되어 2~6세에 증상이 나타난다. 대부분의 환자는 20세에 인공호흡기에 의존하며 20대 초반에 사망한다. 베커 근위축증은 좀 더 가벼운 형태로, 10대 후반에서 20대 초반에 주로 발병한다. 뒤센 근위축증과 베커 근위축증은 디스트로핀이라는 X 연관 유전자의 유전적 돌연변이에 의한 것으로 이 디스트로핀 단백질은 심근과 골격근세포의 근섬유막 및 세포골격과 밀접한 관련이 있다. 디스트로핀은 수축시 근조직을 유지하는 기능을 한다.

베커 근위축증을 일으키는 돌연변이는 결실이다. 이 유전자의 일부 뉴클레오티드는 소실되지만 번역틀은 그대로 유지되어 변형된 디스트로핀 분자가 만들어진다. 일부 디스트로핀의 작용은 그대로 유지되어 베커 근위축증은 비교적 가벼운 형태다. 뒤센 근위축증을 일으키는 돌연변이도 결실이지만 이 경우에는 번역틀이 변하여 아미노산 암호 전달에 큰 영향을 준다. 뒤센 근위축증은 디스트로핀 활성이 거의 존재하지 않아 진행 속도가 빠르다.

뒤센 근위축증과 베커 근위축증의 초기에는 자주 쓰러지고 서 있기가 어려우며 윗팔과 다리근육 및 골반근육이 약해진다. 근육의 약화는 나이가 들면서 심해져 결국에는 걸을 수 없고 호흡하기가 힘들어지며 심장의 합병증을 일으킨다. 근조직의 **경축**(*contracture*)이 진행되는 것을 지연시키기 위해서는 물리치료가 포함되고 후기 단계에서는 호흡치료가 행해진다. 약물치료로는 코르티코이드를 포함하는데 항염증 작용으로 근위축증의 진행 속도를 감소시킬 수 있다.

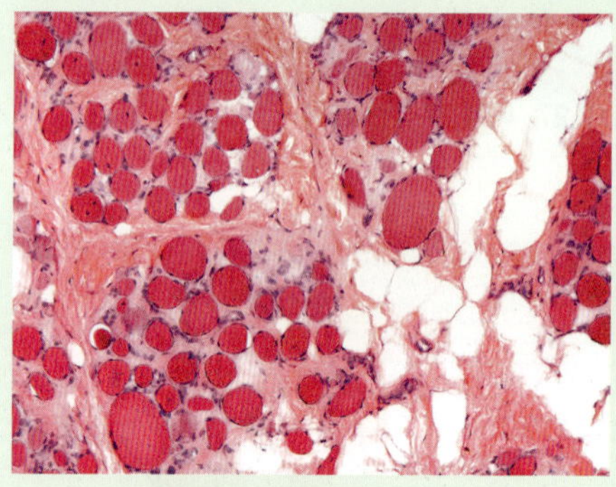

근위축증 환자의 생검

비판적 사고력 문제

1. 30가지가 넘는 근위축증을 분류하는 데 사용되는 기준은 무엇인가?
2. 뒤센 근위축증의 원인을 서술하라. 이 질환은 디스트로핀 유전자의 기능성에 어떻게 영향을 미치는가?
3. 뒤센 근위축증의 증상을 서술하라. 현재 어떤 치료법이 이런 형태의 근위축증에 이용될 수 있는가?

fiber)라고 하는 2~12개의 변형된 근섬유로 이루어져 있다(**그림 12.29**). 방추내 근섬유는 **방추외 근섬유**(*extrafusal fiber*)라 부르는 수축성 근섬유와 평행으로 배열되어 있다. 근방추체는 중앙에 근육의 길이변화를 감지하는 낭 부위가 있다. 두 가지 형태의 감각말단이 이 중앙 부위 주위에 위치한다. (1) 중앙의 낭 부위 주위에 둘러싸여 있고 Ia형 구심성 섬유에 연결되어 있는 **나선형 종말**(*annulospiral ending*)과 (2) 어떤 근방추체의 중앙낭의 옆에 위치하고 II형 구심성 섬유에 연결된 산형종말이다. 낭의 양쪽에는 **감마운동뉴런**으로부터 신경지배를 받는 가로무늬의 수축요소가 있다(방추외 근섬유를 신경지배하는 운동뉴런이 **알파운동뉴런**이다). 다음에 설명하겠지만 방추내 근섬유의 수축은 수용기의 감수성을 조절한다.

근육이 신장될 때 방추내 근섬유는 늘어난다. 이는 수용기를 활성화하여 늘어난 정도에 비례하여 활동전위의 빈도가 증가하도록 한다(**그림 12.30**). 마찬가지로 근육이 수축할 때 일어나는 것같은 근육길이의 감소는 구심성 뉴런에서 활동전위의 빈도를 감소시킨다. 이러한 경우 근섬유의 수축으로 인해 근방추체가 느슨해져 그 후 발생하는 근육길이의 어떠한 변화도 감지하지 못하게 된다(**그림 12.31a**). 그리하여 이 감지능력을 유지하기 위해 감마운동뉴런이 방추내 근섬유의 수축을 자극한다.

수의적인 근수축이 일어나는 동안 알파와 감마운동뉴런은 방추외 근섬유와 방추내 근섬유를 거의 동시에 수축시키기 위해 추체로의 상위 운동뉴런에 의해 공동 활성화한다. 알파운동뉴런의 축삭이 감마운동뉴런보다 직경이 커서 활동전위는 방추내 근섬유보다 방추외 근섬유로 더 빨리 전도될 것이다. 방추외 근섬유가 수축하면 근방추체가 느슨해져 구심성 뉴런의 활동전위 빈도를 감소시키도록 반응한다. 그러나 수 밀리초 이내에 방추내 근섬유는 수축하여 근방추체가 느슨해지는 것을 막는다. 이러한 방법으로 근방추체는 어떠한 근육길이의 변화도 감지하도록 복원된다(그림 12.31b).

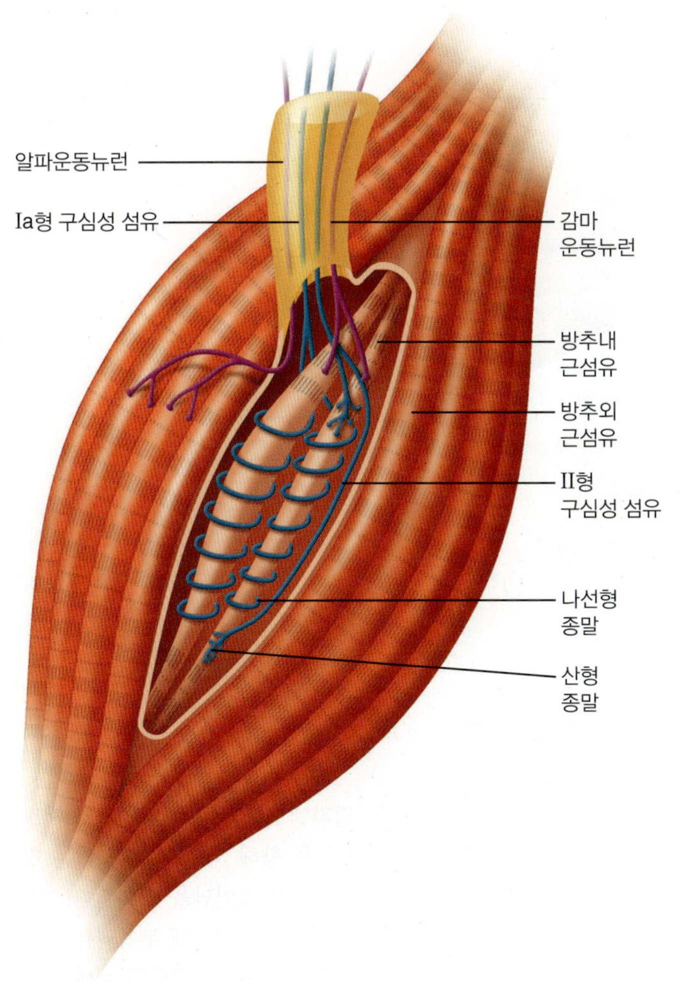

그림 12.29 근방추체.

골지힘줄기관

골지힘줄기관은 힘줄의 콜라겐 섬유와 얽혀 있는 결합조직 막낭이다. 이것은 근섬유와 직렬형으로 배열되어 근장력을 감지한다(**그림 12.32**). 근수축은 힘줄을 늘려 골지힘줄기관을 활성화하고 이와 연관된 IIb 구심성 섬유의 활동전위 빈도를 증가시킨다. 힘줄을 수동적으로 늘려도 골지힘줄기관이 활성화한다. 골지힘줄기관으로부터 중추신경계로 가는 입력은 골지힘줄기관을 포함하는 근육을 조절함으로써 운동뉴런의 반사억제를 제공한다. 이 **힘줄 반사**(*tendon reflex*)로 근육이 과도하게 활성화하는 것이 억제된다.

퀵 테스트 12.5

1. 어떤 형태의 감각 수용기가 골격근의 길이를 감지하는가?
2. 방추외섬유와 방추내섬유를 비교하라. 어떤 형태의 운동뉴런이 각각 신경지배를 하는가? 어떤 형태의 운동뉴런이 전도속도가 더 빠른가?
3. 어떤 형태의 감각 수용기가 골격근 수축시 발생하는 장력을 감지하는가?

12.6 평활근과 심근

사람들은 **근육**(*muscle*)이란 말을 들으면 대부분 자동적으로 골격근(skeletal muscle)을 떠올리는데, 우리가 지금까지 이 장에서 유일하게 다뤄온 것이다. 그러나 몸 안에는 이와는 다른 두 형태의 근육인 **평활근**(*smooth muscle*)과 **심근**(*cardiac muscle*)이 그 기능을 묵묵히 수행한다. 이제 우리는 이런 근육과, 골격근과는 다른 이들의 특징으로 초점을 옮겨보자. 비교를 쉽게 하기 위하여 세 형태의 근육을 **그림 12.33**에 나타내었다. 이 그림에서 뚜렷하게 나타나는 평활근과

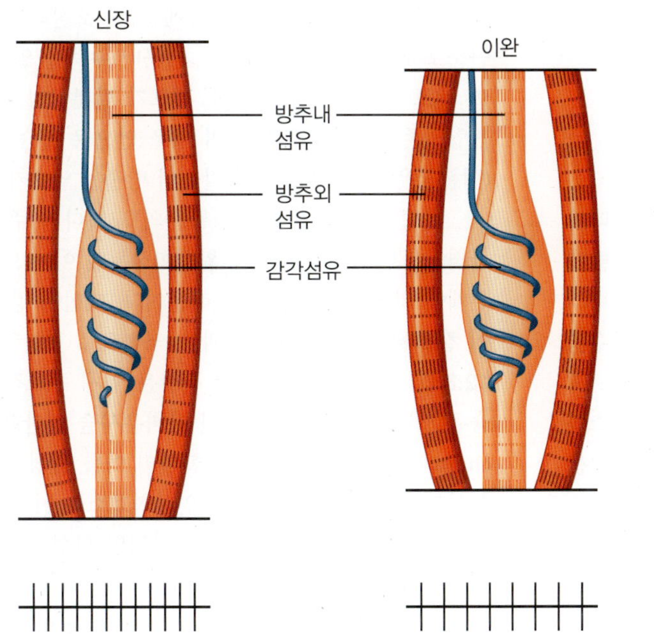

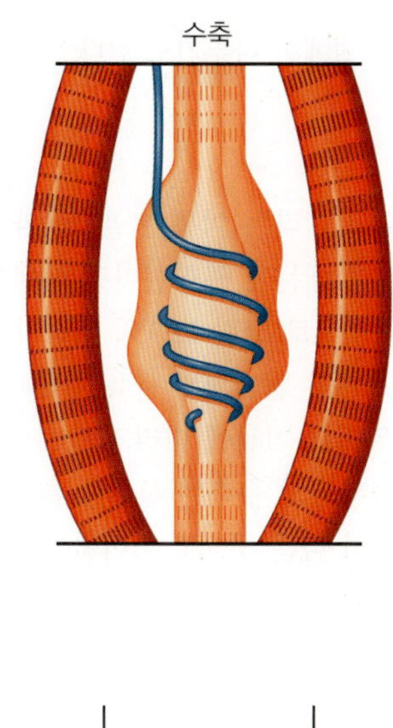

그림 12.30 근육길이의 변화에 따른 근방추체 구심성 신경의 반응.

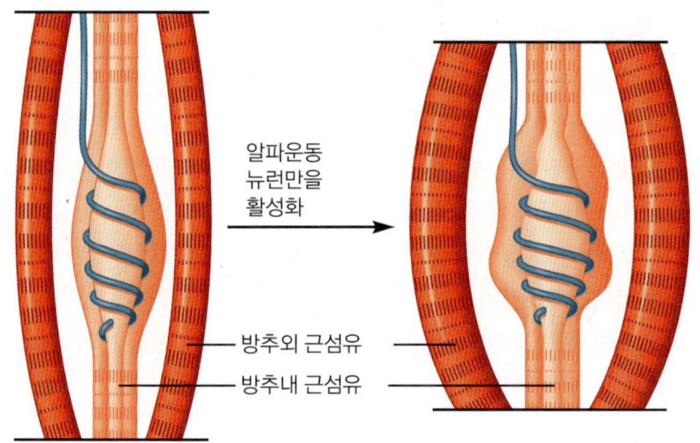

(a) 감마운동뉴런의 활동이 없을 때

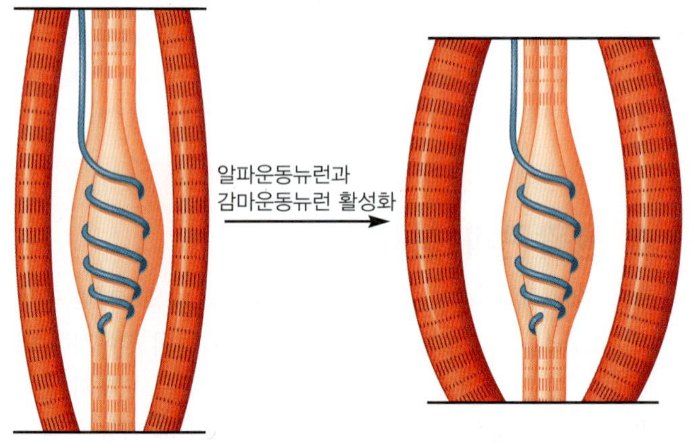

(b) 알파운동뉴런과 감마운동뉴런의 공동 활성화

그림 12.31 알파운동뉴런과 감마운동뉴런의 공동 활성화. (a) 감마운동뉴런의 활성화 없이 근방추체가 방추외섬유에 분포하는 알파운동신경의 흥분을 통해 일으키는 반응 **(b)** 알파운동뉴런과 감마운동뉴런의 공동 활성화가 어떻게 근방추체가 근육길이의 변화를 감지하도록 조절하는가?

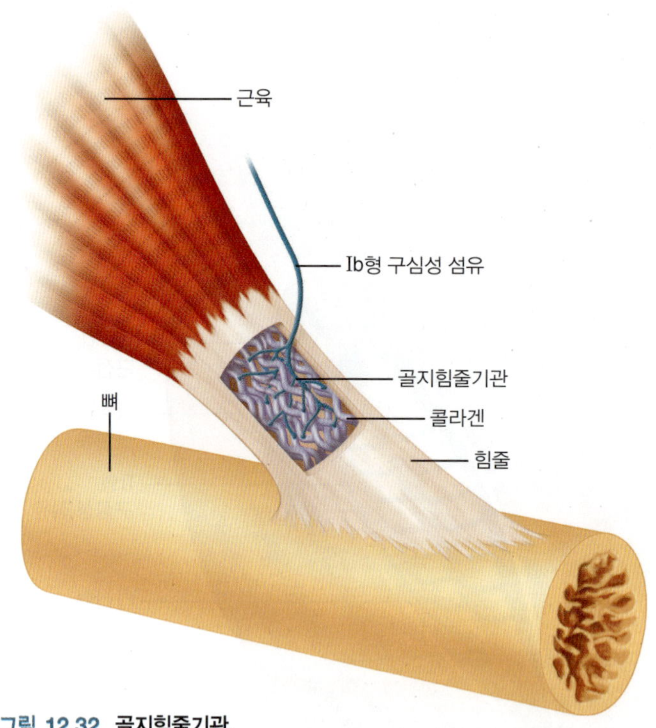

그림 12.32 골지힘줄기관.

심근의 특징은 다음 두 절에서 다루기로 한다.

평활근

평활근(smooth muscle)이라는 이름은 골격근과 심근에서 나타나는 가로무늬가 부족하기 때문에 광학현미경 하에서 균일하게 밝게 나타나는 데서 붙여진 것으로(그림 12.33), 내장기관이나 혈관, 수의조절이 되지 않는 구조에서 발견되는 근육 형태다. 이 근육이 수행하는 기능은 근육이 위치한 기관에 따라 다양하며 여러 가지다. 예를 들어 위장관에서 평활근의 수축은 섭취한 음식물과 분비된 소화액을 혼합하여 한 곳에서 다른 곳으로 밀어낸다. 혈관에서 평활근은 혈관을 수축 또는 이완시킴으로써 기관과 조직으로 가는 혈류를 조절한다.

평활근은 골격근과 마찬가지로 굵은 필라멘트와 가는 필라멘트를 가지고 있고 교차주기를 통해 힘을 발생시킨다. 그러나 필라멘트들이 근절 안에 배열되어 있지 않아 가로무늬가 잘 나타나지 않음을 알 수 있다. 골격근에서처럼 가는 필라멘트와 굵은 필라멘트가 서로 평행하게 배열되어 있어도 여러 방향을 향해 사선으로 나 있는 경향이 있으며, 이는 여러 축을 따라 수축이 일어남을 의미한다(**그림 12.34**). 세포 안에서 이 필라멘트와 결합조직 사이에 부착되는 부위가 치밀체(*dense body*)인데, 수축력을 세포 밖으로 전달하는 데 기여한다.

흥분-수축 짝지음의 기작

평활근의 수축은 세포내 칼슘에 의해 조절되지만 골격근에서만큼 근소포체가 광범위하지 않다. 더구나 수축을 일으키는 칼슘 대부분이 세포 밖으로부터 오는데, 세포가 탈분극할 때 원형질막에 있는 전압의존성 칼슘통로가 열려 세포 안으로 칼슘이 이입되도록 한다. (탈분극은 근소포체로부터 칼슘의 방출을 일으키기도 한다.)

세포질 안의 칼슘은 평활근의 교차다리 주기를 활성화하지만 골격근에서와 매우 다르게 활성화하는데 이는 트로포닌-트로포미오신계에 의해 조절되지 않기 때문이다. 대신에 평활근의 수축은 칼슘이 **칼모듈린(calmodulin)**과 가역적으로 결합할 때 일어난다(**그림 12.35**). 칼슘과 칼모듈린의 결합은 입체 구조적 변화를 일으켜 칼슘-칼모듈린 복합체가 **미오신 가벼운사슬 인산화효소(myosin light chain kinase, MLCK)**에 결합하여 이를 활성화할 수 있도록 한다. 활성화한 미오신 가벼운사슬 인산화효소는 미오신 교차다리의 인산화를 촉매하고 활성화하여 교차다리의 활성을 일으킨다. 이렇게 되면 교차다리 주기는 그림 12.7에 나타낸 대로 진행된다. 평활근에서는 교차다리의 활성을 일으키는 칼슘신호가 미오신(*myosin*) 필라멘트를 표적으로 삼는 반면, 골격근에서는 액틴(*actin*) 필라멘트에 트로포

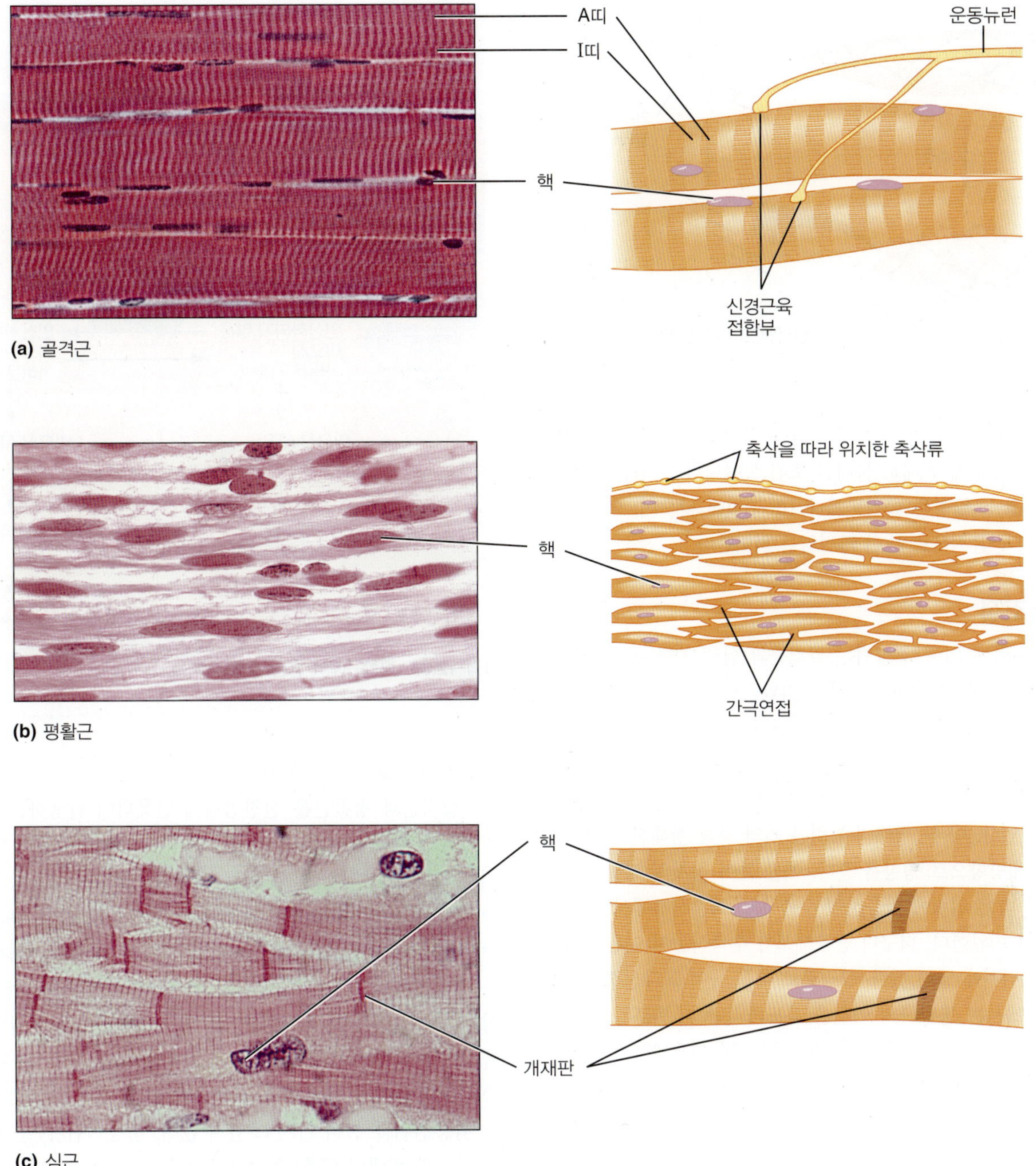

그림 12.33 세 가지 형태의 근육현미경 사진(왼쪽)과 개략도(오른쪽).

Q 골격근을 조절하는 뉴런과 평활근을 조절하는 뉴런은 서로 다른 가지의 원심성신경계에 속한다. 이 신경가지를 무엇이라 하는가?

닌과 트로포미오신이 자리잡고 있어 액틴필라멘트가 표적이 된다.

평활근에서 교차다리 주기가 끝나려면 칼슘이 세포질로부터 제거되는 것 그 이상이 필요하다. 이는 미오신에 결합되어 있는 인산기가 공유결합을 하고 있어 바로 떨어지지 않기 때문이다. 이런 이유로 평활근에서 교차다리의 주기가 끝나려면 인산기를 제거하여 미오신을 불활성화하는 인산가수분해효소의 작용이 필요하다. 이 인산가수분해효소(지속적으로 활성을 띰)는 미오신 가벼운사슬 인산화효소와 경쟁하는데, 인산가수분해효소의 작용을 압도할 만큼 충분한 정도로 미오신 가벼운사슬 인산화효소가 활성화되어야 하며, 이때 필요한 칼슘이 충분히 존재할 때만 미오신의 활성화가 일어난다.

평활근의 흥분-수축 짝지음 기작이 골격근과는 전적으로 다르므로, 평활근의 수축을 일으키고 종결시키는데 훨씬 더 긴 시간이

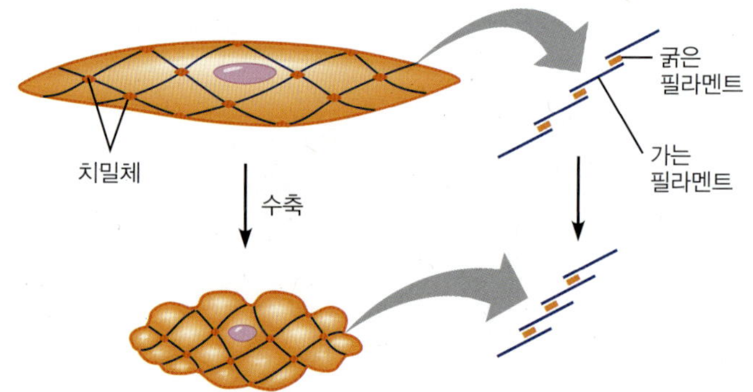

그림 12.34 평활근의 굵은 필라멘트와 가는 필라멘트의 사선배열.

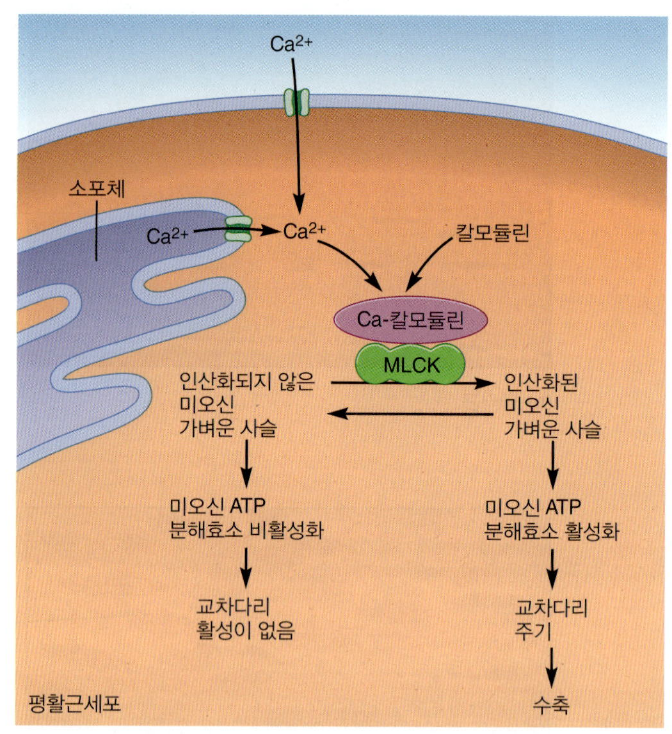

그림 12.35 평활근에서 흥분-수축 짝지음.

걸린다. 어쨌든 이것은 평활근이 "속도를 목적으로 해서만 만들어진" 것은 아니기 때문에 실제로 불리한 조건은 아니다. 평활근의 미오신 ATP 분해효소 활성은 골격근보다 10~100배 낮으며, 이것은 평활근의 수축이 근본적으로 느린 과정임을 의미한다.

수축의 신경조절

평활근은 운동뉴런에 의해 조절되는 골격근과 달리 **자율뉴런**(*autonomic neuron*)에 의해 조절된다. 정해진 평활근세포는 교감뉴런, 부교감뉴런, 또는 종종 둘 모두에 의해 조절될 수 있다. 골격근세포에는 운동뉴런이 항상 흥분효과를 발휘하는 반면, 평활근에 대한 자율신경의 입력효과는 문제의 뉴런이 교감인지 부교감인지에 따라 흥분 또는 억제될 수 있다. 이 두 형태의 뉴런은 거의 항상 정해진 평활근세포에 서로 반대방향으로 영향을 준다. 예를 들어 창자의 평활근은 부교감신경에서 받는 입력에 반응하여 수축하고, 교감신경에서 받는 입력에 반응하여 이완한다. 더구나 근육세포가 수축하는지 이완하는지의 여부는 그 위치에 달려 있다. 그러므로 예를 들어 교감신경에서 받는 입력이 장에서는 평활근의 이완을 유도하지만, 대부분의 혈관에서는 평활근을 수축시킨다. 이런 반대반응은 근육세포에서 발견되는 신경전달물질 수용체의 형태 차이에서 비롯되는 것이며 방출되는 신경전달물질의 형태 차이 때문은 아니다. 이는 교감뉴런이나 부교감뉴런은 똑같은 신경전달물질(각각 노르에피네프린과 아세틸콜린)을 실제로 각각의 모든 표적조직에 방출하기 때문이다.

골격근과 평활근의 또 다른 차이는 신경연결의 특이성과 관계가 있다. 골격근에서 신경입력은 운동뉴런이 신경근육 접합부를 통해 특정 세포와 연결되기 때문에 각 세포에 개별적으로 전달된다. 이와는 대조적으로 평활근세포는 특정 세포에 직접적인 시냅스 연결을 받지 않는다. 대신에 축삭을 따라 일정한 간격을 두고 위치한 축삭류(부풀어오름)로부터 신경전달물질이 방출되어 비교적 거리가 멀리 떨어진 큰 세포집단으로 확산된다(그림 12.33b). 결국 이웃하는 근육세포는 함께 수축하거나 이완하려는 경향을 보인다. 이러한 동시 활성은 대부분의 평활근조직에 어떤 세포에서 다른 세포로 이온(다른 작은 분자들과)을 이동시킬 수 있는 **간극연접**(*gap junction*)이 존재함으로써 또한 촉진되는데, 어떤 세포에서 유발된 전기적 신호가 이웃세포로 퍼져나간다.

골격근과 평활근은 신경입력에 반응하여 발생하는 전기신호에 있어서도 서로 다르다. 골격근세포가 신경입력에 대해 항상 활동전위로 반응하여 재생할 수 있는 연축을 일으키는 반면, 평활근세포에서는 활동전위에 반응하여 느리지만 연축과 같은 수축이 일어날 수도 있지만 반드시 그렇지는 않다. 대부분의 평활근세포의 막전위는 신경입력에 반응하는 방식이 점진적인 모양으로 다양한데, 흥분성 입력이라면 탈분극, 억제성 입력이라면 과분극이 일어나 수축력을 점진적인 방식으로 증가 또는 억제시킨다. 그러므로 평활근의 수축은 활동전위에 의해 발생될 필요가 없다. 실제로 어떤 평활근세포는 활동전위를 전혀 가지고 있지 않다. 활동전위가 일어날 때 대부분 진정한 형태의 연축(즉 각 활동전위에 반응하여 나타나는 개개의 수축)보다는 오히려 더 강한 장력이 수반된다.

어떤 형태의 평활근세포는 외부로부터 자극이 없을 때조차도 능동적으로 장력을 발휘할 수 있는데, 이것은 안정시 칼슘수준이 충분히 높아 교차다리의 활성을 일정하게 낮은 수준으로 유지하기 때문이다. 이 안정시의 장력을 긴장도라 한다. (골격근도 또한 어느 정도의 기본 긴장도를 나타내지만 그 경우는 신경자극이 일정하게 낮은 수준으로 일어나기 때문이다.) 많은 평활근세포는 신경입력에 상관없이 호르몬과 기타 화학 약품에 반응하여 수축하는 능력을 가지고 있다. 더구나 일부 평활근세포는 기계적 신장에 반응하여 능동장력을 발휘한다.

다단위 평활근과 단일단위 평활근 평활근조직은 근육세포가 간극연접에 의해 연결되어 있는 정도와 신경지배의 형태에 있어 다양하다. 어떤 곳에서는 대부분의 평활근세포가 간극연접에 의해 연결되어 있지 않고 주로 분리되어 있으며 뉴런이 풍부하게 공급되어 있다. 이런 형태의 평활근을 **다단위 평활근(multi-unit smooth muscle)**이라 한다(**그림 12.36a**). 다단위 평활근은 큰 호흡통로와 큰 동맥에서 볼 수 있는데, 활성이 있는 평활근세포의 수는 상황에 따라 크거나 작다. 다른 부위에서 평활근세포는 간극연접에 의해 광범위하게 연결되어 있어 소수의 세포에서 비롯된 전기적 신호가 나머지 세포들에 전달된다. 이러한 평활근은 비교적 적은 수의 뉴런의 신경지배를 받아 **단일단위 평활근(single-unit smooth muscle)**이라 한다(그림 12.36b). 단일단위 평활근을 포함하는 기관의 예는 위장관과 자궁으로, 큰 집단의 세포들이 동시에 수축한다.

막전위의 변화 어떤 경우 평활근세포는 규칙적으로 일어나는 자발적 탈분극을 일으키는데, 활동전위가 동반될 수도 있고 그렇지 않을 수도 있다. 일정한 평활근세포에서 두 가지 형태의 자발적인 탈분극이 일어나는데, 박동원 전위와 서파 전위다(**그림 12.37**). **박동원 전위(pacemaker potential)**는 나트륨 투과성의 증가, 칼슘 투과성의 증가, 또는 칼륨 투과성의 감소 등과 같은 투과성의 변화에 의해 일어나는 느린 탈분극이다. **서파 전위(slow wave potentials)**는 나트륨 투과성의 변동에 의해 탈분극과 재분극을 주기적으로 반복한다. 박동원에서 전기적 신호의 빈도와 크기는 신경활성에 의해 영향을 받을 수 있지만, 박동원 신호는 신경의 작용이 미치지 않을 때도 일어난다.

심근

심근이 골격근과 비슷한 점은 가로무늬가 있고(그림 12.33c), 근절 구조가 동일하며, 트로포닌-트로포미오신계에 의해 수축이 조절된다는 것이다. 심근세포는 간극연접에 의해 광범위하게 연결되어 있어 활동전위가 일단 시작되면 세포연결망 전체로 퍼져나간다는 점에서는 평활근세포와 유사하다.

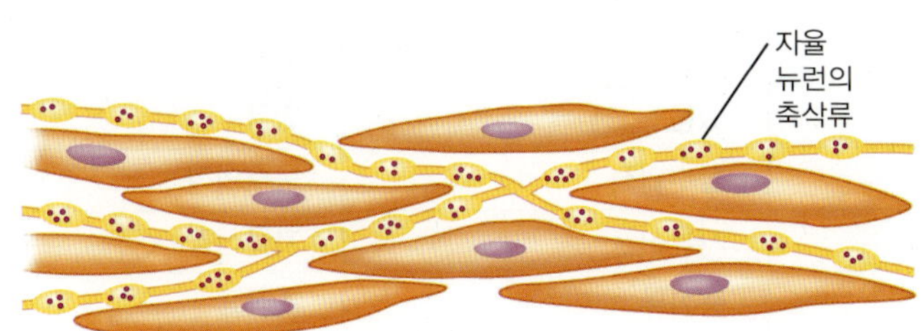

(a) 다단위 평활근

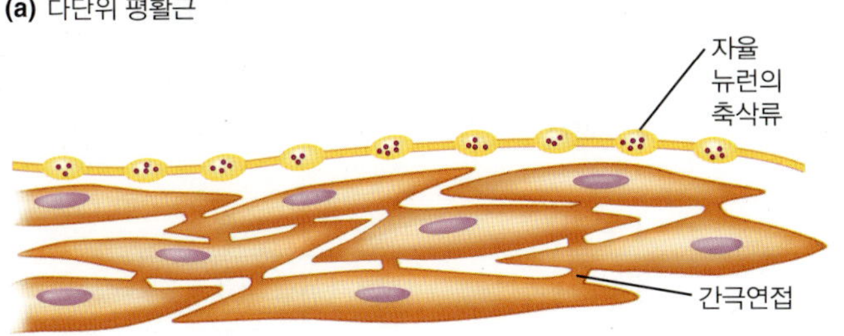

(b) 단일단위 평활근

그림 12.36 다단위 평활근과 단일단위 평활근.

지식 활용하기

심근은 골격근 중 느린 산화형 골격근과 가장 유사하다. 어떤 형태의 운동이 심장기능에 가장 이로울까? 심장의 크기가 커질까?

심장의 활동전위는 폭이 넓고 수백 밀리초 지속되어, 골격근과 대부분의 뉴런에서 일어나는 1~2밀리초의 스파이크 활동전위와는 상당히 다르다. 심장의 활동전위 기간이 상대적으로 길다는 것은 의미가 있다. 심장의 활동전위는 심근세포가 수축하고 이완하는 동안 거의 지속되기 때문에(**그림 12.38**), 심근수축의 가중은 활동전위의 빈도가 높아 심장이 빠르게 박동할 때조차 일어날 수가 없다. 이것은 유익한데, 가중이 일어나면 심장이 한 수축기와 다음 수축기 사이에 완전히 이완할 수 없고, 따라서 혈액으로 채워질 수 없다는 점에서 심장의 펌프작용에 불리할 수 있기 때문이다.

동방결절(*sinoatrial node*)과 방실결절(*atrioventricular node*)이라 알려진 두 부위에 집중되어 있는 심근세포는 박동원 활성을 나타낸

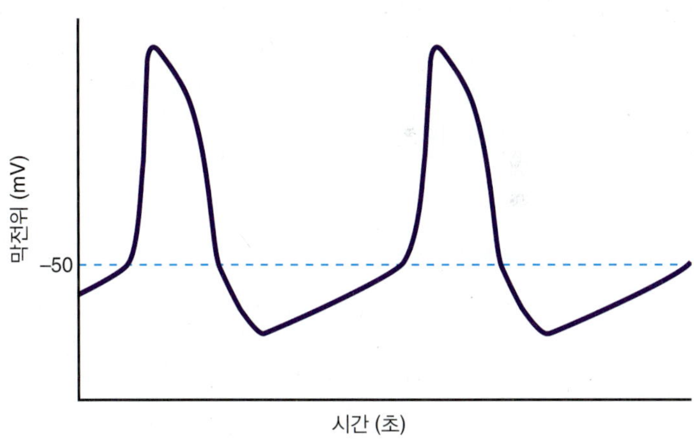

(a) 박동원 전위

막전위 (mV)

시간 (초)

(b) 서파 전위

그림 12.37 자발적 탈분극. (a) 박동원 전위는 역치까지 서서히 탈분극되어 활동전위를 일으킨다. **(b)** 서파 전위는 막전위가 주기적으로 변동한다.

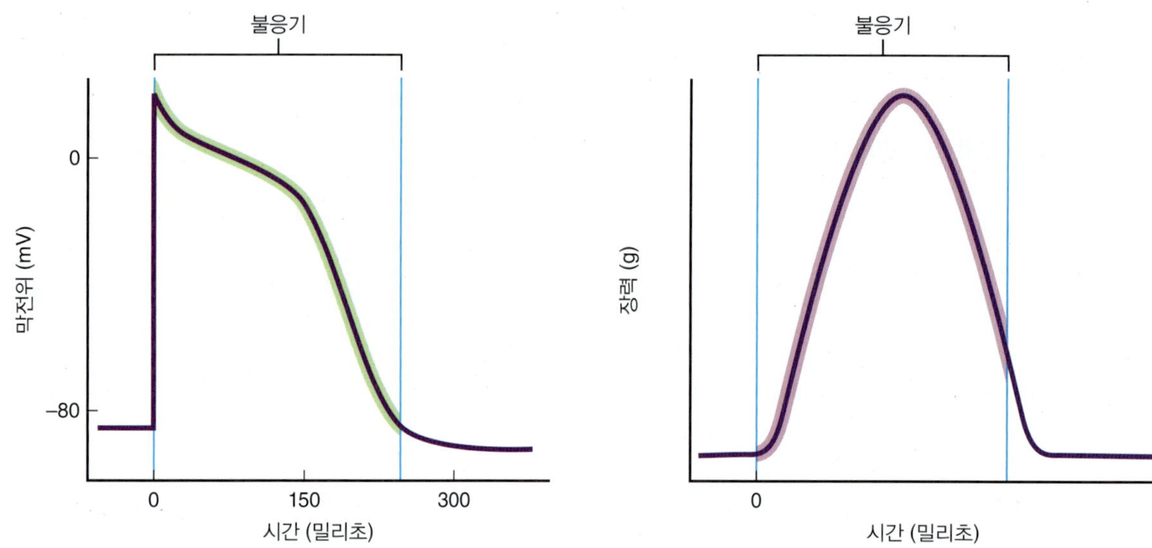

그림 12.38 심근의 수축기간과 활동전위. 두 그래프의 시간간격이 동일하여 심근세포에서 활동전위(위)와 발생되는 장력(아래)을 비교할 수 있다.

다. 심박동은 박동원세포에서 유래한 활동전위에 의해 일어나며, 신경입력에 의존하지 않는다. 심박동을 일으키는 신호는 심장근육 자체 내에서 유래하기 때문에 심장의 수축활성을 근원성(*myogenic*)이라 하고, 반면에 골격근의 수축활성은 신경원성(*neurogenic*)이라 한다. 자율신경계는 심장근육의 수축빈도와 수축력을 조절함으로써 심장근육을 조절한다. 심근의 특성과 심근이 심장기능에 미치는 중요성은 13장에서 더 다루기로 한다. **표 12.2**는 골격근, 평활근, 심근의 특징을 각각 비교한 것이다.

퀵 테스트 12.6

1. 평활근은 굵은 필라멘트와 가는 필라멘트의 배열의 관점에서 골격근과 어떻게 다른가? 흥분-수축 짝지음 기작은 어떻게 다른가?
2. 다단위 평활근과 단일단위 평활근 간의 차이점은 무엇인가?
3. 박동원세포가 하는 일은 무엇인가? 그리고 이 세포에서는 어떤 형태의 근육을 볼 수 있는가?
4. 심근수축의 가중을 방해하는 것은 무엇인가? 이 현상이 의미하는 바는 무엇인가?

표 12.2 골격근, 평활근, 심근의 비교

특성	골격근	평활근(단일단위)	평활근(다단위)	심근
가로무늬(근절)	있음	없음	없음	있음
액틴과 미오신	있음	있음	있음	있음
조절수준	수의적	불수의적	불수의적	불수의적
신경입력	체성	자율신경	자율신경	자율신경
신경효과기 연접	신경근육 접합부—특이적	축삭류	축삭류	축삭류
호르몬조절	없음	여러 가지, 부위에 따름	여러 가지, 부위에 따름	에피네프린
칼슘근원지	근소포체	근소포체와 세포외액	근소포체와 세포외액	근소포체와 세포외액
칼슘과 결합하는 조절 단백질	트로포닌	칼모듈린	칼모듈린	트로포닌
간극연접	없음	있음	없음	있음
박동원 활성	없음	있음	없음	있음
미오신 ATP 분해효소의 활성	가장 빠름	가장 느림	가장 느림	중간
동원	있음	없음	있음	없음

시스템 통합 근육의 활동은 신체의 여러 기관계에서 다양한 효과를 보인다. 심지어 골격근은 항상성에 중요한 역할을 한다. 호흡근이 속하는 골격근은 체온조절을 위해 몸을 떠는 것에 관여하기 때문에 직접적으로 항상성 조절에 기여한다. 또한 골격근은 항상성 유지를 위해 신체의 행동 반응에도 관여한다. 날씨가 추워지면 따뜻한 옷을 입거나, 배고픔을 해결하기 위해 음식을 구하거나 섭취하는 것이 그 예이다. 게다가 골격근은 체외로 배출되는 노폐물의 흐름을 조절하기 위해 위장관과 배설계의 **괄약근**(*sphincter*)을 형성한다.

물론, 심근도 혈액을 여러 기관으로 내보내면서 항상성에 중요한 역할을 한다. 평활근 또한 항상성에 다양한 역할을 하고 있는데, 많은 여러 기관에서 여러 기능을 한다는 것이 밝혀졌다. 예를 들어 혈관계에 있는 평활근은 기관으로 흐르는 혈류와 혈압을 조절한다. 기도의 평활근은 기류의 유입과 폐에서의 공기의 배출을 조절한다. 위장관 벽의 평활근은 적절한 소화와 흡수를 위해 소화효소와 유액을 음식물과 섞는다. 그리고 나서 음식물을 위장관을 통해 입에서 항문쪽으로 이동시킨다.

CHAPTER REVIEW

요약

12.1 골격근의 구조

- 대부분의 골격근은 힘줄에 의해 뼈와 연결되어 있고, 다수의 긴 세포(근섬유)를 포함하고 있어 ATP 가수분해로부터 나오는 에너지를 이용하여 수축력을 발생한다.
- 근섬유 안에는 수축기구를 포함하는 근원섬유가 있다.
- 근소포체는 근원섬유를 둘러싸고 있으며 칼슘이온을 저장하고, 근섬유막으로부터 세포 내부로 관통하는 T소관과 가깝게 연결되어 있다.
- 골격근과 심근은 가로무늬근으로, 근원섬유 안에 굵은 필라멘트와 가는 필라멘트가 규칙적으로 배열되어 있고, 힘을 발생하는 기본적인 단위(근절)가 끝에서 끝으로 연결되어 있다.
- 굵은 필라멘트와 가는 필라멘트는 각각 수축성 단백질인 미오신과 액틴을 갖고 있다.
- 미오신 분자의 머리(교차다리)는 수축을 일으키는 운동을 발생하는 데 필요하며 두 가지의 중요한 부위, 즉 액틴결합 부위와 ATP 분해효소 부위를 갖고 있다.
- 가는 필라멘트 위에 존재하는 두 조절 단백질(트로포닌과 트로포미오신)은 수축을 시작하고 끝내도록 한다.

12.2 근육의 힘 발생 기작

- 근육이 수축할 때 굵은 필라멘트와 가는 필라멘트는 서로를 지나 활주한다.
- 이러한 활주는 교차결합 주기에 의해 추진되는데, 교차다리의 운동은 인접한 가는 필라멘트내 액틴분자와 주기적으로 붙었다 떨어졌다 하는 것과 연결되어 있다.
- 골격근세포에서 각 섬유는 하나의 운동뉴런으로부터 입력을 받는데, 운동뉴런은 분지되어 하나 이상의 근섬유에 대해 신경지배를 한다.
- 운동뉴런의 활동전위는 아세틸콜린의 방출을 일으키고 근섬유의 운동종판에 있는 수용체에 아세틸콜린이 결합한다. 그 결과 전기적 신호(종판전위)는 근섬유막의 활동전위를 일으킨다.
- 이어서 활동전위가 T소관을 따라 전파되고, 근소포체로부터 Ca^{2+}이 방출되어 트로포닌에 결합하고 액틴의 미오신결합 부위로부터 트로포미오신이 벗어나도록 하여 교차다리 주기를 일으킨다.

12.3 골격근 수축의 역학

- 운동뉴런과 그 신경지배를 받는 근섬유가 운동단위를 구성한다.
- 운동뉴런이 활동전위를 발사할 때 운동단위 내 모든 섬유는 동시에 수축한다.
- 단일 활동전위에 대한 운동단위의 반응 기작이 연축인데 이는 재생이 가능하다.
- 연축은 근육이 힘을 발생하지만 짧아지지 않는 등척성이거나, 또는 근육이 짧아지는 등력성일 수 있다.
- 두 가지 형태의 등력성 수축인 동심원적 수축과 이심원적 수축이 가능하다.
- 근육 전체에서 발생되는 힘은 각 섬유에서 발생되는 힘(자극빈도, 섬유의 직경, 섬유의 길이변화 등에 의존)과 활성이 있는 섬유의 수에 의해 결정된다.
- 고빈도로 자극하면 연축이 가중을 일으켜 결국 힘은 고평부(강축)에 이른다.
- 중추신경계는 운동뉴런의 활동전위 빈도와 활성이 있는 운동단위의 수(동원)를 변화시켜 근육의 힘을 조절한다. 근육의 힘이 증가함에 따라 운동단위는 크기가 작은 것으로부터 큰 순서대로 동원되며 이를 크기원리라 한다.

12.4 골격근 대사

- 근육은 초기 ATP공급원으로 크레아틴 인산을 이용한다.
- 골격근은 여러 형태의 섬유를 다양한 비율로 포함하고 있다.
- 빠른 연축섬유와 느린 연축섬유는 수축 속도가 서로 다른데, 이는 포함하고 있는 미오신의 형태와 관련이 있다.
- 해당섬유는 대부분의 ATP를 해당을 통해 합성하고 젖산을 생성하여 빨리 피로해진다.
- 산화섬유는 산화적 인산화를 통해 대부분의 ATP를 합성하고 피로에 대한 내성이 크다.
- 세 가지 주요한 골격근 섬유로 느린 산화섬유, 빠른 해당섬유와 드물지만 빠른 산화섬유가 있다

12.5 골격근활동의 조절

- 골격근은 일반적으로 관절을 사이에 두고 길항작용을 하는 근육쌍으로 배열되어 있다.
- 관절운동은 일반적으로 어떤 근육집단은 수축하고, 그 길항근육은 이완하면서 이루어진다.
- 근육활동의 조절은 근방추체와 골지힘줄기관으로부터 중추신경계로의 피드백에 의존한다.

- 근방추체는 근육의 길이를 감지하고 골지힘줄기관은 장력을 감지한다.

12.6 평활근과 심근

- 평활근은 내장 및 수의적으로 조절되지 않는 기관에서 발견되며 자율뉴런에 의해 조절된다.
- 수축은 칼슘이온이 미오신인산화효소를 활성화하는 칼모듈린에 결합함으로써 일어나 결국 미오신교차다리가 인산화된다.
- 평활근은 자율신경인 교감신경과 부교감신경에 의해 조절되며, 효과는 흥분성 또는 억제성이다.
- 평활근은 두 형태의 자발적인 탈분극인 박동원 전위와 서파 전위를 나타낸다.
- 심근의 수축은 박동원세포에서 일어나는 활동전위에 의해 유발된다.
- 활동전위는 간극연접을 따라 세포에서 세포로 이동하여 세포망 전체가 하나의 단위로 수축한다.

13 심장혈관계: 심장기능

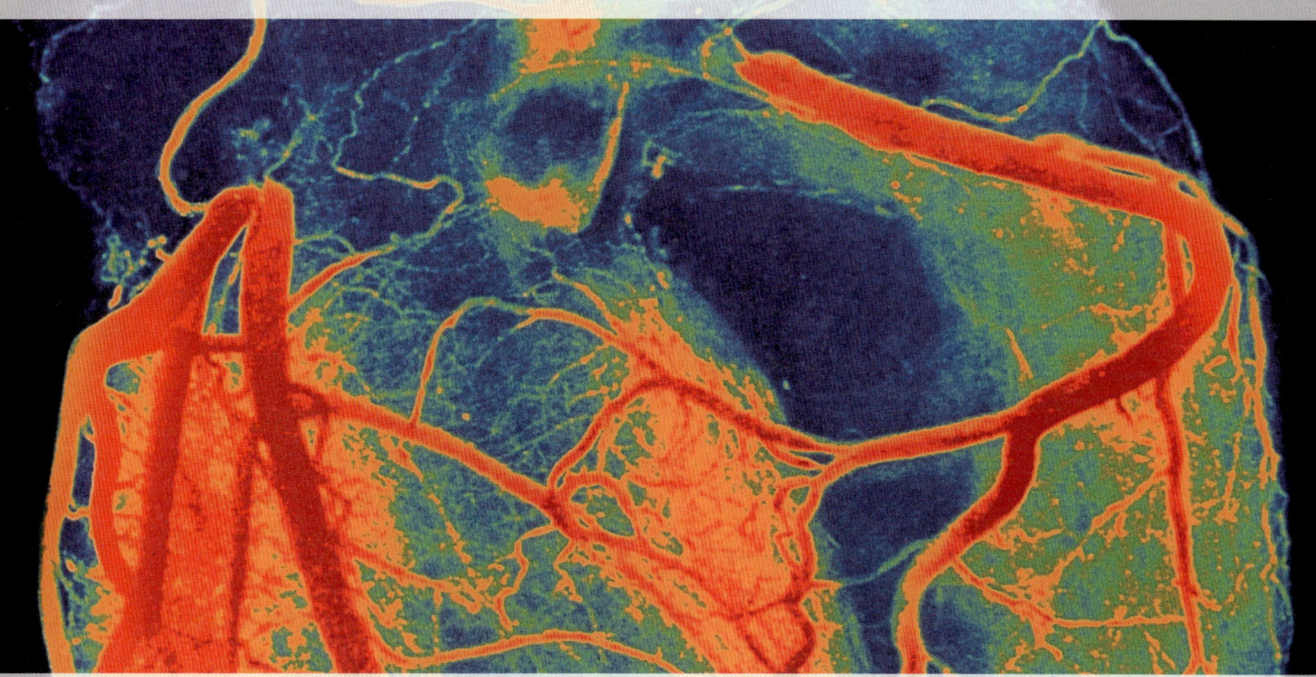

관상동맥 혈관조영도 현미경 사진

이 사진은 건강한 심장의 관상동맥 혈관조영도로, 심전도가 그 아래쪽에 나와 있다. 이 혈관조영도는 심장에 혈액을 공급하는 관상동맥을 통해 흐르는 혈류를 측정한다. 안정시 심장은 분당 약 70번 박동하기 때문에 적당한 혈류는 필요할 때 심장에 산소와 영양물질을 공급하는 데 있어 중요하다.

심전도는 심박동을 일으키는 심장의 전기적 활성을 기록한 것이다. 여러분은 영화나 텔레비전 속의 병원을 배경으로 한 프로그램에서 아마 심전도를 보았을 것이다. 환자에게 문제가 생기면 심전도가 심하게 요동치기도 하고, 심장이 멈추면 직선(flat lining)으로 나타나기도 한다. 여러분은 이 장에서 심전도상의 파가 무엇을 의미하는지, 심장의 전기적 활성이 어떻게 리드미컬한 수축을 일으켜 온몸으로 혈액을 효율적으로 내보내는지에 대하여 배우게 될 것이다. 여러분은 혈액순환이 왜 그렇게 중요하며, 혈류가 방해되면 왜 생명을 위협받을 수 있는지 이해하게 될 것이다. 혈류가 갑자기 멈추면 겨우 몇 초 만에 기절하여 몇 분 후에는 죽을 수도 있다. 분명한 사실은 살아 있는 동안 심장은 매일 매시간 지속적으로 거의 완벽하게 기능을 수행해내야 한다는 것이다.

이 장에서는 일생 동안 거의 30억 번 박동하는, 아주 놀랄 만한 근육인 심장의 내부에서 일어나는 일에 초점을 맞추기로 한다.

개요

학습목표 이 장을 학습한 후 다음을 할 수 있어야 한다.

- 심장혈관계의 주요한 구성요소를 확인하고 그 기능을 간략히 서술할 수 있어야 한다.
- 심장의 주요한 구조를 확인하고 심장과 혈관계를 통해 혈액이 흐르는 경로를 서술할 수 있어야 한다.
- 심장주기에서 일어나는 현상, 즉 심실압, 대동맥압, 동맥압의 변화, 심실 용적의 변화, 심음을 설명할 수 있어야 한다.
- 심장의 전도계를 통한 활동전위의 경로를 알아보고 심장의 전기적 활동과 펌프작용 사이의 관계를 설명할 수 있어야 한다.
- 심전도의 각 기가 심장주기와 어떤 관련이 있는지 서술할 수 있어야 한다.
- 외인성 조절과 내인성 조절을 설명하고 이것이 심장의 조절과 어떤 관련이 있는지 설명할 수 있어야 한다.
- 다음과 같은 변수가 심박출량에 어떤 영향을 미치는지 설명할 수 있어야 한다. (교감신경활동과 부교감신경활동, 순환하는 에피네프린, 후부하, 전부하, 이완기말 용적, 심실수축성, 심실충만기간)

시작하기 전

다음 주제를 숙지하고 있어야 한다.

- 막전위
- 근수축 기작
- 간극연접
- 가로무늬근
- 흥분-수축 짝지음
- 자율신경계

이전에(1장과 2장) 어떻게 세포가 체내환경에서 생존하는지와 관련하여 세포에 대해서 배웠다. 체내환경은 항상성을 유지하기 위하여 기관계를 통합하는 과정을 통해서 유지되어야 한다. 기관계가 이 일을 하기 위하여 ATP 형태로 에너지를 필요로 한다(3장). 심장혈관계는 항상성을 유지하는 데 두 가지 방법에서 중요하다. ATP를 생성하는 데 필요한 산소와 영양분을 세포에 공급하고, 이산화탄소와 노폐물을 몸 밖으로 제거하는 기관으로 보낸다. 이런 영양분, 노폐물, 기체는 교환 기작을 통해서 세포와 외부환경 사이에서 교환되어야 한다(4장). 신체의 요구를 충족시키는 물질의 전달과 제거 과정은 심장혈관계의 조절이 필요하고, 심장혈관계는 근거리분비, 신경계, 내분비계 등에 의해 조절된다.

13~15장은 심장혈관계의 모든 구성성분을 다룬다. 13장에서부터 심장의 기능에 대한 설명으로 시작할 것이다. 심장은 근육으로 이루어져 있으며, 혈액을 기관으로 내보내 영양분을 제공하고 노폐물을 제거하며(1), 기체교환을 위해 폐로 혈액을 보내는 기능을 한다(2). 12장에서 배운 근수축에 관한 많은 내용이 심장의 기능에 적용될 것이다. 심장의 근육은 자율신경계의 조절을 받으며(11장에서 설명) 어떻게 자율신경계의 가지인 부교감신경과 교감신경이 심장박동수와 수축력을 조절하는지에 대해 자세히 공부할 것이다.

13.1 심장혈관계의 개요

세포가 인접한 환경과 물질을 교환하는 능력은 생명에 절대적으로 필요하다. 각 세포는 간질액과 물질을 교환할 때 확산에 의존하여 산소와 영양물질과 같은 필요한 물질을 가져오고, 이산화탄소나 그 밖의 노폐물처럼 원하지 않는 물질을 버린다. 이 물질들은 결국 대부분의 세포와 상당한 거리에 있는 외부(*external*)환경으로부터 들어오거나 그쪽으로 나가기 때문에 모든 세포가 필요로 하는 것을 확산만으로는 필요한 만큼 빨리 제공할 수 없다. 다시 말해 확산은 운반 기작으로는 너무 느리다. 훨씬 더 효율적인 운반 기작을 확실하게 이용하는 것이 심장혈관계의 목적이다.

심장혈관계(cardiovascular system)는 세 부분으로 이루어져 있는데, (1) 혈류를 혈관을 통해 내보내는 근육성 펌프인 **심장(heart)**, (2) 혈액이 흐르는 도관인 **혈관(blood vessels)**, (3) 온몸을 순환하는 유체로, 세포와의 사이에 물질을 이동시키는 **혈액(blood)**이 그것이다.

언뜻 보아서는 심장혈관계의 기능은 단순하다. 즉 심장은 혈관을 통해 혈액을 여러 기관에 공급하고, 혈액은 산소와 영양물질을 조직에 운반하며 이산화탄소와 그 외 다른 노폐물을 제거한다. 그러나 심장은 혈액량, 혈압 등과 같은 심장혈관계의 변수를 조절하도록 도와주는 감각기능과 내분비기능을 수행하기 때문에 펌프 그 이상이다. 혈관은 혈액이 흐르는 도관일 뿐만 아니라, 혈압과 신체 여러 부위의 혈액 분포를 조절하는 중요한 감각기관인 동시에 효과기 기관이다. 혈액은 영양물질과 노폐물을 운반할 뿐 아니라 어떤 신체 부위에서 다른 부위로 호르몬을 운반함으로써 신경계와 함께 작용하는 통신고리로서의 역할을 한다. 다음에 살펴보겠지만 심장혈관계의 나머지 부위가 어떻게 작용하는지를 이해하지 않고는 어떤 한 부위(예를 들면 심장)가 어떻게 작용하는지 완전히 이해하기란 불가능하다. 더구나 심장혈관계의 조절은 콩팥, 신경계, 내분비계 등과 같은 다른 여러 기관계와의 상호작용을 포함한다.

이 장의 주요한 초점인 심장이 하는 일을 알아보기 전에 심장혈관계의 주요한 구성요소와 기능을 논하기로 한다.

심장

심장은 혈관을 통해 혈액을 내보낼 수 있는 힘을 발생시키는 기능이 있는 근육성 기관이다. 심장은 4개의 방을 갖고 있다. 즉 2개의 위쪽 방인 **심방(atria)**은 혈관계로부터 심장으로 들어오는 혈액을 받아들이고, 2개의 아래쪽 방인 **심실(ventricle)**은 심방으로부터 혈액을 받아 혈관을 통해 심장에서 혈액을 밀어내는 힘을 발생시킨다(**그림 13.1**).

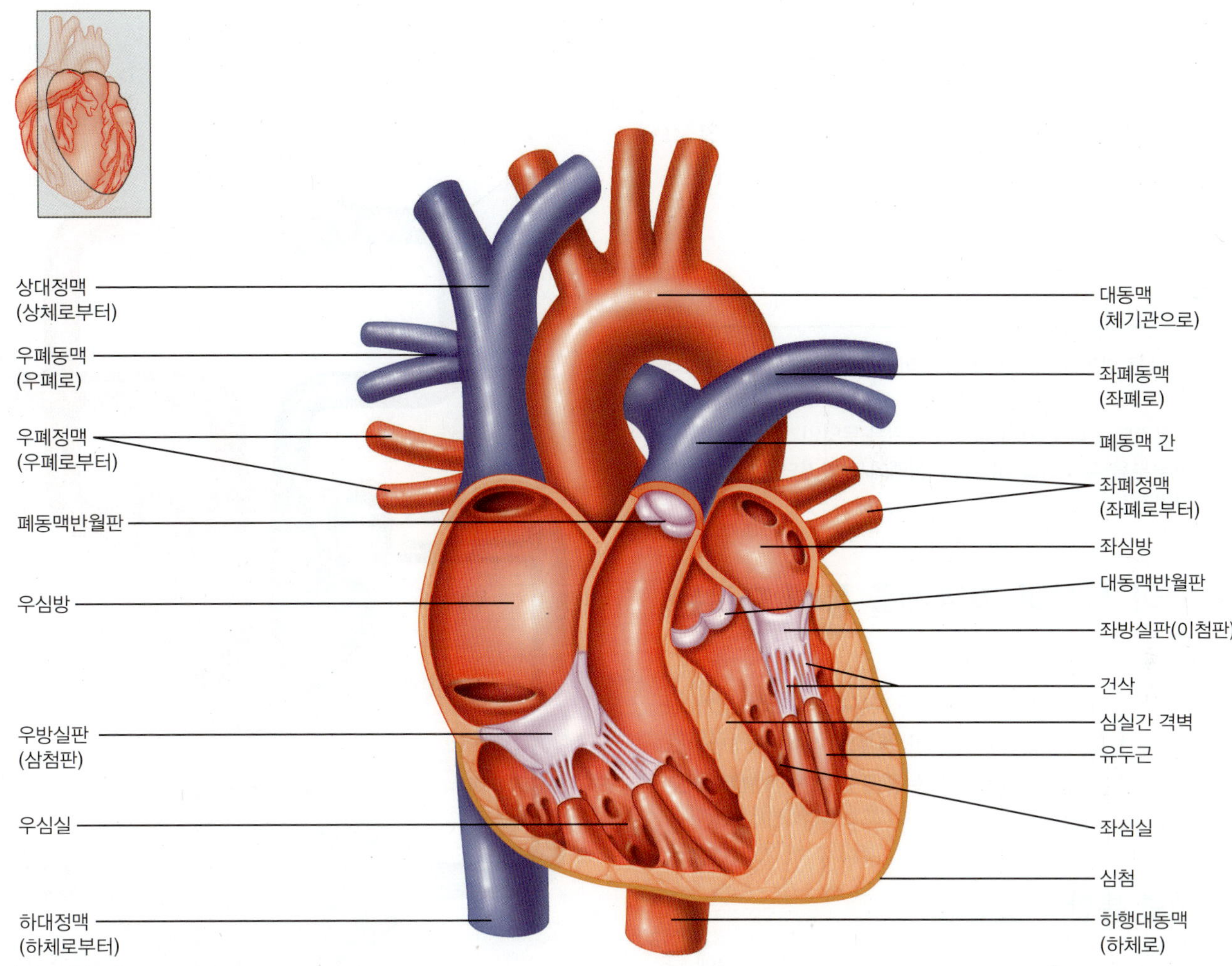

그림 13.1 심장의 절단면으로 심방, 심실, 방실판, 주요 혈관 등이 보인다.

심장은 기능적으로 좌우 두 부분으로 나눌 수 있는데, 심장의 왼쪽 심방과 심실은 **좌심장**을 이루고, 오른쪽 심방과 심실은 **우심장**을 이룬다. 심장의 좌우 심방과 심실은 좌심장에 있는 혈액이 우심장에 있는 혈액과 섞이지 않도록 **격벽**(*septum*)이라는 벽에 의해 분리되어 있다. 좌우 심방을 분리하는 부위는 **심방간 격벽**(*interatrial septum*)이라 하고, 좌우 심실을 분리하는 부위는 **심실간 격벽**(*interventricular septum*)이라 한다. 심장에는 왼쪽, 오른쪽이 있는 것처럼 "꼭대기"와 "바닥"도 있다. 심장의 위쪽 끝 넓은 부위는 **심저**(*base*), 심장의 아래쪽 끝 좁은 부위는 **심첨**(*apex*)이라 한다. 심장은 모든 기관이 필요로 하는 영양물질과 산소를 공급하기 위하여 두 개의 펌프로 효율적으로 작용한다.

혈관

혈액이 온몸을 이동할 때 심장에서부터 여러 기관으로, 그리고 다시 심장으로 혈액을 운반하는 혈관 구조를 통해 순환방식으로 이동한다. 이 혈관 구조를 일반적으로 **혈관계(vasculature)**라 한다. 혈액이 심장으로부터 흘러나올 때 혈관은 여러 차례 가지를 내어 점점 가지의 수가 많아지고 직경이 작아진다. 가장 작은 혈관이 **모세혈관(capillary)**으로 혈액과 간질액 사이의 교환이 일어나는 부위이다. 모세혈관을 지나 혈액이 심장으로 되돌아올 때 혈관은 한데 모여 가짓수가 더 적어지고 직경은 더 커진다.

혈액이 심장을 떠나면 비교적 큰 혈관인 **동맥(artery)**에서 기관과 조직으로 운반되고, 동맥은 기관과 조직 안에서 여러 차례 가지를 낸다. 가장 작은 동맥은 좀 더 작은 혈관인 **소동맥(arteriole)**으로 가지가 나서 모세혈관으로 혈액을 운반한다. 혈액은 모세혈관에서부터 더 큰 **소정맥(venule)**을 통해 좀 더 **큰 정맥(vein)**으로 이동하여 다시 심장으로 되돌아온다. 혈액은 심장에서 혈관계로 이동하였다가 다시 심장으로 돌아오기 때문에 심장혈관계는 **폐쇄** 시스템이다. 혈관의 구조와 기능은 다음 장인 14장에서 더 알아보기로 한다.

혈액

혈액은 유체이지만 부피의 거의 반은 세포로 이루어져 있다. 가장 많은 세포가 **적혈구(erythrocyte)**다. 이 세포는 산소를 운반하는 단백질인 **헤모글로빈**(*hemoglobin*)을 포함하고 있다. **적혈구**(*red blood cell*)는 세포 안에 헤모글로빈이 포함되어 있어 특징적으로 붉은색을 띤다. 다른 세포로는 **백혈구(leukocyte,** *white blood cell*)가 있는

데, 다양한 형태를 띠고, 몸 안으로 침입하는 미생물에 대항하여 몸을 방어하는 일을 돕는다. 또 **혈소판(platelet)**이 존재하는데 이는 세포라기보다는 세포절편으로 혈액응고에 중요한 역할을 한다. 혈액의 액체 부위는 **혈장(plasma)**으로, 물과 그 속에 단백질, 전해질, 그 외 다른 용질 등이 용해되어 있다. 혈액의 구성은 15장에서 더 자세하게 알아보기로 한다.

퀵 테스트 13.1

1. 심장에서 "혈액을 받아들이는 방"을 무엇이라 하는가? "혈액을 내보내는 방"은?
2. 혈관계에서 발견되는 다섯 가지 형태의 혈관은 무엇인가?
3. 혈액의 액체부분을 무엇이라 하는가? 혈액에서 발견되는 두 가지의 세포는 무엇인가?

13.2 혈액이 심장과 혈관계를 통해 흐르는 경로

혈액은 온몸을 이동할 때 본래 순환 경로를 따른다. 혈관의 수가 심장혈관계의 구조를 복잡하게 만들지만, 이 계통의 설계는 개념적으로는 단순하다. 이 절에서는 심장혈관계를 통해 혈액이 흐르는 경로를 자세히 알아보기로 한다.

심장혈관계를 통한 직렬혈류

심장혈관계를 통해 혈액이 흐르는 일반적인 방식이 **그림 13.2**에 나타나 있다. 이 그림에서 순환계는 두 부분으로 이루어져 있음을 알 수 있는데, 폐 안의 모든 혈관 및 폐와 심장을 연결하는 혈관들로 이루어진 **폐순환(pulmonary circuit)**과 나머지 혈관들을 포함하는 **체순환(systemic circuit)**이 그것이다. 이 두 순환은 서로 다른 심장 부위로부터 혈액을 공급받는다는 데 주목하라. 우심장은 폐순환에 혈액을 공급하는 반면, 좌심장은 체순환에 혈액을 공급한다. 심장의 어느 한 쪽에 있는 혈액은 절대로 다른 쪽 혈액과 섞이지 않는다는 데 주목하자.

폐순환과 체순환은 모두 치밀한 모세혈관 연결망인 모세혈관망(*capillary bed*)을 가지고 있는데, 여기에서 영양물질과 기체(산소와 이산화탄소)의 교환이 일어난다. 폐모세혈관에서 산소(O_2)는 폐 안의 공기로부터 혈액 안으로 이동하고, 이산화탄소(CO_2)는 혈액을 떠난다. 혈액이 폐모세혈관을 떠날 때는 산소량이 상대적으로 풍부해 산화혈액(*oxygenated* blood)이라 한다. 체순환의 모세혈관망은 폐를 제외한 모든 기관과 조직에 위치한다. 혈액이 체순환을 통해 이동할 때 산소가 혈액을 떠나고 이산화탄소는 혈액으로 들어오는 것처럼, 기관과 조직에서 세포는 산소를 소비하고 이산화탄소를 발생시킨다. 이렇게 모세혈관을 떠나는 혈액은 상대적으로 산소가 부족하므로 산소가 부족한 혈액(*deoxygenated* blood)이라 한다.

산화혈액으로부터 산소가 제거되거나, 그 반대가 될 때 실제로

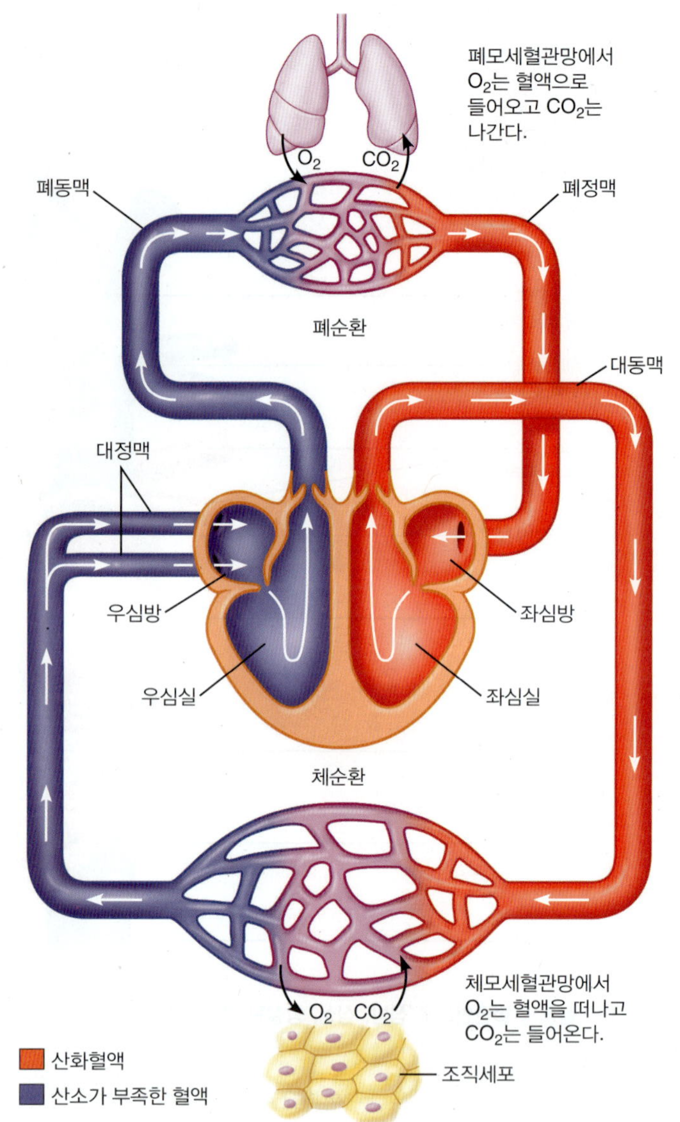

그림 13.2 심장혈관계를 통한 혈류의 경로. 체순환과 폐순환, 주요 혈관이 나타나 있다. 화살표는 혈류의 방향을 보여준다.

혈액의 색이 변화한다. 산화혈액은 선홍색인 반면, 산소가 부족한 혈액은 암적색이다. 두 가지 혈액 형태가 모두 붉은색이라는 사실에도 불구하고, 산소혈액과 산소가 부족한 혈액을 나타내는데 각각 적색혈(*red blood*)과 청색혈(*blue blood*)이 종종 사용된다. 산소가 부족한 혈액은 피부 아래에서 볼 수 있는 정맥이 푸르스름한 색을 띠게 하므로 청색혈이라 한다. 산소혈액과 산소가 부족한 혈액은 그림 13.2에서 각각 적색과 청색으로 표시되었다.

혈액이 심장혈관계를 따라 흐를 때는 폐순환과 체순환을 통해 교차방식으로 이동하여 매번 심장으로 돌아온다(그림 13.2). 이제 좌심실로부터 시작하여 한 단계씩 혈류의 경로를 따라가 보자.

1. 좌심실은 산화혈액을 대동맥으로 퍼낸다. **대동맥(aorta)**으로부터 가지로 나온 동맥은 체순환에서 모든 기관과 조직의 모세혈관망으로 혈액을 보낸다.

2. 혈액은 체조직에서 산소가 제거되어, 혈액을 우심방으로 운반하는 두 개의 큰 정맥인 **대정맥(vena cava)**을 통해 심장으로 되돌아온다. 상대정맥(*superior* vena)은 횡격막 위쪽 부위로부터 혈액을 운반하는 반면, 하대정맥(*inferior* vena)은 횡격막 아래 부위로부터 혈액을 운반한다.
3. 혈액은 우심방으로부터 삼첨판을 통해 우심실을 지나간다.
4. 우심실은 **폐동맥(pulmonary artery)**으로 혈액을 펴내고, 산소가 부족한 혈액이 폐로 이동한다. 몸 안에서 산소가 부족한 혈액을 운반하는 유일한 동맥이 폐동맥임을 알아둔다.
5. 혈액은 폐에서 산소를 공급받아 **폐정맥(pulmonary vein)**을 통해 좌심방으로 들어온다. 폐정맥은 산소가 부족한 혈액을 운반하는 유일한 정맥이다.
6. 혈액은 좌심방으로부터 이첨판을 통해 우리가 시작했던 좌심실로 들어간다. 전 과정이 반복된다.

위의 경로는 혈액이 어떻게 해서 서로 직렬식(*series*)으로 연결되어 있는 폐순환과 체순환을 통해 흐르는지 서술한 것이다. 그러니까 심장혈관계에서는 전체적으로 혈액이 두 가지 순환을 차례로 거친 다음에야 시작점으로 돌아올 수 있다는 뜻이다. 그러나 혈액은 동시에 두 순환을 통해 흐른다는 것을 이해하는 것이 중요하다. 즉 좌심방이 혈액을 온몸의 기관으로 보내는 것과 동시에 우심방은 혈액을 폐로 보낸다. 체순환이나 폐순환 내에서의 혈류를 자세히 보면 또 다른 방식의 흐름인 병렬 흐름(*parallel flow*)을 볼 수 있다.

체순환이나 폐순환 내에서의 병렬혈류

그림 13.3은 체순환내 혈류를 왜 병렬혈류라 하는지(그리고 온몸의 기관이 서로 병렬관계에 있다고 하는지) 그 이유를 보여준다. 체순환에서 혈액은 어떤 기관에서 다음 기관으로 직접 흐르지 않는다. 대신에 혈액은 대동맥과 동맥을 통해 흐르다가 한 번에 한 기관에만 도달한 후 정맥을 통해 상대정맥이나 하대정맥으로 모인다. 더구나 폐순환의 폐를 포함하여 그 외 기관 내부를 혈액이 흐르는 방식도 동맥이 소동맥으로 갈라지고 다시 모세혈관으로 갈라지기 때문에 병렬혈류이다.

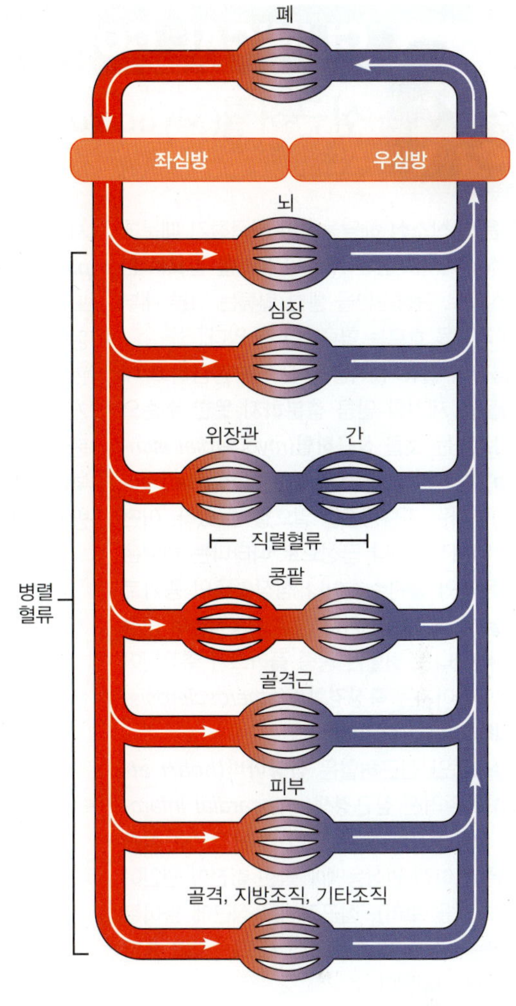

그림 13.3 심장혈관계의 혈류 형태. 체순환을 통한 각 기관으로의 혈류를 **병렬혈류**라 한다.

그림 13.3에서와 같이 심장은 체순환에 있는 다른 기관들과 병렬로 연결되어 일을 한다. 심장이 많은 양의 혈액을 펴낸다 할지라도, 심장의 방 안에 있는 혈액은 심장근육에게는 많은 양의 산소와 영양물질을 공급하지 않는다. 그 대신 심장근육은 대동맥이 심

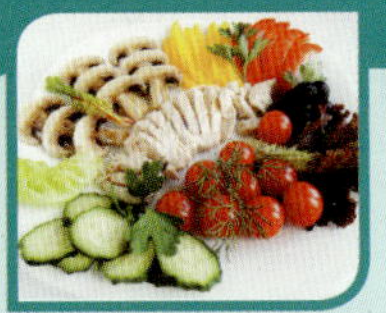

당뇨병에 대한 관심

당뇨병을 앓고 있는 사람은 심장마비에 걸릴 가능성이 더 크다. 불행하게도 당뇨병을 앓고 있는 사람은 종종 심장마비와 관련된 통증을 느끼지 못하는데, 심장으로부터 중추신경계로 신호를 전달하는 신경의 병변 때문이다. 따라서 당뇨병에 걸린 사람은 **무증상 심근 허혈**(*silent myocardial ischemia*)을 앓을 수 있지만 심장마비 발생에 관한 경고는 덜 받게 된다.

CLINICAL CONNECTIONS

심근허혈(Myocardial Ischemia)

심근은 무산소성 해당능력이 부족하기 때문에 안정상태에서도 높은 수준의 산소를 필요로 한다. 실제로 관상순환을 통한 혈류는 다른 대부분의 기관을 흐르는 혈류보다 더 많다.

심장의 혈류가 적당히 산소를 공급하고 대사산물을 제거할 만큼 충분하지 못한 수준으로 감소하는 것을 **심근허혈**(*myocardial ischemia*)이라 한다. 이것은 **협심증**(*angina pectoris*)이라는 가슴통증을 일으킬 수 있다. 어떤 경우 일시적이거나 급성으로 나타나는 허혈은 관상동맥의 혈관수축이나 심장활동의 증가로 일어날 수 있다. 더 심한 경우 지속적이며 만성으로 나타나는 허혈은 종종 플라크가 축적되어 동맥이 좁아지는 **죽상경화증**(*atherosclerosis*)에 의해 나타날 수 있다.

만성적인 심근허혈은 **심장마비**(*heart attack*)로 알려진 **심근경색**(*myocardial infarction, MI*)을 일으킬 수 있다. 일반적으로 심근경색은 좁아진 관상동맥에 박힌 혈전이 원인이 된다(그림을 보라). 심근경색은 심근에 돌이킬 수 없는 손상을 입혀 수축성 세포는 죽고 흉터조직으로 대치된다.

심장도관 삽입(*cardiac catherization*)은 종종 관상동맥이 막혔는지를 알아보기 위하여 시행되는데, **풍선혈관조형술**(*balloon angioplasty*)을 사용하여 막힌 부분을 뚫는다. 심장도관 삽입 중에 관상동맥으로 염료를 주입하여 동맥을 흐르는 염료를 X-선 영상을 이용하여 관찰한다. 혈관의 막힌 부분을 뚫기 위하여 공기가 빠진 작은 풍선을 동맥 안으로 삽입한 후 풍선을 부풀려 혈관을 확장시키고 혈관벽으로부터 플라크를 밀어낸다. 필요하다면 동맥을 개방시키기 위해 스텐트를 넣을 수 있다.

심근허혈이 유발될 위험이 있는 사람에게는 흔히 저콜레스테롤과 저지방식이를 하도록 하고, 매일 아스피린을 복용하도록 권한다(혈전이 형성될 가능성을 감소시키기 위함). 심근허혈을 앓고 있는 사람은 흔히 니트로글리세린(혈관이완제)으로 치료한다. 2차성 심근허혈을 막기 위해 사용되는 약물에는 디지탈리스(심장박동수를 감소시켜 심장이 필요로 하는 에너지를 낮춤), 칼슘통로 억제제(관상동맥이 경련수축될 가능성을 감소시킴), 베타억제제(심장박동수와 심근수축성을 감소시킴) 등이 있다.

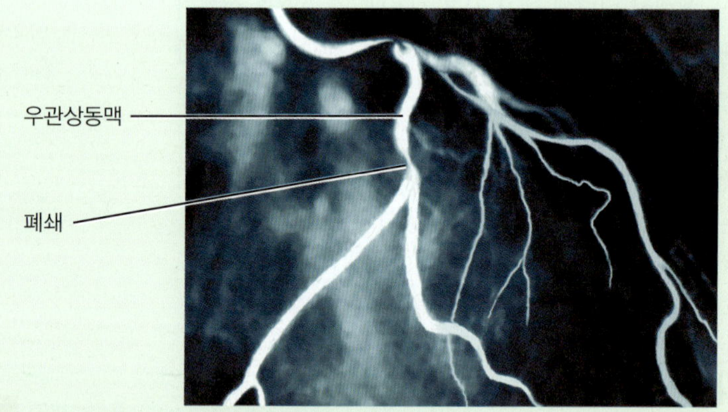

우관상동맥이 차단된 심장의 혈관조영도

비판적 사고력 문제

1. 급성 심근허혈과 만성 심근허혈의 차이점은 무엇인가?
2. 환자가 심근경색의 위험에 처해 있는지 알 수 있는 기술에 대해 설명하라.
3. 다음의 용어를 정의하라. 급성 심근허혈, 만성 심근허혈, 협심증, 심근경색, 어떤 점에서 서로 다른가?

저근처에서 갈라져 심장근육으로 빠져나가는 **관상동맥**(**coronary artery**)을 통해 혈액으로부터 대부분의 영양분을 얻는다(**그림 13.4**). 관상동맥을 통한 혈류의 감소는 심장마비를 야기할 수 있다(**Clinical Connections: 심근허혈**을 보라).

체순환에서 기관의 병렬연결에는 두 가지 뚜렷한 이점이 있다. 첫째, 각 기관은 저마다 하나의 독립된 동맥으로부터 혈액을 공급받기 때문에 충분히 산화된 혈액(즉 이미 다른 기관을 통해 흐른 결과 산소가 고갈된 혈액이 아니라)을 받는다. 그러므로 예를 들면 근육이 수축하여 혈액으로부터 산소를 끌어낼 때 근육의 대사율이 증가해도 다른 기관으로부터 충분히 산화된 혈액을 빼앗지는 않는데, 이것은 근육을 떠나는 혈액은 체순환으로 돌아가기 전에 심장으로 돌아와 폐에서 다시 산소를 공급받기 때문이다. 둘째, 혈액은 병렬 경로를 통해 기관에 이르기 때문에 기관으로 가는 혈류는 독립적으로 조절될 수 있다. 그러므로 혈류는 지속적으로 변화하는 기관의 대사 요구량에 맞춰 조절될 수 있다.

병렬혈류가 체순환의 기본이지만 일부 예외에서 혈액은 두 모세혈관망 사이에 연속적으로 흐른다(그림 13.3). 이미 우리는 6장에서 시상하부와 뇌하수체 전엽 사이의 혈류 경로를 통해 그 예를 살펴보았다. 시상하부의 모세혈관망은 뇌하수체 전엽의 모세혈관망과 직렬로 배열되어 있으며, 문맥에 의해 서로 연결되어 있다. **문맥순환**

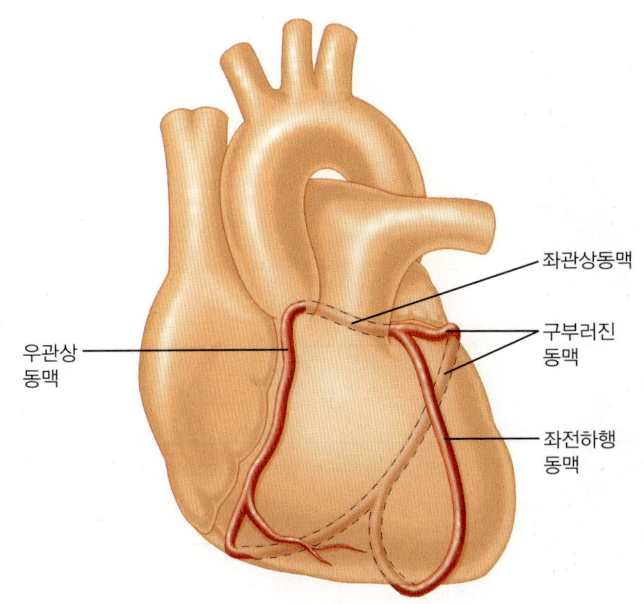

그림 13.4 **관상동맥.**

(*portal circulation*)에서는 혈액이 어느 한 모세혈관망에서 다른 모세혈관망으로 흐른 뒤에 심장으로 돌아온다. 또 하나의 문맥순환은 창자와 간 사이에 존재한다(20장). 콩팥은 두 모세혈관이 직렬로 연결되어 있는 특이한 순환계로, 문맥이 아닌 소동맥에 의해 연결되어 있다. 콩팥순환의 특수한 기능은 18장에서 알아보기로 한다.

퀵 테스트 13.2

1. 폐순환을 통해 흐르는 혈액을 받아들이는 기관은 무엇인가? 체순환을 통해 흐르는 혈액을 받아들이는 기관은 무엇인가?
2. 병렬혈류와 직렬혈류의 위치 및 기능을 비교하라.
3. 산화혈액을 운반하는 혈관은 무엇인가? 산소가 부족한 혈액을 운반하는 혈관은 무엇인가?

13.3 심장의 해부학적 구조

심장은 흉강(*thoracic cavity*)과 복강(*abdominal cavity*)을 분리하는 근육성의 칸막이 벽인 횡격막(*diaphragm*) 바로 위 흉강 안에 자리잡고 있다(**그림 13.5**). 그 크기는 주먹만 하고 무게는 대략 남성은 300~350그램, 여성은 250~300그램 정도다. 심장은 심장막(*pericardium*)이라는 막성주머니로 둘러싸여 있는데, 이 막에는 심장이 뛸 때 윤활유 역할을 하는 심장막액이 들어 있다. 심막염(*pericarditis*)이라고 알려진 심장막의 염증은 심장박동 시 마찰 때문에 통증을 유발한다.

심장은 혈관계를 통해 혈류를 추진하는 힘을 발생시킨다. 이 기능을 수행하기 위하여 심장의 벽은 주로 심근으로 이루어져 있다. 혈액이 심장을 통해 올바른 방향으로 안전하게 흐르도록 4개의 판막이 역류를 방지한다. 다음 절에서는 심장벽의 해부학적 구조와 심장의 판막에 대해 자세히 알아본다.

심근층과 심장벽

심장벽은 세 층으로 이루어져 있는데, 바깥층의 결합조직이 **심장외막(epicardium)**, 가운데가 **심근층(myocardium)**, 안쪽 상피세포층이 **내피(endothelium)**다. (내피층은 심장혈관계 전체에 퍼져 있다.)

심장의 펌프작용은 심근층의 율동적인 수축과 이완에 의해 얻어진다. 심방이나 심실벽에 있는 근육이 수축할 때 벽이 안쪽으로 움직여 방 안에 있는 혈액을 짜낸다. 이 압착으로 인해 방 안의 압력이 상승하여 혈액을 밀어낸다. 근육이 이완할 때 방은 확장되고 혈액으로 채워진다.

그림 13.1에서 심실근육이 심방근육보다 실제적으로 더 두껍다는 데 유념한다. 이것은 심실이 혈관계를 통해 상대적으로 먼 거리로 혈액을 보내고(심방처럼 단지 옆방으로 보내는 것이 아니라), 따라서 정해진 양의 혈액을 보내기 위해 더 힘차게 움직여야 한다는 사실을 반영한다. 심실근육은 오른쪽보다는 왼쪽이 훨씬 더 두껍다는 것도 알아둔다(**그림 13.6**). 좌심실이 이렇게 두껍기 때문에 우심실보다 더 큰 압력을 발생시킬 수 있다. 좌심실은 폐를 제외한 신체 모든 기관으로 혈액을 보내는 반면, 우심실은 폐로만 혈액을 보내기 때문에 좌심실이 더 큰 압력을 발생시키는 것이 중요하다.

판막과 단일방향성 혈류

우리가 심박동(*heartbeat*)이라고 부르는 것은 실제로는 심장 근섬유(세포)를 규칙적이고 정교하게 조화된 방식으로 통과하는 수축의 파동이다. 심장근육 전체는 하나의 단위로 기능하지만, 심방근육(심방 심근층, *atrial myocardium*)과 심실근육(심실 심근층, *ventricular myocardium*)은 물리적으로는 심장의 섬유성 골격(*fibrous skeleton*)인 섬유성 결합조직층에 고정되어 있고, 이 조직에 의해 분리되어 있다. 섬유성 골격은 심장 판막을 제자리에 고정시키는 고리를 형성하기도 한다.

심장박동 시 일어나는 일련의 사건을 심장주기(*cardiac cycle*)라고 하는데, 심방이 먼저 수축하고 심실의 수축이 뒤따라 일어난다. 심장주기는 심장내 압력의 변동을 야기하고, 더 중요한 것은 혈액이 흐를 수 있게 압력기울기의 방향을 변화시킨다. 혈액이 심장을 통해 한 방향으로 흐르는 것이 중요하다. 따라서 압력기울기가 반대방향으로 흐름을 촉진하면 혈류는 차단된다.

심장은 4개의 판막을 가지고 있는데 심장내부에도 있고 심장과 직접적으로 연결된 동맥(대동맥과 폐동맥)과 심장 사이에도 있어 혈액이 올바른 방향으로 흐르도록 한다(그림 13.1). 양쪽 심방과 심실은 **방실판(atrioventricular valve, AV valve)**에 의해 분리되어 있는(데, 이에 따라 혈액이 심방으로부터 심실방향으로 흐른다. 방실판은 매 심박동마다 일어나는 주기적인 압력변화에 반응하여 개폐된다(**그림 13.7**). 심방의 압력이 심실의 압력보다 높을 때 판막은 열리고, 심실의 압력이 심방의 압력보다 높아지면 판막은 닫힌다. 왼쪽 방실판은 결합조직인 두 개의 뾰족돌기(cusps)로 이루어져 있어 **이첨판**

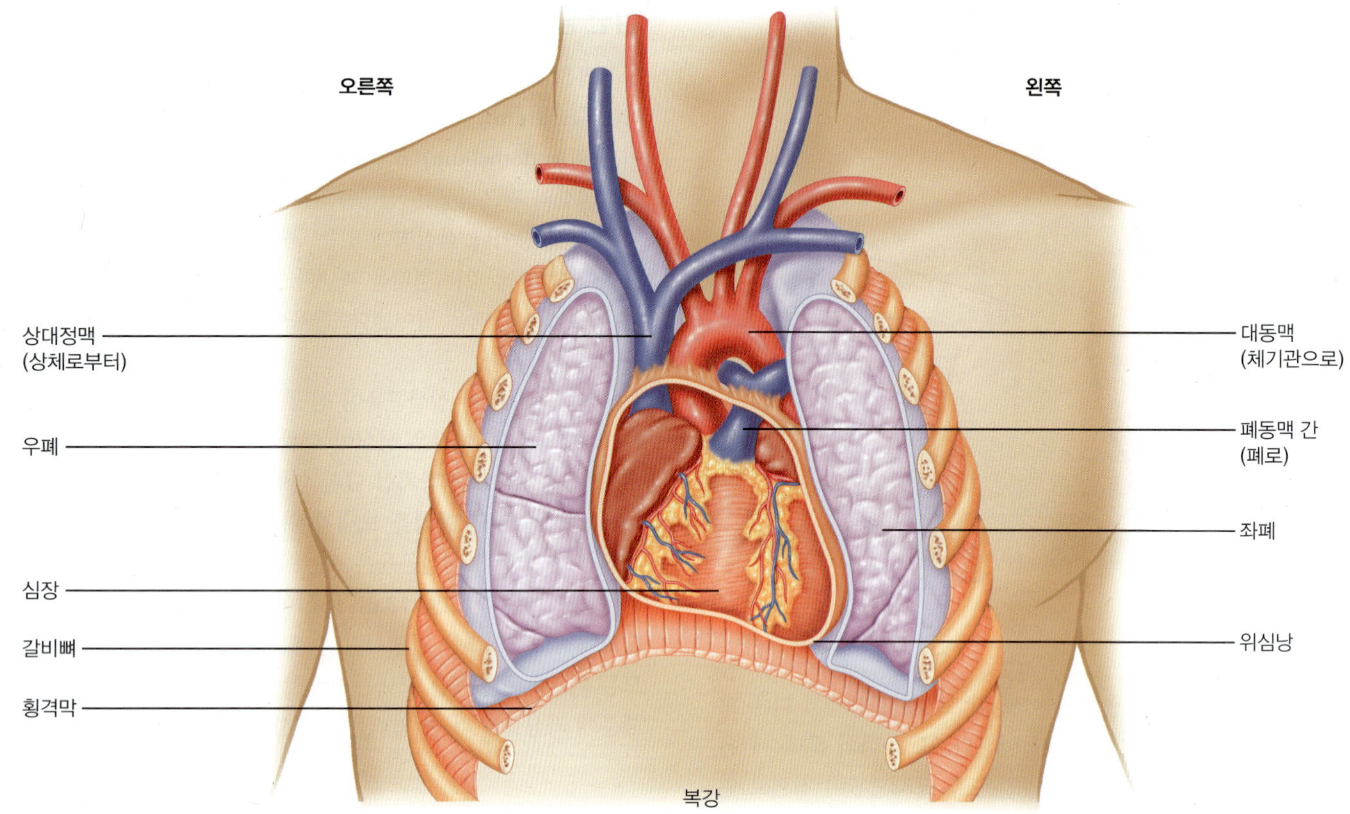

그림 13.5 **흉강 안의 심장 위치.**

(bicuspid valve) 또는 **승모판(mitral valve)**이라 한다. 오른쪽 방실판은 세 개의 뾰족돌기를 가지고 있어 **삼첨판(tricuspid valve)**이라 한다.

심실이 수축하면 내부 압력이 증가하므로 방실판에 대해 위로 향하는 힘이 발생한다. 이 힘 때문에 한 개 또는 그 이상의 판막돌기가 심방 안으로 밀려들어갈 위험이 존재하며, 이런 일을 탈출상태(*prolapse*)라 한다. 이런 일이 생기면 판막이 닫힐 때 뾰족돌기의 모서리들이 정확히 만나지 못하여 판막이 완전히 닫힐 수가 없게 된다. 판막의 뾰족돌기는 여러 가닥의 결합조직[**건삭(chordae tendineae)**이라 함]에 의해 제자리를 유지하므로 정상적으로는 방실판의 탈출이 억제된다. 이 결합조직은 심실벽으로부터 튀어나와 뾰족돌기의 모서리로부터 **유두근(papillary muscle)**으로까지 뻗어 있다. 심실이 수축하는 동안 유두근도 수축하여 건삭에 장력을 발휘한다. 건삭은 판막의 뾰족돌기를 아래로 잡아당겨 위로 향하는 힘에 대한 저항을 발생시키고, 그 상태에서 방실판이 정확히 닫힐 수 있게 해준다. 이 판막의 뾰족돌기(다음에 설명하는 반월판의 뾰족돌기도 마찬가지)는 그 기저 부위가 섬유성 골격에 의해 만들어진 결합조직 고리에 고정되어 있다.

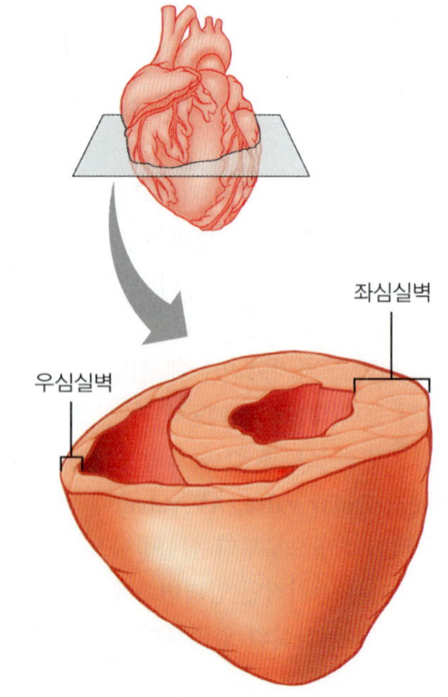

그림 13.6 **좌심실근과 우심실근의 두께.**

방실판 외에 심실과 동맥 사이에 **반월판(semilunar valve)**이라는 판막이 위치한다. **대동맥 반월판(aortic semilunar valve, 대동맥판, aortic valve)**은 좌심실과 대동맥 사이에 있고, 폐동맥 반월판(pulmonary semilunar valve, 폐동맥판, pulmonary valve)은 우심실과 폐동맥 사이에 있다. 이 판막의 기능은 방실판의 기능과 유사하여, 혈액이 역류하지 않고 전진해 흐를 수 있도록 한다(**그림 13.8**). 대동맥판과 폐동맥판은 심실압이 동맥압보다 클 때(심실이 수축할 때) 열린다. 판막이 열리면 혈액이 심실을 떠나 동맥으로 흘러들어

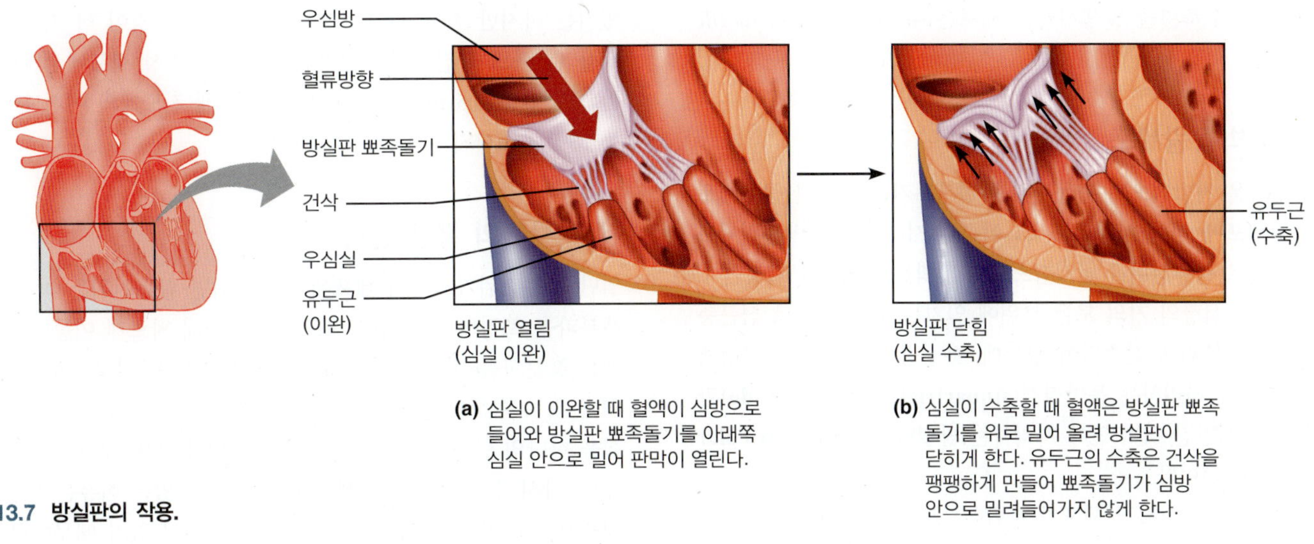

(a) 심실이 이완할 때 혈액이 심방으로 들어와 방실판 뾰족돌기를 아래쪽 심실 안으로 밀어 판막이 열린다.

(b) 심실이 수축할 때 혈액은 방실판 뾰족돌기를 위로 밀어 올려 방실판이 닫히게 한다. 유두근의 수축은 건삭을 팽팽하게 만들어 뾰족돌기가 심방 안으로 밀려들어가지 않게 한다.

그림 13.7 방실판의 작용.

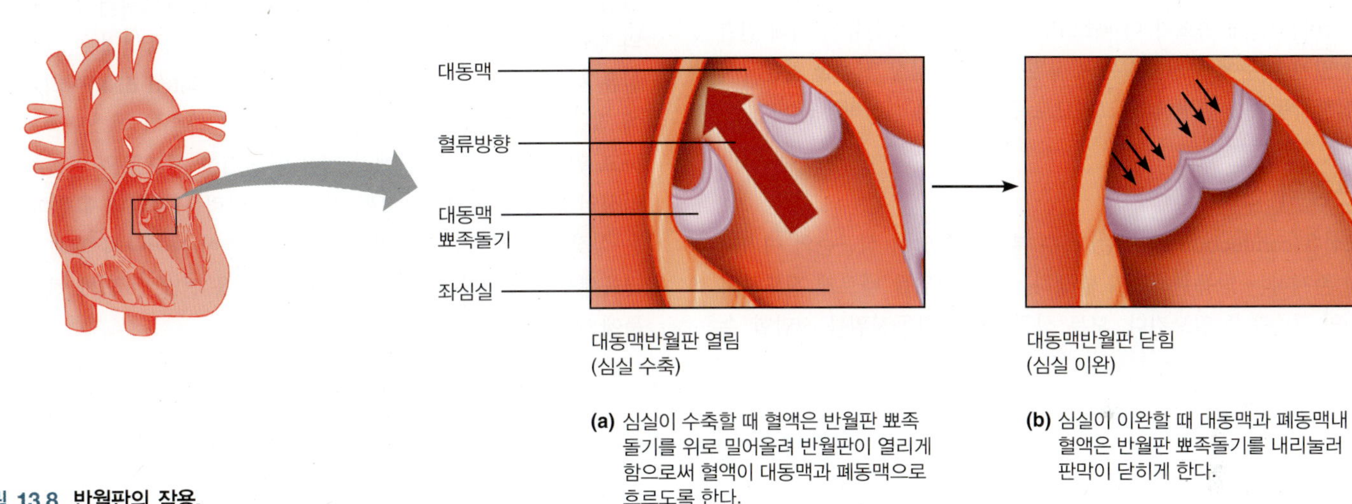

(a) 심실이 수축할 때 혈액은 반월판 뾰족돌기를 위로 밀어올려 반월판이 열리게 함으로써 혈액이 대동맥과 폐동맥으로 흐르도록 한다.

(b) 심실이 이완할 때 대동맥과 폐동맥내 혈액은 반월판 뾰족돌기를 내리눌러 판막이 닫히게 한다.

그림 13.8 반월판의 작용.

간다. 심실이 이완하고 심실압이 동맥압보다 더 낮아지면 판막이 닫혀 혈액이 동맥으로부터 심실 안으로 역류하지 못하도록 한다.

퀵 테스트 13.3

1. 심장벽을 이루는 세 개의 층은 무엇인가?
2. 심장의 어느 방이 가장 두꺼운 벽을 갖고 있는가? 그 이유를 설명하라.
3. 방실판은 어디에 위치하는가? 그 기능은 무엇인가? 반월판의 위치와 기능은 무엇인가?
4. 승모판 탈출증이란 무엇인가?

13.4 심장의 전기적 활성

심장이 순환계를 통해 적절히 혈액을 보내려면 심근은 거의 동시에 수축해야 하는데, 먼저 양쪽 심방이 수축하고 이어서 양쪽 심실이 수축한다. 심장의 수축은 심근세포의 흥분순서를 결정짓는 정교한 전도계에 의해 조정된다.

심장의 전도계

12장에서 우리는 골격근과 달리 심근은 수축하는 데 있어 중추신경계의 명령을 필요로 하지 않는다는 것을 살펴보았다. 그 대신 심근은 심근 자체에서 일으키는 신호에 의해 수축한다. 이 이유 때문에 심근의 수축활성을 **근원성**(*myogenic*)이라 한다. [골격근의 수축활성은 수축을 위한 초기 신호가 뉴런에서 유래하므로 **신경원성**(*neurogenic*)이라 한다.] 심장이 주기적으로 수축을 일으키는 신호를 발생시키는(즉 자신의 리듬을 발생시키는) 능력을 **자동율동성(autorhythmicity)**이라 한다. 심장의 자동율동성은 **자동율동세포**(*autorhythmic cell*)라고 하는 소량의 근세포의 작용에 기인하는 것으로, 이 세포는 거의 수축력을 발생시키지는 않지만 심박동을 조정하고 리듬을 제공하기 때문에 심장의 펌프작용에 있어 중요하다. 자동율동세포에는 두 가지 형태가 있는데, (1) **박동원세포(pacemaker cell)**는 활동전위를 시작하고 심장의 리듬을 정하며 (2) **전도섬유(conduction fiber)**는 매우 조화로운 방식으로 심장을 통해 활동전위를 전달한다. 이 세포들이 함께 심장의 **전도계(conduction system)**

를 구성한다. 수축력을 발생시키는 세포는 **수축성 세포**(*contractile cell*)라 한다.

심근층의 박동원세포

심장의 수축은 자발적으로 활동전위를 발생시키는 특수한 근육세포인 박동원세포에 의해 시작된다. 그 이름이 시사하듯이 박동원세포는 정기적으로 활동전위를 발사함으로써 심박동의 **속도**를 결정한다. 박동원세포가 심장의 거의 모든 부위에 있기는 하지만 주로 심근층의 특수한 두 부위에 집중되어 있는데, 우심방 상부벽의 상대정맥과 만나는 곳에 자리하는 **동방결절(sinoartrial node, SA node)**과 삼첨판 근처 심방간 격벽 안에 자리하는 **방실결절(atrioventricular node, AV node)**이다.

동방결절과 방실결절 세포가 자발적으로 활동전위를 발생시키는 속도는 서로 다르다. 동방결절에 있는 박동원세포는 자발적으로 탈분극하는 본래 속도가 더 빠르고, 두 결절은 전도섬유에 의해 연결되어 있기 때문에 동방결절은 방실결절세포와 심장 전체를 탈분극시켜 심장박동수를 결정한다. 그러므로 동방결절이 심장박동원이다.

심근층의 전도섬유

전도섬유(conduction fiber)는 특수 분화되어 있어 심근층의 여기저기에 존재하는 박동원세포가 발생하는 활동전위를 빠르게 전도하여 심장의 근수축을 일으킨다. 모든 심근섬유가 활동전위를 전달할 수 있기는 하지만 전도섬유는 "보통" 섬유보다 직경이 더 커서 활동전위를 더 빠르게 전도할 수 있다. 심장의 수축성 세포에서 활동전위는 초당 0.3~0.5 m까지 이동하는 데 반해 전도계의 어떤 부위에서는 초당 4 m까지 이동할 수 있다.

세포 사이의 흥분 전파

일단 활동전위가 박동원세포에서 시작되면 활동전위는 퍼져나가는 흥분파를 조정하기 위하여 전도섬유를 통해 빠르게 이동한다. 전도계는 흥분파를 먼저 심방으로 통과시켜 심방을 탈분극시키고 하나의 단위로 수축시킨다. 그 다음 흥분파는 심실을 통해 이동하여 심실을 하나의 단위로 수축시킨다. 활동전위가 박동원으로부터 전도섬유로, 다시 수축성 섬유로 빠르게 전달될 수 있는 이유는 모든 심근세포가 간극연접에 의해 이웃세포와 연결되어 있기 때문이다. 간극연접은 한 세포에서 다른 세포로 원형질막을 가로질러 전류가 이온의 형태로 지나갈 수 있도록 한다. 심장에서 간극연접은 인접한 근섬유 사이에 연접을 형성하는 **개재판(intercalated disk)**이라는 구조에 집중되어 있다(**그림 13.9**). 또 개재판은 다수의 데스모솜을 포함하고 있는데, 그 안에 단백질 섬유가 인접한 세포들을 연결하여 물리적인 결합을 형성함으로써 기계적인 압력을 견뎌내게 한다. 이것은 심장이 혈액으로 채워질 때마다 심근층이 늘어나지 않게 해주며, 근육세포가 수축할 때마다 발생하는 장력을 견딜 수 있게 해주기 때문에 중요한 것이다.

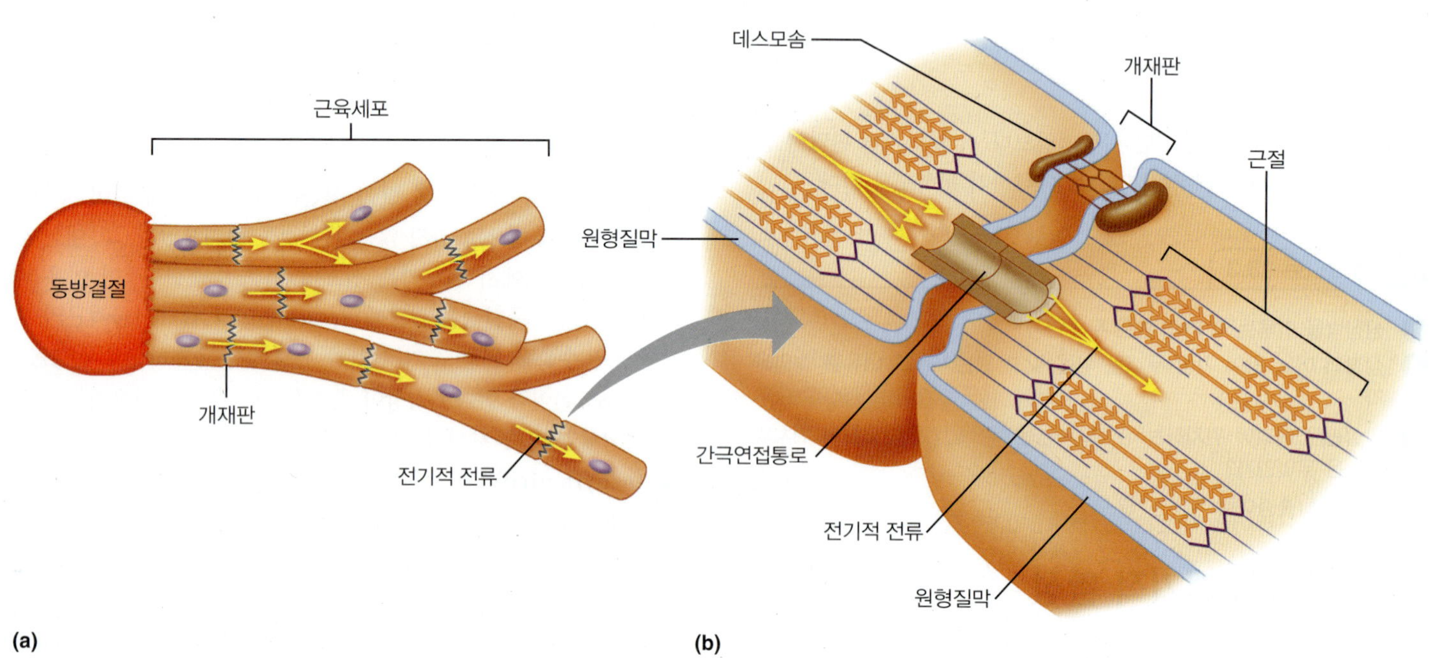

그림 13.9 심근세포 사이의 전기적 연접. (a) 동방결절세포에서 자발적으로 발생한 활동전위는 개재판에 있는 간극연접을 통해 전류의 형태로 인접한 근육세포에 퍼져나간다. **(b)** 두 인접한 근육세포 사이의 연접률을 나타내는 그림으로 간극연접과 데스모솜이 보인다.

Q 심근 이외에 간극연접을 가지고 있는 근육형태는 무엇인가?

심박동 중 충격의 개시와 전도

정상적으로 심박동을 일으키는 전기적인 사건의 순서는 다음과 같이 일어난다(**그림 13.10**).

① 활동전위가 동방결절에서 시작된다. 충격은 동방결절로부터 방실벽을 따라 빠져나가는 전도섬유계인 **결절간 경로**(*internodal pathway*)를 지나 방실결절로 이동한다. 이 신호가 결절간 경로를 지나 이동할 때, 신호는 **심방간 경로**(*interatrial pathway*)를 지나 심방근육을 통해 퍼져 나가기도 한다.

② 충격은 방실결절의 세포로 전도되는데, 이 세포는 전도계의 다른 세포보다 덜 신속하게 활동전위를 전달한다. 결과적으로 충격은 앞으로 이동하기 전 약 0.1초간 순간적으로 지체된다(**방실결절 지연**).

③ 충격은 방실결절로부터 심실간 격벽에 위치한 치밀한 근섬유다발인 **방실속**[**히스속(bundle of His)**이라고도 함]을 지나 이동한다. 방실결절과 히스속은 심방과 심실이 유일하게 전기적으로 연결되는 곳이고, 그 외의 다른 곳은 섬유성 골격에 의해 분리된다.

④ 신호는 방실속을 지나 짧은 거리를 이동한 후 좌우 **속가지(bundle branch)**로 나뉜다. 좌우 속가지는 각각 좌심실과 우심실에 충격을 전도한다.

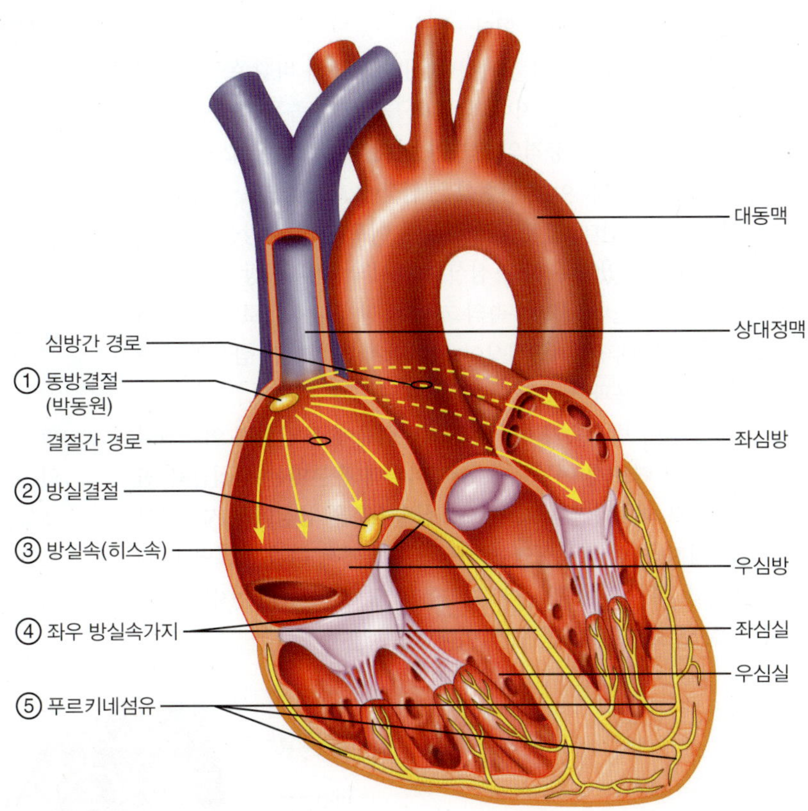

그림 13.10 심장의 전도계.

⑤ 충격은 속가지로부터 **푸르키네섬유(Purkinje fiber)**라 하는 넓은 연결망의 가지를 지나 이동하여 심첨으로부터 위쪽 판막을 향해 심실의 심근층을 통해 퍼져 나간다. 이 푸르키네섬유로부터 충격은 나머지 심근세포를 통과한다.

박동원에 의한 심박동의 조절

동방결절과 방실결절이 둘 다 자발적인 활동전위를 발생시킬 수 있지만 심박동은 거의 항상 동방결절에서 유래하는 충격에 의해 시작된다. 방실결절은 다음과 같은 두 가지 이유 때문에 좀처럼 수축을 시작하지 않는다. 첫째는 동발결절에서 유래한 활동전위는 심실로 가는 도중 방실결절을 지나 이동한다. 이때 방실결절의 세포는 불응기(refractory period)로 들어가며 이 기간 동안 자신의 활동전위를 발생시킬 수 없다. 둘째 이유는 동방결절이 방실결절보다 더 높은 "발사 빈도"를 가지고 있다는 것이다. 이것이 의미하는 바는 정상적인 휴지상태에서 분리된 두 결절세포의 활동전위 빈도를 측정하면 동방결절세포(약 70충격/분)가 방실결절세포(50충격/분)보다 더 빈번하게 발사하는 것을 알 수 있다는 것이다. 그러므로 동방결절이 항상 "기선을 제압"하기 때문에 방실결절은 활동전위를 발사할 기회가 드물다.

그러나 동방결절이 활동전위를 발사할 수 없거나 발사 속도가 급강하하면 방실결절이 활동전위를 시작할 것이고, 활동전위는 전도계를 통해 이동하고 정상적인 방법으로 심실의 수축을 일으킨다. 방실결절은 어떤 이유로 결절 사이의 전도가 억제되거나 늦어지면 심박동조절을 대신할 수도 있다. 이런 상황에서 방실결절은 심실박동을 유지하는 비상 지원체계의 기능을 한다. 어떤 이유로 방실결절이 심실수축을 이끌 수 없다면 심장은 또 하나의 지원체계를 지원받는데, 푸르키네섬유내 일부 세포[때로는 **특수 심실 박동원**(*idioventricular pacemakers*)이라 함]가 대신할 수 있다. 그러나 이 세포의 발사 빈도는 분당 30~40 충격에 불과하다.

지식 활용하기

때때로 수축은 **딴곳박동**(*ectopic focus*)이라 불리는 지점에서 정상 전도 경로를 벗어나서 시작된다. 이 지점이 심방에 존재한다면, 조기 심방수축(PAC)을 일으킬 수 있다. 흐름은 간극연접을 통해 퍼져나가 이어서 심실 수축이 일어난다. 딴곳박동이 심실에 존재하면, 이는 조기 심실수축(PVC)을 일으키고 심방수축이 일어나지 않는다. **기외수축**(*extrasystole*)이라 불리는 초과박동은 박동을 건너뛴 후에 이어져, 심실수축 사이에 휴지기가 생긴다. 왜 심장은 기외수축에 이어지는 심장박동을 건너뛰는 걸까?

심장근육을 통한 흥분의 전개

충격이 심장근육을 통해 전파될 때 규칙적인 "흥분파"의 형태로 이동한다. 이 흥분파가 퍼져나갈 때 근육의 수축이 뒤따른다. 흥분되는 양식이 **그림 13.11**에 나타나 있다.

흥분파는 동방결절에서 시작하여 심방을 통해 바깥쪽으로 퍼져나간다. 그 후 방실결절을 지나 방실 속을 통해 "좁은 통로를 흐르는데", 방실결절 부위는 충격의 전도가 상대적으로 늦어지므로 일종의 병목처럼 작용한다. 이 지연현상은 심장이 효율적으로 기능을 하는 데 있어 필수적인데, 흥분파가 심실에 이르기 전 심방을 통해 완전히 퍼져나갈 수 있도록 하여 심실수축 시작 전에 심방 수축이 확실히 완결되도록 한다. 심방수축의 기능이 혈액을 심실로 밀어 보내는 것이라고 할 때, 이 지연현상이 일어나지 않는다면 심실의 수축은 심방의 펌프작용과 서로 충돌할 것이다.

일단 충격이 방실속가지와 푸르키네섬유에 도달하면 아래심실 부위로 비교적 빠르게 이동한다. 여기서부터 흥분파는 심실근육 전체로 부채꼴로 퍼져나간다. 그러므로 심실수축은 심첨에서 시작하여 위쪽으로 퍼진다. 이것은 혈액이 심실 꼭대기에서 나가는(그림 13.1) 것을 고려할 때 이치에 맞는다. 치약을 어떻게 짜야 하는지(아래쪽에서 위쪽으로)를 생각하면 쉽게 이해할 수 있다.

심장의 전기적 활성을 일으키는 이온의 이동

우리는 이제 심박동이 박동원세포에서 유래하는 활동전위에 의해 시작되어 심장근육을 통해 규칙적이고 예측할 수 있는 형태로 전파된다는 것을 알았다. 지금부터는 박동원세포막에서 일어나는 현상부터 시작하여 이 전기적 신호의 발생을 초래하는 세포 기작을 조사해 보기로 한다.

박동원세포의 전기적 활성

심장의 수축성 세포는 자극을 받아 역치까지 탈분극이 되었을 때만 활동전위를 발사한다. 정상적으로 이 자극은 활동전위를 발사하고 있는 이웃세포에서 나온 순환 전류다. 우리는 이 전류가 세포와 세포를 연결하는 간극연접을 통해 세포 안으로 들어온다는 것을 살펴보았다. 세포 안으로 들어온 전류는 원형질막을 통과하여 세포를 빠져나가면서 탈분극을 일으킨다.

박동원세포는 어떠한 외부 자극이 없어도 활동전위를 발사할

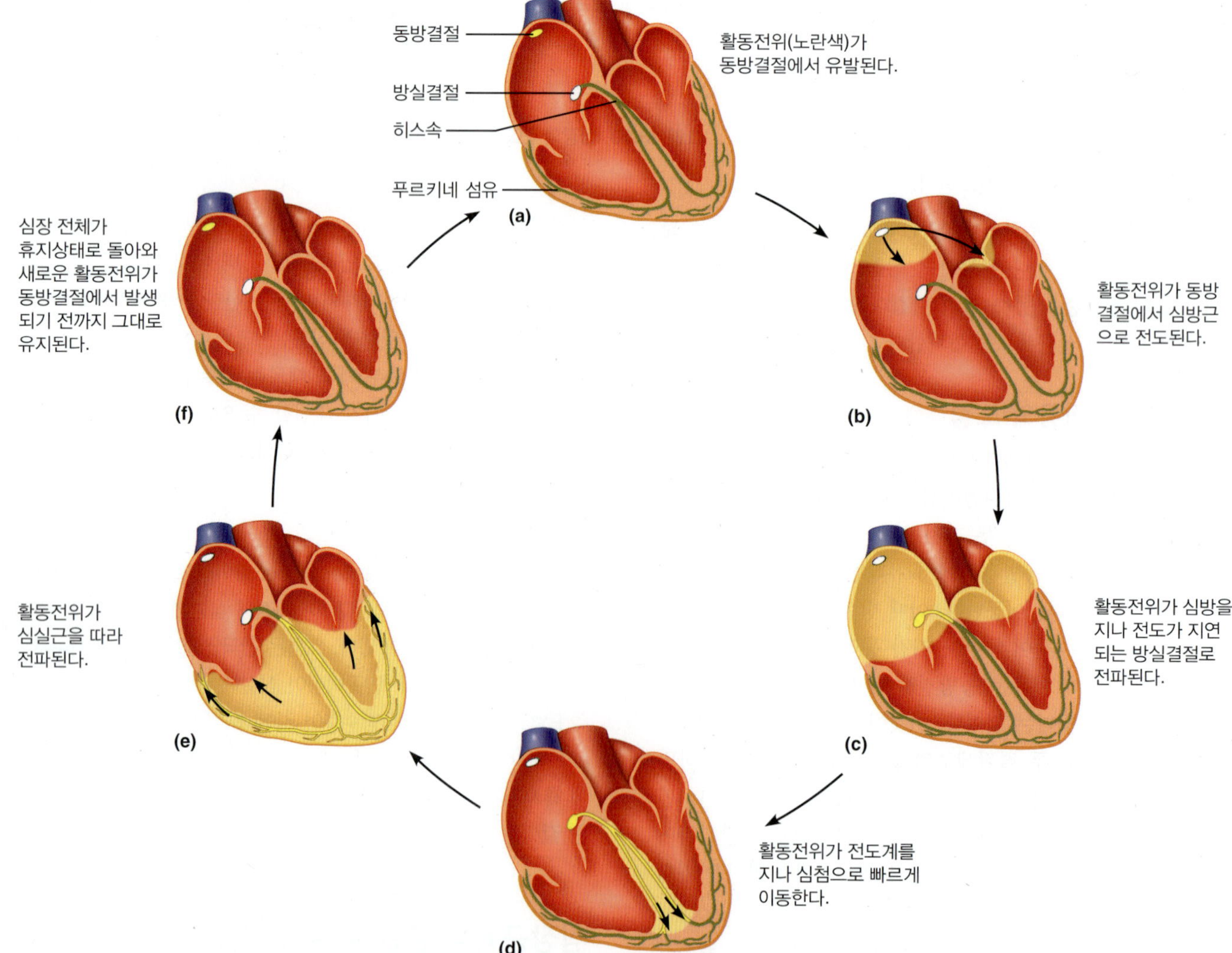

그림 13.11 심장을 통한 활동전위의 전파. 단일 심박동이 일어나는 동안 전기적으로 흥분되는 순서가 **(a)** 동방결절의 탈분극으로부터 시작하여 **(f)** 휴지상태로 돌아온다.

수 있으며, 규칙적이고 주기적인 형태로 활동전위를 발사할 수 있기 때문에 독특하다는 것을 상기한다. 박동원세포는 안정된 휴지전위를 가지고 있지 않으므로 자발적으로 활동전위를 발사할 수 있다. 활동전위가 일어난 후 즉시 박동원세포는 천천히 탈분극하기 시작하여 그 막전위가 역치에 도달할 때까지 탈분극이 지속되고 역치에 이르면 또 하나의 활동전위를 일으킨다(**그림 13.12**). 이어서 막전위는 다시 −60~−70 mV까지 돌아와 또 하나의 연속적인 느린 탈분극을 시작하고 역치에 이르면 활동전위를 일으킨다. 이렇게 각 활동전위로 차츰 이끌려가는 "경사로"인 느린 탈분극을 **박동원 전위(pacemaker potential)**라 한다.

박동원세포와 그 외 다른 심근세포에서 전기적 신호는 다른 형태의 세포에서와 마찬가지로 특정한 형태의 이온통로를 개폐함으로써 발생하는 원형질막의 이온투과성의 변화로 일어난다. 이 투과성의 변화가 어떻게 막전위에 영향을 주는지를 이해하기 위하여 7장에서 이미 살펴보았던 다음과 같은 원리를 떠올려보라. 즉 **특정 이온에 대한 막의 투과성이 그 외 다른 이온의 투과성에 비례하여 증가할 때, 막전위는 그 이온의 평형전위를 향하여 이동한다**. 심근세포에서 가장 중요한 투과성의 변화는 각각 나트륨이온(Na^+), 칼륨이온(K^+), 칼슘이온(Ca^{2+})을 포함한다. 심근세포에서의 이온 농도는 다른 세포와 비슷한데, 세포내액은 세포외액에 비해 칼륨이 풍부하고, 나트륨과 칼슘은 적다. 그러므로 칼륨의 평형전위는 음성인 반면, 나트륨과 칼슘의 평형전위는 모두 양성이다. (근사값으로 $E_K = -94$ mV, $E_{Na} = +60$ mV, $E_{Ca} = +130$ mV.) 그러므로 나트륨, 칼슘의 투과성(P_{Na} 또는 P_{Ca}) 증가는 막전위를 보다 양성으로 만들고, 반면에 칼륨의 투과성(P_K)의 증가는 막전위를 보다 음성으로 만들려는 경향이 있다.

박동원세포에서 전기적 신호는 그림 13.12에서 보는 바와 같이 P_K, P_{Na}, P_{Ca}의 변화에 의해 일어난다. 박동원 전위의 초기 단계에 일어나는 느린 탈분극은 칼륨통로가 닫히고 소위 **기묘한 통로**(*funny channel*)는 열리기 때문에 일어나는 것이다. 칼륨통로는 활동전위의 재분극 동안에는 열리고 막이 분극상태로 돌아오면 닫힌다. 이 이름은 별난 특징을 가지고 있기 때문에 연구자들이 붙인 것으로, 이 통로는 세포가 재분극한 후 열려 나트륨과 칼륨이 원형질막을 통과할 수 있게 한다. 박동원 전위의 초기 단계 동안 칼륨통로는 닫히고 기묘한 통로가 열려 세포 밖으로 나가는 칼륨의 이동은 감소하고 반면에 세포 안으로 들어오는 나트륨의 이동은 증가하여 초기의 탈분극을 일으킨다.

이 기묘한 통로는 잠깐 동안만 열리고, 막전위가 활동전위를 발생시키는 데 필요한 역치에 5 mV 정도 미치지 못하는 −55 mV에 접근하면 닫힌다. 그러나 초기의 탈분극으로 *T*형 **통로**[*T*는 일시적(transient)이라는 뜻]라고 하는 전압의존성 통로가 열린다. 이렇게 되면 P_{Ca}가 상승하여 세포를 더욱더 탈분극시킨다. T형 통로는 잠시 동안만 열려 있다가 불활성화되지만 결과적으로 탈분극으로 인해 *L*형 **통로**[*L*은 "오래 지속된다(long-lasting)"는 뜻]라는 또 하나의 전압의존성 통로가 열린다. 이 L형 통로는 오랫동안 열려 있으며 서서히 불활성화한다. 그 결과 P_{Ca}가 크게 증가하여 활동전위가 상승할 때 특징적으로 나타나는 빠른 탈분극이 일어난다. (이 칼슘통로가 열리면 나트륨 일부도 세포 안으로 흘러들어올 수 있어 P_{Na}가 증가함으로써 탈분극효과를 증가시킨다.) 이 탈분극은 칼륨통로를 여는데, 그 결과 P_{Ca}가 증가한 후 잠시 P_K가 상승하여 막전위를 다시 떨어뜨리는 쪽으로 작용한다. 막전위가 떨어진 결과 칼슘통로를 여는 자극이 제거되어 통로들이 닫히기 시작하도록 해준다. 이것은 P_{Ca}를 감소시켜 세포 안으로의 칼슘 이입을 떨어뜨리고, P_K의 증가와 함께 작용하여 막을 재분극시키고 활동전위를 끝낸다. **표 13.1**은 자동율동성 세포의 이온통로의 기능을 요약한 것이다.

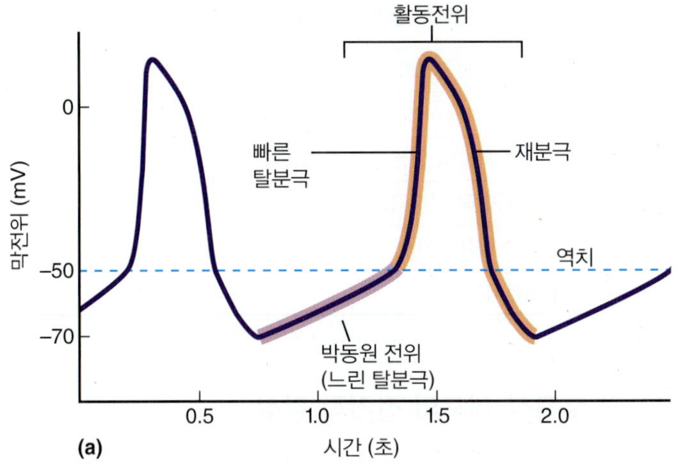

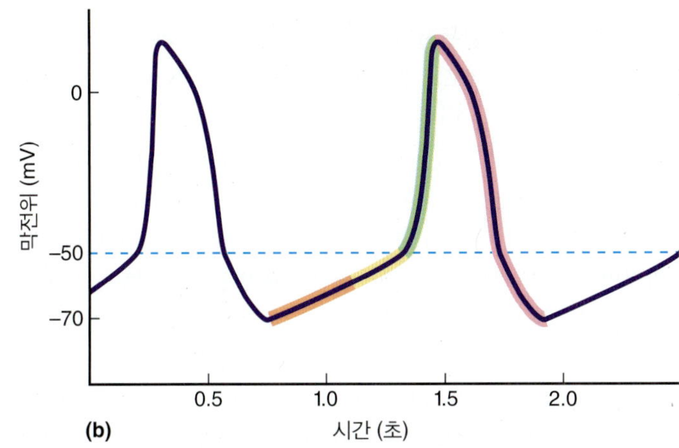

그림 13.12 박동원세포의 전기적 활성. (a) 활동전위와 박동원 전위를 나타낸 막전위 기록. **(b)** 박동원세포에서 전위변화를 초래하는 막투과성의 변화. 자발적 탈분극의 초기 동안(오렌지색) P_K는 감소하고 P_{Na}는 감소한다. 자발적 탈분극의 후기 동안(노란색) P_{Ca}는 증가하고 P_{Na}는 감소한다. 빠른 탈분극(초록색) 동안 P_{Ca}는 더욱 증가한다. 재분극기간(분홍색) 동안 P_{Ca}는 감소하고 P_K는 증가한다.

심장은 자기 자신의 활동전위를 유발하므로 수축을 일으키는데 신경입력을 필요로 하지 않는다. 그러나 후에 논하는 대로 이온통로의 활성을 변화시켜 자율뉴런이 심장의 수축 속도와 수축력을 제어하도록 작용한다.

표 13.1 자동율동성 세포의 활동전위에서 이온의 이동

자동율동성 세포의 전위변화	이온통로의 개폐	이온의 이동
박동원 전위		
준역치에 이르는 자발적 탈분극의 초기	기묘한 통로 열림	나트륨 유입, 칼륨 유출
역치에 이르는 자발적 탈분극의 후기	T형 칼슘통로 열림	칼슘 유입
활동전위의 빠른 탈분극기	L형 칼슘통로 열림	칼슘 유입
활동전위의 재분극기	칼륨통로 열림	칼륨 유출

심장의 수축성 세포의 전기적 활성

간극연접은 심장의 박동원세포와 전도세포를 수축성 세포에 연결하여 활동전위가 세포 사이로 퍼져나가는 통로를 제공한다. 그러나 심장의 수축성 세포의 활동전위는 서술한 박동원세포와는 다르다. 게다가 심장의 수축성 세포의 활동전위는 심장의 부위마다 그 모양(탈분극의 시간경과와 높이)과 전파 속도의 차이가 있다. 이러한 차이는 수축성 세포가 갖고 있는 이온통로가 그 물리적인 크기뿐 아니라 형태와 수도 다양하기 때문이다. 이런 차이에도 불구하고 대부분의 심장 활동전위에서 두 가지 중요한 현상이 특징적으로 나타난다. (1) 전형적인 심장의 활동전위 동안, 탈분극에 반응하여 **닫히는** 형태의 전압의존성 칼륨통로가 작용한 결과 P_K는 **감소**한다. (박동원세포와 대부분의 다른 흥분성 조직은 탈분극에 반응하여 열리는 전압의존성 칼륨통로를 포함하기 때문에 P_K는 활동전위 동안 **증가**한다.) (2) 심장의 활동전위 동안 탈분극은 전압의존성 **칼슘**통로를 열어 막전위에 영향을 줄 뿐 아니라 근육세포의 수축을 일으키는 데 도움을 준다. 이 두 사건은 다음에 설명될 심장 수축성 세포의 활동전위를 연장시킨다.

심근층을 구성하는 대부분의 심실근육세포는 안정된 휴지전위를 가지고 있다는 점에서 박동원세포와 다르다. 또한 **그림 13.13**에서와 같이 오랫동안 지속되는 활동전위를 가지고 있는데, 다섯 시기(0~4로 나타냄)로 나눌 수 있는 특이한 형태를 보인다. 각 시기 동안 일어나는 투과성의 변화는 다음과 같다.

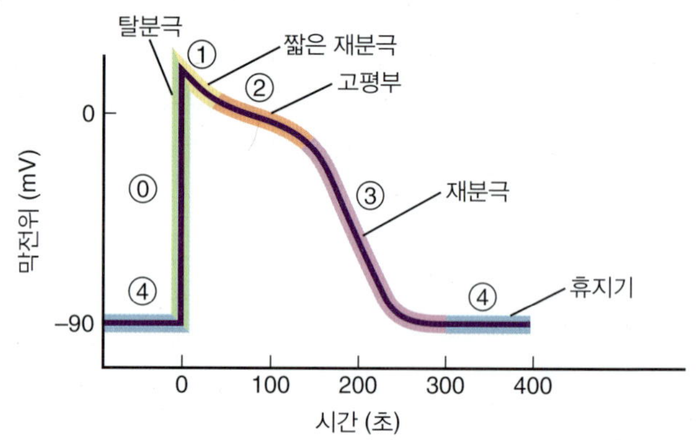

그림 13.13 심장의 활동전위. 심실근세포에서 기록된 활동전위. P_{Na}는 0기(녹색) 동안 증가하고, 1기(노란색) 동안 감소한다. 2기(오렌지색) 동안 P_{Ca}는 증가하고 P_K는 감소한다. 3기(보라색) 동안 P_{Ca}는 감소하고 P_K는 감소한다. 4기(파란색) 동안 모든 이온통로는 휴지상태(P_K는 높고 P_{Ca}와 P_{Na}는 낮다)다.

⓪ 0기. 심장활동전위의 0기는 뉴런 활동전위의 상승기와 비슷하고, 비슷한 사건에 의해 유발된다. 즉 막이 탈분극되면서 전압의존성 나트륨통로가 열리고 P_{Na}가 상승하여 나트륨이온이 세포 안으로 이입되는 것을 증가시킨다. 결과적으로 막전위는 더욱 양성으로 되어 더 많은 나트륨통로가 열리고, P_{Na}가 더 증가하고 탈분극이 더욱 진행된다. 그 결과 막전위가 급상승하여 +30 mV와 +40 mV 사이에서 정점을 이룬다.

① 1기. 0기에서 열렸던 나트륨통로는 불활성화하기 시작하여 P_{Na}를 감소시킨다. 이렇게 되면 세포 안으로 나트륨의 이입이 감소되고, 세포 밖으로 칼륨이 지속적으로 배출되기 때문에 막전위는 더욱 음성 쪽으로 떨어지게 된다. 그러나 막전위는 소폭으로만 떨어지는데, 그 이유는 0기에 시작한 막의 탈분극으로 인해 이 시기에 두 가지 사건이 추가로 일어나기 때문이다. (1) 전압의존성 칼륨통로[**내향성 정류기 통로**(*inward rectifiter channel*)라 함]가 닫히면 P_K가 감소하고 세포 밖으로 칼륨의 배출을 감소시킨다. (2) L형 칼슘통로가 열리면 P_{Ca}를 올리고 세포 안으로 칼슘의 이입이 증가된다. 이 두 가지 변화가 막을 탈분극시키는 쪽으로 작용하여 나트륨통로의 불활성화 효과를 중화시킨다.

② 2기. **고평기**(*plateau phase*)라고도 하는 이 시기 동안 1기에 닫힌 칼륨통로 대부분이 닫힌 채로 남아 있어 P_K는 휴지 수준보다 더 낮게 유지된다. 동시에 1기에 열린 칼슘통로 대부분은 열린 채로 남아 있어 P_{Ca}는 여전히 상승된 상태로 있다. P_K의 감소와 P_{Ca}의 상승은 막을 탈분극상태로 유지하도록 작용한다.

③ 3기. 이 시기 동안 P_K는 증가하는데, 이것은 부분적으로는 뉴런에 있는 것과 비슷한 제2의 칼륨통로[**지연성 정류기 통로**(*delayed rectifier channels*)]의 작용 때문으로, 이 통로가 탈분극에 반응하여 열린다. 이 통로는 1기와 2기 동안에 열리기 시작하지만 서서히 열리기 때문에 3기까지는 막전위에 중요한 영향을 끼치지는 않는다. P_K가 올라가 칼륨의 유출이 증가하면 막전위를 보다 음성값 쪽으로 끌어내린다. 더구나 이렇게 막전위가 떨어지

면 2기에 내향성 정류기 통로를 닫아두었던 자극이 제거되고 그 결과 이 통로가 열리기 시작하여 P_K를 더욱 더 높인다. 막전위의 하강은 또 2기 동안 칼슘통로를 열어두었던 자극을 제거함으로써 이 통로가 닫히기 시작하여 P_{Ca}를 낮추고 칼슘의 유입을 감소시킨다. P_{Ca}의 감소와 함께 P_K의 증가는 막을 재분극시킴으로써 활동전위를 끝낸다.

④ 4기. **휴지전위**(*resting potential*)에 해당하는 시기로, P_K, P_{Na}, P_{Ca}는 휴지수준에 있다. 이 상태에서는 P_K가 P_{Na}, P_{Ca}보다 훨씬 크기 때문에 막전위는 약 −90 mV로 칼륨의 평형전위에 가깝다.

표 13.2는 수축성 세포의 활동전위에서 이온통로의 기능을 요약해 놓은 것이다.

지식 활용하기

베라파밀은 L형 칼슘통로 억제제로 부정맥과 고혈압을 치료하는 데 이용된다. 베라파밀은 박동원 전위와 수축성 세포의 활동전위에 어떤 영향을 미치는가?

심장 수축성 세포에서의 흥분-수축 짝지음

심장의 활동전위가 수축을 자극하는 기작은 여러 가지 점에서 골격근과 비슷하지만 평활근과 유사한 점도 가지고 있다(**그림 13.14**). 심근세포에서 활동전위를 일으키는 자극은 간극연접을 따라 들어오는 전류다①. 활동전위는 원형질막을 통해 퍼져나가 T소관의 아래쪽으로 퍼짐으로써②, 근소포체의 전압의존성 칼슘통로가 열리게 하여 칼슘이 세포질로 방출된다③. (12장의 골격근에서 서술한 바와 같이 T소관의 디하이드로피리딘 수용체는 근소포체에 있는 라이아노딘 수용체와 연결되어 있다.) 또한 활동전위는 원형질막에 있는 전압의존성 칼슘통로를 열어 칼슘이 세포 안으로 들어올 수 있게 한다. (이런 칼슘에 대한 투과성의 증가는 활동전위의 고평기를 일으키는 원인이 되기도 한다.) 고평기 동안 들어오는 칼슘은 근소포체로부터 칼슘방출을 일으키는 전압의존성 통로에 작용하여 이 통로가 더 오랫동안 열려 있도록 자극한다④. 그 결과 근소포체는 각 활동전위에서 더 많은 칼슘을 방출한다. 이 현상이 **칼슘-유도 칼슘방출**(*calcium-induced calcium release*)이다.

세포질내 칼슘은 골격근의 수축을 일으키는 것과 같은 방법으로 심근의 수축을 시작한다. 칼슘이 트로포닌과 결합하면 트로포미오신을 액틴의 미오신결합 부위로부터 벗어나게 하고⑤, 교차다리 주기가 일어난다⑥. 트로포닌에 결합한 칼슘의 대부분(95%)은 근소포체로부터 온 것이고, 5%만이 세포외액으로부터 온 것이다. 심근이 이완되려면 세포질로부터 칼슘이 제거되어야 하는데⑦, 다음과 같은 세 기작에 의해 제거된다. (1) 골격근에서처럼 근소포체 막에 위치한 Ca^{2+}-ATP 분해효소는 칼슘을 세포질로부터 근소포체의 내강으로 능동수송한다. (2) 또한 심근은 세포질로부터 간질액으로 칼슘을 능동수송하는 Ca^{2+}-ATP 분해효소를 원형질막에 갖고 있다. (3) 또한 심근은 원형질막에 Na^+-Ca^{2+} 교환기를 가지고 있어 칼슘을 세포 밖으로 능동수송하고 나트륨을 반대방향으로 수송한다. 트로포닌에 결합하는 칼슘이 없다면 트로포미오신이 이동하여 액틴의 미오신결합 부위를 다시 덮는다⑧.

심전도에 의한 심장의 전기적 활동의 기록

심전도(**electrocardiogram, ECG** 또는 EKG)는 무해한 방법으로 심장의 전기적 활동을 기록하는 수단이다. 심전도의 해석을 이해하려면 기록된 전기적 현상이 심근의 수축을 일으킨다는 것을 기억하는 것이 중요하다. 의사들은 심장의 전기적 활동에 문제가 있는지를 측정하기 위하여 심전도 기록을 이용한다.

심전도는 심장주기 동안 심장을 통해 전류가 전체적으로 퍼지는 것을 시간에 따라 기록한 것이다. 심전도는 일반적으로 피부에 올려놓은 전극에 의해 기록된다. 심전도의 기록 원리는 9장에서 서술한 뇌파도와 비슷하다. 즉 신경이나 근육조직에서 발생한 전기적 활동은 체액이 전도체로 작용하기 때문에 몸을 통해 퍼져나간다. 전기적 활동이 동시성을 가지면 가질수록 그 진원지로부터 좀 떨어진 거리에서 기록되는 신호의 크기가 더 커진다. 심장의 전기적 활동은 큰 동시성을 가지고 있기 때문에, 심장의 특징적인 전기적 단계에 해당하는 비교적 큰 크기의 전기적 전위가 피부표면에서 감지될 수 있다.

표 13.2 수축성 세포의 활동전위에서 이온의 이동

수축성 세포의 활동전위의 각 시기	이온통로의 개폐	이온의 이동
0: 빠른 탈분극	나트륨통로 열림	나트륨 유입
1: 작은 재분극	나트륨통로 불활성화	나트륨 유입 감소
2: 고평기	칼륨 내향성 정류기 통로 닫힘 칼슘 L형 통로 열림	칼륨 유출 감소 칼슘 유입
3: 재분극	칼륨 내향성 정류기 통로 열림 칼슘 L형 통로 닫힘	칼륨 유출 칼슘 유입 감소
4: 휴지 전위	칼륨통로 열림 나트륨통로와 칼슘통로 닫혀 있음	칼륨 유출 나트륨과 칼슘이온 거의 유입되지 않음

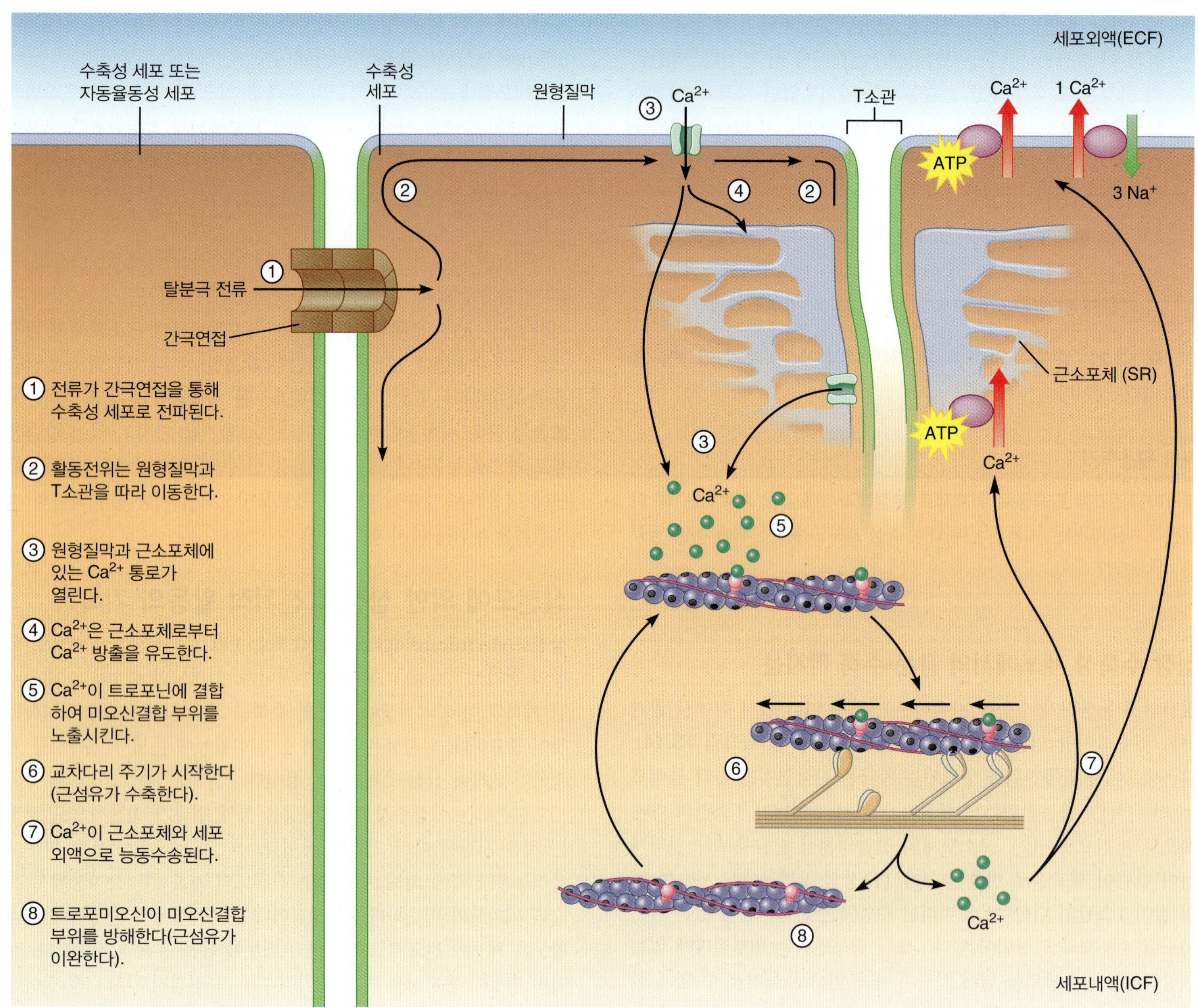

그림 13.14 심근의 흥분-수축 짝지음.

Q 심근에서 칼슘의 어떤 수송 기작이 수동적인가? 또 어떤 것이 1차 능동수송인가? 또 어떤 것이 2차 능동수송인가?

네덜란드의 생리학자인 빌렘 아인트호벤(Willem Einthoven)은 심전도를 기록하는 기술을 개발하였다. 표준 심전도의 기록 과정은 심장을 둘러싸는 가상의 등변삼각형에 기초를 둔다. 이 삼각형을 각각의 꼭지점이 오른팔, 왼팔, 왼쪽 다리와 만날 때까지 확대한다. 이것을 아인트호벤 삼각형이라 한다(**그림 13.15**). 삼각형의 꼭지점에 해당하는 피부의 각 지점 위에 올려놓은 전극은 오실로스코프처럼 전압을 측정하는 장치에 쌍으로 연결된다. 한 쌍의 전극을 유도라 하며 로마숫자로 나타낸다. 각 유도의 한쪽 전극은 양전극, 나머지는 음전극이라 한다.

각각의 유도는 양전극과 음전극 사이의 전기적 전위의 차를 표면에서 감지한다. 제 I 유도는 왼팔과 오른팔의 전위차를 감지하고, 제 II 유도는 왼쪽 다리와 오른 팔의 전위차를 감지하며, 제 III 유도는 왼쪽 다리와 왼팔의 전위차를 감지한다. 기록된 파형의 방향(상향, 하향)은 두 전극 사이의 전위차가 양(상향 편향)인지 음(하향 편향)인지에 의해 좌우된다. 예를 들어 양전극 쪽으로 이동하는 탈분극파는 상향 편향을 야기하는 반면, 음전극 방향으로 이동하는 탈분극파는 하향편향을 야기한다.

임상 심전도는 사지전극과 마찬가지로 12개의 유도가 준비된 흉부전극을 사용한다. 각 유도는 서로 다른 심장영상을 보여준다. 그러므로 각 유도가 기본적으로 같은 파형(P파, QRS파, T파로 아래에

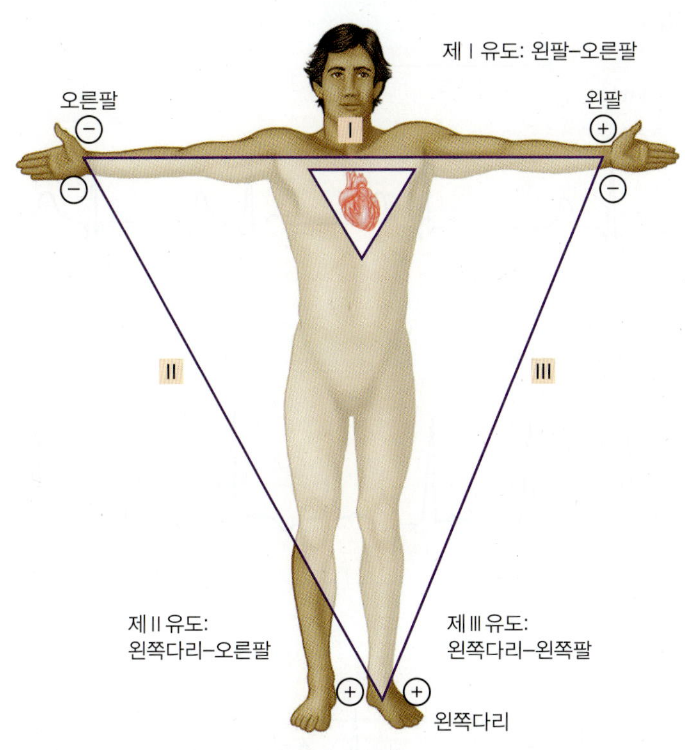

그림 13.15 아인트호벤 삼각형. 세 개의 전극을 심장을 중심으로 등변삼각형이 되도록 팔다리에 장치한다.

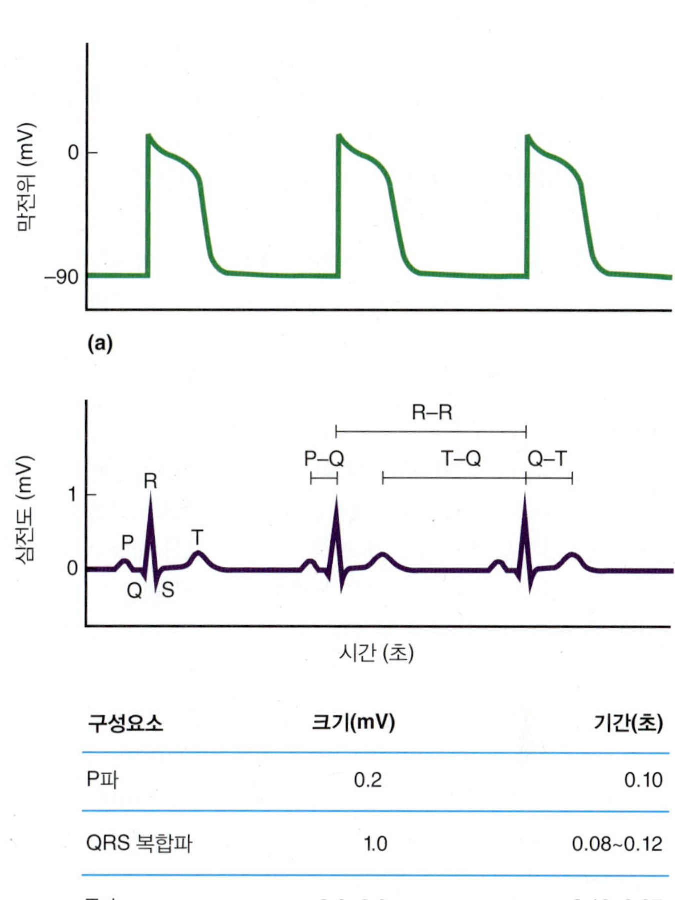

구성요소	크기(mV)	기간(초)
P파	0.2	0.10
QRS 복합파	1.0	0.08~0.12
T파	0.2~0.3	0.16~0.27
P–Q 간격	N/A	0.12~0.21
Q–T 간격	N/A	0.30~0.43
T–Q 분절	N/A	0.55~0.70
R–R 간격	N/A	0.85~1.00

(b)

그림 13.16 심장의 전기적 활동. (a) 심실수축성 세포에서 막전위기록. **(b)** 제 II 유도 심전도 기록. 표에 심전도의 파, 간격, 분절 등의 정상값이 나타나 있다.

서 설명)을 보이기는 하지만 파의 모양은 다르다.

표준 제 II 유도 심전도로 기록한 파형과 심실수축성 세포의 활동전위가 **그림 13.16**에 나타나 있다. 심전도는 1 mV/cm의 진폭에 25 mm/초 속도로 지나가는 종이 위에 기록된다. 심전도는 정상적으로 세 가지 특징적인 파형을 보이는데 이들은 다음과 같다. (1) **P파(P wave)**는 상향편향으로 심방의 탈분극 때문에 나타난다. (2) **QRS 복합파(QRS complex)**는 가파른 상향편향과 하향편향이 연속되며 심실의 탈분극 때문에 나타나고, 심실의 수축성 세포활동전위의 0기와 관련이 있다. (3) **T파(T wave)**는 상향편향으로 심실의 재분극이 원인이며, 심실의 수축성 세포활동전위의 3기와 관련이 있다. 일반적으로 심방의 탈분극은 QRS 복합파와 동시에 일어나므로 심전도 기록에서 감지되지 않는다. 파와 파 사이의 정상적인 심전도 기록은 등전선(*isoelextric line*)이라는 수평선으로 이루어져 있는데, 이는 전기적 활동의 어떤 변화도 일어나지 않고 있음을 보여주는 것이다.

심전도의 각 단계가 심장근을 따라 이동하는 활동전위 때문에 일어나는 것이지만 심전도는 단순히 활동전위를 기록한 것이 아니라는 것을 아는 것이 중요하다. 심박동 동안 세포는 서로 다른 시간에 활동전위를 발사하고, 심전도는 심장근육을 구성하는 전체 세포집단(*population*)에서 발사되는 활동전위의 형태(*patterns*)를 나타낸다.

심전도파와 더불어 일정한 간격과 분절이 심장의 기능에 관하여 중요한 정보를 제공해줄 수 있다. *P-Q* 간격 또는 *P-R* 간격은 P파의 개시와 QRS 복합체의 개시 사이에 나타나는데, 방실결절을 통해 전도되는 시간을 어림잡은 것이다. *Q-T* 간격은 QRS 복합파의 개시로부터 T파가 종결될 때까지의 시간으로 심실이 수축하는 시간 [**심실수축기(ventricular systole)**라 함]을 어림잡은 것이다. *T-Q* 분절은 T파의 종결로부터 QRS 복합파가 개시될 때까지의 시간으로, 심실이 이완하는 시간[**심실이완기(ventricular diastole)**라 함]을 어림잡은 것이다. *R-R* 간격은 두 연속적인 QRS 복합파의 정점과 정점 사이의 시간으로 심박동 사이의 시간을 나타낸다. 심장박동수는 60초를 R-R 간격으로 나눔으로써 측정할 수 있다. 예를 들어 R-R 간격이 1초라면 심장박동수는 분당 60회다. R-R 간격이 0.5초라면 심장박동수는 분당 120회가 된다.

그림 13.17은 정상적인 심전도와 심장이 비정상적인 전기적 활

동을 하는 [**심부정맥**(*cardiac arrhythmia*)이라 함] 동안 기록된 심전도를 비교한 것이다. 동방결절의 비정상적인 발사는 안정시 심장박동수가 비정상적으로 빠른(100회 이상/분) 동빈맥이나, 안정시 심장박동수가 비정상적으로 느린(50회 이하/분) 동서맥을 초래할 수 있다.

방실결절을 지나는 전도가 변하면 다양한 정도의 방실차단이 발생할 수 있다. 제1도 방실차단 동안에는 방실결절을 통한 전도가 늦어져 방실결절의 전도지연이 더 오래 걸린다(P-Q 간격의 증가). 제2도 방실차단 동안에는 방실결절을 통한 전도가 항상 일어나지는 않는다. 전도가 일어나지 않으면 심실은 탈분극하지 않고(그 결과 QRS 복합파와 T파가 나타나지 않음) 수축하지 않는다. 그러므로 심방수축과 심실수축 사이의 1:1 관계는 소실된다. 제3도 방실차단 동안에는 방실결절을 통한 전도가 전혀 일어나지 않아 심방수축과 심실수축이 완전히 분리된다. 심방은 동방결절의 발사율로 수축하지만 심실은 분당 약 30~40번에 불과한 히스섬유의 발사율로 수축한다. 이렇게 심실수축의 속도가 느려지면 흔히 신체가 요구하는 산소와 영양물질을 공급하기에 불충분하여 제3도 차단은 치명적일 수 있다.

때때로 심장은 정상적인 전도 경로 밖에서 발생하는 전기자극에 의해 탈분극된다. 심근세포는 간극연접에 의해 연결되어 있기 때문에 비정상적인 탈분극은 심장 구석구석까지 퍼져나가 **주기외 수축**(*extrasystole*)을 일으킨다. 탈분극이 심방에서 일어나면 너무 이른 조기심방수축(PAC)이 일어나고 이어서 방실결절을 통한 전도가 뒤따라 심실의 수축을 일으킨다. 탈분극이 심실에서 일어나면 너무 이른 조기심실수축(PVC)이 일어나 어떤 심방수축도 앞서 일어나지 못한다. 일반적으로 조기심방수축과 조기심실수축은 빈도가 높지만 않다면 임상적으로 별로 중요하지 않다.

더욱 심각한 부정맥은 세동으로 심근이 더 이상 동시에 탈분극하지 않을 때 발생한다. 심방세동에서 심방근섬유는 서로 독립적으로 탈분극하여 심방수축으로 혈액을 심실로 내보내는 일이 비능률적으로 일어난다. 심방세동이 생기면 혈류감소로 인하여 허약해지고 머리가 어질어질해지지만, 심실이 여전히 충분한 속도로 수축하는 한 심방수축은 심실충만(대부분의 심실충만은 수동적임)에는 거의 영향을 미치지 않기 때문에 심방세동은 일반적으로 치명적이지 않다. 그러나 심방세동 동안 혈액은 심방안을 마구 돌아다니며 혈전이 생길 가능성을 증가시키며, 이 혈전은 순환계를 통해 이동하여 혈관에 붙어 혈관을 막을 수 있다. 따라서 심방세동은 혈전이 어디에 존재하느냐에 따라 폐색전, 뇌졸중 혹은 심장마비를 일으킬 수 있다.

이와는 대조적으로 심실세동은 몇 분 내에 생명을 앗아갈 수도 있다. 심실근세포가 서로 독립적으로 탈분극할 때 심실은 뇌를 포함한 조직으로 더 이상 혈액을 능률적으로 보낼 수가 없다. 임상의는 환자의 생명을 유지하기 위해 심실근 세동을 빨리 **제거해야** 한다(*defibrillate*). 세동제거는 흔히 흉벽을 지나 심장으로 큰 전류를 통과시켜 실시되는데, 외부에서 가한 전류가 모든 근육세포를 동시에 탈분극시켜 심장의 전기적 활동의 동시성을 회복시킨다.

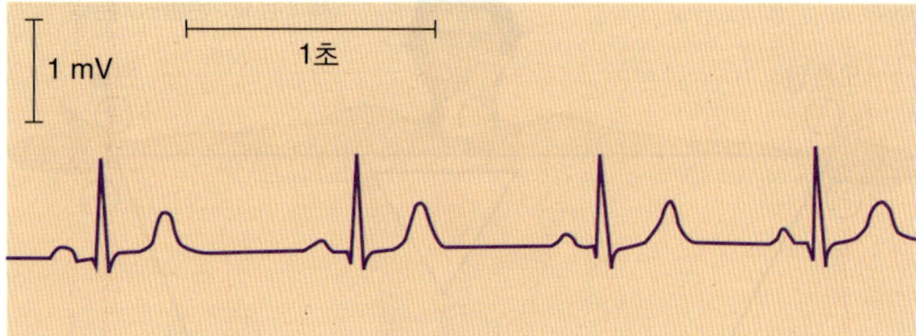

동빈맥(T파가 거꾸로 됨)

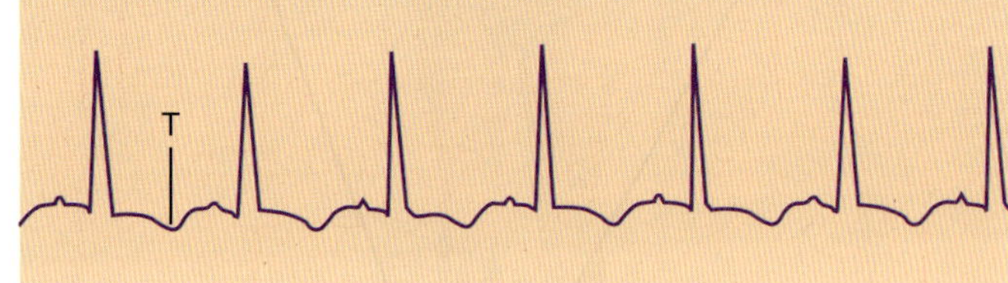

동서맥

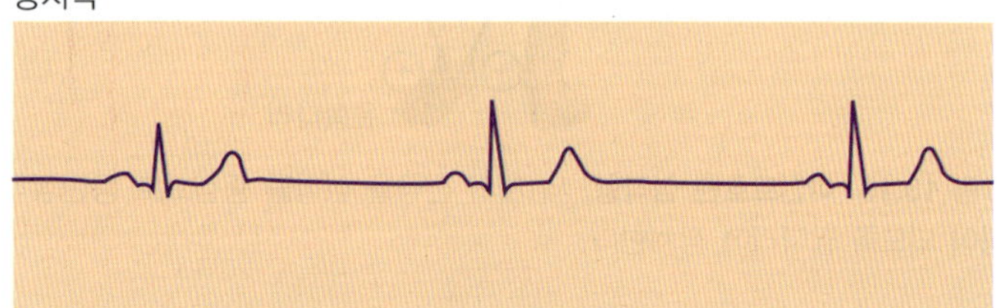

제3도 방실차단

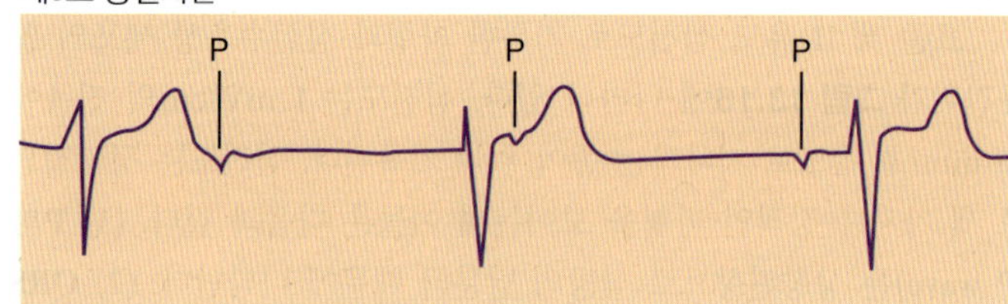

조기심방수축(PAC)

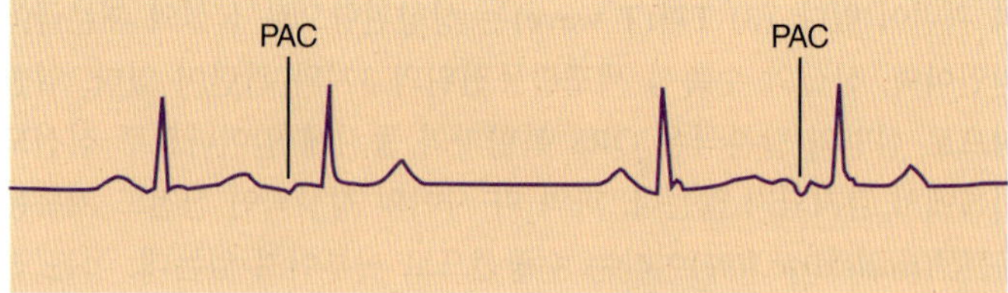

심실세동

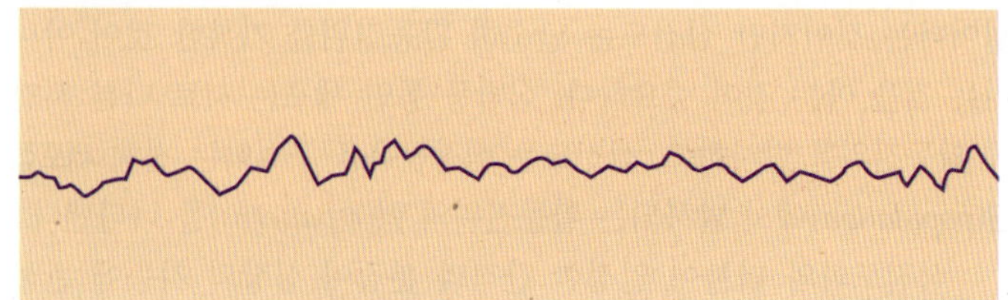

그림 13.17 다양한 부정맥이 보이는 제II유도 심전도. 가로 25 mm가 1초, 세로 1 cm가 1 mV. 일부 데이터는 사우스알라바마 대학교의 매시(C. V. Massey) 교수의 자료.

퀵 테스트 13.4

1. 정상상태에서 심박동을 조절하는 것은 동방결절과 방실결절 중 어느 것인가? 하나를 선택하고 그 이유를 설명하라.
2. 심장을 통해 전기적 충격이 정상적으로 지나가는 경로를 다음 용어들을 순서대로 나열하여 서술하라. (**푸르키네섬유**, **방실속**, **방실결절**, **방실속가지**, **심실근**, **심방근**)
3. 활동전위의 고평기 동안 심실근육세포로 칼슘의 유입은 세포막의 탈분극을 유지하도록 돕는다. 칼슘의 다른 중요한 기능은 무엇인가?
4. *P*파, *QRS* **복합파**, *T*파를 다음 현상과 연결하라. (심실의 탈분극, 심실의 재분극, 심방의 탈분극)

13.5 심장주기

심장주기(cardiac cycle)는 완전한 단일 심박동이 일어나는 동안 심장을 지나는 혈류와 관련된 모든 현상을 포함한다. 심장주기를 다음과 같은 관점에 초점을 맞추어 논하기로 한다. (1) 심장의 펌프작용의 여러 단계, (2) 판막의 개폐시기, (3) 심근의 수축과 이완을 나타내는 심방압, 심실압, 대동맥압 등의 변화, (4) 각 심박동 중 심실로 들어오거나 나가는 혈액량을 나타내는 심실용적의 변화, (5) 두 가지 주요한 심음 등이다.

심장주기를 여러 관점에서 본 상관관계를 **그림 13.18**의 위거도표(Wigger diagram)에 나타내었다. (압력그래프는 좌심장에 해당하는 것으로, 우심장의 압력그래프는 압력최고점이 낮다는 것을 제외하면 비슷하다.)

심장주기의 각 단계

심장주기는 심박동이 일어나는 동안의 사건을 포함하기 때문에 완전한 심장주기는 심실수축과 심실이완을 모두 포함한다. 결과적으로 심장주기는 주요한 두 단계로 나눌 수 있는데, 심실이 수축하는 시기인 **수축기(systole)**와 심실이 이완하는 시기인 **이완기(diastole)**다. [심방도 또한 수축기와 이완기를 겪지만—각각 심방수축기(*atrial systole*)와 심방이완기(*atrial diastole*)라 함—수축기와 이완기라는 용어는 심실에만 쓰기로 한다.)

심방과 심실이 완전히 이완하는 시기인 이완기의 중간시기부터 시작해서 심장주기를 알아보기로 한다.

1. 심실충만기. 이완기의 중기부터 후기에 이르는 동안(그림 13.18의 1기) 체정맥과 폐정맥을 통해 심장으로 되돌아오는 혈액은 자체 압력으로 이완된 심방으로 들어가고 방실판을 지나 심실로 들어간다. 즉 정맥내 혈압은 심장으로 혈액을 흘려보낼 수 있을 만큼[**정맥환류(venous return)**라 함] 충분히 높다. 심실이 채워질 때 심실압은 대동맥압과 폐동맥압보다 더 낮으므로 폐동맥판과 대동맥판(반월판)은 닫힌다.

   이완기의 후기(1기 말)에 심방이 수축하여 더 많은 혈액을 심실로 밀어 보낸다. 그 후 곧 심방은 이완하고 수축기가 시작된다. 이렇게 혈액이 심실 안으로 들어오는 시기 전체를 **심실충만기(ventricular filling)**라 한다.
2. 등용성수축기. 수축기 초(2기)에 심실은 수축하여 심실압을 높인다. 심실압이 심방압을 넘어설 때(수축기의 초기에 일어남) 방실판이 닫힌다. 심실의 압력이 아직은 반월판을 열만큼 높지 않아 반월판은 닫힌 채로 있다. 이 시점에 모든 판막이 닫혀 있어 혈액은 심실로 흘러들어오지도 않고 밖으로 나가지도 않는다. 그러므로 심실이 수축하고 있기는 하지만 심실내 혈액의 용적은 일정한 채로 유지되어 2기를 **등용성수축기(isovolumetric contraction)**라 한다. 2기는 심실의 압력이 반월판을 열만큼 충분히 커져 혈액이 심실을 떠날 수 있을 때 끝난다.
3. 심실박출기. 남은 수축기 동안(3기) 혈액은 열린 반월판을 통해 대동맥과 폐동맥으로 박출되어 심실용적이 감소한다. 심실로부터 혈액이 나가는 동안[**심실박출기(ventricular ejection)**라 함] 심실압은 최고점까지 올라갔다가 떨어지기 시작한다. 심실의 압력이 대동맥압 이하로 떨어지면 반월판이 닫혀 박출기(수축기도 함께)가 끝나고 이완기가 시작한다.
4. 등용성이완기. 초기 이완기가 개시될 때(4기) 심실의 심근층은 이완하고 있다. 일부 혈액은 심실 안에 남아 있으며 심실근육의 장력이 작아지는 데는 시간이 걸리기 때문에 여전히 압력을 받고 있다. 심실압은 반월판을 열어 둘 만큼 높지도 않고 동시에 방실판을 열 수 있을 만큼 낮지도 않다. 4기에는 모든 판막이 닫혀 있고 이완 중인 심실내 혈액의 용적이 일정하게 유지되므로 **등용성이완기(isovolumetric relaxation)**라 한다.

   일단 심실압이 다시 방실판을 열 수 있을 만큼 낮아지면 혈액은 심방으로부터 심실로 들어온다. 이것이 1기의 시작을 나타내며 펌프주기가 다시 시작한다.

수축기와 이완기 기간은 같지 않다. 심박동이 정상적으로 안정시 속도인 분당 72회일 때(0.8초마다 1회 박동) 심장주기의 대부분(65%, 즉 0.5초)은 이완기에 할애되며, 수축기는 약 0.3초만 지속된다. 이완기가 이렇게 더 길면 심장이 혈액으로 채워질 충분한 시간을 제공하므로 혈액을 능률적으로 내보내는 데 필수적이며, 심근이 이완하는 데 더 많은 시간을 제공하여 피로를 방지하는 데 도움이 된다.

심장주기의 개요를 보았으니 이제 심장주기 동안 압력과 용적의 변화를 알아보기로 한다.

심방과 심실압

관례상 심장혈관계의 압력(심장의 방이나 혈관계 안의 혈액의 압력)은 mmHg로 나타낸다. 대기압도 mmHg로 측정하며 정상적인 대기압은 해수면에서 760 mmHg이다. 심장혈관생리에서의 모든 혈압은 *0*으로 표시된 대기압과 관련시켜 나타낸다. 그러므로 생리학자들이 혈액의 압력이 100 mmHg라고 할 때의 의미는 대기압보다 100 mmHg 높다는 것이다.

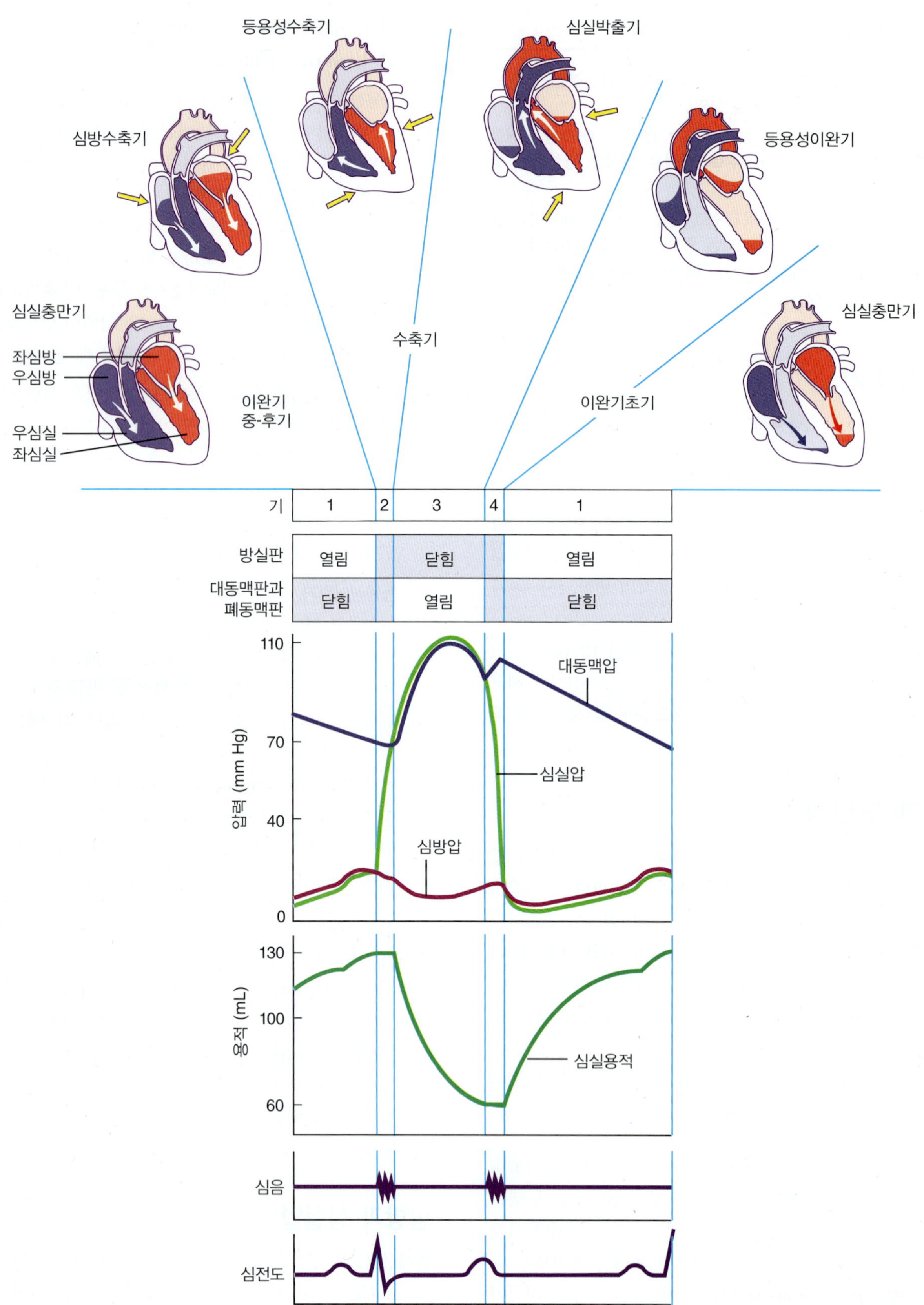

그림 13.18 심장주기. 모든 값은 좌심장에서 얻은 것이다. 이완기는 4기와 1기에 해당하고, 수축기는 2기와 3기에 해당한다. 판막 사이의 압력기울기의 변화와 판막의 개폐상태, 그리고 심실용적 변화 간의 관계를 주목한다. 심음은 판막이 닫힐 때 나는 소리이다. 심전도파는 심장에서 일어나는 기계적 현상과 서로 관련이 있다. P파는 심장수축(심방압의 상승) 전, QRS 복합파는 심실수축 전에 각각 나타난다.

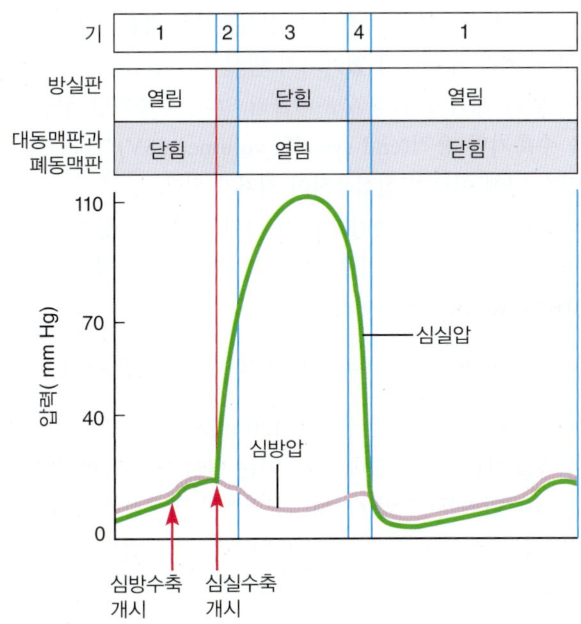

그림 13.19 심장주기 동안의 심실압. 심실이 수축하기 시작하여 심실압이 심방압을 넘어서면 방실판이 닫힌다는 것에 주목한다.

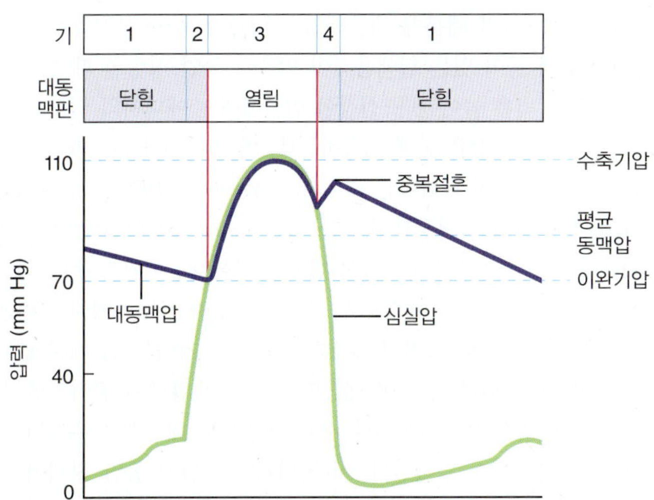

그림 13.20 심장주기 동안의 대동맥압. 좌심실압이 대동맥압을 넘어서면 대동맥판이 열리고, 대동맥압이 좌심실압을 넘어서면 대동맥판이 닫히는 것에 주목한다. 심장주기 중 가장 높은 대동맥압을 수축기압이라 하는 반면, 가장 낮을 때를 이완기압이라 한다. 심장주기 중 압력의 평균값을 평균 동맥압이라 한다.

Q 왜 평균동맥압은 수축기압보다 이완기압에 더 가까운가?

그림 13.19는 심장주기 동안 일어나는 심실압의 변화를 나타낸 것이다. 이완기 중기(1기)에 심실압은 이완기가 끝날 때까지 매우 낮은 상태로 유지된다. 이완기 말 가파르지만 작은 상승이 발생한다. 이것은 심방수축 때문에 발생하는 것으로, 소량의 혈액이 심실에 더해져 심실용적의 증가로 심실압이 올라간다. 그 후 바로 심실수축기에 해당하는 훨씬 큰 압력의 증가가 일어난다. 심실이완기 초에 심실의 압력은 거의 0 가까이로 떨어지는데 이는 심근층의 이완 때문이다. 남은 이완기를 통해 심실은 폐순환으로부터 되돌아오는 혈액으로 수동적으로 채워지면서 심실압은 위쪽으로 서서히 움직인다.

이완기 후기에 심방압이 상승하는 것은 심방수축의 개시를 나타낸다(그림 13.18). 그러나 이 압력의 상승은 작고 짧게 나타나며, 심장주기 동안 여러 번 이와 비슷한 일련의 작은 증가가 이어진다. 이러한 압력의 변화는 심장 전체 기능에 별로 중요하지 않기 때문에 더 다루지는 않을 것이다.

대동맥압

이완기 동안에는 대동맥판이 닫혀 있어 어떤 혈액도 대동맥으로 들어가지 않는다. 그러나 혈액은 체순환에서 대동맥을 떠나 혈관을 통해 아래쪽으로 흐를 수 있다. 이렇게 대동맥으로부터 지속적으로 혈액이 나감으로써 이완기 동안 대동맥내 혈액량이 감소하고 대동맥압이 서서히 내려간다(**그림 13.20**). (새는 타이어로부터 공기가 빠져나갈 때 압력이 떨어지는 것을 상상하라.) 이렇게 대동맥압이 하강하는 말기에 대동맥압은 최저로 떨어지는데 이를 **이완기압(diastolic pressure, DP)**이라 한다. 다음 수축기(2기)가 시작할 때에도 대동맥압은 잠깐 동안 계속해서 떨어지는데, 이것은 심실압이 대동맥판을 열 수 있을 만큼 충분히 높아질 때만 대동맥판이 열리기 때문이다.

대동맥판이 열리고 박출기가 시작될 때(3기) 대동맥압은 빠르게 상승한다. 이 압력의 증가는 대동맥 내에 들어 있는 혈액량 증가로 인해 나타나는 것으로, 혈액이 흘러나가는 것보다 더 빨리 흘러들어오기 때문이다. (새는 타이어로부터 공기가 계속해서 빠져나가더라도 공기를 주입하면 압력이 상승하는 것을 상상하라.) 그러나 잠시 후 심장으로부터 나오는 혈류가 늦춰지기 시작한다. 이 영향으로 대동맥압은 계속해서 올라가지 않고 대신 **수축기압(systolic pressure, SP)**이라고 하는 최고점에 이른 후 떨어지기 시작한다. 수축기 말에 대동맥판이 닫혀 심장으로부터 대동맥으로 나가는 혈류는 멈춘다(4기의 개시). 이 현상은 대동맥압 곡선에서 중복절흔(*dicrotic notch*)이라고 하는 "파동"으로 표시된다.

심장주기 동안 발생하는 평균대동맥압을 **평균동맥압(mean arterial pressure, MAP)**이라 한다. 평균동맥압은 14장에서 살펴보겠지만 체순환을 통해 혈액을 밀어내는 추진력을 의미하기 때문에 심장혈관생리에서 매우 중요한 변수이다.

그림 13.20에서 심장주기 동안 일어나는 대동맥압의 전체적인 변화는 좌심실압의 변화보다 훨씬 더 적다는 것이 분명하다. 박출기(3기) 동안 대동맥압과 심실압은 대동맥과 심실이 대동맥판을 통해 연결되어 있으므로 사실상 동일하다. 그러나 남은 주기 기간 동안은 대동맥압과 심실압 간의 차이가 존재한다. 즉 대동맥압은 높아진 채로 있다가 서서히 감소하는 반면 심실압은 가파르게 떨어진다. 이런 압력의 차이는 대동맥판이 닫혀 있어 대동맥과 심실이 더 이상 연결되어 있지 않다는 사실을 반영한다.

대동맥이 수축기 동안 압력(이어서 이완기 동안 방출되는 압력)

을 저장할 수 있기 때문에 대동맥압은 이완기 동안 심실압보다 높다. 대동맥에 들어 있는 혈액용적이 박출기 동안 상승할 때 혈관은 확장되고 그 벽은 늘어난다. 심장이 만들어내는 에너지의 일부를 대동맥은 이러한 확장을 통해 저장하는데, 이 에너지가 압력의 상승이라는 형태로 분명히 나타나는 것이다. [14장에서 설명하겠지만 대동맥과 동맥은 압력을 저장할 수 있는 능력을 가지고 있어 **압력저장소**(*pressure reservoir*)로서의 기능을 한다고 말한다.] 이완기 동안 심장은 더 이상 능동적으로 압력을 발생시키지 않지만 대동맥내 압력은 늘어난 혈관벽의 탄성조직이 혈액에 안쪽으로 가하는 힘 때문에 상승한 채로 남아 있다. 혈액이 대동맥을 떠나고 압력이 떨어지면 혈관벽은 다시 원상태로 돌아온다. 이런 방법으로 대동맥은 수축기 동안 저장한 에너지를 방출한다. 이 에너지가 이완기 동안 혈액이 혈관을 통해 말초 쪽으로 흐르도록 한다. 그러므로 **이완기 동안 심장에서 혈액이 전혀 박출되지 않는 데도 혈액은 혈관계를 따라 이동한다.** 결과적으로 혈액은 심장에서 한꺼번에 쏟아져 나옴에도 불구하고 심장주기 동안 내내 계속적으로 혈관계를 통해 흐른다.

심실용적

그림 13.21은 심장주기 동안 **심실용적**(*ventricular volume*)(이 경우 좌심실의 혈액용적)의 변화를 기록한 곡선을 나타낸 것이다. 이완기 중기부터 후기까지(1기) 심실에 들어 있는 혈액용적은 심실충만기 동안 상승한다. 처음에는 용적이 빠르게 증가하다가 시간이 지나면서 덜 빠르게 상승한다. 이완기말 가까이에 작지만 가파르게 용적이 증가하는데, 이는 심방수축의 결과 심실 안으로 밀려들어오는 혈액을 나타낸다. 이완기말 심실의 혈액량[**이완기말 용적(end-diastolic volume, EDV)**]은 심장주기 동안 최고에 이르는 심실용적을 나타내는데, 박출기 개시 직전에 이 용적에 다다른다. 등용성수축기(2기) 동안에는 용적이 변하지 않다가 대동맥판이 박출기 초(3기의 개시)에 열리자마자 감소하기 시작한다. 심실용적은 박출기말 대동맥판막이 닫힐 때까지 계속해서 떨어져서 방실판이 심실충만기 초(1기의 개시)에 열릴 때까지 일정하게 머물러 있다. 수축기말 심실의 혈액용적을 **수축기말 용적(end-systolic volume, ESV)**이라 하는데, 박출기 직후 이에 이르며 심실용적이 최저가 된다.

이완기말 용적과 수축기말 용적 사이의 차는 심장이 한 번 박동하는 동안 심장으로부터 박출되는 혈액량을 나타내며, 이를 **일회박출량(stroke volume, SV)**이라 한다.

$$\text{일회박출량} = \text{이완기말 용적} - \text{수축기말 용적}$$

안정시 평균 수축기말 용적은 130 mL이다. 그림 13.21에서 심실이 수축할 때(3기) 그 안에 담고 있는 혈액 모두를 박출하지는 않는다는 것을 알아둔다. 약 60 mL의 혈액이 정상적인 안정상태에서 수축기말 심실에 남아 있다. 따라서 안정시 평균 일회박출량은 아래와 같이 계산될 수 있다.

$$\begin{aligned}\text{일회박출량} &= \text{이완기말용적} - \text{수축기말 용적}\\ &= 130\text{ mL} - 60\text{ mL} = 70\text{ mL}\end{aligned}$$

수축기말 용적은 심실수축력을 포함한 여러 요인에 의해 결정되는데, 자율뉴런과 호르몬에 의해 변할 수 있다. 투쟁-도주반응 동안 볼 수 있는 것처럼 수축력의 증가는 이완기말 용적 중 더 많은 분획이 박출되도록 하여 일회박출량을 상승시킨다. 수축력의 감소는 반대효과를 갖는다. 심박동 중 박출되는 이완기말 용적의 분획을 **박출분획(ejection fraction, EF)**이라 한다.

$$\text{박출분획} = \text{일회박출량}/\text{이완기말용적}$$

정상 값을 이용하여, 안정시 대략 54%의 박출분획을 얻을 수 있다.

$$\text{박출분획} = 70\text{ mL}/130\text{ mL} = 0.54$$

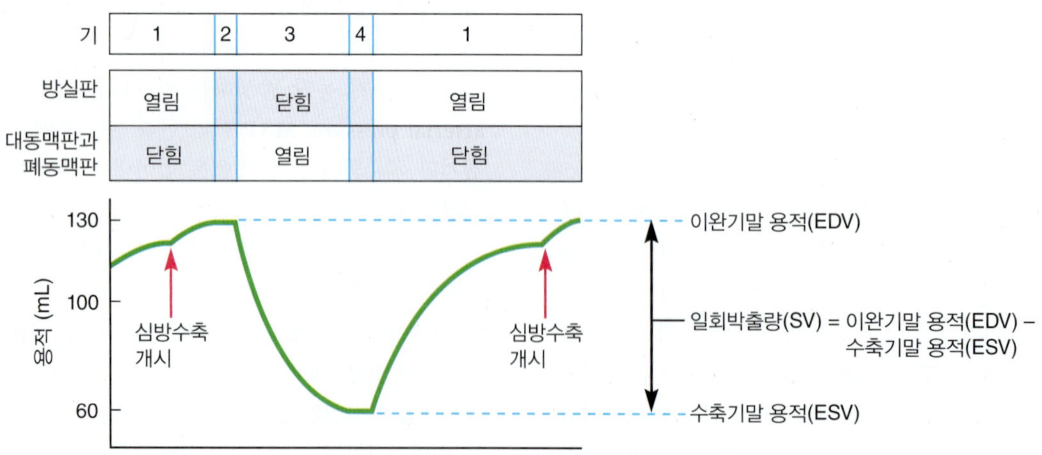

그림 13.21 심장주기 동안 심실용적의 변화.

Q 이 그림에는 좌심실의 일회박출량이 나타나 있다. 우심실의 일회박출량은 이것보다 **많은가**, **적은가**, 아니면 **같은가**?

지식 활용하기

이완기말 용적이 150 mL이고, 수축기말 용적이 50 mL일 때 일회박출량과 박출분획을 구하라.

압력-부피 곡선

심장에서 압력과 부피의 변화에 대하여 이해를 하면 좌심실에서 압력과 부피 간의 관계를 자세히 알 수 있다. **그림 13.22**는 좌심실의 압력 대 좌심실의 부피 간의 그래프를 보여준다. 그래프는 심장주기의 함수이므로 루프를 형성하는데 각 구간은 심장주기의 특정한 기를 나타낸다.

1기는 심실충만기를 나타내는데, 이때 승모판이 열리고 대동맥판은 닫힌 시기이다. 심실 압력은 매우 조금 증가하는 반면, 심실 부피는 60 mL에서 130 mL로 증가한다. 2기는 등용성수축기로, 이완기말까지 부피는 일정하다. 2기 시작때 심실의 압력은 심방의 압력을 넘어서 올라가고 승모판의 폐쇄를 유발한다. 심실의 압력은 대동맥의 압력을 넘어설 때까지 계속 급격히 증가하는데, 대동맥의 압력을 넘어서는 순간 대동맥판이 열리고 3기인 심실박출기가 시작한다. 심실박출 동안, 심실의 혈액량은 심실이완이 시작할 때까지 130 mL에서 60 mL로 감소하고, 이는 심실의 압력이 대동맥의 대응하는 압력 이하로 떨어지면서 대동맥판의 폐쇄를 유발한다. 4기는 등용성 심실이완기로, 수축기말 용적까지 부피가 일정하다. 4기 동안 심실 압력은 심방 압력 아래까지 급격히 감소하고 승모판이 열린다. 이때, 심장주기는 다시 1기로 돌아가게 된다.

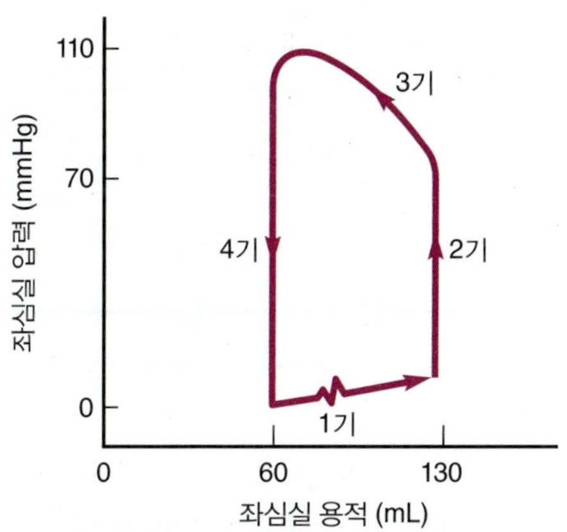

그림 13.22 좌심실의 압력-용적 곡선. 1~4기는 그림 13.18과 일치한다.

압력-부피 곡선은 심장 기능성에 대한 정보를 제공한다. 예를 들면, 심실충만기(1기)의 경사면은 좌심실의 **신전성(compliance)**을 나타내는 척도로, 좌심실이 주어진 압력 변화에서 늘어날 수 있는(부피의 증가)여유이다. 즉 경사가 가파를수록, 신전성은 커진다 (**Toolbox: 신전성**을 보라). 수축기말 부피는 심실의 수축성을 나타내는 수치로, 곡선이 왼쪽으로 이동함은 수축성이 더 커짐을 나타낸다. 이는, 더 큰 수축성은 더 많은 혈액을 박출하여(1회 박출량 증가) 수축기말 심장에 더 적은 양의 혈액이 남게 된다. 반대로, 곡선

TOOLBOX

신전성(Compliance)

혈관은 내부의 압력이 증가할 때 늘어나고, 감소할 때 좁아진다. 엄밀히 말하면 혈관이 늘어나는지 좁아지는지를 결정하는 것은 단지 내부의 압력이 아니라 내부와 외부 압력의 차이다. 이러한 압력 차이를 **확장압** [*distending pressure*, **경벽압**(*transmural pressure*)]이라 한다. 혈관 내부의 압력이 외부의 압력보다 클 때 확장압은 (+)이고, 따라서 순 외향력이 혈관벽에 작용하여 확장이 이루어진다. 확장압이 상승하면 혈관의 부피는 증가한다. 혈관내부의 압력이 외부의 압력보다 작다면 확장압은 (−)이고, 따라서 순 내향력이 혈관벽에 작용하여 혈관을 좁힌다.

혈관의 **신전성**(*compliance*)은 확장압의 단위변화에 대한 부피변화로 정확히 정의할 수 있으며 수리적으로 다음과 같이 나타낼 수 있다.

$$\text{신전성} = \Delta V/\Delta(P_{\text{내부}} - P_{\text{외부}})$$

ΔV는 부피의 변화이고 $P_{\text{내부}}$와 $P_{\text{외부}}$는 각각 내부와 외부압력이다. 괄호 안은 확장압이다.

간단히 말해 신전성은 속이 빈 관이 쉽게 늘어날 수 있는 성질이다. 신전성이 큰 풍선은 쉽게 늘어나고 신전성이 작은 풍선은 더 큰 힘을 요구한다. 그 힘은 풍선벽 외부와 내부 간의 압력 차이를 형성하는 데 쓰인다. 다음과 같은 압력-부피곡선 그림에서 신전성의 개념을 나타내었다.

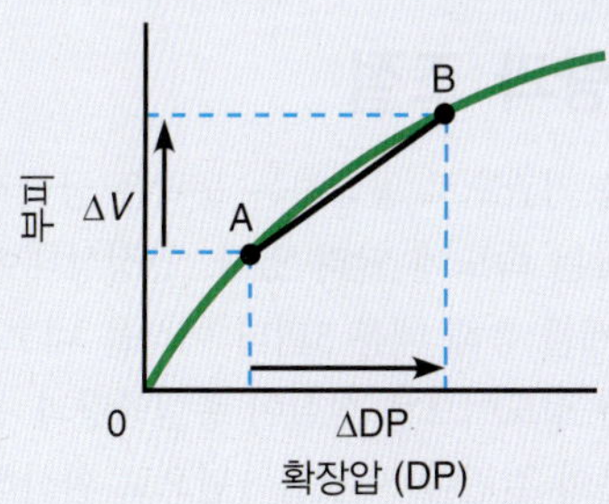

그림에서 점 A에서 점 B로 혈관내 확장압이 증가하면 혈관 부피가 일정량 증가된다. 부피의 증가는 A, B 두 점 간의 세로 길이로 정해진다. 그러므로 신전성은 세로(부피) 길이의 변화를 가로(확장압) 길이의 변화로 나눈 것이다. 달리 말하면 점 A와 점 B 사이의 범위에 걸쳐 나타나는 혈관의 신전성은 이 두 점을 연결하는 선의 **기울기**(*slope*)다.

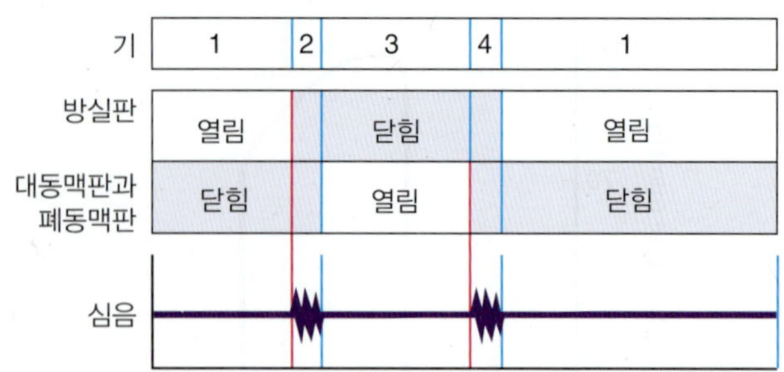

그림 13.23 **심음.**

이 오른쪽으로 이동함은 심장 질환을 의심할 수 있다.

심음

청진기를 통해 들을 수 있는 심박동 소리를 심음(*heart sound*)이라 한다. 대부분의 사람에서 심박동은 두 가지 독특한 심음을 포함하는데, "제1심음"을 나타내는 부드러운 저음의 "룹"과 "제2심음"을 나타내는 크고 날카로운 고음의 "둡"이다. 그러므로 심박동소리를 룹-둡, 룹-둡, 룹-둡으로 흔히 묘사한다.

심음의 타이밍과 심장주기에 일어나는 현상을 비교해보면 심음은 방실판이 닫힐 때인 수축기초(2기)와 반월판이 닫히는 이완기초(4기)에 발생한다(**그림 13.23**). 그러나 심음은 겉보기에 당연하다고 생각하는 것과는 반대로 판막의 뾰족돌기가 닫힐 때 서로 충돌하며 내는 소리가 아니다. 대신 판막이 좁아지고 닫히려 할 때 판막을 통해 혈액이 갑자기 휘몰아치며 내는 소리이다.

퀵 테스트 13.5

1. 제1심음과 관련된 현상은 무엇인가? 제2심음과 관련된 현상은 무엇인가?
2. 심전도의 파형과 심장에서 일어나는 기계적 현상과의 관계를 서술하라. 전기적 현상과 기계적 현상 중 어느 것이 먼저 일어나는가?

13.6 심박출량과 조절

심장혈관계가 혈액을 기관으로 공급하는 능력은 궁극적으로 심실이 혈액을 내보낼 수 있는 속도에 달려 있다. 안정상태에서 우심실과 좌심실은 각각 혈관계를 통해 매분 5리터 이상을 내보낸다. 몸 안의 총혈액량은 약 5리터 정도이므로 심실이 총혈액량과 동량의 혈액을 내보내는데 불과 1분이 걸린다. 이것을 1년으로 환산하면 260만 리터 이상인데 그나마 한쪽 심실에만 해당하는 것이다! 심실이 혈액을 내보내는 비율을 **심박출량(cardiac output, CO)**이라 하며 보통 L/분으로 나타낸다.

매 심박동 중 좌심실과 우심실은 함께 수축한다. 그러므로 분당 수축하는 횟수[**심장박동수**(*heart rate, HR*)라 함]는 양쪽 심실에서 같다. **심박출량**은 심장박동수와 일회박출량(매 심박동시 심실로부터 내보내는 혈액량)에 의해 결정된다.

$$\text{심박출량} = \text{심장박동수} \times \text{일회박출량}$$
$$\text{CO} = \text{HR} \times \text{SV}$$

안정시 어른의 정상 심장박동수는 대략 72회/분이며, 일회박출량은 약 70 mL(0.07리터)이다. 따라서 정상 안정시 심박출량은

$$\text{CO} = 72\text{회/분} \times 0.07 \text{ L/회} = 5.0\text{L/분}$$

지식 활용하기

다음의 주어진 값을 이용하여 심박출량을 구하라. R-R 간격 = 0.6초, 이완기말 용적 = 160 mL, 수축기말 용적 = 30 mL

좌심실의 심박출량은 체순환을 통한 혈류 속도와 동일하며, 우심실의 심박출량은 폐순환을 통한 혈류 속도와 동일하다. 장기간에 걸쳐 심장의 왼쪽과 오른쪽은 같은 심박출량을 가지고 있어야 하며, 그렇지 않으면 혈액용적이 폐순환으로부터 체순환으로 이동하거나, 그 반대로 이동할 것이다. 심장박동수와 심박출량은 심장의 오른쪽과 왼쪽에서 동일하기 때문에 양쪽 심실은 평균일회박출량도 같아야 한다.

우리는 심박출량이 두 변수인 심장박동수와 일회박출량에 의해 전적으로 결정된다는 것을 알고 있으므로 이 절에서는 이 두 변수에 영향을 미치는 여러 요인을 조사함으로써 이 요인들이 어떻게 상호작용하여 심박출량을 결정하는지 이해하는 데 도움이 될 수 있다.

심장수축이 중추신경계로부터 받는 입력에 의해 시작하지는 않더라도 신경계는 심근의 수축 속도와 수축력 등을 포함한 여러 심장기능을 조절한다. 이런 이유로 심장의 신경입력은 심박출량에 중요한 영향을 미친다. 또한 심박출량은 혈류 속을 순환하는 호르몬에 의해 영향을 받는다. 심장(다른 기관이나 조직)이 신경입력이나 순환하는 호르몬, 그 밖에 심장(그 기관) 밖으로부터 유래하는 여러 요인에 의하여 조절되는 것을 **외인성 조절(extrinsic control)**이라 한다. 기관이나 조직의 기능이 그 기관이나 조직 자체 내에서 유래하는 요인에 의해 조절될 때 그 기능은 **내인성 조절(intrinsic control,** 또는 **자동조절**, 국소조절이라 함) 하에 있다고 한다. 대부분의 기관과 마찬가지로 심장도 외인성 조절과 내인성 조절 하에 있으며 다음 절에서 그 예를 알아보기로 한다.

심장에 대한 자율신경입력

심장에 대한 신경조절은 자율신경계에 의해 수행된다. 자율신경계의 섬유는 심장의 전도계와 심근층을 포함한 거의 모든 부위에 뻗어 있어 심장박동수와 일회박출량을 조절한다. 이 섬유 중 일부는 교감신경계에 속하고 일부는 부교감신경계에 속한다. 심장의 여러 작용 부위에서 교감뉴런과 부교감뉴런은 반대효과를 나타낸다(일반적으로 온몸에서처럼). 그러나 심실에서는 부교감섬유의 분포가 상대적으로 희박하다. 결과적으로 심실의 심근층은 교감신경계에 의해 우선적으

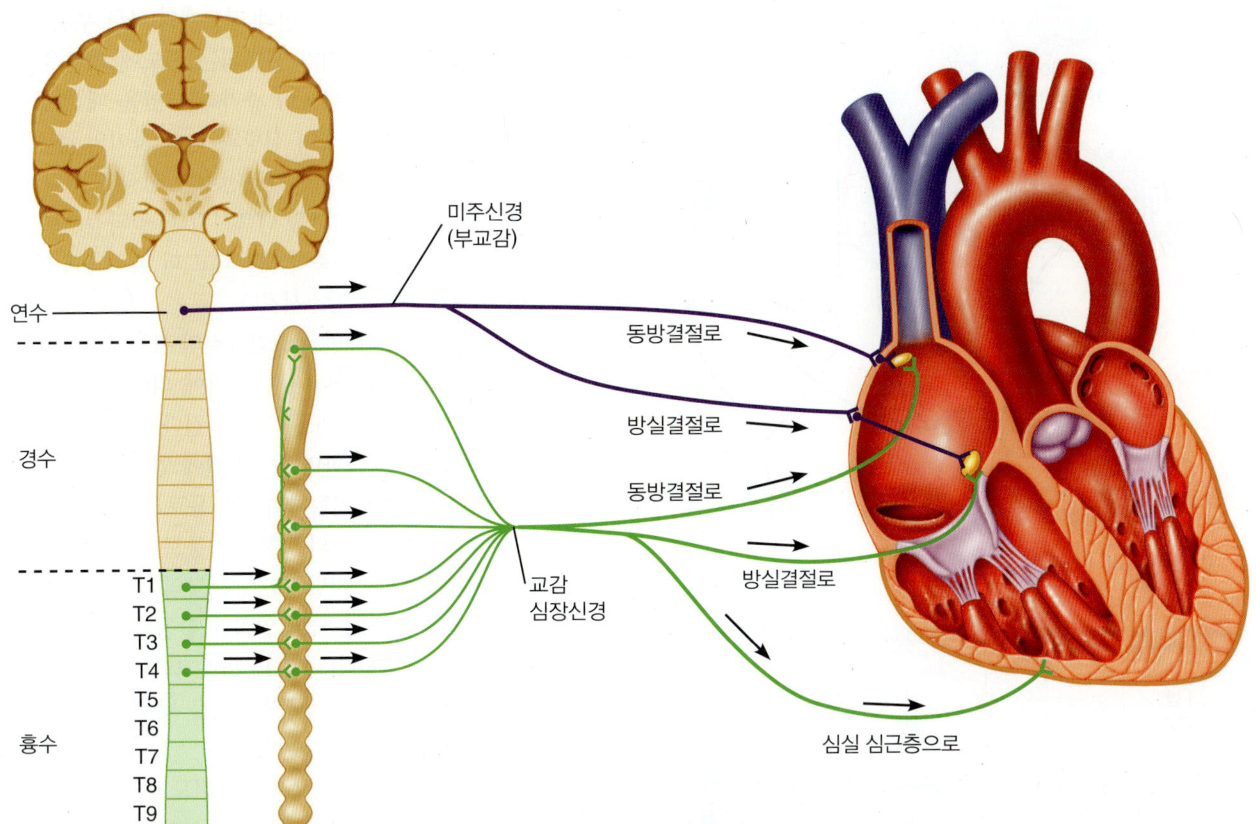

그림 13.24 심장의 주요 자율신경입력.

Q 교감신경사슬의 축삭말단에서 분비되는 신경전달물질은 무엇인가?

로 조절된다. 심장에 대한 주요한 자율신경입력이 **그림 13.24**에 나타나 있다.

심박출량에 영향을 미치는 요인: 심장박동수의 변화

어떤 사람의 심장박동수는 다른 사람과 반드시 같지는 않으며, 날마다 또는 매분 같지도 않다. 이것은 사람의 심장박동수가 나이, 건강, 근육의 활성수준, 감정상태 등의 여러 요인에 의존하기 때문이다. 운동을 하거나 흥분하거나 놀랐을 때 심장박동수는 분당 약 70회라는 정상적인 안정값으로부터 분당 100회가 넘게 증가할 수 있으며 때때로 분당 180회까지 올라가기도 한다. 훈련이 잘 된 운동선수의 경우 안정시 심장박동수는 평균 이하이며, 일반적으로 분당 약 50회다. 어린이는 안정시 심장박동수가 어른보다 더 높다. 이번 절에서는 전적으로 외인성 조절 하에 있는 심장박동수를 매분 조절하는 데 관련된 여러 요인들에 초점을 맞추기로 한다.

심장박동수의 신경조절

박동원세포와 동방결절은 자율신경계로부터 직접 입력을 받는다. 이것은 중요한데, 자율신경계의 뉴런으로부터 받는 입력은 이들 세포가 발생시키는, 정상적으로는 심장박동수의 유일한 결정자인 활동전위의 빈도를 변화시키기 때문이다.

동방결절에 대한 교감뉴런의 활동이 증가하면 **그림 13.25a**에 나타나 있는 기작에 의해 박동원세포내 활동전위의 빈도가 증가한다. 교감뉴런이 노르에피네프린을 방출하면 동방결절에 있는 β_1 아드레날린성 수용체에 결합하여 cAMP 2차 메신저계를 활성화한다. cAMP는 기묘한 통로와 N형 칼슘통로의 개방을 증가시킨다. 최종 결과 자발적인 탈분극의 경사도가 증가하고 재분극 수준이 감소하여 활동전위의 역치에 더 빠르게 도달한다(**그림 13.26**). 그러므로 활동전위의 빈도가 증가하여 심장박동수의 증가를 일으키고 심박출량을 증가시키는 경향이 있다.

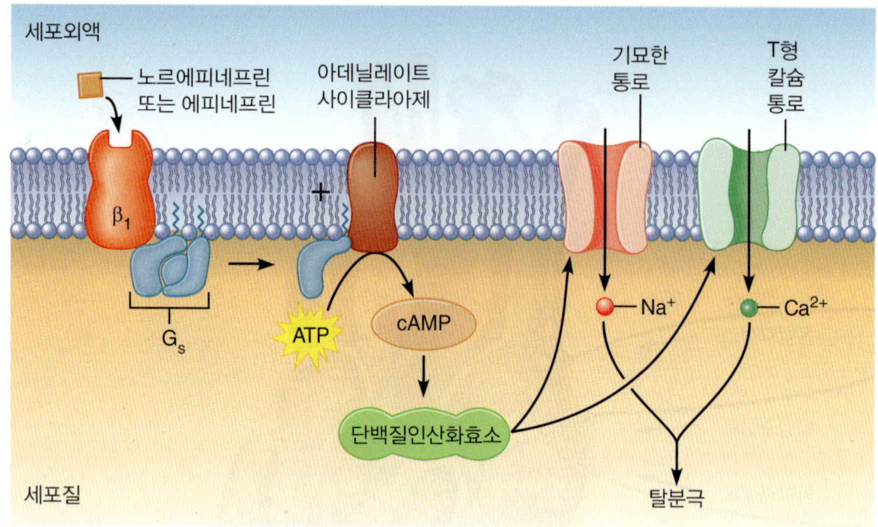

(a) 교감신경

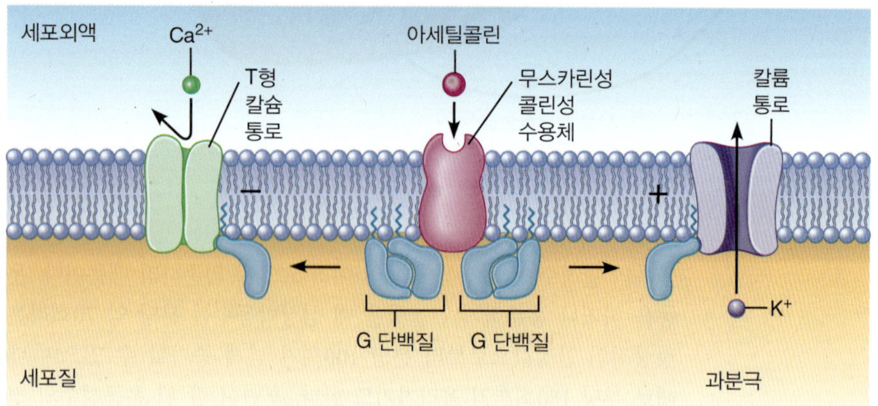

(b) 부교감신경

그림 13.25 동방결절세포에 미치는 자율신경계의 효과. **(a)** 교감신경계는 박동원세포 안으로 나트륨과 칼슘 이입을 촉진시키는 cAMP-의존성 기작을 통해 자발적인 탈분극의 속도를 증가시킨다. **(b)** 부교감신경계는 세포 안으로 나트륨과 칼슘의 이입은 억제시키고 칼륨의 배출은 증가시키는 무스카린성 수용체를 통해 자발적인 탈분극의 속도를 감소시킨다.

교감뉴런은 방실결절과 전도계의 다른 부위로도 뻗어 있어, 활동전위가 전도되는 속도에 영향을 미친다. 교감신경의 활동이 증가하고 있을 때 활동전위는 더 빠르게 움직여 심방과 심실 사이의 충격전도 지연을 감소시키고, 활동전위가 심실을 지나 이동하는데 걸리는 시간을 단축시킨다. 결과적으로 심방수축 직후 심실수축이 시작되고 더 빠르게 진행되어 수축기 기간을 감소시킨다.

동방결절에 대한 부교감뉴런의 활동이 증가하면 그림 13.25b에 나타나 있는 기작에 의해 박동원세포에서 활동전위의 빈도를 감소시킨다. 부교감뉴런이 아세틸콜린을 방출하면 동방결절에 있는 무스카린성 콜린성 수용체에 결합하여 칼륨통로의 개방을 증가시키고, 기묘한 통로와 T형 칼슘통로의 개방을 억제한다. 결과적으로 자발적인 탈분극의 경사도가 감소하고 막전위의 과분극이 일어나 활동전위의 역치에 더 서서히 도달한다(그림 13.26). 그러므로 활동전위의 빈도는 감소하여 심장박동수를 낮추고 심박출량을 감소시키는 경향이 있다.

부교감뉴런은 방실결절과 전도계의 다른 부위를 통한 충격전도에도 영향을 미친다. 부교감뉴런의 활동이 증가하고 있을 때 충격전도 속도는 감소하여 심방과 심실 사이의 전도지연을 증가시키고, 충격이 심실을 통해 이동하는 데 걸리는 시간을 길게 한다. 결과적으로 수축기 기간이 길어진다.

심장박동수의 호르몬조절

심장의 기능이 여러 호르몬에 의해 영향을 받을 수 있지만 그 중 하나인 에피네프린(*epinephrine*)은 심장의 기능을 조절하는 데 있어 중요하다. 교감신경활동의 증가에 반응하여 부신수질에서 분비되는 에피네프린의 효과는 교감신경 활동에 의해 나타나는 것과 유사하다. 에피네프린은 동방결절에서 활동전위의 빈도를 증가시키므로 심장박동수도 증가시킨다. 더구나 에피네프린은 심근섬유를 통한 활동전위의 전도 속도를 증가시킨다. 교감신경활동의 증가와 에피네프린의 분비 증가는 대부분 하나로 연결되어 있기 때문에 에피네프린의 작용은 일반적으로 교감신경의 신경입력효과를 강화한다.

심장기능에 직접적인 영향을 미치는 호르몬에는 갑상샘에서 분비되는 갑상샘호르몬(*thyroid hormone*)과 이자에서 분비되는 인슐린(*insulin*)과 글루카곤(*glucagon*)이 있다. 이 호르몬들은 주로 심근층의

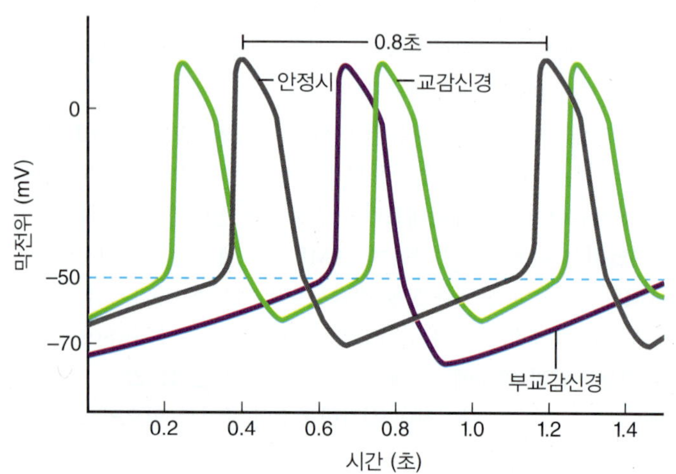

그림 13.26 자율신경의 동방결절세포 전위에 미치는 효과. 교감신경이 활성되면 자발적인 탈분극의 속도를 증가시키는 반면, 부교감신경이 활성되면 자발적인 탈분극의 속도를 감소시킨다.

수축력을 증가시키지만 글루카곤은 또 증가된 심장박동수를 촉진한다. 심장기능을 단기적으로 조절하는 데 있어 이 호르몬들의 중요성은 명확하지 않다.

심장박동수 조절의 통합

우리는 심장박동수가 전적으로 동방결절의 활동전위 발사빈도에 의해 결정된다는 것을 살펴보았는데 이는 주로 다음과 같이 조절된다. (1) 동방결절에 뻗어 있는 교감뉴런(sympathetic neurons)의 활동으로 심장박동수를 높이는 경향이 있다. (2) 동방결절에 뻗어 있는 부교감뉴런(*parasympathetic neurons*)의 활동으로 심장박동수를 낮추는 경향이 있다. (3) 순환하는 에피네프린 수준이 심장박동수를 증가시키도록 작용한다.

교감신경계와 부교감신경계는 항상 활동하고 있다. 그 결과 심장은 반대방향으로 작용하는 교감신경계와 부교감신경계로부터 동시에 신호를 받는다. 심장박동수의 증감은 두 자율신경계의 상대적인 활동 속도에 의존한다. 그 활동은 "밀고-당기는" 방식으로 변하는데, 교감활동의 증가는 대부분 부교감활동의 감소를 동반하며, 그 반대도 또한 마찬가지다. 두 자율신경은 반대효과를 나타내기 때문에 이 밀고 당기는 장치로 인해 교감신경과 부교감신경의 활동변화는 서로 상대편을 분명히 강화시킨다. 예를 들어 교감활동의 증가와 부교감활동의 감소는 둘 모두 심장박동수를 증가시키도록 작용한다.

연구실 실험에서는 동방결절이 신경이나 호르몬의 영향이 없을 때 분당 약 100회의 "자연적인" 빈도로 활동전위를 발사하는 것을 조사하였다. 안정시 사람의 심장박동수가 상당히 낮다(분당 약 70회)는 사실은 정상적인 안정상태에서 동방결절에 대한 부교감신경 입력의 영향은 교감뉴런과 에피네프린의 합동 영향보다 우세하여 발사빈도에 순 억제효과(net *suppressive* effect)를 나타낸다는 것을 보여준다. 발사빈도의 증가는 무엇이든 대부분 부교감신경입력의 감소와 함께 교감신경입력의 증가에 의해 시작된다. 발사빈도의 감소는 무엇이든 대부분 이와 반대방향으로 작용하는 신경과 호르몬에 의해 초래된다. 심장박동수가 증가하면 심박출량은 증가하고, 심장박동수가 감소하면 심박출량은 감소하는 경향이 있다.

퀵 테스트 13.6

1. 심장박동수, 일회박출량, 심박출량 간의 관계를 보여주는 등식을 쓰라.
2. 자율뉴런으로부터 입력을 받아들이는 심장 부위는 어디인가? 자율신경 입력이 이 부위에 미치는 효과는 무엇인가? (교감신경과 부교감신경 모두)
3. 심장에 대한 교감신경의 효과를 강화시키는 호르몬은 무엇인가?

심박출량에 영향을 미치는 요인: 일회박출량의 변화

심박출량을 결정하는 두 번째 중요한 요인은 일회박출량이다. 심장박동수와 마찬가지로 일회박출량은 매 순간 변할 수 있고 여러 요인에 의존한다. 이번 절에서는 일회박출량에 영향을 미치는 다음과 같은 주요한 요인을 알아보기로 한다. (1) 심실이 힘을 발생할 수 있는 능력을 측정하는 척도인 **심실수축성**(*ventricular contractility*), (2) 이완기말 용적, (3) **후부하**(*afterload*). 후부하는 심실이 심장으로부터 혈액을 내보낼 때 거슬러서 작용해야 하는 압력이다. 다음에 알아보겠지만 이 변수들은 심장이 받는 신경입력, 호르몬, 심장을 출입하는 혈류에 작용하는 여러 물리적 변수 등을 포함하는 여러 요인에 의해 영향을 받는다.

일회박출량에 대한 심실수축성의 영향

이미 언급한 두 요인, 심실수축성과 이완기말 용적은 모두 심실수축력에 영향을 미치므로 일회박출량에 영향을 미친다. 그렇다면 **수축성**(*contracility*)과 **수축력**(*contractile force*)의 차이는 무엇인가? 그 답은 **심실수축성**(*ventricular contractility*)의 변화란 어떤 정해진 이완기말 용적에 심실수축력이 변화하는 것을 의미한다는 것이다. [**수축성(contractility)**이라는 용어는 근육이 힘을 발생할 수 있는 능력을 설명할 때 사용할 수 있다.] 대체로 말하자면 심실을 더 큰 힘으로 수축하게 하는 요인은 무엇이든 일회박출량을 더 크게 만들려는 경향이 있고 심박출량을 증가시킬 것이다. 이것은 수축력의 변화가 수축성의 변화로부터 기인한 것인지 아니면 이완기말 용적의 변화에 기인한 것인지에 상관없는 사실이다.

심실수축성의 교감신경조절 심장박동수와 마찬가지로 심실수축성은 자율신경계에 의해 조절되지만 일회박출량의 자율조절은 거의 전적으로 교감신경계에 의해 발휘된다. 부교감신경섬유가 심실의 심근층에는 드물기 때문에 부교감신경의 영향은 거의 없다.

앞에서 언급했듯이 교감뉴런은 심장의 전도계뿐 아니라 대부분의 심근층을 구성하는 근육세포에도 뻗어 있다. 이 뉴런의 일부는 심방으로 뻗어 있어 심방수축력에 영향을 미친다. 교감신경활동의 증가는 심방이 더 큰 힘으로 수축할 수 있게 하여 심방압을 높이고 심방이 심실로 내보내는 혈액량을 증가시킨다. 더욱 중요한 것은 교감뉴런이 심실의 심근층에 뻗어 있어(그림 13.24) 심근층의 수축성에 직접적으로 영향을 미친다는 것이다. 교감신경의 활동이 증가하면 심실수축성이 증가하여 심박출량을 올리는 경향이 있다.

교감뉴런은 다음과 같은 방법으로 심실수축성에 영향을 미친다. 즉 교감뉴런의 활동전위는 노르에피네프린의 방출을 일으키며 노르에피네프린은 수축성 세포에 있는 β_1 아드레날린성 수용체에 결합한다. 신경전달물질과 이 수용체와의 결합은 cAMP 2차 메신저계를 활성화한다. cAMP는 단백질 인산화효소를 활성화시키는데, 세포에 다음과 같은 네 가지 뚜렷한 효과를 나타내어 수축성을 증가시킨다(**그림 13.27**). (1) 원형질막에 있는 칼슘통로의 개방상태를 증가시켜 활동전위 동안 세포 안으로 칼슘의 이입을 증가시킨다. (2) 근소포

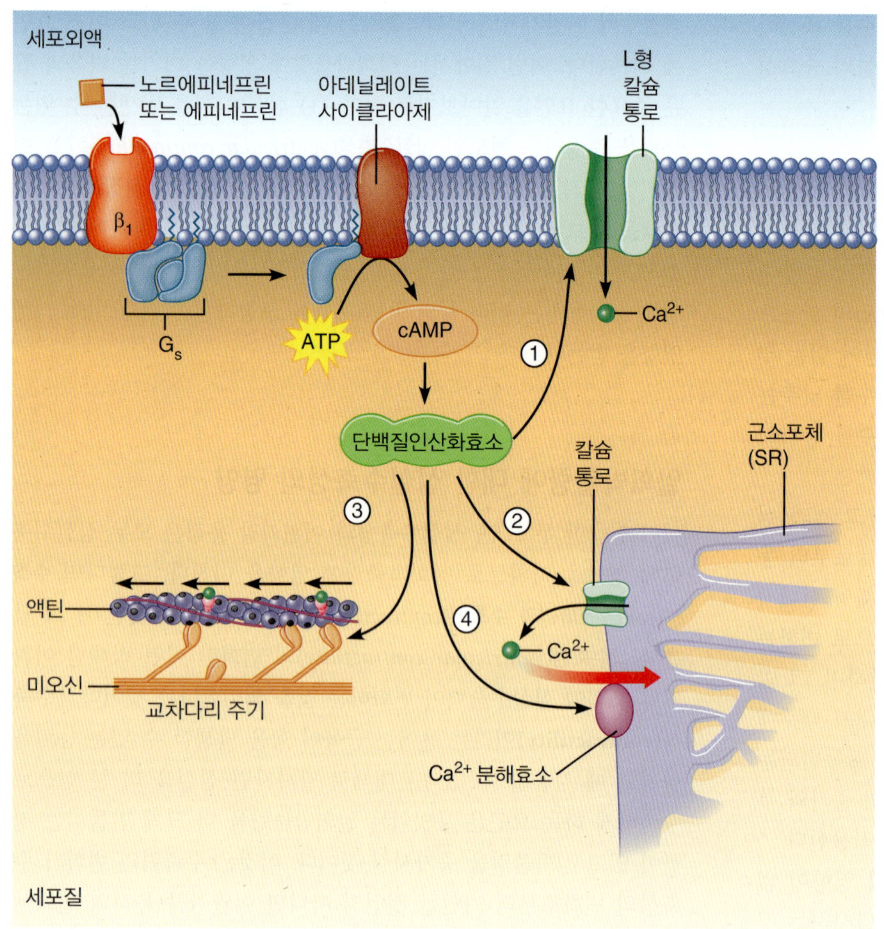

그림 13.27 심실수축성에 미치는 교감신경의 효과. 교감신경계는 (1) 세포 밖에서 세포질 내로 이동하는 칼슘 증가 (2) 근소포체에서 세포질로 나오는 칼슘 증가 (3) 미오신 ATP 분해효소의 활성 증가 (4) 근소포체로 다시 들어가는 칼슘의 이동 속도 증가 등을 통해 심실수축성 세포의 수축 강도와 수축 속도를 증가시킨다.

Q 교차다리 주기에서 속도를 제한하는 단계는 무엇인가?

체로부터 칼슘의 방출을 높인다. (3) 미오신 ATP 분해효소의 활성 속도를 증가시켜 교차다리 주기의 속도를 증가시킨다. (4) 근소포체에 있는 Ca^{2+}-ATP 분해효소의 활성 속도를 증가시킴으로써 칼슘의 재흡수를 증가시켜 수축성 세포의 이완 속도를 증가시킨다. 그 결과 교감신경의 영향 하에서 수축성 세포는 더 빨리 더 강하게 수축한다 (**그림 13.28**). 심장 기능에 작용하는 교감신경계의 활성을 조금 더 공부하려면, **Undersanding Exercise: 교감신경 활성**을 보라.

심실수축성의 호르몬조절 심실의 수축성은 인슐린, 글루카곤, 갑상샘호르몬을 포함하는 많은 호르몬의 영향을 받지만 에피네프린에 의해 가장 중요하게 조절된다. 노르에피네프린과 마찬가지로 에피네프린은 심근세포에 있는 베타수용체에 결합하여 동일한 방법으로 세포내 cAMP 수준에 영향을 미친다. 그러므로 에피네프린은 심근층의 수축성을 증가시켜 일회박출량과 심박출량의 증가를 높인다.

일회박출량에 대한 이완기말 용적의 영향: 스탈링 법칙

우리는 심실수축이 외인성 조절 하에 있다는 것을 살펴보았다. 이번 절에서는 심실수축력이 또한 내인성 조절 하에 있다는 것을 알아보기로 하자. 특히 심실이 혈액으로 차 있을 때 얼마나 많은 심실심근층이 늘어나는지에 따라 심실수축력이 변화한다는 것을 알아본다. 이 효과는 완전히 심장 안에서 작동하는 기작 때문에 생기며, 신경이나 호르몬 같은 외인성 요인의 작용에는 의존하지 않기 때문에 내인성 조절의 예가 된다.

심장기능의 내인성 조절은 **심장의 스탈링 법칙(Starling's law of the heart)**의 좋은 예가 된다. 스탈링 법칙이란 정맥으로부터 심장으로 흘러들어오는 혈류 속도(정맥환류)가 변할 때, 심실의 심근층의 신장도가 변화하여 일회박출량(출력)과 정맥환류량(입력)이 일치하도록 심실이 큰 힘이나 작은 힘으로 수축하게 한다. 스탈링 법칙의 결과는 다음과 같다. 즉 이완기말 용적이 증가하면 심실수축력이 올라가 일회박출량과 심박출량의 증가를 일으킨다. 반대로 이완기말 용적이 감소하면 심실수축력이 내려가 일회박출량과 심박출량이 감소한다.

스탈링효과의 생리학적 원리는 이완기말 용적의 증가가 심실의 심근층 근섬유를 늘어나게 한다는 사실과 관련이 있다. 근섬유가 늘어나면 다음과 같은 두 기작에 의해 수축력의 증가를 일으킨다. 첫째 골격근과 달리 심근은 안정길이보다 훨씬 긴 최적길이를 가지고 있는데, 건강한 심장에서는 결코 도달할 수 없는 길이다. 그러므로 이완기말 용적을 증가

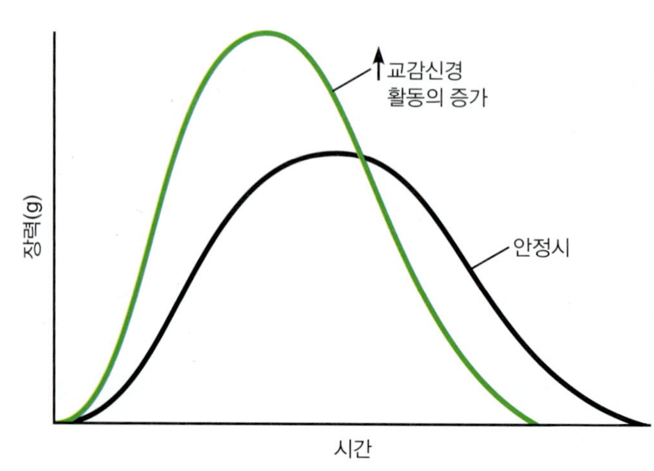

그림 13.28 교감신경활동이 유발하는 심실수축성의 변화.

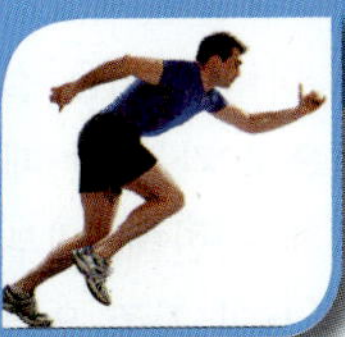

UNDERSTANDING EXERCISE

교감신경의 활동(Sympathetic Activity)

운동 시에 심장에 작용하는 교감신경의 활동은 증가한다. 이로 인해 심장박동수와 일회박출량이 증가한다. 이 주요한 변화는 심장의 효율적인 기능을 유지하는 데 있어 역시 중요한 잘 알려져 있지 않은 다른 변화와 함께 일어난다. 심장박동수가 증가함에 따라, 심장주기가 짧아진다. 심장주기는 수축기와 이완기로 이루어져 있다는 것을 기억하라. 수축기가 심장으로부터 혈액을 내보내는 데 필수적이지만, 이완기는 혈액이 심장으로 되돌아오는 시간을 허용하는 데 필수적이다. 이 시기에 심장에 혈액이 없으며, 심장 근육이 얼마나 수축하였는지는 중요하지 않다. 따라서 신체는 딜레마에 빠진다.

이론상으로는 교감신경의 활동(부교감신경 활동의 감소)은 심장박동을 빠르게 하여 심박출량을 증가시키지만, 여전히 가능한 한 많은 혈액을 채우는 시기(이완기)가 존재한다. 자율신경계는 두 가지 기작을 통해 이를 해결한다. (1) 교감신경 활동이 심장박동수뿐 아니라 심장을 통한 전도 시간을 증가시켜 심방과 심실수축 사이의 지연을 줄인다. (2) 교감신경의 수축성은 심실 근육이 더 강하고 빠르게 수축할 수 있도록 하여, 수축 시간과 휴식 시간을 줄여 수축기가 감소하게 한다.

시킴으로써 근육의 길이를 증가시키면 근섬유가 늘어나 수축할 수 있는 최적길이에 더 가까워져 더 큰 힘으로 수축한다. 둘째, 근섬유의 신장은 칼슘에 대한 트로포닌의 친화력 증가를 유도한다. 그 결과 트로포닌과 칼슘 사이의 결합이 증가하여 수축할 때마다 활성화하는 교차다리의 수가 증가한다.

스탈링곡선 스탈링효과가 **그림 13.29**에 설명되어 있는데 스탈링곡선(*starling curve*) 또는 심장기능곡선(*cardiac function curve*)을 보여준다. 스탈링곡선은 기본적으로 그림 12.17의 골격근에서 나타낸 것과 같은 길이-장력곡선이다. 이완기말 용적은 근섬유의 길이를 나타내는 척도로, 이완기말 용적이 증가할 때 근섬유는 더 긴 길이로 늘어난다. 일회박출량은 심근의 장력을 나타내는 척도로, 수축력이 증가할 때 일회박출량은 증가한다. 골격근과 비교하여 심근의 길이-장력곡선의 주요한 차이는 항상 최적 길이보다 짧은 길이로 작동하고

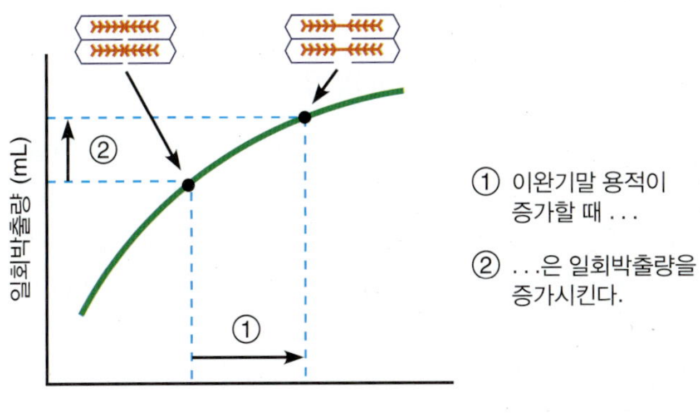

그림 13.29 이완기말 용적의 변화에 따라 일회박출량이 어떻게 변하는지를 보여주는 스탈링곡선. 스탈링곡선은 근육의 길이(이완기말 용적)가 장력발생(일회박출량)에 미치는 효과를 보여준다. 건강한 사람의 심근은 최적의 길이에 도달하지 않기 때문에, 이완기말 용적의 증가는 언제나 일회박출량을 증가시킨다.

있다는 것이다(그러므로 곡선의 기울기가 양으로 지속됨).

이와 같은 그래프를 해석할 때 유념할 일은 일회박출량은 이완기말 용적 이외의 다른 요인에도 의존한다는 것이다. 이 장의 앞부분에서 우리는 일회박출량이 심실의 심근층에 입력되는 교감신경의 영향을 받는다는 것을 살펴보았다. 그림 13.29의 곡선은 교감신경의 입력정도와 일회박출량에 영향을 미치는 다른 모든 요인이 일정하게 유지된다고 가정할 때 얻어진 것이다. 더구나 이런 곡선은 정상적인 상태의 건강한 심장에서 일어나는 현상에만 적용된다는 것을 유념한다. 정상적으로 정맥환류의 증가는 이완기말 용적의 증가를 일으키고, 이것은 스탈링효과에 따라 일회박출량의 증가를 일으킨다. 심장이 만성적으로 확장된 사람에서 심근을 장기적으로 신장시키면 결합조직의 약화를 초래하여 이완기말 용적이 점차적으로 증가할 수 있다. 결국 이완기말 용적이 너무 커지면 심장기능곡선의 기울기가 실제로 음으로 되어, 이완기말 용적이 증가함에 따라 일회박출량은 감소한다. 이런 상태에서 심장은 약하게 수축할 수밖에 없고, 따라서 저장된 과다한 혈액을 방출할 수 없으므로 심장의 크기를 정상으로 조절할 수 없다.

교감신경의 활동이나 이완기말 용적의 변화는 서로 다른 기작에 의해서 심실수축력에 영향을 미치기 때문에 이완기말 용적은 그대로인 채 교감활동을 변화시키거나, 교감활동은 그대로인 채 이완기말 용적을 변화시킴으로써 일회박출량을 변화시킬 수 있다. 그러므로 심장기능은 단 하나의 스탈링곡선으로 설명되는 것이 아니라 대신 정해진 수준의 교감신경활동에 맞춰진 여러 개의 곡선으로 설명된다(**그림 13.30**). 교감활동의 증가는 스탈링곡선을 상향 이동시킨다. 결과적으로 주어진 이완기말 용적(*at any given end-diastolic volume*)에서의 일회박출량이 증가하며 이는 심실수축성의 증가가 있다는 사실을 나타낸다. 수축성의 감소는 스탈링곡선이 하향 이동하는 것을 의미하며 따라서 주어진 이완기말 용적에서의 일회박출량이 감소한다. 실제로 이완기말 용적과 수축성은 동시에 변할 수 있다.

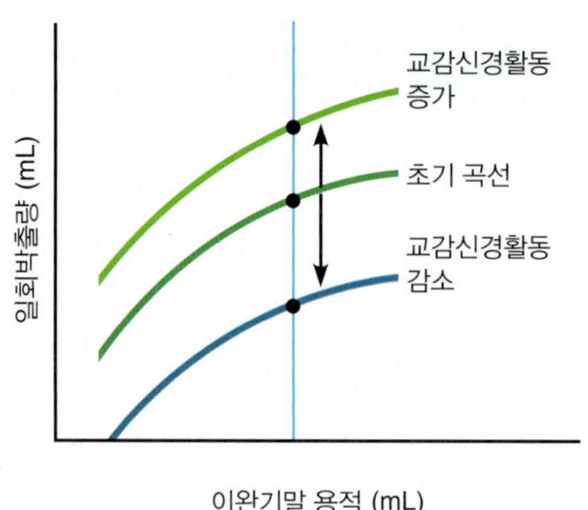

그림 13.30 교감신경 입력이 심실수축성에 미치는 영향을 보여주는 스탈링 곡선.

Q 스탈링곡선의 이동은 심장기능에 대한 내인성 조절인가 아니면 외인성 조절인가?

스탈링 법칙의 중요성 언뜻 보기에 스탈링 법칙은 특별히 중요하지도 않고 그저 신기한 것으로 보일지도 모른다. 어쨌든 더 많은 혈액이 심장으로 유입된다면 스탈링효과 같은 것이 없더라도 더 많은 혈액이 나가리라고 생각할 것이다. 그러나 정맥환류는 갑자기 증가하는데 일회박출량이 그대로라면 무슨 일이 일어날지 생각해보라(심장박동수는 일정하다고 가정한다). 심박출량과 정맥환류가 같은 출발점에서 시작하여 일회박출량은 변하지 않은 채 정맥환류가 증가하면 유입량이 유출량보다 더 많아져 심장에 남아 있는 혈액량이 증가하게 될 것이다. 매 박동 때마다 심장은 더 많은 혈액을 축적하여 결국 정상 크기를 훨씬 넘어서 확장이 일어날 것이다. 이런 관점에서 스탈링 법칙은 새로운 의미를 갖는다. 즉 심박출량과 정맥환류가 맞춰지도록 일회박출량을 조절하여 심장은 크기(size)를 조절한다.

일부 병적인 상태는 심장을 만성적으로 확장시킬 수 있어 심장기능을 저해할 수 있다. 왜냐하면 심실벽이 늘어날 때 근육은 더 큰 장력을 발생시켜야 하고, 심실 안의 혈액에 가해지는 압력을 동일하게 유지하기 위하여 더 많이 일해야 하기 때문이다(**Toolbox: 라플라스의 법칙**을 보라). 심실이 너무 커지면 적당한 심박출량을 유지할 만큼 충분한 압력을 발생시킬 수 없게 되며 이를 **심부전**(*heart failure*)이라 한다.

이완기말 용적에 영향을 미치는 요인 스탈링 법칙에 따르면 심실수축력은 이완기말 용적의 증감에 따라 각각 올라가고 내려간다. 또한 이완기말 용적은 여러 요인에 의해 결정되는데, 이 요인들은 이완기말 용적에 영향을 줌으로써 일회박출량에 간접적으로 영향을 미친다. 지금부터 우리는 이완기말 용적에 영향을 주는 여러 요인을 알아보기로 한다.

이완기말 용적은 때때로 **전부하(preload)**라고 하는 이완기말 압력(*end-diastolic pressure*)에 의해 주로 결정된다. 심실의 이완기말 압력은 심근층이 수축을 시작하기 전에 심근층에 장력(부하)을 걸기 때문에 **전부하**라 한다. 심실이 이완기 동안 혈액으로 가득 찰 때의 과정은 공기로 풍선을 부풀릴 때 일어나는 것과 비슷한데, 내부의 압력이 증가하면서 풍선은 팽창한다. 그러므로 풍선의 최종 용적은 내부에 있는 공기의 최종 압력에 의해 결정된다. 마찬가지로 심실의 이완기말 용적은 이완기말 내부에 있는 혈액의 압력에 의해 결정된다. 전부하가 증가할 때 이완기말 용적은 증가하고 일회박출량은 스탈링의 법칙에 따라 증가한다.

전부하는 다음 요인을 포함한 여러 요인에 의해 결정된다. (1) 심장박동수에 의존하는 충만시간(혈액이 채워지는 시간), (2) 정맥환류와 심방수축력에 의해 결정되는 심방압. 심장박동수가 감소하면 이완기 기간이 증가하므로 충만시간도 증가한다. 심장박동수가 분당 60회일 때 이완기는 약 0.6초 걸린다. 심장박동수가 분당 180회로 증가하면 이완기는 0.1초 남짓으로 감소한다. 심장박동수가 낮아지면 혈액이 심실로 들어오는데 더 많은 시간이 주어지기 때문에 심장박동수가 감소하면(충만시간이 증가하면) 전부하가 증가하고 이완기말 용적이 증가하는 경향이 있다. 방실판이 열려 있을 때(이완기 동안) 심방압은 심실압과 사실상 동일하기 때문에 전부하와 이완기말 용적은 심방압이 올라갈 때에도 또한 증가하는 경향이 있다. 심방압은 정맥환류나 심방수축력의 증가에 반응하여 상승한다.

14장에서 알아보겠지만 정맥환류에 가장 중요하게 영향을 끼치는 것은 **중심정맥압(central venous pressure)**으로, 심장으로 통하는 큰 정맥에 들어 있는 혈액의 압력이다. 중심정맥압은 혈액량의 변화, 근육활동, 심지어 자세(서 있거나 누워 있을 때처럼)의 변화 등과 같은 여러 변수에 의해 영향을 받는다. 중심정맥압이 상승하면 증가된 정맥압이 더 많은 혈액을 심방 안으로 들여보내기 때문에 정맥환류가 증가한다. 이렇게 되면 동맥압이 상승하고 전부하의 증가를 이끌어낸다. 결국 이완기말 용적이 증가하고, 스탈링 법칙에서 설명한 바와 같이 일회박출량이 증가하는 결과가 생긴다.

일회박출량에 대한 후부하의 영향

앞서 언급한 요인들은 심실수축력을 변화시킴으로써 일회박출량에 영향을 끼친다. 그러나 일회박출량은 심실근이 얼마나 큰 힘을 발생시키는지 뿐만 아니라 얼마나 큰 힘에 거슬러서 일해야 하는지에 달려 있다. (수레를 비탈에서 밀어 올리려고 할 때를 생각해 보라. 수레의 속도는 사람이 얼마나 큰 힘을 내는지 뿐 아니라 수레의 무게가 얼마인가에도 달려 있다.) 풍선을 불 때 호흡근육이 풍선내부의 압력에 거슬러서 작용하는 것과 똑같은 방식으로 심실근은 심장이 혈액을 박출할 때 심방압에 거슬러서 작용한다. 이와 같은 이유로 심방압의 증가는 일회박출량을 감소시키는 경향이 있다. 심방압은 수축이 시작한 후에 심근층에 부하를 걸기 때문에 **후부하(afterload)**라 한다. 좌심실에서 후부하는 박출기 동안(*during the ejection period*) 대동맥내 압력에 의해 결정된다. 대체로 후부하는 평균동맥

TOOLBOX

라플라스의 법칙(Laplace's Law)

심장이 커지면 심장의 펌프작용에 불리하게 작용하는 이유는 기본적으로 물리적 원리 때문이다. 풍선이나 혈관처럼 일정한 압력 하에 기체나 액체가 들어 있는 관에서는 압력에 의해 바깥쪽으로 작용하는 힘이 관벽을 늘려 장력을 발생시킨다. 장력은 안쪽으로 작용하는 힘을 발생시켜 바깥쪽으로 작용하는 힘과 균형을 이루어 관은 팽창하지도 수축하지도 않는 평형에 이른다. 구형의 용기에서 벽의 장력은 내부 압력과 용기의 직경에 비례한다.

$$장력 = \frac{내부\ 압력(P) \times 용기의\ 직경(R)}{2}$$

이것이 라플라스의 법칙이다.

라플라스 법칙에 따라 서로 다른 크기의 관에 동일한 압력의 기체나 액체가 들어 있을 때 직경이 큰 관에서 압력이 더 크다. 그러므로 서로 다른 크기의 두 비눗방울 속에 동일한 압력의 공기가 들어 있을 경우 큰 비눗방울의 직경이 크기 때문에 더 큰 장력을 보인다. 바로 이 때문에 다른 조건이 같을 때 큰 비눗방울이 작은 비눗방울보다 터지기 쉽다. 심장은 구형이 아니기 때문에 벽의 장력, 압력, 크기 사이의 관계가 구보다 더 복잡하지만 기본적인 개념은 동일하게 적용된다. 심실에 많은 양의 혈액이 있을 때 심실벽의 근육은 일정한 압력을 발생시키기 위해 더 큰 장력을 만들어야만 한다.

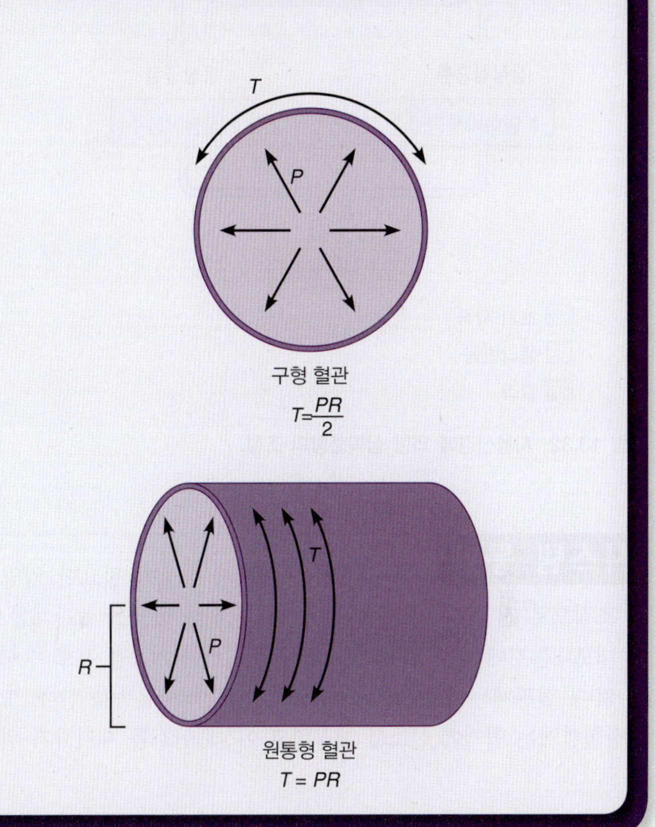

압이 상승할 때 증가한다.

일회박출량에 영향을 미치는 요인

일회박출량은 다음과 같은 세 가지 주요한 요인에 의해 영향을 받는다는 것을 살펴보았다. (1) 교감신경활동의 증가와 순환하는 에피네프린에 의해 조절되는 심실수축성, (2) 주로 이완기말 압력(전부하)에 의해 영향을 받는 이완기말 용적, (3) 심방압에 의존하는 후부하 등이다. 일회박출량(그리고 심박출량)의 변화는 단지 한 가지 변수가 변화(교감활동의 증가 등)하여 나타날 수도 있고, 여러 변수가 동시에 변화(예를 들어 교감활동의 증가와 이완기말 용적의 증가가 함께)하여 나타날 수도 있다. 이 변수들은 상호작용하며 그들 자신이 다른 여러 요인에 의해 영향을 받기 때문에 일회박출량이 매 상황에서 어떤지를 판단하는 것이 항상 가능하지는 않다. 그러나 각 변수가 일회박출량에 어떤 영향을 미치는 경향이 있는지(*tend*)를 이해해야 한다. 이 요인들을 **그림 13.31**에 요약해 놓았다.

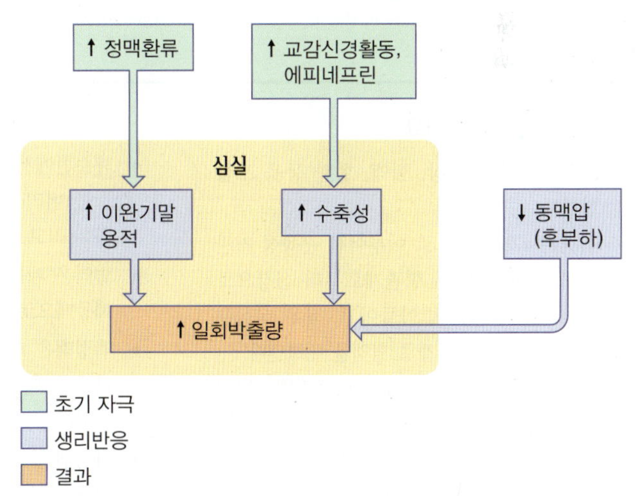

그림 13.31 일회박출량에 영향을 주는 요인들.

심박출량에 영향을 미치는 요인의 통합

지금까지 우리는 심장박동수와 일회박출량에 영향을 미치는 요인 하나하나에 초점을 맞추었다. 그러나 심장박동수와 일회박출량은 동시에 변할 수 있어서, 이 두 가지 변수의 조합 변화가 심박출량을 증가시키는가, 감소시키는가, 아니면 그대로인가를 결정한다. 교감신경계는 외인성 조절에 의해 심장박동수와 일회박출량에 모두 영향을 끼친다(**그림 13.32**). 예를 들어 교감활동의 증가는 대부분 부교감활동의 감소와 연결되어 있으며 이 두 가지는 모두 심박동수의 증가를

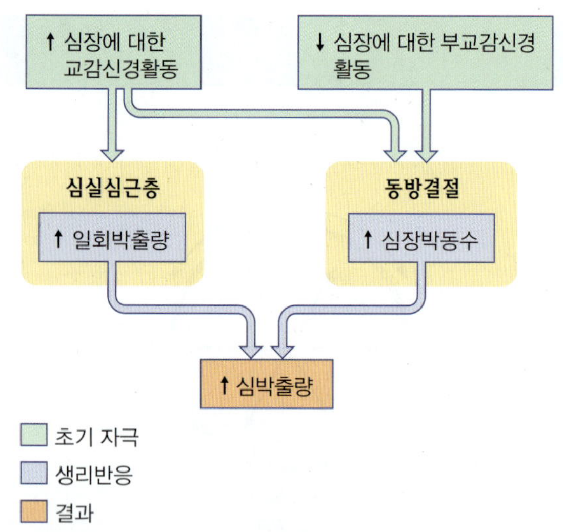

그림 13.32 자율신경에 의한 심박출량의 조절.

이끈다. 교감활동의 증가는 또한 일회박출량을 증가시키고, 그 순결과는 심박출량의 증가로 나타난다. 이에 반하여 교감활동의 감소와 부교감활동의 증가는 함께 심장박동수, 일회박출량, 심박출량의 감소를 가져온다. 일회박출량은 내인성 조절에 의하여 이완기말 용적의 영향을 받는다.

퀵 테스트 13.7

1. 스탈링효과란 무엇인가? 이것이 내인성 조절의 예가 되는 이유는 무엇인가?
2. 다른 모든 변수가 일정하다고 한다면 다음과 같은 변수들(교감신경의 활동, 이완기말 용적, 후부하, 전부하, 심실충만시간)이 증가할 때 일회박출량은 증가하는지 감소하는지 설명하라.
3. 전부하란 무엇인가? 후부하란 무엇인가? 이것은 일회박출량에 어떤 영향을 미치는가?

시스템 통합

이 장에서는 어떻게 심장이 필요한 영양분을 조직으로 전달하고 노폐물을 제거하기 위해 혈액을 혈관계를 통해 내보내는지에 대해서 배웠다. 심장은 이러한 기능을 홀로 수행할 수 없다. 혈관계는 운송 경로를 제공하며, 혈액이 운송을 한다. 또한 심장혈관계는 혈액에 산소를 제공하고 이산화탄소를 제거하기 위해 호흡계에 의존하고, 영양분을 혈액에 제공하기 위해서 소화계에 의존하며, 혈액으로부터 노폐물을 제거하기 위해서 간과 신장에 의존한다. 심장혈관계에 대해 다음 두 장에서 계속 배우면서, 기관계의 상호의존에 대해 좀 더 공부하게 될 것이다.

CHAPTER REVIEW

요약

13.1 심장혈관계의 개요

- 심장혈관계는 심장, 혈액, 혈관 등을 포함한다.
- 심장은 4개의 방으로 이루어진 근육성 기관으로, 좌우 심방은 혈관계로부터 심장으로 들어오는 혈액을 받아들이고, 좌우 심실은 심장으로부터 혈관계로 혈액을 내보낸다.
- 혈관(동맥, 소동맥, 모세혈관, 소정맥, 정맥)은 혈액이 흐르는 도관으로 작용한다.
- 혈액은 혈장과 세포성분(적혈구, 백혈구, 혈소판)으로 이루어져 있다.
- 혈액은 체세포로 산소와 영양물질을 운반하고 이산화탄소와 노폐물을 제거하는 작용을 한다.

13.2 혈액이 심장과 혈관계를 통해 흐르는 경로

- 혈관계는 혈액을 폐로 공급하는 폐순환과 혈액을 그 외 모든 기관과 조직으로 공급하는 체순환으로 나누어진다.
- 폐순환에서 혈액은 산소를 취하고 이산화탄소를 버리는 반면, 체순환에서 혈액은 산소를 버리고 이산화탄소를 취한다.
- 혈액은 폐동맥판을 통해 우심실로부터 좌우 폐동맥으로 박출되어 폐로 운반된다.
- 폐정맥은 폐로부터 좌심방으로 혈액을 실어 나른다. 혈액은 좌심방으로부터 좌심실로 이동한다.
- 좌심실은 혈액을 대동맥을 통해 기관과 조직에 공급한다.
- 혈액은 대정맥을 통해 우심방으로 돌아온다. 우심방으로 들어온 혈액은 우심실로 향한다.
- 좌우 양쪽의 심장을 통해 혈액이 직렬혈류로 흐르는 것과는 대조적으로 체순환을 통한 혈류는 병렬혈류로, 서로 다른 동맥이 각기 다른 기관에 신선한 혈액을 공급한다.
- 혈관이 분지되어 각 모세혈관망이 신선한 혈액을 받을 수 있도록 한다.

13.3 심장의 해부학적 구조

- 심장은 흉강 안에 위치하며 위심낭에 둘러싸여 있다.
- 심장의 대부분은 심근층으로 이루어져 있다.
- 심장의 판막은 혈액을 한 방향으로만 흐르게 하는데, 방실판은 혈액을 심방으로부터 심실로 흐르게 하고 반월판은 심실로부터 동맥으로 흐르게 한다.

13.4 심장의 전기적 활성

- 심장의 전도계를 이루는 심근섬유는 특수화되어 있어 활동전위를 일으켜 빠르게 전달한다.
- 심장의 수축은 심근층의 일정한 부위에 집중되어 있는 박동원세포에서 유발된 활동전위에 의해 규칙적으로 일어난다.
- 정상적으로 심박동은 우심방 상부에 위치한 동방결절의 박동원에서 시작된다.
- 박동원 세포는 활동전위가 끝날 때마다 서

서히 저절로 탈분극(박동원 전위)되어 결국 막을 역치까지 탈분극시키고 다음 활동전위를 일으킨다.

- 대부분의 심장수축성 세포에서 활동전위는 특징적으로 고평기가 넓은데, 이는 대부분 세포막의 칼슘투과성이 증가하여 생기며, 세포 안으로의 칼슘 이입은 심장의 근수축을 유발하는 데 중요하다.
- 심장의 전기적 활동은 피부표면 위에 놓인 전극을 이용하여 기록할 수 있는데, 이것이 심전도로서 세 단계로 구성된다. P파는 심방의 탈분극, QRS 복합파는 심실의 탈분극, T파는 심실의 재분극에 해당한다.

13.5 심장주기

- 심장주기는 심실이 충만되는 이완기(심실이완)와 심실로부터 혈액이 박출되는 수축기(심실수축)로 나누어진다.
- 심장주기를 통해 대동맥압은 변화하는데, 수축기 동안 최대(수축기압)로 올라가고 이완기 동안 최저(이완기압)로 떨어진다.
- 평균압력은 체순환을 통해 혈류를 일으키는 힘으로 평균동맥압이다.
- 심실의 용적은 수축기말 최저(수축기말 용적)로 떨어지고 이완기말 최대(이완기말 용적)로 올라간다.
- 이완기말 용적과 수축기말 용적의 차이가 일회박출량으로, 매회 박동시 심실에서 박출되는 혈액량이다.
- 압력-부피 곡선은 심장이 잘 작동하는지에 대한 정보를 제공한다.

13.6 심박출량과 조절

- 각 심실이 분당 박출하는 혈액량이 심박출량으로, 심장박동수와 일회박출량에 의존한다(심박출량 = 심장박동수 × 일회박출량).
- 심장은 교감뉴런, 부교감뉴런, 호르몬 등에 의해 조절(외인성 조절)되거나, 심장 내부에서 작동하는 요인에 의해 조절(내인성 조절)된다.
- 동방결절의 발사빈도에 의해 결정되는 심장박동수는 전적으로 외인성 조절 하에 있다.
- 일회박출량은 외인성 조절과 내인성 조절하에 있는데, 다음과 같은 세 가지 주요한 요인의 영향을 받는다. 즉 심실수축성, 이완기말 용적, 후부하가 그것이다.
- 일회박출량에 대한 이완기말 용적의 효과는 심장의 스탈링 법칙에 바탕을 두고 있으며, 이것이 심장기능에 대한 내인성 조절의 예다.
- 이완기말 용적은 주로 이완기말 압력에 의해 결정된다.

14 심장혈관계: 혈관, 혈류, 혈압

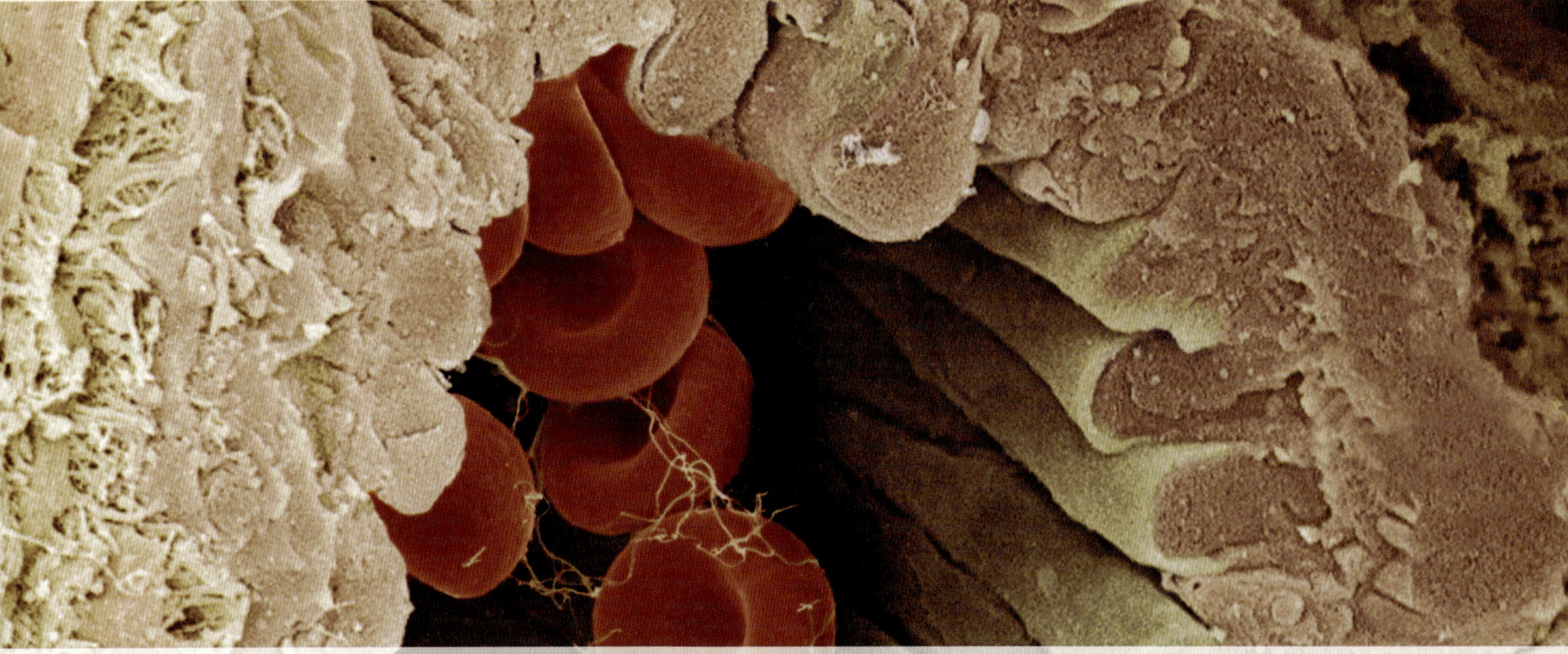

소동맥의 주사전자현미경 사진

갑자기 일어섰다가 어지러움을 느낀 적이 있는가? 대부분의 사람은 이런저런 때 이 **기립성 저혈압**(*orthostatic hypotension*)이라는 감각을 경험하였을 것이다. 사람이 일어설 때 중력은 혈액을 다리쪽으로 끌어당기고 상체 부위로부터 멀어지게 한다. 이렇게 되면 심장으로 돌아오는 혈액량이 감소하고, 바로 전 장에서 배운 것처럼 일회박출량과 심박출량을 감소시킨다. 혈관계로 들어오는 혈액량이 감소하면 혈압이 감소하여 **저혈압**(*hypotension*)이 된다. 혈압은 혈액을 흐르게 하는 추진력이므로 뇌에 도달하는 혈액량이 감소하면 어지러운 증상을 일으킨다.

이번 장에서 배우겠지만 동맥압과 기관으로 가는 혈류가 조절됨으로써 대부분의 상황에서 산소와 영양물질이 기관과 조직에 적당하게 공급된다. 그러므로 일어설 때 때때로 어지러움을 느낄 수 있더라도 심장혈관계는 대부분 빨리 적응하여 뇌로 가는 혈류를 적절히 유지시킴으로써 아무런 손상을 입지 않고도 몸의 자세를 바꿀 수 있게 해준다.

개요

학습목표 이 장을 학습한 후 다음을 할 수 있어야 한다.

- 혈관을 통한 혈류역학을 서술한다. 압력기울기와 저항의 개념을 설명할 수 있어야 한다.
- 혈관계의 구조를 서술하고 서로 다른 형태 혈관의 기본적인 기능적 특성을 설명할 수 있어야 한다.
- 저항을 변화시키는 데 있어 소동맥의 역할을 설명할 수 있어야 한다. 혈관저항의 내인성 조절이 어떻게 기관으로 가는 혈류를 조절하는지 서술할 수 있어야 한다. 평균동맥압을 결정하는 데 있어 소동맥의 반지름에 대한 외인성 조절의 역할을 설명할 수 있어야 한다.
- 물질이 혈액과 간질 사이에 어떻게 교환되는지 설명한다. 모세혈관벽을 가로질러 덩어리 흐름을 일으키는 힘을 서술할 수 있어야 한다.
- 평균동맥압이 각 기관과 체순환 전체에 흐르는 혈류에 어떻게 영향을 주는지 설명할 수 있어야 한다. 그리고 평균동맥압을 결정하는 인자들을 열거할 수 있어야 한다.
- 동맥의 압력수용기가 무엇인지 서술하고, 평균동맥압을 어떻게 조절하는지 설명할 수 있어야 한다.
- 동맥내 이산화탄소의 농도변화, 체열, 운동 등이 심장혈관기능과 평균동맥압에 어떻게 영향을 주는지 설명할 수 있어야 한다.

시작하기 전

다음 주제를 숙지하고 있어야 한다.

- 막을 통한 확산
- 삼투
- 자율신경계
- 평활근
- 심박출량에 영향을 미치는 요인

이전 13장에서 심장이 혈관계로 내보내는 혈액량인 심박출량은 심장박동수와 일회박출량을 통제하여 조절된다는 것을 배웠다. 자율신경계는 동방결절로 들어가는 신경입력을 통해 심장박동수를 조절하고, 심근층으로 들어가는 신경입력을 통해 일회박출량을 조절한다. 일회박출량에 대한 내인성 조절도 일어난다. 이제 혈관계로 화제를 돌려보자. 기관으로 가는 혈류와 혈압은 외인성과 내인성으로 조절된다. 12장에서 우리는 평활근이 내인성 조절요인, 자율신경계, 일부 호르몬 등에 의해 조절될 수 있다는 것을 배웠다. 이 장에서는 소동맥의 평활근이 어떻게 내인성으로 조절되어 기관으로 가는 혈류를 조절하는지와 어떻게 외인성으로 조절되어 혈압을 조절하는지를 배울 것이다.

먼저 혈관계를 통한 혈류를 조절하는 물리 법칙을 살펴보는 것부터 시작한다. 그러고 나서 혈관계를 구성하는 혈관의 종류와 심장혈관계의 기능에서 혈관의 역할을 알아본다. 이 장의 마지막 부분에서는 혈압 및 혈압이 혈관계와 심장을 통제하는 자율신경에 의해 어떻게 조절되는지를 설명할 것이다.

14.1 혈류와 혈압을 결정하는 물리 법칙

혈관계는 온몸을 통해 퍼져 있는 정교한 도관계와 같아 도관계를 통한 액체의 흐름을 설명하는 기본적인 물리 법칙이 심장혈관계의 혈류에도 적용된다. 이 장에서 설명하는 내용과 관계가 있는 법칙은 도관을 통해 액체가 흐르는 양(단위 시간당 흐르는 양)은 도관 양끝의 압력기울기(압력차이, *pressure gradient*)에 정비례하고 도관의 저항에 반비례한다는 것이다.

$$\text{유량} = \text{압력기울기/저항} = \Delta P/R$$

압력기울기의 크기인 ΔP는 도관을 통해 액체를 밀어 흐르게 하는 추진력을 나타내고, R은 저항으로 도관을 통한 액체의 흐름을 방해(*hinder*)하는 여러 요인의 측정단위다.

이 법칙은 심장혈관계에서 혈류, 혈압, 저항 등을 다루는 데 있어 그 시작점인 혈류를 이해하는 데 매우 중요하다. 이 법칙은 매우 보편적으로 적용될 수 있어 단일 도관이나 혈관, 또는 아무리 복잡한 도관계나 혈관계에서도 그 관을 흐르는 액체에 적용된다. 16장에서 살펴보겠지만 이것은 심지어 폐를 출입하는 공기의 흐름에도 적용된다.

이 절에서는 압력기울기와 저항이 각 혈관과 혈관망의 혈류에 어떻게 영향을 미치는지를 결정하는 일반 원리를 들여다보기로 한다. 먼저 압력기울기를 생각해보자.

심장혈관계에서의 압력기울기

풍선을 불 때 공기가 풍선 안쪽에 가하는 압력은 바깥쪽에 가하는 압력보다 크기 때문에 풍선이 부푼다. 손가락을 풍선 끝에서 떼면 같은 이유(공기압력이 풍선외부보다 내부가 더 큼)로 공기가 급히 빠져나간다. 두 장소에 압력차이가 있을 때는 언제든지 압력기울기는 압력이 더 높은 쪽으로부터 압력이 낮은 쪽으로(압력기울기에 따라) 흐름을 추진한다.

심장혈관계를 통한 혈류와 마찬가지로 풍선에서 빠져나가는 공기는 덩어리 흐름(*bulk flow*)의 예다. 흐르는 매체가 기체든 액체든 관계없이 덩어리 흐름을 일으키는 추진력은 항상 압력기울기이며, 흐르는 방향은 압력기울기에 따라 항상 압력이 높은 쪽에서 압력이 낮은 쪽으로 일어난다. 이 법칙은 혈류와 폐를 출입하는 공기의 흐름처럼 몸 안에서 일어나는 모든 덩어리 흐름의 예에 적용된다.

혈류를 추진하는 압력기울기의 역할

13장에서 살펴본 것처럼 심장의 주기능은 혈관계를 통해 혈류를 추진하는 압력을 발생시키는 것이다. 그러나 엄밀히 말하자면 혈류를 추진하는 것은 압력의 절대값이 아니라 압력기울기다. 심장은 혈액을 동맥으로 내보내어 평균동맥압을 상승시킴으로써 정맥과 혈류를 추진하는 동맥 사이의 압력 차이를 만들어낸다.

그림 14.1은 혈관내 압력과 혈류 사이의 관계를 설명하는 데 있어 유용한 모델을 보여준다. 이 그림에서 관 또는 "혈관"은 액체가 담겨 있는 두 개의 큰 저장기를 연결한다. 관으로부터 액체수면까지의 수직거리[소위 **정수기둥**(*hydrostatic column*)이라 함]는 관의 양끝에서 압력을 결정한다. [압력은 우리가 일정하다고 가정하는 액체의 밀도(단위부피당 질량)에도 의존한다.] 정수기둥이 높으면 높을수록 더 큰 압력에 해당한다. (잠수할 때 정수기둥의 효과를 느낄 수 있다. 깊이 들어갈수록 더 큰 수압이 몸에 가해진다.)

액체의 높이가 양쪽이 다를 때(그림 14.1a) 압력기울기가 존재하고 액체는 20 mL/분의 속도로 압력이 높은 쪽(100 mmHg)에서 낮은 쪽(60 mmHg)으로 압력기울기(ΔP = 40 mmHg)를 따라 관을 통해 흐른다. 그 결과 한 쪽의 수면은 낮아지고 다른 쪽의 수면은 상승한다. 결국 높이는 같아지고(그림 14.1b) 압력기울기가 더 이상 존재하지 않아 액체의 흐름은 멈춘다.

그림 14.1c는 관을 통한 혈류량이 압력의 절대값이 아닌 단지 양쪽의 압력 차이(*difference*)에 의존한다는 것을 그림으로 보여준다. 액체의 높이가 양쪽에서 상승할 때 양쪽의 압력이 증가한다. 그러나 수면의 높이 차이가 일정하게 유지되면(여기에서는 ΔP가 40 mmHg로 여전히 같다) 흐름을 변화시키지 않는다(여전히 20 mL/분으로 흐른다).

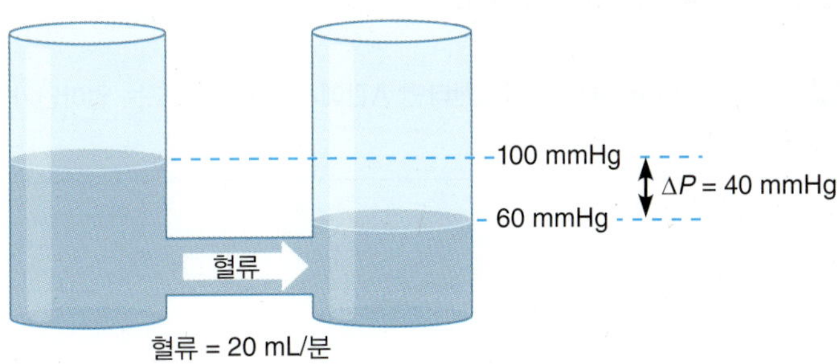

(a)

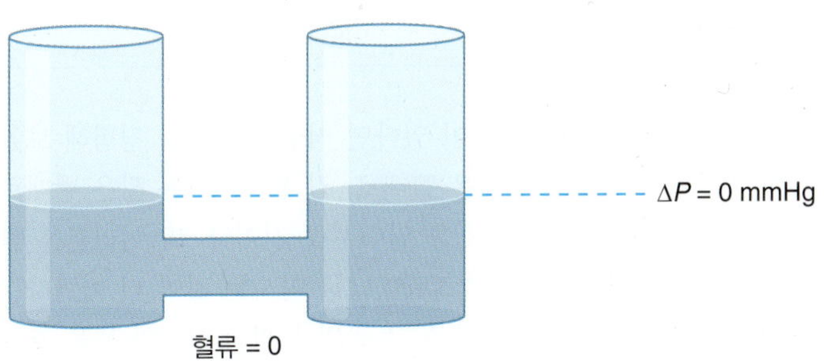

(b)

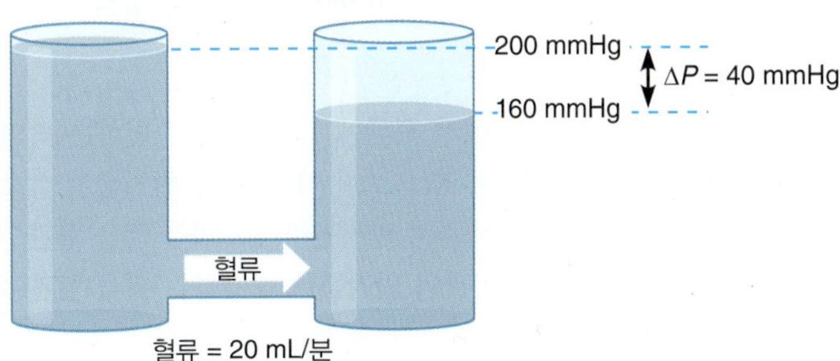

(c)

그림 14.1 혈류와 압력기울기의 관계를 나타내는 모델. 단일 혈관은 두 저장고를 연결하는 관으로 나타내었으며 저장고 안의 액체의 높이는 압력을 결정한다. **(a)** 두 저장고 안의 압력 차이가 40 mmHg의 압력기울기를 형성하여 화살표와 같이 20 mL/분의 혈류를 만들어낸다. **(b)** 액체의 높이가 양 저장고에서 같을 때 압력기울기는 0이 되어 혈류가 멈춘다. **(c)** 압력기울기를 40 mmHg로 유지하면서 양쪽 저장고의 수면이 올라갈 때 혈류는 20 mL/분으로 유지된다. 즉 혈류를 결정하는 것은 압력의 절대값이 아니라 압력기울기다.

폐순환과 체순환에 걸친 압력기울기

체순환에서 **평균동맥압**(*mean arterial pressure, MAP*)(심장주기 동안 대동맥의 평균압력)은 약 85 mmHg이다. 체순환의 다른 쪽 끝, 즉 우심방으로 들어오는 흉강 안의 큰 **정맥내 압력**(**중심정맥압, central venous pressure**이라 알려짐)은 약 2~8 mmHg이다. 그리고 우심방과 바로 연결된 대정맥내 압력은 거의 0 mmHg에 가깝다. 평균동맥압과 중심정맥압의 차이는 체순환을 통해 혈류를 추진하는 압력기울기다. 중심정맥압은 매우 작아 이를 무시하면 체순환을 통한 혈류에 대한 설명이 더 간단해진다. (이렇게 생략하면 압력기울기를 결정할 때 그 정확도가 감소하지만 압력기울기를 설명하는 일이 매우 단순해진다.) 그러므로 체순환을 통한 혈류를 추진하는 압력기울기(ΔP)가 평균동맥압과 서로 같게 표시된다(**그림 14.2**).

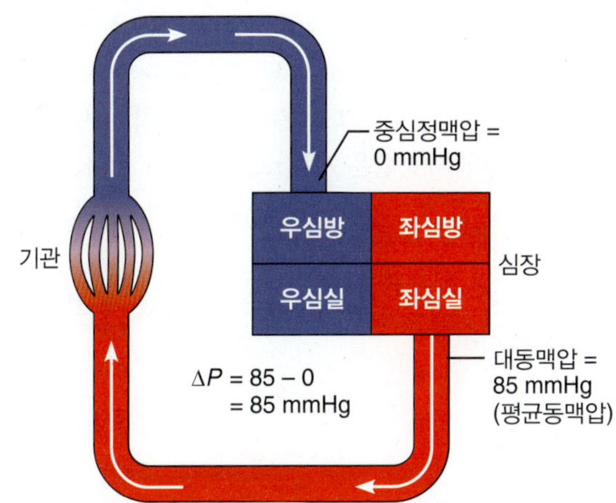

그림 14.2 압력기울기는 혈류를 일으키는 추진력이다. 평균대동맥압은 약 85 mmHg이고 대정맥압은 심장과 만나는 곳 근처에서 0에 가깝다. 이것은 85 mmHg의 압력기울기를 만들며 이 값은 체순환을 통한 혈류를 밀어내는 추진력을 나타낸다. 이 압력기울기는 사실상 평균동맥압과 동일하다는 데 주목하라.

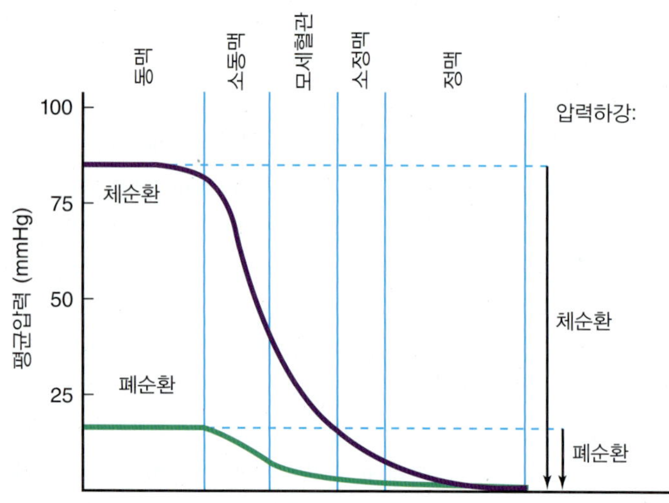

그림 14.3 체순환과 폐순환에서 압력과 압력하강.

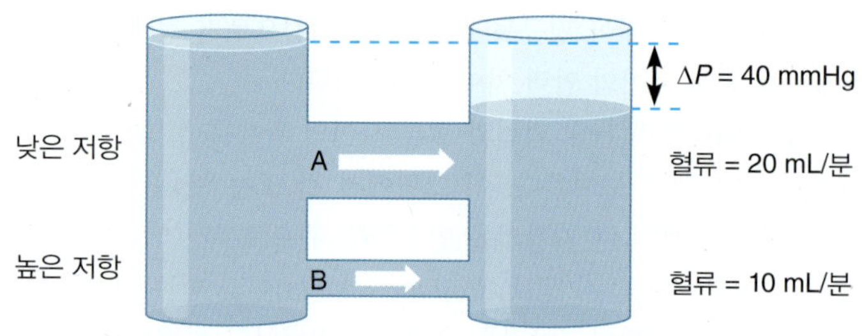

그림 14.4 저항이 흐름에 미치는 영향. 이 모델에서, 두 혈관은 두 저장고를 연결하는 두 관(A와 B)으로 나타내었다. 두 관의 압력기울기는 같다(40 mmHg)고 하더라도 B관을 흐르는 혈류는 A관보다 속도가 느리다. B관은 직경이 작아 A관보다 저항이 크다.

Q 압력차가 20 mmHg로 감소한다면 A관에서 흐르는 속도는 얼마인가? B관에서는?

폐순환을 통한 혈류 또한 폐동맥의 압력과 폐정맥의 압력의 차이인 압력기울기에 의해 추진된다. 그러나 폐동맥압이 대동맥압보다 낮기 때문에 이 압력기울기는 체순환을 통해 혈류를 추진하는 압력기울기보다 작다(**그림 14.3**). 심장주기 동안 평균대동맥압은 약 85 mmHg인데 반하여 폐동맥압의 평균은 약 15 mmHg 정도다. 중심정맥압과 마찬가지로 폐정맥압은 제로에 가깝다. 체순환과 폐순환 모두 같은 양의 혈액을 순환시켜야 한다. 흐름의 법칙에 근거하여 폐순환을 통한 혈류를 추진하는 압력기울기가 상대적으로 낮다면 다음에 서술하는 바와 같이 저항도 낮아야만 한다.

심장혈관계의 저항

13장에서 우리는 폐순환을 통한 혈류가 체순환을 통한 혈류(안정시 분당 약 5 L)와 동일하다는 것을 살펴보았다. 그러나 폐순환의 압력기울기가 체순환의 압력기울기보다 낮다면 두 순환을 흐르는 혈류가 어떻게 동일할 수 있을까? 그 답은 흐름의 법칙, 유량 = $\Delta P/R$로부터 추론할 수 있다. 폐순환은 저항(*resistance*)이 작아서(그 물리적 특성 때문) 더 작은 압력기울기로도 동일한 양의 혈액을 흐르게 할 수 있다.

이제 차례로 각 혈관과 체순환, 폐순환과 같은 혈관망의 저항을 결정하는 요인을 알아보자.

각 혈관의 저항

관(혈관을 포함)의 저항은 그 관이 어느 정도까지 관을 지나는 액체 흐름을 방해하는지를 측정하는 기준이다. 흐름의 법칙으로부터 정해진 압력기울기에서라면 저항이 큰 혈관이 유량이 적다(**그림 14.4**) 다르게 말하면 정해진 압력기울기에서라면 저항이 낮을 때 혈액이 흐르기가 수월하므로 혈류가 더 크다.

지식 활용하기

우리가 7장에서 배운 전류의 저항은 이번 장에서 설명하는 혈류의 저항과 많은 유사성이 있다. 옴의 법칙과 혈류의 법칙을 비교하라. 이때 양자 간의 유사성과 차이점을 반드시 지적하라.

빨대로 음료를 마셔본 적이 있다면 저항의 효과를 경험해 보았을 것이다. 좁은 빨대보다 넓은 빨대로, 긴 빨대보다는 짧은 빨대로 마시는 것이 더 수월하다는 것을 알아챘을 것이다. 또 여러분은 빨대로 콜라를 마시는 것보다 밀크쉐이크를 마시는 것이 더 어렵다는 것을 알고 있다. 그러므로 저항은 그 관의 물리적 크기와 관을 흐르는 유체의 특성, 즉 관의 반지름(*radius*)과 길이(*length*), 유체의 점성(*viscosity*) 등에 의존한다. 이러한 요인이 혈류에 미치는 효과는 다음과 같이 설명되는데 수학적으로는 **Toolbox: 푸아죄유법칙**에 서술되어 있다.

1. 관의 반지름. 심장혈관계에서 혈류에 대한 저항의 변화는 거의 항상 혈관의 반지름이 변화함으로써 생긴다. 즉 반지름이 감소할 때 저항은 증가한다. 혈관의 반지름이 감소하는 것을 **혈관수축(vasoconsrtiction)**, 혈관의 반지름이 증가하는 것을 **혈관이완(vasodilation)**이라 한다.

2. 혈관길이. 긴 관이 짧은 관보다 저항이 크다 하더라도(다른 모든 조건이 같다면) 혈관저항의 변화가 혈관길이의 변화 때문에 일어나는 경우는 드물다. 혈관은 사람이 성장할 때를 제외하곤 그 길이가 변하지 않는다.

3. 혈액 점성. 혈액의 점성이 증가하면 혈관의 저항이 커지지만 정상상태에서 혈액의 점성은 감지할 수 있을 정도로 변하지는 않는다. 혈액의 점성을 결정짓는 주요 요인은 혈액내 세포와 단백질의 농도인데, 둘 중 어느 하나가 증가하면 혈액의 점성은 증

TOOLBOX

푸아죄유의 법칙(Poiseuille's Law)

관이나 혈관을 통해 흐르는 액체는 저항을 만나는데 이 저항의 일부는 액체와 관벽 사이에 작용하는 마찰력 때문에 생긴다. 또한 액체 자체 내의 마찰이 저항의 원인이 되는데 이것이 당밀과 같은 액체가 물보다 천천히 흐르는 이유다. 액체가 이동하는 속도는 액체 내의 부위마다 다르다. 그러므로 서로 다른 속도로 이동하는 여러 층의 액체는 서로 부딪혀 마찰이 생기고 에너지를 낭비한다. 원통 모양의 관을 통해 부드럽게 움직이는 액체에 대하여 저항(R)은 다음과 같은 등식으로 나타낼 수 있는 데 이것이 **푸아죄유의 법칙**(*Poiseuille's law*)이다.

$$R = \frac{8L\eta}{\pi r^4}$$

여기서 L은 관의 길이이고, h는 액체의 점성이며, r은 관의 내경이다. 저항은 내경의 **4제곱**에 반비례하므로 관의 내부직경에 크게 영향을 받는다. 따라서 관의 직경이 반으로 줄어들 때 그 저항은 16배로 커진다.

가한다. 단백질 농도와 혈액 세포의 농도는 단기간에 변하지 않으나 적응기간 동안 변할 수도 있다. 예를 들어, 적혈구의 농도는 높은 고도에 노출될 때 증가한다(공기 속에 산소가 적기 때문).

혈관망의 저항: 총말초저항

지금까지 우리는 개개의 혈관의 저항만을 살펴보았지만 혈관망(체순환이나 폐순환, 기관 내의 혈관계, 심지어 단일 모세혈관망과 같은)도 저항을 가지고 있다. 혈관망의 경우에도 흐름, 압력, 저항 등을 결정짓는 법칙은 개개의 관에서와 기본적으로 동일하다. 즉 어떤 망상조직에 있어서도 총흐름은 그 망상조직 사이의 압력기울기에 비례하여 증가하고, 저항이 증가할 때 감소한다.

예상할 수 있는 일이지만 혈관망의 저항은 그 속에 들어 있는 모든 혈관의 저항에 달려 있다. 혈관망에서 개개의 혈관 저항을 증가시키거나 감소시키는 요인은 그것이 어떤 것이든 전체적으로 혈관망의 저항을 각각 증가시키거나 감소시키는 경향이 있다. 따라서 혈관망내 어딘가에서 혈관이 수축되면 혈관망의 저항이 증가하는 반면, 혈관망내 어딘가에서 혈관이 이완되면 혈관망의 저항이 감소하는 경향이 있다. 체순환에서 모든 혈관의 저항을 합친 것을 **총말초저항(total peripheral resistance, TPR)**이라 한다.

체순환에서 압력기울기와 저항의 관계

체순환에서 압력, 저항, 혈류량 간의 관계는 흐름의 법칙인 $F = \Delta P/R$을 약간 변형하여 표현할 수 있다. 먼저 심장으로부터 흘러나오는 모든 혈액은 체순환을 통과하기 때문에 체순환의 혈류량은 매분 체순환을 통해 흐르는 혈류량인 심박출량(CO)과 동일하다. 다음으로, 우리는 이 혈류가 평균동맥압과 중심정맥압의 차이에 의해 나타나는 압력기울기에 의해 추진되며, 이 압력기울기는 사실상 평균동맥압(MAP)과 동일하다는 것을 이미 살펴보았다. 더불어 체순환의 저항이 총말초저항이라는 것을 알고 있다. 따라서 흐름의 법칙에 이 변수들을 대입하면 다음과 같다.

심박출량 = 평균동맥압/총말초저항

우리는 혈류를 조절하는 물리학을 이해한 이상 이제부터는 혈관계의 여러 구성요소와 혈류에서 이들의 역할, 혈액과 간질액 사이의 물질교환 등에 대하여 설명하기로 한다.

퀵 테스트 14.1

1. 압력기울기란 무엇인가? 혈관계에 존재하는 압력기울기는 어디에 있는가?
2. 혈관계의 저항에 영향을 주는 인자들은 무엇인가? 저항이 혈류에 미치는 효과는 무엇인가?

14.2 혈관계 개요

혈관은 그 크기 및 심장을 출입하는 혈액을 어디로 운반하는지에 따라 분류된다. 동맥과 더 작은 소동맥이 혈액을 심장으로부터 모세혈관으로 실어나르고, 소정맥과 더 큰 정맥을 통해 혈액이 심장으로 돌아온다(**그림 14.5**). 소동맥, 모세혈관, 소정맥 등은 현미경의 도움을 받아야만 볼 수 있으므로 **미세순환(microcirculation)**이라 한다. 모든 혈관은 안쪽에 속이 빈 내강(*lumen*)을 통해 혈액이 흐르는데, 혈관의 내강은 내피라고 하는 상피세포층에 의해 둘러싸여 있다. 내강을 둘러싸고 있는 벽은 혈관마다 그 두께와 구성이 다양하다.

모든 혈관 중에서 가장 작은 모세혈관은 한 층의 내피세포와 기저막으로 이루어져 있다. 그 외 다른 모든 혈관의 벽은 다양한 정도의 **평활근**(*smooth muscle*)과 탄성결합조직을 갖고 있다(**그림 14.6**). 섬유성 결합조직 내에는 **콜라겐**(*collagen*)이라는 단백질로 이루어진 세포외 섬유가 있어, 혈관벽에 신장력을 제공하여 혈관이 찢어지지 않고 혈관내 혈압을 견딜 수 있도록 한다. 탄성결합조직은 **엘라스틴**(*elastin*)이라고 하는 매우 잘 늘어나는 세포외 단백질로 이루어진 섬유를 포함하여 혈관내 혈압이 변할 때 혈관이 확장하거나 수축할 수 있도록 한다.

이제 동맥부터 시작하여 여러 형태의 혈관 구조와 기능에 대해 알아보자.

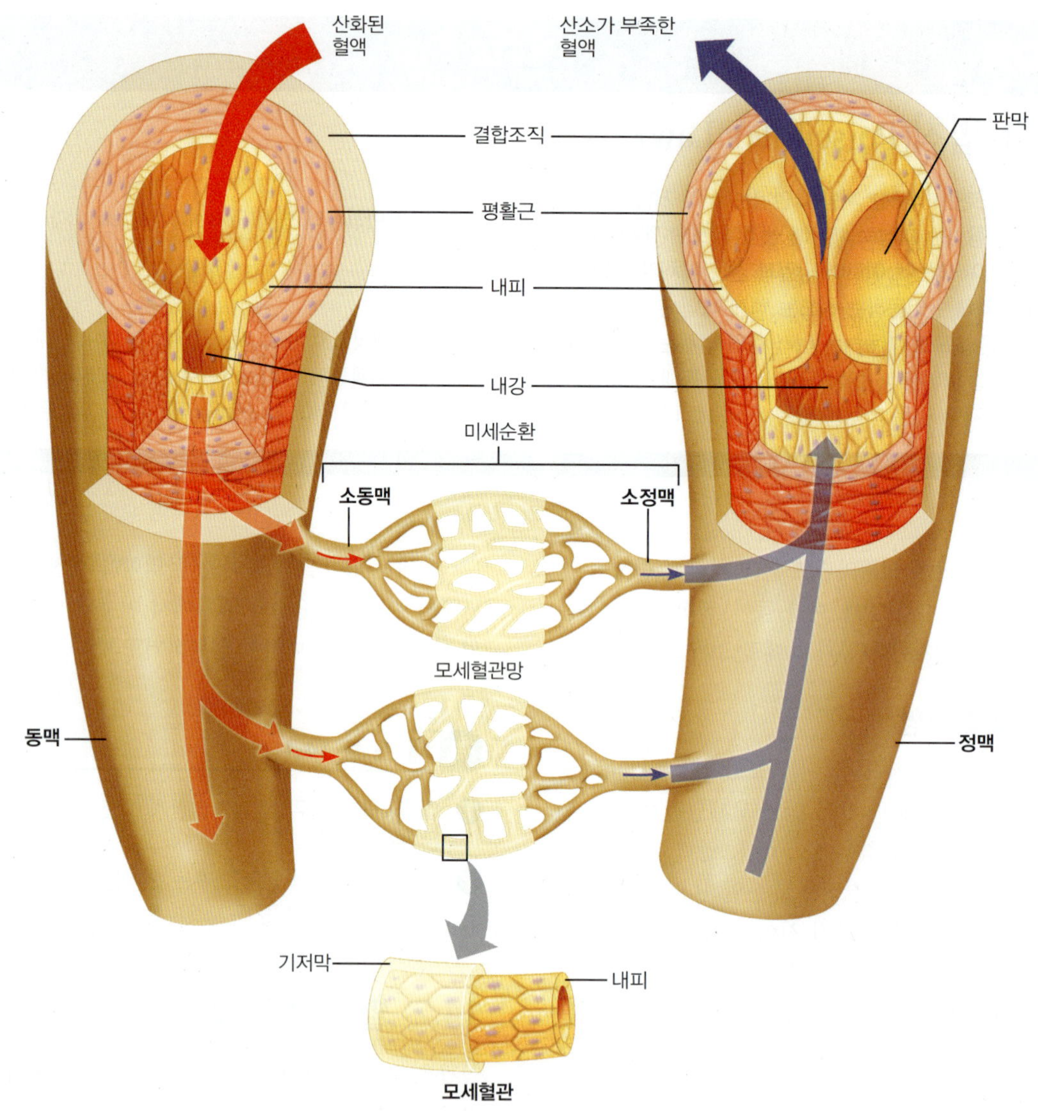

그림 14.5 혈관의 크기와 체순환에서의 혈류방향에 따른 혈관의 관계. 왼쪽 위의 화살표는 심장으로부터 나오는 산화혈액(빨간색)을 나타내고 오른쪽 위 화살표는 심장으로 돌아오는 산소가 부족한 혈액(파란색)을 나타낸다. 동맥과 정맥 사이의 내강직경과 벽두께의 차이 그리고 정맥의 판막을 주목하라.

14.3 동맥

동맥은 혈액을 심장으로부터 조직 쪽으로 전달한다. 가장 큰 동맥인 대동맥은 내경이 약 12.5 mm이고 벽은 2 mm 두께다. 대동맥으로부터 갈라진 작은 동맥은 내경이 2~6 mm이고, 벽의 두께는 약 1 mm로, 더 작은 동맥으로 갈라진다. 큰 동맥일수록 혈류에 대한 저항이 거의 없어 혈액이 빠르게 이동하는 도관으로 작용한다. 큰 동맥의 벽은 많은 양의 탄성조직과 섬유성 조직을 포함하고 있어 동맥이 혈관계의 다른 어느 부위보다 상대적으로 높은 혈압을 견딜 수 있도록 한다.

동맥이 더 작은 동맥으로 갈라질 때 벽의 탄성조직의 양은 감소하는 반면 평활근의 양은 증가한다. 지름이 0.1 mm(100마이크론)이하인 동맥은 대부분의 탄성을 잃으며 때때로 근육성 동맥(*muscular artery*)이라 한다. 평활근은 간략하게 설명했던 소동맥에서와 비슷한 방법으로 작은 동맥의 반지름을 조절할 수 있다.

동맥: 압력저장고

동맥벽의 두께는 비교적 풍부한 탄성조직과 함께 동맥을 뻣뻣하게 해주기도 하고, 매번 심박동이 일어날 때 혈압이 상승하고 하강함에 따라 동맥을 확장하고 수축할 수 있도록 한다. 이런 동맥의 경직성과 탄력성은 동맥의 주요한 기능 중 하나인 압력저장고(*pressure reservoir*)로 작용하여 심장이 혈액을 내보내지 않을 때(이완기)조차 혈액이 혈관계를 통해 지속적으로 원활하게 흐를 수 있게 한다.

그림 14.7은 압력저장고의 개념을 보여준다. 수축기 동안 혈액량이 증가하여 동맥벽이 팽창하고 있을 때 엘라스틴 섬유는 잡아 늘

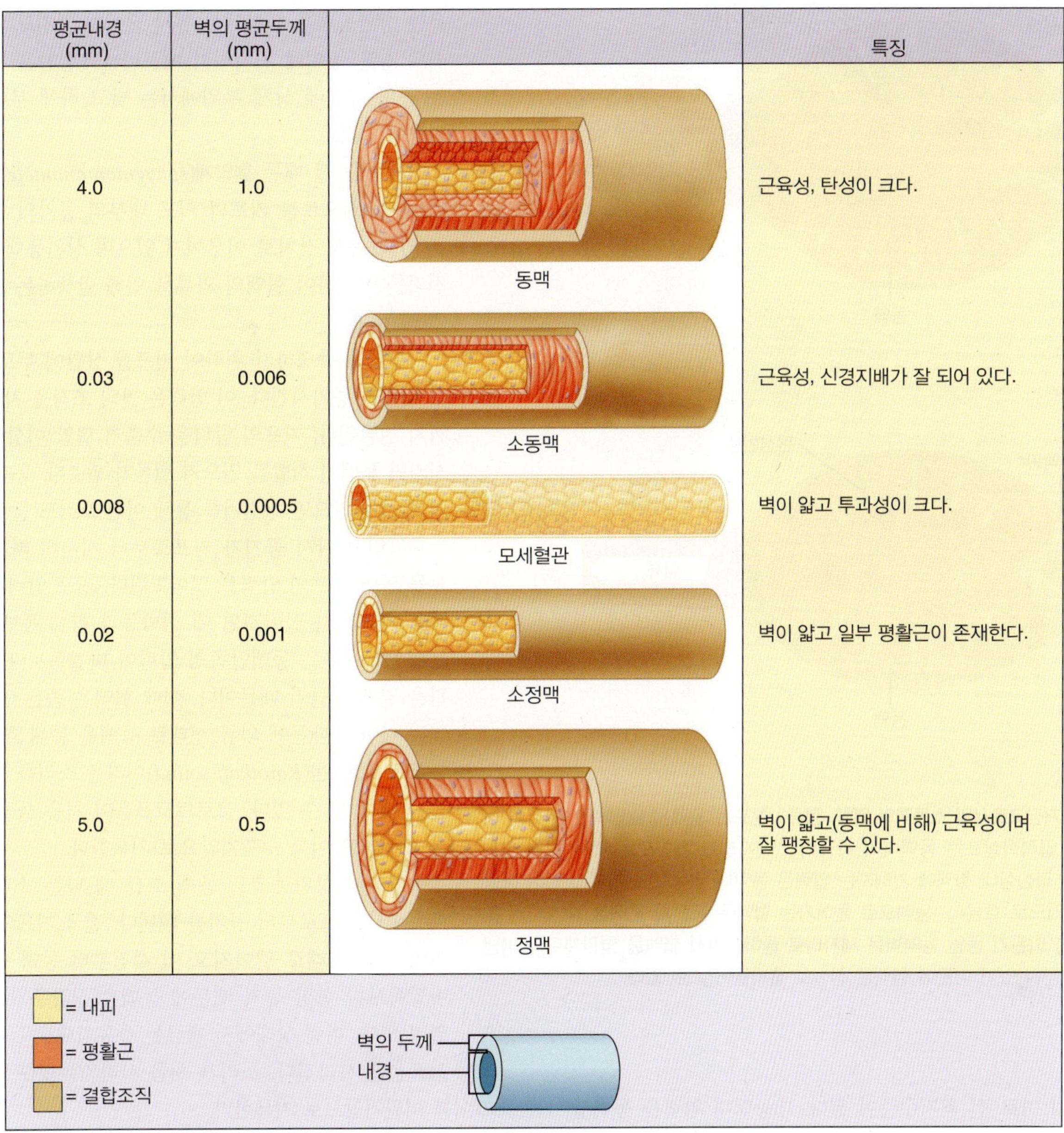

평균내경 (mm)	벽의 평균두께 (mm)		특징
4.0	1.0	동맥	근육성, 탄성이 크다.
0.03	0.006	소동맥	근육성, 신경지배가 잘 되어 있다.
0.008	0.0005	모세혈관	벽이 얇고 투과성이 크다.
0.02	0.001	소정맥	벽이 얇고 일부 평활근이 존재한다.
5.0	0.5	정맥	벽이 얇고(동맥에 비해) 근육성이며 잘 팽창할 수 있다.

그림 14.6 다섯 가지 혈관의 구조적 특징.

인 용수철처럼 작용한다. 이 탄성력이 저장되어 이완기 동안 더 이상의 혈액이 동맥으로 들어오지 않으면 혈관벽이 수동적으로 제자리로 돌아와 혈액을 앞으로 밀어낸다. 그러므로 혈액은 혈관계를 통해 지속적으로 이동하는데, 수축기 동안은 심장으로부터 혈액 박출에 의해 혈액이 나아가고 이완기 동안에는 동맥벽의 탄성반동에 의해 나아간다. 혈류는 지속적이라 할지라도 동맥의 박동은 손목의 노동맥에서와 같이 맥박의 형태로 나타난다. 맥박은 수축기 동안 동맥으로 밀려들어오는 혈액에 반응하여 동맥을 따라 이동하는 압력파에 의해 일어나는 것으로, 동맥벽을 팽창시킨다.

동맥이 압력저장고로 작용하기 위해서는 압력과 부피변화 사이의 관계를 측정하는 척도인 신전성(compliance)이 낮아야 한다(13장 Toolbox: 신전성을 보라). 동맥과 같이 낮은 신전성을 가진 혈관에서는 혈액량이 조금 증가해도 혈압을 크게 증가시킬 수 있다(또는 혈압의 큰 증가가 혈관벽을 조금만 팽창시킬 수 있다). 그러므로 심장이 수축기 동안 동맥으로 혈액을 박출하여 동맥을 팽창시킬 때, 동맥의 신전성이 더 높다면 압력이 더 크게 상승한다. 동맥의 낮은 신전성은 혈관벽의 탄성과 상관관계가 있다.

동맥압

혈액이 심실로부터 대동맥으로 박출될 때 대동맥내 압력은 거의 심실의 압력까지 증가한다. 그러나 대동맥내 압력은 상승된 채로 유지되지 않는데 그 이유는 이완기 동안 대동맥으로 혈액의 유입은 멈추는 반면 유출은 지속되기 때문이다. 그 결과 동맥압은 서서히 내려

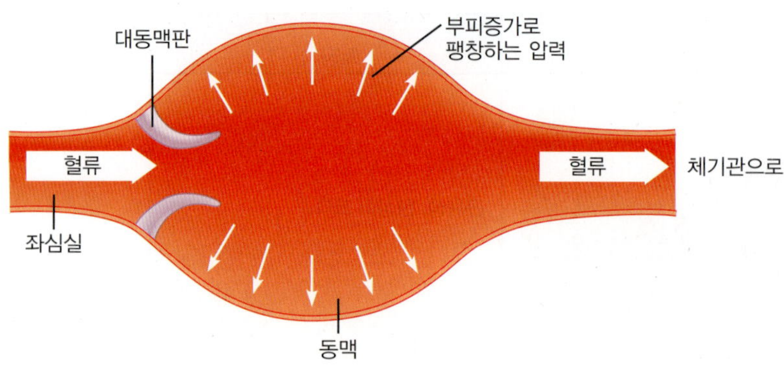

(a) 수축기

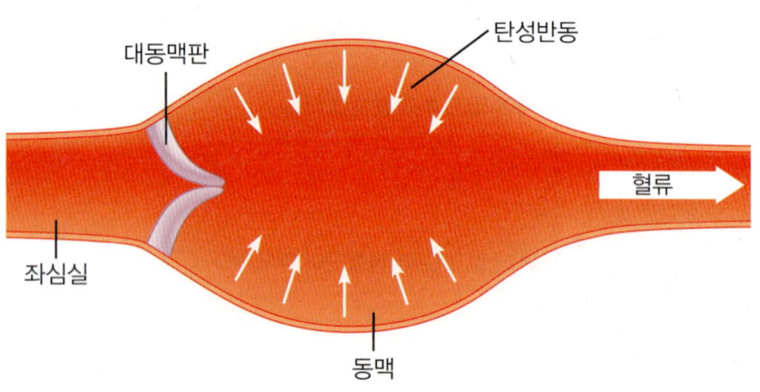

(b) 이완기

그림 14.7 압력저장고로서의 소동맥의 역할. 혈류화살표는 동맥을 출입하는 혈액의 이동을 나타낸다. 압력화살표는 동맥벽이 확장되고 제자리로 돌아오는 것을 나타낸다. **(a)** 수축기 동안 좌심실내 혈액에 가해지는 압력은 동맥내 압력보다 커서 혈액이 대동맥판을 통해 동맥으로 흐른다. 동맥으로 들어가는 혈액은 동맥의 용적을 증가시켜 그 벽을 늘린다. **(b)** 이완기 동안 동맥벽은 제자리로 돌아오면서 혈액을 혈관계로 밀어낸다. 대동맥판이 닫혀 있기 때문에 혈액은 심실로 흘러들어갈 수 없다.

가 다음 수축기 바로 전 최저수준이 된다. 대동맥내 압력을 **동맥압(arterial blood pressure)**이라 한다. 13장에서 배운 것처럼 심실압은 0 mmHg까지 감소하는 반면, 동맥압은 상승된 채로 있다는 것을 떠올려보자. 이완기 동안에도 동맥 내에 압력이 존재하는 이유는 위에서 설명한 탄성의 복원력 때문이다. 동맥벽은 안쪽을 향해 복원되면서 혈액에 힘을 가하여 압력을 증가시킨다. 동맥압은 심장주기에 따라 변화하기 때문에 수축기 동안 나타나는 최고압력을 수축기혈압, 이완기 동안 나타나는 최저혈압을 이완기혈압이라 한다. 심장주기 동안의 동맥압의 평균이 평균동맥압(mean arterial pressure)이다.

동맥압의 측정

혈압을 재러 병원에 갔을 때 실제로 측정하는 것은 동맥압의 **추정치**(*estimate*)다. 대동맥압을 직접 측정할 수 있는 편리한 방법이 없기 때문에 대부분 상완을 흐르는 **상완동맥**(*brachial artery*)에서 압력을 측정한다. 이 방법으로 측정된 압력은 대동맥압에 가까운데 그 이유는 상완동맥은 심장에서 멀리 떨어져 있지도 않고 대동맥과 거의 같은 높이에 위치하기 때문이다. (혈압은 혈액에 작용하는 중력 때문에 상체 부위에서는 낮고 하체 부위에서는 높은 경향이 있다.)

혈압을 잴 때는 **혈압계**(*sphygmomanometer*)를 사용하는데, 부풀어 오르는 커프와 커프 내부의 공기의 압력을 나타내는 압력 측정 장치로 이루어져 있으며 상완동맥 위에 놓인 청진기를 이용하여 혈액의 와류로 인해 발생하는 소리를 듣는다(**그림 14.8**).

혈압을 측정하기 위하여 커프를 상완에 두르고 부풀려 커프 압력을 증가시킨다. 이 압력은 팔의 조직을 지나 상완동맥에까지 전달된다. 커프의 압력을 수축기 혈압 이상으로까지 증가시키면 동맥이 허탈을 일으켜 혈류가 멈춘다. 동맥을 통해 혈액이 흐르지 않으면 청진기를 통해 어떤 소리도 들을 수 없다.

그러고 나서 공기가 커프로부터 서서히 빠져나가도록 밸브를 열어 커프의 압력을 떨어뜨린다. 커프 압력이 수축기혈압 바로 아래까지 떨어지면 매 심박동과 함께 동맥이 잠깐 열리는데, 그 이유는 동맥안쪽의 압력이 바깥쪽보다 더 높아져 혈관을 열게 만들기 때문이다. 이때 혈액은 좁은 입구를 통해 떠밀려 나가기 때문에 와류 형태로 동맥을 통해 흐른다. 이 와류는 **코로트코프음**(*Korotkoff sound*)이라는 소리를 만들어 청진기를 통해 들을 수 있다. 코로트코프음이 처음 들릴 때 커프압력을 확인하고 이를 수축기압으로 기록한다.

혈액이 상완동맥을 통해 흐를 때 나는 소리를 들으면서 계속해서 커프로부터 공기를 빼낸다. 결국 커프의 압력은 이완기압 바로 아래로 떨어지고 이 시점부터 동맥 안쪽의 압력이 바깥쪽보다 항상 높기 때문에 동맥은 심장주기 전 기간 동안 열려 있다. 이런 상태에서 혈류는 층류형태로 돌아오고 코로트코프음은 사라진다. 소리가 처음 사라지는 커프압력을 확인하고 이를 이완기압으로 기록한다.

혈압은 이완기압 앞에 수축기압, 즉 수축기압/이완기압으로 기록한다. 정상인의 평균정상값은 110/70이다. 이렇게 측정된 혈압으로부터 맥압과 평균동맥압을 구할 수 있다.

맥압은 수축기압과 이완기압 사이의 차이다.

$$\text{맥압} = \text{수축기압} - \text{이완기압}$$

건강한 성인의 평균값을 이용하면 맥압은

$$\text{맥압} = 110\ \text{mmHg} - 70\ \text{mmHg} = 40\ \text{mmHg}$$

이다. 나이든 사람의 경우 맥압이 비정상적으로 높다면 동맥이 두꺼워지고 점점 단단해져 신장성이 감소되는 상태인 **동맥경화**(*hardening of the arteries*)의 가능성을 생각할 수 있다.

심장주기 동안 동맥에서 생기는 평균동맥압은 다음과 같은 식으로 나타낸다.

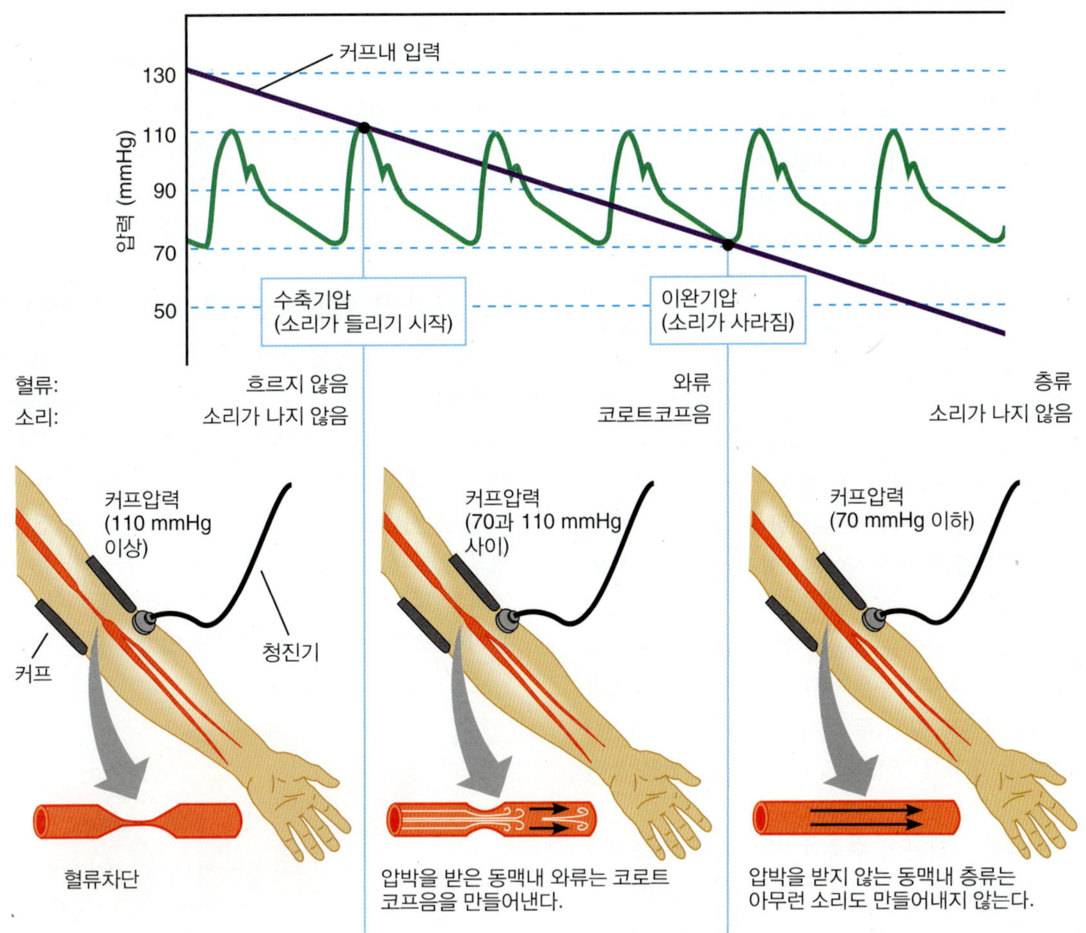

그림 14.8 혈압측정과 관련된 현상. 직선은 커프의 압력을, 물결 모양의 곡선은 동맥압을 나타낸다.

$$\text{평균동맥압} = \frac{\text{수축기혈압} + (2 \times \text{이완기혈압})}{3}$$

정상시 건강한 성인의 경우

$$\text{평균동맥압} = \frac{110 + (2 \times 70)}{3} = 83.3 \text{ mmHg}$$

가 된다. 평균동맥압은 수축기압과 이완기압의 평균인 90 mmHg를 구해 단순히 얻는 것이 아니라는 데 유념한다. 대신에 평균동맥압은 가중평균으로, 이완기압은 수축기압 가중치의 두 배가 주어진다. 그 이유는 압력파형에서 나타난 대동맥압의 변화와 관계가 있다. 즉 단일 심장주기 동안 대동맥압은 상대적으로 짧은 기간 동안 최고 수준 가까이에 있고, 이보다 약 두 배 긴 기간 동안은 최저 수준에 더 가깝다. 수축기압과 이완기압에 변화가 없을지라도 이 형태로부터 벗어난 변화는 어떤 것이든 평균동맥압에 영향을 미친다. 이 이유 때문에 평균동맥압을 나타내는 등식은 단지 하나의 어림값으로 간주되어야 한다.

퀵 테스트 14.2

1. 일반적으로 혈관벽에서 발견되는 세 가지 형태의 조직을 열거하라. 서로 다른 혈관의 벽 두께를 비교하라.
2. **신전성**을 정의하라. 동맥이 압력저장고로 기능하는 데 있어 동맥의 신전성이 어떤 도움을 주는가?

14.4 소동맥

가장 작은 동맥은 훨씬 더 작은 소동맥으로 갈라져 모세혈관망에 이르거나, 메타소동맥을 지나 모세혈관망에 이른다. 그러므로 소동맥은 혈액이 모세혈관으로 들어가는 통로로, 모세혈관에서는 혈액과 조직 사이의 교환이 일어난다. 소동맥 벽은 탄성물질을 거의 포함하고 있지 않지만 소동맥주위에 고리를 형성하는 환형 평활근을 다량 가지고 있다. 이 평활근은 수축하거나 이완할 수 있어 소동맥의 직경을 변화시키기 때문에 소동맥은 혈류 저항을 조절할 수 있는 부위로 가장 잘 알려져 있다.

소동맥과 혈류저항

혈류가 압력기울기와 혈류저항에 의존한다는 것(혈류 = $\Delta P/R$)을 배웠다. 소동맥은 혈류에 가장 큰 저항을 제공하는 혈관이며, 실제로 총말초저항의 60% 이상이 소동맥에 기인한다. (각 모세혈관은 소동맥보다 반지름이 더 작기는 하지만 모세혈관이 너무 많아 총단면적은 소동맥보다 더 크다. 따라서 모세혈관은 저항이 더 낮다.) 이것이 **그림 14.9**에 나타나 있는데 혈액이 동맥으로부터 정맥으로 흐를 때 압력이 점차 감소하는 것을 보여준다. 혈관계의 어떤 부위를 지나면서 나타나는 압력차이를 그 부위의 압력하강(*pressure drop*)이라 한다. 가장 큰 압력하강은 소동맥을 지나면서 일어난다. 체순환에서 혈액은 약 75~80 mmHg의 평균압력으로 소동맥으로 들어와 약 35~40 mmHg의 압력으로 나간다. 이렇게 소동맥의 압력하강이 큰 이유는 소동맥의 높은 저항과 관련이 있다. 게다가 압력은 소동맥을 통해 이동할 때 그 박동성이 감소한다. 이와는 반대로 보다 큰 혈관(동맥과 정맥)에서의 혈압하강은 아주 작아 이 혈관내 압력은 거의 일정하다.

소동맥은 혈류에 가장 큰 저항을 제공할 뿐 아니라 그 저항을 조절할 수 있다. 사실 소동맥의 주기능은 혈류저항을 조절하는 조절점으로 작용하는 것인데, 다음과 같은 두 가지 기능을 수행한다. (1) 각 모세혈관망으로 흐르는 혈류를 조절하고, (2) 평균동맥압을 조절하는 것이다.

소동맥의 저항은 환형 평활근의 수축과 이완에 의해 조절된다. 소동맥의 평활근은 단일단위 평활근으로, 어떤 외부요인이 존재하지 않을 때는 부분적으로 수축되어 있는데, 이를 **소동맥긴장도(arteriolar tone**, 12장)라 한다. 외부요인은 수축상태를 증가시키거나 감소시킬 수 있다. 소동맥 평활근의 수축이 증가할 때 소동맥의 반지름은 감소(혈관수축)하고 저항은 증가한다. 소동맥 평활근이 이완할 때 소동맥의 반지름은 증가(혈관이완)하고 저항은 감소한다(**그림 14.10**).

내·외인성 조절 기작이 모두 소동맥 평활근의 수축상태를 변화시키지만 변화를 일으키는 이유는 서로 다르다. 내인성 조절에는 각 부위의 세포들의 요구량에 맞추어 혈류를 조절하는 다양한 국소 대사산물이 포함된다. 외인성 조절에는 자율신경계와 호르몬이 포함된다. 외인성 조절에 의해 평균동맥압이 조절된다.

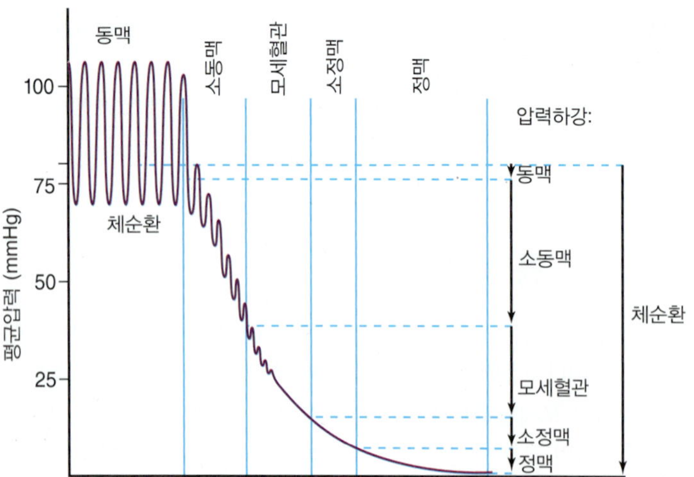

그림 14.9 혈관계의 압력. 가로축상에 있는 각 점 사이의 거리는 혈액이 혈관계의 각 부위에서 이동하는 상대적 거리를 나타낸다. 세로축은 체순환의 여러 혈관에서 대표적인 혈압과 압력하강을 보여준다. 혈액이 소동맥을 흐를 때 가장 크게 압력이 떨어진다는 데 주목한다.

각 기관의 혈류분포에 대한 내인성 조절

혈액은 모든 기관에 균일하게 흐르지 않고, 필요에 따라 각 기관에 분배된다. 혈류의 분포는 이웃 간에 물 사용량을 조절하는 문제와 유사하다. 즉 모든 가정에 적당한 수압을 제공하는 것은 수도사업체의 일인 데 반하여, 각 가정으로 물 공급을 조절하는 것은 그곳에 살고 있는 사람들만 할 수 있는 일이다. 왜냐하면 그들만이 그때그때 필요한 물의 양을 알고 있기 때문이다. 이와 유사하게 외인성 조절 기작은 체순환에서 모든 기관에 적당한 동맥압을 제공하지만, 각 기관이나 조직만이 정해진 시간에 얼마나 많은 혈액을 필요로 하는지

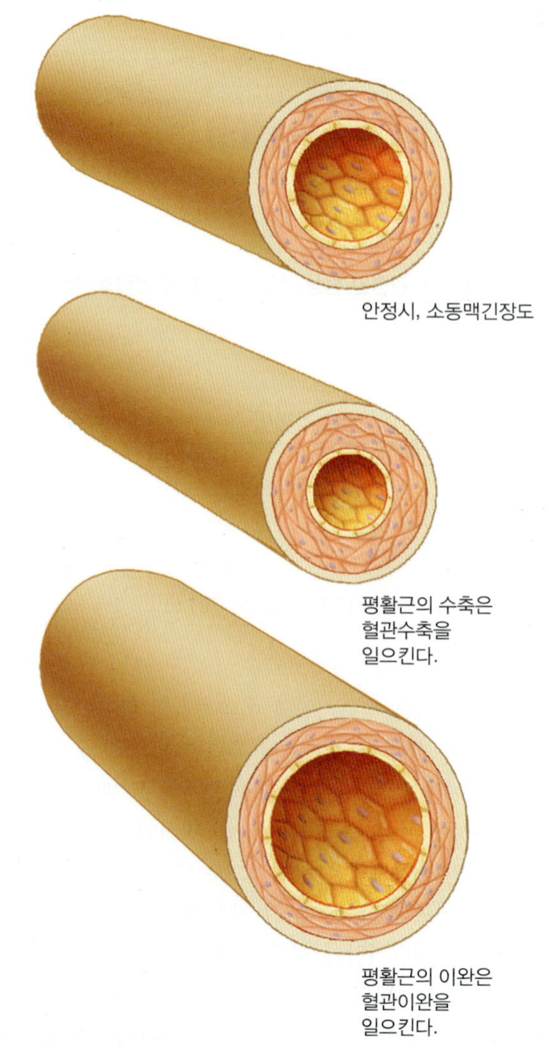

그림 14.10 소동맥의 반지름 변화.

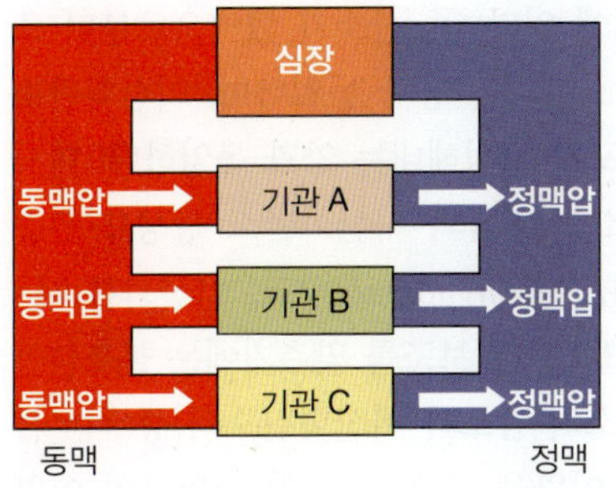

(a)

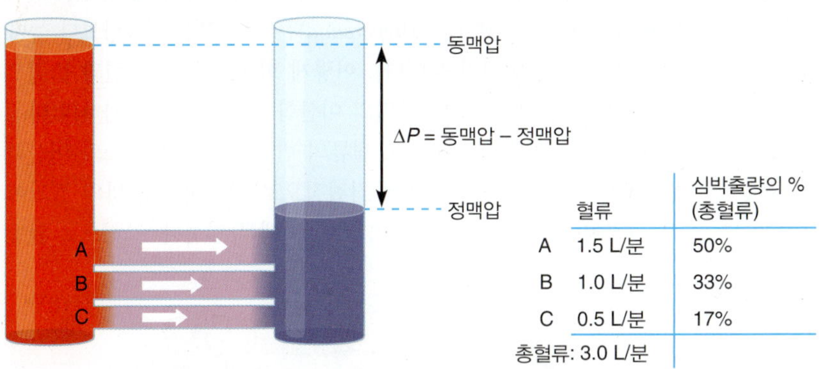

(b)

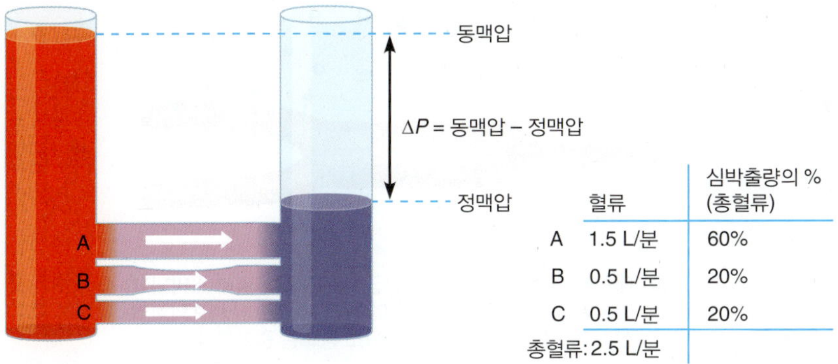

(c)

그림 14.11 각 기관으로 흐르는 혈류에 대한 압력기울기와 저항의 효과. (a) 세 개의 평행으로 배열된 기관을 흐르는 혈류. 혈류를 추진하는 압력기울기는 동맥압과 정맥압의 차이다. **(b)** 각 기관을 통해 흐르는 혈류가 다른 것은 각 기관의 저항 차이 때문이다. **(c)** 동맥압과 정맥압이 일정하게 주어질 경우 어떤 기관(기관 B)에서 저항이 증가하면 그 기관으로 흐르는 혈류만을 감소시킨다.

Q (c)에서 B관과 C관의 저항을 비교하면 어떤가?

실제로 "알 수 있다." 그러므로 기관이나 조직은 국소조절을 통해 자기 자신의 혈류를 조절한다. 기관에 흐르는 혈류를 결정하는 요인이 **그림 14.11**에 나타나 있다.

그림 14.11a에서 각 기관으로 흐르는 혈류가 똑같은 압력기울기(동맥압과 정맥압의 차이)에 의해 이루어지는, 병렬 배열된 세기관을 생각해보자. 기관 A, B, C로 흐르는 혈류를 각각 1.5리터/분, 1.0리터/분, 0.5리터/분이라 가정하자(그림 14.11b). 이 모든 혈류가 같은 압력기울기에 의해 일어난다고 가정하면 혈류의 차이는 다음의 법칙에 따라 저항의 차이로부터 생겨나야 한다.

기관으로의 혈류 = 압력기울기/기관의 저항

이러한 관계에 따라 그림 14.11b에서 나타낸 혈류는 기관 A에서 저항이 가장 낮고, 기관 B가 중간이고, 기관 C에서 저항이 가장 높음을 알 수 있다.

혈류분포에 대한 기관의 저항효과는 그림 14.11의 (b)와 (c)를 비교함으로써 설명된다. 이 두 상황에서 우리는 동맥압과 정맥압이 모든 기관에 걸쳐 동일하므로 압력기울기가 일정하다고 가정한다. 기관 A와 C의 저항과 혈류는 변하지 않는다. 그러나 기관 B의 저항은 그림 14.11c에서 더 높아 그림 14.11b와 비교해 혈류감소로 이어진다. 기관 B로 흐르는 혈류는 감소하는 반면, 기관 A와 C로 흐르는 혈류는 변하지 않은 채로 있기 때문에 총혈류는 감소하고, 심박출량 중 기관 B로 가는 몫은 감소하는 반면, 기관 A와 C로 가는 몫은 증가한다.

이러한 결과는 다음과 같이 중요한 의미를 포함한다. 즉 기관으로 흐르는 혈류의 분포변화(즉 각 기관에 공급되는 심박출량 비율의 변화)는 기본적으로 각 기관의 혈관저항의 변화 때문에 일어난다.

기관(또는 조직)의 혈관저항은 소동맥(그리고 작은 동맥)내 평활근이 수축하거나 이완함으로써 변화한다. 소동맥은 내인성 요인에 반응하여 수축하거나 이완할 수 있기 때문에 혈류저항을 변화시킬 수 있다. 내인성 조절 기작은 각 기관의 혈류분포뿐 아니라 기관 안에서의 혈류분포를 조절한다. 이 기작은 모세혈관망 사이에 혈류의 분배를 일으킨다.

내인성 조절 기작은 모든 기관에 존재하지만, 특히 심장, 뇌, 골격근으로 가는 혈류를 조절하는 데 중요하다. 예를 들어 심장과 골격근의 대사활동은 운동 중 크게 증가하여 근육의 산소와 영양물질에 대한 요구량을 증가시킨다. 이와는 대조적으로 뇌의 대사활동은 전체적으로 활동의 차이에 따라 크게 변하지 않으며 혈류도 변하지 않는다. 그러나 서로 다른 뇌 부위의 대사활동은 활동에 따라 상당히 다르므로 이런 뇌 부위로 가는 혈류의 내인성 조절은 필수적이다.

소동맥내 평활근의 이완과 수축을 통해 기관으로 가는 혈류의 내인성 조절이 이루어지고, 기관이나 조직 안에서 각 모세혈관망을 지나는 혈류가 통제된다면, 혈류가 적당한지 아닌지를 무엇이 감지하는가? 그 답은 **혈관평활근**(*vascular smooth muscle*) 자체에 있다.

다음 절에서 우리는 다음과 같은 네 가지 요인, 즉 대사활동의 변화, 혈류의 변화, 소동맥 평활근의 신장, 국소적 화학메신저 등에 반응하는 혈관평활근의 반응을 알아보기로 한다.

대사활동의 변화에 반응하는 조절: 활동성 충혈

소동맥의 평활근세포는 세포외액의 상태에 반응하며 산소, 이산화탄소, 칼륨이온, 수소이온 등 다양한 화학물질의 농도변화에 반응한다. 이런 물질의 농도변화는 대사활동의 결과로 나타난다. 소동맥의 평활근은 특정물질의 농도 변화에 따라 수축 또는 이완한다. 일반적인 법칙은 다음과 같다. 즉 **대사활동의 증가와 관련된 변화는 일반적으로 혈관이완을 일으키는 반면, 대사활동의 감소와 관련된 변화는 혈관수축을 유발한다.** (이 법칙의 한 가지 중요한 예외는 17장에서 살펴보겠지만 폐순환계에서 일어난다.)

한 가지 예로 조직내 산소와 이산화탄소 농도를 고려해 봄으로써 이 법칙이 어떻게 작용하는지를 설명할 수 있다(**그림 14.12**). 혈류가 조직의 대사요구량을 만족하기에 충분하다면 조직내 산소와 이산화탄소의 농도는 안정상태에 있다. 즉 산소가 혈액으로부터 조직으로 들어가는 양은 세포가 소비하는 양과 동일하며, 이산화탄소가 혈액으로 들어가는 양은 세포가 생성해내는 양과 동일하다. 대사율이 증가한다고 가정하면 산소 소비율과 이산화탄소 생성률이 증가하여 조직내 산소는 감소[저산소증(*hypoxia*)]하고, 이산화탄소는 증가한다. 처음에 혈류는 대사요구량에 보조를 맞추기에는 불충분한 허혈(*ischemia*)상태가 된다. 산소의 감소와 이산화탄소의 증가는 둘 다 소동맥 평활근에 작용하여 이완을 일으킨다. 이 평활근이 이완할 때 조직의 혈관저항은 내려가고 그 부위의 혈류는 증가한다. 대사활동의 증가에 이어 나타나는 혈류의 증가를 **활동성 충혈(active hyperemia)**이라 한다[충혈(*hyperemia*)은 정상적인 혈류량보다 높을 때 사용하는 일반적인 용어다]. 이렇게 혈류가 증가한 결과 조직으로의 산소공급과 조직으로부터의 이산화탄소 제거가 증가하여 마침내 새로운 안정상태에 이른다. 혈류의 변화는 산소의 감소와 이산화탄소의 증가가 소동맥 자체에 직접적으로 작용하는 효과의 결과이고 신경이나 호르몬과는 관계가 없다는 데 유념한다. 그러므로 활동

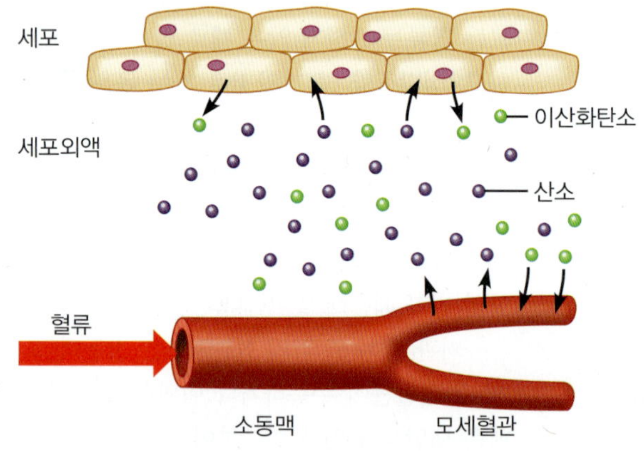

(a) 정상적인 안정상태에서 산소(보라색 점)는 세포에서 소비되는 것만큼 빠르게 혈액을 통해 조직으로 공급된다. 이산화탄소(초록색 점)는 세포에서 생성되는 것만큼 빠르게 혈액을 통해 조직에서 제거된다.

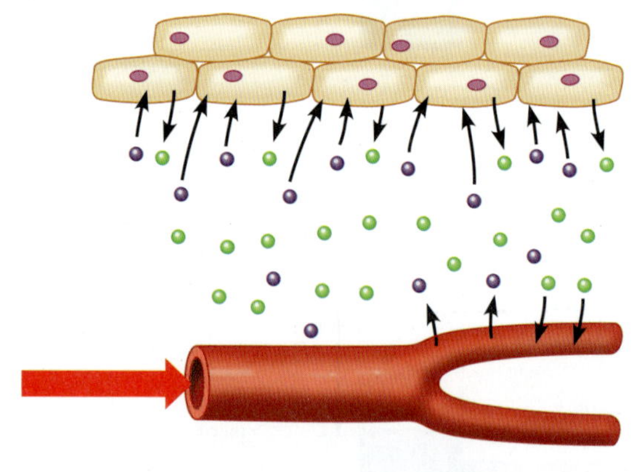

(b) 대사율이 증가하면 산소가 공급되는 것보다 빨리 소비되고 이산화탄소가 제거되는 것보다 빨리 생성된다. 세포외액의 산소 농도는 감소하고 이산화탄소 농도는 증가한다.

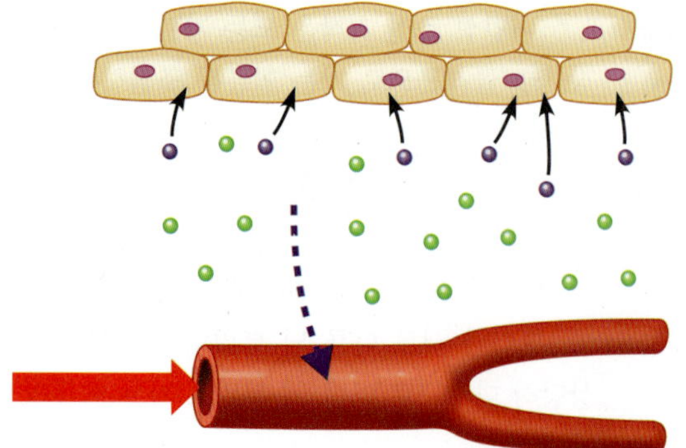

(c) 산소 농도의 감소와 이산화탄소의 농도 증가는 소동맥 평활근에 작용하여 혈관이완을 촉진시킨다.

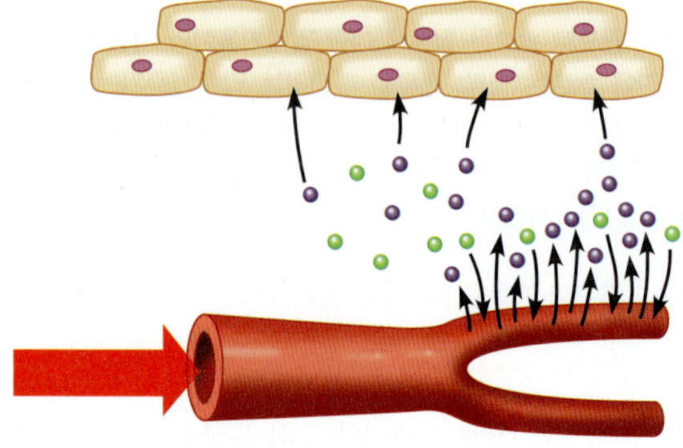

(d) 혈관이완은 혈류 증가를 촉진시켜 세포로 산소공급과 이산화탄소 제거를 증가시킨다.

그림 14.12 활동성 충혈, 대사활동의 증가에 대한 반응. **(a)** 안정상태에서 산소의 공급과 소비, 이산화탄소의 제거 **(b~d)** 대사율의 증가에 따른 국소적 상태의 변화.

성 충혈은 내인성(*intrinsic*) 조절의 예다.

국소적 대사율이 떨어진다면 같은 기작이 혈류를 감소시킨다. 대사활동이 떨어질 때 산소 수준은 증가하고 이산화탄소 수준은 감소하는 경향을 보여 소동맥의 혈관수축을 일으킴으로써 혈류저항을 증가시킨다. 활동성 충혈의 흔한 예는 운동시 종종 관찰된다(**Understanding Exercise: 혈류의 독립적인 조절**을 보라).

혈류의 변화에 반응하는 조절: 반응성 충혈

위의 예에서 조직의 산소와 이산화탄소의 농도는 대사활동의 변화에 따라 변하였는데, 조직의 산소와 대사산물의 농도는 혈류(*blood flow*)가 변화한 결과로 변할 수도 있다. 예를 들어 혈류가 어떤 이유(예를 들어 혈관 폐색)로든 적당한 수준 이하로 저해되거나 감소되면 산소 소비율과 이산화탄소 생성률이 각각 공급률과 제거율을 초과하기 때문에 산소의 농도는 떨어지고 이산화탄소 수준은 올라간다. 이 두 변화가 모두 혈관이완을 일으키고 혈관저항을 떨어뜨려 혈류를 증가시키는 경향이 있다. 일단 혈류방해가 제거되면 혈류속도가 정상보다 더 높아져, 과다한 대사산물이 제거되고 조직의 산소 농도가 정상으로 회복될 때까지 혈류 속도는 상승된 채로 유지될 것이다. 이전의 혈류감소에 반응하여 나타나는 혈류의 증가를 **반응성 충혈(reactive hyperemia)**이라 한다.

그림 14.13은 반응성 충혈과 활동성 충혈을 비교한 것이다. 반응성 충혈을 일으키는 기본 기작은 활동성 충혈과 같다. 즉 조직의 산소 감소와 대사산물의 농도 증가는 혈관이완과 혈류증가를 일으킨다. 유일한 차이는 농도변화를 일으키는 원인이다. 반응성 충혈에서 일어나는 일련의 사건은 또한 역으로도 작용하여, 필요한 대사량 이상으로 혈류가 증가하면 내인성 조절 기작이 혈관수축과 혈류감소를 일으킬 것이다.

소동맥 평활근 신장에 반응하는 조절: 근원성 반응

어떤 조직은 신장에 반응하기 때문에 신장-민감성 섬유(*stretch-sensitive fiber*)라 불리는 소동맥 평활근을 포함하고 있는데, 평활근은 소동맥 안의 혈액의 압력이 증가할 때 신장한다. 이 섬유가 늘어나면

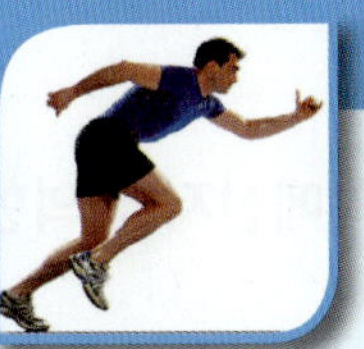

UNDERSTANDING EXERCISE

혈류의 독립적인 조절 (Independent Regulation of Blood Flow)

각 기관으로의 혈류의 독립적인 조절은 아래 그림에 나타나 있는데, 안정시와 심한 운동을 하는 동안 심박출량과 여러 기관으로의 혈류를 보여준다. 안정시 심박출량은 분당 5 L이며, 운동을 하는 동안 심박출량은 분당 25 L로, 5배나 증가한다.

휴식시와 운동시 각 기관이 받는 전체 혈류의 비율을 비교함으로써 기관으로의 혈류가 독립적으로 조절된다는 것을 알 수 있다. (이 비율을 비교하거나 심박출량의 상대적인 몫을 비교하면 기관으로의 혈류 분배라는 용어가 무엇인지 확인할 수 있다.) 기관으로의 혈류가 독립적으로 조절되지 않으면 각 기관이 받는 심박출량의 비율은 일정할 것이고, 운동시 모든 기관으로 가는 혈류는 심박출량이 증가하는 만큼 증가할 것이다.

반면에 안정시 골격근은 심박출량의 20~25%를 받고, 운동시에는 심박출량의 80~85%를 받을 수 있다. 동시에 간과 위장관으로 가는 혈류는 안정시 20~25%로부터 운동시는 3~5%까지 떨어진다. 분명한 것은 신체는 안정시에서부터 운동시의 이행을 만들고, 내인성 조절은 운동을 하는 동안 간과 위장관(대사요구도가 낮음)으로부터 대사요구가 높은 근육쪽으로 혈액을 가도록 방향을 바꾼다. 근육으로 혈액공급이 증가되면 수축력을 발생하는데 필요한 산소와 영양분이 제공된다. 혈류는 위에서 설명한 소동맥 지름의 국소적 조절에 기인한 필요에 따라 분배된다.

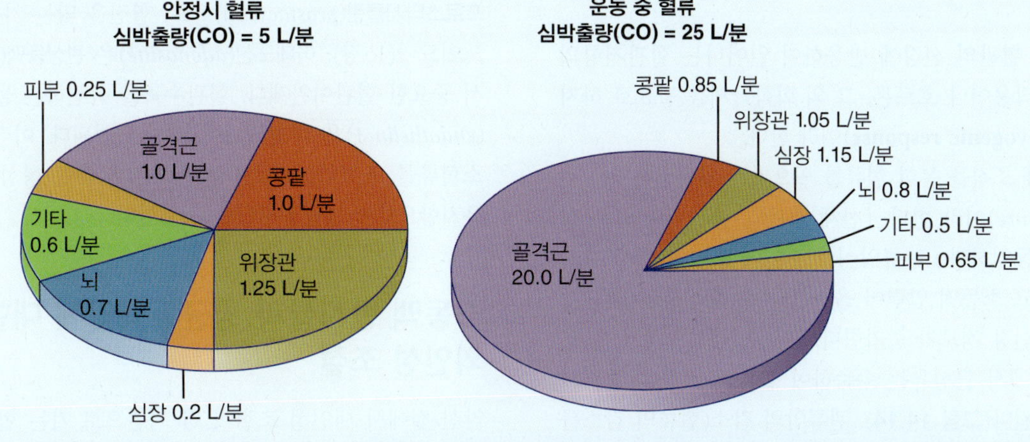

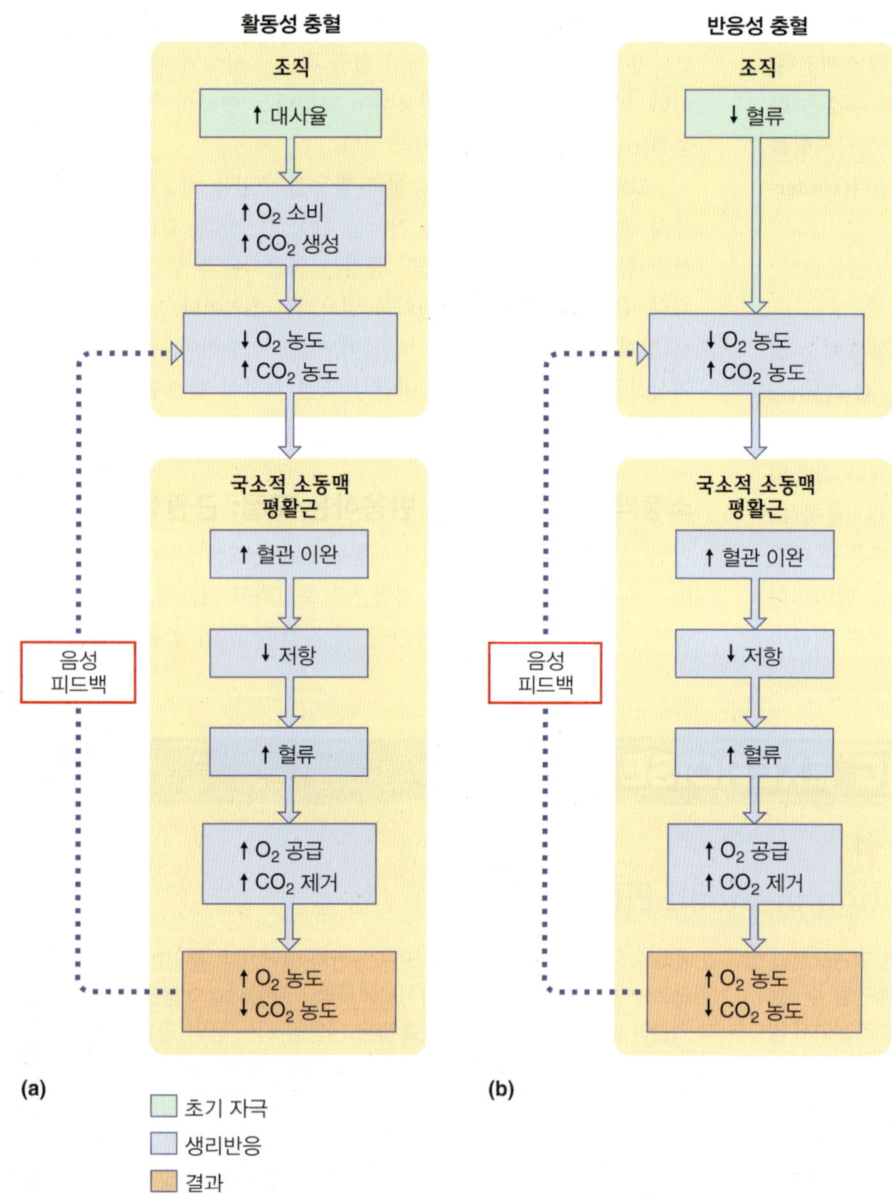

그림 14.13 활동성 충혈과 반응성 충혈의 비교. (a) 산소의 이용 증가와 이산화탄소 생성 증가에 반응하는 활동성 충혈에서 일어나는 현상. **(b)** 혈류감소에 반응하는 반응성 충혈에서 일어나는 현상.

수축으로 반응한다. 혈관의 신장에 반응하여 일어나는 혈관저항의 변화는 교감신경의 작용이나 호르몬, 그 외 화학약제를 필요로 하지 않아 **근원성 반응(myogenic response)**이라 한다.

일정한 기관이나 조직을 통한 혈류를 일으키는 압력기울기를 관류압(*perfusion pressure*)이라 한다. (신체 기관의 경우 관류압은 실제로 평균동맥압과 동일하다.) 관류압이 기관이나 조직 안에서 증가하면 혈류는 증가하고 소동맥 압력이 올라간다. 그러면 확장압을 증가시켜 소동맥벽의 신장 정도가 증가한다. 신장-민감성 평활근을 포함하고 있는 소동맥에서 근섬유는 수축하여 혈관의 저항을 증가시키고 혈류를 감소시킨다(**그림 14.14**). 관류압의 감소(혈류의 감소를 일으킴)는 역반응, 즉 혈관이완과 혈류의 증가를 초래한다.

관류압의 변화에 반응하는 혈관저항의 근원성 조절은 음성피드백 고리를 포함한다는 점에서 우리가 다루었던 다른 내인성 기작과 유사하다. 그러나 활동성 충혈이나 반응성 충혈과 달리 근원성 조절에서 일정하게 유지되는 변수는 혈류라는 것을 유념한다. 혈류를 일정하게 유지하려는 경향이 있는 국소조절을 **혈류 자동조절**(*flow autoregulation*)이라 한다.

혈류 자동조절이 근원성 반응 때문인지, 아니면 대사산물의 농도변화 때문에 일어난 것인지를 확인하는 것은 어려울 수 있다. 왜냐하면 이 두 반응이 서로 연결되어 있고, 동일한 방향으로 진행하려는 경향이 있기 때문이다. 예를 들어 관류압의 증가는 혈류의 증가를 일으켜 조직의 산소 수준을 올리고 대사산물의 농도를 떨어뜨린다(대사활동의 변화는 없다고 가정하면). 이러한 농도변화는 그 자체만으로도 혈관수축을 일으키고 혈류를 감소시킨다. 그러나 관류압의 증가도 소동맥벽의 신장을 증가시켜 혈관수축과 혈류의 감소도 일으킨다.

국소적으로 분비되는 화학메신저에 의한 조절

혈관평활근의 수축활성은 갖가지의 화학물질에 의해서도 또한 영향을 받는데, 이 물질 대부분은 혈관내피세포와 주변조직의 세포에서 분비된다(**표 14.1**). 이 물질 중의 하나가 **일산화질소**(*nitric oxide*)로, 소동맥의 내피세포에 의해 지속적으로 방출되어 평활근에 작용하여 혈관이완을 촉진한다. **브래디키닌**(*bradykinin*)과 **히스타민**(*histamine*)처럼 염증조직에서 생성되는 물질은 일산화질소의 합성을 자극한다. 그 결과 혈류를 증가시켜 염증 부위가 붉어지는 원인이 된다. 또 하나의 효능 있는 혈관이완제는 **프로스타시클린**(*prostacyclin*)으로, 혈전을 막는 기능을 하는 에이코사노이드다(15장). **아데노신**(*adenosine*)은 **관상동맥**(*coronary artery*)에서 중요한 혈관이완제다. 혈관수축을 촉진하는 물질 중에 **엔도텔린-1**(*endothelin-1*)은 내피세포에 의해 생성된다. 이런 내인성 기작은 국소혈류를 조절하고, 외인성 기작은 혈류를 형성하는 압력기울기를 유지함으로써 평균동맥압을 조절한다.

소동맥 반지름과 평균동맥압에 대한 외인성 조절

앞선 절에서 내인성 조절이 각 기관으로 가는 혈류를 재분배함으로써 각 기관이나 모세혈관망으로 가는 혈류저항을 변화시킬 수 있음

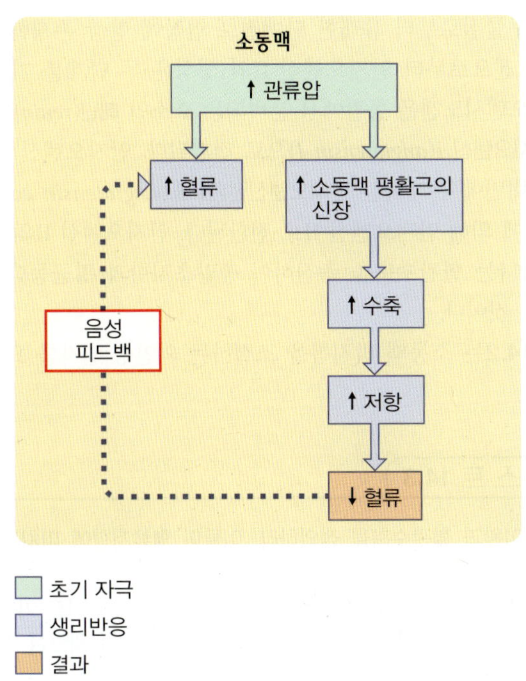

그림 14.14 관류압의 변화에 따른 근원성 반응.

을 살펴보았다. 그러나 이러한 재분배는 동시에 평균동맥압이 외인성으로 조절되어 적당한 관류압을 유지할 때만 작용한다.

각 기관을 흐르는 혈류를 서술할 때 흐름의 법칙은 종속변수인 유량과 독립변수인 압력과 저항으로 표시되었다. 즉 유량은 압력기울기와 저항에 의존한다.

$$\text{유량} = \text{압력기울기}/\text{저항}$$

이 법칙을 체순환 전체에 적용시키면 유량 = 심박출량, 압력기울기 = 평균동맥압, 저항 = 총말초저항임을 떠올려보라. 따라서 흐름의 법칙은 다음과 같다.

$$\text{심박출량} = \text{평균동맥압}/\text{총말초저항}$$

그러나 체순환 전체를 보면 압력기울기가 종속변수가 되어 압력의 법칙은 다음과 같다.

$$\text{평균동맥압} = \text{심박출량} \times \text{총말초저항}$$

13장에서 심박출량 = 일회박출량 × 심장박동수임을 떠올리면 바로 위의 등식을 아래 등식으로 대체할 수 있다.

$$\text{평균동맥압} = \text{일회박출량} \times \text{심장박동수} \times \text{총말초저항}$$

이 식에서 볼 수 있는 것처럼 일회박출량, 심박출량 및 총말초저항의 변화는 평균동맥압에 영향을 끼친다. 이번 절에서는 평균동맥압을 변화시키는 요인으로 소동맥 반지름에 대한 외인성 조절을 서술하고자 한다. 이 장의 후반부에서는 평균동맥압의 조절을 더 철저히 다룰 것이다.

소동맥 반지름에 대한 교감신경조절

교감신경계는 대부분의 소동맥의 평활근을 신경 지배한다. 교감신경의 활동이 증가하는 시기 동안 노르에피네프린은 소동맥 평활근의 α 아드레날린성 수용체에 결합하여 포스파티딜이노시톨 이인산 2차 메신저 시스템을 활성화한다. 그 최종 결과는 혈관수축으로, 총말초저항을 증가시켜 평균동맥압을 상승시킨다.

어떤 소동맥 평활근(특히 골격근과 심근)은 α 수용체 이외에 β_2 아드레날린성 수용체도 가지고 있다. 절후 교감신경절 섬유에서 방출되는 노르에피네프린은 정상적으로 이 α, β_2 수용체에 결합하지 않는다. 그러나 교감활동에 반응하여 부신수질에서 분비되는 에피네프린은 α 수용체와 β_2 수용체 양쪽에 결합할 수 있다. 노르에피네프린이든 에피네프린이든 α 수용체에 결합하면 위에서 서술한 대로 혈관수축을 일으킨다. 그러나 에피네프린이 β_2 수용체에 결합하면 cAMP 2차 메신저시스템을 활성화하여 결과적으로 혈관이완과 혈류저항의 감소를 가져온다.

에피네프린은 α 수용체와 β_2 수용체에 모두 결합하기 때문에 혈관계에 미치는 효과는 분명하지 않다. 에피네프린은 α 수용체보다

표 14.1 국소적 혈관활동성 물질과 이들의 혈관 평활근에 대한 작용

물질	근원지	혈관평활근에 대한 효과
산소	혈액에 의해 조직으로 전달; 호기성 대사에서 소비	혈관수축
이산화탄소	호기성 대사에서 발생	혈관이완
칼륨이온	활동 중 일어나는 반복된 탈분극의 결과로 세포(특히 근육)로부터 방출	혈관이완(고농도에서는 혈관수축)
산(수소이온)	혐기성 대사(젖산), 이산화탄소와 물의 반응(탄산)으로 발생	혈관이완
아데노신	저산소증에 반응하여 어떤 조직의 세포에서 방출	혈관이완
일산화질소	내피세포에 지속적으로 방출되고 여러 화학적 신호에 반응하여 방출	혈관이완
브래디키닌	여러 화학물질에 반응하여 어떤 조직의 세포에서 분비되는 효소(칼리크레인)의 작용에 의해 전구체 단백질(키니노겐)로부터 생성	혈관이완
엔도텔린-1	여러 화학물질과 기계적 자극에 반응하여 내피 세포에서 방출	혈관수축
프로스타시클린	여러 화학물질과 기계적 자극에 반응하여 내피 세포에서 방출	혈관이완

는 β_2 수용체와 더 큰 친화력을 갖고 있어서 낮은 농도로 존재할 때는 우선적으로 β_2 수용체에 결합하여 혈관이완을 촉진한다. 에피네프린은 농도가 높을 때는 두 형태의 수용체에 모두 결합하기 때문에 혈관저항에 대한 호르몬의 효과는 어느 형태의 수용체가 더 우세한지에 따라 좌우된다. 대부분의 소동맥 평활근에는 α 수용체만이 존재하기 때문에 고농도의 에피네프린은 대부분 혈관수축을 촉진한다(교감신경입력과 같은 효과). 그러나 β_2 수용체는 심근과 골격근에 있는 소동맥 평활근에서 우세하기 때문에 이런 조직에서는 에피네프린에 반응하여 혈관이완이 일어난다. 혈관이 이완되어 이런 조직으로 가는 혈류가 증가하는 바로 그 시기에 다른 곳으로 가는 혈류는 혈관 수축으로 감소한다.

이러한 혈류증가의 중요성은 신체를 격렬한 육체적 운동에 적응시키는 투쟁-도주 반응 동안에 많은 양의 에피네프린이 방출된다는 사실로부터 분명히 드러난다. 운동 중 심장과 골격근의 작업부하는 증가하여 대사요구량의 증가에 맞춰 더 많은 혈류가 요구된다. 다른 혈관망의 혈관수축도 또한 매우 중요하다. 중요하지 않은 조직으로의 혈류감소와 함께 신체에 일반화된 혈관수축이 총말초저항의 증가를 촉진시켜 혈류를 일으키는 추진력인 평균동맥압을 증가시킨다.

부교감신경계는 혈관이완을 일으키는 외부생식기를 제외하면 소동맥 평활근에 분포하지 않는다(22장).

소동맥저항의 호르몬조절

에피네프린 이외에 다른 두 호르몬이 소동맥저항을 조절한다. 이 호르몬은 혈관수축을 일으켜 평균동맥압을 증가시킨다.

바소프레신(항이뇨호르몬) 바소프레신은 뇌하수체 후엽에서 분비되는 호르몬이다(6장). 바소프레신은 콩팥에 작용하여 요량을 제한하기 때문에 항이뇨호르몬(*antidiuretic hormone*)으로도 알려져 있다. [요량의 증가를 이뇨(diuresis)라 한다.] 이 효과 이외에 바소프레신(*vasopressin*)이 혈관과 관련하여 수행하는 역할은 대부분의 조직에서 혈관수축을 촉진하는 것이다. (혈압을 올리는 효과를 혈압상승기 효과라 한다.)

안지오텐신 II 안지오텐신 II는 안지오텐시노겐(*angiotensinogen*)이라는 전구물질로부터 유래한 단백질로 혈장에 항상 존재한다. 안지오텐시노겐으로부터 안지오텐신 II의 생성은 두 단계를 거친다. 먼저 안지오텐시노겐은 콩팥에서 분비되는 효소인 레닌(*renin*)(19장)에 의해 안지오텐신 I(*angiotensin I*)으로 전환된다. 안지오텐신 I은 어떤 혈관의 내면에 존재하는 안지오텐신전환효소(*angiotensin converting enzyme*)에 의해 안지오텐신 II로 전환된다. 안지오텐신 II의 여러 효과 중 하나는 혈관수축을 촉진하여 총말초저항과 평균동맥압을 증가시키는 것이다.

표 14.2는 소동맥 반지름을 조절하는 외인성 인자를 요약한 것이다.

퀵 테스트 14.3

1. 혈관이완과 혈관수축을 정의하라. 이들이 혈류저항에 미치는 효과는 무엇인가?
2. 소동맥 반지름의 외인성 조절과 내인성 조절의 서로 다른 기능을 설명하라. 소동맥 반지름에 영향을 주는 내인성 인자와 외인성 인자를 열거하라.

14.5 모세혈관과 소정맥

모세혈관은 혈액과 조직 사이에서 영양물질과 노폐물의 교환이 일어나는 중요한 부위다. 이번 절에서는 모세혈관의 기능적인 구조와 혈액이 어떻게 국소조절 하에 모세혈관망으로 유입되는지, 혈액과 조직 사이의 교환 기작은 어떠한지 등에 대하여 알아보기로 한다.

모세혈관의 구조

모세혈관은 가장 작은 혈관으로, 길이가 1 mm에 불과하고 지름이 5~10 μm이며 적혈구 두께만 하다. 모세혈관의 벽은 얇고(0.5 μm) 기저막에 둘러싸인 단일 층의 내피세포로 이루어져 있다. 직경이 작고 벽이 얇아 혈액과 주위 간질액 사이에 짧은 확산거리를 제공한다.

모세혈관은 작기는 하지만 인체에서 100~400억 개의 모세혈관으로 광범위하게 갈라져서 혈액과 조직 사이의 물질교환이 이루어지는, 거의 600 m^2에 이르는 표면적을 제공한다. 실제로 거의 모든 체세포는 모세혈관과 1 mm 이내의 거리에 있다. 게다가 모세혈관은 분리되어 있는 것이 아니라 모세혈관망(*capillary bed*)이라는 연결

표 14.2 소동맥 반지름의 외인성 조절

외인성 인자	반지름의 변화	평균동맥압에 대한 효과
교감신경	혈관수축	증가
에피네프린	의존하는 수용체 형태 α 아드레날린성: 혈관수축 β_2 아드레날린성: 혈관이완	우세효과는 α 수용체에 있다.
바소프레신	혈관수축	증가
안지오텐신 II	혈관수축	증가

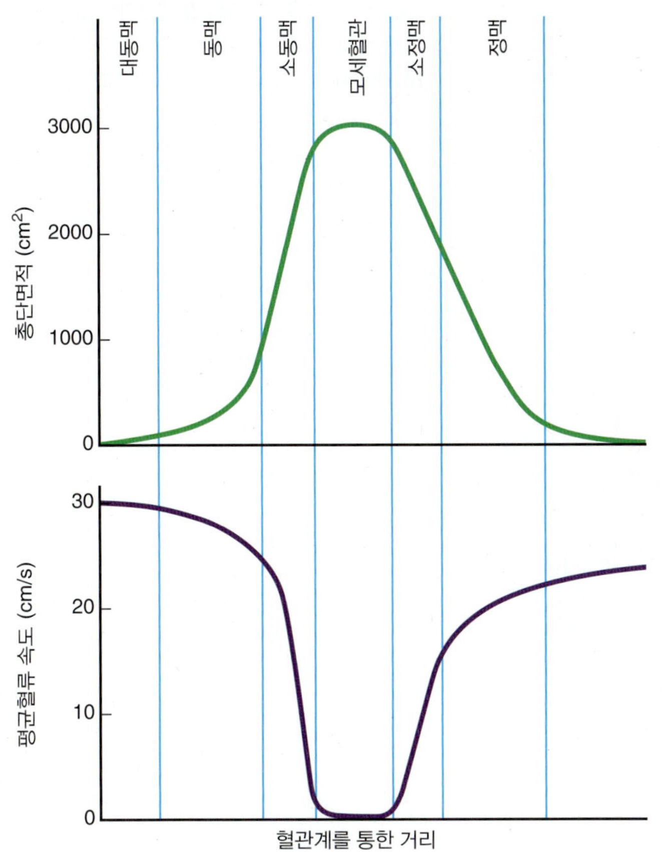

그림 14.15 혈관의 총단면적과 혈류 속도.

망으로 존재한다.

이렇게 모세혈관은 광범위하게 갈라지기 때문에 총단면적은 다른 혈관보다 상당히 크다. 그러므로 혈액이 모세혈관망으로 들어올 때 혈류 속도는 감소한다(**그림 14.15**). 이 현상은 강물(작은 단면적)이 호수(큰 단면적)로 흘러드는 것과 유사하다. 강물의 흐름은 빠르지만 넓은 호수에 이르면 더 넓은 면적으로 이동함에 따라 유속은 늦어진다. 모세혈관을 지나는 혈류 속도는 약 0.1 mm/초로, 혈액과 조직 사이의 교환이 일어나는데 약 1초의 여유를 준다. 이는 단순확산이 일어나기에 충분한 시간이다.

모세혈관의 크기와 표면적은 그 중요한 기능인 혈액과 조직 사이의 교환을 수행하는 데 적합하다. 이러한 교환을 촉진하는 것이 모세혈관벽에 나 있는 "새는" 구멍으로, 조직에 따라 다양하다. 예를 들어 7장에서 배웠듯이 중추신경계내 모세혈관벽의 내피세포 사이에 있는 밀착연접은 혈액과 뇌척수액 사이의 기능적인 장벽인 혈뇌장벽을 만든다. 그러나 대부분의 모세혈관은 상당히 "새기 쉬워", 그 "새는" 정도에 따라 연속성인지 유공성인지로 분류된다.

연속모세혈관

보다 흔한 **연속모세혈관**(*continuous capillary*; **그림 14.16a**)에서 내피세포는 그 사이의 공간(**세포사이틈**, *intercellular cleft*)이 비교적 좁은 밀착연접에 의해 서로 연결되어 있다. 연속모세혈관은 세포사이틈을 통과할 수 있는 분자크기가 작은 수용성 물질과 내피세포막을 쉽게 투과하는 지용성 물질(지방산, 스테로이드 호르몬)에는 투과성이 매우 높다. 반면에 수용성이면서 크기가 다소 큰 물질(이온, 아미노산 등)은 좁은 세포사이틈을 통과하기가 더 어렵다. 단백질과 기타 거대분자에 대한 연속모세혈관의 투과성은 매우 낮은데, 이것은 이 물질들이 내피세포의 막을 쉽게 가로지를 수도 없고 세포 사이의 틈을 쉽게 통과할 수도 없기 때문이다.

유공모세혈관

유공모세혈관(*fenestrated capillary*)(그림 14.16b)에서 내피세포는 비교적 큰 구멍(**유공**, *fenestrations*)을 가지고 있어 작은 수용성 물질이 빠르게 확산할 수 있다. 이 유공의 크기는 조직마다 다양한데, 어떤 유공은 단백질이 통과할 만큼 크고 또 어떤 경우는 세포 전체가 통과할 정도다. 유공모세혈관은 콩팥, 창자, 내분비선 등과 같이 그 기능이 모세혈관벽을 가로질러 물질을 빠르게 이동하는 기관에서 주로 발견된다.

불연속 모세혈관과 정맥동

불연속 모세혈관은 유공모세혈관에서 정맥동으로의 이행 역할을 한다. 이 모세혈관은 비장, 간, 골수 등의 단백질과 세포가 내피를 가로질러야 하는 부위에서 발견된다. 불연속 모세혈관은 이 기관에서 정맥동을 형성한다. 정맥동은 기본적으로 혈액이 차 있는 커다란 공간으로, 기능은 혈액과 조직 사이의 물질교환에 관여한다. 이 정맥동은 유공내피에 의해 둘러싸여 있지만 기저막은 없다. 간의 경우 정맥동이 있어 알부민이나 응고인자와 같은 새로 합성된 단백질이 혈장 안으로 들어갈 수 있다. 골수와 비장에서 정맥동은 혈구가 비장 안으로 들어갈 수 있게 하거나, 세포가 합성된 후 골수를 빠져나올 수 있게 한다.

모세혈관망을 지나는 혈류의 국소조절

모세혈관벽을 가로질러 물질을 교환하는 가장 간단한 방법은 특정 모세혈관망을 지나는 혈액량을 조절하는 것이다. 이것은 미세순환의 여러 부위에 존재하는 평활근의 국소조절을 통해 일어난다(**그림 14.17**). 우리는 이미 소동맥을 지나는 혈류조절에 대하여 배웠다. 이제 일정한 모세혈관을 지나는 혈류를 조절하는 메타소동맥과 모세혈관전 괄약근을 설명하기로 한다.

대부분의 조직은 소동맥과 모세혈관 사이의 중간 구조인 메타소동맥을 포함하고 있다. 소동맥을 둘러싸고 있는 평활근의 연속층 대신에 메타소동맥은 주요 지점에 문지기처럼 작용하는 독립된 평활근 고리를 가지고 있다. 혈액을 모세혈관망내 서로 갈라지는 혈관으로 이동시키는 소동맥과 달리, 메타소동맥은 우회통로 또는 **분로**(*shunt*)로 작용하여 소동맥과 소정맥을 직접적으로 연결한다. 이런 분로는 모세혈관을 우회함으로써 혈액이 소동맥으로부터 소정맥으로 계속해서 흐를 수 있게 한다.

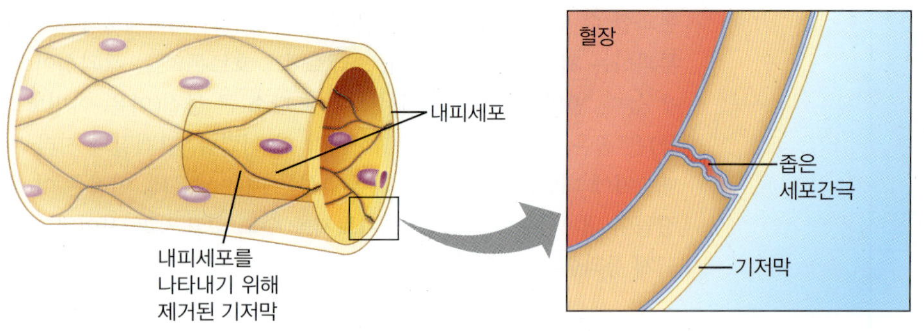

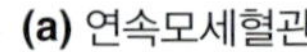

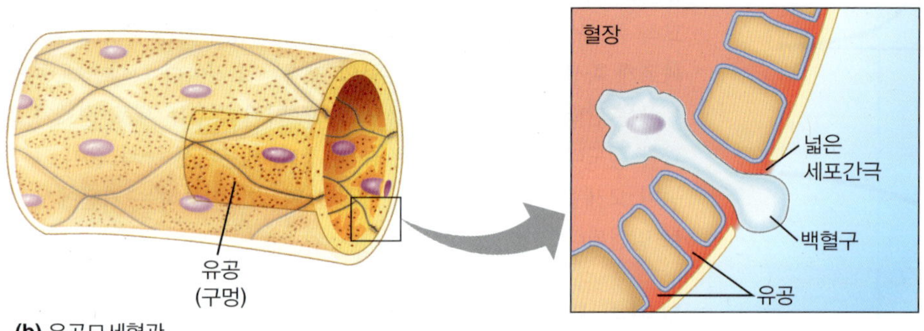

그림 14.16 두 가지 형태의 모세혈관. (a) 내피세포 사이에 물로 가득 찬 좁은 간극이 특징인 연속모세혈관. **(b)** 내피세포 사이에 세포간 간극과 내피세포를 통과하는 구멍을 가지고 있는 유공모세혈관.

소동맥에서와 같이 메타소동맥의 평활근은 혈류저항을 각각 증가 또는 감소시키기 위하여 수축하거나 이완할 수 있다. 메타소동맥은 우회로이기 때문에 그 혈류저항이 높을 때 모세혈관망을 통한 혈류가 증가하는 반면, 그 저항이 낮을 때는 모세혈관망을 통한 혈류가 감소한다. 메타소동맥의 평활근은 소동맥에서와 같이 대사산물에 의해 국소조절을 받는다. 메타소동맥이 교감신경의 지배를 받는지 아닌지는 소동맥에서처럼 역시 분명하지 않다.

모세혈관을 통한 혈류는 소동맥 끝에서 모세혈관을 둘러싸고 있는 평활근인 **모세혈관전 괄약근(precapillary sphincter)**에 의해서도 조절된다(그림 14.17). 모세혈관전 괄약근의 수축은 모세혈관을 수축하여 혈류에 대한 저항을 증가시킨다. 모세혈관전 괄약근은 국소조절에 의해서만 영향을 받는다. 즉 괄약근 주위에 조직의 대사활동으로 생성된 대사산물의 영향을 받는다. 이산화탄소와 같은 대사산물의 증가는 괄약근의 이완을 일으켜 모세혈관을 통한 혈류를 증가시키는 반면, 이산화탄소의 감소는 괄약근의 수축을 일으켜 혈류를 감소시킨다. 모세혈관전 괄약근은 지속적으로 변화하는 국소적인 대사산물에 반응하여 수축하고 이완하기 때문에 모세혈관을 통한 혈류는 불규칙적이다. 모세혈관전 괄약근의 수축/이완을 혈관운동(*vasomotion*)이라 한다. 모세혈관으로 들어가는 혈액은 다음에 설명하는 기작을 통해 간질액과의 교환에 참여할 수 있다.

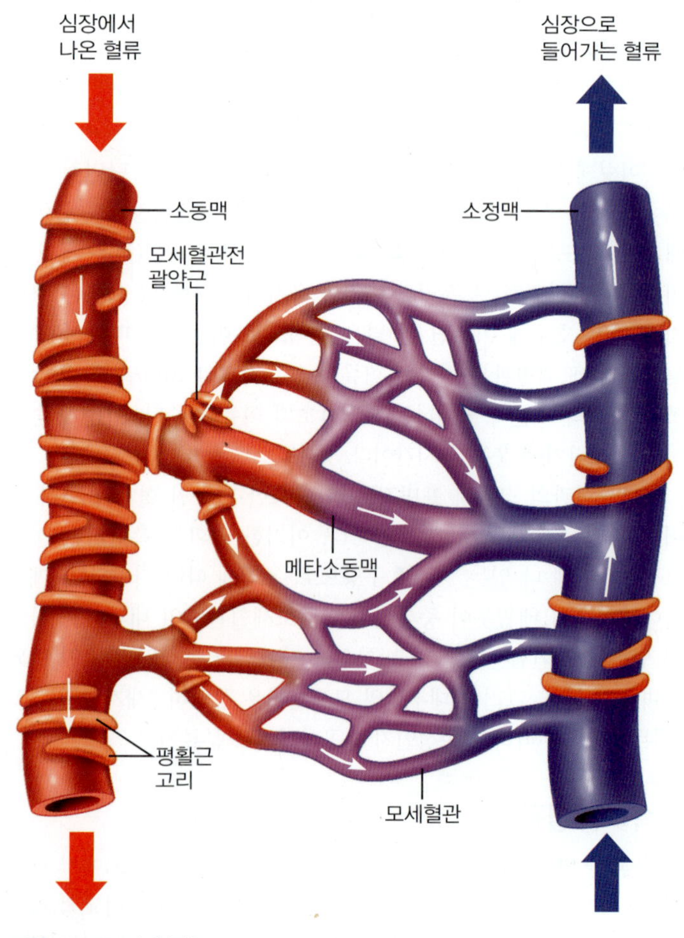

그림 14.17 미세순환.

모세혈관벽을 통과하는 물질의 이동

모세혈관벽을 통과하는 물질의 이동은 다음과 같은 두 가지 목적인 (1) 혈액과 세포 사이의 물질교환, (2) 세포외액의 정상적인 분포를

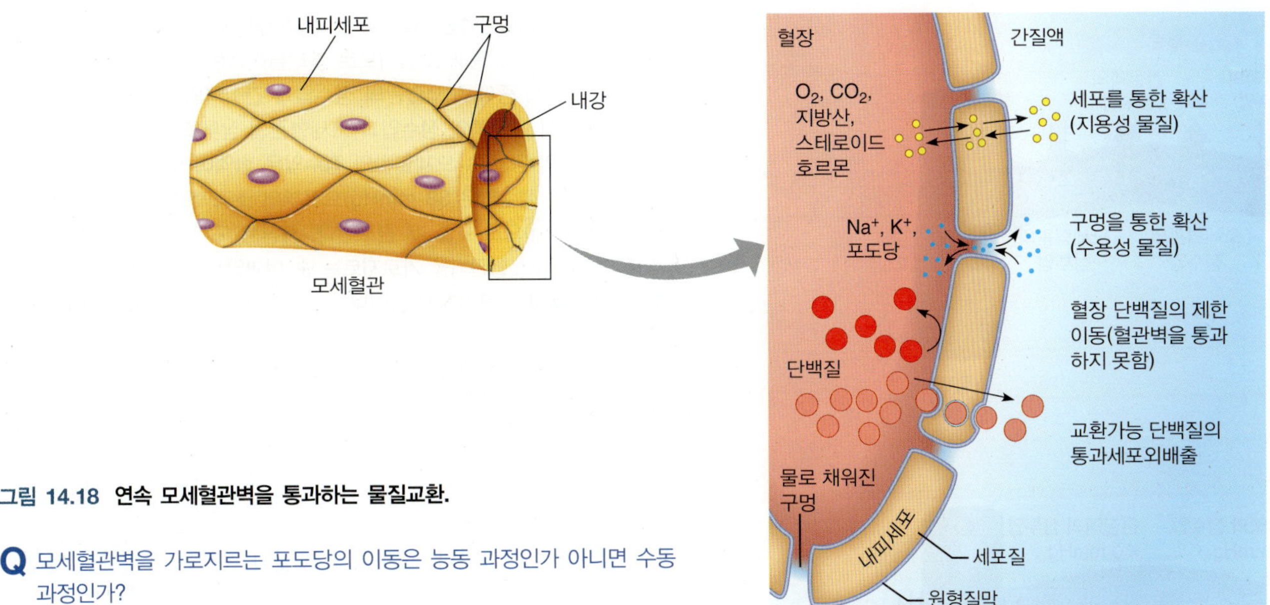

그림 14.18 연속 모세혈관벽을 통과하는 물질교환.

Q 모세혈관벽을 가로지르는 포도당의 이동은 능동 과정인가 아니면 수동 과정인가?

달성한다.

모세혈관벽을 통과하는 교환

물질은 그 분자의 크기와 지질용해도, 모세혈관의 위치에 따라 서로 다른 기작을 통해 모세혈관벽을 통과하여 교환된다. 교환 기작에는 단순확산, 통과세포외배출, 중개수송 등이 포함된다(**그림 14.18**). 대부분의 작은 용질은 지용성이든 수용성이든 모두 단순확산에 의해 모세혈관벽을 통과하여 이동한다. 작은 지용성 용질은 내피세포의 원형질막을 통과하여 확산되는 반면, 작은 수용성 용질은 내피세포 사이에 물로 채워진 구멍을 통해 확산한다. 확산의 방향은 특정 물질(교환가능 단백질은 제외)에 대한 전기화학적 기울기에 의존한다. 영양물질과 산소는 혈액에 풍부하고 세포가 필요로 하기 때문에 혈액에서 조직으로 확산한다. 그러나 노폐물과 이산화탄소는 세포에 의해 생성되므로 조직에 보다 풍부하여 조직에서 혈액으로 확산한다.

단백질과 같이 큰 수용성의 용질은 너무 커서 물로 채워진 가장 큰 구멍으로만 통과할 수 있고, 내피세포나 그 주위를 통과하지 못하게 된다. 어떤 단백질[**교환가능 단백질**(*exchangeable protein*)이라 함]은 내피세포를 가로질러 통과세포외배출이라는 에너지를 요구하는 느린 과정에 의해 선택적으로 수송된다. 이 과정에서 모세혈관 내피세포는 세포내 섭취에 의해 혈장내 단백질을 삼킨다. 이 단백질은 다시 소포수송에 의해 세포를 가로질러 운반되고 반대쪽 간질액으로 세포외배출에 의해 방출된다.

9장에서 배운바와 같이, 뇌에서 모세혈관 내피세포는 밀착연접으로 연결되어 있어 세포 사이에 작은 수용성 용질의 이동을 방해한다. 그러나 일부 용질은 중개수송에 의해 내피세포를 가로질러 운반된다.

모세혈관벽을 통과하는 덩어리 흐름

모세혈관벽은 물과 작은 용질을 자유롭게 투과시킬 수 있으므로 액체는 혈액에서 간질액으로(**여과, filtration**), 또는 간질액에서 혈액으로(**흡수, absorption**) 압력기울기에 따라 이동할 수 있다. 이 덩어리 흐름의 목적은 영양물질을 공급하고 노폐산물을 제거하는 것이 아니라 세포외구획(간질액과 혈장) 사이의 균형을 유지하는 것이다. 혈장으로부터 간질액으로 액체가 이동하면 조직이 부풀어 오르는 **부종(edema)**을 일으킨다.

모세혈관 안팎으로 액체의 이동을 일으키는 힘을 **스탈링힘(Starling force)**이라 한다. 이 힘은 다음과 같다. (1) 모세혈관 안쪽 액체의 정수압 때문에 생기는 모세혈관의 정수압(*capillary hydrostatic pressure*, P_{CAP}), (2) 모세혈관 바깥쪽 유체의 정수압 때문에 생기는 간질액의 정수압(*interstitial fluid hydrostatic pressure*, P_{IF}), (3) 모세혈관 내부에 불투과성 용질이 존재하기 때문에 생기는 모세혈관의 삼투압(π_{CAP}), (4) 모세혈관 외부에 불투과성 용질이 존재하기 때문에 생기는 간질액의 삼투압(π_{IF}). (모세혈관벽을 가로질러 이동하는 데 필요한 스탈링힘은 심장의 일회박출량의 내인성 조절을 설명하는 스탈링 법칙과는 관련이 없다는 것을 주의한다.) 이 네 가지 스탈링힘이 **그림 14.19a**와 다음에 서술되어 있다.

정수압 모세혈관벽과 같은 반투과성 장벽에 걸쳐 정수압이 존재할 때는 언제나 벽을 통과하여 물이 이동하려 한다. 모세혈관의 정수압은 여과에 유리하고 모세혈관내 혈압과 동일하다. 모세혈관내 정수압은 모세혈관의 길이를 따라가며 변화하는데, 이는 혈액이 모세혈관의 소동맥말단(P_{CAP} = 38 mmHg)에서부터 소정맥말단(P_{CAP} = 16 mmHg)으로 흐르는 과정에서 혈압이 감소하기 때문이다(그림 14.18). 간질액의 정수압은 모세혈관벽 바깥쪽에 존재하는 액체 때문에 발생하는 압력으로, 액체를 모세혈관 안으로 밀어 넣으려 하기 때문에 흡수에 유리하다. 이 압력은 혈관의 길이를 따라 변하지 않으며 대부분 낮다(P_{IF} = 1 mmHg).

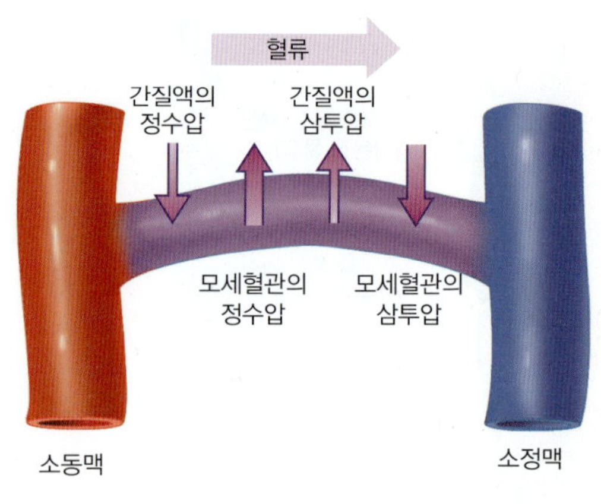

(a)

간질액의 정수압 = 1 mmHg
간질액의 삼투압 = 0 mmHg
38 mmHg
모세혈관의 삼투압 = 25 mmHg
16 mmHg
소동맥
소정맥

소동맥 말단

여과압:	흡수압:
모세혈관의 정수압 = 38 mmHg	모세혈관의 삼투압 = 25 mmHg
간질액의 삼투압 = 0 mmHg	간질액의 정수압 = 1 mmHg
38 mmHg	26 mmHg

순 여과압 = 여과압 − 흡수압
= 38 mmHg − 26 mmHg = 12 mmHg

소정맥 말단

여과압:	흡수압:
모세혈관의 정수압 = 16 mmHg	모세혈관의 삼투압 = 25 mmHg
간질액의 삼투압 = 0 mmHg	간질액의 정수압 = 1 mmHg
16 mmHg	26 mmHg

순 여과압 = 여과압 − 흡수압
= 16 mmHg − 26 mmHg = −10 mmHg

(b)

여과
흡수
소동맥
소정맥

(c)

그림 14.19 모세혈관벽을 가로지르는 스탈링힘. 혈액이 소동맥으로부터 모세혈관망(단일관)을 통해 소정맥으로 흘러들어가는 대략적인 그림. **(a)** 네 가지의 스탈링힘 중에 모세혈관의 정수압과 간질액의 삼투압은 여과에 유리하다. 반면에 간질액의 정수압과 모세혈관의 삼투압은 흡수에 유리하다. **(b)** 스탈링힘의 평균값. 모세혈관의 정수압은 혈액이 모세혈관의 소동맥말단(모세혈관의 정수압은 38 mmHg)으로부터 소정맥말단(모세혈관의 정수압은 16 mmHg)으로 흐를 때 감소한다. 사선은 모세혈관의 정수압 감소를 나타낸다. **(c)** 모세혈관벽을 가로지르는 순 여과압은 화살표로 나타나 있다. 여과는 소동맥말단 근처에서 일어나는 반면, 흡수는 소정맥 말단에서 일어난다.

Q 혈장 단백질의 농도가 증가하면 여과를 증가시키는 데 유리한가 아니면 흡수를 증가시키는 데 유리한가?

삼투압 반투과성 장벽에 의해 서로 다른 농도의 불투과성 용질을 포함한 두 용액이 분리될 때 물은 용질의 농도가 낮은 쪽에서 용질의 농도가 높은 쪽으로 흐르는 경향이 있다는 것을 상기한다. 용액의 삼투압은 용질의 농도를 측정하는 기준으로, 용질의 농도가 증가하면 삼투압은 증가한다. 불투과성 용질의 존재는 삼투압을 발생시켜 용질의 농도가 높은 쪽으로 물을 끌어들이려는 경향이 있다. 불투과성 용질만이 삼투압을 발생하는데 이것은 포도당과 같은 투과성 용질은 일반적으로 모세혈관벽을 통과하여 동일한 농도로 존재하기 때문이다. 혈장 안에 존재하는 중요한 불투과성 용질은 단백질로, 교질(*colloid*)이라고 부른다. 단백질에 의해 발생하는 삼투압을 **교질삼투압(colloid osmotic pressure)**이라 한다.

모세혈관의 삼투압은 혈장 단백질에 의해 발휘되는 삼투력이다. 혈장 단백질은 모세혈관 안으로 물을 끌어들이므로 흡수를 위한 힘을 발휘한다. 정상상태에서 혈장 단백질의 농도는 100 mL당 6~8 g으로, 25 mmHg의 삼투력을 발휘한다(그림 14.19b). 혈액이 모세혈관을 통해 흐를 때 모세혈관 안팎으로 물이 이동하여 모세혈관의 삼투압에 영향을 주기는 하지만, 간단히 이해하기 위해 여기서는 이것을 무시하고 혈장의 삼투압은 혈액이 모세혈관의 한쪽 끝에서 다른 쪽으로 흐를 때 변하지 않는다고 가정한다.

간질액의 삼투압은 간질액에 존재하는 단백질에 의해 발생하는 삼투력으로, 액체를 모세혈관 밖으로 끌어내어 간질액에 끌어들이는 경향이 있다. 그러나 간질액에는 상대적으로 거의 단백질이 존재하지 않으므로 간질액의 삼투압은 대략 0 mmHg이다.

순 여과압 모세혈관벽을 통과하여 액체가 흐르는 방향은 일정한 부위에서의 여과압과 흡수압의 차이인 **순 여과압(net filtration pressure)**에 의해 결정된다. 네 가지 스탈링힘 중에서 모세혈관의 정수압과 간질액의 삼투압은 여과에 유리한 반면, 간질액의 정수압과 모세혈관의 삼투압은 흡수에 유리하다. 순 여과압(NFP)은 다음과 같이 정의될 수 있다.

$$\text{순 여과압} = \text{여과압} - \text{흡수압} = (P_{CAP} + \pi_{IF}) - (\pi_{CAP} + P_{IF})$$

순 여과압의 부호가 +이면 여과가 일어나고 부호가 −이면 흡수가 일어난다.

스탈링힘 중 모세혈관의 정수압을 제외한 세 가지는 어느 정해진 부위에서 비교적 일정한 반면, 모세혈관의 정수압은 모세혈관의 길이를 따라 변한다. 그러므로 순 여과압도 모세혈관의 길이를 따라 소동맥말단에는 높고, 소정맥말단에서는 낮다. 그림 14.19b는 네 가지 스탈링힘과 모세혈관의 두 지점(소동맥말단과 소정맥말단)에서의 순 여과압을 보여준다. 이 예에서 모세혈관의 정수압은 소동맥말단에서는 38 mmHg이고 소정맥말단에서는 16 mmHg이다. 간질액의 정수압은 1 mmHg, 모세혈관의 삼투압은 25 mmHg, 간질액의 삼투압은 0 mmHg이다. 이러한 수치를 바탕으로 모세혈관의 소동맥말단과 소정맥말단에서 순 여과압을 측정할 수 있다.

$$\text{소동맥말단: 순 여과압} = (P_{CAP} + \pi_{IF}) - (\pi_{CAP} + P_{IF}) = (38 + 0) - (25 + 1) = 12 \text{ mmHg}$$

$$\text{소정맥말단: 순 여과압} = (P_{CAP} + \pi_{IF}) - (\pi_{CAP} + P_{IF}) = (16 + 0) - (25 + 1) = -10 \text{ mmHg}$$

소동맥말단에서 순 여과압은 12 mmHg로 여과에 유리하고, 소정맥말단에서 순 여과압은 −10 mmHg로 흡수에 유리하다. 그러므로 혈액이 모세혈관망으로 들어올 때 액체는 빠져나가지만 모세혈관망의 말단근처에서는 대부분의 액체가 혈액으로 되돌아온다(그림 14.19c). 덩어리 흐름에 의해 혈액을 떠난 모든 액체가 혈액이 모세혈관망을 나가기 전에 되돌아오지는 않는다는 것을 주시하는 것이 중요하다.

표 14.3은 모세혈관벽을 가로질러 액체의 이동을 일으키는 힘을 요약한 것이다.

지식 활용하기

잭은 몇 시간 동안 식사 시중을 들었다. 잭의 발 정맥압은 26 mmHg로 증가하였고 모세혈관의 평균정수압은 32 mmHg로 증가하였다. 모세혈관의 평균정수압이 32 mmHg, 간질액의 정수압이 1 mmHg, 모세혈관 삼투압이 25 mmHg, 간질액의 삼투압이 1 mmHg라 할 때 잭의 발 모세혈관벽에 걸리는 순 여과압은 얼마인가? 이 압력의 결과로 어떤 일이 일어나는가?

모세혈관을 가로지르는 여과와 흡수에 영향을 미치는 요인

액체가 모세혈관벽을 가로질러 여과되거나 흡수되는 속도는 상대적인 스탈링힘의 크기와 순 여과압을 변화시키는 모든 요인에 의해서 영향을 받는다. 모세혈관의 정수압 또는 간질액의 삼투압이 증가하거나, 간질액의 삼투압 또는 모세혈관의 삼투압이 감소하면 여과가 증가하기 쉽다. 물론 그 반대방향으로 변화가 오면 액체흡수율이 증가하기 쉽다.

정상상태에서 모세혈관으로부터 여과되는 총혈액량은 하루 동안 약 20리터에 이르러 총혈장량의 6배가 넘는다. 하루에 약 17리터는 모세혈관으로 흡수되고, 3리터가 순여과되는 양으로 이는 개인의 전혈장량과 대충 비슷하다. 이 양이 매일 혈장으로부터 간질 공간으로 이동한다면 조직이 왜 부종으로 부어오르지 않을까? 혈액량은 왜 감소하지 않을까? 그 답은 3리터의 여과액이 이 장의 뒷부분에서 설명할 **림프계**(*lymphatic system*)에 의해 간질로부터 심장혈관계로 되돌아온다는 것이다.

여과와 흡수의 균형은 어떤 병리적인 상태 또는 심지어 매일 일어나는 사건의 결과로 변할 수 있다. 예를 들어 사람이 일어설 때는 혈액기둥이 하체쪽 소동맥과 정맥의 정수압을 올리기 때문에 모세혈관의 정수압은 하체 부위에서 증가한다. 압력의 증가는 그것이 모세혈관의 소동맥말단에서 일어나든 소정맥말단에서 일어나든 모세혈관의 혈압을 올리려 하여 모세혈관의 정수압을 증가시키고 여과율을 높인다.

조직의 부종을 동반하는 모세혈관의 여과 증가는 일정한 형태의 손상에 반응해 일어나기도 한다. 예를 들어 피부가 베이거나 벗겨졌을 때 그 부위는 몇 분 이내에 부어오른다. 이것은 부분적으로는 모세혈관이 손상된 결과 생기며, 이로 인해 단백질이 풍부한 액체가 새어나올 수 있게 된다. 결국 간질액의 단백질 농도는 올라가고 간질액의 삼투압을 올린다. 게다가 손상된 부위의 어떤 세포는 **히스타민**(*histamine*)이라는 화학물질을 방출하여 단백질에 대한 모세혈관벽의 투과성을 증가시킴으로써 단백질이 간질로 더 많이 새어나온다.

모세혈관으로부터 여과를 증가시키고 부종을 촉진하는 또 다른 신체이상으로는 간, 콩팥, 심장질환 등이 있다. 대부분의 혈장 단

표 14.3 모세혈관벽을 가로지르는 액체의 이동에 영향을 주는 요인들

힘	정의	힘의 방향	근사값
모세혈관 정수압(P_{CAP})	모세혈관 안의 액체에 의해 발휘되는 정수압	여과	16~38 mmHg
간질액 정수압(P_{IF})	모세혈관 바깥쪽 액체에 의해 발휘되는 정수압	흡수	1 mmHg
모세혈관 삼투압(π_{CAP})	혈장 단백질 때문에 나타나는 삼투압	흡수	25 mmHg
간질액 삼투압(π_{IF})	간질액내 단백질 때문에 나타나는 삼투압	여과	0 mmHg
순 여과압(NFP)	여과와 흡수를 위한 압력간 차이	+: 여과 −: 흡수	2 mmHg

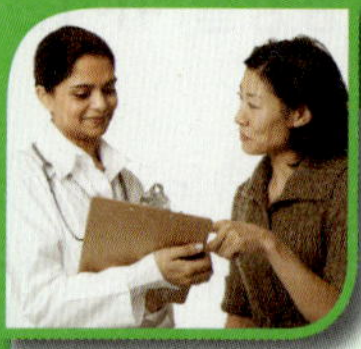

CLINICAL CONNECTIONS

심부전(Heart Failure)

심부전이란 심장이 적절한 심박출량을 유지하지 못하는 상태를 말한다. 때때로 **심근경색**(*myocardial infarction*)이 심부전을 일으키는 이유는 심근세포가 죽어서 심장의 수축력이 약화되기 때문이다. 비정상적인 전기적 전도도 심장을 약하게 할 수 있다.

일단 심장근육이 약화되면 수축력이 감소되어 일회박출량과 심박출량이 줄어든다. 이 현상이 좌심장에서 일어나면 평균동맥압은 떨어지고 정맥압은 올라간다. 심부전이 왜 정맥압을 증가시키는지를 이해하려면 정맥압이 어떻게 신장의 펌프작용에 의해 영향을 받는지를 생각해보아야 한다. 심장이 박출을 멈추었다고 생각해보자. 그러면 혈액이 혈관을 채운 상태에서 혈관벽이 늘어질 것이기 때문에 심장혈관계에는 작은 압력(수 mmHg)만이 존재할 것이다. 게다가 이 압력은 동맥, 정맥, 그 밖의 모든 곳에서 동일하므로 혈류가 전혀 일어나지 않는다. 이제 심장이 갑자기 펌프작용을 재개했다고 생각해보자. 이렇게 되면 심장은 동맥으로 혈액을 밀어내고 총혈액량 중 일정분획이 정맥으로부터 동맥으로 효과적으로 이동한다. 이런 혈액의 이동은 그림 (a)에서와 같이 평균동맥압을 높이고 정맥압을 낮춘다. 그림 (a)에서 펌프작용은 화살표에서 재개된다.

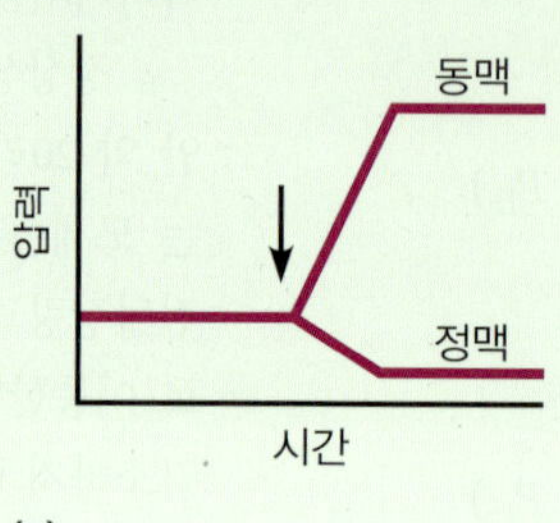

(a)

동맥은 정맥보다 신전성이 낮기 때문에 동맥압의 증가는 정맥압의 감소보다 폭이 크다. 심부전에서는 심장이 혈액을 제대로 박출하지 못하여 총혈액량의 일부분이 동맥으로부터 정맥으로 이동한다. 따라서 그림 (b)의 화살표에서와 같이 동맥압은 감소하고 정맥압은 올라간다.

어느 쪽 심장이 부전이냐에 따라서 체정맥의 압력이나 폐정맥의 압력이 증가할 수 있다. **좌심실부전**(*left-sided failure*)은 폐정맥이 심장의 왼쪽으로 혈액을 실어 나르기 때문에 폐정맥내 압력을 올린다. 이와는 대조적으로 **우심실부전**(*right-sided failure*)은 대정맥과 기타 체정맥의 압력증가를 일으킨다.

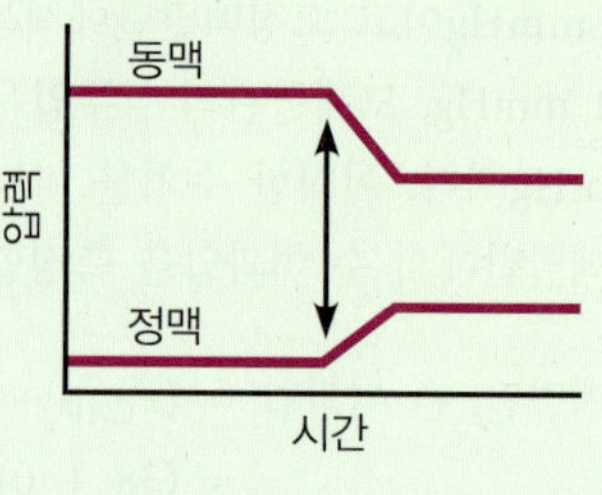

(b)

심부전의 징후인 부종은 정맥압이 증가하여 나타난 결과다. 정맥압이 증가하면 압력의 증가가 모세혈관과 같은 혈관으로 전달된다. 좌심실부전일 때 폐모세혈관의 압력이 증가하기 때문에 부종은 폐에서 일어난다. 우심실부전일 때 체모세혈관의 압력이 증가하기 때문에 부종은 체조직에서 일어난다. 부종이 일어나면 이러한 상태를 **충혈성 심부전**(*congestive heart failure*)이라 한다.

비판적 사고력 문제

1. 심부전이란? 그 원인은 무엇인가?
2. 심부전과 정맥압의 관계를 설명하라.
3. 좌, 우심장이 어떻게 심부전의 형태 차이에 영향을 주는가?

백질은 간에서 생산되기 때문에 간이 손상되면 혈장 단백질 농도가 감소할 수 있어 혈장삼투압을 낮춘다. 어떤 형태의 콩팥손상은 과량의 물(그리고 용질)을 요로 배출하는 콩팥의 기능을 방해하여 체내에 과량의 액체가 축적된다. 결과적으로 혈액량은 증가하고 혈압은 심장혈관계 전체에서 올라간다. 이렇게 혈압이 증가하면 모세혈관의 정수압이 올라가고 여과가 증가한다. 콩팥이 손상되면 상당한 양의 혈장 단백질이 요로 배출될 수 있다. (정상적으로는 무시해도 좋을 만큼의 단백질만이 요로 배설된다.) 이렇게 단백질이 소실되면 혈장의 삼투압이 떨어져 모세혈관 여과가 증가한다. 심장의 손상은 폐 안에 액체가 축적되는 폐부종을 일으킬 수 있다(**Clinical Connections: 심부전**을 보라).

소정맥

모세혈관이 합쳐져 소정맥이라는 혈관을 이룬다. 소정맥은 직경이 평균 약 20 μm로 소동맥보다 약간 작지만 그 벽은 소동맥보다 훨씬 얇고 평활근을 거의 포함하고 있지 않다(그림 14.6). 실제로 작은 소정맥일수록 구멍이 나 있는 내피가 단일층을 이루어 혈액과 간질 사이의 교환을 허용한다는 점에서 소동맥보다는 모세혈관과 닮아 있다. 그러므로 혈액과 간질 사이의 교환은 모세혈관과 작은 소정맥에서 일어난다.

퀵 테스트 14.4

1. 유공모세혈관은 연속모세혈관과 어떻게 다른가?
2. 다음 변화 중 모세혈관으로부터 액체가 여과되는 속도를 증가시키는 것은 무엇인가? 혈장내 삼투압의 감소, 간질액의 삼투압 감소, 정맥압의 증가, 혈장 단백질 농도의 증가.

14.6 정맥

소정맥은 합쳐져 더 큰 정맥을 형성한다. 정맥은 대충 동맥과 직경이 같지만 벽의 두께는 약 1/2이다. 전형적인 정맥은 내경이 5 mm이지만 벽의 두께는 0.5 mm에 불과하다. 가장 큰 정맥인 대정맥(30 mm)은 대동맥(12.5 mm)보다 직경이 훨씬 크지만, 벽의 두께는 2 mm인 대동맥에 비교하여 1.5 mm에 불과하다. 정맥벽이 상대적으로 얇은 것은 정맥내 혈압이 동맥보다 상당히 낮다는 사실을 반영한다. 정맥벽은 평활근과 탄성결합조직, 섬유성 결합조직 등을 포함한다는 점에서 동맥벽과 비슷하다(그림 14.6).

체내의 다른 혈관과는 달리 정맥은 단방향 판막을 갖고 있어 혈액이 심장쪽으로는 흐를 수 있게 하지만 기관과 조직 쪽으로는 역류하지 못하도록 한다(그림 14.5). 이 판막은 흉강의 바깥쪽에 위치하는 정맥(말초정맥, *peripheral vein*)에는 존재하지만 흉강의 안쪽에 위치하는 정맥(중심정맥, *central vein*)과 중추신경계에는 존재하지 않는다.

정맥: 혈액저장고

압력저장고로 기능을 하는 동맥과 달리 정맥은 **혈액저장고**(*volume reservoir*)로 기능하는데, 이는 혈관의 신전성과도 연관이 있는 특성이다. 정맥은 벽이 얇고 쉽게 신장되기 때문에 신전성이 크다. 즉 정맥 내의 비교적 작은 압력의 증가가 상대적으로 큰 팽창(부피 증가)을 일으킨다. 달리 말하자면 정맥은 작은 혈압의 증가에 반응하여 혈액량이 크게 증가하도록 조절할 수 있으므로 혈액을 저장하는 데 적절하다. 정맥의 신전성이 높은 결과 일정한 압력에서 정맥이 동맥보다 더 많은 혈액량을 수용할 수 있다(**그림 14.20**). 사실 인체에서 정맥내 압력은 동맥내 압력보다 훨씬 낮지만 정맥이 동맥보다 실질상 더 많은 혈액량을 포함한다(**그림 14.21**). 안정상태에서 총혈액량의 약 60%가 체정맥 안에 들어 있다. 좀 더 활동적인 상태에서는 이 혈액이 순환 중 동맥 쪽으로 이동할 수 있다. 그러므로 정맥은 쉽게 이용할 수 있는 혈액예비고 또는 혈액저장고다. 혈액은 다음에 설명할 정맥환류를 증가시켜 이동한다.

정맥압과 정맥환류에 영향을 미치는 요인

정맥압은 간접적이기는 하지만 평균동맥압에 중요한 영향을 끼치므로 모든 체기관으로 가는 혈류에 영향을 미친다. 정맥환류를 일으키는 원동력은 말초정맥과 우심방 사이의 압력기울기로 대략 15 mmHg 정도다. 그러므로 정맥압의 증가는 정맥환류를 높이고 이어 이완기말 용적, 일회박출량, 심박출량 등을 증가시켜 결국 평균동맥압을 증가시킨다.

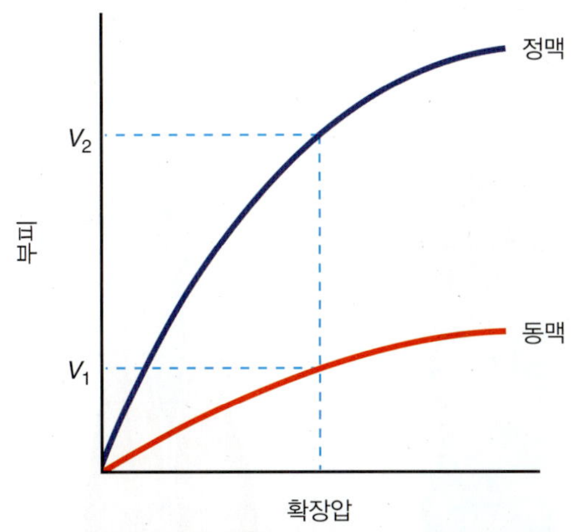

그림 14.20 동맥과 정맥 내에 수용된 혈액량이 그 혈관내 압력에 따라 어떻게 변하는지를 나타낸 곡선. 두 곡선의 비교는 정해진 압력에서 정맥(V_2)이 동맥(V_1)보다 더 많은 혈액을 수용하고 있다는 것을 보여준다.

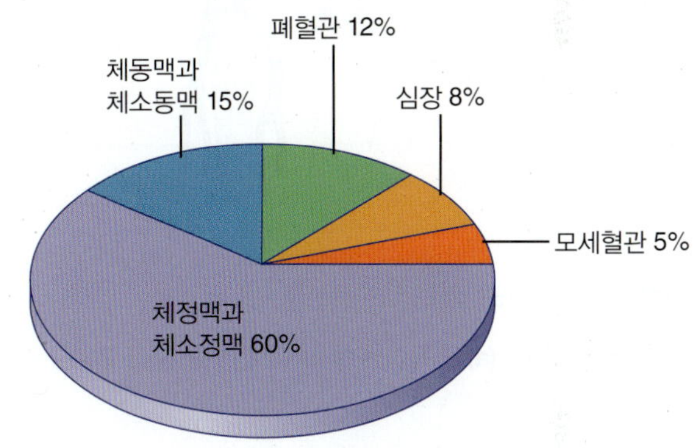

그림 14.21 심장혈관계의 혈액량 분포. %는 총혈액량에 대한 비율을 나타낸다.

이번 절에서 우리는 정맥압에 영향을 미침으로써 기관으로 가는 혈류에 간접적으로 영향을 주는 다음과 같은 네 가지 요인, 즉 골격근펌프, 호흡펌프, 혈액량, 정맥운동성 긴장도 등에 관해 조사하고자 한다.

골격근펌프

우리는 말초정맥이 단방향 판막을 갖고 있어 혈액이 심장 쪽으로 흐르도록 하지만 역류는 방지한다는 것을 살펴보았다. 골격근은 수축할 때 그 사이를 흐르는 정맥을 눌러 정맥내 혈액의 압력을 올린다. 이렇게 압력이 증가하면 더 많은 원위부 판막은 닫혀 혈액의 역류를 방지하고, 더 많은 기부 판막은 열려 혈액이 심장 쪽으로 흐르도록 한다(**그림 14.22a**). 근육이 이완하여 혈압이 떨어지면 감소된 압력으로 인해 원위부 판막이 열려 혈액이 이전에 눌린 정맥 안으로 흐를 수 있게 한다. 또한 기부 판막이 닫혀 혈액이 심장 쪽으로부터 역류하지 못하게 한다(그림 14.22b). 근육이 교대로 수축과 이완을 함

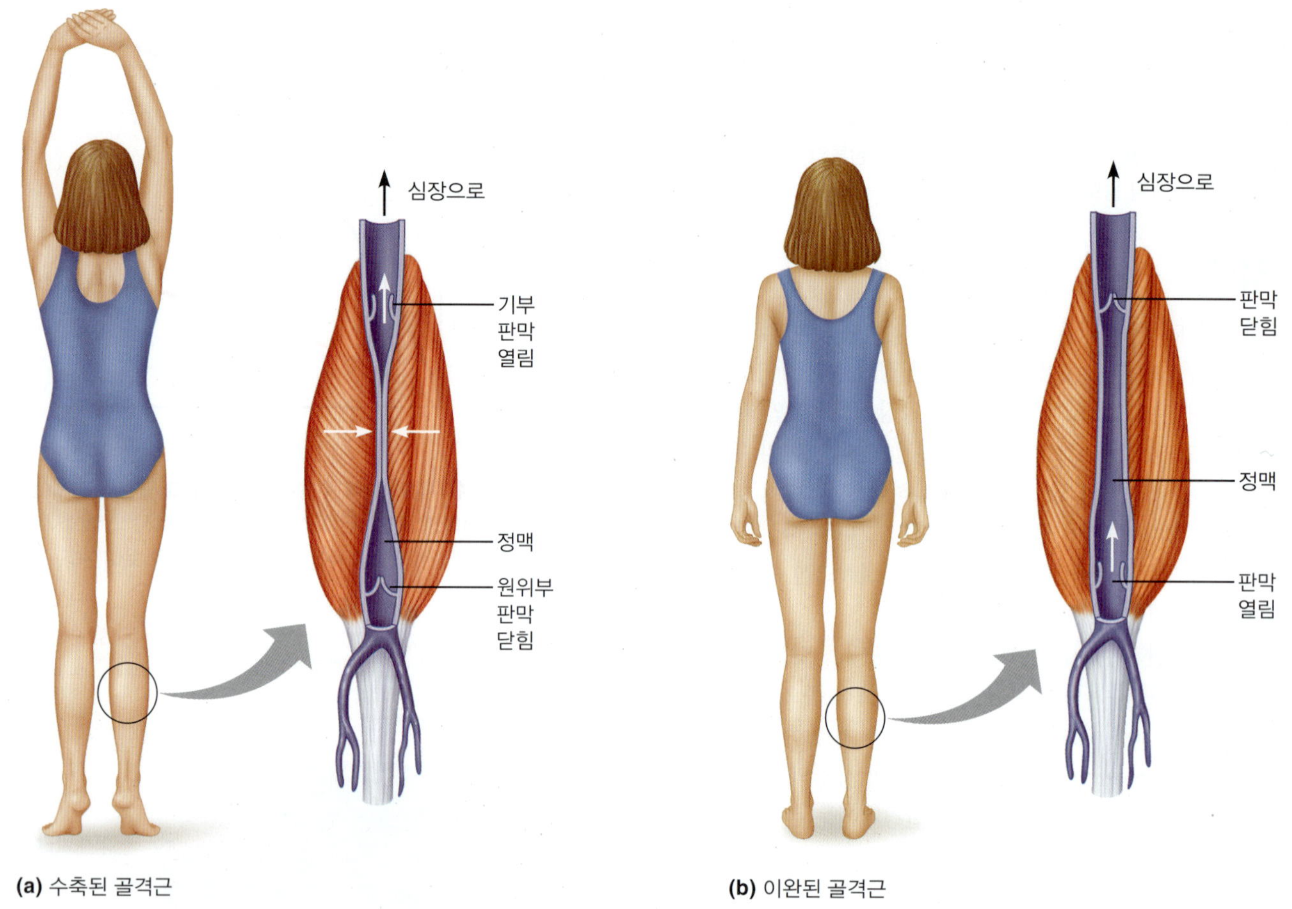

그림 14.22 골격근펌프. (a) 근육이 수축할 때 정맥을 눌러 혈액을 심장 쪽으로 보낸다. **(b)** 근육이 이완할 때 정맥 안의 단방향 판막이 닫혀 역류가 억제된다.

으로써 심장으로 혈액을 밀어 보내는 데 도움을 주는 "펌프"로 작용한다. 이런 이유로 규칙적인 근육수축이 수반되는 걷기나 달리기와 같은 운동은 정맥환류, 일회박출량, 심박출량의 증가를 촉진한다.

호흡펌프

운동이 골격근펌프의 작용을 통해 혈액이 심장으로 되돌아오는데 도움을 주는 것처럼, 운동 중 일어나는 격렬한 호흡운동도 혈액을 심장으로 이동시키는 데 도움을 준다. 정맥환류에 대한 호흡운동의 효과를 **호흡펌프**(*respiratory pump*)라 한다.

호흡펌프는 다음과 같은 방법으로 작동한다. 즉 우리가 공기를 들이마실 때 횡격막은 아래쪽으로 당겨지고 흉곽은 확장되어 흉강내 압력이 낮아지고 복강내 압력은 올라간다. 이 작용은 복정맥으로부터 흉강 안에 위치한 중심정맥으로 혈액의 이동을 촉진하는 압력기울기를 만들어 심장 쪽으로 가는 혈류를 증가시킨다. 우리가 공기를 내쉴 때 흉압은 올라가고 복압은 떨어진다. 이렇게 해서 만들어진 압력기울기는 혈액이 중심정맥으로부터 복정맥으로 거꾸로 이동하는 데 유리하지만 이 역류는 복정맥의 판막이 폐쇄됨으로써 방지된다. 대신에 흉압의 증가는 혈액을 중심정맥으로부터 심장으로 밀어 올리도록 하여 정맥환류와 심박출량의 증가를 촉진시킨다.

혈액량

신체의 총혈액량은 정맥압에 영향을 줌으로써 평균동맥압에 중요한 영향을 끼친다. 혈액량과 정맥압 사이의 관계는 간단하다. 즉 혈액량이 증가하면 정맥압이 상승하고, 혈액량이 감소하면 정맥압이 떨어진다. 출혈이나 탈수, 또는 다른 어떤 이유로든 혈액량이 감소하면 정맥압이 떨어지며, 정맥환류 및 이완기말 용적도 마찬가지다. 결과적으로 심박출량이 떨어지면 평균동맥압의 감소를 일으킨다. 역으로 혈액량의 증가는 반대효과를 나타내어 평균동맥압을 증가시키기 쉽다.

동맥압은 혈액량에 의해 크게 영향을 받기 때문에 혈액량의 조절은 혈압조절에 있어 중요한 부분이다. 혈액량의 감소는 콩팥에서 요로 배설되는 물의 양을 감소시키도록 작용하는 반사 기작을 활성화하는데, 이것은 체내에 물을 보존하여 혈액량과 정맥환류를 유지시킨다. 이와 동시에 뇌의 갈증중추가 활성화되면 사람은 물을 마시게 된다. 위장관을 통한 액체의 흡수는 손실된 혈액량을 회복하는데 도움을 주어 적절한 정맥압을 유지시킨다. 혈액량을 조절하는 이 반사 기작은 일반적으로 내분비계를 포함하며, 비교적 서서히 작동하여 장기간(수 시간 또는 수 일)에 걸쳐 혈압을 조절한다. (콩팥에 의한 혈압의 장기적 조절은 19장에서 더 상세히 다룰 것이다.)

예를 들어 어떤 형태의 **고혈압(hypertension**; 평균동맥압의 증가)은 적당한 양의 염류와 물을 배설하지 못하는 신부전 때문에 나타나는데, 결국 체내에 과량의 액체가 축적된다. 이 과량의 액체는 혈액량을 증가시키고 평균동맥압을 올린다.

어떤 상황에서는 정맥의 높은 신전성이 정맥에 혈액이 축적되는 정맥내 혈액의 **정맥울혈(venous pooling)**를 일으켜 사실상 심장의 펌프작용에 해로울 수 있다. 예를 들어 사람이 일어설 때 중력은 하체의 정맥에 있는 혈액에 가하는 압력을 증가시켜 하체 정맥들을 팽창시키고 이들 정맥 내의 혈액량을 증가시킬 수 있다. 이러한 정맥내 혈액의 울혈은 정맥환류를 감소시키기 때문에 심장의 펌프작용에 해로운데, 이 경우 정맥으로 들어온 혈액의 대부분이 심장으로 되돌아가지 않고 정맥 내에 남아 있다. 그러므로 정맥내 혈액의 울혈이 발생하면 혈액량의 감소가 발생하는 경우와 마찬가지로 동맥압(arterial pressure)이 감소한다.

일어설 때 평균동맥압이 감소(기립성 저혈압, *orthostatic hypotension*)하면 뇌로 가는 혈류의 감소 때문에 어지러움을 느낄 수도 있지만 정상상태에서는 보통 반사 기작이 빠르게 보상한다. 탈수나 심부전과 같은 악화 요인이 존재하면 사람이 일어설 때 기절할 수도 있다. 이런 경우 일단 쓰러지면 다리의 정맥에 고여 있던 혈액이 중심정맥을 향하여 이동하기 때문에 기절하는 것이 사실상 이롭게 된다. 이렇게 되면 정맥환류가 증가하고 심박출량과 평균동맥압이 증가하여 혈류가 뇌로 되돌아가는 것을 돕는다.

정맥운동성 긴장도

정맥벽의 평활근은 자율신경으로부터 받는 입력과 특정한 화학물질에 반응하여 수축하거나 이완한다. 특히 정맥의 평활근은 α 아드레날린성 수용체를 포함하고 있어 교감신경계의 활동은 수축작용의 증가를 일으켜 결국 **정맥운동성 긴장도(venomotor tone)**라는 장력의 상승을 이끌어낸다.

정맥운동성 긴장도의 증가는 다음과 같은 두 가지 효과를 나타내는데, (1) 정맥이 수축하면 정맥압이 올라가고 혈액이 심장 쪽으로 이동하여 일회박출량을 잠깐 증가시킨다. (2) 벽의 장력이 증가하면 정맥의 신전성이 떨어져 정맥압이 상승하고 일회박출량이 지속적으로 증가한다. 그러므로 정맥운동성 긴장도의 변화는 동맥압을 조절하는 반사의 중요한 구성요소다. 예를 들어 혈액손실의 결과 동맥압이 떨어지면 교감뉴런의 활동이 증가하여 동맥압을 올리도록 작용한다.

그림 14.23은 세 가지 요인이 정맥압에 영향을 미치는 방법을 요약한 것이다. 이 표는 근육펌프의 활동, 호흡펌프의 활동, 혈액량, 정맥운동성 긴장도 등의 증가가 모두 정맥압을 올리도록 작용하므로 평균동맥압을 상승시키는 경향이 있다는 것을 설명한다.

퀵 테스트 14.5

1. 정맥압의 증가는 심박출량을 증가시키는가 아니면 감소시키는가? 설명하라.
2. 동맥과 정맥의 신전성을 비교하고 그 기능적 중요성을 설명하라.

14.7 림프계

대략 3리터의 액체가 매일매일 모세혈관으로부터 새어 나가기는 하지만 이 액체가 온몸을 따라 구석구석까지 흐르는 관의 연결망인 **림프계(lymphatic system)**로 들어가기 때문에 조직은 정상적으로는 부어오르지 않는다(**그림 14.24**). 일단 액체가 림프계 안으로 들어오면 관을 통해 운반되어 결국 심장혈관계로 되돌아간다. 림프계는 심장혈관계의 소리 없는 파트너의 일종인데 이는 림프계를 통해 지속적으로 이동하는 이 액체(**림프, lymph**)가 약간 노란 빛을 띨 뿐 투

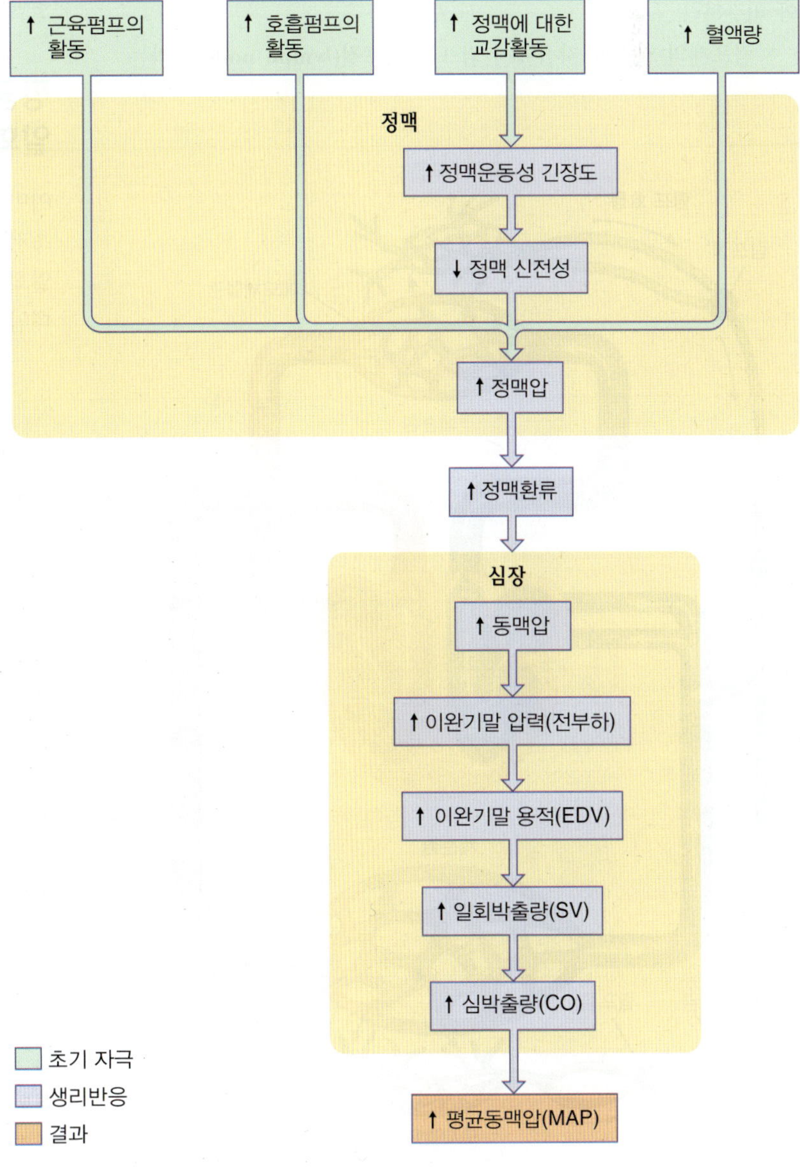

그림 14.23 정맥압과 평균동맥압에 영향을 주는 요인들.

명하므로 흔히 주의를 끌지 못하기 때문이다. 무릎이 약간 벗겨져 투명한 액체가 새어나오는 것을 보았다면 그것은 대개 림프다.

림프는 작고 끝이 닫혀있는 관, 즉 **모세림프관(lymphatic capillary)**에 의해 림프계로 들어간다. 이 모세림프관의 벽에는 큰 구멍이 나 있어 물, 작은 용질, 심지어 단백질과 큰 입자 등이 통과할 수 있다. 결과적으로 "보통" 모세혈관으로부터 일정하게 새어나오는 액체는 무엇이든 간질로부터 림프계로 쉽게 이동할 수 있다. 림프는 모세림프관으로부터 **림프정맥(lymphatic vein)**이라는 일련의 연속적인 커다란 관을 통해 이동하여 결국 우림프관(*right lymphatic duct*)과 가슴관(*thoracic duct*) 중의 하나에 도달한 후 목정맥 근처의 혈류로 흘러들어간다. 이런 방법으로 여과된 림프는 심장혈관계로 되돌아온다. 모세림프관과 림프정맥은 판막을 가지고 있어 림프가 모세림프관으로 들어가고 림프정맥을 통해 한 방향으로만 이동하여 우림프관과 가슴관 쪽으로 갈 수 있게 한다. 림프정맥을 통해 우림프관과 가슴관으로 흐르는 림프는 "보통" 정맥을 통해 흐르는 혈류와 비슷하다.

림프계의 일정한 지점에서 림프는 **림프절(lymph node)**이라는 구조를 통과한다. 림프 안에 존재할 수 있는 입자는 박테리아나 그 외 다른 외부물질을 포함해 무엇이든 림프절에서 여과되어 나와서 **대식세포(macrophage)**라는 식세포에 의해 제거된다. 림프구나 면역계의 그 외 다른 세포도 또한 림프절에 모이고, 이에 따라 림프절은 면역반응에 절대 필요한 세포의 상호작용이 일어나는 중요한 부위가 된다(23장).

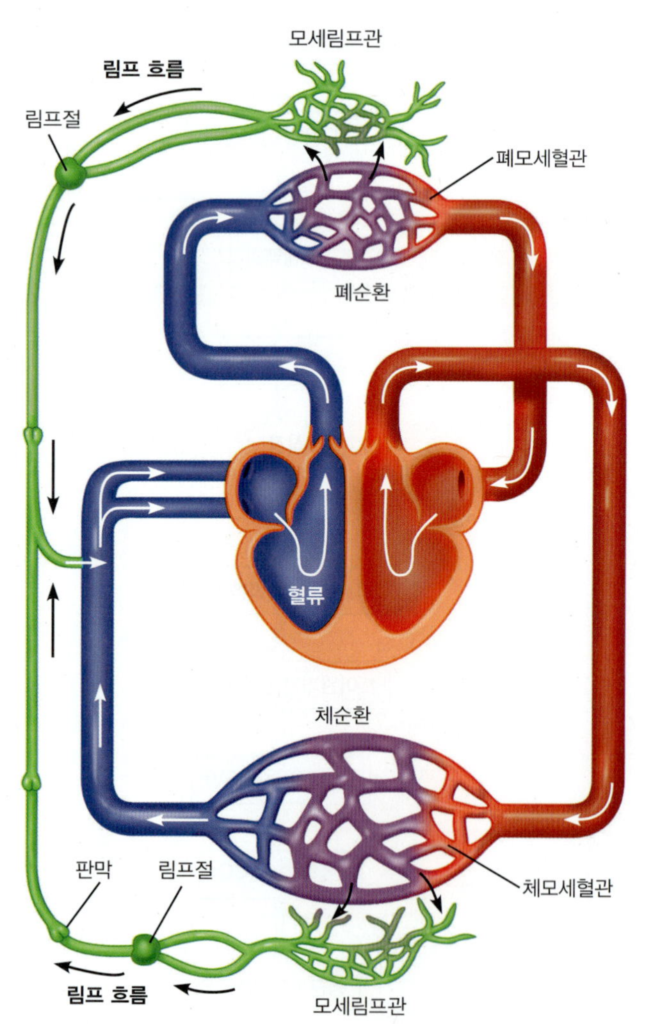

그림 14.24 림프계.

14.8 평균동맥압과 조절

우리는 두 가지 요인, 즉 평균동맥압과 기관의 저항이 기관으로 가는 혈류에 영향을 미친다는 것을 살펴보았다. 평균동맥압이 체순환에서 모든 기관으로 가는 혈류에 영향을 준다고 가정하면, 각 기관의 요구에 따라 혈류를 맞추기 위해서 왜 심장혈관계가 적절한 평균동맥압을 유지할 필요가 있는지 분명해진다. 평균동맥압의 감소는 모든 체기관으로 가는 혈류를 떨어뜨릴 수 있다. 이제 평균동맥압과 평균동맥압의 조절을 결정하는 인자를 조사하기로 한다.

평균동맥압의 결정인자: 심장박동수, 일회박출량, 총말초저항

이미 흐름의 법칙을 변형한 식에서 평균동맥압 = 심박출량 × 총말초저항이라는 것을 살펴보았다. 13장에서 심박출량은 심장박동수와 일회박출량에 의해 결정된다는 것을 상기하여 이 용어들을 위 식에 대입하면 다음과 같다.

$$\text{평균동맥압} = \text{심장박동수} \times \text{일회박출량} \times \text{총말초저항}$$

그러므로 평균동맥압은 전적으로 다음과 같은 세 가지 요인에 의해 결정된다. (1) 심장박동수, (2) 일회박출량, (3) 총말초저항.

위의 식은 평균동맥압은 심장박동수 또는 일회박출량의 증가(심박출량을 증가시키는 경향을 보임), 또는 총말초저항의 증가에 따라 상승되어야 한다는 것을 나타낸다. 우리는 심박출량이나 총말초저항의 증가가 왜 평균동맥압을 상승시켜야 하는지 그림 14.25를 자세히 봄으로써 직관적으로 이해할 수 있다. **그림 14.25**는 서로 다른 상황에서 대동맥을 출입하는 혈류(폭이 넓은 화살표)를 나타낸다. 총말초저항은 혈액이 대동맥으로부터 흘러나갈 때 대동맥 원위부 말단이 수축되는 것으로 개략 나타난다.

평균동맥압이 안정되어 있을 때(그림 14.25a) 혈액이 대동맥으로부터 유출되는 속도와 같은 속도로 혈액이 대동맥 안으로 유입되므로 대동맥내 혈액량은 변하지 않는다. 대동맥으로 들어오는 혈류량은 심박출량이므로 이런 상태에서 대동맥으로부터 나가는 혈류량은 심박출량과 동일하다. (그림 14.25에서의 혈류는 여러 심장주기에 걸쳐 흐르는 혈류의 **평균**을 나타낸 것이다. 단일 심장주기 동안 대동맥을 출입하는 혈류는 대동맥압이 상하주기를 이루는 동안 서로 다르다; 그림 13.18을 보라.)

그림 14.25b는 심박출량이 갑자기 증가하면(심장박동수와, 또는

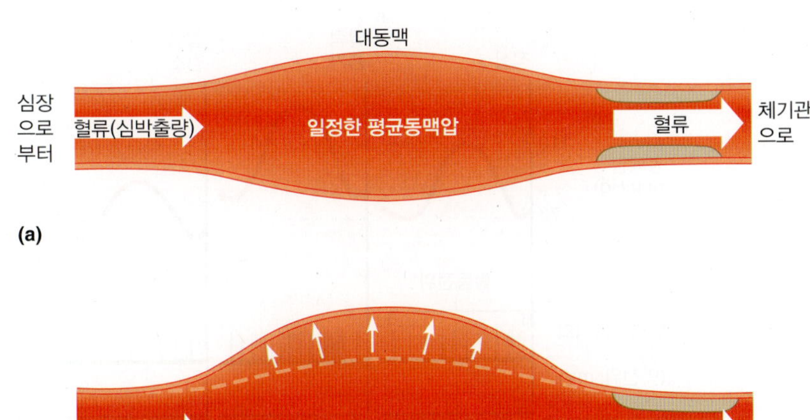

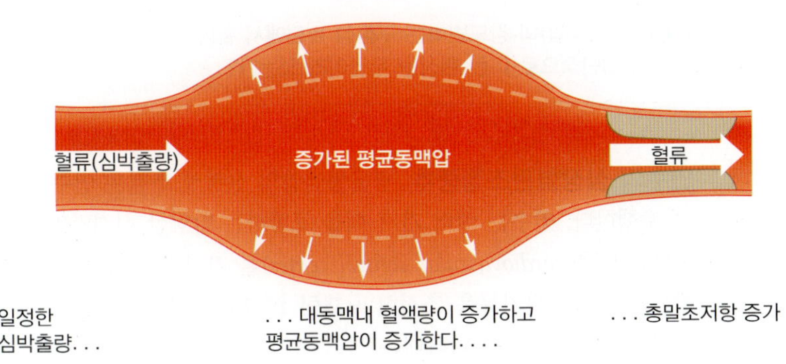

그림 14.25 심박출량의 증가와 총말초저항이 평균동맥압을 증가시키는 방법. (a) 심박출량과 총말초저항이 일정한 상태에서 일정한 평균동맥압. **(b)** 심박출량의 증가에 따른 평균동맥압의 증가. **(c)** 총말초저항의 증가에 따른 평균동맥압의 증가.

일회박출량의 증가에 기인) 총말초저항이 일정한 채로 유지될 때 평균동맥압이 어떻게 변화하는지를 보여준다. 이 상태에서 혈액은 유출될 때보다 더 빨리 대동맥으로 유입되어 대동맥내 혈액량은 증가하고 혈관은 팽창한다. 혈관의 팽창으로 대동맥벽이 늘어나면 대동맥벽이 안쪽에 있는 혈액을 향하여 큰 힘을 가하고 이에 따라 혈액의 압력이 올라간다. 그러므로 심장박동수나 일회박출량이 증가하면 평균동맥압이 상승한다. (심박출량이 상승된 채로 유지되면 올라간 대동맥압이 대동맥으로부터 나가는 혈류 유출을 증가시킨다. 결국 평균동맥압은 안정된 수준에 이르며 대동맥 안팎으로 흐르는 혈류속도는 동일해진다.)

그림 14.25c는 총말초저항의 갑작스런 증가가 일어나는 반면, 심박출량은 일정하게 유지될 때 평균동맥압이 어떻게 변화하는지를 보여준다. 총말초저항이 증가하면 대동맥으로부터 나가는 혈류가 감소하여 유입되는 혈류가 유출되는 혈류보다 더 빨라지고 평균동맥압은 올라간다.

이제 신체가 어떻게 심장박동수, 일회박출량, 심박출량을 조절하여 평균동맥압을 조절하는지 자세히 알아보기로 한다.

평균동맥압의 조절

평균동맥압의 조절은 외인성 조절 기작, 즉 신경계와 내분비계에 의하여 조직과 기관을 조절하는 기작에 의해 이루어진다. 이 절에서는 수 초에서 수 분에 걸쳐 일어나는 동맥압의 **단기적 조절**(*short-term regulation*)을 이해하는 데 집중하기로 한다. 동맥압의 **장기적 조절**(*long-term regulation*)은 콩팥에 의한 혈액량 조절 과정이 포함되고 수 분에서 수 일에 걸쳐 일어나는데, 이 장에서는 간단하게 다루고 19장에서 더 충분히 설명할 것이다.

단기적 조절과 장기적 조절이 어떻게 함께 작용하는지 알아보기 위하여 다음과 같은 예를 생각해보자. 사람이 혈액을 잃으면 결과적으로 혈액량의 감소로 인해 정맥압이 떨어져 정맥환류, 이완기말 용적, 심박출량의 감소가 발생하고 결국 평균동맥압이 감소한다. 다음에 알아보겠지만 일반적으로 이렇게 동맥압이 떨어지면 여러 신경반응과 호르몬반응이 일어나 수 초 이내에 동맥압을 다시 정상수준으로 올려놓는다. 이와 동시에 동맥압의 하강은 또한 콩팥에서 요 배설 속도를 감소시켜 신체가 물을 보존함으로써 혈액량을 유지하도록 돕는다. 이와 대조적으로 사람이 과량의 액체를 마셨을 때 혈액량과 평균동맥압은 정상보다 올라간다. 이러한 동맥압의 상승은 신속하게 동맥압을 떨어뜨리도록 작용하는 신경반응과 호르몬반응을 일으켜 동맥압을 정상수준 가까이로 되돌려 놓는다. 이와 동시에 동맥압이 상승하면 콩팥에서 요 배설 속도가 증가하여 신체가 과량의 물을 제거함으로써 혈액량을 정상으로 되돌려 놓는다.

평균동맥압의 신경성 조절

안정상태에서 외인성 조절 기작은 평균동맥압을 일정한 수준으로 유지하도록 작동한다. 어떤 이유로 평균동맥압이 떨어지면 조절반응이 "속도를 갑자기 올려" 다시 정상수준으로 되돌려 놓으며, 평균동맥압이 올라가면 조절반응이 작동하여 다시 정상수준으로 내린다. 그러므로 평균동맥압은 **음성피드백조절**(*negative feedback control*)에 의해 조절되는 **조절변수**(*regulated variable*)다. 1장에서 보았듯이 감지기(*sensor*)는 음성피드백조절을 포함하는 모든 기작에서 조절변수를 감시한다. 평균동맥압을 감시하는 감지기를 **동맥 압력수용기**(*arterial baroreceptor*)라 한다.

동맥 압력수용기: 평균동맥압의 감지기 압력수용기(**barorecep-**

tor)는 혈관과 심장에 있는 단일 형태의 감각수용기 뉴런을 가리키는 일반적인 용어로, 심장혈관계내 압력의 변화에 반응한다. [기압계(*barometer*)는 대기압을 측정하는 기구라는 것을 상기한다.]

동맥 압력수용기는 다음 두 부위에서 찾아볼 수 있는데, 하나는 **대동맥궁**(*aortic arch*)으로 대동맥이 심장으로부터 나오는 곳에 가깝게 위치한 대동맥의 구부러진 부위이고, 또 하나는 **경동맥**(*carotid artery*)의 **경동맥동**(*carotid sinus*)으로 목 부위에 위치한다(**그림 14.26**). 그러므로 동맥 압력수용기는 **동대동맥 압력수용기**(*sinoaortic baroreceptor*)라고도 한다. 이 압력수용기는 매우 적절한 위치에 있는데, 그 이유는 대동맥내 압력은 체순환의 모든 기관으로 가는 혈류에 영향을 미치고 경동맥내 압력은 혈액공급의 감소에 대단히 민감한 뇌로 가는 혈류에 영향을 미치기 때문이다.

동맥 압력수용기는 동맥내 압력이 변화하는 동안 일어나는 동맥의 신장에 특이적으로 반응한다. 동맥 압력수용기의 감각말단은 대동맥과 경동맥동의 벽에 박혀 있다. 동맥압[더 정확히는 **확장압**(*distending pressure*)]이 올라갈 때 동맥이 팽창하여 동맥벽과 그 안에 있는 압력수용기의 감각말단을 신장시킴으로써 탈분극을 유도한다. 탈분극이 활동전위를 일으키면 압력수용기의 축삭을 따라 중추신경계로 전도된다. 압력의 증가는 감각말단을 더 크게 신장시키고 더 큰 탈분극을 만들어 활동전위의 빈도를 증가시킨다(**그림 14.27**).

동맥 압력수용기는 평균동맥압을 조절하는 데 중요한데 이는 압력수용기가 중추신경계로 압력 정보를 중계하면 중추신경계가 심장과 혈관으로 뻗어 있는 자율뉴런을 통해 심장혈관기능을 통제하기 때문이다. 평균동맥압이 변할 때 자율뉴런의 활동이 변하고, 이에 반응하여 심장과 혈관기능이 변화한다. 신경계로 들어가는 압력수용기의 입력은 또한 심장과 혈관을 표적으로 하는 여러 호르몬의 분비 변화를 일으키기도 한다.

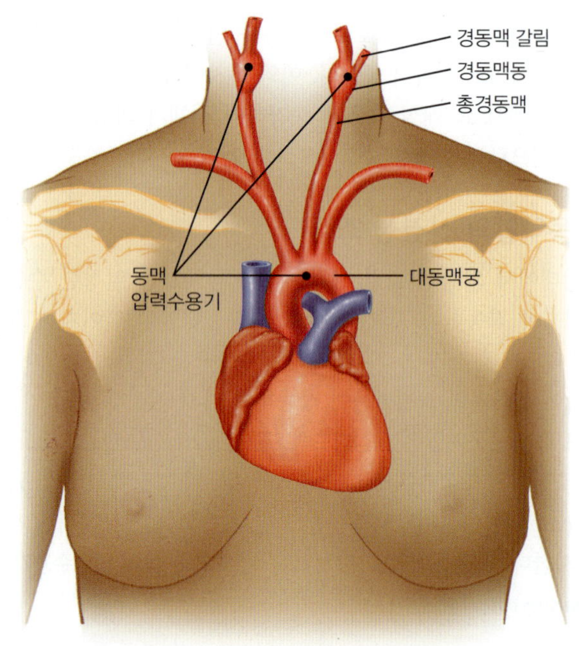

그림 14.26 동맥의 압력수용기.

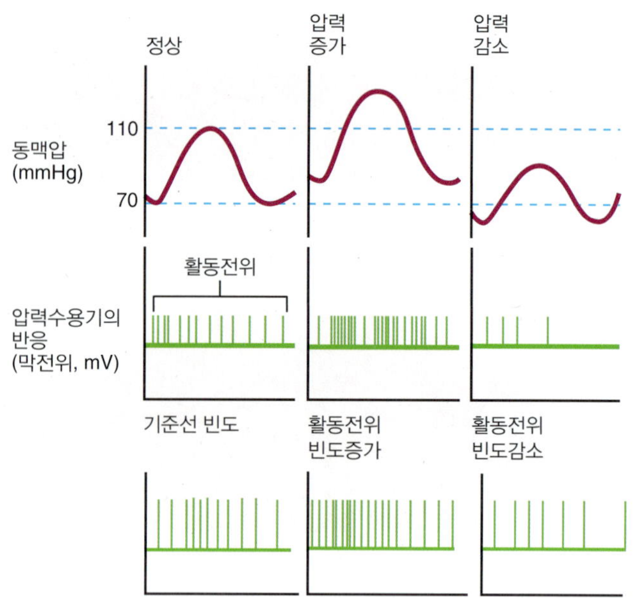

그림 14.27 동맥압의 변화에 따른 동맥 압력수용기의 반응. 위 그림은 동맥압파를 나타내고 아래 그림의 세로선은 경동맥동의 압력수용기에서 기록한 활동전위를 나타낸다.

Q 자극(동맥압)의 강도변화는 구심성 뉴런에서 활동전위의 변화를 일으킨다. 일반적으로 이런 현상을 무엇이라 하는가?

연수의 심장혈관조절중추 평균동맥압의 신경성 조절은 연수가 주로 수행한다. 연수는 여러 가지 핵을 포함하는 다양한 신경망인 **심장혈관조절중추**(*cardiovascular control center*)를 가지고 있어 서로 다른 상황의 심장혈관기능을 조절한다(**그림 14.28**). 심장혈관조절중추는 심장혈관계의 성능을 나타내는 여러 가지 표지(동맥압과 같은)를 평가하고, 이 성능이 현재 신체의 요구를 만족시키기에 충분한지 아닌지를 결정할 수 있다. 충분하지 않다면 심장혈관조절중추는 자율신경을 통해 효과기로 출력을 보냄으로써 심장혈관계가 적절히 맞추도록 지시한다.

다양한 감각수용기로부터의 정보가 심장혈관조절중추에 전해진다. 이 가운데 으뜸가는 것이 동맥 압력수용기로, 현재의 대동맥궁과 경동맥동의 압력에 대한 정보를 중추에 알린다. 다른 수용기로는 우심방과 큰 체정맥에 있는 정맥압을 감시하는 **저압 압력수용기**(*low-pressure baroreceptor*)[**용적수용기**(*volume receptor*)라고도 함]가 있다. 그리고 뇌와 경동맥에 있는 **화학수용기**(*chemoreceptor*)는 동맥혈액내 산소와 이산화탄소, 수소이온의 농도를 감시한다. (이런 수용기의 기능은 간략히 설명될 것이다.) 골격근과 관절의 자기수용기는 몸의 움직임과 자세를 감지하며, 내장에 있는 다양한 형태의 수용기들도 입력을 제공한다. 이 수용기들은 운동 중 일어나는 심장혈관반응에 있어 중요하다.

심장혈관조절중추는 감각수용기뿐 아니라 대뇌피질과 시상하부와 같은 고위 뇌영역으로부터도 입력을 받는다. 시상하부는 심장혈관계의 투쟁-도주반응을 조정하는 데 있어 중요하며, 또한 체온의

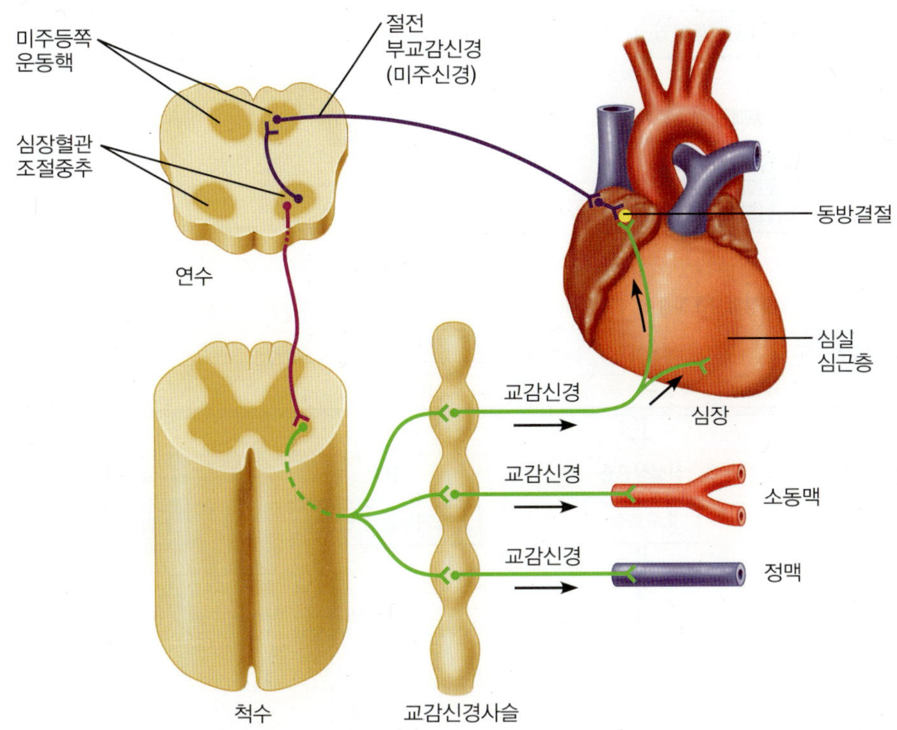

그림 14.28 심장혈관계의 기능조절에 있어서의 주요 신경 경로.

Q 교감신경사슬은 중추신경계와 말초신경계 중 어디에 속하는가?

변화에 반응하여 피부혈관의 저항을 조절한다. 이런 저항의 변화는 피부를 통한 혈류를 조절하여 체열 손실률을 조절하도록 돕고, 평균동맥압을 변화시킨다. 대뇌피질이 심장혈관기능에 미치는 영향이 정확히 어떤 것인지는 충분히 알려져 있지 않지만 이 작용은 광범위할 것이라 여겨진다. 대뇌피질은 통증과 감정상태(흔히 불안감을 수반하는 혈압상승과 같은)에 반응하거나 운동시 나타나는 심장혈관 변화와 관련이 있다. 대뇌피질은 또한 그 감각입력에 대한 심장혈관조절중추의 반응을 조절함으로써 심장혈관기능에 관하여 지속적으로 통제를 가한다.

심장혈관 효과기에 대한 자율신경입력 심장혈관조절중추는 위에서 설명한 여러 근원으로부터 받은 정보를 통합하여 심장혈관계에서 어떤 조절을 필요로 하는지를 결정한다. 이런 조절을 위해서 심장혈관조절중추는 자율신경계에 정보를 전하여 심장과 혈관에 대한 교감신경과 부교감신경의 활동수준에 영향을 미친다.

심장혈관계를 지배하는 주요한 자율신경은 다음과 같다(그림 14.28). (1) 동방결절에 분포하는 교감신경과 부교감신경으로 심장박동수를 조절한다. (2) 심실의 심근층에 분포하는 교감신경으로 심실 수축성을 조절한다. (3) 소동맥과 그 외 다른 저항혈관에 분포하는 교감신경으로 혈관의 저항을 조절한다. (4) 정맥에 분포하는 교감신경으로 정맥운동성 긴장도를 조절한다. 심장혈관기능에 영향을 미치는 주요한 신경은 분명히 교감신경(*sympathetic*)이며, 부교감신경 입력은 동방결절(SA node)에만 활동한다.

압력수용기 반사

우리 대부분은 아마도 작용 중인 압력수용기의 효과를 느껴보았을 것이다. 우리는 이미 사람이 일어설 때 현기증을 일으키고 혈압이 떨어질 수 있다는 것을 살펴보았다. 그러나 수 초 이내에 혈압이 거의 정상으로 올라오므로 현기증은 사라진다. 이 현상이 일어나는 이유는 동맥압의 하강이 동맥의 압력수용기에 의해 감지되어 교감신경의 활동 증가를 일으키고 부교감신경의 활동 감소를 일으킴으로써 심박동수, 심근층의 수축성, 혈관의 저항 증가 등을 일으키기 때문이다. 이 일련의 과정을 **압력수용기 반사(barorecepter reflex)**라 한다.

그림 14.29는 평균동맥압의 감소에 반응하여 일어나는 압력수용기 반사를 나타낸 것이다. 혈압하강은 동맥의 압력수용기에 의해 감지되고 이 정보는 심장혈관조절중추로 전달되어 부교감활동의 감소와 교감활동의 증가를 일으켜 보상작용이 일어난다. 동방결절에 대한 부교감활동의 감소와 교감활동의 증가는 동방결절의 활동전위 빈도를 증가시켜 심장박동수를 증가시킨다. 심실의 심근층에 대한 교감활동이 증가하면 심장의 수축력이 증가하여 일회박출량이 증가한다. 정맥에 대한 교감활동의 증가도 또한 정맥환류를 증가시켜 일회박출량을 증가시킨다. 소동맥에 대한 교감활동의 증가는 혈관수축을 일으켜 총말초저항을 증가시킨다. 심장박동수, 일회박출량, 총말초저항의 증가는 모두 평균동맥압을 증가시킨다.

그림 14.30은 출혈로 인한 혈액량의 감소에 따른 압력수용기의

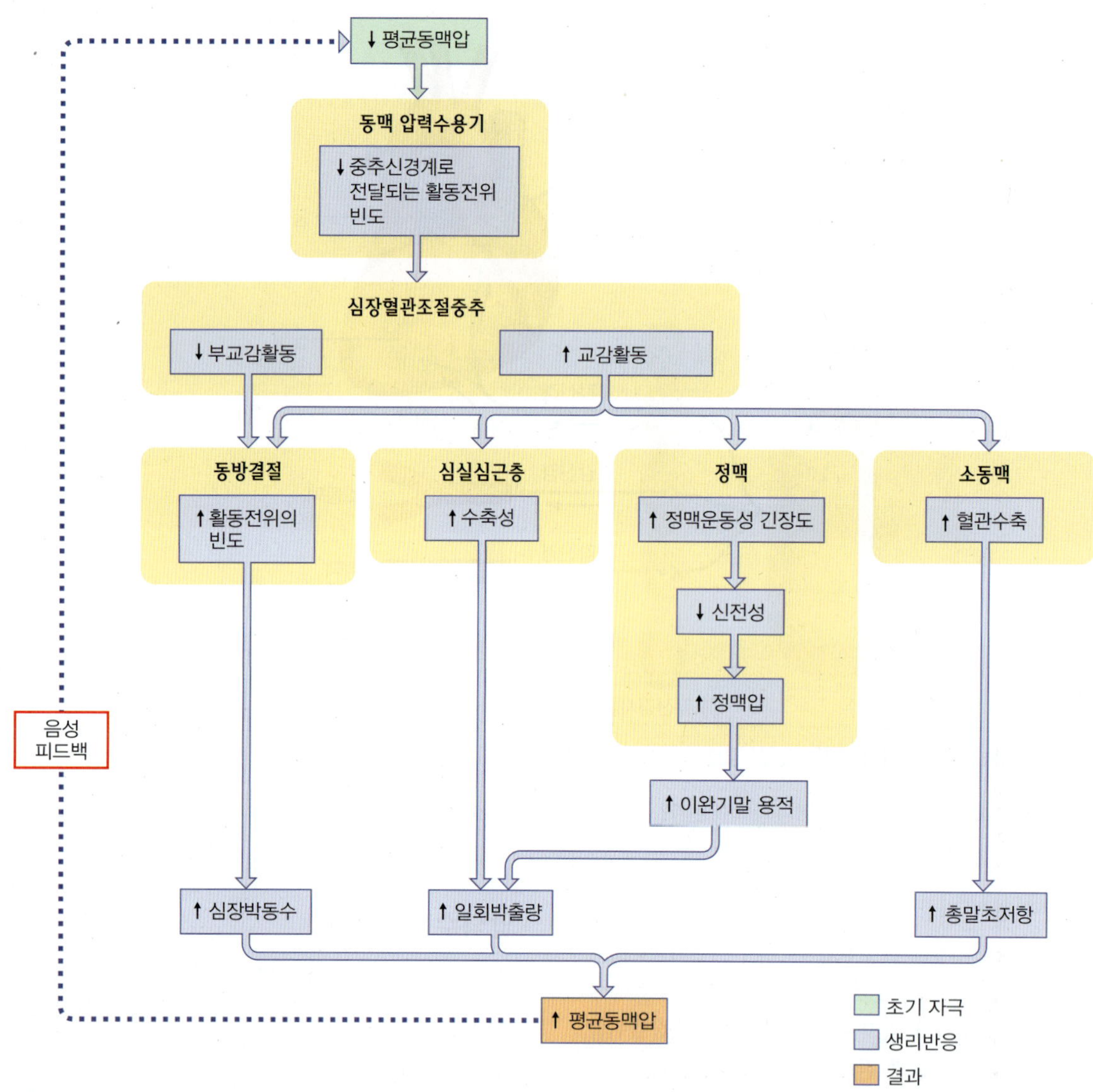

그림 14.29 평균동맥압 하강에 반응하여 일어나는 압력수용기 반사.

반응을 그래프 형태로 나타낸 것이다. 혈액량이 떨어질 때 이완기말 용적이 감소하고 일회박출량과 심박출량도 또한 떨어진다. 그러면 동맥압이 떨어지고 압력수용기 반사를 활성화하여 심장박동수, 총말초저항, 일회박출량의 증가를 일으킴으로써 혈압을 초기수준 가까이까지 높이 되돌려놓는다. 그림 14.30에서 심장박동수와 총말초저항은 안정수준 이상으로 증가하지만 초기에 감소하였던 일회박출량은 정상수준까지 돌아오지 않는다는 것을 주목한다. 동맥압은 원래 수준까지 돌아오지 않는데, 그 이유는 당초 압력을 회복하면 압력수용기가 심장혈관조절중추로 신호를 보내어 압력이 정상이라고 알릴 것이기 때문이다. 이 경우 혈액 소실에 대한 보상반응은 멈추고 혈압은 다시 떨어질 것이다. 그러므로 활성화된 반응을 유지하고 혈액 소실을 보상하기 위해서 작은 오류신호가 필요하다.

동맥압의 하강은 이어서 일어나는 보상성 혈압상승을 일으키기 때문에 압력수용기 반사는 혈압을 일정하게 유지하기 위해 음성피드백에 의해 작용한다. 똑같은 원리가 동맥압이 올라갈 때에도 적용된다. 이 경우 압력의 변화는 역방향으로 반응을 일으켜 혈압을 떨어뜨린다.

압력수용기 반사의 작용은 흥미로운 질문을 제기한다. 압력수용기 반사가 평균동맥압을 정상수준으로 일정하게 유지하도록 작동한다면 어떻게 해서 어떤 사람은 고혈압으로 고생하는가? 그 이유는 고혈압은 오랜 기간에 걸쳐 서서히 진행되는 만성적인 상태이기 때문이다. 동맥압의 단계적인 증가로 인해 압력수용기가 민감성을 잃어버리고 새롭고 더 높은 압력에 맞추어 재설정되는 바람에 이 압력을 "정상"으로 받아들인다. 이 상태에서도 압력수용기가 동맥압을 조절하기 위해 여전히 작용하지만 정상적일 때보다 더 높은 수준으로 동맥압을 유지하도록 작용한다. 일단 이렇게 재설정되면 압력수용기는 그 문제를 바로잡을 수 없다(**Clinical Connections: 고혈압**을 보라).

모든 것을 고려할 때 낮은 동맥압(**저혈압**)에 의해 야기되는 당장의 위험은 고혈압에 의해 야기되는 것보다 훨씬 큰데, 그 이유는 평

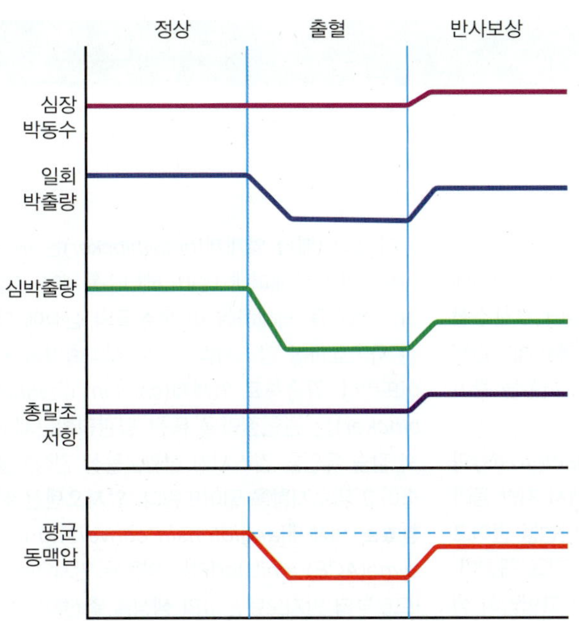

그림 14.30 출혈에 대한 압력수용기 조절반응. 심장혈관기능과 관련된 변수의 변화가 출혈 전 정상값에 대하여 상대적으로 나타나 있다. 출혈과 반사보상의 개시 사이에 발생하는 지체는 명확한 그림을 위해 과장되었다. 반사보상은 평균동맥압을 정상수준 근처까지만 올린다는 데 주목한다.

Q 이 예에서 다음 중 출혈 이후 감소하는 것은? 전부하, 후부하, 둘 다

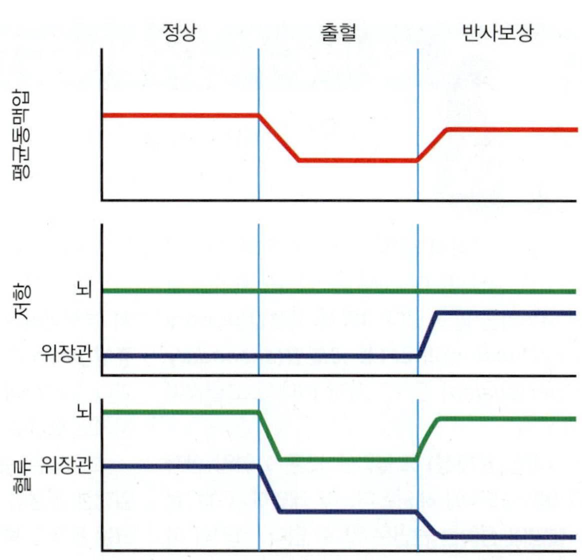

그림 14.31 출혈에 의해 유도된 압력수용기 반사가 평균동맥압, 혈관저항, 뇌와 위장관으로의 혈류 등에 미치는 효과. 위장관 내의 혈관저항의 증가가 이 기관으로 흐르는 혈류를 정상 이하로 감소시키는 결과를 나타내었다. 이와는 대조적으로 실제로 뇌의 혈관저항은 변화가 없다. 그 결과 반사에 의해 평균동맥압이 거의 정상으로 회복될 때 이 중요한 기관으로 흐르는 혈류는 거의 정상으로 돌아온다.

균동맥압이 낮으면 모든 체기관으로의 혈류를 감소시키도록 작용하여 기관의 기능을 손상시킬 수 있으며 심지어 영구적으로 손해를 입힐 수 있기 때문이다. 고혈압이 위험하지 않다고 말하려는 것은 아니지만, 고혈압은 사망하는데 보통 수 년이 걸리는 반면, 저혈압은 수 분 내에 사망할 수도 있다. 그러므로 압력수용기 반사의 가장 중요한 기능은 잠재적으로 위험한 기관혈류의 감소를 억제하는 것이다. 그런데 이제 또 하나의 수수께끼가 등장한다. 즉 평균동맥압이 떨어질 경우 총말초저항이 증가하여 기관혈류를 감소시킨다면 어떻게 혈류가 유지되는가?

압력수용기 반사가 교감활동의 증가를 일으킨다면 전부는 아니더라도 대부분의 기관저항이 증가한다. 무엇보다도 우리가 앞서 배운 혈류의 국소조절은 일반적으로 외인성 조절이 우위를 차지한다. 예를 들어 활동적인 조직에서 소동맥에 대한 교감신경의 활동은 혈관수축을 일으킬 수 없는데, 이것은 국소대사물질의 우세효과가 혈관이완을 촉진하기 때문이다. 더구나 뇌와 심장의 저항은 교감신경의 영향을 거의 받지 않기 때문에 압력수용기 반사에 의해 두드러지게 변화하지 않는다. 압력수용기 반사가 보상적으로 평균동맥압을 증가시킬 때 심장과 뇌로 가는 혈류는 유지되도록 작용한다. 그러나 이것은 다른 기관을 희생시켜 얻는 것으로, 다른 기관으로 가는 혈류는 혈관수축의 결과로 사실상 감소한다. 최종적으로 나타나는 결과는 혈류가 어떤 기관(피부와 위장관계와 같은)으로부터 떠나서 신체의 단기적 생존에 더 중대한 다른 기관(뇌와 심장과 같은) 쪽으로 이동한다는 것이다(**그림 14.31**).

동맥압의 감소가 혈액량의 소실 때문에 일어날 때 압력수용기 반사는 "임시변통"에 불과하다는 데 유념한다. 혈액량의 감소가 그리 크지 않아서 신체가 보상반응을 할 수 없는 한, 물을 마셔(또는 필요하다면 수혈에 의해) 소실된 혈액량을 되돌릴 수 있을 때까지 압력수용기 반사는 생명에 안전할 만큼 충분히 높은 동맥압을 유지할 것이다. 동맥압의 장기적 조절은 혈액량의 조절에 의해 이루어지는데, 혈액량은 액체섭취량과 배설량 사이의 균형을 조절하는 데 의존한다. (혈액량 감소에 따른 일시적 보상은 세포외액의 이동을 통해서도 일어날 수 있다. 즉 액체는 모세혈관의 정수압이 감소하기 때문에 간질액으로부터 혈장으로 이동하여 모세혈관벽을 통과하는 순 여과압을 감소시킨다.)

많은 혈액을 소실하면 압력수용기 반사는 대부분의 기관으로 가는 혈류량을 감소시키기 때문에 압력수용기의 "임시변통"은 때때로 "진정한 수리" 상태가 될 수 있다. 결국 이 기관들에 대한 정상적인 혈류가 회복되어야 하는데, 그렇지 않으면 산소와 영양물질이 부족해지거나 독성의 대사 부산물이 축적됨으로써 기관들은 손상될 것이다. 국소조절도 또한 소동맥평활근에 영향을 미치기 때문에 조직이 장기간 동안 적절한 혈류공급을 받지 못할 때 국소적인 화학적 변화는 혈관평활근을 이완시킨다. 소실된 혈액량이 신속하게 복구되지 않는다면(심한 출혈의 경우 한두 시간 이내에) 이런 국소적인 작용이 혈관평활근에 대한 혈관수축 교감신경의 작용을 무력화시켜 혈관의 저항은 떨어지기 시작할 것이다. 결과적으로 동맥압을 올리려는 보상기작의 작용에도 불구하고 동맥압은 떨어질 것이다. 이때 심장과 뇌로 가는 혈류는 떨어진다. 이 상태를 순환성 쇼크(*circulatory*

CLINICAL CONNECTIONS

고혈압(Hypertension)

고혈압은 안정시 혈압이 지속적으로 상승되어 있는 상태다. 미국에서는 적어도 6천만 명이 고혈압을 앓고 있다. **1차성 고혈압**(*primary hypertension*)과 **2차성 고혈압**(*secondary hypertension*) 등 두 가지 형태의 고혈압이 있다.

1차성(**본태성**) 고혈압은 모든 고혈압 환자의 90~95%에 해당한다. 각 개인에서 1차성 고혈압의 정확한 원인은 알 수 없다. 그러나 이 상태는 비만, 높은 콜레스테롤 수치, 흡연, 유전적 특성 등과 같은 위험요인과 관련이 있는 것으로 알려져 있다.

2차성 고혈압에서 높은 혈압은 다른 질병에 부수되어 나타난다. 2차성 고혈압에는 신장질환과 관련이 있는 **신장성 고혈압**(*renal hypertension*)과 부적당한 호르몬 분비와 관련이 있는 **내분비성 고혈압**(*endocrine hypertension*) 등이 있다.

신장성 고혈압에서 주요한 원인은 신장기능의 장애다. 신장질환이 생기면 정상적인 양의 염류와 물을 배설하지 못해 몸에 물이 많아지고 혈액량이 증가한다. 때때로 문제는 신장이나 신장 안으로 흐르는 혈류가 차단되는 것인데, 이로 인해 부적절하게 많은 레닌이 방출될 수 있다. 비정상적으로 많아진 레닌은 혈장에서 안지오텐신 II를 과량으로 생성하여 혈관을 수축시켜 총말초저항을 증가시키며 신장이 염류와 물을 보존하도록 자극한다.

내분비성 고혈압에서 호르몬은 내분비선에서 부적당하게 분비된다. 예를 들어 **부신수질 종양**(*pheochromocytoma*)은 에피네프린을 과다 분비하여 심박출량과 총말초저항을 증가시키고 혈압도 올릴 수 있다.

고혈압은 **동맥경화증**(*atherosclerosis*)과 밀접한 관련이 있다. 동맥경화증에서 지방 플라크는 동맥의 벽에 쌓여 동맥벽의 탄성을 줄이고 옆의 사진에서 보는 바와 같이 내강을 좁힌다. 내강이 좁아지면 저항이 증가하여 고혈압이 생긴다. 동시에 고혈압은 동맥벽을 손상시켜 동맥경화증에 걸리기 쉽게 한다. 그러므로 고혈압과 동맥경화증이 상호간 진전을 촉진하는 악순환이 계속된다.

동맥경화증과 같이 고혈압은 심장혈관계에 여러 가지 불리한 효과를 나타낸다. 높아진 동맥압이 심장에 작업부하를 증가시키기 때문에 **심근경색**(*myocardial infarction*)이 일어날 가능성이 커진다. 또한 동맥압의 상승으로 후부하가 증가하고 만성적으로 이완기말 용적이 증가하기 때문에 심부전에 이를 수도 있다. 고혈압에 의한 혈관의 손상은 신부전과 시력상실을 일으킬 수도 있다.

고혈압의 치료제로는 신장으로부터 염류와 물의 배설 증가를 촉진시키는 이뇨제나 베타 억제제, 칼슘 억제제와 같은 특정 항고혈압성 약물이 있다. **베타 억제제**(*beta blocker*)는 에피네프린과 노르에피네프린이 베타수용체에 결합하는 능력을 저해하여 이 물질들의 심장에 대한 자극효과를 감소시킴으로써 심박출량을 떨어뜨린다. **칼슘통로 억제제**(*calcium channel blocker*)는 원형질막을 통한 혈관평활근세포의 칼슘 유입을 감소시켜 혈관운동성 긴장도를 줄이고 말초저항을 떨어뜨린다. **안지오텐신 전환효소 억제제**[*angiotensin converting enzyme(ACE) inhibitor*]라는 약물은 안지오텐신 I으로부터 안지오텐신 II의 생성을 촉진하는 효소를 억제함으로써 혈장내 안지오텐신 II 수준을 낮춘다.

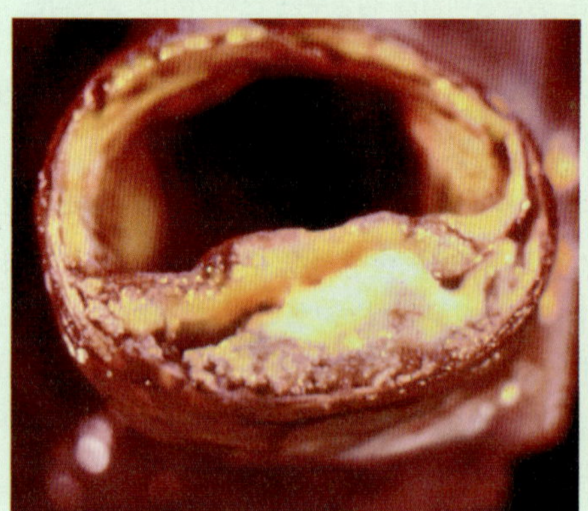

동맥벽의 플라크

비판적 사고력 문제

1. 1차성 고혈압과 2차성 고혈압의 원인과 미치는 영향은 무엇인가?
2. 고혈압의 발생과 동맥경화증 간의 관계는 무엇인가?
3. 고혈압의 치료법을 장단점과 함께 기술하라.

shock)라 하며, 이를 돌이키지 못할 경우 어쩔 수 없이 죽음에 이른다.

평균동맥압의 호르몬 조절

동맥의 압력수용기는 압력수용기 반사에 의해서뿐 아니라 에피네프린, 바소프레신, 안지오텐신 II 등의 호르몬 분비를 조절함으로써 심장혈관기능을 통제하는데, 평균동맥압을 조절하기 위하여 자율신경계와 협력하여 작용한다.

에피네프린은 교감신경활동에 반응하여 부신수질에서 분비된다는 것을 상기한다. 혈압하강이 비교적 심할 때만 에피네프린의 분비가 높아진다는 증거가 있기는 하지만 낮은 동맥압은 에피네프린 분비를 위한 자극제이다. 에피네프린은 심박출량(13장에서 설명)과 총말초저항에 모두 영향을 미친다. 심장기능에 대한 에피네프린의 효과는 교감신경입력의 작용을 그대로 반영한다. 즉 동방결절에서 에피네프린은 박동원세포의 활동전위빈도를 증가시켜 심장박동수를 증가시킨다. 심근층에서 에피네프린은 심장의 수축성을 증가시켜 일회박출량을 증가시킨다. 두 경우 모두 에피네프린이 심장조직에 있는 β_1 수용체에 결합한 결과 이러한 효과가 발생한다. 이 수용체들은 노르에피네프린이 결합하는 수용체와 같은 것이므로, 에피네프린의 작용과 교감신경계의 작용이 유사하다는 것을 설명해준다. 혈관계에서 에피네프린은 대부분의 혈관망에서 혈관수축의 혼합효과를 가지고 있으나 골격근과 심근에서는 혈관이완을 일으킬 수 있다. 대부분의 상황에서 에피네프린은 총말초저항과 혈압의 증가를 일으킨다. 그러므로 에피네프린은 심장박동수, 일회박출량, 총말초저항을 증가시켜 평균동맥압을 상승시킨다.

바소프레신과 안지오텐신 II는 둘 다 총말초저항과 평균동맥압을 증가시켜 혈관수축을 일으킨다. 바소프레신의 분비는 동맥의 압력수용기의 활성수준과 같은 다양한 요인에 의해 조절된다. 동맥압이 떨어지면 바소프레신 방출이 강화되어 평균동맥압의 증가를 촉진한다. 바소프레신은 또한 혈장량을 유지하기 위하여 콩팥에서 요량을 감소시킨다. 안지오텐신 II는 콩팥에서 분비되는 레닌에 반응하여 생성된다는 것을 상기한다. 동맥압이 떨어질 때 레닌의 방출은 직접적으로는 동맥압 감소에 의해 자극되기도 하고, 콩팥에 대한 교감신경활동을 거쳐서도 자극된다. 레닌 분비가 증가한 결과 안지오텐신 I의 혈장 농도는 올라가고 이어서 안지오텐신 II의 농도가 증가한다. 안지오텐신 II는 혈관수축을 촉진하고 콩팥에서 요량을 감소시키며 갈증을 자극하는 등의 다양한 방법으로 평균동맥압을 증가시킨다.

평균동맥압을 조절하는 데 관련된 외인성 인자가 **표 14.4**에 요약되어 있다.

저압 압력수용기(용적수용기)에 의한 혈압조절

체동맥압을 감시하는 동맥 압력수용기 외에 또 다른 압력수용기가 심장혈관계의 또 다른 장소, 특히 순환에서 압력이 낮은 쪽에 가해지는 압력을 감시한다. 특히 큰 체정맥벽과 우심방벽에 있는 압력수용기가 중요하다. 이 수용기들은 신장에 반응하는 감각말단을 가지고 있다는 점에서 동맥 압력수용기와 동일한 방법으로 작용한다. 그러나 이 수용기의 위치 때문에 이들은 체순환의 정맥쪽에 가해지는 압력을 감시하므로 **혈액량**(*blood volume*)의 변화를 감지하는데 직접적으로 작용한다. 순환에서 정맥쪽은 용적저장고로 작용하기 때문에 저압 압력수용기는 자주 **용적수용기**(*volume receptor*)로 불린다. 폐혈관계에 위치한 또 다른 압력수용기는 체정맥압을 감시하기 위해 간접적으로 작용한다.

동맥압은 정맥압에 의해 영향을 받기 때문에 저압 압력수용기와 동맥 압력수용기의 기능은 서로 얽혀 있다. 이 수용기들의 활성수준은 흔히 같은 방향으로 변화하는데 이는 정맥압이 증가하거나 감소할 때 동맥압도 각각 증가하거나 감소하기 쉽기 때문이다. 그 외에도 저압 압력수용기는 동맥 압력수용기와 같은 작용을 많이 한다. 예를 들어 정맥압이 떨어질 때 저압 압력수용기는 교감신경의 활동과 바소프레신 분비의 증가를 모두 일으킨다.

퀵 테스트 14.6

1. 압력수용기란 무엇인가? 동맥의 압력수용기는 어디에 있는가? 저압 압력수용기는 어디에 있는가? 압력수용기 반사란 무엇인가?
2. 동맥압이 떨어질 때 다음과 같은 자율신경의 활동은 증가하는지, 아니면 감소하는지를 말하라. 교감신경의 활동, 부교감신경의 활동, 심장박동수, 심근의 수축력, 혈관저항(대부분의 조직에서), 정맥운동성 긴장도.
3. 일반적으로 압력수용기 반사의 영향을 받지 않는 두 기관은 무엇인가? 이것이 이로운 이유는 무엇인가?

14.9 기타 심장혈관조절 과정

압력수용기에 의한 평균동맥압의 조절 이외에 다른 과정이 심장혈관기능을 조절한다. 이 중에 운동에 대한 심장혈관반응 같은 것은 신체가 특별한 상황에 적응할 수 있도록 혈류양식을 변화시킨다. 호

표 14.4 평균동맥압의 외인성 조절에 관련된 인자들

표적기관 또는 조직	신경, 호르몬 인자	표적에 대한 인자의 효과	평균동맥압의 변화
심장			
동방결절	교감신경	↑ 심장박동수	↑ 평균동맥압
	부교감신경	↓ 심장박동수	↓ 평균동맥압
	에피네프린	↑ 심장박동수	↑ 평균동맥압
심실 심근층	교감신경	↑ 수축성(↑ 일회박출량)	↑ 평균동맥압
	에피네프린	↑ 수축성(↑ 일회박출량)	↑ 평균동맥압
소동맥 평활근(대부분의 조직)	교감신경	혈관수축(↑ 총말초저항)	↑ 평균동맥압
	에피네프린	혈관수축(혈관수축 또는 혈관이완(농도와 부위에 의존)	가변
	바소프레신	↑ 총말초저항)	↑ 평균동맥압
	안지오텐신 II	혈관수축(↑ 총말초저항)	↑ 평균동맥압
정맥 평활근	교감신경	↑ 정맥운동성 긴장도	↑ 평균동맥압
	에피네프린	↑ 정맥운동성 긴장도	↑ 평균동맥압

흡성 동부정맥(respiratory sinus arrhythymia)과 같은 과정은 기능적인 중요성이 알려져 있지 않다. 다음은 이런 기타 조절 과정의 예다.

호흡 부비동 부정맥

호흡 부비동 부정맥(*respiratory sinus arrhythmia*)은 호흡시 심장박동수가 율동적으로 변화하는 것으로, 흡기는 교감활동과 심장박동수의 증가를 동반하는 반면, 호기는 부교감활동의 증가와 심장박동수의 감소를 동반한다. 완전히 밝혀지지는 않았지만 교감활동과 부교감활동의 변화는 동방결절에 영향을 미친다. 호흡 부비동 부정맥은 일부 사람에게만 보이며 어린이에게서 더 뚜렷하게 나타난다.

호흡 부비동 부정맥은 다음과 같이 실제로 응용할 수 있는 적어도 한 가지 결과가 알려져 있다. 양궁과 사격선수는 정확성에 도움을 주기 위하여 호흡 부비동 부정맥을 이용한다. 심호흡을 한 후 총을 겨누고 있는 동안 숨을 내쉬면 호흡 부비동 부정맥이 심장박동수를 늦추어 사격선수가 심박동 사이에 총을 쏘게 함으로써, 조준을 벗어날 수 있는 약간의 신체적 움직임조차 피할 수 있도록 해준다.

화학수용기 반사

17장에서 보겠지만 호흡조절은 경동맥동과 뇌에 위치한 **화학수용기**(*chemoreceptor*)에 의해 조절된다. 이 화학수용기는 혈중 이산화탄소(그리고 극히 낮은 수준으로 떨어질 때의 산소)의 농도를 감시하기 위해 특수화된 뉴런이다. 이산화탄소가 많아지면 화학수용기는 호흡을 자극하여 더 많은 이산화탄소가 제거되도록 한다. 이 수용기는 또한 심장혈관기능에도 영향을 미치지만 그 반응의 방향과 크기를 예측하기가 어려운데, 이 이유는 어떤 심장혈관효과는 1차적인 반면(즉 화학수용기 자체의 자극 때문), 다른 효과는 2차적(즉 화학수용기의 자극에 의해 일어나는 호흡변화 때문)이기 때문이다.

동맥내 이산화탄소의 수준이 올라갔을 때 화학수용기의 자극이 심장혈관에 미치는 주요한 효과 중의 하나는 심장박동수의 감소와 말초저항의 증가를 일으키는 것이다. 이 반응은 생산적이라기보다는 이에 거스르는 것처럼 보이는데, 이것은 혈액내 이산화탄소의 농도가 올라갈 때 조직으로 가는 혈류는 이산화탄소 제거율과 같은 속도를 유지하기 위하여 증가해야 하기 때문이다. 그러나 다른 시각에서 보면 이 반응은 전적으로 적절하다. 심장박동수의 감소 때문에 심근 자체에 의한 산소소비는 줄어들어 산소를 보존하는 경향이 있다. 심장박동수의 감소는 평균동맥압도 감소시키기 쉽기는 하지만 말초저항의 증가는 이 효과를 상쇄한다. 결과적으로 뇌로 가는 혈류는 정상 또는 정상수준에 가깝게 유지된다.

화학수용기에 의해 조절되는 말초저항의 증가는 또 다른 면에서 적응할 수도 있다. 즉 동맥내 이산화탄소 수준이 올라갈 때 체내의 모든 조직에서 이산화탄소의 농도는 올라간다. 혈관 평활근이 국소적인 이산화탄소 농도에 민감하다면 이처럼 동맥 내에서 이산화탄소가 증가하면 많은 조직에서 혈관이 이완될 수 있고, 말초저항과 평균동맥압은 위험한 수준까지 떨어질 수 있다. 화학수용기 반사는 말초저항의 증가를 자극하여 이런 위험으로부터 보호하는 작용을 한다.

체온조절반응

피부를 통해 열손실을 조절하는 능력은 신체가 자신의 체온을 조절하는 능력을 이루는 필수요소다. 21장에서 배우겠지만 온도변화에 대한 신체반응은 시상하부에 있는 **체온조절중추**(*thermoregulatory center*)에 의해 조절되는데, 이 중추는 신체 여러 부위에서 찾아볼 수 있는 열 민감성 뉴런인 **온도수용기**(*thermoreceptor*)로부터 입력을 받는다. 체온조절중추는 이 온도수용기로부터 피부와 중심체온에 관한 정보를 받는다.

정상상태에서는 피부혈관에 분포하는 교감신경의 활동이 상당한 수준에 있다. 체열량이 증가하면 결과적으로 체온이 올라가 피부에 공급되는 신경에서 교감활동의 수준이 감소하여 혈관평활근의 이완을 유도한다. 그 결과 혈관은 이완하고 피부의 혈관저항은 감소하며 피부로 가는 혈류는 증가한다. 더구나 열 스트레스를 받는 상태에서 땀샘은 혈관이완효과를 나타내는 브래디키닌을 생성하여 피부의 혈관저항을 감소시킨다. 혈류가 증가한 결과 피부를 통한 열손실률은 증가하여 체온증가를 억제하는 데 도움이 된다. 열부하의 감소는 그 반대효과를 갖는다. 즉 피부에서 교감신경의 활동증가는 혈관평활근의 수축을 자극하여 피부혈관의 저항을 증가시키고 피부를 통한 혈류를 감소시킨다. 결과적으로 혈액은 피부로부터 신체의 심부 구조로 돌려져 피부를 통한 열손실을 줄인다.

피부혈관에 대한 체온의 영향은 대부분의 상황에서 다른 반사조절에 우선하기 때문에 피부저항의 변화는 때때로 위험할 정도의 환경 부적응이라는 결과를 낳기도 한다. 예를 들어 어떤 사람이 매우 더운 날 과도한 운동을 하면 땀을 지나치게 많이 흘려 혈액량이 감소하고 혈압도 떨어진다. 이렇게 되면 압력수용기 반사가 피부를 포함한 온몸의 혈관을 수축시킨다. 그 결과 이 사람의 몸이 과열되면 체온조절중추가 작동하고 피부혈관을 이완시켜 열손실을 증가시킨다. 결과적으로 피부혈관저항이 감소하면 총말초저항이 감소한다. 따라서 동맥압을 유지하기 위해 총말초저항을 증가시키는 압력수용기 반사에 거슬러 동맥압이 떨어질 수 있다.

13장과 14장에서 배웠듯이 심장혈관계의 기능은 특정 조직의 요구량에 따라 심하게 변동한다. 운동할 때보다 더 확실한 경우는 없다(**Understanding Exercise: 가벼운 운동에 대한 심장혈관반응**을 보라).

퀵 테스트 14.7

1. 호흡성 동부정맥이란 무엇인가?
2. 화학수용기란 무엇인가? 화학수용기가 동맥내 산소 농도의 감소를 감지할 때 심장혈관계에 어떤 변화를 일으키는가?
3. 체온이 상승할 때 피부의 혈관저항은 증가하는가, 아니면 감소하는가? 이러한 변화는 체온조절에 어떤 도움을 주는가?

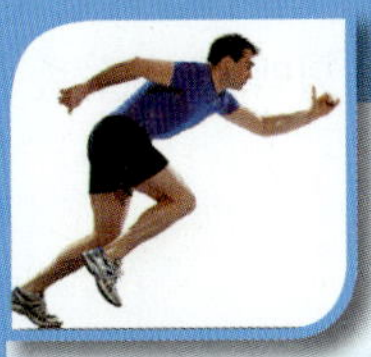

UNDERSTANDING EXERCISE

가벼운 운동에 대한 심혈관반응 (Cardiovascular Responses to Light Exercise)

가벼운 운동은 심혈관계 기능에 중요한 변화를 수반한다. 아래 그래프를 보면 조깅이 안정시 분당 5 L인 심박출량 값을 분당 11 L 이상으로 증가시키며, 고도로 훈련 받은 운동선수의 경우 심박출량이 분당 35 L까지 증가할 수 있다. 심장박동수도 안정시 분당 평균 72회에서 135회까지 상승한다. 운동은 혈류에도 마찬가지로 급격한 변화를 야기한다. 골격근(심근과 피부도 마찬가지)으로의 혈류는 간과 위장관으로 가는 혈류가 감소하는 동안 증가한다. 분명히 이러한 변화는 몇 가지 점에서 이점이 있다. (1) 심근과 활동적인 골격근으로의 산소와 영양분의 공급이 증가하고, 이 기관의 대사활동이 적절히 증가된다. (2) 지금 당장 영양분을 필요로 하지 않는 조직으로의 공급을 감소시킴으로써 산소와 영양분이 비축된다. (3) 피부로의 혈류 증가는 신체가 운동을 하는 동안 발산하는 열을 제거하는 데 도움을 준다.

운동시 피부와 근육에서 감소한 혈관 저항은 다른 기관에서 증가한 저항에 의해 보상되지 않기 때문에, 총 말초저항은 감소한다. 그러나 심박출량이 증가하므로 혈압은 다소 증가한다. 이 그림에서 일회박출량은 이완기말용적이 약간 증가(가벼운 운동시)함에도 불구하고 현저하게 증가하는 것을 주목하라. 이는 일회박출량의 증가가 스탈링 효과에 의한 것이 아니라 교감신경의 활성과 에프네프린 양의 증가에 따른 심실수축성의 증가에 의한 것이라는 것을 보여준다.

무엇이 운동의 이러한 반응을 유발하는 것일까? 중추신경계에서, 뇌의 피질과 변연계 부위가 직접적으로 교감신경과 부교감신경의 활성에 직접적으로 영향을 줌으로써, 결과적으로 심장에 대한 교감신경활동의 증가와 부교감신경활동의 감소를 야기하여 심장박동수와 심실수축성의 증가를 일으킨다. 게다가, 소화계와 그 외 다른 기관에는 교감신경의 활동이 증가(혈관수축을 야기)하고, 피부에 작용하는 교감신경활동이 감소(혈관이완을 촉진)한다. 피부에 작용하는 교감신경의 변화는 체온조절 반응으로, 운동으로 인한 체온의 증가에 의해 야기된다. 또한 피부의 혈관이완은 운동시 활동이 활발히 증가하는 땀샘으로부터 방출되는 브래디키닌에 의해 촉진된다. 교감신경 활동의 변화는 심혈관 조절 중추에 의해 촉진되는데, 이 중추는 국소적 화학물질에 반응하는 화학수용기와 기계수용기, 근육의 육체적 활동에 민감한 자기수용기와 같이 근육에 있는 여러 종류의 수용기로부터 정보를 받는다. 골격근과 심근으로의 혈류의 증가는 대부분 혈관평활근에 작용하는 국소적 화학분자가 혈관이완을 일으킴으로써 나타나는 결과이다.

그 외 다른 기작도 운동시 증가된 정맥 환류를 촉진시키고 이에 따라 심박출량의 상승이 촉진된다. 어떤 기작은 골격근 펌프이고, 또 다른 기작은 호흡펌프로, 운동시 호흡이 좀 더 깊고 빨라지기 때문에 그 활동이 증가한다. 셋째 기작은 정맥운동 긴장도의 증가로, 정맥에 교감신경활동이 증가하기 때문이다.

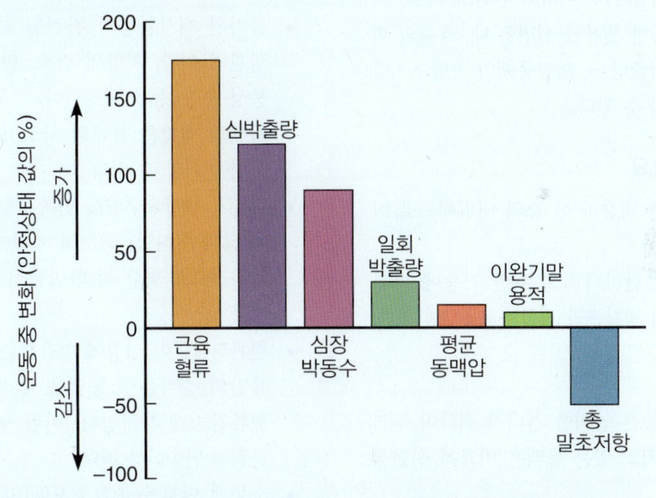

시스템 통합 이 장에서는 어떻게 우리 몸이 다양한 기관으로 혈류를 조절하는지와 같은 혈관에 대해 배웠다. 분명히, 모든 기관은 혈류에 의존적이나, 항상 같은 양의 혈액을 필요로 하지는 않는다. 따라서 혈류는 소동맥의 혈관수축과 혈관이완을 통해 조절되어 언제든 혈액을 필요로 하는 조직에 공급된다. 그러나 모든 소동맥이 같지는 않다. 뇌혈관은 외인성 조절을 위한 수용체가 없어 결과적으로 뇌는 신체가 평균동맥압을 유지하는데 결코 관여하지 않는다. 피부에 존재하는 혈관은 특별한 신경지배를 받는데 이에 의해 교감신경의 활성이 알려지지 않은 기작을 통해 혈관이완을 야기할 수 있다. 혈관이완의 목적은 체온이 증가할 때 외부로 열을 발산하기 위함이다. 생식기의 혈류는 교감신경과 부교감신경 모두의 조절을 받는데, 부교감신경의 활성은 발기를 형성하고 유지하는 데 필수적인 혈관이완을 일으킨다.

또한 13장에서 병렬혈류에 관하여 배웠는데 이에 의해 각 기관이 산소화된 혈액을 받는다. 그러나 이 규칙에는 몇 가지 예외가 있다. 이미 하나의 예외인 시상하부의 모세혈관상과 뇌하수체 전엽의 모세혈관망을 연결하는 문맥에 관하여 배웠다. 이 배열은 많은 양의 시상하부 자극호르몬이 뇌하수체 전엽에 영향을 미칠 수 있도록 한다. 또 다른 문맥은 위장관의 모세혈관상과 간의 모세혈관망을 연결한다. 간으로 운반된 흡수된 물질은 일반순환으로 들어가기 전에 처리된다. 또 다른 예외는 문맥에 의해서가 아니라 2차 소동맥에 의해 연결되는 신장에 존재하는 두 모세혈관상이다. 따라서 혈액은 (구심성) 소동맥으로부터 (사구체의) 모세혈관, (원심성) 소동맥, 세뇨관 주위 모세혈관으로 흐른다. 이러한 배열은 여과가 일어난 후 혈액과 신장사이에 교환 경로일 뿐 아니라 신장에 의한 혈액 여과를 좀 더 정교히 조절할 수 있게 한다.

CHAPTER REVIEW

요약

14.1 혈류와 혈압을 결정하는 물리 법칙

- 혈관이나 혈관망을 통한 혈류는 압력기울기(ΔP)나 혈관저항(R)에 의해 결정된다. 혈류 = 압력기울기/혈관저항.
- 체순환을 통한 혈류를 일으키는 압력기울기는 평균동맥압과 중심정맥압의 차이지만 실제로는 평균동맥압과 동일하다.
- 혈관저항의 주요 영향인자는 혈관의 직경이다.
- 체순환을 이루는 모든 혈관의 저항을 합하여 총말초저항(TPR)이라고 한다.
- 체순환을 통한 혈류를 설명할 때, 흐름의 법칙은 심장박출량 = 평균동맥압/총말초저항으로 나타낼 수 있다.

14.2 혈관계 개요

- 모든 혈관은 내강과 한 층의 내피세포로 이루어져 있다.
- 혈관벽은 혈관마다의 특수한 기능에 따라 다양한 양의 평활근과 결합조직을 포함한다.

14.3 동맥

- 혈관 내의 높은 압력을 견디기 위하여 두꺼운 벽을 가지고 있는 동맥은 비교적 신전성이 작다.
- 동맥벽은 탄성을 가지고 있어 수축기 동안에는 늘어나고 이완기 동안에는 제자리로 돌아온다.
- 이런 탄성 때문에 동맥은 심장주기 전체에 걸쳐 혈류를 유지하는 압력저장고로 작용한다.
- 동맥압은 심장주기에 따라 변한다. 수축기 압력은 심장수축시 나타나는 최대 압력이며, 이완기 압력은 심장이완시 나타나는 최소압력이다.
- 평균동맥압은 심장주기 동안 평균 동맥압력이다.

14.4 소동맥

- 소동맥은 비교적 많은 양의 평활근을 포함하고 있으므로 늘어나고 수축할 수 있어 모세혈관망을 통한 혈류를 조절한다.
- 소동맥은 심박출량의 기관으로의 분배를 조절하고 평균동맥압을 조절하는 데 중요하다.
- 여러 기관으로 가는 혈류분배조절은 기관의 혈관저항에 대한 내인성 조절을 통해 이루어진다.
- 정해진 기관으로 흐르는 혈류는 평균동맥압과 그 기관의 혈관저항성에 의해 결정된다. 즉 기관의 혈류 = 평균동맥압/기관의 저항이다.
- 증가된 대사활동과 관련된 화학적 변화는 혈관의 이완, 저항의 감소, 혈류의 증가(활동성 충혈) 등을 초래한다.
- 기관의 저항은 혈류의 국소적 변화에 반응하여 변화할 수 있다.
- 혈류가 대사요구량을 만족시킬 만큼 충분하지 않다면(허혈) 국소적 기작이 혈관이완과 결과적으로 혈류 증가(반응성 충혈)를 유도한다.
- 혈관평활근이 신장에 반응하는 조직에서 관류압의 증가는 소동맥을 늘려 혈관수축과 혈류감소를 자극한다. 이런 형태의 반응을 근원성 반응이라 한다.
- 소동맥 반지름(총말초저항)의 외인성 조절은 평균동맥압을 조절한다. 즉 평균동맥압 = 심박출량 × 총말초저항이다.
- 외인성 인자에는 자율신경계와 호르몬(에피네프린, 바소프레신, 안지오텐신 II) 등이 포함된다.

14.5 모세혈관과 소정맥

- 모세혈관은 혈관 중에서 가장 얇은 벽을 가지고 있으며 물과 작은 용질의 투과성이 높다.
- 모세혈관의 주기능은 혈액과 조직 사이의 물질교환을 허용하는 것이다. 모세혈관은 새는 정도에 따라 연속모세혈관, 유공모세혈관, 불연속모세혈관 등으로 분류한다.
- 모세혈관벽을 가로지르는 액체의 이동은 스탈링힘에 의존하는 순 여과압에 의해 일어난다(모세혈관 정수압, 간질액의 정수압, 모세혈관 삼투압, 간질액의 삼투압).
- 모세혈관으로부터 여과된 대부분의 액체는 흡수되어 심장혈관계로 돌아간다.
- 과량의 여과액은 림프계에 의해 심장순환계로 들어간다.
- 소정맥은 벽이 얇고 물질교환에 참여한다.

14.6 정맥

- 정맥은 얇은 벽을 가진 큰 혈관이다.
- 대부분의 정맥은 혈액을 심장 쪽으로만 흐르게 하는 판막을 가지고 있다.
- 정맥은 신전성이 크기 때문에, 혈액저장고로서의 역할을 한다.
- 정맥압은 정맥환류, 이완기말 용적, 일회박출량, 심박출량을 조절하므로 동맥압에 영향을 미친다.
- 정맥압에 영향을 주는 인자는 골격근펌프 활동, 호흡펌프 활동, 혈액량, 정맥운동성 긴장도(정맥에 분포하는 교감신경에 의해 조절) 등이다.

14.7 림프계

- 림프계는 말초의 모세림프관에서 시작하는 열려 있는 관계다.
- 모세림프관은 과량의 여과액을 끌어들여 림프를 형성한다.
- 림프는 림프정맥과 가슴관을 거쳐 우심방으로 돌아간다.

14.8 평균동맥압과 조절

- 기관과 조직에 적당한 혈액을 공급하려면 혈류를 추진하는 힘(평균동맥압)이 필요하다.
- 평균동맥압은 장·단기 외인성 조절 기작에 의해 조절된다.
- 단기적 조절은 심장혈관기능에 대한 신경과 호르몬의 통제에 의하는 반면, 장기적 조절은 콩팥에 의한 혈액량의 통제에 의한다.
- 단기적 조절은 압력수용기 반사를 포함한다.

압력수용기 반사는 압력수용기가 평균동맥압의 변화를 감지하여 이 정보를 심장혈관조절중추에 전달하면 자율신경계가 심장혈관기능을 음성피드백으로 적절하게 조절하는 것이다.

- 평균동맥압의 자율신경조절은 (1) 심장박동수를 조절하는 동방결절에 대한 교감, 부교감신경 입력, (2) 심실수축성과 일회박출량을 조절하는 심실 심근층에 대한 교감신경 입력, (3) 총말초저항을 조절하는 소동맥 평활근에 대한 교감신경입력에 의해 수행된다.

14.9 기타 심장혈관조절 과정

- 심장혈관계의 기능은 동맥의 산소와 이산화탄소의 농도를 감지하는 동맥화학수용기의 활동에 의해 영향을 받는다.
- 교감신경에 의해 조절되는 피부혈관의 혈류량은 체온조절에 중요하다.
- 운동을 할 때 심장혈관계의 반응은 심장과 혈관에 분포하는 자율신경의 활동의 변화를 통해 일어나는데, 이 변화는 대뇌피질과 대뇌변연계에 의해 조절된다.
- 심장과 골격근의 혈류는 그 조직 내에서 작용하는 국소인자에 의해 조절된다.

15 심혈관계: 혈액

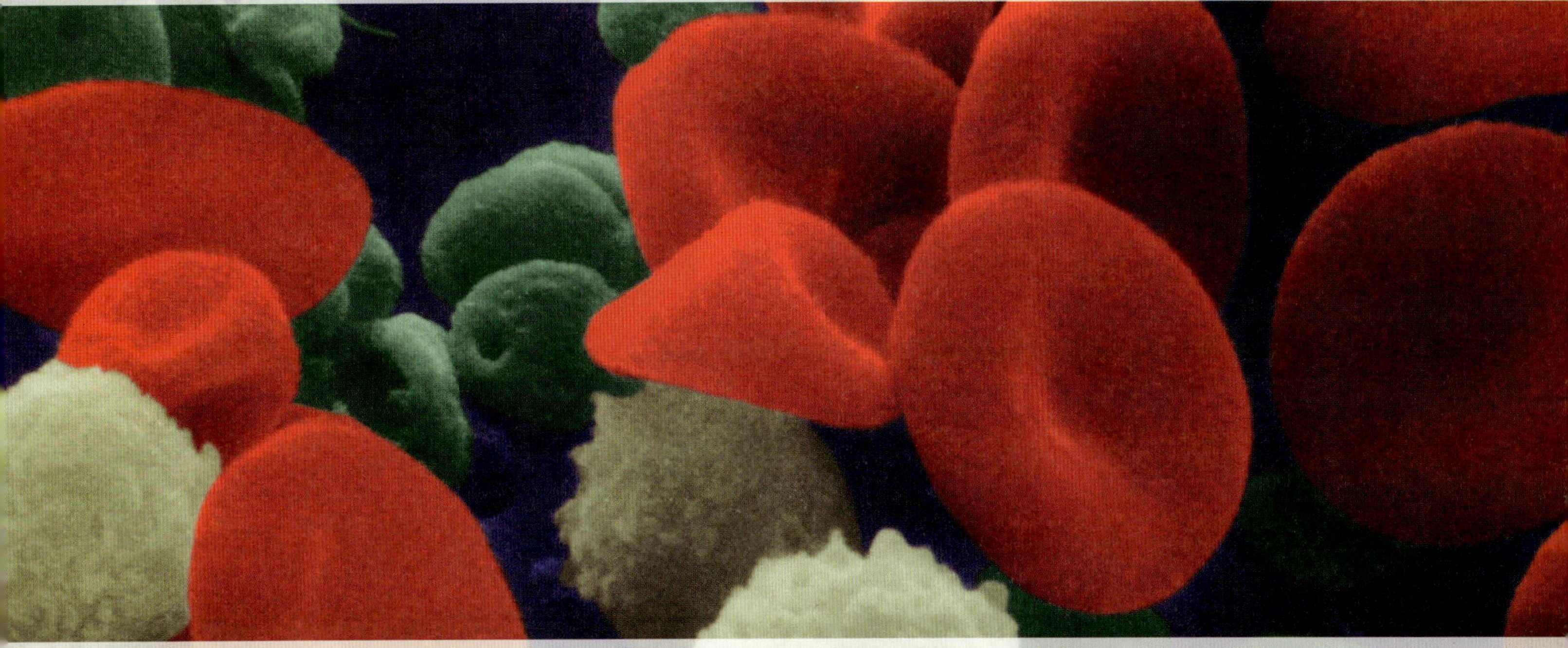

혈액세포의 컬러 주사전자현미경 사진

누구든지 학교의 복도 모서리를 잘못 판단하여, 너무 급하게 돌다가 팔이나 엉덩이 바깥쪽에 상처를 입은 적이 있을 것이다. 이때 혈액이 조직으로 빠져나갈 수 있는 혈관의 손상에 의한 멍 또는 **타박상**을 입는다. 조직으로 유출되는 혈액량이 많을수록, 멍은 커지고, 혈관의 손상이 피부 표면에 가까울수록 멍은 더욱 진해진다. 멍의 색상은 혈액의 붉은색을 나타내며 적혈구 내에 있는 헤모글로빈의 존재에 기인한다. **헤모글로빈**의 담즙 색소로의 물질대사는 시간을 두고 멍의 색상을 변화시킨다.

첫 이틀 내에, 상처 부위는 붉게 되고, 부풀면서 민감하게 된다. 멍이 형성됨에 따라 부위는 적자색이나 퍼렇게 된다. 치유가 일어남에 따라 정상적인 색상으로 돌아가기 전에 멍의 색상은 녹색이나 최종적으로 노란색으로 변화된다. 이러한 색상의 변화는 헤모글로빈의 분해산물 색상에 상응한다. 헤모글로빈은 녹색 분자인 **빌벨딘**(*villerdin*)으로 분해된다. 빌벨딘은 노란색을 띤 갈색 물질인 **빌루빈**(*villrubin*)으로 전환된다. 빌벨딘과 빌루빈이 혈류로 흡수됨에 따라 상처부위는 정상 색상으로 돌아간다.

이 장에서, 헤모글로빈을 포함한 혈액의 다양한 성분을 배울 것이며, 또한 혈관이 손상되었을 때, 혈액의 손실을 최소화하기 위한 혈액 응고도 배울 것이다.

개요

학습목표 이 장을 학습한 후 다음을 할 수 있어야 한다.

- 혈액의 주요 성분을 식별하고, 그들의 기능을 묘사할 수 있어야 한다.
- 적혈구의 생활사를 묘사할 수 있어야 한다.
- 백혈구의 상이한 종류를 식별하고, 병원인에 대한 몸의 방어에서 그들의 역할을 설명할 수 있어야 한다.
- 혈소판과 혈액 응고의 메커니즘을 묘사할 수 있어야 한다.

시작하기 전

다음 주제를 숙지하고 있어야 한다.

- 체액
- 식균작용
- 측분비

13장에서, 우리는 충분한 속도로 조직에 혈액을 공급하는 심장 박동에 의하여 세포에 신선한 혈액의 공급을 제공하는 심박출량 메커니즘을 묘사하였다. 14장에서, 우리는 혈관의 저항을 변화시킴으로써 필요로 하는 조직에 많은 혈액을 분배하기 위하여 혈류가 어떻게 조절되는지를 묘사하였고, 혈류를 위한 가압(평균 동맥 압력)이 어떻게 조절되는지를 묘사하였다. 이 장에서, 세포가 충분한 혈류를 받아들이는 것이 매우 중요하다는 것을 보기 위하여 우리는 혈액 그 자체를 설명한다.

여기서, 우리는 혈액의 상이한 성분들과 혈액의 전체 기능에서 그들의 역할을 묘사한다. 우리는 **혈장(plasma)**으로 불리는 혈액의 액체 성분의 토론으로부터 시작하며, 단백질, 호르몬, 전해질, 유기 영양분 및 노폐물의 수송에서 혈장의 역할도 다룬다. 그 후, 산소와 이산화탄소를 수송하는 **적혈구(erythrocyte)**, 병원균에 대항하여 몸을 방어하는 **백혈구(leukocyte)**, 혈액의 손실을 방지하는 혈액 응고에 결정적인 **혈소판(plalet)**을 포함한 혈액의 세포 성분을 묘사한다.

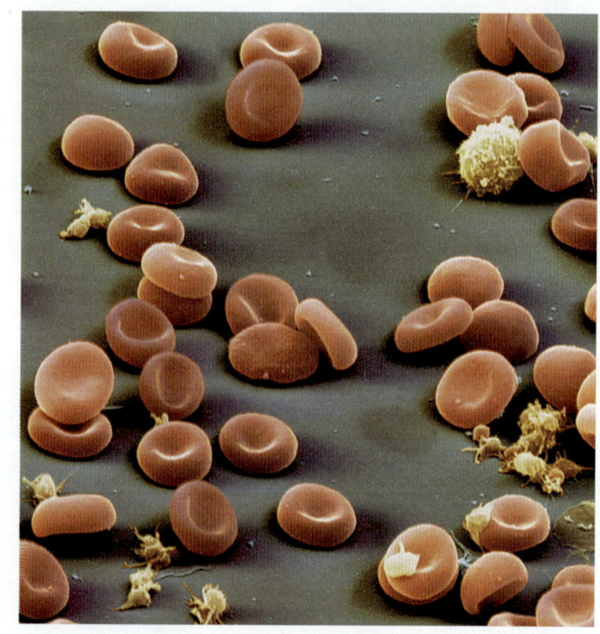

그림 15.1 혈액의 세포 성분. (전자현미경 사진, 배율 3,000 ×)

15.1 혈액 성분의 개관: 적혈구용적

정상적인 건강한 성인에서, 혈액의 총량은 약 5.5 L이다. 이것은 대부분 혈장(약 3 L)과 적혈구(약 2.5 L)로 구성되어 있으나, 또한 백혈구와 혈소판을 포함하고 있다(**그림 15.1**). 혈액에서 적혈구가 차지하는 비율을 **적혈구용적률(hematocrit**, 약자로 *hct*)이라 하며, 이것은 혈액의 원심분리에 의해 측정되며 백분율(%)로 표시된다(**그림 15.2**). 혈액을 원심분리하면, 혈액의 요소는 밀도에 따라 분리된다. 적혈구는 다른 혈액의 성분보다 밀도가 높기 때문에, 시험관의 바닥에 모인다. 혈장은 가장 가벼운 성분이어서, 상층부에 남아 있다. 두 층의 사이에, **완충 껍질**(*buffy coat*)로 불리며 혈액 총량의 1%보다 작은 백혈구와 혈소판의 얇은 층이 남는다.

적혈구용적률을 결정하기 위하여, 적혈구 칼럼과 총 혈액 칼럼의 높이를 측정하고, 다음과 같이 총 혈액의 적혈구의 구성 백분율을 결정함으로써 그것을 계산한다.

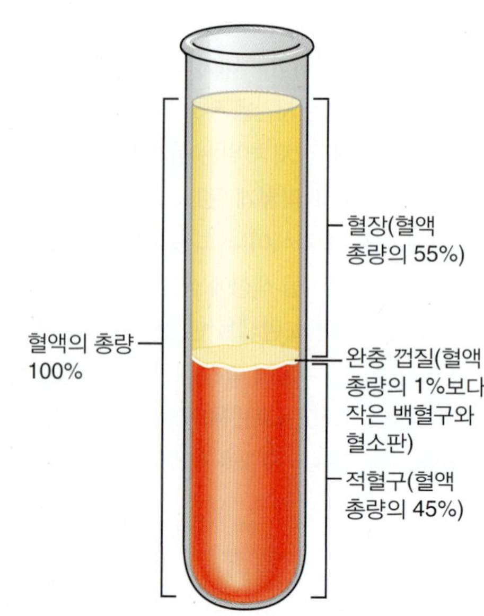

그림 15.2 적혈구용적률의 측정. 혈액 시료를 원심분리하면, 적혈구는 다른 혈액 요소보다 무겁기 때문에 바닥에 모인다.

$$적혈구용적률 = \frac{적혈구\ 칼럼의\ 높이}{총\ 혈액\ 칼럼의\ 높이} \times 100$$

적혈구용적률은 개인이 적혈구의 평균 전량을 가졌느냐는 것을 직시하기 때문에, 유용한 임상 척도다. 남성의 적혈구용적은 평균 범위가 42~52%, 이것은 적혈구가 혈액량의 42~52%를 차지함을 의미한다. 여성의 적혈구용적 범위는 37~47%이다. 낮은 적혈구용적은 혈액에서 평균 적혈구의 농도가 낮음을 나타내고, 반면에 높은 적혈구용적은 **다적혈구증**(*polycythemia*)으로 불리며 평균 적혈구 농도보다 높음을 나타낸다. 다적혈구증은 고도에서와 같은 낮은 산소 농도의 정상적인 적응 반응이다. 예로, 안데스의 5,000 m 고도에서 사는 남성은 종종 60처럼 높은 적혈구용적을 갖는다. 더욱이 안데스를 여행하는 사람에서 적혈구용적은 두 주 안에 증가한다.

지식 활용하기

다적혈구증은 혈류의 저항과 평균 동맥 혈압에 어떤 영향을 미치는가?

우리는 혈액의 주요 성분을 알고, 개개의 성분을 자세하게 묘사할 것이다. 우리는 혈장으로부터 시작하여, 이어서 적혈구, 백혈구, 최종적으로 혈소판을 토론한다.

15.2 혈장

혈장은 다양한 용질이 녹아 있는 수성 용액이다. 용질은 단백질, 작은 영양분(포도당, 지질 및 아미노산), 대사 노폐물(요소와 젖산), 기체(산소, 이산화탄소, 질소 및 기타) 및 전해질(나트륨, 칼륨 및 염소) 등이 포함되어 있다. 단백질이 중량으로 혈장에서 가장 풍부한 용질이라 할지라도, 작은 용질이 일반적으로 높은 농도로 존재한다.

단백질 이외의 작은 용질의 관점에서, 혈장의 성분은 간충 용액의 그것과 매우 비슷하다. 모세혈관 벽은 작은 분자들에 매우 투과성이기 때문에, 유사성은 일어난다. 그러나 단백질의 관점에서, 혈장과 간충 용액은 성분에서 굉장히 다르다; 혈장의 단백질 농도가 간충 조직의 농도보다 의미 있게 높다. 농도의 차이는 단백질에 대한 모세혈관 벽의 낮은 투과성에 의해 유지된다.

혈장 단백질은 주된 세 집단으로 구분된다: **알부민**(*albumin*), **글로불린**(*globulin*), **피브리노겐**(*fibrinogen*). 간에서 합성되는 알부민은 혈장에서 가장 풍부한 단백질이며 모세혈관을 통과하는 액체의 이동에 영향을 미치는 혈장의 삼투압에 크게 기여한다. 글로불린은 다양한 단백질들을 포함하고 있다. 혈장에서 지질, 스테로이드 호르몬 및 다른 기질을 수송하는 단백질, 혈액 응고에 중요한 역할을 하는 단백질, 외래성 물질에 대항하여 몸을 방어하는 단백질. 피브리노겐은 간에서 합성되며, 혈액 응고에 주된 기질이다. **혈청**(**serum**)은 혈장으로부터 피브리노겐과 혈액 응고에 관여하는 단백질들을 제거한 것이다.

혈장의 주된 성분은 **표 15.1**에 표시되어 있다.

표 15.1 혈장의 구성 성분

성분	성질과 중요성
물	혈장 부피의 90%; 용질과 형성된 요소에 대한 용해와 확산 매질
용질	
단백질	혈장 중량의 8%; 대부분이 간에서 합성
알부민	혈장 단백질의 60%; 혈장 삼투압에 기여
글로불린	혈장 단백질의 36%; 응고 단백질, 면역 반응 동안에 특정 백혈구에서 분비되는 항체, 지질, 지용성 호르몬 및 혈액에서 수송되는 금속 이온과 결합하는 단백질
피브리노겐	혈액 응고의 주된 단백질
기타	효소, 호르몬 및 항세균 단백질
노폐물	요소, 요산 및 크레아틴과 같은 물질대사의 부산물
유기 영양분	창자로부터 흡수된 물질과 몸 전체의 세포에 의해 사용되는 물질; 포도당과 다른 단당류, 아미노산, 지방산, 글리세롤, 트리글리세리드, 콜레스테롤 및 비타민
전해질	
양이온	나트륨, 칼륨, 칼슘, 마그네슘(신경근육 신호전달에서 중요) 및 미량 금속(정상적인 효소 활성에 중요)
음이온	염소(신경근육 신호전달에서 중요), 중탄산 및 인(정상적인 혈장 pH 유지에 중요)
호흡 기체	산소와 이산화탄소; 산소 대부분과 이산화탄소의 일부분은 적혈구에 있는 헤모글로빈과 결합되어 있음; 이산화탄소의 상당 부분이 혈장에서 중탄산 형태로 있음

15.3 적혈구

적혈구(erythrocyte, red blood cell)는 혈액에서 가장 많은 세포이며, 혈액 1 mm^{3}당 약 500만 개가 있다. 몸의 세포들 중에서, 적혈구는 단백질 합성에 필요한 리보솜과 같은 세포소기관, 핵, 미토콘드리아가 없다는 점에서 독특하다. 적혈구는 원판 모양이며, 직경이 약 7.5 μm이고, 두께는 2 μm보다 작다(그림 15.1). 양면이 같기 때문에, 그들은 자주 **양면이 오목한 원판**(*biconcave disk*)으로 묘사된다.

적혈구의 모양은 세포질 단백질인 **스펙트린**(*spectrin*)에 기인한다. 스펙트린은 세포막과 연결된 그물을 형성하는 섬유상 단백질이다. **스펙트린 그물**(*spectrin net*)은 탄력적이다. 어떤 경우 모세혈관의 직경이 적혈구보다 작아, 모세혈관을 통과하기 위해서는 적혈구는 구부러지고 원상회복이 되어야 한다. 스펙트린 그물이 적혈구의 탄력성을 제공한다. 탄력성에 더하여, 양면 오목 모양은 적혈구에 넓은 표면적을 제공하며, 넓은 표면적은 기체 교환에 적합하다. 나중에 보겠지만, 체 세포와 허파(폐) 조직에서 산소와 이산화탄소의 교환과 수송에 이러한 능력은 중요하다.

산소와 이산화탄소의 운반

적혈구의 주된 기능은 혈액에서 산소와 이산화탄소를 운반하는 것이다. 이러한 수송에는 허파로부터 호흡 중인 세포로의 산소 배달과 호흡 중인 세포로부터 허파로 이산화탄소의 배달이 필수적이다. 세포질의 **헤모글로빈(hemoglobin)**과 **탄산 탈수효소(carbonic anhydrase)** 두 단백질 때문에, 적혈구는 기체의 높은 운반 능력을 갖고 있다. 헤모글로빈은 산소와 이산화탄소와 결합하고 수송하며, 반면에 탄산 탈수효소는 단지 이산화탄소 수송에 필수적이다. 이들 기체의 수송은 17장에서 자세히 다루나, 여기서는 이들 단백질의 일반적인 묘사와 적혈구에서 중요성을 제공한다.

산소와 이산화탄소의 헤모글로빈과의 가역적 결합

헤모글로빈은 적혈구에서 가장 풍부한 단백질이며, 적혈구당 2.5억 개 이상으로 존재한다. 헤모글로빈은 4개의 폴리펩티드로 구성되어 있다. 철-함유 고리 구조인 헴기(*heme group*)을 갖고 있는 폴리펩티드에는 알파와 베타 두 형태가 있다(**그림 15.3**). 헤모글로빈에 있는 철은 적혈구와 혈액에 색상을 제공하는 제1철 형태(Fe^{2+})로 존재한다. 철은 산소 분자와 결합하는 부위이다. 개개의 헤모글로빈에는 4개의 헴 분자가 있기 때문에, 헤모글로빈은 4개의 산소와 결합한다. 이산화탄소는 헤모글로빈 폴리펩티드의 아미노산과 결합하나, 헤모글로빈은 산소보다 이산화탄소를 현저하게 덜 수송한다. **Understanding Exercise: 고도의 영향**(429쪽)에서 묘사한 것처럼, 운동선수는 자주 헤모글로빈 양의 증가를 시도한다.

탄산 탈수효소와 이산화탄소-중탄산 반응

덜 풍부하더라도, 탄산 탈수효소는 기체의 수송에 중요한 적혈구의 다른 단백질이다. 탄산 탈수효소는 이산화탄소와 산소를 탄산을 가역적으로 전환시키는 반응을 촉매하는 효소이다.

$$CO_2 + H_2O \xrightleftharpoons{\text{탄산 탈수효소}} H_2CO_3$$

탄산이 가역적으로 수소이온과 중탄산이온으로 해리되는 경로가 연속적으로 일어난다.

$$H_2CO_3 \rightleftharpoons H^+ + HCO_3^-$$

전체 경로는 다음과 같이 쓸 수 있다.

$$CO_2 + H_2O \xrightleftharpoons{\text{탄산 탈수효소}} H_2CO_3 \rightleftharpoons H^+ + HCO_3^-$$

이산화탄소는 혈액의 pH에 영향을 미치는 유리 수소 이온으로 전환될 수 있다. 후에(17장), 이 반응이 혈액에서 이산화탄소의 수송에 중요하고, 이산화탄소가 혈액의 산-염기 균형 유지에 중요하다는 것을 배우게 될 것이다.

적혈구의 생활주기

적혈구는 혈류로 방출되어, 그곳에서 120일간 머무른다. 그들은 핵(DNA)과 세포소기관이 없어, 세포분열을 할 수 없다. 그러므로 새로운 적혈구는 규칙적인 기초하에, 초당 약 2~300만 또는 하루당 2000억 개 속도로 만들어진다. 골수는 **적혈구생성과정(erythropoiesis)**에 의해 적혈구가 생산되는 수많은 장소를 갖고 있는 반면에, 지라는 노후 적혈구를 혈액으로부터 제거한다. **그림 15.4**에 다음에 설명할 적혈구의 생성과 파괴의 기관을 도식화하였다.

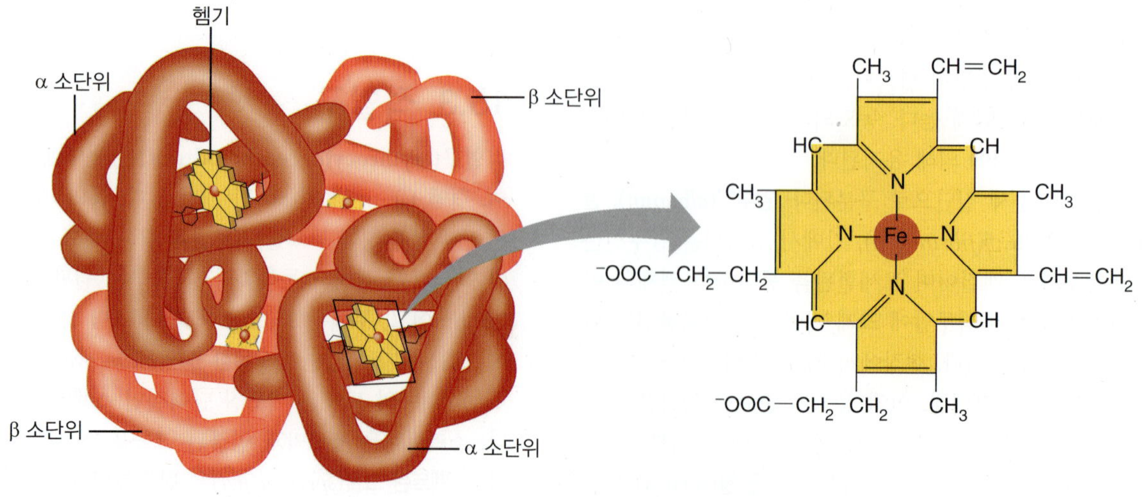

그림 15.3 헤모글로빈. (a) 헤모글로빈은 4개의 폴리펩티드로 구성되어 있고, 알파와 베타가 있으며, 개개의 폴리펩티드는 철을 함유한 헴이 공유결합으로 결합되어 있다. **(b)** 헴의 화학 구조.

UNDERSTANDING EXERCISE

고도의 영향(Effects of High Altitude)

운동 동안에 산소 요구는 증가하기 때문에, 어떤 운동선수는 자기 혈액의 산소-운반 능력을 증가시키기 위하여 헤모글로빈 양을 증가시키는 노력을 한다. 많은 운동선수들은 해수면보다 공기의 산소량이 적은 고도에서 연습을 한다. 혈액의 산소량이 적을 때에, 보다 많은 적혈구가 생성된다. 즉, 산소를 필요로 하는 조직에 보다 많은 산소를 수송한다. 이것은 고도에 대한 가치 있는 적응이다. 훈련 후에, 운동선수가 해수면으로 돌아오면, 모든 활동에서 그들의 산소 운반 능력은 요구보다 크다. 그러나 증가된 적혈구의 수는 경쟁에서 인내력에 도움을 줄 것이다.

어떤 운동선수는 혈액 약물투여를 통해 산소운반 능력을 증가키기 위해 노력한다. 실제 상황에서, 그들은 몸으로 혈구세포를 주사하거나 적혈구의 합성을 촉진하는 **적혈구생성촉진인자**(*erythropoietin*)를 주사하여 적혈구의 수를 늘린다. 혈액 약물투여는 대부분 프로 스포츠에서 불법이다.

적혈구의 농도 증가에 대한 억제측면인 혈류에 대한 저항의 증가도 있다. 적혈구용적이 60 이상이면 혈류의 저항이 산소 운반 능력의 증가에 따른 이익에 손해를 입힌다. 증가된 적혈구용적은 혈관 벽과 혈액 사이의 마찰력을 증가시키고, 이는 혈관 벽을 약화시키며, 수많은 건강 문제를 일으키는 동맥경화를 쉽게 일어나게 한다.

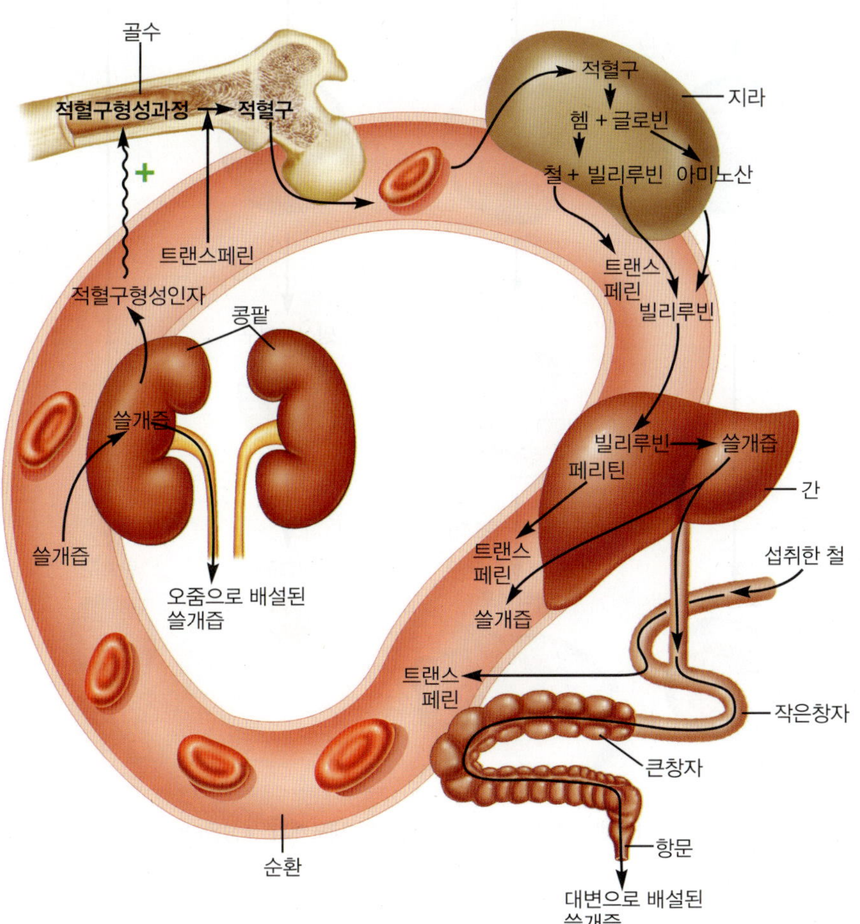

그림 15.4 적혈구의 생활주기. 적혈구의 생산과 파괴에는 여러 기관이 관여한다.

적혈구 생성

모든 혈구세포는 골수에 있는 전구세포인 **혈구분화능줄기세포**(*hematopoietic stem cell*)로부터 발생한다(**그림 15.5**). 적혈구와 대부분의 백혈구는 골수에서 완전히 성숙되어 나오나, T-림프구는 성숙되기 전에 **흉선**(*thymus gland*; 흉강의 심장 위에 존재하는)으로 반드시 이주하여야 한다. 혈구의 특별한 형태로의 발생은 시토키닌인 **혈구생성촉진 성장 인자**(*hematopoietic growh factor, HGF*)에 의존적이다. 적혈구 생성을 촉진시키는 HGF가 적혈구생성촉진인자이다. 백혈구 생성에 관여하는 HGF는 **클론-촉진인자(colony-stimulating factor)**와 **인터류킨(interleukin)**을 포함하고 있다.

적혈구생성촉진인자는 혈액의 낮은 산소 수준에 대한 반응으로 특정 신장 세포에서 분비된다. 적혈구생성촉진인자는 혈류를 따라 골수에 도달하고, 전형성능 세포의 적혈구로의 분화를 개시한다. 적혈구를 생산하기 위해서는 분화의 수준이 몇 가지 필요하다. 분화 동안에, 적혈구는 헤모글로빈을 생산하고 핵과 다른 세포소기관이 소실된다. 성숙된 적혈구로 발달되기 전의 최종 세포 단계는 **망상세포**(*reticulocyte*)이며, 망상세포는 리보솜을 갖고 있고, 세포질에 그물모양의 **망상체**(*reticular*)가 나타난다. 정상적으로, 단지 적혈구만이 혈류로 방출된다. 그러나 급한 적혈구 합성 조건 하에서는 심각한 출혈을 일으키는 망상세포의 방

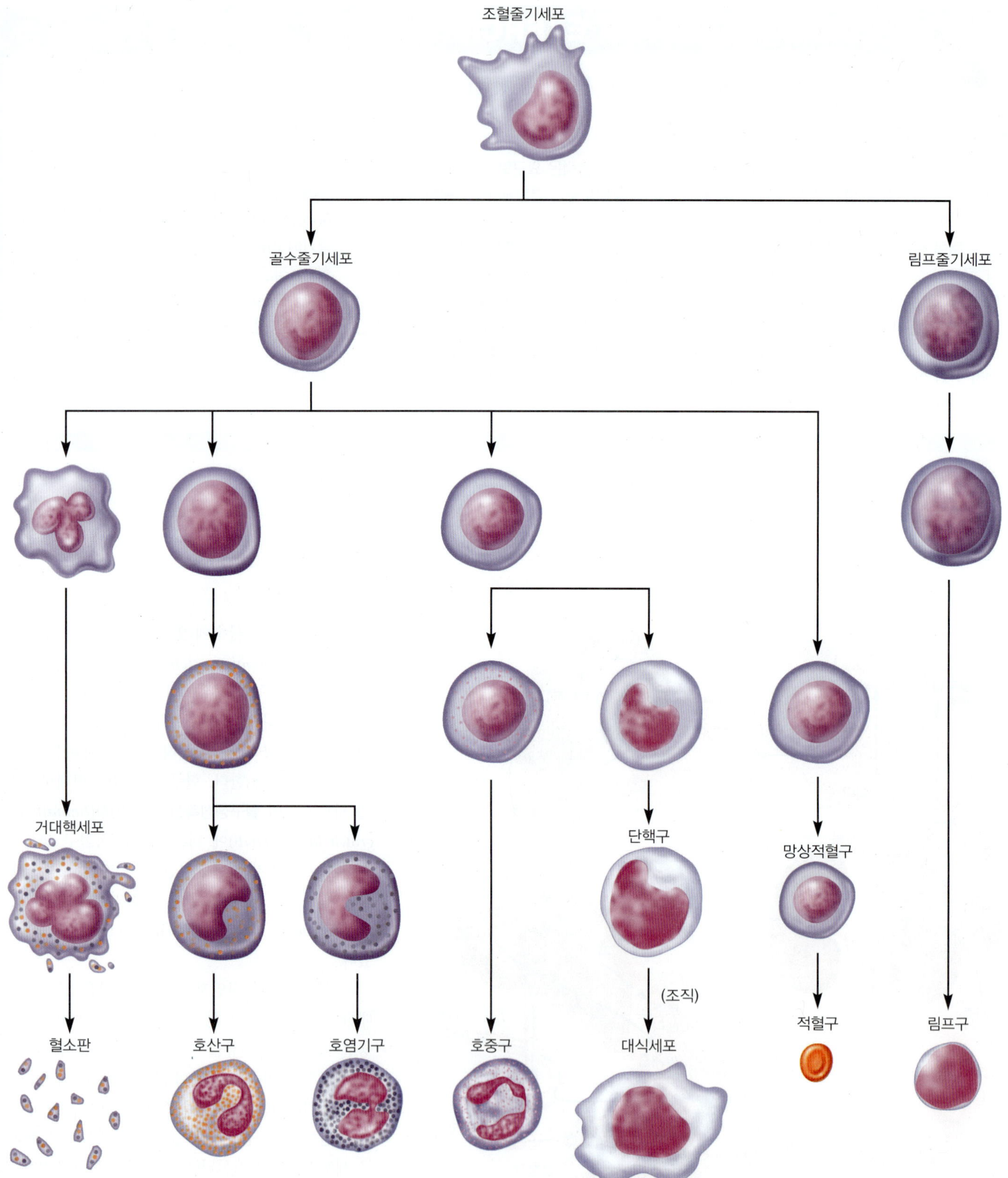

그림 15.5 혈구와 혈소판의 생산. 모든 혈구세포는 혈구분화능 줄기세포로부터 유래된다. 첫 수준 분화 동안에 두 개의 세포계가 생성된다: 혈구세포 대부분의 전구세포인 골수줄기세포, 림프구의 전구세포인 림프줄기세포.

출이 일어날 수도 있다. 정상적인 조건 하에서는 말초 혈관에 순환하는 적혈구의 0.5~2.5%가 망상세포이다. 겸상 적혈구증과 같은 질병에서는 망상세포 비율이 전형적으로 10~20%에 이른다. 망상세포 비율을 규정에 따라 수행한다면, 혈액 도말을 리보솜을 볼 수 있는 새 메틸렌 블루로 염색한다. 어떤 자동 혈구분석기기는 망상세포 수를 측정한다.

적혈구를 위해 요구되는 영양분은 철, 엽산 및 비타민 B_{12}이다. 철은 헤모글로빈의 합성을 위해 필요하다. 간이 철을 저장하고 노후 적혈구가 철을 방출한다 할지라도, 적절한 헤모글로빈의 수준(남성 13~18 g/혈액 100 mL, 여성 12~16 g/혈액 100 mL)을 유지하기 위하여, 철을 섭취하여 한다. 엽산과 비타민 B_{12}는 DNA의 합성을 위해 필요하다. 엽산과 비타민 B_{12}의 결핍은 모든 세포의 분열에 영향을 미친다 할지라도, 적혈구의 급속한 생성 때문에 그들의 효과는 적혈구 생성의 저하에 악명이 높다.

적혈구 생성을 위한 음식 요소의 부족은 세포당 헤모글로빈 양의 감소와 혈액의 적혈구의 감소를 야기할 수 있으며, 둘 다는 혈액의 산소 운반 능력을 감소시키며 이를 **빈혈(anemia)**이라 한다. 이런 상황이 철 섭취의 부족으로 일어났다면, 이를 철-결핍 빈혈(*iron-deficiency anemia*)이라 하고, 적혈구당 헤모글로빈의 양이 감소하기 때문에 특징적으로 적혈구가 작다. 비타민 B_{12}의 부족에 의해 이 상황이 일어났다면, 이를 악성빈혈(*pernicious anemia*)이라 부르고, 특징적으로 정상 적혈구보다 적혈구가 크나, 적혈구의 수는 감소하고, 전체적인 적혈구용적은 증가한다. 또한 빈혈은 출혈이나 비정상적인 과량의 용혈에 의해 나타날 수도 있다. 빈혈의 증상은 만성 피로와 운동에서 짧은 숨을 포함한다. 빈혈에 대해서는 **Clinical Connections: 빈혈**에서 보다 자세히 다룰 것이다.

지라에서 적혈구의 여과와 파괴

지라(spleen)는 순환으로부터 혈구세포를 포획하고 노후 적혈구를 제거하는 림프 기관이다(그림 15.4). 앞에서 시작한 바와 같이, 적혈구는 약 120일 생명주기를 갖고 있다. 일부 노후 적혈구는 혈류에서 용혈되나, 대부분은 지라의 대식세포에 의해 포식되고, 간에서 적은 양으로 포식된다. 대식세포가 적혈구를 파괴할 때, 헤모글로빈도 역시 분해된다. 철이 제거된 후에, 헴은 결과적으로 노란 화학물질인 **빌리루빈(bilirubin)**으로 전환된다. 빌리루빈은 혈류로 방출되고, 이것은 혈액이 노란색을 띠게 한다. 빌리루빈은 간으로 이동하여 더욱 분해된다. 빌리루빈의 대부분 분해산물은 작은창자에서 담즙으로 분비되고 최종적으로 대변의 갈색 물질로 제거된다. 다른 빌리루빈의 대사물은 혈류로 방출되어 신장으로 이동하여 오줌에서 노란 물질로 제거된다. 특정 조건(간염, 담즙관의 폐쇄, 또는 혈액에서 과도한 용혈) 동안에는, 혈장의 빌리루빈 수준이 증가하고, 이를 황달(*jaundice*)이라 한다. 황달은 피부와 눈의 흰자위가 노랗게 보인다.

헤모글로빈의 분해에 의해 분비된 철은 새로운 헤모글로빈 형성에 재활용된다. 철은 철 수송 단백질인 트랜스페린(*transferrin*)에 결합되어 혈액으로 방출된다. 트랜스페린은 소화관이나 지라로부터 철을 획득하고, 적혈구의 합성을 위해 적골수로 철을 수송하거나 단백질인 페리틴(*ferritin*)에 결합되어 저장되기 위하여 간으로 수송된다. 일부 철은 또한 지라 세포나 작은창자의 세포에서 페리틴에 결합되어 저장된다.

퀵 테스트 15.1

1. 적혈구용적률(hematocrit)이란 무엇이며, 어떻게 측정되는가?
2. 무엇이 헤모글로빈인가? 왜 적혈구의 기능에서 중요한가?
3. 탄산 탈수효소는 어떤 반응을 촉매하는가?
4. 혈액에서 정상적인 적혈구의 수준을 유지하기 위한 골수, 지라, 간 및 신장의 역할을 기술하라.

15.4 백혈구

적혈구와 비교하여, **백혈구(leukocyte, white blood cell)**는 그 수가 매우 적고, 1 mm^3당 단지 약 4,000~10,000이다(**표 15.2**). 백혈구는 핵과 모든 정상적인 세포 기구를 갖고 있고, 따라서 혈액에서 완전한 기능적인 유일한 세포이다. 적혈구와 다르게, 백혈구는 정상적으로 혈류에서 발견될 뿐만 아니라, 몸의 다른 조직에서도 발견된다. 혈관 바깥에서의 적혈구 존재는 그들의 이동성에 기인하며, 세포 유동성은 모세혈관의 구멍을 통하여 빠져나가 다른 조직으로 이주하게 한다. 이주의 능력은 침입한 미생물과 다른 외래성 물질에 대한 몸의 방어 기능에 중요하다(23장에 자세히 묘사하였다).

백혈구의 주요 형태는 5종이며, 각각은 면역에서 독특한 역할을 한다(**그림 15.6**). 이들 중 세 종—호중성, 호산성 및 호염기성—은 과립백혈구(*granulocyte*)로 불리며, 그들은 단백질을 함유하고 있는 세포질 과립(*cytoplasmic granule*)을 풍부하게 갖고 있다. 다른 두 종—단핵구와 림프구—은 과립이 풍부하지 않아 무과립백혈구(*agranulocyte*)라 한다.

의사가 백혈구의 혈액 검사를 요청하였을 때, 두 형태의 검사가 수행될 수 있다: 총 백혈구(일반적으로 혈액세포 성분의 총량)와 상이한 백혈구 수 계측. 두 검사는 모두 적은 양의 혈액 시료를 요구한다.

총 백혈구 수 계측을 위하여, 혈구 분석기기가 특정 부피의 혈액에 있는 총 백혈구 수 측정에 사용된다. [혈구 분석기기는 총 혈구 수(CBCs)와 상이한 혈구 수를 측정하는 자동 장치이다.]

상이한 백혈구 수의 계측을 위하여, 혈액 한 방울을 현미경 슬라이드에 놓고 다른 슬라이드로 얇게 도말한다. 혈액 도말을 라이트(Wright) 염색약으로 염색하면, 상이한 백혈구의 구별되는 핵의 모양과 세포질의 색상을 쉽게 확인할 수 있다. 전형적인 방법에서, 실험 과학자는 체계적인 수단으로 각 세포를 100개 이상을 확인할 수 있다. 각 형태의 계측된 세포는 세포의 종류에서 백혈구의 퍼센트를 나타낸다. 상이한 백혈구 세포 수는 다음에 설명할 백혈구의 분포에

CLINICAL CONNECTIONS

빈혈(Anemia)

혈액의 산소 운반 능력의 감소로 정의되는 빈혈은 일반적으로 낮은 적혈구용적과 연관되어 있으며, 낮은 적혈구용적은 적혈구 수의 감소나 **적혈구 크기의 감소**(*microcytosis*)로부터 일어날 수 있다. 개개의 적혈구가 정상적인 헤모글로빈의 농도보다 낮은 농도인 경우, 적혈구용적이 정상적이거나 높은 개인도 빈혈이 발달될 수 있다. 수송되는 대부분의 산소는 적혈구의 헤모글로빈에 결합되어 있기 때문에, 적혈구 수나 크기의 감소는 헤모글로빈의 낮은 수준과 연관되어 있다.

빈혈은 일반적으로 여섯 집단으로 구분된다.

1. **영양 빈혈**(*nutritional anemia*)은 가장 일반적인 철 부족인 영양 부족으로 야기된다. 철은 헤모글로빈의 구성성분이기 때문에, 철 결핍은 헤모글로빈의 합성을 감소시킨다. 적혈구 수가 정상이나, 헤모글로빈이 개개의 적혈구에 적게 존재한다. 적은 헤모글로빈은 적혈구를 작게 하고, 혈액의 산소 운반 능력이 감소된다.

   정상적인 산소 운반을 위한 다른 필수 영양분은 DNA의 염기 중의 하나인 티민 합성에 필요한 엽산이다. 세포분열을 위해서는 DNA 복제가 필요하기 때문에, 엽산의 결핍은 빠른 세포분열을 수행하는 몸의 모든 세포에 영향을 미친다. 몸은 특정 전구세포로부터 신속한 세포분열에 의해 초당 2~3백만 적혈구를 생산하며, 엽산의 불충분은 정상보다 **큰 적혈구**(*macrocytosis*)를 적은 수로 생산한다. 그러나 큰 적혈구는 보다 깨지기 쉬운 경향이 있어 생명주기가 짧다.
2. **악성 빈혈**(*pernicious anemia*)은 창자 관도에 있는 비타민 B_{12}의 흡수를 위한 내재성 인자의 결핍에 의해 야기된다. 비타민 B_{12}는 엽산과 비슷하게 티민의 합성에 필요하기 때문에, 이 빈혈은 엽산의 결핍에 의한 빈혈과 같은 특성을 갖는다.
3. **형성 불능 빈혈**(*aplastic anemia*)은 적혈구와 백혈구 생산의 기본 부위인 골수의 결함에 의해 야기되어, 두 종류의 혈구세포가 결핍된다. 작은 수의 적혈구 능력에 의해 빈혈이 야기되고, 작은 수의 백혈구에 의해 세균과 바이러스와 같은 질병원인에 대한 몸의 방어가 손상된다.
4. **신장 빈혈**(*renal anemia*)은 신장의 병리 상태에 기인한 적혈구생성촉진인자의 생산 감소와 연관되어 있다. 적혈구생성촉진인자는 골수에서 적혈구의 생성을 촉진하기 때문에, 적혈구생성촉진인자의 감소는 혈액에서 적혈구의 감소로 결과가 나타난다.
5. **출혈 빈혈**(*hemorrhagic anemia*)은 급속한 혈액의 손실에 의해 야기된다. 심각한 출혈 후 며칠 내에, 액체의 흡수와 체액 간의 이동은 혈액의 부피를 증가시켜서 혈액의 부피는 정상으로 돌아간다. 그러나 적혈구의 생산은 몇 주 내로 회복된다. 따라서 적혈구용적은 새로운 적혈구가 충분한 수로 생산될 때까지 낮은 상태로 남아있다.
6. **용혈 빈혈**(*hemolytic anemia*)은 과도한 수의 적혈구의 파괴인 용혈에 의해 야기된다. 용혈의 증가는 말라리아와 같은 감염이나 겸상적혈구증과 같은 적혈구 이상에 의해 일어날 수 있다. **겸상적혈구증**은 헤모글로빈의 암호화하는 유전자의 이상에 의한 유전병이다. 베타 사슬을 암호화하는 유전자의 염기 하나가 잘못되어 있으며, 염기의 변화는 잘못된 아미노산을 암호화한다. 단일 아미노산의 치환은 산소가 낮을 때에 적혈구 내에서 헤모글로빈 분자의 중합을 야기하고, 적혈구를 낫 모양으로 만들고 깨지기 쉽게 한다(사진을 보시오).

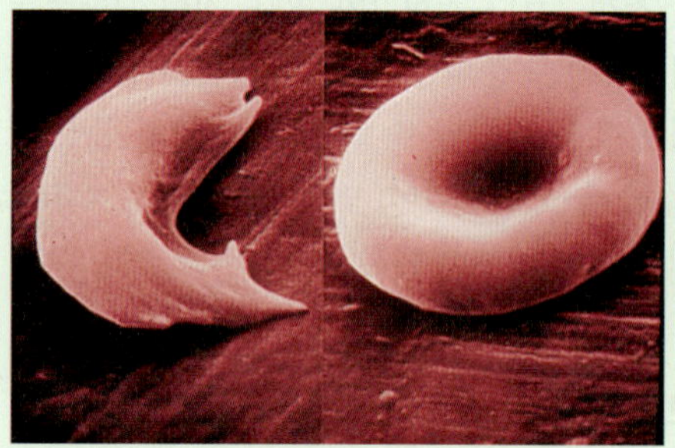

겸상(왼쪽)과 정상(오른쪽) 적혈구

비판적 사고력 문제

1. 환자는 정상적인 적혈구용적이나 빈혈이다. 어떻게 대비가 존재하는지 설명하라.
2. 용혈을 야기하는 유전적 결함의 본성은 무엇인가?
3. 빈혈의 발달에서 엽산 역할의 영양학적 측면과 다른 형태를 묘사하라.

기초한 감염과 질병의 수를 나타낸다. (즉, 많은 실험실에서 자동 혈구세포 분석기는 결과의 정확성을 점검하는 알고리즘 프로그램으로 상이한 세포 수를 계산한다. 비정상적인 결과를 얻었다면, 실험실 기술자는 전형적인 방법으로 상이한 세포 수를 측정한다.)

호중성백혈구

호중성백혈구(neutrophil)는 모든 백혈구의 50~80%를 차지하고 있으며, 몸에서 가장 중요한 방어 활동인 식균작용을 할 수 있다. 호중성백혈구는 혈액과 조직에 있는 미생물, 비정상 세포 및 외래 입자를 잡아먹고 소화시킨다. 단지 몇 종류의 세포(호산성백혈구, 단핵세포 및 거식세포)만이 식균작용을 할 수 있다. 새로이 생산된 호중성 백혈구는 7~10시간 동안 혈액을 순환하고 조직으로 이주하여 단지 며칠을 생존한다.

상이한 백혈구 측정에서, 호중성백혈구증가증으로 불리는 증가된 백혈구는 일반적으로 세균이나 바이러스의 감염을 나타낸다. 감염성 요인은 골수로부터 호중성백혈구의 이동을 유발하고, 그 후, 호

표 15.2 혈액의 세포조성

구성요소	mm^{3}당 수	지름(μm)	구조적 특징	주기능
적혈구	5,000,000	7~8	핵 없음; 소기관 없음; 양면이 오목한 원반 모양	산소와 이산화탄소 운반
백혈구	4,000~10,000			병원체로부터 신체 방어
호중구	3,000~7,000	10~14	다엽성 핵; 붉고 푸르게 염색되는 세포과립	외부물질의 포식작용
호산구	100~400	10~14	이엽성 핵; 붉게 염색되는 세포과립	기생충 살해
호염기구	20~50	10~12	이엽성 핵; 푸르게 염색되는 세포과립	염증과 알레르기반응에 화학조절물질분비
단핵구	100~700	14~24	콩팥 모양의 큰 핵; 세포과립 없음	포식작용; 조직에서 대식세포로 성숙
림프구	1,500~3,000	5~17	둥근 큰 핵; 세포질이 적음; 세포과립 없음	B세포-항체분비 T세포-다른 세포의 면역반응을 유지하는 시토카인 분비; 감염된 세포나 종양세포를 살해하는 인자 분비
혈소판	100,000~500,000	2~4	세포질조각; 세포과립 있음	지혈

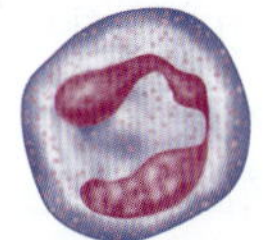
호중성 백혈구

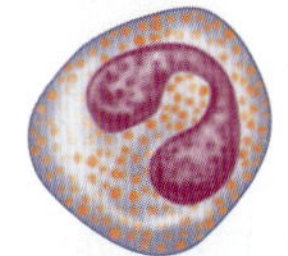
호산성 백혈구

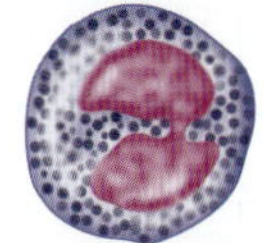
호염기성 백혈구

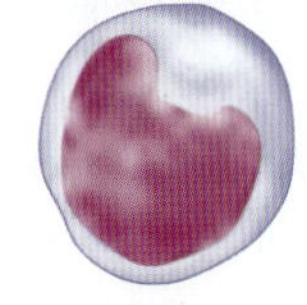
단핵구

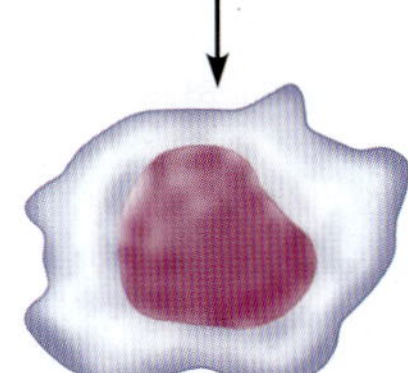
대식세포

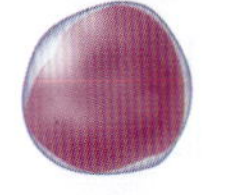
림프구

그림 15.6 적혈구와 면역에서 그들의 역할. 자세한 내용은 본문을 보시오.

중성백혈구는 세균, 영향을 받은 세포, 또는 파편을 잡아먹기 위하여 감염된 조직으로 여행한다. 감염 초기에, 밴드 세포(*band cell*)로 불리는 미성숙 호중성백혈구는 혈액으로 들어간다. 균류의 감염 동안에, 염증 동안에, 그리고 수술 이후에, 또는 다른 외상으로, 호중성백혈구 수준은 증가한다.

호산성백혈구

모든 백혈구의 약 1~4%가 **호산성백혈구(eosinphil)**이다. 호중성백혈구와 비슷하게, 호산성백혈구는 식균성이나, 그들은 호중성백혈구에 의해 잡아먹히기에는 너무나 큰 기생성 침입자를 공격하여 방어하는데 주로 작용한다. 호산성백혈구는 기생충의 몸에 달라붙어 밀폐시키고, 세포질 과립으로부터 독성 분자를 방출한다. 불행히도, 호산성백혈구의 방어와 기생충에 대한 전체 면역 반응이 약하면, 방출된 독성 분자가 정상적인 조직을 손상시키고 알레르기 반응을 촉발할 수 있기 때문에, 호산성백혈구의 반응은 해로울 수도 있다.

증가된 호산성백혈구 수준은 일반적으로 기생성 감염이나 알레르기 반응을 나타내나, 또한 다수의 질병에 의해 야기될 수도 있다. 예를 들면, 천식은 기도의 장기간 염증과 연관되어 있다; 호산성 백혈구는 염증을 촉진시키고, 그 수준은 천식 동안에 올라간다. 추가적으로, 호산성 백혈구의 수준은 자가면역 질환과 습진에서 올라갈 수 있다.

호염기성백혈구

호염기성백혈구(basophil)는 큰 기생충에 대한 방어를 하는 것으로 추정되는 비식균세포이다; 호염기성백혈구는 침입자를 손상시키는 독성 물질을 방출함으로써 호산성백혈구와 비슷하게 작용할 수 있다. 그러나 호염기성백혈구는 또한 발열과 같은 알레르기 반응에 의미 있게 공헌하는 히스타민, 헤파린과 같은 다른 물질도 분비한다. 호염기성백혈구는 전체 백혈구의 1% 미만을 차지하고 있지만, 사람에서 알레르기에 의미 있게 영향을 미친다. 급성 알레르기 반응 동안에, 혈액에서 호염기성백혈구 수준은 이들 세포가 반응의 장소로 이동함에 따라 낮아진다.

단핵구

단핵구(monocyte)는 백혈구의 2~8%를 차지하며 식균작용 방어에 중요하다. 혈액의 단핵구 수준은 어떤 암의 형성과 마찬가지로 바이러스와 기생충의 감염 동안에 증가한다. 단핵구 수준은 HIV 감염, 류마티즘 관절염 및 스테로이드에 대한 노출에서 감소한다.

새 단핵구는 단지 몇 시간 동안만 혈액에서 순환하다가 조직으로 이동하여, 크기가 5~10배로 커져 매우 활동이 왕성한 **대식세포(macrophage**; "큰 포식자")로 발달된다, 방황대식세포(wandering macrophage)는 몸 조직들을 돌아다니고, 고정대식세포(fixed macrophage)는 특정 부위에 머무른다. 대식세포는 특히 결합조직, 위장관의 벽, 허파의 허파꽈리, 간의 특정 혈관(쿠퍼세포) 및 지라에 풍부하다. 뒤의 두 부위에서는, 대식세포가 비정상적이거나, 죽었거나, 죽는 중인 적혈구를 잡아먹는다. 대식세포는 혈액과 림프액을 순환하는 감염성 요인들과 가장 자주 접하는 곳인 지라와 림프절에 많다.

대식세포는 **수지상세포(dendrite cell)**로 더욱 분화된다. 매우 적은 수의 수지상 세포가 혈액에서 발견되고, 그들은 미성숙된 경향이 있다. 수지상세포는 전형적으로 체외와 체내를 구분하는 상피조직에서 발견된다. 수지상세포가 감염성 요인과 반응하면, 림프 조직으로 이주하고, 거기서 감염성 요인(항체)을 림프구에 제시한다. 따라서 어떤 수지상세포가 식균성 대식세포로부터 유래하였다 할지라도, 면역 반응에서 그들의 기능은 식균작용보다 항원 제시(*antigen presentation*)이다.

림프구

림프구(*lymphocyte*)는 혈액의 전체 백혈구의 20~40%를 차지하며, 간충액에서 발견되는 모든 세포의 약 99%를 차지하고 있다. 림프구는 주된 세 종류가 있다: *B* 세포(*B cell*), *T* 세포(*T cell*), 눌 세포(*null cell*)—B 세포와 T 세포의 특징적인 세포막 구성 성분이 결핍되었음. 대부분의 눌 세포는 자연살해세포(*natural killer cell, NK*)로 알려진 큰 과립 림프구이다. 일부 수지상세포는 림프구로부터 유래하였다.

다양한 림프구는 이 책의 23장에서 자세히 묘사될 면역계의 복잡한 기능을 갖고 있어 여기서는 간략하게 제시한다. B 세포는 특정 항원에 면역하는 특정 항체를 분비하는 혈장세포로 분화된다. T 림프구는 비정상 세포를 파괴하는 세포독성 T 세포, 다른 백혈구의 활성을 촉진시키는 화학물질을 분비하는 도움 T 세포 및 면역 반응을 낮추는 억제 T 세포를 포함하는 면역 반응을 촉진하는 다양한 형태로 나타난다. 혈액의 증가된 림프구의 수준은 세균과 기생충의 감염보다 바이러스 감염과 연관된 경향이 있다. 림프구는 그레브스병에서도 증가한다. 림프구 수준의 하강이 면역결핍증, 낭창, 스테로이드 수준의 증가에서 일어난다.

퀵 테스트 15.2

1. 백혈구의 다섯 종류의 목록을 작성하고, 각 종류의 기능을 기술하라.
2. 어떤 종류의 세포가 식균작용을 할 수 있는가?
3. 상이한 종류의 림프구 명칭을 써라.

15.5 혈소판과 지혈

혈소판은 색이 없는 세포 절편이고, 큰 골수세포인 거핵세포(*megakaryocyte*)의 일부분이 떨어져 나온 것이다. 혈소판은 적혈구보다 작고, 미토콘드리아, 소포체 및 세포질 과립을 갖고 있으나, 핵은 없다. 혈소판은 입방 밀리미터당 100,000에서 500,000까지 가능하고 혈병 형성을 유도하는 일련의 사건을 시작하는 데에 중요하다.

혈관은 외적 내적을 출혈을 유도하는 손상을 자주 입는다. 일반적으로 출혈이 소량이라 할지라도, 출혈을 중지하는 메커니즘인 **지혈(hemostasis)**이 없다면 피상적인 절단도 출혈로 인하여 사망을 유도할 수 있다. 지혈 과정은 혈관수축, 혈소판 마개 형성 및 혈병 또는 **혈전(thrombus)** 세 단계로 일어난다. 이들의 각 단계를 다음에 묘사하였다.

지식 활용하기

색전(*embolus*)은 떨어져 나와 혈액 속을 순환하는 혈병이다. 색전이 동맥에 박혀 혈류를 차단한다면, 이것은 **색전증**(*embolism*)이다. 색전증의 위험성을 설명하라.

혈관경련

혈관이 손상되게 되면, 내인성 메커니즘은 혈류에 대한 저항을 증가시키는 혈관경련(*vascular spasm*)이라는 수축을 촉발한다. 손상은 또한 혈관을 더욱 수축시키는 교감신경계를 활성화시키는 경향이 있다. 손상의 부위로 흐르는 혈류량이 적어짐에 따라 혈액 손실은 최소화된다. 그러나 혈액 손실의 감소만으로 충분하지 않으며, 혈액 손실은 함께 멈추어야 한다.

혈소판 마개

혈소판(*thrombocyte*)은 거핵세포의 조각으로 핵이 없다. 혈소판은 다양한 물질들을 함유하는 과립을 가지고 있고 이들을 혈장으로 분비할 수 있는데, 이 중에는 ADP, 세로토닌, 에피네프린 및 혈병 형성에 관여하는 여러 화학물질들이 포함되어 있다. 또한 혈소판은 어떤 상황에서는 "끈끈하게" 되어 혈관 표면에 달라붙을 수 있게 되는데, 특히 손상된 혈관의 표면에 잘 달라붙는다.

혈소판 마개 형성과 이어서 일어나는 혈병의 형성 둘 다에는 혈소판과 일단의 여러 특수한 혈장단백질들이 필요하다. 혈소판 마개 형성 때에 주된 단백질은 **폰 빌레브란드 인자(von Willebrand factor, vWf)**로서 거핵세포, 혈소판, 혈관내피세포에서 분비된다. 폰 빌레브란드 인자는 항상 혈장에 존재하지만 혈관이 손상된 부위에 축적된다.

혈소판 마개 형성의 첫 번째 단계는 혈소판 부착으로, 혈관이 손상되어 내피 아래에 있는 내피하조직(*subendothelial tissue*)이 노출되었을 때 일어난다. 혈액이 내피하조직과 접촉하게 되면 폰 빌레브란드 인자가 내피하층의 콜라겐섬유와 결합하게 되고, 이 폰 빌레브란드 인자에 혈소판이 결합하게 되어 혈소판이 고정된다. 혈소판이 폰 빌레브란드 인자와 접촉하게 되면 활성화되어, 대사 및 표면성질이 변하고("끈적거리게" 만듦), 특정 물질들의 분비가 증가한다.

활성화된 혈소판에서 분비되는 세로토닌과 에피네프린 두 물질은 혈관수축을 일으켜 혈류에 대한 저항을 증가시키고 혈액손실을

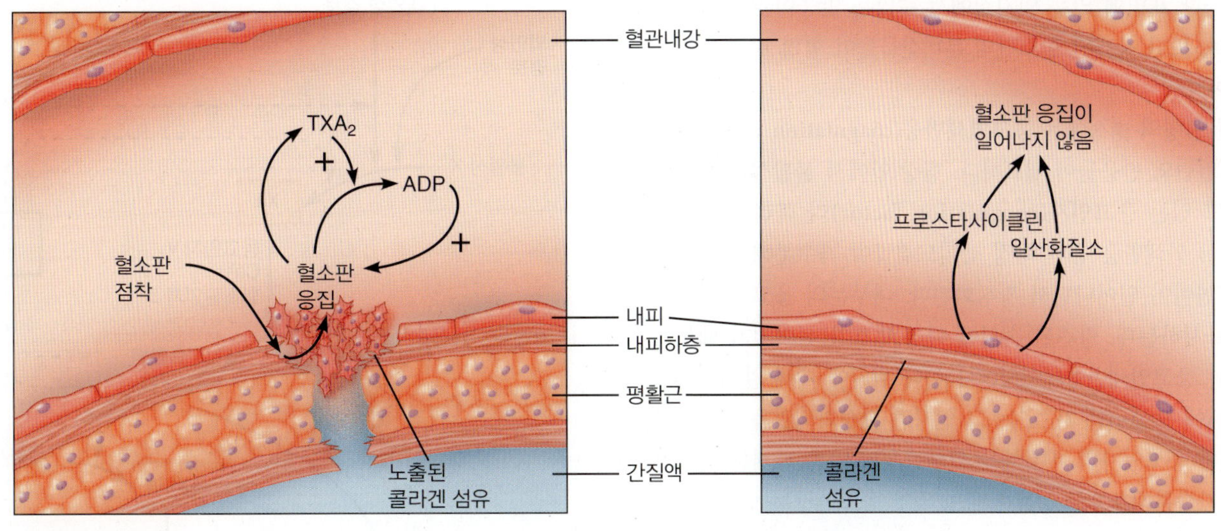

그림 15.7 혈소판 마개의 형성. (a) 혈소판은 혈관손상 부위에서 콜라겐 섬유에 부착한다. 부착한 혈소판은 부착 부위에서 ADP를 분비하여 혈소판 응집을 자극해서 더 많은 혈소판이 ADP를 분비하도록 한다. 응집된 혈소판은 혈관내강으로 TXA_2를 방출하여 더 많은 혈소판들이 응집하도록 자극한다. **(b)** 정상 내피세포는 산화질소와 프로스타사이클린을 분비하는데 이 물질들이 혈소판 응집을 억제한다.

최소화한다. 활성화한 혈소판에서 분비되는 제3의 물질인 ADP는 혈소판 마개 형성의 두 번째 단계인 **혈소판 응집**(*platelet aggregation*)을 일으킨다. ADP는 서로 들러붙어 응집된 덩어리를 형성하는 혈소판의 형태적 변화를 촉진시킨다. 응집된 혈소판은 더 많은 ADP를 분비하여 혈소판 응집이 더 잘 일어나도록 자극함으로써 혈소판 마개 형성 속도를 증가시키는 양성 피드백 고리를 제공한다(**그림 15.7a**). 또한 ADP는 **트롬복산A_2(thromboxane A_2, TXA_2)**의 생성을 자극하는데 이 물질은 혈소판 응집이 더 잘 일어나도록 한다.

TXA_2는 혈소판의 막에 있는 인지질인 **아라키돈산(arachidonic acid)**으로부터 형성된다. TXA_2는 혈소판 응집을 자극하고, 혈소판 마개 형성을 위해 더 많은 양성 피드백을 제공하는 ADP 분비를 자극하며, 그 부위의 혈류를 감소시키는 혈관수축을 일으키는 등 지혈에서 많은 작용을 한다.

혈소판 마개 형성은 혈관이 손상된 부위에 국한된다. 이것은 조직이 필요로 하는 영양물질을 고갈시키고 노폐물을 축적시키는 불필요한 혈병의 형성을 차단한다. 건강한 내피세포가 혈소판 응집을 억제하는 **프로스타사이클린(prostacyclin**; 프로스타글란딘 I_2라고도 함)과 산화질소를 지속적으로 방출하기 때문에, 혈소판 마개가 정상 내피에 형성되지 않는다(**그림 15.7b**). 응집된 혈소판이 아라키돈산을 TXA_2로 전환시키는 반면, 건강한 내피세포는 아라키돈산을 프로스타사이클린으로 전환시켜 혈소판 마개 형성을 억제한다. 혈소판은 수축성 단백질인 액틴과 미오신을 높은 농도로 포함하고 있다. 혈소판은 응집되어 마개를 형성할 때 수축하여 마개를 더욱 견고하게 한다. 빽빽한 혈소판 마개가 혈액 손실을 중지할 수 있을지라도, 지혈의 다음 단계인 혈병 형성이 필요하다.

혈병 형성

혈병 형성에 필수적인 것은 **피브린(fibrin)**이라 불리는 혈장단백질이며, 이것은 혈액이 응고되는데 또는 혈액이 젤 상태로 전환되어 적혈구를 가두고 손상 부위를 막아 혈액손실을 억제하는 데 있어 반드시 필요한 물질이다. 이런 이유로 혈병을 **피브린 혈병**(*fibrin clot*)이라고도 한다(**그림 15.8**). 피브린 혈병 형성은 혈소판 마개 형성 다음에 2차적으로 일어나는데, 그 이유는 피브린 혈병이 형성되려면 활

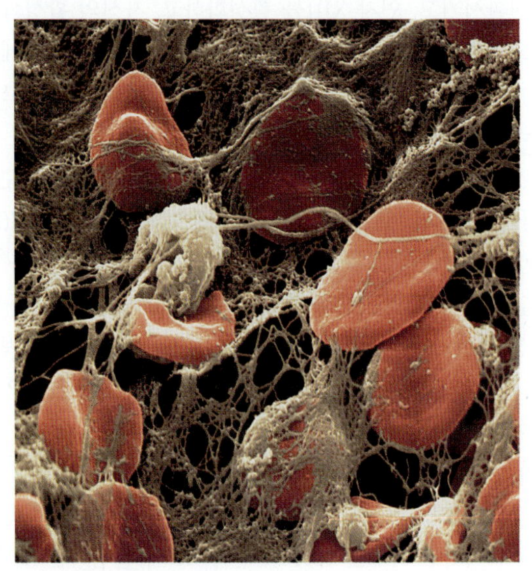

그림 15.8 피브린 혈병.

성화한 혈소판 표면에 있는 인지질에서 수많은 반응이 일어나야하기 때문이며, 또한 응집된 혈소판의 분비산물들이 혈병 형성에 필요하기 때문이다.

피브린 혈병의 형성에는 **응고연쇄반응(coagulation cascade)**이라 불리는 일련의 반응들이 필요하다. 혈장 안에서 불활성화된 형태로 존재하고 있는 **응고인자(coagulation factor)**라 불리는 혈장단백질들은, 이 연쇄반응 동안 특정 펩티드결합이 가수분해되는 단백질 분해가 연이어 일어나면서 활성화된다. 대부분의 응고인자는 로마숫자로 표시하는데, 발견된 순서에 따라 번호가 붙여졌기 때문에 그 번호로는 응고연쇄반응에서의 기능이나 위치에 대해 알 수 없다. 로마숫자 뒤에 오는 소문자 "a"는 그 인자가 활성화되었음을 나타낸다. 활성화된 응고인자의 대부분은 연쇄반응의 다음 단계를 일으키는 단백질 가수분해효소로 작용하지만, 일부 응고인자는 보조인자로 작용하기도 한다.

혈병 형성의 최종단계는 실 모양의 혈장단백질인 피브리노겐(*fibrinogen*)이 활성형인 피브린으로 전환되는 것이다. 피브리노겐이 피브린으로 전환되는 과정은 또 다른 응고인자인 프로트롬빈(prothrombin)의 활성형인 **트롬빈(thrombin)**에 의해 촉진되는 단백질 분해반응이다. 한번 형성된 피브린 분자들은 서로 접착하여 느슨한 섬유그물을 형성한다. 이 그물은 가닥들 사이에 공유결합이 형성되면서 안정화되는데, 이 반응은 또 다른 응고인자인 인자 *XIII*(*factor XIII*; 피브린-안정화 인자라고도 함)에 의해 촉매된다. 피브린과 트롬빈처럼 인자 XIII도 혈장에 불활성상태로 존재하다가 혈병 형성에 참여하기 전에 XIIIa로 활성화된다.

안정된 피브린 그물 형성의 중심이 트롬빈의 활성화이다(**그림 15.9**). 인자 Xa는 인자 V, Ca^{2+}, PF3(혈소판 인자 3-활성화된 혈소판 표면에 있는 인지질)와 함께 프로트롬빈 활성화 복합체(*prothrombin activating complex*)를 형성한다. 이 복합체는 프로트롬빈(인자 II)을 트롬빈으로 전환시킨다. 트롬빈은 혈병형성에서 피브리노겐을 피브린으로 전환시키고, 인자 XIII를 활성화하고, 자신의 활성화를 위해 양성 피드백을 제공하는 등 다양한 역할을 한다. 그림 15.9에는 나타나 있지 않지만 트롬빈은 혈소판이 더 응집되도록 기여하고 혈소판에서 여러 가지 물질들이 분비되도록 자극한다.

두 경로가 트롬빈의 활성화를 유도한다; 혈장에 이미 존재하는 응고인자와 그 밖의 다른 화학물질들이 관여하는 내인성 경로(*intrinsic pathway*)와 혈관손상 부위 근처에 있는 손상된 조직에 있는 몇몇 응고인자를 포함하는 외인성 경로(*extrinsic pathway*)가 있다. 다른 조직의 손상 없이 혈관만 손상되는 경우가 드물기 때문에, 일반적으로 두 응고 경로가 동시에 활성화된다. 그러나 두 경로를 일으키는 자극은 상이하다.

내인성 경로는 순환하는 인자 XII(Hageman factor라고도 함)가 콜라겐과 인지질이 포함된 내피하층에 있는 물질과 접촉하여 활성화되면서 시작된다(**그림 15.10**). 인자 XII의 활성화는 연쇄반응을 일으켜서 인자 X의 활성화를, 뒤이어 트롬빈의 활성화를, 마지막으로 피브린을 형성을 초래한다. 외인성 경로는 조직손상으로 인하여 **조직인자**(인자 III, **tissue factor**)가 혈장과 접촉하면서 불활성 상태인 인자 VII와 반응하여 복합체를 형성하고 인자 VII를 활성화시키면서 시작된다. 활성화된 인자 VIIa와 조직인자의 복합체는 인자 X를 활성화하여 트롬빈을 활성화시킨다. 비록 내인성 경로와 외인성 경로가 따로따로 시작되기는 하지만 결국 인자 X의 활성화에서 만나 공통 경로를 형성한다.

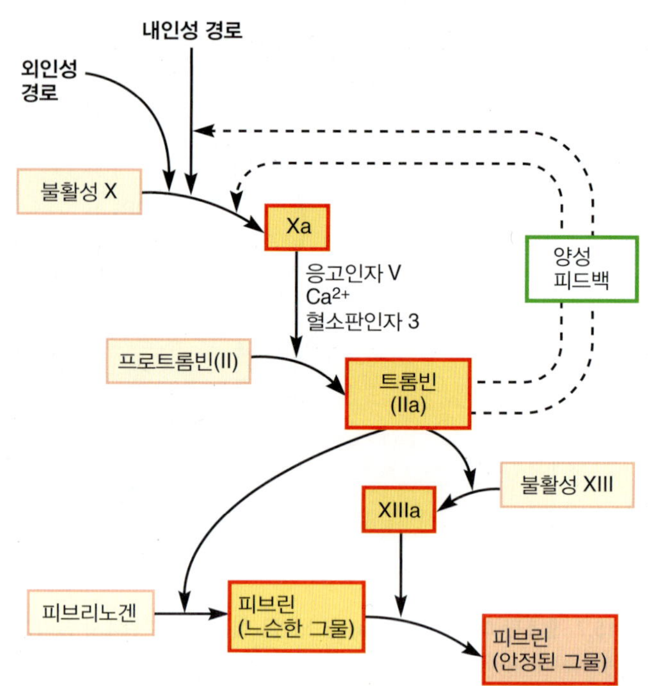

그림 15.9 피브린 혈병 형성에서 트롬빈의 역할. 트롬빈은 프로트롬빈에 활성화된 제10인자(factor Xa)가 작용하여 활성화되고 자기 자신의 합성을 증가시키는 양성 피드백을 가동한다. 활성화된 트롬빈은 피브리노겐을 피브린으로 전환시키고 제13인자(factor XIII)를 활성화시킨다.

그림 15.10에는 피떡 형성에 참여하는 혈액내 여러 화학물질 중 일부만을 표시하였다. 여러 단계에서 Ca^{2+}(인자 IV)과 혈소판인자 3(platelet factor 3, PF3)이 필요하다.

혈병 형성을 제한하는 요인

혈소판 응집과 비슷하게, 피브린 혈병 형성은 손상 부위 바로 근처에서만 일어나는데, 그 이유는 혈장과 내피세포 표면에서 발견되는 어떤 단백질들이 혈액응고를 억제하는 **항응고제(anticoagulant)**로 작용하기 때문이다(**Discovery: 거머리와 유혈**을 보라). 혈액 응고의 초기 동안에, 건강한 내피세포에서는 **조직인자 경로 억제제(tissue factor pathway inhibitor)**를 분비하여 외인성 응고경로의 응고를 억제한다. 추가적으로 건강한 내피는 트롬빈과 결합하여 복합체를 형성하는 트롬보모둘린(*thrombomodulin*)이라는 물질을 분비한다. 트롬빈이 트롬보모둘린-트롬빈 복합체의 일부분이 되면, 피브리노겐을 피브린으로 전환시킬 수 없고, 대신에 혈장에서 지속적으로 순환하

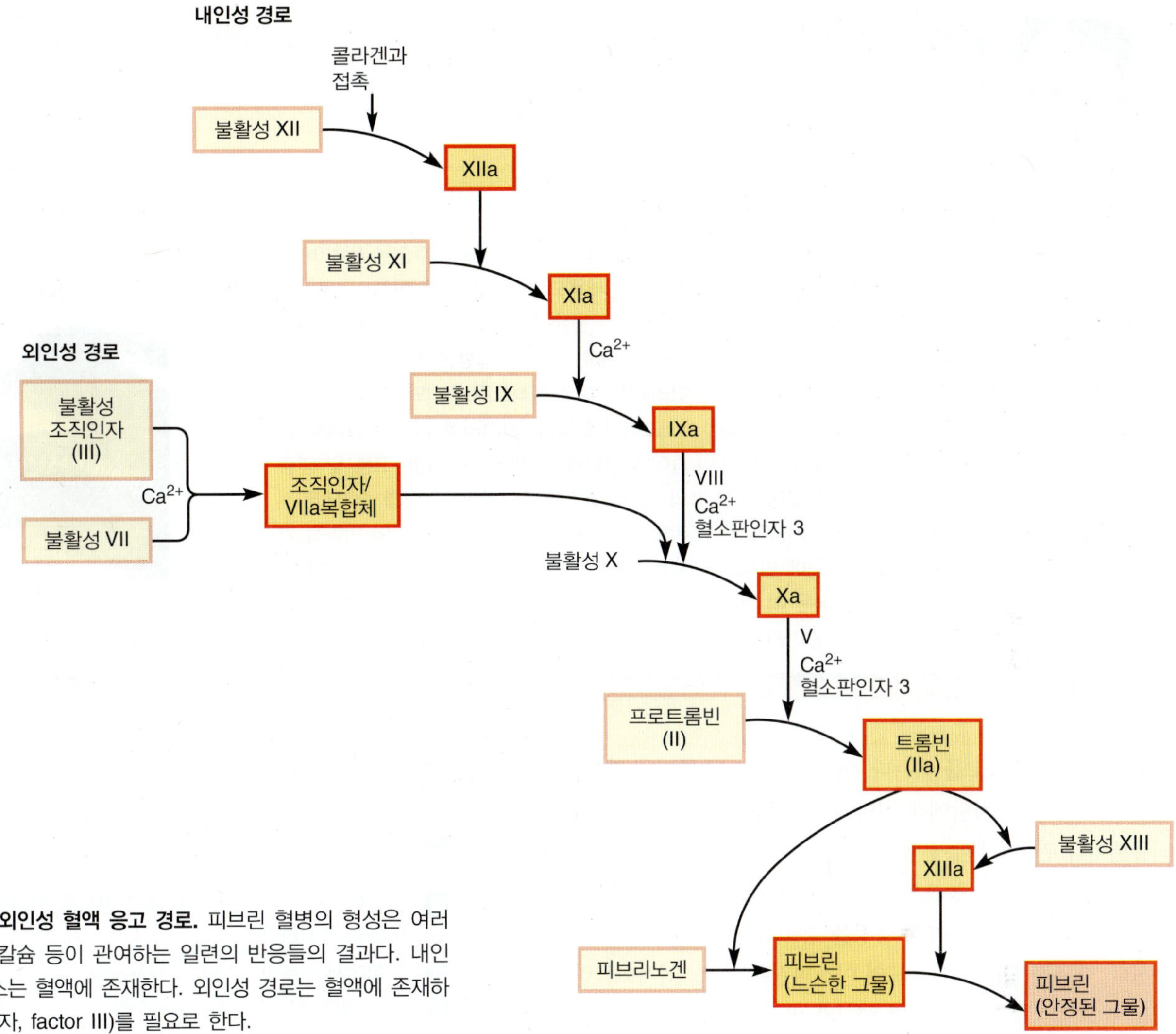

그림 15.10 내인성 및 외인성 혈액 응고 경로. 피브린 혈병의 형성은 여러 응고인자, 혈소판인자, 칼슘 등이 관여하는 일련의 반응들의 결과다. 내인성 경로의 모든 구성요소는 혈액에 존재한다. 외인성 경로는 혈액에 존재하지 않는 조직인자(제3인자, factor III)를 필요로 한다.

는 또 하나의 혈장단백질인 **단백질 C(protein C)**를 활성화시킨다. 단백질 C는 항응고제로서 내인성 경로와 외인성 경로를 모두 억제한다. 따라서 트롬빈은 손상 부위에서 응고를 촉진할 뿐 아니라 건강한 조직에서 응고를 간접적으로 억제한다.

한번 형성된 피브린 혈병은 최종적으로 **플라스민(plasmin)**에 의해 분해되며, 플라스민은 혈장단백질 중 하나인 **플라스미노겐**(*plasminogen*)으로부터 유래된 단백질이다. 플라스민은 효소작용을 통하여 피브린을 파괴함으로써 혈병을 녹인다. 플라스미노겐은 여러 종류의 세포에서 분비되는 **플라스미노겐 활성제**(*plasminogen activator*)에 의해 플라스민으로 전환된다. 그 중 한 예가 **조직 플라스미노겐 활성제**(*tissue plasminogen activator, TPA*)로서, 혈병이 형성되는 동안 내피세포에서 분비된다. 피브린은 조직 플라스미노겐 활성제를 활성화시키고, 이어서 플라스미노겐이 플라스민으로 전환된다.

혈병 형성 이상에서 응고인자의 역할

대부분의 응고인자들은 간에서 합성되어, 불활성 형태로 혈장으로 방출된다. **혈청**(*serum*)은 이 응고인자들이 제거된 혈장이다.

몇몇 개의 응고인자들이 피브린 혈병의 형성에 필수적이다. 이들 필수응고인자 중 어떤 인자라도 부족하면 혈병 형성에 지장을 주게 되어 결국 출혈이 크게 증가한다. **혈우병(hemophilia)**은 특정 응고인자 유전자에 결함이 있어 야기되는 유전병으로, 인자 VIII의 결핍으로 인한 것이 가장 일반적이다. 또 다른 유전성 출혈질환인 폰 빌레브란드병(von Willebrand's disease)은 폰 빌레브란드 인자(vWf) 농도 감소로 특징되며, 혈소판 마개 형성이 저해된다. 그러나 폰 빌레브란드 인자는 혈장에서 인자 VIII의 운반체로도 작용하기 때문에, 폰 빌레브란드 인자가 없으면 인자 VIII이 불안정해지고 더 빠르게 분해되어, 혈액내 인자 VIII의 농도가 낮아진다. 비타민 K 섭취가 부족한 경우에도 과다출혈이 일어날 수 있는데, 이는 간에서 혈액응고에 필요한 여러 가지 단백질을 합성하는 데 비타민 K가 필요하기 때문이다.

항응고제로서의 아스피린

가장 일반적으로 사용되는 진통제 중 하나인 아스피린은 혈액응고를 방해하는 또 다른 작용으로 인해 최근에 많은 주목을 받아왔다:

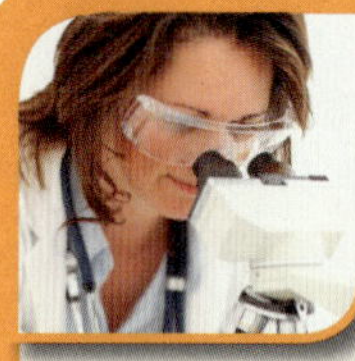

DISCOVERY

거머리와 유혈(Leeches and Bloodletting)

거머리는 흡혈하는 것으로 알려진 무척추동물이다. 고대로부터 20세기 초까지, 거머리는 **유혈**(*bloodletting*)에서 사용되었으며, 유혈은 질병을 치료하기 위하여 환자로부터 혈액을 제거하는 과정이다. 1094에, 어떤 이발사들이 유혈의 실행을 시도하였고 이발사 외과수술(barber surgeon)로 알려지게 되었다. 이발사 외과의사는 머리털의 절단뿐만 아니라 외과수술, 탈치 및 유혈의 실행을 훈련받았다. 유혈 실행 동안에, 정맥을 노출하기 위하여 환자를 기둥에 묶었다. 실행 후에, 광고를 위하여 기둥에 반창고를 싸서 상점 바깥에 세워두었다. 붉은 띠 기둥의 모습은 현재에 이발소 기둥으로 알려져 있어 친숙하다.

1800년대에, 유혈은 외과수술을 위하여 마취 전에 사용되었다. 충분한 혈액이 제거되면, 환자는 낮은 동맥 혈압 때문에 창백해진다. 1900년대에, 유혈의 실행은 처음으로 중지를 고려하였으며 실질적으로 중지되었다.

그러나 오늘날, 거머리를 이용한 고대적 실습이 재현되었다. 거머리는 허혈, 고통 및 염증의 처치로 몸의 특정 부위로 혈류를 증가시키기 위하여 최근에 사용되었다. 거머리의 의학적 가치는 침에 있으며, 침은 마취, 혈관확장 및 항응고제를 갖고 있다. 마취는 환자가 거머리의 존재를 느끼는 것을 방지하고, 거머리가 부착되어 길게 머무르는 것을 허용한다. 혈관확장은 거머리가 부착된 부위로 혈류를 증가시키고, 반면에 항응고제는 혈병의 형성을 방지한다.

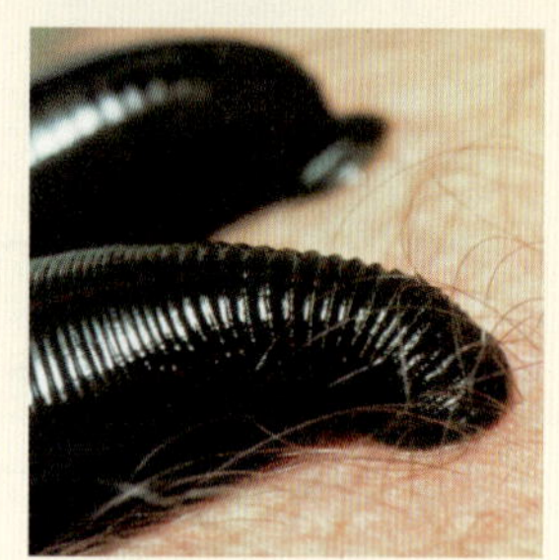

의학적 거머리는 혈액을 빨아먹고 혈관확장제와 항응고제를 투입한다.

아스피린은 혈액 응고를 막는다. 아스피린은 뇌졸중이나 관상동맥질환에 걸리기 쉬운 사람에게 처방되는 많은 항응고제 중 하나다. 대뇌동맥이나 관상동맥에서 혈병이 형성되면 사망을 포함한 치명적인 손상을 입는다. 낮은 농도의 아스피린은 TXA_2의 형성을 억제하여 혈소판 응집과 혈소판 마개 형성을 감소시킴으로써 항응고제로 작용한다. 대조적으로 높은 농도의 아스피린은 프로스타사이클린의 형성을 감소시켜, 실제로는 혈병 형성과 비슷한 증상을 증가시킨다. 임상연구들은 낮은 농도의 아스피린이 심장마비의 발생률이 감소시키고, 심장마비 후에 투약하면 그 손상 정도가 감소한다는 것을 보여주고 있다. 높은 농도에서는 TXA_2와 프로스타사이클린의 대조적인 활동 때문에 효과가 없을 것이다.

퀵 테스트 15.3

1. 혈소판이란 무엇인가? 혈소판이 분비하는 물질에는 어떤 것들이 있는가? 혈병이 형성되는 데 있어 혈소판의 역할을 설명하라.
2. 건강한 혈관에서 혈소판 마개의 형성을 억제하는 화학물질 두 가지의 이름을 제시하라.
3. 지혈에서 트롬빈의 역할을 묘사하라.
4. 전체 **혈액**, **혈장**, **혈청**을 정의하라.

15.6 당뇨와 심혈관계 질환

3개 장(13, 14, 15)에서, 우리는 심장혈관계에 많은 복잡한 과정들이 있고, 우리가 춥거나 더운 야외에서, 앉아 있다가 일어나면서 쉬고,

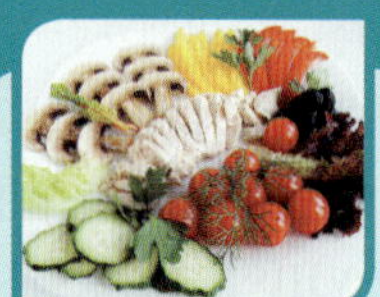

당뇨병에 대한 관심

당뇨와 심혈관계 질환(Diabetes and Cardiovascular Disease)

심혈관계 질환은 당뇨병을 앓지 않는 경우보다 당뇨병을 앓는 환자에서 유병률이 두 배 정도로 높고, 당뇨병을 앓는 환자는 보다 젊을 때 뇌졸중이 발병하는 경향을 보인다. 당뇨병은 종종 혈중 콜레스테롤 농도를 증가시키며, 개인은 **죽상동맥경화증** 소인을 갖게 된다. 죽상동맥경화증은 동맥 벽에 콜레스테롤, 지방 및 다른 물질들이 침적되어 플라크를 형성하는 것이다. 플라크는 궁극적으로 동맥을 방해하거나 막는다. 죽상동맥경화증은 또한 동맥을 단단하게 한다.

다음으로, 죽상동맥경화증은 그 영향을 받는 혈관에 따라 심장마비, 뇌졸중 및 기타 증상들을 초래할 수도 있다. 예를 들면, 혈류의 감소는 발에 심각한 질병을 야기하여 결국 발을 절단해야 하는 상황까지 초래할 수 있다. 신장으로 가는 혈류의 감소는 환자가 생존하기 위하여 정기적 투석치료를 받아야 하는 상태인 **말기신장병**(*endstage renal disease*)을 초래할 수 있다. 당뇨병은 혈관을 약화시켜 부서지기 쉽게 만든다. 이것의 예는 성인 실명의 원인을 유도하는 당뇨성 망막증이다.

운동하고 할 수 있게, 이 과정들은 거의 완벽하게 작동된다는 것을 학습하였다. 이런 복잡하고 중요한 체계에서, 일은 잘못 될 수도 있고, 잘못 되기도 한다. 미국내 8,000만이 넘는 사람들이 어떤 종류의 심혈관계 질환을 앓고 있다. 이 심혈관계 질환에는 관상동맥질환, 고혈압, 뇌졸중 및 심장부전 등이 포함된다. 이 중 고혈압이 가장 일반적이다(**당뇨병에 대한 관심; 당뇨와 심혈관계 질환**을 보라.)

시스템 통합 심혈관계는 기관들에게 산소와 영양분을 공급하고 그들이 생산하는 노폐물과 이산화탄소를 제거하기 때문에, 심혈관계는 몸의 모든 기관들이 정상적으로 기능하기 위하여, 절대적으로 필수적이다. 심혈관계는 또한 내분비계에 대해 필수적 동반자이다: 혈액의 이동은 호르몬을 표적세포로 수송한다. 충분한 순환계의 역할에 더하여, 심장은 심방나트륨이뇨인자(atrial natriuretic factor)라는 호르몬을 분비하는 내분비샘이기도 하다. 비슷하게, 혈관도 안지오텐신 II라는 호르몬 활성화에 필요한 안지오텐신전환효소(ACE)를 가지고 있다. 심혈관계는 또한 면역계의 일부분이다; 감염과 투쟁하기 위하여 백혈구를 조직으로 보내고, 찌꺼기를 제거한다.

역으로, 심혈관계는 그들의 기능을 위하여 다른 기관에 의존한다. 폐는 그곳을 흐르는 혈액으로 산소를 공급하고 혈액에서 이산화탄소를 제거한다. 위장관은 혈액으로 영양분을 공급하여 조직으로 전달하도록 한다. 비뇨기계는 혈장을 여과하여 불필요한 물질을 혈장으로부터 제거한다. 지라는 혈액을 여과하고 노후 적혈구를 제거하고, 골수에서 생산되는 적혈구들이 그들을 대체한다. 두 개의 정보교환계인 신경계와 내분비계는 심혈관계의 기능을 조절하여 평균동맥혈압을 유지하여, 각 조직으로 혈액이 갈 수 있도록 추진력을 제공한다.

CHAPTER REVIEW

요약

15.1 혈액 조성의 개관: 적혈구용적

- 적혈구용적은 혈액을 적혈구, 백혈구 및 혈소판으로 원심분리하여 측정한다.
- 적혈구용적은 적혈구가 차지하는 혈액 부피의 백분율(약 42~45%)이다.
- 혈장은 총 혈액 부피의 약 55%를 차지한다.
- 백혈구와 혈소판은 총 혈액 부피의 1% 미만을 이룬다.

15.2 혈장

- 혈장은 혈액의 액체성분으로 단백질과 전해질 같은 용해된 용질과 물로 이루어져 있다.
- 혈장은 호르몬, 영양소, 노폐물, 응고 단백질, 항세균성 단백질 등을 운반하는 데 있어 중요하다.

15.3 적혈구

- 적혈구는 크기가 작고 핵과 기타 소기관이 없는 원판-모양의 세포다.
- 적혈구는 허파와 조직 사이에서 산소와 이산화탄소를 운반한다.
- 적혈구는 혈액에서 산소와 이산화탄소와 결합하고 운반하는 단백질인 헤모글로빈과, 이산화탄소를 중탄산과 수소이온으로 만드는 탄산 탈수효소를 함유하고 있다.
- 적혈구는 콩팥에서 분비되는 적혈구생성촉진인자에 반응하여 골수에서 생성된다. 적혈구의 생성에는 헤모글로빈의 필수성분인 철이 필요하다.
- 적혈구는 약 120일 동안 혈액에서 살며 지라에서 제거되어 분해된다.
- 헤모글로빈이 분해될 때 대부분의 철은 새로운 헤모글로빈의 합성을 위해 재순환된다.
- 혈액의 산소운반능력이 감소하는 빈혈은 적혈구당 헤모글로빈 양이 감소와 순환하는 적혈구 수의 감소에 의해 야기될 수 있다.

15.4 백혈구

- 백혈구는 적혈구보다 크나 그 수는 매우 적다.
- 백혈구는 면역계로서 기능하며 외부물질에 대항하여 신체를 보호한다.
- 백혈구는 5가지 형태로 호중성백혈구, 호산성백혈구, 호염기성백혈구, 단핵구, 림프구가 있다.
- 혈액에 있는 백혈구를 정량하는 일반적인 검정은 두 가지가 있다; 총 백혈구 수 측정과 상이한 백혈구 수 측정.
- 백혈구는 혈관 안을 돌아다닌다 할지라도, 조직으로 나가 방어기능을 수행하고, 단핵구는 조직에서 대식세포로 발달한다.
- 호중성백혈구, 단핵구 및 대식세포(약간 확장하면 호산성백혈구까지)는 식균세포이다. 식균세포는 몸으로부터 제거하기 위하여 외부물질이나 다른 파편들을 잡아먹는다.
- 대식세포는 수지상세포로 분화할 수 있다.

15.5 혈소판과 지혈

- 지혈 메커니즘은 혈관수축, 혈소판 마개 형성 및 혈병 형성이 포함되어 있다.
- 혈소판 마개 형성에서 혈소판은 손상 부위에 응집되어 혈액이 누출되지 않도록 물리적 장벽을 형성한다. 혈소판 활성화되어 혈병 형성을 준비한다.
- 혈병 형성에서 피브리노겐(수용성 단백질)은 단백질 분해에 의해 피브린으로 전환되어 혈소판 마개 주위에 섬유성 그물을 형성한다. 이 변환은 응고연쇄반응을 따른다.
- 응고연쇄반응은 혈장 내에 존재하는 구성성분만을 포함하는 내인성 경로나 또는 혈관외부의 조직에 존재하는 인자를 포함하는 외인성 경로에 의해 시발될 수 있다.

15.6 당뇨와 심혈관계 질환

- 관상동맥 질환, 고혈압, 뇌졸중, 심장부전을 포함하는 심혈관계 질환은 미국내 약 8,000

만 명에게 영향을 미치고 있으며, 이들 중에서 고혈압이 가장 일반적이다.

- 심혈관계 질환은 당뇨병 환자에서 당뇨병이 없는 사람들보다 두 배이며, 당뇨병 환자들은 젊은 나이에 뇌졸중을 일으킬 경향이 있다.
- 당뇨병은 혈액내 콜레스테롤을 증가시켜, 개인에게 **죽상동맥경화증** 소인을 제공한다. 차례로 죽상동맥경화증은 심장 마비, 뇌졸중 및 다른 심각한 증상을 유도할 수 있다.
- 당뇨와 일반적으로 연관된 혈류 감소는 때로는 절단이 요구되는 다리 질병을 유도할 수 있으며, 또는 환자가 생존하기 위하여 정기적 투석치료를 받아야 하는 상태인 **말기신장병**을 초래할 수 있다.

16 호흡계: 허파 환기

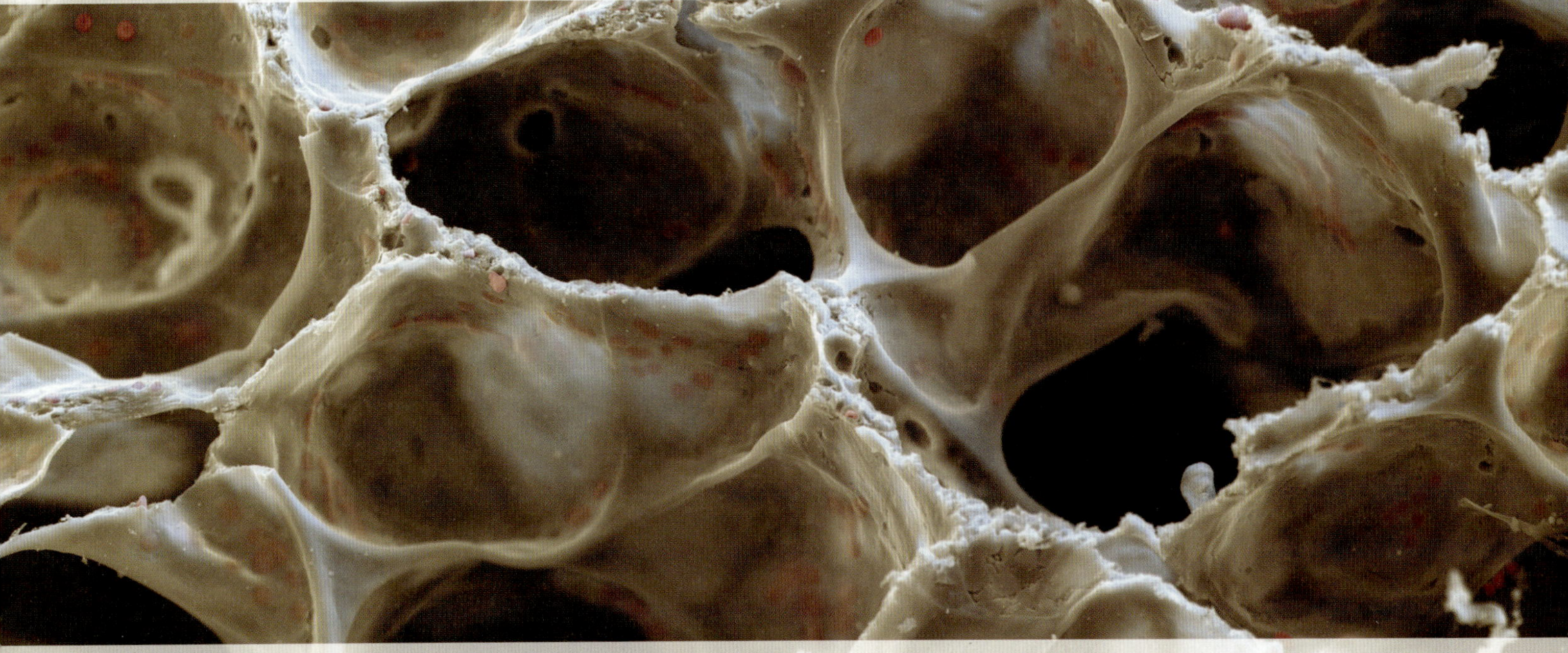

허파 꽈리의 주사전자현미경 사진

개요

딸꾹질(*singultus*, hiccup)에 대한 민간요법은 다양하며, 숨을 참거나, 종이 봉지로 숨을 쉬거나, 물구나무를 선 채 물을 마시거나, 깜짝 놀라게 하는 방법 등이 있다. 그것이 옳다.

딸꾹질은 흡기 근육인 **횡격막**(*diaphragm*)의 경련성 수축이다. 딸꾹질을 하는 동안에, 공기는 빠르게 허파 속으로 들어가다가 **성문**(*glottis*: 기도를 덮는 뚜껑으로 음식을 삼킬 때 닫혀서 음식물이 허파로 들어가는 것을 막아준다)이 닫히면서 갑자기 공기의 흐름이 멈추게 되는데 이때 '딸꾹'하는 특이한 소리가 난다. 대부분의 우리는 딸꾹질을 성가시게 여긴다. 그러나 많은 사람들이 딸꾹질이 발작하면 48시간 이상 지속되는 난치성 딸꾹질로 고통받기도 하는데 이런 딸꾹질은 어떤 질병이 있다는 신호일 수도 있다. 임신한 여성들에서, 딸꾹질이 더 자주 일어날 수 있는데, 이는 태아가 횡격막을 미는 압력에 기인한다.

민간요법 중에는 호흡계 생리학에 기초를 둔 것도 있다. 예를 들면, 숨을 멈추거나, 봉지에 내쉰 숨을 다시 들이마시는 것은 혈액내 이산화탄소량을 증가시켜 딸꾹질을 일으키는 신경경로를 억제할 수 있다(이는 호흡을 조절하는 경로와 매우 비슷하다). 사람을 깜짝 놀라게 하는 것도 호흡 양상을 바꾸어 딸꾹질과 연관된 신경경로에 영향을 줄 수 있다. 물구나무를 선 채 물을 마시면 숨이 막힐 수 있지만, 확실히 호흡 양상을 바꿀 수 있어 딸꾹질을 멈추게 할 수 있다.

학습목표 이 장을 학습한 후 다음을 할 수 있어야 한다.

- 내호흡과 외호흡을 비교하고, 각각에서 일어나는 과정을 설명할 수 있어야 한다.
- 호흡계의 주요 구조를 설명하고, 각각의 기능을 나열할 수 있어야 한다.
- 호흡 막의 해부학적인 구조를 설명하고, 그 구조가 혈액과 공기 사이의 기체 확산을 어떻게 촉진하는지를 설명할 수 있어야 한다.
- 허파 꽈리의 해부학적 구조를 설명할 수 있어야 한다. 허파 기능에 있어 I형 세포, II형 세포 및 허파 대식세포의 역할을 설명할 수 있어야 한다.
- 허파 계면활성물질의 기능을 설명할 수 있어야 한다.
- 호흡의 역학을 묘사하고, 호흡근의 명칭을 적을 수 있어야 한다. 서로 다른 허파 압력의 목록을 작성하고 환기 때에 이들의 역할을 설명할 수 있어야 한다.
- 환기 때에 허파 준수와 기도 저항의 역할을 설명할 수 있어야 한다.
- 상이한 허파 부피와 용량의 목록을 작성할 수 있어야 한다. 허파 부피, 최대 폐활량, 최대 호기량의 임상적 활용을 설명할 수 있어야 한다.

시작하기 전

다음 주제를 숙지하고 있어야 한다.

- 확산
- 허파 순환
- 모세혈관 해부
- 흐름, 압력 구배 및 저항
- 준수

앞의 3장에서, 우리는 우리의 세포들이 산소가 필요한 과정인 산화적 인산화를 통하여 그들이 필요한 대부분의 ATP를 생산하는 것을 학습하였다. 에너지 대사 동안에, 이산화탄소도 생성된다. 13장, 14장, 15장에서는, 조직으로 흐르는 혈액이 어떻게 산소를 포함한 필요한 영양분을 공급하며, 이산화탄소가 포함된 노폐물을 어떻게 제거하는지를 학습하였다. 우리는 이제 산소를 혈액으로 배달하고 이산화탄소를 혈액으로부터 제거하는 기능을 하는 호흡계를 조사한다.

우리 모두는 활동의 수준에 기초하여 호흡의 깊이(속도)가 달라지는 것을 알고 있다. 예를 들면, 운동할 때는 휴식상태보다 숨을 더 깊이 마시며, 무엇인가에 깜짝 놀랐을 때는 잠시 숨을 멈췄다가 곧바로 "안도의 한숨"을 깊게 내쉰다. 어느 경우든 숨을 더 깊게 마시면 더 많은 공기가 허파로 들어가고, 허파에서 들어온 공기 속의 산소는 혈액으로 이동한다. 허파에서는 혈액으로부터 이산화탄소가 빠져나가서 숨을 내쉬는 공기에 섞여서 몸 밖으로 나간다. 이 장에서 우리는 공기가 허파로 들어오고 나가는 공기의 이동인 **허파 환기**(*plumonary ventilation*)를 탐험한다.

호흡 기능의 간략한 개관 후에, 우리는 호흡계의 기능적 해부를 조사한다. 그런 후에 호흡 근육이 허파 압력을 어떻게 변화시키며 이 압력의 변화가 허파 환기에 어떤 역할을 하는지를 조사한다. 그 다음 우리는 허파 환기 동안에 공기의 유속에 영향을 미치는 요인들을 조사한다. 마지막으로, 우리는 다양한 허파 부피와 허파 용량의 기초와 임상적 중요성으로 끝낸다.

16.1 호흡 기능의 개관

호흡계는 기체를 교환하는 과정인 호흡이 그 기능이기 때문에 이름이 붙여졌다. 기체교환은 내호흡과 외호흡, 두 단계로 일어난다(**그림 16.1**). **내호흡**(**internal respiration**, 세포호흡)은 산화적 인산화를 통해 ATP를 만들기 위해 미토콘드리아 내에서 산소를 사용하고 노폐물로 이산화탄소가 만들어지는 것을 의미하는 반면에, 호흡계와 순환계가 모두 관여하는 **외호흡**(**external respiration**)은 대기와 신체조직 사이에서 산소와 이산화탄소가 교환되는 것을 의미한다.

외호흡은 다음의 네 과정으로 구성되어 있다.

① **허파 환기**(**pulmonary ventilation**), 대량 흐름에 의해 허파로 들어가고(흡기) 나오는(호기) 공기의 이동

② 확산에 의한 허파 속 공기와 혈액 사이의 산소와 이산화탄소의 교환

③ 혈액에 의한 허파와 체조직 사이의 산소와 이산화탄소의 수송

④ 확산에 의한 혈액과 조직 사이의 산소와 이산화탄소의 교환

이 장은 호흡의 맨 처음 과정인 허파 환기에 초점을 맞추고 있다. 다음 장(17장)에서는 외호흡에 대한 남은 세 부분을 다루게 될 것이다.

호흡계는 주된 기능인 호흡 외에도 다음과 같은 몇몇 가지 기능을 더 수행하며, (1) 혈액의 산-염기 균형 조절에 기여하고, (2) 발성을 가능하게 하며, (3) 기도로 들어오는 병원균이나 외래 입자를 방어하는 데 참여하고, (4) 공기가 기도를 지날 때 수분과 열이 손실되는 통로로 작용(흡기 중에 습하고 따뜻해진 공기를 호기로 내보낼 때)하며, (5) 정맥혈 환수를 증강시키고(호흡 펌프에 의해), (6) 허파 순환을 함에 따라 특정 혈장단백질을 활성화시킨다.

16.2 호흡계의 해부학

호흡계의 주된 기관은 흉강에 위치한 **허파**(*lung*)이다. 개개의 허파는 엽(lobe)으로 나누어져 있고; 우측 허파에는 세 개, 좌측 허파에는 두 개의 엽이 있다. 공기는 **상부기도**와 **호흡관**이라고 불리는 관들이 얽힌 그물망을 통하여 허파로 들어오고 나간다(**그림 16.2**). 이어진 부분에서는 호흡계의 다양한 구성요소들이 특정 기능을 위하여 어떻게 특화되어 있는지를 묘사한다.

상부기도

상부기도(**upper airway**)라는 용어는 머리와 목에 있는 공기의 통

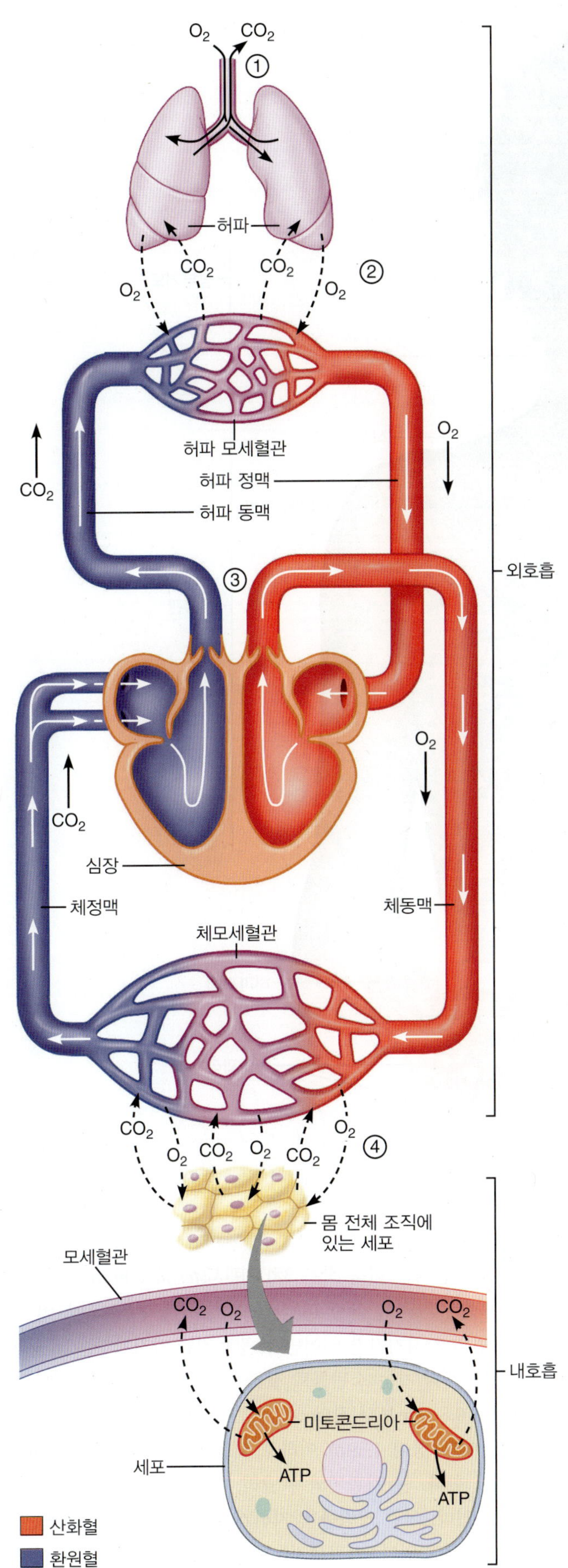

그림 16.1 외호흡과 내호흡 사이의 관계. 외호흡에서 ① 대기와 허파 사이에 공기가 이동하고, ② 산소와 이산화탄소가 허파 조직과 혈액 사이에서 교환되고, ③ 산소와 이산화탄소가 혈액으로 이동하며, 그리고 ④ 산소와 이산화탄소가 체조직과 혈액 사이에서 교환된다. 내호흡은 세포가 산소를 이용하여 이산화탄소를 생성하는 과정으로, 기초적으로 미토콘드리아 내에서 일어난다.

Q 미토콘드리아에서 산소를 소모하는 대사과정은 무엇인가?

로를 의미한다. 공기는 비강(*nasal cavity*)이나 구강(*oral cavity*)으로 들어가고, 두 기관은 모두 **인두(pharynx)**와 연결되어 있다. 인두는 공기와 음식물의 공동 통로가 되는 근육성 관이다. 인두 뒤에, 음식과 공기의 통로는 나뉘진다. 음식은 위와 연결된 근육성 관인 식도로 들어가고 공기는 기도가 시작되는 구조인 후두로 들어간다. 음식물로 인해 상부기도가 막히면 급성으로, 또 수면 무호흡과 같은 질병이 있으면 만성으로 상기도 폐색이 일어날 수 있다(**Clinical Connections: 수면 무호흡**을 보라).

호흡관

호흡관(respiratory tract)에는 인두에서 허파로 연결되는 모든 공기 통로가 포함된다(허파 내부에 있는 것도 포함). 호흡관은 기능적으로 전도구역과 호흡구역 두 부분으로 나눌 수 있다(**그림 16.3**). **전도구역(conducting zone)**은 기도의 상층 부분으로 후두에서 허파까지 공기를 전도하는 기능을 하고, **호흡구역(respiratory zone)**은 기도의 맨 아랫부분으로, 허파 속에서 기체교환이 일어나는 부분이다. 기체교환이 일어나는지 아닌지에 따라 결정되는 전도구역과 호흡구역의 기본적인 해부학적 차이는 공기 공간을 둘러싼 벽의 두께(*thickness*)이다. 충분히 얇은 벽으로 둘러싸여 있는 공기만이 기체교환에 참여할 수 있다.

전도구역

전도구역은 **후두(larynx)**에서 시작하며, 후두는 그 벽에 있는 연골(*cartilage*; 치밀결합조직)에 의해 열려 있는 상태로 유지되는 관이다. 음식물이 기도로 들어오는 것을 막기 위하여, 후두의 시작부분인 **성문(glottis)**은 **후두개(epiglottis)**라는 납작한 조직으로 덮어져 있는데, 삼키는 동안 후두개가 성문을 굳게 내리덮어서 음식물이나 물이 후두로 들어오지 못하도록 한다. 후두는 공기가 지나갈 때 진동에 의해 소리를 생성하는 성대를 형성하고 있다.

후두 뒤에, 호흡관의 다음 부분은 **기관(trachea)**으로 직경이 약 2.5 cm, 길이가 10 cm 정도의 관으로 식도의 전반부와 평행하게 달리고 있다. 삼키는 동안을 제외하고는 닫혀 있는 식도와는 다르게, 구조적 견고성을 제공하는 15~20개의 C자형 연골들이 기관의 앞과 옆쪽 벽을 구성하고 있기 때문에, 기관은 항상 열려 있다. 견고성이 없으면, 기관은 들숨(흡기) 동안 압력의 하강으로 인하여 찌부러진다. 기도의 뒤쪽 벽에는 연골이 없어 음식물이 통과할 때 뒤에 있는

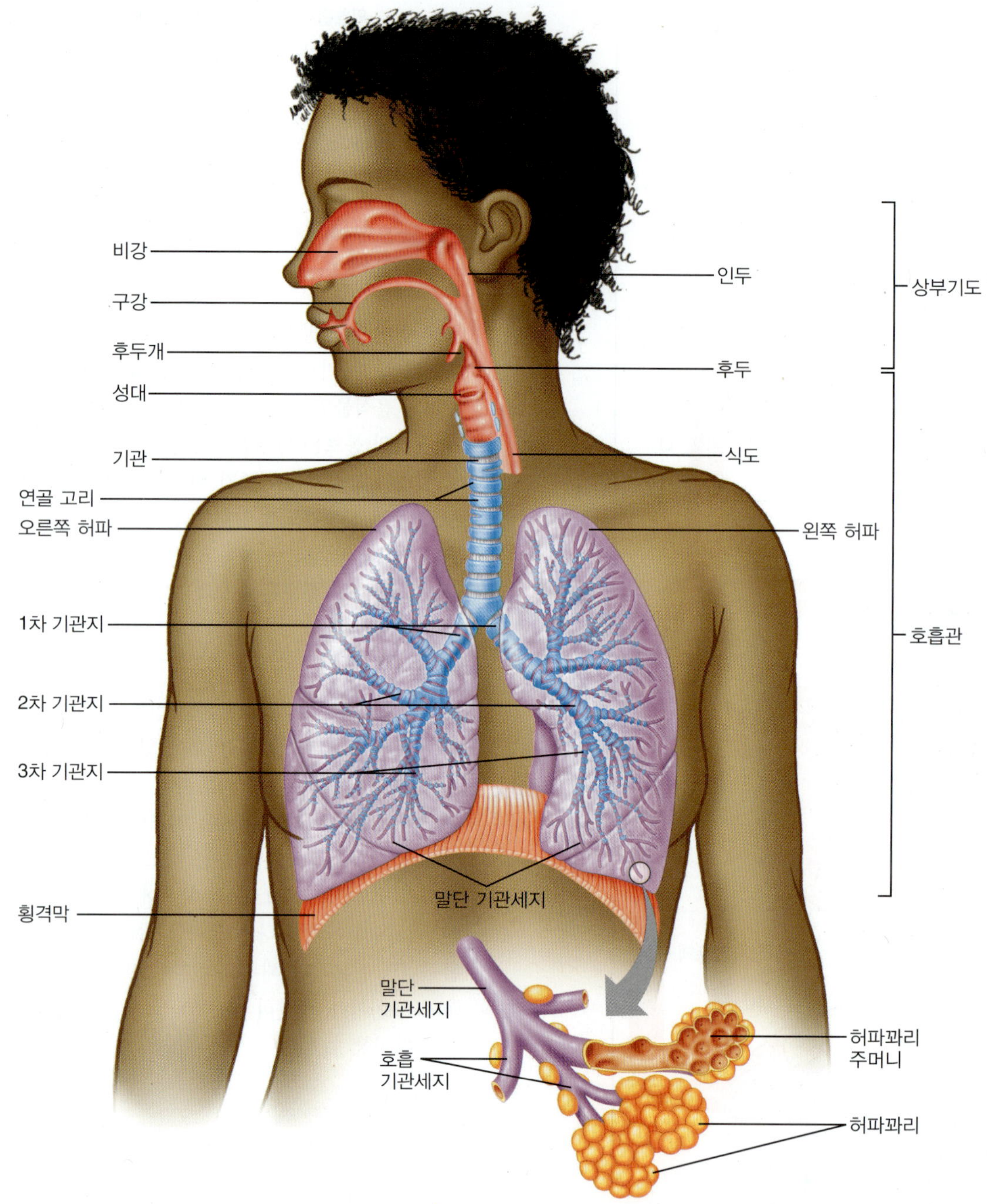

그림 16.2 상부 기도와 호흡관의 해부.

식도가 늘어날 수 있게 해준다.

흉강으로 들어간 뒤에, 기관은 개개의 허파로 공기를 전달하는 왼쪽과 오른쪽 **기관지(bronchi**, 단수형은 *bronchus*)로 나누어진다. 기관과 비슷하게, 기관지에도 연골이 있으나, 연골은 기관지의 원주를 완전히 둘러싸는 고리를 형성한다. 개개의 허파 속에서 기관지는 보다 작은 **2차 기관지(secondary bronchi)**로 나뉜다; 세 개의 2차 기관지가 오른쪽 허파 엽으로, 두 개의 2차 기관지가 왼쪽 허파로 엽으로 공기를 전도한다. 2차 기관지의 연골은 1차 기관지보다 그 수가 적고 판 모양으로 나타난다.

각 2차 기관지는 더욱 작은 **3차 기관지**(*tertiary bronchi*)로 나누어지고, 이것은 차례로 다시 더 작은 가지로 계속해서 나누어지며, 약 20~23번의 가지치기가 일어난다. 광범위한 가지치기는 최종적으로 약 800만 개의 가는 소관들로 결과가 나타나고, 이 중 가장 작은 것은 직경이 0.5 mm보다 작다.

소관들이 직경이 1 mm 이하로 되고, 이들을 **기관세지(bronchiole)**라고 한다. 큰 기관지와는 달리, 기관세지는 연골이 없어 관이 엉킬 수 있다. 이런 엉킴을 방지하기 위하여 기관세지의 벽은 탄력성 섬유를 갖고 있다. 기관세지는 한 번 더 갈라져서 **말단 기관세**

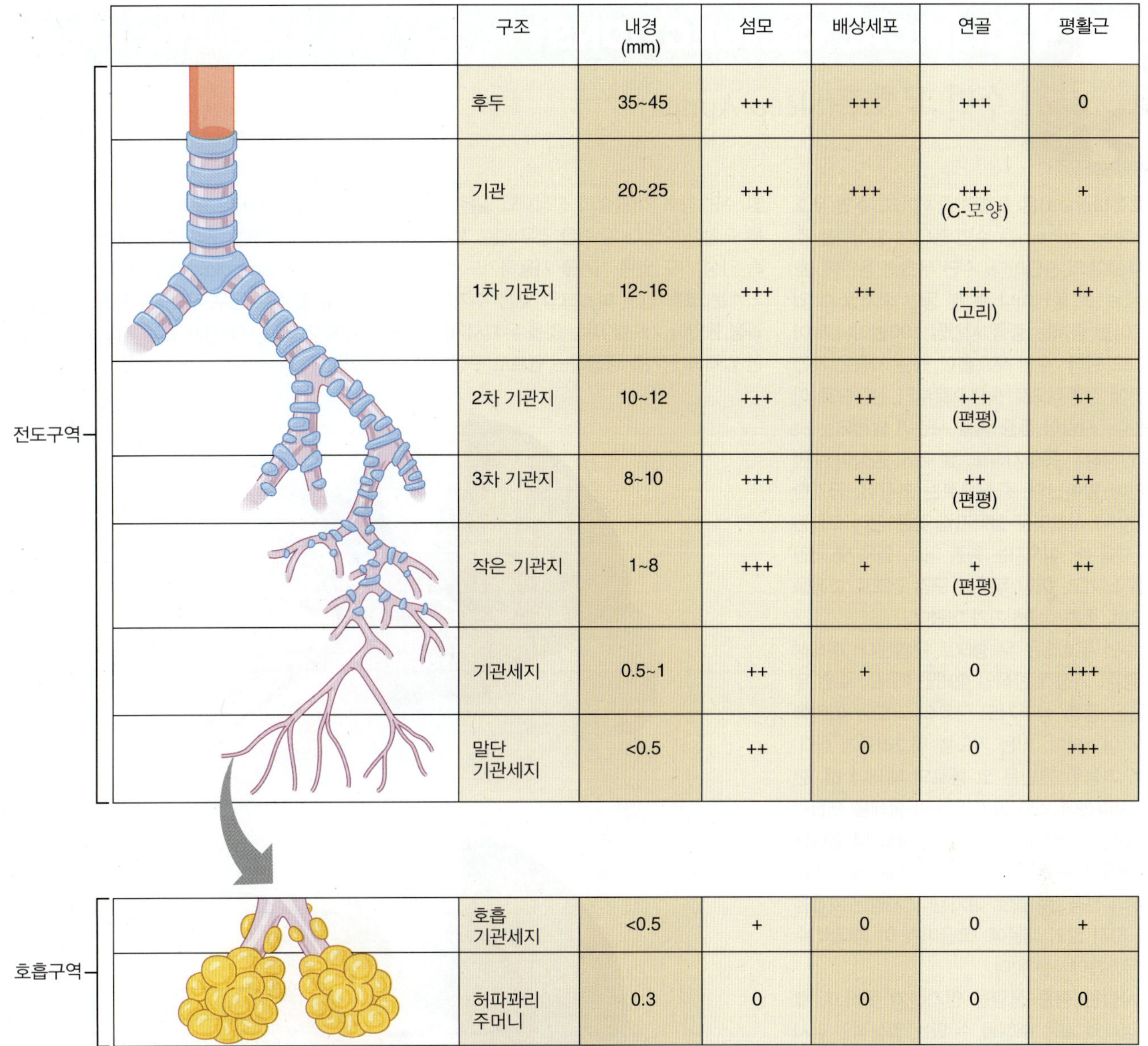

구역	구조	내경 (mm)	섬모	배상세포	연골	평활근
전도구역	후두	35~45	+++	+++	+++	0
전도구역	기관	20~25	+++	+++	+++ (C-모양)	+
전도구역	1차 기관지	12~16	+++	++	+++ (고리)	++
전도구역	2차 기관지	10~12	+++	++	+++ (편평)	++
전도구역	3차 기관지	8~10	+++	++	++ (편평)	++
전도구역	작은 기관지	1~8	+++	+	+ (편평)	++
전도구역	기관세지	0.5~1	++	+	0	+++
전도구역	말단 기관세지	<0.5	++	0	0	+++
호흡구역	호흡 기관세지	<0.5	+	0	0	+
호흡구역	허파꽈리 주머니	0.3	0	0	0	0

그림 16.3 호흡관의 전도구역과 호흡구역의 해부학적 모양. 0 없음, + 적음, ++ 있음, +++ 많음.

지(**terminal bronchiole**)가 되며, 이것이 최종적이며 가장 작은 전도구역이다.

전도구역의 기본 기능은 기체교환이 일어나는 호흡구역으로 공기가 들어왔다 나가는 통로를 제공해주는 것이다. 전도구역은 약 150 mL의 공기를 잡고 있고, 이 구역 안의 공기는 혈액과 기체교환을 하지 않기 때문에 "죽은 공간(dead space)"이라고 한다. 죽은 공간의 기능적 중요성은 나중에 보기로 한다. 공기가 전도구역을 통과함에 따라 공기는 온도가 체온과 같아지게 되고, 기도를 축축하게 유지하기 위하여 습기가 포화된다.

전도구역은 소관의 직경이 점점 작아지면서 그 성분이 변화하는 상피세포에 의해 덮여 있다. 후두와 기관(기관지는 그 정도가 약하다)을 덮는 상피조직은 배상세포가 많으며; 전도구역 전반에 걸쳐 상피조직의 다수는 섬모 세포이다(**그림 16.4**). **배상세포(goblet cell)**는 **점액**(*mucus*)이라고 불리는 끈끈한 액체를 분비하며, 점액은 기도를 덮고 있으면서 흡기된 공기 속에 들어 있는 이물질들을 포획한다; 섬모세포(ciliated cell)의 **섬모(cilia**; 털처럼 돌출된 것)가 채찍을 휘두르듯이 움직이면서 포획된 입자가 함유된 점액을 성문으로 그리고 인두로 내보내면, 그 점액은 인두에서 소화관으로 삼켜진다. **점액 상승작용**(*mucus escalator*)라 불리는 과정은 기도로부터 점액 축적을 방지하고 포획된 이물질들을 제거한다. 점액의 축적은 세균의 보유와 성장을 촉진하기 때문에, 기도에 점액의 축적은 기관지염이나 폐렴과 같은 병에 감염될 가능성을 증가시킨다. 섬모가 담배 연기에 의해 쉽게 마비되기 때문에, 점액 상승작용을 할 수 없게 되어 점액과 포착된 찌꺼기들이 기도에 축적되는데, 이 찌꺼기들은 기침에

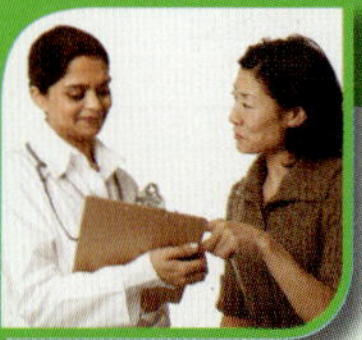

CLINICAL CONNECTIONS

수면 무호흡(Sleep Apnea)

무호흡(*apnea*)은 호흡의 중지이고, **수면 무호흡**(*sleep apnea*)은 수면 동안에 일어나는 주기적 호흡의 중단이다. 수면 무호흡 동안에, 호흡이 수 초 동안이나 수 분 동안 중지될 수 있고, 이들 중지는 종종 시간당 100번이나 일어나기도 한다. 수면 무호흡이 있는 사람은 사건 동안에 전형적으로 숙면으로부터 선잠으로 이동한다. 사람이 종종 이들 사건이 발생되는 것을 인지하지 못할지라도, 몇 가지 증상이 수면 동안에 일어난다; 증상으로는 코골이, 급격한 호흡이나 시끄러운 헐떡거림 잦은 깸이 포함된다. 깼을 때, 피해자는 종종 피로, 졸음 및 과민증을 느끼고, 아침 두통과 구강 건조로 고통을 받으며, 종종 집중하기가 어렵다.

수면 무호흡은 두 형태로 구별된다: 폐쇄성과 중추. 가장 일반적인 형태인 폐쇄성 수면 무호흡은 종종 상부기도 근육의 과도한 이완에 의해 야기되며, 이는 기도를 찌그러들게 한다. 다른 가능한 원인은 코 통로의 폐쇄나 혀, 편도, 임파선에 의한 공기 통로의 봉쇄를 포함한다. 남성이 여성보다 수면 무호흡을 더 일어난다. 매우 드문 경우인 중추 무호흡은 뇌의 호흡 중추의 신경 문제들로 야기된다. 사람은 호흡을 시도하지 않기 때문에, 코골이가 이 형태의 수면 무호흡에서는 없다.

사람은 종종 상황을 인지하지 못하고, 혈액 검사와 같은 수행될 수 있는 일상적인 검사법이 없기 때문에, 수면 무호흡의 진단은 어렵다. 대신에, 진단은 종종 다수면검사(polysomnography)를 필요로 한다; 뇌전도, 근육 장력, 눈 운동, 호흡, 혈액 산소 수준 및 수면 동안의 소리.

수면 무호흡을 위한 처치는 행동 변형부터 심한 경우의 외과적 처치까지 광범위하다. 행동 변형은 등을 붙인 대신 옆으로 수면, 체중 감량 및 수면-강화 약물(술과 진정제와 같은)의 회피를 포함하고 있다. 온화한 경우에는, 환자는 지속 양성 기도 압력 기계를 사용하기도 하며, 이 기계는 코를 덮는 마스크와 호흡 주기의 모든 과정 동안에 기도를 여는 것을 유지시키는 일정한 압력의 공기를 공급하는 펌프로 구성되어 있다. 외과적 처치는 폐쇄의 육체적 제거(절제)를 포함하며, 절제는 편도 절제, **목젖입천장성형수술**(*uvulopalatoplasty*; 목젖과 연구개의 부분 제거) 및 심한 경우 **기관조루술**(*tracheostomy*; 상부 기도를 우회하는 관을 기도로 삽입)을 포함한다.

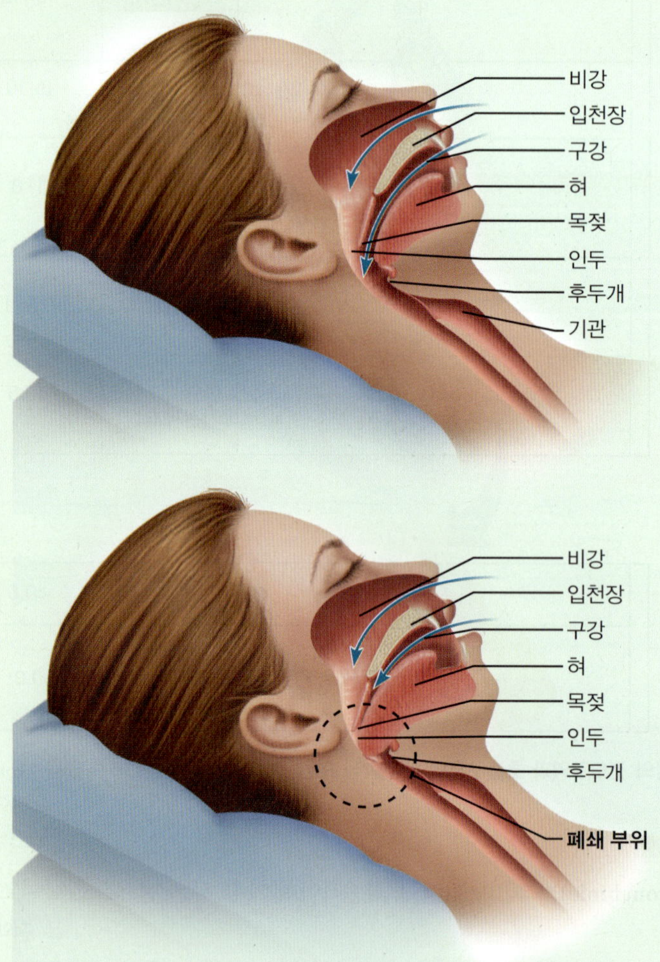

코골이 동안(위), 기류가 단지 부분적으로 막힌다; 수면 무호흡에서(아래), 기류가 완전히 차단된다.

비판적 사고력 문제

1. 각성 동안에 경험한 증상을 포함한 전형적인 수면 무호흡의 증상을 묘사하라.
2. 수면 무호흡의 두 종류의 기본적인 원인은 무엇인가?
3. 수면 무호흡의 처치를 위한 행동 변형과 외과적 처치를 서술하고, 당신이 생각하는 그들의 비교 장점과 단점을 서술하라.

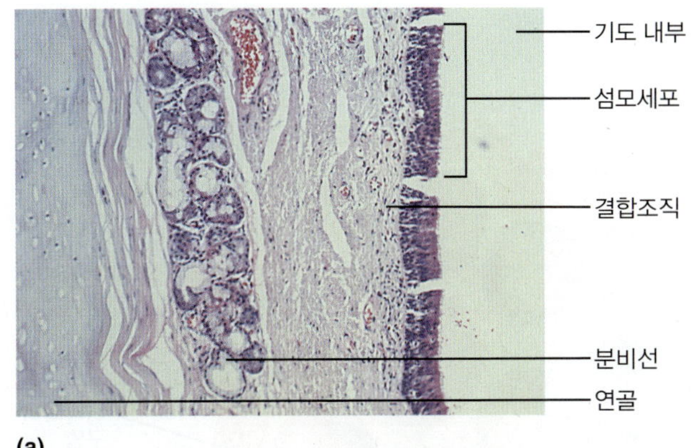

(a)

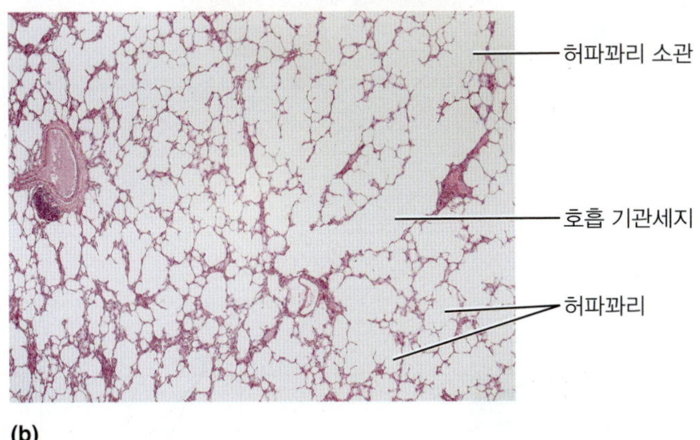

(b)

그림 16.4 호흡관의 상피. (a) 전도구역에 위치한 기관 상피의 현미경 사진. **(b)** 호흡구역에 속하는 호흡 기관세지와 허파꽈리의 현미경 사진.

의해서만 제거될 수 있다; 이것이 흔하게 볼 수 있는 "흡연자 기침(smoker's cough)"의 원인이다. 기관세지 수준에서는 대식세포로 불리는 포식세포가 세포 사이의 물질이나 상피 표면에 있는 이물질들을 잡아먹는다.

지식 활용하기

전도구역에서 점액 생산은 이물질들을 포착하여 이물질들이 허파로 들어가는 것을 막는 데 반드시 필요하다. 그런데 감기에 걸리거나 호흡기 감염이 생기게 되면 점액이 많이 만들어진다. 점액 생성이 증가하는 것이 이런 감염이 있을 때 무슨 도움을 주는가? 감기에 걸리면 숨쉬기가 더 힘들어지는데, 이 이유를 설명할 수 있는가?

상피조직의 변화에 더하여, 기도가 작아짐에 따라 다른 조직의 변화가 일어난다. 앞에서 언급한 바와 같이, 연골은 기관과 기관지의 벽에서 풍부하나, 기관세지가 완전히 없어질 때까지 기관지의 직경이 작아짐에 따라 연골은 덜 풍부해진다. 평활근은 기관과 기관지에는 희박하나, 기도가 작아짐에 따라 풍부해진다. 기관세지에서 연골의 부재와 환상 평활근의 존재 때문에, 기도는 직경이 변화될 수 있다; 소동맥에서 환상 평활근의 작용이 혈류에 대한 저항을 변화시킬 수 있는 것처럼, 이와 같은 변화는 기류에 대한 저항을 변화시킨다.

호흡구역

우리는 4장에서 막을 통한 물질의 확산 속도가 막의 표면적이 증가할수록, 그리고 두께가 감소할수록 증가한다는 것을 표현하였다. 기체교환 부위인 호흡구역에서 구조는 표면적은 최대로, 두께는 최소가 되도록 배열되어 있으며, 그러므로 이러한 배열은 공기와 혈액 사이에서 산소와 이산화탄소의 확산을 촉진시킨다.

전도구역의 말단 기관세지가 가지를 치는 부위를 지나면 호흡구역이 시작된다(**그림 16.5**). 호흡구역의 첫 번째 구조인 **호흡 기관세지(respiratory bronchiole)**는 기체교환이 일어나는 기본적인 구조물인 **허파꽈리(alveolus)**로 연결되는 허파꽈리 관(*alveolar duct*)에서 종결된다(그림 16.5a). 허파꽈리의 대부분은 **허파꽈리 주머니(alveolar sac,** 폐포낭)라고 하는 포도송이와 같은 덩어리 구조로 되어 있다. 어떤 허파꽈리는 호흡 기관세지와 바로 연결되어 있는 것도 있다.

인접한 허파꽈리들은 완전한 독립적인 구조물이 아니다. 이들은 허파꽈리 구멍(*alveolar pore*)에 의해 연결되어 있기 때문에(그림 16.5b), 허파꽈리 사이에 공기가 흐르게 되어 허파 안의 압력을 평형이 되게 한다.

허파꽈리의 구조는 혈액과 공기 사이의 기체 확산을 촉진시킨다. 허파꽈리 벽은 기본적으로 한 층의 상피세포로 구성되어 있고, 이 세포는 기저막 위에 있으며, **I형 허파꽈리 세포(type I alveolar cell)**라고 한다(그림 16.5c). 14장에서 모세혈관 벽이 한 층의 내피세포로 구성되어 있고 그 아래 기저막이 있던 것을 회상하시오. 허파의 많은 위치에서, 허파꽈리 상피세포와 옆의 모세혈관 내피세포가 아주 가까이 있고 이들의 기저막들이 서로 합쳐져 있다(그림 16.5d). 모세혈관과 허파꽈리 벽은 함께 공기와 혈액을 분리하는 **호흡막(respiratory membrane)**이라는 장벽을 형성한다. 약 0.2 μm 정도인 호흡막의 얇음은 기체교환의 효율을 위해 필수적이다.

호흡막의 얇음에 더하여, 허파꽈리와 모세혈관이 많다는 것이 기체 확산을 촉진시킨다. 허파에 있는 약 3억 개 허파꽈리의 총표면적이 테니스 코트 크기에 해당하는 100 m^2 정도에 이른다. 모세혈관이 허파꽈리에 매우 풍부하게 공급되어 있어서, 많은 생리학자들은 허파의 혈관구조를 세동맥과 모세혈관의 개념이 아니라 허파를 둘러싼 "혈액층(sheet of blood)"으로 생각한다. **그림 16.6**은 허파 안과 허파꽈리 주변 혈관들의 분포를 보여주고 있다.

또한 **II형 허파꽈리세포(type II alveolar cell,** 이후에 설명)와 **허파꽈리 대식세포(alveolar macrophage)**도 허파꽈리에 있으며, 허파꽈리 대식세포는 허파로 흡기된 이물질과 병원체를 잡아먹는다. 이 대식세포들은 아메바 운동으로 허파꽈리 내에서 자유롭게 돌아다닌다. 죽은 대식세포는 허파꽈리에서 전도구역으로 운반되고, 다시 점액 상승작용에 의해 인두에 도착하면, 점액과 함께 삼킬 수 있게 된다.

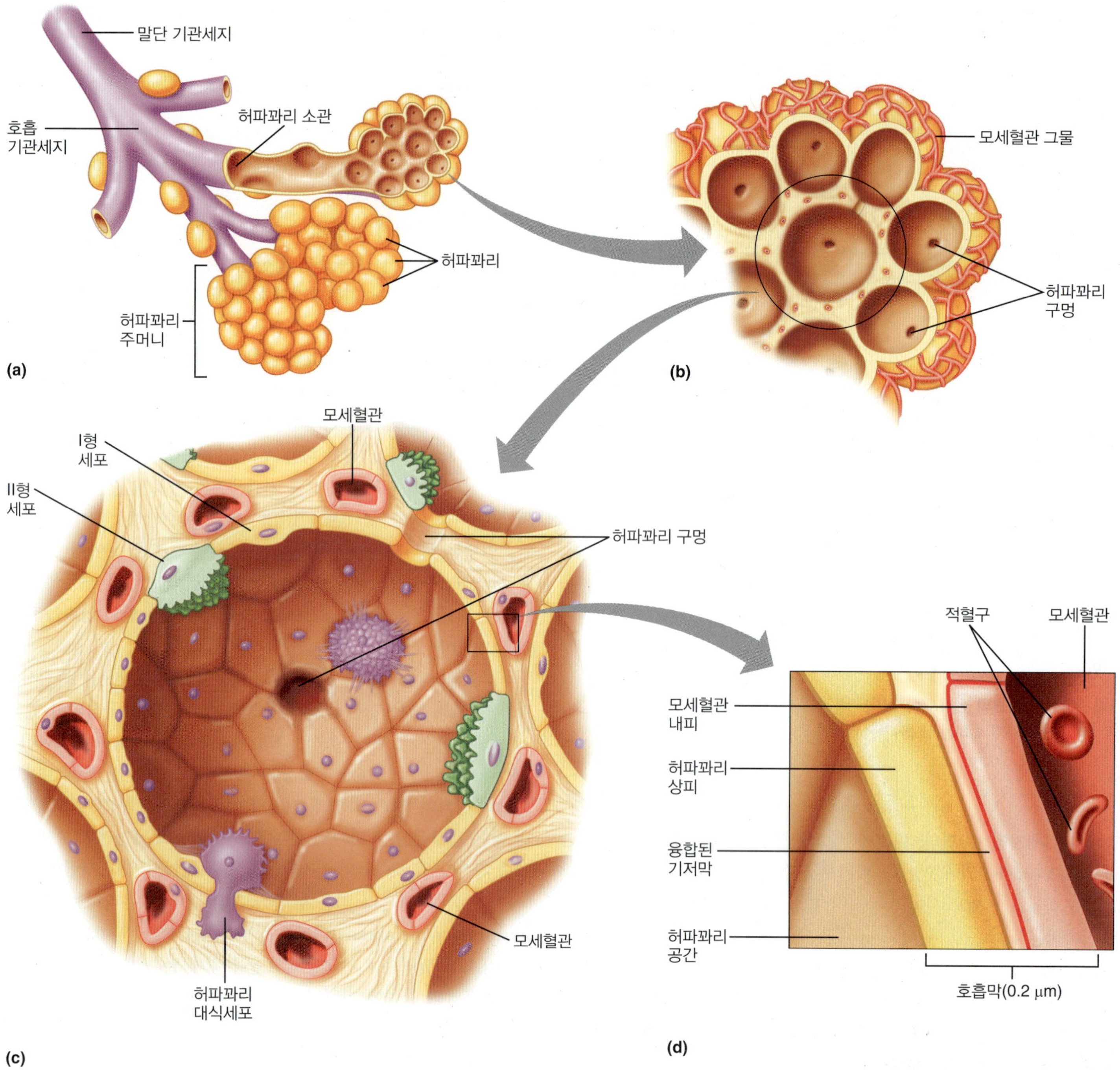

말단 기관세지
호흡 기관세지
허파꽈리 소관
허파꽈리
허파꽈리 주머니
(a)

모세혈관 그물
허파꽈리 구멍
(b)

모세혈관
I형 세포
II형 세포
허파꽈리 구멍
모세혈관
허파꽈리 대식세포
(c)

적혈구
모세혈관
모세혈관 내피
허파꽈리 상피
융합된 기저막
허파꽈리 공간
호흡막(0.2 μm)
(d)

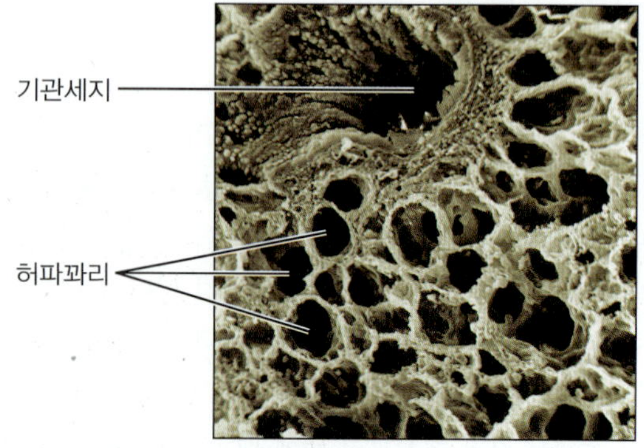

그림 16.5 호흡구역의 해부. (a) 호흡구역의 구조로, 호흡구역은 말단 기관세지에서 호흡 기관세지로 갈라지는 부위에서 시작된다. 허파꽈리는 허파꽈리 소관 끝에 달린 허파꽈리 주머니이라 불리는 덩어리에도 있고 허파꽈리 소관, 기관세지와 연결된 것도 있다. **(b)** 허파꽈리를 둘러싸고 있는 치밀한 모세혈관 그물. **(c)** 허파꽈리 벽의 절단면. 허파꽈리 벽에는 벽을 구성하는 I형 세포와 계면활성제를 분비하는 II형 세포가 있다. 허파꽈리 안에는 대식세포도 있다. **(d)** 허파꽈리와 모세혈관 벽 사이의 가까운 연관을 보여주고 있는 호흡막의 확대한 모식도. **(e)** 사람 허파의 기관세지와 허파꽈리를 보여주는 주사전자현미경 사진.

Q 대식세포는 어느 백혈구에서 유래된 것인가?

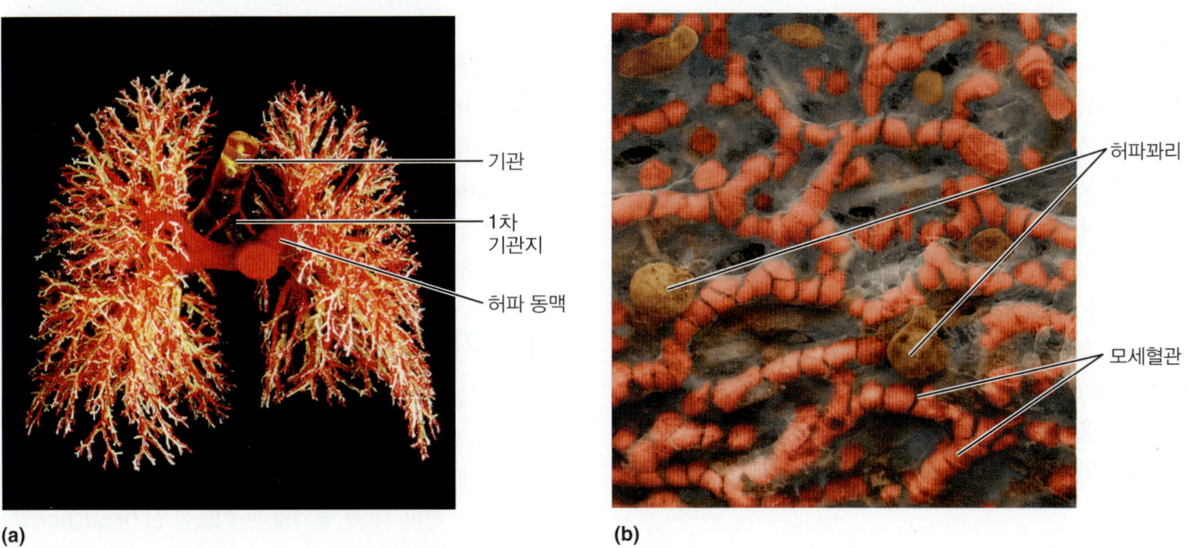

그림 16.6 **허파의 혈액 공급. (a)** 허파동맥과 기관지에 수지를 입힌 모양. 혈액은 붉게, 기도는 희게 보임. **(b)** 허파꽈리 주변 모세혈관의 주사전자현미경 사진

흉강의 구조

허파는 흉강 내에 위치한다. **흉벽(chest wall)**은 허파를 보호하는 구조물로 구성되어 있다(**그림 16.7**); 흉곽(12쌍의 늑골로 구성), 흉골(가슴뼈), 흉추, 그리고 이들과 연결된 근육과 결합조직(초자연골). 호흡에 반응하는 흉벽의 근육들로는 늑골 사이에 위치한 **내늑간근(internal intercostal)**과 **외늑간근(external intercostal)**, 돔 형태의

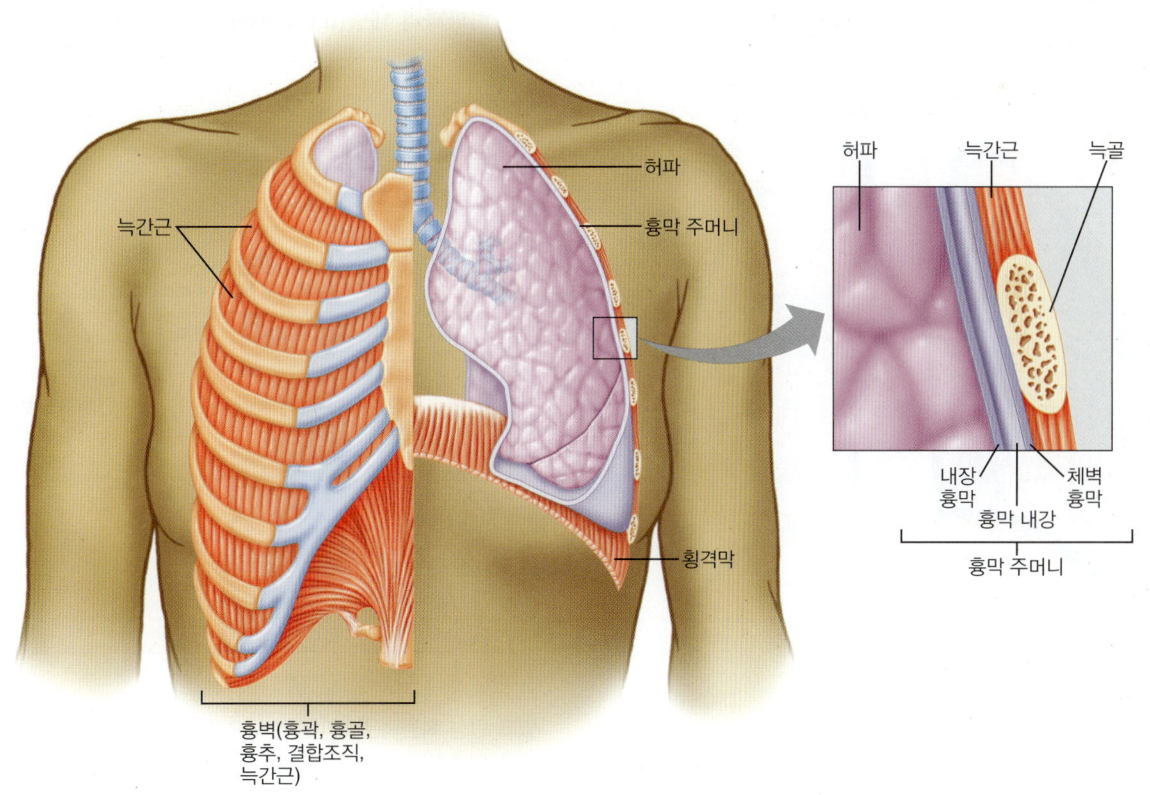

그림 16.7 **흉벽과 흉막 주머니.** 흉벽은 늑골, 흉골, 흉추, 결합조직 및 늑간근을 포함하고 있다. 허파와 붙어 있는 흉막 주머니의 측면은 내장 흉막이라고 불린다; 흉벽쪽으로 붙어 있는 흉막 주머니의 측면은 체벽 흉막이라 불린다. 액체로 채워진 흉막내강은 그림보다 훨씬 더 얇으며, 총 부피가 약 15 mL 정도 된다.

횡격막(diaphragm) 등이 있으며, 횡격막은 흉벽의 아래쪽을 밀폐하면서 흉강과 복강을 분리하고 있다. 목 주변의 근육과 결합조직은 상단부 말단에서 흉벽을 봉쇄한다. 흉벽은 허파를 둘러싸는 밀폐된 연속적인 방어벽을 형성한다.

흉벽의 안쪽 면과 허파의 바깥 면은 **흉막(pleura)**이라고 부르는 막으로 덮여 있으며, 이 흉막은 상피세포과 결합조직으로 이루어진 한 층으로 되어 있고, 각각의 허파는 분리된 **흉막 주머니(pleural sac)**에 의해 둘러싸여 있다(그림 16.7). 흉막 주머니의 허파조직과 붙어 있는 쪽을 **내장 흉막**(*visceral pleura*)이라고 하고; 흉벽에 연결된 막은 **체벽 흉막**(*parietal pleura*)이라고 한다. 이 두 흉막 사이에 있는 아주 얇은 공간을 **흉막내강(intrapleural space)**이라고 하며, 소량(약 15 mL)의 **흉막 내액**(*intrapleural fluid*)으로 채워져 있다.

퀵 테스트 16.1

1. 호흡관의 전도구역과 호흡구역 사이의 해부학적 차이와 기능적인 차이는 무엇인가?
2. 호흡막을 구성하는 구조물는 무엇인가?
3. 흉벽의 구조물 명칭을 말하라.

16.3 허파 환기의 힘

허파를 들고나는 공기의 흐름(호흡이나 환기)은 압력 구배에 의한 대량 흐름이라는 점에서 혈관계를 흐르는 혈류와 비슷하다. 환기는 허파꽈리와 외부공기(대기) 사이의 압력차 때문에 일어난다. 공기는 압력 차이를 따라 압력이 높은 곳에서 낮은 곳으로 흘러간다. **흡기(들숨, inspiration)**는 허파꽈리 기압이 대기압보다 낮을 때 일어나며, 공기가 허파꽈리로 이동하도록 기압 구배가 생성된다. **호기(날숨, expiration)**는 허파꽈리 기압이 대기압보다 높을 때 일어나며, 공기가 허파꽈리에서 나가도록 기압 구배가 생성된다. 우리는 우선 기압 구배에 대해 토론하고, 압력 구배가 어떻게 발생하는지 토론한다.

허파 기압

4가지 기본적인 압력이 환기와 연관되어 있다: 대기압, 허파꽈리 기압, 흉막 기압 및 허파관통 기압. **그림 16.8a**는 허파가 휴식상태(호흡 사이에, 즉 평온한 호기가 끝날 때)일 때 압력들을 보여준다. 호흡 사이의 허파 내의 공기량은 **기능성 잔기용량**(*functional residual capacity, FRC*)으로 불린다. 허파가 FRC 상태에 있을 때, 허파 및 흉벽을 가로질러 작용하는 모든 힘들은 균형을 이루게 되어, 이 체계는 일정상태(steady state)에 있게 된다.

대기압(atmospheric pressure, P_{atm})은 외부 공기의 압력이다. 기후에 따라 약간의 차이는 있지만 해수면의 대기압은 평균 760 mmHg이다. 해수면보다 고도가 높아지면 대기압은 감소한다. 단순하게, 우리는 해수면만을 생각하고 대기압은 항상 일정하다고 가정한다. 이외의 다른 허파의 압력들은 모두 대기압에 대한 비교치로 표현되었다.

허파꽈리 내압(intra-alveolar pressure, P_{alv})은 허파꽈리 내부

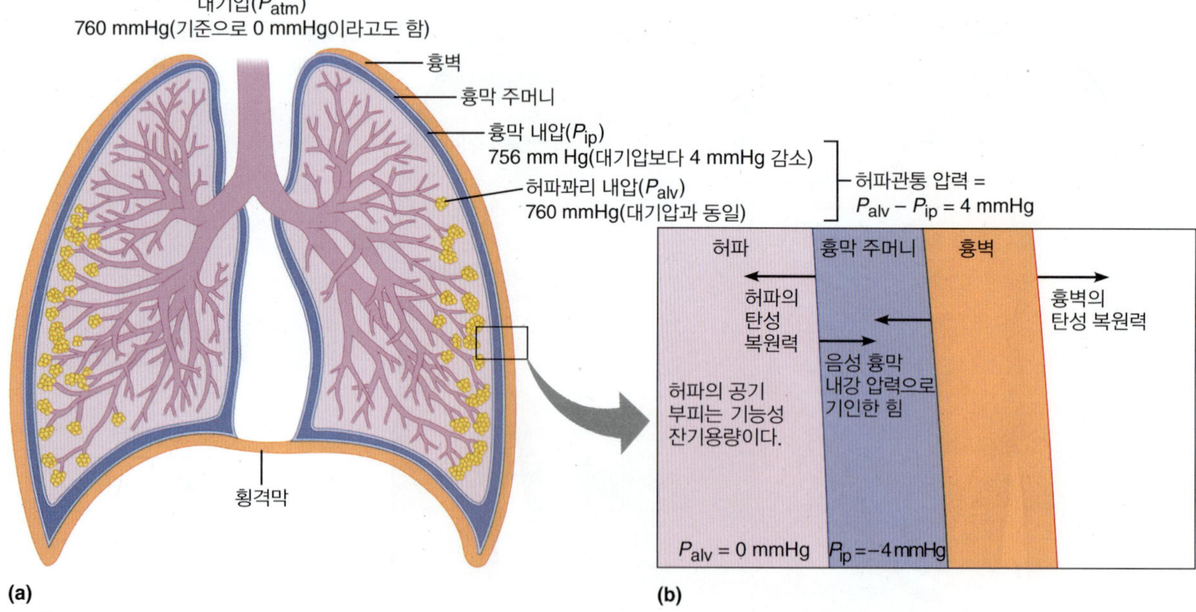

그림 16.8 휴식 상태의 흉막 압력. (a) 휴식상태의 허파 압력. 허파꽈리 내압은 허파꽈리 속의 압력, 흉막 내압은 흉막 주머니 내의 압력이다. 허파관통 압력은 허파꽈리 내압과 흉막 내강 압력의 차이다. 모든 압력은 절대압력으로 그리고 대기압에 대한 상대적인 압력으로 표시하였다. **(b)** 허파가 기능성 잔기용량을 가지고 있을 때(호흡 사이)의 압력과 탄성력. 기능성 잔기용량에서, 허파꽈리 내압(P_{alv}) = 대기압 = 0 mmHg. 허파는 팽창되어 있고 탄성 복원력은 허파를 안쪽으로 오그라들려고 하는 경향을 갖는다. 흉벽은 압축되어 있어 탄성 복원력으로 밖으로 팽창하려고 한다. 이런 두 가지 상반되는 힘이 흉막의 양쪽 면에 작용하여 흉막 내강 압력을 음압으로 만든다(P_{ip}). 허파와 흉벽탄성 복원력이 균형을 이루어 전체적인 체계가 안정적이며, 허파나 흉벽의 크기에서 순 변화는 일어나지 않는다.

의 압력이다. 휴식상태에서는 대기압과 같으므로 0 mmHg이다. 그러나 허파꽈리 내압은 환기의 각 단계에 따라 변하게 된다. 사실, 허파꽈리 내압과 대기압의 압력 차이가 바로 환기를 일으키는 압력 구배이다. 대기압이 허파꽈리 내압보다 클 때(허파꽈리 내압이 음압일 때), 흡기가 일어난다. 호기는 허파꽈리 내압이 대기압보다 클 때(허파꽈리 내압이 양압일 때) 일어난다.

흉막 내압(intrapleural pressure, P_{ip})은 흉막 내강의 압력이다. 흉막 내강에는 공기가 아닌 액체가 들어 있음을 기억하시오. 휴식상태에서 흉막 내압은 −4 mmHg이다. 하지만 흉막 내압도 허파꽈리 내압처럼 환기의 단계에 따라 변한다. 흉막 내압은 정상호흡 중에는 항상 음압인데 이는 체벽과 허파에 가해지는 반대 방향의 힘이 체벽 흉막과 내장 흉막을 서로 밀어내려는 경향을 보이기 때문이며, 나중에 묘사한다.

허파와 흉벽 둘 다는 탄력적 수단이고, 원래 상태로부터 신장되었거나 압축되었다면 그들은 원래의 상태로 반동하거나 튕기는 경향이 있다. 휴식상태에서, 흉벽은 압축되었고 외부로 반동하는 경향이 있고(압축된 스프링처럼), 반면에 허파가 확장되면 팽창된 풍선처럼 안쪽으로 반동하는 경향이 있다(그림 16.8b). 이러한 힘은 흉벽과 허파를 따로 분리시키려고 하는 경향을 보이지만, 흉막 내액의 표면장력이 체벽 흉막과 내장 흉막이 떨어지지 못하게 유지하기 때문에, 이들은 서로 분리되지 않는다. (이러한 현상은 마치 두 개의 젖은 현미경 슬라이드가 겹쳐 있을 때 일어나는 현상과 비슷하다: 물의 표면장력이 두 개의 슬라이드를 강하게 잡고 있어서 이들을 떼려면 큰 힘이 든다.) 그러므로 흉벽은 흉막 내강을 밖으로 당기고 허파는 안쪽으로 당기고(이것은 내장 흉막과 체벽 흉막을 분리시키려는 경향이 생긴다), 그러나 이러한 현상은 차례로 음성 흉막 내압을 생성한다. 이 음압은 분리시키려는 힘에 반대로 작용하고, 흉벽과 허파의 내향성과 외향성 반동력에 각각 반대로 작용한다.

음성 흉막 내압을 유지하기 위해서, 흉막 주머니는 반드시 밀폐되어야 한다. 흉부가 뚫리는 상처에 의해 흉막 주머니가 깨지면, 흉막 내압이 대기압과의 평형을 이루게 되어 음압이 사라진다. 흉막 내압이 음압을 유지하지 못하면 허파는 반동해서 쭈그러지고, 반면에 흉벽은 반동해서 팽창한다(**그림 16.9**). 이것은 매우 위험한 **기흉(pneumothorax**: 흉막 내강으로 공기가 들어가는 것)으로 불리는 상태로 결과를 나타낸다.

상처만이 기흉의 원인이 되는 것은 아니다. 질병이 기관지나 허파꽈리 주변의 흉막에 손상을 주면, 허파 속의 공기가 흉막 내강으로 들어가서, **자발 기흉**(*spontaneous pneumothorax*)이 발생한다. 자발 기흉을 일으키는 일반 질병으로는 폐렴이나 폐기종이 있다.

허파관통 압력(transpulmonary pressure)은 흉막 내압과 허파꽈리 내압의 차이를 말한다($P_{alv} - P_{ip}$). 허파관통 압력은 **벽관통 압력**(*transmural pressure*)이다(벽의 양면에 작용하는 압력의 차이). 벽관통 압력은 벽을 관통하여 팽창하는 힘을 나타내고, 따라서 허파관통 압력은 허파를 가로질러 팽창하는 힘을 나타낸다. 특히, 허파관통 압력 증가는 허파를 가로지르는 큰 팽창 압력을 생산하고, 이것은 허파(허파꽈리)의 팽창을 동반한다.

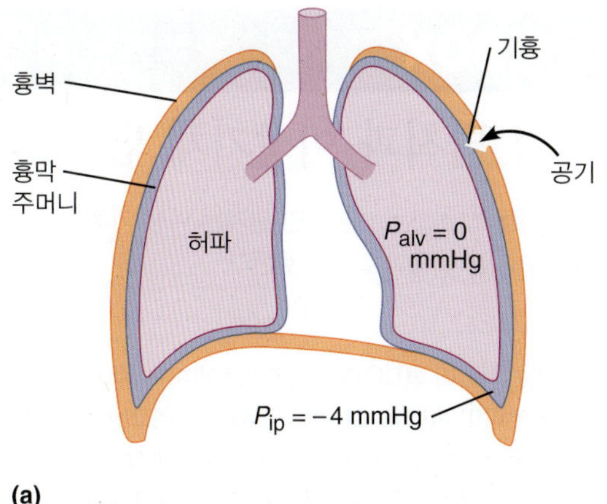

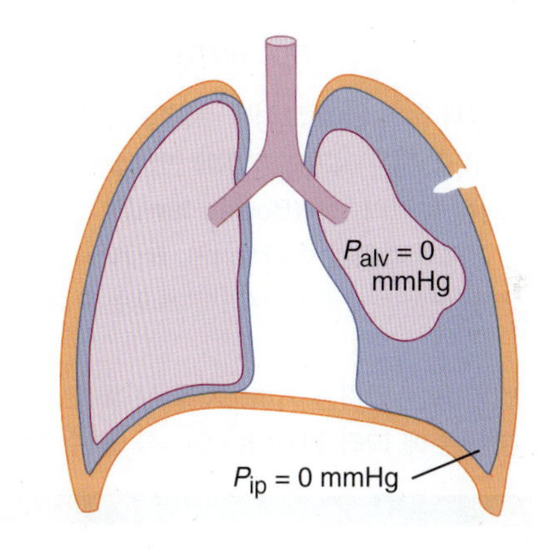

그림 16.9 기흉. (a) 휴식상태의 정상 흉막 내압은 −4 mmHg이다. 흉벽의 구멍을 통해 공기가 흉막내강으로 들어가면 기흉이 생긴다. **(b)** 기흉이 생기면 흉막 내압은 대기압과 같아진다. 허파를 밖으로 밀어내는 음압의 흉막 내압이 없어 허파는 탄성 복원력으로 인해 오그라든다.

허파가 휴식상태일 때(호흡 사이에) 모든 호흡근은 이완되며, 공기를 움직이게 하는 압력차가 없기 때문에 허파를 들고나는 공기의 이동이 없다. 허파를 들고나는 공기의 이동은 기압의 구배를 생성할 수 있는 근력이 필요하다. 근력의 생성은 다음 절에 나오는 호흡역학(공기가 어떻게 허파로 들고나는지)에서 살펴보기로 한다.

호흡 역학

허파를 들고나는 공기의 흐름은 호흡근이 허파 부피를 변화시키면서 형성되는 압력차에 의하여 발생한다. 압력과 부피의 관계는 **보일의 법칙(Boyle's law)**을 따른다. 보일의 법칙에 의하면 밀폐된 공간에 일정한 양의 기체(공기)가 있을 때 압력은 용기의 부피에 반비례한다. 즉, 용기의 부피가 증가하면 기체가 만들어내는 압력이 떨어지고 용기의 부피가 감소하면 압력은 상승한다(**Toolbox: 보일의 법칙과 이상기체 법칙**을 보시오). 허파는 완전히 밀폐된 공간이 아니므로 보일

TOOLBOX

보일의 법칙과 이상기체 법칙(Boyle's Law and the Ideal Gas Law)

기체의 행동을 다스리는 기본적인 관계는 **이상 기체 법칙**(*ideal gas law*)이고, 이것은 다음과 같이 표현된다;

$$PV = nRT$$

여기서, P는 기압이고(대기압의 단위; 1atm = 760 mmHg), V는 기체 용기의 부피이며(liter, L), n은 기체 수량이고(moles, M), R은 보편 기체 상수(0.083 L·atm/mole·K) 및 T는 절대온도이다(kelvin, K). 이 식은 다음과 같이 압력이 다른 변수 개념으로 주어진 것과 같이 재배열할 수 있다:

$$P = nRT/V$$

일정 온도에서 용기 안에 고정된 수량의 기체가 주어지면(n과 T는 둘 다 일정하다), 압력은 용기의 부피에 반비례한다: $P \propto 1/V$. 이것이 그림으로 제시된 보일의 법칙(Boyle's law)이다. 대신에 용기의 부피를 고정하고 기체의 수량을 변화시키면, RT/V의 수치는 일정하게 된다. 이런 조건 하에서는, 압력은 용기 안에 있는 기체의 수에 비례한다: $P \propto n$.

우리가 왜 기체는 압력을 가하는지를 생각하면, 우리는 압력이 용기의 기체 분자 수에 따라 변화되는 이유를 볼 수 있다. 기체 분자는 평균적으로 일정 상태의 열 운동을 한다. 용기 안의 기체 분자는 지속적으로 벽과 부딪히고 튕겨 나온다. 모든 충돌은 벽에 일정한 힘을 가한다. 압력은 모든 충돌에 의해 가해지는 전체 힘을 벽의 표면적으로 나눈 것이다(단위 면적당 힘). 분자의 수를 고정하고 용기의 부피를 감소시키면, 분자의 밀도는 증가하고 따라서 벽의 주어진 면적은 초당 충돌이 증가하고, 압력은 높아진다. 부피를 고정시키고 용기에 더 많은 분자를 첨가하면, 동일한 현상이 일어난다: 분자의 밀도가 높은 공간에서, 벽의 단위 면적당 충돌 횟수는 증가하고, 압력은 증가한다.

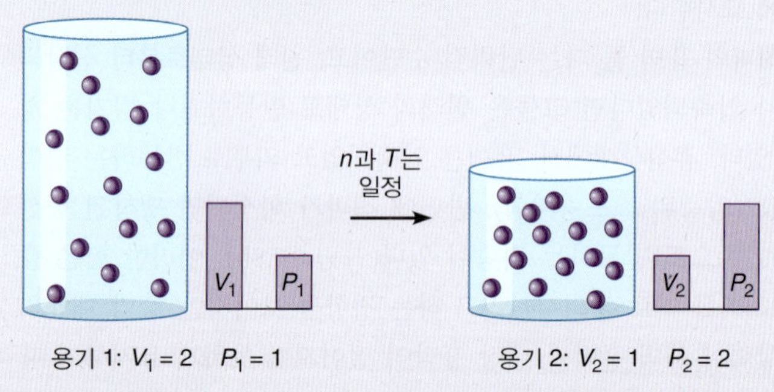

의 법칙을 그대로 따르지는 않지만 부피가 변하면 허파내 압력도 따라서 변하게 된다.

우리는 14장에서 혈류가 아래의 법칙에 따라 압력차와 저항에 의해 결정됨을 알았다. 유속은 압력차를 저항으로 나눈 값이다. 허파를 들고나는 공기의 흐름은 용적 흐름에 의해 일어나며, 그 흐르는 속도는 다음과 같이 압력차($P_{atm} - P_{alv}$)와 저항에 의해 결정된다.

$$\text{유속} = \frac{P_{atm} - P_{alv}}{R}$$

따라서 공기를 이동시키는 추진력은 대기압과 허파꽈리 내압의 차이가 된다. 대기압은 항상 일정하므로, 허파꽈리 압력의 변화가 공기이동 방향을 결정한다(저항의 역할은 16장 뒤에서 설명하기로 한다).

지식 활용하기

흐름의 법칙은 호흡관의 어느 부위에도 다 적용될 수 있다. 이러한 정보를 이용하여 왜 하임리히 조작(Heimlich maneuver; 횡격막 바로 아래의 복강을 급속히 압박하는 것)이 숨이 막힌 사람의 기관에 들어 있는 음식물이나 물질을 제거할 수 있는지를 설명하라.

허파꽈리 내압의 결정 요인

허파꽈리 내압은 두 가지 요소에 의해 결정된다. 허파꽈리내 공기분자의 양(mole)과 허파꽈리의 부피이다. 휴식상태에서 허파꽈리는 앞에서 설명한 기능성 잔기용량으로 표현되는 대기압 상태의 공기를 소량 함유하고 있다. 흡기가 시작될 때 흡기 근육(나중에 설명)이 수축한 결과로 허파가 팽창하여 허파 부피가 증가하면, 보일의 법칙에 따라 허파꽈리 내압이 떨어진다. 허파꽈리 내압의 감소는 허파 안으로 공기를 끌어들이는 기압 구배가 생성된다. 호기 중에는 반대의 현상이 벌어진다. 허파의 반동으로 허파꽈리의 용적이 감소하여 허파꽈리 내압이 상승한다. 이 효과로 공기를 허파 밖으로 밀어내는 기압 구배가 생성된다.

흡기와 호기 중에 일어나는 압력의 변화가 **그림 16.10**에 나타나 있다. 흡기 중 허파꽈리 내압이 처음에는 떨어지지만 결국 다시 0까지 상승하는 것을 확인할 수 있다. 그 이유는 허파꽈리 내압이 허파꽈리내 공기량(분자 수)과 허파꽈리 부피에 의해 결정되기 때문이다. 처음에 허파가 팽창하면 허파꽈리압은 감소한다. 하지만 흡기 중에 공기가 허파꽈리 안으로 흘러들어오면서, 허파꽈리내 공기분자의 수가 증가하므로 허파꽈리압은 상승한다(음압의 크기가 작아진다). 허파꽈리압이 0이 되면(대기압과 같아지면) 공기는 더 이상 흐르지 않는다. 즉, 압력차가 없어지면 공기의 흐름은 정지한다. 같은 원리에 따라 호기 중에도 왜 허파꽈리압이 상승했다가 다시 떨어지는지를 설명할 수 있다. 허파 부피가 감소할 때, 허파꽈리압이 증가하면서 공기는 밖으로 빠져나간다. 그러나 공기가 빠져나가면서 허파꽈리내 공기량이 감소하게 되고 이에 따라 압력도 0까지 떨어진

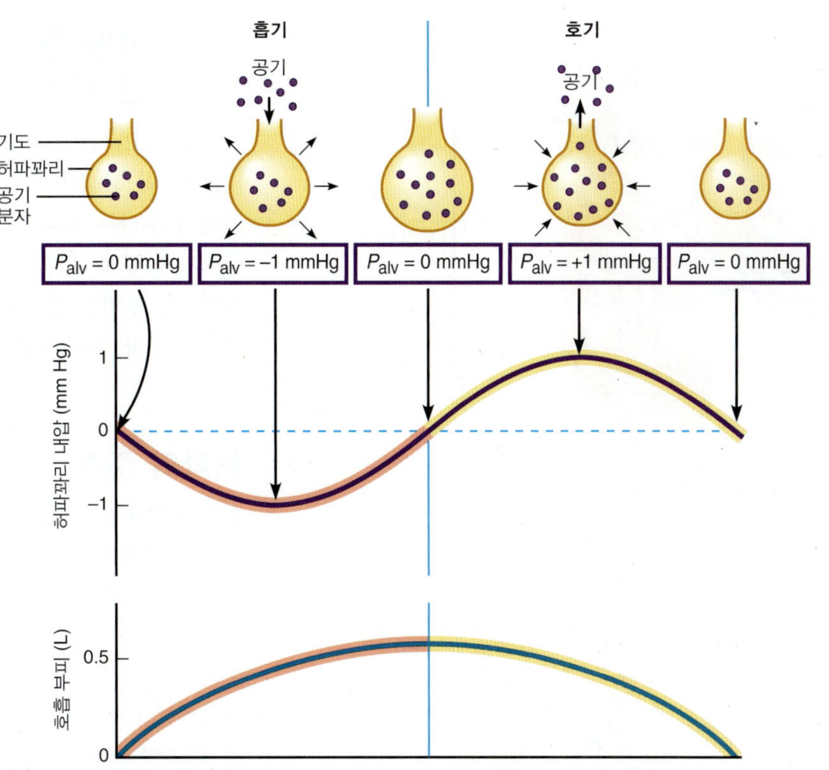

그림 16.10 흡기와 호기 동안 허파꽈리 압력과 호흡 부피의 변화. 흡기 전, 허파꽈리 내압은 0 mmHg이다. 흡기 동안에 허파가 팽창하면 허파꽈리 내압이 감소한다. 공기가 흐름은 허파 속의 기체량을 증가시키고, 이것은 허파꽈리 내압을 증가시킨다. 흡기가 끝날 때, 허파꽈리 내압은 대기압과 같아진다. 호기 동안 허파는 안쪽으로 오그라들고, 이것은 허파꽈리 내압의 증가를 일으킨다. 허파 밖으로의 공기 흐름은 압력 구배를 감소시킨다. 호기가 끝날 때, 허파꽈리 내압이 대기압과 같아져서 공기의 흐름은 0이 된다.

Q 만약 어떤 사람이 위와 동일한 시간 동안 0.5 L의 공기를 들이마시기만 했다면, 흡기 동안 허파꽈리 내압은 증가할까(덜 음성이나 양성이 됨) 아니면 감소할까(더 음성이 됨)?

다. 허파꽈리 압력과 대기압이 같아지면 공기의 흐름은 멈춘다.

호흡근에 의한 흉강 부피의 변화는 허파꽈리 부피를 변화시킨다(**그림 16.11a**). 횡격막과 외늑간근은 주요 흡기 근육이고, 내늑간근과 복근은 주요 호기 근육이다. 그러나 호기는 기본적으로 근육의 수축이 필요하지 않은 수동적 과정이다.

흡기

흡기과정은 **그림 16.11b**에 나타나 있는 것처럼, 흡기 근육이 신경자극을 받음으로써 시작된다(**그림 16.12**). 이 골격근은 신경근육 연접의 아세틸콜린에 의해 수축이 촉진된다(11장에서 설명한 바와 같이). 횡격막이 수축하면 편평해지면서 아래로 이동한다; 한편, 비스듬히 놓여진 외늑간근은 수축하면서 늑골을 위쪽으로 그리고 바깥쪽으로 회전하게 만들고 결국 흉벽을 확장시킨다. 이러한 협동작용은 흉강 부피를 증가시킨다. 목의 다른 근육(사각근과 목빗근)과 가슴 부위(소흉근)의 근육이 흡기에 보조역할을 하며, 특히 능동적 흡기의 경우 그러하다.

흉벽이 팽창함에 따라 흉막을 밖으로 당기고, 흉막 내압은 감소한다. 흉막 내압의 감소는 허파관통 압력, 즉 흉막 내압과 허파꽈리 내압 사이의 차이를 증가시키는 원인이 된다($P_{alv} - P_{ip}$; **그림 16.13**). 흉막 내압(P_{ip})의 감소로 인한 허파관통 압력의 상승은 허파를 가로질러 팽창시키는 압력이 발생하게 되어 허파(허파꽈리)가 흉벽과 함께 팽창하게 된다. 허파가 팽창하면 허파꽈리 내압이 대기압보다 더 낮아져서, 공기가 대량 흐름에 의해 허파꽈리 안으로 들어간다; 이 현상은 허파꽈리 내압이 대기압만큼 올라갈 때까지 계속된다. 흡기 근육이 더 강력하게 수축하면 흉강은 더 팽창하고, 이에 따라 흉막 내압은 더욱 음압이 되고, 허파관통 압력은 더 커진다. 이 결과 허파는 더욱 팽창하고 흡기는 더욱 깊어지며, 즉 더 많은 양의 공기가 허파로 들어간다.

호기

조용히 숨을 쉴 때, 호기는 근육의 수축이 필요하지 않은 **수동적인**(*passive*) 과정이다. 흡기가 끝날 때, 흉벽과 허파는 흡기 근육의 수축에 의해 팽창된다. 흡기 근육에 분포한 운동뉴런이 흥분을 멈추면 일어나는 단순한 근육의 이완에 의해, 흉벽과 허파는 휴식상태로 되돌아간다. 흉벽과 허파가 복원될 때, 허파의 부피는 감소하고 허파꽈리 압력은 대기압보다 높아지도록 증가한다. 허파의 부피가 기능성 잔기용량(FRC)과 같아질 때까지, 압력 구배에 기인하여 공기 탈출(호기 발생)은 계속된다.

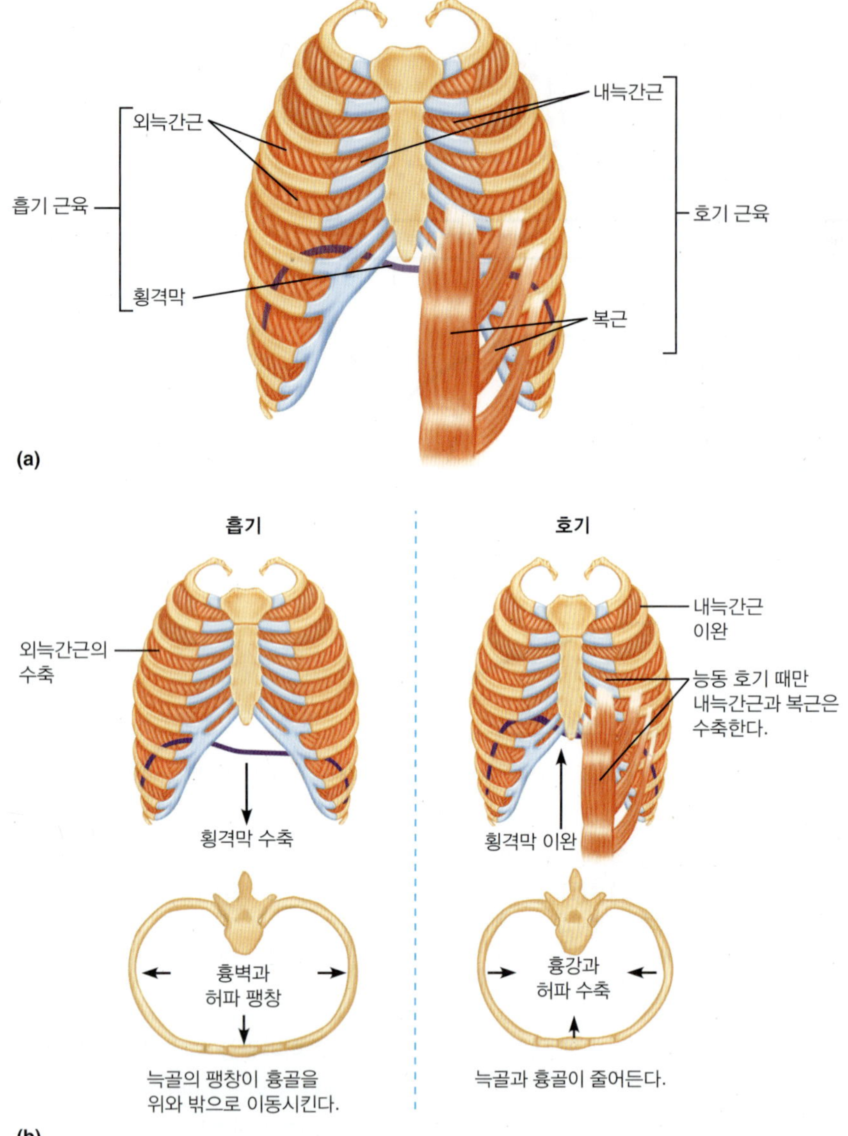

그림 16.11 호흡 근육. (a) 흡기 근육과 호기 근육의 위치. 외늑간근과 내늑간근의 방향은 서로 반대인 것을 주목하시오. **(b)** 호흡 근육의 작용. 호기 근육이 수축하면(왼쪽), 흉벽이 팽창하여 허파를 팽창시킨다. 조용한 호기(오른쪽)는 호흡 근육이 이완하면서 수동적으로 일어나며, 이에 따라 허파와 흉벽이 원래 위치로 돌아오게 된다. 능동 호기는 흡기 근육이 이완된 상태에서 호기 근육의 수축을 필요로 한다.

호기 근육을 수축시키면 보다 강력한 호기가 가능한데 이 과정을 능동 호기(*active expiration*)라고 한다. 호기 근육을 수축시키면 흉강의 부피를 더 많이 더 빨리 감소시킬 수 있고, 이는 허파꽈리 내압을 증가시켜 허파꽈리 밖으로 공기를 내보내는 압력 구배를 더 크게 유발한다.

퀵 테스트 16.2

1. 흡기 중에는 허파꽈리 내압과 대기압 중 어느 것이 더 큰가?
2. 흡기 근육의 명칭을 써라. 능동 호기에 어느 근육이 관여하는가?
3. 흡기가 끝날 때, 허파는 어느 방향으로 복원되는가? 흉벽은?

16.4 허파 환기에 영향을 주는 인자들

허파를 들고나는 공기의 유속은 두 인자에 의해 결정된다; 대기와 허파꽈리 사이의 압력 구배와 기도의 저항. 앞에서 우리는 허파 부피의 변화에 의해 생기는 압력 구배가 어떻게 흡기와 호기를 운행하는지를 보았다. 이 절에서는 우리는 압력 구배의 발생에 영향을 미치는 다양한 인자와 기도 저항에 영향을 미치는 인자들을 고려한다.

허파의 준수

우리는 앞에서 동맥은 혈류를 유지하기 위하여 심장 확장기 동안에 탄력적이고 내부로 반동적이라는 것과 낮은 혈압에서 많은 부피의 혈액을 보유하기 위하여 정맥은 높은 준수성을 갖고 있다는 것을 학습하였다. 우리는 이미 허파는 늘어난 후에 탄력적으로 복원된다는 것을 학습하였다. 허파는 또한 비교적 높은 준수성을 갖고 있다. 허파의 준수도(compliance)는 허파관통 압력[$\Delta(P_{alv} - P_{ip})$]의 주어진 변화로 나타난 허파 부피의 변화(ΔV)이다(14장의 **Toolbox: 준수도**를 보시오).

$$\text{허파 순응도} = \frac{\Delta V}{\Delta(P_{alv} - P_{ip})}$$

일정량의 공기가 들어오기 위하여 허파관통 압력의 작은 변화가 요구되고, 그러므로 일이나 근수축이 덜 요구되기 때문에, 큰 허파 준수도는 유리하다. 허파 준수도는 허파의 탄력과 허파꽈리를 가리고 있는 액체의 표면장력에 의존적이다. 결합조직의 탄성섬유 존재 때문에, 허파는 탄력적이다. 탄성섬유에 가해지는 힘은 일반적으로 허파의 팽창에 반대다: 허파가 늘어나면, 섬유는 반동하는 경향이 있다.

액체의 표면장력은 그 액체의 표면적을 일정 면적까지 증가시키기 위하여 필요한 일의 측정치다. 높은 표면장력은 액체의 분자들 간의 강한 접착력에 의해 생성된다. 표면장력이 클수록 액체를 펼치기 위해서 더 많은 일이 필요하다. 허파의 표면장력은 허파꽈리 안 표면을 둘러싼 얇은 액체층에 의해 형성된 공기-액체 인터페이스에 의해 야기된다(**Toolbox: 허파 계면활성제와 라플라스의 법칙**을 보라). 허파조직이 팽창함에 따라 허파꽈리 속의 액체층도 같이 팽창한다. 그러므로 허파가 팽창할 때 탄성조직을 늘리는 것뿐만 아니라 액체층의 표면을 증가시키는 것에도 일이 필요하다. 결과적으로, 액체의 표면장력은 허파의 준수도를 감소시키는 작용을 한다.

허파 계면활성제(pulmonary surfactant)라는 세척제와 같은 물질의 존재가 허파꽈리에서 표면장력을 감소시킨다. 계면활성제는

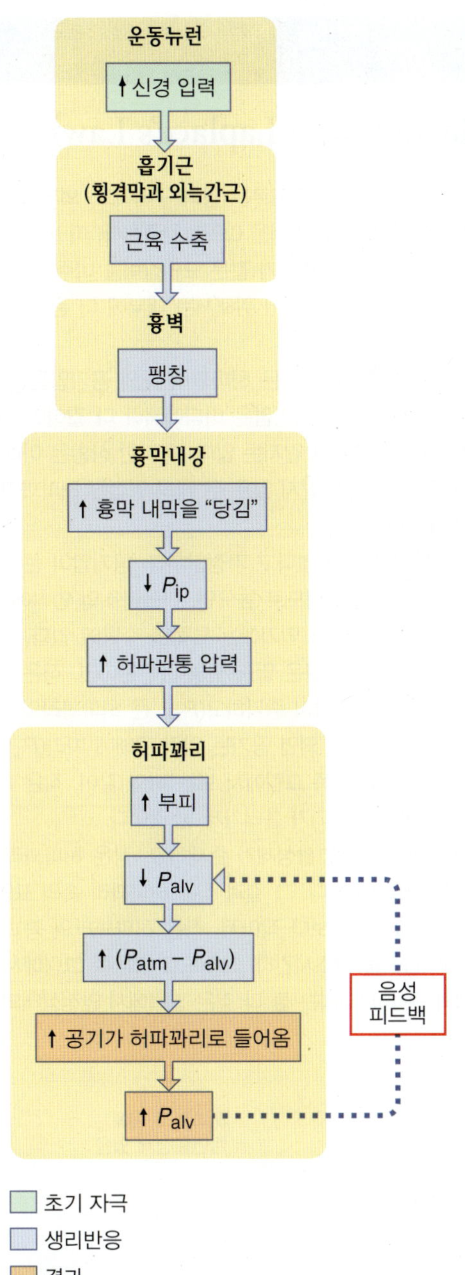

그림 16.12 흡기의 과정 속에서 사건.

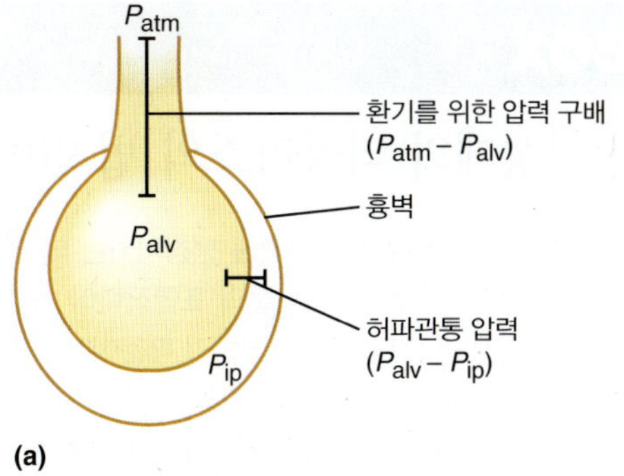

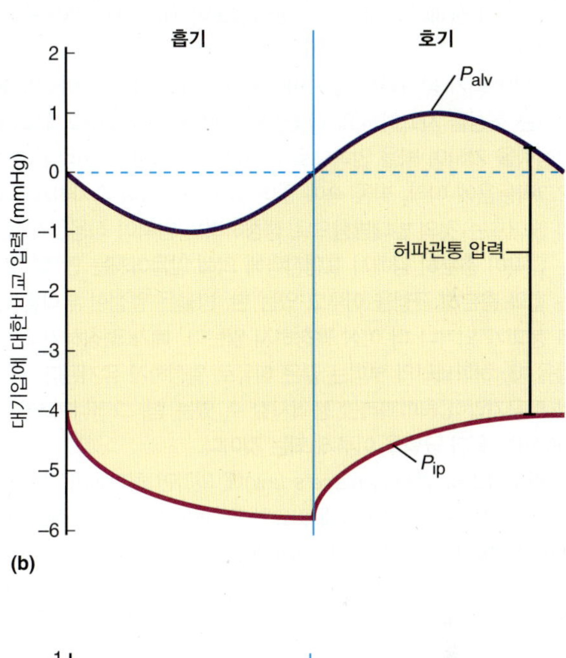

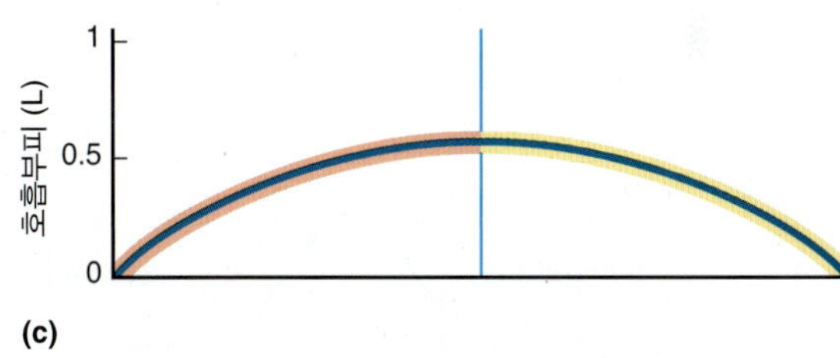

그림 16.13 흡기와 호기 동안 일어나는 부피와 압력의 변화. (a) 대기압과 허파꽈리 내압 사이의 차이(환기를 위한 압력 구배)가 공기가 허파를 드나들도록 하는 힘을 제공하며, 허파관통 압력은 허파를 팽창하게 하는 힘을 제공한다. **(b)** 호흡 중에 나타나는 허파꽈리 내압과 흉막 내압의 변화는 흡기 동안과 호기의 시작에서 허파관통 압력을 증가시키고, 호기가 지속됨에 따라 허파관통 압력을 감소시킨다. **(c)** 호흡 부피의 변화는 P_{ip}가 보일의 법칙을 따르는(흉막내강은 닫힌 공간) 것을, P_{alv}는 보일의 법칙을 따르지 않는다(허파꽈리는 분자가 드나드는 개방된 구조다)는 것을 보여준다.

허파꽈리 벽에 위치한 **II형 허파꽈리세포(type II alveolar cell)**에 의해 분비된다. 계면활성제가 물분자 사이의 수소결합을 방해하기 때문에, 허파꽈리 벽을 덮고 있는 액체의 표면장력이 계면활성제의 작용에 의해 감소한다(제거되지는 않는다). 이와 같은 방법으로, 계면활성제는 허파 준수도를 증가시키고 호흡의 일을 감소시킨다.

만일 허파 조직이 결핵으로 인해 조직에 흉터가 생길 때처럼 두꺼워지거나, 계면활성제 생산이 신생아 호흡장애 증후군(*infant respiratory distress syndrome*; 미숙아의 경우 계면활성제를 충분히 만들어내지 못한다)에서처럼 감소하게 되면, 준수도도 감소한다. 허파 준수도가 감소할 때, 호흡근은 일정 부피까지 허파를 팽창시키기 위해 더 많은 일을 해야 한다.

기도 저항

이 토론의 문맥에서는, 기도 저항(*airway resistance*) 용어는 호흡관에서 기도 전체 체계의 저항을 의미한다; 이것은 심혈관 생리학의

TOOLBOX

허파 계면활성제와 라플라스의 법칙(Pulmonary Surfactant and Laplace's Law)

허파꽈리 안을 덮고 있는 얇은 수막은 허파를 팽창시키는 데 필요한 근육의 일을 증가시키며, 그 이유는 그것은 물의 표면장력이 허파의 준수도를 감소시켜 허파가 늘어나기 더 어렵게 만들기 때문이다. 표면장력은 다음과 같은 또 다른 문제를 일으킨다. 물분자들 사이의 수소결합은 서로를 끌어당겨 동그란 물방울로 만들려고 하는데, 이 작용은 허파꽈리 벽을 안쪽으로 당겨 결국 허파꽈리를 붕괴시키게 된다. 그렇다면 모든 허파꽈리가 붕괴되어 하나의 큰 공기방울이 되는 것을 막아주는 것은 무엇인가?

허파꽈리가 붕괴되지 않는 이유를 이해하기 위해서, 비눗방울에서 나타나는 현상을 사고하시오. 비눗방울 벽은 물을 포함하고 있고, 물이 표면장력을 가하여 벽을 안쪽으로 끌어당기려고 한다. 그러나 비눗방울이 오그라들음에 따라, 방울 속에 들어 있는 공기압이 증가하게 되어 방울이 줄어드는 것의 반대방향으로 팽창하려는 압력이 작용한다. 팽창하려는 압력이 충분히 강해서 표면장력에 의해 만들어지는 안쪽으로 작용하는 힘과 충분히 균형을 이루고 있는 한, 방울은 일정한 부피를 유지하므로 붕괴가 되거나 더 이상 팽창하지 않는다. 폐가 팽창하거나 수축하지 않을 때, 허파꽈리의 부피는 같은 이유로 일정하게 유지된다. 즉, 허파꽈리내 공기압이 허파꽈리를 붕괴시킬 수 있는 힘, 그러니까 안쪽을 향해 작용하는 힘과 균형을 이루게 되는 것이다.

라플라스의 법칙(*Laplace's law*)에 의하면 허파꽈리(구형이라고 가정할 경우)의 붕괴를 막는 데 필요한 공기압(P)은 표면장력(T)에 정비례하며 허파꽈리의 직경(r)에 반비례한다:

$$P = \frac{2T}{r}$$

여기서 P는 허파꽈리 벽을 가로지르는 압력 구배이고, 외부압력에 대한 내부압력으로 주어지며, 외부 압력을 0으로 간주한다. 따라서 하나는 크고 하나는 작은 두 개의 허파꽈리가 같은 표면장력을 마주하게 되면, 작은 것은 오그라드는 것을 방지하기 위해서는 내부에 더 큰 압력이 필요하게 된다.

흡기 또는 호기의 끝에는, 모든 허파꽈리 내의 공기압은 동일하다. (공기가 흐르고 있지 않다면 공기압은 어디에서나 다 같아야 한다.) 그러나 모든 허파꽈리의 크기가 같지는 않다. 이러한 상황은 아래 그림이 제시하는 바와 같이, 크기가 같지 않은 두 개의 인접한 허파꽈리에서 흥미로운 문제를 제기한다.

잠깐 동안, 계면활성제가 없다고 가정합시다. 공기압이 큰 허파꽈리의 붕괴만 막아 줄 수 있는 정도로 높으면, 라플라스의 법칙에 따라 작은 허파꽈리가 붕괴하는 것을 막기에는 부족할 수밖에 없다. 그러므로 두 개의 허파꽈리가 처음에 같은 압력에 놓이게 된다면, 작은 허파꽈리는 오그라들어 내부의 공기압이 증가하고(P_1), 큰 허파꽈리의 압력(P_2)보다 높아지게 된다. 그렇게 되면 공기는 압력 구배에 따라(P_1으로부터 P_2로) 흐르고, 그러므로 왼쪽 그림에서 보는 바와 같이, 작은 허파꽈리에서 큰 허파꽈리 쪽으로 공기가 흘러가게 될 것이다.

그러나 실제 폐에는, 계면활성제가 존재하고, 작은 허파꽈리 속에서는 농도가 실제적으로 더 높다. 그 결과 작은 허파꽈리 속의 표면장력은 큰 허파꽈리 속의 표면장력보다 작아서, 작은 허파꽈리의 붕괴를 막기 위해 필요한 내부압력을 감소시킨다. 그러므로 오른쪽 그림에서 보듯이 작은 허파꽈리와 큰 허파꽈리는 둘 다 같은 압력에서 안정상태의 부피를 유지하게 된다.

기도
허파꽈리 속에 계면활성제 없음
허파꽈리 1
공기
허파꽈리 2
P_1
P_2

$r_1 < r_2$, $P_1 > P_2$
작은 허파꽈리가 큰 쪽으로 붕괴현상이 일어남

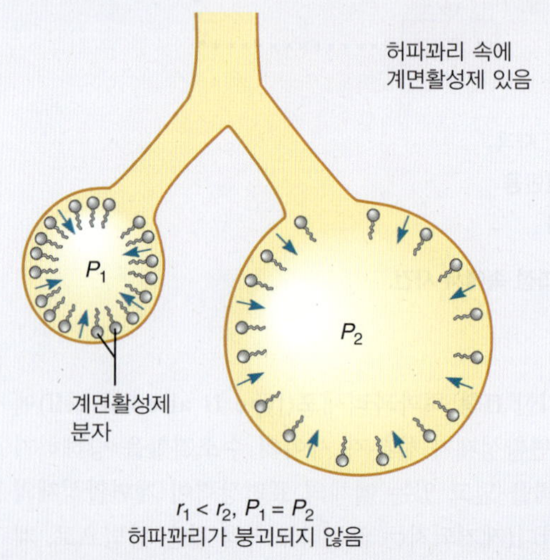

$r_1 < r_2$, $P_1 = P_2$
허파꽈리가 붕괴되지 않음

총말초저항(*total peripheral resistance*)과 유사하다(14장). 기도 저항은 기본적으로 개별 기도의 저항에 의해 결정되며, 기도 반경(*radius*)의 변화에 의해 가장 크게 영향을 받는다. 직경이 감소하면, 기도 저항은 증가한다. 건강한 허파에서, 전도구역에 있는 기도의 반경이 비교적 크기 때문에 허파를 들고나는 공기 흐름에 대한 저항이 낮다. 전도구역을 따라 허파꽈리로 들어가면서 기도의 반경은 점점 작아지지만, 광범위한 가지치기에 기인하여 작은 소관의 총단면적은 증가한다. 그러므로 전도구역의 전체적인 저항은 낮다(이 상황은 순환계에서 모세혈관의 저항이 낮은 것과 비슷하다). 낮은 저항은 정상적인 조건에서 공기 흐름의 정상 속도를 달성하기 위해 허파꽈리 압력이 대기압과의 차이가 클 필요가 없다는 의미다. **조용한 호흡**(*eupnea*) 동안에, 허파꽈리 압력과 대기압의 차이는 일반적으로 2 mmHg보다 작다. 호흡에서 기도 저항의 효과는 **그림 16.14**에서 제시되었으며, 정상상태에서와 기도 저항이 증가했을 때의 허파꽈리 내압의 변화를 보여주고 있다. (제시의 목적을 위해서, 우리는 공기의 유속이 두 조건에서 같다고 가정하였다.) 저항이 증가하면, 일정량의 공기의 일정 유속을 생산하기 위하여 보다 큰 기압의 구배가 요구된다는 것을 주목하시오.

공기 흐름에 대한 저항은 다수의 요인에 의해 영향을 받으며, 기도에 작용하는 수동적인 힘, 기관세지 내의 평활근 수축 활동도, 기도로의 점액 분비 등이 포함된다. 수동적인 힘은 숨을 한 번 호흡에서 일어나는 기도 저항의 변화에 대하여 반응할 수 있으며, 반면에 평활근 수축 활동도의 변화는 장기간에 걸친 기도 저항의 변화에 반응할 수 있다.

수동적인 힘에는 흡기와 호기 동안에 일어나는 허파관통 압력에서의 변화와 마찬가지로 기도를 둘러싼 조직의 당김에 의해 기도에 가해지는 견인력(*tractive force*)을 포함한다. 흡기 동안에, 흉막 내압이 허파꽈리 내압보다 더 감소하기 때문에, 허파관통 압력이 증가한다(그림 16.13). 흡기 동안에 일어나는 허파관통 압력의 증가는 기도를 밖으로 당기고, 기도의 확장을 유발하며(허파꽈리에서 일어나는 것과 비슷하고, 단지 덜 팽창된다), 흡기가 지속됨에 따라 저항을 감소시킨다. 그러나 호기 동안에, 허파관통 압력은 감소하면서 기도에 작용하는 팽창력도 감소하여, 기도는 안으로 환원되며, 그에 따라 저항을 증가시킨다. 흡기 동안에 주변 조직이 기도에서 먼 쪽으로 움직임에 따라 조직에 의해 가해지는 견인력이 증가하고, 이것은 기도가 열리게 당기고 저항을 감소시킨다. 호기 동안에, 견인력의 소멸은 기도 반경을 감소시키고 저항을 증가시킨다. 기관세지에서 공기 흐름에 대한 저항은 기관세지 벽 평활근의 수축이나 이완에 따라 변화될 수 있다. 평활근이 수축하면, 기관세지의 반경이 감소하여(**기관지수축, bronchoconstriction**), 저항이 증가한다. 역으로, 평활근의 이완은 **기관지이완(bronchodilation)**으로 알려진 현상인 기관세지 반경의 증가를 유도한다. 기관세지 평활근의 수축과 이완은 외적요인(신경과 호르몬의 신호) 및 내적요인(국소 화학전달자) 모두에 의해 영향을 받는다.

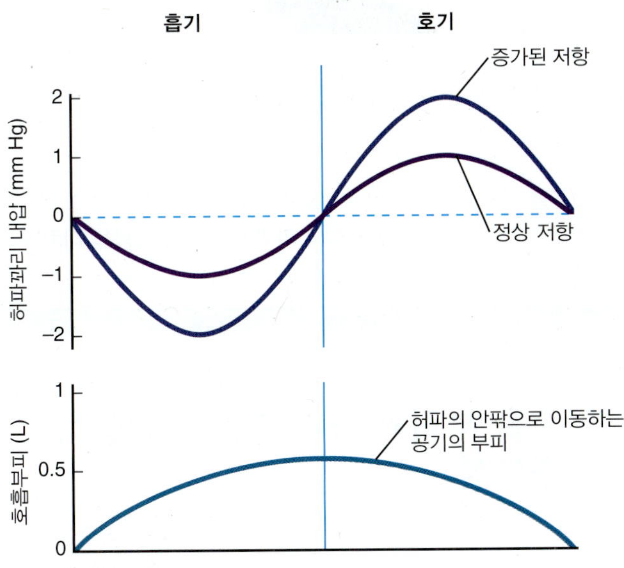

그림 16.14 일정한 부피의 공기를 이동시키기 위해 필요한 압력 변화에 대한 기도 저항 증가의 효과. 기도 저항이 정상보다 증가하면, 공기의 일정 부피(이 경우 0.5 mL)를 일정시간 동안 허파의 안팎으로 이동시키기 위하여, 더 큰 허파꽈리 내압이 요구된다.

기관세지 평활근은 자율신경계에 의해서 영향을 받는다: 교감신경이 자극되면 평활근이 이완되어 기관세지의 반경이 증가하는(기관지이완) 반면, 부교감신경이 자극되면 평활근 수축 및 기관지수축이 일어난다. 교감신경이 자극되면 부신수질에서 분비되는 에피네프린도 기관지이완을 일으킬 수 있다.

알레르기 반응이 일어날 때 국소적으로 분비되는 화학물질인 히스타민(5장)도 평활근 수축을 유발하여 기관지 수축을 일으킬 수 있다. 히스타민은 점액 분비를 자극하여 점액이 기도에 쌓여 공기 흐름에 대한 저항이 증가하기 때문에, 이러한 수축 효과는 알레르기 반응 동안에 일어나는 호흡곤란의 원인 중 단지 일부에 불과하다.

기관세지의 반경에 영향을 주는 또 다른 중요한 국소 화학물질은 이산화탄소다. 이산화탄소의 수준이 높아지면 기관세지는 확장하고, 낮아지면 수축한다. 이산화탄소 수준은 공기 흐름(환기)을 혈류(관류)에 맞추는 과정에서 기관세지의 직경을 조절하는 중요한 조절자이고, 이에 대한 자세한 설명은 책 후반부에서 취급한다(17장).

증가된 기도 저항은 다양한 병적 상태에서 증가할 수 있다. 그 중 하나인 천식(*asthma*)은 기도 저항의 증가와 관련이 있으며, 기도 저항의 증가는 기관세지 평활근의 경련성 수축에 의해 유발되며, 경련성 수축은 점액분비의 증가와 세기관세지 벽의 염증과 결부되어 있다. 이 질병의 증상으로는 기침, 호흡곤란(*dyspnea*; 숨 쉬는 것이 힘이 듦) 및 쌕쌕거림(wheezing)이 있다. 천식은 곰팡이, 먼지, 진드기 또는 동물의 비듬과 같은 특정 알레르기원(*allergen*; 알레르기 반응을 자극하는 물질)에 대한 과민반응으로도 나타날 수 있지만, 스트레스, 운동, 특정 음식의 소비, 또는 찬 공기 흡입에 의해서도 유발될 수 있다. 증가된 기도 저항 때문에, 같은 양의 공기를 호흡하기 위해 의미심장하게 큰 압력 구배가 필요해지고, 이것이 호흡의 일을 크게 증가시킨다. 천식 치료는 개인에 따라 다르지만, 기도 평활근을 이완시키는 기관지 확장제(*bronchodilator*)와 염증을 감소시키는 코르티코스테로이드(*corticosteroid*)를 포함할 수 있다. 기도 저항이 증가하는 또 다른 질병으로는 만성폐쇄허파질환(*chronic obstructive pulmonary diseases, COPD*)이 있다. 천식은 기도 저항의 급성(일시적) 증가와 관련이 있지만, 만성폐쇄허파질환은 기도 저항의 만성(오랜 시간에 걸친) 증가와 관련이 있다(**Clinical Connections: 만성폐쇄허파질환**을 보시오). 이외에도 어떤 사람에서 수면 중에 기도 저항이

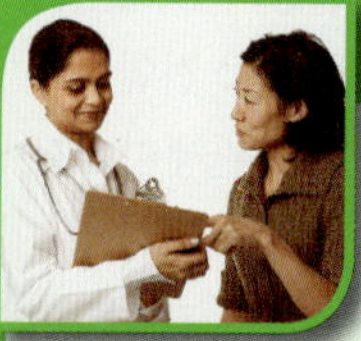

CLINICAL CONNECTIONS

만성폐쇄허파질환(Chronic Obstructive Pulmonary Disease)

폐쇄허파질병(*obstructive pulmonary disease*) 용어는 많은 이상들을 포함하는 포괄적 용어이며, 모든 것은 증가된 기도 저항으로 특징지어진다. 폐기종, 만성기관지염 및 천식 3가지 주요 질병이 이 분류에 들어간다. 천식이 급성인 반면, 나머지는 만성이다. 천식과 **만성폐쇄폐질병**(*chronic obstructive pulmonary* disease, COPD)을 합하여, 최근에 미국에서 영향을 받는 사람의 수는 약 2000만 명 정도다.

COPD 영역의 질병인 폐기종(emphysema)은 기도벽이 파괴되어 호흡구역의 공기가 차는 공간이 영구히 확장되는 질병이다. 폐기종의 1차적인 원인은 담배 흡연이다. 폭넓게 받아들여지는 이론에 의하면, 폐기종에서 일어나는 조직파괴는 단백질분해효소(protease)의 작용에 의한 결과이며, 이 효소는 만성염증 동안에 대식세포나 그 외의 다른 백혈구에 의해 분비된다. 이 단백질분해효소는 결합조직의 탄력성 섬유를 포함한 단백질들을 분해하여 조직을 파괴한다. 결과적으로, 허파는 탄력성을 잃고 준수도가 증가한다. 탄력성 섬유의 소실은 또한 기도의 견인력을 감소시키고, 이것은 기도의 직경을 감소시키고, 특히 호기 동안에 팽창 압력이 낮아지면, 기도를 오그라들기 쉽게 만든다. 준수도의 증가는 기능성 잔기용량이 증가하게 되며(즉 숨을 내쉴 수 있는 부피가 감소하게 된다는 뜻), 숨을 들이마시는 데 필요한 노력이 감소된다. 그러나 기도 견인력의 감소로 인해 숨을 내쉬기가 더욱 힘들어진다. 따라서 폐기종이 있는 사람은 허파 부피가 큰 상태(즉 기능잔기용량이 증가한 상태)에서 호흡을 하는 경향이 있다. 그 결과 폐활량이 감소한다. 조직의 파괴는 또한 허파꽈리 벽의 표면적을 감소시켜 허파의 기체교환 능력을 감소시킨다.

COPD에 속하는 또 다른 질병인 **만성기관지염**(*chronic bronchitis*)은 연속적인 2년 동안에 1년에 최소 3개월 동안 지속되는 기도의 염증이다. 이 질병은 기도 안쪽 면에 염증과 비후로 특징되어지고, 이것은 기도의 직경을 감소시키고, 섬유증(결합조직의 형성에 의한 비후와 산재)으로 이어지는 조직 파괴를 유도할 수 있다. 이러한 증상과 더불어 비정상으로 높은 점액 분비도 일어나고, 이것은 기도폐쇄를 더 악화시키고 허파를 감염이 쉽게 되게 한다.

COPD 처치에는 **기관지확장제**(*bronchodilator*; β_2 아드레날린 수용체 작용제와 같은)와 **항염증제**(*anti-inflammatory drug*; 코르티코스테로이드와 같은)를 포함한다. 저산소혈증이 일어날 경우, 산소 주입도 저산소혈증에 도움이 된다.

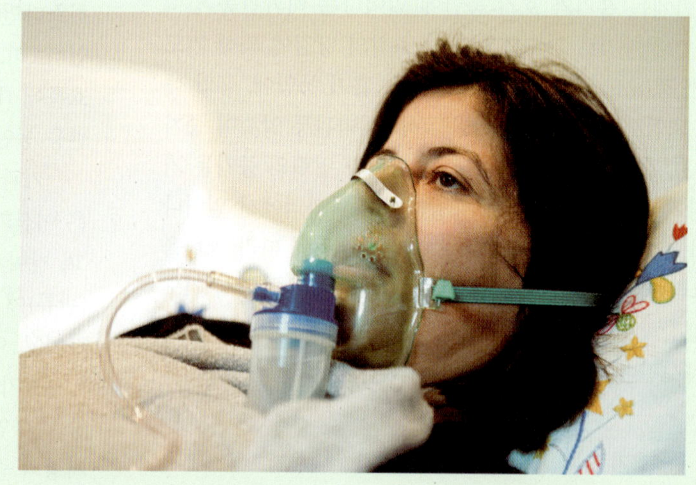

산소 주입기

비판적 사고력 문제

1. 여기서 서술된 COPD와 연관된 세 이상의 성질을 서술하시오. 무엇이 그들을 구별하는가?
2. 폐기종 동안에 탄력성 섬유의 소실을 유도하는 과정을 설명하시오.
3. 단백질분해효소는 무엇인가, 그리고 그것은 호흡 조직의 파괴에 어떻게 영향을 미치는가?

증가하여 무호흡이 나타나는 경우도 있다.

퀵 테스트 16.3

1. 어떤 질병으로 인해 허파에 흉터가 생긴다면 허파의 준수도는 어떻게 되겠는가?
2. 계면활성제의 분비가 감소하면 허파의 준수도는 어떻게 되겠는가?
3. 기관세지 평활근의 수축은 공기 흐름의 저항을 **증가**시키는가, **감소**시키는가?

16.5 호흡 부피와 공기 흐름의 임상적 중요성

특정 질병은 허파 속에 들어 있는 공기의 부피 또는 허파를 드나드는 공기 흐름의 속도에 영향을 끼친다. 임상의들은 허파 부피를 측정하고, 허파 용량(두 개 이상의 허파 부피의 합)을 계산하며, 공기 흐름의 속도를 측정하여 허파기능과 관련된 정보를 얻는다. 이러한 수치들을 측정하는 것을 **폐활량측정법**(*spirometry*)이라 한다.

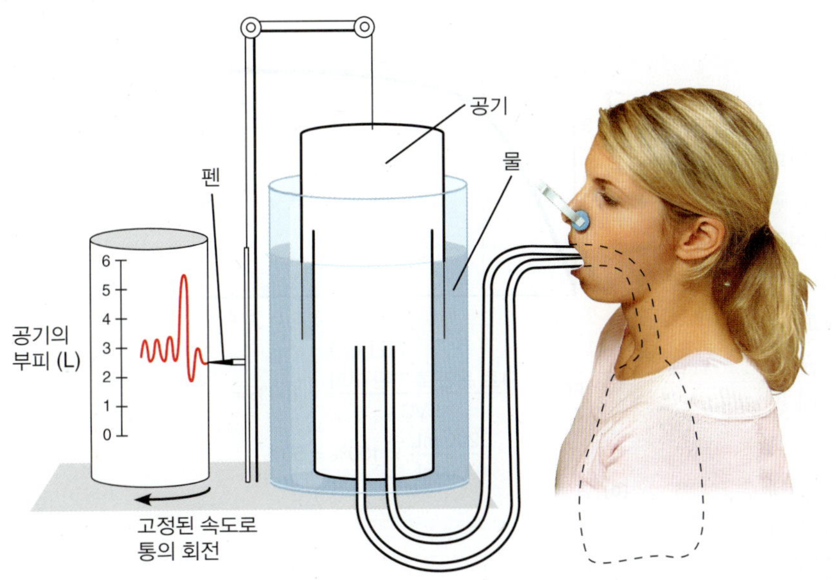

그림 16.15 폐활량계.

폐활량측정법은 **폐활량계(spirometer)**라는 기구를 이용하여 흡기와 호기 부피를 측정하는 기술이다(**그림 16.15**). 폐활량계의 형태 중 한 가지는 물이 차 있는 수조 안에 공기가 가득 찬 통이 거꾸로 놓여 있고, 그 통에는 호스가 있어 밖에 있는 환자에게 연결되는 구조로 되어 있다. 환자가 그 통으로 숨을 들이마시거나 내쉬게 되면, 숨을 들이마실 때는 드럼 속의 공기량이 감소하여 통이 물속으로 깊이 들어가고, 숨을 내쉴 때는 드럼 속의 공기량이 증가하여 통이 물 위로 떠오르게 된다. 통에는 도르래를 통하여 펜이 연결되어 있어, 이처럼 통이 위아래로 움직일 때, 펜도 같이 움직이게 된다. 펜은 움직이면서 일정 속도로 회전하는 드럼에 붙어 있는 종이에 그 움직임을 기록하게 된다. 펜이 상하로 움직이면서 남긴 기록을 이용하여 허파로 들고나간 공기량을 계산할 수 있다. 결과지(추적된 결과)를 호흡곡선(*spirogram*)이라 부른다(**그림 16.16**).

종-도르래 모델이 교육용 실험실에서 아직 사용되고 있다 할지라도, 오늘날 폐활량계는 컴퓨터화되어 있다. 컴퓨터화된 체계에서, 환자가 특정 관으로 숨을 쉬기만 하면, 그 관에 연결된 변환기를 통하여 공기의 부피에 비례하는 전기신호가 만들어지고, 컴퓨터는 이 전기 신호를 처리하여 다양한 허파 부피와 허파 용량의 데이터를 제공한다.

호흡 속도가 종-도르래 모델 폐활량계로 측정될 수 있다 할지라도, 컴퓨터 체계가 임상적으로 사용된다. 우리가 간략하게 볼 것처

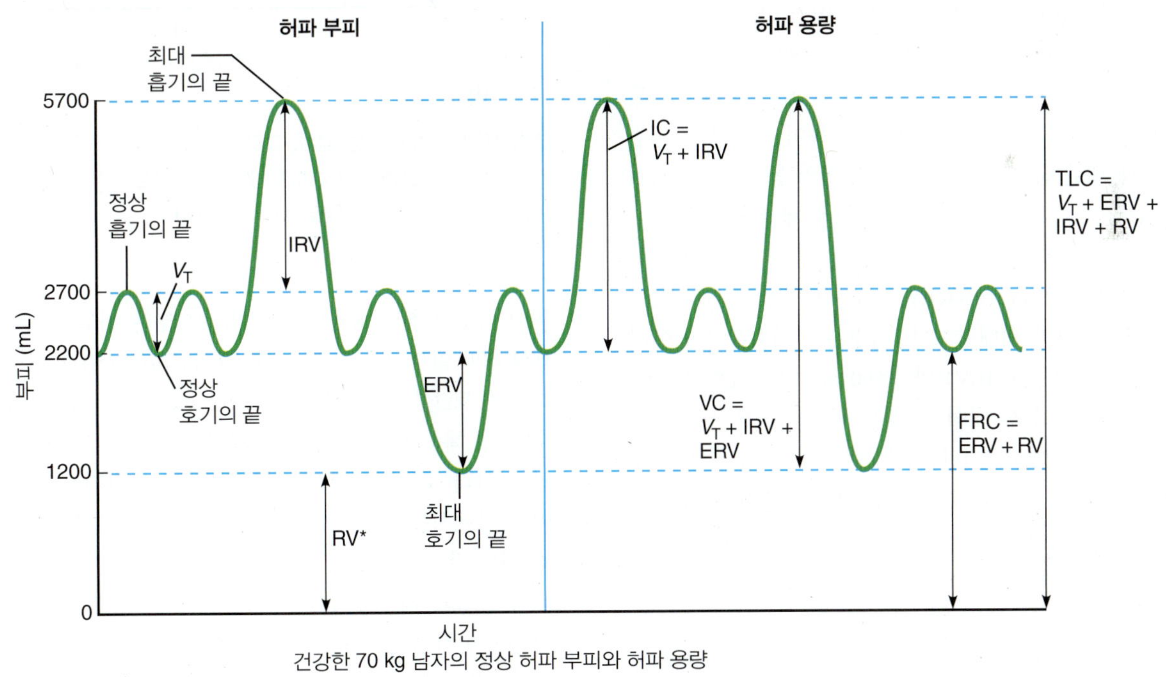

허파 부피

V_T = 일회호흡량 = 500 mL
IRV = 예비흡기량 = 3000 mL
ERV = 예비호기량 = 1000 mL
RV = 잔기량* = 1200 mL

*폐활량계로는 측정할 수 없다.

허파 용량

IC = 흡기용적 = V_T + IRV = 3500 mL
VC = 폐활량 = V_T + IRV + ERV = 4500 mL
FRC = 기능성 잔기용량 = ERV + RV = 2200 mL
TLC = 총 허파 용량 = V_T + ERV + IRV + RV = 5700 mL

그림 16.16 폐활량계를 이용하여 측정된 허파 부피와 허파 용량. 여기에 나타난 곡선은 폐활량계(그림 16.15)에 의해 그려진 것이며 체중 70 kg인 남자의 평균 수치를 대변한다.

럼, 개인의 최대 호흡률은 특정 허파 질병의 진단에서 중요하다.

허파 부피와 허파 용량

폐활량계를 이용하면, 모두 합하여 **총 허파 용량**이 되는 4개의 **허파 부피(lung volume)** 중에서 3개를 측정할 수 있다. 그림 16.16은 편안하게 앉아 있는 70 kg의 건강한 남성에게서 얻은 데이터를 보여주고 있다. (전형적으로, 그 수치는 여성의 경우가 더 작고, 자세에 따라 달라질 수 있다.) 한 번의 편안한 호흡 동안 허파로 들어오고 나가는 공기량을 **일회호흡량(tidal volume, V_T)**이라고 한다. 평균 일회호흡량은 500 mL이다. 정상 흡기 후 더 들이마실 수 있는 최대 공기 부피를 **예비흡기량(inspiratory reserve volume, IRV)**이라고 하며 평균 3,000 mL 정도다. 정상 호기 끝에 더 내 쉴 수 있는 최대 공기량을 **예비호기량(expiratory reserve volume, ERV)**이라고 하며 평균 1,000 mL 정도다. 그러나 최대 호기를 한 후에도 얼마만큼의 공기가 허파나 기도에 남아 있게 되는데, 이는 음압상태의 흉막 내압이 허파가 완전히 오그라드는 것을 막아주기 때문이다. 최대 호기 후에도 허파에 남아 있는 공기량을 **잔기량(residual volume, RV)**이라고 하며 평균 1,200 mL 정도다.

폐활량계는 실제 허파로 들어오고 나가는 수치만 측정할 수 있기 때문에, 잔기량은 폐활량계로 측정할 수 없다. 잔기량을 측정하는 방법으로는 **헬륨희석법**(*helium dilution method*)이 있고, 이미 농도를 알고 있는 헬륨이 포함된 혼합 가스로 숨을 쉬는 방법이며, 헬륨은 거의 혈액과 섞이지 않는다. 흡기 중에 들이마신 공기 속에 포함된 헬륨은 허파 속의 공기와 섞이고 이에 따라 헬륨이 희석된다. 피검자가 숨을 내쉴 때 내쉰 숨 속에 들어 있는 헬륨의 농도를 측정하여 원래 농도와 비교한다. 간단한 계산으로 잔기량을 계산할 수 있다.

허파 용량은 앞서 설명한 허파 부피의 두 가지나 그 이상의 합이다. **흡기 용량(inspiratory capacity, IC)**은 편안한 호기가 끝난 뒤 흡입할 수 있는 공기의 최대량이다. 이것은 일회호흡량과 예비흡기량의 합이며($IC = V_T + IRV$) 약 3,500 mL이다. **폐활량(vital capacity, VC)**은 최대흡기 후 내쉴 수 있는 공기의 최대 부피이며, 일회호흡량, 예비흡기량, 예비호기량의 합이며($VC = V_T + IRV + ERV$), 약 4,500 mL이다. 기능성 잔기용량(FRC)은 정상 호기 끝에 허파에 남아 있는 공기 부피이며, 예비호기량과 잔기량의 합과 같고 ($FRC = ERV + RV$), 약 2,200 mL이다. 기능성 잔기용량이란 호흡 사이에 호흡 근육이 이완되었을 때 허파 속에 남아 있는 공기 부피라는 것을 기억하시오. 이 상태에서, 허파의 탄력적 복원력은 흉벽의 탄력적 복원력과 균형을 이루고 있다. **총 허파 용량(total lung capacity, TLC)**은 최대흡기 후 허파 속에 들어 있는 공기의 부피이다; 이것은 일회호흡량, 예비흡기량, 예비호기량, 잔기량의 합이며 ($TLC = V_T + IRV + ERV + RV$), 평균적으로 약 5,700 mL이다.

허파 기능 검사

폐활량측정법은 호흡기 이상을 검사하는 간단한 방법이다. 허파 부

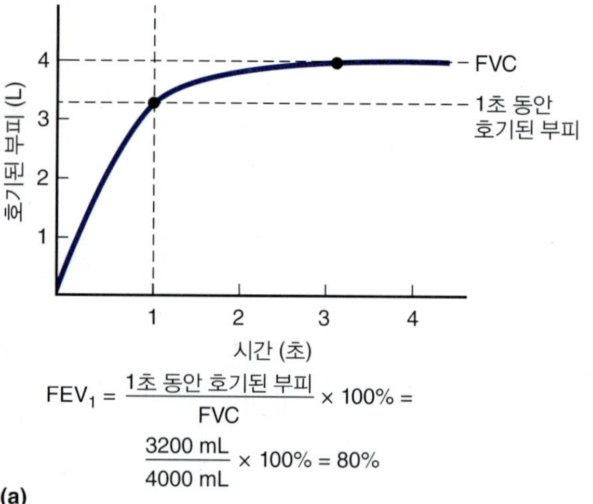

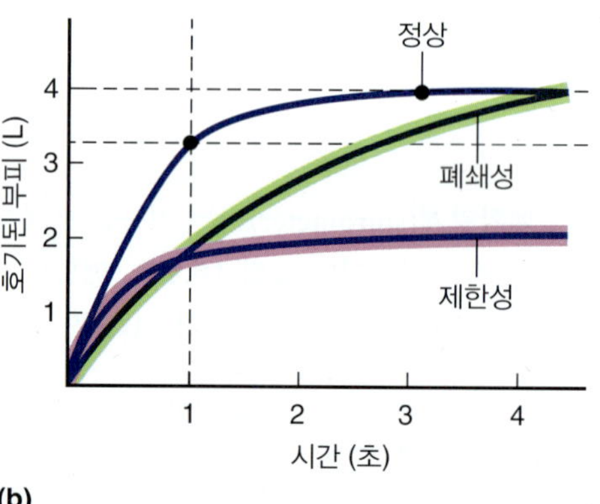

그림 16.17 허파 기능 검사. 그래프는 1초 동안 능동적 호기 부피가 어떻게 측정되는가를**(a)**, 그것이 폐쇄성과 제한성 허파 질병을 결정하는 데에 어떻게 사용될 수 있는지를 제시하였다**(b)**.

피의 측정과 허파 용량의 간단한 계산법은 기도 저항이 증가하는 폐쇄성 허파 질환(*obstructive pulmonary diseases*)과 허파 준수도가 감소하는 제한성 허파 이상(*restrictive pulmonary disorders*)을 구분할 수 있게 해준다. 예를 들어, 폐쇄성 이상에서, 저항의 증가가 흡기뿐만 아니라 호기도 어렵게 만들기 때문에 잔기량이 종종 증가한다. 이 상황에서는, 허파가 과다하게 부풀어 오르고 기능성 잔기용량과 총 허파 용량이 종종 증가된다. 대조적으로, 제한성 이상은 종종 총 허파 용량과 폐활량이 감소하는 허파, 흉막 또는 흉벽에 구조적 손상을 포함하고 있다.

컴퓨터화된 폐활량계로 수행되는 허파 기능 검사는 허파 질환의 진단에서 허파 부피 측정보다 그 이상으로 유용하다. 허파 기능 검사는 폐활량과 흡기와 호기의 속도를 측정한다. 특히, **능동적 폐활량(forced vital capacity, FVC)**과 **능동적 호기 부피(forced expiration volume, FEV)**의 측정은 허파 기능과 준수도에 대하여 정보를 제공한다.

능동적 폐활량을 측정하기 위해서는 환자가 최대로 흡기를 하였다가 가능한 빨리 힘껏 숨을 내쉬어야 한다(**그림 16.17**). 능동적

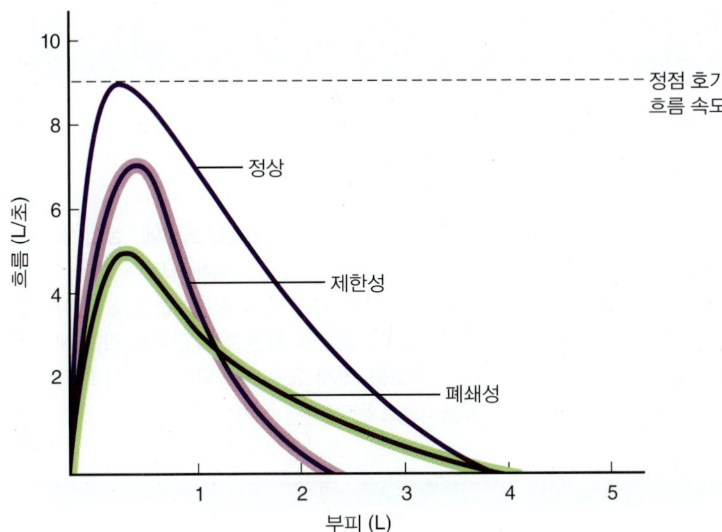

그림 16.18 호기의 흐름-부피 곡선. 데이터는 그림 16.17에 기초하였다.

호기 부피는 가장 일반적으로 1초인 일정 시간 동안 호기할 수 있는 내쉴 수 있는 FVC의 백분율의 측정치다(FEV_1). FEV_1의 평균치는 80%이며, 이것은 사람이 1초 동안에 능동적 폐활량의 80%를 내쉴 수 있다는 것을 의미한다. 예를 들어, 어떤 사람의 능동적 폐활량이 4,000 mL이라면, 최대 흡기에 이어 1초 동안 3,200 mL를 내쉴 수 있어야 한다(그림 16.17a). 낮은 FVC는 제한성 허파 질병의 표시이며, 반면에 낮은 FEV1은 증가된 저항의 표시이고, 이것은 폐쇄성 허파 질환의 특징이다(그림 16.17b).

임상적으로, 허파 기능 검사의 자료는 *x*축이 부피, *y*축이 흐름(L/초)인 흐름-부피 곡선의 형태로 표현되었다(**그림 16.18**). 사람이 호기할 수 있는 최대 속도는 **정점 호기 흐름 속도(peak expiratory flow rate, PEFR)**로 불리고, 이것은 나이와 성에 기초해 변화된다. 젊은 사람에서, 남성 평균 PEFR은 약 9 L/초; 여성은 약 7 L/초이다. 폐쇄성과 제한성 허파질환 둘 다는 PEFR의 감소를 유발하나, 제한성 질환은 또한 총 호기 부피(FVC)의 감소를 이끈다.

당뇨병 환자는 감소된 FVC를 가진 허파 기능이 감소되는 경향을 보인다. 감소된 허파 기능은 종종 당뇨병의 다른 신호에 앞서 나타나나, 그 원인은 모른다. 상승된 혈당량과 연관이 있으나, 원인-효과 관계는 아직 정립이 되지 않았다.

지식 활용하기

체중이 70 kg인 남자 환자에 대한 다음 정보를 바탕으로. 이 사람이 폐쇄성이나 제한성 허파질환이 있는지 결정하라. 폐활량: 4,800 mL, 능동적 폐활량: 5,000 mL, 1초 동안 내보낸 능동적 호기 부피: 3,500 mL. 당신 진단의 근거를 설명하라.

허파꽈리 환기

분당 환기(minute ventilation, V_E)는 1분 동안 호흡계를 드나든 공기 흐름의 총량이다. 분당 환기는 일회호흡량에 1분 동안의 호흡수인 **호흡률(respiration rate, RR)**을 곱하여 계산할 수 있다. 휴식 때, 평균 호흡률은 분당 12회 호흡이다. 그러므로 휴식 때, 평균 분당 환기는 아래와 같다.

$$\begin{aligned} V_E &= V_T \times \text{RR} \\ &= (500\ \text{mL/호흡}) \times (12\text{회 호흡/분}) \\ &= 6{,}000\ \text{mL/min} \end{aligned}$$

분당 환기보다 중요한 것은 허파꽈리에 도달하는 신선한 공기량이다. 상당량의 공기가 단순히 전도구역내 기도의 부피만을 채우고만 있기 때문에, 단지 호흡된 공기의 일부만이 기체교환에 실제적으로 참여한다. 예를 들어, 정상호흡으로 들어온 공기 500 mL 중 350 mL만이 실제 허파꽈리에 도달한다; 나머지 150 mL(여기서 500 mL인 일회호흡량의 30%에 해당)는 기관, 기관지, 기관세지를 채우고 있다. 기체교환이 일어나지 않는 기도의 합한 부피를 **해부학적 죽은 공간(anatomical dead space)**이라고 한다. 허파에 도달하는 "신선한 공기"의 양에 대한 해부학적 죽은 공간의 효과가 **그림 16.19**에 제시되어 있다. 호기가 끝날 때(그림 16.19a), 전도구역은 "노후(old)" 공기로 채워져 있고, 노후 공기란 허파꽈리에 한 번 들어가서 산소와 이산화탄소가 혈액과 교환되었기 때문에 대기보다 산소가 적고 이산화탄소가 많은 공기다. 다음 흡기에서(그림 16.19b), 150 mL의 노후 공기는 350 mL의 신선한 공기(일회호흡량은 500 mL로 가정한다)와 함께 허파꽈리로 들어간다. 그러므로 기능적인 측면에서, 매번 호흡에 신선한 공기는 350 mL만 허파꽈리로

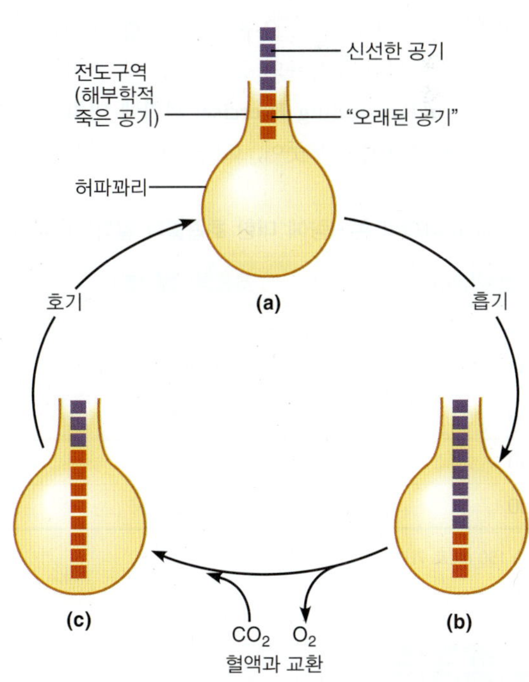

그림 16.19 허파꽈리 환기에서의 해부학적 죽은 공간의 효과. **(a)** 호기가 끝날 때, 전도구역과 호흡구역에 있는 모든 공기는 노후 공기이다. **(b)** 흡기가 일어날 때, 노후 공기는 전도구역(해부학적 죽은 공간)으로부터 첫 번째로 호흡구역에 들어가고, 이어서 대기가 따른다. **(c)** 호기 동안, 전도구역에 있는 외부 공기가 첫 번째로 호기되고, 이어서 노후 공기가 따른다.

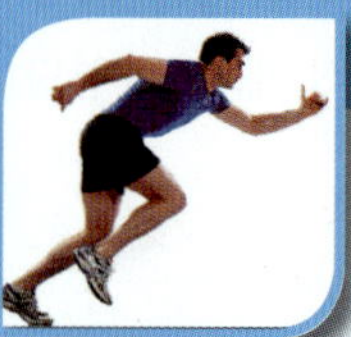

UNDERSTANDING EXERCISE

환기에 미치는 운동의 영향 (Effects of Exercise on Ventilation)

운동하는 동안 우리 몸의 산소요구량은 증가하고 더 많은 이산화탄소가 신체로부터 제거되어야 한다. 이러한 요구를 만나게 되면, 호흡계는 허파꽈리환기를 증가시켜야 한다. 증가된 호흡 속도와 증가된 일회호흡량 모두의 결과에 따라 운동하는 동안 환기는 증가한다. 낮은 강도에서 온화한 운동 강도까지, 우월적 조정은 증가된 일회호흡량이다. 일회호흡량의 증가가 호흡률의 증가보다 더 효율적이기 때문에(매 호흡마다 죽은 공간을 빼야 하는 것을 기억하시오), 이 극복은 합리적으로 보인다. 운동 강도가 더 증가하게 되면, 일회호흡량은 폐활량의 약 65% 정도에서 안정화하고, 추가되는 환기의 증가는 호흡률의 증가에 기인한다.

장기간의 운동 양생(훈련) 동안에, 심장 및 골격근과 같은 기관들은 비대해지고 더 효율적으로 된다. 이것이 허파의 경우에는 진실이 아니다. 그러나 훈련을 하면 호흡 근육을 위한 에너지 소모를 적게 요구하게 되어 호흡이 보다 효율적으로 된다.

들어오는 것이다.

허파꽈리 환기(alveolar ventilation; V_A 또는 분당 허파꽈리 환기)는 1분간 허파꽈리에 도달하는 신선한 공기의 측정된 부피다. 이것은 일회호흡량이 죽은 공간 부피로 수정된 것을 제외하고는 허파꽈리 환기와 비슷하다.

$$\begin{aligned} V_A &= (V_T \times \text{RR}) - (\text{DSV} \times \text{RR}) \\ &= (500\ \text{mL/호흡} \times 12\text{회 호흡/분}) \\ &\quad - (150\ \text{mL/호흡} \times 12\text{회 호흡/분}) \\ &= 4{,}200\ \text{mL/분} \end{aligned}$$

운동할 때처럼 조직의 산소 요구량이 증가할 때, 허파꽈리 환기도 일회호흡량의 증가나 호흡률의 증가, 또는 두 가지 모두에 의해 증가해야 한다(**Understanding Exercise: 환기에 미치는 운동의 영향**을 보시오). **표 16.1**에서 보듯이, 호흡률이 증가하는 것보다는 일회호흡량을 증가시켜 허파꽈리 환기를 늘리는 것이 훨씬 더 효율적이다. 그 이유는 다음과 같다: 호흡률이 증가하면, 개개의 더해지는 호흡마다 죽은 공간 부피가 사실상 제외된다. 대조적으로, 일회호흡량이 증가하면, 죽은 공간을 넘어선 부피에서 총 증가가 허파꽈리에 도달하는 신선한 공기에 더해지게 된다.

퀵 테스트 16.4

1. 다음 용어들을 정의하라. **일회호흡량**, **분당환기**, **허파꽈리 내압**, **해부학적 죽은 공간**, **허파꽈리환기**.
2. 최대 흡기에 이어서, 최대로 숨을 내쉬었다. 어떤 허파 용량이 호기 공기 부피와 일치하는가? 허파에 남아 있는 공기 부피를 무엇이라고 부르는가?
3. 일회호흡량이 450 mL, 죽은 공간이 150 mL, 호흡률이 분당 15회일 때, 분당 환기는 얼마인가? 분당 허파꽈리 환기는 얼마인가?

표 16.1 분당 허파꽈리 환기량에 대한 호흡률과 일회호흡량의 효과

일회호흡량(mL)	호흡률(호흡/분)	분당 환기량(mL/분)	분당 허파꽈리 환기량(mL/분)*
300	20	6,000	3,000
500	12	6,000	4,200
1,000	6	6,000	5,100
500	24	12,000	8,400
1,000	12	12,000	10,200

*죽은 공간은 150 mL로 가정한다.

시스템 통합

이 장에서 우리는 골격근의 수축이 공기가 허파를 들고날 수 있는 압력 구배를 유발하는 것을 학습하였다. 이 골격근들은 체신경계의 체성 가지의 조절하에 있다. 다음 장에서 설명하고 있는 것처럼, 흡입된 공기는 허파 모세혈관으로 확산되는 것보다 더 많은 산소를 갖고 있다(17장). 동시에, 허파 모세혈관에 있는 이산화탄소는 호기되기 위해서 허파꽈리로 확산된다. 이와 같이 허파는 산소를 공급하고 이산화탄소를 제거하는 데 중요한 역할을 하며, 이 두 기능은 다른 기관계를 위해서도 필수적이다. 다음 장에서, 우리는 혈액에서 기체가 어떻게 수송되는지를 포함한 혈액과 공기 사이에서 일어나는 교환과정을 학습한다.

CHAPTER REVIEW

요약

16.1 호흡 기능의 개관

- 호흡은 기체교환 과정이며 내호흡과 외호흡이 포함된다.
- 외호흡의 4가지 과정은 (1) 허파 환기, (2) 허파 안의 공기와 혈액 사이의 산소와 이산화탄소 교환, (3) 혈액에 의한 산소와 이산화탄소의 이동, 그리고 (4) 혈액과 체조직 사이의 산소와 이산화탄소 교환 등이다.
- 호흡계의 기능은 조직에 산소를 공급하고 이산화탄소를 제거하는 것, 혈액의 산-염기 조절, 발성 및 공기 중의 병원체와 자극성 물질로부터 신체를 보호하는 것 등이다.

16.2 호흡계의 해부학

- 허파는 호흡계의 주된 기관이다; 오른쪽 허파는 세 엽으로, 왼쪽 허파는 두 엽으로 나누어져 있다.
- 상부기도에는 비강, 구강, 인두가 포함된다.
- 공기와 음식물의 공동 통로인 인두 뒤에서, 음식물 및 공기의 통로가 나누어진다.
- 호흡관은 공기의 통로로서, 기능적으로 전도구역과 호흡구역 두 부분으로 나눌 수 있다.
- 전도구역—후두, 기관, 기관지, 기관세지—은 공기를 후두에서 허파로 전도하는 기능을 한다.
- 전도구역은 배상세포와 섬모세포를 포함하고 있는 상피로 덮여 있다.
- 호흡구역—호흡 기관세지, 허파꽈리관, 허파꽈리, 허파꽈리 주머니—은 허파 안의 기체 교환 장소이며; 허파꽈리가 교환의 기본 부위이다.
- 허파꽈리벽에는 I형 및 II형 세포가 있다.
- I형 세포와 모세혈관의 내피세포는 가로질러 기체교환이 일어나는 호흡막을 형성한다. II형 세포는 허파 계면활성제를 분비한다.
- 허파꽈리 대식세포도 또한 허파꽈리에 위치한다.
- 흉벽은 흉곽, 흉골, 흉추, 그리고 이들을 연결하는 근육 및 결합조직으로 구성된다.
- 흉벽 근육에는 내늑간근, 외늑간근, 횡격막 등이 포함된다.
- 흉막은 흉벽과 허파를 덮은 막으로서 각 허파의 주위로 흉막내강을 형성한다.
- 두 개의 흉막 사이의 공간을 흉막내강이라고 하며 그 안은 흉막 내액으로 채워져 있다.

16.3 허파 환기의 힘

- 환기와 연관된 기본적인 압력 4가지는 대기압, 허파꽈리 내압, 흉막 내압 및 허파관통 압력이다.
- 대기압은 신체 외부 공기의 압력이다.
- 허파꽈리 내압은 허파꽈리 속에 있는 공기의 압력이다.
- 흉막 내압은 흉막 내액의 압력이다. 이것은 정상적인 호흡 동안에 항상 음압이고, 허파꽈리 내압보다 항상 작다.
- 허파와 흉벽은 탄력적이기 때문에, 호흡 사이에서 체벽은 바깥쪽으로 허파는 안쪽으로 복원하려는 경향이 있다. 이러한 힘들이 허파로부터 흉벽을 분리시키려는 경향이 있고, 그것에 의해 음성 흉막 내압을 생성한다.
- 허파관통 압력은 흉막 내압과 허파꽈리 내압의 차이다.
- 흡기와 호기는 대기압과 허파꽈리 내압의 차이로 인해 일어난다.
- 이러한 압력 구배는 허파 부피가 변하면서 생성된다. 흡기는 횡격막과 외늑간근의 수축에 의해 일어나며; 이 두 근육이 수축할 때, 흉강의 부피가 증가한다.
- 흉강이 팽창하면서, 흉막 내압은 감소하고, 흉벽이 팽창함에 따라 허파를 팽창시키는 힘을 생성한다.
- 허파꽈리 내압이 대기압보다 낮아지게 되면, 흡기가 일어난다.
- 조용한 호흡 동안에, 체벽과 허파가 수동적으로 원래 위치로 되돌아가면서 호기가 일어난다.
- 능동호기는 내늑간근과 복근의 수축을 포함하고 있다.

16.4 허파 환기에 영향을 미치는 인자들

- 허파로 들고나는 공기 흐름의 속도는 공기 흐름을 일으키는 압력 구배와 기도 저항에 의해 결정된다.
- 허파는 높은 준수도를 갖고 있으며; 늘어나기 쉬워서, 흡기를 위해 허파 부피를 증가시키기 위하여 쉽게 늘어난다.
- 기도 저항은 기본적으로 호흡관 소관의 반경에 의해 결정된다.
- 기도 저항은 일반적으로 낮지만, 호흡역학, 자율신경계, 화학인자 및 병리적 상태에 의해 영향을 받을 수 있다.

16.5 호흡 부피와 공기 흐름의 임상적 중요성

- 폐활량계는 허파 부피과 용량을 측정한다.
- 허파 부피는 일회호흡량, 예비흡기량, 예비호기량 및 잔기량을 포함한다.
- 다양한 허파 용량에는 흡기 부피, 폐활량, 기능성 잔기용량, 총 허파 용량이 포함되어 있다.
- 다른 허파 측정치도 공기 흐름의 속도에 고려된다.
- 능동적 폐활량은 사람이 최대 흡기를 한 뒤 가능한 한 빨리 강력하게 내쉴 수 있는 공기량이다.
- 능동적 호기량은 일정 시간 동안 배출할 수 있는 능동적 폐활량의 백분율 측정치다.
- 분당 환기는 1분 동안 호흡계를 드나드는 공기의 총량이다.
- 분당 허파꽈리 환기는 분당 허파꽈리에 도달하는 신선한 공기의 부피의 측정치이며, 죽은 공간 부피에 대해 수정된 분당 환기로 계산된다.
- 분당 허파꽈리 환기를 증가시키기 위해서, 호흡률을 증가시키는 것보다 일회호흡량을 증가시키는 것이 더 효율적이다.
- 개인이 호기할 수 있는 최대 비율은 정점 호기 흐름 비율(peak expiratory flow rate, PEFR)이라 불리고, PERR은 나이와 성에 따라 변화된다.

17 호흡계: 기체교환과 호흡조절

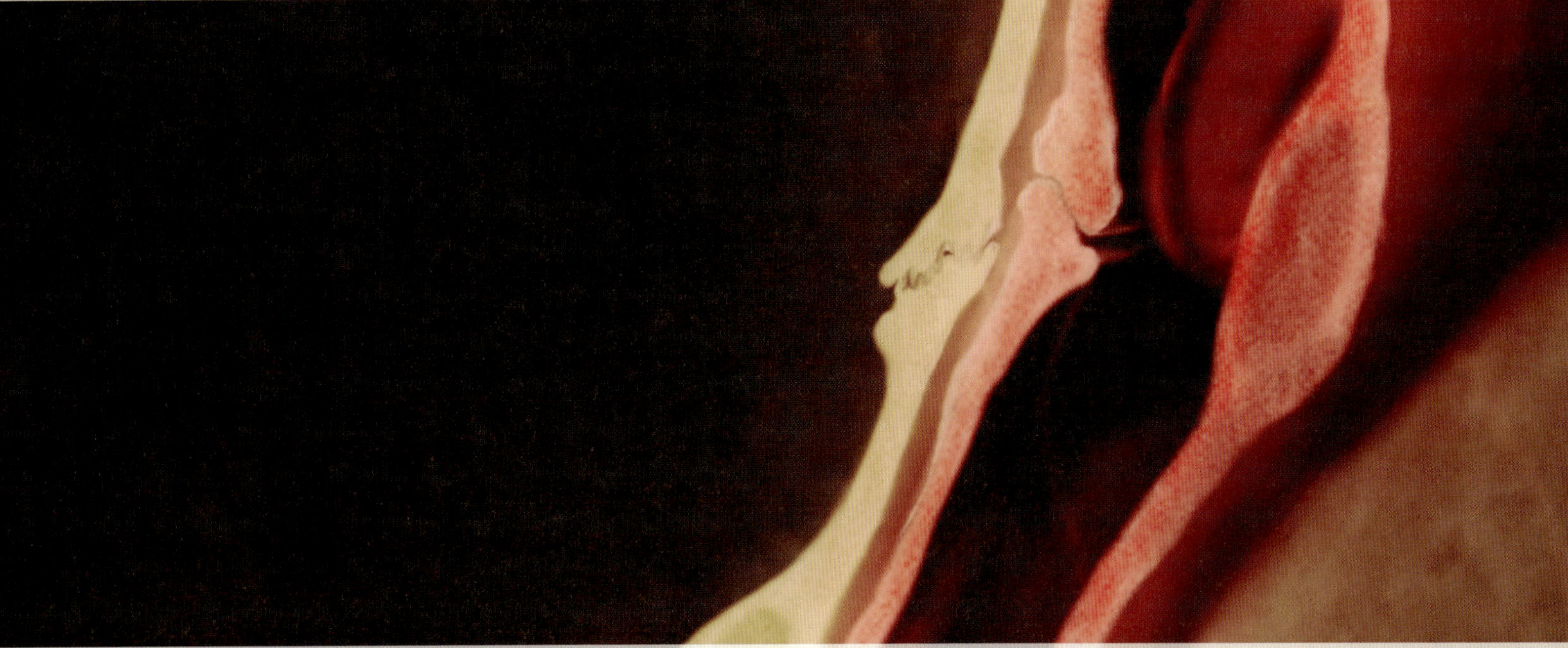

호흡막의 주사전자현미경 사진에 기초한 그림

우리 모두는 동시에 또는 다른 때 호흡을 멈추어 왔다. 대부분의 사람은 정상적인 조건에서 최대 흡기에 이어서, 1분 동안 또는 그 이내로 호흡을 멈출 수 있다. 훈련에 따른 비교에 의하면, 어떤 개인은 6분 이상이나 호흡을 멈출 수 있다!

스쿠버 다이빙이 생기기 전에, "프리다이빙"들이 물속에서 산소 공급 장치 없이 진주와 해면을 캐냈다. 굴이나 해면을 캐내려고 물속에 머물기 위하여, 잠수부들은 몸이 필요로 하는 양보다 훨씬 많은 양의 숨을 한꺼번에 마시는 과호흡에 의해 혈액 속의 이산화탄소량을 감소시켰다. 일본에서, 아마(진주해녀, ama)가 프리다이빙 기술을 아직도 실행하고 있다. 그들은 30미터 이상의 깊이까지 내려가 바닥에서 2분 동안 굴을 캐고 다시 물표면으로 올라올 수 있다. 오늘날 프리다이빙(또는 브레스홀드 다이빙)은 세계 많은 지역에서의 경쟁 스포츠다.

이 장에서, 호흡조절과 호흡에 대한 이산화탄소의 효과에 대하여 배울 것이다. 또한 물속에 있는 동안 숨을 멈추기 위한 과호흡이 매우 위험한 행동이고, 집중적인 훈련 없이 시도해서는 안 된다는 것을 학습할 것이다. 많은 사람들이 과호흡의 결과로 나타나는 현기증이나 정신 혼미 때문에 익사하기도 한다.

개요

학습목표 이 장을 학습한 후 다음을 할 수 있어야 한다.

- 동맥혈과 정맥혈의 순환 경로를 묘사할 수 있어야 한다. 허파와 체조직에서의 기체교환을 묘사할 수 있어야 한다.
- 동맥혈과 혼합된 정맥혈의 산소와 이산화탄소의 정상 분압 목록을 작성하고, 이들이 기체교환에 어떻게 공헌하는지를 설명할 수 있어야 한다.
- 두 기체의 수송에서 헤모글로빈의 역할을 포함한 혈액내 산소와 이산화탄소의 수송 메커니즘을 설명할 수 있어야 한다.
- 혈액의 P_{CO_2}와 pH 사이의 관계를 설명할 수 있어야 한다. 혈액이 허파순환과 체순환을 할 때 적혈구 속의 탄산무수효소의 작용을 설명할 수 있어야 한다.
- 호흡리듬을 안정시키는 신경 메커니즘을 설명할 수 있어야 한다. 리듬을 설정하는 호흡중추와 리듬을 조절하는 호흡중추 사이를 구별할 수 있어야 한다.
- 환기의 조절에서 말초와 중추 화학수용기의 역할을 설명할 수 있어야 한다.
- 허파 조직에서 P_{O_2}와 P_{CO_2}의 변화가 환기를 어떻게 바꿀 수 있는지 설명할 수 있어야 한다. 환기-관류 비율을 설명할 수 있어야 한다.
- 호흡계는 이산화탄소 배출률을 다양하게 함으로써 혈액의 산-염기 균형을 어떻게 조절하는지 설명할 수 있어야 한다.

시작하기 전

다음 주제를 숙지하고 있어야 한다.

- 확산
- 질량작용의 법칙
- 친화도
- 뇌간의 구조
- 골격근의 수축조절
- 혈류의 경로
- 혈액 조성
- 헤모글로빈

16장에서, 우리는 공기가 어떻게 허파로 들어오고 나가는지를 학습하였다. 하지만 이것은 호흡의 첫 단계일 뿐이다. 허파에서는 일단 산소가 혈류로 확산되어야 하고 이산화탄소는 혈류로 부터 허파로 확산되어야 한다. 산소와 이산화탄소의 확산은 4장에서 처음 제시한 픽(Fick)의 확산 법칙에 따른다.

이 장에서, 우리는 혈액 속의 기체가 어떻게 이동하여 단백질인 헤모글로빈과 결합하며, 효소에 의해 어떻게 다른 분자로 전환되는지를 조사한다. 두 과정 모두 질량작용의 법칙(3장에서 소개한)을 따른다. 혈액 속의 산소와 이산화탄소의 농도는 자율신경계와 체성신경계(11장에서 설명한)에 의해 엄밀하게 조절된다. 이 장에서, 우리는 산소와 이산화탄소가 허파꽈리와 혈액 사이에서 어떻게 효율적으로 교환되는지, 혈액이 산소와 이신화탄소를 각각 조직으로 어떻게 나르는지를 학습한다. 또한 조직에 요구가 변화될 때조차도, 적당한 산소공급량을 유지하기 위해서 어떻게 환기가 조절되는지를 학습한다.

17.1 허파 순환의 개관

몸은 음식에 대해 배고플 수도 있고 물에 대해 목마를 수도 있지만, 산소에 대한 욕구는 절대적으로 탐욕적이다. 휴식상태에서 몸의 세포들은 매분 약 250 mL의 산소를 소모하고 약 200 mL의 이산화탄소를 만들어낸다. 항상성을 유지하기 위하여 몸은 반드시 대기로부터 산소를 얻고 대기로 이산화탄소를 내보내야 한다.

세포가 산소를 필요로 하는 만큼 공급하기 위하여, 평균 성인남자는 분당 6,000 mL의 공기를 들이마시며, 이 중 4,200 mL이 허파꽈리에 도달한다. 이 공기의 약 882 mL(21%)가 산소다. 이 산소의 약 250 mL는 허파꽈리에서 혈액으로 확산되어 곧바로 신체의 모든 세포에서 소모된다. 남은 632 mL는 숨을 내쉴 때 나간다. 분당 250 mL의 산소를 소모하면, 우리 몸은 하루에 360,000 mL의 산소를 소모한다.

대부분의 조건에서, 체동맥 혈액의 산소와 이산화탄소의 농도는 두 가지 이유로 비교적 일정한 수준을 유지한다: (1) 산소는 조직에서 소모되는 비율과 같은 비율로 허파꽈리 공기로부터 혈액으로 이동한다; 그리고 (2) 이산화탄소는 조직에서 생성되는 비율과 같은 비율로 그것이 생산되는 조직의 혈액으로부터 허파꽈리 공기로 이동한다(**그림 17.1**). 소모된 산소에 대한 생성된 이산화탄소의 비율을 **호흡상수(respiratory quotient)**라고 한다. 평균적으로, 휴식상태에서 세포들은 분당 250 mL의 산소를 소모하고, 200 mL의 이산화탄소를 생산하며, 그리하여 휴식상태에서 평균 호흡상수는 0.8(200/250 = 0.8)이다. 음식물이 물질대사에 영향을 미치기 때문에, 호흡상수는 음식물에 따라 다양하다. 예를 들어, 지방분해 동안에 이산화탄소의 생산과는 독립적으로 산소가 소모되기 때문에, 고지방 식품은 비교적 호흡상수가 낮은 결과를 가져온다(0.7 근처). 호흡상수는 운동에 따라 저호흡와 과호흡의 조건 동안에서도 변화된다.

그림 17.1은 휴식상태에서 산소와 이산화탄소가 허파와 조직으로 들어오고 나가는 모습을 보여준다. 환기 동안에 산소는 허파꽈리로 들어오고 이산화탄소는 공기의 대량 흐름으로 허파꽈리를 떠난다. 환원된 (산소를 잃은, deoxygenated) 혈액은 체대정맥을 경유하여 심장의 우심방으로 돌아온다. 그 후 혈액은 우심실로 들어가고, 우심실은 허파동맥을 통하여 허파로 혈액을 펌프질한다. 매분당 허파동맥의 환원된 혈액은 분당 약 750 mL의 산소와 2,700 mL의 이산화탄소를 허파로 전달한다. 허파 모세혈관에서 산소는 250 mL/분의 속도로 허파꽈리로부터 혈액으로, 이산화탄소는 200 mL/분의 속도로 혈액으로부터 허파꽈리로 확산된다. 그러므로 허파정맥 속의 산화된 (산소를 얻은, oxygenated) 혈액은 분당 약 1,000 mL의 산소(환원된 혈액의 분당 750 mL와 폐포에서 추가된 분당 250 mL의

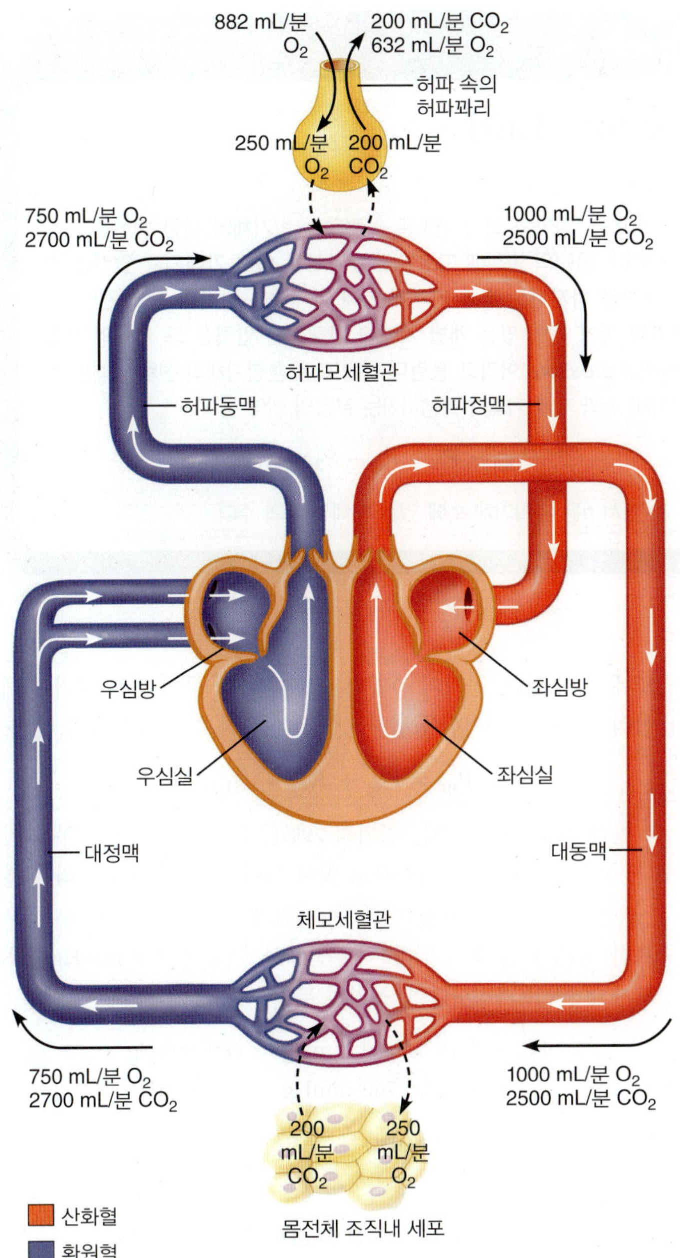

그림 17.1 휴식 동안, 허파조직과 체조직의 산소 및 이산화탄소의 이동.

Q 휴식 조건에서, 혈액이 허파로 분당 얼마나 펌프질되는가?

합)와 분당 2,500 mL의 이산화탄소(환원된 혈액의 분당 2,700 mL에서 허파꽈리에 소실된 분당 200 mL를 뺀 것)를 수송한다. 산화된 혈액은 허파를 떠나고 허파정맥을 경유하여 좌심방으로 돌아온다. 그 후 혈액은 좌심실로 들어가고, 좌심실은 체대동맥을 통해 몸의 모든 세포들로 혈액을 펌프질한다. 체모세혈관에서, 분당 250 mL의 산소가 혈액으로부터 세포들로 확산하며, 분당 200 mL의 이산화탄소가 세포들로부터 혈액으로는 확산한다. 이제 환원된 혈액이 우심방으로 돌아가고, 이 주기가 다시 시작된다.

허파꽈리 공기와 혈액 사이에서, 산소와 이산화탄소는 농도 구

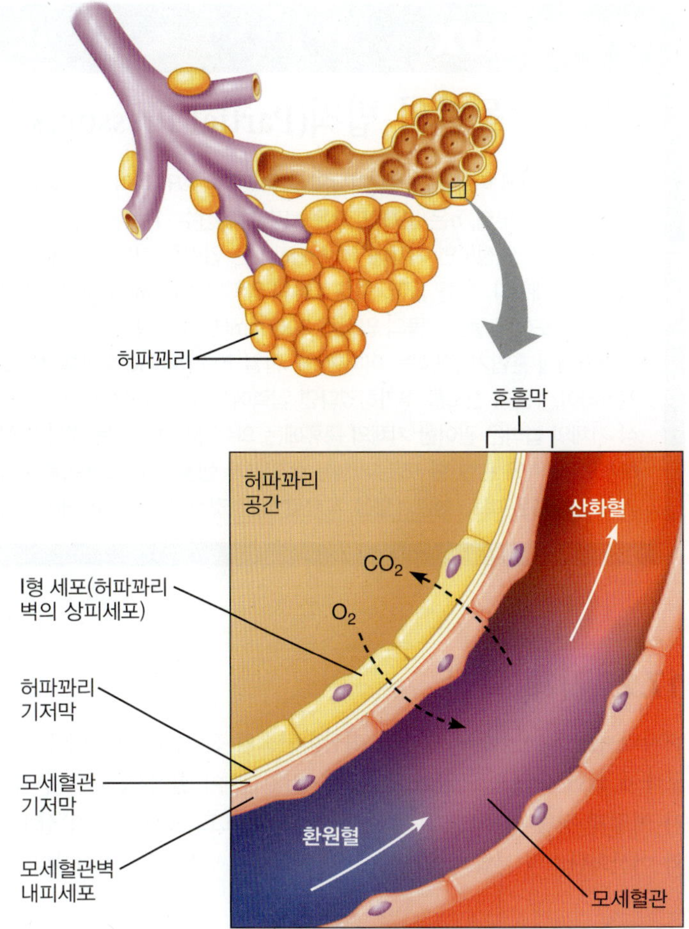

그림 17.2 호흡막.

배가 낮은 쪽으로 확산에 의해 이동한다. 산소는 허파꽈리에 고농도로 있고 혈액으로 확산되는 반면, 이산화탄소는 혈액에 고농도로 있어 허파꽈리로 확산된다. 4장에서, 우리는 산소와 이산화탄소가 단순 확산으로 세포막을 통과할 수 있다는 것을 학습하였다; 또한 우린 단순 확산의 수송 속도는 농도 구배, 통과하는 막의 표면적, 특정 물질에 대한 막의 투과성에 비례한다는 것도 학습하였다. **그림 17.2**는 3층으로 구성된 호흡막의 구조를 보여준다: 허파꽈리 벽에 있는 I형 상피세포와 모세혈관 벽에 있는 내피세포는 융합된 기저막을 "샌드위치"처럼 사이에 끼고 있다. 호흡막은 허파꽈리와 혈액 사이에서 산소와 이산화탄소의 확산이 빠른 속도로 일어나도록 매우 얇은 막의 넓은 표면적을 제공한다.

퀵 테스트 17.1

1. 정상조건에서, 호흡하는 조직이 250 mL/분의 속도로 산소를 소모하면 허파꽈리에서 혈액으로 산소의 확산 속도는 얼마인가?
2. 신체의 세포들이 1분에 300 mL의 산소를 소모하고 270 mL의 이산화탄소를 생성한다면, 호흡상수는 얼마인가?
3. 허파동맥과 허파정맥 중 어느 혈관이 높은 농도의 산소를 가진 혈액을 함유하고 있는가?

TOOLBOX

분압과 돌턴의 법칙(Partial Pressures and Dalton's Law)

이상기체법칙에 따르면, 순수 기체의 경우 $PV = nRT$이며, 여기에서 P는 압력, V는 부피, n은 분자량, R은 보편 기체상수, T는 온도를 의미한다. V와 T가 일정하면 기체에 의해 가해지는 압력은 기체 몰수에 직접적으로 비례한다. 예를 들어, 헬륨 1몰의 압력이 100 mmHg이면 같은 부피와 온도에서 헬륨 2몰의 압력은 200 mmHg가 된다.

2가지의 혼합기체에서는 어떠한가? 만일 100 mmHg의 헬륨 1몰로 시작하여, 1몰의 산소를 추가하였다면 압력에게 무엇이 일어나는가? 이상 기체의 법칙은 관여한 기체의 종류에는 의존적이 아니라는 것을 명심하시오: 압력에 관한 한 모든 기체는 동일하게 행동한다. 그러므로 혼합기체의 압력은 마치 헬륨 1몰을 추가로 넣은 것처럼 200 mmHg가 될 것이다.

1801년, 영국의 화학자인 존 돌턴은 혼합기체에 관한 법칙을 공식화하였다. 돌턴의 법칙에 따르면 **혼합기체에 의해 가해지는 압력은 같은 부피를 차지하는 개별 기체에 의해 가해지는 압력의 합과 같다. 혼합기체 속에 들어 있는 개별 기체에 가해지는 압력은 그 기체의 분압(*partial pressure*)이라고 불린다.** 그러므로 혼합기체의 전체 압력은 혼합기체 속의 개별 기체가 발생시키는 분압의 합이 된다.

$$P_{total} = P_1 + P_2 + P_3 + \ldots + P_n$$

여기서 n은 혼합기체 속에 있는 기체 전체의 수다.

17.2 기체 확산

허파와 체조직 사이에서 산소와 이산화탄소의 전반적인 이동이 농도 구배에 의한 확산으로 일어나는 것을 알았다. 이 절에서, 농도 구배가 어떻게 정립되는지를 보다 자세하게 살펴보고, 농도 구배가 산소와 이산화탄소의 분압과 용해도에 의해 영향을 받는 것을 찾아본다.

기체 분압

앞에서(16장) 기체의 압력은 온도와 일정 부피에 포함된 기체분자의 수에 의존적이라는 것을 보았다(정확한 관계식은 **Toolbox: 보일의 법칙과 이상기체의 법칙**에서 묘사되었다). 기체(예: 공기)는 종종 한 종류의 분자보다 더 많은 종류의 분자의 혼합체이다. 이와 같은 기체의 압력은 혼합기체를 구성하고 있는 개별 기체의 압력의 합이다:

$$P_{total} = P_1 + P_2 + P_3 + \ldots + P_n$$

여기서 n은 기체의 수를 나타낸다. 어떤 혼합기체에서, 개별 기체의 **분압(partial pressure)**은 개별 기체의 존재에 기인한 전체 기체의 압력에 비례한다(**Toolbox: 분압과 돌턴의 법칙**을 보시오). 예를 들어, 헬륨과 질소가 같은 비율로 섞여 있고 혼합체의 압력이 500 mmHg이면, 압력의 절반(250 mmHg)은 헬륨에 의한 것이고 나머지 절반은 질소에 의한 것이다. 이 예에서, 500 mmHg는 혼합체의 전체 압력이고, 250 mmHg는 헬륨이나 질소의 분압이다.

혼합기체의 분압은 두 가지 요소에 의해 결정된다: (1) 전체 기체의 양에 대한 그 기체(분자)의 양의 비교치인 기체의 **분할 농도**(*fractional concentration*), (2) 혼합기체에 의해 생성된 전체 압력이다. 한 기체의 분압을 찾기 위해서, 이들 두 요인을 곱해야 한다.

공기는 거의 전체로 질소와 산소의 두 가지 기체로 되어 있다. (이외에도 이산화탄소, 아르곤, 네온, 헬륨, 메탄 등과 같은 기체가 공기 중에 아주 소량으로 발견된다.) 공기 속에 있는 수증기의 양은 습도에 달려 있다. 공기의 총압력은 공기 속에 들어 있는 여러 기체 분압의 총합에 수증기압을 합한 것으로 다음과 같이 묘사될 수 있다:

$$P_{air} = P_{N_2} + P_{O_2} + P_{H_2O}$$

몰을 기준으로, 질소는 공기의 79%를 차지하는 가장 풍부한 기체다. 산소는 21%로 그 다음으로 많이 들어 있다. 습도에 따라 수분은 공기 전체 압력에 대한 다른 두 기체의 기여를 감소시키는 매우 중요한 성분이 될 수도 있다. 해수면에서, 기압은 760 mmHg이다. 습도가 0이라고 가정한다면, 공기의 두 기본적인 기체의 분압은

$$P_{N_2} = 0.79 \times 760 \text{ mmHg} = 600 \text{ mmHg}$$
$$P_{O_2} = 0.21 \times 760 \text{ mmHg} = 160 \text{ mmHg}$$

이산화탄소는 공기분자의 0.03%를 차지하므로, 따라서 공기 중 이산화탄소의 분압은

$$P_{CO_2} = 0.0003 \times 760 \text{ mmHg} = 0.23 \text{ mmHg}$$

공기가 전도구역을 통해서 이동함에 따라, 공기는 포화상태(습도 100%)까지 수증기가 더해지는 것을 회상하시오(16장). 습도가 100%이고 온도가 37°C인 수증기의 분압은 47 mmHg이다. 수증기가 허파로 들어가는 공기의 압력에 대하여 의미 있게 기여함으로, 수증기가 공기 속에 들어 있는 다른 기체들의 분압은 다음과 같이 감소한다: P_{N_2} = 563 mmHg, P_{O_2} = 150 mmHg, P_{CO_2} = 0.21 mmHg.

액체 속에서 기체의 용해도

기체분자는 기체상태로 있거나 액체에 용해될 수 있다. 산소와 이산화탄소가 세포 속의 공기와 혈액(기본적으로 물) 사이에서 교환되고 그 뒤 혈액에 의해 수송되기 때문에, 기체가 물에 녹을 수 있다는 사실은 생리학적으로 매우 중요하다. 기체분자가 액체에 용해될지라

TOOLBOX

헨리의 법칙과 기체 용해도(Henry's Law and Solubility of Gases)

기체는 액체에 용해된다. 액체 속 기체의 용해도는 온도, 액체 속의 기체 분압, 기체의 화학적 특성, 액체의 화학적 특성에 의존적이다.

기체가 액체 위에 존재하면 그 기체는 평형에 도달할 때까지 액체에 용해될 것이다. 평형상태에서, 액체로 용해되는 기체분자 수는 액체로부터 떠나는 기체분자 수와 같다. 그러나 평형상태에서도 공기와 액체 속의 기체 농도(mol/L)는 같지 않다. 액체 속 기체의 농도는 특정 액체에 대한 특정 기체의 용해도에 달려 있다. 즉 용해도가 높을수록 액체 속의 기체 농도는 높아진다.

1803년, 윌리엄 헨리(William Henry)는 액체 속 기체의 용해도를 설명하는 법칙을 개발하였다. 기본적으로, 헨리의 법칙은 온도가 일정할 때 액체 속의 기체 농도는 분압에 비례한다고 정의한다. 헨리의 법칙을 수식으로 표시하면 다음과 같다.

$$c = kP$$

여기서 c는 용해된 기체의 몰농도(moles/L)이고, P는 기체분압, k는 특정 온도에서 헨리 법칙의 상수(실험적으로 정해진 것으로 상수는 표에서 찾아볼 수 있음)이다. 농도와 압력 사이의 관계식은 다음과 같이 쓸 수 있다.

$$k = c/P$$

k가 일정하기 때문에, 압력이 변화하면 처음의 압력(P_1)과 그 다음의 압력(P_2)에서 용해된 기체 농도 사이의 관계식은 다음으로 묘사될 수 있다.

$$c_1/P_1 = c_2/P_2$$

그러므로 압력이 두 배이면 액체에 용해된 기체 농도도 두 배가 된다.

인체에서 질소, 산소, 이산화탄소와 같은 기체는 헨리의 법칙에 따라 혈장(그리고 다른 체액)에 용해된다. 용해된 기체의 분압은 액체 주위의 기체분압과 같다. 이산화탄소가 더 잘 용해되기 때문에, 일정 분압에서 혈장에 녹아 있는 이산화탄소의 농도는 혈장 속 산소의 농도보다 크다. 산소든 이산화탄소든 분압이 증가함에 따라 농도도 증가한다. 혈장 속 기체의 농도는 기체의 분압과 직접적으로 관련이 있기 때문에, 확산에 의한 기체 이동은 분압이 높은 쪽(또는 농도가 높은 쪽)으로부터 분압이 낮은 쪽(농도가 낮은 쪽)으로 일어난다.

도, 특정한 분압을 갖는다. 혼합기체와 액체가 서로 접촉할 때, 기체분자는 평형상태가 될 때까지 액체 속에 용해된다. 평형상태에서 기체분자는 액체로부터 기체상태로 이동하는 속도와 동일한 속도로 액체 속으로 용해된다. 평형에서, 용해된 기체분자와 기체상태의 분자는 동일한 분압이고, 액체 속에 있는 기체분자의 농도는 기체의 분압에 비례한다.

일정 분압에서, 다양한 용해된 기체분자들의 상대적인 농도는 기체마다 다른데, 그 이유는 어떤 기체는 다른 기체에 비해 주어진 용액에 더 잘 녹기 때문이다. 즉, 어떤 기체는 액체에 훨씬 더 쉽게 섞인다. 예를 들면, 이산화탄소는 산소보다 거의 20배나 더 혈액에 잘 녹는다. 그러므로 용해된 기체분자의 농도는 분압뿐만 아니라 특정 액체에 대한 기체의 용해도에도 의존적이다. 기체의 농도, 분압 및 용해도의 상관관계는 헨리 법칙(Henry's law)에 의해 서술되고, 아래 수식으로 표현된다.

$$c = kP$$

c는 용해된 기체의 몰농도(액체 1리터당 기체의 몰수)다. P는 대기 속 기체의 분압(1기압 = 760 mmHg), k는 헨리 법칙의 상수이며 이것은 기체와 온도에 따라 다양하다(**Toolbox: 헨리 법칙과 기체 용해도**를 보시오).

우선 헨리 법칙의 일반적인 예를 생각해보시오. 최근에 탄산 음료병을 열었을 때를 생각하시오. 음료는 높은 압력 하에서 많은 이산화탄소를 액체 속에 강제로 용해시켜 병에 넣은 것이다. 병이 따지면, 병 속의 기체 압력은 대기압과 같은 수준까지 감소한다; 즉, 병 속의 이산화탄소 압력은 약 0.23 mmHg까지 감소하는 것이다. 병 속 기체의 이산화탄소 분압이 감소하면, 기체 속의 이산화탄소는 기체와 액체에서 더 이상 평형을 유지하지 못하고, 따라서 기체가 용액에서 나옴에 따라, 기체 거품이 액체로부터 솟아나고, 이것은 새로운 평형이 정립될 때까지 액체 속의 이산화탄소의 분압을 감소시킨다. 이 과정의 결과에 따라 음료는 "김"이 빠진다. 이와 비슷한 현상이 **Clinical Connections: 잠수병**에서 서술된 것처럼 체액 속에서도 일어날 수 있다.

그림 17.3a는 물에서의 산소 용해도를 제시한다. 체계는 100 mmHg의 산소 분압을 가진 공기가 물과 만나면서 시작한다. 처음에는 물속에 산소가 용해되어 있지 않다. 그러나 시간이 지나면서 산소는 물속에 용해되고, 평형에 도달할 때까지 물속의 산소 농도는 증가한다. 즉, 단위시간당 물에 용해되는 산소분자 수가 같은 시간 동안 물에서 빠져나가는 산소분자 수와 같아질 때까지 산소는 용해된다는 것이다. 기체가 액체와 평형을 이룰 때, 액체 속의 기체 분압은 공기 속의 기체 분압과 같다; 평형상태에서 물속의 산소 분압은 100 mmHg이다. (이러한 분석은 공기의 부피가 물의 부피보다 훨씬 커서 물속에 용해된 산소량이 공기 속의 산소 분압 변화에 별로 영향을 주지 못한다는 가정에 바탕을 두고 있다.)

공기와 물속의 산소 분압이 평형상태에서 같다는 것은 공기와 물속의 산소 **농도**가 같다는 뜻이 아니다. 사실, 물속의 산소 용해도는 매우 낮기 때문에 농도가 결코 같을 수 없다. 100 mmHg와 37°C에서 공기 중의 산소 농도(보일의 법칙에 의해 결정된)는 5.2 mmole/

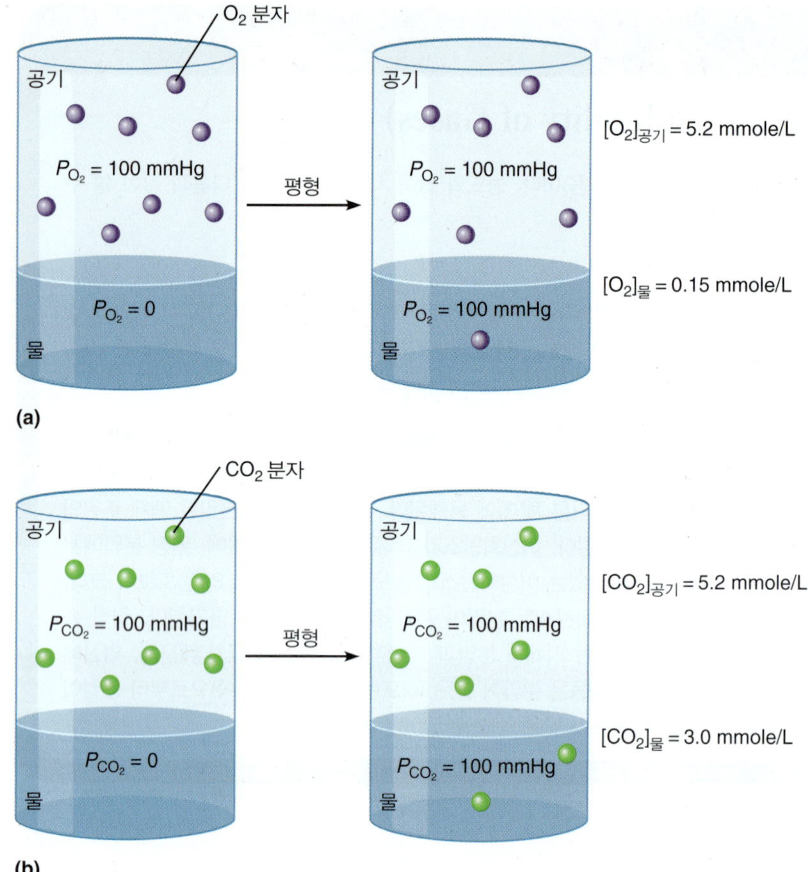

그림 17.3 물속의 산소와 이산화탄소의 용해도. 왼쪽 비커는 어떤 기체의 분압이 100 mmHg인 공기가 물에 처음 노출된 상태를 나타낸다. 오른쪽 비커는 물과 공기 속 기체의 분압이 같아질 때까지 기체가 물에 용해되었을 때, 즉 평형에 도달한 후의 상태를 나타낸다. **(a)** 평형을 이룬 뒤, 물속의 산소 농도는 공기 속의 산소 농도보다 훨씬 낮은데 이는 물속에서 산소 용해도가 낮음을 의미한다. **(b)** 평형을 이룬 뒤, 물속 이산화탄소의 농도는 분압이 같을 때 물속의 산소 농도보다 더 크다. 이는 이산화탄소가 산소보다 물에 더 잘 녹는다는 것을 의미한다.

L인 데 반해, 100 mmHg와 37°C에서 물속의 산소 농도(헨리의 법칙에 의해 결정된)는 0.15 mmole/L이다.

우리는 100 mmHg 분압에서 시작하여 이산화탄소도 동일한 분석을 수행할 수 있다(그림 17.3b). 물과 평형을 이루었을 때, 공기 중의 이산화탄소 농도는 5.2 mmole/L이며, 100 mmHg일 때의 산소와 동일하다. 그러나 물속의 이산화탄소 농도는 3.0 mmole/L이며, 동일 분압상태에서 물속의 산소 농도보다 훨씬 더 크다. 그러므로 우리는 이산화탄소가 산소보다 물에 훨씬 더 잘 녹는다는 것을 알 수 있다.

지식 활용하기

해수면에서 대기압은 760 mmHg이다. 하지만 에베레스트 산 정상의 대기압은 250 mmHg밖에 되지 않는다. 이 두 장소의 공기 중에 21%의 산소가 포함되어 있다고 할 때 에베레스트 산 정상의 산소 분압은 얼마인가?

17.3 산소와 이산화탄소의 교환

혼합기체에서 특정한 한 가지 기체는 분압 구배(*partial pressure gradient*)에 따라 확산될 것이다. 허파꽈리와 혈액 사이에서 그리고 혈액과 체조직 사이에서 산소와 이산화탄소의 교환도 같은 메커니즘에 의해 일어난다. 각 기체는 그 기체의 분압 구배에 따라 낮은 쪽으로 확산된다. 이 절에서는 허파꽈리와 혈액에서의 분압과 결과적으로 일어나는 기체교환에 대해 서술할 것이다.

허파에서의 기체교환

표 17.1은 허파꽈리 공기, 혈액, 호흡 조직 속의 산소와 이산화탄소의 대표적인 분압을 나타낸 것이며, 이것은 **그림 17.4**에서 볼 수 있다. 대기 속의 P_{O_2}는 160 mmHg이고, P_{CO_2}는 0.23 mmHg임을 기억하시오. 그러나 그림 17.4에서 허파꽈리 속의 P_{O_2}는 단지 100mmHg인 데 반해 P_{CO_2}는 40 mmHg인 것을 주목하시오. 허파꽈리 속 기압은 다음의 세 가지 이유로 대기압과 다르다; (1) 허파꽈리와 모세혈관 사이에서 끊임없이 기체교환이 일어난다; (2) 흡기에 의해, 들어오는 신선한 외부공기는 이산화탄소가 많은 공기와 섞이므로 전도구역의 죽은 공간에서 비교적 산소가 적다; 그리고 (3) 허파꽈리 속 공기는 수증기로 포화되어 있다.

허파모세혈관으로 들어오는 혈액은 환원된 혈액이며 P_{O_2}는 40 mmHg이고 P_{CO_2}는 46 mmHg이다. 이 혈액이 허파꽈리를 지나감에 따라 산소와 이산화탄소는 각각 분압 구배에 따라 낮은 곳으로 확산된다: 산소는 허파꽈리로부터 혈액으로(허파꽈리의 P_{O_2}는 100 mmHg, 혈액의 P_{O_2}는 40 mmHg) 확산되는 반면, 이산화탄소는 혈액으로부터 허파꽈리로 (혈액의 P_{CO_2}는 46 mmHg, 허파꽈리의 P_{CO_2}는 40 mmHg) 확산된다. 최종적으로, 확산은 허파꽈리 속 공기와 모세혈관의 혈액 사이에 평형에 도달하고, 따라서 허파모세혈관을 나오는 혈액과 허파정맥으로 들어가는 혈액은 P_{O_2} 100 mmHg, P_{CO_2} 40 mmHg을 갖는다(허파꽈리 속에서 발견되는 것과 동일한 분압).

확산은 혈액이 모세혈관 길이의 3분의 1 정도 이동하는 시간까지 거의 종결되는 신속한 과정이다(혈액이 허파꽈리 속 공기와 평형을 이루는데 약 0.25초 걸린다, **그림 17.5**). 신속한 기체교환은 안전의 보증이다. 운동 동안에 일어날 수 있는 것처럼 혈액이 휴식보다 3배나 더 빠르게 흐르는 중이라도, 기체들은 모세혈관과 허파꽈리 사이에서 아직 평형이 될 수 있다. 호흡막이 얇기 때문에 확산 속도가 빠르다.

언제라도 호흡막이 사실상 두꺼워지면, 기체교환은 저해된다. 예를 들어, 폐부종 동안에 허파의 간질과 허파꽈리에 과다한 액체가 축적되어 허파꽈리와 모세혈관 사이에 거리가 실질상 증가하고, 따라서 공기와 혈액 사이에 확산 장벽이 두꺼워진다. 장벽이 두꺼워질

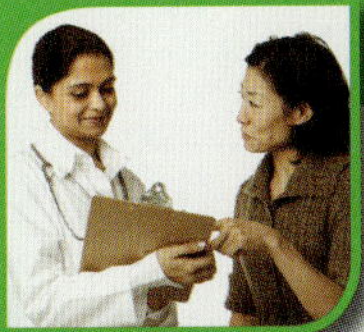

CLINICAL CONNECTIONS

잠수병(The Bends)

1943년, 자크 쿠스토(Jacques Cousteau)는 해양생물학과 해양학 연구를 위해 물속의 허파라고 부르는 자가-휴대 잠수용 수중호흡기(self-contained underwater breathing apparatus, SCUBA)를 최초로 고안해냈다. 그때부터 스쿠버 다이빙은 검증된 잠수부로 등록된 인원이 미국인만 100만이 넘는 레크리에이션 스포츠(레포츠)로 각광을 받아왔다. 대부분의 레크리에이션 스쿠버 다이버들은 30~60분 동안 수중에서 머물면서 호흡할 수 있는 정상적인 공기통을 이용한다. 잠수 때에, 스쿠버 다이버들은 자신이 있는 곳의 깊이를 확인한다. 깊이와 함께 압력이 증가하여, 10미터마다 760 mmHg 또는 1기압씩 증가한다.

잠수부가 더 깊게 들어감에 따라 증가된 압력은 혈액에 녹아 있는 기체의 농도, 특히 질소의 농도의 증가를 야기한다(헨리의 법칙에 따라 $c = kP$이므로 P가 증가하면 c도 증가한다). 잠수부가 수면으로 너무 빠르게 올라오면, 압력이 감소함에 따라 혈액에 질소 기포가 형성되어(병뚜껑을 땀으로써 압력이 감소하여, 탄산음료에서 이산화탄소가 빠져나오는 것처럼), **감압증**(*decompression sickness*)이 생긴다. 질소 기포는 일반적으로 관절과 신경계에 머무르고, 이것은 관절 구부리기가 불편한 것(그래서 "잠수병-bends"이라고 부름)과 같은 사소한 문제나 또는 사망에 이를 수도 있는 마비와 같은 심각한 문제를 일으킨다. 기포는 또한 혈관을 방해하여 **공기 색전증**(*air embolism*)을 생성할 수도 있다. 물속에서 표면으로 천천히 떠오르면(약 30 cm/초) 질소기체가 천천히 혈액에서 빠져나가므로, 잠수부는 잠수병을 겪지 않을 수 있다.

잠수병으로 고통을 받는 잠수부는 즉시 압력을 다시 가하기 위하여 고압방에 집어넣는다. 재가압은 질소 기포가 다시 용액으로 들어가게 한다. 그런 후 압력을 서서히 대기압 수준으로 낮추면 과다한 질소는 서서히 혈액에서 빠져나와 정상호흡을 통해 몸으로부터 제거된다.

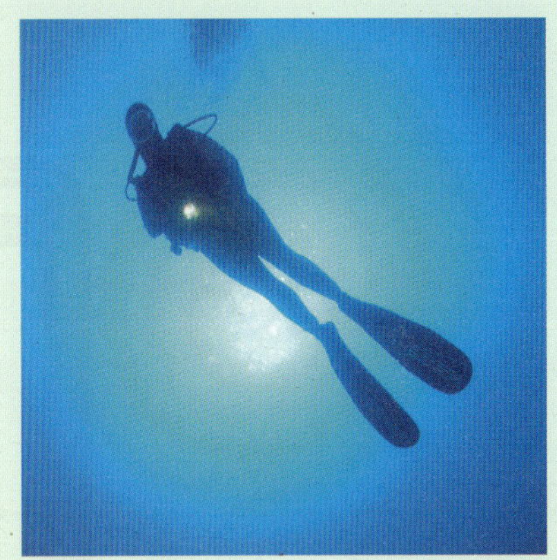

비판적 사고력 문제

1. 스쿠버 다이버와 같은 사람의 몸에서 기체 농도의 증가는 무엇을 야기하는가?
2. 감압 질병을 유도하는 일련의 사건을 설명하시오.
3. 감압 질병에 대한 증상과 처지를 서술하시오.

수록 기체의 확산 속도가 감소하고, 이것은 허파 속의 공기와 모세혈관 혈액 사이에 기체교환을 감소시키고, 결과적으로, 체동맥 혈액은 정상보다 더 낮은 P_{O_2}와 더 높은 P_{CO_2}를 갖게 된다. 몸은 환기의 증가에 의해 동맥 혈액의 P_{O_2} 감소와 P_{CO_2} 상승을 보상하려고 시도할 것이다. (**Clinical Connections: 폐부종**을 보시오.)

표 17.1 대기와 체내 여러 부위에서의 산소와 이산화탄소의 전형적인 분압

	산소	이산화탄소
대기	160 mmHg	0.3 mmHg
허파꽈리내 공기	100 mmHg	40 mmHg
허파정맥	100 mmHg	40 mmHg
체순환동맥	100 mmHg	40 mmHg
세포	≤40 mmHg	≥46 mmHg
체순환정맥	40 mmHg	46 mmHg
허파동맥	40 mmHg	46 mmHg

호흡 중인 조직에서 기체교환

허파모세혈관의 산화된 혈액은 허파정맥을 거쳐 좌심방으로 돌아온다. 이어서 혈액은 좌심실로 들어가고, 좌심실은 조직세포와 혈액 사이에 교환이 일어나는 체모세혈관으로 혈액을 펌프질해 내보낸다. 체모세혈관으로 들어간 혈액의 P_{O_2}는 100 mmHg이고 P_{CO_2}는 40 mmHg이다(그림 17.4). 모세혈관 주변을 둘러싸고 있는 세포 간질액에서, 호흡 중인 세포들이 산소를 소비하기 때문에 P_{O_2}는 더 낮고, 세포들이 이산화탄소를 생성하기 때문에 P_{CO_2}는 더 높다. 산소와 이산화탄소가 압력 구배에 의해 확산될 때 산소는 혈액으로부터 조직으로, 이산화탄소는 조직으로부터 혈액으로 이동한다.

체모세혈관을 떠난 정맥혈 속의 산소와 이산화탄소의 실제 분압은 조직의 대사 활성도와 조직으로 흐르는 혈류에 의존한다. 예를 들어, 심한 운동 동안에 골격근의 대사 활성도는 혈류에 비해 상대적으로 높고, 따라서 덜 활동적인 조직보다 근조직 주위 간질액의 P_{O_2}는 더 낮아지고, P_{CO_2}는 더 높아진다. 모세혈관 혈액과 간질액 사이에 압력 구배가 매우 클수록, 기체교환은 더욱 빠르게 일어나며, 더 많은 기체분자들이 교환된다. 혈액으로부터 간질액으로 더 많은

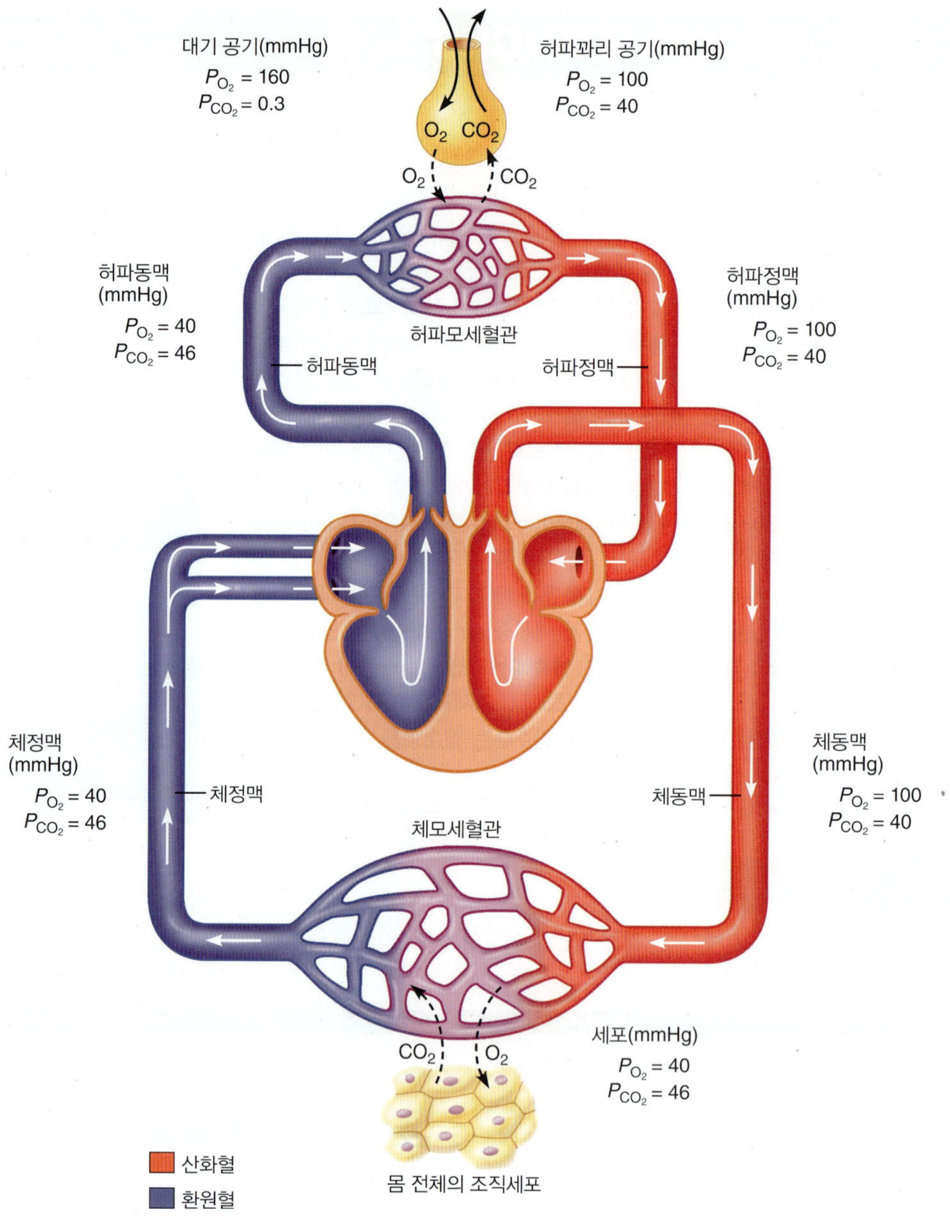

그림 17.4 대기, 허파꽈리 공기, 체내의 여러 부위에서 산소와 이산화탄소의 분압.

Q 이산화탄소 분압이 산소 분압보다 큰 곳은 몸의 어느 부분인가?

산소가 확산될수록, 간질액으로부터 혈액으로 더 많은 이산화탄소가 확산된다. 그러므로 활동적인 조직에 혈액을 공급하는 모세혈관으로부터 오는 정맥혈은 덜 활동적인 조직에 혈액을 공급하는 모세혈관으로부터 오는 정맥혈보다 낮은 P_{O_2}와 높은 P_{CO_2}를 갖는다.

모든 정맥혈은 우심방으로 돌아오고 우심실에 의해 허파동맥으로 펌프질되기 전에 섞인다. 그러므로 허파동맥 속의 혈액은 **혼합 정맥혈(mixed venous blood)**이라고 불린다. 전형적으로 휴식상태의 사람에서 혼합 정맥혈의 P_{O_2}는 40 mmHg이고 P_{CO_2}는 46 mmHg이다(그림 17.4). 그러나 강도 높은 운동을 하는 동안, P_{O_2}의 수치는 감소하고 P_{CO_2}의 수치는 증가한다.

허파꽈리 P_{O_2}와 P_{CO_2}의 결정요소

허파꽈리의 P_{O_2}와 P_{CO_2}가 체동맥의 P_{O_2}와 P_{CO_2}를 결정하기 때문에 허파꽈리 분압에 영향을 주는 요소들을 이해하는 것이 중요하다. 허파꽈리의 P_{O_2}와 P_{CO_2}는 정상적으로 단지 세 가지 요소에 의해 결정된다: (1) 흡기된 공기의 P_{O_2}와 P_{CO_2}, (2) 분당 허파꽈리 환기(분당 허파꽈리에 도달하는 신선한 공기의 부피), (3) 호흡 중인 조직이 산소를 소모하고 이산화탄소를 생산하는 속도.

대부분의 조건에서 흡기된 공기의 분압은 별 변화가 없고 항시 일정하다고 가정할 수 있다(단 고도가 변하는 경우나 치료 목적으로 주입되는 95%의 O_2와 5%의 CO_2 혼합기체를 인공호흡으로 사용하

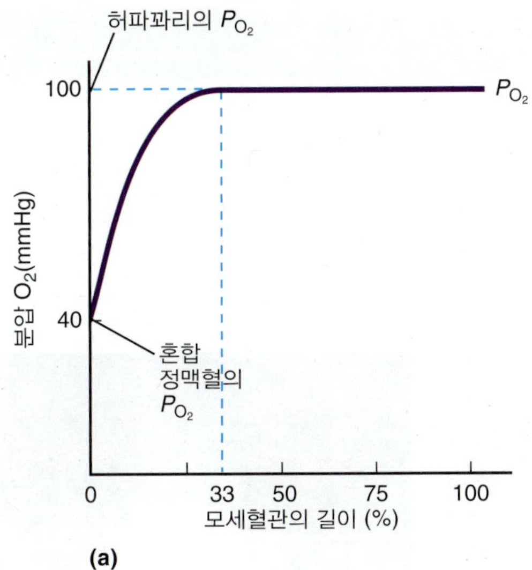

(a)

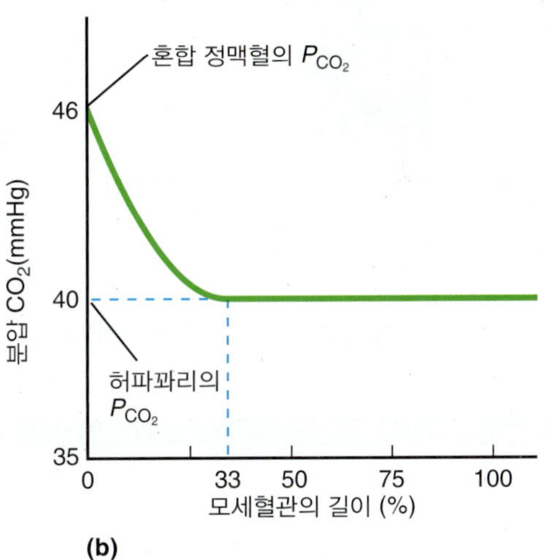

(b)

그림 17.5 허파모세혈관 길이의 함수로서의 기체교환. 허파꽈리 공기와 허파 모세혈관 혈액 사이에서 신속한 기체교환이 일어날 때, **(a)** 산소와 **(b)** 이산화탄소 분압의 평형은 모세혈관 길이의 처음 33% 내에서 이루어진다. "혼합 정맥혈"은 체정맥으로부터 심장으로 회수된 혈액이 포함된 허파동맥 혈액을 의미한다.

는 경우는 제외). 그러므로 허파꽈리의 분압은 일반적으로 허파꽈리 환기와 산소 소비와 이산화탄소 생성의 속도에 의해 결정된다. 특별히, 중요한 요소는 산소 소비와 이산화탄소 생성의 속도에 대한 허파꽈리 환기의 비교치다.

정상 환경하에서, 허파꽈리 환기는 조직의 필요량과 일치한다; 즉, 산소 소비와 이산화탄소 생성량이 증가하면, 허파꽈리 환기도 역시 증가할 것이다. 적절한 허파꽈리 환기의 증가는 **과호흡(hyperpnea)**이라 불리며, 과호흡을 촉발하는 메커니즘을 이 장 뒷부분에서 서술할 것이다. 과호흡의 경우, 허파꽈리 환기가 산소 소비와 이산화탄소 생성의 증가된 속도에 보조를 맞추어 증가하기 때문에, 동맥의 P_{O_2}와 P_{CO_2}는 변화가 없다. **저환기(hypoventilation)**에서, 허파꽈리 환기는 조직의 요구량을 맞추기에 부족하다; 이 경우 동맥의 P_{CO_2}는 정상치인 40 mmHg보다 증가하며 동맥의 P_{O_2}는 정상치인 100 mmHg 이하로 감소한다. **과환기(hyperventilation)**에서, 허파꽈리 환기는 조직의 요구량을 넘어선다. 동맥의 P_{CO_2}는 40 mmHg 이하로 감소하고 P_{O_2}는 100 mmHg보다 더 커진다. 저환기나 과환기 모두 신경계를 포함한 신체의 정상적인 기능을 변화시킬 수 있다. (호흡 생리학에 사용된 용어는 **표 17.2**에 정리되어 있다.)

퀵 테스트 17.2

1. 정상 휴식상태에서 허파꽈리 공기, 동맥혈, 혼합 정맥혈에서의 P_{O_2}와 P_{CO_2}의 수치를 제시하라.
2. 산소가 허파꽈리로부터 허파모세혈관의 혈액으로 확산될 때, 무엇이 이동을 일으키는가? 왜 이산화탄소는 혈액을 떠나 허파꽈리로 들어가는가?
3. 허파꽈리 환기가 증가하면 허파꽈리의 P_{O_2}와 P_{CO_2}에 무엇이 일어나는가?
4. 과환기 상태에서 허파꽈리의 P_{CO_2}에 무엇이 일어나는가? 저환기 상태에서 허파꽈리의 P_{CO_2}에는 무엇이 일어나는가?

17.4 혈액에서 기체의 수송

앞 절에서 공기와 혈액 사이, 조직과 혈액 사이에서 기체가 어떻게 교환되는지를 설명하였다. 이 절에서는 기체가 혈액 내에서 어떻게 수송되는가를 서술할 것이다. 앞서, 우리는 기체가 혈액에 잘 용해되지 않는다는 것을 보았다. 예를 들어, 동맥혈의 P_{O_2}가 정상수치인 100 mmHg일 때, 혈액은 1 L당 용해된 산소 약 3 mL만을 함유하고 있다. 혈액 속의 총 산소 농도가 이렇게 낮은 수준이면, 용해된 산소를 정상 휴식상태의 속도인 약 250 mL/분의 비율로 조직으로 배달하려면 심박출량은 약 83 L/분이 되어야 한다. 그런데 정상 휴식 심박출량은 약 5 L/분이기 때문에, 산소는 반드시 단지 혈장에 녹아 있는 것보다 훨씬 더 효율적인 방법을 통해 혈액 속에서 수송되어야 한다. 이산화탄소의 경우도 마찬가지다. 우선 우리는 혈액이 몸 전체로 산소를 어떻게 수송시키는지 조사한 뒤에, 이산화탄소를 어떻게

표 17.2 호흡생리학에 사용된 용어

용어	정의
과호흡	신체 대사 요구량의 증가로 인한 환기 증가
호흡곤란	힘들게 또는 어렵게 호흡하는 것
무호흡	일시적으로 호흡이 끊어지는 것
급호흡	빠르게 얕은 호흡을 하는 것
과환기	환기가 신체 대사요구를 넘은 상태
저환기	환기가 신체 대사 요구보다 부족한 상태
저산소증	조직에 산소가 부족한 상태
저산소혈증	혈액 속에 산소가 부족한 상태
고탄산혈증	혈액 속에 이산화탄소가 과다한 상태
저탄산혈증	혈액 속에 이산화탄소가 부족한 상태

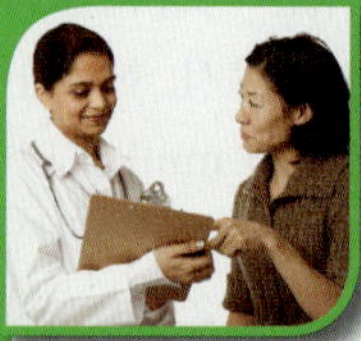

CLINICAL CONNECTIONS

폐부종(Pulmonary Edema)

허파(폐) 속에 과다하게 액체가 축적되는 **폐부종**(*pumonary edema*)은 매우 흔하지만 위험한 이상이다. 폐부종의 증세는 호흡곤란(급호흡, 또는 빠르고 얕은 호흡을 포함) 또는 조직에 산소가 부족한 상태(저산소증)가 있으며, 저산소증은 **피부나 점막이 푸르게 변하는 것**(**청색증**, *cyanosis*)이 증거이다. 폐부종은 허파 조직의 간질에 체액이 축적되는 **간질 부종**(*interstitial edema*)과, 허파꽈리 내에 체액이 축적되는 **허파꽈리 부종**(*alveolar edema*)의 두 단계로 나타날 수 있다. 심각한 경우, 액체가 기도로 이동하면 빈 거품을 토해내는 기침을 할 수도 있다. 폐부종은 다음의 두 가지 방법으로 호흡을 방해한다. (1) 허파꽈리의 기체와 모세혈관 혈액 사이 거리의 증가, 기체가 확산되어야 할 거리가 증가되어, 기체교환이 방해됨, (2) 계면활성제 작용의 저해, 허파 준수도를 감소시켜 호흡의 일을 증가시킴.

폐부종은 체순환 부종과 비슷하다(14장에서 설명). 폐부종의 가장 일반적인 원인은 증가된 허파 모세혈관의 정수압이다. 좌측 심부전(14장)은 허파 순환의 보충을 일으키고, 이것은 허파 정맥의 압력을 증가시킨다. 허파 모세혈관의 압력이 상승함에 따라 체액은 모세혈관을 빠져나와 허파의 간질로 들어간다.

폐부종은 생명을 위협하는 상황이기 때문에 치료가 중요하다. 폐부종의 증세는 산소와 이뇨제(신장으로 체액 배출을 증가시키는 약제)의 투여에 의해 치료된다. 그러나 일단 증세가 안정되면, 폐부종의 원인을 결정하여 적절히 치료하여야 한다.

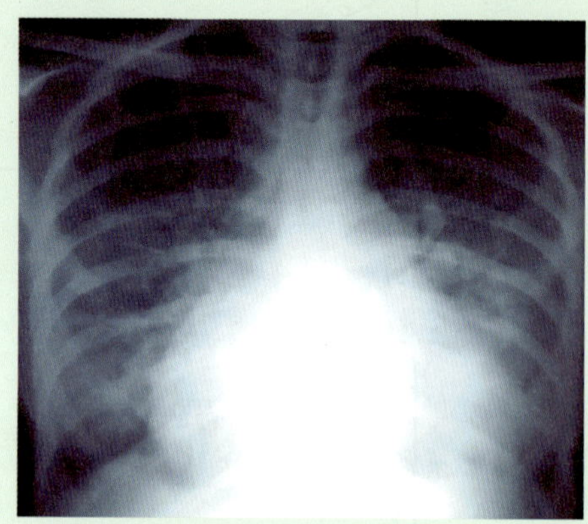

폐부종이 있는 사람의 X선 사진

비판적 사고력 문제

1. 폐부종의 두 단계를 동정하고 서술하시오.
2. 폐부종의 원인과 그것이 어떻게 호흡을 저해하는지를 설명하시오.
3. 폐부종의 증상은 어떻게 처치되는가?

이동시키는지도 조사한다.

혈액 속에서 산소 수송

혈액 속에서 산소의 수송은 특별한 요구를 갖는다: 수송 메커니즘은 반드시 쉽게 가역적이어야 하고, 그에 따라 산소가 허파에서 혈액으로 들어가고 몸의 다른 조직에서 혈액으로부터 떠난다. 헤모글로빈은 산소가 바로 이렇게 작용할 수 있는 독특한 구조를 갖고 있다.

헤모글로빈에 의한 산소 운반

동맥혈에는 1리터당 200 mL의 산소가 녹아 있다. 이 산소(1.5%)의 약 3 mL는 혈장이나 적혈구 내에 녹아 있고, 녹아 있는 산소만 P_{O_2}에 기여한다. 나머지 197 mL(98.5%)는 헤모글로빈과 결합되어 수송된다. 결합된 산소는 P_{O_2}에 기여를 하지 않지만, 용해된 산소와 평형을 이룬다. 그러므로 헤모글로빈에 결합된 산소량은 P_{O_2}의 함수다.

앞에서 본 것처럼(15장), 헤모글로빈은 4개의 하부단위체로 구성되고, 각 하부단위체는 글로빈(*globin*; 구형의 폴리펩티드 사슬)과 철을 함유한 헴기(*heme group*)를 함유한다. 각 헴기는 한 산소분자와 결합할 수 있으며, 따라서 하나의 헤모글로빈 분자는 4개의 산소분자를 운반할 수 있다. 산소와 결합한 헤모글로빈 분자는 산화헤모글로빈(*oxyhemoglobin*)이라고 불리며, 산소와 결합하지 않은 헤모글로빈 분자는 환원헤모글로빈(*deoxyhemoglobin*)이라 부른다.

허파에서는 산소분자가 허파꽈리에서 모세혈관으로 이동하여 헤모글로빈과 결합하며(**그림 17.6a**); 혈액이 호흡 중인 조직에 도달하면 산소분자는 헤모글로빈으로부터 해리되고 세포로 확산된다(그림 17.6b). 산소 수송에서 헤모글로빈의 기능을 위하여, 헤모글로빈이 산소와 가역적으로(*reversibly*) 결합할 수 있는 것이 매우 중요하다. 즉, 허파에서는 산소를 대량으로 포착할 수 있을 정도로 단단히 결합하고, 이후에 호흡하는 조직에 산소를 방출할 수 없을 만큼 너무 단단히 결합해서는 안 된다.

산소의 결합 또는 방출은 헤모글로빈 주위에 있는 체액의 P_{O_2}에 의존적이다. 높은 P_{O_2}는 헤모글로빈과 산소의 결합을 촉진시키고, 낮은 P_{O_2}는 헤모글로빈으로부터 산소의 해리를 촉진시킨다. 헤모글로빈과 산소의 작용은 다음과 같이 나타낼 수 있다.

$$Hb + O_2 \rightleftharpoons Hb \cdot O_2$$

Hb는 환원헤모글로빈이고 O_2는 혈액에 용해된 산소이며 $Hb \cdot O_2$는 산화헤모글로빈이다. 질량작용의 법칙에 따르면, 반응물의 농도가

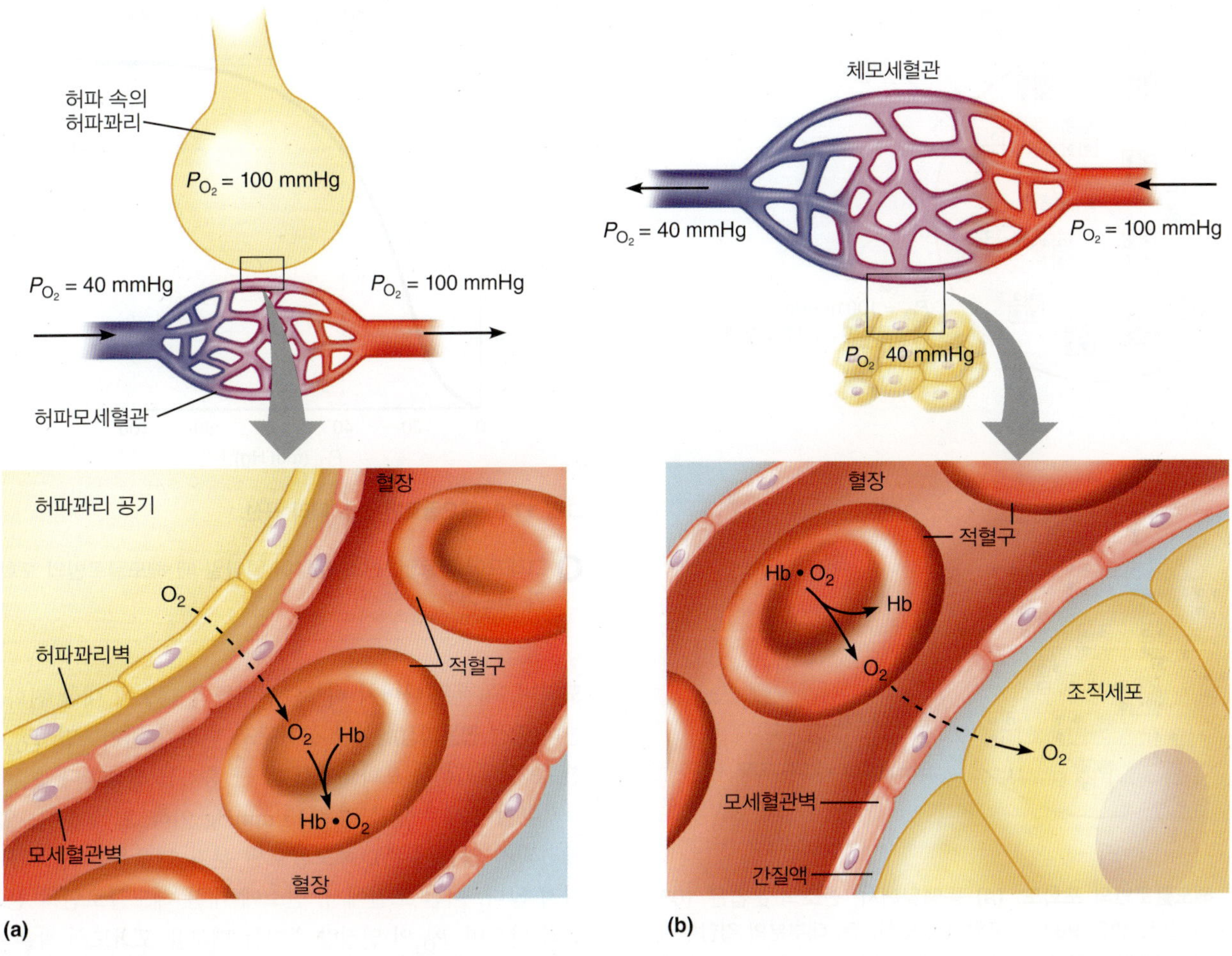

그림 17.6 헤모글로빈에 의한 산소운반. (a) 산화헤모글로빈의 형성. 허파모세혈관에서 산소가 허파꽈리에서 혈액으로 확산되면, 혈액 속에서의 수송을 위하여 산소는 적혈구로 확산되어 헤모글로빈과 결합한다. **(b)** 헤모글로빈으로부터 산소의 해리. 체모세혈관에서 적혈구의 헤모글로빈이 산소를 방출하고, 산소는 그 뒤에 혈액으로부터 조직세포로 확산된다.

Q 호흡 중인 세포로 이동한 산소는 어디에 사용되는가?

증가하면 반응은 오른쪽 방향으로 진행되고, 결과적으로 더 많은 생성물이 생긴다. 그러므로 허파모세혈관의 산소 수준이 증가함에 따라 더 많은 산화헤모글로빈이 형성된다. 역으로, 체모세혈관의 산소 수준이 감소하면 반응은 헤모글로빈으로부터 산소를 방출하는 왼쪽 방향으로 진행된다.

그러나 헤모글로빈은 4개의 산소분자와 결합할 수 있다는 것을 주목하면, 앞서 나왔던 식은 다음과 같이 나타낼 수 있다.

$$Hb \overset{O_2 \downarrow}{\rightleftharpoons} Hb \cdot O_2 \overset{O_2 \downarrow}{\rightleftharpoons} Hb \cdot (O_2)_2 \overset{O_2 \downarrow}{\rightleftharpoons} Hb \cdot (O_2)_3 \overset{O_2 \downarrow}{\rightleftharpoons} Hb \cdot (O_2)_4$$

질량작용의 법칙이 아직 여기에도 적용되며, 이용할 수 있는 산소가 많을수록 더 많은 산화헤모글로빈이 형성된다. 헤모글로빈 분자의 모든 부위에 산소가 결합되어 있을 때 헤모글로빈 분자는 100% 포화되었다고 한다.

헤모글로빈이 100% 포화되었을 때, 헤모글로빈 1 g은 산소 1.34 mL를 운반할 수 있다. 혈액 속의 헤모글로빈의 정상 농도는 12~17 g/dL이거나 평균 150 g/L이다. 그러므로 혈액 속의 헤모글로빈의 산소전달 능력은 혈액 1 L당 약 200 mL의 산소다(1.34 mL/g × 150 g/L). 동맥의 정상 P_{O_2}인 100 mmHg에서, 헤모글로빈의 산소-운반 능력은 약 98%(98% 포화)이다(**그림 17.7a**). 심박출량이 5 L/분일 때, 혈액은 분당 1000 mL의 산소를 호흡 중인 조직으로 공급한다(5 L/분 × O_2 200 mL/L = 1,000 mL/분). 호흡 중인 조직은 분당 250 mL의 O_2를 필요로 하기 때문에, 25%의 산소만이 호흡 중인 세포들로 확산된다; 혈액이 P_{O_2}가 40 mmHg인 조직을 떠날 때, 헤모글로빈 결합부위의 75%가 아직 채워져 있다(그림 17.7b). 그러므로 휴식상태 하에서 혼합 정맥혈에는 헤모글로빈이 여전히 75% 포화되어 있다.

빈혈(*anemia*)은 혈액의 산소-운반 능력이 감소한 질병이다. 빈

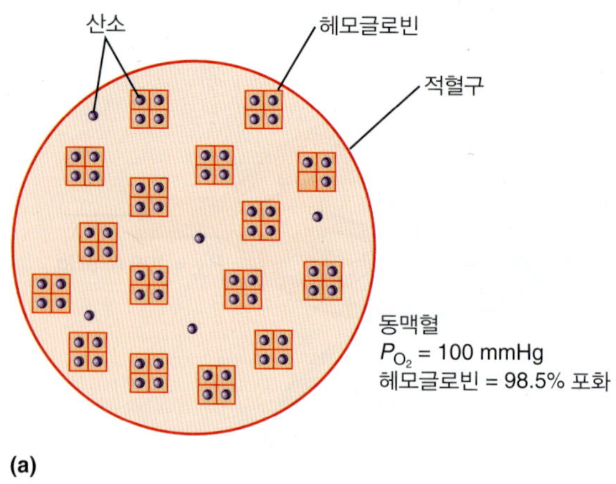

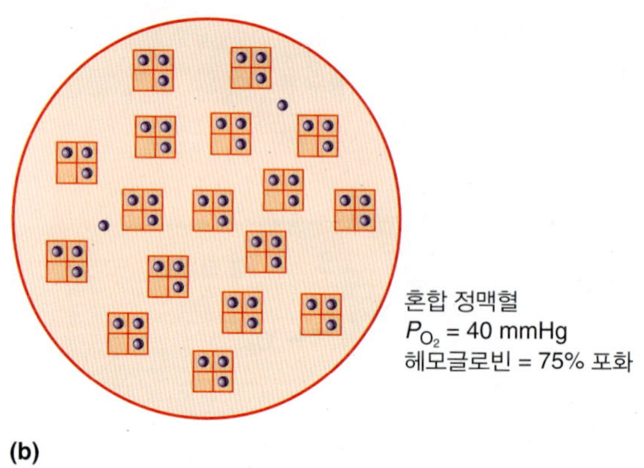

그림 17.7 헤모글로빈의 포화도. (a) 동맥혈에서, 산소의 분압은 100 mmHg이고, 헤모글로빈은 98.5% 포화되어 있다; 즉, 대부분의 결합부위가 산소로 채워진 상태다. 적혈구의 세포질에는 아주 적은 양의 산소가 용해되어 있다. **(b)** 혼합 정맥혈은 산소 분압이 40 mmHg이고, 헤모글로빈이 75% 포화되어 있다; 즉, 4개의 결합부위 중 3개가 산소와 결합된 상태이다.

혈에는 헤모글로빈의 부족이나 결함(**Clinical Connections: 빈혈**을 보시오, 432쪽)을 포함한 많은 원인이 있다. 혈액에 덜 기능적인 헤모글로빈이 있으면, 산소-운반 능력은 감소되고, 조직은 혈액 속 P_{O_2}가 정상이더라도 조직이 필요로 하는 산소를 공급받지 못할 수도 있다. 결과적으로, 빈혈로 고통받는 사람들은 더 쉽게 피로를 느낀다.

헤모글로빈-산소 해리 곡선

P_{O_2}와 헤모글로빈 포화도 사이의 관계는 헤모글로빈-산소 해리곡선으로 요약 설명할 수 있다. 이는 헤모글로빈 포화도의 백분율을 P_{O_2}의 함수로 나타낸 곡선이다(**그림 17.8**). P_{O_2}가 증가함에 따라 헤모글로빈 포화도의 백분율도 증가하지만, 헤모글로빈과 산소의 결합곡선은 직선이 아닌 S-형태(*sigmoidal*)를 보이는데, 이는 헤모글로빈의 산소결합 능력이 이미 결합되어 있는 산소분자가 얼마나 많은가에 의존적이기 때문이다. 특히, 산소분자 하나가 헤모글로빈에 결합하면 산소에 대한 헤모글로빈 분자의 친화도가 증가하여 다른 산소가 헤모글로빈에 더 쉽게 결합할 수 있게 된다. 헤모글로빈 분자의 하부단위체 중 하나에 산소가 결합하면 분자에 공간구조 변화가 유

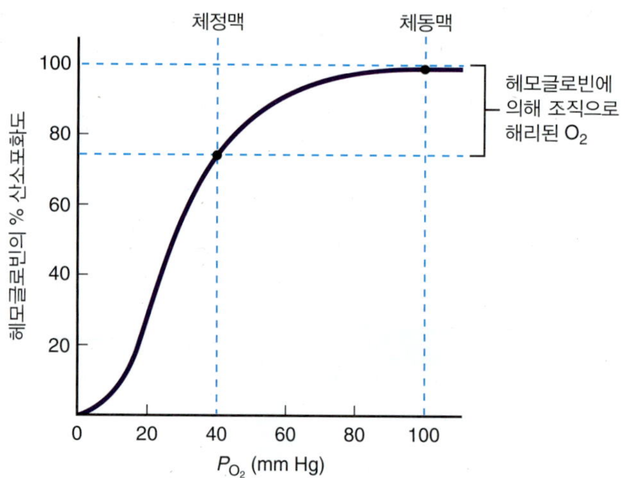

그림 17.8 헤모글로빈-산소 해리 곡선.

Q 그래프에 따르면, 산소 분압이 얼마일 때 헤모글로빈의 포화도가 50%가 되는가?

도되며, 이것은 나머지 하부단위체들의 산소에 대한 친화력을 증가한다(양성 협동과정). 일단 공간구조 변화가 일어나면, P_{O_2}에서 일정한 증가는 백분율 포화도에서 더 큰 증가를 산출한다.

분압이 매우 낮을 경우(15 mmHg 이하, 혈액에서는 일반적으로 발견되지 않는 수준), 헤모글로빈 분자 대부분은 산소와 결합되어 있지 않다. 이런 조건에서, 산소에 대한 헤모글로빈의 친화도는 비교적 낮으며, P_{O_2}의 일정량 증가는 백분율 포화도의 작은 증가를 산출한다. P_{O_2} 증가에 따라 더 많은 헤모글로빈 분자가 최소한 한 개의 산소분자를 얻고, 이것은 다른 산소분자에 대한 헤모글로빈 친화도의 증가를 일으킨다. 이러한 상관성은 P_{O_2}가 약 15~60 mmHg 사이인 헤모글로빈-산소 해리곡선의 가파른 부분에서 보여 진다. P_{O_2}가 약 60 mmHg보다 높아지면 포화도가 증가함에 따라 결합할 수 있는 부위가 적어지므로 곡선의 기울기가 줄어든다. P_{O_2}가 약 80 mmHg 이상이 되면 곡선의 기울기는 거의 편평해진다.

우리는 헤모글로빈-산소 해리곡선을 허파나 호흡 중인 조직에서 일어나는 작용과도 연관지울 수 있다. 그림 17.8은 휴식상태에서 체동맥과 체정맥의 P_{O_2} 수치와 헤모글로빈의 백분율 포화도를 나타낸다. 체동맥의 P_{O_2}는 약 100 mmHg이고, 이 상태에서 헤모글로빈은 약 98% 포화된다(헤모글로빈이 100% 포화도에 도달하기 위해서는 약 250 mmHg의 P_{O_2}가 필요하다). 체정맥의 P_{O_2}는 약 40 mmHg이고 헤모글로빈은 약 75% 포화되어 있다. 그러므로 휴식상태에서, 호흡 중인 조직들은 혈액으로 수송된 산소 중 단지 25%만 획득하고, 호흡 중인 조직의 필요량이 증가할 때에 대비해 많은 양의 산소를 남겨둔다.

헤모글로빈의 산소 친화도에 영향을 미치는 기타 요인들

최소한 네 가지 요소(온도, pH, P_{O_2}, 2,3-BPG)는 헤모글로빈의 산

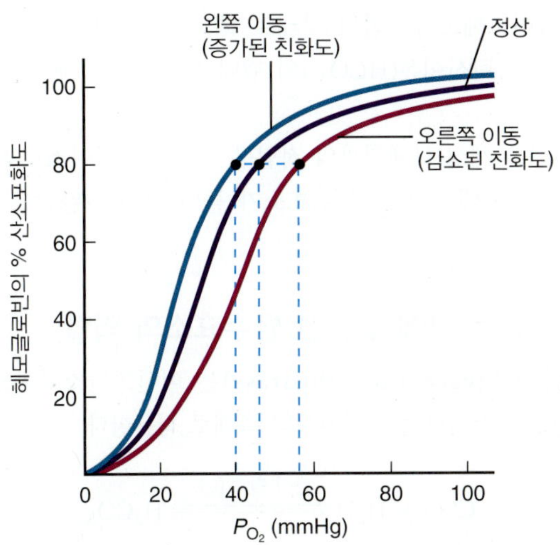

그림 17.9 헤모글로빈-산소 해리 곡선에서 산소에 대한 헤모글로빈 친화력의 변화.

소 친화도에 영향을 미친다. 산소에 대한 헤모글로빈의 친화도가 변하면 헤모글로빈-산소 해리곡선은 오른쪽이나 왼쪽으로 이동한다(**그림 17.9**). 친화도가 감소하면 곡선이 오른쪽으로 이동하는데, 주어진 포화도에 도달하기 위해서 P_{O_2}가 더 높아야 한다는 의미이며; 또한 곡선이 오른쪽으로 이동하는 것은 헤모글로빈으로부터 산소가 쉽게 해리되어 조직이 산소를 더 많이 사용할 수 있다는 의미다. 친화도의 증가는 왼쪽 이동을 유발하며, 이는 주어진 포화도에 도달하기 위하여 낮은 P_{O_2}가 요구된다는 것을 나타내며; 또한 왼쪽 이동은 산소가 헤모글로빈에 더 쉽게 결합하는 것을 나타낸다. 예를 들어, 정상 조건에서, P_{O_2}가 약 45 mmHg이면 헤모글로빈의 포화도는 약 80%가 된다. 곡선이 오른쪽으로 이동함에 따라, 같은 80% 포화도가 되기 위하여 45 mmHg보다 더 큰 P_{O_2}가 요구되고; 왼쪽으로 이동할 때는 80%의 포화도가 되는데 필요한 P_{O_2}가 45 mmHg보다 작아진다.

이제 우리는 산소에 대한 헤모글로빈의 친화도에 영향을 주는 요인들을 고려한다. 첫 세 가지 요인은 온도, pH 및 P_{CO_2}이며 이들은 호흡 중인 조직에서는 헤모글로빈으로부터 산소 해리를, 허파조직에서는 헤모글로빈에 산소 부하를 촉진한다.

1. **온도.** 온도는 헤모글로빈의 분자구조를 변화시켜 산소에 대한 헤모글로빈의 친화도에 영향을 준다. 온도는 모든 단백질의 3차 구조에 영향을 미치므로 비특이적이다. 그러나 이 구조상의 변화로 인해 중요한 기능상의 결과가 생긴다. 조직의 대사 작용이 증가함에 따라 온도가 상승하고, 따라서 산소에 대한 헤모글로빈의 친화도가 감소한다(**그림 17.10a**). 결과적으로, 더 많은 산소가 더 활동적인 조직에서 해리된다. 이와 비슷하게, 허파로 순환하는 혈액의 온도가 감소하면 산소에 대한 헤모글로빈의 친화도가 증가하여 산소와의 결합력이 증가한다.
2. *pH.* 헤모글로빈-산소 해리곡선에서 pH의 효과는 **보어효과(Bohr effect)**로 알려져 있다. 이 효과는 산소가 헤모글로빈에 결합할 때 단백질에 있는 특정 아미노산이 수소이온을 방출하는 사실에 근거하였다.

$$\mathrm{Hb} + \mathrm{O_2} \rightleftharpoons \mathrm{Hb \cdot O_2} + \mathrm{H^+}$$

질량작용의 법칙에 의하여, 수소이온 농도의 증가(pH 감소)는 반응을 왼쪽으로 밀고, 이것은 P_{O_2}가 일정하게 유지되어도 헤모글로빈으로부터 산소 일부가 해리되는 것을 유발한다. 수소이온이 헤모글로빈과 결합되어 있으면 이것이 산소에 대한 헤모글로빈의 친화도를 감소시키고, 산소가 해리되기 때문에, 보어효과는 중요하다(그림 17.10b). 수소이온 농도는 활동적인 조직에서 증가하는 경향이 있으며, 이것은 산소의 해리를 촉진한다.

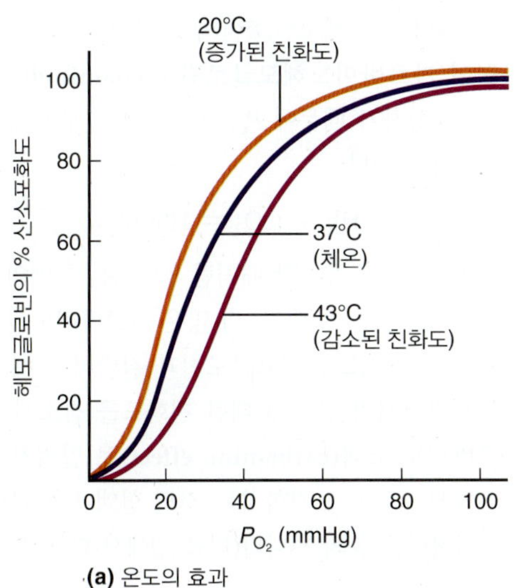

(a) 온도의 효과

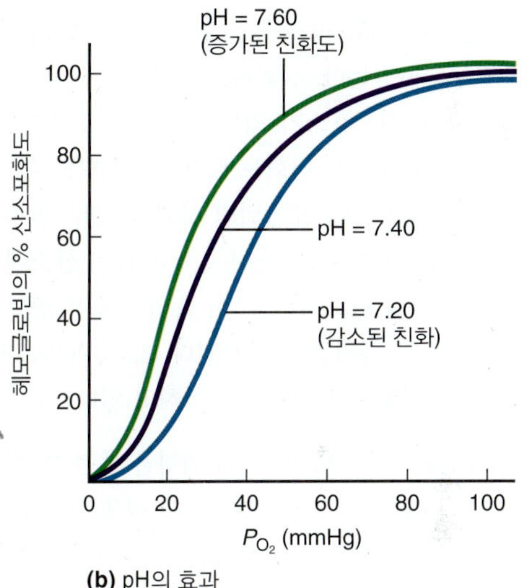

(b) pH의 효과

그림 17.10 헤모글로빈-산소 해리 곡선에서 온도와 pH의 효과. (a) 정상체온(37°C)에서 체온의 증가 또는 감소는 산소에 대한 헤모글로빈의 친화도의 감소와 증가를 각각 일으킨다. **(b)** 정상 동맥혈 pH(7.4)의 증가 또는 감소는 산소에 대한 헤모글로빈의 친화도의 증가와 감소를 각각 일으킨다.

3. P_{CO_2}. 이산화탄소가 헤모글로빈의 특정 아미노기와 가역적으로 반응하여 **카르바미노헤모글로빈(carbaminohemoglobin, $HbCO_2$)**을 형성하기 때문에 P_{CO_2}도 산소에 대한 헤모글로빈의 친화도에 영향을 준다:

$$Hb + CO_2 \rightleftharpoons HbCO_2$$

그러므로 대사활성이 증가할 때처럼 일어나는 혈액의 P_{CO_2}의 증가는 반응을 오른쪽으로 밀고, 더 많은 카르바미노헤모글로빈을 형성한다. 이산화탄소가 헤모글로빈과 결합하면 헤모글로빈의 공간구조를 변화시켜 산소에 대한 친화도를 감소시킨다. 이 현상은 **카르바미노 효과(carbamino effect)**로 알려져 있다. 이산화탄소가 헤모글로빈에 결합하는 것도 혈액에서 이산화탄소를 수송하는 메커니즘 중의 하나다(다음 절에서 다루기로 한다).

4. *2,3-BPG*. 네 번째 요인인 2,3-BPG(2,3-bisphosphoglycerate)는 적혈구 내에서 생성되는 화합물로, 해당과정 중에 생기는 중간산물에서 만들어진다. 적혈구는 모든 에너지를 무산소 경로인 해당과정을 통해 얻는다. 산화헤모글로빈이 고농도로 존재하면 2,3-BPG을 형성하는 효소가 억제되며; 따라서, 2,3-BPG 수준이 떨어지므로 헤모글로빈 친화도에 별로 영향을 미치지 않는다. 대조적으로, 산소공급이 제한되면 산화헤모글로빈 수준이 낮아지고, 2,3-BPG 합성이 일어나며, 2,3-BPG는 산소에 대한 헤모글로빈의 친화도를 감소시킨다. 이 효과는 호흡 중인 조직이 필요로 하는 산소의 해리를 증강시킨다. 2,3-BPG의 생성을 증강시키는 조건은 빈혈이나 고도를 포함하고 있다.

산소와 헤모글로빈이 결합하는 데 영향을 주는 또 한 가지 요소는 일산화탄소이다. 일산화탄소는 산소보다 헤모글로빈과 매우 쉽게 결합할 수 있기 때문에 산소와의 결합을 방해하며 혈액의 산소운반능력을 감소시킨다.

지식 활용하기

혈액에 일산화탄소가 있을 때 무엇이 일어나는지를 가리키는 헤모글로빈-산소 해리 곡선을 그려라.

혈액 속에서 이산화탄소의 수송

혈액 속의 이산화탄소 총량에서 5~6%는 용해되어 있고, 5~8%는 카르바미노헤모글로빈의 형태로 헤모글로빈과 결합되어 있고, 86~90%는 중탄산이온(HCO_3^-)의 형태로 혈액에 용해되어 있다(**표 17.3**).

중탄산은 체성 모세혈관의 적혈구 속의 이산화탄소로부터 만들어진다. 적혈구에는 탄산 탈수효소가 들어 있어 중탄산을 만들 수 있다.

이산화탄소 운반에서 탄산 탈수효소의 역할

탄산 탈수효소(carbonic anhydrase)는 이산화탄소와 물을 탄산(H_2CO_3)으로 전환하는 가역반응의 촉매로 작용한다:

$$CO_2 + H_2O \xrightleftharpoons{\text{탄산 탈수효소}} H_2CO_3$$

이 경로는 수소이온과 중탄산이온을 산출하는 탄산의 가역적인 해리로 이어진다:

$$H_2CO_3 \rightleftharpoons H^+ + HCO_3^-$$

완전한 식은 다음과 같다:

$$CO_2 + H_2O \xrightleftharpoons{\text{탄산 탈수효소}} H_2CO_3 \rightleftharpoons H^+ + HCO_3^-$$

마지막 식에서 본 것처럼, 이산화탄소는 H^+와 HCO_3^-로 전환될 수 있다. 이 반응은 질량작용의 법칙을 따른다. 이산화탄소 농도가 증가(P_{CO_2}의 증가)하면 반응이 오른쪽으로 진행되어 수소이온과 중탄산이온이 더 많이 생성된다. 역으로, 이산화탄소 농도가 감소(P_{CO_2}의 감소)하면 반응이 왼쪽으로 진행되어 수소와 중탄산이온으로부터 이산화탄소가 생성된다. 이 작용은 이산화탄소의 이동과 교환뿐만(다음 절에서 서술된 것처럼) 아니라 산-염기 균형에서도 중요하다. 그 이유는 P_{CO_2}의 증가가 혈액의 산도를 증가시키는 원인이 되고(수소이온 농도 증가), P_{CO_2}의 감소(수소이온 농도 감소)는 혈액의 산도를 감소시키는 원인이 될 수 있기 때문이다. 따라서 생명체계에서 이산화탄소는 산으로 간주된다. 산-염기 균형에서 이산화탄소의 역할은 이 장의 뒷부분에서 설명하기로 한다.

체모세혈관과 정맥에서 이산화탄소의 교환과 수송

휴식상태에서, 호흡 중인 세포들은 약 200 mL/분의 속도로 이산화탄소를 생성하며, 이 이산화탄소는 순환계와 호흡계에 의해 제거

표 17.3 혈액의 이산화탄소 운반

형태	체순환 동맥혈		체순환 정맥혈	
	CO_2 양 (mL/혈액 1 L당)	총 혈액 중 CO_2의 %	CO_2 양 (mL/혈액 1 L당)	총 혈액 중 CO_2의 %
혈액에 용해되어	27	5.5	31	5.8
중탄산으로 용해되어	439	89.6	470	87.0
헤모글로빈과 결합하여	24	49	39	7.2
총합	49	100.0	540	100.0

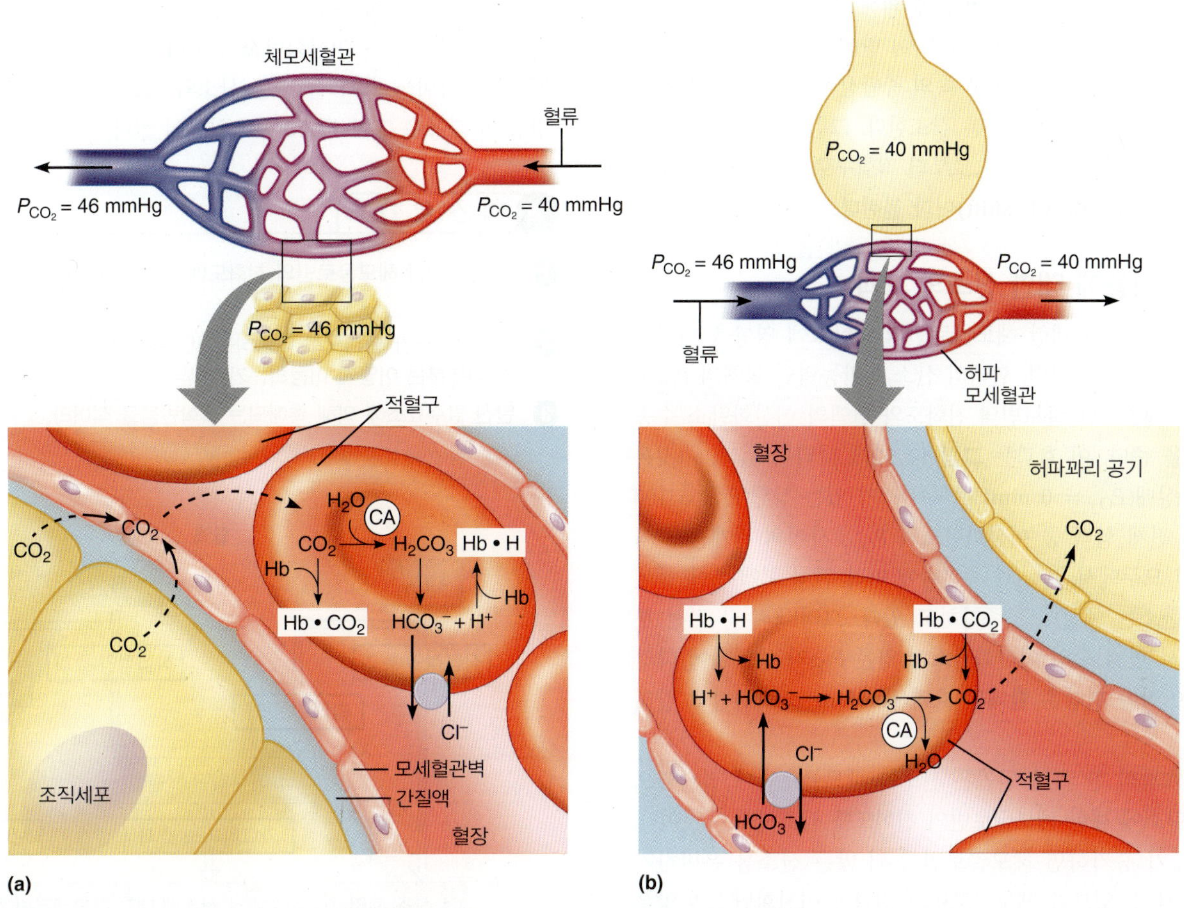

그림 17.11 혈액에서 이산화탄소의 교환과 운반. **(a)** 조직에서 생성된 이산화탄소는 혈액으로 그 뒤에 적혈구로 확산된다. 적혈구 속의 P_{CO_2}가 증가하면, 많은 양의 이산화탄소 분자가 중탄산으로 전환되며, 일부는 헤모글로빈에 결합되고, 일부는 혈액 속에 용해된 채로 남아 있다. 중탄산은 적혈구 바깥인 혈장으로 수송된다. 중탄산이 생성됨에 따라 생성된 수소이온은 헤모글로빈과 결합함으로써 완충된다(CA는 탄산 탈수효소). **(b)** 허파에서 이산화탄소는 혈액에서 허파꽈리 공기로 확산되며, 혈액의 P_{CO_2}는 감소된다. 적혈구 속의 P_{CO_2}가 감소함에 따라 중탄산이 적혈구로 들어가고 수소이온은 적혈구에서 방출된다. 그런 뒤 중탄산과 수소이온은 이산화탄소로 전환되어 허파꽈리로 확산된다.

되어야 한다. 호흡 중인 세포에서 생성된 이산화탄소는 분압 구배에 의해 확산되어 우선 간질액으로 들어간 뒤 혈장으로 간다(**그림 17.11a**). 일단 CO_2가 혈장에 용해되면, P_{CO_2}는 증가되고, 이것은 혈장과 적혈구 사이에 압력 구배를 일으키고, 그리하여 혈장의 압력이 더 커진다. 따라서 이산화탄소는 혈장에서 적혈구로 확산된다. 일부 이산화탄소는 혈액 속에 용해된 채로 헤모글로빈과 결합한 채로 남는다 할지라도, 대부분의 이산화탄소는 적혈구 속의 탄산 탈수효소 작용에 의해 중탄산과 수소이온으로 전환된다. 이 화학작용은 용해된 이산화탄소를 혈액에서 제거하여 P_{CO_2}를 낮춘다. 낮아진 P_{CO_2}는 조직으로부터 혈액으로의 이산화탄소 확산을 위한 압력 구배를 더 크게 생성한다.

중탄산과 수소이온이 적혈구 내에 축적되면, 물과 이산화탄소 사이의 반응이 느려져 결국 평형에 도달한다. 이렇게 되면 이산화탄소는 더 이상 중탄산과 수소이온으로 전환되지 못하고 오히려 용해된 상태로 세포 속에 축적되어 세포 속의 P_{CO_2}가 상승하는 원인이 될 수 있다. 그 결과 중탄산으로 인한 혈액의 이산화탄소 이동능력이 방해를 받는다. 이러한 현상을 방지하기 위하여 중탄산과 수소이온을 적혈구 내에서 제거해야 한다. 적혈구내 중탄산이온 농도가 증가함에 따라, 중탄산이온은 적혈구 막의 수송 단백질을 통해 염소이온과 교환되어 혈장으로 이동한다. 적혈구 속의 염소이온과 혈장 속의 중탄산이 동시에 이동하는 것을 **염소 이동(chloride shift)**이라고 한다. 한편 이 작용으로 생성된 많은 수소이온은 헤모글로빈과 결합하여 완충된다. 이런 화학반응과 이온교환으로 인해 혈액 속의 이산화탄소는 대부분 혈장 속에서 용해된 중탄산이온의 형태로 (일부는 적혈구 내에 용해된 중탄산이온의 형태로) 이동한다.

허파모세혈관과 허파정맥에서의 이산화탄소의 교환과 이동

허파에서, 이산화탄소는 허파모세혈관의 혈액으로부터 호기되는 허파꽈리로 압력 구배에 따라 확산되어, 혈액의 이산화탄소 수준은 감소한다(그림 17.11b). 이산화탄소를 잃으면 적혈구 속의 중탄산과 수소이온은 결합하여 탄산을 형성하며, 이는 탄산 탈수효소에 의해 이산화탄소와 물로 전환된다. 이 반응에 의해 생성된 대부분의 이산화탄소는 호기될 허파꽈리로 확산되고, 이 반응이 진행될수록 더 많은 이산화탄소가 형성된다. 적혈구 속의 중탄산이온이 이 작용에 사용됨에 따라 세포 속에서의 수준은 감소한다. 그런 뒤 중탄산이온은 염소이온과의 교환에 의해 혈장으로부터 적혈구로 이동하며, 이것은 **역염소이동(reverse chloride shift)**이라 불린다.

이산화탄소 이동에 대한 산소의 효과

혈액의 P_{CO_2}가 산소에 대한 헤모글로빈의 친화도에 영향을 미치는 여러 요소 중 하나인 것처럼, 혈액의 산소 운반능력인 혈액의 P_{O_2}도 이산화탄소에 대한 헤모글로빈의 친화도와 혈액의 이산화탄소 수송 능력에 영향을 준다. 이 효과는 **그림 17.12**에 나타나 있고, 이것은 산소가 없는 상태(P_{O_2} = 0 mmHg)와 산소가 있는 상태(P_{O_2} = 100 mmHg)에서 전체 혈액 중 이산화탄소와 P_{CO_2} 사이의 관계를 보여준다. 두 조건 모두에서, P_{CO_2}가 증가함에 따라 전체 혈액 속에 들어있는 이산화탄소는 예상대로 증가하고 있다. 그러나 수직 점선 부분의 P_{CO_2}에서 혈액 속의 이산화탄소의 양은 P_{O_2}가 증가함에 따라 떨어지는데 이러한 현상은 **할데인 효과(Haldane effect)**라고 알려졌다.

할데인 효과의 한 가지 원인은 산소가 헤모글로빈에 결합함으로써 이산화탄소에 대한 헤모글로빈의 친화도를 감소시키는 것이다. 그러므로 P_{O_2}가 증가하면 헤모글로빈이 더 많은 산소를 운반하기 때문에, 수송될 수 있도록 헤모글로빈과 결합한 이산화탄소의 양은 감소한다. 역으로, P_{O_2}의 감소는 헤모글로빈과 이산화탄소의 결합을 촉진한다.

호흡 중인 조직에서, P_{O_2}가 낮고 P_{CO_2}가 높아서, 할데인 효과는 이산화탄소와 헤모글로빈의 결합을 촉진하는 반면, 보어 효과(산소의 헤모글로빈 친화도에 대한 pH의 효과)와 카르바미노 효과(산소의 헤모글로빈 친화도에 대한 이산화탄소 농도의 효과) 둘 다는 산소의 해리를 촉진하도록 작동한다. 허파에서, P_{O_2}가 높고 P_{CO_2}가 낮아서 할데인 효과는 이산화탄소의 해리를 촉진시키는 반면, 보어 효과와 카르바미노 효과 둘 다는 산소와 헤모글로빈의 결합을 촉진시킨다. 이 작용은 **그림 17.13**에 요약되어 있다.

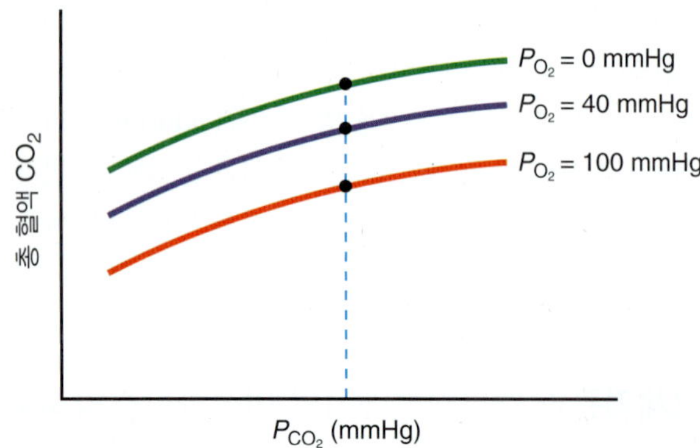

그림 17.12 이산화탄소의 운반에 대한 P_{O_2}의 효과. 혈액 속에 증가된 P_{O_2}는 이산화탄소에 대한 헤모글로빈의 친화도를 감소시켜서 혈액의 이산화탄소의 수송 능력을 떨어뜨린다. 그러므로 이 그림에서의 P_{CO_2}(수직 점선) 값에서는 P_{O_2} = 40 mmHg에서보다 P_{O_2} = 0 mmHg에서 더 많은 양의 이산화탄소가 이동하며 이는 P_{O_2} = 100 mmHg에서보다 더 많은 양이다.

퀵 테스트 17.3

1. 산소에 대한 헤모글로빈의 친화도에 영향을 미치는 세 가지 요인의 이름을 써라.
2. 이산화탄소가 혈액으로 이동하는 세 가지 형태는 무엇인가? 이산화탄소 대부분은 어떻게 이동하는가?
3. 탄산 탈수효소에 의해 촉매되는 화학반응을 적어라.

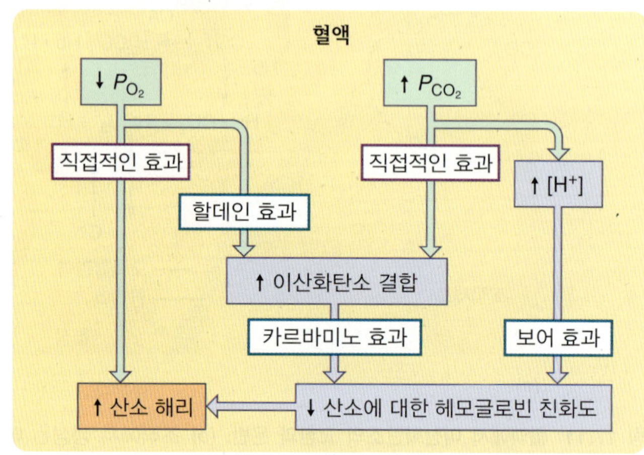

(a) 이산화탄소 결합과 호흡조직에서 헤모글로빈의 산소 해리

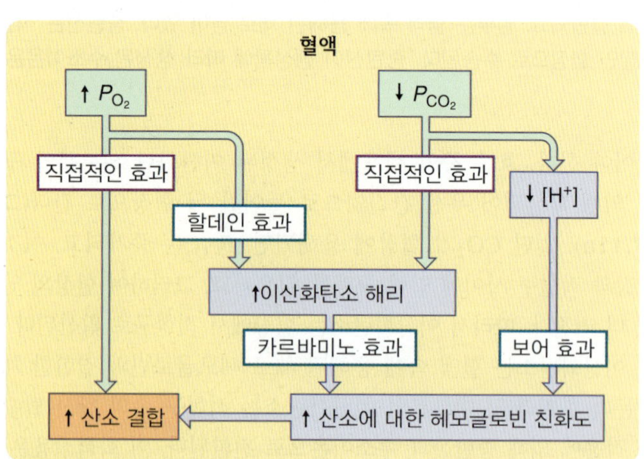

(b) 이산화탄소 해리와 폐에서 헤모글로빈의 산소 결합

초기 자극
생리반응
결과

그림 17.13 산소와 이산화탄소의 결합과 해리에 대한 P_{O_2}와 P_{CO_2}의 효과. **(a)** 체조직에서, P_{O_2}가 감소하고 P_{CO_2}가 증가함에 따라 이산화탄소의 결합과 산소의 해리가 일어난다. **(b)** 허파에서는 P_{O_2}가 증가하고 P_{CO_2}가 감소함에 따라 이산화탄소의 해리와 산소의 결합이 일어난다.

17.5 환기의 중추조절

간단한 개념으로, 호흡계의 일은 대사의 유지를 위해 요구되는 양을 일정 속도로 세포에게 산소를 공급하고 세포로부터 이산화탄소를 제거하는 것이다. 호흡계가 이러한 일을 적절히 하고 있는지 나타내는 신호는 체동맥 혈액의 산소와 이산화탄소의 분압이다. 호흡계가 체동맥 혈액에 대한 정상 수준이나 이에 가까운 수준(각각 100 mmHg와 40 mmHg)을 유지할 수 있다면, 이는 산소의 배달과 이산화탄소의 제거가 적절한 속도라는 것이다.

동맥 분압을 정상으로 유지하기 위하여 우리 몸은 허파꽈리 환기(분당 허파꽈리에 도달하는 공기 부피)가 너무 많거나 적지 않도록 반드시 조절해야 한다. 허파꽈리 환기는 호흡의 빈도와 부피에 달려 있다는 것을 기억하시오(16장). 이 절에서 우리는 호흡리듬이 어떻게 발생하며, 이것이 어떻게 조절되어 신체의 대사 요구량을 충족하는지 알아본다.

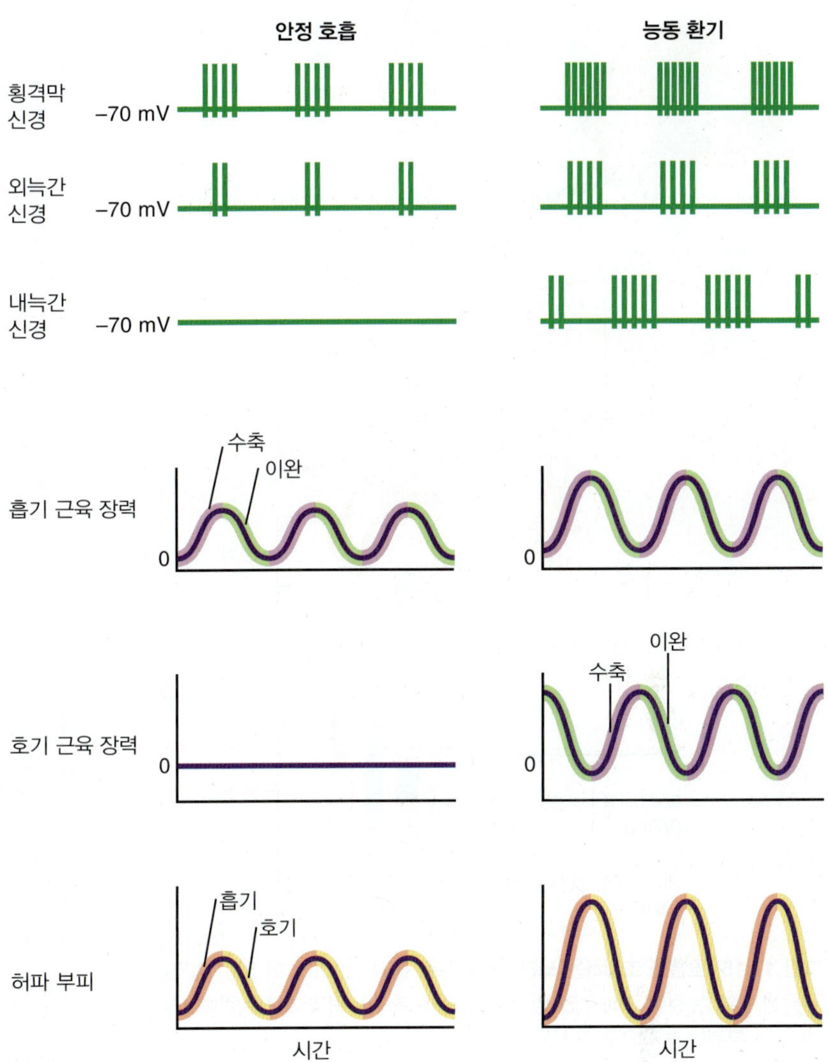

그림 17.14 안정 호흡과 능동 환기의 비교. 환기는 허파 부피의 주기적 변화를 일으키는 호흡 근육의 신경자극의 주기적 변화를 포함하고 있다. 신경 추적은 시간에 따른 활동전위의 발생을 나타낸다.

운동신경에 의한 호흡의 신경조절

호흡은 호기가 따라오는 흡기의 주기이다. 우리가 앞서 본 것처럼(16장), 흡기는 횡격막과 외늑간근을 포함하는 호흡 근육의 수축을 필요로 하는 능동적인 과정이다. 역으로, 안정 호흡 동안에, 호기는 근육 수축을 필요로 하지 않는 수동적인 과정이다. 그러므로 안정 호흡 상태에서, 호흡주기는 흡기 동안의 호기 근육의 수축과 이어지는 호기 동안에 같은 근육의 이완으로 구성되어 있다. 그러나 좀 더 능동적인 호흡 동안에는, 호기가 능동적으로 되고 호기 근육의 수축이 필요하게 된다. 따라서 능동적인 호흡 동안에, 호흡주기는 흡기 동안에 흡기 근육의 수축과 호기 근육의 이완과 이어지는 호기 동안에 호기 근육의 이완과 호기 근육 수축으로 구성되어 있다.

호흡 근육은 골격근이므로 체성 운동신경으로부터의 신경자극에 의해 수축한다. **횡격막신경(phrenic nerve)**이 횡격막에 분포하고 있는 반면, 내외 **늑간신경(intercostal nerve)**은 늑간근에 분포한다. **그림 17.14**는 안정 호흡과 능동 호흡 동안에 말초에서 일어나는 사건을 비교한 것이다. 안정 호흡 동안에 근수축을 격발하는 흡기운동신경에서 활동전위 분출이 일어난다. 능동 호흡 동안에 흡기운동신경에서 일어난 활동전위 분출은 호기운동신경에서 일어난 활동전위 분출과 비동시적으로 일어난다. 호흡 근육의 주기적인 수축을 조절하는 신경신호는 뇌간에 위치한 호흡조절 영역에서 생성된다.

뇌간에서 호흡리듬의 발생

호흡은 수의적 조절과 불수의적 조절 둘 다의 지배하에 있다. 말하고, 노래하고, 숨을 멈추고, 낙담하거나 격분하여 한숨을 내 쉴 때 우리는 호흡리듬을 수의적으로 변화시킨다. 그러나 대부분의 시간에, 우리의 호흡은 자동적이며 의식적인 노력이 필요하지 않다.

호흡의 조절 중추는 아직 완전히 밝혀지지 않았지만, 연구는 호흡조절 영역이 뇌간의 연수와 뇌교에 위치하고 있다는 것을 밝혔다(**그림 17.15**). 이 영역에서 발견되는 신경은 일반적으로 **흡기뉴런(inspiratory neuron)**과 **호기뉴런(expiratory neuron)** 두 종류가 있고, 흡기와 호기 때에 각각 활동전위를 생성시킨다. 이 두 가지는 활성도와 기능이 약간 다른 뉴런으로 세분화된다.

연수의 호흡조절 중심

연수의 양측에는 두 개의 호흡조절 중심이 위치한다: (1) 복측(배쪽) 연수에 있는 의문핵(*nucleus ambiguus*)과 주위의 구조물을 포괄하는 영역인 **복측(배쪽) 호흡군(ventral respiratory group, VRG)**, (2) 배측(등쪽) 연수에 있는 고립로핵(*nucleus tractus solitarius*)을 갖고 있는 영역인 **복측(등쪽) 호흡군(dorsal respiratory group, DRG)**.

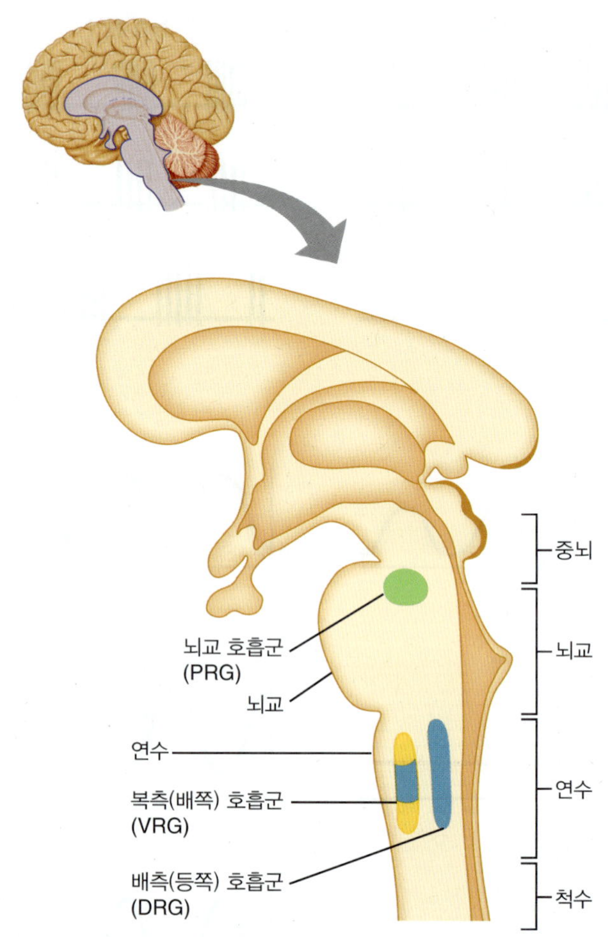

그림 17.15 호흡을 조절하는 뇌간 중추. 주로 흡기뉴런이 들어 있는 영역은 푸른색, 호기뉴런이 지배적인 영역은 노란색, 흡기뉴런과 호기뉴런이 산재해 있는 부위는 녹색으로 표시되어 있다.

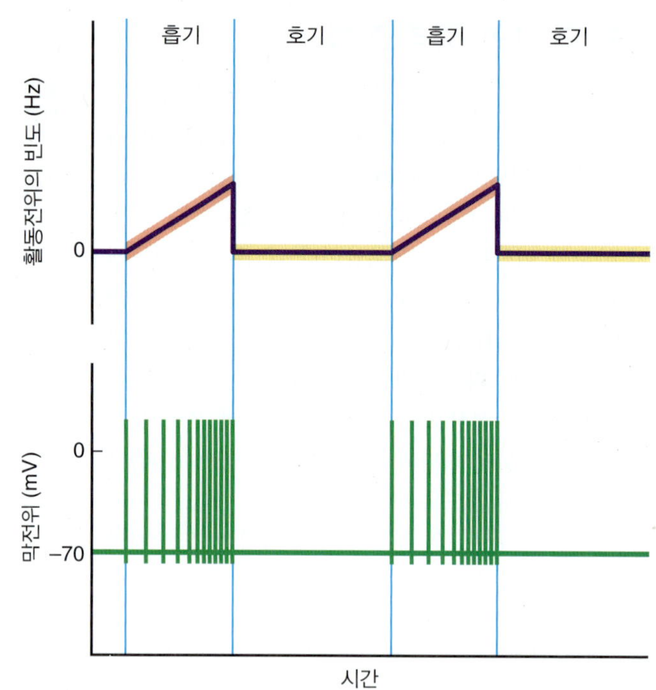

그림 17.16 흡기뉴런의 활성도. 흡기뉴런은 흡기 동안에 활동전위 빈도의 급진적 증가를 보여주며, 이어서 흡기의 끝에서 모든 활성도의 급작스런 종결과 호기의 시작을 보여준다.

VRG는 1차 호기뉴런의 두 부위와 1차 흡기뉴런의 한 부위를 함유하고 있다(그림 17.15). 흡기뉴런은 흡기 동안에 활성도가 급진적으로 증가한다: 활동전위 빈도는 흡기가 시작할 때는 낮지만, 흡기가 정점에서 최대치에 도달할 때까지 계속해서 증가하다가, 갑자기 끝나면서 호기가 시작된다(**그림 17.16**). DRG는 기본적으로 흡기 뉴런을 갖고 있다 할지라도, 역시 일부 호기 뉴런이 존재한다(그림 17.15). DRG의 흡기뉴런은 VRG의 흡기뉴런보다 더 복잡한 활성도 양상을 갖고 있고, VRG의 흡기뉴런의 흥분 양상은 허파의 신장도에 의존적이다.

최근 이론은 VRG와 DRG에 있는 흡기뉴런은 호기 근육을 조절하는 경추의 척수에 있는 운동뉴런을 조절한다는 것을 제안한다. 다르게 표현하면, VRG와 DRG의 흡기뉴런은 횡격막과 외늑간 신경의 운동뉴런을 자극하고, 이들 뉴런이 호기 근육의 수축을 유발한다. VRG의 일부 흡기뉴런은 보조 호흡 근육에 신호를 보낸다. 보조 호흡 근육은 흡기와 호기에 직접적으로 참여하지는 않지만 흡기 중에 후두를 열어 확장시키는 등과 같은 보조적인 운동을 제공한다. VRG의 일부 호기뉴런은 능동 호기 동안에 호기 근육에 퍼져 있는 운동뉴런을 자극한다. 다른 호기뉴런의 역할은 잘 알려져 있지 않지만, 그 기능 중의 하나는 호기 중에 흡기뉴런의 활성을 억제하는 것일 수도 있다.

뇌교의 호흡조절 중심

뇌교 호흡군[pontine respiratory group, PRG; 이전에는 **호흡조절중추**(*pneumotaxic center*)이라고 호칭]이라고 불리는 뇌교의 호흡 중추는 흡기와 호기뉴런 둘 다와 또한 흡기와 호기 둘 다에 연관된 활성도를 갖고 있는 **혼합 뉴런**(*mixed neuron*)을 갖고 있다(그림 17.15). PRG는 흡기와 호기 사이의 전환을 촉진할 수도 있다.

중추 패턴 생성기

우리는 연수의 흡기뉴런은 호기 근육의 운동뉴런을 조절하여 흡기 중에 활동전위를 발생하지만 호기 중에는 활동전위가 발생되지 않는 것을 보아왔다. 이 활동주기의 근원을 중추 양상 생성기라 한다.

중추패턴생성기(central pattern generator, CPG)는 호흡리듬으로 불리는 규칙적이고 반복적인 신경 활성을 생성시키는 뉴런의 네트워크다. CPG의 활동 메커니즘은 모른다 할지라도, 이것은 복측 연수에 있는 전-보칭거 복합체(pre-Botzinger complex)에 위치하는 것으로 생각된다. CPG가 어떻게 기능하는지를 설명하기 위하여, 두 가지 기본적인 가설이 제안되었다. 첫 번째 가설은 CPG에 있는 어떤 뉴런이 박동원 활성을 갖고 있다는 것을 제안한다; 즉, 그들은 심장의 박동원 세포와 비슷하게 자발적으로 주기적으로 탈분극하고 활동전위를 생성한다. 그러나 아직까지 어떤 연구도 뇌간의 호흡 중추에서 어떤 뉴런이 박동원 활성을 갖는지 동정하지 못하였다. 두 번째 가설은 뉴런의 네트워크 사이에 복합적인 상호작용이 호흡 리듬의 생성을 책임진다는 것을 제안한다.

안정 호흡 동안의 호흡조절 모델

그림 17.17은 안정 호흡 동안에 호흡리듬이 연수의 CPG에 의해 생성되는 단순화된 모델을 보여준다. 이 리듬은 DRG와 VRG의 흡기 뉴런과 정보교환을 하고, 이것은 횡격막과 늑간근 신경의 운동신경과 정보 교환을 하는 세포에서 활동전위 빈도의 급격한 증가를 일으킨다. 흡기의 초기—활동전위의 빈도가 흡기 뉴런에서 비교적 낮을 때—는 단지 소수의 운동뉴런들이 점증되고, 흡기 근육의 수축은 약하다. 흡기가 지속됨에 따라 흡기뉴런에서 활동전위의 빈도가 커질수록 더 많은 운동뉴런이 점증되고, 이것은 흡기 근섬유의 추가적 검증과 보다 강한 수축을 이끌고, 차례로 허파 부피의 증가를 유발한다. 몇 초 후에 흡기뉴런의 활성은 갑자기 종결돼, 이것은 비슷하게 운동뉴런 활성의 갑작스런 종결을 이끈다. 결과적으로, 호기 근육은 수축을 중지하며, 흡기가 중지되고 호기가 시작된다. 이어지는 침묵의 짧은 시기 후에, 다른 활동전위의 분출이 시작되고, 이것은 다음 흡기의 시작을 표시한다.

이 모델에서, 연수의 호흡조절 영역은 기본적으로 호흡조절을 책임지지만, 호흡은 또한 뇌교, 대뇌피질, 소뇌, 변연계, 시상하부 및 연수의 심혈관 조절부위의 활동에 의해서도 영향을 받는다. 예를 들면, 이를 관계의 웹(거미줄)이 분노와 공포의 감정을 경험할 때 호흡 패턴이 왜 변하는지를 설명한다.

말초신경의 호흡중추로의 입력

몇 가지 종류의 감각 입력이 호흡을 중추 패턴 생성기와 간접적인 소통을 통하여 변화시킬 수 있다(그림 17.17). 이런 관점에서 특히 중요한 것은 뇌와 대동맥에 위치한 중추와 말초 **화학수용기(chemoreceptor**; 화학적으로 민감한 수용기 세포)로부터의 신호이다. 이들 화학수용기는 뇌척수액과 동맥혈의 화학적 상태를 점검하며, 휴식상태 하에서(다음 절에서 토론될) 환기조절을 기본적으로 책임진다.

호흡에 영향을 주는 추가적인 감각 입력은 호흡계 및 그 외 다른 곳에 위치한 여러 종류의 수용기로부터 온다. 이들 정보의 원천은 허파 기도의 평활근에 있는 허파 신장수용기, 호흡관의 안쪽 면에 있는 자극수용기, 근육과 관절의 고유 감각수용기(몸에 이동을 감지하는것), 동맥의 압력수용기(혈압의 변화를 감지하는 것) 및 몸 전체에 분포한 통각수용기와 온도수용기를 포함한다.

허파 신장수용기(*pulmonary strech receptor*)는 허파의 팽창에 의해 흥분되며, 사람의 호흡을 조절하는 데는 중요한 역할을 하지 않는 것으로 보인다. 하지만 일부 동물 종에서는 이 수용기의 활성이 흡기를 억제하여 허파가 과잉 팽창에 대하여 허파를 보호하는 활동을 할 수도 있다. **자극수용기**(*irritant receptor*)는 연기나 먼지처럼 흡입된 입자들이나 이산화황과 같은 화학물질에 의해서 자극을 받는다. 이 수용기의 자극은 기관지 수축, 과호흡 및 기침과 재채기를 격발하고, 이것들은 특정 환경 하에서 허파로부터 이들 물질을 청소하는 데에 도움을 준다. 기침은 기도에 있는 자극수용기에서 시작하는 반면, 재채기는 코와 인두의 자극수용기에 의해 격발된다. 근육과 관절의 고유수용기로부터 호흡중추로 들어오는 신호는 운동 동안에 증가된 환기를 자극하는 역할을 한다(**Understanding Exercise: 감각수용기의 역할**을 보시오).

퀵 테스트 17.4

1. 흡기뉴런은 어디에 위치하는가? 호기뉴런은 어디에 위치하는가?
2. 호흡에 필요한 중추 패턴 생성기의 기능은 무엇인가?
3. 자극수용기의 기능은 무엇인가?

17.6 화학수용기에 의한 환기조절

폐렴, 천식 또는 이와 비슷한 호흡곤란 증세를 겪어본 사람이면 누구나 이른바 **산소 부족**(*air hunger*)이라는, 산소가 부족한 느낌처럼

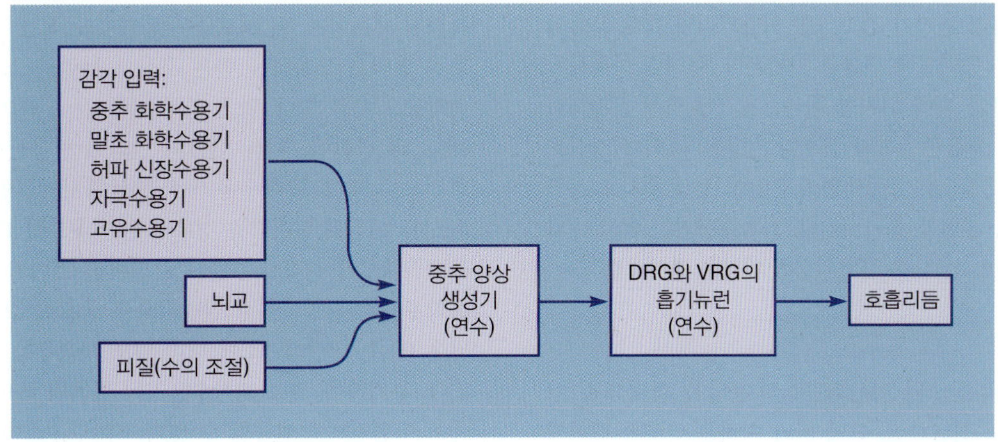

그림 17.17 안정 호흡 동안에 호흡조절 모델.

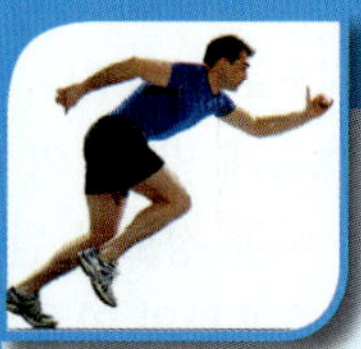

UNDERSTANDING EXERCISE

감각수용기의 역할 (Role of Sensory Receptors)

운동이 시작됨에 따라, 활동적인 골격근은 많은 양의 산소를 소모하고 많은 양의 이산화탄소를 생성하지만, 이 기체들의 동맥혈 농도는 거의 변화가 없다(적어도 가벼운 운동에서 온화한 운동까지). 그 이유는 동맥혈의 기체 농도가 변하기 전에 **선제적 조절**(*feedforward control*) 회로가 환기를 증가시키기 때문이다. 선제적 조절 회로 중 하나는 운동을 수행하려는 의도와 연관된 중추의 명령이고, 또 다른 선제적 신호는 운동하는 골격근의 기계수용기와 화학수용기에서 기원한다. 두 신호 모두 환기를 자극한다.

휴식상태에서 동맥혈의 산소와 이산화탄소 농도의 변화는 음성 **되먹임조절**(*feedback control*)을 통해 환기를 조절한다. 그러나 운동 동안에는 이 되먹임 메커니즘은 운동 동안에 환기를 증가시키는 선제적 신호에 의해 일어날 수 있는 과환기를 방지하는 기능을 기본적으로 한다. 억제시켜 과환기를 막는 것으로 보인다.

운동 중 환기 증가로 나타나는 운동 과호흡(exercise hyperpnea)으로 불리는 운동 동안의 환기의 증가는 그래프에 표시되어 있다. 한 세트의 운동에서, 분당 환기는 중추 명령으로부터 오는 신경 신호와 근육의 기계수용기와 화학수용기로부터의 되먹임에 기인하여 급격히 증가하고, 이런 현상은 **신경원 반응**(*neurogenic response*)으로 정의된다. 운동이 진행됨에 따라, 분당 환기는 매우 느린 속도라 해도 계속해서 증가하는 경향을 보인다. 혈액-기원 신호가 이런 더 점진적인 증가를 격발하며, 이는 **체액 반응**(*humoral response*)으로 정의된다. 운동이 종결되었을 때, 역이 일어난다: 환기는 중추 명령으로부터의 신경 신호와 기계수용기와 화학수용기로부터의 되먹임의 감소에 기인하여 시초에 급격히 감소하나, 그 후 휴식 수준으로 돌아갈 때까지 더욱 천천히 감소를 지속한다.

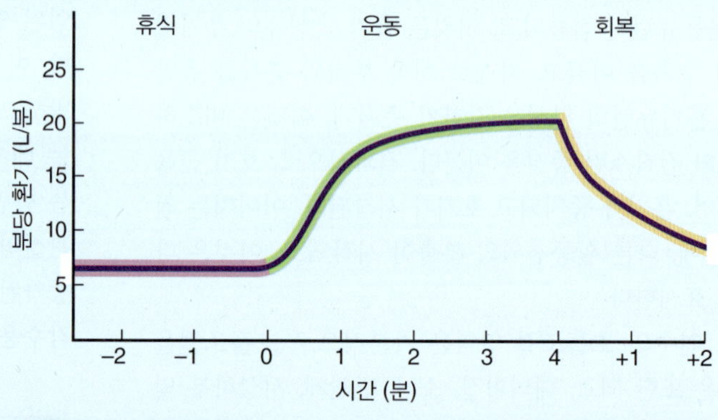

약간의 어지러움을 증언할 수 있다. 여러분도 각 호흡의 크기는 일정하게 유지하면서 자발적으로 숨을 느리게 쉬어보면 이를 스스로 확인할 수 있다. 이를 시도해 보면, 아마도 몇 초 내에 불편함을 느끼기 시작할 것이다. 곧 호흡 리듬을 완벽하게 유지할 수 없으며, 호흡은 가빠지고 깊어질 것이다.

이러한 시도는 결국 실패할 수밖에 없는데, 그 이유는 바뀐 호흡 양상이 체동맥 혈액의 화학 성분을 바꾸기 때문이다. 일회호흡부피를 일정하게 하면서 호흡 빈도를 감소시키면 허파꽈리 환기의 감소가 유발된다. 허파꽈리 환기가 감소하면 허파꽈리내 기체 분압의 변화가 생기고, 이것은 동맥혈에 변화를 가져온다. 혈액내 화학물질의 농도 변화는 대동맥과 뇌에 위치한 화학수용기에 의해 감지되어 구심성 뉴런을 통하여 호흡중추까지 신호가 전달된다. 이 신경신호의 결과에 따라, 호흡조절중추가 동맥혈의 분압이 정상 수치로 복구되도록, 호흡의 속도와 깊이를 증가시킨다. 화학수용기는 역시 대뇌피질에 정보를 전달하여, 산소 부족의 의식적 인식을 증가시킨다.

화학수용기

화학수용기가 동맥혈의 산소와 이산화탄소의 분압을 검색하고, 이 정보를 호흡조절중추로 전달하면, 그에 따라 이것은 다양한 변화에 반응하여 환기를 적절히 조절할 수 있다. 호흡조절에 관여하는 화학수용기는 위치에 따라 말초 또는 중추로 분류한다. **말초 화학수용기(pheripheral chemoreceptor)**는 경동맥동 주변에 있는 경동맥 소체(*carotid body*)에 위치한다(**그림 17.18**). [대동맥 소체(*aortic body*)라고 하는 다른 말초 화학수용기는 대동맥궁에 위치하며 사람을 제외한 여러 종류의 동물에서 호흡을 조절한다.] **중추 화학수용기(central chemoreceptor)**는 연수에 위치한다.

말초 화학수용기와 중추 화학수용기는 위치뿐만 아니라 구조나 화학적 민감도도 다르다. 말초 화학수용기는 화학적으로 민감하게 특화된 세포이며, 이 세포들은 동맥혈과 직접 접촉하고 연수의 호흡조절 영역으로 축삭을 뻗은 구심성 뉴런과 소통(화학 전달자의 분비작용으로)을 한다. 말초 화학수용기는 동맥의 P_{O_2}, P_{CO_2} 또는 pH(P_{CO_2}의 변화에 따라 변함)의 변화에 반응한다. P_{O_2}의 감소가 직접적으로 말초 화학수용기를 활성화시키지만, 동맥의 P_{O_2}가 60 mmHg 이하로 떨어졌을 경우에 한한다(**그림 17.19a**). 60 mmHg는 동맥의 P_{O_2}가 심각한 수준으로 떨어진 것이기 때문에, 산소는 말초 화학수용기 활성화에서 일반적으로 중요한 요인이 아니다. 그러나 낮은 P_{O_2}는 이산화탄소에 대한 말초 화학수용기의 민감성을 증가시킨다. 추가하여, 말초 화학수용기는 혈액의 pH(수소이온 농도) 변화에도 직접적으로 반응할 수 있다. 사실, 수소이온 농도 변화가 말초 화학수용기에 대한 기본적인 자극이다. 수소이온은 여러 가지 원천

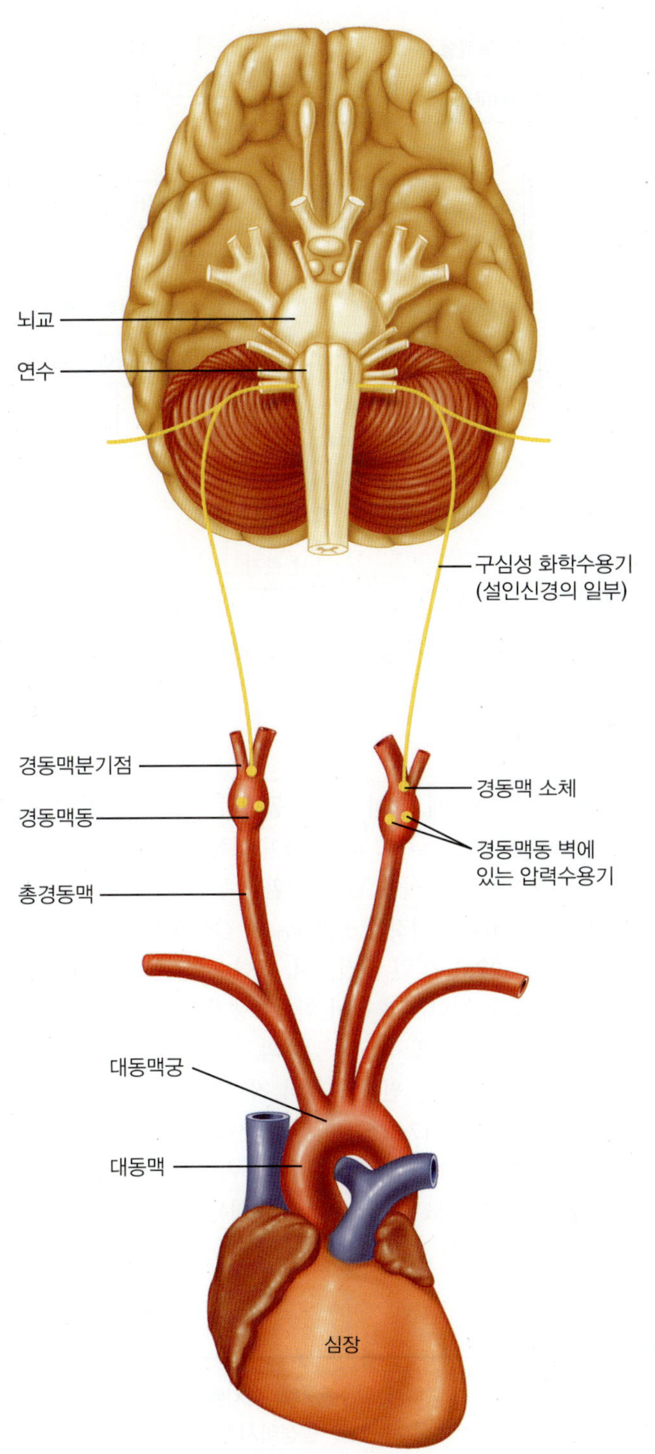

그림 17.18 경동맥 소체에 있는 말초 화학수용기의 위치.

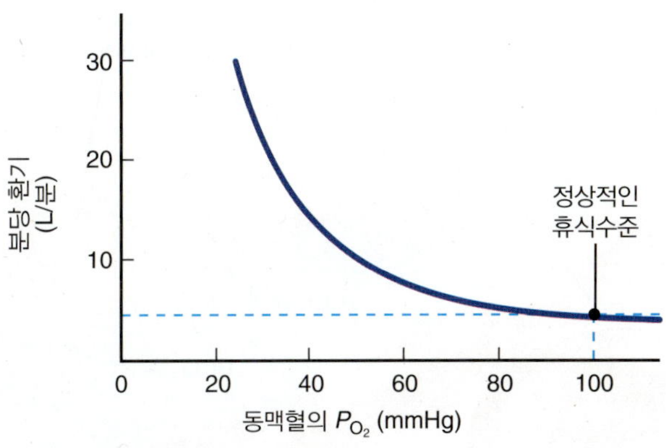

(a) 환기에 대한 동맥혈의 P_{O_2} 효과

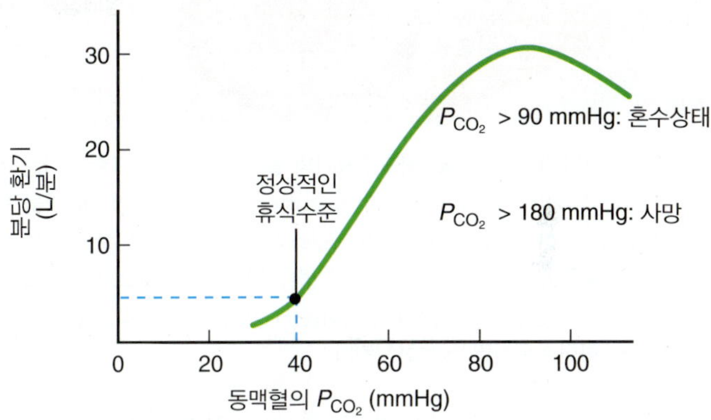

(b) 환기에 대한 동맥혈의 P_{CO_2} 효과

그림 17.19 화학수용기에 의한 호흡조절. (a) P_{O_2}가 60 mmHg 이하로 더 떨어지기 전까지는, 동맥의 P_{O_2}의 감소가 분당 환기에 대해서 작은 영향을 갖는다. **(b)** 정상보다 P_{CO_2}가 증가하거나 감소함에 따라 동맥의 P_{CO_2}의 증가는 큰 효과를 갖는다. P_{CO_2}가 90 mmHg보다 크면, 혼수상태가 되어 사망할 수도 있다.

Q 어떤 종류의 화학수용기가 P_{O_2}가 60 mmHg 이하로 떨어졌을 때 일어나는 증가된 환기를 책임지는가?

으로 올 수 있으나, 주된 원천은 이산화탄소와 물과의 반응이다. 동맥의 P_{CO_2}의 증가는 또한 말초 화학수용기도 활성화시킬 수 있지만 (그림 17.9b), 그러나 대부분 간접적이다; 우선 이산화탄소가 수소이온과 중탄산으로 전환되어야 한다.

중추 화학수용기는 연수에 있는 뉴런이며, 주변을 싸고 있는 뇌척수액의 수소이온 농도 변화에 직접 반응한다. 이 화학수용기는 뇌에 위치하고 있기 때문에, 혈액과 뇌척수액을 분리하는 혈뇌장벽의 보호를 받고 있다. 수소이온은 장벽을 통과할 수 없지만 이산화탄소는 통과할 수 있다. 뇌로 들어간 이산화탄소는 중추 화학수용기에 직접적으로 영향을 미치지 않지만, 그 대신 뇌척수액에 있는 탄산 탈수효소에 의해 수소이온과 중탄산으로 전환된다; 화학수용기는 결과에 따라 생성된 수소이온에 의해 활성화된다(**그림 17.20**). 중추 화학수용기는 또한 증가된 뇌 활성과 뇌의 감소된 혈류 의해 생성된 수소이온에 의해 활성화될 수 있다. 동맥혈의 화학수용기와는 달리 이 화학수용기는 P_{O_2} 변화에 민감하지 않다.

말초 화학수용기와 중추 화학수용기 둘 다는 동맥의 이산화탄소 수준의 증가에 기본적으로 반응하지만, 그들은 여분의 체계가 아니다. 말초 화학수용기는 보다 빠르게 반응하고 정상적인 동맥 CO_2을 유지하기 위한 환기에서 순간-순간 변화에 대하여 중요한 것으로

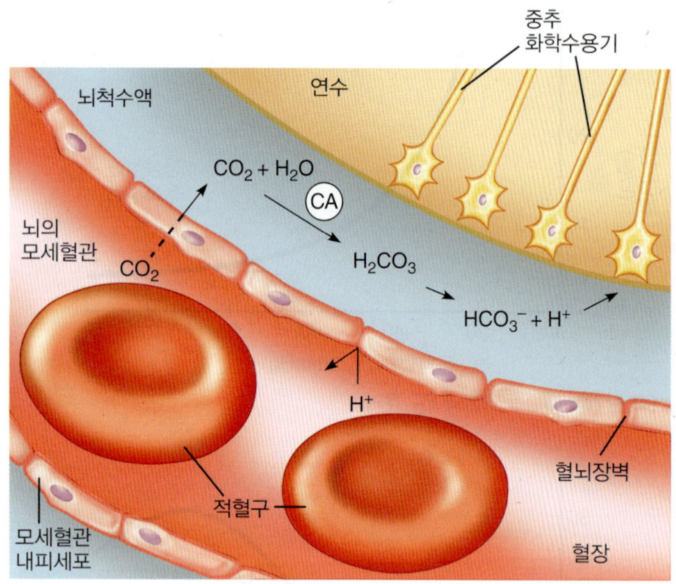

그림 17.20 연수에 있는 중추 화학수용기의 활성화. 중추 화학수용기는 뇌척수액의 pH 변화에 가장 잘 반응한다. 그러나 수소이온은 혈뇌장벽을 통과할 수 없다. 대신에 혈액 속의 이산화탄소가 뇌척수액으로 확산되면, 여기서 탄산 탈수효소(CA)가 이산화탄소와 물을 탄산(H_2CO_3)으로 전환을 촉매하고, 탄산은 중탄산(HCO_3^-)과 수소이온(H^+)으로 해리한다. 그 후 수소이온은 중추 화학수용기를 활성화시킨다.

Q 모세혈관벽 내피세포의 어떤 형태의 연접이 혈장과 뇌척수액 사이에서 수소이온의 통과를 방지하는가?

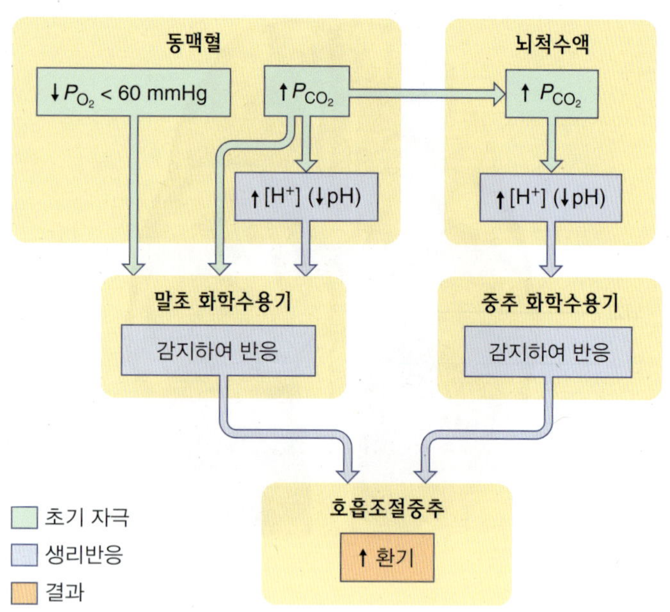

그림 17.21 화학수용기 반사: 환기에 대한 동맥혈의 P_{O_2}, P_{CO_2}, pH 변화의 효과.

믿어진다. 중추 화학수용기는 CO_2의 일정상태 유지에 대하여 보다 더 중요한 것으로 나타난다.

화학수용기 반사

그림 17.21은 동맥혈의 P_{O_2}와 P_{CO_2}를 정상으로 유지하는 데 있어 화학수용기 반사활동의 역할을 요약한 것이다. 말초 화학수용기는 동맥의 P_{CO_2}변화에 직접 또는 간접으로 반응하며, 반면에 중추 화학수용기는 동맥의 P_{CO_2} 변화에 간접적으로 반응한다. 사실, P_{CO_2}의 변화는 정상 상태 하에서 환기의 변화를 위한 기본적인 자극이다. 말초 화학수용기는 이산화탄소 및 기타 요인(세포대사에 의하여 생성된 젖산과 같은)으로부터 오는 동맥혈의 pH 변화에 반응한다. 중추 화학수용기는 뇌척수액의 수소이온 농도 변화에는 반응하지만, 수소이온이 혈뇌장벽을 통과할 수 없기 때문에 혈액의 수소이온 농도 변화에는 반응하지 않는다. 이러한 이유로 혈액 속의 젖산이나 다른 산으로 인해 생성된 수소이온은 중추 화학수용기의 활동에 영향을 미치지 않는다. 말초 화학수용기는 동맥의 P_{O_2}가 매우 낮은 수준으로 떨어졌을 때(60 mmHg 이하로)에만 민감하다. 모든 경우에 있어서 화학수용기가 활성화되면 환기는 증가하고, 활성이 감소하면 환기도 감소한다.

사람이 해수면에서 정상 분압(P_{O_2} = 160 mmHg와 P_{CO_2} = 0.2 mmHg)에서 호흡할 때, 허파꽈리와 동맥의 분압은 거의 정상(P_{O_2} = 100 mmHg와 P_{CO_2} = 40 mmHg)이므로, 허파꽈리 환기는 몸의 대사요구량과 거의 일치하게 된다. 저환기 동안에는, 허파꽈리 환기가 원래보다 줄어들고, 이것은 동맥 P_{O_2}의 감소와 P_{CO_2}의 증가를 유발한다(**그림 17.22a**). 이런 조건에서, 화학수용기는 증가된 P_{CO_2}에 의해 자극되고(단, 심한 과호흡이 화학수용기를 자극하는 수준까지 P_{O_2}를 감소시킬 때), 호흡 속도와 깊이의 증가를 유발시킨다. 과호흡 동안에, 허파꽈리 환기는 원래보다 더 커지고, 이것은 동맥 P_{CO_2}의 감소를 유발한다(그림 17.22b). 이런 조건에서는, 화학수용기의 자극은 감소된 P_{CO_2}로 인해 감소하고 호흡 속도와 깊이의 감소를 유발한다. 두 가지 상태 모두에서 환기의 변화는 동맥의 P_{O_2}와 P_{CO_2}를 정상 수치로 되돌린다.

퀵 테스트 17.5

1. 말초 화학수용기와 중추 화학수용기의 위치를 기술하라.
2. 어떤 자극이 말초 화학수용기를 활성화시키는가? 중추 화학수용기의 경우는 어떠한가?
3. 이산화탄소는 말초 화학수용기와 중추 화학수용기를 어떻게 활성화시키는가?

17.7 환기와 관류의 국소조절

폐기종이나 기관지염과 같은 폐쇄성 허파질환의 경우, 허파의 일부 부위에 있는 기도가 허파꽈리로 공기를 들어오지 못하게 하는 점액이나 기타 물질에 의해 완전히 폐쇄되는 것은 드문 일이 아니다(16장). 이와 같은 봉쇄가 일어났을 때, 이들 허파꽈리로 흐르는 혈류는

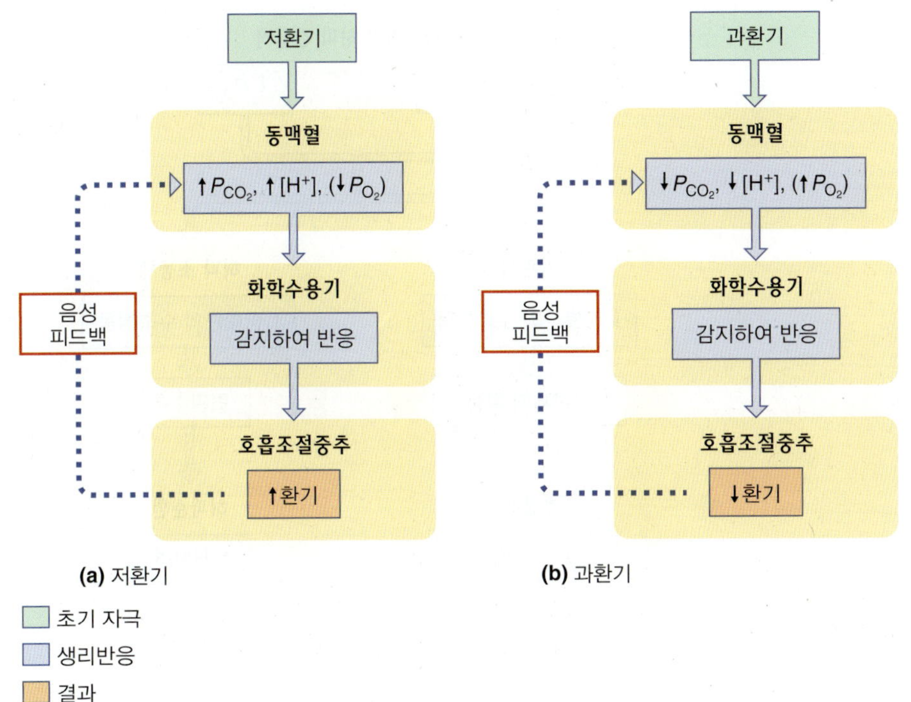

그림 17.22 분당 환기에 대한 저환기와 과환기의 효과.

기체교환을 할 수 없다는 의미에서 "낭비(*wasted*)"다. 다른 형태의 허파질환에서는, 허파모세혈관이 손상을 입어, 정반대 현상이 유도된다: 일부 허파꽈리에 공기는 들어와도 혈액은 들어오지 못한다. 이 경우에는, 이들 허파꽈리로 흐르는 공기는 기체교환에 참여하지 못하는 의미에서 "낭비"다.

환기-관류 비

정상 허파에서, 허파꽈리까지 공기 흐름의 속도(환기, $\dot{V}_A$)는 혈류의 속도(관류, $\dot{Q}$)와 일치한다; 약자 위에 찍힌 점은 속도를 나타낸다. 관류에 대한 환기의 비율을 **환기-관류 비(ventilation-perfusion ratio)**라고 하며 약자로는 $\dot{V}_A/\dot{Q}$로 표시한다. 정상인 허파에서 $\dot{V}_A/\dot{Q}$는 약 1이다(**그림 17.23a**). 이런 상태에서, 허파꽈리의 P_{O_2}와 P_{CO_2}는 각각 정상 수치인 100 mmHg와 40 mmHg이다. 모세혈관 혈액의 분압이 허파꽈리 공기의 분압과 같기 때문에, 허파꽈리에서 나타나는 혈액 속의 P_{O_2}와 P_{CO_2}도 각각 100 mmHg와 40 mmHg이다.

이 절의 서론에서 언급한 여러 조건들은 환기-관류의 심한 불균형 사례를 보여준다. 예를 들어, 기도가 폐쇄되면, 특정 허파꽈리로의 $\dot{V}_A$가 감소하고, 이들 허파꽈리의 모세혈관으로 여행하는 혈액은 적절한 기체교환을 수행하지 못한다(그림 17.23b). 결과적으로, 허파꽈리의 혈액과 공기의 P_{O_2} 값은 정상보다 낮아지고 P_{CO_2} 값은 정상보다 높아진다. 허파꽈리의 환기가 완전히 차단되면, 모세혈관에서 빠져나가는 혈액은 모세혈관으로 들어오는 혈액과 산소 및 이산화탄소의 분압이 같아질 것이다. 허파모세혈관이 손상되면, 관류가 폐쇄되고, 이것은 $\dot{Q}$의 감소를 유발한다(그림 17.23c). 결과적으로, 혈액과 허파꽈리 속 공기는 정상보다 P_{O_2}는 더 높아지고 P_{CO_2}는 더 낮아진다. 하지만 이 주변에는 혈액이 거의 흐르지 않는다.

환기-관류 불균형은 질병상태 이외의 다른 이유로도 나타난다. 정상 상태에서 중력은 환기-관류 비에 영향을 준다. 허파 모세혈관의 압력이 허파꽈리 속의 공기 압력보다 더 크지 않으면 혈관이 쭈그러들 수 있다. 중력은 모세혈관의 정수압을 더 크게 하므로 허파보다 아래쪽 부위에서 혈류가 더 커진다. 예를 들어, 서 있거나 앉아 있는 사람의 허파의 최상 부위에서, 모세혈관의 압력은 모세혈관의 동맥 쪽 끝에서 허파꽈리 압력보다 크고; 대조적으로, 정맥 쪽 끝에서는 허파꽈리 압력이 모세혈관압력보다 크다. 모세혈관이 번갈아 열렸다 닫혔다 하므로 혈류는 간헐적으로 된다. 허파의 하부 부위에서, 모세혈관 압력이 허파꽈리 압력보다 항상 커서 모세혈관이 항상 열려 있고 혈액은 지속적으로 흐른다. 허파꽈리와 모세혈관 사이에 기체교환의 증가가 필수적인 경우, 특히 운동 동안에는 환기-관류 비의 조화가 중요하다 (**Understang Exercise: 호흡예비용량의 동원**을 보라).

환기와 관류의 국소조절

질병이나 중력에 때문에, 허파꽈리 일부에서 환기나 관류의 차이가 나타날 수 있으므로, 국소조절 메커니즘은 효율적인 기체교환을 보장하기 위하여 환기와 관류를 조화시키도록 작동한다. 환기-관류 비가 1이 되려면, 환기가 낮은 부위는 관류가 적어야 하고, 환기가 높은 부위는 관류도 커야 한다. 허파꽈리와 허파의 간질액에서 P_{O_2}와 P_{CO_2}의 변화는 양쪽 기관세지의 평활근 수축활동에 영향을 미치며, 이것은 기관세지 직경의 변화와 이에 따른 공기 흐름의 변화를 유발하고, 소동맥에도 영향을 미치며, 이것은 소동맥의 직경의 변화와 그에 따른 관류의 변화도 유발한다(**그림 17.24**). 기관세지와 허파 소동맥 반경에 대한 산소와 이산화탄소의 분압 변화의 효과는 **표 17.4**에 요약되어 있다.

산소는 허파의 소동맥에 우선적으로 작용하며; 낮은 P_{O_2}는 혈관의 수축($\dot{Q}$의 감소)을 유발한다. 이산화탄소는 기관세지에 우선적으로 작용하며; 높은 P_{CO_2}는 기관세지의 확장($\dot{V}_A$의 증가)을 유발한다. 그러므로 허파에서 $\dot{V}_A/\dot{Q}$가 높은 부위에서는, 결과로 나타난 P_{O_2}의 증가와 P_{CO_2}의 감소는 기관세지 확장과 혈관 확장을 일으키며, 따라서 환기를 감소시키는 반면 관류를 증가시킨다. 허파에서 $\dot{V}_A/\dot{Q}$가 낮은 부위에서는, P_{CO_2}의 증가는 기관세지 확장을 유발하고, P_{O_2}의 감소는 혈관수축을 유발한다. 순 효과는 환기의 증가와 관류의 감소이다. 허파 소동맥에서 산소와 이산화탄소의 효과는 체소동맥에서의 효과와 정반대이며, 체소동맥의 경우 산소는 혈관수축을 이산화탄소

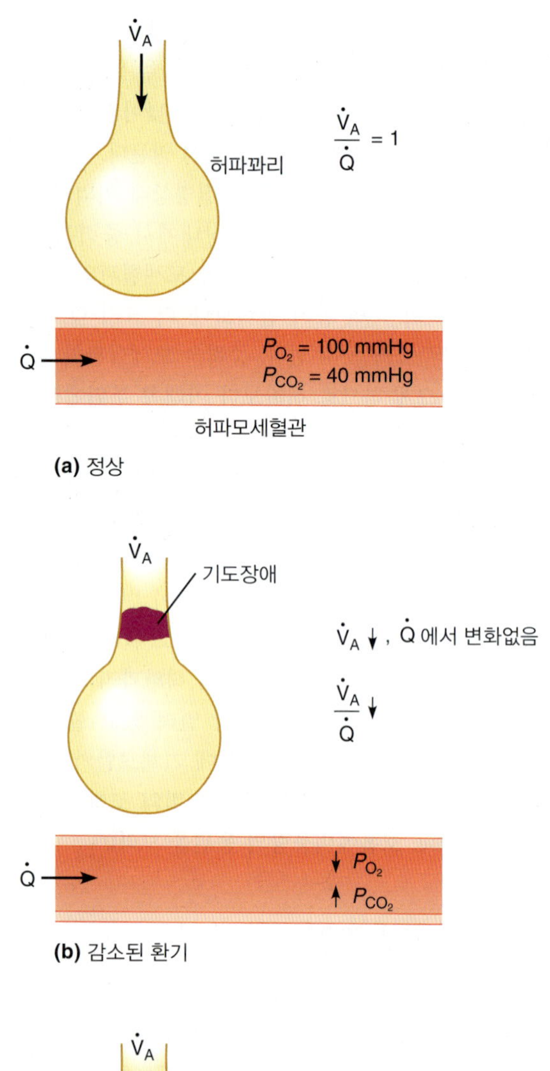

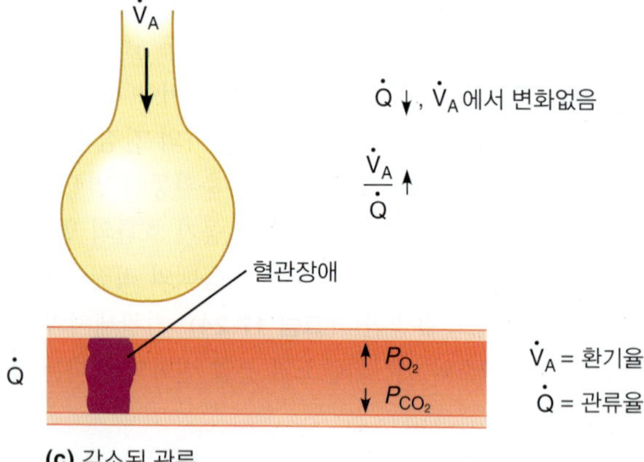

그림 17.23 환기-관류 비. $\dot{V}_A$와 $\dot{Q}$ 위에 표시한 점은 이들 값이 속도임을 의미한다. **(a)** 정상 상태에서 환기와 관류는 일치한다($\dot{V}_A/\dot{Q}$ = 1). **(b)** 환기가 감소하고 관류가 정상일 때, $\dot{V}_A/\dot{Q} < 1$; 동맥의 P_{O_2}는 감소하고 P_{CO_2}는 증가한다. **(c)** 관류가 감소하고 환기가 정상일 때 $\dot{V}_A/\dot{Q} > 1$; 동맥의 P_{O_2}는 증가하고 P_{CO_2}는 감소한다.

는 혈관이완을 일으키다는 것을 명심하시오(14장). 소동맥과 기관세지의 반경은 에피네프린과 자율신경계 등과 같은 다른 요인에 의해서도 영향받을 수 있다(14, 16장).

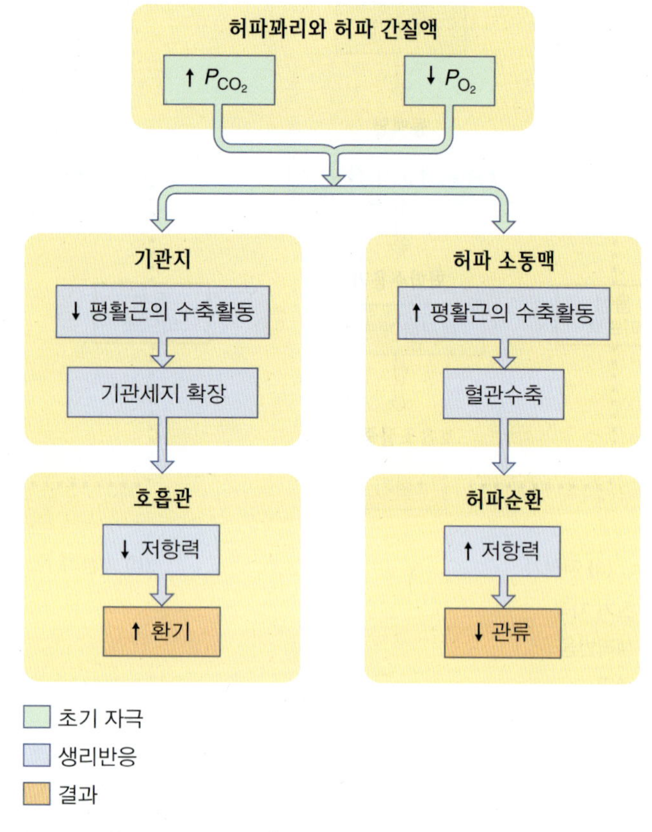

그림 17.24 환기와 관류의 국소조절.

퀵 테스트 17.6

1. 환기-관류 비가 증가할 때 허파꽈리 속 공기의 P_{O_2}는 어떤 영향을 받는가? P_{CO_2}는 어떠한가?
2. 허파꽈리 주변의 간질액에서 P_{CO_2}가 감소하면 이 부위의 소동맥과 기관세지의 반경에 어떤 효과가 발생하는가?
3. 허파꽈리로 흐르는 혈류가 감소하면, 환기-관류 비가 정상일 때, 허파꽈리로 연결된 기관세지의 반경에 어떤 일이 일어나는가?

17.8 산-염기 항상성에서의 호흡계

호흡계의 기본 기능은 동맥혈의 산소와 이산화탄소의 양을 조절하는 것일지라도, 호흡계는 또한 혈액의 수소이온 농도나 pH를 조절하는 데에도 중요한 역할을 한다. 우리는 앞 절에서 수소이온은 헤모글로빈에 의해 완충되고, 이산화탄소는 수소이온의 원천임을 보았다. 이 절에서, 우리는 헤모글로빈의 역할에 집중함과 동시에 산-염기 조절에 대한 이산화탄소의 역할, 즉 정상적인 혈액의 pH를 유지하는 데 더욱 역점을 두기로 한다.

혈액에서 산-염기 교란

동맥혈의 정상 pH는 7.4이며, 이것은 증류수(pH = 7.0)보다 약간 염기성이다. 호흡계와 신장은 pH가 양쪽으로 수백분의 1단위 이상 변하지 않을 정도로 혈액의 pH를 좁은 범위에서 조절하고(19장), 정

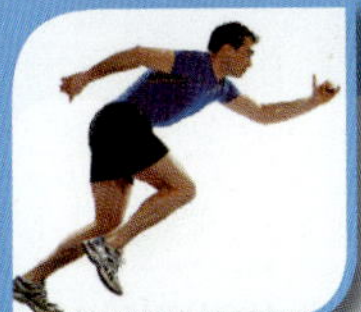

UNDERSTANDING EXERCISE

호흡예비용량의 동원 (Recruiting Respiratory Reserve Capacities)

몸이 휴식상태에 있을 때, 심장은 체순환과 허파 순환 모두에게 분당 5 L의 혈액을 펌프질하며, 심박출량이라 불린다. 5 L 양으로는 허파-모세혈관을 1/3 정도만을 채울 수 있다. 따라서 모세혈관 세 개 중 하나만 주어진 시간에 혈액을 전달하는 것이며, 허파의 기저에 있는 모세혈관들이 허파 정점보다 혈액을 더 많이 운반한다. 혈액을 전달하지 않는 모세혈관 근처의 허파꽈리는 집합적으로 **생리학적 죽은 공간**(*physiological dead space*)이로 간주되며, 그 이유는 해부학적 죽은 공간(16장에서 서술한)에서 발견되는 공기와 비슷하게, 이들 허파꽈리 있는 공기는 기체교환에 참여하지 않기 때문이다. 운동 동안에 심박출량이 증가하면, 더 많은 모세혈관이 지속적으로 혈액을 나르기 시작하며, 허파를 통한 관류가 더 일정하게 된다. 따라서 생리학적 죽은 공간은 운동 동안에 수용될 수 있는 허파 예비 용량의 한 형태를 구성한다.

심박출량이 휴식 수치의 3배를 넘으면 모든 모세혈관이 동원되며; 그 후 허파 압력은 내압이 얌전하게 올라가고, 혈류는 개별 모세혈관에서 빨라진다. 결과적으로, 개개의 적혈구가 허파꽈리와 기체를 교환하는 시간이 감소된다. 휴식에서 허파 모세혈관의 길이를 따르는 통과 시간은 약 1초 정도이지만, 적혈구는 그 시간의 1/3 이내에 산소와 이산화탄소를 완전히 교환할 수 있다. 따라서 적혈구가 허파 모세혈관을 통과하는 시간의 2/3가 허파 예비 용량의 두 번째 형태를 구성한다.

합쳐서, 이들 두 예비 메커니즘은 허파 회로가 운동 동안에 적혈구의 산화와 이산화탄소 방출의 감소 없이 심박출량의 여섯 배까지 증가에 적응할 수 있는 것을 보장한다.

상 pH 범위는 7.38~7.42이다. 사실, 혈액의 pH에 수십분의 일 정도의 변화만 생겨도 심각한 상황이 올 수 있으며, 심지어 생명의 위협을 받을 수도 있다. 단 몇 초 동안, 혈액의 pH가 8.0까지 올라가거나 6.8까지 내려가도, 결과는 사망이다!

동맥혈의 pH의 변화는 몸 전체 체액의 pH를 변화시키기 때문에, 신체 기능에 지대한 효과를 미칠 수 있다. pH의 변화는 단백질 분자의 전하의 분포를 바꾸며, 이로 인해 단백질의 형태가 바뀌고 정상적인 기능에 장애가 생긴다. 단백질은 체내에서 매우 폭넓은 다양한 기능을 수행하므로(전달자 분자를 위한 효소와 수용체처럼, 이름은 하나이나 기능은 둘), pH의 변화는 신체 기능에 여러 가지 효과를 갖고 온다.

산증(acidosis)으로 알려진 상태인 pH가 7.35나 그 이하로 떨어지면, 동맥혈은 지나치게 산성이 되었다고 간주된다. (산증은 실제로 혈액의 pH가 7.0보다 크므로 알칼리성인 상태에서 나타나는 것이다. pH에 관하여 산증이란 정상 혈액인 pH 7.4보다 더 산성을 의미하는 것임에 주의하시오.) pH가 7.45이나 그 이상은 혈액이 지나친 알칼리성이나 염기성인 것을 나타내며, **알칼리증(alkalosis)**으로 알려진 상태다. 심한 산증의 위험은 중추신경계의 활성을 억제하는 것이다. 심한 경우, CNS 활성의 억제는 혼수상태로, 최종적으로 사망 호흡실패로 진행될 수 있다. 대조적으로, 심한 알칼리증은 신경계의 흥분성을 증가시키고, 이것은 통제불능인 근육 발작이나 근육 경련을 유도할 수도 있다. 자주, 정상적인 호흡을 불가능하게 만드는 호흡계의 발작성 수축의 결과처럼, 사망이 일어난다.

산-염기 균형에서 호흡계의 역할

호흡계와 신장은 혈액의 pH 조절에 함께 일하며; 산-염기 균형에 대한 자세한 내용은 후에 제시하였다(19장). 이 절에서, 우리는 산-염기 균형과 관련된 호흡계의 관점에 집중할 것이다.

완충제로서 헤모글로빈

헤모글로빈은 수소이온과 결합하거나 수소이온을 방출할 수 있기 때문에 완충제로 간주된다. 수소이온에 대한 환원헤모글로빈의 친화력은 산화헤모글로빈의 친화력과 비교하여 매우 크고, 이것은 보어 효과의 구성요소가 된다. 조직에서, 헤모글로빈은 산소를 해리하고 수소이온과 결합한다.

$$\text{Hb} \cdot \text{O}_2 \rightarrow \text{O}_2 + \text{Hb} \qquad \text{Hb} + \text{H}^+ \rightarrow \text{HbH}$$

조직은 곧바로 중탄산과 수소이온으로 전환되는 이산화탄소를 생산

표 17.4 기관세지와 허파소동맥 반경의 국소조절

허파에서 기체조성의 변화	기관세지의 반응	허파소동맥의 반응
증가된 P_{CO_2}	확장(증가된 $\dot{V}_A$*)	약한 수축(감소된 $\dot{Q}$†)
감소된 P_{CO_2}	수축(감소된 $\dot{V}_A$)	약한 확장(증가된 $\dot{Q}$)
증가된 P_{O_2}	약한 수축(감소된 $\dot{V}_A$)	확장(증가된 $\dot{Q}$)
감소된 P_{O_2}	약한 확장(증가된 $\dot{V}_A$)	수축(감소된 $\dot{Q}$)

*$\dot{V}_A$ = 환기
†$\dot{Q}$ = 관류

TOOLBOX

핸더슨-하셀바하 식(The Henderson-Hasselbalch Equation)

이산화탄소와 산성도 사이의 관계는 핸더슨-하셀바하(Henderson-Hasselbalch) 식으로 서술될 수 있으며, 핸더슨-하셀바하 식은 산(HA)이 자유 수소이온(H^+)과 염기(A^-)로 해리될 때의 평형상태에 기초하고 있다.

$$HA \rightleftharpoons H^+ + A^-$$

이 반응에서 평형상수(K)는 다음과 같이 나타낼 수 있다.

$$K = \frac{[H^+][A^-]}{[HA]}$$

평형상태 하에서 주어진 수소이온 농도를 다음과 같이 재배열할 수 있다.

$$[H^+] = \frac{K[HA]}{[A^-]}$$

수소이온 농도를 일반적으로 pH로 나타내기 때문에, 이 방정식의 양변을 −log로 재구성하면 핸더슨-하셀바하 식이 된다.

$$pH = -\log K + \log\frac{[A^-]}{[HA]} = pK + \log\frac{[A^-]}{[HA]}$$

평형상수의 −log는 pK로 표시하며, 이는 수소이온의 −log 즉 pH와 동일한 방식이라는 것을 명심하시오.

우리는 앞에서 다룬 탄산(H_2CO_3)이 중탄산(HCO_3^-)과 수소이온으로 해리되는 식을 여기에 적용할 수 있다.

$$H_2CO_3 \rightleftharpoons HCO_3^- + H^+$$

$[A^-]$를 $[HCO_3^-]$로, $[H_2CO_3]$를 [HA]로 대체하면

$$pH = pK + \log\frac{[HCO_3^-]}{[H_2CO_3]}$$

그러나 우리는 또한 탄산이 물과 CO_2의 작용에 의해 생긴 것이기 때문에 식을 이산화탄소 농도의 개념으로 표현할 수 있다.

$$CO_2 + H_2O \rightleftharpoons H_2CO_3$$

이 식이 평형상수에 의해 서술되면

$$K = \frac{[H_2CO_3]}{[CO_2][H_2O]}$$

실제적으로 $[H_2O]$은 일정하기 때문에, 이 식은 $[H_2CO_3]/[CO_2]$가 일정함을 말해준다. 다시 말하면 $[H_2CO_3]$는 항상 $[CO_2]$에 비례한다. 결과적으로, 우리는 $[H_2CO_3]$를 $[CO_2]$로 대체하여 다음과 같이 핸더슨-하셀바하 식을 만들 수 있다(적절한 pK가 삽입된 상태).

$$pH = 6.1 + \log\frac{[HCO_3^-]}{[CO_2]}$$

이 식으로부터 우리는 정상 동맥혈의 pH를 7.4로 유지하기 위하여서는 $[HCO_3^-]/[CO_2]$의 비가 일정하게 20:1인 체로 남아 있어야 됨을 알 수 있다. 이 비가 변하면 혈액의 pH도 반드시 변화된다. 허파와 신장 모두 이 비를 일정하게 유지하도록 도와주는 역할을 한다. 허파는 $[CO_2]$를 조절하고 신장은 $[HCO_3^-]$을 조절한다.

혈액의 이산화탄소 수준은 보통 분압으로 표시되기 때문에, 위의 방정식도 다음과 같이 써질 수 있다.

$$pH = 6.1 + \log\frac{[HCO_3^-]}{(0.03)P_{CO_2}}$$

여기에서 0.03은 이산화탄소의 분압(mmHg)을 농도(mmole/L)로 바꾸어 주는 비율상수이다.

하는 중이기 때문에, 이 과정은 중요하다. 이 수소이온의 일부는 헤모글로빈에 의해 완충되고, 이것은 pH가 지나치게 산성으로 되는 것을 방지하는 데에 도움을 준다.

$$CO_2 + H_2O \rightarrow H_2CO_3 \rightarrow HCO_3^- + H^+$$
$$H^+ + Hb \rightarrow HbH$$

허파에서는 이 반응이 반대로 진행된다. 헤모글로빈이 수소이온을 방출하고 산소와 결합한다. 이산화탄소의 제거는 수소이온 농도를 낮추는 경향이 있으며, 이 효과는 헤모글로빈이 산소와 결합함에 따라 헤모글로빈으로부터 수소이온의 방출에 의한 것을 상쇄한다.

$$HbH + H^+ \rightarrow Hb \qquad Hb + O_2 \rightarrow Hb \cdot O_2$$

완충제로서 중탄산이온

중탄산도 역시 혈액의 또 다른 중요한 완충제로 공헌한다. 수소이온 농도가 증가하면, 수소이온은 중탄산과 결합하여 이산화탄소를 형성한다. 똑같이, 혈중 이산화탄소가 증가하면 이는 중탄산과 수소이온으로 전환된다. 이산화탄소로부터 수소이온이 생성되는 것은 산-염기 균형에 매우 중요하다; 혈중 이산화탄소 수준이 증가하도록 허용되면, 산증이 나타난다.

이산화탄소와 산성도와의 관계는 핸더슨-하셀바하 식으로 서술될 수 있으며, 이 식은 이산화탄소와 물이 최종적으로 중탄산과 수소이온으로 전환되는 연속반응에 대한 평형에 적용할 수 있다. 핸더슨-하셀바하 식은 다음과 같다.

$$pH = 6.1 + \log\frac{[HCO_3^-]}{[CO_2]}$$

(**Toolbox: 핸더슨-하셀바하 식**을 보시오).

이 식은 정상 혈액을 pH 7.4로 유지하기 위해 이산화탄소에 대한 중탄산의 비율이 항상 20:1로 남아 있어야 함을 우리에게 말해준다.

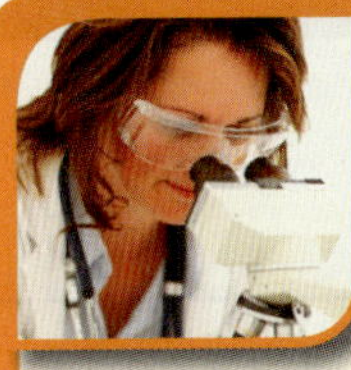

DISCOVERY

고도의 영향(The Effects of High Altitude)

높은 고도에서는 대기압이 감소됨에 따라, 공기 중의 기체 조성비가 변하지 않아도 각 기체의 분압은 감소한다. 예를 들어 콜로라도주 덴버(1마일 도시, "Mile High City")에서, 대기압은 630 mmHg이고, 에베레스트 정상에서는 대기압이 250 mmHg이다. 이 두 지역에서 산소의 분압은 다음과 같다.

덴버: $P_{O_2} = (0.21) \times (630 \text{ mmHg}) = 132.3 \text{ mm Hg}$

에베레스트산: $P_{O_2} = (0.21) \times (250 \text{ mmHg}) = 52.5 \text{ mmHg}$

따라서 고도가 증가할수록, 허파꽈리에 도달하는 공기에는 산소가 더 적게 들어 있다.

허파꽈리의 P_{O_2}는 고도가 높아짐에 따라 감소하므로 동맥혈의 P_{O_2} 또한 감소하며, 이 상태는 **저산소혈증**(*hypoxemia*)라 불린다. 혈액의 산소 수준이 낮아짐에 따라 호흡하는 조직이 사용할 수 있는 산소도 적어지게 되어 **저산소증**(*hypoxia*; 조직 속 산소의 감소)가 결과적으로 나타난다. 초기에는 저산소혈증이 동맥혈의 P_{O_2}를 올리려고 보상반응을 격발한다. P_{O_2}가 60 mmHg 이하로 떨어지면 활성화된 말초 화학수용기는 환기를 증가시키도록 호흡중추를 자극한다. 그러나 환기가 대사요구량에 비례하여 증가하면, 동맥혈의 P_{CO_2}와 혈액의 수소이온 농도는 모두 감소할 것이다. 이는 말초 화학수용기와 중추 화학수용기 모두의 활성을 억제하고, 이것은 저산소 수준에 의한 자극 효과에 반대로 작용한다. 추가적으로, **호흡 알칼리증**(*respiratory alkalosis*)이 일어난다. 혈액의 산도가 감소됨에 따라 산소에 대한 헤모글로빈의 친화력이 증가하여 헤모글로빈-산소 해리곡선이 왼쪽으로 이동한다. 친화력이 증가한다는 말은 헤모글로빈이 조직으로 산소를 덜 보낸다는 뜻이지만 더 많은 산소가 폐 속에 남아 있다는 뜻이기도 하다.

낮은 산소 수준에 노출되는 즉시, 산화헤모글로빈 수준도 감소하고, 이것은 적혈구에서 2,3-BPG 생산의 증가를 유발한다. 더 많은 2,3-BPG의 방출은 산소에 대한 헤모글로빈의 친화력을 감소시키고, 이것은 조직으로 산소의 해리를 증가시켜 알칼리증 효과의 반대로 작용한다.

높은 고도에 며칠간 노출되면, 몸이 순응하기 시작한다. 신장은 동맥혈의 P_{CO_2} 감소로 동반되는 수소이온의 손실에 일치하여 중탄산을 배설하여 산-염기 균형을 유지하도록 도와준다. 오랫동안 높은 고도에 노출되면, 다른 순응이 일어난다. 저산소증에 반응하여 신장이 적혈구 합성을 촉진하는 호르몬인 적혈구생성촉진인자를 분비하고, 이것은 적혈구용적을 60%까지 상승하며, 이 상태는 **적혈구증가증**(*polycythemia*)이라 불린다. 그러므로 적혈구의 증가로 혈액의 헤모글로빈 농도가 증가하여 혈액의 산소 수송능력이 증가한다. 그러나 적혈구증가증은 혈류의 저항을 증가시키는 혈액의 점성도를 증가시킨다.

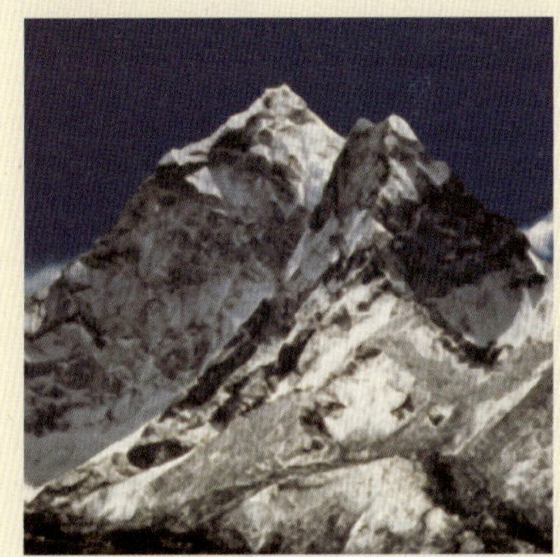

에베레스트 산

이 비율에 변화가 생기면 혈액의 pH가 변한다. 허파는 이산화탄소의 농도를 조절하고, 반면에 콩팥은 중탄산 이온의 농도를 조절한다.

산-염기 균형에 대한 호흡계의 교란은 이산화탄소의 농도 변화에 기인한다. **호흡성 산증(respiratory acidosis)**은 이산화탄소의 증가로 인해 혈액의 산성도가 증가하는 것이며, 예를 들어 저환기 동안에 일어난다. **호흡성 알칼리증(respiratory alkalosis)**은 이산화탄소의 감소로 혈액의 산성도가 감소하는 것이며, 예를 들어 과환기 동안이나 고도에서 일어난다(**Discovery: 고도의 영향**을 보시오).

산-염기 균형에 대한 기타의 교란 작용을 대사성 산증과 대사성 알칼리증이라 하며 후에 토의된다(19장).

퀵 테스트 17.7

1. 이산화탄소를 산으로 전환할 수 있는 화학방정식을 써라. 모든 중간과정을 표시하고, 반응이 일어나는 방향과 효소의 역할을 설명하라.
2. 저환기는 P_{O_2}와 P_{CO_2} 및 혈액의 pH에 어떤 효과를 미치는가?

시스템 통합

이 장과 앞 장에서, 우리는 호흡계가 어떻게 산소를 혈액으로 공급하고 혈액에서 이산화탄소(수소이온과 함께)를 제거하는지를 학습하였다. 신체의 모든 기관계는 최소한 에너지의 일부를 위하여 산소에 의존하며, 이산화탄소는 반드시 제거되어야 할 노폐물이다. 호흡계는 이런 기능을 수행하기 위해서 심혈관계와 아주 밀접하게 일한다. 사실, 환기-관류 비는 혈액과 조직 사이의 가장 효율적인 기체교환을 보장하기 위하여 조절된다. 호흡계는 또한 점액의 상승과 허파꽈리의 대식세포를 통하여 감염 인자에 대하여 방어하는 데 도움을 준다. 종종 간과하고 넘어가는 호흡계 기능이 산-염기 균형에서 역할이다. 우리는 호흡계와 비뇨계가 혈액의 pH를 정상으로 유지하기 위해 어떻게 함께 작용하는지 다시 알아볼 것이다(19장).

CHAPTER REVIEW

요약

17.1 허파 순환의 개관

- 체동맥 혈액에서 산소의 수준을 비교적 일정하게 유지하기 위하여, 흡기된 산소는 허파꽈리로부터 혈액으로 조직에 의해 소비되는 동일한 속도로 이동하고, 이산화탄소는 혈액으로부터 허파꽈리로 조직에 의해 생성되는 동일한 속도로 이동한다.
- 호흡률은 소비된 산소량에 대한 몸에 의해 생산된 이산화탄소량의 비다.
- 우심실은 환원된 혈액을 허파 모세혈관으로 펌프질하고, 여기서 산소는 허파꽈리로부터 혈액으로, 이산화탄소는 혈액으로부터 허파꽈리로 확산된다.
- 호흡막은 넓은 표면적과 짧은 확산 거리를 제공하고, 이에 따라 확산 속도가 매우 빠르다.
- 일단 산화된 혈액은 심장의 왼쪽으로 되돌아오고, 여기서 체조직에 있는 체모세혈관으로 펌프질된다.
- 산소는 혈액으로부터 조직으로 확산되고, 이산화탄소는 조직으로부터 혈액으로 확산된다.
- 환원된 혈액은 심장의 오른쪽으로 되돌아온다.

17.2 기체 확산

- 혼합기체 속의 개별 기체의 압력을 분압이라고 한다; 분압은 분할농도와 전체 압력의 곱과 같다.
- 기체는 용해도와 분압에 따라 액체에 녹는 정도가 다양하다.
- 용해도와 분압이 높을수록, 더 많은 기체가 액체에 용해된다.
- 산소나 이산화탄소 모두 물에는 잘 용해되지 않지만, 이산화탄소는 산소보다 약 20배 정도 잘 용해된다.

17.3 산소와 이산화탄소의 교환

- 기체교환은 분압 구배에 낮은 쪽으로 확산에 의해 일어난다.
- 허파에서, 산소는 허파꽈리로부터 혈액으로 확산되고, 이산화탄소는 혈액으로부터 허파꽈리로 확산된다.
- 호흡 중인 조직에서, 산소는 혈액으로부터 조직으로, 이산화탄소는 조직으로부터 혈액으로 확산된다.
- 특정한 체모세혈관을 가로질러 확산되는 산소와 이산화탄소의 양은 조직의 활성과 관계가 있다; 좀 더 활동적인 조직일수록 분압 구배가 커서 확산율도 더 크게 나타난다.
- 허파꽈리의 P_{O_2}와 P_{CO_2}는 흡입한 공기의 P_{O_2}와 P_{CO_2}, 허파꽈리 환기 및 호흡 중인 조직의 산소 소비 속도와 이산화탄소 생산 속도에 의해 결정된다.
- 허파꽈리의 P_{O_2}와 P_{CO_2}는 동맥 P_{O_2}과 P_{CO_2}를 결정한다.
- 정상적으로, 허파꽈리 환기는 산소 소비와 이산화탄소 생산과 일치한다.
- 대사활성이 증가하면, 과호흡이 일어나고, 이것은 조직의 산소 요구량에 일치하기 위한 노력의 일환으로 환기를 증가시킨다.

17.4 혈액에서 기체의 수송

- 산소는 혈액에 용해되거나(1.5%), 헤모글로빈에 결합된(98.5%) 두 가지 방식으로 운반된다.
- P_{O_2}와 헤모글로빈에 결합하는 산소량과의 관계는 헤모글로빈-산소 해리곡선에 나타나 있다.
- 혈액에서 산소가 헤모글로빈에 결합하는데 영향을 주는 인자는 온도, pH, P_{CO_2}, 2,3-BPG, 일산화탄소, P_{O_2}를 포함한다.
- 보어 효과는 수소이온이 헤모글로빈과 결합하여 산소에 대한 헤모글로빈의 친화력을 떨어뜨리는 것이다.
- 카르바미노효과는 이산화탄소가 헤모글로빈과 결합할 때 나타나는 산소에 대한 헤모글로빈 친화력의 감소다.
- 할데인 효과는 산소가 헤모글로빈과 결합할 때 나타나는 수소이온과 이산화탄소에 대한 헤모글로빈 친화력의 감소이다.
- 이산화탄소는 혈액에서 세 가지 방식으로 운반된다; 혈액에 용해되어(5~6%), 헤모글로빈에 결합되어(5~8%), 또는 혈액 속에 용해된 중탄산이온으로 운반된다(86~90%).
- 이산화탄소의 중탄산이온으로의 전환은 혈액의 산-염기 균형을 유지하는 데 중요한 역할을 하며; 중탄산은 조직과 허파 사이에서 이산화탄소를 전달하는 주된 형태이다.
- 탄산 탈수효소는 이산화탄소와 물을 탄산으로 전환하는 가역반응을 촉매하며, 그 후 탄산은 수소이온과 중탄산으로 해리된다.
- 염소이동은 적혈구로 염소 이동과 혈장으로 중탄산 이동이고; 염소이온을 교환하면서 중탄산이온이 혈장으로부터 적혈구로 수송될 때, 역염소이동은 일어난다.

17.5 환기의 중추조절

- 호흡은 호흡 근육의 주기적인 신경흥분에 의해 일어나는 규칙적인 과정이다.
- 호흡리듬의 생성은 뇌간의 호흡중추의 활동이 필요하다.
- 연수의 호흡조절중추에는 배측(등쪽) 호흡군과 복측(배쪽) 호흡군이 있다.
- 이 영역에 있는 흡기뉴런은 호기 근육에 신경을 뻗은 운동뉴런을 활성화시키고, 이것이 흡기를 일으킨다.
- 뇌교의 호흡군은 흡기와 호기 사이의 전환에 관여하는 것으로 보인다. 고위 뇌 영역도 호흡에 영향을 줄 수 있다.
- 다양한 자극이 환기에 영향을 준다; 동맥의 변화나 허파의 신장, 기도의 자극, 고유수용기, 동맥의 압력수용기, 통각수용기, 온도수용기, 감정 및 수의적 조절.

17.6 화학수용기에 의한 환기조절

- 말초 화학수용기와 중추 화학수용기는 동맥혈의 P_{O_2}와 P_{CO_2}, pH의 변화를 감지한다.
- P_{CO_2}는 중추 화학수용기의 기본적인 자극원이지만, 그 효과는 항상 간접적이다: 우선 CO_2는 반드시 수소이온(그리고 중탄산)으로 전환되어야 한다.
- 경동맥 소체에 위치한 말초 화학수용기는 pH와 P_{CO_2}의 변화에 직접 반응하고, 60 mmHg 이하로 감소하면 P_{O_2}의 변화에 직접 반응한다.
- 중추 화학수용기는 연수에 위치하며 뇌척수액의 pH 변화에 반응한다.

17.7 환기와 관류의 국소조절

- 환기-관류 비는 허파꽈리로 흐르는 공기와

허파꽈리로 공급되는 모세혈관의 혈류 사이의 비율이다.

- 정상 허파에서 환기-관류 비가 1이 된다.
- 특정 허파꽈리의 환기가 감소되면, 정상 환기-관류 비를 유지하기 위해 혈관수축에 의해 관류가 감소된다.
- 특정 허파꽈리의 관류가 감소되면, 기관세지 수축에 의해 공기 흐름이 감소된다.

17.8 산-염기 항상성에서의 호흡계

- 혈액의 pH는 7.38과 7.42 사이에서 미세하게 조절된다.
- 산증은 혈액 pH가 7.35나 그 이하로 감소하는 것이고; 알칼리증은 pH가 7.45나 그 이상으로 증가하는 것이다.
- 호흡계와 비뇨계는 정상 혈액의 pH를 유지하기 위하여 함께 작용한다(산-염기 균형의 조절).
- 산-염기 균형에 대한 호흡계의 기본 공헌은 동맥의 P_{CO_2}를 조절하는 것이다.
- 이산화탄소는 탄산으로 전환될 수 있기 때문에, P_{CO_2}의 변화는 호흡성 산증이나 호흡성 알칼리증을 유발할 수 있다.
- 호흡계는 이산화탄소에 대한 중탄산의 비율을 20:1로 유지하기 위하여 신장과 협동으로 일한다.

18 비뇨계: 신장의 기능

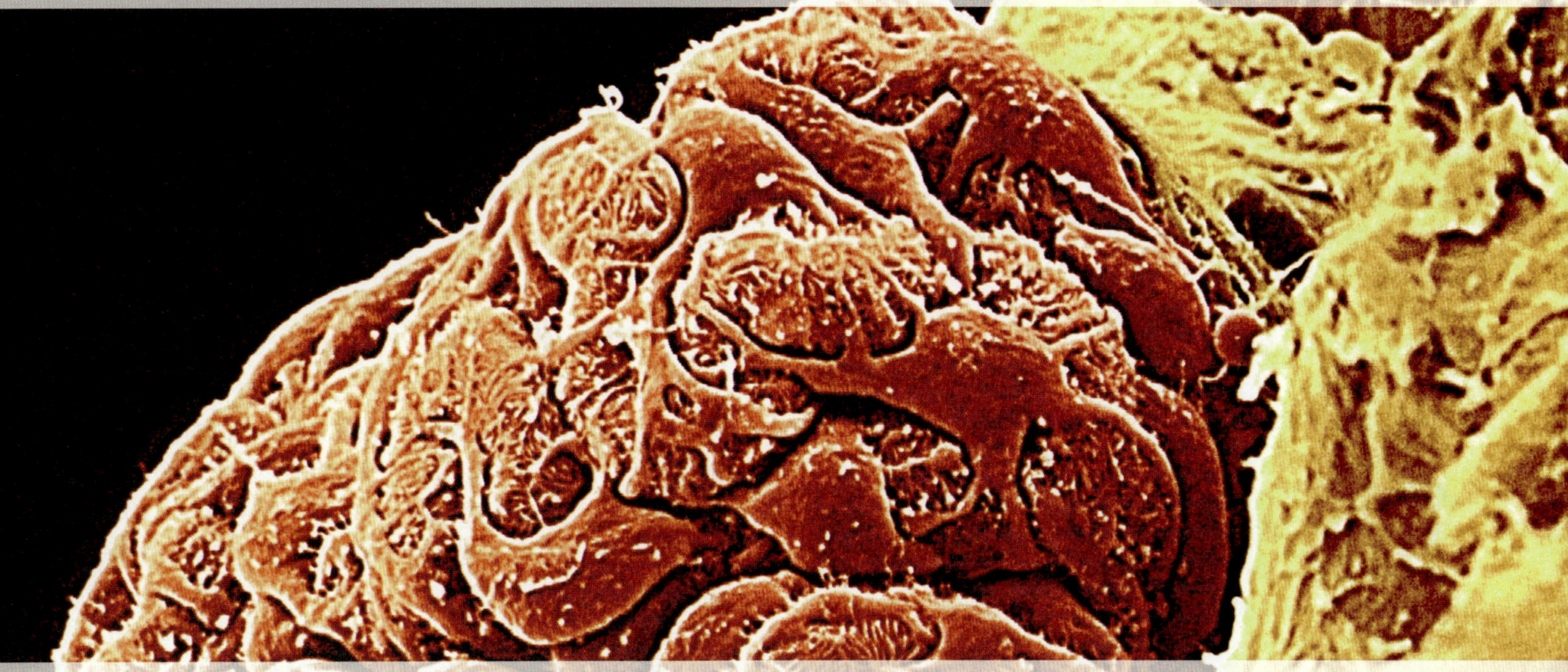

사구체의 컬러 주사현미경 사진

마리에타(Marietta)는 한쪽 신장만 정상적으로 작동하는 선천적 신장결손으로 태어났다. 17번째 생일 한 달 전, 그녀의 남은 신장은 멈추기 시작하였고, 의사는 가족에게 완전한 신부전이 임박했다고 경고하였다. 마리에타의 어머니는 딸이 기증자의 신장을 받을 확률이 높지 않아 곧 생명을 위협하는 위험한 상황에 처할 수 있으므로 딸에게 신장 하나를 기부하기로 한다.

대부분의 장기 이식이 사망한 기증자의 사체로부터 적출한 장기로 이루어지는 것과는 달리 신장은 살아 있는 기증자에게서만 받을 수 있다. 정상 상태일 때 신장은 최대용량보다 훨씬 낮은 수준에서 작동하기 때문에, 신장 하나가 없더라도 항상성을 유지하기 위한 신체의 능력에는 장기적으로 거의 영향을 주지 않는다. 이것은 신장이 그다지 열심히 일을 하지 않는 것처럼 보일지 모르지만 사실은 그 반대다: 신장은 22분마다 전체 혈장량(약 3리터)을 여과하고, 체세포를 담고 있는 정상적인 세포외액 환경을 유지하는 데 필수적이다. 치료를 받지 못하는 상태에서 양쪽 신장을 모두 잃을 경우 2주 이내에 사망할 수 있다.

개요

학습목표 이 장을 학습한 후 다음을 할 수 있어야 한다.

- 비뇨계에서 다음에 나오는 구조에 대한 기능을 확인하고 설명할 수 있어야 한다: 네프론, 사구체, 신세뇨관, 집합관, 방광, 요도.
- 용질과 수분의 소변을 통한 배설이 혈장량과 조성에 어떻게 영향을 미치는지, 그리고 혈장량과 조성에 영향을 미치는 다른 과정을 기술할 수 있어야 한다.
- 여과, 분비, 재흡수의 기본적인 신장의 교환과정이 소변으로 배설되는 물질의 비율에 어떤 영향을 미치는지 설명할 수 있어야 한다.
- 다음의 용어를 정의하고, 이들이 신장 기능과 어떻게 관련되어 있는지 설명할 수 있어야 한다: 여과부하, 사구체여과율, 제거율, 최대수송능력, 신장역치.
- 배뇨 중에 일어나는 일들에 대해 설명할 수 있어야 한다.

시작하기 전

다음 주제를 숙지하고 있어야 한다.

- 상피조직을 통과하는 분자의 이동
- 모세혈관벽을 통과하는 분자의 이동
- 스탈링힘에 의한 모세혈관벽을 통과하는 대량 흐름
- 혈액의 구성성분
- 혈장의 구성성분
- 산-염기 평형에서의 호흡 교란 및 보상

13~15장에서, 우리는 심장혈관계가 어떻게 혈액을 순환시키고, 세포에 영양분을 공급하며 세포에서 노폐물을 제거하는지를 배웠다. 16장과 17장에서는 생성된 노폐물인 이산화탄소를 호흡계가 어떻게 제거하는지 알아보았다. 이 장과 다음 장에서는 신장이 어떻게 과량의 수분과 용질(특정 노폐물 포함)을 제거하고 필요한 수분과 용질을 유지함으로써 혈장의 조성을 조절하는지를 알아볼 것이다. 혈장 내의 수분량을 조절함으로써 신장도 평균동맥압을 조절한다.

혈장의 용질 함량을 조절하는 과정(세포외액의 용질 함량도 포함)에서, 신장은 신경과 근육조직의 정상적인 흥분성을 유지하는 데 중요한 역할을 한다. 휴지막전위는 세포막을 통과하는 나트륨과 칼륨이온의 전기화학기울기에 의존한다는 것을 기억해보자. 신장은 이러한 이온의 혈장 농도를 유지하는 데 필요하다. 만일 이러한 농도가 바뀌면 근육이나 신경조직이 지나치게 흥분(근경련, 저리면서 따끔거리는 감각 또는 심부정맥 유발)하거나 저흥분상태(무감각, 쇠약감 유발)가 될 수 있다.

신장은 수소이온의 배설률과 중탄산염의 혈장내 농도를 조절함으로써 산-염기 평형에서도 기능한다. 호흡계가 이산화탄소의 혈장 농도를 조절함으로써 산-염기 평형을 조절한다는 것을 17장에서 이미 배웠다. 이산화탄소에 대한 중탄산염의 비율을 20:1로 유지함으로써 정상적인 혈장 pH인 7.4를 유지하기 위해 신장과 호흡계가 함께 작동한다.

신장이 이러한 모든 기능(그 이상의 기능)을 수행하기 위해서는 능동수송(4장)을 수행하기 위한 더 많은 ATP(3장)가 필요하다. 신장은 호르몬 조절(6장)과 자율신경계에 의한 신경조절(11장)을 받는다.

이제 신장으로 옮겨와서 노폐물과 혈장에 과도하게 들어 있는 수분과 용질을 제거하기 위해 혈액을 여과하는 신장의 역할에 대해 다룰 것이다. 이 장에서는 신장의 기본적 과정과 소변 생성에 대해 설명할 것이다. 19장에서는 항상성을 유지하기 위한 이러한 과정의 조절에 대해 다룰 것이다.

18.1 비뇨계의 기능

신체의 모든 기관들 중에서, 신장은 가장 잘못 이해되고 과소평가되었을 것이다. 신장은 혈액을 여과하고 몸에서 제거되는 체액인 소변(urine)을 생성하기 때문에, 많은 사람들은 신장이 혈액에서 노폐물을 청소하는 기능만을 한다고 생각한다. 그러나 이러한 견해는 놀랍도록 다양한 기능을 수행하는 신장의 다양한 생명유지 활동을 간과하고 있다. 소변에는 대사 부산물 및 기타 "노폐물"이라고 하는 다른 물질이 들어 있지만, 이 속에는 혈장 및 기타 체액 속에서 일정 수준으로 유지되어야 하는 수분과 용질(나트륨 및 칼륨)도 들어 있다. 이런 사실의 중요성은 이러한 물질이 신장에 의해 몸에서 제거되거나 배설되는 것이 체액의 양이나 성분에 중요한 영향을 주기 때문에 신체의 필요에 따라 고도로 정확하게 조절된다.

신장은 다음과 같은 1차적인 기능을 수행한다.

1. **혈장 이온 조성의 조절.** 소변으로 특정 이온의 배설을 증가 또는 감소시킴으로써 신장은 혈장 내의 다음과 같은 이온의 농도를 조절한다. 나트륨(Na^+), 칼륨(K^+), 칼슘(Ca^{2+}), 마그네슘(Mg^{2+}), 염소(Cl^-), 중탄산염(HCO_3^-), 수소이온(H^+) 및 인산염(HPO_4^{2-} 및 $H_2PO_4^-$).
2. **혈장량 및 혈압 조절.** 소변으로 물이 배설되는 비율을 조절함으로써 신장은 혈장량을 조절하여 전체 혈액량과 혈압에 직접적 영향을 미친다.
3. **혈장 삼투압농도 조절.** 신장은 용질에 따라 물의 배출 비율이 다양하기 때문에 혈장의 삼투압농도(용질 농도)를 조절할 수 있다.
4. **혈장 수소이온 농도(*pH*) 조절.** 신장은 혈장 내의 중탄산염과 수소이온의 농도를 조절함으로써 폐와 함께 혈액의 pH를 조절한다.
5. **혈장에서 대사 노폐물과 이물질의 제거.** 신장은 소변에 들어 있는 노폐물과 기타 불필요한 물질을 배설하기 때문에 혈장에서 노폐물을 청소하고 몸에서 제거한다. 이러한 물질에는 단백질과 핵산 이화작용에서 각각 생기는 요소와 요산 같은 대사 부산물

뿐만 아니라 외부환경에서 체내로 들어오는 식품첨가물, 약물, 살충제 같은 이물질이 들어 있다.

수분과 작은 용질은 체내 대부분의 혈장과 간질액 사이에서 자유롭게 교환되기 때문에 신장이 혈장량과 조성을 조절함에 따라 간질액의 양과 조성도 조절한다. 게다가 간질액의 변화는 세포내액에도 영향을 준다. 따라서 신장은 궁극적으로 우리 몸의 모든 체액의 양과 조성을 조절하게 된다. 앞으로 배우게 되겠지만, 신장이 소변을 형성하고 신장의 1차적 기능을 수행하는 능력은 많은 양의 용질과 수분을 여과하고 처리하는 능력에 달려 있다.

신장은 몇 가지 2차적 기능을 수행한다. 신장은 호르몬인 적혈구생성소(erythropoietin; 골수에 의한 적혈구 생성을 자극)와 효소인 레닌(renin; 장기적 혈압조절을 위한 염과 수분조절에 중요한 안지오텐신 II 생성에 필요)을 분비하기 때문에 내분비 기관으로 여겨진다. 신장은 또한 혈중 칼슘과 인산의 농도를 조절하는 중요한 인자인 비타민 D_3[최종적으로 1,25-$(OH)_2$ 비타민 D_3로 전환)의 활성화에 필요하다. 게다가 신장은 사람이 먹지 못하는 기간 동안 글리세롤과 특정 아미노산 분자를 포도당 합성에 이용하는 포도당신생과정을 수행하여 혈당이 안정적으로 유지하게 하는 기능도 한다(3장에서 설명). 이 장의 목표는 소변 형성의 기본 과정을 이해하는 것이다. 19장에서는 소변의 내용물 조절을 통한 수분과 용질의 혈장 농도 조절에 대한 기본적인 기전에 대해 설명할 것이다.

18.2 비뇨계의 해부구조

신장이 소변을 생산하지만, 소변을 배설하기 위해서는 다른 기관도 필요하다. 비뇨계에서 소변 형성과 배설에 관여하는 모든 구조를 먼저 간단히 살펴보도록 하자. 그런 다음 신장의 중요한 기능을 수행할 수 있는 신장의 육안 및 현미경적 특징을 설명한다.

비뇨계의 구조

비뇨계(urinary system)는 2개의 신장, 2개의 요관(ureter), 방광(urinary bladder) 및 요도(urethra)로 구성된다(**그림 18.1**). 신장에 의해 형성된 소변은 요관을 통해 방광으로 전달된다. 방광은 배설할 때까지 소변을 저장한다. 이때 소변은 요도를 통해 이동하고 몸 밖으로 배출된다. 가끔 신장 내에서 작은 결정들이 결석을 형성하여 요관을 지나 요도로 내려가기도 한다(**Clinical Connections: 신장 결석**을 보라).

신장은 허리선 바로 위에 복강 뒷벽에 위치한 1쌍의 기관으로 12번 갈비뼈 높이에 있다. 각각의 신장은 대체로 콩 모양이며 주먹 크기 정도이다. 대부분의 복부 기관들은 복강을 싸고 있는 투명막인 복막(*peritoneum*)으로 둘러싸여 있지만, 신장은 복막과 복강 벽 사이에 위치한다. 그래서 신장을 복막뒤(*retroperitoneal*)에 있다고 한다.

신장은 **신동맥(renal artery)**에서 혈액을 공급받는데, 신동맥은 대동맥에서 갈라져 신문(*renal hilus*)이라고 하는 부위에서 각 신장

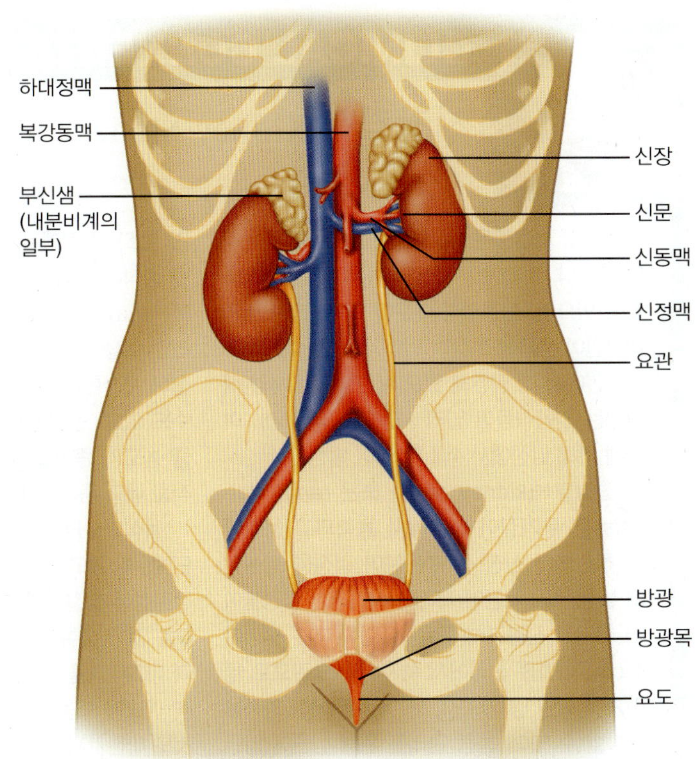

그림 18.1 비뇨계의 구조.

으로 들어간다. 개별 신장의 무게는 115~117 g에 지나지 않으며 두 개를 모두 합해도 무게는 평균 성인 체중의 1%에도 미치지 못한다. 이렇게 체중에서 차지하는 비율이 작지만, 정상적인 휴식 상태에서 심박출량의 약 20%를 받아들인다. 이렇게 많은 혈액이 공급되는 것은 산소와 영양소(전신에서 사용하는 전체 ATP의 16%를 신장이 사용) 공급뿐만 아니라 불필요한 용질과 수분을 혈액에서 빠른 속도로 제거[혹은 청소(*clear*)]하고 그것들을 소변으로 제거할 수 있도록 해 주기 때문에 신장의 기능에 매우 중요하다. 한편, 혈액(제거된 물질은 제외)은 **신정맥(renal vein)**을 통해 체순환으로 되돌아가는데, 신동맥과 나란히 위치한 신정맥은 하대정맥(inferior vena cava)으로 연결된다.

육안으로 본 신장의 구조

신장의 횡단면에는 2가지 주요 부위가 있다. **피질(cortex)**이라고 하는 붉은 갈색의 바깥층과 **수질(medulla)**이라고 하는 색이 더 진하고 줄무늬를 가진 안쪽 부위이다(**그림 18.2a**). 수질은 신추체(*renal pyramid*)라고 하는 여러 개의 원뿔형 절로 세분된다(**그림 18.2b**). 신유두(*papilla*)라고 하는 신추체 끝에서는 집합관(*collecting duct*)이라고 하는 관이 작은 신잔(*minor calyx*)이라고 하는 통로로 연결된다(그림 18.2a). 작은 신잔은 큰 신잔(*major calyx*)이라고 하는 2~3개의 큰 통로를 형성하기 위해 합쳐지며, 큰 신잔은 **신우(renal pelvis)**라고 하는 깔때기 모양의 통로로 들어가는데, 신우가 요관이 시작되는 부분이다.

CLINICAL CONNECTIONS

신장결석(Kidney Stones)

대부분의 사람들은 누가 신장결석을 앓았는지 알고 있다. 미국 인구의 5% 이상이 신장결석을 갖고 있으며, 신장결석 때문에 매년 50만 명의 미국인이 응급실로 실려 간다. 신장결석은 서양 문화권에서 더 만연해 있으며(전형적인 서양 식단에는 가공식품이 널리 사용되기 때문임), 여성에 비해 남성에서 4배 더 많이 발생한다.

신장결석(kidney stone 혹은 *renal lithiasis*)은 무기질이 신장에서 농축되고 용액에서 침전되어 신장 상피에 붙어 결정을 형성할 때 발생한다. 시간이 지나면서 이러한 결정들이 더 커져서 신장결석이 된다. 결석(대개 직경이 1 cm 미만)은 신장에서 빠져나와 요관으로 들어가게 되면 양 옆구리, 등, 서혜부에서 통증을 유발할 수 있다. 통증 관리를 위해 병원에 입원해야 할 필요도 종종 있다.

사람에서 몇 가지 요인으로 인해 신장결석이 발생할 가능성이 높아진다. 가장 흔한 신장결석(80%)은 칼슘옥살산 결정으로 이루어져 있지만 요산, 시스테인, 스투루바이트(struvite) 등 다른 여러 화학물질이 들어 있기도 하다(그림 참조). 신장에서 이런 물질의 농도가 증가하면 결석이 형성되기가 쉽다. 시스테인뇨증(cysteinuria)이라는 유전질환을 가진 사람은 시스테인 결정이 형성되며 소변을 통한 시스테인 배설이 증가한다. 수분 섭취가 중요한 요인이 될 수도 있다. 신장에서 이러한 물질의 농도는 혈중 농도가 증가할 때뿐만 아니라 수분 섭취가 적을 때도 증가한다.

음식도 신장결석 형성에 영향을 줄 수 있다. 단백질이 많고 섬유질이 적은 음식을 먹으면 신장결석이 생길 위험성이 높아지고, 비타민 C나 D를 많이 섭취하는 것도 마찬가지다. 구연산염과 마그네슘을 비롯한 일부 다른 물질은 신장결석 예방에 도움이 되며, 수분을 많이 섭취하는 것도 마찬가지다.

일단 신장결석이 만들어지더라도 의학적 치료 없이 빠져나가기도 한다. 통증이 있으면 몹시 고통스럽긴 하지만 통증이 있을 수도 없을 수도 있다는 것은 통증의 강도가 항상 조직의 손상 정도와 관련이 있는 것은 아니라는 것을 보여준다. 결석이 자연스럽게 빠져나가는 데 도움이 될 수 있도록 물을 많이 마시는 것이 좋다. 결석이 너무 커져서 통과하지 못하면 결석을 **체외충격파쇄기**(*extracorporeal shock wave lithotripsy*, ESWL)로 부수어 자연스럽게 빠져나가도록 할 수 있다. 아주 큰 결석은 **신장절개결석제거술**(*nephrolithotomy*; 신장에서 결석 제거) 또는 **요관경**(*uteroscopy*; 요관에서 결석 제거)을 이용하여 외과적으로 제거해야 한다.

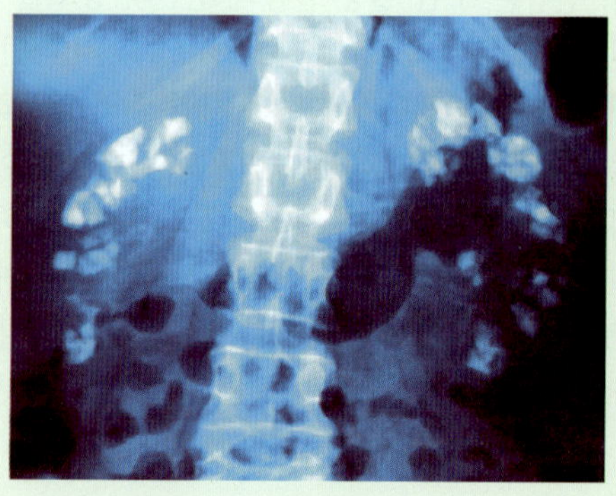

X-선으로 보여주는 신장결석

비판적 사고력 문제

1. 신장결석이 있다는 것을 나타내는 증상에 대해 설명하라.
2. 신장결석의 크기를 줄이거나 감소시키기 위해 사용할 수 있는 치료법은 무엇인가?
3. 문화적 요인을 포함하여 신장결석이 발생할 가능성을 높이는 요인들에 대해 설명하라.

신장의 여러 신추체에는 신장의 기능적 단위인 **네프론(nephron)**이라고 하는 작은 단위가 백만 개 이상 있다(**그림 18.2c**). 네프론은 혈액을 여과하고 소변을 만드는 일을 한다. 가장 눈에 띄는 네프론의 특징은 긴 길이의 꼬인나선 형태의 관[**신세뇨관(renal tubule)**이라 함]으로, 길이에 따라 중간에 머리핀 고리(hairpin loop)를 형성한다. 소변이 생성되는 과정 동안, 액체는 신세뇨관을 통과하면서 간질액과의 교환에 의해 조성이 바뀌게 된다. 개별 세뇨관을 지난 액체는 최종적으로 액체의 조성이 더 많이 달라지는 **집합관(collecting duct)**이라고 하는 공통의 통로로 모인다. 집합관을 빠져나가 신우를 통해 요관으로 흐르는 액체를 **소변**(*urine*)이라고 한다.

신장의 현미경적 해부구조

각각의 네프론은 근본적으로 혈액을 여과하고 소변을 형성하는 완전하고 독립적인 "작은 신장"이다. 개별 네프론은 혈액을 여과하는 신소체(*renal corpuscle*)와 여과액이 이동하면서 소변을 형성하기 위해 변형되는 신세뇨관의 두 부분으로 구성된다(**그림 18.3**).

신소체

신소체(renal corpuscle)는 두 부분으로 이루어져 있다. 신세뇨관의 유입되는 쪽의 끝에 있는 둥근 구조인 **보우만주머니(Bowman's capsule)**와 모세혈관이 타래 모양을 하고 있는 **사구체(glomerulus)**가 그것이다. 신소체는 혈액이 여과되어 세뇨관액인 여과액(*filtrate*)이 생겨나는 곳이다. 혈액은 여과되기 전에 **수입세동맥(afferent arteriole)**을 통해 **사구체 모세혈관**(*glomerular capillary*)으로 들어간다. 혈액이 사구체 모세혈관을 통해 흐름에 따라, 단백질이 제거된 혈장은 **사구체여과(glomerular filtration)**라고 하는 과정에 의해 모세혈관 벽을 통해 보우만주머니로 이동한다. 남은 혈액은 **수출세동맥(efferent arteriole)**을 통해 사구체를 떠난다. 두 개의 세동맥이 모

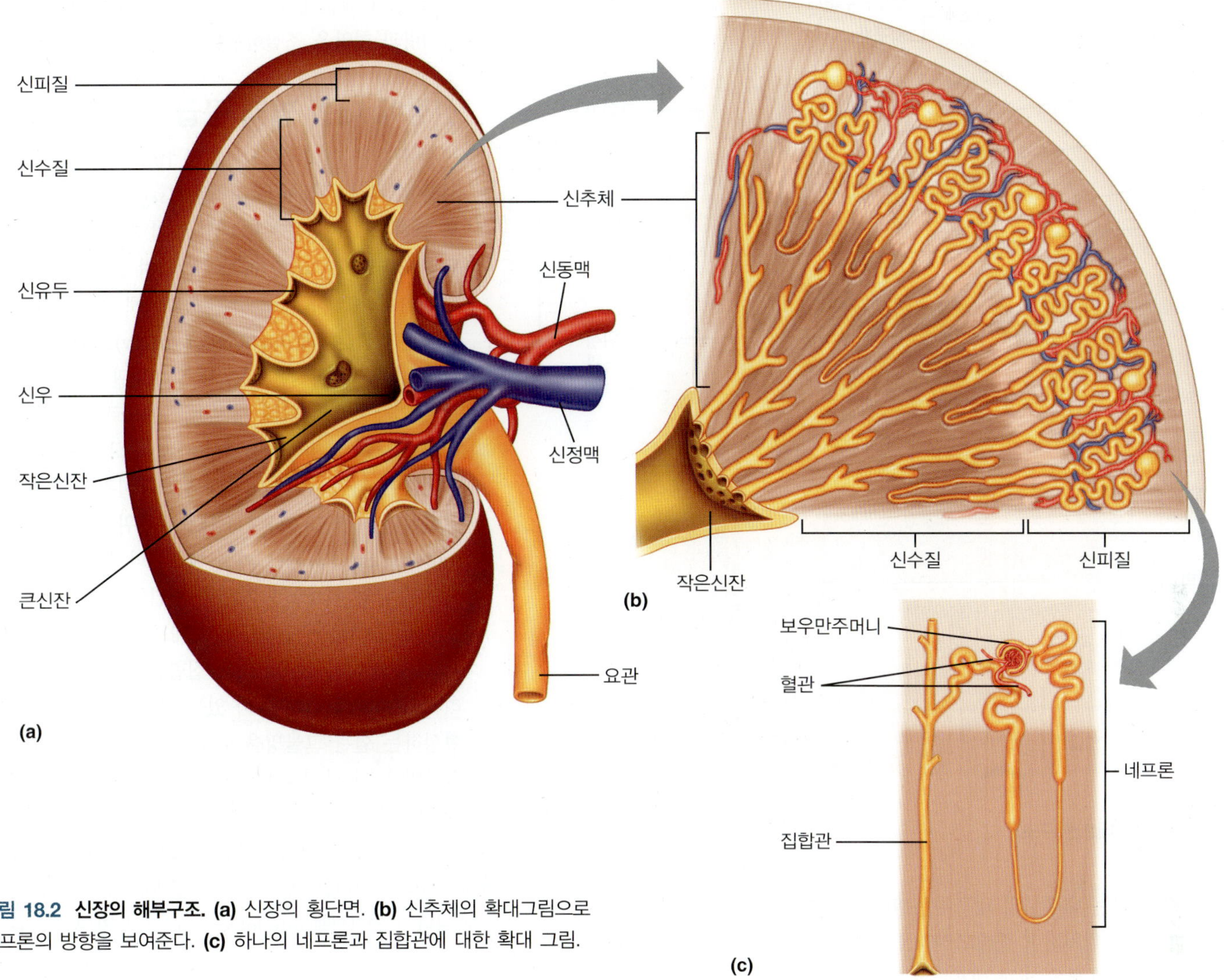

그림 18.2 **신장의 해부구조. (a)** 신장의 횡단면. **(b)** 신추체의 확대그림으로 네프론의 방향을 보여준다. **(c)** 하나의 네프론과 집합관에 대한 확대 그림.

세혈관망과 직렬로 배열되어 있는 이러한 배열은 신소체의 독특한 구조이며 이 때문에 사구체여과를 보다 잘 조절할 수 있다. 수입 및 수출세동맥의 벽에는 측분비물과 교감신경계로부터의 신호에 따라 수축하거나 이완될 수 있는 평활근을 갖고 있기 때문에 세동맥의 직경과 사구체여과를 조절할 수 있다(이 장의 뒷부분에서 자세히 설명).

신세뇨관

사구체 여과액이 형성됨에 따라 여과액은 보우만주머니에서 **근위곡세뇨관**(*proximal convoluted tubule*)이라고 하는 신세뇨관이 시작되는 곳으로 흘러간다. 근위곡세뇨관은 보우만주머니와 가깝고 매우 구불구불한 구조를 하고 있다. 이어서 여과액은 **근위직세뇨관**(*proximal straight tubule*)으로 이동한다. 이 두 세뇨관을 합쳐 **근위세뇨관 (proximal tubule)**이라 한다.

근위세뇨관은 네프론에서 머리핀 고리 모양을 구성하고 있는 세뇨관 부분인 **헨레고리(loop of Henle)**로 연결된다. 헨레고리는 (1) 하행각, (2) 가는 상행각, (3) 굵은 상행각의 세 부분으로 구분된다. 하행각(*descending limb*)은 근위세뇨관에서 신수질로 이어지는 가는 세뇨관이다. 헨레고리의 끝에서 세뇨관 방향이 바뀌어 **가는 상행각**(*thin ascending limb*)이 되고 이것은 피질 쪽으로 뻗어 나간다. 세뇨관이 피질에 가까워짐에 따라 폭이 넓어진 **굵은 상행각**(*thick ascending limb*)이 된다.

여과액은 헨레고리의 상행각으로부터 **원위곡세뇨관(distal convoluted tubule)**으로 들어가는데, 이 원위곡세뇨관은 근위세뇨관과 외관상 유사하지만 길이는 상당히 짧다. 그런 다음 여과액은 짧고 곧게 뻗은 네프론의 마지막 부분인 **접합세뇨관**(*connecting tubule*)으로 들어가며, 이곳에서 네프론은 집합관과 연결된다. 여러 세뇨관에 있는 여과액은 하나의 집합관으로 들어가고 앞에서 설명했던 작은 신잔으로 들어간다.

피질 및 수질근접부 네프론

네프론은 위치에 따라 **피질 네프론(cortical nephron)**과 **수질근접부 네프론(juxtamedullary nephron)**의 두 가지로 구분한다(**그림

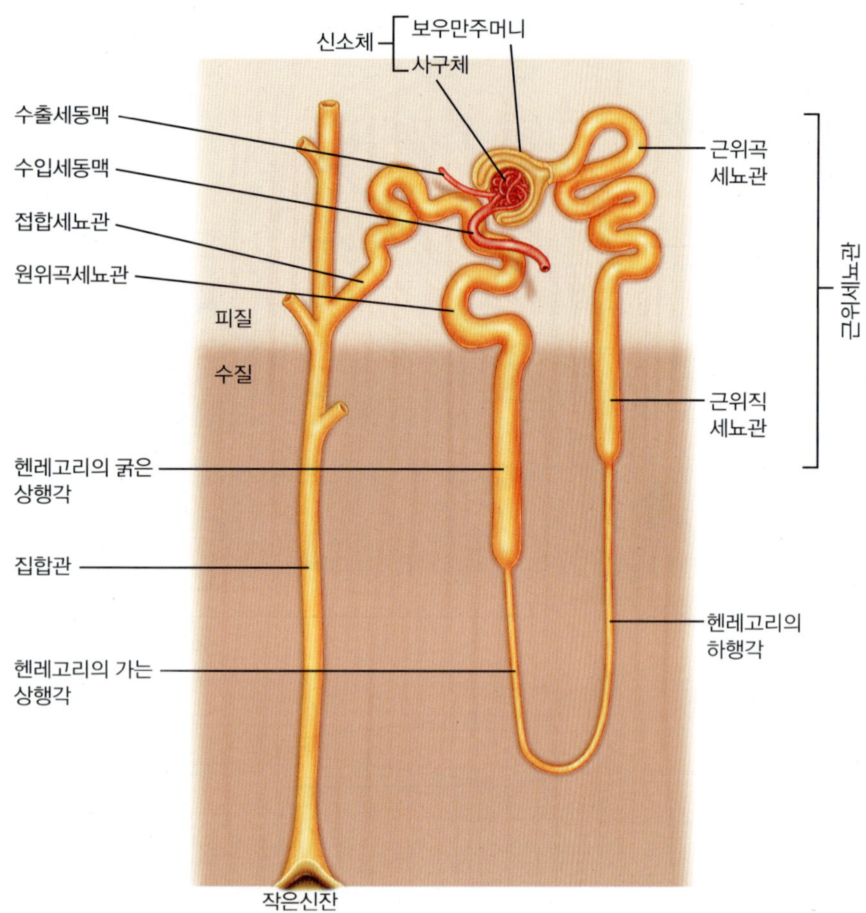

그림 18.3 하나의 네프론 구조.

18.4). 신장에 있는 대부분의 네프론은 피질 네프론으로 거의 대부분이 신피질 내에 위치하며 헨레고리의 끝 부분만 신수질에 묻혀 있다. 수질근접부 네프론은 전체 네프론의 약 15~20%를 차지하며, 이것의 신소체는 피질과 수질 사이의 경계 **근처**(*juxta*)에 위치한다. 사구체, 근위곡세뇨관, 원위곡세뇨관은 피질에 위치하는 반면, 헨레고리는 신수질 안으로 깊이 들어가 있다. 두 종류의 네프론은 근본적으로 비슷하지만 중요한 기능적 차이가 있다. 피질 및 수질근접부 네프론 모두 기능상으로 소변 형성 과정에 관여하지만, 수질근접부 네프론은 또한 신수질 내의 삼투기울기를 유지하는 기능을 한다. 이 삼투기울기는 높은 농도의 소변을 생성하고 특정 상황에서 수분을 보전하기 위한 신장의 능력에 중요하다(19장에서 설명).

사구체옆장치

원위세뇨관의 시작부위가 네프론의 수입 및 수출세동맥과 접하는 부위를 **사구체옆장치(juxtaglomerular apparatus)**라고 한다(**그림 18.5**). 사구체옆장치는 (1) 세뇨관 상피세포가 특수하게 분화된 집단인 **치밀반(macula densa)**과 (2) 수입세동맥 벽(수출세동맥까지는 덜 확장되어 있음)에 있는 **과립세포[granular cell, 또는 사구체옆세포(juxtaglomerular cell)]**의 두 부분으로 되어 있다. 과립세포는 레닌(*renin*)이라고 하는 물질이 들어 있는 많은 세포질성 분비 과립을 갖고 있기 때문에 붙여진 이름이다. 사구체옆장치는 혈액량과 혈압을 조절하는데 중요한 역할을 한다.

신장에 대한 혈액 공급

신장에 대한 혈액 공급은 **그림 18.6a**에 나타나 있다. 신장 내에서 신동맥은 **구역동맥**(*segmental artery*)으로 갈라지며, 이 동맥은 다시 여러 개의 더 작은 **엽간동맥**(*interlobar artery*)으로 갈라져 **궁상동맥**(*arcuate artery*)이라고 하는 또 다른 동맥으로 연결된다. 궁상동맥은 **소엽간동맥**(*interlobular artery*)으로 갈라지며, 이곳으로부터 혈액은 사구체 모세혈관망으로 이어지는 수입세동맥에 의해 개별 네프론으로 운반된다. 각각의 사구체 모세혈관망에서 빠져나오는 곳은 수출세동맥이며, 다음 두 가지 유형의 모세혈관망 중 하나에 연결된다(그림 18.6b): (1) **세뇨관주위 모세혈관(peritubular capillary)**은 피질 네프론의 수출세동맥에서 갈라져 나와 신세뇨관 가까이에 위치하며, (2) **직립혈관(vasa recta)**은 수질근접부 네프론의 수출세동맥에서 갈라져 나와 헨레고리와 집합관을 따라 나란히 달리며 신수질에 깊이 묻혀 있는 머리핀 모양의 고리를 형성하는 혈관 그물망을 이룬다. 이러한 각각의 모세혈관망은 이 장의 후반부와 19장에서 설명하는 것처럼 소변의 형성과정에서 독특한 기능을 한다.

세뇨관주위 모세혈관과 직립혈관은 **소엽간정맥**(*interlobular vein*)으로 빠져나간다. 여기에서 혈액은 **궁상정맥**(*arcuate vein*)에 의해 네프론을 빠져나가 **엽간정맥**(*interlobar vein*)으로 가며, 이 두 정맥은 각각 짝을 이루는 궁상동맥 및 엽간동맥과 나란히 달리다가 결국 신정맥으로 들어간다.

퀵 테스트 18.1

1. 비뇨계를 구성하는 구조에는 어떤 것들이 있는가? 각 구조의 기능은 무엇인가?
2. 네프론이란 무엇인가? 네프론의 두 가지 형태에는 어떤 것이 있는가? 이것들은 위치에 따라 어떻게 다른가?
3. 사구체옆장치를 구성하고 있는 구조에는 어떤 것들이 있는가? 이 구조들이 위치해 있는 곳은 어디인가?
4. 신장에서 혈액의 출입 경로를 설명하라. 설명을 할 때 혈액이 여과되는 위치를 확인하라.

18.3 신장의 기본 교환과정

신장에서는 혈장의 조성을 조절하기 위해 혈장과 신세뇨관내 액체 사이에 수분과 용질이 교환된다. 혈장에서 최종적으로 제거된 물질은 소변으로 배설된다. 세 가지의 교환과정이 신장의 네프론에서 일어난다(**그림 18.7**).

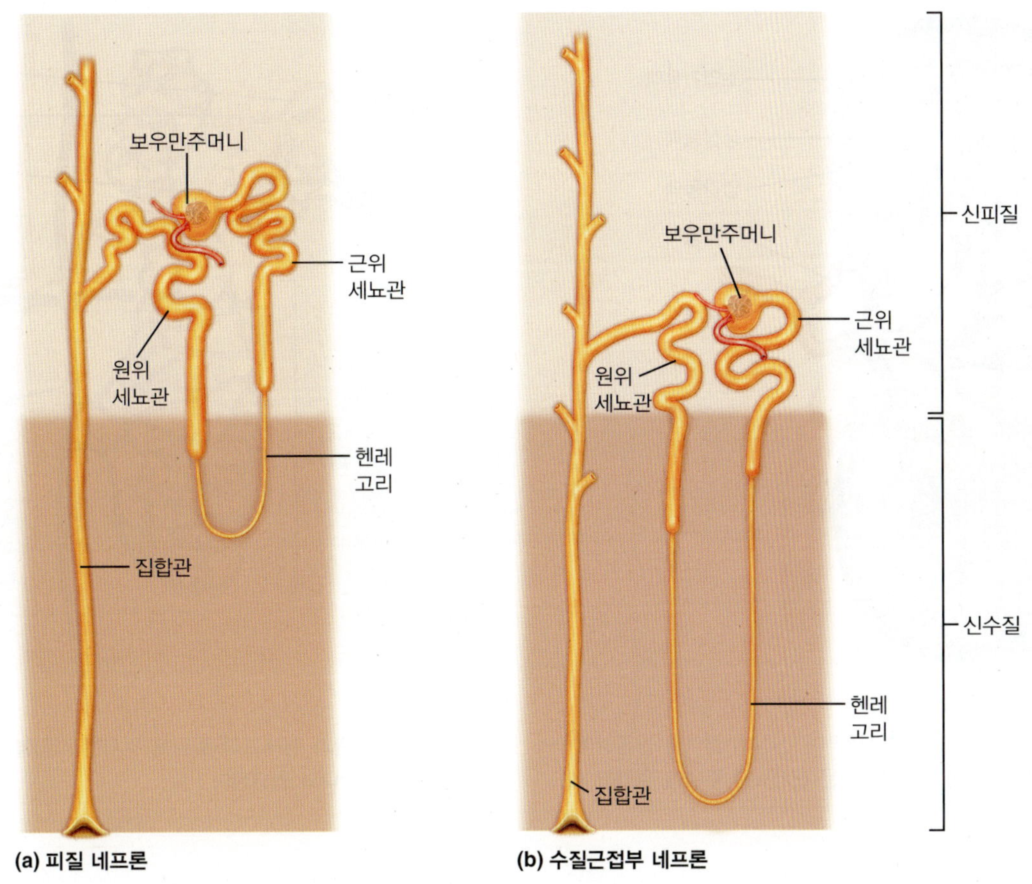

그림 18.4 피질 네프론과 수질근접부 네프론의 위치. (a) 피질 네프론.**(b)** 수질근접부 네프론.

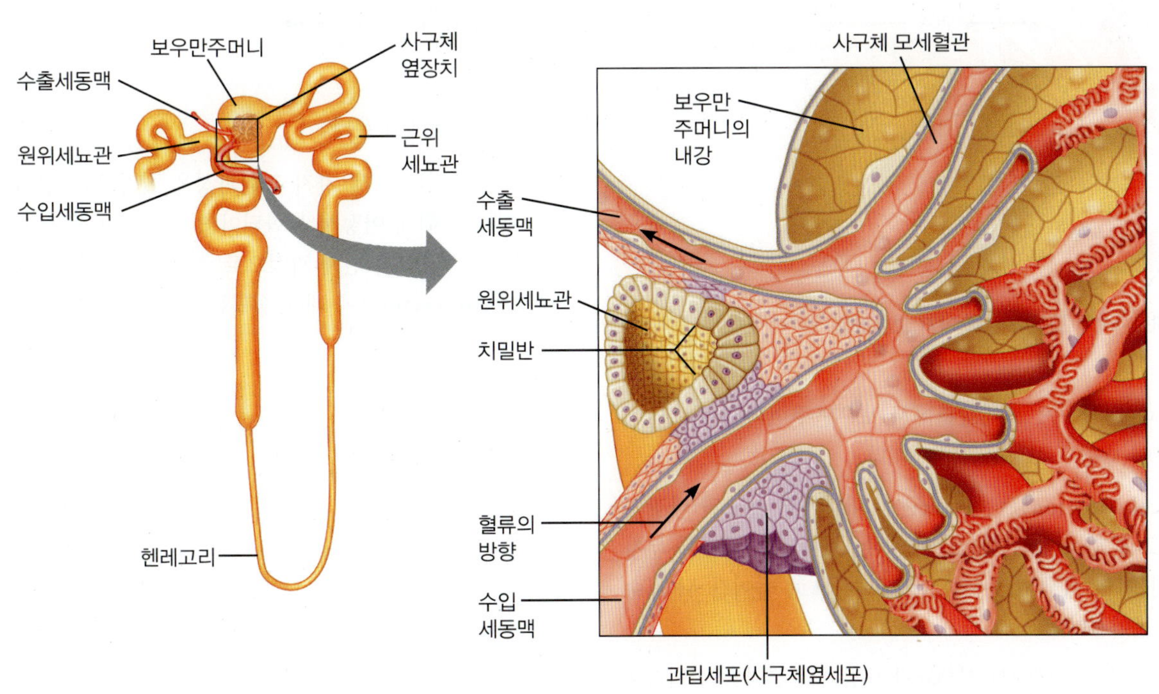

그림 18.5 사구체옆장치.

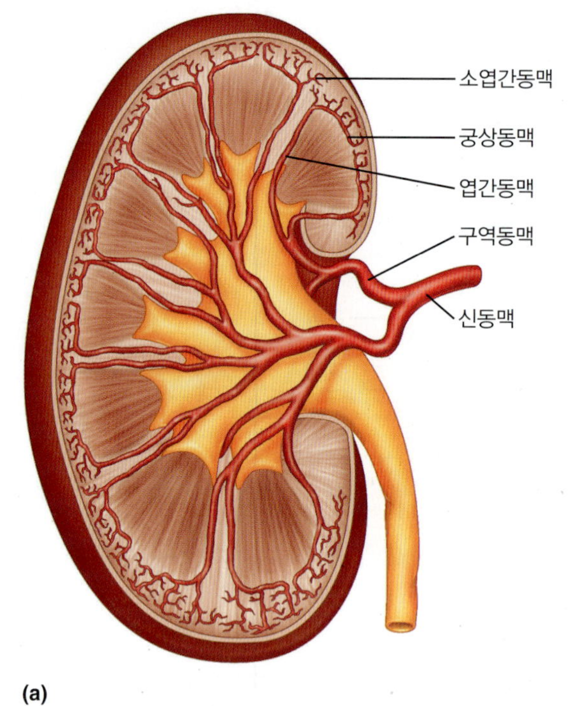

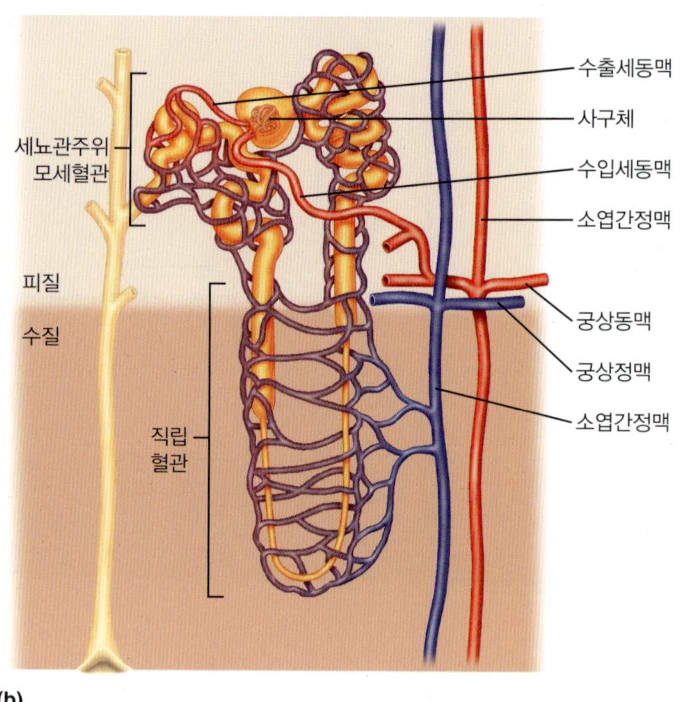

그림 18.6 신장에 대한 혈액공급. (a) 신동맥은 신장에 혈액을 공급하며 더 작은 세동맥으로 갈라진다. **(b)** 수출세동맥은 신세뇨관 주위에 위치한 세뇨관주위모세혈관과 헨레고리 주위에 위치한 직립혈관의 두 가지 유형의 모세혈관망 중 하나와 연결된다.

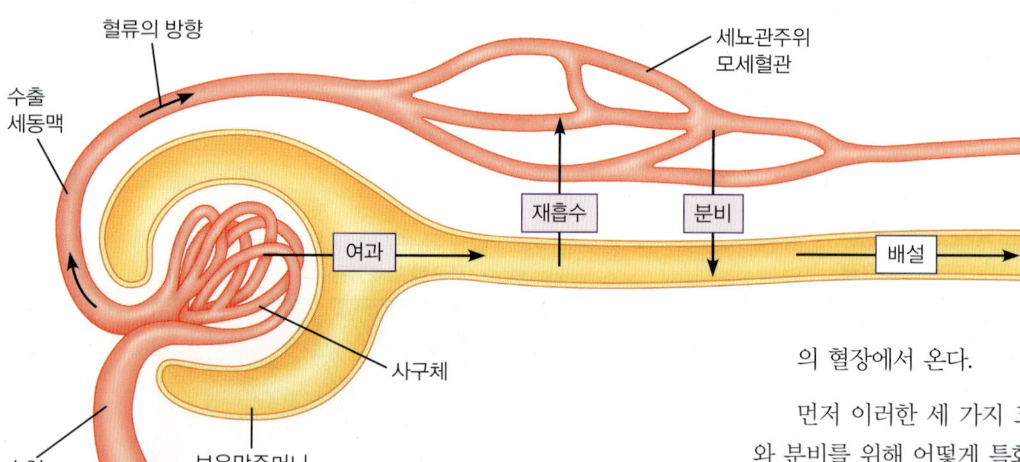

그림 18.7 신세뇨관에서 일어나는 세 가지 교환과정.

1. 사구체여과는 사구체 모세혈관에서 보우만주머니로 단백질이 없는 혈장이 대량으로 이동하는 것이다.
2. **재흡수(reabsorption)**는 신세뇨관의 내강에서 세뇨관 바깥의 간질액으로 분자를 선택적으로 수송하는 것이다. 재흡수된 분자는 확산에 의해 결국 세뇨관주위모세혈관으로 들어간 뒤 체순환으로 되돌아간다.
3. 분비는 세뇨관주위 액에서 신세뇨관 내강으로 분자를 선택적으로 수송하는 것이다. 이렇게 분비된 분자는 세뇨관주위모세혈관의 혈장에서 온다.

먼저 이러한 세 가지 교환과정을 설명하고, 신세뇨관이 재흡수와 분비를 위해 어떻게 특화되어 있는지 살펴볼 것이다. 이 장의 끝에서는 신장의 네 번째 과정으로 소변 형태로 물질을 몸에서 제거하는 **배설(excretion)**에 대해 설명한다.

사구체 여과

신소체에서의 여과는 사구체 모세혈관 벽에 작용하는 스탈링힘(정수압 및 삼투압 기울기)에 의해 생긴다. 이러한 스탈링힘은 전신의 모세혈관에서 액체를 여과하는 것과 동일한 힘이다(14장). 여과액은 혈장에 들어 있는 대부분의 단백질이 없다는 점을 제외하고는 혈장 조성과 비슷하다.

그림 18.8은 확대한 신소체를 보여주고 있다. 보우만주머니 벽과 신세뇨관 벽은 상피세포의 연속적 층으로 구성되어 있다. 보우만주머니에서, 이러한 상피는 구불구불하게 접혀 사구체 모세혈관

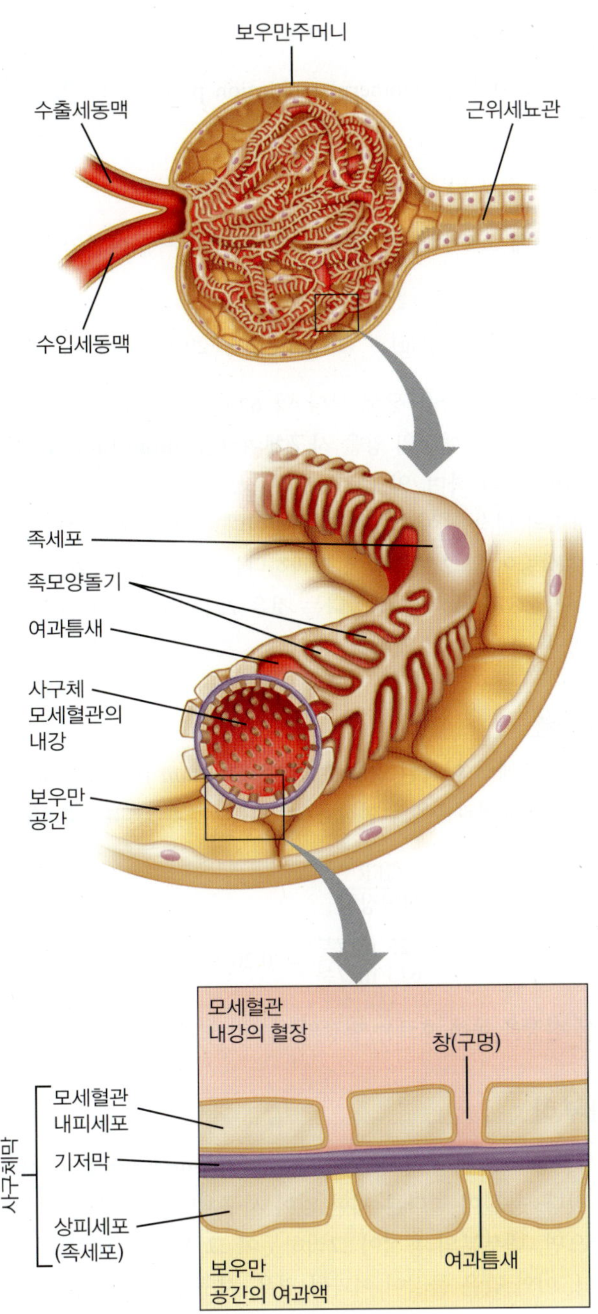

그림 18.8 신소체의 구조.

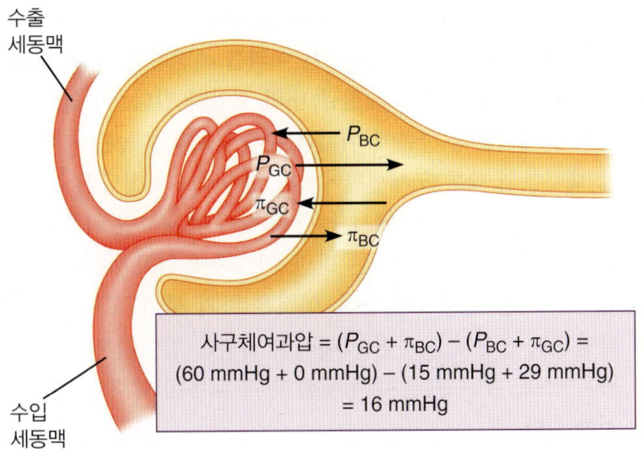

(a) 사구체여과압

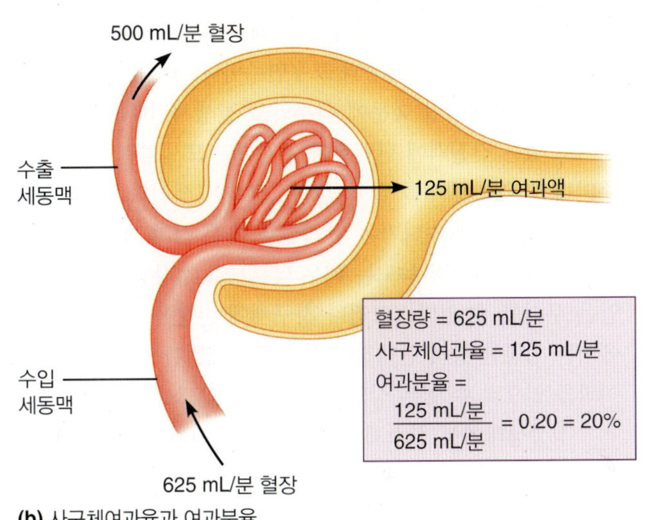

(b) 사구체여과율과 여과분율

그림 18.9 사구체여과. (a) 사구체여과압은 (1) 사구체 모세혈관 내의 정수압(P_{GC}), (2) 보우만주머니 내의 정수압(P_{BC}), (3) 사구체 모세혈관 내의 삼투압(π_{GC}), (4) 보우만주머니 내의 삼투압(π_{BC})의 네 가지 스탈링힘 때문에 발생한다. 실제 여과압은 16 mmHg이다. **(b)** 사구체여과율과 여과분율.

Q 단백질이 사구체 모세혈관 밖으로 유출되면(π_{GC}는 감소하고 π_{BC}는 증가), 사구체여과압과 사구체여과율은 어떻게 되는가?

을 둘러싸고 있다. 상피 아래에는 단백질에 대한 일차 여과장벽으로 작용하는 기저막이 있다. 사구체 여과액이 보우만주머니로 들어가기 위해서는 (1) 모세혈관의 내피세포층, (2) 둘러싸고 있는 상피세포층, (3) 이 두층 사이에 끼어 있는 기저막의 세 가지 장벽을 통과해야 한다. 이런 세 가지 층으로 구성된 조합을 **사구체막**(*glomerular membrane*) 또는 **여과장벽**(*filtration barrier*)이라고 한다. 사구체 모세혈관을 덮고 있는 상피세포는 특이한 돌기나 끝이 튀어나온 부분을 갖고 있는데, 이를 **족세포(podocyte)**라고 한다. 액체가 사구체 모세혈관 밖으로 나감에 따라 액체는 족세포들 사이의 공간인 **여과틈새(slit pores)**를 통해 지나간다. 여과틈새의 크기는 **틈새극막**(*slit diaphragm*)에 의해 조절된다.

모세혈관 내피에 창(구멍)이 있는 것, 사구체를 둘러싼 상피 조직에 많은 여과틈새가 있는 것, 여과장벽의 넓은 표면적이 함께 작용함으로써 혈액과 보우만주머니의 내강[보우만 공간(*Bowman's space*)] 사이에서 단백질이 없는 액체의 대량 이동이 쉽게 일어나도록 만들어준다.

신소체에서의 스탈링힘의 합을 **사구체여과압(glomerular filtration pressure)**이라 하며, 이것은 14장에서 논의한 순여과압(*net filtration pressure*)과 유사하다. 네 가지 스탈링힘이 사구체 여과에서 중요한 역할을 한다(**그림 18.9**).

1. **사구체 모세혈관 정수압**(*Glomerular capillary hydrostatic pressure*). 사구체 모세혈관 정수압(P_{GC})은 여과를 촉진하며 약 60 mmHg에 해당하는 사구체 모세혈관 내의 혈압과 같다. 이 압력은 사구체 모세혈관의 하류에 위치한 수출세동맥의 높은 저항 때문에 대부분의 다른 모세혈관에서의 정수압보다 상당히 높다. 일반적으로 모든 혈관망에서 높은 저항이 존재하면 위쪽에 위치한 혈관의 압력은 상승하는 반면, 아래쪽에 위치한 혈관의 압력은 낮아지는 경향이 있는데, 이것은 마치 물이 흐르는 호스를 클램프로 단단히 조이면 아래쪽의 압력은 떨어지지만(물의 흐름은 감소) 위쪽은 물이 정체해 있기 때문에 압력이 증가하는 것과 같다.

2. **보우만주머니 삼투압**(*Bowman's capsule osmotic pressure*). 보우만주머니 내의 삼투압(π_{BC})은 여과를 촉진한다. 용액의 삼투압은 막을 통과하지 못하는 용질이 있기 때문에 발생함을 기억해보자. 일반적으로 단백질은 혈장과 보우만주머니 사이를 이동할 수 없는 유일한 용질이기 때문에 삼투압을 발생시킨다. 사구체를 둘러싸고 있는 간질액에 단백질이 존재하면 모세혈관 밖과 보우만주머니 쪽으로 액체를 끌어당기는 경향이 생긴다. 여과액과 함께 모세혈관을 빠져나가는 단백질은 아주 적기 때문에, 보우만주머니 안의 단백질 농도는 매우 낮으므로 정상상태에서의 삼투압은 무시할 수 있다. (그러나 사구체에 손상을 주는 특정 질병에서는 상당한 양의 단백질이 사구체 모세혈관 밖으로 유출되어 여과를 일으킬 수 있는 상당한 삼투압을 발생시킬 수 있다.)

   정상상태에서 신소체에서 여과를 촉진하는 순압력은 다음과 같다.

$$P_{GC} + \pi_{BC} = 60\ \text{mmHg} + 0\ \text{mmHg} = 60\ \text{mmHg}$$

3. **보우만주머니 정수압**(*Bowman's capsule hydrostatic pressure*). 보우만주머니 정수압(P_{BC})은 여과를 방해하며 전형적으로 약 15 mmHg 정도이다. 이 압력은 대부분의 모세혈관망을 둘러싸고 있는 간질액 내의 정수압보다 상당히 높다. 이것은 사구체 모세혈관을 통해 비교적 많은 양의 액체가 "깔때기꼴"의 보우만주머니의 제한된 공간으로 들어가기 때문이다.

4. **사구체 삼투압**(*Glomerular osmotic pressure*). 사구체 삼투압(π_{GC})은 여과를 방해한다. 사구체 삼투압은 혈장 내에 단백질이 있으면 여과액을 사구체로 되돌려 보내려는 경향이 있기 때문에 여과를 방해하는 것이다. 사구체 내의 삼투압은 약 29 mmHg이며, 이것은 대부분의 체모세혈관의 전형적인 삼투압인 25 mmHg보다 더 높은데, 이러한 모세혈관을 통과하는 혈액이 사구체 여과로 수분의 상당 부분을 잃게 되고 이러한 물의 손실로 인해 혈장 단백질의 농도가 증가하기 때문이다.

   정상상태에서 신소체에서 여과를 방해하는 순압력은 다음과 같다.

$$P_{BC} + \pi_{GC} = 15\ \text{mmHg} + 29\ \text{mmHg} = 44\ \text{mmHg}$$

사구체여과율

평균 순사구체여과압(glomerular filtartion pressure, GFP)은 다음과 같다.

$$\text{GFP} = (P_{GC} + \pi_{BC}) - (P_{BC} + \pi_{GC})$$

이 방정식에 스탈링힘의 값을 대입하면 사구체 여과압은 다음과 같다.

$$(60\ \text{mmHg} + 0\ \text{mmHg}) - (15\ \text{mmHg} + 29\ \text{mmHg}) = 16\ \text{mmHg}$$

정상상태에서, 신장을 통해 분당 약 625 mL의 혈장이 흐른다. 단위시간당 여과된 혈장의 양을 **사구체여과율(glomerular filtration rate, GFR)**이라 하며, 약 125 mL/분 정도이다. 따라서 하루에 신장은 180 L의 혈장을 여과하게 되는 것이다. 이것은 평균 성인의 경우 전신 혈장량이 약 2.75 L임에 불과하다는 것을 생각하면 엄청난 양이다. 사실 GFR이 이렇게 높다는 것은 22분마다 전체 혈장이 사구체를 통해 여과된다는 것이다.

여과분율

신혈장량 중에서 여과된 양을 **여과분율**(*filtration fraction*)이라 한다. 이것은 사구체여과율을 신혈장량으로 나눈 것과 같다(**그림 18.9b**).

$$\text{여과분율} = \frac{\text{GFR}}{\text{신혈장량}}$$

$$= \frac{125\ \text{mL/분}}{625\ \text{mL/분}} = 0.20 = 20\%$$

따라서 신장을 통해 흐르는 혈장의 20%가 보우만주머니로 여과된다.

여과부하

단위시간당 여과된 특정 용질의 양은 **여과부하(filtered load)**로 알려져 있다. 용질이 별다른 제한 없이 사구체막을 통과할 만큼 충분히 작으면, 대부분의 용질이 그러하듯이 그 용질은 **자유롭게 여과될** 수 있다. 이와 같은 물질이 여과될 경우, 사구체여과액 내의 그 용질의 농도와 혈장 내의 그 용질의 농도는 사실상 같다. 따라서 여과부하는 분당 통과된 몰수로 나타내거나(mole/분) GFR과 용질의 혈장 농도(P로 표시)의 곱과 같다.

$$\text{여과부하} = \text{GFR} \times \text{X의 혈장 농도}$$

$$= \text{GFR} \times P_X$$

한 가지 예로, 포도당의 여과부하를 결정해보자. 우리는 이미 정상 GFR은 125 mL/분이라는 것을 알고 있다. 정상적인 혈장의 포도당 농도는 100 mg/dL = 1 mg/mL이므로, 정상상태에서의 포도당의 여과부하는 다음과 같다.

$$\text{여과부하} = 125\ \text{mL/분} \times 1\ \text{mg/mL} = 125\ \text{mg/분}$$

혈장의 용질 농도나 GFR이 증가하면 여과부하가 증가한다.

지식 활용하기

다음에 주어진 정보를 이용하여 나트륨의 여과분율과 여과부하를 구하라. 신혈류량 = 1.25 L/분, 적혈구용적률(헤마토크릿) = 40, 혈장의 나트륨 농도 = 140 mM, 나트륨의 분자량 = 23, 사구체여과율 = 125 mL/분.

사구체여과율의 조절

매일 180 L의 액체가 신세뇨관에서 여과되지만, 같은 기간 동안 소변은 보통 1.5 L만 배설된다. 이렇게 배설률(excretion rate)이 낮은 이유는 혈장에서 여과된 액체의 99% 이상이 정상적으로 재흡수되기 때문이다. 그러나 GFR이 매우 크기 때문에, GFR이 조금만 변하더라도 여과된 액체의 양에 큰 영향을 미칠 것이고 이로 인해 동일한 소변 배설량을 유지하기 위해서는 재흡수해야 하는 물질의 양에도 막대한 영향을 미친다. 예를 들어 GFR이 10% 증가하면, 신세뇨관에는 하루에 18 L의 액체가 추가로 유입된다. 그러나 대부분의 상황에서, GFR은 다음에 나오는 내인성 및 외인성 조절 기전 때문에 비교적 일정하게 유지된다.

사구체여과에 대한 내인성 조절 평균동맥압(mean arterial pressure, MAP)의 변화는 GFR을 변화시킬 수 있다. 이것은 동맥압이 사구체 모세혈관압에 영향을 주기 때문이며, 사구체 모세혈관압은 사구체여과압에 영향을 주기 때문이다. 평균동맥압은 압력수용기 반사 및 기타 기전에 의해 일정하게 조절되지만, 운동 중인 것과 같은 특정한 상황에서는 변화한다. 동맥압이 올라가면 사구체 모세혈관압도 상승하는 경향이 있으며, 이로 인해 사구체여과압이 증가하여 GFR도 올라간다. 반대로 평균동맥압이 떨어지면, 사구체 모세혈관압도 떨어지는 경향이 있으며 이에 따라 사구체여과압과 GFR은 감소한다. GFR의 이러한 변화는 각각 소변량을 증가시키거나 감소시키는 경향이 있기 때문에 혈장량과 조성을 조절하기 위한 신장의 능력을 방해하기 때문에 바람직하지 못하다.

평균동맥압의 변화가 문제를 일으킬 수는 있지만, 신장은 매우 넓은 범위(약 80~180 mmHg)의 평균동맥압 변화에 대한 GFR에는 거의 변화 없이 견딜 수 있다(**그림 18.10**). 그 이유는, 세 가지 내인성 기전이 동맥압의 변화에 대응하여 GFR을 조절하기 때문이다. 이러한 내인성 기전 중 두 가지는 수입세동맥 평활근에 대한 **근원성 조절**(*myogenic regulation*)과 수입세동맥의 저항을 변화시킴으로써 작동하는 **세뇨관사구체 피드백**(*tubuloglomerular feedback*)이다. 세 번째 기전은 여과장벽의 투과성을 변화시킴으로써 작용하는 **혈관사이세포 수축**(*mesangial cell contraction*)이다.

GFR의 **근원성 조절(myogenic regulation**, **그림 18.11a**)은 신체의 다른 부위에서 일어나는 혈류에 대한 근원성 조절과 비슷하다. 수입세동맥의 평활근은 신장에 대해 민감하기 때문에 수축성으로 이러한 신장에 대해 반응한다. 평균동맥압이 상승하면 수입세동맥의

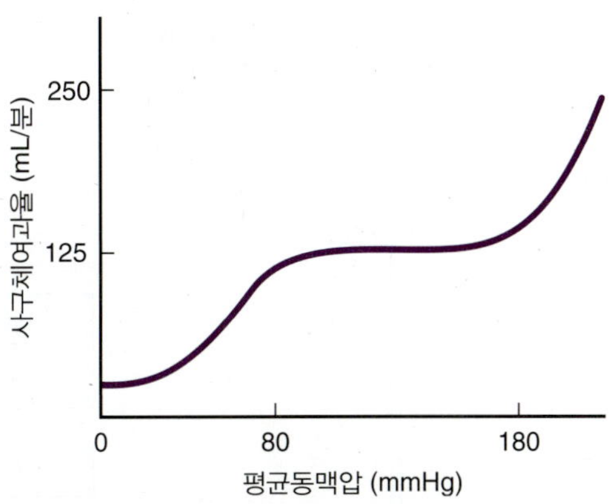

그림 18.10 사구체여과율에 대한 평균동맥압의 영향.

Q 평균동맥압이 200 mmHg로 증가하면, 어떤 용질의 여과부하는 어떻게 되는가?

압력도 상승하기 때문에 수입세동맥 벽은 늘어난다. 사구체 모세혈관 내의 압력 또한 상승하기 때문에 사구체여과압과 GFR이 높아진다. 하지만 신장에 대한 반응으로 수입세동맥이 수축하게 되어 혈류에 대한 저항은 증가한다. 결과적으로, 사구체 모세혈관을 비롯한 아래쪽의 혈관 내의 압력은 감소한다. 이러한 압력 감소는 수입세동맥의 수축을 유발한 압력의 초기 상승을 방해한다(그러나 변화시키지는 않음). 따라서 이러한 음성피드백 기전을 통해 사구체 모세혈관압과 GFR은 거의 일정하게 유지되는 경향이 있다. 예상했던 대로, 평균동맥압 저하는 수입세동맥의 이완을 유발하고 초기의 혈압 저하를 막아주는 사구체 모세혈관압 상승을 유발하여 반대효과를 나타낸다.

수입세동맥의 평활근은 신장에 민감할 뿐만 아니라 원위세뇨관 근처에 위치한 치밀반 세포에서 분비되는 화학물질에도 민감하다. **세뇨관사구체 피드백(tubuloglomerular feedback)**에서, GFR의 변화는 치밀반을 지나가는 세뇨관액의 흐름을 변화시키고, 치밀반에서 분비되는 특정 측분비물(아직 규명되지 않음)의 분비를 변화시킨다. 이 측분비물은 원래의 변화와는 반대되는 방향으로 사구체 모세혈관압과 GFR의 변화를 일으키는 수입세동맥의 수축 또는 이완을 유발한다. 이러한 GFR에 대한 음성피드백 조절 결과로 인해 치밀반을 지나는 액체의 흐름은 초기 반응을 유발했던 흐름의 변화에 대해 반대로 변한다. 예를 들어, GFR이 증가하면 세뇨관액의 흐름이 증가하게 되어 수입세동맥이 수축하고, GFR이 감소하면 흐름이 감소한다. 따라서 수입세동맥의 저항은 치밀반을 지나는 액체의 흐름이 일정하게 유지될 수 있도록 변화한다. 그림 18.11b는 혈압 증가로 인해 GFR이 증가할 때 어떤 현상이 일어나는지를 보여준다.

GFR 내인성 조절의 세 번째 기전은 혈관 대신 혈관사이세포라는 점을 제외하고는 근원성 조절과 비슷하다. 혈관사이세포는 사구체 모세혈관 주변에 있는 변형된 평활근 세포로 모세혈관이전괄약근(precapillary sphincter)과 같은 기능을 한다. 혈관사이세포의 수

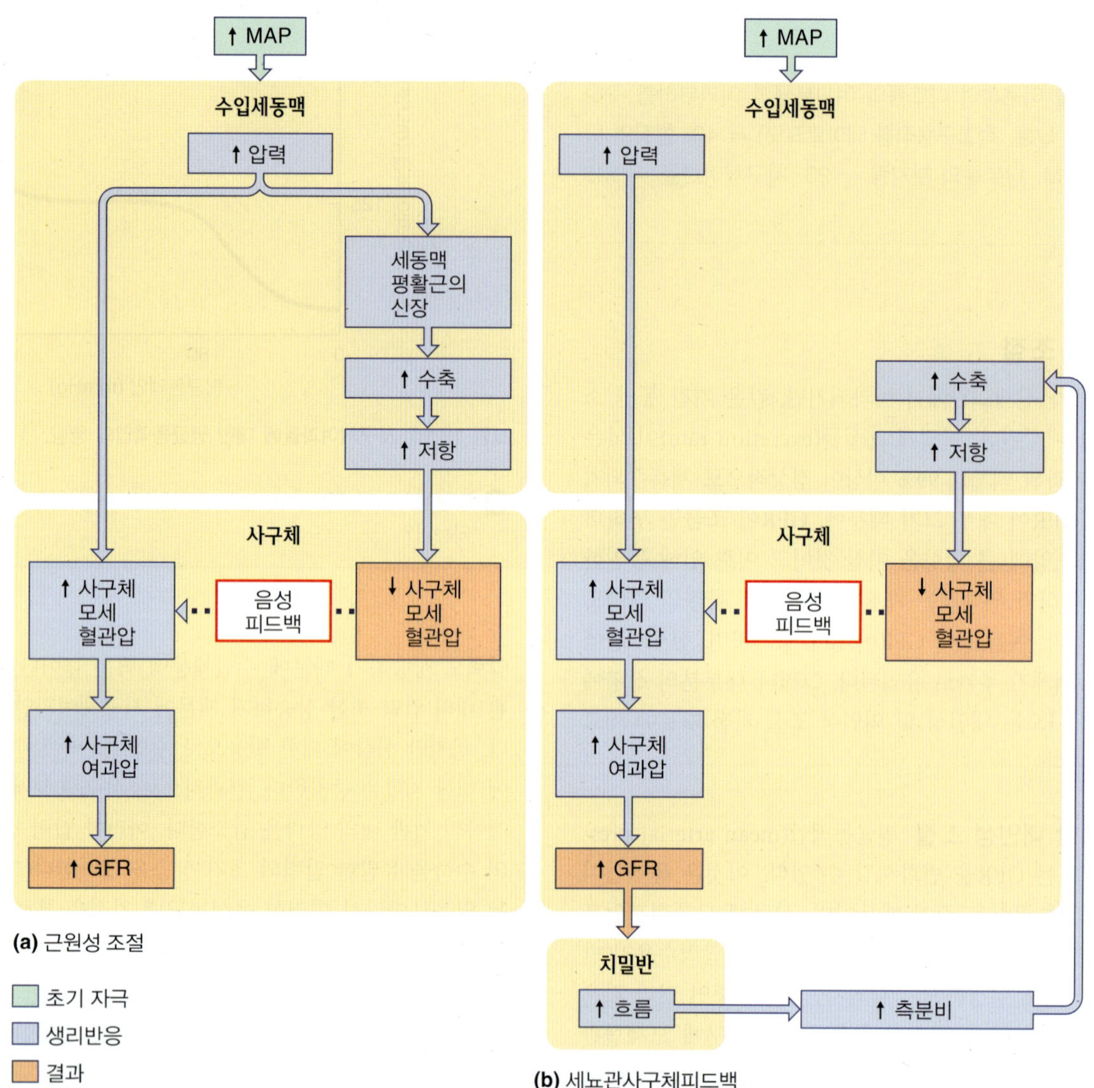

그림 18.11 사구체여과율의 내인성 조절. (a) 평균동맥압의 변화에 반응하여 수입세동맥 저항의 근원성 조절은 사구체 모세혈관압에 영향을 주어 GFR의 큰 변화를 막아준다. **(b)** 세뇨관사구체 피드백은 증가한 GFR에 대한 반응으로 치밀반 내의 세포에서 방출되는 화학신호에 의해 유발되어 사구체 모세혈관압에 영향을 줌으로써 평균동맥압이 변화할 때 GFR의 큰 변화를 방지한다.

축은 일부 사구체 모세혈관을 통한 혈류를 감소시키므로 여과가 일어날 수 있는 표면적이 감소한다. 혈관사이세포의 수축 상태는 모세혈관 내의 압력에 따라 다르다. GFR을 증가시키는 혈압 증가는 혈관사이세포를 신장시킨다. 이러한 신장에 대한 반응으로 혈관사이세포는 수축하여 여과에 이용되는 모세혈관의 표면적을 감소시켜 정상수준이 될 때까지 GFR을 감소시킨다.

사구체여과와 신장 혈류에 대한 외인성 조절 방금 우리는 평균동맥압이 80~180 mmHg 사이에서 변할 때 사구체여과는 내인성 조절 기전에 의해 조절된다는 것을 배웠다. 하지만 평균동맥압이 이 범위를 벗어나 높아지거나 낮아지면 내인성 기전은 더 이상 사구체 모세혈관압의 변화를 막지 못하기 때문에 GFR이 올라가거나 떨어진다. **그림 18.12**는 출혈이나 과도한 땀분비에 의해 평균동맥압이 떨어지면 무슨 일이 일어나는지를 보여준다. 평균동맥압이 80 mmHg 미만으로 떨어지면, 여과압이 낮아지기 때문에 GFR은 직접적으로 감소한다. 게다가 평균동맥압의 감소는 압력수용기 반사를 통한 교감신경의 활성 증가를 유발한다. 교감신경으로부터의 입력 증가에 반응하여 수입 및 수출세동맥에 있는 평활근이 수축하게 되고, 이 두 가지 동맥 모두 수축함으로써 신장 혈관계의 전체 저항은 증가하고 GFR은 감소한다. 신장 혈관계 저항의 증가는 신혈류를 감소시키고 또한 총말초저항을 증가시키는 작용을 하여 평균동맥압을 증가시킨다. GFR의 감소는 또한 소변 배출도 감소시켜 신체의 수분 보존을 도와준다. 이 과정은 혈액량 감소를 최소화함으로써 동맥압이 더 떨어지지 않도록 해준다.

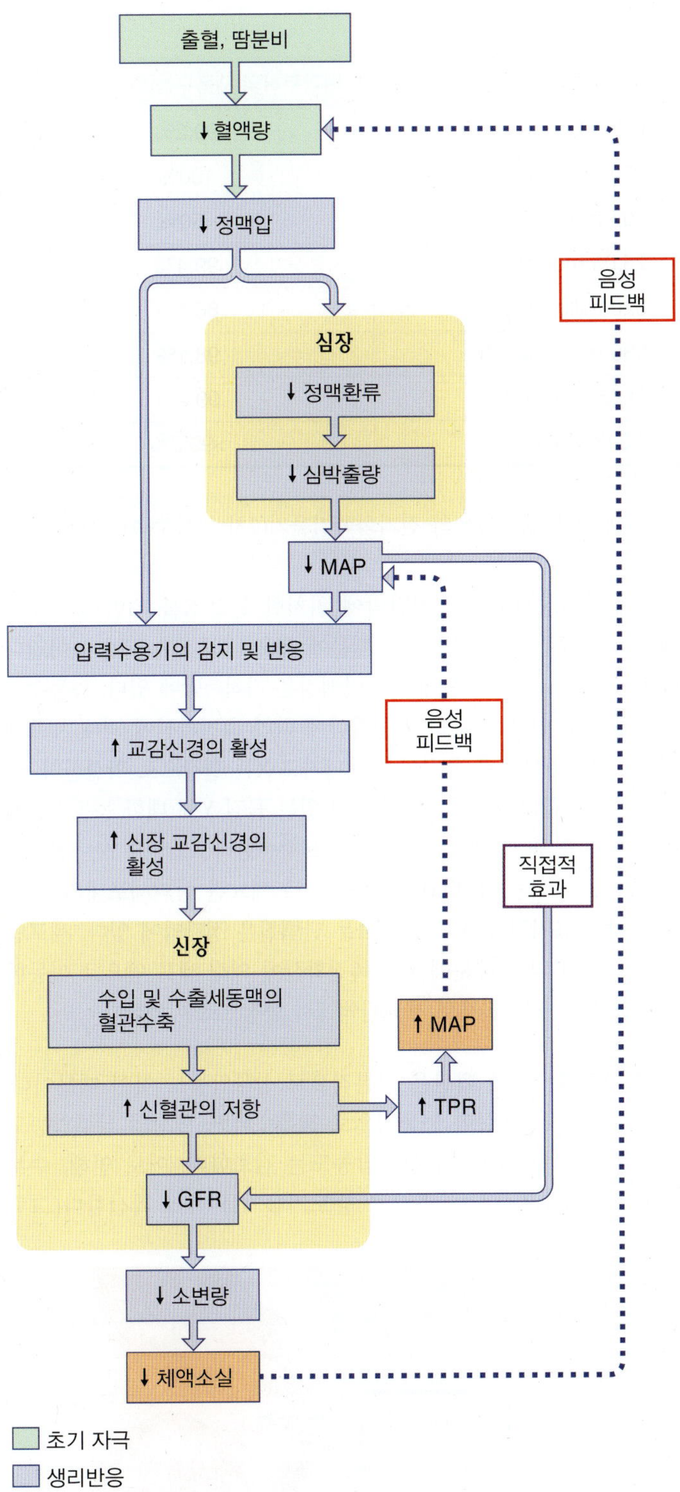

그림 18.12 출혈이나 땀분비로 체액 손실이 일어날 때 GFR과 신혈관 저항의 외인성 조절.

Q 정맥압의 감소를 감지하는 압력수용기는 어떤 형태인가? 이러한 압력수용기는 어디에 위치하는가?

퀵 테스트 18.2

1. 다음 각 조건이 증가하는 데 반응하여 GFR이 올라가는지 또는 떨어지는지를 설명하라. 사구체여과압, 사구체 모세혈관 정수압, 사구체 모세혈관 삼투압, 보우만주머니 정수압, 보우만주머니 삼투압, 혈장 내 단백질 농도.
2. GFR을 조절하는 내인성 조절 기전 3가지를 쓰고, 평균동맥압의 변화에도 불구하고 GFR을 일정하게 유지하기 위해 이러한 기전이 어떻게 작동하는지 간단하게 설명하라.
3. 신장의 교감신경에 의한 수입 및 수출세동맥의 저항 조절이 내인성 조절의 예인가 아니면 외인성 조절의 예인가? 그 이유는 무엇인가? 교감신경의 활성 증가는 GFR에 어떤 영향을 미치는가?

재흡수

재흡수는 여과된 용질 및 수분을 세뇨관 내강에서 혈장으로 다시 이동시키는 것이다. 용질과 수분이 재흡수되지 않으면, 여과된 모든 물질은 배설되어야 하므로 소변으로 1 L의 액체를 내보내는 데 불과 8분밖에 걸리지 않는다(정상적으로 GFR이 일정하다고 가정). 이 1 L의 액체가 전체 혈액량의 20%에 해당한다고 가정하면, 신장이 여과된 용질과 수분을 재흡수하는 능력은 생명에 절대적으로 필요하다. 사실, 사구체에서 여과된 많은 물질의 100%가 신세뇨관에서 재흡수된다. 다른 물질의 재흡수는 그 물질들의 배설률을 변화시키도록 조절되어 혈장 내의 이들 물질의 농도를 조절한다. 이 절에서는 용질 재흡수에 관한 일반적인 특성을 먼저 살펴보고, 세뇨관 상피를 통한 수분 재흡수가 용질의 재흡수와 어떻게 맞물려 일어나는지 설명할 것이다.

용질과 수분 재흡수

표 18.1은 정상적인 상황에서 하루 동안 여과되고 재흡수되는 몇 가지 자유롭게 여과된 물질의 양을 나열한 것이다. 하루에 신세뇨관 상피에 의해 세뇨관액에서 혈장으로 수송되어야 하는 물질의 엄청난 양은 재흡수 과정이 얼마나 광범위한지를 보여준다. 많은 용질이 능동적으로 재흡수된다. 즉 이들 용질은 전기화학적 기울기를 거슬러 세뇨관 내강에서 혈장으로 이동한다.

대부분의 용질 재흡수는 근위 및 원위곡세뇨관에서 일어난다. 수출세동맥은 신피질에 있는 신세뇨관에 인접한 세뇨관주위모세혈관망으로 갈라진다는 것을 떠올려보자(그림 18.6b). 신세뇨관의 상피와 세뇨관주위모세혈관[**세뇨관주위 액**(*peritubular fluid*)] 사이의 간질액은 **세뇨관주위 공간**(*peritubular space*)을 채운다.

어떤 물질이 재흡수되려면 그 물질은 세뇨관상피와 모세혈관 내피의 두 가지 장벽을 통해 이동해야 한다(**그림 18.13**). 모세혈관은 단백질이나 세포와 같은 큰 분자가 이동할 때에만 장벽이 된다. 따라서 신세뇨관 내부에 있는 상피세포는 다양한 용질의 재흡수에 대한 1차적 장벽을 형성한다. 신세뇨관 내부에 있는 상피세포는 밀착연접으로 연결되어 있기 때문에, 세포들 사이를 통한 분자 이동은 제한적이다. 세뇨관 내강을 접하고 있는 상피세포의 원형질막을 정

표 18.1 물과 특정 용질의 정상 여과율과 재흡수율

물질	여과율	재흡수율	여과부하의 재흡수율(%)
물	180 L/일	178.5 L/일	99.2%
포도당	800 millimoles/일	800 millimoles/일	100%
요소	933 millimoles/일	467 millimoles/일	50%
Na^+	25.20 moles/일	25.05 moles/일	99.4%
K^+	720 millimoles/일	620 millimoles/일	86.1%
Ca^{2+}	540 millimoles/일	530 millimoles/일	98.1%
Cl^-	18.00 moles/일	17.85 moles/일	99.2%
HCO_3^-	4.320 moles/일	4.318 moles/일	>99.2%

단막(apical membrane)이라 하며 미세융모를 갖고 있다. 간질액을 접하고 있는 원형질막을 기저측막(basolateral membrane)이라 한다. 정단막의 미세융모는 신세뇨관의 근위 부위에는 많이 있지만 원위 부분에는 드문드문 하다. 기저측막 아래에 있는 기저막은 장벽으로서 별다른 기능을 하지 않으므로 더 이상 설명하지 않기로 한다.

일부 분자들은 수동적으로 재흡수되는 반면, 어떤 것들은 재흡수 과정에 에너지가 필요하다. **그림 18.14**는 전하를 띠지 않은 세 가지 용질(X, Y, Z)과 수분의 재흡수를 보여주고 있다. (전하를 가진 물질의 이동은 다음에 설명하는 힘뿐만 아니라 전기적 힘의 영향을 받는다.) 각 물질이 같은 방향으로 이동하더라도 재흡수의 실제 기전은 다르다.

용질의 능동 재흡수 **그림 18.14a**의 예에서, 물질 X와 Y는 모두 능동수송되지만 서로 다른 기전을 통해 수송된다. 두 물질 모두 세뇨관의 한쪽 막에서는 능동수송으로, 다른 막에서는 수동수송으로 이동하는 과정이 결합된 기전으로 수송된다. 능동수송은 전기화학적 기울기를 거슬러 분자를 이동시키기 위해서는 에너지가 필요하다는 것을 떠올려보자. 이 에너지는 ATP(1차 능동수송) 또는 ATP가 소모될 때 발생하는 이온의 전기화학기울기(2차 능동수송)로부터 직접 얻을 수 있다.

세뇨관 상피세포의 정단막에 위치한 물질 X를 위한 능동수송체는 X를 세포 내로 운반하기 때문에 세포 내의 X 농도가 높아진다(그림 18.14a). X를 운반해주는 단백질은 기적측막에 있다. 능동수송 때문에 세포 안의 X 농도가 증가함에 따라 촉진확산에 의해 세포에서 세뇨관주위액으로 용질이 빠져나가고 X는 혈장으로 확산한다.

세뇨관 상피세포의 기저측막에 있는 물질 Y에 대한 능동수송체는 Y를 세포 밖의 세뇨관주위액으로 수송한다. 그러면 Y는 혈장으로 확산한다(그림 18.14a). 이 과정으로 세뇨관 상피세포내의 Y 농도는 낮게 유지된다. Y를 운반하는 단백질은 정단막에 있다. 세포안의 Y 농도가 낮기 때문에 Y는 촉진확산에 의해 세포 안으로 이동한다. 그러므로 Y는 실제로 세뇨관액에서 혈장으로 이동한다.

수분 재흡수 수분 확산은 기본적으로 삼투압농도 차이 때문이다. X 및 Y와 같은 용질이 능동적으로 재흡수되면, 혈장의 삼투압농도는 증가하고 세뇨관액의 삼투압농도는 감소한다. 이로 인해, 수분은 삼투압농도가 더 큰 쪽으로 농도기울기를 따라 확산한다(그림

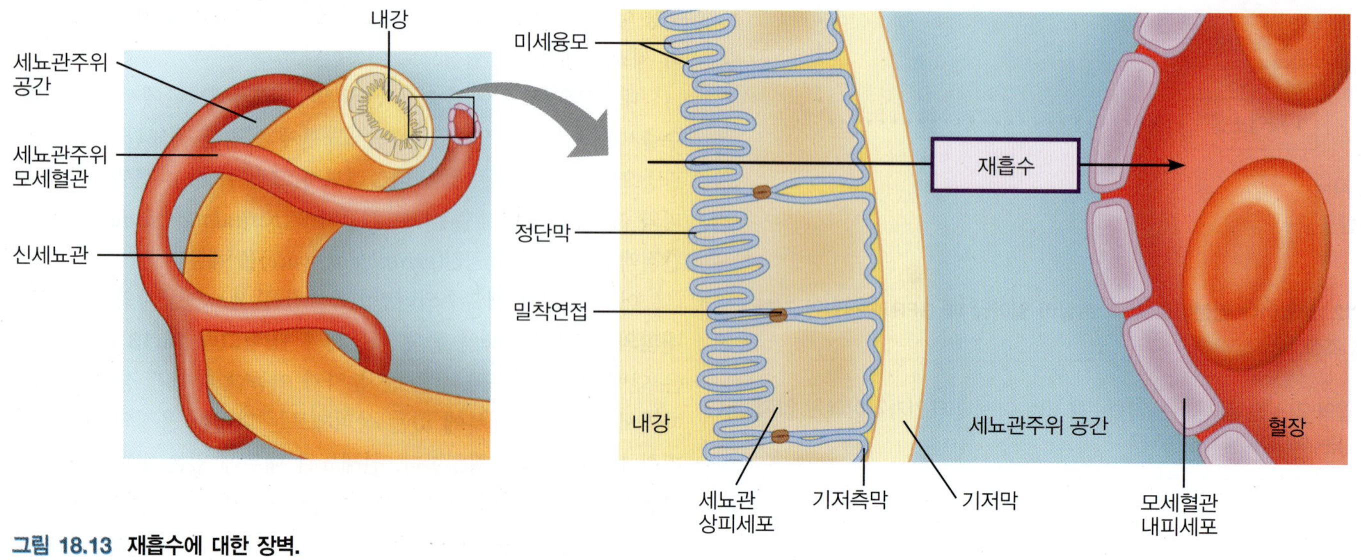

그림 18.13 재흡수에 대한 장벽.

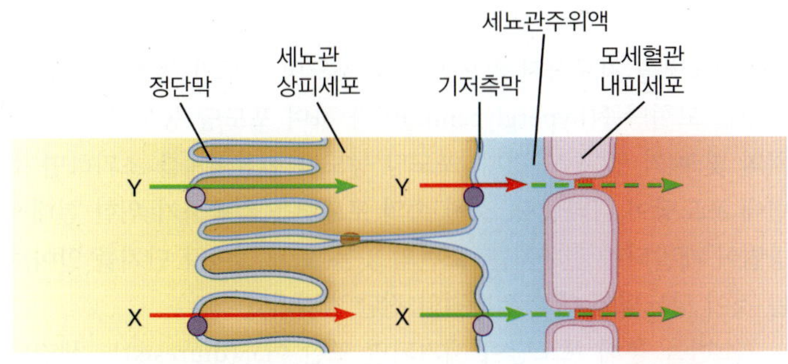

(a) 용질의 능동 재흡수

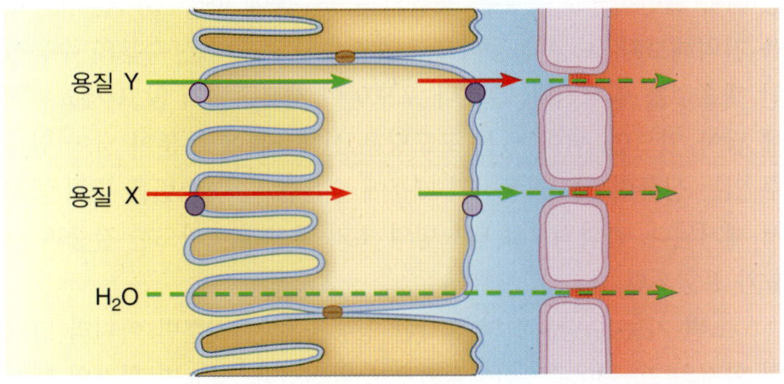

(b) 수분 재흡수(수동적)

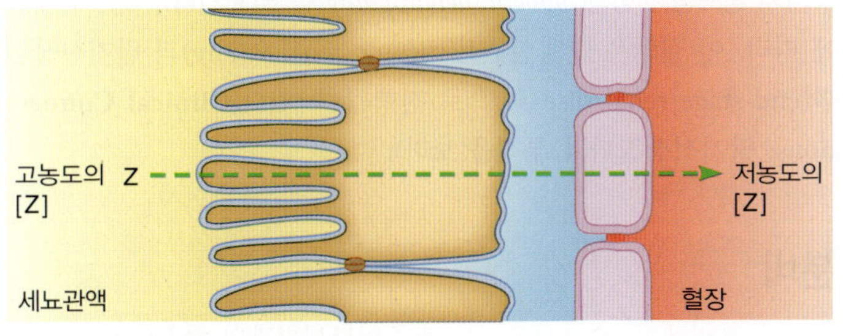

(c) 확산을 통한 용질의 수동 재흡수

그림 18.14 용질과 수분의 재흡수 기전. (a) 용질의 능동 재흡수. **(b)** 수분의 수동 재흡수. **(c)** 용질의 수동 재흡수.

18.14b). 다른 방식으로 말하면, 수분 재흡수는 용질의 능동 재흡수에 따라 일어난다는 것이다. 수분이 용질을 따라 이동하기 위해서는, 수분은 세뇨관 상피를 투과할 수 있어야 한다. 수분은 체내 대부분의 원형질막을 투과할 수 있지만, 신세뇨관의 일부 원형질막에서는 수분이 통과하지 못하는데 이것에 대해서는 19장에서 살펴보도록 하자.

용질의 수동 재흡수 물질 Z는 확산을 통해 수동적으로 재흡수된다(그림 18.14c). 이 과정이 일어나기 위해서는 두 가지 조건을 충족해야 한다. Z의 농도가 혈장에 비해 세뇨관액에서 더 높아야 하고, Z는 세뇨관 상피와 모세혈관 내피의 원형질막을 통과할 수 있어야 한다. 혈장을 빠져나온 세뇨관액은 모세혈관 내강의 액체에 비해 더 높은 농도의 Z를 갖고 있는데, 이것은 앞에서 설명한 것과 같이 여과된 대부분의 수분이 재흡수되기 때문이다. 수분이 세뇨관 내강을 빠져나가 혈장으로 들어감에 따라 세뇨관의 Z 농도는 증가하는 반면 혈장의 Z 농도는 감소한다. 그러므로 Z는 농도기울기를 따라 세뇨관액에서 혈장으로 확산한다. 다른 방식으로 말하면, 막을 투과할 수 있는 분자의 재흡수는 수분 재흡수를 따라 일어날 수 있다.

최대수송능력

용질이 운반 단백질이나 펌프에 의해 세뇨관 상피를 통해 여과액에서 혈장으로 운반될 때, 이런 수송방식은 포화될 수 있다(4장). 즉, 용질의 농도가 너무 높으면, 모든 운반 단백질과 펌프가 이용되기 때문에 그러한 수송 체계는 **최대수송능력(transport maximum, Tm)**에서 작동한다.

신세뇨관에서 보통 100% 재흡수되어 소변으로는 전혀 배출되지 않는 물질을 생각해보면 최대수송능력을 가장 잘 이해할 수 있다. 그러나 용질의 혈장 농도가 증가하면, 사구체에서 더 많은 용질이 여과되기 때문에 여과액의 용질 농도가 증가하는 원인이 된다. 용질의 혈장 농도가 일정 수준에 도달하면, 여과액의 농도로 인해 세뇨관의 운반 단백질이 포화되기 때문에 용질의 일부가 소변에 나타난다. 소변으로 "넘쳐" 나가기 시작하는 용질의 혈장 농도를 **신장역치(renal threshold)**라고 한다. 혈장 농도가 신장역치를 초과하면 용질이 소변으로 배설되는 비율이 점차 더 높아지게 된다. 최대수송능력의 가장 잘 알려져 있는 예는 포도당의 능동 재흡수에서 일어난다.

사구체에서 자유롭게 여과되는 포도당은 일반적으로 근위세뇨관에서 능동수송에 의해 완전히 재흡수되기 때문에 소변으로 배설되는 포도당은 없다. **그림 18.15**는 포도당 재흡수 기전을 보여주고 있으며, 그림 18.14a의 용질 X와 비슷하다. 포도당은 나트륨-연계 능동수송에 의해 정단막을 통해 능동적으로 수송된다. 즉 포도당은 세뇨관액에서 상피세포로 나트륨이온과 함께 공동수송된다. 이러한 공동수송은 상피세포 안에 포도당을 농축시킨다. 포도당을 위한 운반체 단백질은 기저측막에 위치해 있다. 상피세포 안의 포도당 농도가 높기 때문에, 포도당은 이러한 운반체에 의해 농도기울기를 따라 세뇨관주위액으로 수송되어 세뇨관주위액에서 혈장으로 확산할 수 있다.

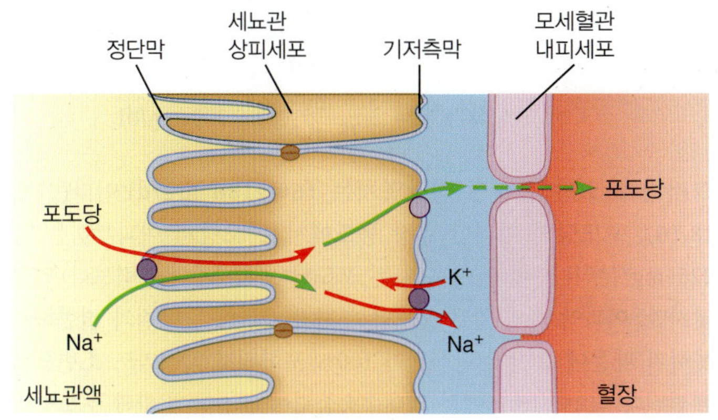

그림 18.15 포도당 재흡수의 기전.

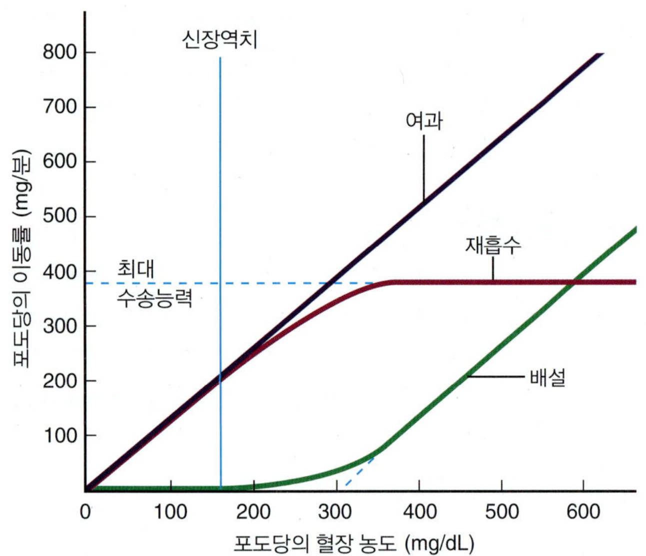

그림 18.16 혈장 포도당 농도 함수로 나타낸 포도당의 여과, 재흡수, 배설.

그림 18.16은 포도당의 혈장 농도와 신장에 의한 포도당의 처리과정 사이의 관계를 보여준다. 포도당 재흡수를 위한 최대수송능력은 375 mg/분이다. 정상적인 혈장 포도당 농도는 80~100 mg/dL이다. GFR이 125 mL/분(= 1.25 dL/분)이라면, 혈장 농도가 100 mg/dL일 때 포도당의 여과부하는 다음과 같다.

$$\begin{aligned} \text{GFR} \times P_{\text{포도당}} &= 1.25 \text{ dL/분} \times 100 \text{ mg/dL} \\ &= 125 \text{ mg/분} \end{aligned}$$

이것은 최대수송능력인 375 mg/분보다 훨씬 낮다. 그러므로 모든 포도당은 재흡수되고 소변으로 배설되는 포도당은 없다. 그러나 포도당 농도가 증가하면 결국 여과액의 포도당 양이 재흡수 용량을 초과하게 되고 일부 포도당은 소변으로 배설된다.

여과액 속에 들어 있는 포도당의 양이 최대수송능력을 초과하고 포도당이 소변에 나타나는 혈장 농도에 대한 "이론적"인 신장역치는 다음과 같이 계산할 수 있다.

$$\text{GFR} \times \text{신장역치} = \text{최대수송능력}$$

$$\text{신장역치} = \frac{\text{최대수송능력}}{\text{GFR}}$$

$$\text{신장역치} = \frac{375 \text{ mg/분}}{1.25 \text{ dL/분}} = 300 \text{ mg/dL}$$

그러나 포도당의 실제 신장역치는 160~180 mg/dL이다(그림 18.16). 포도당의 이러한 혈장 농도에서, 포도당의 여과부하는 약 225 mg/분이다. 비록 이 수치는 포도당의 최대수송능력보다 훨씬 낮지만, 여과액 속의 일부 포도당 분자가 운반체 단백질과 결합하지 못하기 때문에 운반체 단백질이 100% 포화되지 않더라도 소변으로 배설된다. (그림 18.16에서 최대수송능력에 근접함에 따라 포도당의 재흡수 및 배설률과 혈장 농도 사이의 관계가 비선형이라는 것을 확인하라.)

당뇨병을 치료하지 않으면 혈장 포도당 농도가 높아지는데, 이 상태를 고혈당증(hyperglycemia)이라 하며 포도당 농도가 정상 수치의 몇 배가 될 수도 있다. 포도당 농도가 신장역치를 초과하면 소변에 포도당이 나타난다. 소변 속의 포도당을 검출하기 위한 현대적 방법이 개발되기 전까지는, 소변의 맛을 보아 얼마나 단지를 알아보는 것이 당뇨병에 대한 일반적인 진단 방법이었다.

소변을 통해 포도당이 제거되면 또한 이뇨(diuresis)도 생긴다(수분손실이나 소변량 증가). 수분은 삼투에 의해 상피를 통해 이동하며, 일반적으로 수분은 용질의 능동수송에 따라 일어난다는 것을 기억해보자. 보통 능동적으로 재흡수된 포도당은 수분의 수동적인 재흡수를 일으킨다. 그러나 포도당이 재흡수되지 않고 세뇨관액에 남아 있으면, 남아 있는 포도당은 신세뇨관에 수분이 남아 있을 수 있는 삼투력으로 작용하기 때문에 수분은 결국 소변을 통해 몸에서 제거된다. 결과적으로 당뇨병의 초기 증상에는 과도한 갈증과 배뇨가 포함된다.

소변 기능은 당뇨병의 심각한 영향을 받는 것뿐만 아니라 당뇨병 환자의 20~30%는 신장질환으로 발전한다. 당뇨병 환자의 혈장 포도당 농도가 높으면 아직 알려지지 않은 기전을 통해 네프론을 손상시켜 **당뇨성 신장병**(*diabetic nephropathy*)을 일으킨다. 시간이 지남에 따라, 이 질환은 만성신부전(chronic renal failure)과 말기신장질환(end-stage renal disease)으로 진행될 수 있다(**Clinical Connections: 말기신장질환과 투석**을 보라).

분비

세뇨관 분비에서, 분자들은 세뇨관주위모세혈관의 혈장에서 신세뇨관으로 이동하여 여과액의 일부가 된다. 분비는 이동이 반대방향으로 일어난다는 것을 제외하고는 재흡수와 동일한 기본적 과정에 따라 일어나고 동일한 장벽이 관여한다. 일부 물질은 혈장에서 여과액으로 확산되는 반면, 어떤 물질은 능동적으로 수송된다. 능동수송에 의한 분비는 기저측막에 있는 단백질이 간질액에서 상피세포 내로 용질을 능동적으로 수송하거나, 정단막에 있는 단백질이 용질을 상피세포 내에서 여과액으로 능동적으로 수송하는 것이 필요하다. 신세뇨관에 의해 능동적으로 분비되는 물질들 중에는 칼륨이온 및 수소이온과 같은 이온, 콜린 및 크레아티닌과 같은 노폐물, 항생제인 페니실린과 같은 이물질 등이 있다. 분비로 인해 소변으로 배설되는 용질의 양이 증가함으로써 해당 용질의 혈장 농도는 감소한다.

퀵 테스트 18.3

1. 재흡수 및 분비에 대한 장벽을 설명하라. 재흡수되거나 분비되는 물질이 통과해야 하는 모든 원형질막도 포함시켜야 한다.
2. 수분 재흡수의 일반적 기전을 설명하라.
3. **최대수송능력** 및 **신장역치**라는 용어를 정의하라.

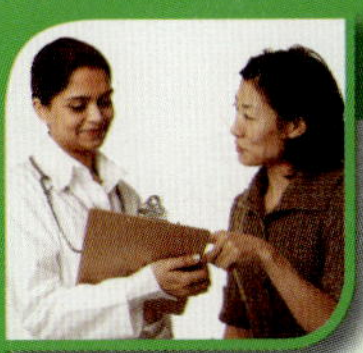

CLINICAL CONNECTIONS

말기신장질환과 투석 (End-Stage Renal Disease and Dialysis)

만성신부전증은 신장구조의 진행성 및 돌이킬 수 없는 상실로 여러 가지 신장질환에서 비롯되거나 당뇨병이나 고혈압과 같은 다른 질병에 의해 2차적으로 발생할 수 있다.

GFR이 정상의 5% 미만으로 감소하면 **말기신장질환**(*end-stage renal disease*, *ESRD*)이 된다. 미국에서는, 매년 50만 명 이상의 사람들이 ESRD 치료를 받고 있으며, 이 중 40%의 사람들은 당뇨병 합병증 때문에 말기신장질환으로 진행된다.

ESRD는 신장이식이나 투석으로 치료하지 않으면 치명적 질환이 된다. 신장이식이 환자를 위한 최적의 치료법이지만, 이식에 사용할 수 있는 신장의 수는 수요에 미치지 못하여 매년 2만개 미만의 신장만이 이식될 뿐이다. 이 때문에 환자는 투석을 이용해야 하는데, 투석은 신부전을 일시적으로 완화시켜 줄 뿐이다. 투석과정에서는 작은 용질을 두 용액 사이에서 자유롭게 교환하기 위해 반투과성 막을 이용한다. 투석은 ESRD에 대한 치료법은 아니지만 환자의 삶을 연장시킬 수 있는 방법이다.

가장 일반적인 투석 형태는 **혈액투석**(*hemodialysis*)이며, 환자의 혈액을 펌프질하여 인공신장이라고 하는 혈액투석장치를 통과시키는 것이다(그림 참조). 투석기는 기계를 두 부분으로 분리하는 막을 갖고 있는데, 한 쪽에는 투석액이 다른 쪽에는 혈액이 들어 있다. 동맥에 연결된 카테터(catheter)를 통해 환자의 혈액이 투석기로 들어간다. 혈액이 기계를 통과하면서 혈액과 투석액이 막을 통해 교환된다.

막은 반투과성이어서 혈액세포와 단백질을 제외한 모든 분자가 전기화학기울기가 낮은 곳으로 확산된다. 투석액의 조성은 특정 방향으로 분자의 이동이 잘 일어나도록 변화시킬 수 있다. 예를 들어, 환자가 부종을 앓고 있다면, 혈액에서 투석액 쪽으로 물의 이동이 잘 일어나도록 투석액의 용질 농도를 조정한다. 교환 후에, 혈액은 기계장치를 떠나 정맥과 연결된 카테터를 통해 환자에게로 되돌아간다.

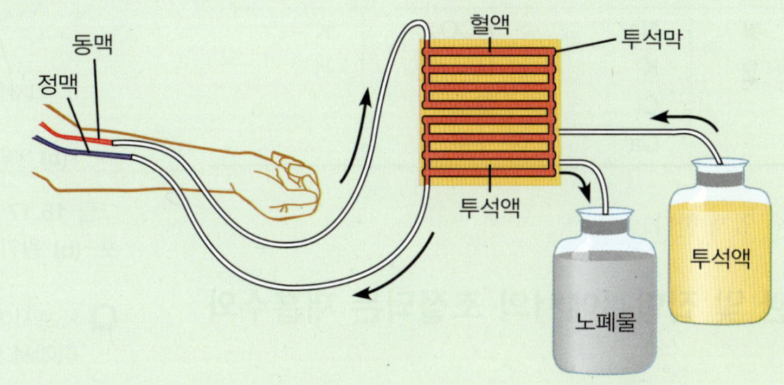

비판적 사고력 문제

1. 만성신부전증과 말기신장질환을 설명하고 구분하라.
2. 신부전에 대한 현재의 치료법은 무엇인가?
3. 혈액투석의 과정을 설명하라.

18.4 신세뇨관의 부위별 특징

세뇨관 상피의 특징은 세뇨관 길이에 따라 부위마다 다르기 때문에 수송되는 물질과 수송 기전 모두 세뇨관 부위에 따라 다르다(**표 18.2**). 다음에 나오는 절에서는 신세뇨관의 각 부위에서 일어나는 수송에 대해 살펴볼 것이다.

근위세뇨관에서의 조절되지 않는 재흡수

근위세뇨관에서, 재흡수 기전은 매우 효율적이어서 세뇨관액이 헨레고리의 시작 부분에 도달할 때쯤이면 여과된 나트륨과 수분 70% 정도는 재흡수된다. 용질과 수분의 재흡수는 등삼투성 과정처럼 서로 맞물려 있다. 즉, 혈장이나 여과액에서 용질 농도 변화는 일어나지 않는다. 어떤 용질(포도당 포함)은 이 과정에서 실제로 100% 재흡수된다. 이런 이유로, 근위세뇨관은 여과된 용질과 수분을 대량으로 재흡수함으로써 몸으로부터의 손실을 막아주는 기능을 갖고 있기 때문에 **대량흡수기**(*mass absorber*)로서 기능을 한다고 말할 수 있다. 근위세뇨관에서의 이러한 용질의 재흡수는 일반적으로 조절되지 않는 진행 중인 과정이다.

근위세뇨관의 상피는 대량흡수를 촉진하는 몇 가지 특징을 갖고 있다(**그림 18.17a**). 첫째, 정단막은 **솔가장자리**(*brush border*)라고 하는 많은 미세융모로 접혀져 있다. 이러한 접힘은 정단막의 총 표면적을 증가시킴으로써 수송을 촉진한다. 둘째, 수송에 관여하는 세포는 많은 수의 미토콘드리아를 갖고 있기 때문에 능동수송을 수행하기 위해 필요한 많은 양의 ATP를 공급한다. 마지막으로, 상피세포 사이의 밀착연접은 작은 용질 및 수분에 대해서는 비교적 높은 투과성을 갖고 있기 때문에 "유출" 상피를 만든다. 밀착연접에서의 이러한 높은 투과성은 세포들 사이의 용질과 수분의 확산을 촉진하여[**세포사이 수송**(*paracellular transport*)이라 함] 상피세포가 물질의 많은

표 18.2 신세뇨관을 통해 물질이 재흡수되거나 분비되는 부위

세뇨관 부위	재흡수되는 물질		분비되는 물질
근위세뇨관	Na^+ Cl^- K^+ Ca^{2+} HCO_3^- 수분	포도당 아미노산 비타민 요소 콜린	H^+
헨레고리(하행각)	수분		
헨레고리(상행각)	Na^+ Cl^- K^+	Mg^{2+} Ca^{2+}	
원위세뇨관	Na^+ Ca^{2+} Cl^- 수분		K^+ H^+
집합관	Na^+ K^+ Cl^- Ca^{2+}	HCO_3^- H^+ 요소 수분	K^+ H^+

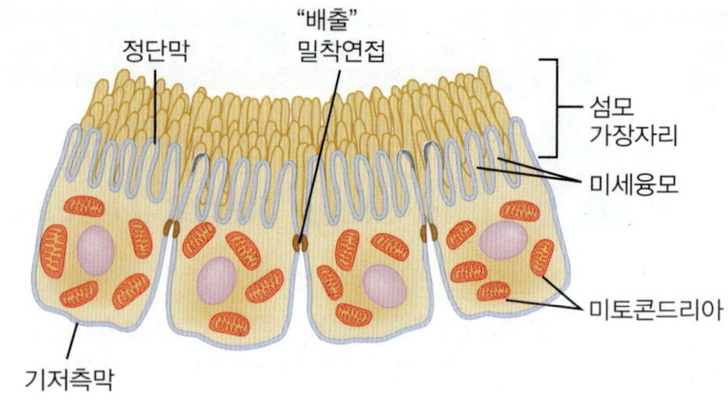

(a) 근위세뇨관 상피세포

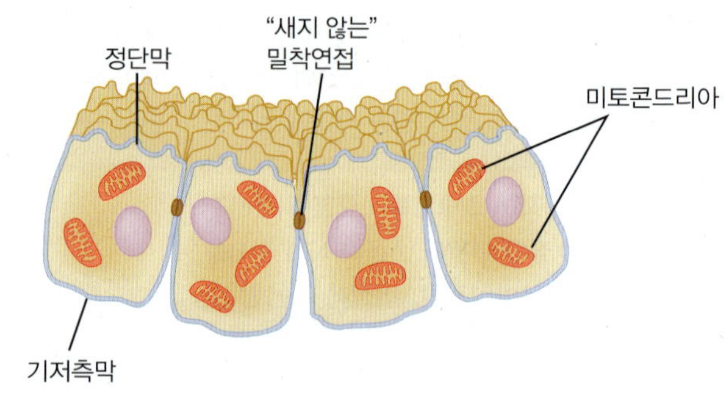

(b) 원위세뇨관과 집합관의 상피세포

그림 18.17 신세뇨관 특정 부위에 있는 상피세포. (a) 근위세뇨관의 상피세포. **(b)** 원위세뇨관과 집합관의 상피세포.

Q 세포사이 수송(상피세포들 사이)은 근위세뇨관과 원위세뇨관 중에서 어디에서 잘 일어나는가? 그리고 그 이유는 무엇인가?

양을 수송할 수 있게 한다.

원위세뇨관 및 집합관에서의 조절되는 재흡수와 분비

근위세뇨관과는 달리, 원위세뇨관 및 집합관은 재흡수 및 분비를 조절(*regulation*)할 수 있도록 특수화되어 있다. 이 두 가지 세뇨관의 상피에서, 섬모가장자리는 근위세뇨관에 비해 훨씬 적거나 거의 없다(**그림 18.17b**). 또한 상피세포는 더 적은 수의 미토콘드리아를 갖고 있으며 밀착연접을 통한 투과도 훨씬 적게 일어나기 때문에 일종의 "새지 않는" 상피를 만든다. 게다가 세뇨관 상피세포는 수분과 여러 용질의 수송을 조절하는 호르몬에 대한 수용체를 갖고 있기 때문에, 이곳에서는 수분 재흡수가 용질 재흡수를 따라 항상 일어나지 않는다. 예를 들어 원위세뇨관과 집합관에서, 나트륨 재흡수는 부신피질에서 분비되는 스테로이드 호르몬인 알도스테론에 의해 촉진되고, 심장의 심방에서 분비되는 펩티드 호르몬인 심방나트륨이뇨펩티드에 의해 억제된다. 원위세뇨관과 집합관 부위에서, 수분 재흡수는 뇌하수체 후엽에서 분비되는 펩티드 호르몬인 항이뇨호르몬(antidiuretic hormone, ADH)에 의해 촉진된다. 체액 및 전해질 평형에서의 이러한 호르몬 및 기타 다른 호르몬의 작용에 대해서는 19장에서 설명할 것이다.

헨레고리에서의 수분 보존

수질근접부 네프론의 헨레고리는 신수질 내에서 삼투기울기를 만들기 위해 특화되어 있다. 즉 수질의 바깥쪽 부위(피질 근처)의 액체가 수질의 안쪽 부위(신우 근처)의 액체보다 더 낮은 삼투압농도를 갖고 있다. 이러한 기울기는 수분을 보존하기 위한 신장의 능력에 중요하다. 수질근접부 네프론의 헨레고리와 집합관 모두 수분 재흡수에 중요하다. 헨레고리의 기능에 대해서는 19장에서 자세하게 설명할 것이다.

18.5 배설

신장에 의한 배설은 신체에서 소변 형태로 용질과 수분을 함께 제거한다. 이것은 혈장량과 조성에 직접적인 관계가 있기 때문에 한 물질이 소변으로 배설되는 비율은 중요한 양이다. 어떤 물질이든 일정 시간 동안 배설되는 양은 간단한 규칙으로 결정한다. 즉, **신세뇨관 내강으로 들어가는 물질은 재흡수되지 않으면 배설된다는** 것이다. 어떤 물질은 여과나 분비에 의해 신세뇨관으로 들어갈 수 있기 때문에, 일정시간 동안 소변으로 배설되는 물질의 양은 다음과 같이 표현할 수 있다.

$$\text{배설량} = \text{여과량} + \text{분비량} - \text{재흡수량}$$

또는

$$E = F + S - R$$

배설률

어떤 물질의 배설량을 계산하기 위한 식(E = F + S − R)에서 용질이 소변으로 배설되는 비율(mole/분 또는 같은 양으로 표시됨)은 다음 3가지 요인에 달려 있다는 것을 나타낸다. (1) 여과량, (2) 용질의 분비율, (3) 용질의 재흡수율이다. **그림 18.18**은 가상의 용질과 수분이 신장에서 처리되는 과정을 개략적으로 묘사한 것이다. 이 그림에서 신장의 모든 세뇨관을 한 개의 세뇨관으로 합쳐서 표현하였고, GFR은 150 mL/분, 용질의 혈장 농도는 0.08 mmole/mL, 용질은 자유롭게 여과된다. 그러므로 여과량은 다음과 같이 계산한다.

$$\begin{aligned}\text{여과량} &= \text{GFR} \times \text{혈장 농도}\\ &= 150\ \text{mL/분} \times 0.08\ \text{mmole/mL}\\ &= 12\ \text{mmole/분}\end{aligned}$$

그림 18.18은 또한 1분 동안 3 mmole의 용질이 분비되고 6 mmole의 용질이 재흡수된 것도 보여준다. 그러므로 배설률은 다음과 같이 계산된다.

$$\begin{aligned}\text{배설률} &= \text{여과량} + \text{분비율} - \text{재흡수율}\\ &= 12\ \text{mmole/분} + 3\ \text{mmole/분} - 6\ \text{mmole/분}\\ &= 9\ \text{mmole/분}\end{aligned}$$

특정 용질의 여과량을 계산하고 이 값을 분당 배설된 용질의 양과 비교함으로써 용질의 신장 처리과정(재흡수 또는 분비)의 실제 효과는 다음의 두 가지 간단한 규칙으로 결정할 수 있다.

1. 분당 배설되는 용질의 양이 여과량보다 적으면, 그 용질은 신세뇨관에서 재흡수된다.
2. 분당 배설된 용질의 양이 여과량보다 크면, 그 용질은 신세뇨관에서 분비된다.

어떤 물질은 재흡수 및 분비 모두 일어나기 때문에 이 규칙을 이용하더라도 최종효과만 결정할 수 있다. 여과량에 비례한 배설되는 양은 재흡수나 분비되는 것 중에서 어느 것이 더 큰지에 달려 있다. 그림 18.18은 용질의 분비와 재흡수가 모두 일어난 예를 나타낸 것이다. 용질의 여과량(12 mmole/분)이 배설률(9 mmole/분)을 초과하기 때문에 최종적으로 재흡수가 일어난 것이다.

제거율

한 가지 용질이 배설되는 속도는 **제거율(clearance)**로 설명할 수 있으며, 이것은 단위시간당 신장이 특정 용질을 완전히 제거하거나 "청소한" 혈장량을 가상적으로 측정한 것이다(일반적으로 L/시간으로 표시함). 단위시간당 용질이 얼마나 배설되는지에 대해 측정할 수 있기 때문에, 제거율은 용질이 들어 있는 혈장량에 달려 있다. 제거율을 계산하기 위한 식은 다음과 같다.

$$\text{제거율} = \frac{\text{배설률}}{\text{혈장 농도}}$$

제거율의 의미를 이해하기 위해 그림 18.18의 예로 다시 돌아가 보자. 이 용질의 배설률은 9 mmole/분 또는 540 mmole/시간이다.

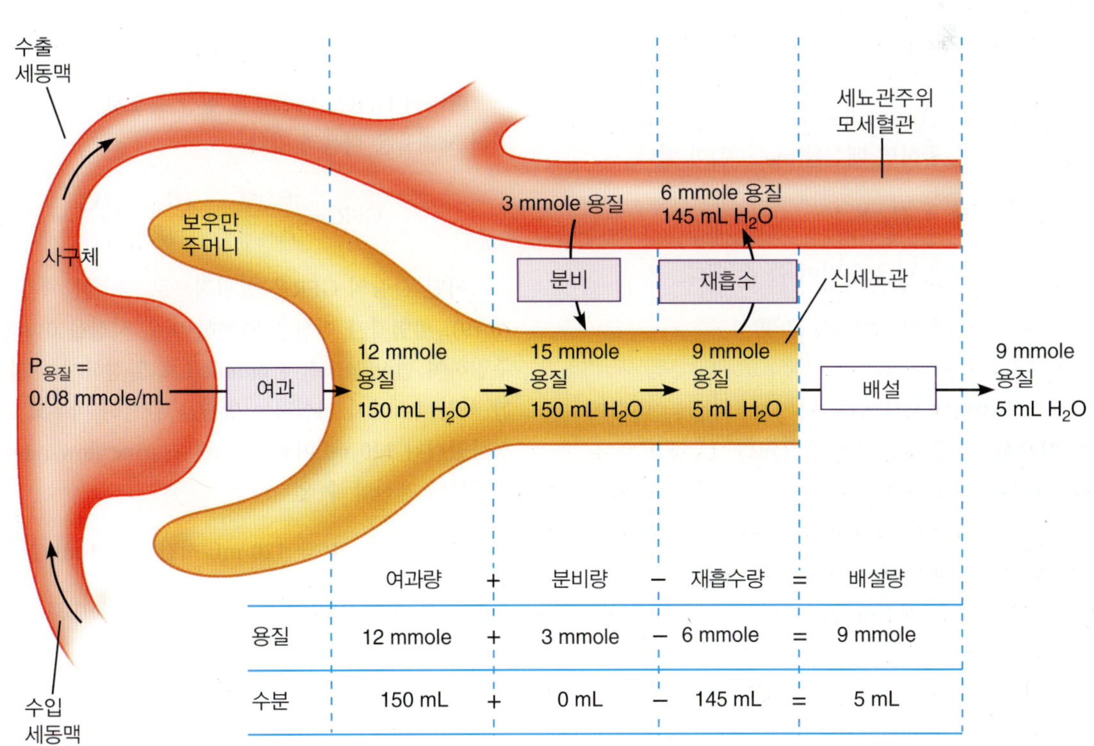

그림 18.18 신장의 네 가지 기본적 과정에 대한 모식도.

이 용질의 혈장 농도는 0.08 mmole/mL 또는 80 mmole/L였다. 그러므로 이 용질의 제거율은 다음과 같다.

$$\text{제거율} = \frac{540\ \text{mmole/시간}}{80\ \text{mmole/L}} = 6.75\ \text{L/시간}$$

신장은 6.75 L의 혈장에 있는 모든 용질을 실제로 제거하는 것이 아니기 때문에, 6.75 L의 혈장량을 "가상"량이라고 한다. (실제로 신체에는 이렇게 많은 혈장이 들어 있지 않다). 대신에 신장은 6.75 L의 혈장에 들어 있는 양과 같은 양의 용질을 배설한다. 시간당 6.75 L의 혈장량은 여과한 액체의 양인 GFR(예에서는 150 mL/분이고, 이것은 9L/시간과 같다)보다 적다. 제거율은 여과, 재흡수, 분비가 함께 작용한 결과이다.

제거율은 신장이 한 물질을 다른 물질과 비교하여 어떻게 처리하는지를 알려주기 때문에 중요한 개념이다. 예를 들어 신장이 사구체 여과액과 똑같은 조성을 가진 소변을 배설한다면, 각 물질들의 배설률(*excretion rate, moles*/분)이 다름에도 불구하고 모든 용질의 제거율은 동일할 것이다. 만약에 신장이 나트륨과 칼륨의 농도가 같은 소변을 배설한다면, 두 용질의 배설률은 같지만 혈장 칼륨 농도가 혈장 나트륨 농도보다 낮기 때문에 칼륨의 제거율이 나트륨 제거율보다 더 클 것이다. 용질의 상대적 제거율은 어떤 특정한 용질의 혈장 농도가 다른 용질의 혈장 농도에 대해 소변 배설이 어떻게 영향을 미치는지 말해준다. 제거율은 또한 다음에 설명하는 GFR과 신혈류량을 측정하기 위해 임상적으로도 사용된다.

제거율의 임상적 활용

신장생리학에서, 물질의 제거율은 세 가지 측정 변수로 흔히 나타낸다. 소변내 물질의 농도(U_X), 혈장내 물질의 농도(P_X), 소변량(V)이다. V는 과학 분야에서는 부피를 표시하는 데 자주 사용되지만, 여기에서는 단위시간당 생성된 소변량(urine flow rate)을 나타낸다. 소변 농도(mole/L)와 소변량(L/분)을 곱하면 배설률(mole/분)이 된다.

$$\text{배설률} = U_X \times V$$

그러므로 제거율을 계산하는 식은 다음과 같이 쓸 수 있다.

$$\text{제거율} = \frac{\text{배설률}}{\text{혈장 농도}} = \frac{U_X \times V}{P_X}$$

이 제거율 공식의 이러한 형식은 쉽게 측정할 수 있는 변수의 관점에서 제거율을 사용할 수 있기 때문에 유용하다. U_X와 V는 소변 표본을 채취하여 결정할 수 있다. V를 구하기 위해서는 특정시간 동안 수집된 소변량만 측정하면 된다. 여러 가지 물질의 소변내 농도인 U_X는 통상적인 임상 실험실 검사로 결정할 수 있다. 마찬가지로 혈장 농도인 P_X는 혈액표본을 채취하여 표준검사를 통해 결정할 수 있다.

제거율을 계산하는 방법을 알아보기 위해, 어떤 사람이 한 시간에 450 mL의 소변을 생성한다고 가정하자. 그러면 소변량은 다음과 같다.

$$\text{소변량} = 450\ \text{mL/60분} = 7.5\ \text{mL/분}$$

소변내 나트륨 농도가 15 mM로 결정되었고 혈장 농도가 정상값인 145 mM이라면, 나트륨의 제거율(C_{Na})은 다음과 같이 계산된다.

$$C_{Na} = \frac{(15\ \text{mmole/L})\ (7.5\ \text{mL/분})}{(145\ \text{mmole/L})} = 0.78\ \text{mL/분}$$

지식 활용하기

용질 S의 혈장 농도는 1 mg/L이다. 소변 표본은 1시간 동안 0.5 L의 소변이 배설되었고, 소변 내의 S 농도는 0.2 mg/L이다. 용질 S의 제거율은 얼마인가?

사구체여과율의 측정 제거율에 대한 측정은 또한 GFR을 결정하는 상대적으로 쉬운 방법을 제공한다. 어떤 물질이 자유롭게 여과는 되지만 전혀 재흡수와 분비 모두 일어나지 않으면, 소변 속에 들어 있는 물질의 양은 여과된 양 또는 여과부하와 같아야 한다. 이런 조건에서, 물질은 여과된 혈장량에서 완전히 제거될 것이다. 즉, 물질의 제거율은 GFR과 같다. 이러한 조건을 충족하는 물질 중의 하나인 이눌린(*inulin*)은 체내에서 만들어지지는 않지만 GFR을 측정하기 위한 목적으로 혈류에 주사할 수 있는 다당류이다. 이눌린의 제거율은 **그림 18.19**에 나와 있는 GFR과 동일하며 수학적으로 표시할 수 있다. 이눌린은 분비되거나 재흡수가 일어나지 않기 때문에 이눌린의 배설률은 여과부하와 같으며, GFR과 이눌린의 혈장 농도의 곱과 같은 것으로 정의한다.

$$\text{배설률} = \text{여과부하} = \text{GFR} \times P_{\text{이눌린}}$$

따라서 GFR은 배설률을 혈장 농도로 나눈 값과 같으며, 정의에 따라 제거율은 다음과 같다.

$$\text{GFR} = \frac{\text{배설률}}{P_{\text{이눌린}}} = \frac{(U_{\text{이눌린}})(V)}{P_{\text{이눌린}}} = C_{\text{이눌린}}$$

어떤 사람의 GFR을 실험적으로 결정한 예를 들여다보자(그림 18.19). 피험자가 방광을 완전히 비운 시점을 0이라 하고, 이눌린을 주입하여 혈장 농도를 4 mmole/L로 일정하게 유지한다고 가정한다. 한 시간 후, 다시 피험자는 방광을 완전히 비우고 소변의 부피를 측정하였더니 120 mL이었다. 소변량(urine flow rate)은 이 표본의 부피로부터 계산할 수 있다.

$$V = 120\ \text{mL/시간} = 2.0\ \text{mL/분}$$

소변 표본 속의 이눌린 농도는 250 mmole/L로 측정되었다. 그러므로 이눌린의 제거율은 다음과 같다.

$$C_{\text{이눌린}} = \frac{(U_{\text{이눌린}})(V)}{P_{\text{이눌린}}} = \frac{(250\ \text{mmole/L})(2.0\ \text{mL/분})}{4\ \text{mmole/L}} = 125\ \text{mL/분}$$

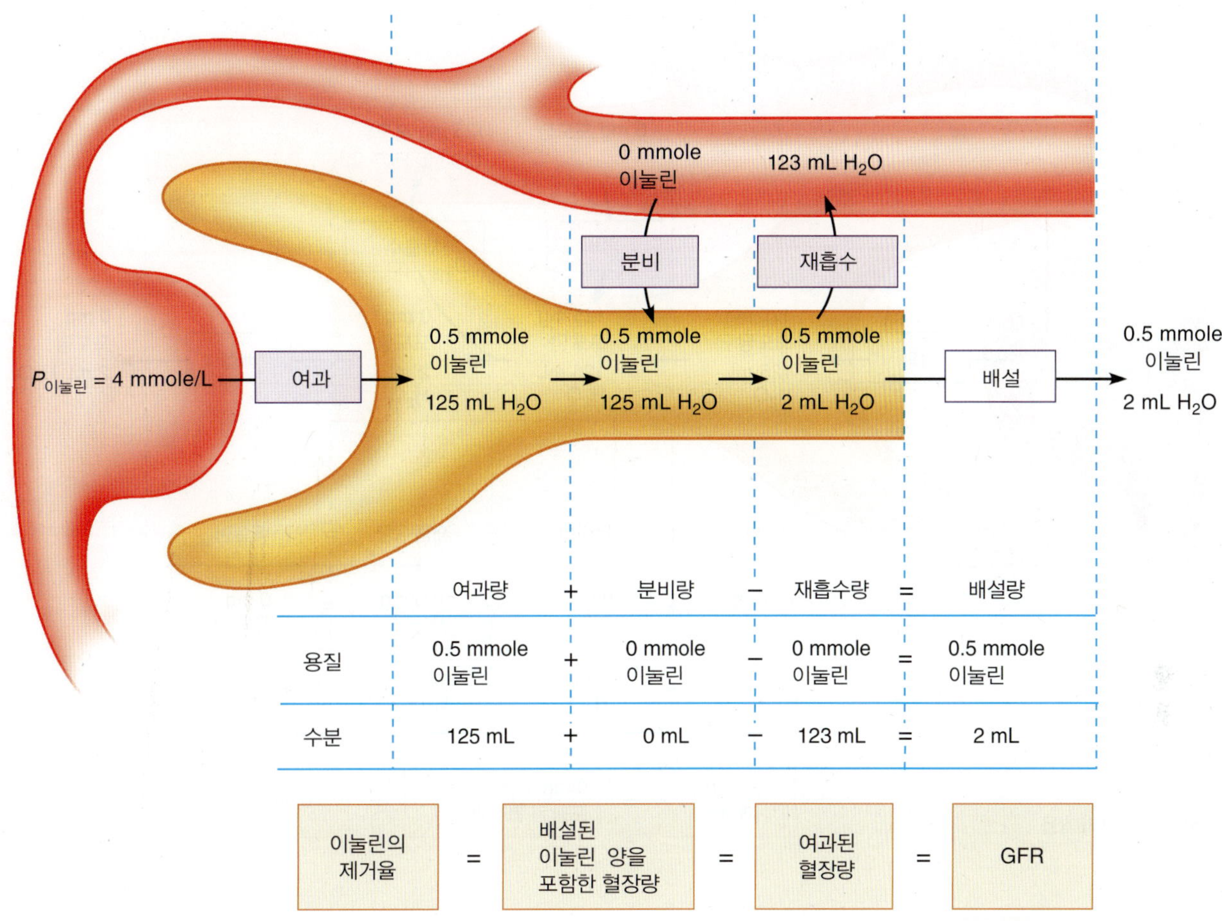

그림 18.19 이눌린의 제거율.

자유롭게 여과는 되지만 재흡수와 분비 모두 되지 않는 물질의 제거율은 GFR과 동일하다. 이눌린의 정맥주입은 침습적 과정이기 때문에 요구사항에 정확히 맞는 것은 아니지만 혈액에 정상적으로 존재하는 분자를 사용하여 GFR을 결정하는 것이 바람직하다. 신체 내의 화학물질로 GFR을 측정하기 위한 요구조건에 가장 잘 맞는 것은 근육대사의 노폐물인 크레아티닌이다. 크레아티닌은 사구체에서 자유롭게 여과되고 재흡수되지 않으며 아주 적은 양만이 분비된다. 배설된 크레아티닌의 양이 여과된 크레아티닌의 양보다 약간 많기 때문에, 크레아티닌의 제거율은 GFR보다 약간 더 크다. 그럼에도 불구하고 크레아티닌의 제거율은 GFR을 임상적으로 측정하는 데 적합하다.

신세뇨관에 있는 용질의 운명 결정 제거율은 어떤 용질이 신세뇨관에서 실제로 재흡수되었는지 혹은 실제로 분비가 일어났는지를 결정하는 데 사용할 수 있지만, 일부 물질은 재흡수와 분비 모두 일어난다. 이러한 경우, 제거율은 재흡수나 분비 중 어느 쪽이 더 큰가에 따라 달라진다. 어떤 물질의 재흡수나 분비가 일어났는지를 결정하는 데 제거율을 사용하는 것은 두 가지 규칙으로 요약할 수 있다.

1. 물질의 제거율이 GFR보다 클 경우, 그 물질은 신세뇨관으로 분비된다.
2. 물질의 제거율이 GFR보다 작을 경우, 그 물질은 신세뇨관에서 재흡수된다.

포도당이 정상 혈장 농도에서 완전히 재흡수된다는 것을 앞에서 보았다. 그러므로 포도당의 제거율은 0일 것이라는 것을 예측할 수 있다. 포도당은 전혀 배설되지 않기 때문에, 혈장에서는 포도당이 제거되지 않는 것이다. 이러한 관계는 **그림 18.20a**에 나타나 있으며 다음과 같은 수식으로 나타낼 수 있다.

$$C_{포도당} = \frac{(0\ \text{mmole/L})(V)}{P_{포도당}} = 0\ \text{mL/분}$$

또 다른 예로는, 신혈류량을 측정하기 위해 임상적으로 사용하는 이물질인 파라아미노히푸릭산(para-aminohippuric acid, PAH)이다. PAH는 사구체에서 자유롭게 여과되고 재흡수되지 않는다. 또한 여과 후에 신모세혈관의 혈장에 남아 있는 모든 PAH는 신세뇨관으로 분비된다. 즉, 신장으로 들어가는 PAH는 혈장에서 완전히 제거된다. 그러므로 PAH의 제거율은 신장으로 들어간 혈장량 또는 신혈

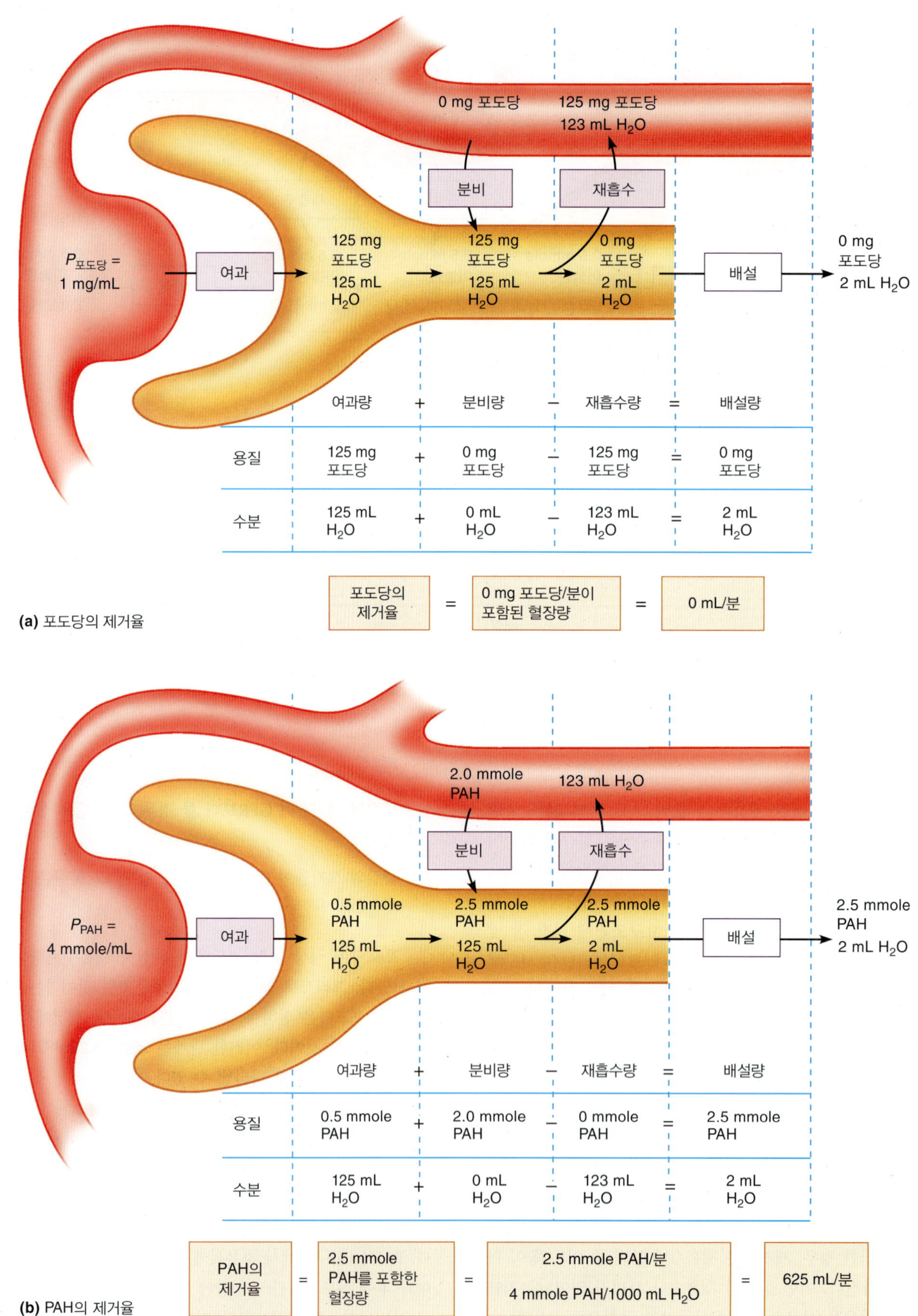

그림 18.20 제거율의 예. (a) 포도당 제거율. **(b)** PAH 제거율.

장량(*renal plasma flow*)과 같다(그림 18.20b). 이것은 적혈구용적률(헤마토크릿)을 측정함으로써 **신혈류량**(*renal blood flow*)으로 쉽게 환산할 수 있다. 예를 들어 PAH의 제거율이 625 mL/분이면 신혈장량도 625 mL/분이다. 정상적인 적혈구용적률은 45이므로 다음과 같은 식이 만들어진다.

$$\text{신혈류량} = \frac{625\ \text{mL/분}}{1 - 0.45} = 1136\ \text{mL/분}$$

표 18.3은 신장에서 처리하는 일반적인 물질 중 일부의 제거율에 대해 나열하고 있다.

지식 활용하기

표 18.3의 데이터를 참고하여 백분율을 기준으로 했을 때, 나트륨과 칼륨 중 어느 용질의 재흡수가 더 높은가?

배뇨

여과, 재흡수 및 분비 후에 신세뇨관에 남아 있는 액체는 소변으로 배설된다. 이 액체는 집합관에서 신우로 빠져나가 요관으로 들어간다(그림 18.1). 요관의 벽에 있는 평활근의 파도와 같은 수축이 소변을 방광 쪽으로 밀어낸다. 방광은 **배뇨**(**micturition** 혹은 urination)라고 하는 과정에서 제거할 때까지 소변을 저장한다.

그림 18.21은 방광의 해부구조를 보여준다. 방광벽에는 간극연접으로 서로 연결되어 있는 평활근 섬유가 있어 하나의 단위로 기능한다. 방광의 평활근 섬유를 묶어 **배뇨근**(**detrusor muscle**)이라 한다. 방광의 목부분에는 근섬유가 수렴하고 겹쳐져 두꺼운 벽을 형성하는데, 이것을 **내요도괄약근**(**internal urethral sphincter**)이라고 하며 방광으로부터의 소변 흐름을 조절하는 밸브 역할을 한다. [괄약근(*sphincter*)은 비어 있는 기관이나 관 주위에 고리를 형성하고 수축 또는 이완함으로써 물질의 흐름을 조절하는 근육 구조이다.] 방광으로부터의 소변 흐름은 또한 근육을 둘러싼 골격근의 수축과 이완에 의해 조절되는데 이 골격근은 골반저부(pelvic floor)를 지나는 요도를 둘러싸고 있다. 이 근육을 **외요도괄약근**(**external urethral sphincter**)이라 한다. 때로 이러한 괄약근이 제대로 작동하지 않게 되면 부적절한 시기에 소변을 배설하는 요실금이 생긴다(**Clinical Connections: 요실금**을 보라).

표 18.3 신장에서 처리되는 일반적인 일부 물질의 제거율

물질	제거율(mL/분)	신장의 실제 처리과정 (재흡수 또는 분비)*
PAH	650	분비
크레아티닌	140	분비
이눌린	125	없음
칼륨	12.0	재흡수
염소	1.3	재흡수
나트륨	0.9	재흡수
포도당	0	재흡수

*GFR = 125 mL/분. 제거율이 GFR보다 크면 실제로는 분비가 일어나고, 제거율이 GFR보다 작으면 실제로는 재흡수가 일어난다.

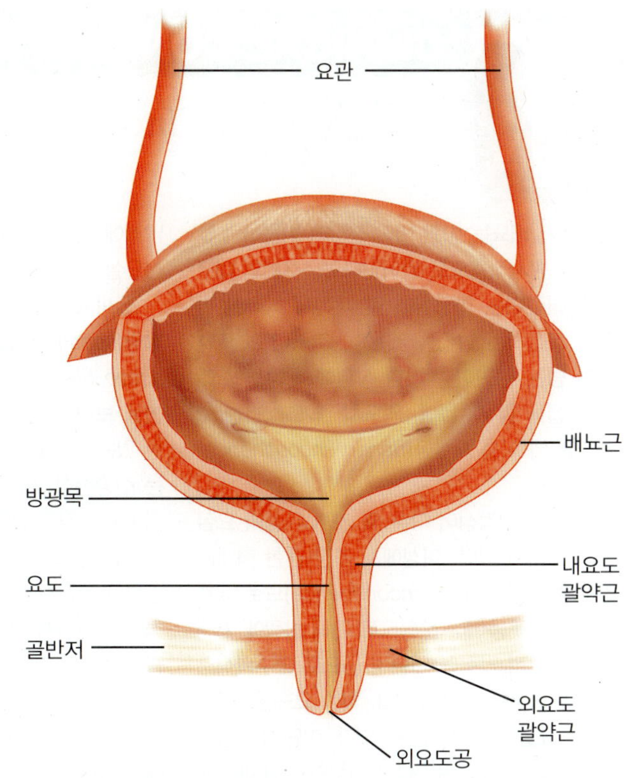

그림 18.21 방광과 요도의 해부구조. 여성의 방광과 요도의 구조이며, 남성의 경우 요도가 음경까지 뻗어 있다.

Q 수의적 조절을 받는 요도괄약근은 어느 것인가?

배뇨는 수의적 및 불수의적 조절을 모두 받는다. 배뇨는 배뇨근이 수축하면 내요도괄약근의 평활근이 이완하여 괄약근이 열리고, 외요도괄약근의 골격근이 이완하여 괄약근이 열릴 때 일어난다. 배뇨근과 내요도괄약근의 평활근은 자율신경에 의해 조절을 받는 반면, 골격근은 수의적 조절을 받는다. 방광이 소변으로 채워진 다음 배뇨 중에 있는 이러한 근육들의 활성을 들여다보자.

일반적으로, 신장에 의해 만들어진 소변은 지속적으로 방광으로 이동한다. 내괄약근과 외괄약근이 수축하면 괄약근은 닫혀 있게 되고, 소변은 방광을 나가지 못하여 방광 속 소변의 부피는 증가한다. 배뇨근은 이완되고 방광은 증가한 부피를 수용할 수 있을 만큼 팽창한다. 그러나 팽창이 계속되면, 방광벽에 있는 신장수용기(stretch receptor)가 활성화된다. 결국 이 수용기의 활성화는 **배뇨반사**(*micturition reflex*)를 일으킬 만큼 충분해진다.

배뇨 훈련이 된 사람은 척수반사로 조절되는 배뇨를 수의적으로 조절할 수 있다(**그림 18.22**). 유아에서, 이 경로는 순전히 반사작

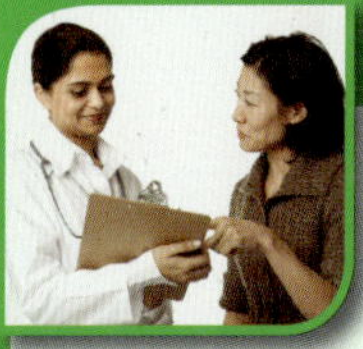

CLINICAL CONNECTIONS

요실금(Urinary Incontinence)

유아에서 배뇨는 방광 벽의 신장에 반응하여 불수의적 반사작용으로 일어난다. 2~3세의 대부분의 어린이는 화장실에 갈 때까지 이러한 반사를 조절하는 방법을 배운다. 그러나 2천5백만이 넘는 성인이 이러한 상황에서 방광에 대한 조절을 할 수 없어, 의도치 않게 소변을 보게 되는데 이를 **요실금**(*urinary incontinence*)이라 한다.

원인과 심각성이 다른 몇 가지 유형의 요실금이 알려져 있다. 여성에서 가장 흔한 형태는 **긴장성요실금**(*stress incontinence*)으로 재채기, 기침, 웃음이나 운동으로 인해 방광에 가해지는 기계적 압력에 대한 반응으로 불수의적으로 소변을 배설하는 것이다. 약한 요도괄약근은 긴장성요실금을 일으킬 수 있다. 어떤 여성들은 골반근육의 약화 또는 방광 위치의 변화 때문에 출산 후 긴장성요실금으로 발전하기도 한다. 골반근육이 약해지면 방광목과 요도가 아래로 처지게 된다. 또 다른 어떤 여성들은 폐경기 이후에 긴장성요실금을 앓게 되는데, 이 시기에 일어나는 에스트로겐의 감소는 골반근육을 약화시키는 것으로 추측된다. 전립선 비대증을 앓는 남성에서는 방광에 압박을 가하기 때문에 긴장성요실금이 발생할 수도 있다.

급박요실금(*urge incontinence*)은 **경직성방광**(*spastic bladder*) 또는 **과민성방광**(*overactive bladder*)이라고도 하며 갑작스럽게 소변을 보려는 충동이다. 노령 인구에서 흔히 볼 수 있는 급박요실금은 요로감염, 방광에 분포하는 신경손상, 남성의 전립선질환, 여성의 자궁적출술과 같은 요인에 의해 발생한다.

일류성요실금(*overflow incontinence*)은 방광을 완전히 비우는 것이 어려워서 항상 부분적으로 채워져 있을 때 발생한다. 이로 인해 방광을 채우는 데 걸리는 시간이 짧아지기 때문에 소변을 자주 보게 된다. 일류성요실금의 원인으로는 배뇨근 약화, 당뇨성 신경병 또는 요도장애가 있다.

기능성요실금(*functional incontinence*)은 이동성이나 인지에 영향을 미치는 다른 질병 때문에 2차적으로 발생한다. 이 질병은 방광의 기능을 변화시키지 않는 대신에 소변을 보아야겠다는 지각을 하게 하거나, 화장실에 도착하는데 걸리는 시간을 증가시킨다. 예를 들어, 관절염으로 인한 신체의 이동성 감소는 화장실에 도착하기 이전에 약간의 소변을 나올 수 있게 한다.

요실금 치료법은 식이요법이나 행동변화, 약물치료, 수술에 이르기까지 다양하다. 행동변화는 잠자리에 들기 전에 수분섭취를 줄이고 골반근육을 강화시킬 수 있는 운동을 하는 것이다. 요실금 치료를 위해 처방되는 약물에는 배뇨근 활성을 감소시킬 수 있는 무스카린성 콜린성 길항제 및 내요도괄약근의 수축을 자극해주는 알파아드레날린성 작용제가 들어 있다. 수술은 요실금 형태 중 일부를 치료할 수 있지만, 요실금의 원인에 따라 수술 방법은 다양하다. 예를 들어, 요도가 막혀 있으면 막힌 곳을 외과적으로 제거해주면 된다(내외의 구조가 요도에 압박을 가하고 있는지와 상관없음). 비대해진 전립선을 수술로 제거하여 방광에 대한 압박을 감소시킬 수 있다. 골반근육의 약화로 인한 긴장성요실금은 슬링(sling)을 사용하여 방광을 올려줄 수 있다.

비판적 사고력 문제

1. 여러 가지 유형의 요실금을 설명하라.
2. 요실금을 치료할 수 있는 방법에는 어떤 것이 있으며, 이 방법들은 무엇이 다른가?
3. 현재 가능한 치료법의 상대적 장단점은 무엇이라고 생각하는가?

용이다. 방광이 채워짐에 따라 벽의 팽창을 신장수용기가 감지하고 그 정보를 척수로 전달한다. 척수에서, 신호는 연합뉴런을 통해 다음 세 가지 신경으로 전달되어 방광 및 관련구조로 다시 보내진다. (1) 배뇨근에 분포하는 부교감신경, (2) 내요도괄약근에 분포하는 교감신경, (3) 외요도괄약근의 근육에 분포하는 체성운동신경이다. 신장수용기의 자극은 골반신경으로 전달되는 부교감신경을 흥분시켜 배뇨근을 수축시키도록 자극한다. 배뇨근의 수축은 방광에 들어 있는 내용물에 대한 압력을 증가시키고, 배뇨근의 수축이 충분히 강해지면 내요도괄약근이 열리게 된다. 이와 동시에, 신장수용기의 활성은 내요도괄약근에 연결된 교감신경을 억제하고 외요도괄약근에 분포한 체성운동신경 또한 동시에 억제함으로써 괄약근이 이완되어 열리게 한다. 두 가지 괄약근의 개방은 배뇨근의 수축과 맞물려 방광을 비우게 한다.

청소년 및 성인에서는 수의적 조절로 배뇨반사를 조절할 수 있다. 방광이 찼음을 감지하는 신장수용기의 신호는 대뇌피질의 상행로로 전달되어 방광의 충만감을 의식하게 하고 배뇨근을 조절하는 부교감신경을 억제(*inhibit*)하는 하행로를 활성화시키는 신호 역할을 함으로써 외요도괄약근을 조절하는 운동신경을 자극하는 하행로를 활성화(*excite*)시킨다. 이러한 과정을 통해 필요할 경우 배뇨반사를 연기할 수 있다. 그러나 방광을 계속 채우면 신장수용기가 더 많이 자극되기 때문에 이러한 배뇨에 대한 연기는 무한정 지속될 수 없다. 결국 의식적 노력에도 불구하고 이러한 신경의 활성 수준이 배뇨반사를 유발할 정도로 충분히 높아지면 통제할 수 없는 배뇨가 일어난다.

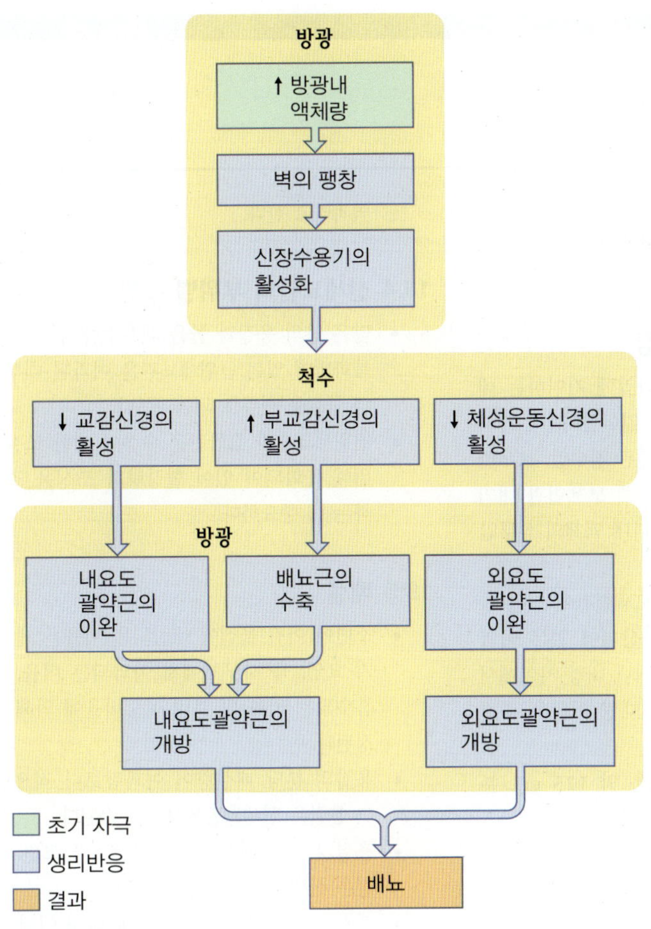

그림 18.22 **배뇨반사의 구성요소.**

배뇨를 억제하기 위한 수의적 조절에 더하여, 사람은 외요도괄약근의 수의적 이완과 골반저를 낮추어 배뇨를 시작할 수 있다. 이 두 가지 모두를 낮추면 방광이 내려가 내요도괄약근이 당겨져 열리고 방광벽이 늘어나서 신장수용기가 활성화되어 배뇨반사가 유도된다. 횡격막과 복근의 수축은 복강 내의 압력을 증가시켜 소변량을 증가시킴으로써 배뇨를 위한 방광에 대한 압력을 증가시킨다.

퀵 테스트 18.4

1. 근위세뇨관과 원위세뇨관 상피세포의 세 가지 구조적 차이점을 말하라. 세뇨관의 어느 구조가 물질교환에 더 유리한가?
2. GFR을 측정하기 위해 사용하는 두 가지 물질의 제거율은 얼마인가? 신혈장량을 측정하는 데 사용할 수 있는 물질의 제거율은 얼마인가?
3. 분자 X의 제거율이 GFR보다 클 경우, 신세뇨관에서 X는 재흡수된 것인가 아니면 분비된 것인가?
4. 방광, 내요도괄약근, 외요도괄약근의 신경분포를 설명하라. 배뇨의 수의적 억제는 이러한 구조 중 어느 것의 신경분포를 통해 이루어지는가?

시스템 통합

이 장에서 우리는 여과, 재흡수 및 분비 과정을 통해 신장이 소변을 어떻게 형성하는지를 배웠다. 다음 장에서는 정상적인 체액과 전해질 균형을 유지하기 위해 이러한 과정들이 어떻게 조절되는지를 알아볼 것이다.

체내로 수분과 용질이 유입되는 위장관계를 배우면서 항상성을 유지하는 데 신장이 중요하다는 것이 더욱 분명해졌다. 위장관계를 통한 수분과 용질의 흡수는 신체가 필요하기 때문에 조절되는 것이 아니라 흡수를 극대화하기 위해 조절되는 것이다. 과도하게 섭취한 수분과 전해질은 체외로 배출되어야 하며 제거는 대부분이 신장을 통해 일어나므로 신장에는 부담되는 일이다(일부는 피부를 통해서, 일부는 땀 분비로 배출됨). 위장관계의 부속기관으로는 간이 있다. 간은 신장처럼 일부 노폐물을 제거한다. 간과 신장은 포도당신생과정을 통해 정상 혈당을 유지하는 데에도 기여한다.

다음 장에서는 산-염기 평형에서의 신장의 역할에 대해 알아볼 것이다. 신장만으로는 혈장의 pH를 정상적으로 유지할 수 없기 때문에 호흡계의 도움을 받는다. 그러므로 신장은 거의 모든 다른 기관계와 상당한 상호작용이 필요한 다양한 기능을 수행하는 역동적인 기관이다.

CHAPTER REVIEW

요약

18.1 비뇨계의 기능

- 신장의 1차적 기능은 혈장의 이온 조성, 삼투압농도, 부피 및 pH를 조절하기 위해 혈액을 여과하는 것이다.
- 신장은 또한 혈장으로부터 대사 노폐물과 이물질을 제거하고 소변을 형성한다.

18.2 비뇨계의 해부구조

- 비뇨계는 신장(2개), 요관(2개), 방광 및 요도로 구성된다.
- 신장의 기능적 단위는 네프론이며, 네프론은 보우만주머니, 근위세뇨관, 하행 헨레고리, 상행 헨레고리 및 원위세뇨관으로 이루어진다.
- 원위세뇨관은 집합관으로 연결된다.
- 여과는 보우만주머니와 사구체를 갖고 있는 신소체에서 일어난다.
- 사구체 여과액은 단백질이 없다는 것을 제외하고는 혈장과 비슷하다.
- 여과액이 네프론을 통과함에 따라 수분과 용질의 재흡수 및 분비가 일어나기 때문에 여과액의 양과 조성이 바뀐다.
- 재흡수된 물질은 세뇨관 내강의 세뇨관액에서 세뇨관을 둘러싸고 있는 세뇨관주위액으로 이동한 다음 세뇨관을 둘러싸고 있는 세뇨관주위모세혈관의 혈장으로 이동한다.
- 분비는 물질을 혈장에서 여과액으로 이동시킨다.
- 신장은 신동맥을 통해 많은 양의 심박출량을 받는다.
- 수입세동맥이 각 사구체로 들어가고, 수출세동맥은 사구체에서 나온다.
- 수출세동맥은 갈라져 세뇨관주위모세혈관이나 직립혈관으로 연결되어 결국 신정맥으로 들어가는 정맥으로 이어진다.
- 사구체옆장치는 원위세뇨관의 치밀반 세포와 수입세동맥 및 수출세동맥의 벽에 있는 과립세포로 이루어진다.
- 사구체옆장치는 사구체여과 및 염과 수분의 재흡수 조절에 중요하다.

18.3 신장의 기본 교환과정

- 사구체여과는 사구체여과압에 기여하는 네 가지의 스탈링힘에 의해 일어난다. 네 가지 스탈링힘은 사구체 모세혈관 정수압, 보우만주머니 내의 정수압, 사구체 모세혈관 내의 혈장 삼투압, 보우만주머니내 액체의 삼투압이다.
- 사구체여과압과 사구체 모세혈관에 있는 창(구멍), 보우만주머니의 상피에 있는 여과틈새는 혈액과 보우만주머니 내강 사이에서 단백질이 제거된 용액의 대량 이동을 촉진한다.
- 정상적인 사구체여과율은 약 125 mL/분이다.
- 여과분율은 여과된 신혈장량을 백분율로 표시한 것이다.
- 평균 여과분율은 약 20%이다.
- 여과부하는 사구체에서 여과된 특정 용질의 양이다.
- 자유롭게 여과된 용질의 경우, 여과부하는 GFR과 용질의 혈장 농도를 곱한 결과와 같다.
- 세 가지 내인성 조절 기전은 사구체 여과를 일정하게 유지되게 한다: 세 가지 조절은 수출세동맥에 있는 평활근의 근원성 조절, 세뇨관사구체피드백, 혈관사이세포의 수축이다.
- GFR의 외인성 조절에는 수입 및 수출세동맥에 있는 평활근에 대한 교감신경 조절이 포함된다.
- 최대수송능력은 용질수송 동안 용질의 농도가 운반체 단백질을 포화시킬 만큼 충분히 높을 때 일어난다.
- 용질이 소변에 나타나는 혈장 농도를 신장역치라고 한다.

18.4 신세뇨관의 부위별 특징

- 많은 양의 용질과 물을 재흡수할 수 있도록 특화되어 있는 근위세뇨관은 여과된 대부분의 물질을 혈류로 되돌려준다.
- 원위세뇨관과 집합관은 수송에 대한 조절을 위해 특화되어 있어 혈장량과 조성을 조절하는 데 중요하다.

18.5 배설

- 소변에 어떤 물질이 배설되는 비율은 세 가지 요인, 즉 사구체에서 여과되는 비율, 재흡수되는 비율 및 분비되는 비율에 의해 결정된다.
- 용질의 분당 배설량이 여과량보다 적으면, 그 용질은 신세뇨관에서 재흡수된다.
- 용질의 분당 배설량이 여과량보다 크면, 용질은 신세뇨관으로 분비된다.
- 제거율은 단위시간당 신장에 의해 어떤 물질이 완전히 제거되는 혈장량을 측정한 것이다.
- 이눌린 또는 크레아티닌의 제거율은 GFR을 측정하는 데 사용할 수 있다.
- PAH의 제거율은 신혈장량과 신혈류량을 측정하기 위해 사용할 수 있다.
- 여과, 재흡수 및 분비 후에 신세뇨관에 남아있는 액체는 소변으로 배설된다.
- 소변은 집합관에서 신우로 들어간 뒤 요관으로 빠져나간다.
- 요관의 벽에 있는 평활근의 파도치듯 하는 수축이 소변을 방광 쪽으로 밀어낸다.
- 방광은 소변이 배뇨를 통해 배출될 때까지 소변을 저장한다.
- 배뇨는 배뇨반사와 수의적 조절을 모두 받는다. 배뇨반사는 방광 벽의 신장에 의해 유발된다.

19 비뇨계: 체액과 전해질 평형

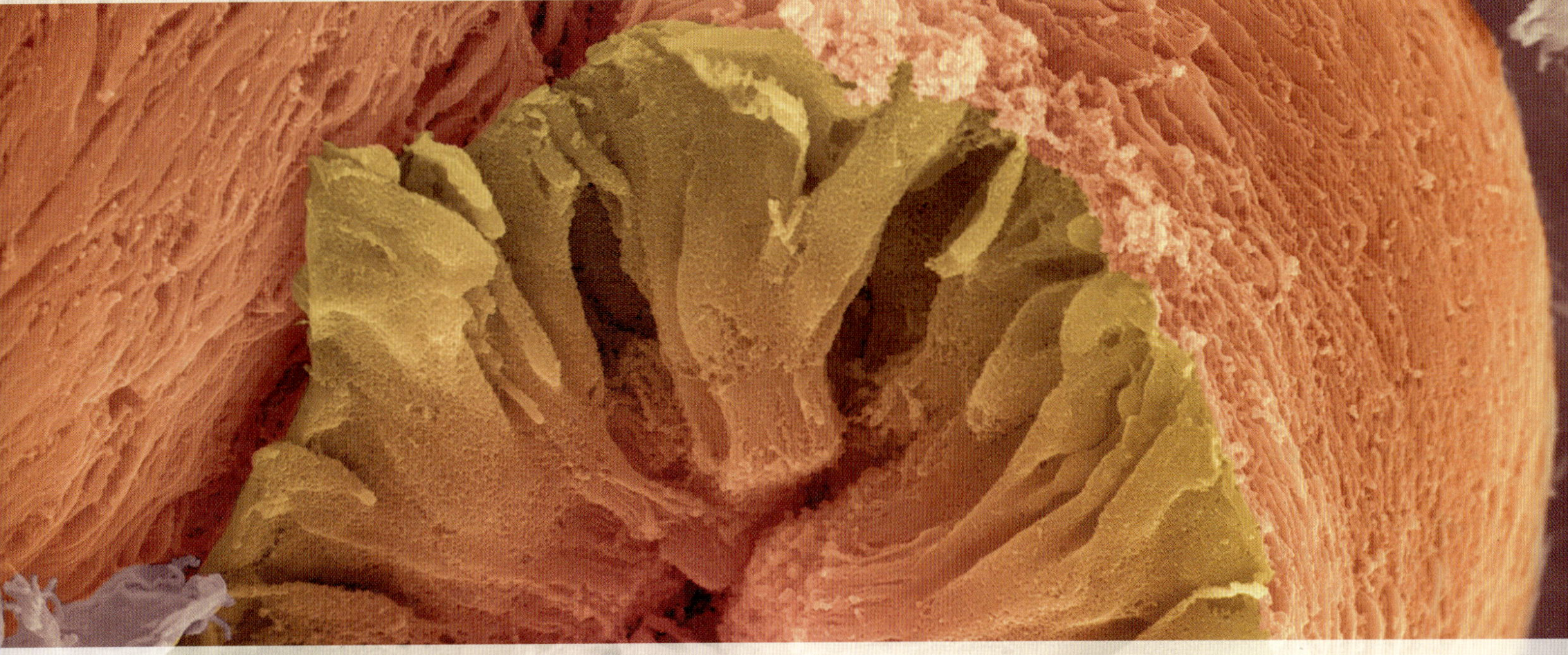

신세뇨관의 컬러 주사전자현미경 사진

우리는 모두 서로 다른 먹고 마시는 습관을 가지고 있다. 예를 들어 어떤 사람은 갈증을 풀기 위해 아침에 큰 물 한 컵을 마셔야 하고, 어떤 사람은 아침에 몇 잔의 커피를 마셔야 하루를 시작할 수 있다. 일시적인 결과는 많은 양의 수분이 소변으로 배설되는 것과 같이 동일하지만, 그 결과는 다르다.

많은 양의 물을 마시면, 얼마 지나지 않아 우리 몸은 정상적인 혈장량과 삼투압농도를 유지하기 위해 체내의 과도한 물을 제거하게 된다. 마찬가지로 감자칩과 같은 짠 음식을 먹으면, 몸 안에 체액이 그대로 있게 되어 갈증을 느끼게 된다. 이러한 것들은 체액과 혈장의 전해질 조성을 정상으로 유지하기 위한 음성피드백에 의한 조절 현상이다. 위의 두 가지 경우를 비교해보면, 커피에 들어 있는 카페인은 우리 몸에서 수분을 부적절하게 제거하여 탈수증을 유발함으로써 신체의 항상성을 망가뜨리는 일종의 약물이다. 결국 섭취한 카페인은 커피를 마신 직후 수분 손실을 대체하기 위해 갈증을 느끼게 한다.

이 장에서 신장의 세뇨관을 출입하는 수분과 용질의 이동 기전과 이러한 이동을 조절하는 호르몬에 대해 배우게 될 것이다. 또한 혈장량과 삼투압농도가 정상이라 하더라도 카페인이 수분 배설을 증가시키는 이유에 대해서도 배우게 된다.

개요

학습목표 이 장을 학습한 후 다음을 할 수 있어야 한다.

- 평형의 개념을 설명할 수 있어야 한다.
- 체수분의 유입과 유출의 여러 원인을 설명할 수 있어야 한다.
- 항이뇨호르몬에 의한 수분 평형과 삼투압농도 조절을 설명할 수 있어야 한다.
- 알도스테론 및 심방나트륨이뇨펩티드가 혈장의 나트륨 농도를 어떻게 조절하는지 설명할 수 있어야 하고, 이러한 호르몬 분비에 대한 자극도 함께 설명할 수 있어야 한다.
- 수분과 나트륨 평형이 평균동맥압에 영향을 주는 주요 기전을 설명할 수 있어야 한다.
- 칼륨 평형에서 알도스테론의 역할을 설명할 수 있어야 한다.
- 칼슘 평형을 조절하는 주요 호르몬 체계를 설명할 수 있어야 한다.
- 산-염기 평형에 영향을 미치는 다양한 요인을 설명할 수 있어야 한다.
- 혈액 속의 완충제, 호흡계의 작용 및 신장이 산-염기 교란을 어떻게 보상하는지 설명할 수 있어야 한다.

시작하기 전

다음 주제를 숙지하고 있어야 한다.

- 능동 및 수동수송 기전
- 상피를 통한 수송
- 삼투압농도와 삼투
- 세포막을 통한 이온의 이동
- 뇌하수체 후엽과 ADH
- 부신피질과 알도스테론
- 안지오텐신 II와 혈압

14장에서, 심박출량 및 총말초저항에 대한 신경조절과 혈액량에 대한 호르몬 조절을 통한 혈압 조절에 대해 배웠다. 15장에서는 혈장 조성을 포함한 혈액 자체에 대해 배웠다. 정상적인 혈장 조성과 양을 유지하는 것은 항상성의 중요한 측면 중의 하나이다. 18장에서, 신장이 혈액을 여과하고 재흡수 및 분비를 통해 소변의 조성을 바꾸는 과정에 대해 설명하였다. 이 장에서는, 정상적인 혈장 조성과 혈장량을 유지하기 위해 신세뇨관을 통한 재흡수 및 분비 과정이 내분비계에 의해 어떻게 조절되는지를 다룰 것이다. 그런 다음 이러한 조절과 장기적 혈압 조절과의 관계를 알아볼 것이다. 또한 정상적인 혈액의 pH를 유지하기 위해 호흡계와 비뇨계가 어떻게 함께 작용하는지를 알아보면서 17장에서 시작한 산-염기 평형에 대한 내용을 계속 다룰 것이다.

19.1 평형의 개념

항상성을 유지하기 위해, 인체는 평형을 이루고 있어야 한다. 이 문맥에서 "평형을 이루다"는 것은, 몸으로 들어온 것과 몸이 생성한 것의 합이 몸이 사용한 것과 몸에서 제거된 것의 합과 같아야 한다는 것을 의미하며, 다음과 같은 식으로 나타낼 수 있다.

들어온 것 + 생성된 것 = 사용한 것 + 제거한 것

신장은 체액과 전해질 평형 및 산-염기 평형을 조절하는 데 핵심적인 역할을 한다.

혈장 성분에 영향을 주는 요인

신장은 혈장 내의 용질과 수분의 양을 조절하여 혈장량과 혈장의 조성을 조절한다. 혈장량과 조성은 서로 관련이 있기 때문에 좁은 범위 내에서 유지되어야 한다. 혈장량은 거의 전적으로 혈장에 들어있는 수분량에 의해 결정된다. 혈장량에 대한 용질의 직접적 영향은 무시할 수 있을 정도이다. 그럼에도 불구하고 혈장 내의 용질의 양은 간접적으로 혈장량에 영향을 미치는데, 이것은 혈장 삼투압농도(용질 농도)의 변화로 인해 혈장과 신체의 다른 체액 구획 사이에서 수분 이동의 원인이 될 수 있기 때문이다. 혈장량은 평균동맥압에 영향을 미치기 때문에 신체의 항상성에 중요한 영향을 준다. 이 장의 뒷부분에서 볼 수 있듯이, 평균동맥압은 장기적으로 혈장량의 변화에 의해 조절된다.

혈장내 용질과 수분의 함량은 신체 내외부로의 물질이동과 신체 내의 여러 구획 사이의 물질이동 모두에 영향을 받는다. **그림 19.1**은 모세혈관 벽과 세포막을 투과하여 혈장 내외로 자유롭게 드나들 수 있을 정도로 작은 수분과 용질의 이동 경로를 보여준다. 혈장과 간질액 구획들은 수분과 작은 용질이 자유롭게 교환되기 때문에 성분의 유사성을 강조하기 위해 이 그림에서는 합쳐서 그렸다.

그림 19.1에서 보여주듯이, 혈장은 세포나 골기질과 같은 세포외 결합조직과의 교환을 통해 물질을 얻거나 잃을 수 있다. 예를 들어 뼈가 재흡수되면, 칼슘과 인산염을 혈장으로 방출한다. 이런 물질의 방출은 혈장 내의 칼슘과 인산염의 농도를 높인다. 반대로 칼슘과 인산염이 뼈에 침착되면 혈장 내의 이들 물질의 농도가 낮아진다. 그림 19.1은 혈장과 외부환경이 물질을 교환할 수 있는 세 가지 경로를 보여준다. 혈장은 (1) 위장관 내강과의 교환을 통해 물질을 얻거나 잃을 수 있으며, (2) 신세뇨관 내강과의 교환으로 물질을 얻거나 잃을 수 있고, (3) 땀분비, 출혈, 호흡을 통해 물질을 잃을 수 있다. (하지만 혈장은 일반적으로 호흡을 통해 산소를 얻는다.)

용질과 수분은 위장관에서 혈장으로 흡수되고 또한 타액, 담즙, 췌장액 및 기타 위장 분비물의 형태로 혈장에서 내강으로 이동한다. 정상적인 상태에서, 위장관의 흡수 능력은 모든 분비된 물질과 섭취(식사 또는 음주)를 통해 위장관으로 들어간 물질의 거의 100%를 회수할 수 있을 정도로 충분하다. 위장관의 제거작용에 의해 용질과 수분이 소실되는 비율은 신장에 의한 소변 배설을 통한 비율에 비하면 매우 낮다. 결과적으로, 위장관 벽을 통해 물질을 운반하는 것은 일반적으로 신체가 실제로 얻은 용질과 수분의 양에 해당한다.

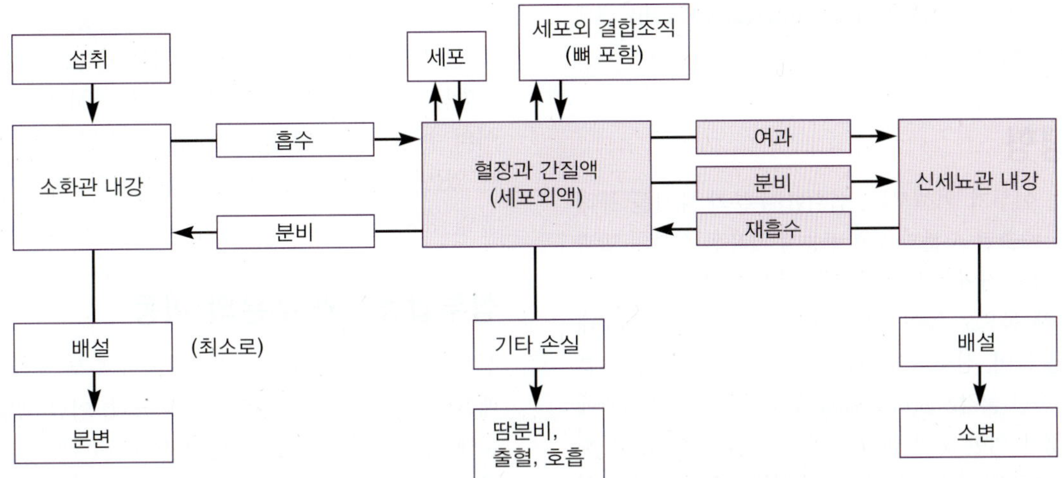

그림 19.1 혈장 내용물에 영향을 미치는 물질 교환. 물질(수분과 용질)은 소화관에서 섭취를 통해 몸으로 들어간다. 물질이 일단 체내로 들어가면 소화관, 혈장(및 간질액), 체세포, 결합조직, 신세뇨관 사이에서 물질 교환이 일어난다. 색으로 표시된 부분은 혈장과 신세뇨관 사이에서의 교환을 나타낸다.

작은 용질과 수분은 사구체여과와 분비에 의해 혈장에서 신세뇨관 내강으로 이동한다. 용질과 수분은 재흡수에 의해 신세뇨관에서 혈장으로 되돌아간다. 이 모든 물질이 재흡수되지는 않기 때문에, 신세뇨관 벽을 통해 물질을 운반하는 것은 신체가 실제로 잃은 용질과 수분의 양에 해당한다. 이렇게 잃어버린 물질들은 소변으로 배설된다.

지식 활용하기

18장에서, 신장 기능을 통해 잃어버리지 않는 특정 분자에 대해 배웠다. 이 분자들 중 두 가지의 이름은 무엇인가?

용질과 수분 평형

용질과 수분이 동일한 비율로 혈장에 들어갔다 나오면 혈장량과 조성은 변하지 않으며 신체는 평형을 이룬다. 물질이 혈장으로 들어오는 것이 빠져나가는 것보다 빠르거나 그 반대일 경우에는 혈장량이나 조성에 변화가 생긴다(**그림 19.2**). 어떤 물질이 나가는 것보다 더 빠르게 몸으로 들어가면 그 물질은 양성평형(*positive balance*) 상태라고 한다. 이 상태에서는 세포로 들어가거나 체내에서 대사가 일어나지 않으면 이 물질의 혈장내 양은 증가한다. 어떤 물질이 들어가는 것보다 더 빠르게 신체를 나가는 경우 그 물질은 음성평형(*negative balance*) 상태에 있다. 이런 상태에서 혈장내 물질의 양은 감소한다.

어떤 물질의 혈장 농도가 특이적 조절 기전에 의해 조절되는 경우, 혈장 농도가 거의 혹은 전혀 변화가 없는 양성평형 또는 음성평형 상태로 있을 수 있다. 예를 들어 포도당이 들어 있는 음식을 먹으면, 우리 몸은 포도당에 대해 양성평형 상태가 된다. 위장관의 내강에서 포도당이 흡수되어 혈장의 포도당 농도가 올라가지만, 포도당은 인슐린 분비 및 기타 호르몬의 변화를 유발하기 때문에 이러한 상승은 일시적이다. 인슐린은 세포의 포도당 흡수를 증가시켜 다른 호르몬에 의해 유발된 반응과 함께 혈중 포도당 농도를 빠르게 떨어뜨림으로써 결국 정상 포도당 수준으로 회복시킨다. 포도당이 일단 세포로 들어가면, 포도당은 에너지를 만들기 위해 대사되거나 저장을 위해 글리코겐이나 지방으로 전환된다.

18장에서, 신장은 하루에 180 L의 혈장을 여과한다는 것을 보았다. 여과된 수분과 나트륨의 약 70%는 아무런 조절 없이 근위세뇨관에서 재흡수된다. 그러나 우리 몸은 여과된 수분과 나트륨을 조절하여 몸의 평형유지를 위해 우리 몸의 필요에 따라 배설할 양과 남겨야 할 양을 다양하게 바꿀 수 있다. 신장은 혈액 속의 칼륨 및 칼슘 농도와 산-염기 평형을 조절하는 기능도 한다. 신장의 배설 조절은 주로 말부원위세뇨관과 집합관에서 일어난다. 이러한 세뇨관을 구성하는 두 종류의 상피세포에는 주세포와 개재세포가 있다. 수분과 전해질 평형은 **주세포(principal cell)**에 대한 호르몬 작용을 통

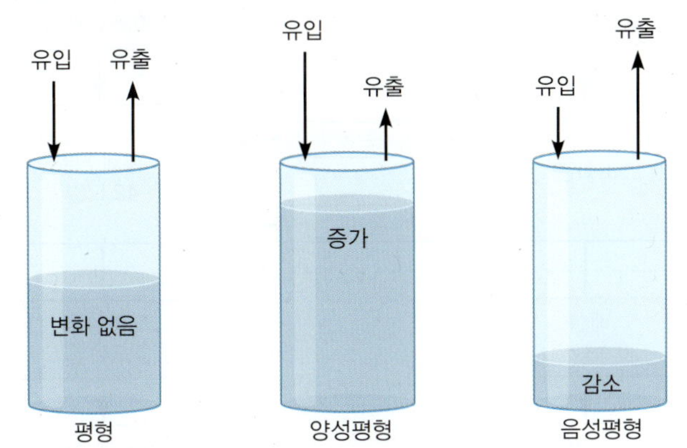

그림 19.2 평형의 개념. 유입이 유출과 같을 때 물질은 신체에서 평형을 이룬다. 유입량이 유출량을 초과하면 그 물질은 양성평형 상태에 있게 되며, 그 물질의 양은 실제로 증가한다. 유출량이 유입량을 초과하면 그 물질은 음성평형 상태에 있게 되며, 그 물질의 양은 실제로 감소한다.

해 조절되는 반면, 산-염기 평형은 **개재세포(intercalated cell)** 내에서 일어나는 과정을 통해 조절된다.

19.2 수분 평형

신체가 수분 평형을 이루기 위해서는, 섭취한 수분과 대사를 통해 생성된 수분의 합이 배출된 수분과 화학반응에 사용된 수분의 합과 같아야 한다(**그림 19.3**). 거의 모든 수분은 우리가 음식이나 마신 음료에서 소화관을 통해 몸으로 들어오지만, 적은 양의 수분은 세포대사에 의해 생성(예를 들어, 산화적 인산화나 축합반응 중)된다. 수분은 호흡 및 피부를 통한 **불감손실**(*insensible loss*), 땀분비, 소화관에 의한 분변 제거, 신장에 의한 소변 배설 등의 여러 가지 경로를 통해 몸에서 빠져나간다. 하지만 수분 평형을 유지할 목적으로 수분 손실률을 조절하는 것은 신장뿐이다. 수분 평형의 중요성은 운동 중에 어떤 일들이 일어나는지를 생각해보면 분명해진다(**Understanding Exercise: 땀분비, 수분보충 및 수분 평형**을 보라).

일정시간 동안 어떤 사람이 마신 물의 양이 손실된 물의 양보다 크면, 그 사람의 몸은 양성 **체액평형**(positive *fluid balance*) 상태에 있다고 한다. 이 사람의 혈장량은 정상보다 높아지는데, 이 상태를 **과혈량증**(*hypervolemia*)이라 한다. 이와는 반대로, 일정시간 동안 손실된 물의 양이 마신 물의 양보다 더 많으면 몸은 음성 체액평형(negative fluid balance) 상태가 된다. 혈장량은 정상보다 낮아지는데, 이를 **저혈량증**(*hypovolemia*)이라고 한다. 혈액량이 정상인 상태를 **정상혈량**(*normovolemia*)이라 한다.

소변을 통한 수분 배설의 조절은 혈장량과 삼투압농도를 조절하는 데 중요하다. 혈장량은 혈압과 직접적인 연관이 있다. 혈장량 증가는 평균동맥압을 상승키는 반면, 혈장량 감소는 평균동맥압을 떨어뜨린다. 혈장량은 삼투압농도에도 영향을 줄 수 있다. 용질의 증가 없이 혈장내 수분이 증가하면 삼투압농도는 감소하고, 용질의 감소 없이 혈장내 수분이 감소하면 삼투압농도는 증가한다. 혈장내 삼투압농도의 변화는 체액의 구획들 간, 특히 세포내액과 세포외액 사이의 수분 이동에 영향을 미친다. 달리 말하면, 수분의 이동은 전신에 있는 모든 세포의 부피 변화를 유발할 수 있기 때문에 세포의 기능에 영향을 준다.

삼투압농도와 수분의 이동

신장은 말부원위세뇨관과 집합관에서 수분 재흡수를 조절함으로써 배설되는 수분의 양을 다양하게 바꾼다. 이런 세뇨관을 통과하는 수분에 작용하는 힘은 세뇨관액과 세뇨관주위액 사이의 삼투기울기이다. 하지만 수분은 세뇨관막이 수분에 대한 투과성이 있을 때에만 이동할 수 있다. 이 절에서는 삼투기울기 발생, 수분 투과성 조절 및 수분 재흡수에 관련된 기전을 설명할 것이다.

정상적 상태에서, 혈장의 총용질 농도는 약 300 mOsm(혈장 1 L당 용질 300밀리오스몰)이다. 이것은 또한 간질액과 세포내액의 정상적인 삼투압농도이기도 하다. 삼투압농도는 세포외액(간질액과 혈장)과 세포내액이 모두 같기 때문에, 삼투압 또한 같으며 수분이 세포로 들어가거나 나가게 할 수 있는 힘은 실제로는 없다. 이러한 상태에서, 세포의 부피는 변하지 않으며 세포내액과 세포외액은 **삼투평형**(*osmotic equilibrium*) 상태에 있다고 한다.

혈장량 및 삼투압농도가 정상인 사람이 상당한 양의 순수한 물을 많이 마시면, 그 사람의 혈장량은 증가하고 혈장에 있는 용질의 농도는 감소하게 될 것이다. 혈장으로 수분이 흡수되면 혈장의 삼투압농도는 정상수준 아래로 떨어질 것이다. 이것이 정상으로 회복되지 않으면 삼투압농도가 낮아져 세포가 팽창되는 원인이 되는데, 이것은 수분이 삼투압농도가 낮은 세포외액(그리고 수분 농도가 높다)

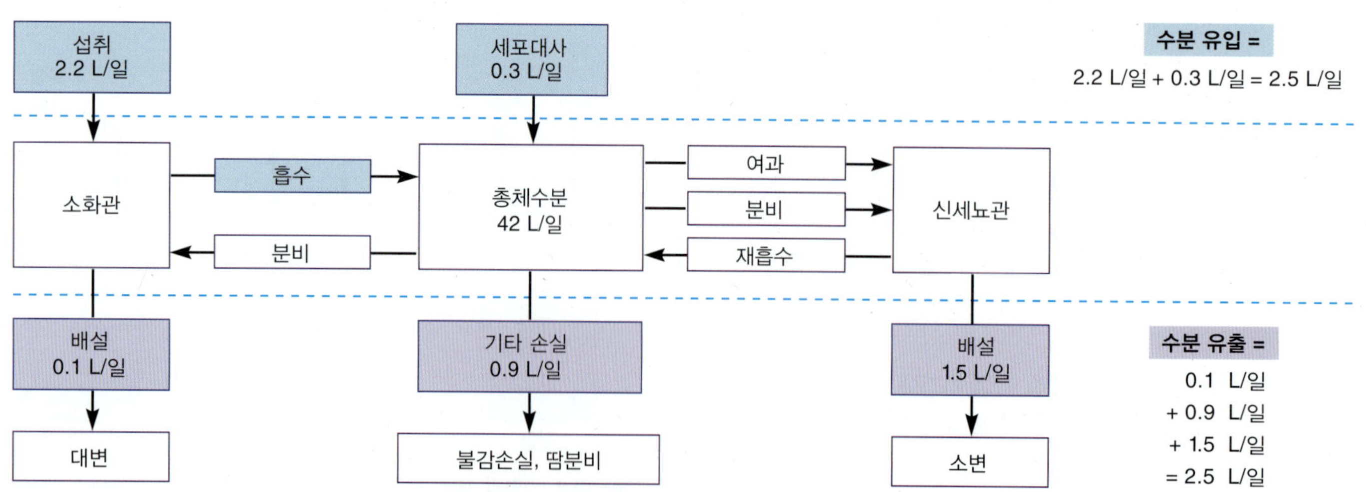

그림 19.3 수분 평형에 영향을 미치는 요인. 체수분 유입은 소화관을 통한 흡수와 세포대사에 의해 생성된 것을 포함하며, 전체적으로 약 2.5 L/일이다. 체수분 유출은 소변 및 대변을 통한 배설과 땀 및 호흡을 통한 손실을 포함하며, 전체적으로 약 2.5 L/일이다. 이러한 상태에서 신체는 수분 평형 상태에 있다.

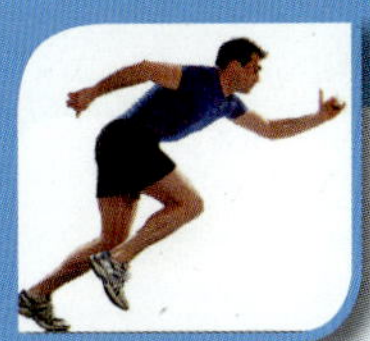

UNDERSTANDING EXERCISE

땀분비, 수분보충 및 수분 평형 (Sweating, Rehydration, and Water Balance)

운동에는 근수축에 필요한 에너지를 생성하기 위한 이화작용이 필요하다. 에너지 이화작용에는 열이 발생한다는 것을 떠올려보자. 몸이 휴식상태에 있을 때에는, 이화작용에 의해 발생한 대부분의 열은 체온을 유지하기 위해 사용된다. 그러나 운동 중에 발생한 과도한 열은 발산되어야 한다. 과도한 열을 없애기 위해, 피부로 가는 혈류가 증가한다. 그런 다음 열은 복사, 전도, 대류, 증발을 통해 주변 환경으로 전달될 수 있다.

복사는 뜨거운 물체에서 차가운 물체로 전자파의 형태로 열을 전달하는 것으로, 불이나 뜨거운 난로 근처에 서 있으면 열이 몸으로 전달되는 것과 같다. 몸이 주변에 비해 따뜻하면, 열은 몸에서 나간다. 복사는 휴식상태에서의 열 손실의 주요 기전이다.

전도는 두 물체가 직접 접촉하여 열이 전달되는 것이다. 예를 들어 차가운 금속을 만지면, 열은 손에서 나가 금속으로 이동하기 때문에 차갑다고 느낀다. 신체에서의 전도는 인접한 조직 사이에서 일어난다. 예를 들어, 운동 중인 근육에서 생긴 열은 다른 조직으로 전달되어 최종적으로 피부로 전달되고, 피부에서 복사를 통해 주변 환경으로 전달될 수 있다.

대류는 물(혈액)이나 공기의 흐름으로 열이 이동하는 것이다. 혈액에서의 열의 대류는 피부의 혈관을 확장시킴으로써 피부로 가는 혈류를 증가시켜 더 많은 열을 복사를 통해 손실될 수 있게 한다. (온도가 낮으면 피부로 가는 혈류는 감소한다.) 대류는 또한 공기 흐름에 대한 반응으로 생기기도 한다. 우리 몸은 우리 몸 주변에 따뜻한 공기 "막"을 만든다. 선풍기를 사용하면, 이 따뜻한 공기를 날려버리기 때문에 몸이 시원해진다. 반대로 추운 날에는, 따뜻한 공기막이 체온을 유지하는 것을 도와준다. 바람이 따뜻한 공기를 날려버리면, 실제 온도보다 더 춥다고 느낀다. 이것이 체감온도(wind chill factor) 현상이다.

열 발산의 마지막 기전은 증발을 통한 열 교환이다. 우리가 땀을 흘리면, 땀을 흘리는 과정에서 열이 손실되는 것이 아니라 우리 몸에서 땀이 증발하는 과정을 통해 열이 손실된다. 그러므로 땀을 흘리는 것은 우리 몸을 식히는 데 효과적이지 않다. 습기가 많은 날에는, 공기 중의 습도가 높기 때문에 땀의 증발이 줄어들고, 이 때문에 땀과 증발을 통한 열 발산 능력이 약해진다. 땀은 운동을 하는 동안에 열을 발산하기 위한 주요 기전이다.

땀은 피부 전체에 퍼져 있는 땀샘에서 만들어진다. 이러한 땀샘은 많은 양의 수분, 나트륨, 염소가 들어 있는 1차 분비물을 생산한다. (아포크린샘이라고 하는 일부 땀샘도 지방산과 단백질을 포함한 땀을 생성한다.) 신체활동이 낮으면, 땀샘에 의해 분비된 대부분의 전해질은 재흡수되기 때문에 그런 전해질은 신체에서 땀으로 남아 있게 된다. 그러나 신체활동이 높으면, 전해질 손실이 상당하기 때문에 나트륨과 염소는 다시 채워져야 한다.

운동으로 인한 땀을 통해 수분과 전해질이 소실되기 때문에 신체는 평형을 잃을 수 있다. 이러한 효과를 보상하기 위해 갈증은 물을 섭취하도록 자극하고, 신장의 호르몬 조절은 물과 전해질 배설을 감소시켜 신체가 평형을 회복하도록 한다. 전문가들은 운동선수가 강렬한 운동을 시작하기 전에 수분을 보충하고 운동 중에도 탈수를 막기 위해 수분을 재보충할 것을 권장한다. 스포츠 음료는 운동선수의 수분 공급을 위한 음료가 되었다. 이 음료는 손실된 체액뿐만 아니라 전해질도 보충해준다.

운동을 하는 동안에 충분한 수분이 보충되지 않으면, 그 사람은 탈수상태가 된다. 염이 수분과 함께 땀으로 빠져나가지만, 땀은 체액에 비해 저삼투성이다. 이 때문에 염보다 더 많은 수분을 잃게 된다. 몸이 탈수됨에 따라 체액의 삼투압농도가 증가하게 되어 항이뇨호르몬(antidiuretic hormone, ADH) 분비를 자극하기 때문에 신장에서는 수분 재흡수를 증가시킴으로써 체액손실을 최소화한다.

일반적으로 운동 후에 과다하게 수분을 섭취한 사람은, 체액의 삼투압농도가 감소하여 ADH의 방출이 억제되기 때문에 소변을 통한 수분 배설이 증가한다. 체액의 저삼투성은 뇌 속의 신경세포와 신경교세포를 팽창시키는 원인이 될 수 있기 때문에, 두개골의 한정된 공간에 있는 뇌 조직에 압력을 가하게 된다. 수분을 과다보충한 사람은 흔히 뇌세포의 부종으로 인한 두통으로 고통받기도 한다.

에서 삼투압농도가 더 높은 세포내액(그리고 수분 농도가 낮다)으로 저절로 흐르기 때문이다. 이러한 세포의 팽창은 신체 전체의 세포에 해로운 영향을 줄 수 있으며, 특히 뇌 속의 세포가 이것에 민감하다. 뇌세포의 팽창은 신경기능을 변화시켜 두통, 메스꺼움, 착란, 발작, 혼수를 일으킬 수 있다. 과량의 물을 섭취하더라도 신장이 수분 배설률을 증가시켜 혈장량과 삼투압농도를 정상으로 빠르게 회복시키기 때문에, 일반적으로 우리는 식수의 가능성 있는 부작용을 걱정하지 않아도 된다(그러나 **Clinical Connections: 물 중독**을 보라). 이상적으로 신장은 섭취한 물의 양과 같은 양의 순수한 물을 배설하지만, 신장은 순수한 물을 배설할 수 없기 때문에 대신에 삼투압농도가 낮은 많은 양의 소변을 배설한다.

이번에는, 혈장량과 삼투압농도가 정상인 사람이 물을 전혀 마시지 않고 많은 양의 짠 프레첼을 먹는다고 가정해보자. 이 경우에, 혈장량은 변하지 않지만 소금은 혈장으로 흡수되어 혈장의 삼투압농도는 올라갈 것이다. 이것이 정상으로 회복되지 않으면, 세포외액의 삼투압농도가 세포내액보다 높기 때문에 수분이 세포 밖으로 빠져나가게 함으로써 높아진 혈장 삼투압은 세포를 쭈그러들게 만들 것이다. 이러한 세포의 수축은 세포가 팽창했을 때와 동일한 여러 가지 신경계 문제를 일으킨다. 이러한 가능성을 피하기 위해, 신장은 적은 양의 수분을 배설함으로써 수분 손실을 최소화하면서 섭취한 과량의 용질을 배출한다. 이상적으로, 신장은 초과한 용질만 배출하면 되지만 이것은 불가능하다. 그러므로 물을 거의 또는 전혀 섭취

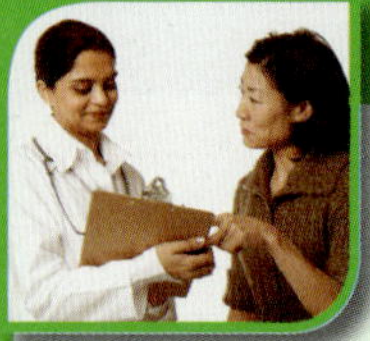

CLINICAL CONNECTIONS

물 중독(Water Intoxication)

2007년 1월 12일, 28세의 제니퍼 스트레인지(Jennifer Strange)는 “Wii를 위해 당신의 위를 잡아라”라고 하는 라디오 콘테스트에 참가한 후 물 중독으로 사망하였다. 참가자들은 15분마다 한 병의 물을 마셔야 했으며, 대회가 진행됨에 따라 더 많은 물을 마셔야 하는 것이 규칙이었다. 소변을 보지 않고 가장 오랫동안 견디는 사람이 Wii 게임기를 차지할 수 있는 대회였다. 제니퍼는 3시간 만에 거의 7.5 L의 물을 마시고서야 저스틴 팀버레이크(Justin Timberlake) 공연티켓을 받을 수 있는 2등을 하였다. 그녀는 인터뷰를 마친 후 두통을 호소했지만, 집에 돌아간 다음 물 중독으로 사망했다. 라디오 콘테스트 우승자인 루시 데이비슨(Lucy Davidson)은 방송국에서 나온 뒤 15분 후에 쓰러졌고 아프다고 느꼈지만 그 후 완전히 회복하였다.

대부분의 사람들은 물이 독성을 가질 수 있을 것이라는 것을 믿기가 어렵다. 실제로, 극단적으로 많은 양의 물을 섭취하게 되면 혈장의 삼투압몰농도를 변화시키기 때문에, 혈장에서 간질액을 거쳐 세포로 물의 이동을 일으킨다. 이 때문에 두개골에 의해 한정된 공간에 있는 뇌세포를 포함한 체세포가 팽창하게 된다. 뇌세포가 조금만 팽창하는 경우에는 두통 및 메스꺼움을 일으킬 수 있지만, 심하게 부으면 뇌 기능을 방해하기 때문에 사망에 이를 수 있다.

2009년 10월, 배심원단은 제니퍼 스트레인지의 사망에 대한 책임을 물어 라디오 방송국으로 하여금 그녀의 남편인 빌리 스트레인지에게 1,650만 달러를 지급하도록 하였다.

비판적 사고력 문제

1. 극단적 수분섭취가 혈액의 삼투압농도에 미치는 영향은 무엇인가?
2. 체세포의 팽창으로 인한 건강에 대한 가장 큰 위험은 무엇인가?
3. 극단적 수분 섭취로 인한 사망 원인은 무엇인가?

하지 않으면, 신장은 고농도로 농축된 소량의 소변만을 배설한다.

이러한 예들에서, 신장은 수분 배설률을 조절함으로써 혈장량과 삼투압농도의 변화를 보상한다. 수분은 재흡수는 되지만 분비는 되지 않기 때문에, 이러한 조정은 수분 재흡수율의 변화를 통해 이루어진다.

신세뇨관에서, 수분 재흡수는 수동적이고 용질의 능동 재흡수와 맞물려져 있다. 용질의 수송은 세뇨관 상피를 경계로 삼투기울기를 만든다. 삼투기울기가 만들어지는 정확한 기전은 신세뇨관의 여러 부위에 따라 다양하다. 다음 절에서 우리는 근위세뇨관과 원위세뇨관에서 용질의 재흡수가 세뇨관주위액의 삼투압농도를 증가(이것 때문에 삼투에 의한 수분 재흡수가 유발됨)시키는 반면, 집합관에서는 **수질삼투기울기**(*medullary osmotic gradient*)가 수분의 재흡수를 유도한다는 것을 보게 될 것이다.

근위세뇨관에서의 수분 재흡수

세포외액에서 주요 용질은 나트륨이고 여과된 나트륨 대부분이 근위세뇨관에서 재흡수되기 때문에, 나트륨은 수분 재흡수를 일으키는 삼투기울기를 만드는 1차적인 용질이다. 삼투기울기를 생성하는 정확한 기전은 신세뇨관의 부위마다 다르지만, 나트륨 재흡수는 세뇨관 상피세포의 기저측막을 통해 세뇨관주위액으로 항상 능동수송되며, 세뇨관주위액에서 나트륨은 세뇨관주위모세혈관의 혈장으로 확산될 수 있다(**그림 19.4**). 나트륨은 다양한 기전을 통해 정단막을 통과하는데, 여기에는 나트륨 이동이 다른 분자의 이동(포도당)과 맞물려져 운반되는 2차 능동수송이 포함된다.

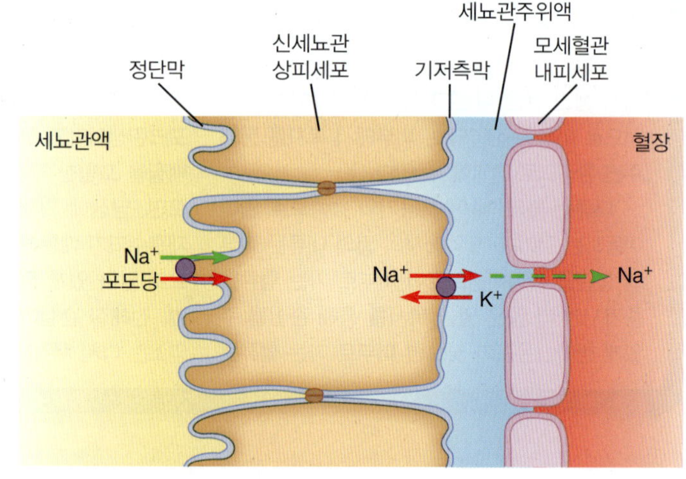

그림 19.4 근위세뇨관에서의 나트륨 재흡수 기전. 나트륨은 기저측막의 Na^+/K^+ 펌프에 의해 세뇨관주위액으로 능동적으로 수송된다. 나트륨은 나트륨 통로를 통해 세뇨관액에서 상피세포로 이동하거나 포도당과 같은 다른 분자와 함께 공동수송된다.

그림 19.5에서와 같이, 수분은 삼투에 의해 재흡수된다. 근위세뇨관에서 일어나는 나트륨 및 기타 용질의 능동 재흡수는 삼투기울기를 만들기 때문에 수분은 용질을 따라간다. 그러므로 근위세뇨관 내의 액체는 신피질의 간질액과 등삼투성이 되고, 두 액체 모두 300 mOsm이 된다. 수분 재흡수는 용질이 세뇨관 액에서 세뇨관주위모

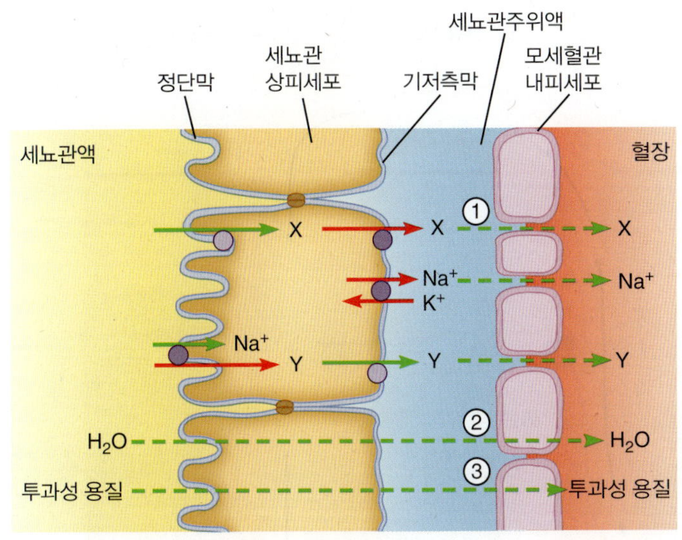

수분과 요소의 재흡수 단계:

① 용질(Na^+, X, Y)이 능동적으로 재흡수되어 세뇨관주위액과 혈장의 삼투압농도가 증가한다.
② 수분은 삼투에 의해 재흡수된다.
③ 요소(투과성 용질)는 수동적으로 재흡수된다.

그림 19.5 수분 재흡수 기전. 나트륨이온이나 분자 X와 같은 용질이 능동 재흡수되면, 세뇨관주위액의 삼투압농도가 증가하기 때문에 수분은 세뇨관 내강에서 세뇨관주위액으로 먼저 이동한 다음 삼투에 의해 혈장으로 이동한다. 투과성 용질은 수분 재흡수를 따라간다.

세혈관 내의 혈장으로 이동할 수 있는 농도기울기를 만들기 때문에, 투과성 용질의 이동은 수분 재흡수를 따라 일어난다.

수질 삼투압기울기의 생성

신수질의 간질액 내에는 수질의 바깥부분이 안쪽부분보다 삼투압농도가 더 낮은 **수질삼투기울기(medullary osmotic gradient)**가 있다(**그림 19.6**). 삼투압농도는 수질의 피질 가장자리의 300 mOsm로부터 신우 근처인 수질 가장 안쪽 부분의 약 1200~1400 mOsm까지 다양하다. 이러한 기울기는 집합관에서 일어나는 수분 재흡수에 필요하며, 역류증폭계로 알려져 있는 기전과 집합관 내강에서 수질 간질액으로 요소가 촉진 확산되기 때문에 생긴다.

역류 증폭계

수질근접부 네프론의 헨레고리의 부위별 특징은 역류증폭계와 신수질 삼투기울기 생성에 매우 중요하다. 헨레고리의 하행각은 수분에 대한 투과성을 갖고 있기 때문에, 삼투기울기가 존재하면 수분은 확산된다. 이와는 반대로 헨레고리의 굵은 상행각은 수분에 대해 불투과성이기 때문에 삼투기울기가 존재하더라도 수분은 확산되지 못한다. 게다가 헨레고리의 굵은 상행각에는 하행각에는 없는 나트륨/칼륨/염소에 대한 능동 수송체를 갖고 있다. 이러한 수송체는 3가지 이온 모두를 세포간질액으로 내보내기 때문에 간질액의 삼투압농도가 증가한다. 역류(*countercurrent*)라는 용어는 서로 평행한 하행각과 상행각을 통해 액체가 서로 반대방향으로 이동한다는 의미이다(그림 19.6).

그림 19.7은 역류증폭계가 어떻게 수질삼투기울기를 만드는지를 보여준다. ① 그림은 세뇨관이나 수질간질액 내에 삼투기울기가 없는 것으로 시작한다. 근위세뇨관에서 하행각으로 들어가는 액체는 300 mOsm의 간질액과 등삼투성이다. 근위세뇨관 내의 액체는 수분이 세뇨관 벽을 자유롭게 통과하므로 용질과 함께 재흡수되기 때문에 등삼투성이다. 세뇨관액이 하행각을 따라 내려감에 따라 세뇨관 안에는 삼투기울기가 없기 때문에 세뇨관 벽을 통해 실제로 이동하는 수분은 없다. 세뇨관액이 헨레고리의 상행각으로 올라가기 시작함에 따라 나트륨, 염소, 칼륨은 세뇨관에서 수질간질액으로 능동적으로 수송되며, ② 간질액의 삼투압농도는 300 mOsm에서 400 mOsm로 증가하고, 상행각 안에 있는 액체의 삼투압농도는 200 mOsm으로 낮아진다. 세뇨관주위액의 삼투압농도가 증가할 때, ③ 수분은 하행각을 빠져나가 세뇨관주위액으로 양쪽이 400 mOsm로 다시 등삼투성이 될 때까지 이동한다. 이것은 하행각 내의 액체와 상행각 내의 액체 사이에 삼투압농도 차이를 만들어 상행각의 삼투압농도가 더 낮아지게 한다(200 mOsm 대 400 mOsm). ④ 300 mOsm의 액체가 근위세뇨관에서 헨레고리로 더 많이 들어오면, 이 액체는 세뇨관을 따라 들어 있는 액체를 앞으로 밀어 넣음으로써 삼투압농도가 높은 액체가 수질 속 깊이 밀려들어가게 된다. ⑤ 상행각 내에서 나트륨, 염소, 칼륨의 능동수송은 더 깊은 수질 간질액의 삼투압농도를 400 mOsm에서 500 mOsm으로 상승시키고, 이로 인해 하행각으로부터 수질간질액으로 수분의 이동을 일으킨다. ⑥ 하행각은 이제 수질간질액과 등삼투성이 된다. 300 mOsm의 더 많은 액체가 근위세뇨관에서 헨레고리로 들어가면서, 고삼투압농도의 액체가 헨레고리의 끝으로 밀어낸다. ⑦ 수질삼투기울기가 만들어지고 역류증폭계가 안정상태가 될 때까지 이러한 과정이 계속된다.

안정상태에서, 근위세뇨관에서 헨레고리로 들어가는 액체는 세포외액과 등삼투성인 300 mOsm이다. 하지만 헨레고리의 상행각과 하행각 안에 있는 세뇨관액의 삼투압농도는 신수질의 깊은 부분에서 더 높다. 헨레고리의 끝 부분에서, 세뇨관액의 삼투압농도는 약 1200~1400 mOsm이다.

수질 내의 어느 부위에서든 헨레고리의 상행각내 액체의 삼투압농도는 하행각내 액체의 삼투압농도에 비해 항상 낮다는 것을 기억하자. 이것은 상행각에서는 용질을 세뇨관액 바깥으로 능동적으로 운반하지만 수분은 용질을 따라 나가지 못하기 때문이다. 세뇨관액이 헨레고리를 빠져나가 원위세뇨관으로 들어감에 따라 세뇨관액은 세포외액에 비해 약 100~200 mOsm인 저삼투성이 된다.

수질 삼투기울기에서 요소의 역할

역류증폭계가 삼투압기울기를 발생시키지만, 삼투기울기를 유지하기 위해서는 추가적인 용질이 필요하다. 그 추가적인 용질이 **요소**

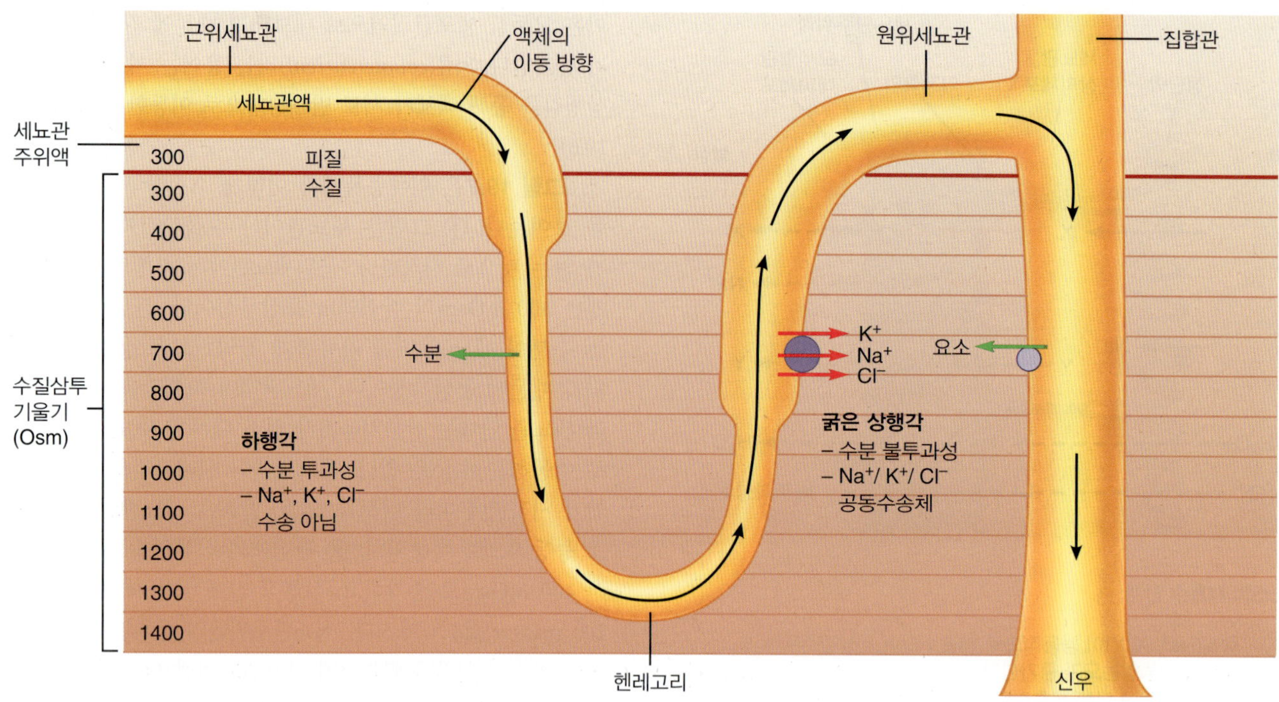

그림 19.6 수질삼투기울기. 헨레고리의 하행각은 수분에 대해 투과성인 반면, 헨레고리의 굵은 상행각은 수분에 대해 불투과성이고 Na^+, Cl^-, K^+을 위한 수송체를 갖고 있다. 그러므로 물질 수송에 대한 차이 때문에 수질간질액에는 삼투기울기가 만들어진다. 수질간질액의 삼투압농도는 피질 근처에서는 300 mOsm이며, 신우 부근으로 갈수록 최대 약 1400 mOsm까지 연속적으로 증가한다.

Q 이 그림은 우리 몸에 있는 두 종류의 네프론 중 어느 것을 보여주고 있는가?

(urea)인데, 요소는 단백질 이화과정 동안 간에 의해 생성되는 노폐물이며, 질소가 신체에서 제거되는 1차적 형태이다. 평균적인 서양 식단에서, 요소는 사구체 여과액내 용질의 40%를 차지하기 때문에 결과적으로 신세뇨관을 통한 수분 이동에 큰 영향을 미친다. 공부하겠지만, 여과된 요소의 약 40%만이 세뇨관에 머물러 있어 요소의 수분에 대한 삼투효과를 통해 막대한 수분손실을 방지하는 데 중요하다. 요소는 또한 수질삼투기울기를 강화시키는 다른 방법으로 수분손실을 감소시킨다.

요소는 수용성이 매우 높으며 요소 수송체 없이는 세포막을 투과할 수 없다. 이런 수송체는 여러 가지 세포 유형에 존재하는데, 직립혈관(vasa recta)의 하행각 내피세포에는 UT-B 수송체가 있으며(다음 절에서 설명함), 신세뇨관의 내피세포에는 다양한 형태의 UT-A 수송체가 있다(**그림 19.8**). 신수질 깊숙한 집합관 부분에서, UT-A_1 및 UT-A_3 수송체를 갖고 있는 상피세포는 여과액에서 세뇨관주위액으로 요소를 촉진확산함으로써 수질삼투기울기에서 삼투압농도의 약 40%를 만드는 데 기여한다(그림 19.6). 근위세뇨관에서의 수분 재흡수 때문에, 일부 간질액 내의 요소는 UT-C 수송체를 통해 근위세뇨관으로 이동하고 이것이 집합관에 다다르면 수질삼투기울기를 발생시키는 데 재사용되어 요소를 재순환시킨다. (집합관 내의 요소에 대한 능동 수송체는 또한 수분 재흡수 조절에도 중요하다는 것을 나중에 알게 될 것이다).

수질삼투기울기의 소실을 막아주는 직립혈관의 역할

영양소와 산소를 공급하기 위해 혈액이 신수질로 흐름에 따라, 수분은 모세혈관 밖으로 확산되려는 경향이 있으며 용질은 혈액 내로 확산되는 경향이 있다. 그러나 해부학적으로 수질 깊은 곳으로 들어갔다가 피질로 되돌아오는 헨레고리와 함께 배열되어 있는 직립모세혈관(그림 18.6b 참조)은 수분과 용질의 확산으로 수질삼투기울기가 소실되는 것을 막아준다(**그림 19.9**). 헨레고리처럼, 직립혈관도 액체가 흐르는 방향에 따라 하행각과 상행각을 가진 것으로 설명할 수 있다. 직립혈관의 하행각이 신수질로 들어감에 따라 혈장은 300 mOsm의 삼투압농도를 갖는다. 하행각이 삼투압농도가 더 높은 더 깊은 수질 영역에 도달하면, 수분은 삼투에 의해 직립모세혈관을 빠져나가고 용질은 확산에 의해 혈장으로 들어간다. 그대로 두면 간질액의 삼투압농도를 감소시키는 경향이 있는 이 과정은 수질 간질액의 삼투압농도 증가 때문에 직립혈관 끝까지 계속된다. 하지만 혈액이 상행각의 피질 쪽으로 다시 흐르게 되면, 모세혈관 벽을 통한 삼투기울기의 방향이 반대가 되기 때문에 수분은 혈장으로 이동하고 용질은 간질액으로 이동한다. 이러한 이동은 간질액의 삼투압농도를 상승시키는 경향이 있다. 결과적으로, 간질액의 삼투압농도는 비교적 일정하게 유지되며, 직립혈관에서 신수질을 빠져나온 혈장의 삼투압농도는 신수질로 들어가는 혈장의 삼투압농도에 비해 약간 고삼투성이다(325 mOsm).

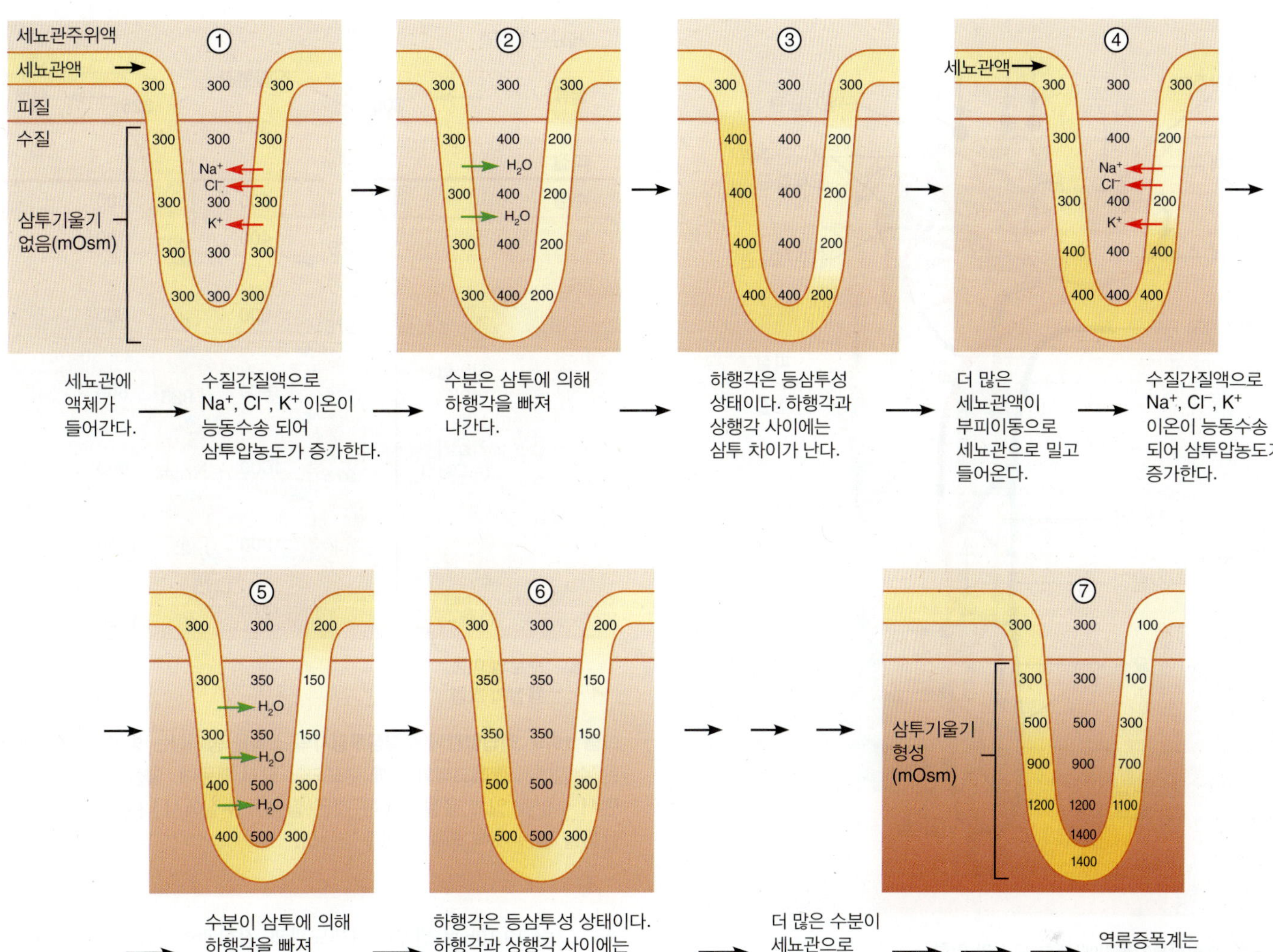

그림 19.7 역류증폭계가 수질삼투기울기를 만드는 방법. ① 처음에는 모든 액체가 300 mOsm의 등삼투성이다. 헨레고리의 상행각으로부터 수질간질액으로 용질(Na^+, Cl^-, K^+)이 능동수송되어 간질액의 삼투압농도는 올라가고 상행각 내의 세뇨관액의 삼투압농도는 떨어진다. ② 수질간질액의 증가된 삼투압농도는 헨레고리의 하행각 내강에서 간질액으로 수분을 끌어들여, ③ 하행각 내의 세뇨관액의 삼투압농도를 증가시킨다. ④ 더 많은 세뇨관액이 헨레고리로 들어감에 따라, 기존의 세뇨관액을 더 먼 세뇨관으로 밀어 넣는다. 상행각에서 용질 수송과정이 일어난 후 ⑤ 이에 따라 하행각에서 수분이 이동하며, ⑥ 하행각 내에서 세뇨관액의 삼투압농도가 증가하면, 뒤이어 더 많은 세뇨관액이 헨레고리로 들어가고, ⑦ 수질삼투기울기가 형성될 때까지 반복된다.

직립혈관의 하행각은 요소 운반체를 갖고 있으며 요소는 수질 깊은 곳에서 농축된다는 것을 떠올려보자. 따라서 요소는 하행각으로 들어가 혈장의 삼투압농도를 증가시키기 때문에 수질삼투기울기가 아주 강한 경우 외에는 하행각으로 수분을 끌어 들일 것이다. 직립혈관의 상행각은 요소 운반체를 갖고 있지 않다는 것이 더 중요한 것이다. 이 때문에 요소는 혈장에 계속 남아 있게 되어(재흡수된 것) 신수질을 빠져나가는 혈장의 높은 삼투압농도에 기여하게 된다.

원위세뇨관과 집합관에서 수분 재흡수가 일어날 때 수질삼투기울기의 역할

신소체에서 혈장으로부터 여과된 수분의 70%가 근위세뇨관에서 재흡수된다는 것을 기억해보자. 여과된 수분의 약 20%는 원위세뇨관에서 재흡수되고, 남은 10%의 대부분은 집합관에서 재흡수된다. 원위세뇨관의 시작부위에서, 내강액(100~200 mOsm)은 세뇨관주위액(300 mOsm)에 비해 저삼투성이다. 액체가 집합관 아래로 이동함에 따라, 내강액의 삼투압농도는 수질간질액의 삼투압농도 증가보다 항상 낮기 때문에 세뇨관액은 집합관을 거쳐 신우로 내려가는 과정에서 신세뇨관에서 간질액으로 수분을 이동시킬 수 있는 삼투력이 증가한다. 그러므로 수분이 집합관의 벽을 투과할 수 있을 때, 수분은 재흡수된다.

아쿠아포린과 수분 투과성

말부원위세뇨관과 집합관에 있는 상피세포는 밀착연접으로 서로 연결되어 있기 때문에 세뇨관주위액에서 세뇨관액으로 또는 그 반대

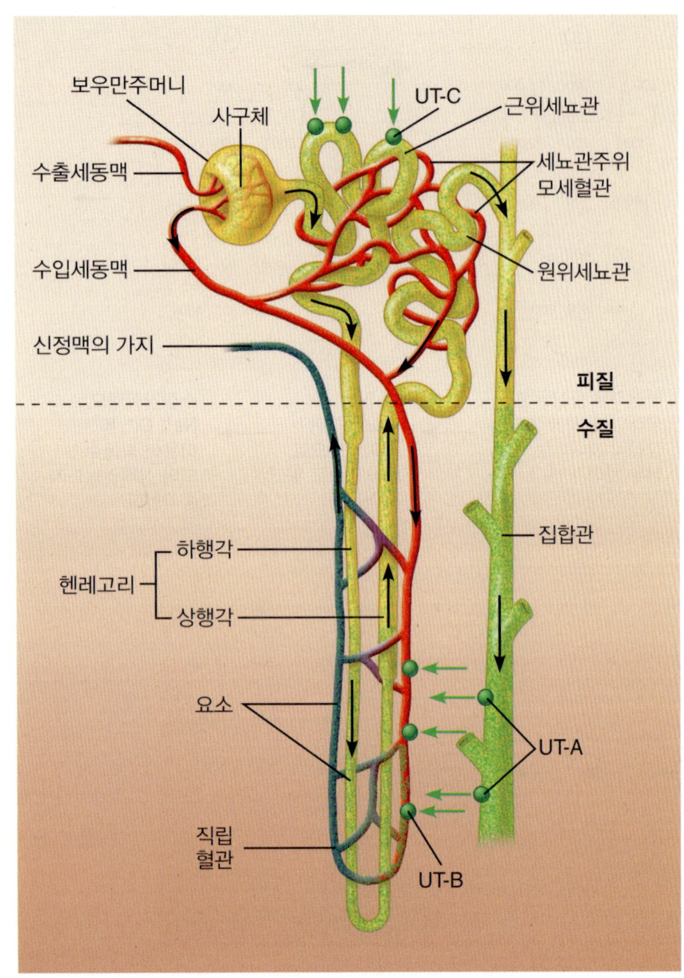

그림 19.8 **수질삼투기울기에 대한 요소의 역할.**

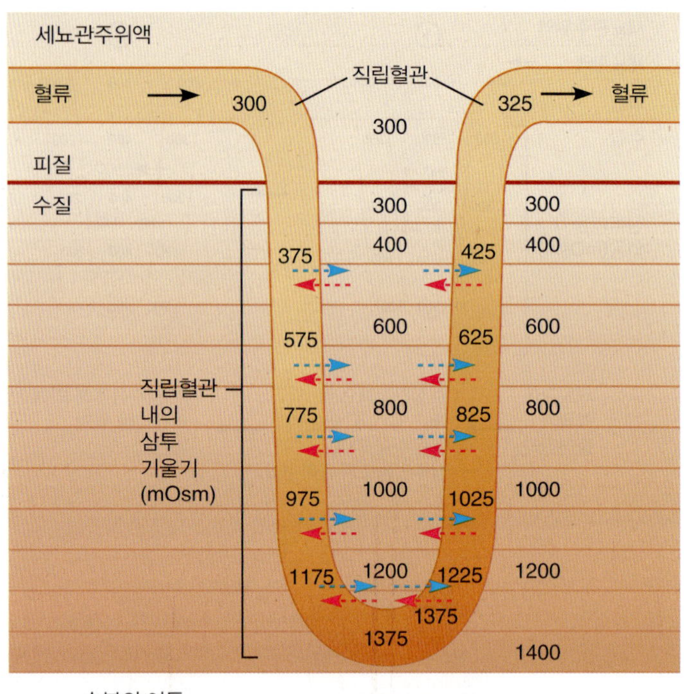

그림 19.9 **직립혈관이 수질삼투경사의 소실을 방지하는 방법.** 직립모세혈관은 수질에서 헨레고리와 함께 분포되어 있기 때문에, 혈장이 수질로 들어가면서 수분을 잃고 용질을 얻는 것은 혈장이 수질에서 나올 때 수분을 얻고 용질을 잃는 것에 의해 방해를 받는다.

로 세포사이를 통해 수분이 통과할 수 없다. 또한 이러한 세포의 원형질막을 이루고 있는 지질이중층은 수분에 대해 투과하지 않는다. 원형질막(그리고 상피세포층)을 통과하기 위한 수분의 능력은 주세포의 원형질막에 있는 **아쿠아포린(aquaporin)**이라고 하는 수분통로 혹은 구멍의 존재 여부에 달려 있다. 아쿠아포린-3은 주세포의 기저측막에 항상 존재하는 반면, 아쿠아포린-2는 항이뇨호르몬(antidiuretic hormone, ADH; 다음 절에서 설명)이 있을 때에만 정단막에 존재한다.

수분 재흡수에 대한 수질삼투기울기와 말부원위세뇨관 및 집합관의 수분 투과성의 영향을 **그림 19.10**에 나타내었다. 기본적으로 세뇨관의 투과성이 클수록 수분 재흡수도 더 커진다.

그림 19.10a는 말부원위세뇨관과 집합관의 벽이 수분에 대해 불투과성임을 보여준다. 100 mOsm인 세뇨관액이 말부원위세뇨관으로 들어감에 따라 수분 이동을 위한 삼투기울기가 존재하지만, 막이 불투과성이기 때문에 수분은 이동할 수 없다. 100 mOsm인 세뇨관액이 집합관으로 내려가 신우로 이동함으로써 삼투기울기는 더 커지지만, 수분은 여전히 불투과성 막을 통과할 수 없다. 그 결과 삼투압농도가 낮은 많은 양의 소변이 배설된다.

그림 19.10b는 말부원위세뇨관과 집합관이 물에 대한 투과성이 높을 때 신장이 어떻게 수분을 보존할 수 있는지를 보여준다. 집합관의 시작 부분에서, 세뇨관액은 피질 간질액에 비해 초기에는 저삼투성이기 때문에 수분이 재흡수된다. 집합관이 피질을 벗어나면서, 세뇨관액은 300 mOsm의 간질액과 등삼투성이 된다. 세뇨관액이 집합관으로 내려감에 따라, 수분은 집합관에서 수질간질 공간으로 계속해서 재흡수되기 때문에 집합관 내의 액체는 수질간질액과 거의 같은 등삼투성으로 항상 남아 있게 된다. 결국 액체는 집합관의 끝에서 1400 mOsm의 삼투압농도에 도달한다. 세뇨관 안쪽의 삼투압농도와 세뇨관 바깥의 삼투압농도가 같아지면 벽을 통한 수분의 이동이 멈추기 때문에 세뇨관액의 삼투압농도는 수질간질액의 삼투압농도를 절대로 초과할 수 없다. 그러므로 소변의 최대 삼투압농도는 1400 mOsm이다. 100% 재흡수되지 않은 용질은 소변으로 배설되어야 하고 소변의 삼투압농도는 상한이 있기 때문에, 용질을 제거하기 위해서는 최소량의 수분을 배설해야 한다. 이 양을 **필연수분손실(obligatory water loss)**이라 하고 정상적인 상태에서 하루에 약 440 mL의 수분이다(**Discovery: 바닷물을 마시지 말라**를 보라).

헨레고리의 길이는 소변의 최대 농도를 결정한다. 헨레고리가 길수록 역류증폭계에 의한 더 큰 수질삼투기울기를 형성할 수 있기 때문에 더 많은 양의 수분 재흡수를 촉진할 수 있다. 예를 들어 낙타는 사람보다 더 긴 헨레고리를 갖고 있기 때문에 2800 mOsm 농도

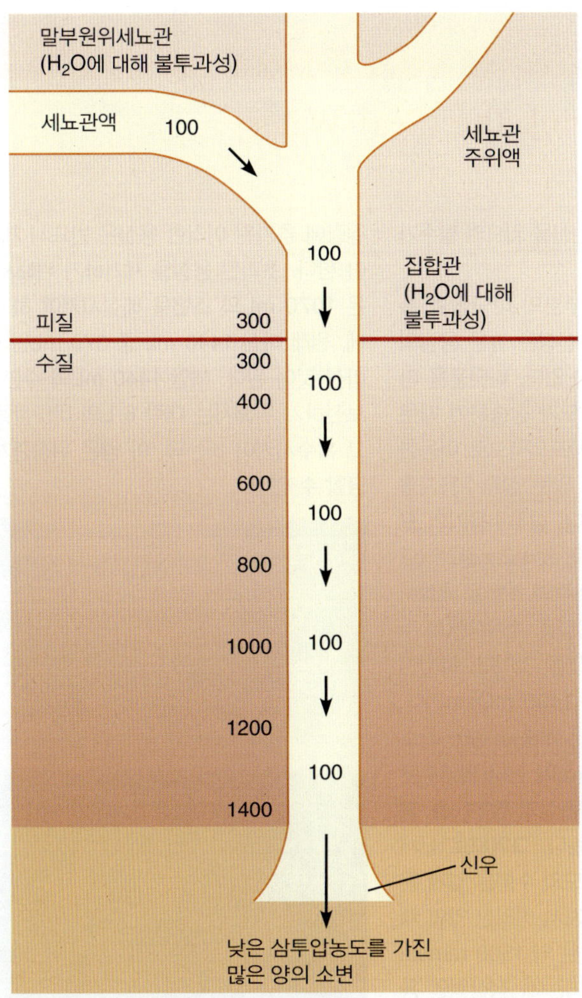

(a) 말부원위세뇨관과 집합관은 수분에 대해 불투과성이다.

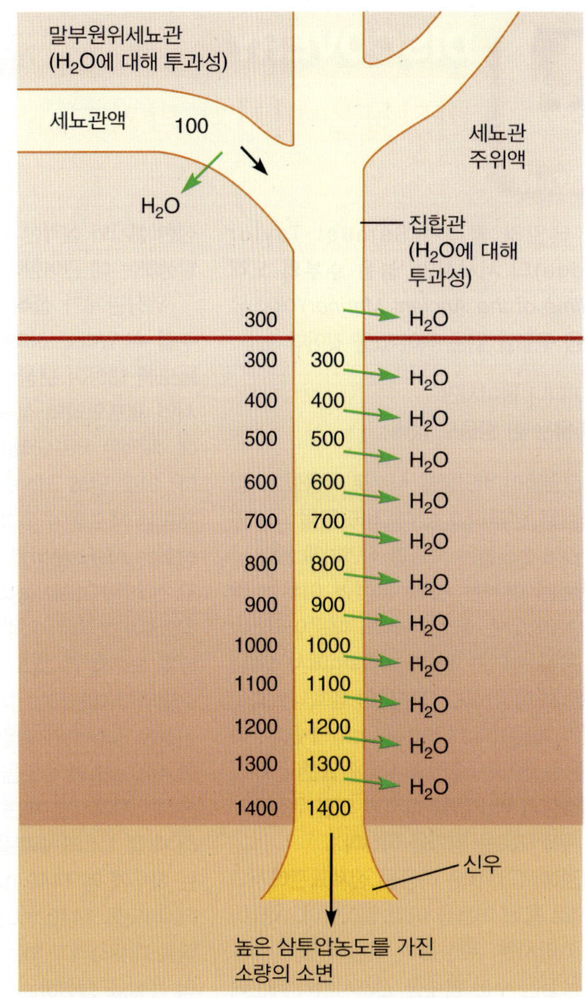

(b) 말부원위세뇨관과 집합관은 수분에 대해 투과성이다.

그림 19.10 말부원위세뇨관과 집합관을 통한 수분 재흡수. 원위세뇨관과 집합관 내의 액체는 수질간질액에 비해 저삼투성이기 때문에, 수분이 세뇨관을 빠져나갈 수 있는 삼투력이 생성된다. **(a)** 원위세뇨관과 집합관의 막이 수분에 대해 불투과성이면, 수분은 세뇨관을 빠져나갈 수 없기 때문에 삼투압농도가 낮은 많은 양의 소변이 생성되어 소변으로 배설된다. **(b)** 두 가지 수집관의 막이 수분에 대해 투과성이면, 수분은 세뇨관을 빠져나갈 수 있다. 막의 투과성이 높으면, 마지막으로 생성되는 소변은 신수질의 가장 깊은 층과 등삼투성을 이루기 때문에 삼투압농도가 높은 소량의 소변을 생성한다.

의 소변을 만들 수 있다. 알려져 있는 종에서 가장 긴 헨레고리를 가진 호주의 껑충쥐는 소변을 9800 mOsm까지 농축할 수 있다. 수분을 보존할 수 있는 탁월한 능력 때문에, 호주의 껑충쥐는 필연수분 손실을 아주 적게함으로써 섭취한 음식과 대사를 통해 생성된 수분을 이용하여 생존할 수 있다.

퀵 테스트 19.1

1. 신세뇨관에서 대부분의 수분 재흡수는 어디에서 일어나는가? 신세뇨관에서 수분 재흡수 조절이 일어나는 곳은 어디인가?
2. 헨레고리의 하행각과 상행각을 싸고 있는 상피세포를 통해 일어나는 용질과 수분의 이동을 비교하라. 이러한 이동의 차이가 신수질에서 어떻게 삼투기울기를 만들어내는지 설명하라.
3. 순수한 물이 소변으로 배설될 수 있을까? 설명하라.

수분 재흡수에 대한 ADH의 효과

말부원위세뇨관과 집합관에서는 수분에 대한 투과도가 다양하기 때문에, 신장은 100 mOsm에서 1400 mOsm에 이르는 다양한 농도의 소변을 만들 수 있다. **항이뇨호르몬[antidiuretic hormone, ADH;** 바소프레신(vasopressin)으로도 알려져 있음]은 수분에 대한 말부원위세뇨관과 집합관의 투과도를 조절한다.

ADH가 없는 경우, 주세포의 정단막은 수분에 대해 불투과성이기 때문에 수분 재흡수는 일어날 수 없다. ADH는 아쿠아포린-2의 합성을 자극하여 말부원위세뇨관과 집합관에 있는 주세포의 정단막에 아쿠아포린-2의 삽입을 자극한다. 이런 방식으로, 수분 재흡수 및 소변량은 ADH의 혈장농도의 변화에 의해 조절되며, ADH의 농도는 아쿠아포린-2 통로의 수를 결정하여 주세포막의 물에 대한 투과도를 결정한다. 수분에 대한 투과도가 클수록 수분의 재흡수도 더

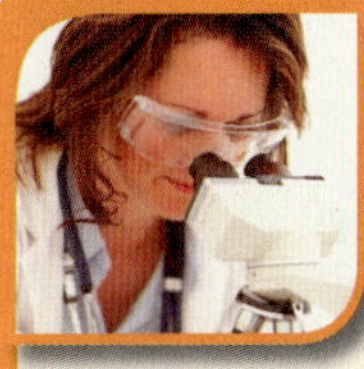

DISCOVERY

바닷물을 마시지 말라[Don't Drink the (Sea) Water]

사무엘 테일러 콜리지(Samuel Taylor Coleridge)의 서사시인 '**늙은 수부의 노래** (*The Rime of the Ancient Mariner*)'에서 유명한 다음 구절을 읽은 적이 있을 것이다.

물, 어디나 물이지만
마실 물은 한 방울도 없네

시인은 선원들이 바닷물을 식수로 사용할 수 없다는 사실을 언급하고 있다. 바닷물을 마시면 탈수로 인해 선원들은 죽음과 직면하게 된다.

바닷물을 마시는 것이 위험한 이유는 바닷물에 녹아 있는 용질의 농도 때문이다. 바닷물의 용질 농도는 1000 mOsm에서 1200 mOsm까지 다양하며, 대부분이 염화나트륨이 녹아 있기 때문이다. 1200 mOsm의 경우, 바닷물의 용질 농도는 혈장의 4배에 달한다. 이러한 고삼투성의 바닷물을 마시게 되면 위장관계 및 비뇨계에 해로운 영향을 미친다.

위장관에서의 수분 이동은 신세뇨관에서와 마찬가지로 용질 이동을 따라 일어난다. 사람이 바닷물을 마시면, 위장관의 내강에 있는 높은 농도의 용질은 수분 흡수를 감소시키기 때문에 심한 설사와 심각한 수분 손실을 일으켜 탈수가 발생하는 데 관여한다.

위장관계가 섭취한 대부분의 바닷물을 흡수할 수 있다고 하더라도, 신장은 높은 용질의 농도에 대하여 보상할 수가 없다. 바닷물을 마시면 세포외액의 삼투압농도가 상승하기 때문에, 체액은 세포내액에서 세포외액으로 이동한다. 이로 인해 시상하부에 있는 삼투수용기를 포함한 세포들이 쭈그러진다. 삼투수용기의 활성화는 ADH 분비를 자극할 것이고, 결과적으로 신장은 고도로 농축된 소량의 소변을 배설시킴으로써 신체가 과량의 용질을 제거하면서 수분을 보존할 수 있도록 도와줄 것이다. 하지만 소변의 최대농도는 1200~1400 mOsm이다. 신장은 정상적인 일일 용질 배출을 위해 최소한 440 mL의 수분을 배출해야 한다(필연수분손실). 게다가 신체는 불감손실과 땀분비를 통해 매일 1 L의 수분을 잃는다. 그러므로 신체는 하루에 약 1440 mL 정도의 수분을 잃게 된다. 바닷물 1440 mL를 마셔서 이러한 양의 체액을 대체하려고 하는 사람은 약 1500 mmole의 용질을 섭취하는 것이 되는데, 정상적인 용질량에 추가된 이러한 용질은 반드시 제거되어야 한다. 초과된 용질을 제거하기 위해서, 신장은 1070 mL의 소변을 배설시켜야 하기 때문에, 원래 마신 1440 mL 중 370 mL만 실제로 마신 것이 된다. 매일 1440 mL의 수분손실을 보전하기 위해서는 대략 6 L의 바닷물을 마시고 흡수시켜야 하는데, 이 양은 위장관계가 감당할 수 없다.

커진다.

아쿠아포린-2는 주세포의 세포질 소낭막에 저장되어 있으며 ADH에 대한 반응으로 정단막으로 삽입을 기다리고 있다. ADH는 기저측막에 있는 수용체에 결합하여 신세뇨관 세포에 작용한다(**그림 19.11**). 이 수용체는 아데닐산고리화효소를 활성화시키는 G 단백질에 결합되어 있는데, 활성화되면 2차전달자인 cAMP의 생성을 촉매한다. cAMP는 단백질인산화효소 A를 활성화시켜 아쿠아포린-2를 세포외방출에 의해 정단막으로 삽입되도록 자극한다. 앞에서 언급했듯이, ADH는 새로운 아쿠아포린-2의 합성도 촉진한다. ADH의 농도가 높으면, 수분 재흡수가 높아져 소변의 배설량이 줄어든다. [항이뇨(*antidiuretic*)라는 단어는 이뇨(*diuresis*) 효과의 반대 혹은 소변량을 증가시킨다는 의미이며, 이뇨제는 소변량을 늘려주는 약이다.] ADH의 농도가 낮으면, 수분 재흡수가 낮아져 소변량이 많아진다.

ADH는 또한 간접적으로 수분 재흡수를 촉진하기도 한다. ADH는 요소를 간질액에서 집합관으로 이동시키는 능동 수송체의 농도를 증가시킴으로써 수질삼투기울기를 감소시키고 집합관으로의 수분 재흡수에 필요한 기울기를 증가시킨다.

ADH 분비에 대한 조절

6장에서, ADH는 시상하부에 있는 신경분비 세포에 의해 뇌하수체 후엽에서 분비되는 호르몬이라는 것을 배웠다. 세포외액의 삼투압농도 변화가 ADH 방출을 위한 가장 강력한 자극이다. 시상하부의 종판맥관기관(*organum vasculosum of the lamina terminalis, OVLT*)에 위치한 세포인 **삼투수용기(osmoreceptor)**는 세포외액의 삼투압농도를 감시한다. 뇌는 세포외액의 수용성 물질로부터 보호되어 있기 때문에 정상적인 세포외액에 노출되어 있지 않는다는 것을 떠올려보자. 그러나 OVLT는 혈액-뇌장벽으로 둘러싸여 있지 않은 뇌 영역 중 하나이므로 삼투압농도를 감지하는 역할을 하기에 적합하다. 삼투압농도가 증가하면 ADH 분비가 촉진되어 수분 재흡수가 증가한다(**그림 19.12**). 반대로, 세포외액의 삼투압농도가 감소하면 ADH 분비가 억제되어 수분 재흡수는 감소하고 수분 배설이 증가한다. ADH가 부적절하게 분비되면 당뇨병의 한 형태인 요붕증(*diabetes insipidus*)을 유발한다(**당뇨병에 대한 관심: 요붕증**을 보라).

ADH의 혈장 농도는 또한 혈액량과 혈압을 감지하는 압력수용기에서 생기는 신호에 달려 있다(**그림 19.13**). 14장에서 보았듯이,

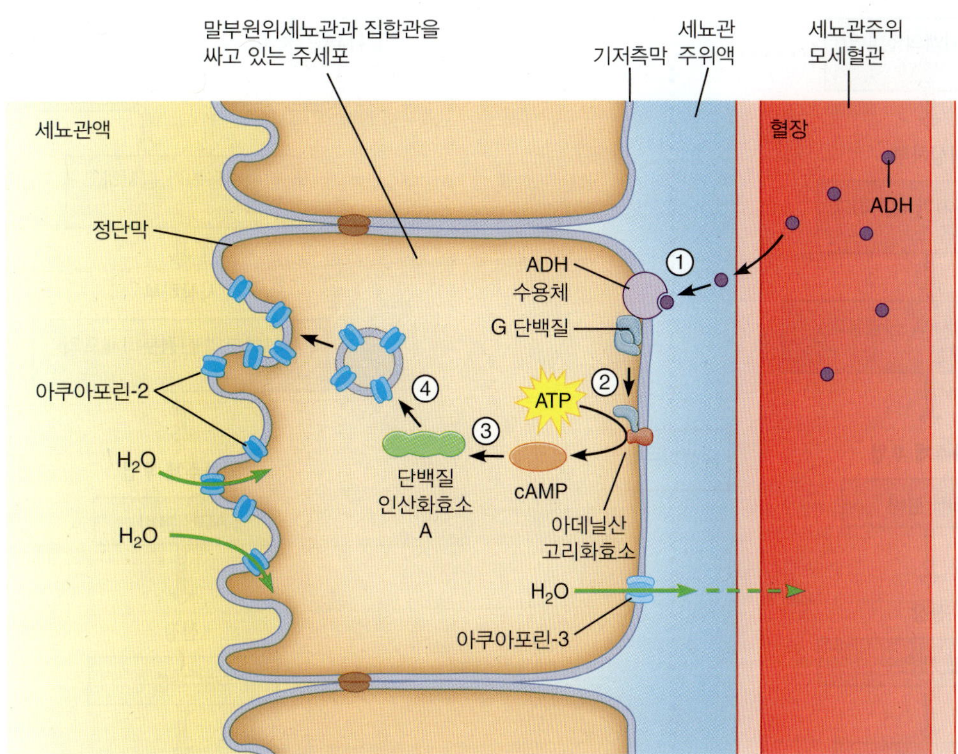

그림 19.11 말부원위세뇨관과 집합관을 둘러싸고 있는 주세포에 대한 ADH의 효과. ① ADH가 주세포의 세포막에 있는 수용체에 결합한다. ② G 단백질의 활성화로 아데닐산고리화효소가 활성화되어 cAMP의 형성을 촉진하고, ③ cAMP는 단백질인산화효소 A를 활성화시킨다. ④ 단백질인산화효소 A는 정단막에 새로운 수분통로(아쿠아포린-2)를 삽입하도록 자극함으로써 수분에 대한 투과성을 증가시킨다.

Q ADH는 어떤 종류의 호르몬이며, ADH는 어느 내분비샘에서 분비하는가?

심방에 있는 압력수용기는 혈액량 변화에 반응하는 반면, 대동맥궁 및 경동맥동에 있는 동맥간(sinoaortic) 압력수용기는 혈압 변화에 반응한다. 혈액량이나 혈압이 감소함에 따라 구심성 압력수용기의 활동전위의 빈도 또한 감소한다. 감소한 압력수용기의 활성은 ADH 분비를 증가시키도록 촉진하고 이것은 수분 재흡수를 증가시키고 ADH 분비를 위한 자극을 최소화한다(그림 19.13). 혈장량이 정상보다 작으면, 신장은 혈장량을 정상으로 되돌릴 수 없다. 즉, 신장은 단지 체액 손실을 최소화하여 혈장량의 추가적 감소를 최소화할 뿐이다. 신체의 수분 함량을 높이기 위해서는 행동 변화, 구체적으로는 마셔서 수분을 섭취하는 것이 필요하다. 혈액량이나 혈압이 증가하면 ADH 분비가 감소하고, 그 결과 수분 배설이 증가하여 혈액량과 혈압이 떨어진다.

GFR 변화에 의한 수분배설 조절

18장에서, 혈압이 높을 때 물과 전해질 손실 증가를 최소화하기 위해 정상적인 사구체여과율(glomerular filtration rate, GFR)이 자동조절된다는 것을 보았다. 그러나 혈압이 정상 아래로 떨어지면(평균동맥압이 80 mmHg 미만), GFR의 감소는 수분 보존에 중요한 역할을 한다. 수분이 적게 여과되면, 배설되는 수분도 적을 것이다. GFR의 이러한 변화는 혈압이 낮을 때 수분 손실을 막아주는 다른 기전들과 함께 작용한다. 마찬가지로, 혈압이 아주 높은 수준으로 증가하면(평균동맥압이 180 mmHg 이상), GFR은 증가하고 수분 손실도 증가한다. 그러나 180 mmHg보다 높은 혈압은 병리적 상황에서만 발생하기 때문에, 이러한 높은 혈압상승에 대해 GFR의 변화는 일반적으로 보상되지 않는다.

퀵 테스트 19.2

1. 뇌하수체 후엽에서 ADH 방출을 위한 두 가지 자극을 써라.
2. 주세포에 대한 ADH의 효과를 설명하라.

19.3 나트륨 평형

나트륨은 세포외액의 주요 용질이고, 흥분성 세포의 기능에도 중요하며, 다른 용질을 수송하기 위해서도 사용되기 때문에 혈장 나트륨 농도에 대한 조절은 매우 중요하다. 혈장 나트륨 농도가 정상보다 높은 상태를 **고나트륨혈증**(*hypernatremia*)이라 하며, 수분 보존과 혈압 상승을 수반하는 경우가 많다. 혈장 나트륨 농도가 정상보다 낮은 상태를 **저나트륨혈증**(*hyponatremia*)이라 하며, 혈장량 감소와

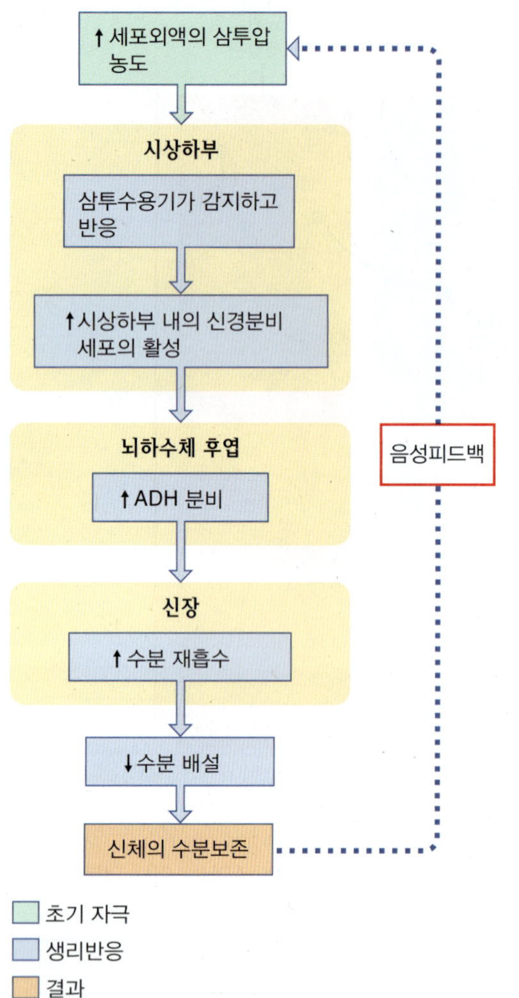

그림 19.12 세포외액의 삼투압농도와 ADH 분비가 상호작용하는 경로. 세포외액의 삼투압농도 증가는 ADH의 분비를 자극함으로써 신장에 의한 수분 보존을 증가시키고 세포외액의 삼투압농도를 감소시킨다.

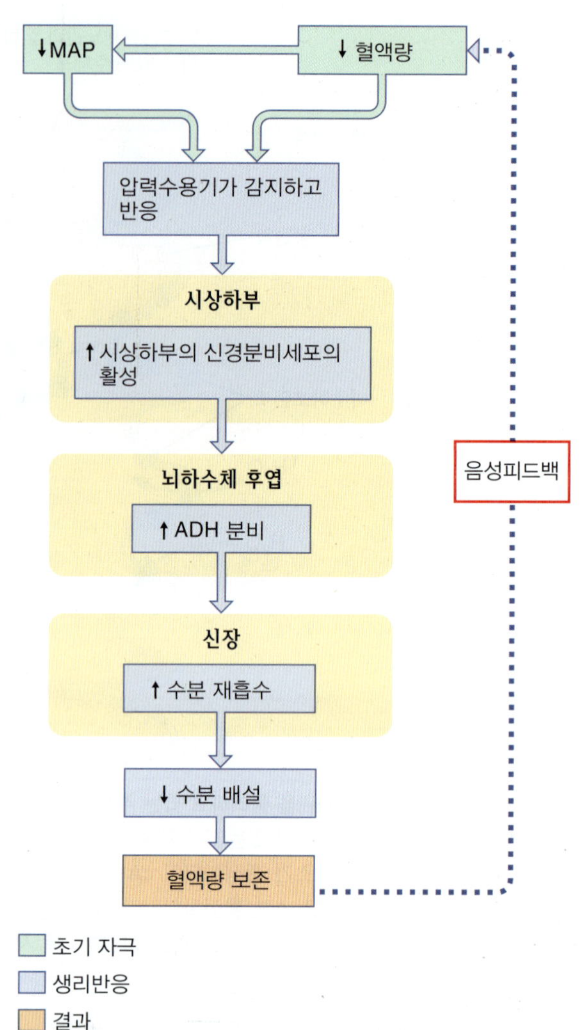

그림 19.13 ADH 방출에 대한 동맥 및 심장 압력수용기의 효과. 평균동맥압 및/또는 혈액량 감소는 ADH 방출을 자극한다.

당뇨병에 대한 관심

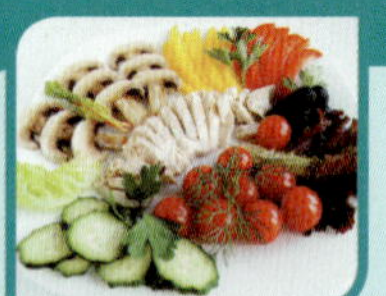

요붕증(Diabetes Insipidus)

대부분의 우리는 당뇨병을 흔히 인슐린과 포도당에 관련된 질환으로 생각한다. 실제로, 당뇨병은 갈증을 증가시키고 많은 양의 소변을 생성시키는 모든 대사 장애를 가리킨다[**당뇨병**이라는 단어는 그리스어의 "수관(siphon)"에서 유래되었다]. **요붕증(diabetes insipidus)**은 ADH 농도가 낮거나(중추성 요붕증) 신장이 ADH에 적절하게 반응하지 못할 때(신원발성 요붕증) 발생한다. ADH는 신세뇨관에서 수분 재흡수를 증가시키기 때문에, ADH가 부족하게 되면 소변을 통해 매우 많은 양의 수분손실이 일어난다.

중추성 요붕증의 특징인 ADH의 감소는 머리 손상, 시상하부의 염증, 시상하부나 뇌하수체 후엽의 종양에 의해 유발될 수 있다. ADH에 대한 반응이 없는 것이 특징인 신원발성 요붕증은 신장질환이나 유전에 의해 발생할 수 있다. 유전으로 인한 요붕증의 가장 흔한 형태는, 신세뇨관에 있는 ADH 수용체를 암호화하는 유전자의 돌연변이다. 이 유전자는 X 염색체에 위치하기 때문에, 유전성 요붕증은 주로 남성에서 발생한다. 두 가지 요붕증의 증세는 많은 양의 소변(**다뇨증**; *polyuria*)과 이에 대한 보상으로 많은 양의 수분을 섭취(**다음**; *polydipsia*)하는 것이다. 요붕증으로 고통받는 사람은 하루에 20 L의 수분을 잃을 수 있다. 과도한 체액 손실로 인해 높은 혈장 나트륨 농도와 혈장 삼투압농도 증가가 발생한다. 치료방법에는 원인을 회복시키는 것(예를 들어 종양에 대한 외과적 적출)과 체액 교환이 있다.

저혈압과 관련이 있다.

나트륨은 사구체에서 자유롭게 여과되고 세뇨관에서 재흡수되지만 분비는 되지 않는다. 혈장 나트륨의 조절은 재흡수 단계에서 일어난다. 이 절에서는, 먼저 신장이 나트륨을 어떻게 다루는지를 알아볼 것이다. 그 다음, 나트륨 재흡수 조절에 관여하는 두 가지 호르몬인 알도스테론과 심방나트륨 이뇨펩티드의 기능에 대해 알아볼 것이다.

신세뇨관에서 나트륨 재흡수의 기전

나트륨이 재흡수되는 세뇨관의 모든 부위에서, 나트륨이온은 능동적으로 수송된다. 이러한 능동 재흡수는 신세뇨관 상피세포의 기저측막에 있는 Na^+/K^+ 펌프에 의해 이루어진다. 상피세포 밖으로 나트륨이 능동수송되어 세포내액의 이온 농도가 낮게 유지되기 때문에, 나트륨은 세뇨관 내강에서 정단막을 통해 세포 안으로 수동적으로 들어간다. 비록 나트륨이온이 정단막을 수동적으로 이동하지만, 기저측막을 통과하는 나트륨이온은 능동적으로 수송되기 때문에 세포를 통과하는 나트륨이온의 전체적인 이동(세뇨관에서 세뇨관주위액으로 이동하는 것)은 능동수송이다.

근위세뇨관에서, 세뇨관 상피세포로 나트륨이 들어가는 것은 나트륨 이동을 다른 용질의 이동과 짝을 이루어 수송하는 정단막에 있는 수송 단백질에 의해 이루어진다. **그림 19.14a**는 나트륨이 세포로 들어가는 두 가지 경로를 보여준다. (1) 포도당이나 아미노산과 같은 용질과 함께 나트륨을 공동수송(그림에서 X로 표시)하고, (2) 수소이온과는 역방향수송이다. 이 과정의 첫 번째 단계에서, 나트륨의 수동적 유입에 의해 방출된 에너지는 포도당이나 아미노산이 상피세포로 들어갈 때 전기화학기울기에 역행하여 포도당이나 아미노산의 이동을 유도하기 위해 이용된다. 그런 다음 이러한 용질은 기저측막을 통해 수동적으로 세포를 빠져나간다. 포도당과 아미노산이 세뇨관액에서 세뇨관주위액으로 이동하는 데에는 능동적인 단계가 필요하기 때문에, 이러한 용질의 재흡수에는 에너지가 필요하다. 이 에너지의 근본적인 원천은 ATP 가수분해이다. 왜냐하면 이러한 용질의 재흡수는 나트륨 이동과 결합되어 있으므로 궁극적으로 ATP-구동 Na^+/K^+ 펌프에 달려 있기 때문이다. 다른 수송 단백질은 나트륨의 수동적 유입을 세뇨관 내강으로의 수소이온의 능동적 분비와 결합시킨다. 이 과정은 산-염기 조절에서 중요한 과정이다. 게다가, 나트륨의 능동수송은 삼투에 의해 신세뇨관을 통과하는 수분의 이동에도 영향을 준다.

지식 활용하기

우바인(ouabain)은 Na^+/K^+ 펌프를 차단한다. 나트륨과 수분의 신장 수송에 미치는 우바인의 효과를 설명하라.

그림 19.14b는 원위세뇨관에서 일어나는 나트륨의 능동 재흡수 기전을 보여준다. 근위세뇨관에서와 같이, 이 과정에는 나트륨이 정단막을 통해 세뇨관 상피세포로 수동적으로 이동하고, 상피세포에서 세뇨관주위액으로 기저측막을 통해 능동수송되는 것이 포함된다. 그러나 원위세뇨관에서는, 나트륨은 수동수송과는 다른 기전에 의해 정단막을 통과한다. 원위세뇨관에서 나트륨은 두 가지 방법, 즉 (1) 염소이온과 같은 다른 용질과의 공동수송에 의해, (2) 나트륨 통로를 통한 확산에 의해 상피세포로 들어간다.

원위세뇨관에서의 나트륨 재흡수는 흔히 칼륨 분비와 맞물려 일어나며, 이러한 칼륨의 분비는 나트륨-염소의 공동수송과 함께 작용하여 세뇨관 벽을 통해 존재하는 전위차의 변화를 최소화한다. 전위차를 유지하기 위해서는, 나트륨과 같은 양이온의 재흡수가 음이온의 재흡수에 의해 평형을 이루어야 한다(정도는 덜하지만 다른 양이

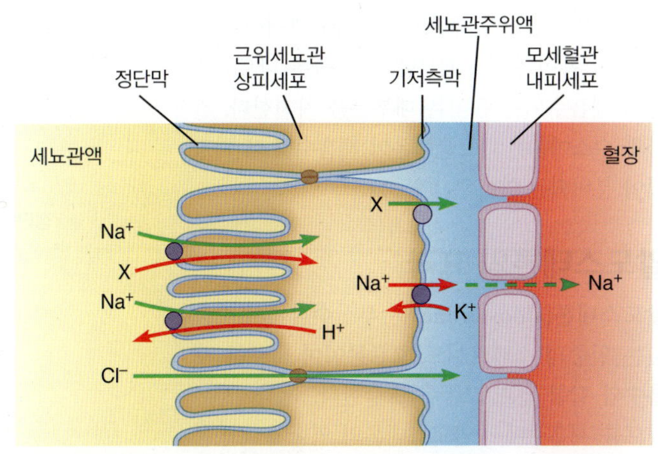

(a) 근위세뇨관에서의 나트륨 재흡수

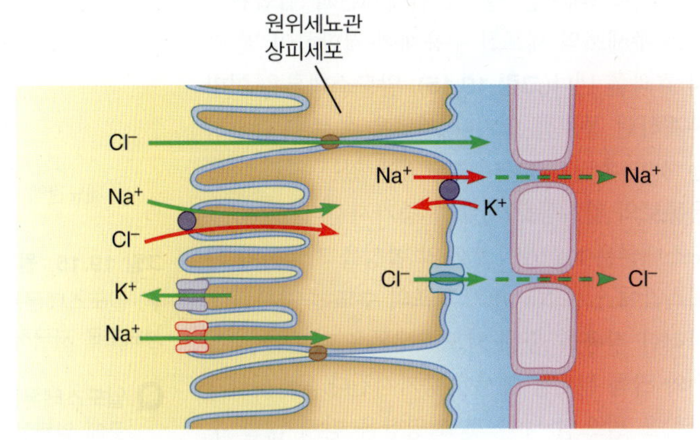

(b) 원위세뇨관에서의 나트륨 재흡수

그림 19.14 근위 및 원위세뇨관에서의 나트륨 재흡수 기전. (a) 근위세뇨관에서의 나트륨 재흡수. 나트륨은 Na^+/K^+ 펌프에 의해 기저측막을 통해 능동적으로 수송된다. 나트륨은 포도당이나 아미노산과 같은 유기분자(X)와 함께 공동수송되거나, 수소와 같은 다른 이온과 함께 역수송으로 정단막을 통해 이동한다. 염소는 나트륨 재흡수를 따라 이동한다. **(b)** 원위세뇨관에서의 나트륨 재흡수. 여기에서도 나트륨은 Na^+/K^+ 펌프에 의해 기저측막을 통해 능동적으로 수송된다. 나트륨은 염소이온과 함께 공동수송 되거나, 나트륨 통로로 정단막을 통해 이동한다. 세뇨관주위액에서 세뇨관 내강으로의 칼륨 분비는 때로는 나트륨 재흡수를 동반하기도 한다.

온의 분비). 염소와 중탄산염은 세뇨관액에서 가장 흔한 음이온이기 때문에, 이것들은 나트륨과 함께 재흡수되는 음이온 대부분을 차지한다. 칼륨과 수소이온은 나트륨이온이 재흡수될 때 가장 많이 분비되는 양이온이다.

알도스테론의 효과

알도스테론(aldosterone)은 부신수질에서 방출되는 일종의 스테로이드 호르몬이며 나트륨 재흡수와 칼륨 분비 모두를 조절한다. 여기에서는 나트륨 재흡수에서 알도스테론의 역할에 초점을 맞출 것이다.

알도스테론은 말부원위세뇨관과 집합관에 있는 주세포의 세포질 수용체에 결합하여 몇 가지 효과를 낸다(**그림 19.15**). 알도스테론은 이미 존재하던 통로를 열거나 새로운 통로를 합성하는 것을 촉진함으로써 정단막에 있는 열린 나트륨통로와 칼륨통로의 수를 증가시킨다. 또한 알도스테론은 Na^+/K^+ 펌프의 합성을 자극하여 기저측막에 있는 Na^+/K^+ 펌프의 수도 증가시킨다. 이러한 작용을 통해 알도스테론은 나트륨 재흡수와 칼륨 분비를 동시에 증가시킨다. 즉, 하나가 영향을 받으면 다른 것도 영향을 받지 않을 수 없다. 알도스테론 방출을 조절하는 다양한 요인 중 하나는 나트륨 재흡수 조절에 가장 중요한 레닌-안지오텐신-알도스테론계(renin-angiotensin-aldosterone system, RAAS)이다.

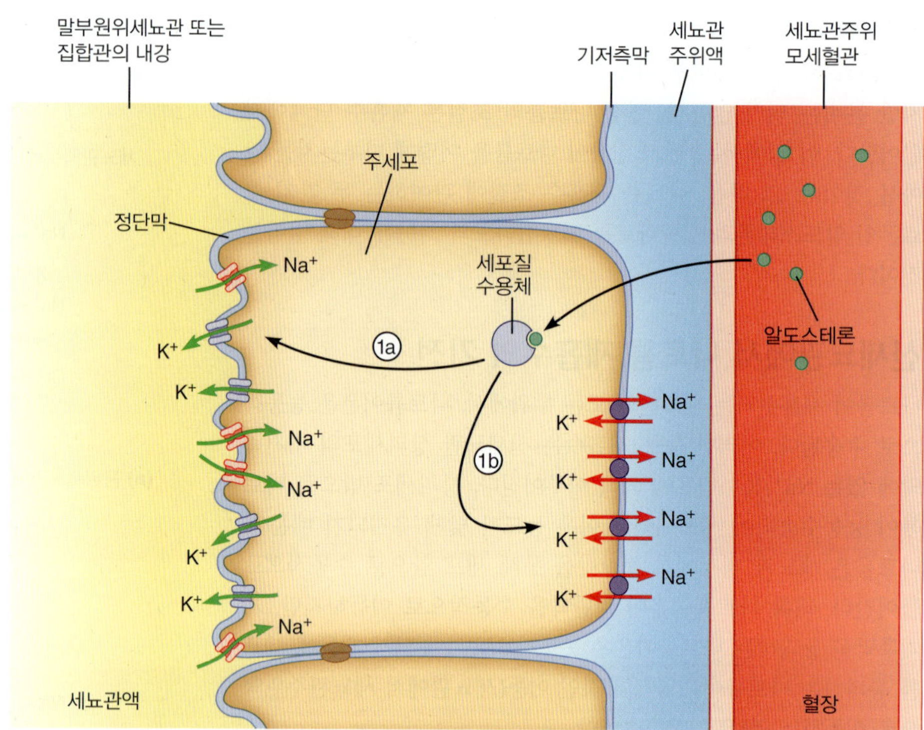

그림 19.15 원위세뇨관과 집합관의 주세포에 대한 알도스테론의 효과. 알도스테론 수용체에 결합한 후, 알도스테론은 ⓵ⓐ 나트륨통로와 칼륨통로 모두를 열리도록 자극하고 정단막에 새로운 통로가 합성되도록 자극하며, ⓵ⓑ 기저측막에 더 많은 Na^+/K^+ 펌프가 합성되어 삽입되도록 자극한다.

Q 알도스테론은 화학적으로 어떤 종류의 호르몬이며, 알도스테론에 대한 수용체는 주세포의 어느 곳에 위치하는가?

레닌-안지오텐신-알도스테론계

18장에서, 원위세뇨관은 수입세동맥과 수출세동맥에 매우 근접해 있으며 이러한 구조는 사구체옆장치를 형성한다는 것을 배웠다. 수입세동맥의 벽에는 **레닌(renin)**을 분비하는 과립세포가 있다. 흔히 일종의 호르몬이라고도 하지만, 실제로 레닌은 단백질분해효소이다. 원위세뇨관의 벽 안에는 치밀반 세포가 있으며, 이 세포는 세뇨관액의 나트륨 및 염소 농도와 세뇨관액의 유량 변화를 감지할 수 있다. 세뇨관액 내의 나트륨 농도가 감소하면 레닌 분비는 늘어난다.

일단 레닌이 과립세포에서 혈류로 방출되면, 알도스테론 방출로 이어지는 연속적인 반응을 시작한다(**그림 19.16**). 레닌은 혈장 속에 항상 존재하는 또 다른 단백질인 안지오텐시노겐(*angiotensinogen*)에 작용하는데, 안지오텐시노겐은 간에 의해 분비된다(대부분의 혈장 단백질처럼). 안지오텐시노겐의 일부 아미노산이 레닌에 의해 절단되어 안지오텐신 I으로 전환된다. 안지오텐신 I 분자가 혈류를 순환하면서 **안지오텐신전환효소(angiotensin converting enzyme, ACE)**라는 또 다른 단백질분해효소와 만나게 된다. 이 효소는 전신에 걸쳐 분포되어 있는 모세혈관의 내부 표면에 결합되어 있으며, 특히 폐 모세혈관에 많다. ACE는 안지오텐신 I에서 일부 아미노산을 분해시킴으로써 안지오텐신 II로 전환시킨다. 평균동맥압 조절에서 혈관수축제로 작용하는 중요한 역할을 하는 것(14장) 외에도, 안지오텐신 II는 부신피질에서 알도스테론 방출을 촉진하는 중요한 기능도 갖고 있다. 안지오텐신 II는 또한 시상하부에 작용하여 ADH 방출과 갈증을 자극한다.

그림 19.17은 안지오텐신 II가 평균동맥압을 증가시키는 4가지 기전을 요약한 것이다.

1. 안지오텐신 II는 총말초저항을 증가시킴으로써 평균동맥압을 상승시키는 전신 소동맥(세동맥)의 혈관수축을 자극한다.
2. 안지오텐신 II는 부신피질을 자극하여 알도스테론을 분비하게 함으로써 나트륨 재흡수를 증가시켜 수분 재흡수도 증가시킨다.
3. 안지오텐신 II는 뇌하수체 후엽을 자극하여 ADH를 분비하게 함으로써 수분 재흡수를 증가시켜 체액 손실을 최소화하고 혈장량을 유지하게 함으로써 평균동맥압을 유지시킨다.
4. 안지오텐신 II는 시상하부의 신경을 활성화시켜 갈증과 물을 섭취하도록 자극하여 혈장량을 증가시켜 평균동맥압을 상승시킨다.

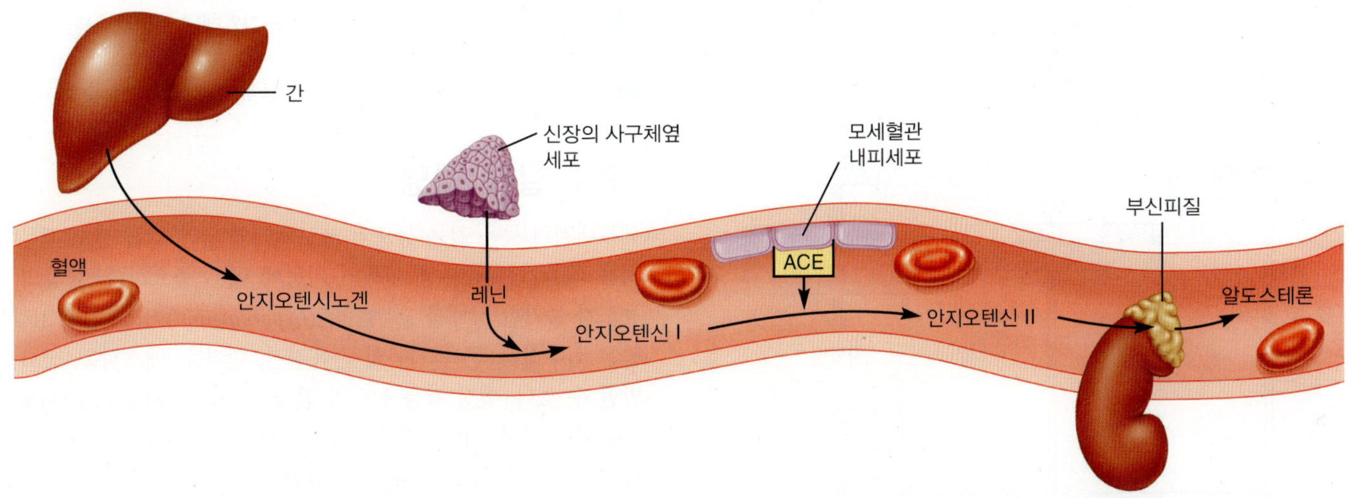

그림 19.16 레닌-안지오텐신-알도스테론계. 간과 사구체옆세포는 각각 안지오텐시노겐과 레닌을 혈액으로 분비하며, 혈액에서 레닌은 안지오텐시노겐에서 몇 개의 아미노산을 떼어내고 안지오텐신 I을 생성한다. 모세혈관의 특정 내피세포에 위치한 안지오텐신전환효소(ACE)는 안지오텐신 I에서 아미노산을 떼어내어 안지오텐신 II를 생성하여 혈류를 통해 부신피질로 이동하고, 부신피질에서 알도스테론을 혈액으로 분비하도록 자극한다.

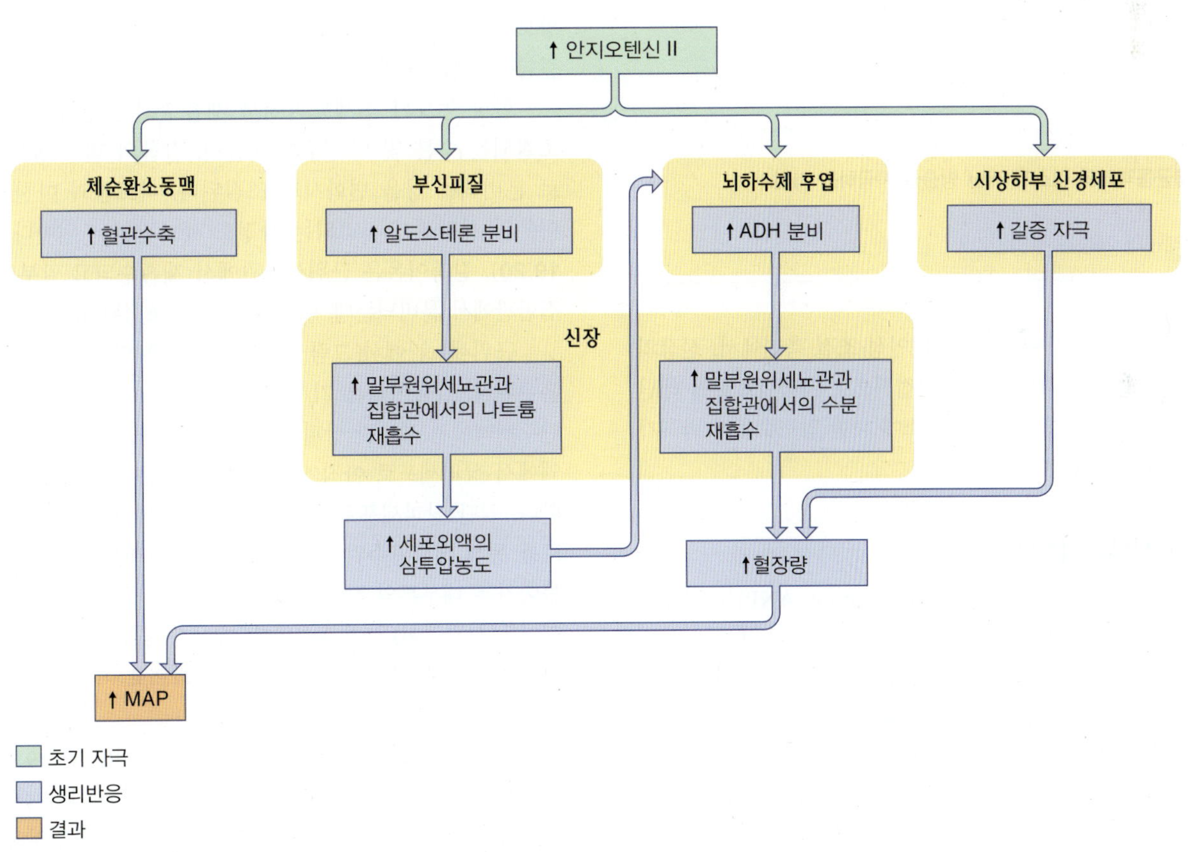

그림 19.17 안지오텐신 II가 평균동맥압을 증가시키는 기전.

RAAS는 혈압을 증가시키는 경향이 있기 때문에 혈압의 감소는 내인성 및 외인성 기전을 통해 레닌 방출을 위한 1차적 자극으로 작용한다(**그림 19.18**). 레닌 분비에 대한 두 가지 내인성 조절이 있다. 첫 번째, 수입세동맥압이 감소하면 레닌 방출이 유발되는데, 이것은 과립세포가 직접적으로 수입세동맥이 신장되는 정도에 민감하게 반응하기 때문이다. 두 번째, 평균동맥압의 큰 감소는 사구체여과율을 감소시키며, 이것이 근위세뇨관과 헨레고리 상행각에서의 나트륨 및 염소의 지속적 재흡수와 결합되면 원위세뇨관에서의 나트륨 및 염소 농도는 감소한다. 원위세뇨관 내의 나트륨과 염소 농도 감소는 세뇨관의 치밀반 세포에 의해 감지되며 사구체옆세포에서 레닌 방

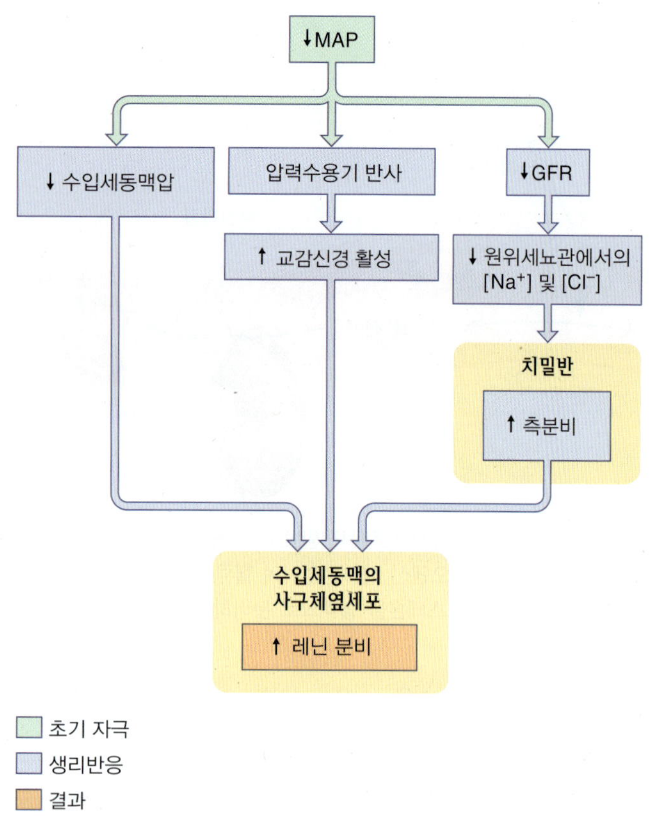

그림 19.18 평균동맥압의 감소가 레닌 방출을 자극하는 기전.

Q 혈장에서 레닌의 기능은 무엇인가?

출을 자극하는 화학신호가 분비된다. 외인성 조절 측면에서, 신장의 교감신경 활성의 증가는 과립세포를 직접적으로 자극함으로써 레닌 방출을 자극한다. 교감신경계는 혈압감소에 대한 압력수용기 반사가 일어나는 동안에 활성화된다(14장).

심방나트륨이뇨펩티드

심방나트륨이뇨펩티드(atrial natriuretic peptide, ANP)는 혈장량이 증가할 때, 심방 벽의 팽창에 반응하여 심장의 심방 세포에서 분비된다. ANP는 사구체여과율을 증가시키고 나트륨 재흡수를 감소시킴으로써 나트륨 배설을 증가시킨다(**그림 19.19**). ANP는 수입세동맥의 이완과 수출세동맥의 수축을 일으키기 때문에, 사구체모세혈관압이 증가하여 사구체여과율이 증가하고 나트륨의 여과부하가 증가한다. ANP는 주세포의 정단막에서 열린 나트륨 통로의 수를 줄임으로써 나트륨의 재흡수를 직접 감소시킨다. 게다가 ANP는 레닌과 알도스테론 분비 모두 감소시킨다.

퀵 테스트 19.3

1. 레닌 분비 증가가 알도스테론의 분비를 어떻게 자극하는지 간단히 설명하라. 알도스테론 분비 증가가 어떻게 나트륨 재흡수에 영향을 주는가?
2. 레닌을 분비하는 세포는 어디에 있는가? 레닌 분비를 위한 세 가지 자극을 써보라.
3. 심방나트륨이뇨펩티드는 어떻게 나트륨 재흡수에 영향을 주는가?

19.4 칼륨 평형

세포내액의 높은 칼륨 농도와 세포외액의 낮은 칼륨 농도 때문에 생기는 기울기는 흥분성 세포의 기능에 매우 중요하다. 혈장의 칼륨 농도가 증가한 상태를 **고칼륨혈증**(*hyperkalemia*)이라 하며, 고칼륨혈증은 심부정맥, 근육약화 및 근육경련, 현기증, 메스꺼움, 설사를 유발할 수 있다. 혈장 칼륨 농도가 감소한 상태를 **저칼륨혈증**(*hypokalemia*)이라 하며, 저칼륨혈증은 심부정맥, 근육약화 및 근육압통, 저혈압, 착란, 알칼리증, 호흡곤란을 유발할 수 있다.

칼륨이온의 신장 조절

신장에서, 칼륨은 사구체에서 자유롭게 여과되고 세뇨관에서 재흡수와 분비 모두 일어난다. 일반적으로 재흡수된 칼륨의 양은 분비된 양보다 많다. 즉, 실제 효과는 재흡수이다. 실제로 여과된 대부분의 칼륨은 재흡수된다.

혈장 농도가 신세뇨관에서 재흡수되는 양을 변화시킴으로써 조절되는 수분 및 나트륨과는 달리, 칼륨의 혈장 농도는 세뇨관으로 분비되는 양을 변화시켜 조절된다. 나트륨과 마찬가지로, 칼륨이온의 신장에서 처리되는 과정도 세뇨관의 부위마다 다르다(**그림 19.20**). 칼륨이온은 근위세뇨관에서 재흡수되고 말부원위세뇨관과 집합관에서 분비되는데, 이러한 분비는 조절된다.

근위세뇨관에서(그림 19.20a), 칼륨은 다음과 같은 기전으로 재흡수된다. 칼륨이온은 기저측막에 있는 Na^+/K^+ 펌프를 통해 세뇨관주위액에서 세뇨관 상피세포로 이동한다. 칼륨이온은 또한 세뇨관액에서 상피세포로 아직 알려져 있지 않은 기전에 의해 이동하기도 한다. 일단 상피세포로 들어간 칼륨이온은 기저측막에 있는 칼륨통로를 통해 세뇨관주위액으로 이동한다. 그러므로 세뇨관 상피세포로 들어가는 대부분의 칼륨(세뇨관주위액이나 세뇨관 어디에서 들어온 것이든 상관없이)은 재흡수된다. 게다가, 칼륨이온은 세포 사이를 통과하여 세뇨관 내강에서 세뇨관주위액으로 이동한 뒤 혈장으로 들어간다.

말부원위세뇨관과 집합관의 주세포에서(그림 19.20b), 칼륨은 다음과 같은 기전으로 분비된다. 근위세뇨관에서와 같이, 칼륨이온은 기저측막에 있는 Na^+/K^+ 펌프를 통해 세뇨관주위액에서 상피세포로 이동한다. 그러나 근위세뇨관의 상피세포와는 다르게, 주세포의 정단막에는 칼륨통로가 있어서 칼륨이온이 상피세포를 빠져나와 원위세뇨관과 집합관의 세뇨관액으로 이동하게 된다.

알도스테론에 의한 칼륨 분비의 조절

칼륨 분비는 알도스테론에 의해 조절된다. 알도스테론은 말부원위세뇨관과 집합관에 있는 주세포의 기저측막에 있는 Na^+/K^+ 펌프 수

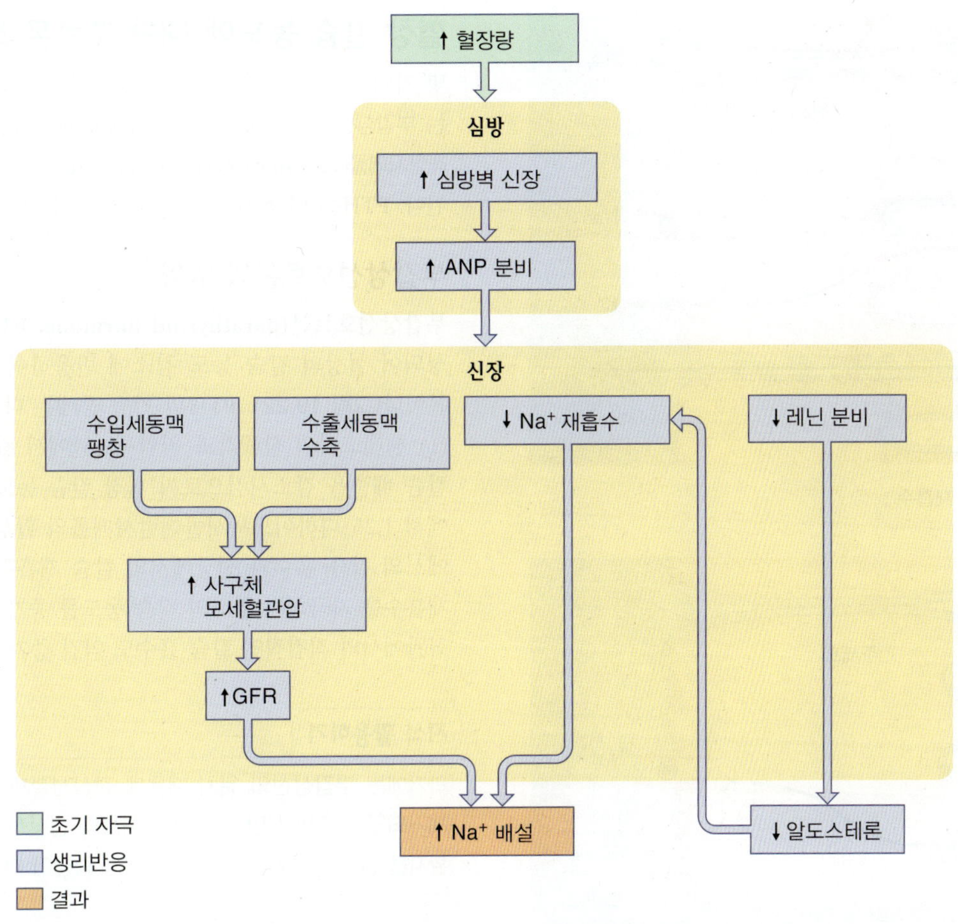

그림 19.19 심방나트륨 이뇨펩티드의 분비가 증가한 혈장량에 반응하여 나트륨 배설을 증가시키는 기전.

와 정단막에 있는 칼륨통로 수 모두를 증가시킨다는 것을 기억해보자. Na^+/K^+ 펌프가 증가하면 더 많은 칼륨이 상피세포로 이동하게 되고, 이에 따라 정단막의 칼륨통로를 통해 세뇨관 내강으로 더 많은 칼륨이온이 이동하기 때문에 더 많은 칼륨이 소변으로 배설된다.

앞에서 설명했듯이, 알도스테론 분비는 RAAS에 의해 조절되며, 이에 따라 안지오텐신 II는 부신피질로부터의 알도스테론 분비를 자극한다. 하지만 혈장의 높은 칼륨 농도는 또한 부신피질에 있는 분비세포에 작용하여 알도스테론 분비를 직접 자극한다. 알도스테론이 방출되면 칼륨 분비를 증가시켜 혈장의 칼륨 농도를 정상으로 만든다.

19.5 칼슘 평형

칼슘은 대부분의 세포 기능에 매주 중요하다. 칼슘은 화학전달물질의 세포외배출을 유발하고, 여러 가지 물질의 분비를 자극하며, 근육수축을 자극하고, 심장과 혈관의 수축성을 증가시킨다. 칼슘은 또한 뼈와 치아의 중요한 성분이기도 하다. 혈장의 칼슘 농도가 증가한 상태를 **고칼슘혈증**(*hypercalcemia*)이라 하며, 이것은 근육약화 및 근위축, 기면, 행동변화, 고혈압, 변비, 메스꺼움을 포함한 신체 전반에 영향을 미친다. 혈장내 칼슘 농도가 감소한 상태를 **저칼슘혈증**(*hypocalcemia*)이라 하며, 무감각 및 저린 감각, 근육 경련, 과민반응, 저혈압의 원인이 된다.

혈장의 칼슘 농도는 신장, 소화관, 뼈 및 피부를 포함한 여러 기관의 상호작용으로 조절된다(**그림 19.21**). 칼슘은 뼈에서 혈장으로 추가되거나 소화관을 통해 흡수될 수 있으며, 칼슘은 뼈와 신장에 의해 혈장에서 제거될 수 있다. 신체에 있는 대부분의 칼슘(99%)은 뼈에 들어 있지만 영구적으로 뼈에 고정되어 있지는 않다. 뼈는 실제로 혈장 칼슘 농도가 낮을 때, 혈장이 **재흡수**(**resorption**)라고 하는 과정을 통해 칼슘을 얻을 수 있도록 칼슘 저장고 역할을 하는데, 이 과정에서 뼈가 분해되어 칼슘이온이 녹아 나온다. 반대로 혈장 칼슘 농도가 높으면, 칼슘은 뼈에 침착될 수 있다(**Clinical Connections: 골다공증**을 보라). 우리 몸은 또한 섭취한 음식을 통해서도 칼슘을 얻는다. 위장관에 의한 대부분의 물질의 흡수는 조절되지 않지만, 칼슘의 흡수는 신체의 필요에 따라 조절된다.

칼슘이온의 신장 조절

칼슘은 수송 단백질에 결합된 상태와 혈장에 유리되어 있는 상태로 혈액에서 수송된다. 혈장에 유리되어 있는 상태의 칼슘은 사구체에서 자유롭게 여과된다. 일반적으로, 여과된 칼슘의 99%는 세뇨관액이 세뇨관을 통해 이동함에 따라 재흡수된다. 여과된 칼슘의 약 70%

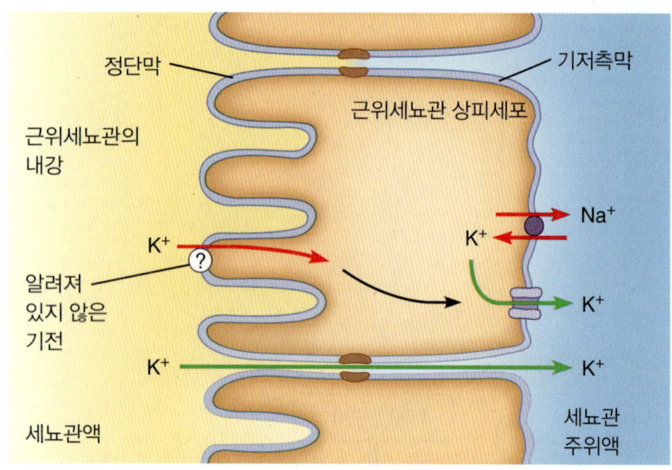

(a) 근위세뇨관에서의 칼륨 재흡수

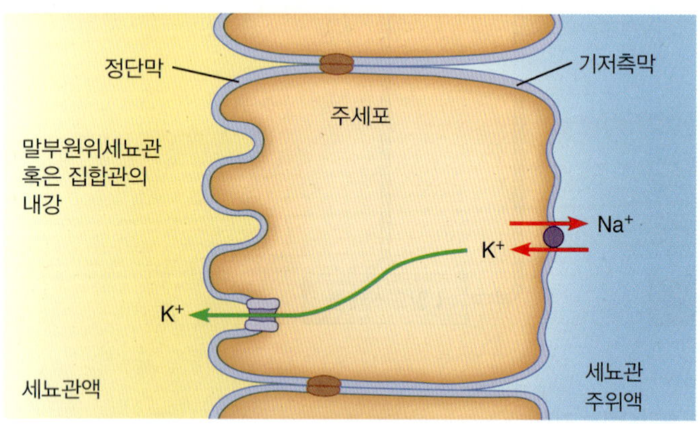

(b) 말부원위세뇨관 및 집합관의 주세포에서의 칼륨 분비

그림 19.20 신세뇨관에서의 칼륨 수송. **(a)** 근위세뇨관에서는 기저측막에 칼륨통로가 있기 때문에 칼륨이 재흡수된다. **(b)** 말부세뇨관 및 집합관의 주세포에는 정단막에 칼륨통로가 있기 때문에 칼륨이 분비된다.

는 근위세뇨관에서 재흡수되고, 20%는 헨레고리의 굵은 상행각에서 재흡수되며, 나머지 10%는 원위세뇨관에서 재흡수된다. 헨레고리와 원위세뇨관에서의 재흡수는 호르몬에 의해 조절된다.

혈장 칼슘 농도에 대한 호르몬 조절

몇 가지 호르몬이 혈장의 칼슘 농도를 조절하는데, 이러한 호르몬에는 부갑상선호르몬(*parathyroid hormone, PTH*), 1,25-디하이드록시콜레칼시페롤(*1,25-dihydroxycholecalciferol*), 칼시토닌(*calcitonin*)이 포함된다. PTH는 혈장 칼슘 농도를 조절하는 1차적인 조절인자이다.

부갑상선호르몬의 영향

부갑상선호르몬(parathyroid hormone, PTH)은 부갑상선에서 생성되어 혈장의 칼슘 농도 감소에 반응하여 분비되는 펩티드 호르몬이다(**그림 19.22**). PTH의 기능 중에는 다음과 같은 효과가 있다. (1) 헨레고리의 상행각과 원위세뇨관에서 칼슘 재흡수를 자극하여 칼슘 배출을 감소시킴으로써 혈장 칼슘 농도를 유지한다. (2) 신장에서 1,25-디하이드록시콜레칼시페롤의 활성화를 자극하여 소화관에서의 칼슘 흡수와 신장에서의 칼슘 재흡수를 자극한다. (3) 뼈의 재흡수를 자극하여 혈장의 칼슘 농도를 증가시킨다. PTH는 또한 소화관에서의 직접적인 칼슘 흡수도 약간 증가시킨다.

지식 활용하기

과거에는 부갑상선의 위치 때문에 갑상선절제술 중에 부갑상선도 함께 제거되었다. 갑상선만 제거된 환자보다 갑상선과 부갑상선 모두 제거된 환자를 돌보는 의사들에게 어떤 임상 증상이 더 많이 목격되었을까?

1,25-디하이드록시콜레칼시페롤의 효과

1,25-디하이드록시콜레칼시페롤(1,25-dihydroxycholecalciferol) 또는 **1,25-$(OH)_2D_3$**는 소화관에서의 칼슘 흡수와 신장의 원위세뇨관에서 칼슘 재흡수를 자극함으로써 혈장의 칼슘 농도를 증가시키는 작용을 하는 스테로이드의 한 종류이다. 1,25-$(OH)_2D_3$는 비타민 D_3로부터 여러 단계를 거쳐 합성된다. 비타민 D_3는 햇빛에 노출된 피부에서 7-디하이드로콜레스테롤(7-dehydrocholesterol)로부터 합성되거나 식품을 통해 흡수된다(**그림 19.23**). 혈장에 들어가고 나면, 비타민 D_3는 간으로 이동하여 25-하이드록시비타민 D_3 또는 25-

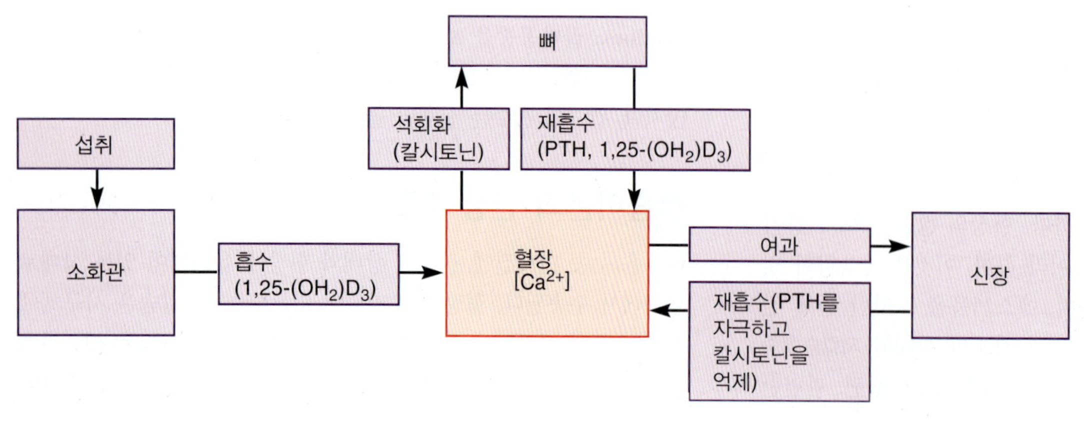

그림 19.21 칼슘의 교환 경로. 칼슘은 소화관에서 흡수되거나 뼈의 재흡수에 의해 혈장으로 들어갈 수 있다. 칼슘은 뼈의 석회화 또는 소변 배설에 의해 혈장에서 빠져나간다. 소변으로 배설되는 칼슘의 양은 칼슘 재흡수율을 변화시킴으로써 조절된다.

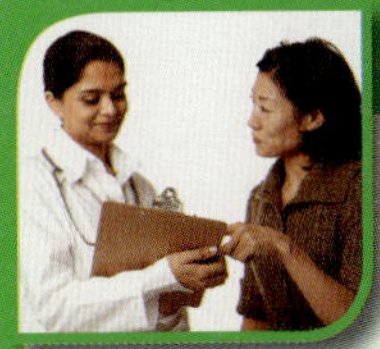

CLINICAL CONNECTIONS

골다공증(Osteoporosis)

골다공증은 뼈 질량 감소로 인해 뼈가 쉽게 부서지는 여러 질환들을 포함한다. 어떤 형태의 골다공증은 특정 뼈에서만 일어난다. 예를 들어, 어떤 말단 부위를 장기간에 걸쳐 사용하지 않으면 **불용성골다공증**(*disuse osteoporosis*)이 발생한다. 하지만 대부분의 골다공증 형태는 훨씬 광범위하게 신체 전반의 뼈에 영향을 미친다. 여기에는 골다공증 자체가 질환인 **원발성골다공증**(*primary osteoporosis*)과 갑상선항진증(hyperthyroidism)과 같은 다른 질환으로 발생하는 **속발성골다공증**(*secondary osteoporosis*)이 포함된다. 원발성골다공증 발병 가능성을 증가시키는 요인으로는 유전적 원인, 비만, 신체활동 감소가 있다.

원발성골다공증은 뼈 형성률과 뼈 재흡수율이 변화하면서 나이가 들어감에 따라 발병한다. 뼈 형성은 **조골세포**(*osteoblast*)에 의해 수행되는 반면, 뼈 재흡수는 **파골세포**(*osteoclast*)에 의해 수행된다. 뼈 형성은 뼈의 최대밀도에 도달하는 30대 초반까지는 뼈 재흡수를 초과한다. 30대 이후부터 뼈의 밀도는 매년 약 0.7%씩 감소한다.

어떤 호르몬은 골다공증 발병에 중요할 수 있다. 폐경기 여성에서는 골다공증이 훨씬 많이 발병하기 때문에 에스트로겐(estrogen, 여성호르몬)은 상당한 주목을 받고 있다. 에스트로겐이 감소하면 조골세포는 **인터류킨-6**(*interleukin*-6)라고 하는 측분비 생성을 증가시킨다. 인터류킨-6는 파골세포 활성을 자극하여 뼈의 재흡수를 유발한다. 에스트로겐은 또한 에스트로겐을 감소시키는 조골세포의 활성을 자극함으로써 조골세포의 활성이 감소하고 그 결과 뼈 형성도 감소한다.

뼈의 퇴행성 변화가 X-선 검사로 관찰 가능한 수준에 도달해야 하기 때문에 골다공증을 초기에 진단하기는 어렵다. 흔히 진단은 뼈가 약해져 골절이 생길 때까지 이루어지지 않는다.

골다공증의 치료에는 흔히 호르몬이나 식품 보조제가 사용된다. 에스트로겐 보조제는 일반적으로 뼈의 재흡수율을 감소시키기 위해 폐경기 여성에게 사용된다. 불행하게도 에스트로겐 치료는 이미 발생한 어떠한 손상도 되돌리지 못한다.

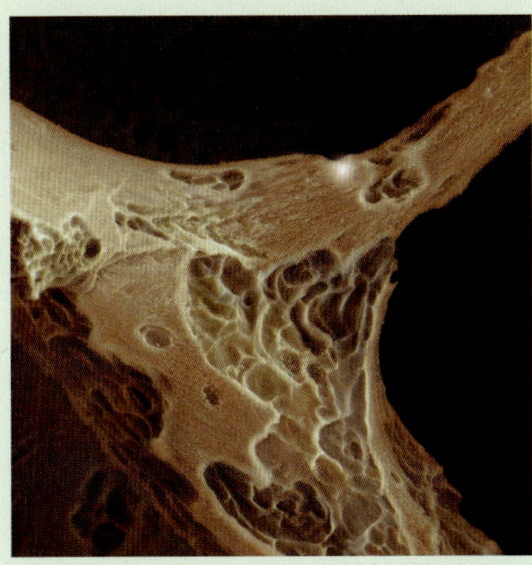

89세 여성의 골다공증에 대한 주사전자현미경 사진

비판적 사고력 문제

1. 골다공증의 종류에는 어떤 것이 있으며, 골다공증 발병 가능성을 높일 수 있는 요인에는 어떤 것이 있는가?
2. 에스트로겐은 조골세포 및 파골세포의 활성에 어떤 영향을 미치며, 골다공증 발생에서 조골세포와 파골세포의 역할은 무엇인가?
3. 골다공증에 대한 진단 과정과 치료 방법을 설명하라.

OH D_3로 전환된다. 25-OH D_3는 간에서 혈류를 통해 신장으로 가며, 신장에서 PTH는 낮은 혈장 칼슘 농도에 반응하여 25-OH D_3를 1,25-$(OH)_2D_3$로 전환하는 것을 촉진한다.

칼시토닌의 효과

PTH나 1,25-$(OH)_2D_3$와는 달리, 칼시토닌은 혈장 칼슘 농도를 감소시킨다. **칼시토닌(calcitonin)**은 갑상선의 C세포에서 분비되는 일종의 펩티드 호르몬이며, C세포는 갑상선 호르몬을 분비하는 다른 세포와는 분명한 차이점이 있다. 칼시토닌 분비는 혈장내 칼슘 농도의 증가에 의해 유발된다. 칼시토닌의 1차적 작용이 칼슘을 침착시켜 뼈 형성을 증가시키는 것이지만, 칼시토닌은 신장에 의한 칼슘 재흡수를 감소시킴으로써 칼슘의 소변 배설을 증가시키기도 한다. 이 두 가지 작용 모두 혈장내 칼슘 농도를 감소시킨다.

퀵 테스트 19.4

1. 칼륨 분비를 조절하는 것은 무슨 호르몬인가? 이 호르몬의 분비를 자극하는 것에는 어떤 것들이 있는가?
2. 혈장내 칼슘 농도에 영향을 주는 세 가지 호르몬의 명칭을 쓰고 각각의 효과를 설명하라.

19.6 체액과 전해질 조절 사이의 상호작용

앞 절에서는 수분과 이온이 독립적으로 조절되는 것처럼 체액과 전해질 평형에 대해 설명하였다. 실제로는, 어떤 이온의 재흡수는 수분 재흡수에 대한 삼투기울기를 증가시키기 때문에 이것은 사실이 아니다. 더구나 호르몬은 종종 여러 기관계에 영향을 준다. 예를 들어 ADH의 경우를 생각해보자. 수분 재흡수를 증가시키는 것 외에

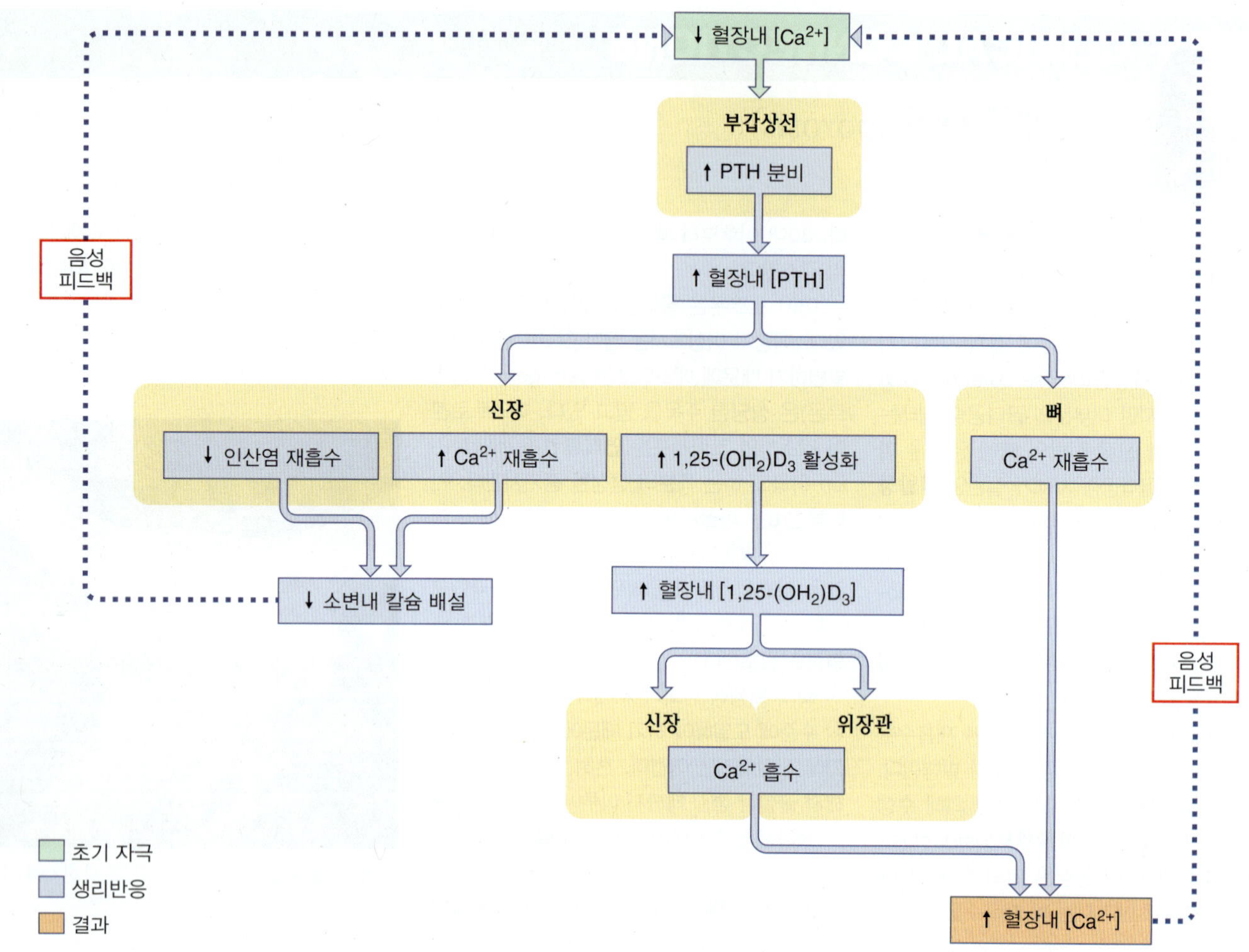

그림 19.22 칼슘평형에서 부갑상선호르몬의 역할. PTH 방출은 혈장 칼슘 농도의 감소로 자극된다. PTH는 신장에 작용하여 칼슘 재흡수를 증가시키고 1,25-$(OH_2)D_3$를 활성화시킴으로써 칼슘 재흡수를 증가시키기 위해 뼈에 작용한다. 이러한 작용 모두 혈장의 칼슘 농도 증가를 일으킨다.

도, ADH는 주세포에서 나트륨통로의 생성을 촉진함으로써 세뇨관 내강에서 주세포로 나트륨이온의 이동을 높여준다. 더 많은 나트륨이 세포로 들어감에 따라, 세포 안의 나트륨을 제거하기 위한 Na^+/K^+ 펌프가 더 빠르게 작동함으로써 나트륨 재흡수와 칼륨 분비가 증가한다. 수분 재흡수에 따라 남아 있는 수분이 적기 때문에, ADH는 또한 말부원위세뇨관과 집합관으로 흐르는 수분을 감소시킨다. 수분이 감소하면 세뇨관 내의 용질 농도가 증가하기 때문에, 이러한 세뇨관에 있는 모든 용질의 재흡수나 분비에 영향을 미친다. 또 다른 예로는, 안지오텐신 II와 ANP는 나트륨 재흡수에 대한 1차적 효과 외에도 수분 재흡수에 영향을 미친다. 안지오텐신 II는 수분 재흡수를 촉진하는 ANP 분비를 증가시키는 반면, ANP는 수분 재흡수를 감소시키는 ADH 분비를 억제한다.

출혈이 일어난 후 나타나는 일들을 고려함으로써 체액과 전해질 평형을 조절하는 여러 가지 기관계의 상호작용을 설명할 수 있다. 먼저 이 예를 사용하여 평균동맥압에 대한 단기적 신경조절을 설명하였다(14장). 여기에서는 출혈에 따른 혈액량의 회복에 초점을 맞추고 있다.

출혈은 혈액량을 감소시켜 정맥압을 떨어뜨림으로써 정맥환류를 감소시킨다. 심장으로 되돌아오는 혈액량이 적으면, 일회박출량이 감소하기 때문에 평균동맥압이 감소하게 된다. 이러한 평균동맥압의 감소는 동맥압력수용기가 감지하여(압력수용기반사를 통해) 교감신경계를 활성화시키고 부교감신경계를 억제한다. 결과적으로 심박수와 일회박출량이 증가하고 총말초저항이 증가하게 되어, 이러한 모든 것들은 평균동맥압을 상승시킨다. 혈압에 대한 이러한 신경조절은 매우 빠르게 일어나지만, 문제의 초기 원인인 혈액량의 손실은 수정하지 못한다.

혈액량에 미치는 영향을 통한 신장에 대한 호르몬 조절은 장기적 혈압조절에 도움이 된다. 출혈에 의해 유발된 몇 가지 요인들은 수분 손실의 신장조절에 관여한다.

1. 평균동맥압의 감소는 다음과 같이 직간접적으로 레닌 분비를 자극한다. 수입세동맥의 혈압이 감소하면 레닌 분비가 촉진된다. 압력수용기 반사 또한 레닌 분비를 촉진하는 사구체옆세포에 대한 교감신경의 입력을 증가시킨다. 신장에서 레닌 분비가

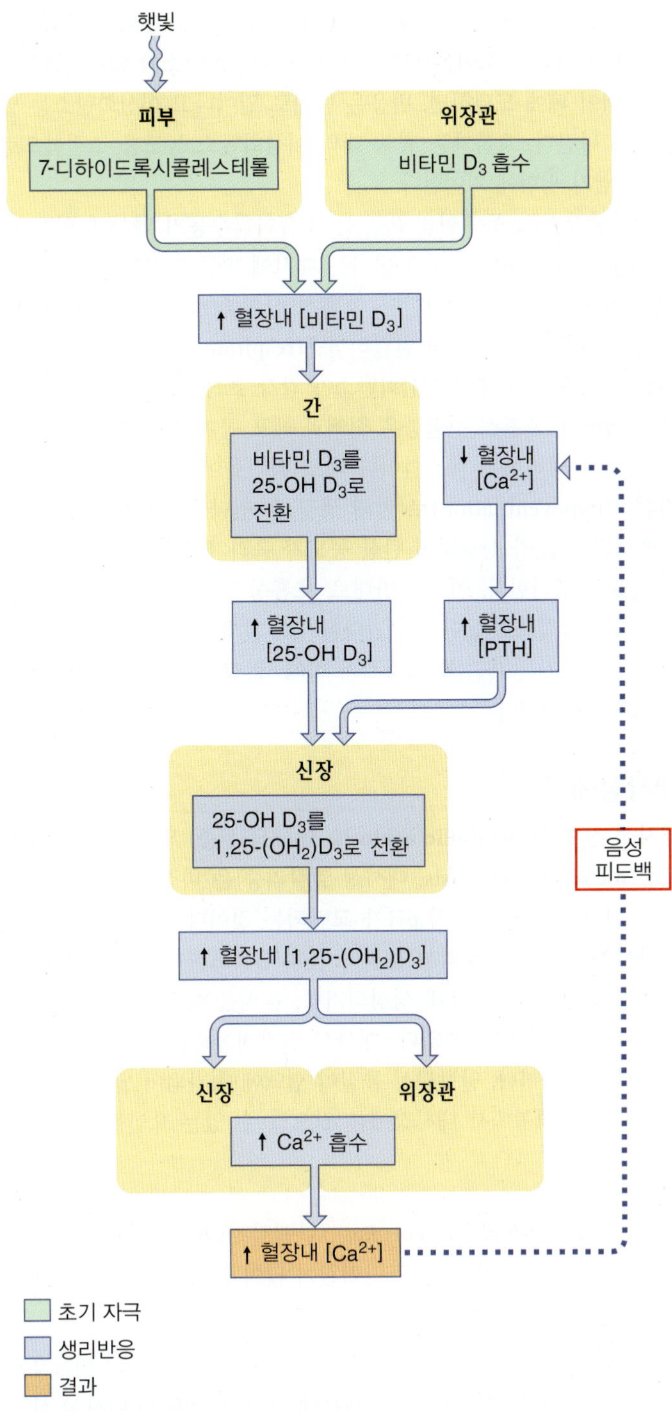

그림 19.23 1,25-$(OH_2)D_3$의 활성화. 혈장의 낮은 칼슘 농도에 대한 반응으로 비타민 D_3를 25-OH D_3로 전환하기 위해서는 여러 단계가 필요하다. PTH는 25-OH D_3가 1,25-$(OH_2)D_3$로 전환되는 것을 조절한다.

증가하면 혈장의 안지오텐신 II 농도가 증가한다. 안지오텐신 II는 혈관수축을 일으켜 총말초저항을 증가시킴으로써 평균동맥압을 증가시킨다. 안지오텐신 II는 또한 알도스테론을 방출시키기 위해 부실피질을 자극하여 신장에서의 나트륨 재흡수를 증가시킴으로써 수분 재흡수를 증가시킨다. 이에 더해, 안지오텐신 II는 시상하부에 작용하여 갈증을 유발함으로써 수분 섭취를 증가시켜 혈장량을 증가시킨다.

2. 정맥 및 심장에 있는 압력수용기의 활성 감소는 뇌하수체 후엽에서의 ADH 방출을 자극한다. ADH는 신장에서 수분 재흡수를 증가시킴으로써 혈장량을 보존하게 한다.

3. 평균동맥압 감소는 사구체여과율을 감소시켜 수분과 나트륨이 보존된다.

4. 출혈은 혈장과 혈액세포 모두 손실되는 것이 특징이다. 혈액세포는 새로운 세포의 합성을 통해 대체되며, 완전하게 대체되는 데에는 며칠이 걸린다. 평균동맥압 감소로 인해 신장에 대한 혈류가 감소하게 되면 신장에 대한 산소 공급이 감소하게 됨으로써 적혈구생성소 분비가 촉진된다. 신장에서 방출된 적혈구생성소는 혈액을 따라 골수로 이동하여 새로운 적혈구 생산을 촉진한다(15장)는 것을 떠올려보자.

출혈은 항상성을 유지하기 위해 기관계가 어떻게 함께 작동하는지에 대한 예를 보여준다. 다음 절에서는 두 기관계인 폐와 신장 사이의 상호작용에 의해 혈장의 산-염기 평형이 어떻게 유지되는지를 알아볼 것이다.

퀵 테스트 19.5

1. 혈액량과 혈압 사이의 관계를 설명하라.
2. 혈압에 대한 단기조절과 장기조절을 비교하라.
3. 혈액량에 영향을 주는 호르몬의 명칭을 쓰고, 이 호르몬의 주요 작용을 설명하라.

19.7 산-염기 평형

동맥혈의 수소이온 농도나 pH는 폐와 신장의 협동작용으로 조절된다. 동맥혈의 pH는 7.38~7.42의 정상범위 내에서 엄격하게 조절되어야 한다. 이 범위는 약간 알칼리성 pH이다. pH가 7.35 미만으로 감소하는 것(수소이온 농도 증가)을 산혈증(acidosis)이라 하며, pH가 7.45 이상으로 증가하는 것(수소이온 농도 감소)을 알칼리혈증(alkalosis)이라 한다. 7.42~7.45의 pH 범위는 경계알칼리혈증으로 간주한다. 양쪽 어느 방향으로든 pH의 몇십 분의 1이라도 변화하면 신체에 중요한 영향을 줄 수 있다.

1. 수소이온과 특정 아미노산 사이의 상호작용으로 인해 단백질의 구조변화가 생김으로써 단백질 기능이 변한다. 예를 들어, 효소의 활성은 pH 변화에 따라 증가하거나 감소할 수 있다.

2. 정확한 기전은 아직 잘 모르지만, 신경계의 활성이 변한다. 산혈증은 특히 중추신경계(central nervous system, CNS)에서 신경세포의 흥분성을 감소시킨다. 심한 산혈증은 착란, 혼수상태, 심지어 죽음까지도 초래할 수 있다. 과다환기에 의해 생성되는 것과 같은 알칼리혈증은 신경세포의 흥분성을 증가시키는 원인이다.

3. 신세뇨관을 통해 칼륨과 수소이온이 이동할 때의 복잡한 상호작용(전기화학적 상호작용 및 운반단백질에 대한 경쟁) 때문에, 산-염기 교란은 칼륨 불균형과 연관되어 있는 경우가 많다. 산혈증은 칼륨보존(고칼륨혈증)을 일으키는 반면, 알칼리혈증은 칼륨고갈(저칼륨혈증)을 일으킨다.
4. 산혈증은 카테콜아민의 활성 장애 때문에 심부정맥과 피부에 대한 혈관이완을 일으킨다.

지식 활용하기

과다환기를 하는 사람은 손과 발에 저린 감각을 자주 느끼고 근경련 및 연축이 일어나기도 한다. 이러한 증상의 원인을 설명하라.

산-염기 교란의 근원

그림 19.24는 혈액으로 드나드는 산(자유 수소이온)의 다양한 유입과 유출을 보여준다. 산은 음식과 대사를 통해 유입된다. 음식물 속의 단백질과 지방은 아미노산과 지방산의 형태로 수소이온을 공급한다. 세포대사는 이산화탄소, 젖산, 케톤산을 비롯한 여러 가지 산을 생성한다. 수소이온은 신장이나 폐에 의해 혈액에서 제거될 수 있다. 폐는 환기 동안에 이산화탄소 형태로 산을 제거하는 반면, 신장은 소변으로 수소이온을 배설한다. 신체 내에 있는 다른 많은 기관계와 마찬가지로, 정상적인 혈액의 pH를 유지하기 위해서는 이러한 유입과 유출은 평형을 이루어야 한다. 산은 대사가 일어나는 동안에 몸 안에서 규칙적으로 생성되기 때문에 혈액 산도가 증가하는 위험을 막아야 한다.

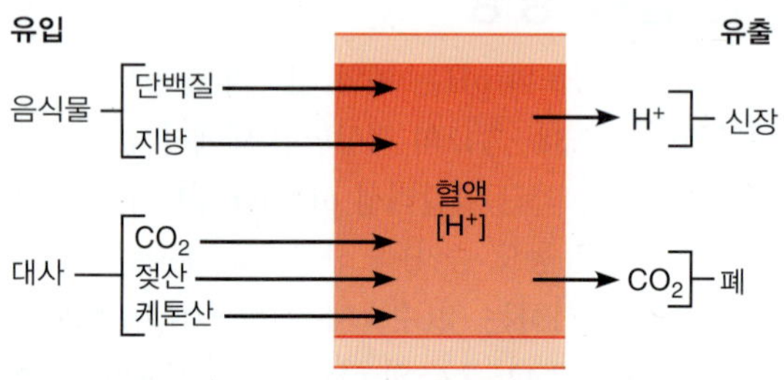

그림 19.24 혈액으로의 산 유입과 유출. 음식물은 혈액에 대한 산의 1차적 공급원이고, 세포대사도 추가적으로 산을 생성한다. 산의 유입을 보상하기 위해, 신장은 수소이온을 배설하고 호흡계는 혈액에서 이산화탄소를 제거한다.

호흡장애

산의 근원 중의 하나는 이산화탄소이다(17장). 탄산탈수효소는 이산화탄소와 물을 탄산으로 전환하는 반응을 촉매하고, 탄산은 중탄산염과 수소이온으로 해리되는 반응을 기억해보자.

$$CO_2 + H_2O \xrightleftharpoons{\text{탄산탈수효소}} H_2CO_3 \rightleftharpoons HCO_3^- + H^+$$

이산화탄소는 세포대사 과정, 특히 크렙스회로(Krebs cycle)에서 생성된다. 혈액 속에서 이산화탄소의 양이 증가함에 따라, 이산화탄소는 중탄산염과 수소이온으로 전환된다. 이산화탄소가 많이 들어 있는 혈액이 폐에 도달하면, 반응은 반대로 일어나고 이산화탄소는 날숨으로 나간다. 호흡계는 혈액 내의 이산화탄소 농도를 조절함으로써 산-염기 평형에 기여한다.

정상적으로, 동맥혈의 P_{CO_2}는 호흡화학수용기 반사에 의해 40 mmHg로 유지되며, 이러한 반사는 대사에 따른 이산화탄소 생성률에 따라 폐포환기를 조절한다. 호흡성 산혈증(respiratory acidosis, 호흡성 산증)이나 호흡성 알칼리혈증(respiratory alkalosis, 호흡성 알칼리증)은 혈액 내의 이산화탄소가 각각 초과 또는 부족하기 때문에 발생한다. 호흡성 산혈증은 혈액과 폐포 공기 사이에서 이산화탄소 교환을 방해하는 폐질환이나 폐포 환기율이 비정상적으로 낮은 저환기(hypoventilation)로 인해 생길 수 있다. 두 가지 경우 모두, 동맥혈의 P_{CO_2}가 상승하여 탄산 농도가 올라가고 혈액 내의 수소이온 농도가 증가한다. 이와는 반대로, 호흡성 알칼리혈증은 폐포 환기율이 비정상적으로 높아지는 과다환기로 인해 발생할 수 있으며, 이러한 과다환기는 P_{CO_2}를 감소시켜 혈액 내 탄산 농도와 수소이온의 농도를 감소시킨다.

대사장애

대사성 산혈증(metabolic acidosis, 대사성 산증) 및 **대사성 알칼리혈증(metabolic alkalosis**, 대사성 알칼리증)은 비정상적인 P_{CO_2} 이외의 원인에 의해 혈액의 pH가 교란되는 것이다. 대사성 산혈증은 중탄산염과 같은 알칼리성 물질이 몸에서 과도하게 제거되거나, 대사를 통해 산이 과도하게 생성되거나, 음식을 통해 산을 과다하게 섭취한 경우 발생할 수 있다. 대사성 알칼리혈증은 몸에서 산을 과도하게 제거하거나, 알칼리성 물질이 혈액에 첨가되어 발생할 수 있다. 산-염기 평형에서 대사장애를 일으킬 수 있는 요인들은 다음과 같다.

1. 고단백 식단(*high-protein diet*). 단백질 이화작용에서는 인산과 황산을 생성하기 때문에, 단백질이 많이 들어 있는 식단은 대사성 산혈증을 유발할 수 있다.
2. 고지방 식단(*high-fat diet*). 지방이나 트리글리세리드의 이화작용에서는 지방산을 생성하기 때문에, 고지방 식단은 대사성 산혈증을 유발할 수 있다.
3. 격렬한 운동(*strenuous exercise*). 격렬한 신체 활동을 하는 동안에는 조직의 산소 요구량을 충족시킬 수 없기 때문에, 혐기성 대사가 일어나 젖산이 증가하게 되어 대사성 산혈증이 발생할 수 있다.
4. 과도한 구토(*excessive vomiting*). 과도한 구토는 위장에서 분비되어 정상적으로는 소장에서 재흡수되는 수소이온 손실을 초래하기 때문에 대사성 알칼리혈증을 유발할 수 있다.
5. 심한 설사(*severe diarrhea*). 심한 설사는 소장 상부에서 생성되

어 정상적으로는 소장 하부에서 재흡수되는 중탄산염의 손실을 초래하기 때문에 대사성 산혈증을 유발할 수 있다.

6. **신장 기능의 변화**(*alterations in renal function*). 신장은 수소이온을 분비하고 중탄산염을 재흡수하기 때문에(곧 설명 함), 신장 기능의 변화는 대사성 산혈증이나 대사성 알칼리혈증을 유발할 수 있다.

산-염기 교란에 대한 방어 기전

인체에 의한 산 또는 염기 생성률의 변화는 혈액에 대한 수소이온의 추가율이나 제거율 사이의 균형을 깨뜨림으로써 동맥혈의 pH를 변화시킨다. 다행스럽게도 세 가지 "방어선"이 이러한 pH 변화를 막아준다. (1) **수소이온의 완충**(*buffering of hydrogen ion*)은 혈액 및 기타 체액 공간에 항상 존재하는 물질과 수소이온이 결합하거나 방출되면서 일어난다. (2) **호흡보상**(*respiratory compensation*)은 폐를 통해 이산화탄소를 제거함으로써 혈액에서 이산화탄소를 제거하는 비율을 조정한다. (3) **신장보상**(*renal compensation*)은 신세뇨관에 의한 수소이온 분비율과 중탄산이온의 재흡수율을 조정한다. **보상**(*compensation*)이라는 용어는 일반적으로 호흡계와 비뇨계가 산-염기 교란의 원인을 수정하지 않기 때문에 사용한다. 호흡계와 비뇨계는 동맥혈의 pH를 정상으로 회복시키는 기전을 활성화시킴으로써 산-염기 교란에 대해 단순한 보상만을 한다.

수소이온의 완충

pH 변화에 대한 첫 번째 방어선은 완충제이며, 완충제는 pH 교란을 보상하기 위해 즉시 작용한다. 화학완충제는 산 또는 염기가 용액에 추가되거나 용액에서 제거될 때 pH의 변화를 최소화하는 화합물이다(**Chemistry Review: 완충제**를 보라). 세포외액(혈장 포함)에서 가장 중요한 완충제는 중탄산염이다. 중탄산염의 완충 능력은 다음 식에 나타나 있다.

$$HCO_3^- + H^+ \rightleftharpoons H_2CO_3$$

세포내액은 중요한 완충제로 단백질과 인산염을 갖고 있으며, 이것의 완충 능력은 다음 식에 나타나 있다.

$$\text{단백질}^- + H^+ \rightleftharpoons H\cdot\text{단백질}$$

$$HPO_4^{2-} + H^+ \rightleftharpoons H_2PO_4^-$$

질량작용의 법칙은 완충제가 수소이온과 결합하는지 수소이온을 방출하는지를 결정한다. 수소이온(H^+)이 가역적으로 완충제(A^-)에 결합하는 것을 보여주는 다음 예를 생각해보자.

$$H^+ + A^- \rightleftharpoons HA$$

산이 용액에 첨가되면, 수소이온 농도가 증가하여 반응을 오른쪽으로 진행시키기 때문에 완충제의 이온화된 형태(A^-)는 수소이온과 결합하여 완충제가 양성자화(또는 산성화)된 형태(HA)를 만든다.

첨가

⇓

$$H^+ + A^- \rightleftharpoons HA$$

용액에서 산이 제거되면, 수소이온 농도가 감소하여 반응은 왼쪽으로 진행되어 평형을 이루기 때문에 완충제의 양성자화된 형태에서 수소이온을 방출한다.

제거

⇑

$$H^+ + A^- \rightleftharpoons HA$$

혈액의 pH 변화에 대한 세 가지 방어선 중에서 완충작용이 가장 빠르게 일어난다. 이것의 반응 시간은 완충제가 수소이온에 결합하거나 수소이온을 방출하는 데 필요한 시간에만 제한될 뿐이다. 하지만 이러한 완충은 수소이온의 결합이나 방출에 의한 pH의 변화 폭만을 줄이는 데에만 국한될 수 있다. 즉, 이러한 방식의 완충은 더 많은 완충제 분자가 혈액에 추가되거나 혈액에서 제거되지 않으면 pH 변화를 되돌릴 수 없게 된다. 예를 들어 pH가 감소된 상황을 생각해보자. 완충분자 하나가 수소이온 하나와 결합하여 용액에서 제거되고 나면 pH 감소는 최소화되지만, 그 완충분자는 다른 수소이온과 결합할 수 없게 된다. 완충제에 결합된 과량의 수소이온은 최종적으로 신체에서 제거되어야 하는데, 그렇지 않으면 혈액의 완충능력은 초과된다. 그러므로 완충제만으로는 pH 변화를 막을 수 없다. 동맥혈의 pH가 정상범위를 벗어나면, 호흡보상이나 신장보상에 의해서만 정상상태로 되돌릴 수 있다.

호흡보상

혈액의 pH 변화에 대한 두 번째 방어선은 호흡계이며 일반적으로 수 분 내에 작동한다. 호흡계는 pH를 높이거나 낮추는 경향이 있는 폐포환기를 높이거나 낮추어 pH를 조절한다. 폐포환기가 증가하면 동맥혈의 P_{CO_2}가 낮아진다. 이산화탄소가 수소이온 및 중탄산염과 평형을 이룬다면, 질량작용의 법칙에 따라 수소이온 및 중탄산염은 다음과 같이 감소한다.

증가된 폐포환기는 CO_2를 제거함

⇑

$$CO_2 + H_2O \rightleftharpoons H_2CO_3 \rightleftharpoons H^+ + HCO_3^-$$

반대로, 폐포환기의 감소는 동맥혈의 P_{CO_2}를 증가시킨다. 질량 작용의 법칙에 따라, 수소이온과 중탄산이온은 다음과 같이 증가한다.

감소된 폐포환기로 CO_2가 추가됨

⇓

$$CO_2 + H_2O \rightleftharpoons H_2CO_3 \rightleftharpoons H^+ + HCO_3^-$$

pH 변화를 최소화시킬 수는 있어도 반전시킬 수는 없는 단순한 수소이온의 완충작용과는 달리, 호흡보상은 pH 변화를 역전시킬

CHEMISTRY REVIEW

완충제(Buffers)

수소이온 **완충제**(*buffer*)는 산이 첨가될 때 용액에서 수소이온(H^+)을 흡수하고, 산이 제거될 때 용액에 수소이온을 방출하여 양성자의 농도나 pH 변화를 최소화할 수 있는 산-염기쌍이다. 용액의 pH는 양성자 농도가 증가함에 따라 감소하고, 양성자 농도의 역수를 대수(logarithm)로 표현한 것, pH = log (1/[H^+])으로 정의한다. 완충제는 수소이온을 방출하거나 수소이온과 결합할 수 있어야 하기 때문에, 완충제는 산이나 염기로 작용한다. 수소이온을 방출하고 받아들일 수 있는 물질은 물에 용해되었을 때, 결합되어 있던 수소이온을 전부는 아니지만 일부를 방출하는 경향이 있기 때문에 **약산**(*weak acid*)으로 정의한다. 다시 말하면 용액에서 물질의 **일부만 해리된다**. 이와는 반대로, 염산(HCl)과 같은 **강산**(*strong acid*)은, 수소이온과 거의 결합하지 못하고 용액 내에서 **완전히 해리된다**.

완충제가 어떻게 작용하는지 알아보기 위해서, 약산(HA)이 물에 녹을 때 어떻게 되는지를 생각해보자. 이 약산은 수소이온의 일부를 용액으로 방출하고, 이로 인해 일부 분자는 염기 형태로 변한다(A^-). 일정시간이 지나면, 이러한 염기 중의 일부는 용액에서 다른 수소이온을 흡수한다. 이렇게 되면, 같은 수의 산이 수소이온을 방출하여 염기 형태로 이동하더라도 이들은 산의 형태로 되돌아간다. 결과적으로 용액 내의 수소이온의 농도는 변하지 않게 되며, 완충제의 산과 염기 형태의 농도는 일정하게 유지된다. 이러한 상태에서, 이 계는 평형상태에 있게 되고, 다음과 같이 표시할 수 있다.

$$HA \rightleftharpoons H^+ + A^-$$

산(수소이온)이 물에 첨가되면, 수소이온 농도가 증가하기 때문에 pH는 감소한다. 완충제가 이 물속에 존재한다면, 질량작용의 법칙에 의해 이러한 수소이온의 증가는 반응을 왼쪽으로 진행시켜 평형을 이루게 한다.

$$\begin{array}{c} H^+ \text{ 첨가} \\ \Downarrow \\ HA \longleftarrow H^+ + A^- \end{array}$$

수소이온과 완충제의 염기 형태(A^-)가 결합하여 첨가된 수소이온의 일부가 용액에서 제거된다. 결과적으로, pH가 여전히 떨어지기는 하지만 완충제가 없을 때만큼 크게 떨어지지는 않는다. 용액에서 산을 제거하면, 수소이온의 농도가 떨어지기 때문에 pH는 상승한다. 완충제가 들어 있다면, 수소이온 농도의 감소로 인해 다음과 같이 반응이 오른쪽으로 진행되어 평형을 이루게 된다.

$$\begin{array}{c} H^+ \text{ 제거} \\ \Uparrow \\ HA \longrightarrow H^+ + A^- \end{array}$$

완충분자(HA)의 산 형태에서 수소이온이 방출되면 용액에 수소이온이 첨가되고, 이에 따라 처음에 제거된 수소이온의 일부는 새로운 수소이온으로 대체된다. 따라서 pH는 올라가지만, 완충제가 없을 때만큼 높이 올라가지는 않는다.

이와 같은 내용으로 볼 때, 완충제는 산이 첨가되거나 제거될 때 용액의 pH가 증가하거나 감소되는 것을 막아준다는 것이 분명하다. 일정 부피의 순수한 물에 산을 첨가하였을 때, 이로 인해 생기는 pH 감소의 정도는 용액에 포함되어 있는 산의 양에 따라 다르다. 완충제가 들어 있는 상태에서 동일한 양의 산을 첨가하였을 때 생기는 pH의 감소는 다음 그림에서 보는 바와 같이 더 작다.

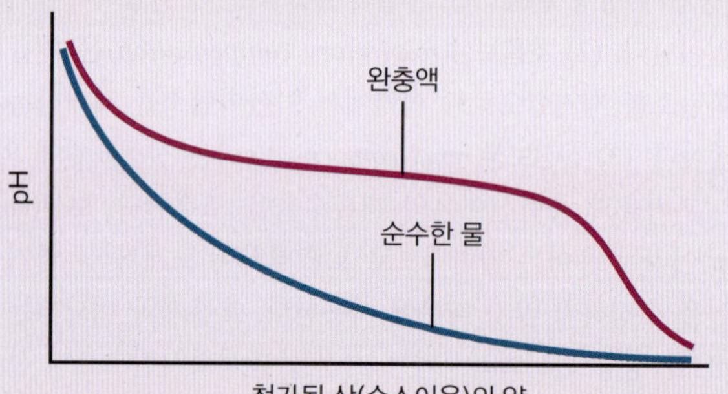

완충제가 있는 상태에서, pH는 특정 범위에 걸쳐 상당히 일정하지만, pH가 매우 높거나 매우 낮은 상태에서는 매우 빠르게 pH가 변한다. 이것은 pH의 변화를 방지해주는 완충제의 능력은 특정 범위(곡선에서 평평한 부분)로 제한된다는 의미이다. 이 범위를 벗어나면, 완충제는 pH 변화를 제한하는 데 별다른 효과가 없다. 여러 가지 완충제들은 서로 다른 pH의 특정 범위에서만 아주 효과적이며, 이것은 완충제가 얼마나 강하게 해리되느냐에 따라 다르다.

pH 변화에 대하여 혈액을 효과적으로 보호하기 위해서는, 완충제의 효과범위가 생리적 pH 범위 내에 있어야 한다. 완충제는 또한 상당한 양의 수소이온을 흡수하거나 방출할 수 있을 정도로 충분한 농도로 존재해야 한다. 중요한 생리적 완충제로는 중탄산이온(HCO_3^-)과 인산염(HPO_4^{2-})이 있다. 이러한 완충제들은 다음과 같이 수소이온을 흡수하거나 방출한다.

$$H^+ + HCO_3^- \rightleftharpoons H_2CO_3$$
$$H^+ + HPO_4^{2-} \rightleftharpoons H_2PO_4^-$$

단백질 또한 다음과 같이 수소이온을 받아들이거나 방출할 수 있는 카르복실기(—COOH)와 아미노기(—NH_2)를 갖고 있는 아미노산으로 구성되어 있기 때문에 중요한 생리적 완충제이다.

$$H^+ + —COO^- \rightleftharpoons —COOH$$
$$H^+ + —NH_2 \rightleftharpoons —NH_3^+$$

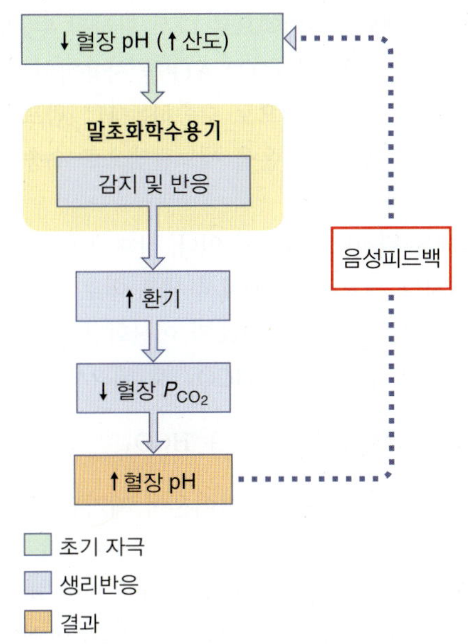

그림 19.25 혈장 pH 감소가 환기를 증가시키는 기전.

Q 말초화학수용기는 어디에 있는가?

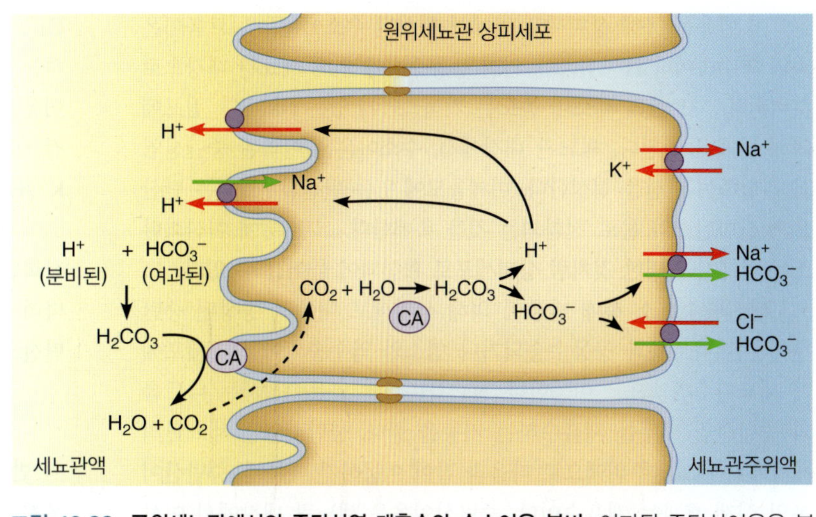

그림 19.26 근위세뇨관에서의 중탄산염 재흡수와 수소이온 분비. 여과된 중탄산이온은 분비된 수소이온과 결합하여 탄산을 형성하며, 이것은 정단막에 있는 탄산탈수효소에 의해 물과 이산화탄소로 전환된다. 이산화탄소는 상피세포로 확산하고, 상피세포 내의 탄산탈수효소는 이산화탄소와 물을 탄산으로 전환되는 것을 촉매한다. 그런 뒤에 탄산은 중탄산염이온 및 수소이온으로 해리된다. 수소이온은 나트륨이온과 역수송으로 분비되는 반면, 중탄산이온은 나트륨이온과 공동수송으로, 염소이온과는 역수송으로 재흡수된다.

수 있는 진정한 항상성 조절 기전이다. **그림 19.25**는 혈장 pH가 감소할 때 환기가 어떻게 변하는지를 보여준다. 혈장 내의 수소이온이 증가하면, 말초화학수용기가 활성화되어 환기가 반사적으로 증가한다. 환기가 증가하면 동맥혈의 P_{CO_2} 감소를 야기하는데, P_{CO_2}가 감소하면 질량작용의 법칙에 의해 중탄산염과 수소이온은 이산화탄소로 전환됨으로써 용액에서 자유 수소이온이 제거되고 pH가 증가한다.

일반적으로 호흡계만으로는 pH를 정상 수준으로 완전히 회복시킬 수 없다. 대개 최종 방어선인 신장보상이 작용해야 한다.

신장 보상작용

혈액 pH의 변화에 대한 세 번째 방어선은 비뇨계이며, 이것은 pH 변화를 보상하는 데 수 시간 또는 며칠이 걸린다. 신장은 다음과 같은 규칙에 따라 수소이온과 중탄산염의 신장 배설과 새로운 중탄산염의 생성을 조절하여 동맥혈의 pH를 조절한다. 혈액 내의 수소이온 농도가 증가하면, 신장은 수소이온 분비와 중탄산염의 재흡수를 증가시키고 새로운 중탄산염을 합성한다. 혈액 내의 수소이온 농도가 감소하면, 신장은 수소이온 분비와 중탄산염 재흡수를 감소시킨다. 곧 설명하겠지만, 수소이온의 분비는 중탄산이온의 재흡수나 합성과 짝을 이루고 있다.

산-염기 교란에 대한 신장보상에 중요한 몇 가지 물질이 사구체에서 여과되며 CO_2, H^+, HCO_3^-, HPO_4^{2-}가 포함된다. 이 물질들의 운명은 신세뇨관의 여러 부위마다 다르다.

근위세뇨관에서의 수소이온과 중탄산이온에 대한 신장 조절

근위세뇨관에서, 중탄산염의 재흡수는 수소이온 분비와 맞물려져 일어난다(**그림 19.26**). 근위세뇨관의 상피세포에서, 수소이온이나 중탄산이온의 이동에 필요한 몇 가지 운반체 단백질이 기저측막이나 정단막에 존재한다. 이런 수송체들이 얼마나 능동적인지는 세포외액의 pH에 달려 있다.

기저측막에는 산-염기 평형에 중요한 세 가지 수송체가 있다. (1) Na^+/K^+ 펌프는 나프륨이온을 세포 밖으로 내보내어 세뇨관주위액으로 수송하고 칼륨이온을 세포 내로 수송한다. (2) Na^+/HCO_3^- 공동수송체는 나트륨이온과 중탄산이온을 세포 밖으로 내보내어 세뇨관주위액으로 수송한다. (3) $HCO_3^-/C1^-$ 역수송체는 염소이온을 세포 내로 수송하고 중탄산이온을 세뇨관주위액으로 수송한다.

정단막에는 산-염기 평형에 중요한 두 가지 수송체가 있다. (1) Na^+/H^+ 역수송체는 나트륨이온을 세포 내로 수송하고 수소이온을 세포 밖으로 내보내어 세뇨관액으로 수송하며, (2) H^+ 펌프는 ATP를 사용하여 수소이온을 세뇨관액으로 수송한다.

상피세포의 세포질과 상피세포의 정단막의 미세융모에는 탄산탈수효소(carbonic anhydrase, CA)가 있으며 다음과 같은 가역반응을 촉매한다.

$$CO_2 + H_2O \rightleftharpoons H_2CO_3$$

막에 결합되어 있는 탄산탈수효소는 근위세뇨관의 내강에서 탄산(여과된 중탄산이온에서 유래된 것)을 이산화탄소로 전환시킨다. 이 이산화탄소는 상피세포로 확산되어 세포내 탄산탈수효소에 의해 다시 탄산으로 전환된다. 이 탄산은 다음과 같은 가역반응에 의해 해리된다.

$$H_2CO_3 \rightleftharpoons H^+ + HCO_3^-$$

이 반응을 통해 상피세포 안에서 형성된 수소이온은 나트륨이온과의 역수송이나 H^+ 펌프에 의한 능동수송에 의해 세뇨관 내강으로 분비된다. 나트륨의 세포내 농도는 기저측막에 있는 Na^+/K^+ 펌프에 의해 낮게 유지된다. 세뇨관 내강에서, 수소이온은 여과된 중탄산염과 결합하여 탄산을 형성한다. 미세융모에 있는 탄산탈수효소는 탄산을 이산화탄소와 물로 전환되는 것을 촉매한다. 그런 뒤에 이산화탄소는 앞에서 설명한 것처럼 상피세포로 확산되어 들어갈 수 있다.

탄산탈수효소 촉매 반응에 의해 상피세포 내에서 형성된 중탄산이온은 나트륨과 공동수송되거나 염소와 역수송되어 상피세포에서 세뇨관주위액으로 이동한다. Na^+/HCO_3^- 공동수송체는 나트륨과 중탄산염 모두를 재흡수하는 기능을 한다. 중탄산염은 세뇨관의 내강에서 세뇨관주위액으로 다음과 같이 이동하기 때문에, 중탄산이온의 실제 효과는 재흡수이다. 중탄산이온은 세뇨관 내강에서 이산화탄소로 전환되어 세뇨관 내강에서 상피세포로 이동하며, 이 상피세포에서 이산화탄소는 다시 중탄산이온으로 전환되어 세뇨관주위액으로 이동하고 혈액으로 확산할 수 있다.

종합적으로, 근위세뇨관에서의 이러한 작용은 다음과 같은 세 가지 중요한 효과를 일으킨다. (1) 정상상태에서, 여과된 중탄산염의 약 80~90%가 재흡수되고, (2) 수소이온은 분비되며, (3) 나트륨은 재흡수된다.

말부원위세뇨관과 집합관에서의 수소이온과 중탄산이온의 신장 조절 말부원위세뇨관과 집합관의 개재세포에서, 수소이온의 분비는 새로운 중탄산이온의 합성과 맞물려져 있다(**그림 19.27**). 원위세뇨관과 집합관에 있는 개재세포는 근위세뇨관을 둘러싸고 있는 상피세포와는 다른 막단백질을 갖고 있다.

기저측막에는 (1) 중탄산염을 세포 밖으로 내보내어 세뇨관주위액으로 이동시키면서 염소이온을 세포내로 이동 시키는 HCO_3^-/Cl^- 역수송체, (2) 염소가 세뇨관주위액으로 다시 확산될 수 있게 하는 염소통로가 들어 있다. 정단막에는 (1) ATP를 사용하여 수소이온을 세포 밖으로 내보내어 세뇨관액으로 수송하는 H^+ 펌프, (2) 칼륨이온을 세포 내로 수송하고 수소이온을 세뇨관액으로 수송하는 K^+/H^+ 역수송체를 갖고 있다.

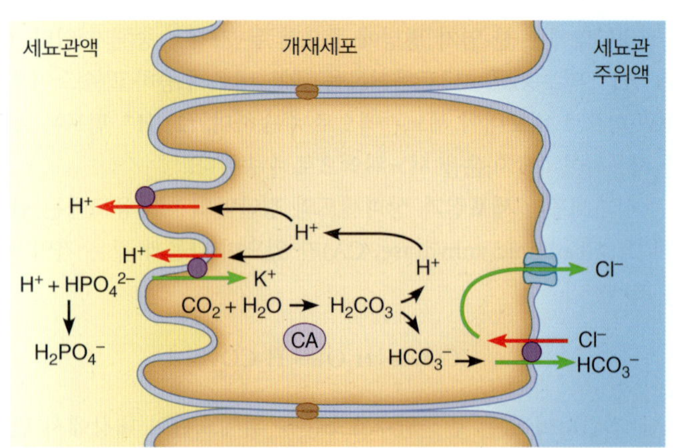

그림 19.27 원위세뇨관과 집합관에 있는 개재세포에 의한 중탄산염 합성과 수소이온 분비. 세포질에 있는 탄산탈수효소는 이산화탄소(대사에 의해 생성되었거나 세뇨관주위액에서 세포로 확산된 것)를 탄산으로 전환하고, 이 탄산은 수소이온과 중탄산이온으로 해리한다. 수소이온은 H^+ 펌프 또는 K^+/H^+ 역수송체에 의해 분비된다. 중탄산이온은 HCO_3^-/Cl^- 역수송체에 의해 세뇨관주위액으로 수송된다.

개재세포의 세포질에는 탄산탈수효소가 있다. 상피세포 내의 이산화탄소 농도는 세포대사나 세뇨관주위액에서 세포 내로 확산됨에 따라 증가한다. 세포 내에서는, 탄산탈수효소가 이산화탄소와 물을 탄산으로 전환시킨 후 다음과 같이 H^+와 HCO_3^-로 해리시킨다.

$$CO_2 + H_2O \rightleftharpoons H_2CO_3 \rightleftharpoons H^+ + HCO_3^-$$

이 반응은 상피세포에서 수소이온과 중탄산이온이 제거됨에 따라 오른쪽으로 진행된다. 수소이온이 H^+ 펌프에 의해 정단막을 통한 수송으로 제거되거나 역수송체에 의해 K^+과의 교환에 의해 제거되면, 수소이온이 분비된다. 중탄산이온은 기저측막을 통해 염소이온과 역수송에 의해 제거되어 먼저 세뇨관주위액으로 들어간 뒤 혈장으로 들어간다. 하지만 이 중탄산염은 신세뇨관의 내강에 전혀 없었기 때문에 재흡수되지 않는다. 대신, 이 중탄산염은 상피세포에 의해 생성된 것으로 새로운(*new*) 중탄산염으로 간주된다.

분비된 수소이온은 세뇨관액의 pH를 감소시킨다. 그러나 세뇨관액의 pH, 즉 소변의 pH는 4.5 이하로 내려가지 않는다. 이 값은 수소이온 수송체가 강한 전기화학기울기를 거슬러 내강으로 수소이온을 이동시키는 것을 중단하기 때문이다. 소변 내의 pH 감소를 최소화하기 위해, 분비된 수소이온은 완충된다. 근위세뇨관에서 분비된 수소이온은 여과된 중탄산이온에 의해 완충된다는 것을 떠올려 보자. 이와는 반대로 원위세뇨관과 집합관에서는, 대부분의 중탄산염이 재흡수되기 때문에 세뇨관 내강에는 중탄산염이 거의 남아 있지 않다. 마찬가지로 인산이온도 사구체에 의해 자유롭게 여과된다는 것을 기억해보자. 원위세뇨관과 집합관 내강에서, 수소이온이 다음과 같은 식에 따라 인산염에 의해 완충된다.

$$HPO_4^{2-} + H^+ \rightleftharpoons H_2PO_4^-$$

종합적으로, 원위세뇨관과 집합관에서의 이러한 작용은 두 가지의 주요 효과를 일으킨다. 새로 형성된 중탄산이온은 혈장에 추가되고, 수소이온은 세뇨관액으로 분비된다.

심한 산혈증이 일어나는 동안 신장보상에서 글루타민의 역할 방금 설명한 기전은 정상적인 일상 활동에 의해 생성되는 수소이온 농도 증가를 보상한다. 하지만 이러한 기전은 혈장의 수소이온 농도가 크게 증가하는 것을 보상하기에는 충분하지 않다. 따라서 심한 산혈증 상태에서는, 세 번째 신장 기전이 보상작용에 관여한다(**그림 19.28**).

근위곡세뇨관에서, 글루타민이 세뇨관액 및 세뇨관주위액에서 상피세포로 수송된다. 상피세포에서 글루타민의 이화작용은 다음과 같이 중탄산이온과 암모니아(NH_3)를 생성한다.

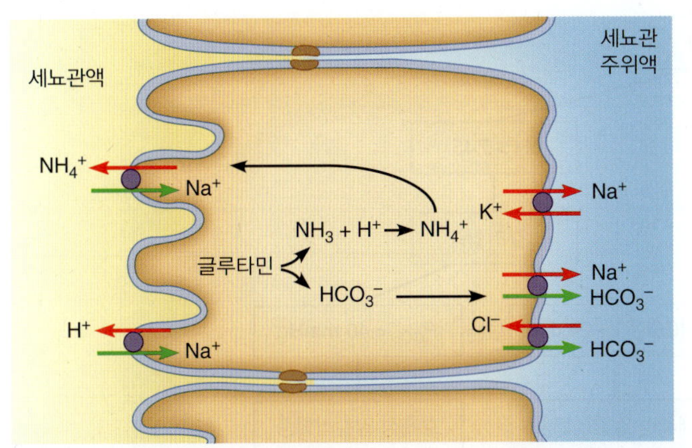

그림 19.28 근위세뇨관에서의 글루타민 대사에 의한 중탄산염 생성과 수소이온 분비. 글루타민은 중탄산이온과 암모니아로 대사된다. 중탄산염이온은 Na^+/HCO_3^- 공동수송체 또는 HCO_3^-/Cl^- 역수송체에 의해 세뇨관주위액으로 수송된다. 암모니아는 수소이온과 결합하여 암모늄을 형성하고, 암모늄은 나트륨이온과 역수송되어 분비된다.

$$\text{글루타민} \rightarrow HCO_3^- + NH_3$$

생성된 중탄산염은 나트륨과의 공동수송이나 염소이온과의 역수송에 의해 세뇨관주위액으로 이동한다. 그러나 이 중탄산염은 세뇨관액에 없었던 것이고 **새로운** 중탄산염이 혈액에 추가된 것이기 때문에 재흡수는 일어나지 않는다. 암모니아는 다음과 같은 반응에 의해 암모늄(NH_4^+)으로 전환된다.

$$NH_3 + H^+ \rightarrow NH_4^+$$

이 암모늄은 나트륨이온과의 역수송에 의해 세뇨관액으로 수송되고 결국 배설된다.

이러한 작용의 전체적인 효과는 새로운 중탄산이온이 혈액에 첨가되고, 수소이온이 암모늄 형태로 분비된다는 것이다.

산-염기 교란에 대한 보상작용

헨더슨-하셀바흐 방정식은 혈액 속에 있는 중탄산이온과 이산화탄소 농도의 비율에 대한 혈장 pH의 관계를 나타내는 것(17장)임을 떠올려보자.

$$pH = 6.1 + \log [HCO_3^-]/[CO_2]$$

혈액 pH는 7.4로 유지되어야 하므로, 이 식은 다음과 같이 중탄산염과 이산화탄소의 비율을 표현하는 방정식으로 풀 수 있다.

$$7.4 = 6.1 + \log [HCO_3^-]/[CO_2]$$
$$1.3 = \log [HCO_3^-]/[CO_2]$$
$$[HCO_3^-]/[CO_2] = 20$$

그러므로 혈장 pH가 정상이기 위해서는, 중탄산염과 이산화탄소의 비율은 20:1이어야 한다. 호흡계와 비뇨계는 이 비율을 조절하기 위해 함께 작동한다. 호흡계는 이산화탄소의 농도를 조절하고, 신장은 중탄산염의 농도를 조절한다.

산혈증에서, 중탄산염이 감소하거나 이산화탄소가 증가하기 때문에 중탄산염과 이산화탄소의 비율은 20:1 미만으로 작아진다. 알칼리혈증에서, 중탄산염이 증가하거나 이산화탄소가 감소하기 때문에 중탄산염과 이산화탄소의 비율은 20:1보다 더 커진다.

이제는 네 가지 유형의 산-염기 교란과 이러한 교란을 신체가 보상하는 방법에 대해 설명하기로 한다.

호흡성 산혈증

호흡성 산혈증이 일어나는 동안, 다음과 같이 혈장의 이산화탄소 농도는 증가하고 pH는 감소한다.

$$\begin{array}{l}\text{첨가}\\ \Downarrow \\ CO_2 + H_2O \rightleftharpoons \uparrow H_2CO_3 \rightleftharpoons \uparrow H^+ + \uparrow HCO_3^-\end{array}$$

저환기는 폐질환, 뇌간에 있는 호흡중추의 억제, 호흡근에 영향을 주는 질환이 원인이 되어 발생할 수 있다. 저환기 때문에, 동맥혈의 P_{CO_2}가 증가하여 중탄산염과 이산화탄소의 비율이 감소한다. 이 비율(및 이에 따른 pH)을 정상으로 되돌리기 위해, 신장은 수소이온의 분비와 중탄산이온의 재흡수를 증가시킨다. 폐는 문제가 처음 시작된 곳이기 때문에 이러한 불균형을 보상할 수 없다(단, 저환기가 자발적이고 병으로 인한 것이 아닌 경우에는, 폐는 저환기를 정상으로 회복시킴으로써 보상할 수 있음).

호흡성 알칼리혈증

과다환기는 열이나 불안감에 의해 생길 수 있다. 이러한 과다환기는 동맥혈의 P_{CO_2}를 감소시켜 다음과 같이 중탄산염과 이산화탄소의 비율을 증가시킨다.

$$\begin{array}{l}\text{제거}\\ \Uparrow \\ CO_2 + H_2O \leftrightharpoons \downarrow H_2CO_3 \leftrightharpoons \downarrow H^+ + \downarrow HCO_3^-\end{array}$$

이러한 비율을 정상으로 되돌리기 위해서는, 신장은 중탄산이온의 재흡수를 감소시키고 수소이온을 더 적게 분비해야 한다. 폐는 문제가 처음 발생한 곳이기 때문에 이러한 불균형을 보상할 수 없다(과다환기가 자발적이지 않는 한).

대사성 산혈증

대사성 산혈증은 이산화탄소 이외의 다른 요인으로 인해 다음과 같이 혈장의 산이 증가하여 발생한다.

$$\begin{array}{r}\text{첨가}\\ \Downarrow \\ CO_2 + H_2O \leftrightharpoons H_2CO_3 \leftrightharpoons \uparrow H^+ + \downarrow HCO_3^-\end{array}$$

대사성 산혈증의 원인으로는, 장 내용물의 제거를 통해 중탄산염 소

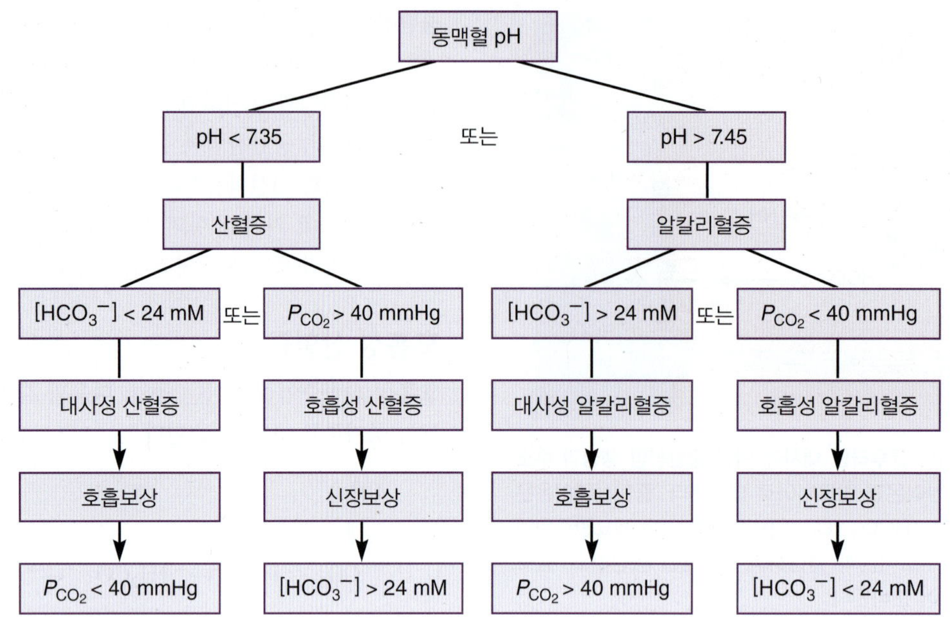

그림 19.29 산-염기 교란과 보상에 대한 요약.

실을 초래하는 설사, 지방 대사를 증가시킴으로써 케톤산을 축적시키는 당뇨병, 젖산 생성을 증가시키는 격렬한 운동, 그리고 신부전이 있다. 대사성 산혈증의 보상에는 환기 증가가 있고, 신장이 초기 문제의 일부가 아니라면 신장에 의한 새로운 중탄산염 생성 증가 및 H^+ 배설 증가도 보상작용을 한다.

호흡보상에서, 혈장의 수소이온 농도가 증가하면 말초화학수용기가 활성화됨으로써 반사적으로 환기가 증가한다. 환기가 증가하면 동맥혈의 P_{CO_2}를 감소시키기 때문에, 이것은 중산염과 수소이온을 이산화탄소를 생성하는 쪽으로 전환시킴으로써 혈액 내의 자유 수소이온 농도를 떨어뜨린다. 그러나 환기가 증가하면 동맥혈의 P_{CO_2}가 감소하고, 이 감소한 P_{CO_2}는 중추화학수용기를 자극하는 이산화탄소의 영향을 감소시키기 때문에, 폐는 이러한 불균형을 완전히 보상할 수 없다.

신장보상에서, 새로운 중탄산염의 생성은 다음의 두 가지 과정에서 소실된 중탄산염을 대체하기 위해 필요하다. (1) 과다한 산을 완충하기 위해 중탄산염을 사용하고, (2) 앞에서 설명한 것과 같이 호흡보상 동안에 혈장 중탄산염 농도가 감소했을 때이다.

대사성 알칼리혈증

대사성 알칼리혈증은 이산화탄소 이외의 다른 원인으로 인해 혈장의 산이 감소하여 발생한다.

$$\begin{array}{c} \text{제거} \\ \Uparrow \\ CO_2 + H_2O \rightleftarrows H_2CO_3 \rightleftarrows \downarrow H^+ + \uparrow HCO_3^- \end{array}$$

대사성 알칼리혈증의 원인으로는 구토(산성의 위 내용물이 소실됨)와 중탄산나트륨(베이킹 소다) 또는 제산제와 같은 알칼리성 약물 섭취가 있다. 대사성 알칼리혈증에 대한 보상에는 폐와 신장이 모두 관여한다.

호흡보상에서는, 혈장의 수소이온 농도가 감소하면 말초화학수용기를 자극하는 효과가 없어져 반사적으로 환기가 감소한다. 환기가 감소하면 동맥혈의 P_{CO_2}가 증가하며, 이산화탄소는 물과 결합하여 중탄산염과 수소이온을 생성하여 혈액 내의 자유 수소이온의 농도를 증가시킨다. 대사성 산혈증에서와 마찬가지로, 환기 감소로 인해 동맥혈의 P_{CO_2}가 증가하고, 증가된 P_{CO_2}는 중추화학수용기를 활성화시켜 환기를 증가시키기 때문에 폐는 이러한 불균형을 완전히 보상할 수 없다.

신장보상에서, 신장은 중탄산이온을 더 많이 그리고 수소이온은 더 적게 배설한다. 혈액에서 중탄산염을 제거하면 평형이 오른쪽으로 이동함으로써 더 많은 이산화탄소가 물과 반응하여 탄산을 형성하게 되며, 이 탄산은 해리되어 혈장의 수소이온 농도는 올라간다.

산-염기 교란에 대한 평가

산-염기 교란은 수소이온 농도(pH), 이산화탄소(P_{CO_2}), 중탄산염의 혈장 농도를 측정하여 진단한다. 여러 가지 산-염기 교란은 다음과 같이 진단할 수 있다(**그림 19.29**).

- 혈장의 중탄산염 농도 감소와 맞물려져 pH가 감소하면, 이것은 대사성 산혈증이 발생하고 있음을 나타낸다. 폐는 환기 증가를 통해 대사성 산혈증을 보상하기 때문에 P_{CO_2} 수준이 감소한다.
- P_{CO_2} 증가와 맞물려져 pH가 감소하면, 이것은 호흡성 산혈증이 발생하고 있음을 나타낸다. 신장은 중탄산염 재흡수를 증가시킴

으로써 호흡성 산혈증을 보상하기 때문에 혈장의 중탄산염 농도는 올라간다.

- 혈장의 중탄산염 농도 증가와 맞물려져 pH가 증가하면, 대사성 알칼리혈증이 발생하고 있음을 나타낸다. P_{CO_2}의 수준은 호흡 보상의 일부로 증가한다.
- P_{CO_2}의 감소와 맞물려져 pH가 증가하면, 호흡성 알칼리혈증이 발생하고 있음을 나타낸다. 혈장의 중탄산염 농도는 신장보상의 일부로 감소한다.

퀵 테스트 19.6

1. 산-염기 평형 변화에 대한 세 가지 방어선을 설명하라. 혈액의 pH 변화를 가장 빠르게 수정하는 것은 어느 것인가? 이러한 불균형을 보상하는 데 가장 오래 걸리는 것은 어느 것인가?
2. 근위세뇨관에서 수소이온의 분비는 중탄산염의 재흡수와 어떻게 맞물려져 있으며, 원위세뇨관과 집합관에서 수소이온의 분비가 새로운 중탄산염의 생성과 어떻게 맞물려져 있는지 설명하라.
3. 정상적인 혈장에서 중탄산염과 이산화탄소의 비율은 얼마인가? 그 이유는 무엇인가?

시스템 통합 심장혈관계가 기관으로 혈액을 운반하기 위해 필요한 것처럼, 비뇨계는 혈액이 적절한 양과 성분을 갖고 있는지를 확인하는 데 필요하다. 그러나 신장은 혈액을 여과하는 것 이상의 많은 일을 한다. 종합하면, 신장과 호흡계는 정상적인 단백질 기능에 필요한 산-염기 평형을 조절한다. 단백질은 세포의 많은 기능을 수행하고 혈액은 모든 기관으로 영양소를 수송하기 때문에, 비뇨계가 손상되거나 기능장애가 발생하면 신체의 모든 시스템에 영향을 미친다.

신장은 내분비계와 몇 가지 상호작용을 한다. 신장은 세포에 적절한 산소를 공급하기 위한 적혈구 합성을 조절하는 적혈구생성소를 분비한다. 신장은 또한 정상적인 근육 및 신경의 흥분성을 유지하고 정상적인 뼈의 성장을 위해 필요한 혈중 칼슘 농도를 조절하는 1,25-디하이드록시칼시페롤을 활성화하기 위해서도 필요하다. 또한 신장은 안지오텐신 II의 활성화에 필요한 단백질분해효소인 레닌을 분비한다. 안지오텐신 II의 활성화와 수분 및 전해질 평형의 조절을 통해, 신장은 혈압에 대한 장기적 조절 기능도 한다.

CHAPTER REVIEW

요약

19.1 평형의 개념

- 평형을 유지하기 위해서는, 물질이 들어가고 생성된 양의 합은 그 물질을 제거하고 사용한 양의 합과 같아야 한다.
- 혈장은 세포나 세포외 결합조직 및/또는 외부환경과의 교환을 통해 물질을 얻거나 잃을 수 있다.
- 용질과 수분이 혈장으로 들어오는 것과 혈장에서 나가는 것의 비율이 같을 때 혈장은 평형을 이룬다.
- 양성평형 상태는 어떤 물질이 몸으로 들어가는 것이 나가는 것보다 더 빠른 것이다.
- 음성평형 상태는 어떤 물질이 몸에서 빠져나가는 것이 들어가는 것보다 더 빠른 것이다.

19.2 수분 평형

- 수분 평형을 이루기 위해서는, 음식과 수분 섭취량과 세포대사를 통해 들어온 것과 소변, 분변 및 불감손실을 통해 나가는 것이 같아야 한다.
- 신장은 수분 배설을 조절하여 혈장량과 삼투압농도를 조절한다.
- 신세뇨관에서의 수분 재흡수는 용질의 능동 재흡수와 맞물려 있는 삼투를 통해 일어난다.
- 수질삼투기울기는 세뇨관액이 원위세뇨관과 집합관을 통과함에 따라 삼투를 통해 수분 재흡수를 위한 힘을 발생시킨다.
- 이러한 기울기 내의 삼투압농도는 수질 가장자리의 300 mOsm로부터 수질내 깊은 곳의 약 1200~1400 mOsm까지 다양하며, 이러한 경사는 역류증폭계 때문에 존재한다.
- 질소가 몸에서 제거되는 주요 형태인 요소는 간에서 생성되는 노폐물이며, 요소는 수질삼투기울기를 유지하는 것을 도와준다.
- 직립혈관의 상행각은 요소 수송체를 갖고 있지 않기 때문에, 요소는 혈장에서 재흡수되어 혈장의 높은 삼투압농도에 기여하여 신수질을 빠져나간다.
- 여과된 대부분의 수분은 근위세뇨관에서 재흡수된다.
- 여과된 수분의 나머지 30% 중 어느 정도의 양이 말부원위세뇨관과 집합관에서 재흡수될 수 있는지는 혈장의 ADH 농도에 달려있다.
- 말부원위세뇨관과 집합관의 세뇨관액은 간질액에 비해 저삼투성이기 때문에, 수분 재흡수를 위한 삼투력을 발생한다.
- ADH는 이러한 세뇨관의 수분에 대한 투과성을 증가시킴으로써 수분 재흡수가 일어나도록 한다.
- ADH는 세포외액의 삼투압농도 증가 또는 혈압 및 혈액량 감소에 반응하여 뇌하수체 후엽에서 방출된다.

19.3 나트륨 평형

- 나트륨 재흡수의 조절은 세포외액의 삼투압농도와 조직 흥분성에 영향을 미치는 정상적인 혈장 나트륨 조성을 유지하는 데 중요하다.

- 나트륨 재흡수는 또한 다른 용질 및 수분 재흡수 그리고 일부 용질의 분비에도 영향을 준다.
- 나트륨은 신세뇨관을 통해 능동적으로 재흡수되며, 이러한 재흡수는 세뇨관 상피세포의 기저측막에 있는 Na^+/K^+ 펌프에 의해 이루어진다.
- 호르몬인 알도스테론과 심방나트륨 이뇨펩티드는 나트륨 재흡수를 조절한다.
- 알도스테론의 방출은 혈장의 칼륨 농도 및 레닌-안지오텐신-알도스테론계에 의해 조절된다.
- 레닌의 분비는 교감신경 활성이 증가하거나, 수입세동맥 내의 압력이 감소하거나, 원위세뇨관에서 나트륨과 염소의 농도가 감소하는 것에 의해 촉진된다.
- 레닌은 안지오텐시노겐을 안지오텐신 I으로 전환시키고, 안지오텐신 I은 안지오텐신전환효소에 의해 안지오텐신 II로 전환되어 부신피질에서 알도스테론 방출을 촉진한다.
- 알도스테론은 나트륨 재흡수와 칼륨 분비를 증가시킨다.
- 심방나트륨 이뇨펩티드는 혈장량 증가에 의해 심방벽이 확장하는데 반응하여 심방세포에서 분비된다.
- ANP는 사구체여과율과 나트륨 재흡수를 감소시킴으로써 나트륨 배설을 증가시킨다.

19.4 칼륨 평형

- 칼륨 평형은 흥분성 세포의 정상적인 기능에 매우 중요하다.
- 칼륨은 신세뇨관에서 재흡수와 분비 모두 일어난다.
- 신세뇨관을 통한 칼륨 이동의 실제 효과는 재흡수이지만, 칼륨의 분비는 조절된다.
- 칼륨 분비는 알도스테론에 의해 증가한다.
- 혈장의 높은 칼륨 농도는 알도스테론 분비를 촉진한다.

19.5 칼슘 평형

- 칼슘은 신체에 있는 대부분의 세포 기능에 매우 중요하다.
- 칼슘은 뼈와 소화관에서 혈장으로 추가될 수도 있고, 혈장에서 뼈와 신장에 의해 제거될 수도 있다.
- 부갑상선호르몬(PTH)은 뼈의 재흡수, 소화관에서의 칼슘 흡수, 신장에서의 칼슘 재흡수, 신장에서 1,25-$(OH)_2D_3$의 활성화를 촉진한다.
- 1,25-$(OH)_2D_3$는 소화관에서의 칼슘 흡수와 신장에서의 칼슘 재흡수를 촉진한다.
- 칼시토닌은 뼈의 재형성을 증가시키고 신장에 의한 칼슘 재흡수를 감소시킴으로써 혈장 칼슘 농도를 떨어뜨린다.

19.6 체액과 전해질 조절 사이의 상호작용

- 신장에 의해 수분과 전해질 배설 모두에 한 가지 호르몬이 영향을 주는 경우가 많기 때문에, 체액과 전해질의 조절에는 상당한 중복이 발생한다.
- 용질의 이동은 수분분자에 작용하는 힘에 영향을 주고, 수분의 이동은 용질분자에 작용하는 힘에 영향을 미친다.
- 출혈은 항상성을 유지하기 위해 기관계가 어떻게 상호작용하는지 보여주는 예이다. 비뇨계와 심장혈관계 사이의 상호작용은, 출혈이 발생하는 상황에서 정상상태로 되돌리기 위해 혈압을 조절한다.

19.7 산-염기 평형

- 동맥혈의 pH는 정상범위인 7.38~7.42를 유지하기 위해 엄격하게 조절된다.
- pH가 7.35 미만으로 낮아지는 것을 산혈증이라 하는 반면, pH가 7.45 이상으로 증가하는 것을 알칼리혈증이라고 한다.
- 호흡계는 혈액의 이산화탄소 농도를 조절함으로써 산-염기 평형에 관여한다.
- 이산화탄소는 탄산탈수효소에 의해 탄산으로 전환될 수 있다.
- 호흡성 산혈증은 P_{CO_2}의 증가로 유발되는 반면, 호흡성 알칼리혈증은 P_{CO_2}의 감소로 생긴다.
- 대사성 산혈증 및 대사성 알칼리혈증은 비정상적으로 높거나 낮은 P_{CO_2}가 아닌 다른 원인에 의해 혈액 pH가 교란되는 것이다.
- 혈액 pH의 변화에 대한 세 가지 "방어선"은 수소이온의 완충작용, 호흡보상작용 및 신장보상작용이다.
- 완충작용은 화학적 완충제가 항상 혈액 내에 존재하기 때문에, 혈액의 pH가 변하면 즉각 작용한다.
- 혈액은 완충능력에 한계가 있기 때문에 혈장에 과도한 수소이온이 첨가되면, 완충된 수소이온은 최종적으로 신체에 의해 제거되어야 한다.
- 호흡계는 몇 분 이내로 수소이온을 이산화탄소의 형태로 제거한다.
- 비뇨계는 새로운 중탄산염을 합성하고 수소이온을 제거하는 데 몇 시간에서 며칠이 걸린다.

20 위장관계

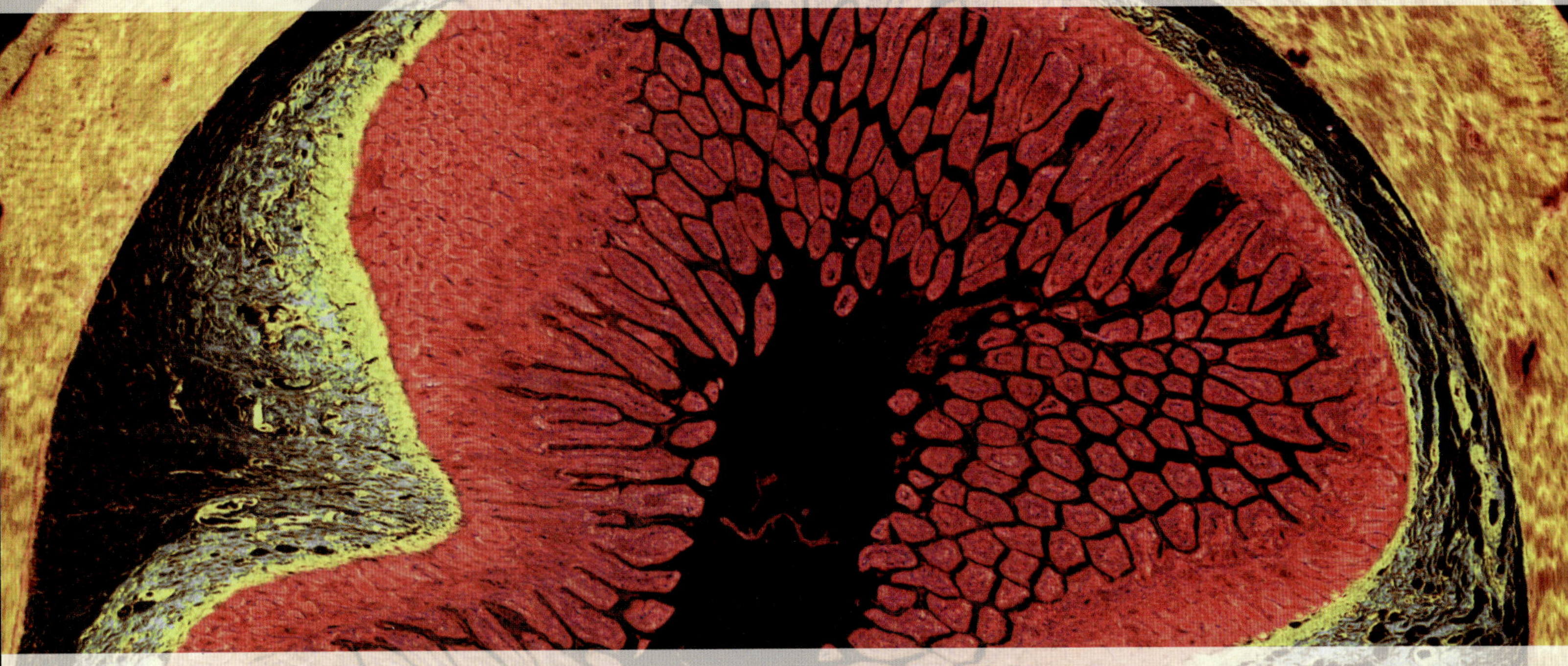

소장의 전자현미경 사진

마리올리는 가족 친목회에서 바비큐 립을 한입 삼키던 중 음식물이 목구멍에 걸린 것을 느꼈다. 마리올리는 이러한 느낌이 자주 일어나는 것을 느꼈다. 아무리 물, 빵, 그 외의 어떤 것을 삼키려 해도 삼키기 힘들었고, 한 시간이 지난 후 그녀는 목이 이완되는 것을 느꼈고, 음식물의 한 덩어리가 천천히 식도 아래로 내려가는 것을 느낄 수 있었다.

다음날 그녀는 왜 음식물을 삼키기 힘들었는지(**삼킴곤란**)에 대한 원인을 찾기 위해 주치의를 찾아갔다. 그녀의 주치의는 상부 위장관길 방사선 촬영을 의뢰했고, 마리올리는 **위식도 역류병**(*gastroesophageal reflux disease*, *GERD*)에 의한 식도 궤양이 있는 것으로 밝혀졌다. 식사 후에 위의 내층은 위 안에서 단백질의 소화를 용이하도록 산을 분비한다. **하부 식도 괄약근**(*lower esophageal sphinctre*)이라고 불리는 평활근 고리는 정상적으로 위의 내용물들이 식도로 역류되는 것을 방지하기 위하여 입구를 막지만, 이 괄약근은 음식을 삼킬 때 열린다. 만약 하부 식도 괄약근이 완전히 막히지 않으면, 위 안의 산성의 내용물이 식도로 역류하고 (**위 역류**) 이러한 위산은 식도의 내층을 자극하고 통각 수용체를 활성화한다. 이러한 자극에 의한 식도 조직의 손상은 식도의 경련, 흉터형성 또는 협착을 유발할 수 있다—이것들 모두는 삼킴곤란(dysphagia)을 일으킬 수 있다. 이 장에서는 위장관계의 기관과 기능에 대하여 알아보기로 한다.

개요

학습목표 이 장을 학습한 후 다음을 할 수 있어야 한다.

- 위장관계의 주요 기관들을 확인하고, 각각의 기능을 설명할 수 있어야 한다.
- 위장관벽을 구성하는 여러 조직층을 살펴볼 수 있어야 한다.
- 탄수화물, 단백질, 지방의 소화 부산물의 흡수와 관련된 기본 기전을 설명할 수 있고, 지방흡수의 기전이 지방의 특징인 소수성과 어떻게 관련이 있는지 설명할 수 있어야 한다.
- 소화기능 조절과 관련하여 단기 반사 경로, 장기 반사 경로, 위장관 호르몬의 역할을 일반적인 용어로 설명할 수 있어야 한다.
- 침, 위산, 이자액, 담즙의 기능을 설명할 수 있고, 이러한 물질의 분비가 각각 어떻게 조절되는지 설명할 수 있어야 한다.
- 연동운동, 분절운동, 유주성 운동복합체, 대장팽대, 대량이동, 기본적인 전기적 리듬을 정의하고, 소화 과정에서 각각의 역할을 설명할 수 있어야 한다.

시작하기 전

다음 주제를 숙지하고 있어야 한다.

- 생체분자
- 미세융모
- 상피수송
- 효소
- 가수분해
- 평활근
- 자율신경계

이전의 장에서는 (19장) 수분과 전해질의 배출조절을 통해 신장이 세포외액의 성분을 어떻게 조절하는지에 대하여 알아보았다. 이 장에서는 **위장관계**(*gastrointestinal system*)가 수분, 전해질, 영양분의 흡수에 필요한 일을 어떻게 수행하는지를 배울 것이다. 신장과 위장관계는 공통점이 많다. 예를 들면, 두 기관은 상피조직을 통해 대량수송을 한다. 그러나 한 가지 중요한 차이가 있다. 비뇨기계는 세포외액의 성분을 정상으로 유지하기 위하여 조절되고, 반면 위장관계는 우리가 필요로 하든 필요로 하지 않든 기본적으로 섭취한 모든 영양분을 흡수하도록 조절된다. 위장관계에 대해 배우면서 생체분자, 효소활성 및 수송 기전의 내용을 포함한 2장부터 5장에서 배운 여러 세포의 구성분과 기능을 다시 다루게 될 것이다. 위장관벽의 평활근은 12장에서 설명한 기전에 의해 흥분하여 수축한다. 우리는 신경계와 내분비계에 대해 배운 지식을 장관의 신경계와 위-장관의 호르몬에 적용할 것이다. 위장관계의 기본적인 기능을 고찰하는 것으로 이 장을 시작하기로 한다.

20.1 위장관계 처리 과정의 개요

음식물에 들어 있는 대부분의 영양분자는 너무 커서 혈류로 들어갈 수 없다. 이러한 이유로 영양분자들은 위장관 내강에 존재하는 효소에 의해 화학적으로 분해되어 더 작은 분자가 되어야 하는데 이 과정을 **소화(digestion)**라고 한다. 소화 과정은 음식물의 기계적인 분해작용의 도움을 받으며, 이에 따라 음식물이 소화관을 쉽게 통과할 수 있고 소화효소의 작용을 좀 더 용이하게 할 수 있게 된다.

일단 큰 영양분자가 좀 더 작은 소화산물로 줄어들면 이 분자들은 **흡수(absorption)**라는 과정을 통해 혈류로 들어간다. 소화와 흡수를 돕기 위해 효소 및 여러 물질을 포함한 액체가 **분비(secretion)** 과정을 통해 소화관강으로 수송된다. 이 과정이 일어나는 동안 소화관강 속의 내용물은 서로 섞이고, 소화관 벽을 이루는 근육은 수축성 활동을 통해 내용물을 소화관 한 쪽 끝에서 다른 쪽으로 밀어낸다. 이에 따라 소화기관은 **운동성(motility)**이라고 하는 이동능력을 갖는다. **그림 20.1**에는 4가지 기본 과정인 소화, 흡수, 분비, 운동성이 요약되어 있다.

다음 절에서는 위장관계의 해부학적 구조가 기능과 어떤 관계가 있는지 살펴봄으로써 위장관계를 좀 더 자세히 들여다볼 것이다. 그 다음 절은 4가지 기본 소화 과정과 소화기능이 어떻게 조절되는지에 초점을 맞출 것이다.

20.2 위장관계의 기능적 해부구조

위장관계(소화계)는 두 가지 중요한 부분으로 이루어져 있다. (1) **위장관(gastrointestinal tract, GI tract; 소화관이라고도 함)**은 여러 기관들로 구성되고 서로 연결되어 통로를 형성하고 있어 음식물과 소화산물이 전달되며, (2) **부속샘(accessory gland)**은 위장관 밖에 위치하고 여러 가지 액체와 효소를 소화관 내강으로 분비하여 소화 과정을 돕는다.

위장관

위장관은 길이가 4.5 m 정도의 속이 빈 관으로 몸속을 통과하며, 양쪽 끝이 몸 밖으로 열려 있다(몸으로부터 위장관을 제거하면 위장관벽에서 보이는 평활근의 이완으로 인하여 길이가 두 배 증가한 9 m 정도이다). 소화관은 음식이 들어오는 **입**(*mouth*)에서 시작하여 흡수되지 않은 물질이 나가는 **항문**(*anus*)에서 끝난다. **그림 20.2**는 위장관 및 소화관의 여러 기관인 **인두**(*pharynx*), **식도**(*esophagus*), **위**(*stomach*), **소장**(*small intestine*), **결장**(*colon*), **직장**(*rectum*) 등을 보여주고 있으며 이 기관들에 대하여 이 장의 뒷부분에서 다루기로 한다. 각 기관은 저마다 고유한 구조와 기능을 가지고 있지만, 위장관벽은 거의 전체에 걸쳐 비교적 단일한 구조로 되어 있다. 이것도 나중에 알아보기로 하자.

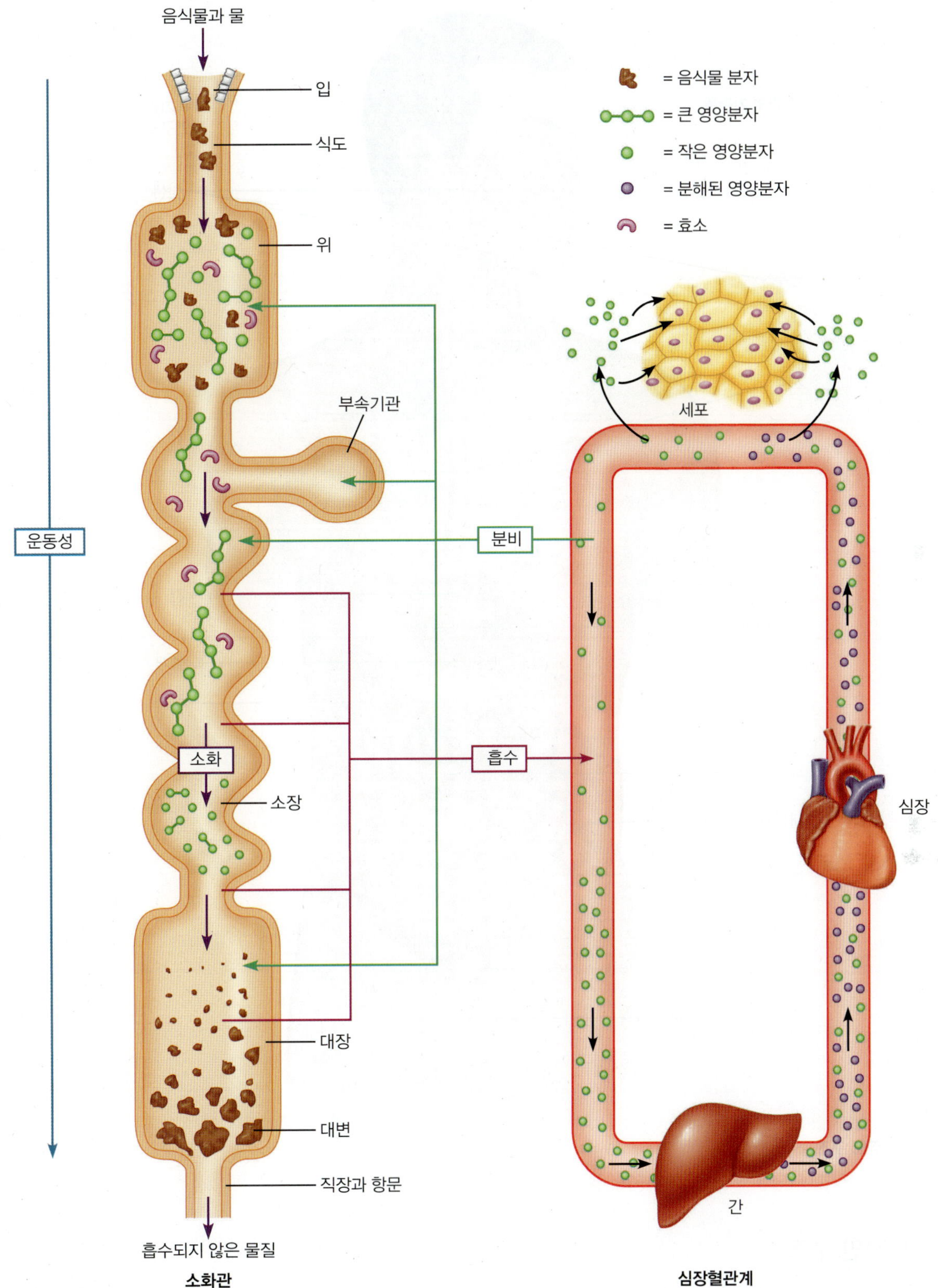

그림 20.1 네 가지 기본 소화 과정의 개요: 소화, 흡수, 분비, 운동성.

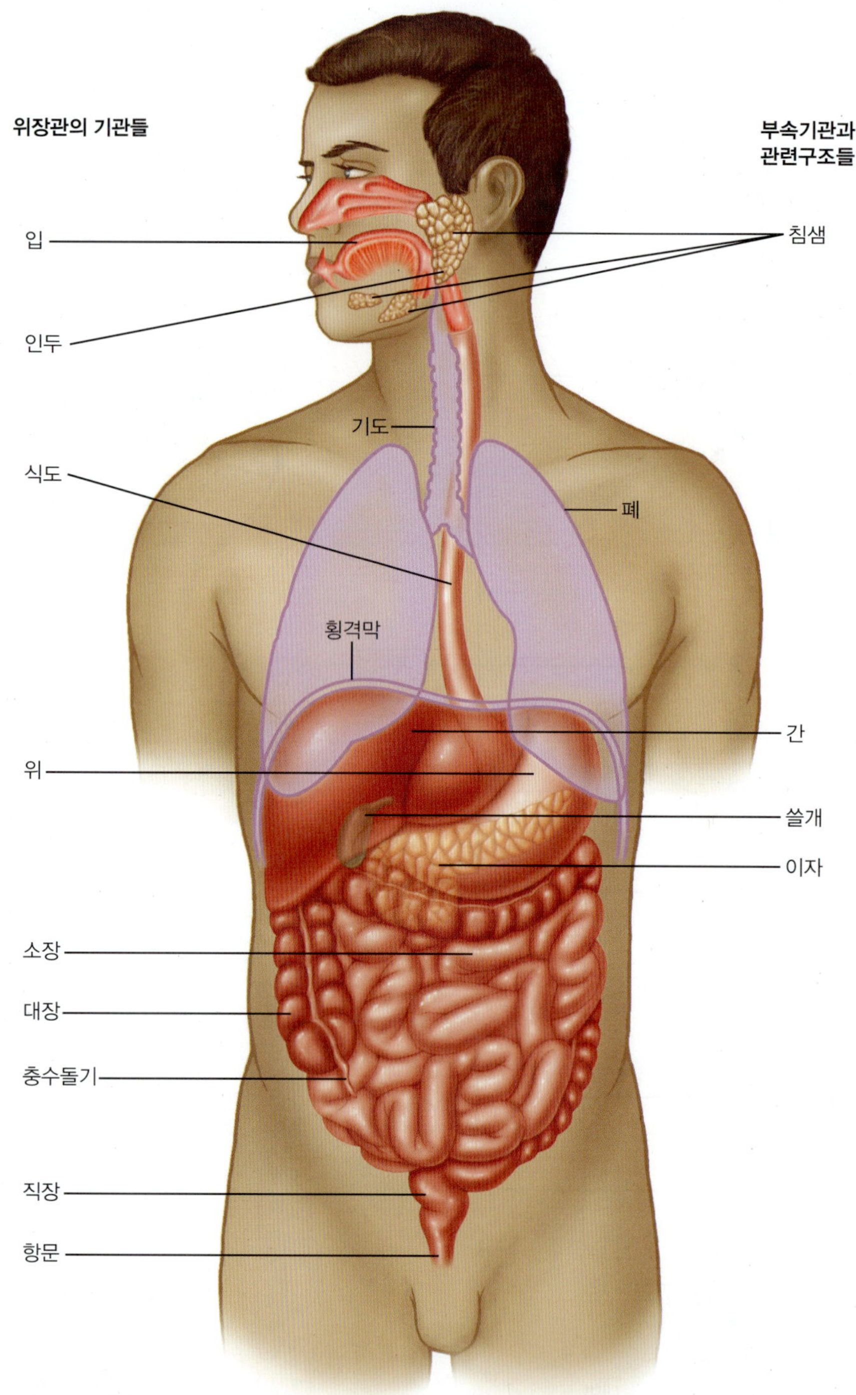

그림 20.2 위장관계의 주요 구조.

위장관벽의 일반적인 구조

대부분의 위장관벽(입, 인두, 식도의 위쪽 1/3, 항문의 가장 바깥부분은 제외)은 일반적으로 같은 형태이며, 그 형태는 **그림 20.3**에서 볼 수 있다. 벽은 네 층으로 구성된다. (1) 소화관의 내강을 둘러싸는 **점막층(mucosa)**, (2) 결합조직의 밑의 층에 해당하는 **점막하층(submucosa)**, (3) 주로 평활근 섬유로 구성된 층인 **근육외층(muscularis externa)**, (4) 대부분이 결합조직으로 구성된 바깥층인 **장막층(serosa** 또는 *adventitia*)이다.

점막층 점막층(mucosa)은 3층으로 되어 있다. (1) **점막**(*mucous membrane*)이라 불리는 가장 안쪽의 세포층, (2) **고유층**(*lamina propria*)이라 불리는 중간층, (3) **점막근육판**(*muscularis mucosae*)이라고 불리는 평활근의 바깥층이다.

점막(mucous membrane)은 여러 형태의 상피세포[일괄적으로 **장세포(enterocyte)**라 함]로 이루어진 층으로, 소화관 내부를 둘러

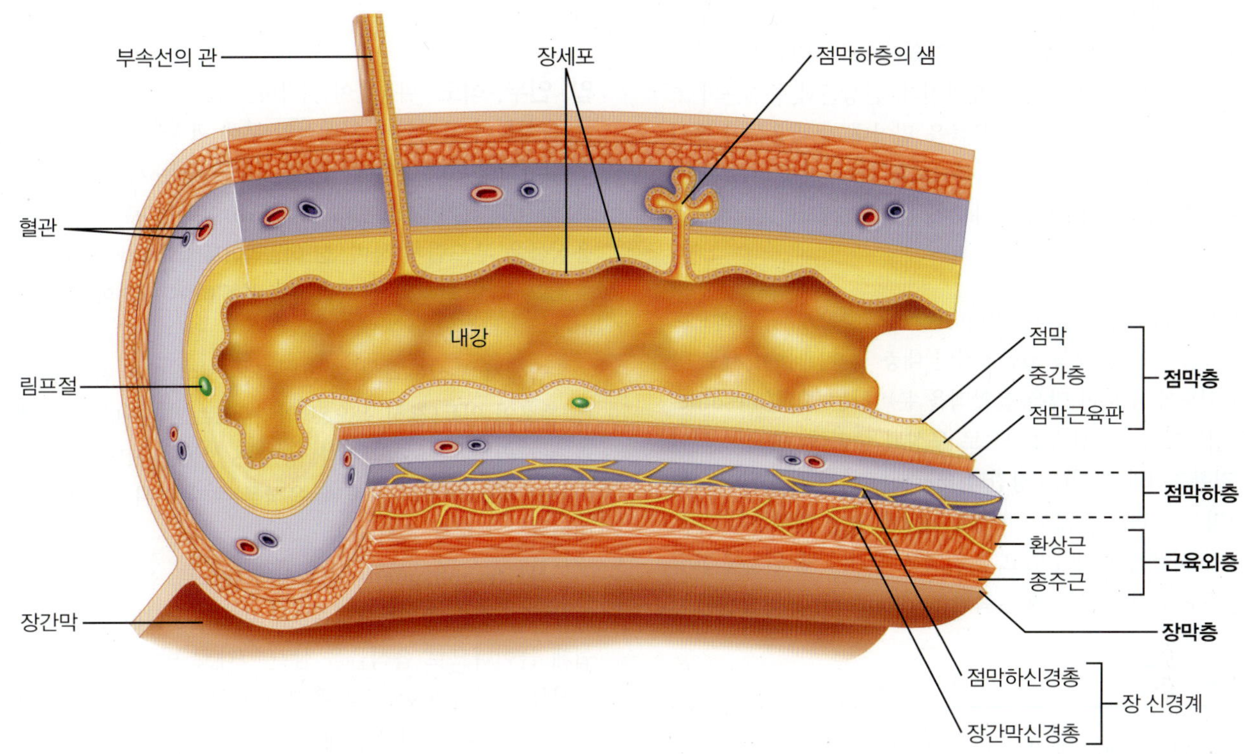

그림 20.3 위장관벽의 일반 구조. 네 가지 주요 층과 내부조직을 나타낸다.

싸며 몸의 내적 환경과 내강(lumen)을 분리하는 벽을 형성한다. 어떤 장세포는 내강으로부터 혈류까지 영양분과 다른 물질의 흡수와 수송기능이 잘 발달되어 있으므로 흡수세포(*absorptive cell*)로 분류한다. 다른 장세포는 액체나 효소 같은 물질을 내강(1장에서 설명하였듯이 몸 밖으로)으로 분비하기 때문에 외분비 세포(*exocrine cell*)로 분류한다. 이 세포들 가운데 **점액분비세포(goblet cell)**는 위장관의 길이에 걸쳐 **점액**[**mucus**; 당단백질이 들어 있는 끈끈하고 점도있는 액체이며 뮤신(*mucin*)이라고 함]을 분비한다. 점액은 마찰로부터, 그리고 손상된 벽이나 조직을 공격할 수도 있는 내강 속의 물질로부터 벽을 보호하는 막을 형성한다. 이외에도 어떤 장세포는 호르몬을 혈류로 분비하는 내분비세포(*endocrine cell*)다. 예를 들면 위점막에 있는 *G* 세포는 가스트린 호르몬을 혈류로 분비하고, 앞으로 소화기능의 조절에 중요한 역할을 하는 가스트린과 몇몇 다른 호르몬에 대하여 알아볼 예정이다.

고유층(lamina propria)은 점막 밑에 있는 결합조직이다. 고유층에는 가는 혈관, 신경, 림프관이 들어 있어 더 깊은 조직층의 굵은 신경이나 혈관과 소통을 한다. 또한 고유층에 있는 림프절(*lymph nodule*)과 파이어반(*Peyer's patch*)을 포함하고 있는 림프조직이 있으며, 이것은 장내강에 많이 있는 박테리아로부터 신체를 방어하는 중요한 작용을 한다.

점막근육판(muscularis mucosae)은 얇은 평활근층으로 주로 수축하여 점막층을 구불구불하게 만들며, 내강 안의 내용물을 휘저어서 점막층 표면과 잘 접촉하도록 한다. 점막근육층 안에는 소화관과 나란히 배열된 종주근(*longitudinal*) 섬유와 소화관 주위를 둘러싸는 환상근(*circular*) 섬유가 있다.

점막하층 점막하층(submucosa)은 위장관에 충분한 팽창력과 탄력을 제공하여 손상을 입지 않고도 상당히 늘어날 수 있는 두꺼운 결합조직층이다. 점막하층에는 굵은 혈관과 림프관이 많이 분포되어 있다. 이 층의 외부 경계는 **점막하신경총(submucosal plexus,** *Meissner's plexus*)이라고 하는 신경세포의 그물망이 있는데 이것은 근육 외층에 있는 **근신경총(myenteric plexus,** *Auerbach's plexus*)이라는 또 다른 신경 세포망과 소통을 한다(그림 20.3). 이 신경총들이 모여 **장 신경계**[**enteric nervous system** 또는 내인성신경계(*intrinsic nervous system*)]를 구성한다.

장 신경계는 소화관 벽 안에 위치한 감각뉴런, 운동뉴런, 연합뉴런의 그물망으로 되어 있다. 이것은 외적 영향과는 상관없이 많은 소화관 기능을 조절할 수 있다. 자극은 위장관과 자율신경계에 위치한 수용체로부터 장 신경계로 유입된다. 장 신경계에서 나간 자극은 위장관에 위치한 효과기 세포(평활근, 외분비선, 내분비선)로 가서 소화기능을 조절하는 중요한 역할을 한다.

근육외층 근육외층(muscularis externa)은 위장관의 운동을 주로 담당하며 두 층의 근육으로 구성되어 있다. 안쪽층은 환상근, 바깥층은 종주근이다. 환상근층은 서파전위(*slow-wave potentials*)라고 하는 자발적인 탈분극을 유발할 수 있는 단(單)단위 평활근으로 이루어져 있다. 환상근은 근육외층의 대부분을 차지한다. 환상근층이 수축하게 되면 소화관 내강의 직경이 줄어든다. 종주근층은 수축에 필요한 신경자극에 의존하는 다(多)단위 평활근으로 되어 있다. 종주근 층이 수축하면 소화관의 길이가 짧아진다. 환상근과 종주근의 조화로운 수축작용이 위장관 속의 내용물을 밀어내고, 내용물이 음식물 분자의 소화를 돕는 분비액과 잘 섞이도록 한다. 운동성 또한 소화된 생성물을 점막상피와 잘 접촉하도록 하여 효율적인 흡수를 증가시킨다.

장막층 장막층(serosa)은 위장관벽의 가장 바깥층으로, 구조적으로 지지하는 역할을 하는 섬유성 결합조직인 내층 및 기관들이 서로 잘 미끄러지기 쉽도록 수분이 많은 윤활액을 분비하는 **중피(mesothelium)**로 구성되어 있다. 상피조직으로 구성된 중피(한 층으로 되어 있는 바탕 결합조직과 함께)는 **장간막(mesentery)**과 연결된다(**그림 20.4**). 장간막은 투명하고 얇은 막으로 복강에 있는 대부분의 기관, 신경과 혈관과 서로 연결되어 있고, 장간막은 장기가 제 위치에 고정되도록 도와주고 복강 내부를 싸는 **복막(peritoneum)**과 연결된다.

퀵 테스트 20.1

1. 위장관의 벽을 구성하는 네 가지 주요 층의 명칭을 쓰라.
2. 점막에 있는 세 가지 주요 세포 형태의 명칭을 쓰고 각각의 기능을 간단히 설명하라.
3. 장 신경계의 두 가지 주요 분류의 명칭과 이들의 위치를 쓰라.

위장관 기관의 기능적인 해부구조

이제 위장관 각 기관으로 우리의 시선을 돌려 위장관의 위쪽에서 아래 끝까지 순서대로 처리 과정을 알아보기로 한다. 입, 인두, 식도부터 살펴보기로 하자.

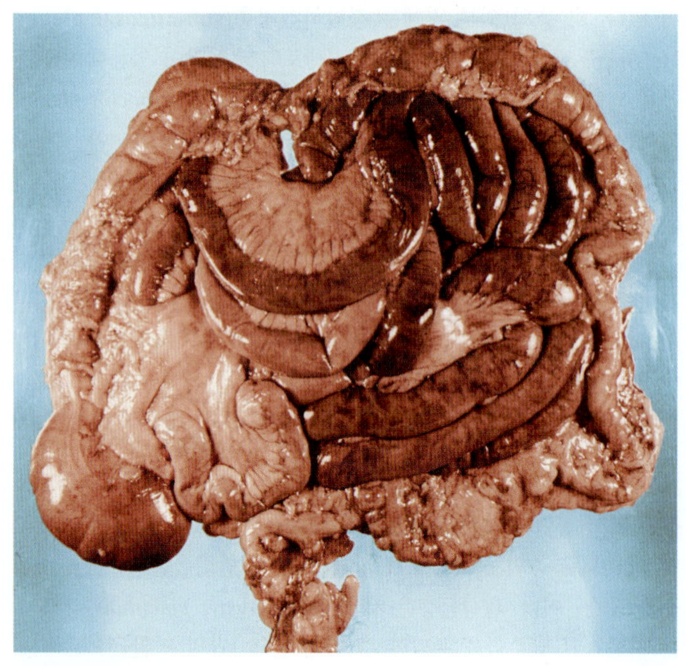

그림 20.4 장간막.

입, 인두, 식도 위장관이 시작하는 입(*mouth*), 즉 구강(*oral cavity*)은 음식물이 들어와서 기계적인 분해 과정을 거쳐 소화가 시작되는 곳이다(**그림 20.5**). 입에서는 음식물을 씹는 **저작작용**(*mastication*)으로 입자의 크기를 줄이고, **침**(*saliva*)이라는 분비물과 섞는다. 침은 음식물을 부드럽게 하며, **침 아밀라아제**(*salivary amylase*)라고 하는 효소와 함께 전분과 글리코겐을 분해하여 탄수화물의 소화를 시작한다.

입에서 음식물과 침의 혼합물은 혀에 의해 음식물과 공기의 공통 통로인 인두(흔히 목으로 알려짐)로 밀려간다. 인두에서는 음식과 공기의 통로가 갈라진다. 공기는 성문을 지나 후두와 기도로 들어가서 폐로 연결되는 반면, 음식물은 기도 뒤쪽에서 기도와 나란히 내려가는 식도로 들어간다.

식도(esophagus)는 근육성의 관으로, 음식물을 인두에서 위로 전달하는 것을 주기능으로 한다. 기도와는 달리 벽이 얇고 유연하여 쉽게 늘어나므로 음식물을 삼킨 그대로 받아들일 수 있다. 하지만 음식물이 없을 때는 보통 쭈그러져 있다. 식도의 벽은 위장관의 기관들 중에서는 보기 드물게 골격근(식도의 위쪽 3분의 1 정도)과 평활근(아래쪽의 3분의 2) 두 가지로 구성되어 있다.

인두에서 식도로 음식물이 이동하는 것은 **상부 식도 괄약근(upper esophageal sphincter)**에 의하여 조절되며(그림 20.5), 이 괄약근은 식도 상부 끝부분을 싸고 있는 골격근 고리다. [**괄약근(sphincter)**은 일반적으로 구멍 주위를 둘러싼 고리형 근육으로, 직경을 변화시켜 음식물의 통과를 조절한다.] 식도의 맨 끝에는 **하부 식도 괄약근(lower esophageal sphincter)**이 있으며, 식도에서 위로의 음식물 이동을 조절하는 평활근 고리다. 이 두 괄약근은 평상시 닫혀 있고, 음식물을 삼킬 때에만 열린다. 하부 식도 괄약근은 산성인 위의 내용물이 식도로 역류하는 것을 막아준다. 그러나 때로는 위 내용물이 식도로 **역류**(*gastric reflux*)하여 식도벽을 자극하여 흉부에 통증이 생기는 **속쓰림**(*heartburn*)이 나타나기도 한다.

위 **위(stomach)**는 횡격막 밑에 있는 J자 모양의 주머니로, 음식물을 삼킨 뒤 저장하였다가 소장으로 보내는 것이 주요 기능이다. 위벽에는 **샘 조직(위선, gastric gland)**이 있어 **위액(gastric juice)**이라고 하는 묽은 액체를 내강으로 분비한다. 위벽에 있는 평활근의 수축 활동은 음식물을 작은 입자로 부수고 위액과 섞어서 **유미즙(chyme)**이라고 하는 혼합물을 만든다.

위는 세 가지의 해부학적 주요 부위로 되어 있다(그림 20.5). 둥근 형태의 윗부분을 **위저**(*fundus*)라고 하며 하부 식도 괄약근의 위쪽을 향해 뻗어 있다. **몸체**(*body*)에 해당하는 중간 부분은 위의 부피의 대부분을 차지하며 **공동**(*antrum*)이라는 아랫부분은 좁고 부피도 더 작다. 공동이 수축하면 유미즙을 위에서 소장으로 밀어내는데 이 과정을 위 **배출**(*gastric emptying*)이라고 한다. 위에서 배출된 유미즙은 소장으로 가는 도중 좁은 통로인 **유문(pylorus)**을 지난다. 유문

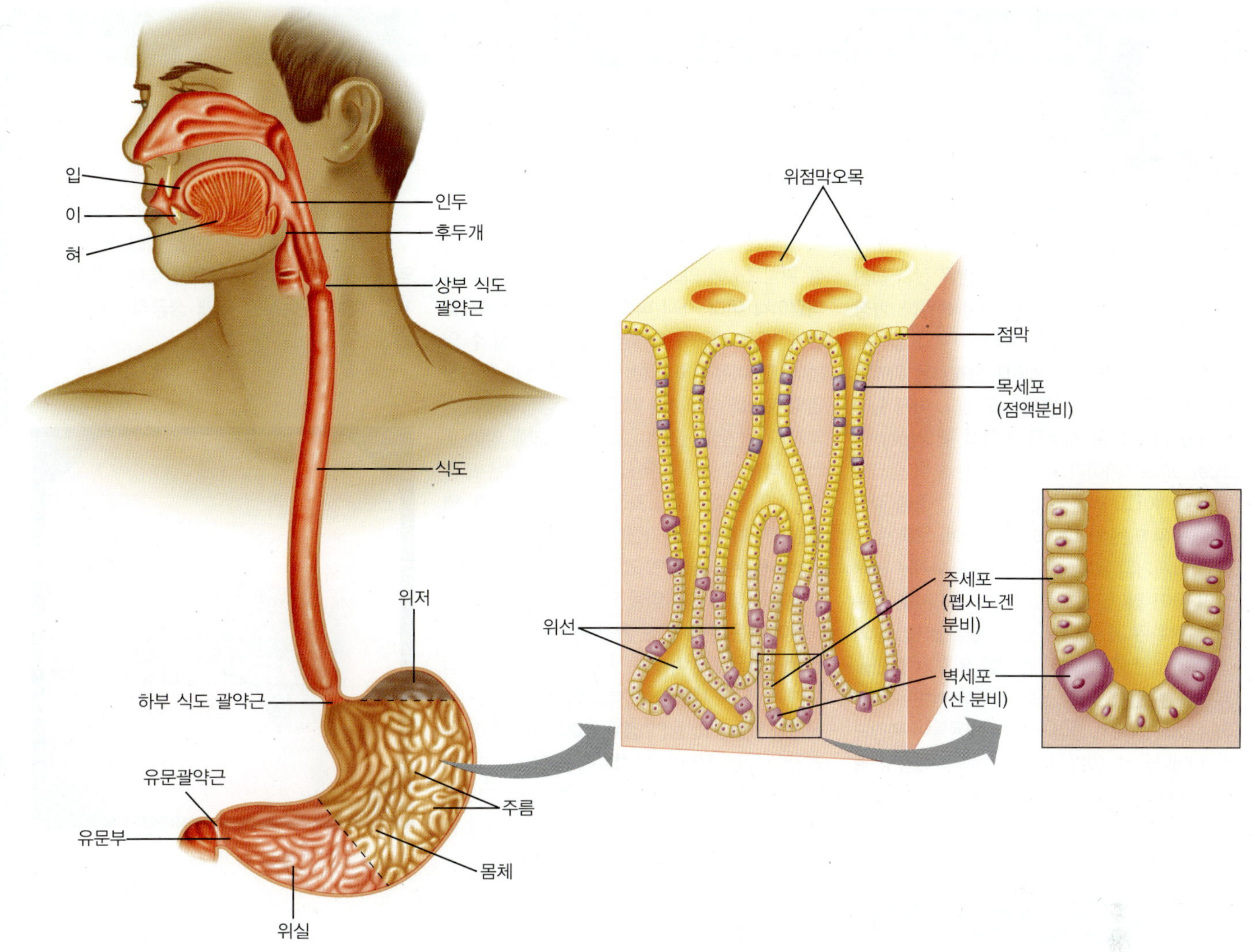

그림 20.5 입, 입두, 식도, 위의 해부구조. 위점막오목과 위선의 확대그림.

부를 지나는 유미즙의 이동은 둥근 고리형태의 평활근인 **유문괄약근(pyloric sphincter)**이 조절하며, 위의 주기적인 수축에 따라열고 닫아서 유미즙을 위에서 배출한다.

위벽은 3가지 부위에 따라 해부학적으로나 기능적으로 다르다. 위저의 벽은 얇으며, 음식물이 들어와서 부피가 증가하는 데 맞추어 쉽게 팽창한다. 몸체 부분은 위점막이 세로축으로 주름이 잡혀 있어 위가 팽창할 때 펴진다. 이러한 두 가지 해부학적인 특성으로 인해 위는 비었을 때(50 mL)에 비해 꽉 찼을 때(1000 mL) 약 20배 정도 팽창할 수 있다. 공동은 가장 두꺼운 근육층이며 위액을 섞고, 위를 비울 수 있도록 강한 수축을 한다. 위저와 몸체 모두 **위 점막오목(gastric pit)**이 있으며, 이곳에 위액 속에서 발견되는 물질을 분비하는 세포가 다수 존재한다.

위 점막오목에는 여러 가지 분비세포가 있으며, 외분비세포와 내분비세포가 모두 존재한다. 위 점막오목의 목 부분과 그 윗부분에 있는 **목세포(neck cell)**에서는 점액을 분비한다. 위 점막오목의 좀 더 깊은 부분에는 다음과 같은 세포를 포함하고 있는 위선이 있다. (1) **주세포(chief cell)**는 **펩시노겐(pepsinogen)**을 분비하며, 펩시노겐은 단백질분해효소인 **펩신(pepsin)**의 전구물질이다. (2) **벽세포(parietal cell)**는 위의 내용물을 산성화시키는 수소이온(HCl의 형태로)과 **내인성 인자(intrinsic factor)**를 모두 분비하며, 내인성 인자는 비타민 B_{12}의 흡수에 필요하다. (3) 호르몬인 **가스트린(gastrin)**은 이곳에서 **G세포(G cell)**에 의해서 분비된다. 벽세포와 주세포는 생성물을 위 내강으로 분비하는 반면, G세포는 가스트린을 혈류로 분비한다.

위 내강은 위장관에서 유일하게 내용물이 산성인 공간이다. 사실, 위 내용물의 pH는 2까지 떨어질 수 있으며 이는 10 mM 농도의 염산과 같은 것이다! 산성상태는 펩시노겐을 활성 형태인 펩신으로 전환하는 데 필요하다. 또한 음식물 속의 단백질 분해를 도와주고 음식물에서 발생하는 많은 식중독균을 죽여서 특정 질병을 막아주기 때문에 유용하다.

위내벽은 **위점막 방어벽(gastric mucosal barrier)**이라고 하는 점액과 중탄산염이 표면을 덮고 있어 산과 펩신의 잠재적인 해로움

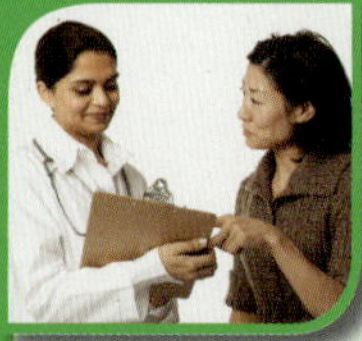

CLINICAL CONNECTIONS

궤양(Ulcers)

미국인의 약 10%는 **궤양**(*ulcers*)을 가지고 있다. 궤양은 근육판이 깊게 뚫릴 만큼 위장관 내부가 침식된 것을 말한다. 이 병변은 산과 펩신의 공동작용으로 조직이 파괴되어 생긴다. 가장 상처를 입기 쉬운 부위는 위의 하부와 십이지장의 가장 윗부분이다. 십이지장궤양은 위궤양보다 약 10배나 더 빈번히 나타난다. 어떤 형태의 궤양이든 이런 질병을 **소화성 궤양**(*peptic ulcer disease*)이라고 하며, 가장 흔한 증세로는 만성적이고, 리듬성이며 간헐적인 통증(갉아내는 느낌 또는 쓰라림)이 나타나며, 보통은 우유를 마시거나(우유에는 산을 완충시키는 단백질이 들어 있다) 식사를 하거나 제산제를 복용하면 완화된다. 궤양이 깊이 침투했다면 산과 펩신이 혈관 주변 벽에 손상을 일으켜 출혈을 유발할 수 있다. 아주 심한 경우에 병변은 위벽이나 소장 벽까지 뚫어서 안의 내용물이 복강으로 새어나올 수 있다. 이러한 상태를 **천공성 궤양**(*perforating ulcer*)이라고 하며 대부분의 경우 박테리아와 함께 음식물이 빠져나오므로, 때로는 치명적인 **복강염**(*peritonitis*)을 일으키기 때문에 매우 심각하다.

궤양은 흔히 스트레스와 관련이 있지만 다른 위험요소에 의해서도 일어날 수 있다. 아스피린이나 여러 가지 비스테로이드성 소염제를 만성적으로 사용하면 궤양 위험이 증가할 수 있는데, 그 이유는 이러한 약들이 점액과 중탄산염의 분비를 억제하기 때문이다. 정상적으로 점액과 중탄산염은 산이나 펩신의 효과를 막아 소화관 벽을 보호하는 역할을 한다. 궤양은 또한 습관적인 음주나 십이지장에서 위로 담즙이 역류할 때 위험도가 증가한다.

학자들은 대부분의 궤양이 헬리코박터 파일로리에 감염된 결과임을 알게 되었으며, 이 박테리아 종은 위의 산성 환경에서도 살아남는다. 일반인(아무 증상이 없는 사람들)의 약 40% 정도가 위에 이 세균을 가지고 있지만, 십이지장궤양이 있는 사람들의 경우, 90% 이상이고, 위궤양이 있는 사람들의 경우에는 70% 정도이다. 헬리코박터 파일로리는 면역기능을 저하시켜 궤양을 유발하고, 조직을 파괴하여 산과 펩신의 공격에 취약하게 만든다.

대부분의 궤양은 위산분비를 억제하는 약으로 완전히 치료할 수 있다. 헬리코박터에 감염된 사람들의 경우 항생제를 투여하면서 제산제를 병행 투여하면 대개 성공적으로 치료가 된다.

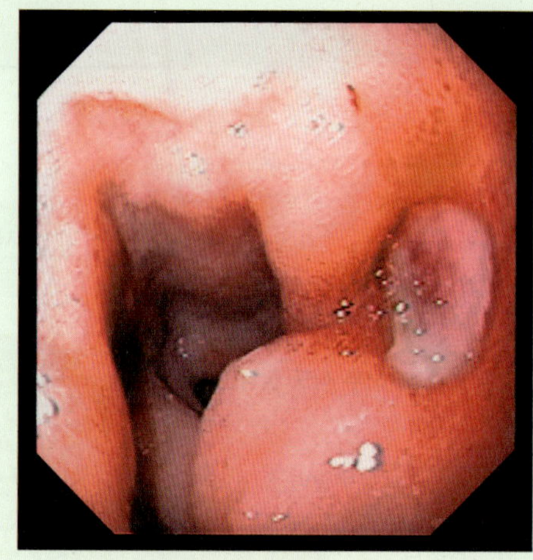

내시경으로 관찰한 십이지장궤양

비판적 사고력 문제

1. 궤양은 무엇이며, 그것의 원인과 궤양을 발생시키는 위험요인은 무엇인가?
2. 어떻게 세균 감염이 궤양을 일으키는지를 설명하시오.
3. 궤양에 이용하고 있는 치료법은 무엇이고 어떻게 치료법이 효과가 있는가?

으로부터 보호된다. 위점막 오목에 있는 목세포는 점액을 분비하며 표면의 상피세포는 점액과 중탄산염을 모두 분비한다. 살리실산(아스피린)과 같은 산에 의해 위점막 방어벽이 뚫리면 궤양을 유발할 수 있다(**Clinical Connections: 궤양**을 보라).

소장 유미즙은 위에서 **소장(small intestine)**으로 들어가며, 소장은 길이가 약 2.5~3 m이며, 직경 2~3 cm의 코일형 관으로 음식물 속의 모든 영양분이 소화되는 중요한 장소다. 소장은 소화된 영양물질, 수분, 비타민, 미네랄(나트륨, 칼륨, 칼슘과 같은 무기이온) 등이 흡수되는 장소이기도 하다.

미묘한 해부학적 차이를 바탕으로 소장을 세 개의 주요 부분으로 나눈다(**그림 20.6**). 시작 부분을 **십이지장(duodenum)**이라고 하며, 유문부에서 시작하여 약 30 cm 정도가 이에 해당한다. 중간부분인 **공장(jejunum)**의 길이가 약 1 m이고 마지막 부분인 **회장(ileum)**은 길이가 약 1.5 m로 결장과 연결되어 있다.

십이지장에서 유미즙은 이자에서 분비하는 물 같은 액체인 **이자액(pancreatic juice)**과 섞인다. 이자액에는 여러 종류의 소화효소와 풍부한 중탄산염이 들어 있다. 중탄산염은 위에서 배출되는 유미즙의 산을 중화시키는데, 이는 이자액의 소화효소가 소장의 정상 pH(약알칼리성)에서 기능을 발휘하기 때문에 필요하다. 이자액과 더불어 십이지장에는 이자액 외에 **담즙(bile)**도 들어온다. 담즙은 간에서 분비되며 중탄산염과 **담즙염**(*bile salt*)이 들어 있어 지방 소화에 도움을 준다. 이는 뒤에서 설명하기로 한다.

효소가 유미즙에 있는 영양분을 분해할 때, 소화된 최종산물은 액체로 분비되어 점막상피에 있는 세포에 의해 흡수된다. 이렇게 동시에 진행되는 소화와 흡수 과정은 십이지장에서 시작하여 소장이

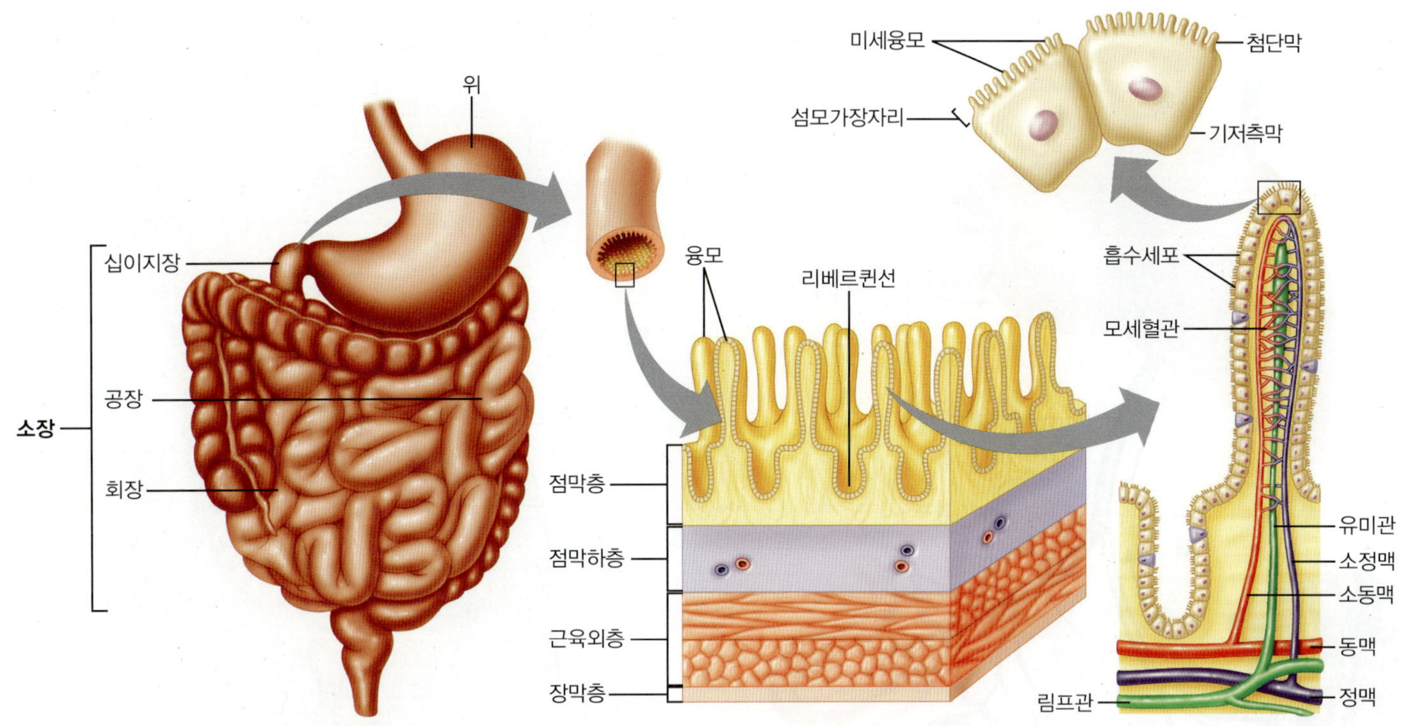

그림 20.6 소장의 해부구조. 십이지장, 공장, 회장이 위장관의 다른 기관과 연결되어 있다. 십이지장의 융모와 미세융모의 구조를 보여주는 확대사진.

끝나는 곳까지 계속된다. 비정상적으로 많은 음식물을 섭취한 경우가 아니라면 대체로 흡수는 소장 길이 앞부분 20% 정도에서 끝나거나 유미즙이 회장에 도달하기 전에 끝난다. 그러므로 소장은 영양분을 흡수할 수 있는 여력이 상당히 크기 때문에 흡수 기전이 매우 효율적이라고 할 수 있다.

소장의 흡수 효율이 뛰어난 이유는 부분적으로 점막상피가 매우 주름져 있기 때문이다. **융모(villi)**라고 하는 주름(단수는 *villus*)으로 인해 소장 내부의 표면적은 내부가 단순히 원통형의 평활근으로 만들어졌을 경우에 비해 약 10배에 이른다(그림 20.6). 각 융모마다 영양분 흡수에 중요한 구조인 모세혈관망과 한쪽 끝이 막힌 **유미관(lacteal)**이라고 하는 림프관이 있다. 영양물질은 소장 내강에서 내강을 둘러싼 세포로 흡수된 뒤 점막상피를 통해 반대편에 있는 간질액으로 수송된다. 여기에서 대부분의 흡수된 영양물질이 모세혈관으로 확산된 뒤 소장을 떠나 체순환으로 들어간다. [흡수된 지방(*fat*)은 이 경로에서 제외되며, 지방은 유미관으로 확산된다.]

소장의 흡수효율을 증가시키는 또 다른 요소는 점막상피의 미세융모이며 이것은 표면적을 20배까지 증가시킬 수 있다. 미세융모(microvilli)로 구성된 이 **섬모가장자리(brush border)**는 상피세포 표면막에 있으며 세포 하나에 3,000~6,000개의 미세융모가 있다. 섬모가장자리와 융모는 소장과 가까운 부분에서 가장 뚜렷하게 나타나며(예를 들어, 십이지장) 소장에서 멀어질수록 덜 뚜렷하게 나타난다.

섬모가장자리의 상피조직은 소화와 흡수를 하기에 적합하다. 여러 가지 소화효소와 수송 단백질이 융모 끝부분에 위치하므로 이 효소들을 **섬모가장자리 효소(brush border enzyme)**라고 한다. 장의 상피 조직의 기타 부분은 분비에 알맞은 구조로 되어 있다.

소장의 분비세포는 리베르퀸선(*crypts of Lieberkühn*)으로 알려진 구멍에 위치한다(그림 20.6). 이 세포들은 중탄산염이 풍부한 장액(*succus entericus*)을 내강으로 대량 분비한다. 이 액체의 대부분은 소장의 아주 가까운 부위에서 분비되고 유미즙이 결장에 도달하기 전에 거의 모두 흡수된다(섭취된 액체와 함께).

소장에서 흡수된 수용성 물질들은 혈류를 통해 간으로 들어가며, 간에서는 추가 처리 과정을 통해 일부 영양물질을 추출한다. (혈액에 남아 있는 영양소는 체순환으로 들어간다.) 장 모세혈관에서 혈액은 장간막 정맥(*mesenteric vein*)으로 들어가 **간문맥(hepatic portal vein)**을 통해 간으로 들어간다(**그림 20.7**). 간문맥에 의해서 운반된 혈액은 산소가 적지만, 간동맥(*hepatic artery*)에 의해서 간으로 공급된 혈액은 산소가 풍부하다(간의 적절한 기능에 필요하다). 혈액은 간에서 간정맥(*hepatic vein*)에 의해 체순환으로 들어가 하대정맥으로 합쳐진다.

결장 **결장(colon)**은 소장보다 직경이 크지만 (6 cm) 더 짧다. 소장과 같이 결장은 해부학적인 근거에 따라 네 가지의 주요 부위로 나눈다(**그림 20.8**). 결장의 네 가지 부위는 다음과 같다: (1) 상행결장(*ascending colon*)은 몸의 오른쪽에서 소장 끝으로부터 횡격막을 향해 위로 올라간다; (2) 횡행결장(*transverse colon*)은 복강을 가로지른다; (3) 하행결장(*descending colon*)은 몸의 왼쪽에서 아래로 내려오며; (4) S형 결장(*sigmoid colon*)은 S 형태의 분절로 직장까지 연결된

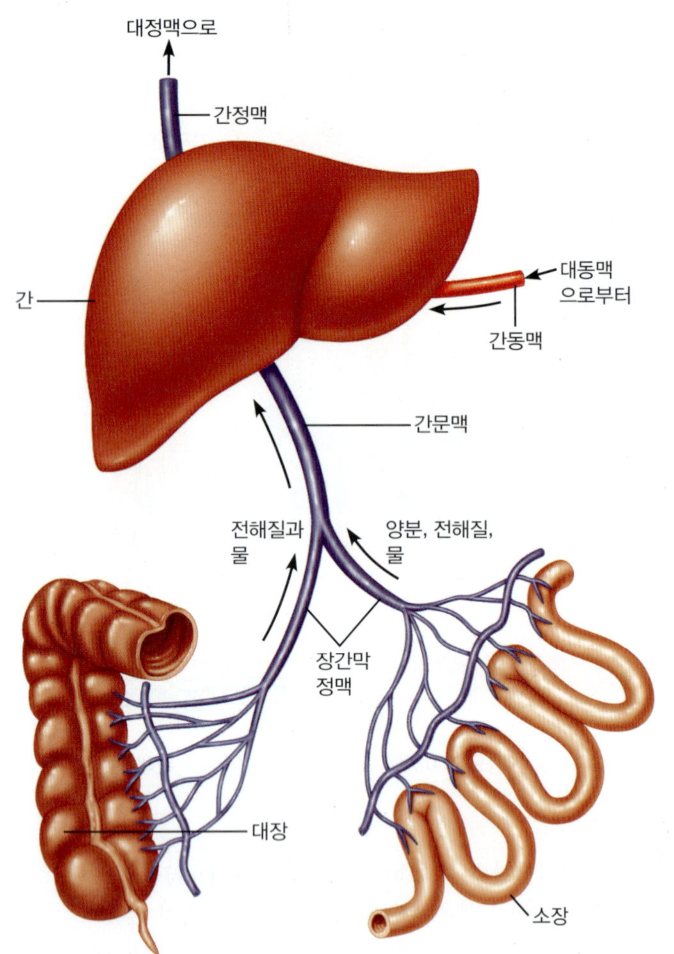

그림 20.7 **소장과 대장에서 흡수된 물질의 순환 경로.** 장에서 흡수된 물질은 장간막 정맥과 간문맥을 통해 간으로 들어간 뒤 간정맥을 통해 체순환으로 간다.

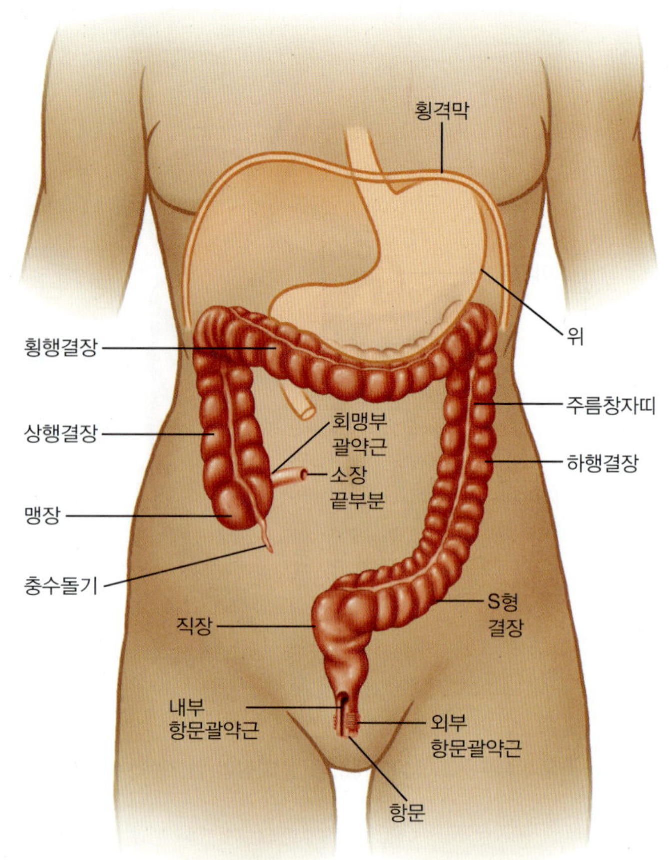

그림 20.8 **대장의 주요 해부구조.**

다. (1)번에서 (3)번까지의 분절은 유미즙에서 수분과 이온을 흡수하도록 발달되어 있다. S형 결장은 흡수가 끝난 뒤 내강에 남아 있는 모든 물질의 저장장소로 이용된다. 결장벽은 위장관의 다른 부분과 기본적으로 같은 구조로 되어 있지만, 근육외층의 종주근층은 연속되어 있지 않고 **결장띠**(*teniae coli*)라고 하는 비교적 좁은 세 개의 띠가 결장을 길이에 따라 조이고 있다.

회장과 결장 사이의 연결 부위에서는 **회맹부 괄약근(ileocecal sphincter)**이라는 평활근 고리가 물질의 이동을 조절한다(그림 20.8). 이 연결부분 바로 밑에는 **맹장**(*cecum*)이라고 하는 끝이 막히고 불록 튀어나온 부분이 있는데, 여기에는 벌레 모양의 부속기관인 **충수돌기**(*vermiform appendix*)가 붙어 있다. 이 돌기의 기능은 알려져 있지 않다. 드문 경우지만 충수돌기 입구가 막혀 염증이 생길 수 있는데 이를 **충수염**(*appendicitis*)이라고 한다. 만약 이 상태가 지속되면 충수돌기가 터져 안에 있는 내용물이 복강으로 흘러나온다. 충수돌기 파열은 거의 대부분 **복강염**(*peritonitis*; 복강의 염증)을 일으키며, 이를 치료하지 않으면 대부분 치명적이다.

유미즙이 결장에 도달할 때쯤에는 유미즙에 있던 대부분의 물질들이 이미 흡수되었기 때문에 소화가 가능한 영양물질은 거의 남아 있지 않다. 남아 있는 것은 주로 수분, 무기이온, 소화된 음식물 찌꺼기, 세균 등이다. 결장의 1차적인 기능은 유미즙에 남아 있는 수분의 대부분을 흡수하여 유미즙의 부피를 줄이고 이렇게 하여 **분변**(*feces*)이라고 하는 반 고형물질로 바꾸는 것이다. 결장에서는 분변이 몸 밖으로 빠져나갈 때까지 분변을 저장한다. 맹장, 결장, 직장을 모두 합하여 **대장**(*large intestine*)이라고 한다.

결장의 내강에는 700종류 이상의 세균이 살고 있으며, 이것을 **장내균총**(*intestinal flora*)이라고 한다. 이 세균들은 섬유소의 소화와 비타민 K, 비타민 B_7을 만들어 내고, 이 세균들의 대사과정에서 질소, 이산화탄소, 적은 양의 수소, 메탄, 수소황과 같은 부산물을 만들어 낸다. 항생제(antibiotics)는 병원체를 공격할 뿐 아니라 장내균총을 공격할 수 있으므로 장에 불쾌함을 유발할 수 있다. 요거트와 같은 세균을 함유하고 있는 음식물은 추가적인 장내균총을 보충할 수 있다.

직장과 항문 결장은 간헐적으로 강력히 수축하여 분변을 직장으로 밀어낸다. 분변은 몸에서 즉시 배출되지 않는데 그 이유는 항문을 통한 물질의 이동이 두 개의 괄약근에 의해 조절되기 때문이다. 항문 괄약근에는 평활근인 **내부 항문괄약근(internal anal sphincter)**과 밖으로 열리도록 조절을 해주는 골격근 고리인 **외부 항문괄약근**

(external anal sphincter)이 있다. 평상시에는 닫혀 있는 이 두 괄약근이 이완되면 배변(*defecation*) 과정에 의해 분변을 몸에서 배출하게 된다.

퀵 테스트 20.2

1. 섭취된 물질이 위장관을 통해 이동하는 과정을 바르게 설명할 수 있도록 다음 용어들을 순서대로 정확히 배열하라. **하행결장, 식도, 직장, 위, 하부 식도 괄약근, 인두, 상행결장, 회장, 상부 식도 괄약근, 횡행결장, 십이지장, *S*형 결장, 회맹부 괄약근, 유문 괄약근, 공장.**
2. 섬모 가장자리를 설명하라. 이것은 어디에 위치하며 그 기능은 무엇인가?
3. 위장관에서 소화와 흡수가 가장 많이 일어나는 부분은 어디인가

부속선

소화계의 부속선으로는 침(*saliva*)을 분비하는 **침샘(salivary gland)**, 이자액(*pancreatic juice*)을 분비하는 이자, 담즙(*bile*)을 분비하는 **간(liver)**이 있다. 부속선은 겉으로는 매우 다르게 보이고 서로 다른 기능을 수행하는 것도 사실이지만, 이들은 구조와 기능에서 공통점이 많다. 소화샘의 분비물은 상피세포로 둘러싸인 관을 통해 위장관으로 이동하며, 샘조직 내에서는 관들이 여러 갈래로 갈라져 있다. 가지 끝은 막힌 공간으로서 잘 발달된 분비상피 세포층으로 완전하게 둘러싸여 있다(**그림 20.9**). 침샘과 이자에서 이 상피세포들은 **포상(acini)**이라고 하는 포도송이 모양으로 배열된다. (분비세포는 간에서는 다르게 배열되어 있다.) 포상세포들은 액체(**1차 분비**)를 분비하는데 이 액체에는 수분, 무기이온 및 기타 용질이 들어 있으며, 이들의 조성은 해당 샘의 성질에 따라 달라진다. 이 액체가 관을 통과할 때, 관을 둘러싼 상피세포는 이온과 물 또는 각각을 분비하거나 흡수하여 액체의 성분을 변화시킨다.

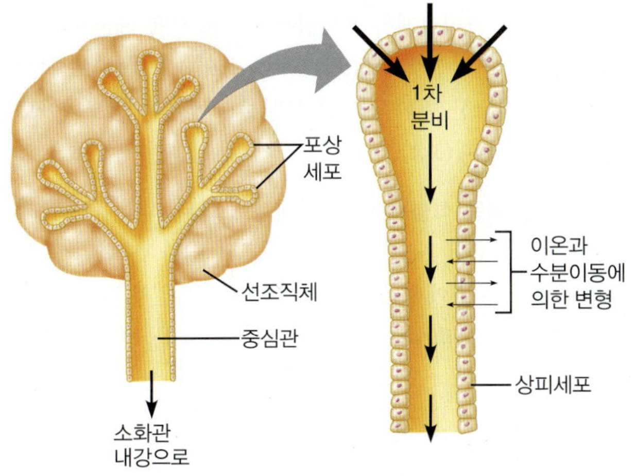

그림 20.9 부속기관의 일반 구조. 여기서 보이는 샘 조직은 침샘이나 이자에서 전형적으로 볼 수 있는 조직이다. 샘 조직체는 포상세포 및 이것과 관련된 관을 지니고 있다. 오른쪽의 굵은 화살표는 포상세포에서 이루어지는 1차 분비를 보여준다. 가는 화살표는 관 내부에서 이온과 수분수송에 의해 분비물이 변하는 것을 나타낸다.

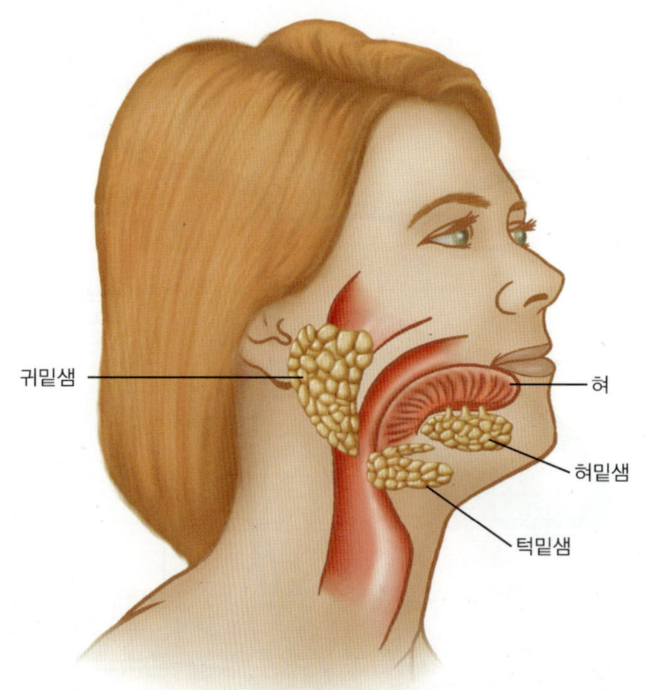

그림 20.10 주요 침샘의 위치.

침샘

침은 세 쌍의 주요 침샘에서 만들어진다(**그림 20.10**). 머리 양쪽의 귀 근처에 위치한 귀밑샘(*parotid gland*), 혀밑 양쪽에 위치한 혀밑샘(*sublingual gland*), 아래턱 밑의 양쪽에 위치한 턱밑샘(*submandibular gland*) 등이다. 이외에도 더 작은 침샘들이 입과 인두벽에 위치하고 있다.

침의 성분 중 (1) 중탄산염(*bicarbonate*)은 침을 알칼리성으로 만들어 산을 중화시키며, (2) 점액(*mucus*)은 음식물을 부드럽게 하여 구강내벽에 상처가 생기는 것을 막아주며, (3) 침 아밀라아제(*salivary amylase*)는 전분과 글리코겐을 분해하는 소화효소이며, (4) 리소자임(*lysozyme*)은 일부 박테리아를 파괴하거나 용해시켜 치아의 부식을 막아준다.

이자

위의 뒤쪽 아랫부분에 위치한 이자(그림 20.2)는 소화계의 외분비기관일 뿐만 아니라 내분비기관으로서 대사를 조절하는 데 중요한 호르몬을 분비하기도 한다(21장). **이자 외분비선(exocrine pancreas)**에는 포상세포와 이것과 연관된 관이 많이 있으며, **이자 내분비선(endocrine pancreas)**은 포상세포와 관 사이에 흩어진 이자섬(*pancreatic islets*)으로 이루어져 있다(**그림 20.11**). 포상세포에 있는 관들은 더 큰 관이 되어 결국은 이자관(*pancreatic duct*)으로 모인다. 이 자관은 이자액을 십이지장으로 운반하는 주요 관이다.

이자액은 중탄산염이 풍부하며 몇 가지 소화효소를 포함하고 있는데, 이들 중 침아밀라아제와 비슷한 이자 아밀라아제(*pancreatic amylase*)는 전분과 글리코겐을 분해하며, 이자 리파아제(*pancreatic*

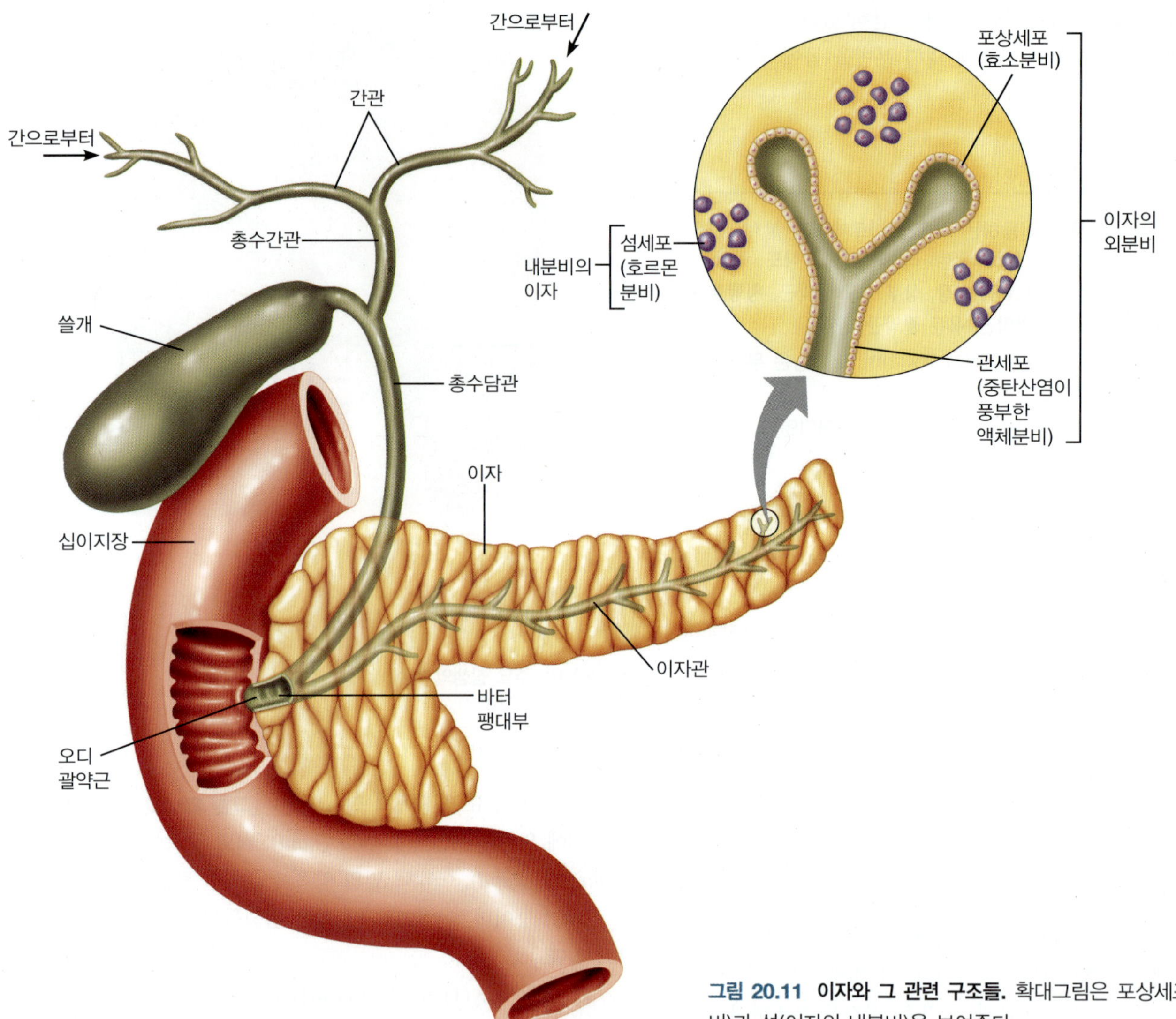

그림 20.11 이자와 그 관련 구조들. 확대그림은 포상세포와 관(이자의 외분비)과 섬(이자의 내분비)을 보여준다.

lipase)는 지방을 분해한다. 또한 많은 **단백질분해효소**(*proteases*)가 있어 단백질을 분해하며, 핵산을 분해하는 **핵산분해효소**(*nucleases*)도 존재한다. 무게에 비하여 이자는 신체의 다른 어느 조직보다도 많은 단백질을 분비하는데, 이들 중 대부분이 소화효소의 형태로 되어 있다.

간

복강에서 가장 큰 기관인 간은 놀라울 정도로 다양한 기능을 갖추고 있다. 간의 보다 중요한 기능들은 다음과 같다:

1. **담즙의 분비.** 앞에서 설명한 대로 간은 담즙을 분비하며, 담즙에는 중탄산염, 인산, 무기이온, 담즙염 등이 있다.
2. **영양분의 대사 처리.** 간은 식사 후에 흡수된 포도당 일부를 글리코겐으로 전환하며, 흡수된 아미노산의 일부를 지방산으로 전환한다. 간은 또한 중성지방과 콜레스테롤을 합성하고 이들을 **지단백 입자**(*lipoprotein particle*)를 합성하는 데 이용하며, 지단백 입자는 합성된 뒤 혈류로 분비된다. 영양분이 흡수되지 않는 동안에는 글리코겐을 포도당으로, 지방산을 케톤으로 전환한다. 간은 또한 당신생작용(gluconeogenesis)을 통해 포도당을 합성하고 아미노산 이화작용 중 부산물로 생기는 암모니아로부터 요소를 합성한다(3장).
3. **혈액에서 노화된 적혈구 제거.** 간에는 노화된 적혈구와 박테리아를 혈액으로부터 제거하는 대식세포가 있다. 노화된 적혈구의 헤모글로빈은 간에서 분해된다. 철과 같은 일부 성분은 재사용되고, 빌리루빈(*bilirubin*)과 같은 다른 성분은 체외로 배출된다(15장).
4. **몸에서 노폐물 제거.** 빌리루빈과 헤모글로빈의 분해산물은 담즙으로 분비되어 몸에서 분변으로 제거된다. [빌리루빈 및 이와 유사한 분해산물을 **담즙 색소**(*bile pigment*)라고 하는데, 그 이유는 이들로 인해 담즙이 녹색과 비슷한 색을 띠기 때문이다.] 담즙에서 제거된 일부 물질에는 다량의 콜레스테롤, 인슐린, 약물이나 독소와 같은 이물질, 미량의 금속 등이 포함되어 있다. 간

은 또한 화학적으로 많은 소수성 물질(독소 포함)들을 더욱 친수성인 형태로 전환하여 이들이 좀 더 쉽게 혈장에 용해되어 신장에서 제거될 수 있도록 해준다.

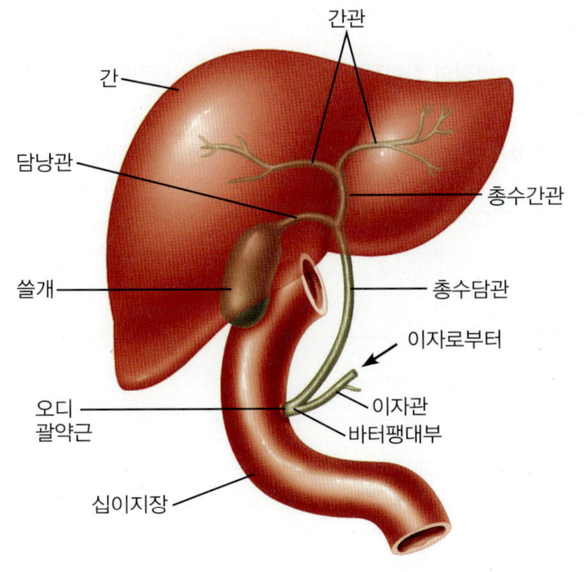

5. **혈장 단백질을 합성.** 간은 혈장에 있는 대부분의 단백질을 합성하는데, 혈장 속에는 알부민, 스테로이드 결합 단백질과 갑상선호르몬과 결합 단백질, 응고 단백질, 안지오텐시노겐, 트롬보바이오틴 등이 존재한다.
6. **호르몬의 분비와 변형.** 간은 신장과 함께 비타민 D를 활성화시키며, 인슐린 유사성장인자(insulin-like growth factor)를 분비한다(21장 참고). 간은 또한 대사를 통해 인체가 여러 가지 호르몬을 제거하도록 도와준다.
7. **필수 분자들의 저장.** 간은 몇몇 비타민 (A, D와 B_{12})과 금속 (철과 구리)을 저장한다.

간은 담즙을 생산하여 분비하기 때문에 담즙계의 일부라고 할 수 있으며, **담즙계**(*biliary system*)는 담즙을 합성하거나 저장하였다가 위장관으로 분비하는 데 관여하는 모든 구조를 포함한다(**그림 20.12**). 담즙은 지속적으로 간에서 생산되어 분비되지만, 음식물이 있을 때에만 관을 통해 방출된다. 식사를 하지 않은 사이에는 담즙은 간에서 분비되어 작은 근육성 주머니인 **쓸개(gallbladder)**에 저장된다. 쓸개는 간 바로 밑에 위치한다(그림 20.12a). 식사 중에 쓸

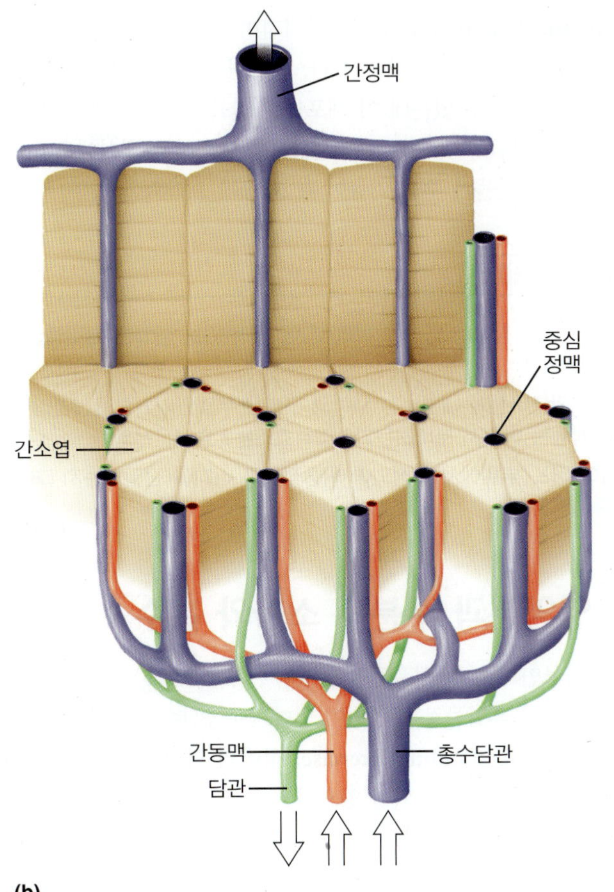

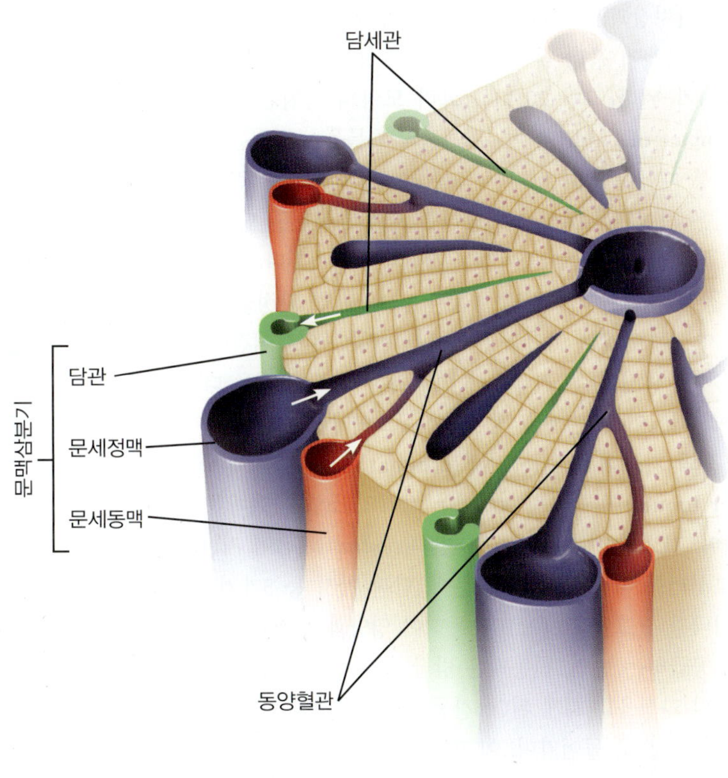

그림 20.12 담도계의 구조. (a) 간, 쓸개, 이들과 연결된 관의 해부구조. **(b)** 간세포, 동양혈관, 담세관을 나타내는 간의 현미경적 해부구조. **(c)** 간소엽.

Q 소장에서 수송된 영양물질은 어느 혈관의 가지를 통해 동양혈관으로 가는가?

표 20.1 위장관계 기관과 기능

기관	기능
입	음식물의 기계적인 분쇄, 음식물을 침과 섞기; 침아밀라아제에 의해 탄수화물의 화학적 소화가 시작됨
인두	음식물을 식도로 전달
식도	음식물을 위로 전달
위	음식물의 기계적인 분쇄; 위산, 펩시노겐, 내인성인자 분비; 펩신에 의한 단백질의 화학적 소화가 시작됨; 가스트린을 혈류로 분비; 음식물을 유미즙으로 변환
소장	이자효소와 섬모가장자리 효소에 의해 모든 종류의 영양소의 화학적 소화가 일어남; 최종 소화산물, 물, 이온, 비타민의 흡수; 엔테로가스트린을 혈류로 분비, 중탄산염이 풍부한 액을 분비
결장	이온과 물의 흡수; 유미즙을 분변으로 전환; 분변의 저장
직장	분변을 제거 전에 저장함
항문	배변 조절
침샘	침 분비(아밀라아제, 점액, 중탄산염, 리소자임 포함)
이자	이자액 분비(소화효소와 중탄산염을 포함)
간	담즙 분비(담즙염과 중탄산염 포함); 흡수된 양분을 처리
쓸개	농축된 담즙을 저장

개는 수축하도록 자극을 전달 받아서 저장된 담즙이 **총수담관**(*common bile duct*)을 통해 십이지장으로 분비된다.

십이지장과 연결된 부분에서 총수담관과 이자관은 합쳐져 담즙과 이자액이 흘러 들어가는 공통의 통로(바터팽대부, *ampulla of Vater*)가 된다(그림 20.11). 고리 모양의 평활근인 **오디 괄약근(sphincter of Oddi)**이 이 두 액체의 흐름을 조절하는데, 이 괄약근은 보통 때에는 닫혀 있지만 음식물이 있을 때는 열린다. 식사를 하지 않은 사이에는 괄약근이 닫히면 간에서 분비된 담즙은 총수담관으로 역류하여 쓸개로 들어가서 저장되어 농축된다.

침이나 이자액처럼 담즙 분비는 두 단계 과정을 거친다. 우선 분비가 이루어지고 이어서 관에서는 변형이 이루어진다. 하지만 스펀지처럼 생긴 간은 침샘이나 이자와는 구조가 매우 다르다. 간은 우엽과 좌엽이 있는 매우 체계적인 구조이다.

간의 기능적 단위는 **간세포(hepatocyte)**를 구성하는 **간소엽(liver lobule)**이다(그림 20.12b). 각각의 소엽은 육각형 모양의 구조이며, 간소엽 한가운데는 **중심정맥**(*central vein*)이 지난다. 소엽의 각 모서리를 따라 간동맥, 간문맥, 담관 가지 등 3개가 1조를 이루어 지나간다(그림 20.12c). 간동맥이 영양과 산소가 풍부한 혈액을 간에 공급하는 반면, 간문맥은 방금 전 흡수된 양분을 간으로 보내어 처리 과정을 거치게 된다. 간동맥과 간문맥의 가지들은 **동양혈관(sinusoid)**으로 들어가며, 이 혈관은 혈액이 채워진 강(cavity)이며 내부에서 물질교환이 일어나는 것 외에는 정맥의 기능과 비슷하다. 동양혈관은 간정맥의 가지로 들어간다. 한 층의 간세포가 동양혈관의 벽을 구성하며 혈액으로부터 담즙을 만드는 물질을 받아들인다. 동양혈관과 마주한 간세포의 다른 한 쪽에는 **담세관(bile canaliculi)**이 있다. 간세포는 동양혈관에서 받아들인 물질로 담즙을 만들어 담세관으로 분비한다. 담세관은 **담관(bile duct)**으로 연결되어 결국 **총간관(common hepatic duct)**으로 합쳐지며, 이곳에서 담즙을 간으로부터 쓸개나 소장으로 실어 나른다. 동양혈관 벽에서는 **쿠퍼세포(Kuffer cell)**도 볼 수 있는데 이 세포들은 간을 통과한 혈액내 미생물이나 오래된 적혈구 및 기타 분해산물들을 탐식하는 대식세포이다.

소화계의 기관들과 주요 기능이 **표 20.1**에 요약되어 있다.

퀵 테스트 20.3

1. 세 쌍의 주요 침샘의 명칭을 써라. 침에 들어 있는 중요한 분비물질은 무엇인가?
2. 이자의 외분비선과 내분비선 사이의 구분은 무엇인가? 중탄산염이 풍부한 액체는 어디서 분비하는가? 소화효소는? 호르몬은?
3. 담즙이 어느 부위에서 합성되어 최종적으로 어디에 전달되는지 그 경로를 설명하라.

20.3 영양분과 수분의 소화와 흡수

전형적인 미국인의 하루 식품권장량은 탄수화물(500 g), 단백질(125 g), 지질(50 g)의 혼합물로 구성되어 있다. (운동선수의 식이에 대해 알고 싶으면 **Understanding Exercise: 식이의 역할**을 보라.) 이 양분의 대부분은 거대분자로 되어 있으며 효소에 의해 더 작은 분자로 분해되어야 흡수가 가능해진다. 이 분해 과정을 **화학적 소화**(*chemical digestion*) 또는 그냥 **소화**(*digestion*)라고 한다. 소화란 거대분자가 가수분해되어 작은 단위로 만들어지는 것을 말한다. 다음 세 개의 절에서는 이 중요한 영양소의 각 항목에 속하는 분자들이 어떻게 소화되어 흡수되는지를 살펴볼 것이다. 그 후에 소화기계가 비타민, 무기

UNDERSTANDING EXERCISE

식이의 역할(The Role of Diet)

운동을 할 때 미리 소모된 영양분으로부터 에너지를 이용한다. 운동의 형태가 바로 동원되는 에너지원을 결정한다. 웨이트 트레이닝이나 힘든 운동에는 근수축에 필요한 ATP를 만들기 위해 주로 무산소성 해당작용을 이용하는 반면, 조깅이나 기타 적당한 운동을 할 때는 필요한 ATP를 만들기 위해 주로 산화적 인산화 반응을 이용한다. 무산소성 해당작용의 기질은 주로 근육세포에 글리코겐으로 저장된 포도당이다. 산화적 인산화반응의 기질은 주로 포도당(간에서 공급)과 지방산(지방세포에서 공급)이다.

운동에 신경 쓰는 사람들은 식품 섭취에도 신경을 쓴다. 운동 여부에 관계없이 저지방식은 누구에게나 건강을 위한 선택이다. 웨이트 트레이너들은 근육 성장에 필요한 아미노산 공급을 위해 고단백 식이를 선호한다. 조깅을 하는 사람들은 특히 장거리 달리기 전날 고탄수화물 식이를 선호한다. 하지만 전문가들은 어떤 식이를 추천할까?

일반인들과 마찬가지로 운동선수들도 탄수화물(400 g/일 정도), 단백질(84 g/일 정도), 지방(운동 능력에 해가 되지 않는 필수영양소인 지방에서 에너지의 25%를 얻음)이 포함된 균형잡힌 식이를 필요로 한다. 운동을 하면서 칼로리를 태우는 동안 에너지 균형을 유지하기 위해 운동선수의 칼로리 섭취는 대체로 움직이지 않는 사람보다 더 높을 필요가 있다. 운동선수의 식이에는 비타민과 무기질, 특히 비타민 B 복합체와 항산화제(비타민 A, E, C 및 베타카로틴과 셀레늄)가 필요하다. 특히 여성 운동선수의 경우 적당량의 칼슘과 철, 아연을 섭취해야 한다.

체액은 운동 전후와 운동 중에 체내 수분균형을 유지하기 위해 중요하다. 체액의 균형이 선수들의 기록을 향상시키기도 한다. 선수들은 땀으로 체액 손실이 일어날 것에 대비해 운동 **전에** 종종 물을 마신다. 그러고 나서 탈수가 운동을 방해할 수도 있으므로, 체액의 균형을 유지하기 위해 운동 **중에** 체액을 소모한다. 선수들에게 스포츠 음료가 인기가 있지만, 이런 고장성 음료는 위 내용물의 배출속도를 감소시켜 체액의 흡수율을 낮출 수 있다. 스포츠 음료에 들어 있는 전해질은 심한 운동이나 장시간 운동에만 필요하며, 보통 마지막 식사 후 한참 지나서 운동을 하거나 몇 시간 운동을 계속 할 경우가 아니면 탄수화물이 필요하지 않다.

운동 전에 먹는다면 무엇을 먹어야 할까? 운동 1시간 전에 먹는 것은 운동능력을 증가시키지만 적절한 영양소를 비교적 소량 섭취하는 것이 중요하다(일반 식사보다는 간편한 식사). 운동 전 식사는 수분과 탄수화물이 많고 지방과 섬유소는 적은 것이어야 한다. 섬유소가 적어야 위운동을 줄일 수 있다.

오늘날 세계는 사람의 능력을 향상시키도록 만들어진 영양 보충제로 넘쳐난다. 웨이트 트레이너들에게 가장 인기 있는 선택은 크레아틴과 단백질 쉐이크(protein shake)이다. 크레아틴은 근육세포에 크레아틴 인산 농도를 증가시켜 운동을 시작할 때 더 많은 힘을 만들어 내는 것으로 알려져 있다. 규칙적으로 크레아틴을 소모하면 세포함량을 15%에서 30%까지 증가시킬 수 있다. 크레아틴이 제지방량을 증가시킨다는 자료와 함께, 식품 보충제를 먹으면 운동능력이 향상된다는 많은 연구가 있다. 카페인도 선수들의 운동능력을 향상시키는데 자주 이용되는 보충제이다. 연구 결과 카페인은 지방대사를 증가시켜 여분의 글리코겐을 더 나중에 사용할 수 있게 하므로 운동을 오랫동안 할 수 있도록 한다는 보고가 있다.

요약하면, 운동선수들은 운동선수가 아닌 사람에 비해 수분과 탄수화물이 더 많이 포함된 식이가 필요하다. 근육량을 늘리려는 사람에게는 좀 더 많은 단백질이 필요하다.

질, 수분, 소화 등과 같은 소화되지는 않고 원래의 형태로 단순 흡수되는 음식물들을 어떻게 처리하는지 알아볼 것이다.

탄수화물

식품 속에 들어 있는 대부분의 탄수화물은 다당류의 형태이며, 식물성 식품에는 전분과 셀룰로오스의 형태로 (예를 들어 국수와 빵) 동물성 식품에는 글리코겐의 형태로 들어 있다. 모든 다당류는 포도당의 중합체이지만 구조는 서로 다르다. 셀룰로오스는 소화효소 물질이 없기 때문에 소화가 되지 않는다. 그러므로 셀룰로오스는 장관을 지나 몸에서 분변으로 빠져나간다. 영양학자들이 식이섬유를 중요하게 여기는 이유는 주성분이 셀룰로오스이며, 장의 활성을 돕기 때문이다. 그 외에 우리가 섭취하는 탄수화물에는 설탕(식설탕)과 같은 이당류와 유당(우유 속의 당), 그리고 더 작은 단위인 포도당과 과당과 같은 단당류가 있다. 탄수화물의 흡수형태는 단당류다. 그러므로 대부분 섭취한 탄수화물은 우리 몸에서 흡수되기 위해서는 소화가 되어야 한다.

탄수화물에서 단당류로의 소화 과정

다당류는 침과 이자액 속에 있는 **아밀라아제(amylase)**에 의해 소화된다. 따라서 소화는 입에서 시작한다. 침아밀라아제는 다당류를 짧은 시간에 소화하지만 위의 산성환경에서 비활성화된다. 이자 아밀라아제는 다당류를 소장에서 지속적으로 소화시킨다.

아밀라아제는 다당류 사슬이나 가지 끝에 있는 포도당 단 분자 사이의 결합을 끊을 수 없기 때문에 다당류를 소화시키는 능력에는 한계가 있다. 그러므로 침샘이나 이자아밀라아제 어느 것도 다당류를 단당류로 완전히 소화시킬 수는 없다. 그 대신 아밀라아제는 전분이나 글리코겐을 각각 맥아당(두 개의 포도당 단분자를 포함한 이당류)이나 길이가 짧고, 가지가 있는 한계덱스트린(*limit dextrin*)으로 분해한다(그림 20.13).

탄수화물을 단당류로 소화시키는 것은 소장벽 흡수세포의 첨단막에 있는 여러 가지 섬모가장자리 효소에 의해 마무리된다. 이러한 효소로는 덱스트리나아제(*dextrinase*)와 글루코아밀라아제(*glucoamylase*)가 있으며, 한계덱스트린을 분해하여 일자형 사슬로 되어 있는

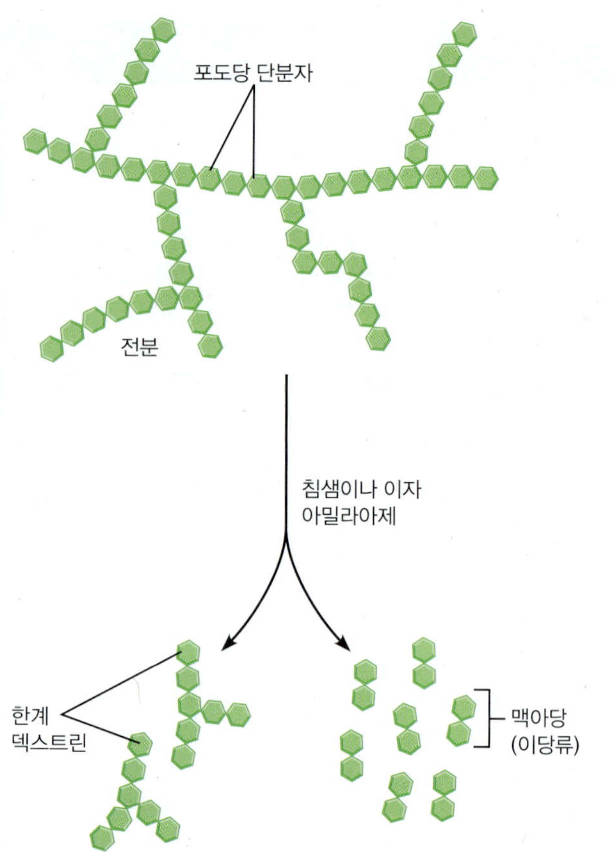

그림 20.13 침이나 이자 아밀라아제에 의한 전분의 소화. 아밀라아제에 의해 전분이 완전히 소화되면 맥아당과 한계덱스트린이 생성된다.

Q 전분의 소화는 동화작용인가 아니면 이화작용인가?

포도당 중합체를 포도당 단분자로 분해한다. 즉 수크라아제(*sucrase*)는 설탕을 포도당과 과당으로, 락타아제(*lactase*)는 유당을 포도당과 갈락토오스로, 말타아제(*maltase*)는 맥아당을 두 분자의 포도당으로 가수분해한다. (이 효소 중 하나가 결핍되면 어떤 일이 일어나는지 알려면 **Clinical Connections: 유당분해효소 결핍증**을 보라) 이 효소들은 흡수의 첫 단계인 단당류를 상피세포로 수송하는 특정 막결합 단백질과 가까이 있다. 섬모가장자리 효소의 작용을 나타내는 맥아당의 소화와 흡수과정이 **그림 20.14**에 나타나 있다.

탄수화물의 흡수

일단 탄수화물이 단당류로 소화되면 소장의 융모를 덮고 있는 상피세포를 지나 운반체 매개 수송(carrier-mediated transport)에 의해 흡수된다. 포도당과 갈락토오스는 나트륨과 함께 공동수송으로 첨단막을 통과하여 상피세포로 들어간 뒤 촉진확산에 의해 기저측막으로 들어간다(그림 20.14). 첨단막에 있는 동일한 공동 수송체가 단당류를 수송하는 데에도 이용된다. 과당은 촉진확산으로 흡수되므로 에너지가 필요하지 않다. 과당은 상피세포를 통과한 뒤에 모세혈관으로 확산되어 처리를 위해 간으로 들어간다.

단백질

단백질은 음식물 섭취, 분비(예를 들어 점액과 효소), 장세포의 교체를 통하여 위장관으로 들어와서 위장관 내강으로 들어간다. 단백질은 흡수되기 전에 트리펩티드, 디펩티드, 아미노산으로 소화되어야 한다. 단백질을 소화하는 두 가지 효소로는 (1) **엔도펩티다아제**

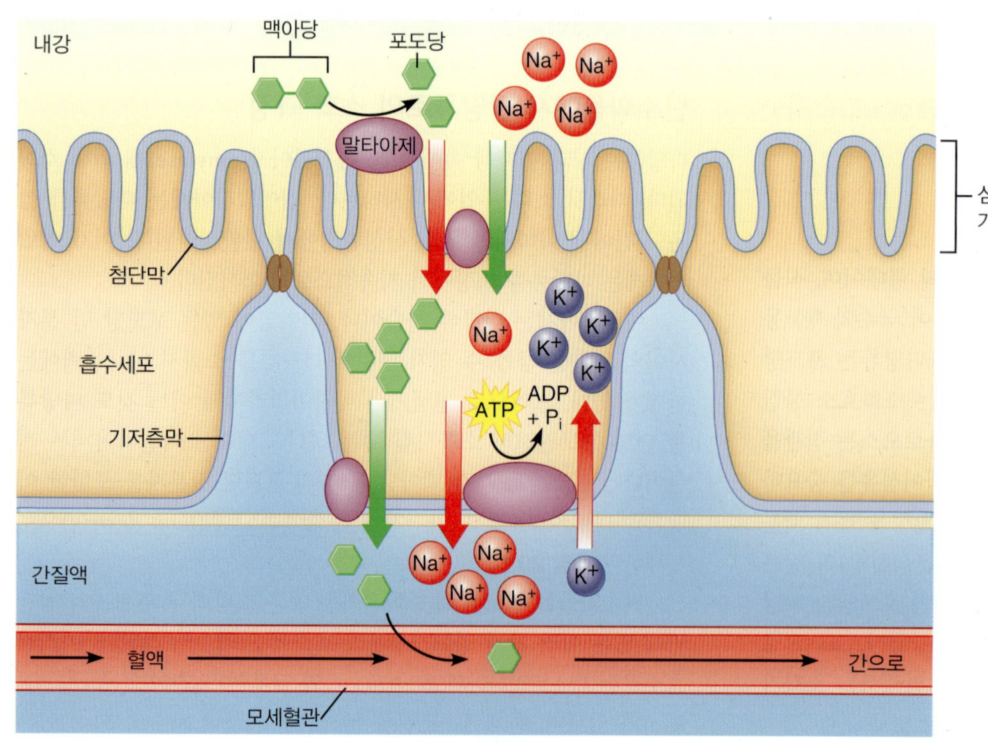

그림 20.14 맥아당의 소화와 흡수. 맥아당은 포도당 단량체 두 분자(6탄당)가 들어 있는 이당류이며, 아밀라아제에 의한 전분의 소화산물로서 섬모가장자리 효소인 말타아제에 의해 소화된다. 최종산물인 포도당 분자는 점막 상피세포의 첨단막을 통해 나트륨과 연결된 2차 능동수송으로 이동한다. 이 과정에 필요한 에너지는 기저측막의 Na^+/K^+ 펌프작용에서 나오며, 내부에서 나트륨 이온에 대한 전기화학경사를 직접 만들어낸다. 포도당 분자는 촉진확산으로 기저측막을 통해 세포를 빠져나와 모세혈관으로 확산되어 간으로 순환된다.

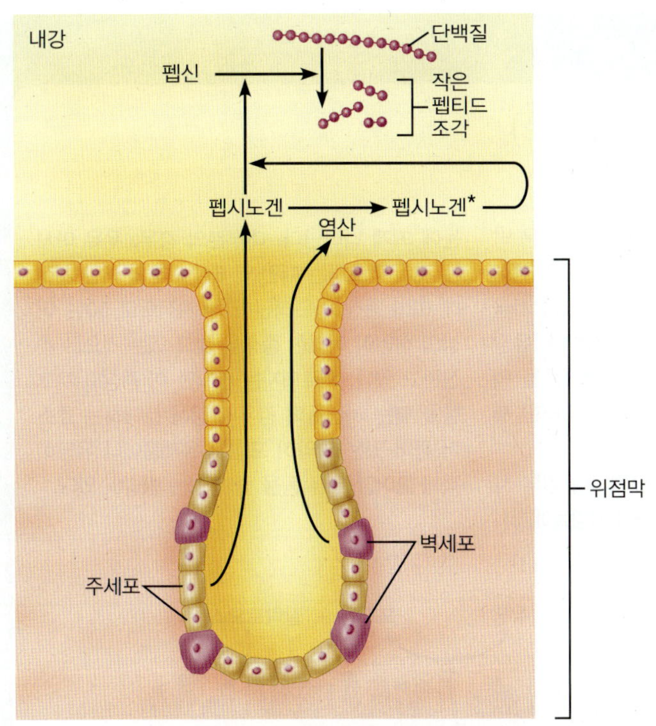

그림 20.15 위에서의 펩신의 활성과 작용. 주세포는 펩시노겐을 분비하여 벽세포에서 분비하는 염산에 의해 부분적으로 활성화된다. 부분적으로 활성화된 펩시노겐 분자(펩시노겐)는 아미노산을 떼어내고 다른 펩시노겐 분자도 완전히 활성화시켜 펩신을 형성한다. 펩신은 단백질을 작은 분자로 소화한다.

(endopeptidase)로, 내부에 펩티드결합이 있는 폴리펩티드를 분해하여 더 작은 펩티드를 만든다. (2) **엑소펩티다아제(exopeptidase)**는 폴리펩티드 한쪽 끝의 아미노산을 떼어내어 아미노산을 만든다.

이러한 효소들의 단백질 분해작용으로부터 분비세포를 보호하기 위해 효소는 분비세포 안에 **자이모겐(zymogen)**이라는 비활성 형태로 저장된다. 자이모겐은 **자이모겐 과립**(*zymogen granules*)이라는 소포 안에 저장되었다가 세포외 배출로 분비된다. 일단 자이모겐이 위장관강으로 분비되면 여러 효소들이 **단백질분해 활성화 과정(proteolytic activation;** 전구체에서 아미노산을 떼어내고 활성화된 단백질을 만드는 것)을 통해 자이모겐을 활성화시킨다.

단백질을 작은 펩티드와 아미노산으로 소화하는 과정

단백질의 소화는 엔도펩티다아제인 **펩신**(*pepsin*)의 작용과 함께 위에서 시작된다. 펩신의 전구체인 **펩시노겐**(*pepsinogen*)은 위의 주세포에서 분비된다(**그림 20.15**). 펩시노겐은 위의 벽세포에서 분비된 수소이온과의 상호작용으로 부분적으로 활성화된다. 일부 활성화된 펩시노겐은 단백질분해 활성작용에 의해 다른 펩시노겐을 완전히 활성화시킬 수 있다. 이후에 펩신은 위내강에서 단백질 소화를 시작할 수 있다. 하지만 펩신의 작용은 특정 아미노산의 사이에 결합만을 분해하는 데 한정되기 때문에 단백질을 각각의 아미노산으로 완전히 소화시킬 수는 없다. 게다가 위배출(gastric emptying) 후에 펩신은 알칼리성인 소장 내강에서 비활성화된다.

이자는 십이지장에서 몇 가지 자이모겐을 분비하는데, 트립시노겐, 키모트립시노겐, 프로카르복시펩티다아제 등이 자이모겐에 해당한다. 섬모가장자리 효소인 **엔테로키나아제**(*enterokinase*)는 단백질분해 작용으로 트립시노겐을 활성화하여 **트립신**(*trypsin*)으로 전환한다(**그림 20.16**). 이후에 트립신은 단백질분해 활성화를 통해 **키모트립신**(*chymotrypsin*)과 **카르복시펩티다아제**(*carboxypeptidase*) 등의 다른 자이모겐(zymogen)을 활성화시킨다. 펩신처럼 트립신과 키모트립신은 특정 아미노산 사이의 펩티드결합만을 분해하는 엔도펩티다아제이므로 단백질을 완벽하게 소화시킬 수는 없다. 카르복시펩티다아제와 섬모가장자리 효소인 **아미노펩티다아제**(*aminopeptidase*)는 엑소펩티다아제로서 폴리펩티드 사슬 끝에 있는 카르복시기와 아미노기로부터 아미노산을 각각 떼어 냄으로써 단백질 소화를 마무리한다. 이 과정 끝의 최종 소화산물로 아미노산, 디펩티드, 트리펩티드가 생성된다.

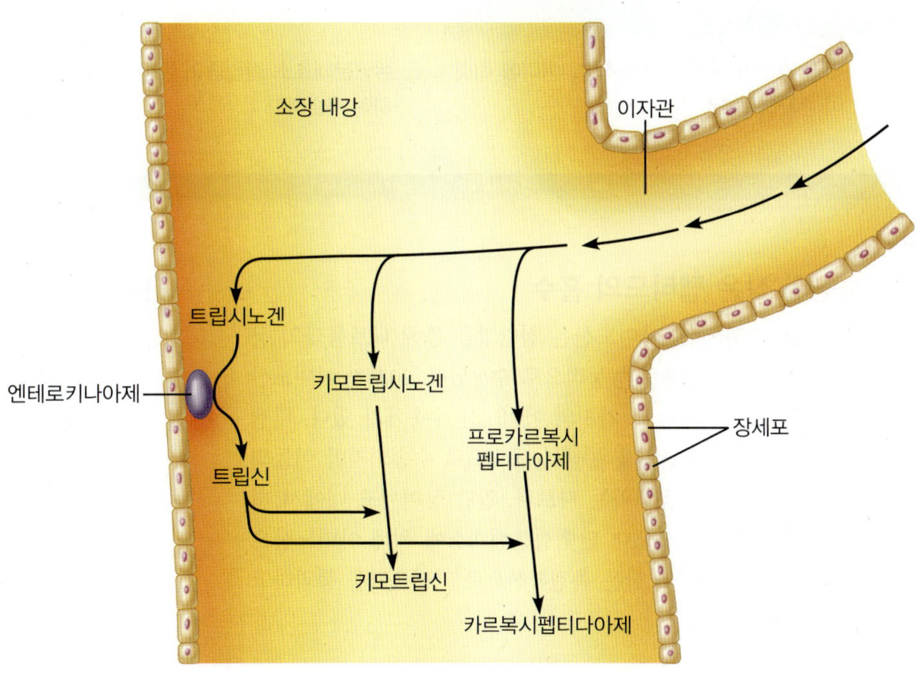

그림 20.16 소장에서의 단백질분해효소의 활성화 과정. 트립시노겐은 이자에서 분비하는 자이모겐으로, 섬모가장자리 효소인 엔테로키나아제에 의해 트립신으로 전환된다. 그런 뒤 트립신은 소장 내강에 있는 다른 자이모겐을 활성형태로 바꾸어주고 트립시노겐 분자를 트립신으로 전환하기도 한다(그림에 나타나 있지 않음).

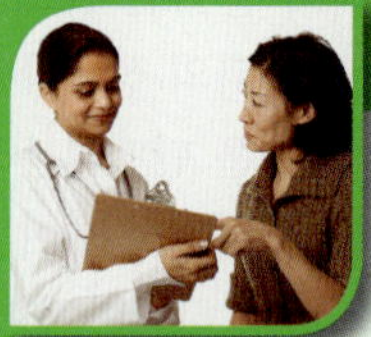

CLINICAL CONNECTIONS

유당분해효소 결핍증(Lactose Intolerance)

식품 속에 들어 있는 대부분의 영양분자는 소화기에 있는 효소에 의해 분해되어야 흡수될 수 있다. 예를 들어 설탕(식 설탕)과 유당(우유 속의 당) 같은 이당류는 단당류로 분해된 뒤 소장에서 흡수된다. 이런 임무를 수행하는 효소는 장상피의 세포막에 연결되어 있어, 장내강 안의 영양물질과 접촉할 수 있다. 이당류가 단당류로 분해된 뒤 이 단당류는 흡수되어 혈류로 수송된다.

소장 상피세포에서 우유에 들어 있는 유당은 세포막에 결합된 **유당분해효소**(*lactase*)에 의해 포도당과 갈락토오스로 분해된 뒤 흡수된다(그림 참조). 보통은 효소에 의한 분해와 흡수 과정이 매우 효율적이어서 사실상 유당분자의 100%가 내강에서 완전히 제거된다. 하지만 **유당분해효소 결핍증**(*laetose intolerance*)이 있는 사람은 다르다.

유당분해효소 결핍증은 세포가 유당분해효소의 형성을 멈추어 효소의 농도가 떨어지게 되어 발생한다. 이렇게 되면 유당을 소화하기 어려워지고 따라서 흡수할 수 없게 된다. 이로 인해 유당이 소장내강에 남아 소장에 정상적으로 상주하는 박테리아의 영양분 역할을 한다. 유당은 박테리아의 성장 및 가스를 비롯한 노폐물의 생성하도록 자극한다. 이러한 물질들이 장벽을 자극하여 포만감, 불쾌감, 설사 등을 유발한다. 유당분해효소 결핍증의 환자는 우유나 유제품을 먹은 후에 이러한 증세를 겪으며, 결국 이러한 제품들을 피하게 된다.

유당분해효소 결핍증은 유전적이며 일부 사람들, 특히 아프리카계나 아시아계 사람들에게서 눈에 띄게 나타난다. 대부분의 경우, 우유 마시는 것이 감소하는 때인 약 6살 이후의 어린 시절에 이미 증상이 드러난다. 세계적으로 50% 이상의 성인이 이러한 증상을 갖고 있는 것으로 추산하고 있다. 치료되지는 않지만 이 증상으로 고통을 겪는 사람들의 경우 유당을 분해하는 효소가 들어 있는 알약이 포함된 유제품이나 유당이 적게 들어간 우유 등을 즐겨 먹는 방법이 있다.

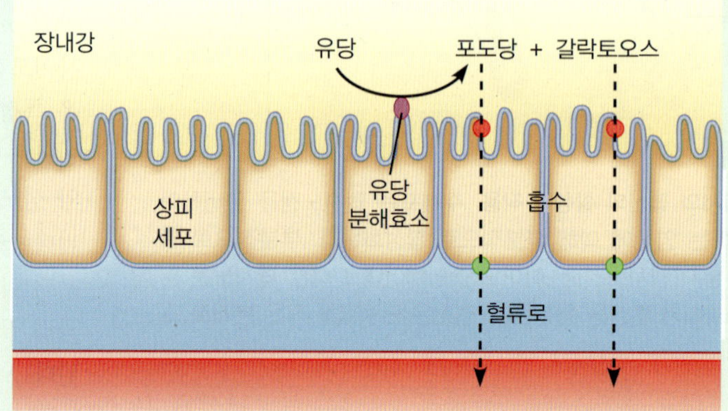

비판적 사고력 문제

1. 어떤 효소가 유당을 분해하고, 어디에 이것이 존재하는가?
2. 유당분해효소 결핍증이 발생하는 과정에 대하여 서술하라.
3. 유당분해효소 결핍증의 증상을 나열하고, 대부분 언제 이러한 증상이 나타나는지를 설명하라.

아미노산과 작은 펩티드의 흡수

일단 단백질이 소화되면, 아미노산은 첨단막을 통해 나트륨과의 공동수송에 의해 장상피세포로 능동적으로 수송된다. 20가지 아미노산을 수송할 수 있는 적어도 네 가지의 아미노산 수송체가 있다. 디펩티드와 트리펩티드는 첨단막을 통해 능동적으로 수송되지만 이들의 수송체는 아미노산의 수송체와는 다르다. 일단 상피세포 내에서 디펩티드와 트리펩티드는 세포내 단백질분해효소에 의해 아미노산으로 분해된다. 이후에 아미노산은 촉진확산으로 기저측막을 통과하고 혈액으로 확산된다.

지식 활용하기

인슐린은 펩티드호르몬으로, 일부 당뇨병환자는 인슐린이 결핍되어 있다. 왜 당뇨병환자는 인슐린 알약을 먹지 않고 인슐린을 주사하는가?

지질

식품으로 섭취된 지질은 주로 인지질과 콜레스테롤이 포함된 중성지방(90%)다. 그 외의 지질은 담즙과 같은 분비물로 위장관으로 들어간다. 지질의 소화는 탄수화물이나 단백질의 소화와 기본적으로 같은 유형을 따른다. 즉 효소에 의해 큰 분자가 작은 분자로 분해된 뒤 흡수되는 유형이다. 하지만 탄수화물과 단백질은 수용성인 반면, 지질은 수용성이 아니다. 따라서 지질흡수 기전은 지금까지의 살펴본 흡수 기전과 뚜렷하게 다르다. 이 절에서는 특히 중성지방의 소화와 흡수에 대하여 강조할 것이다.

중성지방 소화

지질은 **리파아제(lipase)**라고 하는 효소 종류에 의해 소화된다. 지질의 소화는 침 속에 들어 있는 효소인 혀 리파아제(*lingual lipase*)

로 입에서 시작한다. 소화는 산성인 위의 환경에서도 활성을 유지하는 혀 리파아제에 의해 위에서 계속되며, 위내강에서는 효소인 위 리파아제(*gastric lipase*)를 분비한다. 하지만 지질의 대부분은 유미즙과 이자 리파아제(*pancreatic lipase*)가 섞이는 소장에 도달할 때까지 소화되지 않는다.

지질은 소수성이기 때문에 섭취된 지방이 위 내용물의 남은 물질과 쉽게 섞이지 않는다. 그 대신 지질은 유미즙 위에 뜬 큰 방울들을 형성하며 합쳐진다. 이 지방이 위를 지날 때는 큰 공 모양이 되어 특히 소화될 수 없는데 그 이유는 리파아제가 수용성이기 때문에(다른 소화효소처럼) 공 표면 근처의 분자에만 작용할 수 있기 때문이다. 그래서 효소가 이 공에 있는 대부분의 지질분자까지 도달할 수 없다.

담즙염의 작용 지질의 효율적인 소화는 담즙작용에 의해 가능하다. 담즙은 십이지장에서 지방덩어리와 맨 처음 접한다. 담즙에는 실제로 소화효소가 없어서 지질을 소화할 수 없다. 단지 **유화과정(emulsification)**을 통해서 지방덩어리를 작은 입자로 분해하여 리파아제의 작용을 수월하게 한다. 유화작용은 지방입자의 총표면적을 증가시켜 수분에 노출되는 지방의 양이 증가하므로 효소에 의한 소화작용이 수월해진다.

지방의 유화는 우선 **담즙염(bile salt)**의 작용으로 시작되며, 간세포에서 합성된 콜레스테롤 유도체는 담즙으로 분비된다. 콜레스테롤은 대부분 비극성 탄화수소로 되어 있어 강한 소수성을 띠지만, 담즙염에는 산소가 들어 있고 친수성인 극성기(하이드록실기[—OH]와 카르복실기[—COOH])가 많이 있다(**그림 20.17a**). 이런 모든 극성기는 분자의 한쪽에 위치하므로(반대편은 비극성), 담즙염은 양쪽성이다.

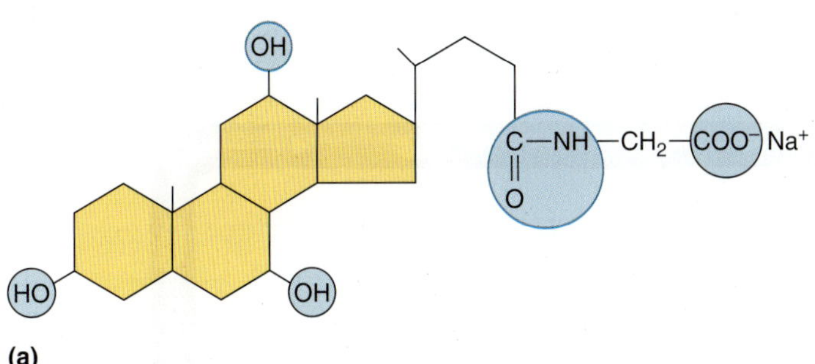

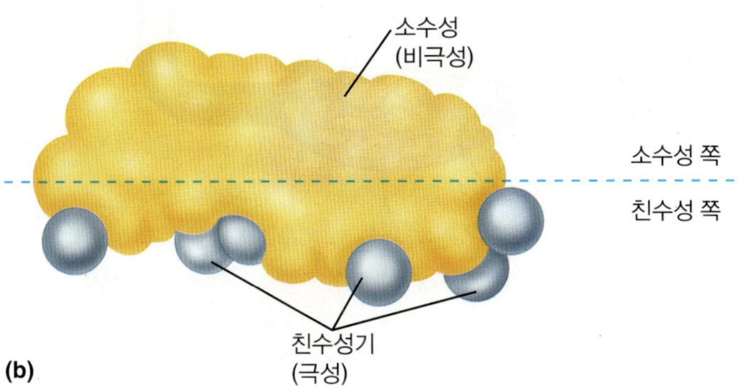

그림 20.17 담즙염. (a) 구조식, 파란색은 친수성기이다. **(b)** 분자의 양쪽성을 보여주는 입체구조.

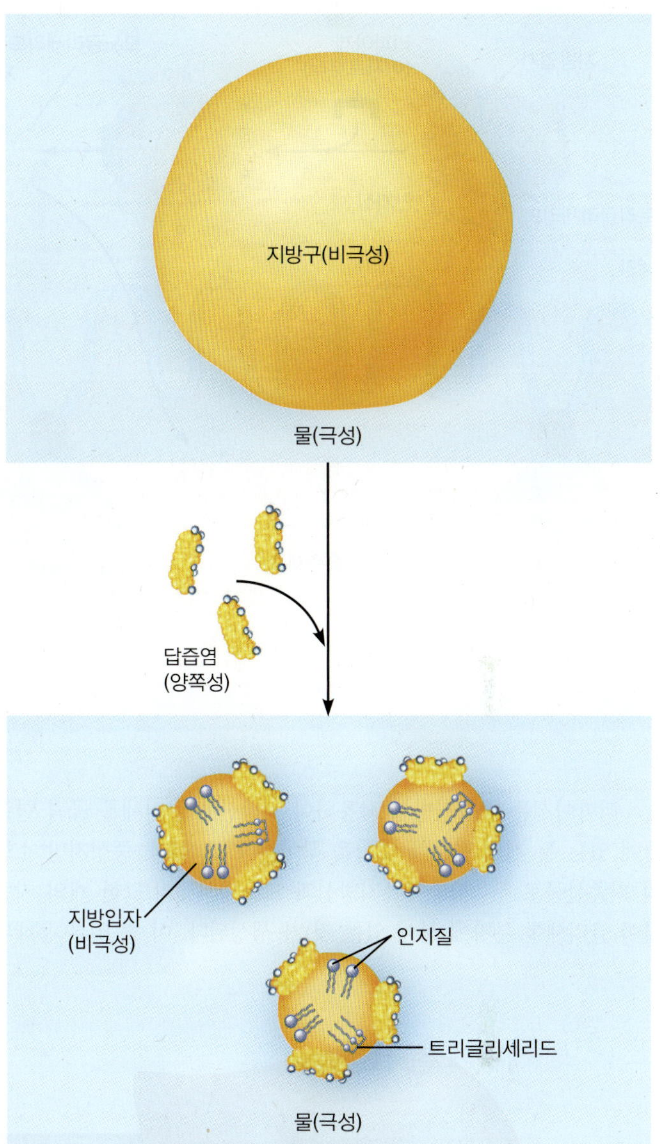

그림 20.18 담즙염에 의한 지방구의 유화작용.

담즙염이 지방덩어리와 접할 때 **그림 20.18**에서 보듯이 소수성은 안쪽으로(소수성 입자를 향해) 친수성은 밖으로(물 쪽으로 향해) 접한다. 이렇게 하여 담즙염은 극성으로 싸여 있는 입자를 형성하고, 그 결과 이들이 물과 더 쉽게 섞여서 더 작은 입자로 분해될 수 있도록 한다.

이자 리파아제의 작용 지방은 십이지장에서 유화되면서 이자 리파아제와 섞인다. 이자 리파아제가 소수성의 지방덩어리와 작용하려면 이자액으로 분비된 펩티드인 콜리파아제(*colipase*)와 결합해야 한다. 콜리파아제 분자는 리파아제 분자와 일대일로 결합하고, 이에 따라 리파아제가 지방덩어리와 반응하여 지질의 바깥층을 소화시킨다(**그림 20.19**).

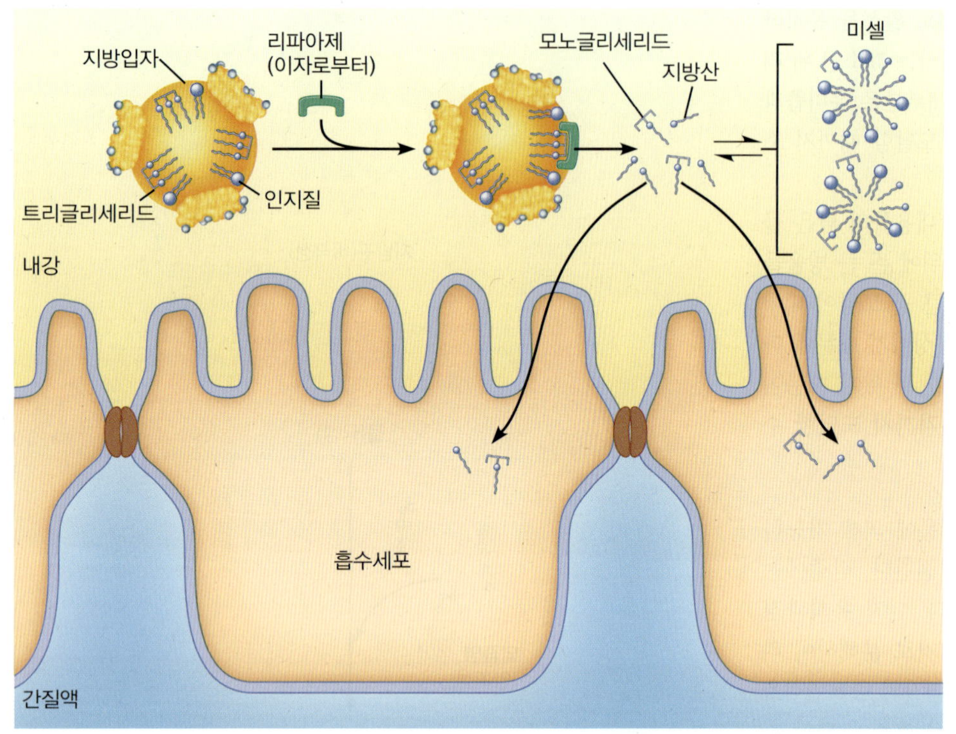

그림 20.19 리파아제에 의해 지방입자는 지방산과 모노글리세리드로 분해된다. 지방소화의 최종산물이 미셀의 형태로 응집되어 있고, 미셀은 분해된 분자들과 평형을 이루고 있음을 주목하라. 분해된 일부 분자는 단순확산에 의해 장상피 세포의 첨단막을 통과한다.

리파아제는 중성지방에 작용하여 지방산을 글리세롤 골격 한쪽 끝에 있는 두 개의 탄소에 결합을 끊어준다. 그 결과, 중성지방 소화의 최종산물로 두 개의 자유지방산과 모노글리세리드(한 개의 지방산이 글리세롤 분자에 붙어 있는 것)가 생성된다. 이 중 일부 용해된 최종산물은 즉시 소장벽 상피세포로 흡수된다. 나머지는 유미즙에 남아 담즙, 콜레스테롤, 기타 여러 지용성물질과 뭉쳐서 미셀(*micell*)이라고 하는 작은 입자가 되며, 미셀은 그 주위 용액과 함께 지질을 쉽게 교환한다. 용해된 지질이 더 많이 흡수됨에 따라 미셀은 흡수될 생성물질을 더 많이 방출한다.

이자 리파아제의 계속적인 작용과 지방산과 모노글리세리드가 용액으로 분비되기 때문에 지방입자는 소장을 통과하는 중에 계속 작아져 유미즙이 대장에 도달할 때쯤에는 사라진다. 회장에서는 십이지장으로 분비된 담즙염의 대부분(약 95%)이 순환계로 흡수된다. 이 담즙염은 결국 간에서 재활용되어 장간순환(*enterohepatic circulation*)을 통해 다시 쓸개로 분비된다(**그림 20.20**).

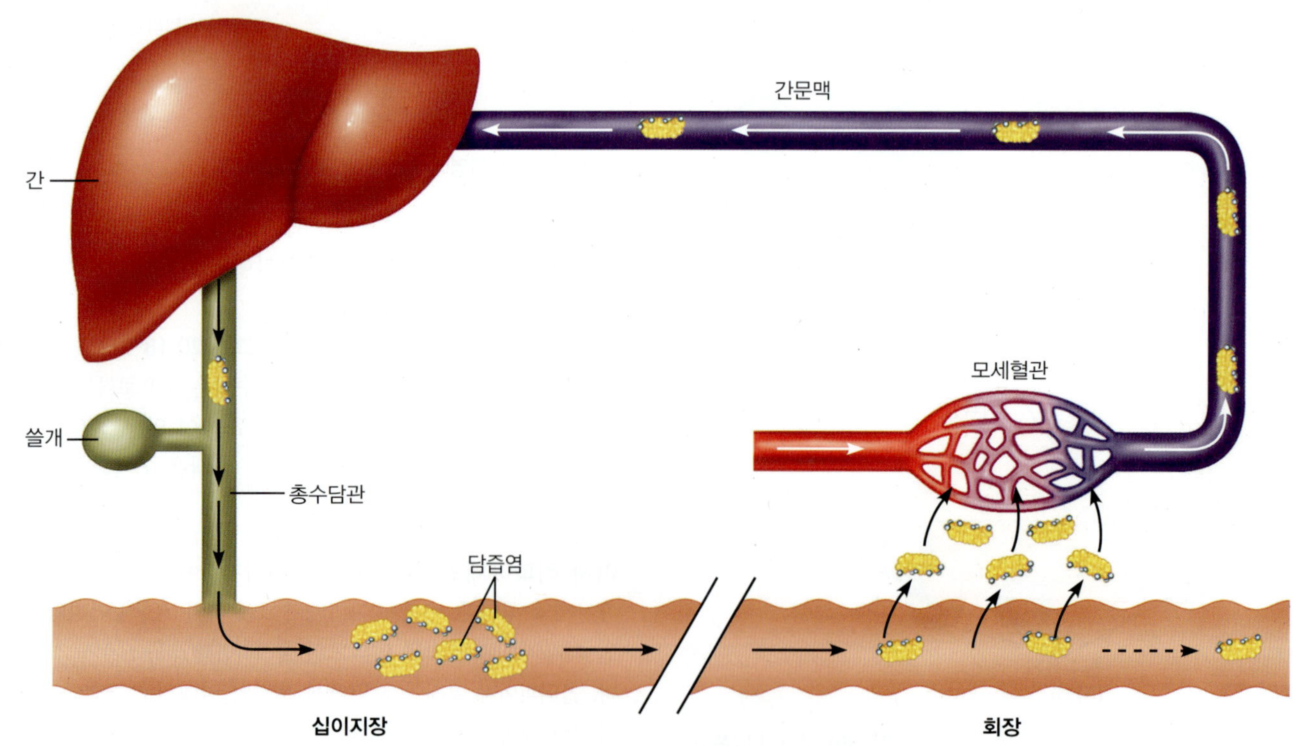

그림 20.20 장간순환. 담즙염은 회장에서 흡수되어 순환하여 다시 간으로 돌아오며 결국 담즙으로 재분비된다.

지질의 흡수

지질흡수의 첫 번째 단계는 지방산과 모노글리세리드가 단순확산에 의해 흡수성의 장상피세포(장세포)로 들어가는 것이다. 세포 안에서 이 분자들은 활면소포체로 들어가며, 여기서 이 분자들은 효소의 작용으로 중성지방으로 재조합된다(**그림 20.21**). (지질소화로 생긴 다른 최종산물도 같은 방식으로 재조합된다.) 이어서 이 지질은 골지체에서 포장되어 큰 분자인 **카일로마이크론(chylomicron)**이 된다. 카일로마이크론은 **지질단백질(lipoprotein)**의 입자 분류에 속한다(**Discovery: 지단백과 혈장 콜레스테롤**을 보라).

합성이 이루어지고 나면 카일로마이크론은 기저측막을 통해 세포외배출로 분비되어 세포간질액으로 들어간다(그림 20.21). 간질액에 도달한 후 카일로마이크론은 유미관을 통해 림프계로 들어간다. 유미관은 일종의 림프모세혈관으로, 이 입자들이 통과할 수 있을 만큼 충분히 큰 구멍들이 벽에 있다(카일로마이크론은 너무 커서 모세혈관벽을 통과할 수 없기 때문에 혈류로 직접 들어갈 수 없다). 림프액의 흐름이 결국 카일로마이크론을 혈류로 이동시키며, 혈류 속에서는 카일로마이크론 내에 들어 있는 수많은 지질이 지방조직을 구성하는 세포로 방출되어 사용된다.

퀵 테스트 20.4

1. 탄수화물의 소화는 탄수화물이 어떤 형태로까지 줄어들었을 때 완료되는가? 단백질은 언제 완전하게 소화되는가?
2. 다음에 나오는 각 효소의 기질의 명칭을 쓰라: 수크라아제, 락타아제, 덱스트리나아제, 트립신, 키모트립신, 펩신, 아밀라아제, 카르복시펩티다아제, 엔테로키나아제.
3. 흡수된 지방은 곧바로 혈류로 수송되는가? 왜 그런가? 그렇지 않다면 그 이유는 무엇인가? 카일로마이크론은 무엇이며, 지방흡수에서의 역할은 무엇인가?
4. 지방소화에서 담즙염은 어떤 역할을 하는가?

비타민의 흡수

비타민은 세포가 정상적인 생리기능을 하는데 소량 필요한 유기분자다. 비타민은 흡수형태로 섭취하므로 소화 과정이 없다. 비타민의 흡수 기전은 그 비타민이 소수성인가 친수성인가에 달려 있다.

소수성 또는 **지용성 비타민**(*fat-soluble vitamin*; A, D, E, K)은 지질과 병행하여 상피세포로 흡수되는데 그 이유는 이들 비타민이 지질입자, 미셀, 카일로마이크론에 쉽게 용해되기 때문이다.

수용성 비타민은 특수한 수송 단백질에 의해 흡수되는데 어떤 것은 능동수송을 필요로 하고 어떤 것은 촉진확산을 필요로 한다. 수용성인 비타민 B_{12}는 단독으로는 흡수될 수 없다. 비타민 B_{12}는 **내인성 인자**(*intrinsic factor*)와 결합했을 때만 흡수될 수 있는데, 내인성 인자는 벽세포에 의해 위내강으로 분비된다. 내인성 인자는 비타민 B_{12}와 결합하여 복합체를 형성한 뒤 회장으로 흡수된다. 비타민 B_{12}는 헤모글로빈 합성에 필요하기 때문에 비타민 B_{12}가 결핍되면 **악성빈혈**(*pernicious anemia*)이라는 독특한 형태의 빈혈이 생기는데, 악성빈혈은 식이에 비타민 B_{12}가 결핍되어 있거나 내인성 인자 결핍으로 인해 발생한다[Clinical Connections: 빈혈(15장)을 보라].

지식 활용하기

지방 대체식품인 올레스트라(olestra)라고 하는 지방산은 6개의 지방산이 붙어 있는 6개의 탄소골격으로 되어 있다. 올레스트라는 소화도 흡수도 되지 않는다. 왜 올레스트라는 흡수되지 않으며, 이것을 먹으면 지용성 비타민 흡수에 어떤 효과가 나타날 수 있는지 설명하라.

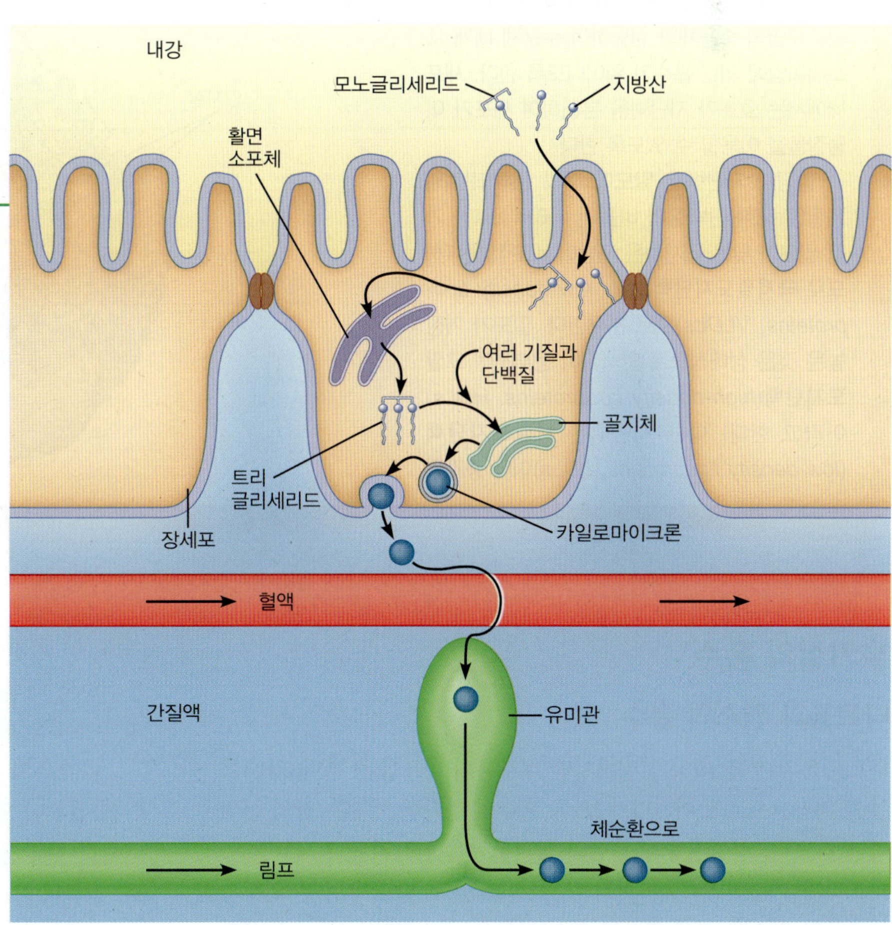

그림 20.21 지방의 흡수 과정. 장세포로 흡수된 지방산과 모노글리세리드는 트리글리세리드로 합성된 뒤, 카일로마이크론의 형태로 포장된다. 카일로마이크론은 세포간질액으로 세포외배출이 되어 유미관을 통해 림프계로 들어가서 결국 체순환을 한다.

Q 카일로마이크론이 장융모에 있는 모세혈관을 통해 직접 혈류로 들어가는 것을 방해하는 것은 무엇인가?

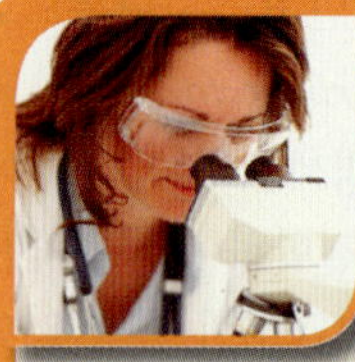

DISCOVERY

지단백과 혈장 콜레스테롤(Lipoproteins and Plasma Cholesterol)

카일로마이크론은 지방과 단백질을 모두 포함하는 **지단백**(*lipoprotein*)의 일종이다. 지단백의 직경은 75~1500 μm이며, 그림과 같이 안쪽의 소수성 지질을 친수성 껍질이 밖에서 싸고 있다. 지단백은 친수성 표면을 통해 물과 섞일 수 있기 때문에 혈액에서 지방을 수송하기에 유용한데, 지방은 이 일을 할 수 없다.

지단백의 안쪽에는 중성지방, 콜레스테롤, 여러 소수성 지질과 지용성 물질이 들어 있다. 바깥 껍질에는 인지질, 여러 양쪽성 지질, **아포단백질**(*apoprotein*)이라는 단백질이 들어 있고, 이 입자들은 수용성을 증가시키며, 여러 효소의 조효소로 작용한다. 어떤 아포 단백질은 세포표면의 수용체와 결합하여 수용체 매개 세포내이입에 의한 흡수가 일어나도록 한다. 세포 내에서는 효소가 지단백을 분해하여 세포가 이 물질들을 이용할 수 있도록 한다.

혈장내 지단백은 밀도에 따라 분류되는데, 지질에 대한 단백질의 비율에 따라 다르다. 가장 밀도가 낮은 입자들은 지방이 비교적 풍부하므로 **극저밀도지단백**(*very low-density lipoproteins*, *VLDLs*)으로 분류한다. 밀도가 가장 높은 것은 상대적으로 단백질이 풍부하여 **고밀도지단백**(*high-density lipoproteins*, *HDLs*)이라고 한다. 다른 지단백은 **저밀도지단백**(*low-density lipoproteins*, *LDLs*)이나 **중간밀도지단백**(*intermediate-density lipoproteins*, *IDLs*)로 분류된다.

LDL 입자는 혈관벽에 콜레스테롤이 많이 축적하게 되어, **동맥경화증**(*atherosclerotic plagues*)를 유발하여 관상동맥질환으로 발전할 수 있다고 알려져 있다. 심장질환의 위험성은 HDLs와 LDLs이 수송하는 콜레스테롤의 상대적인 양에 달려 있다. LDL 콜레스테롤은 "나쁜 콜레스테롤"이라고 불리는데, 이는 혈중 LDL 수준이 높으면 동맥경화의 위험성이 커지는 것과 관련이 있기 때문이다. 이와는 달리 HDL 콜레스테롤은 동맥경화의 위험성을 낮추는 것과 관련이 있기 때문에 "좋은 콜레스테롤"이라고 불린다. LDL 콜레스테롤에 대한 HDL 콜레스테롤의 비율이 증가하면 동맥경화의 위험성은 감소한다.

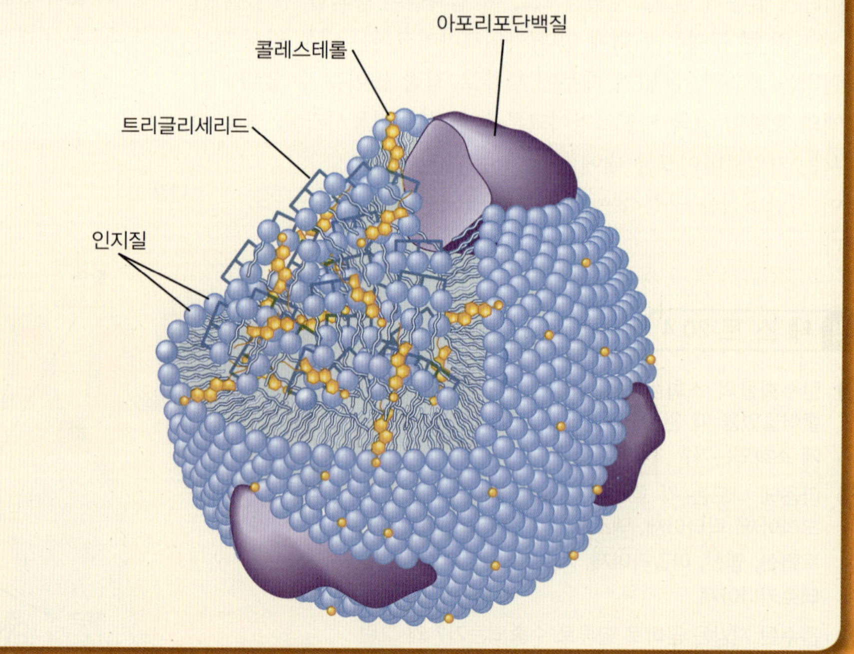

무기질의 흡수

나트륨과 염소의 흡수

나트륨은 일부를 매일 섭취하지만 대부분의 나트륨은 분비(80%)를 통해 위장관으로 들어간다. 나트륨 흡수의 정확한 기전은 장의 부위마다 다르다. 십이지장과 공장의 상피조직은 신장의 근위세뇨관 상피조직과 비슷하게 "통과시키는" 성질이 있다. 따라서 수분 일부가 세포주위 수송에 의해 흡수될 때 나트륨은 **용매 끌기**(*solvent drag*)라는 과정에 의해 녹아 있는 용질과 함께 이동한다. 나트륨의 능동수송은 공장, 회장, 결장에서 이루어지며 회장과 결장에는 "빽빽한" 성질의 상피세포가 있다. 능동흡수는 기저측막의 Na^+/K^+ 펌프의 작용에 달려 있으며, 능동흡수로 장세포 내의 나트륨 수준을 낮게 유지한다. 나트륨은 다양한 기전에 의해 첨단막을 통해 장세포로 들어간다. 이 기전에는 다른 분자나 이온과 함께 이동하는 공동수송(공동수송은 대부분의 용질이 흡수되는 근위세뇨관에서 더욱 중요하다) 및 수소이온과의 역수송이 있다.

나트륨의 흡수는 전기적 중성을 유지하기 위해 대체로 염소와 짝을 이루어 일어난다. 공장에서 염소는 양성으로 하전된 나트륨을 단순히 따라간다. 회장과 공장에서 염소는 중탄산염과의 역수송으로, 첨단막을 통해서는 능동적으로, 기저측막을 통해서는 촉진확산으로 흡수된다. 내강으로 수송된 중탄산염은 내강으로 분비된 수소이온을 완충시켜 내강에서 탄산을 만든다. 장의 내강에 있는 탄산탈수효소는 탄산을 물과 이산화탄소로 분해하는 데 촉매로 작용한다.

칼륨의 흡수

칼륨은 소장에서 수동적으로 흡수되지만 대장에서는 전기화학적 경사에 따라 흡수되거나 분비될 수 있다. 내강의 농도가 25 mM 이하이면 칼륨이 분비된다. 25 mM보다 높으면 칼륨이 흡수된다. 유미즙의 수분량이 증가하면 (설사의 경우) 유미즙내 칼륨 농도가 낮아져 칼륨이 더 적게 흡수된다. 따라서 설사가 심하면 저칼륨혈증이 생길 수 있다.

중탄산염의 흡수와 분비

공장에서 중탄산염은 수동적으로 흡수된다. 앞서 말한 것처럼 내강의 수소이온은 내강 속의 중탄산이온과 반응하여 (이자액으로부터) 탄산을 형성한 뒤, 이산화탄소와 물로 분해된다. 이산화탄소의 일부는 장세포로 확산되고, 세포 내에서 물과 반응하여 탄산을 형성한다. 세포 내의 탄산은 수소이온과 중탄산염으로 분해된다. 수소이온은 나트륨과의 교환으로 분비되고 중탄산염은 기저측막을 통해 수송되어 혈류로 확산된다. 회장과 결장에서 중탄산염은 염소이온과 교환되어 분비된다. 중탄산염은 장의 내용물을 완충시킨다.

칼슘흡수의 조절

섭취되는 대부분의 물질과는 달리, 칼슘의 흡수는 우리 몸의 요구에 맞추어 조절된다. 칼슘은 십이지장과 공장에서 두 단계에 거쳐 능동적으로 흡수된다: (1) 칼슘은 **칼슘결합 단백질**(*calcium binding protein*)인 섬모가장자리 단백질과 결합한 뒤 잘 확인되지 않은 기작에 의해 세포 내로 흡수된다. (2) 칼슘은 기저층막에 있는 Ca^{2+} 펌프에 의해 세포 밖으로 수송된다. 칼슘결합 단백질의 양을 증가시키는 호르몬인 1,25-$(OH)_2D_3$가 칼슘의 흡수를 증가시킨다.

철의 흡수

칼슘과 비타민 B_{12}처럼 철의 흡수는 단백질의 도움을 필요로 한다. 여기서의 단백질은 장세포에 의해 소장내강으로 분비되는 **트랜스페린**(*transferrin*)이다. 트랜스페린은 내강에서 철이온과 결합하여 복합체를 형성한 뒤, 첨단막에 있는 수용체와 결합한다. 수용체와 결합한 복합체는 수용체 매개 세포내이입 작용에 의해 세포 내로 흡수되고, 철은 장세포에 **페리틴**(*ferritin*)으로 저장되거나 아니면 기저측막을 통해 혈액으로 수송된다. 혈액에서는 또 다른 형태의 트랜스페린에 의해 수송된다. 장세포로부터 철은 몸이 필요로 하는 만큼만 흡수가 된다. 철의 혈장 수준이 감소하면 페리틴은 더 많은 철을 방출하여 철이 첨단막을 통해 혈류로 들어간다.

수분의 흡수

사람은 하루에 단지 약 2 L의 물을 마시지만, 위, 장, 부속기관에서 분비가 이루어져 약 7 L의 물이 위장관으로 들어간다. 그러므로 수분의 흡수는 정상적인 체액의 균형을 유지하는 데 중요하다. 수분의 흡수는 수동적이며, 점막 상피조직을 통해 삼투경사로 이루어지는데—이 경사는 용질, 특히 나트륨이 내강에서 세포간질액으로 수송될 때 생긴다. 나트륨이 경사를 만드는 데 아주 중요한 이유는 내강과 간질액에 있는 모든 용질 중 가장 많기 때문에 삼투압에 가장 크게 기여할 수 있기 때문이다. 보통은 십이지장에 존재하던 수분의 약 95%가 유미즙이 대장에 도달할 때에 흡수된다.

20.4 위장관 조절의 일반 원리

위장관계는 대부분 이제까지 공부한 여러 기관계와 달리 몸의 내적 환경을 일정하게 유지하기 위해 작용하는 것이 아니다(적어도 직접적이지는 않다). 그 이유는 일반적으로 위장관으로 흡수되는 물질의 양은 체내 상태에 따라 결정되는 것이 아니기 때문이다(모든 물질이 다 그런 것은 아니다). 섭취된 양분의 대부분은 완전히 흡수되어 사실상 영양가가 전혀 없는 상태에서 분변으로 제거된다.

비록 위장관의 기능이 내적 환경조건에 따라 조절되지 않지만, 이 기능은 신경과 호르몬의 정교한 일련의 조절 기전에 의해 조절되며, 이들 중 상당부분은 음성피드백에 의한 것이다. 그러나 이런 많은 기전들은 흡수를 최대화하기 위해 위장관 내강의 상태를 조절하려는 작용이다. 이제 위장관의 기능 조절과 관련된 일반적인 원리를 간단히 살펴보자.

위장관 조절의 신경과 내분비 경로

위장관의 기능은 정교한 조절체계 하에 있으며 여기에는 자율신경계, 장 신경계, 위와 소장에서 분비하는 위장관 호르몬이 포함된다. 장 신경계는 감각뉴런, 운동뉴런, 연결뉴런 등으로 구성된다. 위장관 기능과 관련된 자율신경계의 영향은 대체로 간접적이며, 장 신경계와의 소통으로 이루어진다.

위장관의 기능은 위장관 내에서 발생하는 자극의 영향을 받으며, 자극으로는 음식물의 존재 유무나 내강 내용물의 산성도 변화 등이 있다. 위장관 내강의 상태는 장관벽 내부에 위치한 세 가지 형태의 수용기 뉴런에 의해 감시를 받는다. 즉 수용기에는 벽의 팽창 정도를 감지하는 기계수용기, 수소이온이나 지방 같은 특수한 물질의 내강속 농도를 감시하는 화학수용기, 내강의 내용물의 삼투몰 농도를 감지하는 삼투수용기 등이 있다. 이 수용기에서 나오는 구심성 신경은 장 신경계와 중추신경계 모두에 연결되어 있다.

장 신경계와 중추신경계는 보통 평활근세포나 분비세포(외분비 또는 내분비에 의해서) 같은 위장관 기관에 있는 여러 형태의 효과기 세포와 연결된 뉴런을 통하여 위장관 기능을 조절한다. 평활근 세포로 신경 신호가 전달되면 위장관의 운동성을 조절하고, 분비세포에 자극이 전달되면 화학물질의 분비를 조절한다. 외분비세포가 생성물을 위장관 내강으로 분비하는 반면, 내분비세포는 생성물과 호르몬을 혈류로 분비하여 순환하면서 다시 위장관계로 돌아가서 그 효과를 발휘한다. 역할이 잘 알려진 네 가지 위장관 호르몬은 위에서 분비되는 가스트린, 십이지장과 공장에서 분비되는 **콜레시스토키닌(cholecystokinin, CCK)**, **세크레틴(secretin)**, **포도당의존성 인슐린 자극 펩티드(glucose-dependent insulinotropic peptide, GIP)**가 있다. 뒤의 세 가지는 엔테로가스트린(*enterogastrone*)이라고

표 20.2 위장관 호르몬과 그 작용

호르몬	분비장소	분비하여 자극하는 것	작용
가스트린	위	위에서 단백질과 단백질 소화산물, 위의 팽창, 위로 부교감 자극 유입	위액분비와 운동자극; 회장운동 자극과 회맹부 괄약근 이완; 대장으로의 대량이동
콜레시스토키닌(CCK)	십이지장과 공장	십이지장에서 지방이나 단백질 소화산물	위액분비와 운동 억제; 이자의 중탄산염 분비작용 강화; 이자효소 분비자극; 간에서 담즙분비 자극; 쓸개수축과 오디괄약근의 이완 자극
세크레틴	십이지장과 회장	십이지장에서 산	위액분비와 운동 억제; 이자의 중탄산염 분비자극; 이자효소 분비에 대한 CCK 작용 강화; 간의 담즙 분비 자극
포도당의존성 인슐린 자극 펩티드(GIP)	십이지장과 공장	십이지장의 포도당, 지방, 산; 십이지장 팽창	위액분비와 운동 억제; 이자의 인슐린 분비자극

한다. 이들 호르몬을 방출하는 부위와 분비자극, 호르몬의 작용은 **표 20.2**에 요약되어 있다.

단기와 장기 반사 경로

위장관 기능에 대한 신경과 호르몬의 조절은 **그림 20.22**에 요약되어 있다. 소화관 내강의 자극이 중추신경계와 관계없이 반응을 촉발할 수 있음을 보여준다. 이 경우 신호는 수용기에서 내부 신경총까지 가서 곧장 효과기로 전달될 수 있으며, 이를 단기 반사 경로(*short reflex pathway*)라고 한다. 선택적으로 신호는 수용기에서 중추신경계까지 이동한 뒤 내부신경총으로 가서 효과기로 정보를 전달하는 장기 반사 경로(*long reflex pathway*)를 따를 수도 있다. (어떤 경우 중추신경계는 신호를 직접 효과기로 전달할 수도 있다.)

대체로 장기 반사 경로에는 교감신경계, 부교감신경계, 또는 두 가지가 모두 관여한다. 부교감신경계 활성이 증가하면 보통 근육활동이나 액체분비가 현저히 증가하는 등 위장관의 활성이 강화된다. 이와는 반대로 교감신경계의 활성은 일반적으로 반대효과를 나타내어 위장관 활성을 억제한다. (하지만 이러한 법칙에도 일부 예외가 있다.)

위장관 조절상

위장관의 어떤 부위는 그 부위 내 또는 훨씬 멀리 떨어진 부위에서 발생한 자극에도 반응할 수 있다. 예를 들어 위산 분비율은 위 내용물(산성도의 증가로 분비가 감소됨)의 산성도와 십이지장의 산성도 수준에 영향을 받는다. 위장관 기관의 기능은 위장관 밖에서 생긴 자극에 의해서도 영향을 받을 수 있다. 예를 들어 위산 분비는 음식물의 냄새에 의해서도 영향을 받을 수 있다.

머리(음식에 대한 냄새, 맛, 생각)에서 발생한 자극에 의한 위장관의 조절을 **뇌상조절(cephalic-phase control)**이라고 하며, 항상 중추신경계에서 들어오는 자극의 영향을 받는다. 위나 소장에서

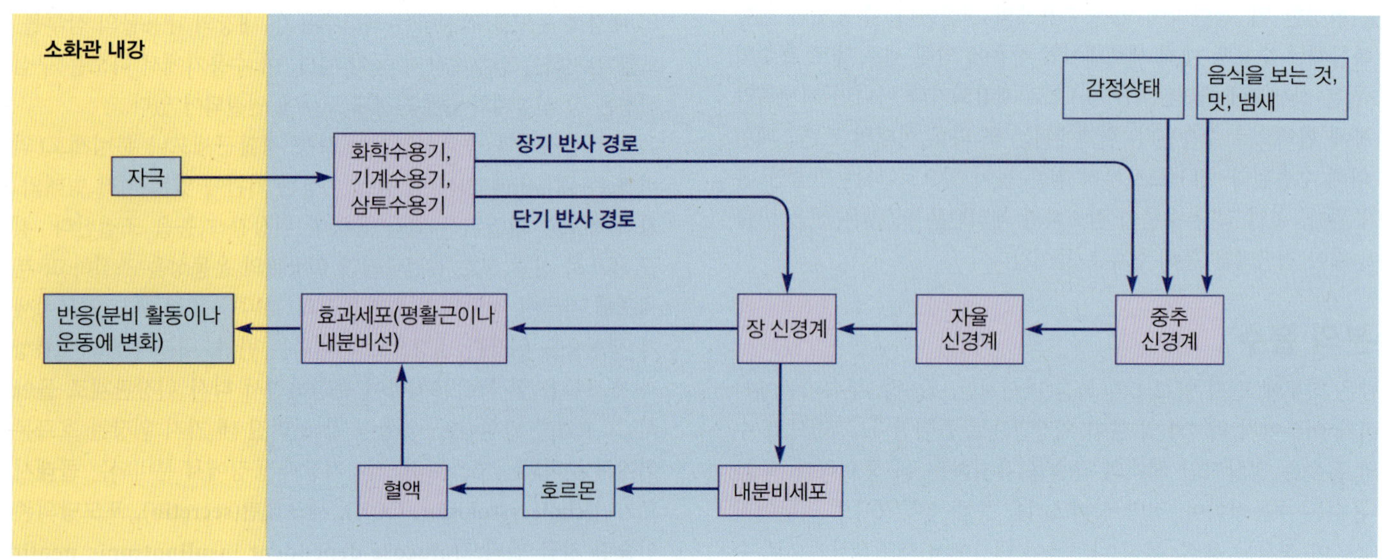

그림 20.22 위장관 기능의 신경과 내분비 조절의 요약.

발생한 자극에 의한 위장관의 조절을 각각 **위상조절(gastric-phase control)** 또는 **장상조절(intestinal-phase control)**이라고 한다. 위상과 장상의 자극은 장기 또는 단기 반사 경로를 통해 효과를 발휘하거나 위장관 호르몬의 분비 변화로 효과를 나타낸다.

음식 섭취의 조절

음식 섭취의 생리적 조절은 일반적으로 시상하부와 관련이 있으며 단기간 또는 장기간에 걸쳐 발생할 수 있다. 배가 고플 때 음식을 먹고 배고픔이 사라질 때 음식 섭취를 중지하는 것은 단기간의 조절의 예이다. 운동 프로그램을 시작한 뒤로 몇 주간 매일 음식 섭취가 증가하는 것은 장기조절의 한 예다. 장기조절에 중요한 한 가지 요소는 지방세포에서 분비하는 호르몬인 **렙틴(leptin)**이다(**그림 20.23**).

지방세포는 지방조직은 조직의 양에 비례하는 수준으로 렙틴을 분비한다. 몸이 필요로 하는 것보다 더 많은 칼로리가 든 영양소를 식품으로 섭취하면, 지방이 지방조직에 축적된다. 이와 같은 작용은 시상하부의 궁상핵(arcuate nucleus)에 있는 식욕조절 중추에 작용하여 렙틴의 분비를 자극하여 공복감을 감소시킨다. 렙틴과 같이 배고픔 억제 효과를 가진 생리적 신호를 포만신호(*satiety signal*)라고 한다. 알파 멜라닌 자극호르몬과 코카인과 암페타민 연관 전사체는 지방 저장을 감소시키기 위하여 서로 협력한다. 음식물 섭취를 감소하기 위하여 포만감 자극과 더불어, 알파 멜라닌 자극 호르몬(αMSH)과 코카인과 암페타민 연관 전사체(CART)는 교감신경계를 자극하고 갑상선 자극 호르몬(TSH)과 부신피질 자극 호르몬(ACTH)과 같은 뇌하수체 전엽 호르몬의 분비를 자극함으로써 인체의 대사율을 증가시키고 지방 저장을 감소시킨다. 일부 선천적으로 렙틴 결핍증을 가진 사람이 있다. 이런 사람은 음식을 가리지 않고 지나치게 많이 먹는 과식증(*hyperphagia*) 상태가 되어 심한 비만을 초래한다. 렙틴을 투여하면 시간이 지나면서 심한 공복감이 없어지므로 빠르게 체중이 감소한다. 하지만 렙틴의 유전적 결핍이 없는 비만한 사람에게 렙틴의 투여는 거의 영향을 주지 않는다.

포만 요인에 대한 반대의 작용을 하는 것은 신경 펩티드 Y(NPY)와 아구티 연관 펩티드(AgRP)를 포함한 식욕유발 요인(*orexigenic factor*)이다. 이들은 궁상핵에서 분비되며 측면 뇌하수체에 작용하여 교감신경 활동을 억제하고, 부신피질 자극호르몬과 갑상선 자극 호르몬의 분비를 억제한다.

음식물의 섭취도 단기조절에 중요한 여러 가지 생리적인 변화에 의해 영향을 받는다. 예를 들어 일반적인 식사로 영양분을 흡수하는 경우, 이자의 섬세포는 인슐린을 분비하도록 자극하며, 이 자극이 시상하부에 작용하여 공복감을 줄인다. 또 다른 공복억제호르몬인 CCK는 십이지장에 음식물이 있을 때 반응하여 분비된다. 위장관벽의 기계수용기와 화학수용기부터의 신경 신호는 내강에 음식물이나 소화산물이 있음을 감지하고, 이들 신호는 배고픔을 억제한다.

단기간의 포만 요인과 같이, 단기간의 식욕유발 요인으로는 위

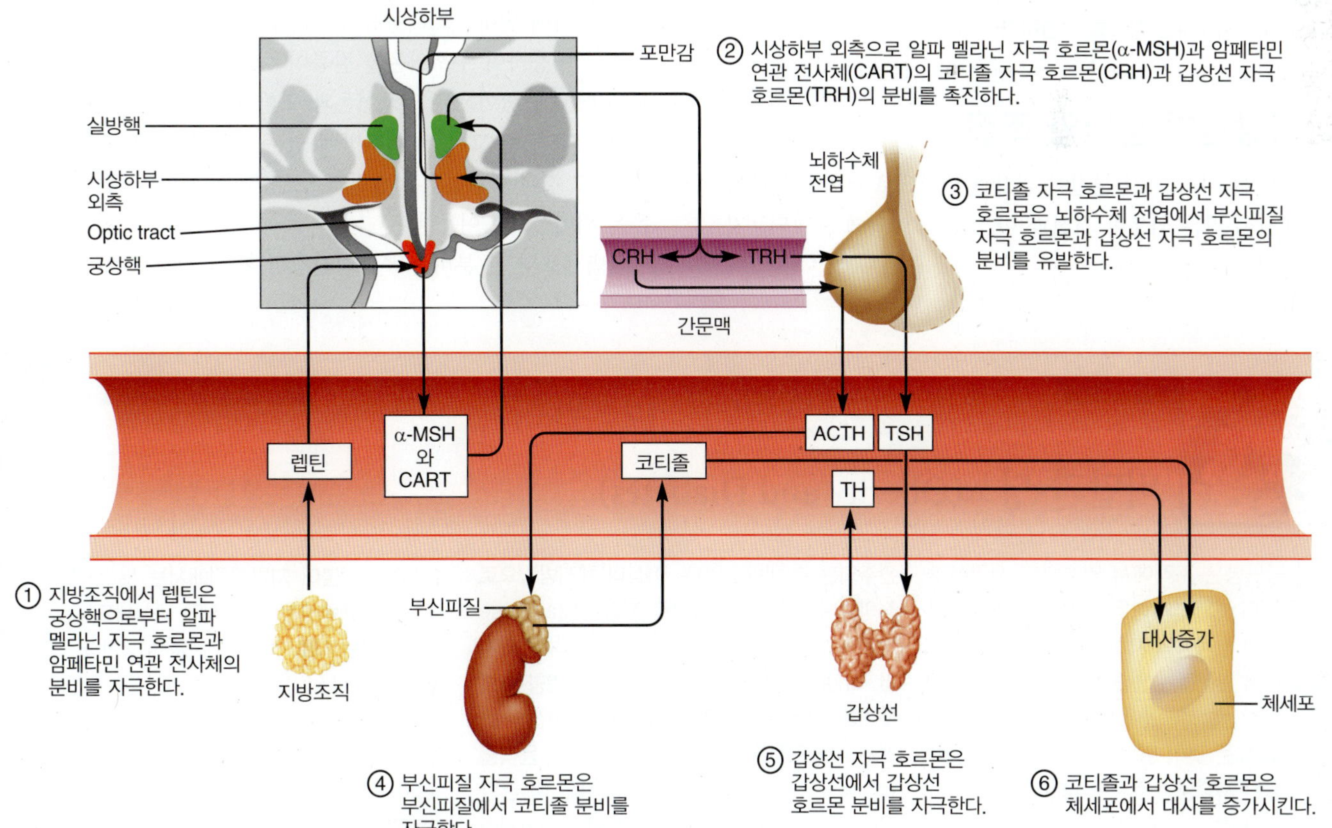

그림 20.23 음식물 섭취에 포만감과 식욕유발요인의 영향.

호르몬의 일종인 **그렐린**(*ghrelin*)이 있으며 위가 비어 있을 때 위에서 분비된다. 그렐린은 신경펩티드 Y와 아구티 연관 펩티드의 분비를 촉진하고, 음식물 섭취행동을 유발한다. 위우회술(gastric bypass surgery)을 이용한 그렐린 분비 세포의 제거는 유의한 체중 감량의 효과를 가져올 수 있다.

일상적인 상태에서 인체는 이용하는 것보다 더 많은 칼로리를 섭취하면 비만이 된다. 과다한 칼로리의 대부분은 지방조직에 중성지방 형태로 저장된다. 비만으로 발전하는 데 기여하는 4가지 요소에는 유전적 요인, 환경요인, 과다한 음식물의 섭취 및 운동부족이 있다. 이러한 원인과 관계없이, 비만은 동맥경화, 심장질환, 간질환 및 제2형 당뇨를 포함한 질병에 걸리기 쉽다.

음식물 섭취는 신체에 영양분 공급을 위해 필수적이지만, 심리사회학적인 영향들과 같은 비교적 덜 연관성 있는 요인들에 의해 영향을 받는다. 경험으로부터 특별히 배고프지 않을 때에도 먹음직스러운 음식을 보거나, 좋아하는 음식을 먹기가 쉽지 않을 때, 친구들과 음식을 먹을 때 이것을 알게 된다.

퀵 테스트 20.5

1. 위장관 내강의 상태를 감시하는 세 가지 형태의 주요 수용기의 명칭을 말하라.
2. 단기 반사 경로와 장기 반사 경로의 차이는 무엇인가?
3. 뇌상, 위상, 장상이라는 용어는 무엇과 관련된 것인가?
4. 다양한 포만감과 식욕유발 요인들과 그것들을 분비하는 장소와 그것들의 분비를 자극하는 장소를 명명하라.

20.5 위장관의 분비와 조절

지금까지 우리는 여러 가지 물질이 위장관 내강으로 분비됨을 배웠다. 이 절에서 우리는 외분비 기전과 이 기전이 어떻게 조절되는지 알아볼 것이다.

침 분비

침 분비는 자율신경계 가지에서 침샘으로의 신경 유입에 의해 조절된다. 자율신경계에 의해 이중으로 지배를 받는 대부분의 조직과는 달리, 침 분비는 부교감신경계와 교감신경계 모두에 의해 자극을 받는다. 하지만 부교감신경의 활성은 묽은 침을 많이 분비하도록 자극하는 반면, 교감신경의 활성은 단백질이 많고 점성이 있는 소량의 침을 분비하도록 자극한다. (긴장하며 발표를 하고 있는 사람은 교감신경의 항진으로 침분비가 증가하지만 종종 "마른입"으로 고생한다.)

연수의 **침 분비 중추**(*salivary center*)가 침 분비를 조절하며, 침샘까지 자동으로 자극이 가도록 조절한다. 음식 맛에 들어 있는 정보는 미뢰에 있는 화학수용기에 의해 침분비 중추까지 전달된다. 입에 있는 음식이 수용기를 자극하여 부교감신경계가 활성화되어 침분비가 증가한다. 침 분비 중추의 활성은 또한 대뇌피질에서 오는 자극 유입에 의해 영향을 받는다. 이러한 자극은 음식의 모양과 냄새, 기타 뇌상자극에 들어 있는 정보를 전달한다.

위에서의 산과 펩시노겐의 분비

위에서 산이 분비되는 기전은 어떤 면에서는 신장 세뇨관에서 수소이온이 분비되는 기전을 연상시킨다. 위에서의 산분비는 벽세포 안에서 **탄산탈수효소**(*carbonic anhydrase, CA*)의 촉매작용에 따라 물과 이산화탄소의 반응에 의해 이루어지며, 이 작용으로 수소이온과 중탄산염이 생성된다(**그림 20.24**). 수소이온은 첨단막에 있는 양성자 펌프에 의해 위내강으로 능동적으로 수송되는데, 이 과정은 ATP 에너지를 이용하여 수소이온을 칼륨이온과 교환하여 세포 밖으로 내보낸다. 중탄산이온은 염소이온과 교환하여 기저측막을 통해 세포 밖으로 나가며, 그런 뒤 첨단막에 있는 통로를 통해 내강으로 이동한다. 그 결과 중탄산염은 간질액으로 이동하는 반면, 수소와 염소이온은 위내강으로 이동한다.

벽세포의 산 분비는 부교감신경의 활성, 가스트린, 히스타민에

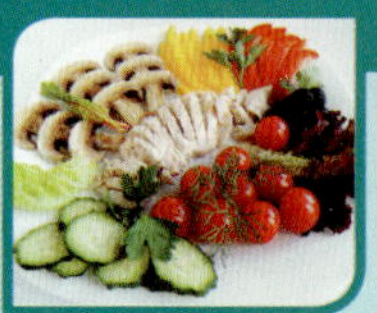

당뇨병에 대한 관심

비만과 당뇨(Obesity and Diabetes)

제2형 당뇨병은 조직에서 인슐린의 저항성과 관련이 있다. 조직 저항은 정상적인 인슐린에 대한 조직의 반응성의 저하이고, 인슐린과 수용기의 결합에 관여하는 인슐린 신호 경로의 어느 곳에서도 발생할 수 있다. 비록 인슐린 저항성에 대하여 모든 것이 알려져 있지 않았지만, 비만은 인슐린 저항성의 주요한 원인이다.

비만은 보통 성별과 키에 대하여 정상으로 간주되는 수치보다 20% 이상의 체지방량으로 정의할 수 있다. 전통적으로 지방조직(adipose tissue)은 에너지 축적 저장소로 알려져 있지만, 비만으로 인한 우리 몸에 해로운 영향을 줄 수 있는 호르몬을 분비한다. 우리는 이전의 절에서 지방조직은 렙틴을 분비함으로써 음식물 섭취를 줄인다는 것을 알아보았는데, 이 뿐만 아니라 렙틴은 또한 인슐린 저항성을 증가시킬 수 있다. 더불어 지방조직에서는 분비되는 **레시스틴**(*resistin*)은 염증 시에 대식세포에 의해서 분비되는 시토카인을 분비를 자극한다. 렙틴과 같이 레시스틴은 인슐린 저항성을 촉진시킬 수 있다. 인슐린 저항성을 일으키는 지방조직의 화학적 매개물질에 대한 지식을 통하여 비만한 사람에게서 제2형 당뇨병의 발생을 감소시키는 약물을 개발할 수 있을 것이다.

의해 자극을 받는데, 히스타민은 위내벽 세포에서 분비되어 주변분비 인자로 작용한다. 산의 분비는 뇌상, 위상, 장상에 의해 조절되며 일반적으로 위에 음식물이 있을 때 자극을 받고 음식물이 빠져나가면 억제된다. 산 분비에 영향을 주는 자극도 같은 방식으로 펩시노겐 분비에 영향을 주기 때문에 펩시노겐 분비는 일반적으로 산 분비의 변화와 함께 증가하거나 감소하게 된다.

그림 20.25a에서 볼 수 있는 것처럼 음식을 본 것, 맛, 냄새로 인한 자극이나 씹고 삼키는 작용으로 생긴 뇌상 자극은 위에서 부교감신경의 활성 증가를 촉발하고, 벽세포와 주세포를 모두 자극하여 각각 산과 펩시노겐을, G세포는 가스트린을 분비하도록 자극한다. 가스트린은 혈류로 들어가 벽세포와 주세포를 자극하여 부교감신경의 유입 효과를 더욱 강화시킨다.

일단 음식이 위에 도달하면 위상자극이 시작된다(그림 20.25b). 내강 속의 단백질과 단백질 소화산물이 위벽의 화학수용기를 자극하고, 음식물로 위가 팽창하면 기계수용기를 활성화한다. 그 결과, 단기 반사와 장기 반사 경로를 통해 신호가 벽세포와 주세포에 전달되어, 산과 펩시노겐 분비를 촉발하고 G세포에도 작용하여 가스트린 분비를 촉발한다. 내강에 있는 단백질 또한 G세포로 하여금 가스트린 분비를 자극하도록 하는 직접적인 효과를 발휘한다.

음식물이 위를 지나면 위상과 장상자극 모두 산과 펩시노겐 분비를 감소시킨다. 음식물이 위에서 나가면 팽창이 감소하고 내강에

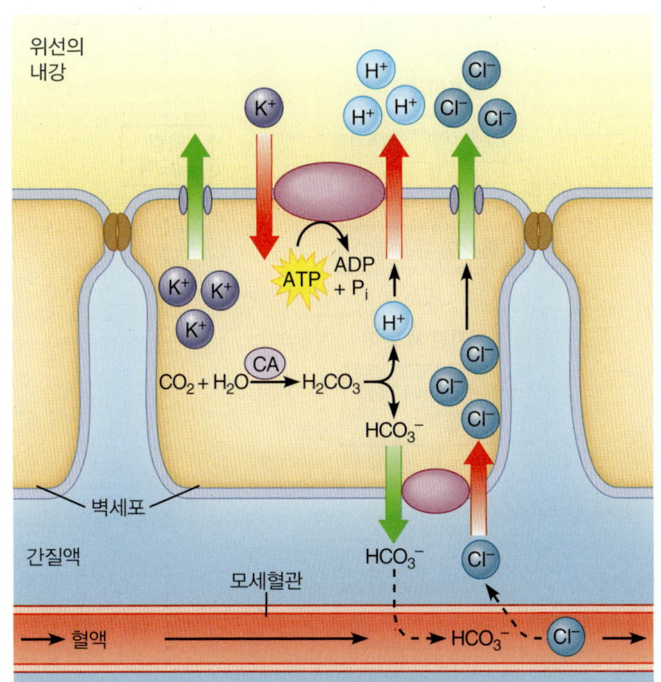

그림 20.24 위산 분비 기전. 칼륨이온이 내강에서 벽세포로 능동적으로 수송된 뒤 다시 내강으로 수동적으로 빠져나오기 때문에 이들 이온은 첨단막을 통해 단순히 재순환된다.

Q 수소이온에 대한 전기화학적 추진력은 세포 안으로 작용하는가, 밖으로 작용하는가?

있는 단백질과 단백질 소화산물의 농도도 떨어지므로 앞서서 위액 분비를 자극했던 것을 철회(*withdrawal*)한다. 단백질 배출 또한 위액의 산성도를 증가시키는 원인이 되는데(단백질이 분비된 수소이온의 일부를 정상적으로 완충시키기 때문에), G세포에 직접 작용하여 가스트린 분비를 억제함으로 산분비의 새로운 자극은 일어나지 않는다.

위가 비어 있는 동안 위산 분비가 감소하는 것은 음식물이 십이지장으로 들어가면서 생긴 신호에 의해 촉발된다. 유미즙이 위를 떠날 때 십이지장 내용물의 삼투몰농도는 증가하고, 그 내용물의 지방과 산의 농도도 증가하며 십이지장은 더 팽창한다. 이러한 변화는 화학수용기, 삼투수용기, 기계수용기를 자극하여 위에 있는 벽세포와 주세포로 가는 장기 반사와 단기 반사를 통해 신호를 전달함으로써 산과 펩시노겐 분비를 감소시킨다. 이외에도 신호는 CCK, 세크리틴, GIP를 분비하는 소장의 내분비세포로 전달되어 벽세포와 주세포의 분비활동을 억제한다.

이자액과 담즙의 분비

이자액의 분비는 췌장샘꽈리(pancreatic acini)에서 시작하며, 이곳의 세포는 물, 전해질, 소화효소를 비롯한 액체를 비교적 소량 생성한다. 이 액체가 샘꽈리(acini)세포에서 관을 통해 나갈 때 관을 구성하는 세포는 중탄산염이 풍부한 많은 양의 액체를 관으로 분비한다. 이자액 성분은 효소와 중탄산염이 풍부한 액체이며 식사 중에 함께 분비되기는 하지만, 이들의 분비를 조절하는 기전은 다르게 작용하고, 이런 이유로 이자액의 성분이 변화할 수 있다.

이자액의 분비는 뇌상, 위상, 장상 자극에 영향을 받지만, 장상 자극이 가장 지배적이다. 이자액 분비에 가장 강력한 영향을 주는 것은 호르몬 CCK와 세크레틴이며, 이 호르몬들은 십이지장에 음식물이 있을 때 반응하여 분비된다. CCK는 주로 샘꽈리 세포에 작용하여 효소분비를 자극하는 반면, 세크리틴은 주로 관세포에 작용하여 중탄산염이 풍부한 액체의 분비를 자극한다. CCK 자체만으로 중탄산염 분비를 자극하는 힘은 약하지만, 세크리틴이 있을 때는 그 효과가 더 강해진다. 다시 말하면 세크리틴만 있을 때 효소분비의 자극 효과는 약하지만 CCK가 있을 때는 이 효과가 훨씬 더 강해진다. 달리 말해서 CCK와 세크리틴이 같이 있을 때는 이 호르몬들이 각각의 효과를 증폭시키는데 이 현상을 **상승작용(potentiation)**이라고 한다.

세크레틴 분비와 이에 뒤이은 중탄산염이 풍부한 액체 분비는 십이지장 내용물의 산성도에 크게 영향을 받는다(**그림 20.26**). 위로부터 공장으로 유미즙의 이동은 공장 내용물의 산성도를 증가하여, 장관벽의 화학수용기를 자극한다. 그 결과 신호가 단기 반사 경로와 장기 반사 경로를 통해 십이지장과 공장에 있는 내분비세포로 전달되고 이에 반응하여 세크리틴이 분비된다. 혈장내 세크리틴의 증가는 이자세포에 작용하여 중탄산염이 풍부한 액체의 분비를 자극하고, 십이지장 속의 수소이온과 함께 내용물의 산성도를 저하시킨다. (산성도가 올라가면 궁극적으로 산성도의 저하를 일으키는 일련

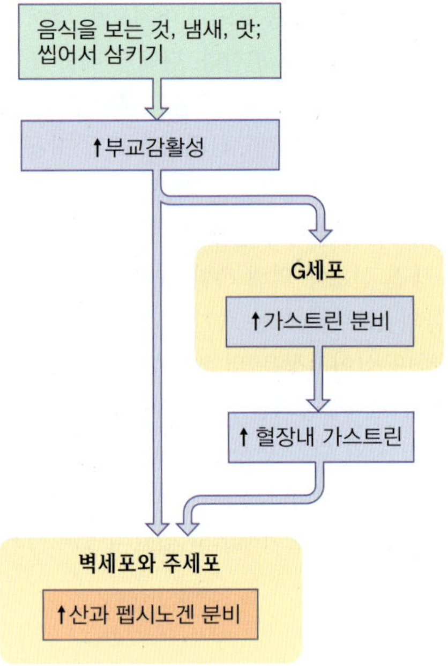

(a) 뇌상의 위액분비 조절

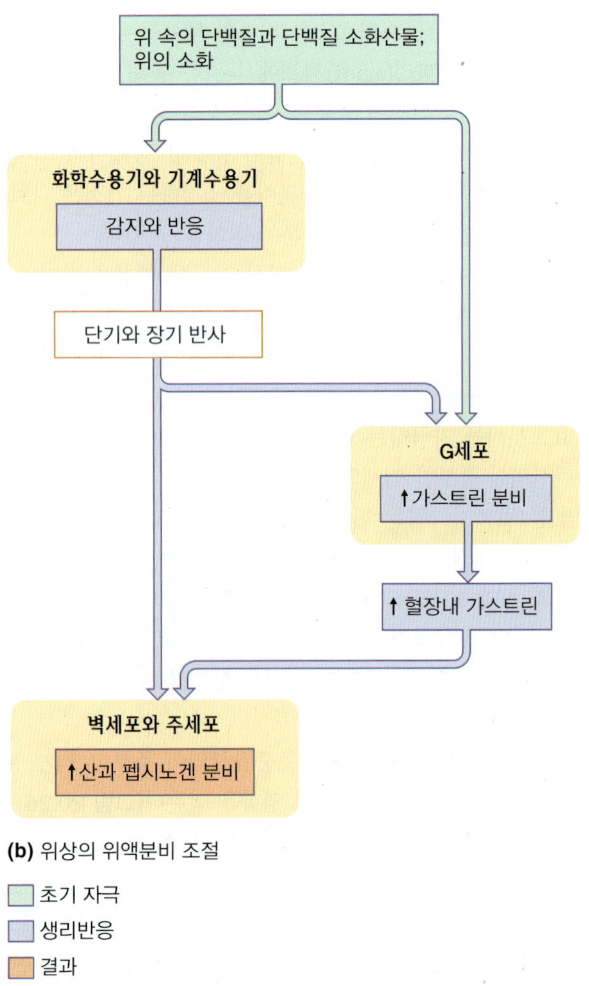

(b) 위상의 위액분비 조절

초기 자극
생리반응
결과

그림 20.25 위액분비의 조절. 음식물을 먹을 때와 위에 음식물이 있을 때, 산과 펩시노겐이 **(a)** 뇌상자극과 **(b)** 위상자극에 반응하여 분비되는 경로를 보여준다.

의 반응이 유발되기 때문에 이는 음성피드백 조절로 이루어져 있음을 주목하라.) 이러한 산성도의 감소는 적절한 이자의 활동과 소장에 작용하는 여러 효소의 활성에도 필요하다.

CCK의 분비는 주로 십이지장에 있는 단백질 소화산물과 지방의 농도에 따라 조절되며, 유미즙이 위를 떠날 때는 CCK의 분비가 증가한다. 이러한 변화는 화학수용기를 자극하여 단기 반사와 장기 반사 경로에 의해 내분비세포로 신호를 전달하고 CCK의 분비를 촉발하며, 이에 따라 CCK가 샘꽈리 세포에 작용하여 효소분비를 자극한다. 이후에 소화산물이 십이지장에 남아 있으면 이 신호는 없어지고, CCK 분비는 감소한다.

CCK와 세크리틴은 또한 담즙이 십이지장으로 들어가는 것을 조절하는 역할을 한다(**그림 20.27**). 십이지장에서 산성도가 증가하는 것에 반응하여 세크리틴은 간에 작용하여 담즙 분비를 자극한다. 십이지장에 단백질 소화산물과 지방이 있을 때, CCK 분비를 자극하

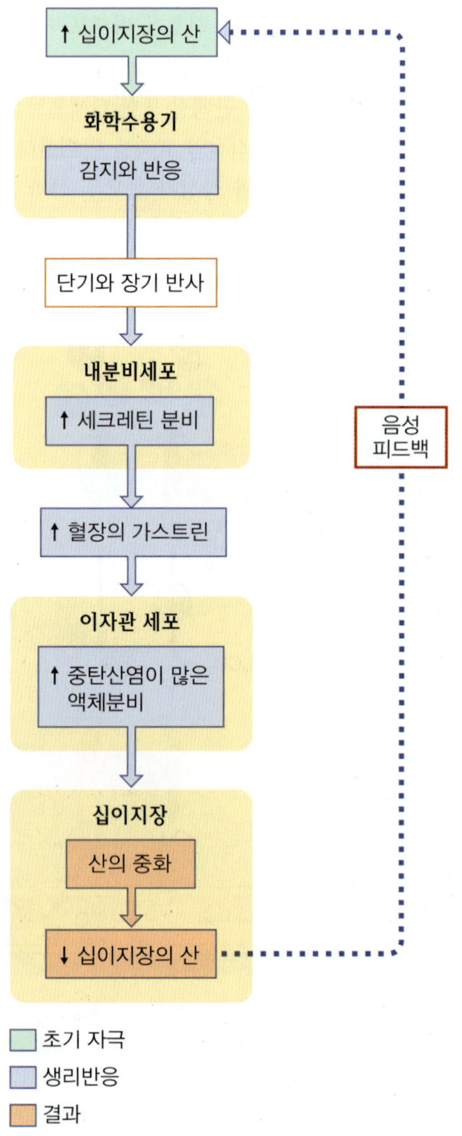

초기 자극
생리반응
결과

그림 20.26 십이지장에서 산에 의해 중탄산염이 풍부한 액체가 분비되는 자극.

여 이것이 쓸개의 수축을 증가시키고 오디괄약근을 이완시켜 담즙이 십이지장으로 들어오도록 한다.

소화계에서의 액체 이동률

매일 소화계를 드나드는 액체의 양은 정상 혈장량의 몇 배에 해당하며, 이는 놀라울 정도의 양이다(**그림 20.28**). 간과 이자는 함께 하루에 평균 2 L 정도의 액체를 위장관으로 분비하며, 침샘은 약 1.5 L를 분비한다. 이외에도 위와 소장벽에 있는 선에서 3.5 L가 분비되며, 섭취된 물 거의 2 L 정도가 위장관으로 들어간다. 매일 약 8.5 L에 이르는 분비되거나 섭취된 액체가 소장에서 흡수되고 대장에서도 일부 흡수된다. 위장관으로 액체가 출입하는 것을 계산해보면 들어간 양과 흡수된 양과의 차이는 아주 적어서 하루에 약 100 mL 정도다. 흡수되지 않은 수분은 분변으로 제거된다.

퀵 테스트 20.6

1. 탄산탈수효소는 위산분비에 어떤 역할을 하는가? 수소이온과 함께 분비되는 것은 어떤 이온인가?
2. 다음에 열거한 자극 중에서 위산분비를 자극할 것으로 생각되는 것을 골라라: 위의 팽창, 십이지장의 팽창, 위에서 단백질 소화산물의 증가, 십이지장의 산성도 증가, 십이지장의 삼투몰 농도 증가.
3. 다음에 나오는 자극 중에서 이자에서 효소나 중탄산염이 풍부한 액의 분비를 자극할 것으로 생각되는 것을 골라라: 십이지장의 산성도 증가, 혈장내 CCK 수준의 증가, 혈장의 세크리틴 수준의 증가, 십이지장의 단백질 소화산물의 감소, 십이지장의 지방 감소.

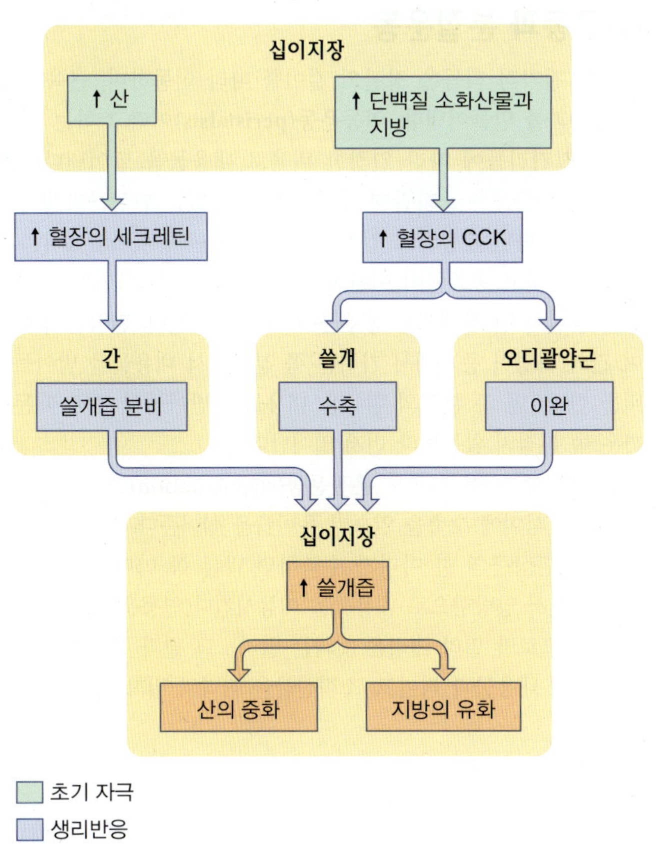

그림 20.27 세크레틴과 CCK가 십이지장으로 담즙이 들어가는 것을 조절하는 기전.

20.6 위장관의 운동과 조절

위장관은 내강 속의 내용물을 앞으로 밀어내거나 섞거나 하는 작용패턴을 섬세하게 조절할 수 있다. 사실, 이 운동 때문에 우리 몸에서 소화와 흡수가 매우 효율적으로 이루어진다. 이 절에서는 소화기관의 다양한 운동패턴과 운동이 어떻게 조절되는지 알아보기로 한다.

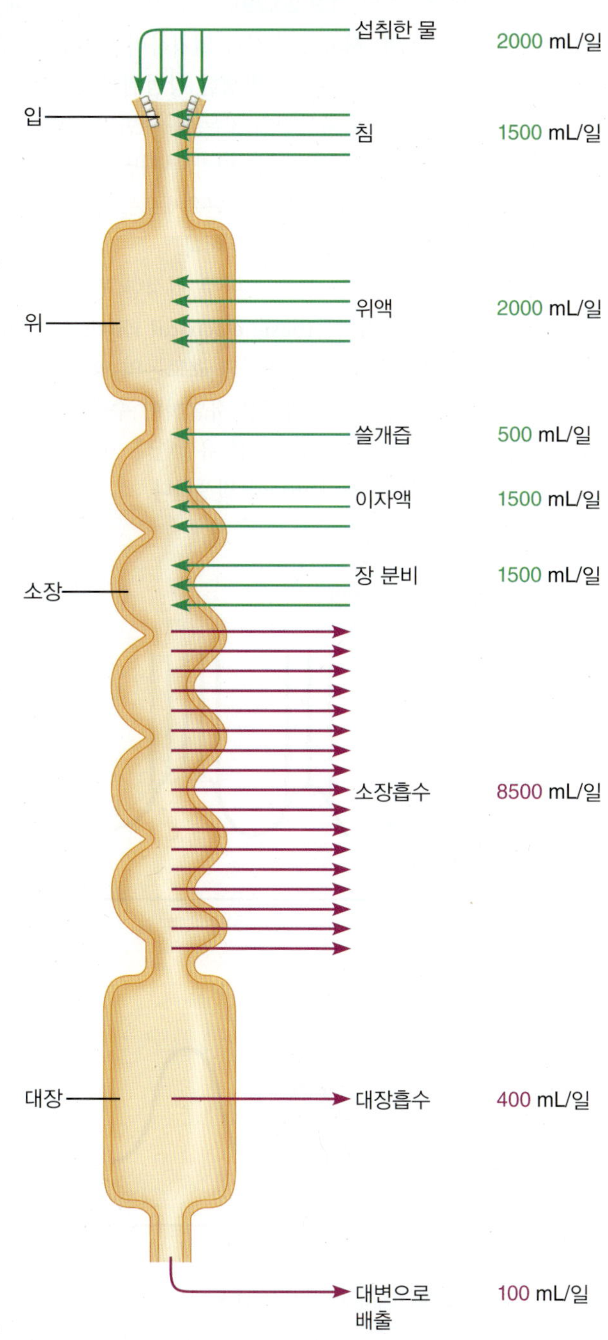

그림 20.28 위장관계에서 대략적인 하루 동안의 액체 유동량.

위장관 운동을 토대로 하여 평활근의 전기적인 활동부터 알아보기로 하자.

위장관 평활근의 전기활동

위장관 평활근이 두 층으로 배열되어 있음을 떠올려보자. 점막 근육판에는 얇은 종주근 섬유층과 환상근 섬유층이 있어서, 위장관 내용물을 섞는 기능을 한다. 근육 외층은 평활근이 두 층으로 분리되어 안쪽에는 환상근층, 바깥쪽에 종주근층이 있다. 안쪽 환상근층은 **서파(slow wave)**로 느리며, 자발적이고, 점진적인 탈분극을 발생시킬 수 있는데, 이 서파는 막전위를 역치까지 끌어올릴 만큼 충분히 커지면 활동전위를 발생시킨다(**그림 20.29**). 활동전위가 발생할 때, 이 활동전위는 일정 간격으로 서파의 정점과 일치하며 발생한다. 간극연접으로 인해 평활근세포 사이에서 발생한 광범위한 전기적 커플링이 전기활동의 증가(서파와 활동전위 모두)를 주변의 비박동원 세포로 전달한다. 서파의 빈도는 위장관을 따라 부위별로 다르게 나타나는데 그 이유는 서로 다른 부위에 있는 근육세포들이 다른 단위의 박동원 세포에 의해 서파가 일어나기 때문이다.

위장관의 어떤 부위에서든 서파는 아주 일정한 빈도로 발생하며 이러한 패턴을 **기초 전기리듬(basic electrical rhythm, BER)**이라고 한다. 이 기초 전기리듬은 신경활동과 호르몬의 영향을 받는다. 일반적으로 부교감신경의 활동은 흥분을 유발하여 수축력의 증가를 촉진하고, 교감신경의 활동은 반대 효과를 유발한다. 이러한 신경 활동의 영향으로 서파 활동의 패턴 변화가 발생한다.

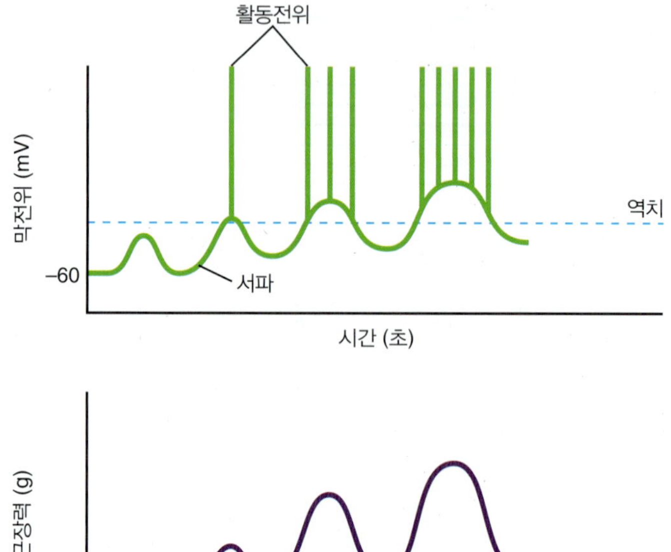

그림 20.29 위장관 평활근에서 서파의 전기활동. 역치 이상의 탈분극이 활동 전위를 유발하여(위) 위장관 평활근의 수축이 일어나는데 이 강도는 활동전위(아래)의 빈도에 따라 다양하다.

신경 활동과 호르몬 신호는 일반적으로 서파의 빈도수보다는 진폭(*amplitude*)에 영향을 준다. 흥분성 자극은 막전위를 올리고, 그 결과 전위는 여전히 상승과 하강을 반복하지만, 더 높은 (양전위가 더 높은) 평균값에서 이 변화가 진행된다. 반면 억제성 자극은 막전위를 떨어뜨린다. 막전위가 오르면 갑자기 활동전위가 촉발되거나 (처음에 발생하지 않았다면) 빈도수가 증가할 수도 있는데, 일반적으로 두 가지 모두 수축력을 증가시킨다(그림 20.29). 막전위가 떨어지면 활동전위의 빈도수와 수축력이 감소하는 경향이 생긴다.

비록 수축활동이 소화관 평활근의 전기활동 패턴과 관계가 있지만, 이들 관계의 본질은 근육의 위치에 달려 있다. 위에서는 평활근의 탈분극 정도에 따라 다양하고, 단계적인 힘을 발생시킨다. 즉 탈분극이 더 커지면 더 큰 수축력을 촉발한다. 탈분극이 활동전위를 촉발할 만큼 충분히 크면 수축력은 더 증가한다. 장에서는 활동전위가 일어나지 않으면 아무런 힘도 발생하지 않는다. 활동전위가 일단 발생하면 수축의 강도는 활동전위 빈도의 변화에 따라 단계적 패턴으로 다양하게 발생하는데, 이는 위의 평활근에서 나타나는 것과 비슷하다.

이 절에서는 위장관 평활근에 나타난 일반적인 운동 패턴을 시작으로 좀 더 상세히 알아보고, 이어 위장관의 여러 기관의 운동패턴에 대해 알아볼 것이다.

연동운동과 분절운동

기본적인 전기적 리듬은 장관의 길이를 따라 이동하며, 근육 외층에서 수축파를 만들어낸다. **연동운동(peristalsis)**이라고 하는 이 파는 기초 전기리듬에 따라 일정한 비율로 내용물을 밀어낸다(**그림 20.30**). 연동운동은 소화관에 근접한 마디에 있는 환상근과 종주근층 사이의 조화된 활동으로 일어난다. 위장관 근처의 마디에서는 환상근이 수축하고 종주근이 이완한다. 이는 관의 직경을 감소시킨다. 위장관 분절이 먼 쪽에서는 종주근이 수축하는 반면, 환상근이 이완하여 관의 직경이 증가해서 가까운 쪽 분절에서 내용물을 받아들일 준비를 한다. 먼 쪽 분절의 활동은 내용물을 받아들일 준비 때문에 가까운 쪽 분절의 활동보다 먼저 일어난다.

소장에서는 근육 외층도 **분절운동(segmentation)**을 할 수 있는데, 장 마디 사이에 수축을 일으켜 유미즙을 섞어준다. 분절운동에는 장에 있는 환상근의 한 마디가 수축하면 다른 쪽 마디는 이완하여 수축한 곳에서 양방향으로 내용물을 이동시킨다(연동운동 중에 내용물이 한 쪽으로만 밀려 내려온 것과는 달리). 그 결과 유미즙은 앞뒤로 이동하여 내용물과 썩이고, 소화산물을 점막과 밀착시킨다.

씹기와 삼키기

씹기 작용은 호흡처럼 의식적으로 또는 무의식적으로 조절된다. 즉, 사람은 마음대로 씹기 작용의 속도와 힘을 조절할 수 있고, 생각 없이도 씹을 수 있다. 무의식적으로 씹는 것은 저작 반사(*chewing reflex*)에 의해 조화롭게 이루어지며, 입에 음식물이 있을 때 다음과

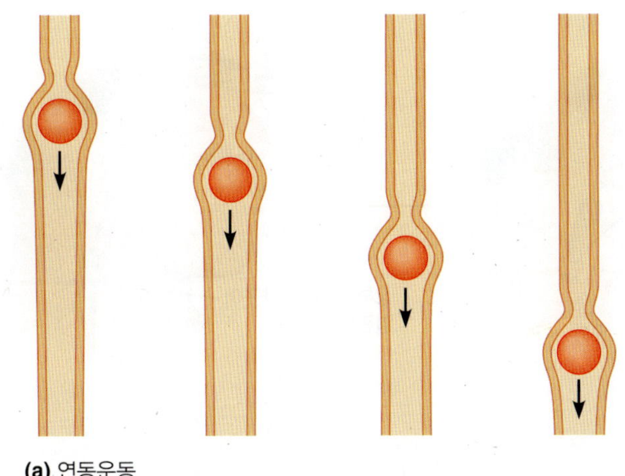

(a) 연동운동

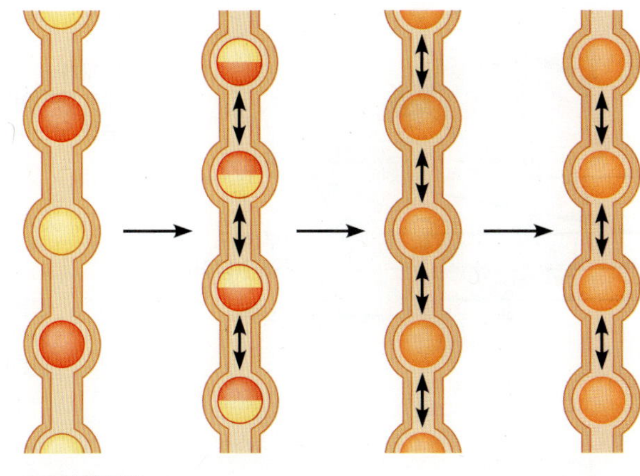

(b) 분절운동

그림 20.30 연동운동과 분절운동의 비교. (a) 연동운동에서 수축파는 짧은 거리를 지나서 소멸되며 소화관을 따라 유미즙을 밀어낸다. **(b)** 분절운동에서 수축파는 장의 주위마디에 수축과 이완을 일으켜 유미즙을 앞뒤로 움직여 섞어준다.

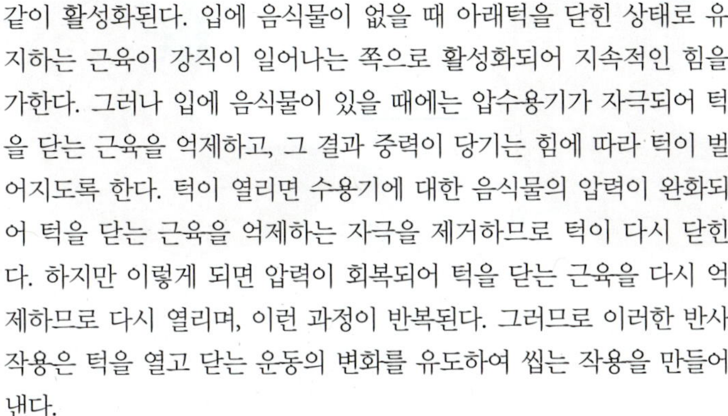

같이 활성화된다. 입에 음식물이 없을 때 아래턱을 닫힌 상태로 유지하는 근육이 강직이 일어나는 쪽으로 활성화되어 지속적인 힘을 가한다. 그러나 입에 음식물이 있을 때에는 압수용기가 자극되어 턱을 닫는 근육을 억제하고, 그 결과 중력이 당기는 힘에 따라 턱이 벌어지도록 한다. 턱이 열리면 수용기에 대한 음식물의 압력이 완화되어 턱을 닫는 근육을 억제하는 자극을 제거하므로 턱이 다시 닫힌다. 하지만 이렇게 되면 압력이 회복되어 턱을 닫는 근육을 다시 억제하므로 다시 열리며, 이런 과정이 반복된다. 그러므로 이러한 반사작용은 턱을 열고 닫는 운동의 변화를 유도하여 씹는 작용을 만들어 낸다.

씹기와 이와 관련된 혀의 운동 모두 음식물 덩어리를 더 작은 입자로 만들고 음식물을 침과 함께 완전히 섞어 식괴(*bolus*)라고 하는 반고형 상태로 만든다. 식괴가 삼킬 수 있을 만큼 부드러워지고 촉촉해지면 혀는 식괴를 입 뒤로 밀어 인두로 넘긴다. 인두는 기계수용기를 자극하여 연하 반사(*swallowing reflex*)작용을 시작하고, 연수에 있는 연하중추(*swallowing center*)의 조절에 따라 일련의 근수축이 일어난다. 연하 반사는 다음과 같은 여러 단계로 이루어진다(**그림 20.31**).

① 식괴가 인두로 내려가기 시작하며, 후두개로 밀려 내려간다(성문을 지켜주는 납작한 조직). 후두개는 성문을 막아서 식괴가 후두나 기도로 들어가는 것을 방지해준다. 성문이 목 근육의 도움을 받아 폐쇄되면 후두가 올라간다. 이 반사 기전은 또한 흡기근을 억제하여 호흡작용을 억제한다.

② 상부식도 괄약근이 이완되면서 식괴는 식도로 들어갈 수 있다. 일단 식괴가 지나가면 괄약근이 다시 닫힌다.

③ 식괴가 식도로 들어가면 신장수용기(stretch receptor)를 자극하여, 연동운동을 유발한다. 연동운동파는 식괴를 위의 방향으로 밀어내는데 약 9초 내에 위에 도달한다.

④ 식괴가 식도 하부에 도달하면 하부식도 괄약근이 잠시 이완되어 식괴를 위로 들어가게 한다.

⑤ 초기 또는 주 연동운동파가 식괴를 위로 보내는 데 성공하지 못할 경우 식도에 있는 기계수용기의 자극에 의해 추가적으로 2차파가 시작된다.

식괴가 위에 도달하기 앞서 위는 수용적 이완작용(*receptive relaxation*)이라는 과정을 통해 식괴를 받아들일 준비를 한다. 이 과정에서 연수에 있는 연하중추는 위상부에 있는 평활근의 이완을 유도하여 위용량을 증가시킨다.

위운동

음식을 섭취한 뒤, 위 근육은 두 가지 작업을 수행하는데, 하나는 음식과 위액이 완전히 합쳐지도록 유미즙을 혼합하여 주는 것이고, 또 하나는 유미즙이 적절한 비율로 소장으로 들어갈 수 있도록 위를 비워주는 조절작용이다. 이 두 작업은 위에서 연동운동파에 의해 이루어지며, 장 신경계와 조화를 이루어 작용한다.

위의 운동패턴

연동파는 보통 1분에 3회 정도의 비율로 위상부에서 유문부로 전달된다. 각각의 파는 약한 수축으로 시작하지만, 유문부로 갈수록 점점 힘이 증가한다. 유문 괄약근이 닫혀 있기 때문에 수축파는 유미즙을 앞으로 밀어낼 수 없고, 대부분을 뒤쪽으로 이동시켜 유미즙이 섞이도록 한다.

그러나 연동파의 강도가 증가하면, 유문 괄약근이 열려 유미즙이 십이지장으로 밀려 들어간다. 위를 비우는 속도는 유미즙의 성분, 위 속에 있는 유미즙의 양, 위의 수축력 등 몇 가지 요인에 달려 있다. 일반적으로 유미즙의 양이 많고, 위의 수축력이 더 클 때는

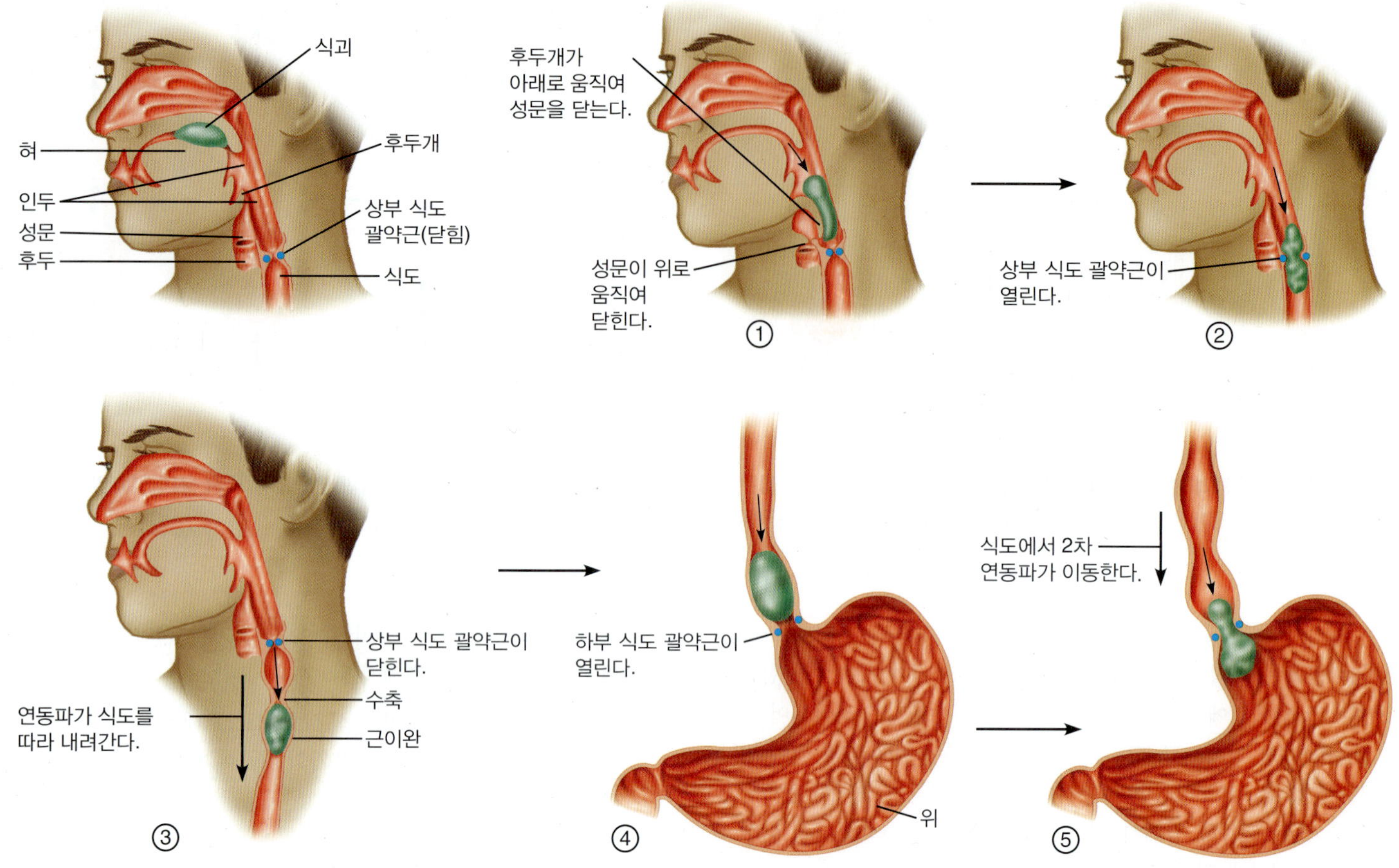

그림 20.31 연하 반사작용.

위를 비우는 속도가 빠르다. 그러나 유미즙 속의 액체와 작은 입자들만 유문 괄약근을 통과할 수 있다. 액체는 섭취 후 약 3분이 지나면 십이지장으로 들어간다. 작은 입자들(직경이 1 mm 이하인 것)은 20~30분 뒤에 들어간다. 이와는 달리, 큰 입자는 유문 괄약근을 통과할 수 있을 만큼의 크기로 쪼개질 때까지, 위에서 최대 9시간까지 머물 수 있다.

공복 시에는 연동운동에 의한 수축은 결국 멈추며, 위는 1~2시간 동안 활동을 하지 않는다. 이때에 다른 유형의 활동이 나타난다. 우선 공동이 강력한 수축작용을 연속적으로 하기 시작하며[**이동운동 복합체(migrating motility complex)**라고 함], 유문 괄약근의 이완이 함께 일어난다. 수축이 멈춘 뒤 위는 다시 활동을 하지 않는 시기가 오며, 뒤이어 또 다른 강력한 수축이 뒤따라온다. 이러한 활동 패턴은 크기가 너무 커서 유문 괄약근을 통과할 수 없는 어떤 입자도 모두 위에서 치운다.

위운동의 조절

위운동 조절은 주로 평활근 수축력의 변화로 이루어진다. (빈도의 변화도 물론 일어나지만 상대적으로 미미하다.) 위의 수축력은 가스트린에 반응하여 증가하고 CCK, 세크레틴, GIP에 반응하여 감소한다. [사실 GIP는 원래 위운동을 억제하기 때문에 위억제성 펩티드(*gastric inhibitory peptide*)라고 한다.]

위운동의 조절은 운동이 위상, 뇌상, 장상의 자극에 영향을 받는다는 점에서 위 분비의 조절과 비슷하다. 효과적인 뇌상자극에는 통증, 두려움, 우울함이 등이 있는데 이들은 보통 위운동을 억제하며, 분노와 공격성은 운동을 자극한다. 위상자극(위의 팽창포함)과 장상자극(십이지장의 팽창과 내강의 산성도, 삼투농도, 지방 농도 등의 변화)은 소장이 유미즙을 처리할 수 있는 능력과 잘 조화를 이룰 수 있도록 비율에 맞추어, 위 비우기를 조절하여, 위에서 유미즙을 내보낸다. 만약 위 비우기가 소장이 내용물을 처리할 수 있는 능력 비율을 초과한다면 십이지장의 팽창이 발생하고, 내강의 산도, 삼투압, 지방 농도의 증가가 발생하고, 이로 인한 위운동과 위 비우기의 저하를 유발한다.

구토

가끔 어떤 상황에서는 위 내용물과 위보다 더 아래쪽에 있는 위장관 속의 내용물이 입을 통해 강제로 제거되는 경우가 있다. 이런 현상을 **구토**(*vomiting*)라고 한다. 구토는 질병(독감 등), 격한 감정상태, 심한 통증, 위나 장의 극심한 팽창, 머리의 회전운동(멀미), 또는 어떤 물질의 섭취(황산구리 등) 등과 같은 다양한 자극에 의해 일어날 수 있다. 구토를 자극하는 물질을 **구토제**(*emetics*)라고 한다. 구토제를 많이 먹는 것은 위험하며, 구토는 많은 양의 물질이 혈액으로 흡수되기 전에 위장관에서 이 물질들을 제거하려는 방어 기전으로 작용한다.

구토는 복합적인 연속작용으로 일어나며(**구토반사**, *vomiting reflex*), **구토중추**(*vomiting center*)가 있는 연수의 부위에서 조절된다. 실제로 구토가 일어나기 전 사람들은 메스꺼움을 느끼고 피부가 창백해지며, 심박동과 땀 분비의 증가를 경험하게 된다. 결국 성문이 닫히면서 깊은 숨을 계속 들이마시게 된다. 복근벽은 강하게 수축을 시작하고, 흡기운동이 횡격막을 아래로 밀어냄으로 인해 복근벽은 안쪽으로 들어간다. 이러한 작용들이 조합되어 복근압을 강하게 증가시키고, 위를 압박하여 내압을 증가시킨다. 결국 하부식도 괄약근이 이완되고, 위 내용물은 식도로 올라간다. 내용물이 식도에서 입으로 들어가 결국 밖으로 밀려날 정도로 수축이 강하지 않으면 다시 위로 들어간다. 이 작용은 복근 수축이 충분히 강해져서 상기도 괄약근을 통해 물질이 입 밖으로 밀려나오기까지 여러 번 반복될 수 있다.

소장의 운동

위처럼 소장도 음식물의 유무에 따라 운동성의 패턴이 달라진다. 운동패턴은 근육 외층과 점막 근육판에서 다르게 나타난다.

소장에서의 운동패턴

유미즙이 소장에 있을 때, 유미즙을 앞으로 밀어내는 짧은 연동운동 사이에 비교적 긴 분절운동이 이루어진다. 공복 시에는 연동운동과 분절운동이 멈추고, 간헐적으로 장을 통해, 내용물을 밀어내는 복합적인 이동운동으로 바뀌어 소장의 내용물을 비운다.

근육 외층의 수축활동으로부터 분절운동, 연동운동, 복합 이동운동은 발생시키지만, 가장 안층(가장 얇은 근육 점막판)도 음식물이 있을 때에는 규칙적인 수축작용을 한다. 이 수축작용은 점막 표면 근처에서 유미즙을 섞고, 유미관에 "마사지" 효과를 발휘하여 림프액을 앞으로 밀어내도록 도와준다.

소장운동의 조절

소장의 수축은 팽창과 외인성 신경 또는 호르몬의 자극에 의해 영향을 받는다. 장상 조절 동안에, 적당한 소장의 팽창은 수축력을 증가하도록 자극하며, 이 반응은 단기 반사와 장기 반사 경로로 이루어져 내용물을 앞으로 밀어내어 팽창을 완화시킨다. 위상 조절 시에는, 내용물들이 소장으로부터 대장으로 이동하는 비율을 증가시키기 위하여 가스트린은 회장의 운동을 자극하고, 또한 회맹부 괄약근의 이완을 촉진하는데, 이로 인하여 더 많은 유미즙이 십이지장으로 들어갈 수 있는 공간을 만들 수 있다.

소장은 또한 많은 특수화된 반사작용을 많이 나타내는데, 이들 작용은 중추신경계에 의해 조절되며, 특수상황에서만 나타난다. **소장-소장 반사**(*intestino-intestinal reflex*)에서는 소장의 어느 부분에서든 심한 팽창이나 손상이 나머지 소장으로 전달되는 수축활동을 억제하여, 손상 부분이 더 이상 늘어나거나, 추가 손상되는 것을 막는다. **회장-위장 반사**(*ileogastric reflex*)에서는 회장의 팽창이 위장의 움직임을 억제한다. **위장-회장 반사**(*gastroilealreflex*)에서는 위에 유미즙이 존재하면, 회장의 운동 증가를 유발한다.

퀵 테스트 20.7

1. 위장 비우기에 반응하여 일어나는 운동패턴을 설명하고, 위장 비우기가 어떻게 조절되는지 설명하라.
2. 연하 반사의 단계를 설명하라.
3. 소장에서 연동운동과 분절운동의 역학과 기능을 비교하라.

대장의 운동

결장에서는 수축활동이 유미즙을 섞고, 점막 표면에 유미즙을 노출시킨다. 이 작용은 무기질과 수분의 흡수를 수월하게 하는 동시에 내강의 내용물이 직장으로 밀려나가 저장되었다가 결국 제거되도록 한다.

대장에서의 운동패턴

결장에 좀 더 가까운 부분은 **대장팽대(haustration)**라고 하는 운동패턴을 나타내며, 이는 소장의 분절운동과 비슷하다. 다만 분절(*haustra*)이 항상 접혀 있어 일정한 모양을 하고 있는 것이 소장과 다르다(**그림 20.32**). 대장팽대는 분절운동보다 매우 느리며 한 시간에 약 두 번 정도의 비율로 나타난다.

하루에 약 3~4회 정도로 다른 패턴의 활동이 시작된다. 이 활

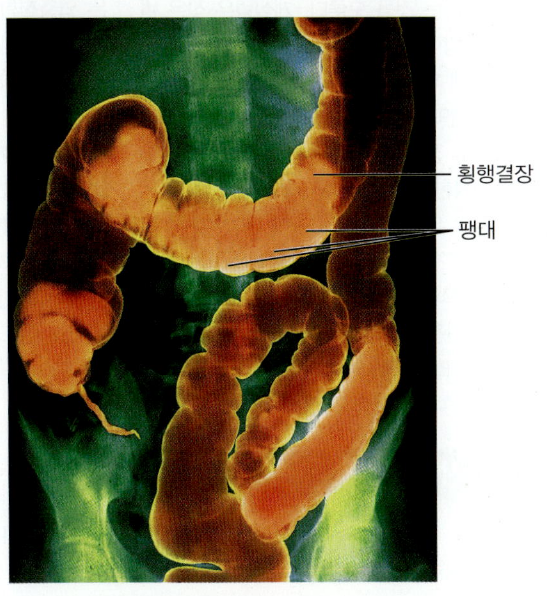

그림 20.32 팽대가 보이는 사람의 대장 X-선 사진.

동을 **집단이동(mass movement)**이라고 하며 연동파와 비슷하다. 다만 대장의 일부분이 수축한 뒤 한참 동안 그 상태를 유지하다가 이완하는 것이 다르다. 이 수축파는 내강 속 내용물을 신속하게 밀어내어 대장을 깨끗이 비운다.

대장의 운동조절

소장처럼 대장은 특정 상황에서만 특수한 반사작용을 한다. 대장-대장 반사(*colonocolonic reflex*)에서 대장의 일부가 팽창하면 남은 부분은 이완한다. 위-대장 반사(*gastrocolic reflex*)에서 위에 음식물이 남아있으면, 대장운동을 증가하고, 대량이동(mass movement) 빈도수가 증가한다.

배변

몸에서 변이 제거되는 것은 배변반사(*defecation reflex*)에 의해 무의식적 및 수의적으로 조절된다. 배변반사는 직장의 팽창으로 유발되며, 이는 일반적으로 대량이동 중에 분변이 결장에서 직장으로 들어갈 때 일어나기 시작한다. 직장팽대는 신장수용기(extension receptor)를 자극하여 몇 가지 작용을 일으킨다. 첫째, 직장벽의 평활근이 수축하도록 자극하여 내부압력을 증가시킨다. S자형 결장의 연동운동 수축도 자극을 받아서, 더 많은 양의 분변을 더 높은 압력으로 직장으로 밀어낸다. 이때에 내부항문 괄약근은 이완하는 반면, 외부항문 괄약근은 수축하여 변이 몸 밖으로 나가는 것을 막아준다. 결장의 수축이 직장 압력을 상당한 수준까지 올릴 수 있을 만큼 충분히 강하면, 외부항문 괄약근이 이완되어 배변이 진행된다. 어른이나 배변 훈련을 받은 아이들은 외부항문 괄약근을 자율적으로 수축하여 배변을 지연시킬 수 있다. 배변이 잘되지 않아서 생기는 변비는 결장의 압력을 증가시켜 대장게실을 유발할 수 있다(**Clinical Connections: 게실병**을 보라).

CLINICAL CONNECTIONS

게실병(Diverticular Disease)

40세 이상의 미국 성인 중 10~30%는 게실병을 겪고 있다. 그러나 이들 중 40%는 게실병에 걸려 있다는 것을 모른다. 게실병은 잦은 변비로 인해 압력이 높아짐으로써 대장벽이 얇아져 지나치게 약해질 때 발생한다. **게실**(*diverticula*)은 점막과 점막하층에 생기는 직경이 약 5~15 mm 정도 되는 주머니다. 대장벽이 약해지는 정확한 원인은 알려져 있지 않지만 많은 환자의 경우 유전적 성향이 크다. 식이 또한 중요한 역할을 한다. 섬유질이 적은 음식과 전통적인 서양음식이 관련이 있는 것으로 추측하고 있다. 위장관운동에 결함이 있거나 위장관벽의 강도 역시 게실에 영향을 미친다.

게실은 흔히 S자형 결장에 나타나지만 대장과 소장 어느 부위에도 나타날 수 있다. 게실 자체는 대개 증상이 없지만 심한 통증을 일으키는 염증질환인 **게실염**(*diverticulitis*)을 일으킬 수 있다. 게실에 유미즙이 들어가면 대장벽을 자극한다. 게실염은 통증, 열, 한기 등의 증상을 동반한다.

가벼운 게실염의 치료를 위해서 고식이섬유와 장운동을 조절하는 약을 처방한다. 견과류는 게실로 들어갈 수 있기 때문에 식단에서 제외한다. 게실염의 치료에는 소염제, 항생제, 진통제 등을 처방한다. 심한 경우 외과적으로 대장을 절제할 수도 있다.

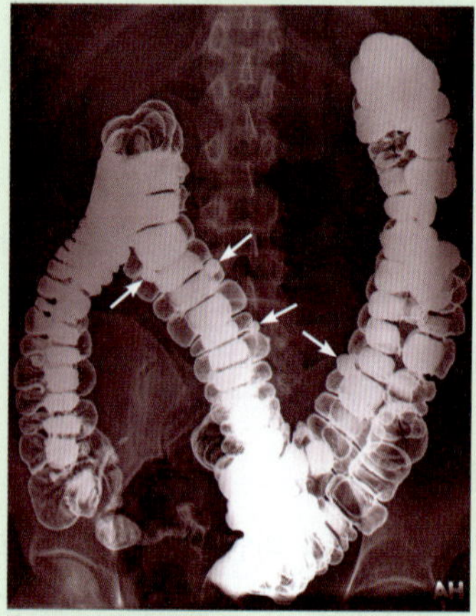

여러 개의 게실(화살표)을 보여주는 대장의 X-선 사진

비판적 사고력 문제

1. 게실병은 무엇이고 우리 몸의 어디에서 게실이 발생할 수 있는가?
2. 게실염의 원인과 증상에 대하여 설명하라.
3. 게실병의 다양한 치료방법에 대하여 서술하라.

시스템 통합 이 장에서 배웠듯이, 위장관계는 항상성 유지를 위해 영양분의 양과 형태를 조절하는 것이 아니라, 영양분의 흡수를 최대화하기 위하여 조절된다. 따라서 항상성을 유지하는 위장관계의 역할에 의문을 가질 수도 있다. 하지만 위장관계가 효율적으로 기능을 하지 못하면 어느 기관계도 살아남을 수 없다.

우리 몸의 세포는 생존하기 위해 매일 매 순간 영양분자를 필요로 하며, 위장관이 이런 영양분자를 공급해 준다. 그러나 위장관계를 통해 매 순간 들어오는 영양분을 세포들이 소모하지 못한다면 인체는 기타 여러 가지 기능을 수행할 수 없다. 따라서 위장관계는 영양분을 이용할 때 효율적으로 흡수하도록 진화되었다.

위장관계는 영양분 공급 이외에도 호르몬을 분비하여 음식섭취뿐만 아니라 자체 기능을 조절한다. 위장관은 철분을 흡수하여 저장했다가 이후에 헤모글로빈 합성에 이용한다. 간은 영양분을 처리하는 것 외에도 여러 가지 기능이 있는데, 탄수화물을 저장했다가 나중에 포도당 형태로 방출하여, 신경계에 필요한 에너지를 공급하거나, 에너지를 케톤으로 합성하여 신경계에 이용할 수 있도록 하고, 오래된 적혈구와 일부 노폐물(간에서 요소로 전환되는 암모니아)을 혈액에서 제거하기도 하며, 항상성에 필요한 응고 단백질 같은 혈장 단백질을 합성하기도 한다. 그러므로 위장관계는 항상성 유지를 위해 다른 기관계와 여러 면에서 상호작용을 한다.

CHAPTER REVIEW

요약

20.1 위장관계 처리 과정의 개요

- 위장관계의 주된 목적은 소화된 음식물에서 필요한 물질을 추출하여 혈류로 보내 몸 전체의 세포로 분배하는 것이다.
- 대부분의 영양분자는 너무 커서 혈류로 수송되기 어렵기 때문에 소화관 내강에서 효소에 의해 더 작은 분자로 분해되어야 한다(소화).
- 이 결과 생긴 소화산물은 혈류로 수송된다(흡수).
- 이 과정을 돕기 위해 액체와 효소가 소화관의 내강으로 수송되며(분비), 위장관벽의 근육활동(운동)은 내강의 내용물을 한 소화기관에서 그 다음 소화기관으로 밀어낸다.

20.2 위장관계의 기능적 해부구조

- 위장관계는 위장관(GI)과 부속기관으로 이루어진다.
- 네 가지 층이 위장관벽을 구성된다: 점막층, 점막하층, 근육외층, 장막층.
- 점막층은 점막으로 되어 있으며 분비, 흡수, 내분비세포 등이 들어 있는 상피층이다.
- 점막하층 벽의 외부에는 점막하신경총과 장간막신경총으로 구성된 장 신경계가 있다.
- 근육외층은 위장관 경로를 통하여 관내 내용물을 밀어내는 윤상근과 종주근을 포함하고 있다.
- 장막층은 결합조직과 중피의 안쪽 층을 구성한다.
- 위장관의 기관에는 입, 식도, 위, 소장, 결장, 직장, 항문 등이 있다.
- 식도의 주요 기능은 입으로부터 위까지 음식물을 전달하는 것이다.
- 기관들 사이에서 물질의 이동은 괄약근이 조절한다.
- 위의 중요한 기능은 음식물을 삼킨 후에 저장하고 소장으로 보내는 것이다.
- 소장은 모든 영양분의 소화와 흡수에 중요한 부위이다.
- 결장의 중요한 기능은 유미즙(위액과 혼합된 음식물)을 변으로 전환하는 것이다.
- 변은 결장으로부터 밀려져서 직장으로 이동하며, 항문을 통하여 몸 밖으로 배출된다.
- 부속기관에는 침샘(침을 분비), 이자(효소와 중탄산염을 포함한 이자액을 분비하는 곳), 간(담즙을 분비하고 흡수된 영양분을 처리하는 곳) 등이 있다.

20.3 영양분과 수분의 소화와 흡수

- 전분과 글리코겐의 소화는 침 아밀라아제의 작용으로 입에서 시작하여, 소장에서 이자 아밀라아제로 계속된다.
- 소장의 섬모가장자리 효소는 탄수화물을 단당류로 분해하고 단당류는 점막상피를 통해 수송되어 혈류로 확산된다.
- 단백질 소화는 위에서 펩신의 작용으로 시작하여 이자효소(트립신, 키모트립신, 카르복시펩티다아제가 포함되며 이들은 비활성 자이모겐으로 분비되어 위장관 내로 들어와 활성화된다)와 막결합 효소(아미노펩티다아제 포함)에 의해 소장에서 계속된다.
- 대부분의 단백질은 아미노산으로 완전히 분해되어 혈류로 이동한다.
- 식용지방(대부분 중성지방)은 이자 리파아제에 의해 지방산과 모노글리세리드로 분해된다. 이 과정에서 담즙의 도움으로 지방입자가 유화된다.
- 소화된 지방산물은 단순 확산에 의하여 상피세포로 들어가고, 중성지방으로 재결합되어, 지단백 종류의 하나인 카일로마이크론 형태로 림프계로 수송된다(다른지질과 함께).
- 비타민과 무기질은 화학적으로 변형되지 않은 상태로 흡수된다.
- 용질흡수에 뒤이어 이루어지는 수분흡수는 삼투압 경사에 의해 일어난다.

20.4 위장관 조절의 일반 원리

- 위장관 조절 기전은 소화와 흡수의 효율성을 최대화하지만, 일반적으로 항상성을 유지하기 위해 작용하지는 않는다.
- 위장관 기능은 장 신경계, 자율신경계, 호르몬(가스트린, 세크레틴, 콜레시스토키닌, 포도당의존성 인슐린 자극 펩티드)을 포함한 단기 반사와 장기 반사 경로를 통해 조절된다.
- 장 신경계는 자율신경계와 소화관의 상태를 감시하는 기계적 수용기, 화학적 수용기, 삼

투수용기로부터 자극 입력을 받는다.

20.5 위장관의 분비와 조절

- 침분비는 자동적인 자극으로 침샘에 입력됨으로 조절되며, 연수의 침샘중추에 의해서 조정된다.
- 위에서 산과 펩시노겐의 분비는 뇌상, 위상, 장상 자극에 의해 영향 받으며 신경 반사와 호르몬 반사에 의해 조절된다.
- 담즙 분비또한 신경신호와 호르몬 신호에 의하여 조절된다(주로 세크레틴과 콜레시스토키닌).
- 간으로부터 담즙의 분비는 세크레틴과 콜레시스토키닌에 의하여 자극되며, 이들은 쓸개의 수축도 자극한다.

20.6 위장관의 운동과 조절

- 위장관의 평활근 수축은 조율기 세포에서 발생한 서파에 의해 촉발된다.
- 신경과 호르몬은 일반적으로 수축의 강도에는 영향을 주지만 빈도에는 영향을 주지 않는다.
- 위와 장은 내강의 상태에 따라 변하는 운동패턴을 나타낸다.

21 내분비계: 에너지 대사와 성장 조절

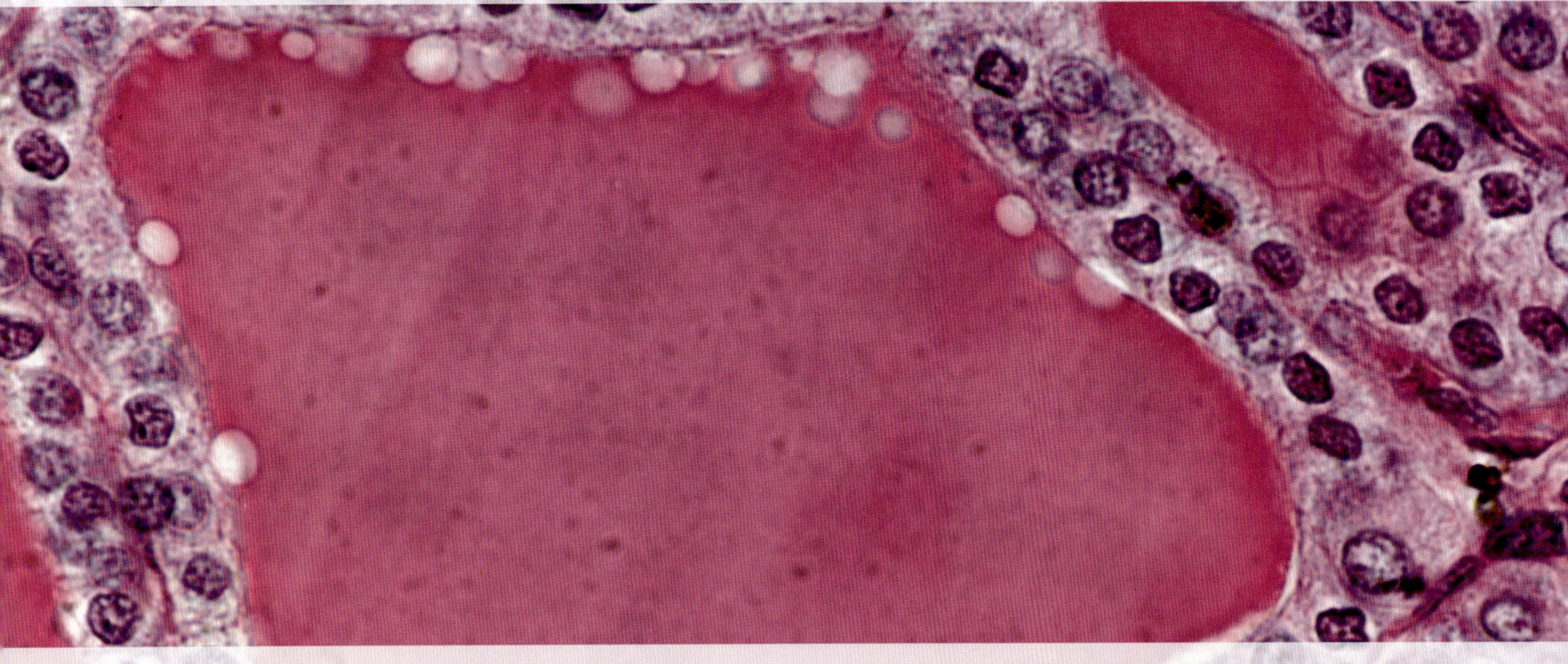

갑상선내 소포의 컬러 광학현미경 사진

아침 10시부터 1시까지 꼼짝없이 수업을 들어본 적이 있는가? 그렇다면, 마지막 수업이 끝나기 전에 배가 고파서 수업 시간 일부는 집중하기가 어려웠을 것이다. 하지만 1시 30분에 늦은 점심 식사로 에너지를 재충전하고 나면, 배가 다시 고파지는 6시 전까지는 공부할 수 있게 된다.

음식을 통한 에너지 유입은 간헐적이기 때문에, 에너지 균형은 신체의 다른 균형과는 다르다. 이러한 고르지 않은 유입으로 인해 우리 몸의 기관계는 어려움에 직면하지만, 중요한 호르몬인 인슐린과 글루카곤의 작용으로 이런 어려움을 극복하게 된다. 이 장에서는 신경세포가 기능하기에 충분한 포도당을 유지하기 위해 인슐린과 글루카곤이 어떻게 에너지 대사를 조절하는지를 배우게 된다. 또한 신체가 성장하거나 스트레스에 대처하는 과정에서 다른 호르몬이 에너지 대사에 어떠한 영향을 미치는지도 배우게 된다.

개요

학습목표 이 장을 학습한 후 다음을 할 수 있어야 한다.

- 에너지 동원과정에서 작용하는 대사경로를 에너지 이용과정에서 작용하는 대사경로와 비교할 수 있어야 한다.
- 음성에너지 평형과 양성에너지 평형에 대한 개념을 설명할 수 있어야 한다.
- 흡수 및 흡수후 과정에서 호르몬에 의한 대사조절을 설명할 수 있어야 한다.
- 신체가 체온을 어떻게 조절하는지 설명할 수 있어야 한다.
- 성장호르몬이 어떻게 성장을 조절하는지 설명할 수 있어야 한다.
- 갑상선호르몬의 합성과 분비를 설명할 수 있어야 한다. 갑상선호르몬의 직접적 작용과 허용작용의 차이를 설명할 수 있어야 한다.
- 당질코르티코이드가 전신대사에 미치는 영향을 설명할 수 있어야 한다. 당질코르티코이드의 생리적 효과와 약리학적 효과를 비교할 수 있어야 한다.
- 스트레스 반응을 설명할 수 있어야 한다.

시작하기 전

다음 주제를 숙지하고 있어야 한다.

- 효소
- 대사경로
- 해당과정
- 크렙스회로
- 전자전달계
- 췌장(이자)
- 갑상선
- 시상하부-뇌하수체 전엽 자극호르몬
- 부신샘
- 근육대사

3장에서, 세포가 일을 수행하는 데 필요한 아데노신 삼인산(ATP)을 생성하는 기전을 포함한 세포 대사를 알아보았다. 그 다음 몇 개의 장에서는, 세포가 조직 및 장기와 함께 작용하여 특정 작업을 어떻게 수행하는지를 배웠고, 그러한 활동이 항상성을 어떻게 유지하는지도 알아보았다. 전신대사는 호르몬에 의해 1차적으로 조절된다(호르몬의 기본적 특성은 6장에서 다루었다). 이 장에서는, 에너지 균형에 대한 호르몬 조절에 초점을 맞추어 신체의 모든 세포에 적절한 에너지 공급을 유지하기 위한 여러 기관의 협동적 대사경로 조절에 대해 알아볼 것이다.

우리는 이러한 호르몬과 호르몬의 작용을 공부하면서, 호르몬의 효과가 다양하고 많이 중복된다는 것을 알게 될 것이다. 이러한 호르몬에 대한 이해를 돕기 위해, 우선 이장의 첫 번째 절에서는 에너지 대사 및 에너지 균형과 관련된 일반적 원리를 설명할 것이다. 그 다음에는 식사 중과 식사 사이의 에너지 대사를 비교한다. 그런 다음에는 혈중 포도당 농도를 조절하는 호르몬, 특히 인슐린과 글루카곤을 설명할 것이다. 그 다음 절에서는 에너지 대사와 밀접하게 관련되어 있는 체온조절에 대해 설명한다. 그런 뒤에 성장을 조절하는 호르몬과 전신대사를 조절하는 주요 호르몬인 갑상선호르몬에 대해 설명할 것이다. 이 장의 마지막 절에서는 당질코르티코이드와 스트레스에 적응하는데 당질코르티코이드가 어떤 역할을 하는지에 대해 설명할 것이다.

21.1 전신대사에 대한 개요

다음에 식사를 위해 앉게 되면 다음과 같은 질문을 스스로에게 해보라. 나는 왜 먹지? 이런 질문을 몇 번 하다 보면, 먹는 이유가 여러 가지라는 것을 알게 될 것이다. 아마도 조리과정에서 나는 냄새를 맡고 식욕이 생겼을 수도 있고, 좋아하는 음식에 대한 광고를 보았을 수도 있다. 어쩌면 저녁 식사를 하러가는 친구들과 동행하거나, 시계를 보고 식사 시간이 되었다고 판단했을 수도 있다. 가능성은 여러 가지다. 사실 우리가 음식을 섭취하는 동기는 너무 많기 때문에, 우리가 음식을 먹는 궁극적인 이유가 영양섭취라는 생물학적 필요 때문이라는 것을 잊어버리곤 한다. 음식은 우리의 유일한 에너지원이자 우리 몸을 만드는 원재료이기 때문이다.

생물학적 필요성이 음식에 대한 우리의 욕구를 유발하지만, 우리의 식습관은 다양하고 다른 요인에 의해 영향을 받는다. (아마도 시험을 위한 공부를 할 때 식사를 건너뛰거나, 명절에 과식했던 경험이 있을 것이다.) 대부분의 경우, 음식물 섭취 양상이 변한다 하더라도 세포가 필요로 하는 지속적 에너지 공급을 유지할 수 있는 방법을 우리 신체가 갖고 있기 때문에 걱정할 일은 아니다. 식사 사이에 신체는 저장된 에너지(크기가 큰 탄수화물, 단백질, 지질 포함)를 세포가 에너지로 사용할 수 있는 작은 분자로 전환시킨다. 식사를 하면 신체는 영양분을 에너지 저장분자로 바꾸어 이러한 저장량을 보충한다.

신체가 에너지를 저장하고 사용하는 과정인 **에너지대사**(*energy metabolism*)는 식습관 양상뿐만 아니라 성장, 스트레스, 대사율과 같은 요인에 의해서도 영향을 받는다. 모든 경우에, 신체가 에너지를 저장하거나 사용하는지의 여부는 1차적으로 내분비 신호에 의해 조절을 받는다. 다음과 같은 두 가지 핵심적 개념이 에너지 대사조절을 유발한다.

1. 음식물 섭취가 간헐적이기 때문에, 우리 몸은 음식물 섭취 중에 영양소를 저장한 후 식사 사이에서는 이러한 저장물을 분해해야 한다.
2. 뇌는 주요 에너지원으로 포도당을 사용하기 때문에, 식사 사이에서도 혈당 농도는 항상 유지되어야 한다.

대사조절을 완전히 이해하기 위해서는, 3장에서 설명한 세포대사의 핵심개념을 복습하고 이러한 개념을 전신과 연관시켜야 한다.

동화작용

대사의 한 가지 흥미로운 측면은 에너지를 제공하기 위해 사용되는 동일한 작은 생체분자가 거대 생체분자를 합성하는 데에도 이용된다는 것이다. 이것에 대한 좋은 예로 3장에서 설명한 아세틸 CoA가 있다. 아세틸 CoA는 에너지를 내기 위해 크렙스회로에서 분해될 수도 있고 트리글리세리드와 콜레스테롤 합성을 위한 기질 역할을 할 수도 있다. 그러므로 탄수화물, 지질, 단백질 모두 아세틸 CoA로 대사될 수 있기 때문에, 이들 세 가지 모두 지질로 전환될 수 있다. 해당과정과 크렙스회로의 여러 다른 대사중간산물들도 더 큰 생체분자를 합성하는 데 사용될 수 있다. 예를 들어 어떤 대사중간산물은 아미노산으로 전환되어 단백질 합성에 사용되는 반면, 다른 대사중간산물은 인지질 합성에 사용될 수 있다.

대사경로의 조절

동화작용과 이화작용 경로의 여러 중간산물이 같다면, 무엇이 대사의 방향을 조절하는가? 어떤 대사경로가 작동하는지를 결정할 때 가장 중요한 요소는 경로에 관여하는 효소의 수와 효소의 활성이다. 효소의 활성은 합성이나 분해를 통해 효소의 농도를 변화시키거나 다른자리입체성 조절(allosteric regulation)이나 공유결합 조절(covalent reglation)을 통한 개별 효소분자의 활성을 변화시킴으로써 조절할 수 있다. 대사경로를 조절하는 호르몬은 이러한 방법 중 한 가지 이상의 효소 활성을 조절함으로써 대사를 조절한다.

대사경로는 구획화에 의해서도 조절된다. 세포의 구획화에 대해서는 3장에서 설명한 바 있다. 해당과정은 세포질에서 일어나는 반면, 크렙스회로는 미토콘드리아의 기질에서 일어난다. 어떤 효소는 특정 조직의 세포에서만 발견되기 때문에 구획화는 조직 수준에서도 발생한다. 또한 호르몬은 그 조직내 세포에 있는 수용체 종류에 따라 조직에 다른 영향을 미친다. 특이한 대사활동을 하는 조직이나 기관에는 뇌, 골격근, 간, 지방조직이 있다. 이들 조직이나 기관이 전신대사에 어떻게 영향을 미치는지 곧 살펴볼 것이다. 먼저 신체가 여러 가지의 생체분자를 흡수하고 세포로 들어가서 사용되기까지 어떻게 다루어지는지를 생각해보자.

21.2 에너지 섭취, 이용, 저장

우리가 음식을 먹으면, 위장(gastrointestinal, gi)관에서 소화되면서 음식에 있는 거대분자가 작은 분자로 분해되어 작은 분자는 혈류로 흡수된다. 세 가지 영양소 중 탄수화물은 포도당으로, 단백질은 아미노산으로, 지질은 지질단백질 형태로 혈액으로 수송된다. 혈류는 이러한 영양소를 신체 전체의 조직으로 분배하고, 최종적으로 이러한 영양소들은 세포로 흡수된다. 세포 안에서 이러한 분자들은 다음 세 가지 가능한 운명 중 한 가지를 겪는다.

1. 생체분자는 더 작은 분자로 분해되는 과정에서 에너지를 방출한다. 이 에너지는 근수축, 수송, 분비, 동화작용과 같은 다양한 세포 과정을 추진하는 데 사용될 수 있다.
2. 생체분자는 세포와 조직의 정상적인 기능, 성장, 회복에 필요한 다른 분자를 합성하기 위한 기질로 사용될 수 있다.
3. 에너지와 필수분자의 합성에 필요한 양을 초과한 생체분자는 식사 사이 동안에 에너지를 공급하는 에너지 저장분자로 전환된다. 두 가지 주요 에너지 저장분자는 글리코겐과 트리글리세리드(지방)이다. 섭취한 분자의 최종적 운명은 다음에 설명된 것처럼 섭취된 물질의 화학적 특성과 섭취 시점의 신체적 필요에 따라 달라진다.

탄수화물 에너지의 흡수, 이용 및 저장

탄수화물은 다양한 형태로 섭취되지만, 혈액에서 발견되는 형태는 단당류, 특히 포도당이다. **그림 21.1a**는 혈중 포도당의 운명을 보여주고 있다. 포도당 분자는 **포도당수송체**(*glucose transpoter*)에 의해 몸 전체 세포로 수송된다①. 세포 안에서, 포도당은 에너지를 방출하기 위해 산화될 수 있는데②, 이 과정에서 노폐물인 이산화탄소가 생성되고, 다른 대사 반응을 위한 기질을 제공할 수도 있다③. 혹은 포도당은 저장을 위해 글리코겐으로 전환될 수도 있다④. 세포 내의 포도당 농도가 떨어지면, 글리코겐은 글리코겐분해에 의해 포도당으로 분해될 수 있다⑤.

이러한 일련의 단계가 전체적으로 우리 몸 안에서 포도당에 어떤 일이 일어났는지를 정확하게 설명하고는 있지만, 이것으로는 각 세포에서 일어나는 일을 설명할 수도 있고 설명하지 못할 수도 있다. 예를 들어, 대부분의 세포는 포도당을 산화시킬 수 있지만 글리코겐을 합성하고 저장하는 능력에는 한계가 있다.

단백질 에너지의 흡수, 이용 및 저장

그림 21.1b에서 볼 수 있듯이, 단백질보다는 아미노산이 혈액에서 수송된다. 세포 내로 흡수된 아미노산은①, 단백질 합성에 사용되거나②, 단백질분해에 의해 에너지를 방출한다③. 단백질은 아미노산으로 구성되어 있기 때문에, 단백질의 이화과정은 아미노산을 생성한다④. 이 아미노산은 분해되어 에너지를 방출하거나 다른 세포가 사용할 수 있도록 혈액으로 방출될 수 있다. 세포는 에너지 생성을 위해 탄수화물이나 지질보다는 단백질을 덜 이용하지만, 단백질을 사용하게 되면 암모니아(NH_3)와 이산화탄소가 생성된다. 높은 독성을 가진 암모니아는 간에 의해 **요소**(*urea*)로 전환되어 최종적으로 소변으로 제거된다.

지방 에너지의 흡수, 이용 및 저장

신체가 음식물의 탄수화물과 단백질을 사용하면, 섭취한 탄수화물과 단백질은 더 작은 성분(포도당 또는 아미노산)의 형태로 세포로 흡수되어 에너지를 내기 위해 분해되거나 거대분자로 조립될 수 있다.

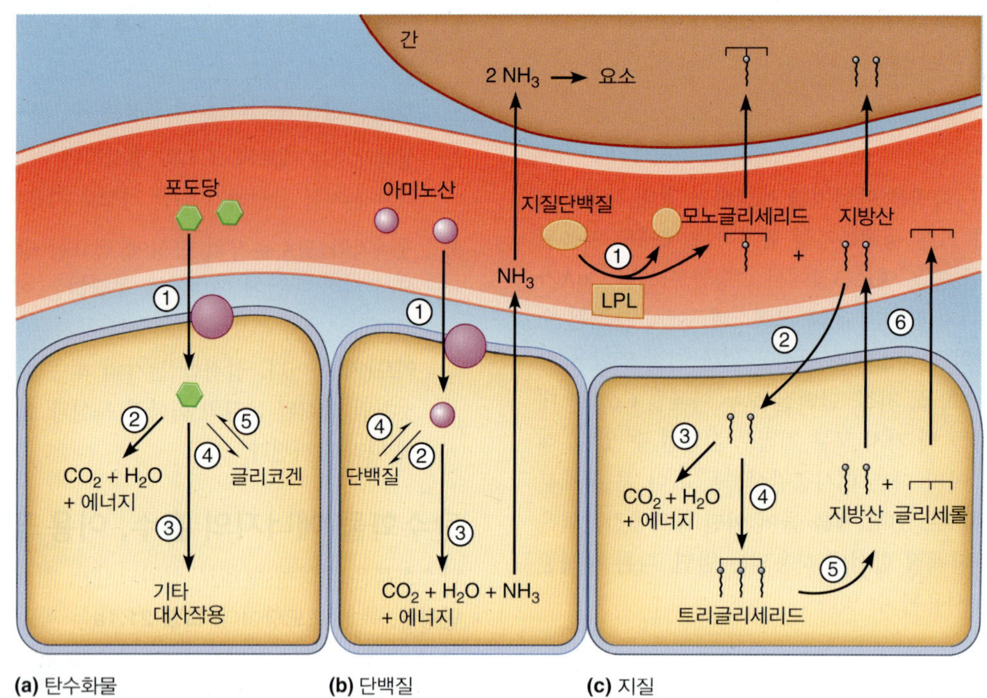

그림 21.1 생체분자의 수송, 흡수 및 세포내 운명. 번호로 붙여진 단계는 (a) 탄수화물, (b) 단백질, (c) 지질의 처리과정으로 본문에 설명이 나와 있다. LPL은 지질단백지질분해효소이다.

Q 그림에서 (a)의 2단계에서 보여주고 있는 포도당의 처리과정에 필요한 세 가지 대사 경로는 무엇인가?

비록 과정은 좀 더 복잡하지만, 지방도 똑같은 과정을 거친다.

그림 21.1c는 음식물 속의 지방에 존재하는 주요 형태인 트리글리세리드를 신체가 어떻게 취급하는지를 보여준다. 트리글리세리드는 작은 단백질과 지질이 들어 있는 작은 입자로 구성된 **지질단백질(lipoprotein)** 형태로 혈액에서 수송된다. 밀도가 다양한 여러 가지 지질단백질이 체내의 다양한 표적세포로 지질을 수송한다(20장, **Discovery: 지질단백질과 혈장 콜레스테롤**을 보라). 지질단백질이 일단 표적세포에 도달하면, 세포 안으로 들어가기 전에 지질은 지질단백질에서 떨어져 나와야 한다.

세포로 쉽게 들어가기 위해, 지질단백질의 외부 표면에 있는 트리글리세리드는 체내의 모세혈관의 안쪽 표면, 특히 지방조직(체지방)이 통과하는 모세혈관에 높은 밀도로 분포되어 있는 **지질단백지질분해효소(lipoprotein lipase)**에 의해 분해된다①. 이 효소는 트리글리세리드를 지방산과 모노글리세리드(monoglyceride)로 분해한다. 지방산은 근처 세포가 흡수하는 반면②, 모노글리세리드는 혈액에 남아 있다가 최종적으로 간에서 대사된다.

세포로 들어간 후, 지방산은 에너지를 내기 위해 산화되거나③, 새로운 트리글리세리드를 형성하기 위해 글리세롤과 결합하여 세포질에서 지방입자로 저장된다④. 이러한 저장은 주로 지방을 저장하기 위해 특화된 지방조직 세포인 **지방세포(adipocyte)**에서 일어난다. (트리글리세리드 합성에 사용된 글리세롤은 흡수된 트리글리세리드에서 분해되어 온 것이 아니라 지방세포 내에서 합성한 것이다.) 저장된 트리글리세리드는 나중에 글리세롤과 지방산으로 분해되어⑤, 에너지를 생산하거나 다른 세포가 사용할 수 있도록 혈액으로 방출될 수 있다⑥. 글리세롤과 지방산의 분해과정에서는 노폐물로 이산화탄소를 생성한다. 위의 1단계 혹은 5단계에서와 같이, 트리글리세리드가 지방산과 글리세롤로 분해되는 과정을 지방분해(*lipolysis*)라고 한다.

표 21.1은 신체에서 탄수화물, 단백질, 지질의 처리과정을 요약한 것이다. 지방산은 대부분의 세포에서 지방을 이용할 수 있는 형태이기 때문에 작은 영양분자에 포함된다(지방산이 이 형태로 흡수되지 않는다 하더라도). 어떤 작은 영양소는 **상호전환**(*interconversion*)될 수 있다. 예를 들어, 포도당은 아미노산으로부터 합성될 수 있고, 지방산은 포도당이나 아미노산으로부터 합성될 수 있다. 이러한 상호전환은 곧 다루겠지만 전신대사에서 중요한 역할을 한다.

21.3 에너지 평형

항상성을 유지하기 위해서는 우리의 몸은 평형을 유지해야 한다. 여기서 평형이라는 것은 우리 몸으로 들어온 것과 우리 몸이 만들어 낸 것의 합이 우리 몸이 사용한 것과 배출한 것의 합과 같아야 한다는 의미이다. 이 관계는 다음 식에 요약되어 있다.

$$\text{유입량} + \text{생산량} = \text{사용량} + \text{배출량}$$

에너지 평형 면에서, 우리 몸은 에너지를 생성하지 않는다(열역학의 법칙에 따라 불가능 함). 따라서 이 식은 다음과 같다.

표 21.1 탄수화물, 단백질, 지질의 처리과정 요약

	위장관을 통한 흡수 형태	혈액에서의 순환 형태	저장된 형태	저장 부위	총에너지 저장률(%)
탄수화물	포도당	포도당	글리코겐	간, 골격근	1%
단백질	아미노산, 일부 작은 펩티드	아미노산	단백질	골격근*	22%
지질	모노글리세리드 및 지방산 (유미입자에서)	자유지방산, 지질단백질	트리글리세리드	지방조직	77%

*단백질은 신체의 모든 세포에서 발견되지만, 에너지로 동원되는 대부분의 단백질은 골격근에서 온다.

유입된 에너지 = 사용된 에너지 + 배출된 에너지

에너지는 우리 몸이 일을 수행하는 데 사용되며 열의 형태로 에너지를 배출한다. 따라서 평형에 대한 식은 다음과 같이 된다.

유입된 에너지 = 일 에너지 + 방출된 열

내분비계는 신체의 에너지 평형을 조절하여 모든 세포의 에너지 수요를 충족할 수 있도록 작은 영양소를 지속적으로 공급한다. 세포가 에너지를 소비함에 따라, 세포는 더 많은 에너지를 얻기 위해 세포 안과 혈액에 있는 저장된 영양소를 이용한다. 에너지 소비가 끊임없이 계속해서 일어나면, 이러한 영양소 저장고는 지속적으로 재충전되어야 한다. 이러한 재충전은 혈액으로 더 많은 영양소를 흡수하거나 저장된 거대분자를 작은 영양소 분자로 분해하여 혈액으로 방출하는 에너지 저장소를 **동원**(*mobilization*)하는 두 가지 방법으로 이루어진다. 우리 몸은 에너지 흡수율이 에너지 요구량을 충족시키지 못할 때 에너지 저장고를 동원한다.

에너지 유입

에너지는 우리 몸으로 흡수된 영양소 형태로 들어온다. 특정 영양소 분자(포도당과 같은 것)가 체내에서 산화되면, 일정량의 에너지가 방출된다. 이 양이 그 분자의 **에너지 함량**(*energy content*)을 나타낸다. 어떤 사람의 **에너지 섭취량**(*energy intake*)은 흡수된 모든 영양소의 총에너지 함량이다.

어느 한 영양소의 에너지 함량은 일반적으로 열량계(칼로리미터, *calorimeter*)라고 하는 기구에서 물질의 알고 있는 양을 연소시켜 결정한다. 열량계는 물질이 타는 동안 열로 방출되는 총에너지량을 측정한다. 이 양은 보통 연소된 물질 1그램당 킬로칼로리로 표시된다. 킬로칼로리(kilocalorie)는 대문자 C를 사용하여 칼로리(Calorie)로 표시하기도 한다(1 kilocalorie = 1 Calorie = 1000 calorie). 영양소 분자의 에너지 함량은 3가지 영양소 종류에 따라 다르며, 탄수화물 그램당 평균 4칼로리, 단백질 그램당 4칼로리, 지방 그램당 9칼로리이다. 따라서 탄수화물 및 단백질보다 에너지 함량이 높은 지방은 에너지를 저장하는 가장 효율적인 형태이다.

에너지 유출

열량계에서, 어느 한 분자가 갖고 있는 모든 에너지가 산화과정에서 열로 변환되기 때문에 그 분자의 에너지 함량(유입량)은 열에너지의 양(배출량)과 같다. 비록 우리 몸은 에너지를 방출하기 위해 분자의 산화에 의존하지만, 산화과정 또는 다른 이화반응 동안 방출되는 에너지는 열과 일의 두 가지 형태로 나타난다(**그림 21.2**). 섭취된 영양소가 갖고 있는 에너지 중 약 60%가 열을 생산하는데, 이것은 체온을 유지하는 데 필요하다. 남아 있는 40%의 에너지 대부분은 세포가 일을 수행하기 위해 사용되는 ATP를 합성하는 데 사용된다(세포가 일을 수행할 때도 열이 방출된다).

세포의 에너지-요구 과정은 기계적, 화학적, 수송작용의 세 가지 주요 범주로 나눌 수 있다. **기계적 일**(*mechanical work*)은 근육 수축이나 호흡기를 감싸고 있는 섬모의 운동과 같은 움직임을 발생시키기 위해 세포내 단백질 필라멘트를 사용하는 것이다. **화학적 일**(*chemical work*)은 작은 분자가 거대분자로 합성될 때 결합을 형성하는 것과 같이 화학반응이 일어나는 동안 결합을 형성하는 데 사용된다. **수송작업**(*transport work*)은 능동수송(예를 들면 Na^+/K^+ 펌프)이나 소포수송(세포외배출 및 세포내섭취)에서 일어나는 것과 같이, 세포막의 한쪽에서 다른 쪽으로 분자를 이동시키는 데 에너지를 사용하는 것이다.

대사율

우리 몸이 영양소를 분해할 때, 우리 몸은 에너지를 열로 방출하거나 일을 수행하기 위해 에너지를 사용한다. 단위시간당 소비한 에너지의 양이 신체의 **대사율(metabolic rate)**이다. 어느 한 사람의 대사율은 근육의 활성, 나이, 성별, 체표면적, 주변 온도와 같은 여러 요인에 의해 영향을 받는다. 예를 들어, 가만히 앉아 있을 때의 에너

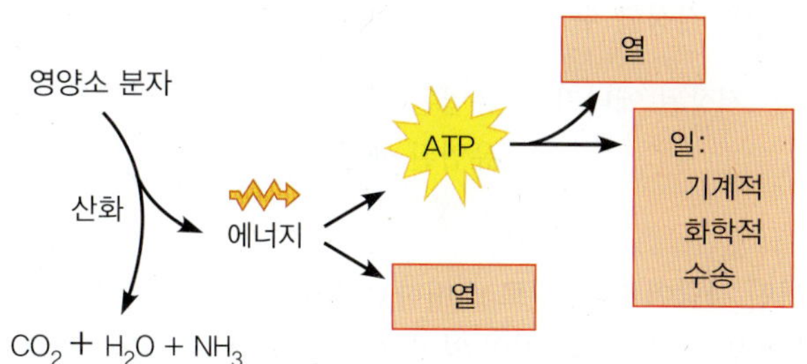

그림 21.2 영양소 분자의 산화에 의해 생성되는 에너지의 형태. 산화 중에 발생된 일부 에너지는 세포 안에서 다양한 유형의 작업을 수행할 수 있는 ATP를 생성하는 데 사용되고, 나머지 에너지는 열을 발생한다.

지 소비율은 시간당 약 100킬로칼로리이지만, 적당한 속도로 자전거를 타는 경우에는 시간당 300킬로칼로리가 넘는다.

기초대사율(basal metabolic rate, BMR)은 적어도 12시간 동안 먹지 않고, 깨어 있으며, 누워 있고, 육체적 및 정신적으로 이완되어 있는 상태에 있는 사람의 에너지 소비율이다. 이러한 상태에서는, 대사율과 수행된 일은 최소화되어 있다. BMR은 일반적으로 신체에서 영양소가 산화되는 속도와 관련이 있는 산소 소비율을 측정하여 추정한다.

BMR은 혈액을 심장에서 펌프하고 이온을 수송하는 것과 같은 필수적인 일을 수행하는 데 소요되는 에너지를 나타낸다. 이 비율은 조직의 질량이 커질수록 더 많은 에너지가 필요하기 때문에 일반적으로 체중이 증가함에 따라 올라간다. 따라서 BMR은 일반적으로 단위체중당 에너지 소비율로 표시한다. 성인의 경우, 하루에 체중 킬로그램당 평균 20~25킬로칼로리이다. 이 소비율의 대부분은 신경계와 골격근의 활동 때문인데, 각각 BMR의 40%와 20~30%를 차지한다. BMR은 조직마다 다르다. 예를 들어, 근육조직은 지방조직보다 휴식상태에서의 대사율이 높다. 단위체중당 BMR도 연령에 따라 다르다. 성장 중인 아이들은 새로운 조직을 합성하기 위해 에너지를 소모하기 때문에 BMR이 높으며, 일반적으로 젊은이들보다 고령자의 BMR이 더 낮다.

지식 활용하기

BMR은 사람이 자고 있을 때가 아니라 깨어 있을 때 가장 낮다. 9장에서 배운 수면에 대한 지식을 바탕으로 이 현상을 설명하라.

양성 및 음성 에너지 평형

오늘날의 사회에서는 거의 모든 사람들이 체중, 식습관, 운동이 상호연관되어 있음을 알고 있다. 음식을 많이 먹고 운동을 많이 하지 않으면, 체중이 증가하는 경향이 있다. 적게 먹고 운동을 많이 하면, 체중은 감소한다. 이러한 체중 변화는 에너지의 유입량과 유출량이 균형을 이루지 못할 때 발생한다.

몸이 에너지 평형상태에 있지 않은 경우, 즉 에너지 유입과 유출이 같지 않으면 저장된 에너지는 유입과 유출의 차이만큼 증가하거나 감소한다. 앞에서 다룬 평형 방정식에서 다음과 같이 저장된 에너지량을 결정할 수 있다.

$$\begin{aligned}\text{저장된 에너지} &= \text{유입된 에너지} - \text{유출된 에너지}\\ &= \text{유입된 에너지} - (\text{일 에너지}\\ &\quad + \text{방출된 열})\end{aligned}$$

어떤 사람이 열과 일로 소비하는 양보다 더 많은 양의 에너지를 받아들이면 저장된 에너지의 양이 증가한다. 이것을 **양성 에너지 평형**(*positive energy balance*)이라고 하는데, 체중 증가를 수반하는 경향이 있다. 실제적으로는 흡수한 영양소로부터 거대분자의 합성이 일어난다. (이 장의 후반부에서 대부분의 초과된 영양소는 저장되기 위해 지질로 전환된다는 것을 들여다볼 것이다.) 에너지 섭취율이 에너지를 열과 일로 소비하는 것보다 적으면, 저장된 에너지의 양은 감소한다. **음성 에너지 평형**(*negative energy balance*)으로 알려져 있는 이 상태는 체중 감소를 수반하는 경향이 있다. 이 상태에서는 실제로는 거대분자(저장된 지질 포함)가 분해되어 신체 기능에 필요한 에너지를 제공한다.

어떤 사람이 체중을 줄이기 위해 식이조절을 할 때, 음식물 섭취를 줄여 음성 에너지 평형을 이루는 것이다. 일과 열 생성을 증가(에너지 유출)시키는 운동을 통해 동일한 효과를 얻을 수 있다. 운동 중에 에너지가 어떻게 대사되는지에 대해서는 **Understanding Exercise: 에너지 대사**를 보라.

에너지 평형의 개념이 식습관과 운동이 체중에 영향을 미치는 이유를 설명하는 데에는 유용하지만, 체내 에너지 함량의 변화가 반드시 체중의 변화와 일치하는 것은 아니다. 일정한 시간 동안 100그램의 포도당을 흡수하고 100그램의 트리글리세리드를 산화시켰다면 체중은 변하지 않는다. 하지만 포도당 1그램에는 트리글리세리드 1그램보다 적은 에너지를 갖고 있기 때문에 신체의 에너지 함량은 감소한다.

퀵 테스트 21.1

1. 탄수화물과 지질의 저장 형태는 무엇인가?
2. 에너지가 일단 몸으로 들어가면, 에너지는 저장되기도 하고 두 가지 다른 형태로 나타나기도 한다. 이 두 가지 형태는 무엇인가?

21.4 흡수 상태 및 흡수후 상태 동안의 에너지 대사

에너지 평형을 유지하기 위해서는 에너지 유입과 동일한 에너지 유출이 필요하다는 것을 배웠다. 하지만 에너지 유입률은 간헐적으로 일어나는 음식물 섭취에 의해 결정되기 때문에 우리 신체는 일반적으로 에너지 평형 상태에 있는 경우는 거의 없다. 전형적인 식사 후 약 3~4시간 동안의 **흡수 상태(absorptive state)**에서 영양소는 흡수되고, 이 기간이 지나면 다음 식사 때까지 흡수는 중단된다. 이 기간 동안에는 에너지 유입률은 일반적으로 에너지 유출량보다 크기 때문에, 우리 몸은 양성 에너지 평형에 있게 된다. 혈액에는 영양소가 풍부하다. 포도당은 세포의 1차 에너지원 역할을 하는 반면, 지방, 아미노산, 초과된 포도당은 간, 근육, 지방 세포에 의해 흡수되어 에너지 저장분자로 전환된다. **흡수후 상태(postabsorptive state)**는 영양소가 흡수되지 않는 식사와 식사 사이의 시간이다. 이 기간에서의 에너지 소비율은 에너지 유입률보다 더 크다. 저장된 에너지는 세포에 필요한 에너지를 공급하기 위해 동원된다. 포도당은 중추신경계의 세포를 위한 에너지원으로 작용하지만, 신체의 다른 세포는 다른 에너지원(지방산과 같은)을 이용함으로써 중추신경계를 위해 포도당을 **보존**(*sparing*)한다.

UNDERSTANDING EXERCISE

에너지 대사(Energy Metabolism)

탄수화물, 지방 또는 단백질이 운동을 위한 연료로 ATP를 어떻게 공급하는지는 운동 강도와 지속 시간에 따라 다르다. 앞에서 굵은필라멘트를 따라 가는필라멘트가 끌어당겨져 근육이 수축되는 교차결합 주기 동안에 ATP가 ADP로 분해된다는 것을 보았다. ADP를 ATP로 순간적으로 재충전하는 것은 크레아틴 인산에서 고에너지 인산을 전달받아서 이루어진다. 하지만 이러한 에너지 저장고는 단 몇 초 동안만 에너지를 공급할 수 있을 뿐이다.

포도당(혈액에 자유롭게 있든 근육 및 간에 글리코겐으로 저장되어 있는 형태든 상관없음)은 무산소성 해당과정(anaerobic glycolysis)을 통해 ATP를 생산하기 위해 분해될 수 있기 때문에, 신속하게 반응할 수 있는 또 다른 에너지원이다. 무산소성 해당과정이 에너지를 신속하게 방출할 수 있지만, ATP를 생산하는 매우 효율적인 방법은 아니라는 것을 떠올려보자. 이 대사경로가 지배적으로 일어나는 동안(산소전달이 증가하기 전)에 운동을 하는 것은, 많은 양의 포도당이 다소 제한된 양의 사용가능한 에너지를 생산하도록 분해된다는 것을 의미한다. 따라서 이 대사경로는 단거리 달리기에는 적합하지만, 장거리 달리기와 같은 장기간의 운동을 뒷받침하지는 못한다.

지방산 산화와 크렙스회로 같은 산소를 사용하는 대사경로(호기성 대사)는 운동 중에 일어나는 대사율의 변화에 더 천천히 반응한다. 이러한 경로에 있는 속도-제한 효소의 활성은 대사반응 생성물의 축적이나 고갈에 의해 변한다. 특정 반응 생성물(열, H^+, CO_2 포함)은 혈관 확장을 유발하여, 운동을 하는 근육에 대한 혈류를 증가시킨다. 이러한 생성물들은 또한 산소에 대한 헤모글로빈의 친화도를 감소시키기 때문에 결과적으로 더 많은 산소가 근육조직에 공급되도록 한다. 따라서 장시간의 운동을 하는 동안, 신체는 처음에는 크레아틴 인산을 에너지원으로 사용하고, 그 다음에는, 운동을 계속함에 따라 무산소/해당과정이 우세한 대사에서 호기성/지방분해가 우세한 대사로 전환한다.

어떤 사람이 운동을 비교적 점진적으로 시작하면(낮은 강도로 시작), 호기성 지방분해 대사를 통해 더 많은 양의 ATP가 생성된다. 이렇게 되면 혈당과 근육 글리코겐 모두 보존된다. 포도당은 아주 드문 경우를 제외하고는 뇌에서 사용되는 유일한 에너지원이기 때문에 혈당을 유지하는 것이 중요하고, 근육의 글리코겐은 유산소 운동을 하는 동안 피로를 예방하는 데 중요할 것으로 생각되기 때문이다. 그러므로 운동을 하는 동안에 지방을 소모시키기를 원하는 사람은, 단기간의 강도 높은 운동을 하는 것보다 좀 더 오래 그리고 가벼운 운동에서 중간 정도의 강도로 하는 것이 더 효과적이다. 그러나 강도 높은 운동을 통해 근육량을 늘리면, 많아진 근육량은 더 높은 BMR과 같아지기 때문에, 지방도 더 많이 연소된다(휴식 상태에서 근육조직은 다른 조직에 비해 더 높은 대사를 한다는 것을 떠올려보자).

흡수 및 흡수후 상태에서의 에너지 대사는 다음과 같은 규칙으로 요약할 수 있다. **흡수 상태에서 에너지는 거대분자에 저장되고, 흡수후 상태에서 이 저장된 에너지는 동원된다.** 이 규칙은 우리가 다른 시간에 다른 양의 영양소를 섭취함에도 불구하고 우리 몸이 영양소를 세포에 지속적으로 공급한다는 것을 의미하기 때문에 중요하다. 즉, 우리 몸은 살아남기 위해 끊임없이 에너지를 소비해야 하기 때문에 에너지 공급은 단 1분도 중단되지 않는다는 것이다. 다음 절에서 이러한 필수적 기능을 우리 몸이 어떻게 수행하는지 살펴보기로 한다.

흡수 상태 중의 대사

흡수 상태는 주로 동화 상태이며, 대부분의 반응은 거대분자의 합성을 포함한다. 그러나 세포대사는 세포 유형에 따라 다르다. 이번 절에서는 체세포 일반, 골격근 세포, 간세포, 지방세포에서의 전형적인 흡수 상태의 대사 반응을 살펴보기로 한다(**그림 21.3**).

일반 체세포

신체의 에너지 수요는 전형적인 식사 후에 많이 흡수된 포도당에 의해 주로 공급된다. 포도당은 세포로 흡수되어 신체의 기본 연료로 분해된다. 흡수된 지방산과 아미노산 또한 에너지로 분해될 수 있는데, 특히 이러한 영양소가 많고 탄수화물이 적은 음식을 섭취했을 때 두드러진다. 지방산은 산화되어 크렙스회로에 아세틸 CoA를 제공하고, 아미노산은 케토산[카르보닐기(C=O)를 가진 유기산]으로 전환되며, 이들 중 많은 것은 크렙스회로의 중간대사산물 역할을 한다. 아미노산은 또한 단백질 합성에 사용될 수 있다.

그러나 단백질은 "저장분자"로 합성되지는 않는다. 대신, 대부분의 신체 단백질은 세포에서 중요한 구조적 및 기능적 역할을 수행하며 끊임없이 대체된다. 즉, 오래된 단백질은 분해되고 새로운 단백질로 대체된다. 이러한 이유로 우리 몸의 단백질 양은 상대적으로 안정되게 유지되며, 과량의 아미노산 흡수에 의해 단순하게 증가하지는 않는다. 단백질을 에너지원으로 사용하게 되면 기능을 하는 분자를 잃어버리는 것이 되기 때문에 체세포는 극단적인 상태에서만 에너지를 얻기 위해 단백질을 분해한다.

골격근 세포

일반적인 체세포와 마찬가지로, 골격근 세포는 필요에 따라 혈액에서 포도당과 아미노산을 흡수한다. 그러나 대부분의 체세포와는 달리, 골격근 세포는 저장을 위해 포도당을 글리코겐으로 전환시킬 수 있다. 각 근육세포 내에서 이러한 글리코겐 저장은 한정되어 있지만,

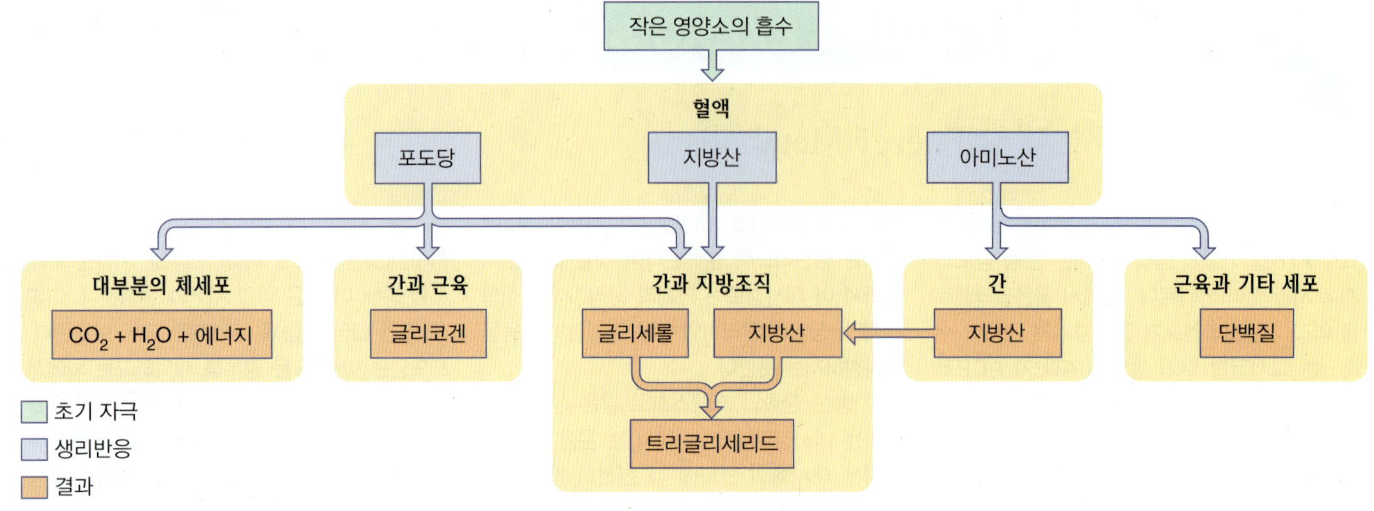

그림 21.3 흡수 상태의 주요 대사 반응.

이것들을 모두 합하면 신체에 저장된 글리코겐의 대다수를 차지한다(약 70%).

간세포

간은 영양소 분자를 체내 대부분의 세포에 에너지를 공급하기 위해 동원될 수 있는 에너지 저장 형태로 전환한다. 간은 포도당을 글리코겐 또는 지방산으로, 그리고 지방산을 트리글리세리드로 전환한다. 글리코겐은 간에 저장(체내 글리코겐 저장량의 약 24%를 갖고 있음)되는 반면, 트리글리세리드는 지방조직으로 수송되어 저장된다. 신체는 간과 골격근에 약 500그램의 글리코겐을 저장할 수 있으며, 이 양은 몇 시간 동안 우리 몸의 에너지 요구량을 충당할 수 있다. 흡수된 포도당 중 에너지를 생성하거나 글리코겐으로 저장할 수 있는 양을 초과한 것은 먼저 지방산으로 전환된 다음 트리글리세리드로 전환된다.

간은 아미노산도 흡수한다. 간이 단백질을 합성(혈장 단백질 포함)하기 위해 일부의 아미노산을 사용하지만, 대부분의 아미노산은 케톤산으로 전환되고, 이들 중 상당수가 해당과정이나 크렙스회로의 중간산물로 작용하여 에너지로 사용될 수 있다. 하지만 대부분의 케톤산은 지방산 합성에 사용되고 최종적으로 트리글리세리드가 된다.

간에서 합성된 트리글리세리드는 지방조직으로 수송되어야 하는데, 이러한 수송을 위해 트리글리세리드는 **초저밀도지방단백질 (very low density lipoprotein, VLDL)**이라고 하는 입자로 포장된다(20장, **Discovery: 지질단백질과 혈장 콜레스테롤**을 보라). 간단히 말하면, VLDL은 트리글리세리드를 신체의 세포로 수송한다. 대부분의 세포 원형질막에는 VLDL의 바깥쪽 표면에 있는 트리글리세리드를 지방산과 모노글리세리드로 분해하는 지질단백지질분해효소를 갖고 있다. 그런 다음 지방산은 세포 안으로 확산되어 에너지로 사용되거나(대부분의 체세포에 의해) 트리글리세리드로 다시 전환되어 저장된다(지방세포에서). 지방세포는 원형질막에 높은 농도의 지질단백지질분해효소를 갖고 있기 때문에 VLDL로 수송된 대부분의 지방산을 흡수한다.

지방세포

지방세포는 트리글리세리드 또는 지방 형태로 에너지를 저장한다. 흡수된 트리글리세리드는 지질단백질 중 가장 작은 유미입자(chylomicron)에 의해 지방세포로 수송된다. 지질단백지질분해효소는 VLDL과 동일한 방식으로 유미입자 속의 트리글리세리드를 분해한다. 흡수된 포도당 중 초과된 것은 지방세포로 들어가 트리글리세리드로 전환된다. 또한 간에서 합성된 트리글리세리드도 VLDL에 의해 지방세포로 수송되어 저장된다.

에너지 비축

우리 몸은 글리코겐이나 단백질 형태로 에너지를 저장할 수 있는 능력에는 한계가 있지만, 지방의 형태로 에너지를 저장할 수 있는 능력에는 실제로 한계가 없다. 결과적으로, 트리글리세리드 합성은 신체의 요구를 초과하여 흡수된 모든 영양소가 도달하는 최종적인 공통 경로를 보여준다. 대부분의 사람들에서 지방은 체중의 20~30%를 차지하지만, 심한 과체중의 경우 80%를 차지한다. 체중에 신경을 쓰는 사람들에게는, 영양소를 지방의 형태로 저장하는 경향이 있다는 것은 가장 골칫거리이다. 그러나 트리글리세리드가 탄수화물이나 단백질보다 더 많은 에너지를 갖고 있다면, 트리글리세리드 합성이 가장 적은 무게로 가장 많은 에너지를 저장하는 가장 좋은 방법임에는 분명하다.

정상적인 상황에서, 글리코겐의 저장량은 신체 전체 에너지 비축량의 1% 또는 그 이하를 차지하며, 활발하지 않은 활동을 몇 시간 정도 할 수 있을 정도의 에너지를 공급할 수 있다. 단백질은 전체 에너지 비축량의 20~25%를 차지한다. 많은 양의 단백질이 특히 골격근에서 에너지로 동원되어도 심각한 문제가 없을 수도 있지만, 단백

표 21.2 체중 70 kg인 건강한 남성에서 저장된 에너지 (저장된 총에너지에 대한 %)

	글리코겐	트리글리세리드	단백질 (동원 가능한)
골격근	71	<1	98
간	24	<1	2
지방조직	5	99	<1
뇌	<1	0	0

질을 지속적으로 에너지원으로 사용하는 것은 결국 세포 기능을 손상시키기 때문에 유해하고 잠재적으로 치명적일 수 있다. 그러므로 단백질에 저장되어 있는 에너지의 상당 부분은 실제로는 사용할 수 없다. 지방은 전체 에너지 비축량의 75~80%를 차지하며, 약 2개월 동안 사람의 목숨을 유지할 수 있는 충분한 에너지를 갖고 있다. 이러한 이유로 지방은 우리 몸이 장기간의 굶주림을 견딜 수 있는 능력에 절대적으로 필요하다. **표 21.2**는 체중이 70 kg인 건강한 남성의 평균 에너지 저장량을 나타낸 것이다.

흡수후 상태 동안의 대사

전형적인 식사 후 몇 시간 이내에 영양소 흡수는 중단된다. 에너지 생성을 위한 영양소 흡수가 없으면, 우리 몸은 글리코겐, 단백질, 지방을 분해하여 에너지 요구를 맞춘다(**그림 21.4**). 따라서 흡수후 상태는 주로 이화작용 상태이다. 또한 대부분의 체세포와는 달리, 중추신경계의 세포는 포도당을 유일한 에너지원으로 사용한다(중추신경계의 세포는 극한 상황에서 케톤체로부터 에너지를 얻을 수 있다). 그러므로 흡수후 상태의 주요 기능은 혈장 포도당 농도를 유지하는 것이다. 혈장 포도당 농도가 너무 크게 떨어지면 뇌 기능이 손상되어 의식상실, 심지어 죽음까지 초래할 수 있다.

흡수후 상태에서 포도당의 안정적 공급을 유지하는 것이 중요하다면, 당연한 질문이 하나 생긴다. 포도당은 글리코겐 분해로부터 만들어지기 때문에 비교적 짧은 기간에만 공급된다(몇 시간밖에 버티지 못함). 그렇다면 우리 몸은 어떻게 장기간에 걸쳐 포도당을 이용할 수 있는가? 신체는 아미노산, 글리세롤 및 기타 이화작용의 분해산물을 이용하여 새로운 포도당을 합성한다. 이 과정을 **포도당신생과정(gluconeogenesis)**이라 한다. 또한 대부분의 조직은 거의 전

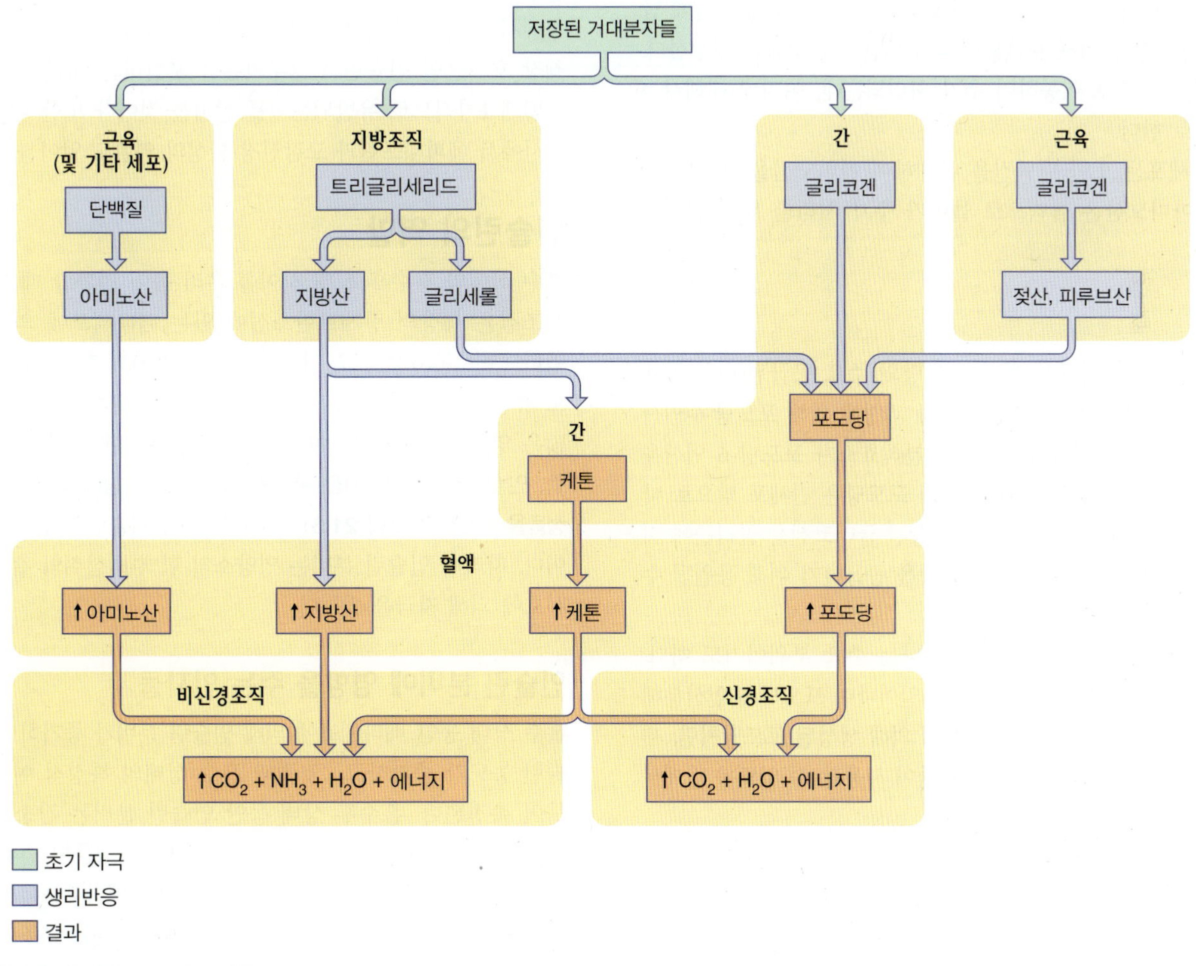

그림 21.4 흡수후 상태의 주요 대사 반응.

Q 간에서 아미노산, 젖산 또는 피루브산을 포도당으로 전환시킬 때 어떤 과정이 일어나는가?

적으로 다른 에너지원인 지방산에 주로 의존하면서 포도당을 보전함으로써 포도당을 중추신경계가 사용할 수 있도록 한다. 이 과정을 **포도당 보존(glucose sparing)**이라 한다.

흡수 상태에서와 같이, 흡수후 상태 동안의 세포대사는 세포 유형에 따라 다르다.

일반 체세포

대부분의 세포는 포도당 대신 지방산을 이용하여 에너지를 생산하며, 중추신경계를 위해 포도당을 보존한다.

골격근 세포

골격근 세포에서, 글리코겐분해 과정을 통해 글리코겐에서 형성된 포도당은 그 근육세포 내에서만 에너지로 사용될 수 있다. 글리코겐은 포도당-6-인산(6번 탄소에 인산기가 붙어 있는 포도당 분자로 해당과정의 중간산물이다)으로 분해된다. 골격근 세포에는 인산 제거를 촉매하는 효소(포도당-6-인산분해효소)가 없기 때문에 인산기를 포도당에서 제거할 수 없다. 포도당을 세포 밖으로 수송하기 위해서는 포도당은 인산화되지 않은 형태여야 한다. 그러므로 골격근 세포 안에서 글리코겐분해 과정에 의해 생성된 포도당은 그 세포 안에 남게 되고, 해당과정에 의해 분해되어 피루브산이나 젖산을 형성한다. 생성된 젖산은 간으로 이동하여 추가 처리되는데, 여기에 대해서는 곧 설명하기로 한다.

골격근 세포는 또한 단백질을 분해하여 아미노산을 생산할 수 있으며, 이 아미노산은 혈액으로 들어가 추가 처리를 위해 간으로 운반된다.

간세포

간은 흡수후 상태 동안에서 혈장 포도당의 주요 공급원이다. 간에 저장되어 있는 글리코겐은 글리코겐분해 과정에 의해 포도당-6-인산으로 분해될 수 있으며, 포도당-6-인산분해효소가 포도당-6-인산을 포도당으로 전환하는 것을 촉매한다. 이 포도당은 간세포 밖으로 나가 혈액으로 수송된다. 따라서 간에 저장된 글리코겐은 골격근에 저장된 글리코겐과는 달리, 혈액에 포도당을 공급하기 위해 동원될 수 있다.

간은 또한 포도당신생과정이 일어나는 주요 부위이기도 하다. (신장에서도 일부의 포도당신생과정이 일어나며 포도당-6-인산분해효소를 생성한다.) 글리코겐분해 과정에 의해 생성된 포도당처럼, 새로 합성된 포도당은 체내의 다른 세포들이 사용할 수 있도록 간에서 혈액으로 수송된다.

흡수후 상태 동안, **케톤생성(ketogenesis)**이 간에서 일어난다. 이 과정에서, 지방산의 일부가 케톤체로 전환되어 혈액으로 방출되어 최종적으로는 대부분의 조직에 의해 분해된다. 장기간 굶는 상태가 되면, 중추신경계가 에너지를 얻기 위해 케톤을 사용할 수 있는 능력을 갖춤으로써 포도당 의존에서 어느 정도 벗어날 수 있기 때문에 케톤 생성은 중요하다.

지방세포

흡수후 상태에서, 지방조직은 체세포의 에너지원으로 사용할 수 있는 지방산을 혈류로 공급하여 중추신경계를 위해 포도당을 보존한다. 지방조직은 저장된 트리글리세리드를 글리세롤과 자유 지방산으로 분해함으로써 이 작업을 수행한다. 글리세롤 또한 혈액으로 방출되고, 간으로 이동하여 해당과정에 의해 분해된다.

퀵 테스트 21.2

1. 포도당이나 아미노산이 산화되거나 저장되는 양을 초과하여 흡수되면, 이렇게 초과된 것은 어떻게 되는가?
2. 우리 몸에 저장된 글리코겐은 대부분 어디에 있는가? 우리 몸 전신의 세포에 포도당을 공급할 수 있는 대부분의 글리코겐이 저장되어 있는 부위는 어느 곳인가?
3. 흡수후 상태에서, 대부분의 조직은 포도당 대신 지방산을 1차 에너지원으로 사용한다. 전신대사에서 이것이 중요한 이유는 무엇인가?

21.5 흡수 및 흡수후 대사의 조절

흡수 상태와 흡수후 상태 사이의 전이는 신체 전신 조직의 대사 활성에서 커다란 변화를 일으킨다. 이 절에서는 이러한 대사 변화가 췌장 호르몬인 인슐린과 글루카곤을 포함하는 내분비 신호에 의해 어떻게 1차적으로 유발되는지를 살펴볼 것이다 또한 이러한 형태의 대사에서 에피네프린과 교감신경 활성의 역할도 알아볼 것이다.

인슐린의 역할

흡수 상태와 흡수후 상태 사이를 우리 몸이 전환할 때 발생하는 대사조절은 췌장의 랑게르한스섬에 있는 베타세포에 의해 분비되는 펩티드호르몬(6장 참조)인 **인슐린(insulin)**의 혈장 농도에 의해 주로 유발된다. 비록 인슐린과 인슐린 분비에 영향을 미치는 요인들이 많은 영향을 미치지만, 이러한 것들은 모두 한 가지 공통점이 있다. 즉, 인슐린은 에너지 저장 분자의 합성과 흡수 상태에 특징적인 다른 과정들을 촉진한다(**그림 21.5**). 다시 말하면, 인슐린은 동화작용 호르몬이다. 따라서 인슐린 분비는 영양소의 혈액내 섭취와 흡수에 관련된 신호에 의해 자극을 받는다.

인슐린 분비에 영향을 주는 인자들

흡수 상태 동안 베타세포에 의해 인슐린 분비가 증가하면 혈장의 인슐린 농도가 증가하고, 그 결과 흡수 상태의 특징적 여러 대사과정들이 촉진된다. 흡수후 상태 동안 인슐린 분비는 감소하여 혈장의 인슐린 농도가 감소하는 것은 흡수 상태의 과정들이 멈추게 되는 것을 도와준다. 여기서 중요한 질문이 생긴다. 베타세포는 언제 인슐린 분비를 증가시키거나 감소시킬 것을 어떻게 알 수 있을까?

표 21.3은 인슐린 분비에 영향을 미치는 몇 가지 요인을 보여준다. 이 중에서 특히 혈장 포도당 농도가 중요하다. 흡수 기간 동안, 포도당이 위장관에서 혈류로 수송됨에 따라 혈장 포도당 농도가 증

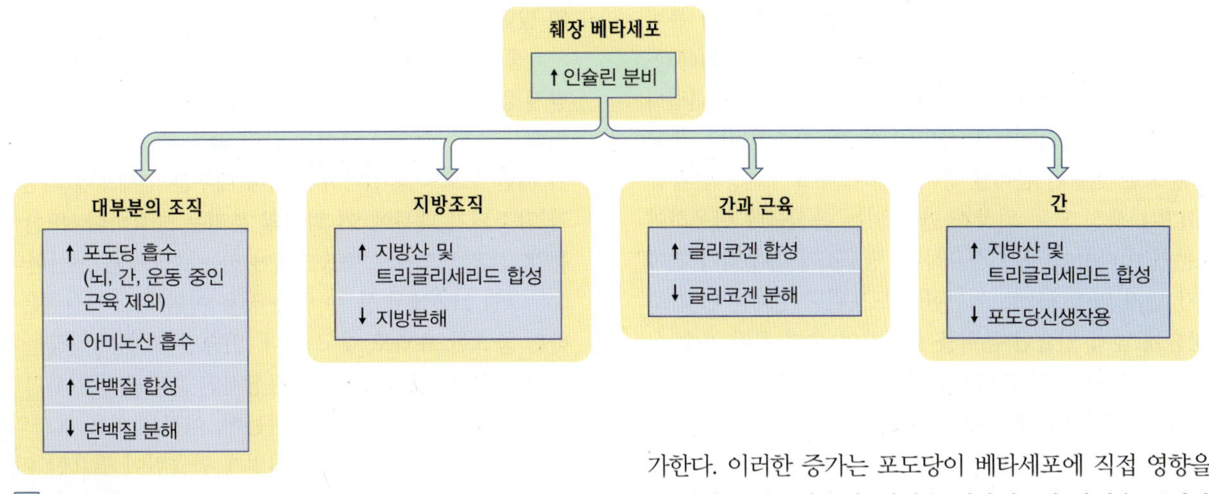

그림 21.5 표적조직에 대한 인슐린의 작용.

표 21.3 인슐린과 글루카곤 분비에 영향을 주는 요인

요인	인슐린 분비에 대한 효과	글루카곤 분비에 대한 효과
↑ 혈장 [포도당]	증가	감소
↑ 혈장 [아미노산]	증가	증가
↑ 혈장 [GIP]	증가	증가
↑ 부교감신경 활성	증가	증가
↑ 교감신경 활성	감소	증가
↑ 혈장 [에피네프린]	감소	증가

가한다. 이러한 증가는 포도당이 베타세포에 직접 영향을 주어 인슐린 분비를 자극하는데, 이것은 베타세포가 자신을 둘러싸고 있는 액체 속의 포도당 농도에 민감하기 때문이다(**그림 21.6**). 포도당은 촉진확산에 의해 GLUT2 수송체를 이용하여 베타세포로 들어간다. 포도당은 ATP를 생성하는 과정에서 분해되고, 베타세포 막에 있는 칼륨통로를 닫는다. 베타세포 밖으로 칼륨 배출이 적어짐에 따라, 베타세포는 탈분극하게 되어 원형질막의 칼슘통로가 열리게 된다. 칼슘이 베타세포 안으로 들어가 인슐린의 세포외배출을 유발한다. 흡수 후 기간 동안, 혈장 포도당 농도가 낮아져 인슐린 분비가 감소한다. 인슐린 분비는 혈장 아미노산 농도에 의해서도 비슷한 양상으로 영향을 받는다. 혈장 아미노산 농도가 올라가면 베타세포로의 이입도 증가한다. 아미노산은 크렙스회로와 산화적 인산화를 통해 ATP를 생성하고, ATP는 칼륨통로를 닫는다.

호르몬 및 자율신경계로부터의 입력 또한 인슐린 분비에 영

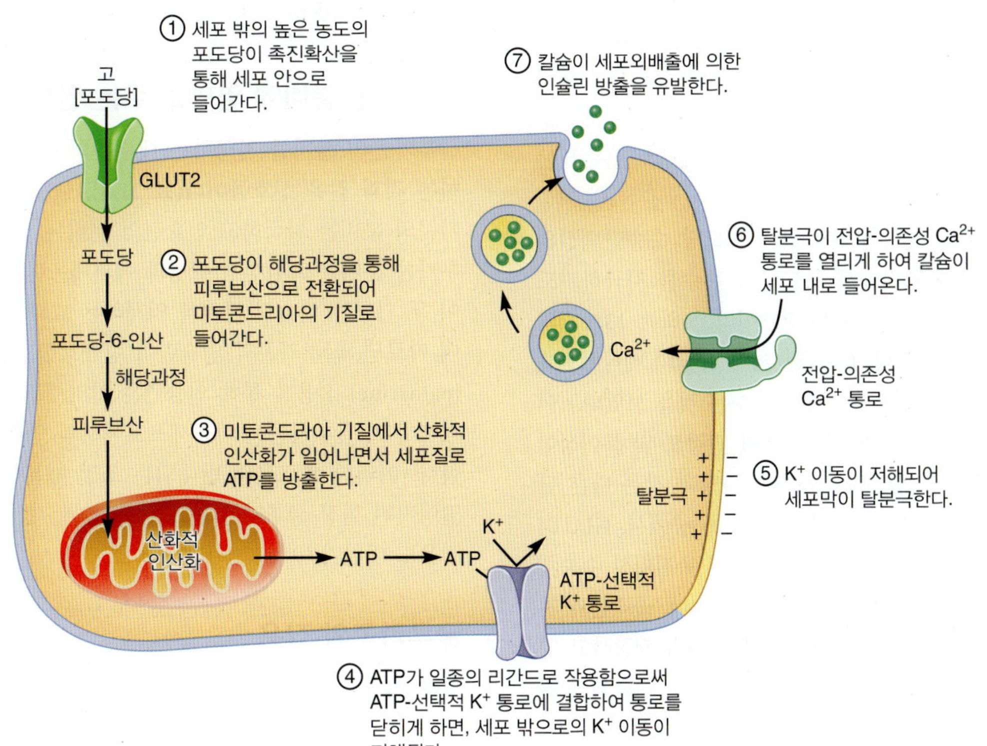

그림 21.6 인슐린 분비에 대한 포도당의 작용.

향을 미친다. 인슐린 분비는 소장의 벽에 있는 세포에 의해 분비되는 두 가지 호르몬인 포도당의존성 인슐린자극펩티드(glucose-dependent insulinotropic peptide, GIP)와 글루카곤유사 폴리펩티드-1(glucagon-like polypeptide-1, GLP-1)에 의해 촉진된다. 부교감신경의 활성 또한 인슐린 분비를 증가시킨다. 부교감신경의 활성, GIP 생성, GLP-1 생성 모두 위장관 안에 있는 음식물에 반응하여 증가하기 때문에 이러한 인자는 중요하다. 영양소가 흡수되기 전에 음식물 섭취가 먼저 일어나므로, 이러한 피드포워드 신호는 혈장 포도당 농도 상승에 앞서 인슐린 분비를 유발하여 우리 몸이 흡수 상태로 전환할 수 있도록 미리 준비시킨다. 인슐린 분비는 교감신경 활성과 순환하는 에피네프린에 의해 억제된다.

인슐린의 작용

다양한 표적조직에 작용하는 인슐린은 에너지 대사의 거의 모든 주요 부분에 영향을 미친다(그림 21.5). 인슐린은 간과 지방조직에서 지방산과 트리글리세리드 합성, 간과 골격근에서 글리코겐 합성, 대부분의 조직에서 단백질 합성을 자극하여 에너지 저장을 촉진한다. 이와 동시에, 인슐린은 단백질, 트리글리세리드 및 글리코겐의 분해를 억제하고, 간에 의한 포도당신생과정을 억제하여 저장된 에너지가 분해되는 것을 방지한다. 요약하면, 인슐린은 흡수 상태와 관련된 반응은 촉진하고, 흡수후 상태와 관련된 반응은 억제한다.

인슐린은 대사 작용과 더불어 간 및 중추신경계를 제외한 신체에 있는 모든 세포의 막을 통해 영양소가 전달되는 데 영향을 미친다. 대부분의 세포에서, 인슐린은 세포에 의한 아미노산 흡수를 자극하여 단백질 합성에 대한 호르몬의 자극효과를 촉진한다. 적어도 4개 이상의 인슐린민감성 능동수송체(insulin-sensitive active transporter)가 8가지 이상의 비필수아미노산을 혈장에서 세포로 이동시킴으로써 혈장내 아미노산 농도를 감소시킨다. 아미노산이 세포로 흡수되는 것은 세포 유형에 따라 다르며, 골격근 세포로 흡수되는 양이 가장 많다.

인슐린은 또한 세포의 원형질막에 있는 포도당 수송단백질의 수를 증가시킴으로써 일부 조직에서 포도당의 흡수를 자극하기도 한다. 사람의 유전체에는 GLUT1~GLUT13이라고 하는 13가지의 포도당 운반체가 암호화되어 있다. (우리는 이미 췌장의 베타세포에서는 GLUT2 수송체를 통해 포도당이 들어간다는 것을 보았다.) 이러한 수송체들은 수송체의 위치, 호르몬에 대한 민감도 및 특이성이 다르다(어떤 것은 포도당을 수송하는 것보다, 과당과 같은 다른 단당류를 운반하는 특이성이 있다). 이러한 수송체들 중에서, GLUT4만이 인슐린에 민감하다. GLUT4는 포도당을 위한 촉진확산 수송체이며, 전신대사를 위한 가장 중요한 포도당 수송체이다. 골격근과 지방세포는 세포질 내에 있는 소포에 GLUT4 수송체를 저장하고 있다. 인슐린은 세포외배출에 의해 이렇게 저장되어 있는 수송체를 원형질막으로 삽입되는 것을 유발하거나, 새로운 수송체 합성을 자극할 수 있다. 운동 또한 골격근 세포와 지방세포의 원형질막에 GLUT4의 발현을 유발한다.

중추신경계와 간에서의 포도당 수송은 인슐린에 의해 영향을 받지 않는다. 흡수후 상태 동안 인슐린 농도가 떨어지면, 인슐린에 의해 포도당 수송이 영향을 받지 않는 중추신경계 세포에서 사용하기 위한 포도당을 절약하기 위해 대부분의 세포에 의한 포도당 흡수가 감소되기 때문에 이 과정의 분리는 중요하다. 또한 흡수후 상태 동안, 간은 혈액으로 수송되어야 하는 포도당을 생산한다.

그림 21.5에서 볼 수 있는 작용 이외에도, 인슐린은 성장을 촉진하는 중요한 효과도 갖고 있다. 인슐린 자체가 성장을 자극하는 것은 아니지만, 성장호르몬이 정상적인 효과를 발휘하기 위해서는 혈액 내에 인슐린이 존재해야 하는데, 이것은 허용 효과의 한 가지 형태이다(6장에서 다루었음). 이렇게 인슐린이 필요한 이유는 적어도 부분적으로 단백질 합성, DNA 합성, 세포분열을 촉진함으로써 이들 모두가 조직 성장에 필수적이기 때문이다.

글루카곤의 역할

신체의 대사를 흡수 상태와 흡수후 상태에 적응시키는 인슐린의 작용은 췌장의 랑게르한스섬의 알파세포에서 분비되는 펩티드호르몬인 **글루카곤(glucagon)**의 상반된 변화에 의해 영향을 받는다. 다른 방식으로 표현하자면, 인슐린과 글루카곤은 서로 반대작용을 하는 길항제이다. 인슐린은 흡수 상태의 과정들을 촉진하고, 글루카곤은 흡수후 상태의 과정들을 촉진한다.

글루카곤의 분비는 흡수 상태 동안에 감소하고 흡수후 상태 동안에 증가한다. 인슐린의 농도도 이러한 상태에 따라 변하기 때문에, 한 상태에서 다른 상태로의 대사조절은 인슐린과 글루카곤의 혈장 농도가 서로 반대로 변하는 것에 의해 조화롭게 이루어진다.

글루카곤 분비에 영향을 주는 인자

글루카곤의 분비를 자극하는 대부분의 신호는 인슐린 분비를 억제하는 것과 같은 신호들이다(표 21.3). 예를 들어, 혈당 감소는 글루카곤의 분비는 자극하고 인슐린의 분비는 억제한다. 마찬가지로, 글루카곤 분비는 교감신경 활성과 에피네프린에 의해서도 자극되는데, 이 두 가지는 인슐린 분비를 억제하는 효과를 갖고 있다. 일부 연구에 따르면, 글루카곤과 인슐린이 랑게르한스섬 안에서 서로 측분비(paracrine) 작용을 통해 인슐린은 알파세포에서의 글루카곤 분비를 억제하고, 글루카곤은 베타세포로에서의 인슐린 분비를 억제한다고 한다. 이러한 호르몬의 반대되는 조절 때문에, 혈장 인슐린 농도가 떨어지면 혈장 글루카곤 농도가 올라가는 경향이 있으며, 그 반대의 경우도 마찬가지다.

글루카곤의 작용

그림 21.7은 글루카곤의 작용이 인슐린의 작용에 비해 다양하지는 못하지만, 인슐린의 작용과는 반대된다는 것을 보여준다. 간에서, 글루카곤은 글리코겐분해와 포도당신생과정(혈당 농도를 증가시킴),

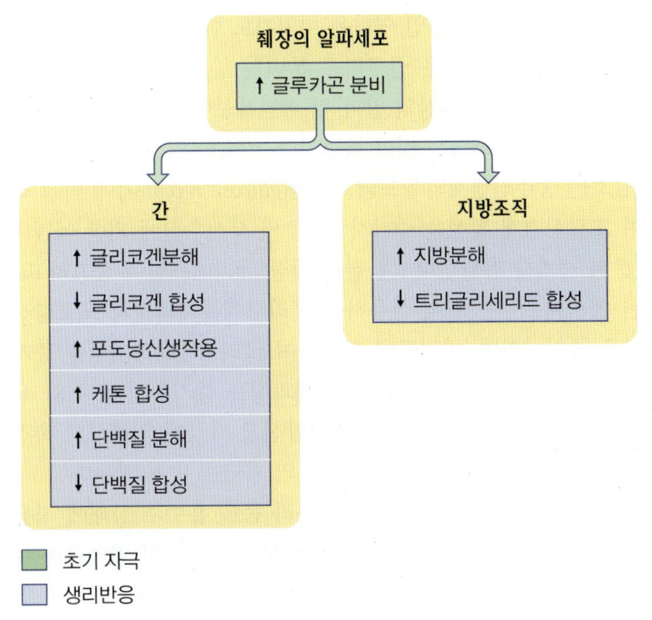

그림 21.7 표적조직에 대한 글루카곤의 작용.

케톤 합성, 단백질 분해를 촉진하는 동시에, 반대과정인 글리코겐과 단백질 합성은 억제한다. 지방조직에서, 글루카곤은 지방분해를 촉진하고 트리글리세리드 합성은 억제한다. 이러한 작용 때문에 글루카곤은 이화작용 호르몬으로 분류된다. 글루카곤의 전반적인 효과는 저장된 에너지를 동원하고 조직이 사용할 수 있는 새로운 에너지원(포도당 및 케톤체)의 합성을 촉진하는 것이다. 이러한 모든 작용은 흡수후 상태의 특징이다.

인슐린과 글루카곤에 의한 혈당의 음성피드백 조절

혈장 포도당 농도는 일반적으로 안정성을 유지하기 위해 인슐린과 글루카곤의 길항작용을 통해 엄격하게 조절된다. (아래에 설명된 다른 호르몬들도 혈당을 조절한다.) 혈당 농도가 정상상태에 비해 어느 방향으로든 너무 벗어나면 건강에 심각한 악영향을 미칠 수 있기 때문에 이러한 안정성은 중요하다. 공복시 정상 혈당은 70~110 mg/dL이다(임상에서는 일반적으로 혈장이 아닌 혈액 속의 포도당 농도를 측정한다). 공복 혈당 농도가 140 mg/dL보다 높으면, 고혈당증(*hyperglycemia*) 상태가 되며, 이것은 인슐린 생산 또는 관련 신호전달에 결함이 생겨 심각하면서도 꽤나 흔한 **당뇨병(diabetes mellitus)**이 발생했음을 나타내는 것이다. 공복 혈당 농도가 60 mg/dL보다 낮으면, 저혈당증(*hypoglycemia*) 상태가 되며, 신경계가 거의 전적으로 에너지원으로 포도당만을 사용하기 때문에 신경계 기능에 광범위한 악영향을 미친다.

인슐린과 글루카곤 모두 음성피드백을 통해 혈장 포도당 농도를 조절한다(**그림 21.8**). 혈장 포도당 농도가 올라가면, 췌장에서의 인슐린 분비는 늘고 글루카곤 분비는 줄어들어 두 가지 모두 혈장 포도당 농도를 감소시키는 원인이 된다. 마찬가지로, 혈장 포도당 농도가 감소하면, 인슐린 분비는 줄고 글루카곤 분비는 늘어나 두 가지 모두 혈장 포도당 농도를 증가시키는 원인이 된다.

그림 21.8a는 혈장 포도당 농도에 대한 인슐린의 음성피드백 조절을 나타낸 것이다. 혈장 포도당의 증가는 췌장 베타세포로부터의 인슐린 분비를 자극하고, 인슐린의 작용은 혈장 포도당을 감소시킨

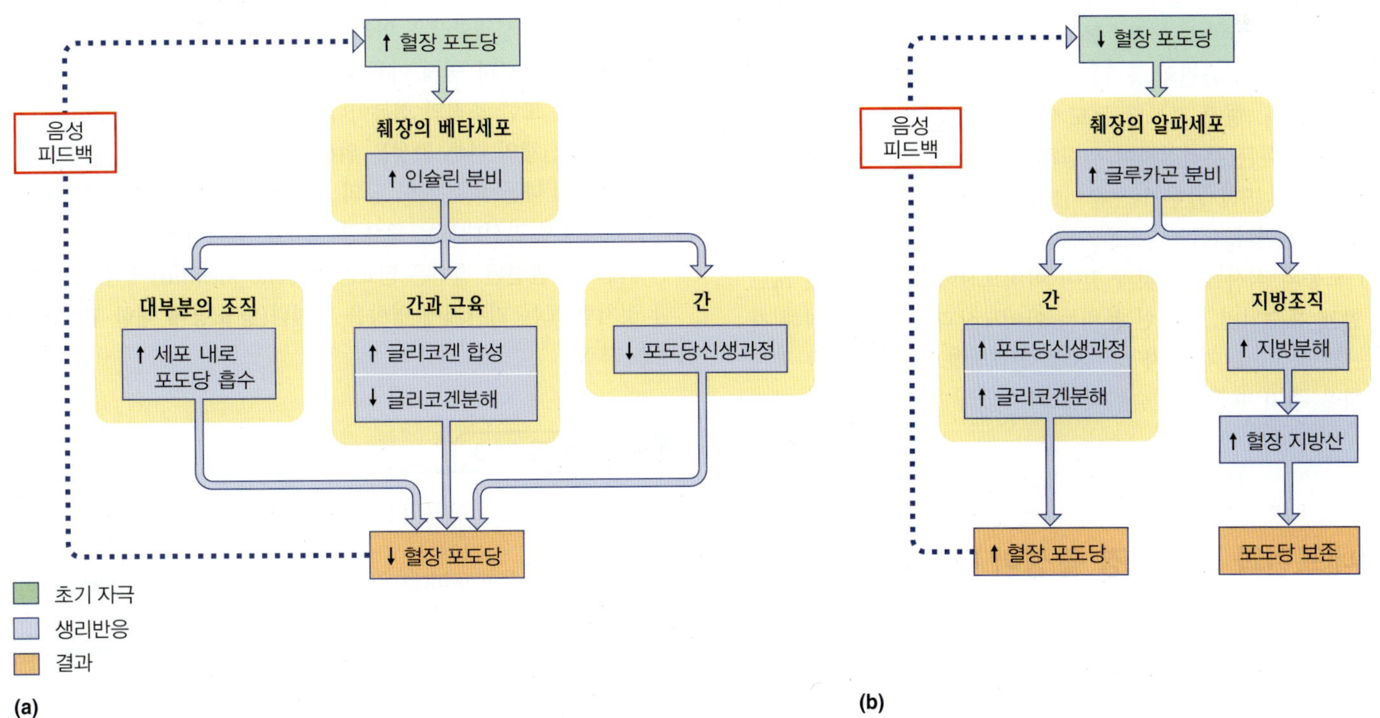

그림 21.8 혈장 포도당 농도의 조절. (a) 인슐린에 의한 혈장 포도당의 음성피드백 조절. **(b)** 글루카곤에 의한 혈당 포도당의 음성피드백 조절.

다. 인슐린은 세 가지 방법으로 혈장 포도당 농도를 감소시킨다. (1) 원형질막에서 GLUT4 수송체 발현을 증가시킴으로써 세포 내로의 포도당 흡수를 촉진한다. (2) 포도당을 글리코겐으로 전환시켜 세포 내의 유리 포도당 농도를 감소시킴으로써 세포 내외의 포도당 농도 기울기를 증가시켜 세포 내로의 포도당 흡수를 촉진한다. (3) 포도당신생과정을 억제함으로써, 새로운 포도당이 혈류로 방출되는 속도를 감소시킨다. 혈장 포도당 농도가 감소하면, 인슐린 분비가 줄어들어 혈장 포도당은 증가한다.

그림 21.8b는 혈장 포도당 농도에 대한 글루카곤의 음성피드백 조절을 보여준다. 혈장 포도당의 감소는 췌장의 알파세포로부터의 글루카곤 분비를 자극하고, 글루카곤의 작용으로 혈장 포도당 농도는 증가한다. 글루카곤은 간에서의 포도당신생과정과 글리코겐분해과정을 촉진함으로써 혈장 포도당 농도를 직접적으로 증가시키며, 지방조직에서의 지방분해과정을 촉진하여 포도당의 대체 에너지원인 지방산을 공급한다.

아미노산에 의한 인슐린과 글루카곤 분비 촉진

주어진 자극에 의해 인슐린 분비와 글루카곤 분비는 일반적으로 서로 반대방향으로 영향을 받지만, 이러한 양상에 대한 일부의 예외가 있다(표 21.3). 예를 들어, 혈장 아미노산이 증가하면 인슐린 및 글루카곤 분비 모두 자극된다(그림 7.7, 7.8). 이 효과가 비생산적인 것처럼 보일 수 있지만 그렇지 않다. 어떤 사람이 단백질은 많고 탄수화물은 적은 식사를 한 후 어떤 일이 일어나는지 생각해보자. 영양소가 흡수되면 혈장의 아미노산 농도는 크게 상승하지만, 포도당 농도는 변하지 않거나 약간만 증가할 것이다. 아미노산 농도의 증가는 세포에 의한 아미노산 흡수를 촉진하는 인슐린 분비를 자극한다. 이와 동시에, 인슐린의 증가는 혈장 포도당 농도 감소를 촉진하는 경향이 있다. 혈장 포도당 농도가 이미 정상 값에 가깝기 때문에, 이러한 변화는 부적절하며 위험하기도 하다. 그러나 혈장 아미노산의 증가는 또한 글루카곤 분비도 자극하여, 혈장 포도당이 상승되도록 촉진한다. (글루카곤은 아미노산 흡수에는 영향을 주지 않는다.) 보통의 식사를 한 것과 같이 아미노산이 상당한 양의 포도당과 함께 흡수되면, 인슐린 분비는 아미노산과 포도당에 의해 자극되는 반면, 이 두 가지 자극은 서로 반대방향으로 글루카곤 분비에 영향을 주기 때문에 인슐린의 효과가 글루카곤의 효과를 압도한다.

에피네프린과 교감신경 활성이 대사에 미치는 영향

표 21.3은 교감신경계와 에피네프린이 인슐린 분비를 억제하고 글루카곤 분비를 자극함으로써 간접적으로 흡수후 상태로의 대사조절을 촉진한다는 것을 나타낸다. 교감신경과 에피네프린은 또한 특정 표적조직의 대사에 직접적인 영향을 미치기도 한다.

흡수후 상태 기간은 글루카곤 분비를 증가시키고 인슐린 분비를 감소시키기 위해 췌장의 알파 및 베타세포에 직접 작용하는 혈장 포도당 농도가 감소하는 것이 특징이다. 비슷한 양상으로, 혈장 포도당 감소는 중추신경계의 **포도당 수용체**(*glucose receptor*)에 직접 작용하여 교감신경계 활성을 증가시킴으로써 부신수질에 의한 에피네프린 분비 증가를 유발한다. 그 결과 혈장 에피네프린이 증가하고, 증가된 에피네프린은 간에 작용하여 글리코겐분해과정과 포도당신생과정을 증가시키며, 골격근에 작용하여 글리코겐분해과정을 증가시키고, 지방조직에 작용하여 지방분해과정을 증가시킨다. 이와 유사한 작용이 간과 지방조직에 대한 교감신경 자극에 의해서도 촉진된다. (골격근 세포는 교감신경으로부터의 자극을 받지 않는다.)

교감신경에 의한 대사 조절이 우리 몸을 흡수후 상태에 적응시키는 역할을 하지만, 정상적인 상태에서는 그 영향이 인슐린과 글루카곤에 비해 상대적으로 적다. 대사에 대한 교감신경이 미치는 영향의 중요성은 **스트레스**(*stress*)에 대한 신체의 반응에서 나타난다. 스트레스에 대한 반응은 항상성을 유지하는 신체의 능력에 실제로 또는 잠재적으로 심각한 위협을 가하는 모든 상태를 가리키는 일반적 용어이다. (스트레스에는 탈수, 출혈, 감염, 극심한 온도에 대한 노출, 외상이나 심한 운동, 통증이나 공포 또는 불안감과 같은 심리적 상태가 포함된다.) **스트레스원**(*stressor*)에 의한 교감신경계의 활성화는 맞섬도피반응(fight-or-flight response)과 유사한 형태의 반응을 유발한다(심박수 증가, 전신 혈관수축, 호흡기도 확장 등). 또한 혈장 포도당 농도(간에서 포도당신생과정과 글리코겐분해과정이 증가하기 때문)와 지방산 및 글리세롤의 혈장 농도를 상승(지방세포에서 지방분해과정이 증가하기 때문)시킨다. 이러한 작용은 맞섬도피반응이라는 격렬한 신체활성을 위해 우리 몸이 준비하는 과정에 필요한 연료를 세포가 보다 쉽게 이용할 수 있도록 해준다. 이용 가능한 연료의 증가는 또한 조직의 회복이나 감염에 대한 대항과 같이 에너지가 필요한 신체의 다른 활성을 위해서도 필요하다. 스트레스에 대한 신체 반응의 다른 요소는 이 장의 뒷부분에서 설명하기로 한다.

분명하게 전신대사는 중요한 이유로 엄격하게 조절된다. 특히, 신체대사와 관련된 질병은 **당뇨병**(*diabetes mellitus*)에서 가장 명백한 것처럼 모든 기관계에 영향을 미친다(**당뇨병에 대한 관심: 당뇨병**을 보라).

퀵 테스트 21.3

1. 흡수기간 동안, 인슐린 또는 글루카곤 중 어느 호르몬의 농도가 증가하는가?
2. 교감신경 활성과 에피네프린은 흡수 상태 또는 흡수후 상태 중 어느 상태의 대사 반응을 촉진하는가?
3. 다음의 각 과정에서 그 과정이 인슐린이나 글루카곤에 의해 촉진되는지의 여부를 표시하라. 포도당신생과정, 세포에 의한 포도당 흡수, 글리코겐분해과정, 글리코겐 합성, 저장된 에너지의 이화작용, 단백질 합성, 혈당 농도의 감소, 트리글리세리드 합성, 지방분해.

당뇨병에 대한 관심

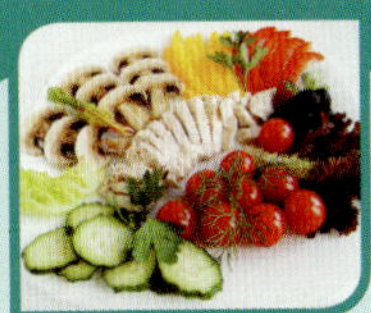

당뇨병(Diabetes Mellitus)

당뇨병에서는, 에너지 대사 및 혈당 수치에 대한 인슐린 조절이 손상되거나 전혀 존재하지 않는다. 이 질병에는 두 가지 기본적 유형이 있다. (1) **제1형 당뇨병**(*type 1 diabetes mellitus*)은 이전에 **인슐린의존성 당뇨병**(*insulin-dependent diabetes mellitus, IDDM*) 혹은 **소아발병 당뇨병**(*juvenile-onset diabetes*)으로 알려져 있었으며, 보통 20세 이전에 발병하며, 전체 당뇨병 환자의 5~10%를 차지한다. (2) **제2형 당뇨병**(*type 2 diabetes mellitus*)은 이전에 **인슐린비의존성 당뇨병**(*noninsuline-dependent diabetes mellitus, NIDDM*) 혹은 **성인발병 당뇨병**(*adult-onset diabetes*)으로 알려져 있으며, 40세 이후에 발병하고 당뇨병 환자의 대부분을 차지한다. 제1형 당뇨병에서는, 췌장의 활성 베타세포의 수가 감소되어 있기 때문에 인슐린 분비가 감소되거나 없어진다. 제2형 당뇨병에서의 주요 결함은 인슐린에 대한 표적세포의 반응이 감소하는 것이다.

두 가지 형태의 당뇨병 특징은 인슐린 활성 감소로 인한 지속적인 고혈당증(hyperglycemia)이다. 고혈당증은 일부분은 여러 조직에 의한 포도당 흡수 및 이용 감소 때문이며, 일부분은 간에 의한 포도당신생과정 및 글리코겐분해과정의 증가로 인한 포도당 배출이 증가하기 때문이기도 하다. 종종 이러한 효과는 비정상적으로 높은 혈장 글루카곤 농도 때문에 악화되기도 한다. 고혈당증이 일반적으로 글루카곤 분비에 대한 **억제**효과가 있지만, 췌장에 있는 알파세포(글루카곤을 분비)에 대한 포도당의 투과성은 인슐린 의존적이기 때문에 당뇨병에서 글루카곤의 분비는 종종 **상승**한다. 인슐린의 부족은 포도당이 알파세포로 들어가는 능력을 저해함으로써 포도당 농도가 실제보다 낮은 것처럼 반응하도록 알파세포를 "속인다." (글루카곤 분비는 혈장 포도당 농도가 떨어져야 자극된다는 것을 떠올려보자.)

일부 다른 대사성 이상들은 제2형 당뇨병보다 제1형 당뇨병에서 일반적으로 더 두드러지게 나타난다. 예를 들어, 지방분해에 대한 과도한 자극과 트리글리세리드 합성의 억제(인슐린 부족이나 글루카곤의 과다로 인해 발생)는 혈액 내에 지방산 및 기타 지질이 과도한 **고지혈증**(*hyperlipidemia*)을 초래할 수 있다. 에너지를 내기 위해 지방산을 과도하게 이용하면, 혈액 내 케톤 농도가 증가하는 **케톤증**(*ketosis*)을 유발할 수도 있다. 인슐린 결핍은 또한 단백질 합성을 방해하여 과도한 단백질 분해를 유발한다. 이러한 변화는 정상적인 조직 회복을 방해하고 어린이들에서는 근육약화와 성장지체를 초래하기도 한다.

당뇨병의 부작용은 아주 다양하며, 고혈당증 및 질환과 관련된 대사 장애로 인해 2차적으로 발생한다. 혈당 상승으로 **당뇨**(*glucosuria*; 소변에 포도당이 존재하는 것)가 발생하고, 18장에서 공부했던 내용과 같이 신세뇨관 내에 포도당에 의해 삼투압이 생겨 과도한 소변 배설이 발생한다. 실제로, 질병의 이름 자체가 이런 증상을 의미한다. *Diabetes mellitus*라는 말의 어원은 그리스어로 "달콤한 수관"을 의미한다. 소변을 통한 높은 수분 손실은 당뇨병 환자에게 탈수 및 혈장으로부터의 전해질(Na^+, K^+ 및 기타) 손실을 일으킬 수 있다. 이러한 손실을 수분 섭취(비정상적으로 높아야 함) 또는 기타 조치로 보상하지 않으면, 탈수로 인해 순환계의 기능이 떨어지면서 사망으로 이어질 수 있다. 전해질 교란으로 인해 신경근 장애가 발생할 수 있다. 제2형 당뇨병보다는 제1형 당뇨병에서 더 큰 문제인 과도한 케톤 생산은 잠재적으로 위험하다. 케톤의 일부는 산성이며 **케톤산증**(*ketoacidosis*)이라고 하는 특정 형태의 대사성 산혈증이 혈액의 pH를 떨어뜨릴 수 있기 때문이다. 이 상태는 중추신경계의 기능을 저하시켜 결국에는 혼수 및 사망을 초래할 수 있다.

제1형 당뇨병에서는 베타세포가 인슐린을 분비할 수 없기 때문에, 이 형태의 질병에 사용할 수 있는 유일한 치료법은 주사를 통한 인슐린 투여이다. 이에 반해, 제2형 당뇨병은 대개 체중 감량 및 운동을 통해 조절할 수 있으며, 심지어 호전되어 조직의 인슐린 반응성이 증가하기도 한다. 인슐린 분비를 자극하는 약물의 사용 또한 좋은 방법이다.

21.6 체온조절

사막에 밤이 오면, 정오의 태양 아래에서 활동하던 뱀, 도마뱀, 곤충들은 어느 정도 휴면이라고 할 수 있는 상태로 들어가기 시작하고 그 중 많은 것들은 거의 움직일 수 없게 된다. 이러한 변화는 기온이 떨어지면서 동물들의 몸도 차가워져 동물들의 생화학적 반응과 기타 대사과정이 느려지기 때문에 발생한다. 이와 대조적으로, 인간을 비롯한 여러 포유동물은 **체온조절(thermoregulation)**을 통해 체온을 상당히 좁은 범위 내에서 유지할 수 있기 때문에 주변온도 변화에 대한 영향을 덜 받는다. 이러한 능력을 가진 동물을 **항온동물**(*homeothermic*)이라 하고, 이러한 능력을 가지지 못한 동물을 **변온동물**(*poikilothermic*)이라 한다.

온도 평형

살아 있는 모든 생명체는 대사의 부산물로서 열을 발생시키지만, 인간(다른 모든 항온동물들과 마찬가지로)은 열이 몸에서 생산되고 손실되는 비율을 조절함으로써 체온을 유지할 수 있다. 정상체온을 유지하기 위해서는, 열생성률은 열손실률과 평형을 이루어야 한다. 음성 열평형에서는, 열손실이 열생성을 초과하기 때문에 체온은 정상 이하로 떨어지고 **저체온증(hypothermia)**이라고 하는 상태가 된다. 예를 들어, 눈보라에 갇히거나 배에서 차가운 물로 빠진 사람은 저체온증에 빠지기 쉽다. 이러한 불행한 상황에 빠진 사람은, 금방 무감각해지고 의식을 잃게 되며 여러 기관의 기능부전이 일어나 사망에 이를 수 있다. 양성 열평형에서는, 열생산이 열손실을 초과하여 체온은 정상 이상으로 상승한다. 이러한 상태를 **고체온증(hyperthermia)**이라고 하는데, 이 상태에서는 의식을 잃고 경련이 일어나며 호흡이 멎어 사망에 이를 수 있다. 체온이 41°C에 다다르면 부작용이 나타나기 시작하고 43°C가 넘으면 대개 사망한다(1장, **Clinical Connections: 열탈진과 일사병**을 보라). 정상체온을 유지하기 위한 능력은 열을 환경에 얼마나 적절하게 전달하느냐에 달려 있다.

인체와 외부환경 사이의 열전달 기전

대부분의 상황에서, 주변 온도가 일반적으로 체온보다 낮기 때문에 신체는 환경으로 열을 빼앗긴다. 열손실률이 열발생률과 같으면 체온은 변하지 않는다. 일반적으로 열은 (1) 복사, (2) 전도, (3) 증발, (4) 대류의 네 가지 기전을 통해 손실된다.

복사(radiation)에서, 열에너지는 전자파의 형태로 신체에서 주변 환경으로 전달된다. 물리학의 한 가지 일반 법칙은, 정도의 차이는 있지만 모든 물체는 전자파를 방출하고 흡수한다는 것이다. 한 물체가 주변보다 따뜻하면, 그 물체는 흡수하는 것보다 더 많은 에너지를 방출하여 열을 잃는다. 예를 들어 시원한 가을에 밖에 나가 있으면, 주변의 공기분자로 복사에너지를 방출하면서 우리 몸은 차가워진다. 반대로 어떤 물체가 주변보다 차가우면, 방출하는 에너지보다 더 많은 에너지를 흡수하여 열을 얻는다. 예를 들어, 캠프파이어 옆에 앉아 있으면, 우리 몸이 열을 흡수하여 더 따뜻해진다.

전도(conduction)는 서로 직접 접촉하는 물체 사이에서 열에너지가 전달되는 것이다. 복사와 마찬가지로, 열은 항상 따뜻한 물체에서 더 차가운 물체로 전달된다. 예를 들어, 차가운 금속을 만지면 열에너지가 피부에서 금속으로 직접 전달되기 때문에 금속이 더 차갑다고 느끼게 된다.

증발(evaporation)은, 물체의 표면에서 수분이 증발됨으로써 열을 잃는다. 몸에서 수분이 증발되기 위해서는, 물은 액체 상태에서 기체 상태로 전환되어야 하며, 이 과정에는 몸에서 얻은 열에너지가 필요하다. 물은 피부, 기도의 내벽, 구강과 같이 수분이 많은 표면으로부터 증발한다. 이러한 종류의 **불감수분손실(insensible water loss)**은 우리가 알아차리지 못하는 사이에 계속적으로 일어난다(이 때문에 붙여진 이름). 또한 우리 몸은 피부에 있는 수많은 작은 **땀샘(sweat gland)**을 통해 분비되는 염을 갖고 있는 용액인 **땀(sweat)**의 증발을 통해 수분을 잃기도 한다. 지속적으로 일어나는 불감수분손실과는 달리, 땀 생성은 신체의 필요에 따라 조절된다. 열 손실 증가가 바람직할 경우에는 땀 생성이 증가한다. 그 결과, 더 많은 수분이 피부 표면에서 증발함으로써 몸에서 열에너지를 제거한다.

주변온도가 체온보다 높으면, 열은 복사와 전도를 통해 몸으로 전달된다. 이 때문에 우리 몸 자체에서 발생하는 열을 증가시켜 열 손실의 필요성을 증폭시킨다. 이러한 상황에서, 신체는 땀 생성을 증가시킴으로써 증발(*evaporation*)에 의존하여 열을 발산시켜야 한다. 주변의 습도가 그리 높지 않다고 가정하면, 수분은 주변보다 더 차가워도 계속 증발할 수 있기 때문에 땀을 흘리면 이러한 상황에서도 우리 몸을 식힐 수 있다. 습도가 높은 환경에서는, 이미 수분이 포화되어 있는 공기 중으로 수분이 증발할 수 없기 때문에 땀을 흘리는 것은 건조한 공기에 비해 효과적이지 못하다. 체온조절을 촉진하기 위해서는, 땀은 증발과정이 필요하다. 즉, 방울로 떨어지는 땀은 우리 몸을 식히지 못한다. 그러므로 공기가 더 뜨겁다고 기상학자들이 보고할 때에는 습도를 체감온도(*heat index*)에 포함시킨다.

대류(convection)는 기체 또는 액체가 움직이면서 한 장소에서 다른 장소로 열을 전달하는 것으로, 바람 많은 날에 열손실이 큰 이유이기도 하다. 바람이 없는 날에는, 피부 가까이 있는 공기는 체표면에서 열을 흡수하면서 따뜻해진다. 이렇게 따뜻해진 공기는 전도에 의한 열손실률을 낮추는 일종의 "담요"를 몸 주변에 형성한다. 이러한 보호층의 공기에는 피부에서 증발한 수분이 포함되어 있기 때문에, 주위의 공기보다 습도가 더 높은 경향이 있다. 이 수분이 피부 근처에 존재하기 때문에 증발에 의한 열손실률도 낮아진다. 이와는 반대로 바람이 많이 부는 날과 같이 주변 공기가 움직이는 경우, 보호하는 역할을 하던 공기 "담요"의 두께가 줄어들게 됨으로써 전도와 증발 모두에 의해 열손실이 증가한다. 그러므로 대류는 기상학자들이 말하는 춥고 바람 부는 날의 체감온도(*wind chill factor*)의 원인이다.

체온조절

신체의 체온조절은 중추신경계와 복강 및 흉강을 포함한 신체 내부 구조의 온도인 **중심체온(core temperature)**을 유지하는 것이다(**그림 21.9**). 중심체온은 일반적으로 약 37°C로 조절된다. 시상하부에는 열-손실 및 열-발생 중추 모두 갖고 있는 **체온조절중추(thermoregulatory center)**가 있다. 중심체온에 대한 입력은 **중심온도수용기(central thermoreceptor)**로부터 체온조절중추로 전달된다. 중심온도수용기에는 시상하부와 중추신경계의 다른 부위 및 다른 내장기관에 있는 온도감지 신경세포들이 포함된다. 중심체온을 정상으로 되돌리기 위한 체온조절 반응을 시작하려면 중심체온 변화의 입력이 필요하다. **말초온도수용기(peripheral thermoreceptor)**라고 하는 또 다른 온도수용기는 피부에 있으며 피부의 온도를 감지한다. 피부의 온도는 일반적으로 중심체온보다 낮고 일정하지 않다. 우리 몸은 피부 온도를 조절하지 않지만, 피부 온도에 대한 정보는 적당하게 옷을 입거나 극단적인 기온을 피하게 하는 것과 같은 행동 조절을 통해 주변 환경의 온도 변화를 보상할 수 있도록 해준다.

온도중립지대에서의 체온조절

체온조절의 기본적인 기전은 혈액의 열에너지가 외부 환경의 열에너지와 교환될 수 있도록 피부로 흐르는 혈액량을 변화시키는 것이다(실제로는 열은 혈액에서 피부조직으로 이동한 다음 몸 밖으로 이동한다). 체온이 떨어지면, 피부로 가는 혈류가 줄어들어 주변 환경으로의 열 손실이 줄어든다. 마찬가지로 체온이 올라가면, 피부로의 혈류가 증가하여 혈액은 주변 환경으로 더 많은 열을 잃을 수 있다. 주변 환경의 온도가 25~30°C인 **온도중립지대(thermoneutral**

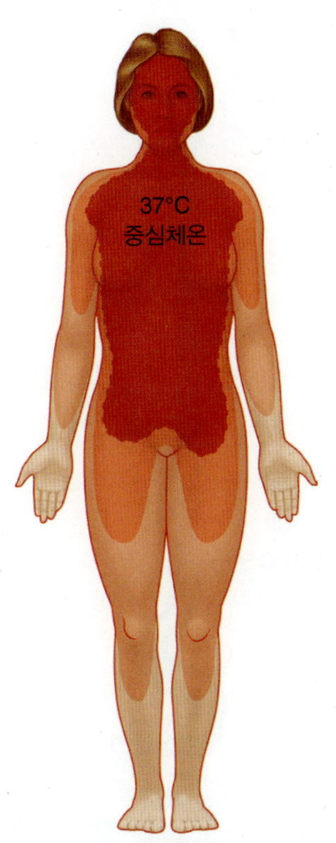

그림 21.9 중심체온. 체온은 흉부 및 복강, 두개골, 몸 쪽에 가까운 사지 부위를 포함한 신체의 중심부위에서 거의 37°C로 유지된다. 몸의 중심에서 피부로 갈수록 37°C에서 온도가 떨어진다.

zone)의 좁은 범위 내에서 유지된다면, 피부로 가는 혈류 변화만으로도 체온을 충분히 유지할 수 있다.

교감신경계는 체온조절중추로부터의 입력을 기반으로 피부의 혈류를 조절한다. 이미 14장에서 배웠듯이, 세동맥의 반지름은 교감신경의 활성에 의해 조절되므로 교감신경의 활성 증가는 혈관수축을 일으킨다. 피부에 있는 세동맥도 이러한 똑같은 규칙을 따른다. 그러므로 체온이 떨어지면, 세동맥에 대한 교감신경의 활성이 증가하여 혈관수축이 일어나게 되고 피부로 가는 혈류가 감소하여 체온이 보존된다. 이와는 반대로, 체온이 올라가면 세동맥에 대한 교감신경의 활성이 감소하여 혈관 확장이 일어나게 되고 피부에 대한 혈류가 증가하여 주변 환경으로 열을 전달한다. 주변 환경의 온도가 온도중립지대를 벗어나면, 체온을 유지하기 위해서는 다른 체온조절 기전을 활성화시켜야 한다.

추운 환경에서의 열 발생

주변 환경 온도가 25°C 미만으로 떨어지면, 피부 혈류의 감소만으로는 체온이 떨어지는 것을 막을 수 없다. 이 상황에서는, 시상하부의 열-발생 중추(heat-promoting center)가 효과기관에 작용하여 떨림(shivering)을 자극하고 땀 생산을 감소시킨다(**그림 21.10**).

떨림은 우리 몸이 체온을 높이기 위해 열생산을 증가시킬 수 있는 기본적인 기전으로, 이 과정을 **떨림열생산(shivering thermogenesis)**이라 한다. 떨림은 빠르게 반복되는 골격근의 수축으로 척

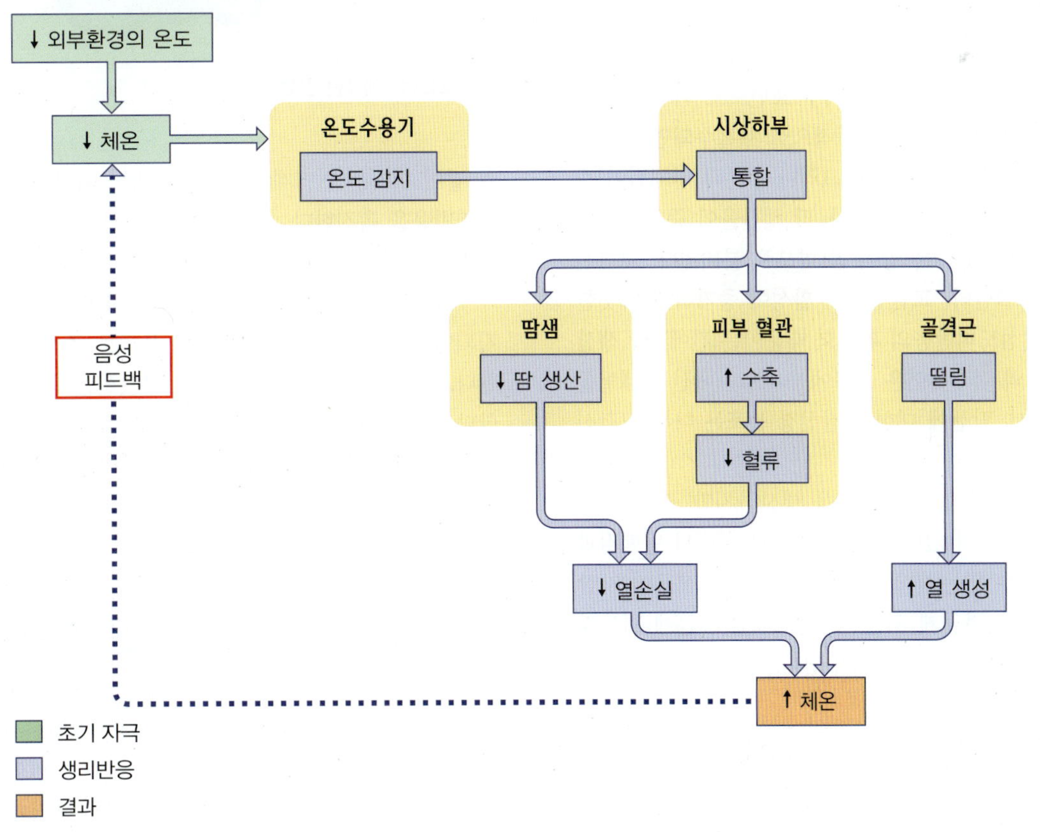

그림 21.10 체온조절 중에 몸에서 일어나는 현상.

수반사에 의해 조절된다. 근육이 수축함에 따라 근육은 열을 만들어낸다. 사람의 유아와 동면하는 포유류의 경우, **비떨림열생산(non-shivering thermogenesis)**을 통해서도 열을 생성할 수 있다. 유아는 갈색지방조직(*brown adipose tissue*)이라고 하는 특별한 형태의 지방조직을 갖고 있으며, 이것은 산화적 인산화로부터 전자전달사슬을 분리하여 열을 발생한다. 따라서 전자에 의해 방출된 에너지는 소실되면서 ATP를 합성하는 대신 열을 생산한다. 이와 비교하여, 성인에서는 갈색지방조직은 전혀 없거나 거의 없다.

더운 환경에서의 열 손실

주변 환경의 온도가 온도중립지대 이상으로 상승하면, 체온을 정상으로 되돌리기 위한 충분한 열을 제거하기 위해 신체는 피부혈관 확장 이상의 다른 반응을 해야 한다. 특히, 신체는 증발을 통한 열손실을 위해 땀을 생산한다.

대부분의 사람은 입술, 젖꼭지 및 외부 생식기를 제외한 몸 전체 피부에 약 250만 개의 땀샘을 갖고 있다. 땀샘에는 두 가지 형태가 있다. (1) **에크린샘(eccrine gland)**은 훨씬 보편적인 것으로 전신에 걸쳐 분포되어 있지만 특히 이마, 손바닥, 발바닥에 많다. (2) **아포크린샘(apocrine gland)**은 주로 겨드랑이와 항문-생식기 부위에 위치한다. 에크린샘은 피부 표면에서 비어 있는 구멍으로 흘러나가는 반면, 아포크린샘은 모낭으로 흘러나간다. 에크린샘은 태어나면서부터 활동적이지만 아포크린샘은 사춘기가 될 때까지 활동하지 않는다. 두 가지 종류의 땀샘에 의해 생성되는 땀의 양은 체온과 교감신경의 활성 수준에 따라 달라진다.

에크린땀샘은 물, 나트륨, 염소의 1차적 분비물과 미량의 칼륨을 생성한다(**그림 21.11**). 이 분비물이 피부 표면으로 이어지는 관을 통해 흐르면서, 나트륨과 염소가 능동적으로 재흡수되면 수분도 삼투에 의해 똑같은 경로로 재흡수된다. 그러나 수분과 전해질이 재흡수되는 양은 땀 생산율에 따라 달라진다. 땀 생산율이 증가할수록, 더 적은 양이 흡수되면서 더 많은 양이 몸 밖으로 분비된다. 교감신경계도 땀 생산율을 조절한다. 교감신경의 활성이 증가하면(따뜻한 환경에 의한 것이든 맞섬도피반응의 활성화 때문이든 간에) 땀 생산도 증가한다. 교감신경의 절후뉴런은 노르에피네프린 대신 아세틸콜린을 분비한다는 점에서, 땀샘에 대한 교감신경 분포는 다른 교감신경과 다르다.

아포크린땀샘도 비슷한 양상으로 땀을 생산하지만, 땀 생성물에는 단백질과 지방산이 들어 있다. 피부 표면으로 분비된 단백질과 지방산은 세균이 자랄 수 있는 영양소가 되기도 한다. 세균이 자람에 따라 세균은 노폐물을 만들게 되는데, 이 노폐물 때문에 겨드랑이나 생식기 주위에서 땀에 관련된 냄새가 난다.

체온조절을 위한 설정점의 변화: 고열

감염 중에 특정 백혈구는 발열을 일으키는 화학물질인 **발열인자(pyrogen)**로 작용하는 시토카인을 생산한다. 23장에서 설명하는 바와 같이 이것은 면역계의 정상적인 반응이며, 감염에 대항하는 여러 면역반응을 촉진한다. 따라서 고열은 실제로 우리 몸의 자체적인 방어력을 향상시켜주기 때문에 유익한 것으로 생각된다.

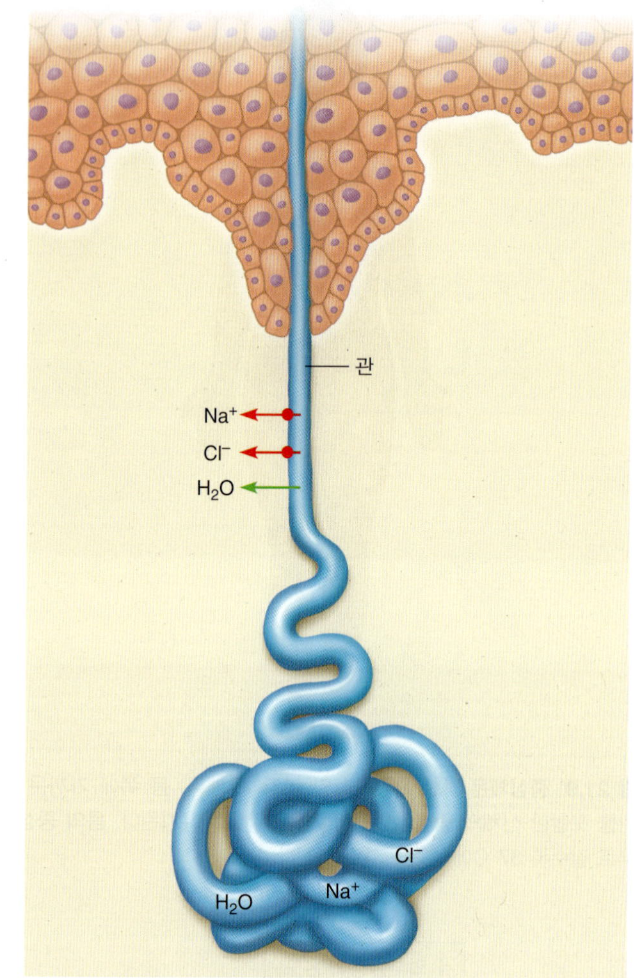

그림 21.11 에크린 땀샘.

발열인자는 체온조절중추에 작용하여 체온조절 과정에 의해 유지되어야 하는 체온을 보다 높은 온도로 조정함으로써 고열을 유도한다. 몸은 열생산을 증가시키고 열손실을 최소화하는 것으로 반응한다. 결과적으로, 감염된 사람은 창백해지고(피부로 가는 혈류가 감소하기 때문) 떠는 경향을 보인다. 이러한 상황에서는 모순된 신경신호가 작용하기 때문에, 환자는 열이 남에도 불구하고 추위를 느끼기도 한다.

21.7 성장에 대한 호르몬 조절

먹는 것(또는 먹지 못하는 것)이 신체의 전신대사 조절에 중요한 요인이기는 하지만, 이것만이 유일한 것은 아니다. 이 절에서는 우리가 먹는 것과 단식에 대한 일상적인 조절에서는 거의 아무런 역할을 하지 못함에도 불구하고, 성장을 촉진하면서 에너지 대사에 중요한 영향을 미치는 호르몬의 작용을 살펴보기로 하자.

신체 성장

생후 첫 2년 동안, 인간은 신장과 체중이 급격히 증가하는 **출생후 성장급증**(*postnatal growth spurt*)이라고 하는 현상을 경험한다(**그림 21.12**). 2세 이후의 성장은 사춘기가 시작될 때까지(소녀는 11세, 소년은 13세) 느린 속도로 계속되며, 사춘기가 시작되면 **사춘기 성장급증**(*pubertal growth spurt*)으로 알려진 또 다른 급성장이 시작된다. 십대 후반이 되어 사춘기가 끝나면, 성장은 멈추고 각 개인은 완전한 성인의 신체적 모습을 갖게 된다. 그 이후에는, 키는 더 이상 크지 않지만 체중은 증가할 수 있다. 특별히 표시하지 않는 한, 본문에서 **성장**(*growth*)이라는 용어는 키의 성장을 수반하는 신체적 변화를 의미한다.

성장기에는, 신체의 연조직(피부와 근육과 같은 뼈가 아닌 조직)에 있는 세포의 크기와 수는 증가하고 뼈의 길이와 두께도 증가한다. 눈에 띄게 키가 크는 이유는 주로 다리와 척추의 뼈 길이가 늘어나기 때문이다. 성장에 수반되는 신체 비율의 변화는 주로 사지의 긴 뼈(예를 들어, 넓적다리의 대퇴골이나 팔의 상완골)의 길이가 증가하기 때문이다.

유년기의 신체 성장은 주로 호르몬에 의해 조절되지만, 개인의 유전적 구성, 식습관, 질병이나 스트레스와 같은 다른 요인들에 의해서도 영향을 받는다. 성장기에 일어나는 신체 변화의 많은 부분이 뇌하수체 전엽에서 분비되는 펩티드호르몬인 **성장호르몬(growth hormone, GH)**의 작용 때문이다(6장). 정상적인 성장에 필수적인 다른 호르몬에는 인슐린, 갑상선호르몬, 성호르몬 (안드로겐 및 에스트로겐)이 있으며, 이 호르몬들은 사춘기 성장급증에 특히 중요하다. 게다가 여러 기관 및 조직의 성장은 특정 유형의 조직에 특이적이고 측분비 또는 자가분비 물질로서 국소적으로 작용하는 수많은 **성장인자**(*growth factor*)와 **성장억제인자**(*growth-inhibiting factor*)에 의해 영향을 받는다. 예를 들어, **신경성장인자**(*nerve growth factor*)는 뉴런의 축삭과 수상돌기의 길이 성장과 증식을 촉진한다.

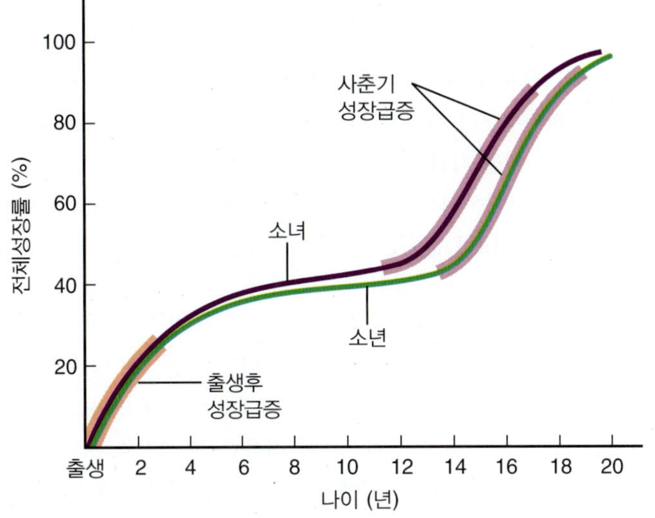

그림 21.12 사람의 대표적 성장곡선. 출생 후 및 사춘기에 성장급증이 일어난다.

Q 이 그래프에 의하면, 소년과 소녀 중 누가 더 이른 시기에 사춘기로 들어서는가?

다음에 나오는 절에서는, 성장호르몬의 작용과 성장호르몬의 분비에 영향을 미치는 요인에 대해 알아볼 것이다. 또한 성장에 미치는 다른 호르몬들의 영향도 간략하게 다룰 것이다.

성장호르몬의 영향

어린이들에서, 성장호르몬은 뼈와 연조직에 여러 가지 효과를 발휘하여 신체를 성장시킨다. 성인에서도 성장호르몬은 동일한 효과를 많이 나타내지만, 성장을 촉진하는 대신 뼈 무게와 근육(지방과 반대)이 체중에서 차지하는 비율인 **실질체중**(*lean body mass*)을 유지하게 한다.

성장호르몬은 직접적으로 두 가지 방법으로 성장을 촉진한다. 한 가지는 단백질 합성을 자극하여 세포 크기를 증가시키고(**비대, hypertropy**), 다른 한 가지는 세포분열을 자극하여 세포 수를 증가시킨다(**과다형성, hyperplasia**). 이러한 작용의 결과는 뼈가 길어짐에 따른 **길이 성장**(*linear growth*: 키가 커짐), 근육조직의 성장으로 인한 실질체중 증가, 심장, 폐, 신장, 장을 포함한 각 기관의 크기 증가가 일어난다.

성장호르몬은 또한 간접적으로 성장에 영향을 미치는 여러 가지 작용을 촉진한다(**그림 21.13**). 성장호르몬은 지방조직 및 골격근에서 포도당 흡수를 억제하고, 지방조직에서의 지방분해과정을 자극하고, 간에서 포도당신생과정을 자극함으로써 혈장의 포도당, 지방산 및 글리세롤의 농도를 증가시킨다. 이러한 영양소의 혈장 농도가 증가하면, 조직이 성장을 위해 필요한 에너지를 더욱 쉽게 사용할 수 있다. 성장호르몬은 또한 근육 및 다른 조직의 세포가 아미노산을 더 많이 흡수할 수 있도록 촉진하여, 단백질 합성이 더 잘 일어나도록 해준다.

성장호르몬만으로는 정상적인 성장을 일으킬 수 없다. 적절한 식습관은 성장을 위한 원재료를 제공하는 데 분명 필수적이다. 성장하는 동안, 단백질 합성에 의한 신체의 총단백질 양이 증가하기 위해서는 많은 아미노산이 공급되어야 하는데, 이러한 많은 양의 아미노산은 고단백질 음식을 섭취함으로써 가장 쉽게 얻을 수 있다. 특정 아미노산이 음식에 없을 경우에는 합성이 되지만, **필수아미노산**(*essential amino acid*)은 반드시 음식을 통해 섭취되어야 한다. 뼈 성장에 필요한 칼슘과 같은 조직 성장에 필요한 여러 다른 원재료들도 음식에 충분한 양이 들어 있어야 한다. 끝으로, 식품 속의 **에너지 함량**(*energy content*)은 성장에 따른 높은 에너지 수요를 충족시킬 수 있는 충분한 칼로리를 제공하여야 한다. 음식이 위에 나열한 것들 중에서 어느 하나라도 충족시키지 못하게 되면, 성장은 저해된다. 특히 어린아이들의 경우, 불충분한 음식 섭취에 의한 성장지체 효과는 돌이킬 수 없는 경우가 많다.

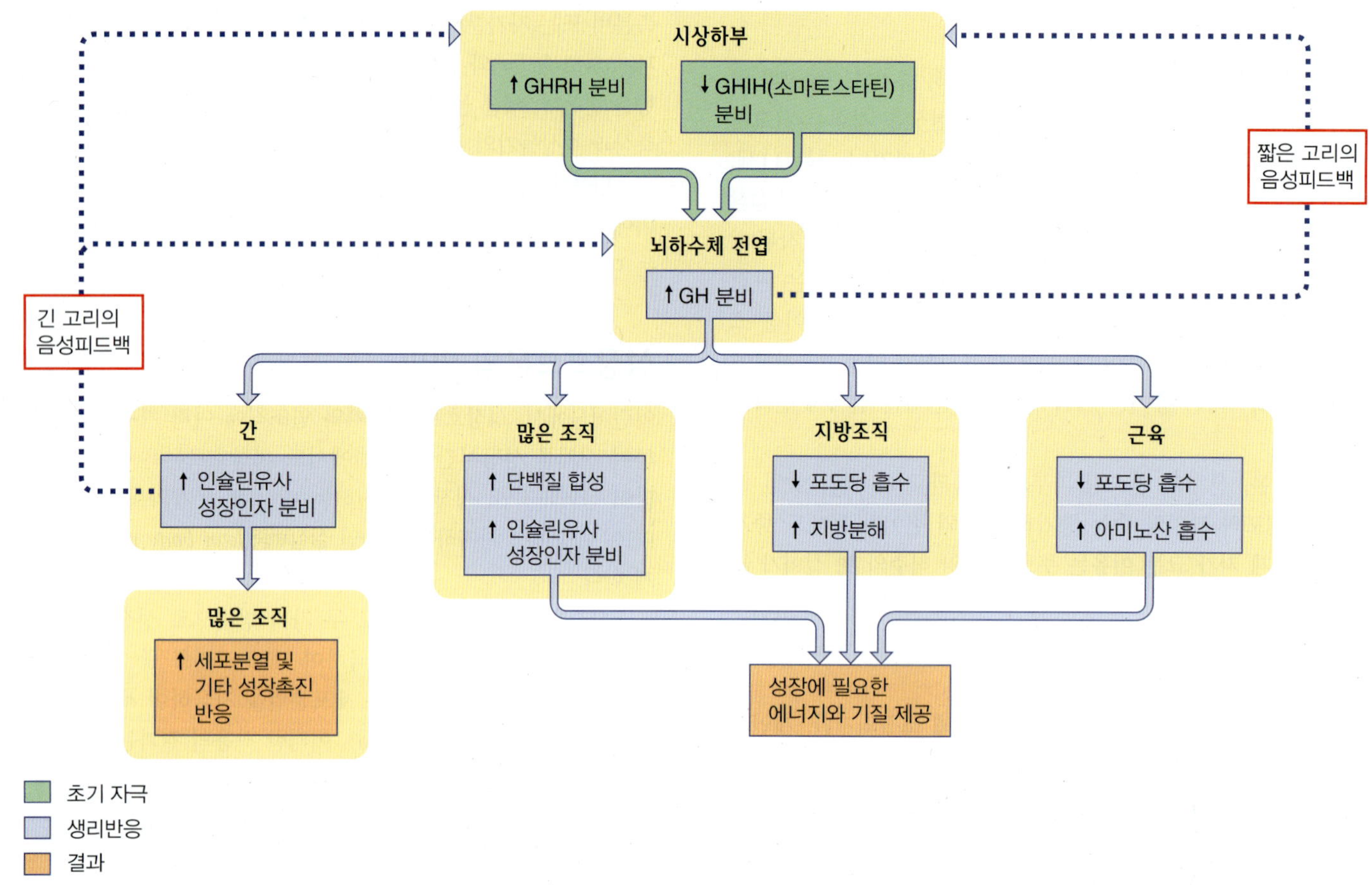

그림 21.13 성장호르몬 분비와 표적조직에 대한 작용.

성장호르몬의 성장촉진 효과의 대부분은 성장호르몬 자체의 직접적인 작용이 아니라, 표적조직에 중간물의 화학전달물질이 작용함으로써 생긴다. 이러한 전달물질은 인슐린과 구조적으로 유사하기 때문에 **인슐린유사성장인자(insulin-like growth factor, IGF)**로 알려져 있는 펩티드이다. 현재까지, 2가지의 IGF(IGF-1 및 IGF-2)가 알려져 있다. IGF-2는 임신기의 성장에 중요한 역할을 하는 반면, IGF-1은 출생 후 성장에 중요한 역할을 한다. 성장호르몬은 간에 의한 IGF 생산을 자극하고, IGF가 혈액으로 분비되어 전신의 표적조직으로 수송된다. 이런 점에서, IGF는 호르몬으로 작용한다. 성장호르몬은 또한 다른 표적조직에서의 IGF 생성을 자극하며, IGF는 해당 표적조직에서 측분비 물질로써 국소적으로 작용한다.

성장호르몬 분비에 영향을 미치는 요인들

뇌하수체 전엽에 의한 성장호르몬 분비는 두 가지 시상하부호르몬에 의해 조절된다. 하나는 성장호르몬 분비를 자극하는 **성장호르몬방출호르몬(growth hormone releasing hormone, GHRH)**이고, 다른 하나는 성장호르몬 분비를 억제하는 **성장호르몬억제호르몬[growth hormone inhibiting hormone, GHIH; 소마토스타틴(somatostatin)**이라고도 알려져 있음]이다(그림 21.13). 이 두 가지 호르몬의 상대적 중요성은 불분명하지만, 성장호르몬의 분비 변화는 주로 GHRH에 의해 유발될 가능성이 있으며 GHIH는 비교적 작은 역할을 하는 것으로 보인다. 뇌하수체 전엽의 다른 호르몬과 마찬가지로, 성장호르몬의 분비는 음성피드백 고리를 통해 조절된다(6장). 성장호르몬은 시상하부에 작용하는 짧은 음성피드백 고리를 통해 성장호르몬 자체의 분비를 제한한다. 혈장 IGF는 또한 시상하부 및 뇌하수체 전엽에 작용하는 긴 고리의 음성피드백을 통해 GHRH 및 성장호르몬 분비를 각각 억제한다.

GHRH 분비는 시상하부에 대한 다양한 유형의 신경입력에 의해 조절된다. GHRH 분비는 혈장의 영양소 농도에 영향을 받는다. 특히 혈장 포도당이나 지방산의 농도가 감소하거나, 혈장의 아미노산 농도의 증가는 GHRH 분비를 자극한다. 이것은 반대방향의 변화를 촉진하기 때문에(포도당 흡수를 줄이고 지방분해 및 아미노산 흡수는 증가시킴), 성장호르몬은 혈장 내에서 이러한 영양소의 농도 변화를 제한하기 위해 음성피드백에 작용한다. 성장호르몬 분비는 또한 운동, 스트레스 또는 수면에 반응하여 자극된다. 운동이나 스트레스를 받는 동안 GH가 급격히 증가하면, 포도당과 지방산의 혈장 농도가 감소되는 것을 막아주는 경향이 있어서 이러한 많은 양의 에너지원이 필요한 상태에 대해 안정적인 공급을 유지하는데 도움이 되기 때문에 유용하다. 수면 중에 성장호르몬 분비가 높아지는 중요성은 아직 밝혀져 있지 않다. 성장호르몬 분비는 또한 시상하부에 대한 신경입력에 의해 조절되는 일주기(circadian rhythm)의 영향을 받으며, 밤에는 성장호르몬의 농도가 올라가고 낮에는 떨어진다. (성장호르몬 분비는 잠이 들고 1~2시간 후에 최고치에 이른다.)

성장호르몬의 하루 평균 혈장 농도 또한 나이에 따라 다르다. 성장호르몬의 농도는 사춘기에 최고에 도달하였다가, 나이가 들면서 감소한다. 성장호르몬 농도 감소는 근육량 감소 및 체지방 증가와 같은 노화의 일부 징후와 어느 정도 연관되어 있는 것으로 생각된다.

뼈 성장(골 성장)

뼈 성장의 자극은 성장호르몬 작용의 중요한 부분이기 때문에 뼈의 본질을 여기에서 자세히 살펴보는 것이 좋겠다. 또한 뼈는 칼슘 저장을 위해 중요하며, 뼈 속의 칼슘은 혈장 칼슘 농도가 감소하면 뼈에서 유리되어 혈액으로 이동할 수 있다.

체중을 지탱하고 수축하는 근육이 가하는 힘을 견디기 위해 뼈는 강하지만 쉽게 부서지지 않아야 한다. 수산화인회석[(*hydroxyapatite*), $Ca_{10}(PO_4)_6(OH)_2$]이라고 알려진 형태의 인산칼슘 결정은 뼈에 압축력(즉, "찌그러뜨리는" 또는 "눌러 으깨는" 힘)에 견딜 수 있는 무기물 성분을 제공한다. **유골(풋뼈, osteoid)**은 겔-유사 물질에 싸여 있는 콜라겐 섬유로 구성된 유기물 성분으로, 뼈가 인장력(tensile force)이나 신장력(stretching force)에 견딜 수 있도록 하여 골절이 덜 일어나게 해준다.

생명이 없는 유기물 및 무기물 성분을 갖고 있음에도 불구하고, 뼈는 세포를 갖고 있는 역동적으로 살아 있는 조직이다. 뼈의 역동적 특성은 유년기에 성장할 수 있는 능력뿐만 아니라, 뼈 골절 후 치유할 수 있다는 점과 뼈에 힘이 가해지면 그 힘에 반응하여 구조를 변형시킬 수 있다는 점에서 분명히 알 수 있다. 예를 들어 무거운 물건을 규칙적으로 들어 올리는 사람의 경우, 무게를 감당하는 뼈의 굵기와 강도는 점차 증가한다. 주로 앉아 있거나 누워 있는 사람의 경우에는, 시간이 지남에 따라 뼈 무게가 감소한다. 이렇게 뼈의 재구조화를 재형성(*remodeling*)이라고 하며, 이것은 혈장 칼슘 농도를 조절하는 신체의 능력에 매우 중요하다.

뼈의 재형성에서 중심적 역할을 하는 것은, 뼈 조직의 외부표면과 내강에 있는 조골세포와 파골세포로 알려져 있는 이동성 세포들이다(**그림 21.14**). **조골세포(osteoblast)** 혹은 "뼈 생산자(bone maker)"는 **침착(deposition)**이라고 하는 뼈 조직의 양을 증가시키는 과정을 담당한다. **파골세포(osteoclast)** 또는 "뼈 파괴자(bone breaker)"는 **재흡수(resorption)**라고 하는 뼈 조직을 분해하는 일을 담당한다. 조골세포의 활성이 파골세포의 활성을 초과하면, 즉 침착이 재흡수를 초과하면 뼈 성장이 일어난다.

조골세포는 **석회화(calcification)** 과정이라고 하는 인산칼슘의 침착으로 이어지는 유골을 뿌려놓음으로써 뼈 침착을 시작한다. 며칠이 걸리는 석회화의 기전은 잘 알려져 있지 않지만, 간질액의 칼슘이 유골로 유입되어 석회화가 일어나는 것으로 보인다. 조골세포

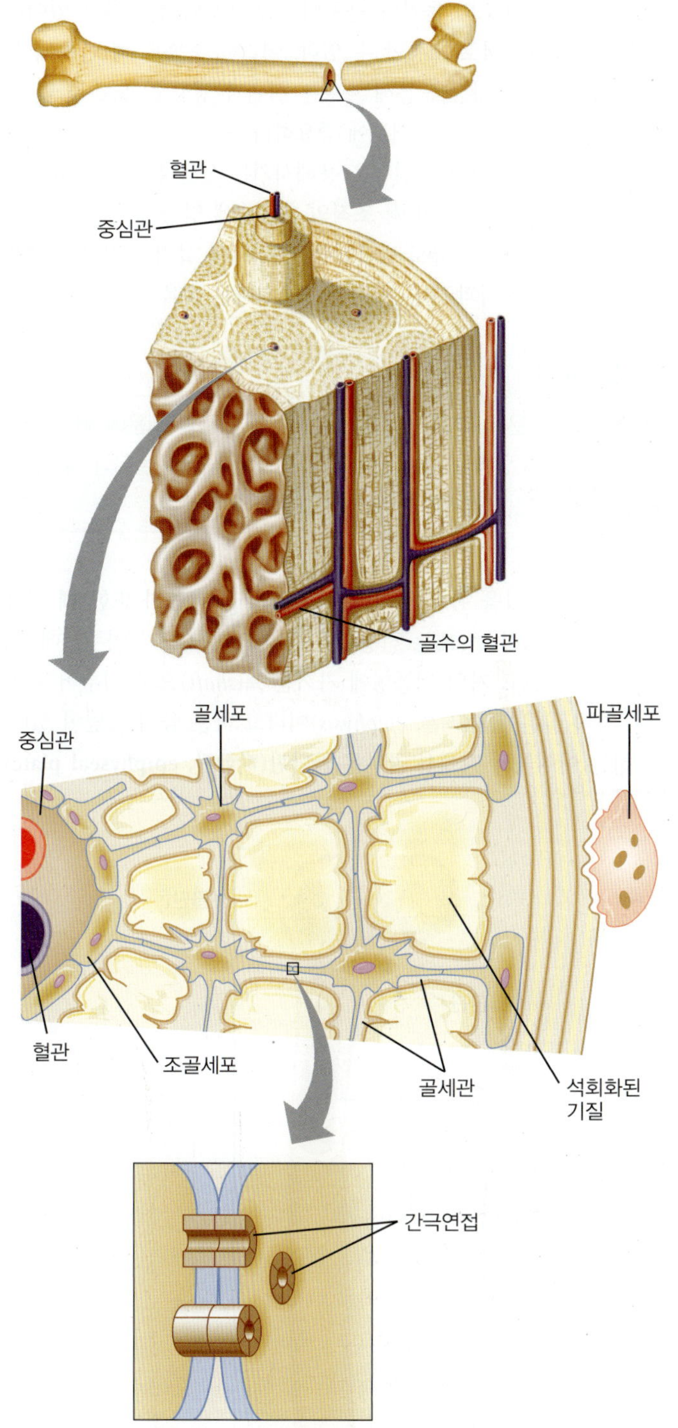

그림 21.14 뼈의 구조.

Q 뼈를 분해하는 세포는 무엇인가?

가 뼈를 만들기 위해 작용하면, 조골세포는 결국 주변 조직 내에서 고정되어 주변 기질을 유지하지만 더 이상 능동적으로 새로운 뼈 조직을 만들지 못하는 **골세포(osteocyte)**로 형질전환된다. 골세포는 골세관(*canaliculi*)이라고 하는 뼈 조직 내의 통로를 통해 뻗어 있는 긴 실모양 돌기가 있어서 다른 뼈세포와 구별된다. 이러한 세포의

돌기는 다른 골세포의 돌기나 근처의 조골세포와 접촉하고 있어서 간극연접을 통해 서로 소통할 수 있다. 이러한 소통은 뼈 안쪽에 있는 세포들이 뼈의 내강을 통해 흐르는 혈관과 영양소, 노폐물 및 기타 물질을 교환할 수 있기 때문에 중요하다.

파골세포는 인산칼슘 결정을 용해시키는 산을 분비하고 유골을 분해하는 효소를 분비하여 뼈 조직의 재흡수에 영향을 미친다. 재흡수는 칼슘과 인산을 혈류로 방출한다. 19장에서 살펴본 칼슘 평형을 위해서는, 뼈의 침착과 재흡수 또한 중요하다는 점을 기억해두자.

지식 활용하기

구루병(*rickets*)은 비타민 D, 칼슘 또는 인산염 결핍 때문에 뼈가 약한 어린이에게 주로 영향을 주는 질병이다. 이러한 각각의 물질의 결핍들이 어떻게 뼈의 약화를 가져올 수 있는지 설명하라.

긴 뼈의 성장을 통해 일어나는 신장(height) 증가 또한 뼈 침착이 필요하다. **그림 21.15**는 전형적인 긴 뼈의 구조를 보여주는데, 긴 뼈는 길이가 길고 거의 원통형에 가까운 축(*shaft*)으로 이루어져 있으며, 양쪽 끝은 골단(뼈끝, *epiphysis*)이라고 하는 융기로 덮여 있다. 성장하는 아이들의 뼈에서 골단은 **골단판(뼈끝판, epiphyseal plate)**이라고 하는 얇은 층의 조직에 의해 뼈 몸통과 분리되어 있는데, 이 골단판은 침착되지 않은 유골과 비슷한 부드러운 물질인 **연골(cartilage)**로 되어 있다. 골단판은 성장하는 동안 뼈가 길어지는 데 중요한 역할을 한다. 대부분의 뼈 안쪽에는 적색골수와 황색골수가 들어 있는 중심 내강이 들어 있다. **적색골수**(*red bone marrow*)는 적혈구와 백혈구의 혈액 세포를 생성하고, **황색골수**(*yellow bone marrow*)에는 주로 지방세포가 들어 있다.

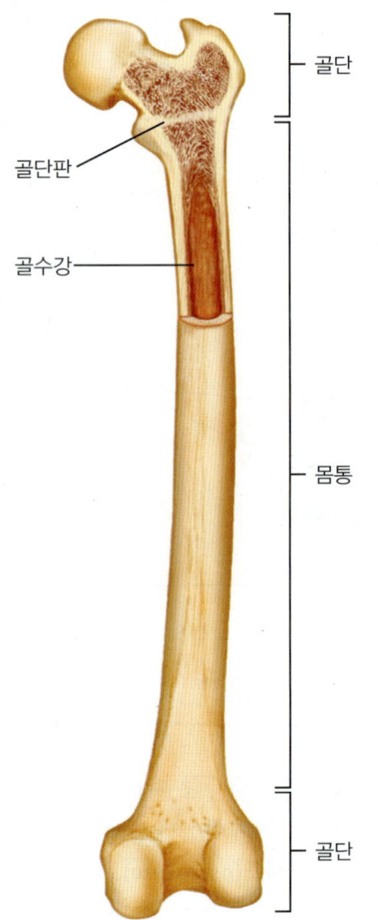

그림 21.15 긴 뼈(대퇴골)의 구조.

성장호르몬의 영향으로, 뼈는 둘레 및 길이 모두 증가한다. 뼈 둘레가 증가하는 것은 바깥쪽 뼈 표면에 새로운 조직을 뿌려주는 조골세포의 작용을 통해 발생한다. 이 과정은 골수강 내면의 파골세포에 의한 뼈 재흡수 과정을 동반한다. 결과적으로, 뼈의 외부 직경이 늘어남에 따라 골수 내강의 직경도 증가하여 뼈의 무게 증가를 최소화하고 뼈의 강도를 증가시킨다.

뼈 길이의 증가는 새로운 뼈 조직이 뼈의 몸통 양쪽 끝에 첨가됨으로써 발생한다(**그림 21.16**). 이 과정은 골단판에 있는 **연골세포(chondrocyte)**라고 하는 세포의 활동으로 시작한다. 이 연골세포는 뼈가 아니라 연골을 생성한다는 것을 제외하면 조골세포와 유사하다. 성장호르몬의 영향 하에서, 연골세포는 크기와 수가 증가하여 연골층을 형성함으로써 골단판이 더 넓어지도록 한다(뼈가 길어짐). 새로운 연골이 형성되면서, 뼈 몸통 근처에 있는 연골세포들은 죽고 근처의 뼈 조직에서 조골세포가 이를 대체하여 연골을 뼈로 전환하기 시작한다. 이런 방식으로, 새로운 뼈가 뼈 몸통 끝에 추가된다.

사춘기 말기에는, 골단판이 골조직으로 완전히 채워지는 과정인 **골단판 폐쇄**(*epiphyseal plate closure*)가 진행된다. 골단판 폐쇄가 끝나면, 성장호르몬은 더 이상 뼈 신장을 자극할 수 없게 되어 뼈 신장은 멈추게 된다. 이것이 일반적으로 사춘기 이후에는 키 성장이 일어나지 않는 이유가 된다(물론 뼈 둘레의 변화와 뼈의 재형성은 계속 일어난다). 골단판 폐쇄는 사춘기 동안의 성호르몬인 안드로겐과 에스트로겐의 영향을 받는다.

성장호르몬의 비정상적 분비의 영향

유년기에 성장호르몬 분비가 부족하면 돌이킬 수 없는 성장지체, 빈약한 근육발달, 정상보다 높은 체지방량이 나타나는 **왜소증(난쟁이증**, *dwarfism*)이라는 상태가 발생한다. 왜소증은 때로 성장호르몬 수용기의 결함, 불충분한 IGF 생성 또는 조직이 IGF에 반응하지 않아 생길 수 있는 것과 같은 성장호르몬에 대한 조직 반응성이 부족한 경우에도 발생한다. 성인에서는 성장호르몬 분비가 비정상적으로 낮아도 근육이나 뼈의 양이 감소하는 것 외에는 별다른 징후가 나타나지 않는다.

골단판이 닫히기 전에 성장호르몬이 과다하게 분비되면, 신체의 비율은 정상이지만 체격은 비정상적으로 큰 **거인증**(*gigantism*)의 상태가 될 수 있다(**Clinical Connections: 뇌하수체 선종**, 6장의 거인증의 예를 보라). 골단판이 닫힌 후에 성장호르몬이 과다 분비되면, **말단비대증**(*acromegaly*)이 발생한다. 이 증후군에서는, 신장의 변화는 없지만 연조직의 과증식과 뼈의 둘레가 늘어남으로 인해 특정 신체

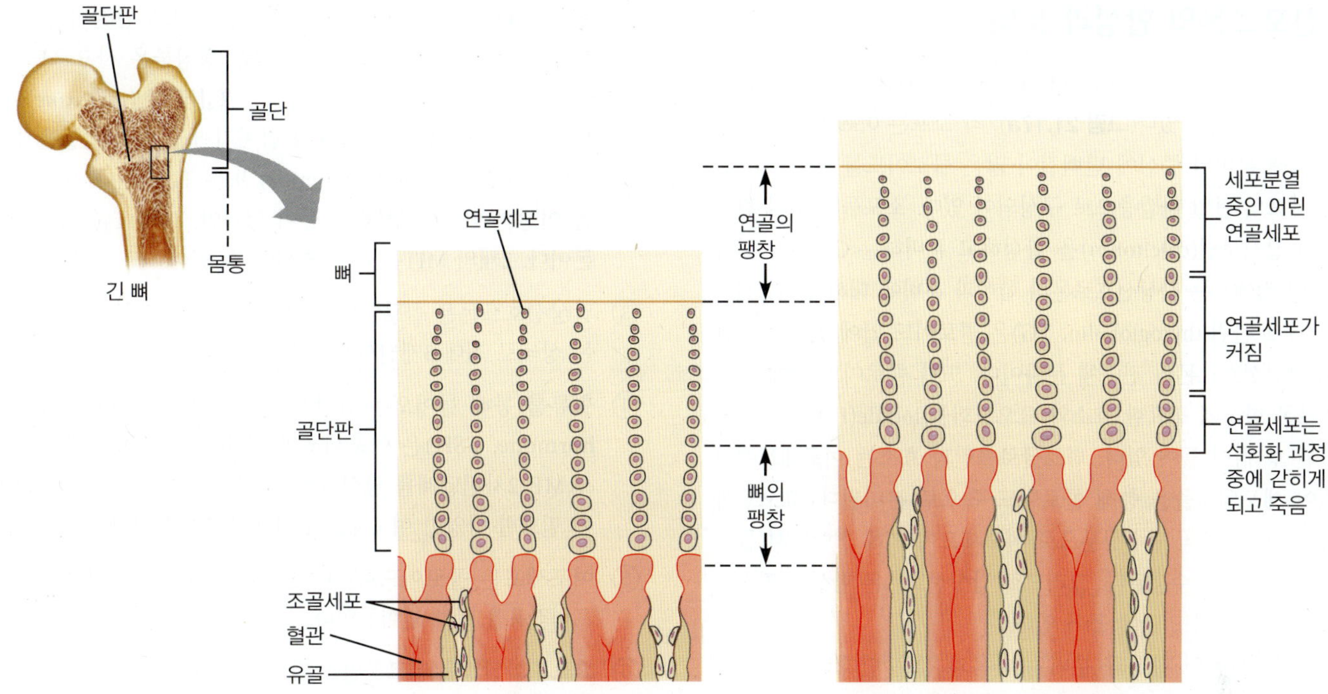

그림 21.16 긴 뼈의 길이성장. 성장은 골단판에서 일어난다. 연골세포가 연골을 놓아두면 여기에 조골세포가 침투한다. 조골세포는 석회화 또는 뼈 형성을 일으킨다.

부위가 특이한 형태로 변형된다. 이를 치료하지 않은 말단비대증 환자는, 일반적으로 지나치게 넓고 튀어 나온 턱[때로 "주걱턱(lantern jaw)"이라고도 함]과 지나치게 긴 사지를 갖게 된다.

성장에 영향을 미치는 기타 호르몬

정상적인 신체 성장에는 성장호르몬 외에도 갑상선호르몬, 성호르몬 및 인슐린을 포함한 다른 호르몬의 작용이 필요하다. 갑상선호르몬은 성장호르몬의 합성과 일반적으로 성장호르몬의 허용작용에 필요하다. 즉, 성장호르몬이 표적조직에 작용하기 위해서는 갑상선호르몬이 필요하다는 것이다. (갑상선호르몬의 기타 작용에 대해서는 이 장의 후반부에서 설명할 것이다.) IGF-1의 분비와 정상적인 단백질 합성에 필요하기 때문에, 인슐린도 성장에 대해 허용작용을 한다.

성호르몬 농도는 사춘기 이전에는 낮게 유지되고 있기 때문에 유년기 초기의 성장에는 거의(전혀) 아무런 역할을 하지 않는다. 그러나 사춘기에 성호르몬 분비의 급격한 증가는, 이 시기에 일반적으로 발생하는 성장급증을 위해 반드시 필요하다. 성장에 허용적으로 작용하는 인슐린과 갑상선호르몬과는 달리, 성호르몬은 성장호르몬과 IGF-1의 분비를 자극함으로써 성장을 능동적으로 촉진한다. 또한 성호르몬은 골단판 폐쇄를 촉진시키는 역할을 하기 때문에 뼈의 길이 성장을 멈추게 한다. 안드로겐(남성에서는 테스토스테론, 여성에서는 부신의 안드로겐)은 골격근을 비롯한 여러 조직에서 단백질 합성을 직접 자극함으로써 추가적인 성장촉진 효과를 발휘한다. 사춘기 동안 소년들에서 발생하는 근육량의 현격한 증가는, 이 기간 동안의 테스토스테론 농도가 급격하게 증가하기 때문이다.

지금까지 언급한 성장촉진호르몬과는 반대로, 부신피질에서 분비되는 당질코르티코이드[코르티솔(cortisol)과 같은 호르몬]의 농도가 높으면, 뼈의 재흡수와 단백질 이화과정을 부분적으로 촉진하기 때문에 성장이 억제된다. 또한 당질코르티코이드 분비는 스트레스에 의해 자극된다는 사실에 주목할 필요가 있다. 이것은 질병 및 기타 다른 형태의 스트레스가 성장을 지연시킨다는 관찰 결과를 뒷받침해 준다는 것에 대한 한 가지 가능한 설명이다. 당질코르티코이드와 스트레스에 대한 당질코르티코이드의 역할에 대해서는 이 장의 뒷부분에서 설명할 것이다.

퀵 테스트 21.4

1. 뼈의 재형성 과정에서 조골세포, 파골세포, 골세포의 역할에 대해 설명하라.
2. IGF란 무엇인가? 신체 성장의 측면에서 이것의 역할은 무엇인가?
3. 사춘기 이후에 키가 더 이상 자라지 않는 이유는 무엇인가?

21.8 갑상선호르몬

지금까지 알아본 호르몬들은 일상적인 하루 동안에도 분비율이 크게 변하지만, 갑상선호르몬은 별다른 변화 없이 혈장 농도가 거의 일정하게 유지된다. 따라서 갑상선호르몬은 일반적으로 어떤 효과를 "유발"하지 않는다. 오히려 갑상선호르몬은 단순히 현상유지를 위한 작용을 한다.

갑상선호르몬의 합성과 분비

갑상선에는 갑상선호르몬(thyroid hormone, TH)을 생산하는 많은 소포(follicle)를 갖고 있다(**그림 21.17a**). 각 소포는 **여포세포**(*follicular cell*)에 의해 분비된 중심에 단백질이 많은 콜로이드를 둘러싸고 있는 여포세포의 단일 바깥층으로 구성되어 있다. 소포들 사이의 간질 공간에는 칼시토닌(calcitonin)을 합성하고 분비하는 C세포가 있다(19장). 이 절에서는 갑상선호르몬의 합성과 분비에 대해 알아본다.

티로글로불린(thyroglobulin, TG)은 콜로이드 안에 있는 1차 단백질로 갑상선호르몬의 전구체 분자이다. 또한 콜로이드 안에는 갑상선호르몬 합성에 필요한 효소와 요오드화물[iodide(I^-); 요오드의 이온화된 형태]이 들어 있다. 티로글로불린과 효소는 여포세포에서 합성되어 세포외배출을 통해 콜로이드 속으로 분비된다. 요오드화물은 갑상선호르몬의 필수성분으로 여포세포에 의해 혈액에서 콜로이드로 능동적으로 수송된다. 그러므로 갑상선호르몬 합성에 필요한 모든 성분은 콜로이드 안에 들어 있다.

갑상선호르몬의 합성과 분비는 다음과 같은 단계로 진행된다(그림 21.17b).

① 티로글로불린의 티로신잔기(tyrosine residue)가 요오드화된다. 하나의 요오드가 첨가되면 **모노요오드티로신**(*monoiodotyrosine, MIT*)이 형성되는 반면, 동일한 티로신 잔기에 두 번째 요오드가 첨가되면 **디요오드티로신**(*diiodotyrosine, DIT*)이 형성된다.

② 동일한 티로글로불린 분자에 있는 2개의 요오드화된 티로신 잔기(MIT 또는 DIT)가 공유결합으로 서로 연결되어 짝을 이룬다. 2개의 DIT가 결합하면, 최종 생성물은 사요오드티로닌(3,5,3′,5′-tetraiodothyronine) 또는 $\mathbf{T_4}$[**티록신**(*thyroxine*)이라고도 함]가 된다. DIT와 MIT가 합쳐지면 최종 생성물은 삼요오드티로닌(3,5,3′-triiodothyronine) 또는 $\mathbf{T_3}$가 된다. 이 단계에서는 여전히 티로글로불린에 붙어 있지만, T_3와 T_4는 갑상선호르몬이다. 2개의 MIT는 서로 결합할 수 없다.

③ 갑상선호르몬은 콜로이드 안에서 티로글로불린에 결합되어 있는 상태로 최대 3개월까지 저장되어 있을 수 있다.

④ 혈류를 통해 들어오는 갑상선자극호르몬(thyroid stimulating hormone, TSH)은 여포세포의 막에 있는 수용체에 결합하여, cAMP 2차전달계를 활성화한다. 그 결과 갑상선호르몬의 방출에 필요한 다양한 여포세포의 단백질에 인산화가 일어난다.

⑤ 여포세포는 콜로이드로부터 요오드화된 티로글로불린 분자를 포식작용을 통해 받아들인다.

⑥ 요오드화된 티로글로불린을 갖고 있는 포식소체(phagosome)는 리소좀과 결합한다.

⑦ 티로글로불린 분자가 리소좀 효소에 노출되면, 티로글로불린은 분해되어 여포세포 안으로 자유 T_3와 T_4를 방출한다. T_3와 T_4는 친지질성이기 때문에 원형질막을 통과하여 혈액으로 확산될 수 있으며, 혈액에서 **티록신-결합글로불린**(*thyroxine-binding globulin*) 및 **트랜스티레틴**(*transthyretin*)과 같은 단백질 운반체에 선택적으로 결합하고, 알부민에는 비선택적으로 결합한다.

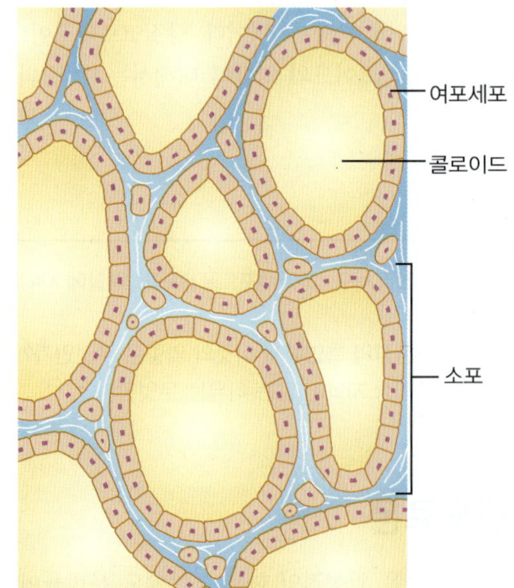

(a) 갑상선 소포

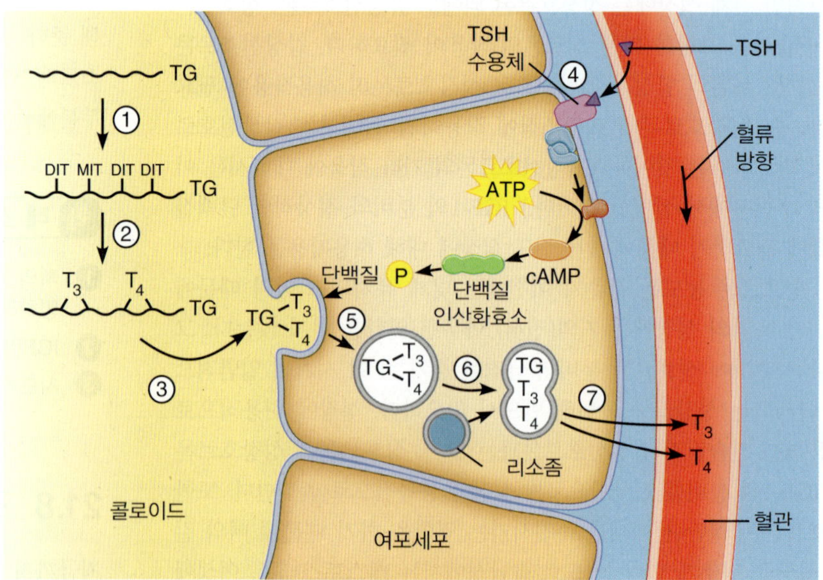

(b) 갑상선호르몬의 합성과 분비

그림 21.17 갑상선호르몬의 합성과 분비. (a) 갑상선호르몬이 합성되는 부위인 갑상선 소포. **(b)** 갑상선호르몬의 합성 단계로 본문에 자세히 설명되어 있다. 갑상선호르몬은 콜로이드 안에서 형성되어 수개월까지 저장될 수 있다. TSH가 여포세포 막에 결합하면 세포내이입을 유발하여 티로글로불린-갑상선호르몬 복합체가 여포세포로 들어가고, 이 복합체가 효소에 의해 분해되면 갑상선호르몬이 세포 안으로 방출되어 결국 혈액으로 들어간다.

T_4는 일반적으로 T_3에 비해 약 10배나 더 빠른 속도로 만들어져 분비된다. 하지만 표적조직에서는 T_3가 T_4보다 약 4배 더 강력하다. 혈장 내로 분비되는 대부분의 T_4는 간, 신장 또는 표적 조직에 의해 보다 활성이 강한 T_3로 전환된다. 실제로, 혈장 내 T_3의 대부분은 순환하는 T_4로부터 합성된다. T_4에서 T_3로 변환되는 것을 **활성화**(*activation*)라고 한다.

갑상선호르몬의 1차적 분비조절은 음성피드백을 통해 일어나기 때문에, 정상 상태에서의 갑상선호르몬의 농도는 실제로는 거의 일정하게 유지된다(**그림 21.18**). 앞에서 보았듯이, 갑상선호르몬의 분비는 뇌하수체 전엽으로부터의 TSH에 의해 자극된다. TSH의 분비는 시상하부로부터의 **갑상선자극호르몬방출호르몬(thyrotropin releasing hormone, TRH)**에 의해 자극을 받는다. 갑상선호르몬이 혈액으로 일단 방출되면, 갑상선호르몬은 TRH 및 TSH의 분비를 억제하기 위해 시상하부 및 뇌하수체 전엽에 되돌아가 작용한다. 흥미롭게도, T_4는 T_3보다 더 강한 음성피드백을 제공한다.

TRH 분비를 자극하여 갑상선호르몬 분비를 일으키는 유일한 자극은 저온에 대한 노출이다. 이러한 작용은 나이가 든 어린이보다 유아의 경우에 더 두드러지며, 성인에서는 사실상 일어나지 않는다. 유아의 경우, 추위에 의해 자극을 받은 TRH 분비는 유아가 엄마 몸밖의 차가운 주변 환경에 적응함에 따라 열 생산을 촉진시키는 것으로 생각된다. TRH 분비를 자극하여 갑상선호르몬 분비는 시상하부에 대한 신경 입력을 통한 스트레스에 의해 억제되지만, 이러한 억제의 중요성이 무엇인지는 알려져 있지 않다.

지식 활용하기

갑상선종(*goiter*) 또는 갑상선의 비대는 여러 가지 원인으로 발생하지만, 섭취하는 음식물에 요오드가 부족한 것이 그 원인 중 하나이다. 요오드 결핍이 갑상선 비대를 어떻게 유발할 수 있는지 설명하라.

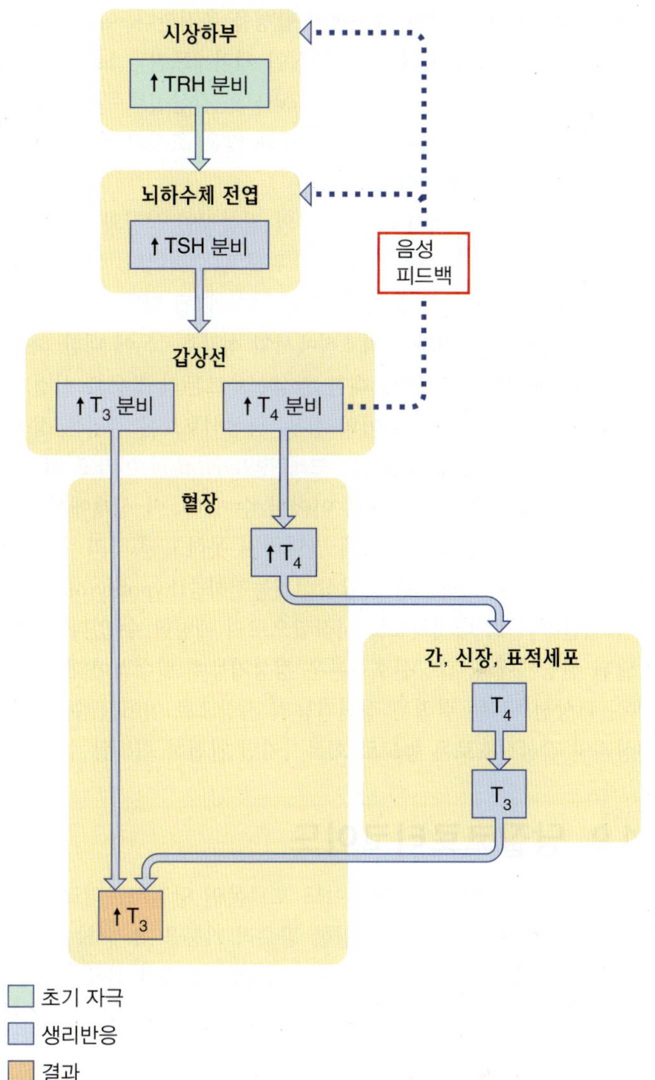

그림 21.18 갑상선호르몬 분비에 영향을 미치는 요인. T_3 또한 음성피드백 조절을 하지만(나타나 있지 않음), T_4보다는 약하다.

갑상선호르몬의 작용

갑상선호르몬은 지질친화성이기 때문에 막을 쉽게 통과한다. 이 호르몬에 대한 수용체는 표적세포의 핵 안에 있다. 갑상선호르몬이 수용체에 결합하면 DNA로부터의 mRNA의 전사율이 변하게 되기 때문에, 표적세포 안에서의 단백질 합성이 달라진다. 이러한 변화가 표적세포에서 관찰 가능한 효과를 일으키는 데에는 수 시간에서 수 일이 걸린다. 하지만 한번 시작되면, 그 효과는 일반적으로 며칠간 지속된다.

갑상선호르몬의 1차적 작용은 신체의 기초대사율(BMR), 즉 휴식상태에서의 산소 소비율과 에너지 소비율을 증가시키는 것이다. 이 때문에 열 생산도 증가하는데, 이 현상을 **열량발생효과**(*calorigenic effect*)라고 한다. 갑상선호르몬이 자극하는 대사 증가는 신체의 대부분의 조직에서 발생한다(그러나 모든 조직은 아님). 눈에 띄는 예외가 되는 부위는 뇌, 비장(지라) 및 생식선이다. 갑상선호르몬이 대사를 증가시키는 한 가지 방법은 세포에 있는 Na^+/K^+ 펌프의 활성률을 증가시키는 것이다. Na^+/K^+ 펌프의 활동에서 ATP가 가수분해되면, 열이 방출된다. ATP가 소모되는 동안에, 더 빠른 연료의 산화와 ATP 생산이 수반되면서 더 많은 열이 발생한다. 갑상선호르몬은 또한 세포 내의 미토콘드리아 수를 증가시키고, 산화적 인산화 과정에 관여하는 특정 효소의 농도도 증가시킨다.

에너지 이용을 자극하는 것 외에도, 갑상선호르몬이 정상보다 높은 농도로 존재할 경우, 글리코겐분해, 근육단백질을 아미노산으로의 전환 및 지방분해를 향상시킴으로써 에너지 **동원**(*mobilization*)을 촉진한다. 상승된 갑상선호르몬 농도는 또한 포도당신생과정 및 케톤 합성을 촉진한다. 반대로 **정상보다 낮은** 농도에서는, 갑상선호르몬은 글리코겐생성 및 단백질 합성을 촉진시키는 반대 효과를 낸다.

갑상선호르몬의 효과 중 상당수는 허용적이다. 예를 들어, 이 호르몬은 베타아드레날린성 수용체의 합성을 촉진한다. 아드레날린성 수용체는 교감신경계의 화학전달물질인 에피네프린과 노르에피네프린에 결합한다는 것을 떠올려보자. 그러므로 갑상선호르몬은 교감신경 입력 및 순환하는 에피네프린에 대해 많은 조직이 반응할 수 있도록 **허용**하는 작용을 한다.

갑상선호르몬은 여러 다른 조직의 정상적인 성장과 발달, 성장이 멈춘 후 정상적 기능을 유지하기 위해 필수적이다. 이러한 효과의 대부분은 성장호르몬 분비 자극(곧 다루게 될 당질코르티코이드와의 상승작용을 통해)과 표적조직에서의 성장호르몬에 대한 허용작용을 통해 매개된다. 발달에 대한 갑상선호르몬의 작용은 신경계와 관련하여 특히 중요하다. 유아의 경우, 갑상선호르몬 결핍은 정신발달이 지체되고 성장이 저해되는 **크레틴병**(*cretinism*)이라고 하는 돌이킬 수 없는 뇌 손상의 형태로 이어질 수 있다. 이 상태에서, 신경세포의 축삭과 수상돌기는 거의 발달하지 못하고 축삭의 수초화는 불완전하게 된다. 크레틴병은 갑상선기능저하증(hypothyroidism)을 조기 진단하여 T_3 대체치료를 시작함으로써 예방할 수 있다. 완전히 발달된 신경계에서, 갑상선호르몬은 정상기능에 필수적이다. 성인의 경우, 갑상선호르몬 결핍은 정신기능의 손상으로 이어질 수 있지만, 정상적인 갑상선호르몬 농도로 회복시키면 완전히 회복될 수 있다.

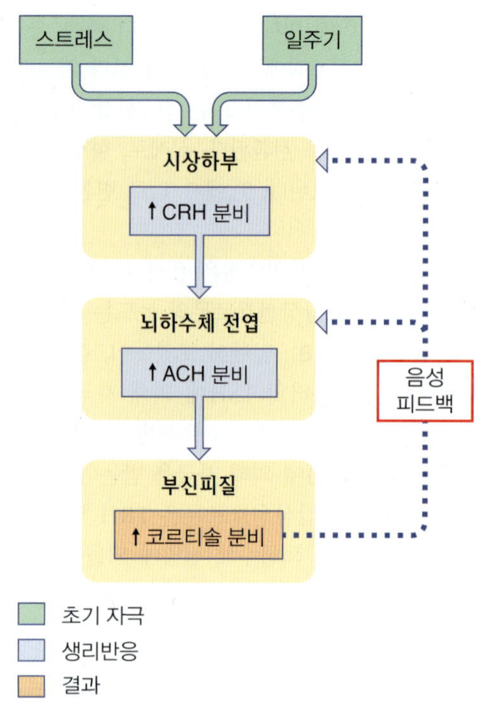

그림 21.19 코르티솔 분비에 영향을 미치는 요인.

21.9 당질코르티코이드

부신피질에서 분비되는 스테로이드 호르몬인 당질코르티코이드는, 정상 혈장 농도에서 신체의 다양한 필수적 기능을 유지하는 역할을 한다. 농도가 높을수록 이 호르몬은 스트레스에 대한 신체의 적응에 결정적인 역할을 한다.

당질코르티코이드 분비에 영향을 미치는 요인들

부신피질에 의한 당질코르티코이드의 분비는 뇌하수체 전엽의 **부신피질자극호르몬(adrenocorticotropic hormone, ACTH)**에 의해 자극되고, ACTH의 분비는 시상하부에서 분비하는 **부신피질자극호르몬방출호르몬(corticortropin releasing hormone, CRH)**에 의해 자극된다(**그림 21.19**). 당질코르티코이드는 스테로이드 호르몬이고 지질친화성이기 때문에, 부신피질에서 합성된 직후 바로 혈액으로 확산된다. 혈장의 당질코르티코이드 농도는 일반적으로 CRH와 ACTH의 분비를 각각 제한하는 시상하부와 뇌하수체 전엽에 작용하는 음성피드백을 통해 조절된다.

코르티솔(cortisol)은 부신피질에서 분비되는 주요 당질코르티코이드이다. 성장호르몬처럼, 코르티솔도 갑자기 분출되며 일주기 리듬을 보인다. 갑자기 분비될 때마다 분비되는 호르몬의 양은 사실상 일정하지만, 분비 **빈도**(*frequency*)는 하루 중 시간에 따라 다르다. 아침에는 높고 밤에는 낮다. 이러한 양상은 수면-각성 주기와 관련되어 있으며, 밤에는 깨어 있고 낮에는 자는 사람들에서는 반대가 된다.

육체적이든 감정적이든 간에, 스트레스는 코르티솔 분비에 대한 중요한 자극이다. 코르티솔 분비 자극에 가장 효과적인 스트레스 요인은 일반적으로 수술, 외상, 화상, 감염, 쇼크 및 통증과 같은 유해한 자극이며, 기타 스트레스 요인으로는 극심한 기온에 대한 노출, 격렬한 운동 및 불안감이 있다.

당질코르티코이드의 작용

당질코르티코이드가 흡수후 상태에 대한 정상적인 조정을 유발하지는 않지만, 이것의 존재는 다른 호르몬(예를 들어 인슐린 및 글루카곤)의 신호에 반응하여 연료를 동원하는 신체의 능력에는 필수적이다. 당질코르티코이드의 주요 작용은 단백질, 지방 및 글리코겐을 분해하고 간에서의 아미노산을 포도당으로 전환하는 데 필요한 효소의 정상적인 농도를 유지하는 것이다. 이러한 이유 때문에 당질코르티코이드는 장기간의 굶는 기간 동안에 생존을 위해 필수적이다. 당질코르티코이드가 없으면, 포도당신생과정에 결함이 생기기 때문에 저장된 글리코겐이 모두 소비되고 나면 저혈당증에 의한 사망을 초래할 수 있다.

당질코르티코이드는 성장호르몬 분비(갑상선호르몬과 상승작용을 함) 및 교감신경 활성, 에피네프린 및 안지오텐신 II와 같은 혈관수축성 자극에 대한 혈관의 정상적인 반응성을 유지하는 데에도 필요하다. 또한 당질코르티코이드는 면역계, 신경계 및 신장 기능에 다양한 영향을 미친다.

당질코르티코이드의 혈장 농도가 정상수준 이상으로 증가하면, 대사에 많은 영향을 미쳐 에너지 동원과 포도당 저장을 향상시킨다. 여러 조직에서, 당질코르티코이드는 포도당과 아미노산 흡수 감소를 촉진한다. 당질코르티코이드는 지방조직에서 지방분해를 자극하여 지방산과 글리세롤의 혈장 농도를 높인다. 이와 동시에, 당질코르티코이드는 근육 및 다른 조직에서 단백질 분해를 자극하고, 단백질 합성을 억제하며, 포도당신생과정을 자극한다. 이러한 모든 작용의 결과로 혈장의 포도당, 지방산 및 아미노산 농도가 상승한다.

정상적인 생리적 농도를 초과하는 많은 용량을 투여했을 때의 당질코르티코이드의 약리학적 효과는 아마도 가장 잘 알려져 있을 것이다. 이러한 높은 용량에서, 당질코르티코이드는 염증 및 알레르기 반응을 억제한다. 당질코르티코이드는 관절염과 같은 염증을 치료하고, 특정 알레르기를 치료하기 위해 치료목적으로 사용된다. 당질코르티코이드는 조직이식을 할 때 거부반응의 가능성, 즉 외부 조직에 대한 면역반응을 줄이기 위해서도 사용된다. 그러나 당질코르티코이드는 병원체에 대항하는 우리 신체의 면역계의 능력을 저하시키기 때문에 주의 깊게 투여하여야 한다.

스트레스 반응에서 코르티솔의 역할

수십 년 동안, 코르티솔은 스트레스 호르몬으로 여겨져 왔다. 우리 몸이 스트레스에 적응하는 데 코르티솔의 분비가 중요하다는 사실은 일반적으로 인정되어 왔지만, 그 관계에 대한 이유는 잘 알려져 있지 않다. 코르티솔은 에너지 동원을 자극하기 때문에 조직 회복에 유용하다. 당질코르티코이드가 결핍된 사람은 스트레스를 견딜 수 있는 능력이 떨어진다. 예를 들어, 이런 사람에서 수술 후 회복하는 과정에서의 사망률은 정상인보다 상당히 높다.

실제로, 코르티솔은 스트레스에 대한 신체 반응의 한 측면일 뿐이다. 일반적으로 어떤 자극이 코르티솔 분비 증가를 유발하는 데 효과적이라면, 이것은 또한 다른 신경 및 호르몬 반응의 일정한 양상반응도 유발한다. 예를 들어, 스트레스는 교감신경계의 활성 증가 및 에피네프린 분비를 촉진하는 경향이 있다. 이러한 활성들은 친숙한 맞섬도피반응을 일으키고, 포도당신생과정, 글리코겐분해 및 지방분해를 자극하여 코르티솔의 에너지 동원 작용을 증가시킨다. 스트레스와 관련된 다른 일반적 변화에는, 뇌하수체 후엽에 의한 항이뇨호르몬 분비 증가, 신장의 레닌 분비 증가, 안지오텐신 II의 혈장 농도 상승 등이 있다. 이러한 반응은 혈압을 유지하는 데 도움이 되며, 따라서 심장과 뇌에 적절한 혈류가 유지되도록 해준다. 이렇게 일반화되고 정형화된 스트레스의 반응 양상을 **일반적응증후군**(*general adaptation syndrome*)이라 한다.

비정상적인 당질코르티코이드 분비의 결과

당질코르티코이드 분비 과다 또는 결핍은 부신피질의 결함(1차장애) 또는 자극호르몬인 CRH 또는 ACTH의 분비 결함(2차장애)으로 인해 발생할 수 있다.

코르티솔 과분비는 **쿠싱증후군**(*Cushing's syndrome*)으로 알려진 특징적인 양상의 징후들과 관련되어 있다. 이러한 징후에는 고혈당증(포도당신생과정은 촉진되고 포도당 흡수는 저해되기 때문)과 단백질 고갈이 있다. 단백질 고갈은 근육소모 및 근육약화를 일으키고 결합조직의 분해로 인해 여러 조직이 손상에 취약해진다. 쿠싱증후군의 흔한 증상은 쉽게 멍이 드는 것인데, 이것은 혈관이 약해졌음을 나타낸다. 일반적으로 코르티솔은 지방분해를 자극하는 효과가 있지만, 신체의 특정 부위에서는 지방 합성과 지방세포의 증식을 촉진하여 체지방 분포를 비정상적인 양상이 되도록 한다. 쿠싱증후군 환자에서, 지방은 주로 복부와 견갑골 위에 축적되어 위장은 튀어나오고 등은 곱사등처럼 튀어나온 모습이 된다. 지방은 또한 얼굴에도 쌓인다. 그러나 신체의 다른 부분은 영향을 받지 않는다.

코르티솔이 저분비되는 경우는 **애디슨병**(*Addison's disease*)이라고 하며, 저혈당증 및 스트레스에 취약한 것이 특징이다. 이 병의 1차적 형태는 일반적으로 부신피질의 파괴 때문에 발병하며, 알도스테론 분비 결함을 갖고 있다. 일반적으로 알도스테론은 신장에 의한 나트륨 보존과 칼륨 분비를 촉진하기 때문에 애디슨병에서는 과도한 나트륨 배설과 칼륨 보존이 일어나는 것이 특징이다. 그 결과 혈장 나트륨 및 칼륨 농도가 달라져 심부정맥과 기타 신경근에서 이상 징후가 나타난다.

퀵 테스트 21.5

1. 갑상선호르몬이 열량발생효과가 있다고 하는 것은 무슨 의미인가?
2. 갑상선호르몬 분비조절에서 갑상선자극호르몬방출호르몬과 갑상선자극호르몬의 역할에 대해 설명하라.
3. 다음 작용들 중에서 당질코르티코이드에 의해 촉진되는 것을 표시하라. 글리코겐 합성, 글리코겐분해, 혈장 포도당 농도 증가, 포도당신생과정, 단백질 합성.
4. 스트레스가 당질코르티코이드 분비에 어떻게 영향을 주는가?

이 장에서 다룬 대사에 미치는 모든 호르몬의 효과는 **표 21.4**에 요약되어 있다.

시스템 통합

내분비계보다 더 명확한 시스템 통합, 특히 전신대사조절은 어디에도 없다. 신경계는 일정한 포도당 공급에 의존하지만 너무 많은 포도당은 당뇨병과 같은 여러 합병증을 유발한다는 것을 배웠다. 포도당은 흡수 상태 동안에 위장관에서의 흡수를 통해 그리고 흡수후 상태 동안에는 대부분 간(포도당신생과정 및 글리코겐분해)에 의한 합성을 통해 혈액으로 들어간다. 췌장 호르몬인 인슐린과 글루카곤은 전신 대사를 조절하지만, 스트레스와 성장기 동안에는 코르티솔, 에피네프린, 성장호르몬 및 인슐린유사성장인자가 전신 대사를 조절한다. 교감신경계는 스트레스 및 흡수후 상태에서 혈당 조절에 기여하고, 부교감신경계는 흡수 상태에서 영양소의 흡수를 촉진한다.

내분비계가 대사, 성장 및 스트레스에 대처하기 위해서는 심혈

표 21.4 이 장에서 다룬 대사에 대한 호르몬의 효과 요약

	분비 부위	분비를 위한 주자극원(괄호 안은 간접자극)	탄수화물 대사에 대한 실제효과	혈장 포도당에 대한 효과	지질 대사에 대한 실제효과	단백질 대사에 대한 실제효과
인슐린	췌장 랑게르한스 섬의 베타세포	↑혈장 포도당 ↑혈장 아미노산	↑세포 내로 포도당 흡수 ↑글리코겐 저장	↓혈장 포도당	↑트리글리세리드 저장	↑세포 내로 아미노산 흡수 ↑단백질 합성
글루카곤	췌장 랑게르한스 섬의 알파세포	↓혈장 포도당 ↑혈장 아미노산	↑글르코겐분해 ↑포도당신생과정	↑혈장 포도당	↑지방분해	↑단백질분해과정
에피네프린	부신수질	교감신경계 활성 (스트레스, 운동)	↑글리코겐분해	↑혈장 포도당	↑지방분해	없음
성장호르몬	뇌하수체 전엽	시상하부로부터의 GHRH (↓혈장 포도당, ↑혈장 아미노산, ↓지방산, 수면, 스트레스, 운동)	↓세포 내로 포도당 흡수	↑혈장 포도당	↑지방분해	↑세포 내로 아미노산 흡수 ↑단백질 합성
갑상선호르몬	갑상선	뇌하수체 전엽으로부터의 TSH(시상하부로부터의 TRH, 유아의 저체온)	↑해당과정	없음	↑지방분해	↑단백질 합성
코르티솔	부신피질	뇌하수체 전엽으로부터의 ACTH(시상하부로부터의 CRH, 스트레스)	↓세포 내로 포도당 흡수 ↑포도당신생과정	↑혈장 포도당	↑지방분해	↓세포 내로 아미노산 흡수 ↑단백질분해과정

관계가 혈액(호르몬들을 갖고 있는 혈액)을 표적조직에 전달해야 한다. 호흡계는 신체 대부분의 ATP를 생산하기 위해 산소를 공급하고, 이 과정에서 생성된 이산화탄소를 제거하기 위한 역할을 한다. 골격근의 높은 대사율은 영양소를 이용하여 에너지 균형을 유지하는 데 도움이 되며, 평활근은 심혈관계, 호흡계, 위장관계와 같은 다른 기관계에서의 역할을 통해 간접적으로 기능한다.

내분비계는 이 장에서 설명한대로 대사를 변경하거나, 이 교과서 전체에서 설명한대로 여러 가지 기관계의 기능을 변경함으로써 모든 기관계에 영향을 준다. 예를 들어, 항이뇨호르몬은 신장에 의한 수분 재흡수와 총말초저항을 조절하는데, 두 가지 모두 혈압조절에 중요하다. 위장관호르몬인 CCK는 위장관 기능뿐만 아니라 음식물 섭취도 조절한다. 그리고 이 장에서 배웠듯이 당질코르티코이드는 면역계와 성장을 억제하는데, 사람이 만성적 스트레스를 받으면 두 가지의 유해한 효과가 모두 나타난다.

CHAPTER REVIEW

요약

21.1 전신대사에 대한 개요

- 전신대사는 세포대사 활성 조화가 필요하다.
- 세포는 포도당, 지방산 및 아미노산과 같은 작은 영양소 분자의 산화로부터 얻는 ATP의 형태로 에너지를 사용한다.
- 세포대사는 필요로 하는 적절한 세포에 영양소가 제공되도록 세포 대사를 조화시켜야 한다.

21.2 에너지 섭취, 이용, 저장

- 에너지는 포도당, 아미노산 또는 지방산이 산화되어 노폐물을 생성할 때와 마찬가지로, 영양소가 작은 분자로 분해되면서 에너지가 세포에서 방출된다.
- 에너지 동원은 거대분자를 작은 영양소 분자로 분해하여 혈액으로 방출하는 것이다.
- 에너지는 작은 영양소 분자가 거대분자로 변환되면서 저장된다.
- 포도당은 골격근과 간에서 글리코겐으로 저장된다.
- 지방산과 글리세롤은 지방조직에 트리글리세리드로 저장된다.
- 아미노산은 모든 세포에서, 특히 골격근 세포에서 단백질로 저장된다.

21.3 에너지 평형

- 에너지 균형을 유지하기 위해서는 에너지

유입량은 에너지 배출량과 같아야 한다.

- 에너지 유입은 섭취한 영양소에서 들어오는 반면, 에너지 배출은 열이나 일로 에너지가 소비되는 것이다.
- 양성 에너지 평형은 에너지 유입이 유출을 초과하면 발생하고, 음성 에너지 평형은 에너지 유출이 에너지 투입을 초과하면 발생한다.
- 신체의 대사율은 단위시간당 영양소의 산화로 인한 방출된 에너지의 총량이다.
- 휴식상태의 대사율을 기초대사율(basal metabolic rate, BMR)이라 한다.

21.4 흡수 상태 및 흡수후 상태 동안의 에너지 대사

- 신체가 흡수 상태에 있을 때, 포도당은 대부분의 조직에서 1차 연료로 사용된다.
- 흡수된 영양소는 글리코겐, 트리글리세리드 및 단백질로 전환된다.
- 초과된 아미노산과 포도당은 대부분 지방산으로 전환되어 트리글리세리드로 저장된다.
- 신체가 흡수후 상태에 있을 때, 저장된 글리코겐, 트리글리세리드 및 단백질은 에너지로 분해된다.
- 지방산은 대부분의 조직에서 1차 연료로 사용된다.
- 대부분의 다른 조직과는 달리, 신경계는 에너지를 얻기 위해 지속적인 포도당 공급에 의존한다.
- 포도당이 아닌 연료를 이용하면 신경계가 쓸 수 있는 포도당을 보전할 수 있는데, 이 현상을 포도당 보존이라 한다.
- 간은 포도당신생과정을 통해 더 많은 포도당을 생산할 수 있다.

21.5 흡수 및 흡수후 대사의 조절

- 흡수 상태에 대한 대사 조정은 인슐린에 의해 촉진된다. 에너지 저장분자의 합성과 여러 조직에 있는 세포에 의한 포도당 및 아미노산의 흡수가 여기에 포함된다.
- 인슐린은 또한 포도당신생과정을 억제하고 음성피드백 조절을 통해 혈장내 포도당 농도를 조절한다.
- 흡수후 상태에 대한 대사 조정은 글루카곤에 의해 촉진된다. 글리코겐분해, 간에 의한 단백질 분해, 지방분해, 글리코겐합성, 케톤합성이 여기에 포함된다.
- 글루카곤은 또한 혈당 농도를 조절하는 것을 돕는다.
- 기타 흡수후 상태의 대사 조정은 에피네프린 분비 및 교감신경 활성 증가에 의해 촉진된다.

21.6 체온조절

- 체온조절 시스템은 시상하부의 체온조절 중추를 통해 일정한 중심체온을 유지하도록 작용한다. 중추 및 말초온도수용기는 각각 중심 및 피부의 온도를 감지한다. 효과기관으로 피부혈관, 땀샘, 골격근이 포함된다.
- 주변 환경의 온도가 온도중립지대 내에 있을 때에는 피부혈류량의 변화로 체온을 조절한다.
- 주변 환경의 온도가 온도중립지대보다 낮으면, 열을 발생하기 위해 떨림이 필요하다.
- 주변 환경의 온도가 온도중립지대보다 높으면, 땀분비는 증발을 통한 열손실에 기여한다.

21.7 성장에 대한 호르몬 조절

- 유년기의 신체 성장은 성장호르몬의 작용으로 촉진되며, 이것은 뇌하수체 전엽에서 분비되어 연조직과 뼈의 성장을 촉진한다.
- 성인기에는, 성장호르몬은 뼈 무게와 실질체중을 유지하는 역할을 한다.
- 성장호르몬에 의해 촉진되는 작용에는 비대, 과형성, 단백질 합성, 지방분해, 포도당신생과정, 세포에 의한 아미노산 흡수가 포함된다.
- 성장호르몬은 또한 지방조직과 근육에 의한 포도당 흡수를 억제한다.
- 복합적인 대사 작용은 포도당, 지방산 및 글리세롤의 혈장 농도를 높이기 위해 작용함으로써 성장 중인 조직이 보다 쉽게 에너지를 사용할 수 있게 한다.
- 여러 가지 성장호르몬의 작용은 간 및 다른 조직에 의해 합성되는 IGF에 의해 매개된다.

21.8 갑상선호르몬

- 갑상선호르몬은 일반적으로 갑상선에서 거의 일정한 속도로 분비되며 신체 대부분의 조직에서 대사율을 증가시킨다.
- 높은 농도에서, 갑상선호르몬은 저장된 에너지를 동원한다.
- 갑상선호르몬은 정상적인 성장과 발달에 필수적이며, 여러 조직의 정상 기능 특히 신경계의 기능 유지에 필요하다.
- 갑상선호르몬은 두 가지 형태로 분비되는데, T_3은 활성이 더 높은 형태이고, T_4는 양이 더 많은 형태이다.

21.9 당질코르티코이드

- 당질코르티코이드는 부신피질에 의해 분비되며 스트레스에 대한 신체 반응에 중요하다.
- 당질코르티코이드는 또한 신체가 흡수후 상태 동안의 저장된 에너지를 동원하는 데 필요하다.

22 생식계

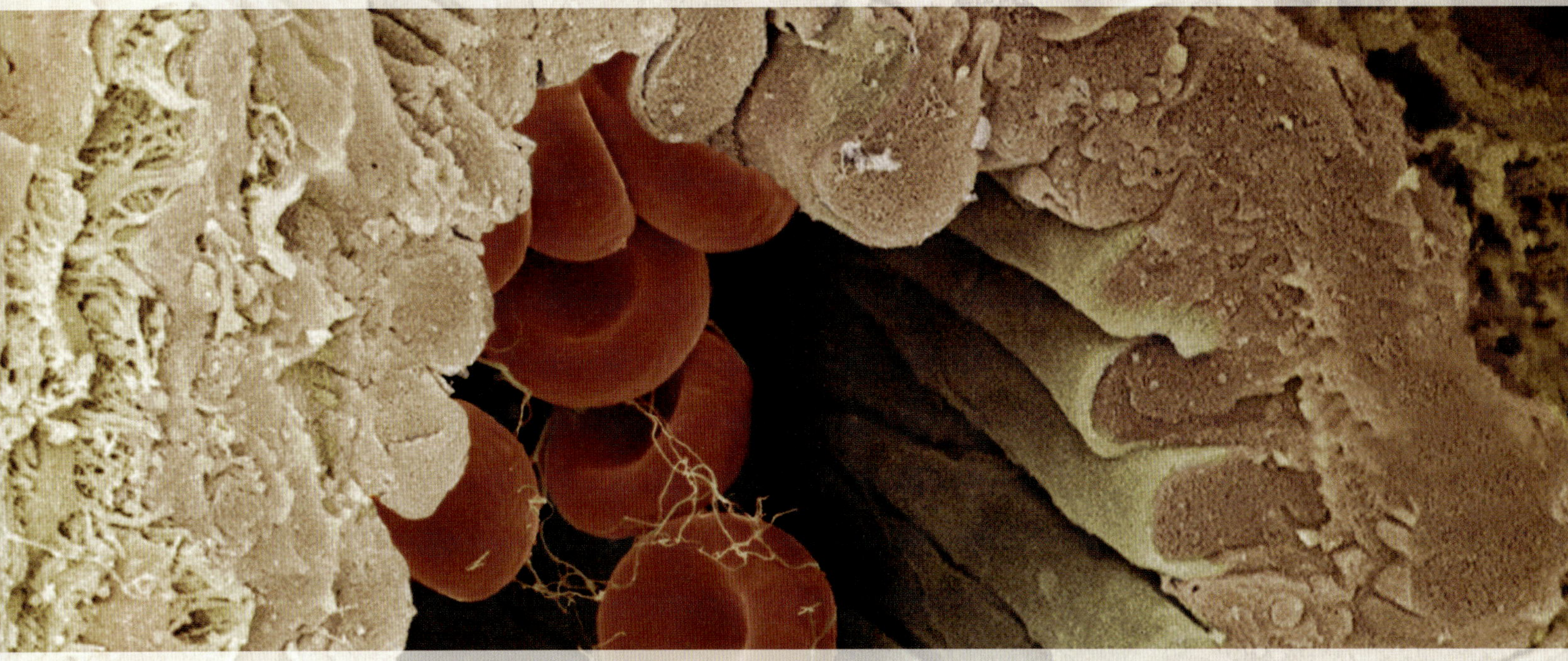

수정 후 5일째인 배반포 시기의 사람의 배아 주사전자현미경 사진

제러드와 자말은 이란성 쌍생아이다. 제러드는 키가 크고 갈색머리와 파란 눈을 가졌으며 근시이기 때문에 안경을 썼다. 한편 자말은 평균 키에 흑발에 갈색 눈을 가졌으며 시력이 좋다. 부모가 같은 제러드와 자말은 어떻게 이렇게 다를 수가 있을까? 이 질문에 대답하려면 생식 과정에 대한 이해와 어떻게 유전적 구성이 결정되는지에 대해서 알아야 한다. 이 장에서 우리는 짝짓기에서부터 수정, 태아발달, 분만, 수유까지의 생식 과정에 대해 배울 것이다. 또한 무엇이 남성, 여성을 구별하는지와 이 남녀의 차이가 생식 과정에서 어떤 역할을 하는지에 대해서 배울 것이다.

개요

학습목표 이 장을 학습한 후 다음을 할 수 있어야 한다.

- 감수분열에서 일어나는 사건을 서술하고, 이것이 생식세포형성과정과 유전적 다양성 증진에 미치는 의미를 설명할 수 있어야 한다.
- 성염색체와 성호르몬이 성징을 발달시키는 데 기여하는 역할을 서술할 수 있어야 한다.
- 정자형성과정과 그 호르몬의 조절에 대해서 서술할 수 있어야 한다.
- 월경주기 동안 일어나는 혈장내 호르몬 수준의 주기적 변화를 설명할 수 있어야 한다. 이 주기 동안 이들 호르몬이 어떻게 난소와 자궁의 변화를 조절하는지를 설명할 수 있어야 한다.
- 수정, 착상, 초기배아발달 동안 일어나는 사건을 서술할 수 있어야 한다.
- 임신 중의 에스트로겐과 프로게스테론의 분비조절을 서술하고, 이 호르몬들이 어떻게 임신을 유지하고 분만을 준비하도록 하는지 설명할 수 있어야 한다.

시작하기 전

다음 주제를 숙지하고 있어야 한다.

- 시상하부 자극호르몬
- 음성피드백
- 체세포분열

이 책 전체를 통해서 우리는 항상성(*homeostasis*)의 개념을 강조해왔다. 항상성이란 기관계가 서로 작용하여 일정한 체내 환경을 유지하는 것인데, 이제 항상성 개념으로부터 벗어나 보기로 한다. 생식계의 주 기능은 개체의 보존이 아니라 종의 보존이다. 우리는 일반적인 생식생리의 개요와 함께, 여성생식계와 남성생식계의 유사성 및 이들이 어떻게 함께 작용하여 자손을 얻는지에 중점을 두어 생식계 공부를 시작하고자 한다. 이어서 생식기능이 갖는 성-특이적 양상에 중점을 두기로 한다.

22.1 생식생리의 개요

사람의 생식은 유성생식으로, 이것은 자손이 서로 다른 성(*sexual*)을 가진 부모의 교배에 의해 생긴다는 것을 의미한다. 각 자손은 부모로부터 독특한 조합의 유전자를 물려받아 독특한 자신의 특성을 나타낸다. 이렇게 새로운 유전자조합을 만들 수 있는 능력이 유성생식의 특징이며, 매우 다양한 생명체가 자연에 존재하는 이유다.

유성생식에서 생식세포의 역할

유성생식에서 부모는 생식세포를 만들어 내는데, 각 생식세포는 부모의 유전물질을 반씩 갖게 된다. 남성생식세포는 **정자(spermatozoa,** *sperm*), 여성생식세포는 **난자(ova,** 단수는 *ovum*)이다. 생식세포는 체세포 염색체 수의 반을 가지고 있다.

대부분의 체세포는 23개의 염색체를 두 세트($2n$) 포함하기 때문에 **이배체(diploid)**라 한다. 그러나 생식세포는 23개의 염색체를 한 세트(n)만 포함하고 있어 **반수체(haploid)**라 한다. 교배결과 각 부모로부터 유래한 생식세포는 서로 융합하여 새로운 세포를 만들어내는데 이 현상이 **수정(fertilization)**이다(**그림 22.1**)[사람에서 수정은 흔히 수태(*conception*)라 한다]. 이 새로운 세포가 **접합자(zygote)**인데, 완전히 새로운 개체로 발달할 수 있는 잠재력을 가진 이배체로서, 어머니 쪽으로부터 염색체의 반과 아버지 쪽으로부터 반을 물려받는다.

생식세포(*germ cell*)는 **생식세포형성과정(gametogenesis)**을 통해 비교적 미분화하고 특수화 되어 있는 전구체세포로부터 만들어진다. 이 과정에서 이배체 생식세포는 일련의 세포분열 과정을 거쳐 결국 염색체의 수가 반으로 감소한다(즉 $2n$에서 n으로).

정자나 난자는 23개의 염색체를 가지고 있는데 22개는 상염색체이고 1개는 성염색체다. 염색체는 그 모양에 따라 서로 다른 염색체와 구별할 수 있고 자신만의 특징적인 유전자를 가지고 있다. **성염색체(sex chromosome)**는 성을 결정하는 염색체로, X 염색체와 Y 염색체 두 가지 형태가 있다. **상염색체(autosome)**는 성염색체와 다른 염색체다.

수정하는 동안 정자와 난자의 유전물질이 합쳐져서 이루어진 전체 46개(44개의 상염색체와 2개의 성염색체)의 염색체가 대부분의 체세포에서 볼 수 있는 정상적인 염색체수다. 성염색체와 달리 항상 쌍으로 이루어져 있는 상염색체는 크기와 모양이 비슷하고 동일한 특성을 결정하는 유전자를 갖고 있다. 이것에 비추어볼 때 각각의 쌍으로 이루어진 상염색체를 상동염색체(*homologous*)라 한다. 접합자와 이 접합자로부터 유래한 다른 모든 이배체 세포에서 한 쌍

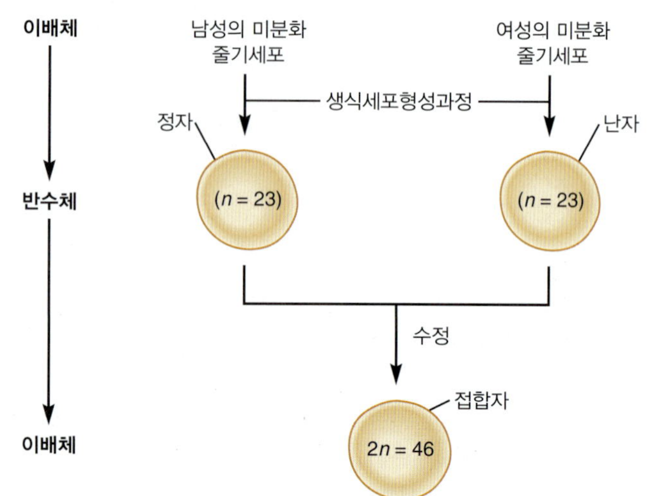

그림 22.1 미분화된 줄기세포로부터 접합자로의 수정과정. 이배체에서 반수체, 다시 이배체로 되는 과정은 그림의 왼편에 보인다.

의 상동염색체 중 하나는 난자로부터 물려받았으므로 어머니로부터(*maternal*) 유래한 것이고, 다른 하나는 정자로부터 물려받았으므로 아버지로부터(*paternal*) 유래한 것이다.

상염색체가 쌍으로 이루어져 있다는 사실은, 모든 상염색체의 유전자의 경우 동일한 형질이나 특성을 결정하는 상동염색체 위에 서로 대응하는 유전자가 있다는 것을 의미한다. 그러므로 쌍으로 이루어진 상염색체의 **유전자**(*gene*)도 하나는 아버지로부터, 다른 하나는 어머니로부터 온 것이다. 각 쌍에 존재하는 유전자는 여러 중요한 점에서 유사하지만, 유전자들은 일반적으로 다양한 **대립유전자(allele)**로 나타나기 때문에 반드시 동일하지는 않다. 어머니로부터 물려받은 대립유전자는 아버지로부터 물려받은 대립유전자와 같을 수도 있고 다를 수도 있다. 우리가 잘 알고 있는 예가 눈 색깔을 결정짓는 유전자다. 하나의 대립유전자는 파란 눈을 암호화하는 유전자이고, 다른 대립유전자는 갈색 눈을 암호화하는 유전자다. 사람은 각각 눈 색깔에 대하여 두 개의 유전자를 가지고 있기 때문에 어떤 사람은 두 개의 "파란" 대립유전자, 어떤 사람은 두 개의 "갈색" 대립유전자, 또 어떤 사람은 한 개의 "파란" 대립유전자와 한 개의 "갈색" 대립유전자를 가지고 있다고 할 수 있다.

염색체가 서로 대응하는 쌍으로 나타난다는 것은 성염색체에는 적용되지 않는다. Y 염색체는 X 염색체보다 상당히 작으며 다른 형태를 띠고 있다(**그림 22.2**). 더구나 X 염색체 위에 존재하는 대부분의 유전자는 Y 염색체 위의 유전자에 서로 대응하지 않으며 그 반대의 경우도 마찬가지다. X 염색체 위에는 존재하지만 Y 염색체 위에는 존재하지 않는 많은 유전자가 생명에 필수적이기 때문에 사람은 적어도 하나의 X 염색체를 물려받아야 한다(**Clinical Connections: X-연관 유전자**를 보라). 여성은 X 염색체 두 개를 물려받는 반면 남성은 Y 염색체 하나와 X 염색체 하나를 물려받는다.

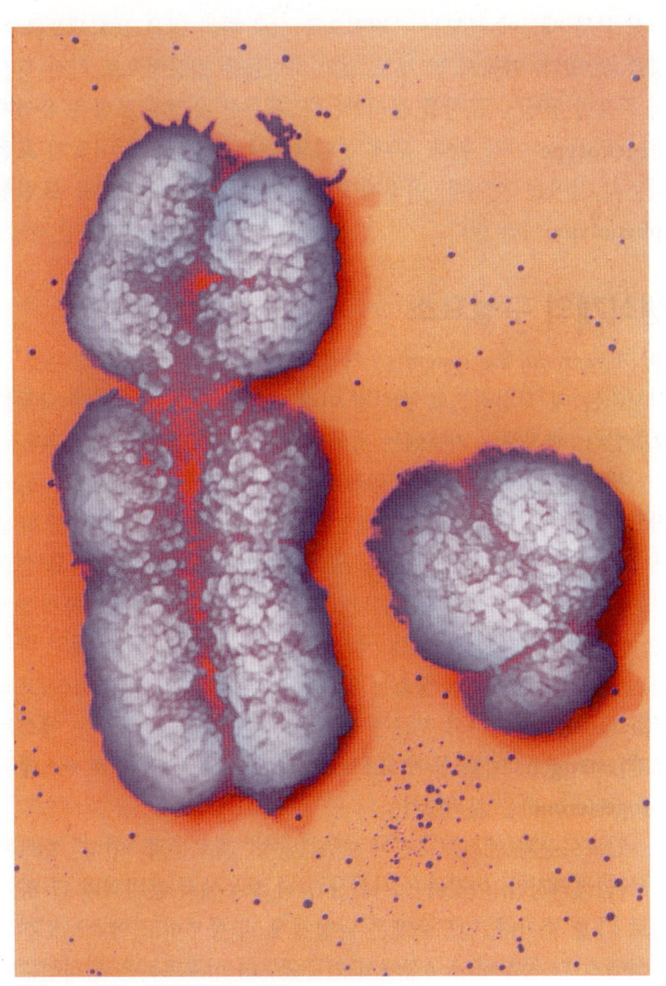

그림 22.2 X염색체(왼쪽)와 Y염색체(오른쪽) 전자현미경 사진.

생식세포형성과정에서 유전자의 분류와 포장

남성과 여성이 형성하는 모든 생식세포는 이배체 생식세포로부터 유래한다. 인생의 어느 일정한 시기에 이 생식세포가 체세포분열을 거쳐 생성한 딸세포 **클론**(*clone*)은 각 개인이 가지고 있는 46개의 염색체와 정확히 같은 본(copy)의 염색체를 가지고 있다. 이어서 이 세포들은 한 번의 DNA 복제 후 일련의 두 세포분열, 즉 **감수분열(meiosis)**을 거쳐 정상적인 염색체 수의 반을 가지는 딸세포를 생성한다. 결국 이 세포들은 성숙하여 난자와 정자가 된다.

한 개인의 염색체는 감수분열을 통해 각 딸세포가 1개의 성염색체와 22개의 상염색체를 전해 받는 방식으로 분류되고 포장된다. 감수분열에서 일어나는 분류와 포장은 다음과 같은 일련의 단계로 진행된다(**그림 22.3**).

① 이 과정은 46개의 염색체($2n$)를 가지고 있는 이배체 생식세포로부터 시작한다. 이 생식세포는 그림에서 보듯이 부모로부터 각각 물려받은 것을 나타내는 서로 다른 두 색깔의 막대 네 개로 표시하였다. 상동염색체는 서로 비슷한 길이로 나타나 있다. (단순화시키기 위해서, 생식세포의 핵막은 나타내지 않았다.)

② 체세포분열에 앞서 일어나는 것과 유사한 과정에서 핵막은 사라지고 원래의 DNA가 복제되어 46개의 염색체 모두가 정확히 두 본이 된다($2n \times 2$). 각 염색체 두 본(**자매염색분체**, *sister chromatid*)은 동원체라는 구조에 함께 연결되어 있다.

③ 상동염색체는 아버지쪽 염색체의 유전자가 어머니쪽 염색체의 대응유전자와 마주보고 배열하는 식으로 짝을 짓기 시작한다.

④ 상동염색체의 일부는 **교차**(*crossing over*)라고 불리는 현상에 의해 서로 겹쳐지고 교환하기 시작한다.

⑤ 교차로 인해 아버지쪽 유전자와 어머니쪽 유전자가 섞인 새로운 염색체가 생긴다. 교차는 무작위적으로 일어나기 때문에 새롭게 만들어질 수 있는 염색체의 수는 대단히 많다.

⑥ 쌍으로 이루어진 상동염색체는 어머니쪽 염색체와 아버지쪽 염색체가 무작위적으로 섞이는 방식으로 세포를 이등분하는 면을 따라 양쪽으로 배열된다. 이렇게 부모 양쪽 염색체가 무작위적으로 무리 짓는 것을 **독립적 분류**(*independent assortment*)라 한다.

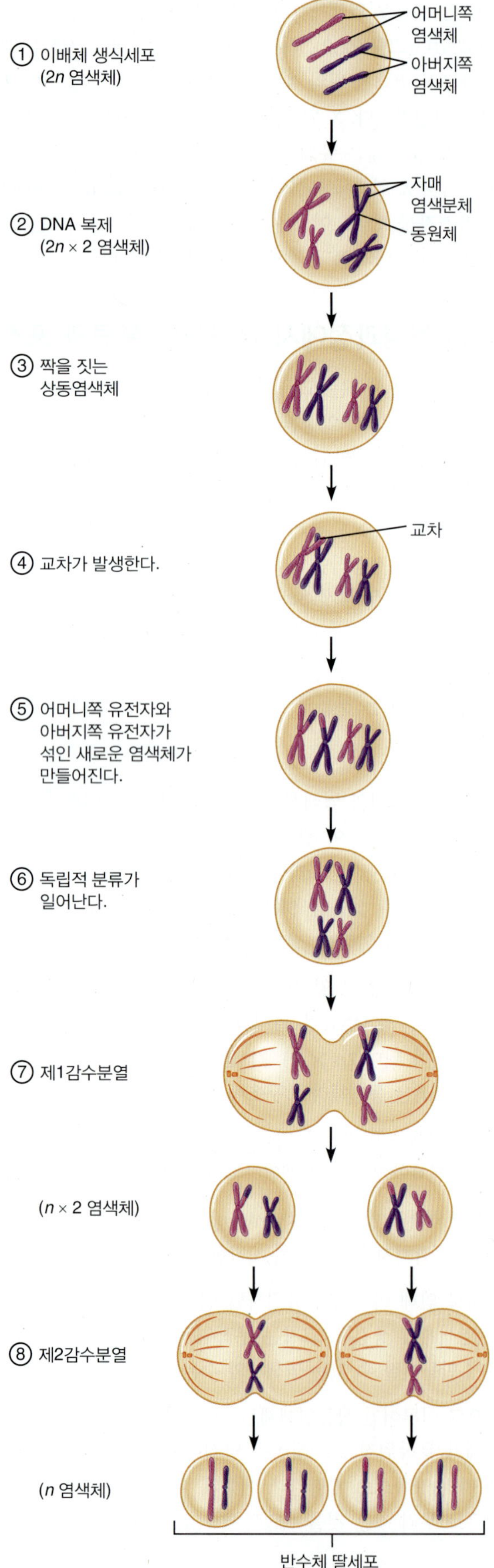

그림 22.3 감수분열. 감수분열 각 단계의 상세한 과정은 본문에 서술되어 있다.

⑦ 제1감수분열(*meiosis I*)이 일어난다. 세포는 각 상동염색체 쌍에서 하나씩을 받은 두 개의 딸세포로 분리된다. 독립적 분류 때문에 각 딸세포는 부모 양쪽 염색체가 서로 다르게 조합된 염색체를 받는다. 염색체는 두 개의 자매염색체로 이루어진 복제물이므로, 각 딸세포는 정상적인 염색체수의 반을 갖지만 각 염색체는 두 본의 형태다($n \times 2$). 따라서 각 세포는 복제된 상염색체(어머니쪽 또는 아버지쪽) 두 본과, 복제된 X 염색체 또는 Y 염색체 두 본을 받는다.

⑧ 제2감수분열(*meiosis II*)이 일어난다. 제1감수분열에서 만들어진 세포는 둘로 나뉘어 전체 4개의 세포를 형성한다. 이 과정에서 자매염색분체는 분리되고 새로운 반수체 딸세포 각각은 자매염색분체 하나씩을 갖게 된다. 결과적으로 4개의 세포는 각각 23개의 염색체를 단일 본 형태로($n \times 1$) 물려받아 새로운 핵막 안에 둘러싸이게 된다.

생식세포가 모두 동일한 유전자 풀로부터 유래할지라도 교차와 독립적 분류 때문에 부모는 유전적으로 서로 다른 많은 생식세포를 형성할 수 있다. 따라서 한 부모 밑의 자녀들은 정상적으로 각각 자신의 독특한 유전자 조합을 물려받는다. 독특한 유전자 조합을 **유전자형(genotype)**이라 한다. 후에 성염색체에서 유전자가 어떻게 표현되는지 알아볼 것이다. 이렇게 어떤 특성이 나타나는 것을 **표현형(phenotype)**이라 한다.

생식계의 구성요소

생식계(*reproductive system*)는 짝짓기, 생식세포형성과정, 자손을 번식시키는 데 직접적으로 관련된 여러 기능을 담당하는 기관 모두를 포함한다. 생식계의 기관에는 생식선과 부속생식기관이 포함된다.

생식선[gonad, 남성은 **정소**(*teste*), 여성은 **난소**(*ovary*)]은 궁극적으로 모든 생식활동을 관장하는 다음의 두 기능을 실행하기 때문에 1차 생식기관으로 간주한다. 생식선은 생식세포를 형성하고 성호르몬을 분비한다. 성호르몬은 다양한 스테로이드로, 생식세포형성과정, 생식기관의 성장과 유지, 제2차 성징의 발달, 그 외 신체의 다른 여러 효과를 촉진한다. 정소는 **안드로겐[androgen**, 특히 테스토스테론(*testosterone*)]이라고 부르는 성호르몬을 분비하고, 난소는 **에스트로겐[estrogen**, 예를 들어 에스트라디올(*estradiol*)]과 **프로게스테론(progesterone)**을 분비한다.

안드로겐과 에스트로겐이 보통 “남성” 호르몬과 “여성” 호르몬으로 언급되지만, 이것들은 사실상 남녀 모두에서 분비되며 그 양이 서로 다를 뿐이다. 안드로겐은 남성에게 더 풍부하고 에스트로겐은 여성에게 더 풍부하다. 6장에서 언급했듯이 성호르몬은 생식선뿐만 아니라 부신피질에서도 분비된다. 여성에게서 부신피질은 안드로겐

CLINICAL CONNECTIONS

X-연관 유전자(X-Linked Genes)

배우자형성과정은 하나의 성염색체를 포함하여 반수체 염색체를 가진 배우자 세포를 만들어 낸다. 난자에서, 성염색체는 언제나 X이지만, 정자세포는 X나 Y 둘 중 하나를 가질 수 있다. 수정 이후 접합자와 접합자로부터 생산된 모든 세포는 두 개의 X염색체(여성)를 가지거나, 한 개의 X염색체와 한 개의 Y염색체(남성)를 가지게 된다. X 염색체는 Y 염색체에 비해 상당히 큰데, 이는 더 많은 염기쌍과 더 많은 유전자를 가지고 있음을 뜻한다. 사실, Y염색체가 대략 200개의 염색체를 포함하는 반면, X염색체는 1,400개 이상의 유전자를 포함하고 있다.

특정 형질의 유전은 주로 유전된 유전체에 의해 발생한다. 유전되는 상염색체의 경우, 각 세포는 동일한 유전자를 가진 한 쌍의 상동염색체를 갖고 있지만 서로 다른 대립형질을 포함한다. 대부분의 염색체에서 두 대립형질은 모두 발현되지만 하나의 형질이 다른 형질에 비해 우성일 수 있다. 그러므로 돌연변이가 일어난 유전자가 한 세트의 염색체(예를 들어 난자에서 온)에 전달될 때, 다른 세트의 염색체(정자에서 온)에 있는 정상유전자가 유전적 기형의 위험성을 낮추어 줄 수 있다. 예를 들어, 겸상적혈구증은 헤모글로빈의 β글로불린 유전자가 돌연변이가 일어난(HbS) **유전병**(*disease*)이다. HbS를 부모 모두에게 물려받은 사람은 겸상적혈구증을 앓게 되고, 부모 중 한 명에게만 HbS를 물려받은 사람은 겸상적혈구 **형질**(*trait*)이 심하지 않다. 이러한 방식으로, 상동염색체는 유전병으로부터 어느 정도까지 개체를 보호한다.

X 염색체가 필수적인 유전자를 포함하기 때문에, X 염색체의 돌연변이는 악영향으로 이어질 수 있다. 그러나 여성의 경우 두 개의 X 염색체를 가지고 있기 때문에 돌연변이가 일어난 표현형이 나타날 가능성이 적어진다. 반대로, 남자는 하나의 X 염색체만 물려받기 때문에 돌연변이가 일어난 유전자는 발현되고, 이는 X 연관 유전병의 발병률의 증가를 유발한다. 예를 들어, X-연관 유전자는 초록빛과 빨간빛의 파장에 민감한 광색소를 암호화하는 유전자를 포함한다. 이 두 유전자는 매우 비슷하고, X 염색체에 서로 근처에 위치하고 있다. 그러므로 남자는 이 유전자에 돌연변이가 일어났을 때 적록색맹에 걸릴 확률이 높다. 지금까지 혈우병, 정신발달장애, 뒤센 근위축증 등을 포함한 150개 이상의 X-연관 유전병들이 확인되었다.

흥미롭게도, 안드로겐 수용체를 암호화하고 있는 유전자는 X 염색체 위에 위치해 있다. 그러므로 Y 염색체를 가진 남자에게서 생성되는 테스토스테론과 정소는 X 염색체의 유전자가 발현될 때만 표적 세포에 반응을 유도할 수 있다. 이러한 X-연관 유전자의 돌연변이는 안드로겐 불감 증후군으로 이어질 수 있는데, 이 경우 고환이 srY 유전자(일반적으로 유전되지 않음)의 존재로 인해 발달하고 , 생식계통과 외부생식기가 여성 표현형으로 발달한다.

비판적 사고력 문제

1. 왜 남자가 여자보다 X-연관 유전병이 많이 나타나는가?
2. 상동염색체가 어떻게 개체를 일부 유전병으로부터 보호할 수 있는지 설명하라.
3. 왜 안드로겐 수용체를 암호화하는 유전자가 X 염색체에 위치한 것이 흥미로운 현상인지 설명하라.

의 주요 생성장소로, 안드로겐은 양성에서 성적 충동을 일으키는 데 필요하다.

부속 생식기관(*accessory reproductive organ*)은 생식세포를 운반하고, 형성된 생식세포에 자양분을 공급하는 등 적절한 생식활동에 필요한 부가기능을 실행하도록 특수화된 구조를 포함한다. 부속기관에는 (1) 생식세포가 생식선을 나온 후 운반되는 상호연결통로인 **생식관(reproductive tract)**의 기관, (2) 생식관 안으로 액체를 분비하는 여러 부속선이 포함된다.

수정 후 일어나는 사건

정자는 **교미(copulation)**라고 하는 짝짓기 행동을 통해 여성에게 전달된다. 이와는 대조적으로 난자는 여성의 몸 안에서 정자와 수정이 일어난다. 수정 후 난자는 여러 번의 세포분열을 거쳐 결국 수십억 개의 세포가 된다. 세포의 수가 증가함에 따라 그 유전자에 암호화되어 있는 지시에 따라 분화되고 서로 다르게 조직화하기 시작한다. 약 9개월의 기간이 지나면서 이 세포와 조직은 점차적으로 기능을 갖춘 사람의 기관으로 발전한다. 이 기간 동안 발생 중인 태아는 모체 안으로 이동하여[이 상태를 **임신(gestation** 또는 *pregnancy*)이라 함] 영양분을 공급받고 외부환경으로부터 보호받을 수 있게 된다. 수정 후 2개월까지는 **배아(embryo)**라 하고, 그 이후는 **태아(fetus)**라 한다. 태아가 발달함에 따라 결국은 모체 밖에서 살아갈 수 있는 능력을 얻게 되어 **분만(parturition)**이라는 과정을 통해 태어난다. 다음은 자녀의 성을 결정하는 배아발생과 태아발생에서 일어나는 사건을 알아보기로 한다.

성 결정

여성의 생식세포에는 두 개의 X 염색체(Y 염색체는 없음)가 들어 있기 때문에 형성되는 난자는 모두 X 염색체 하나를 갖고 있다. 반면 남성은 X 염색체를 하나 가진 정자와 Y 염색체를 하나 가진 정자를 형성할 수 있다. 이런 이유로 자손의 성은 전적으로 난자가 아닌 정자의 유전적 구성에 의해 결정된다. 즉 정자가 X 염색체를 가지고 있을 때 수정란은 두 개의 X 염색체(하나는 어머니, 다른 하나는 아버지로부터)를 물려받아 여성으로 발달한다. 정자가 Y 염색체를 가지고 있을 때 수정란은 Y 염색체 하나와 X 염색체 하나를 물려받아 남성으로 발달한다. 여성과 남성이 거의 같은 비율로 태어나는 것은 모든 정자세포의 약 50%가 평균적으로 Y 염색체 하나를 가지고 있다는 사실에서 비롯된다. 사람의 성이 정상적으로 자신이 물려받은 유전자에 의해 결정된다 하더라도, 유전자 자체는 여성 또는 남성의 형질 전체를 부여하지는 않는다. 대신에 유전자는 태아가 난소를 발달시킬지 아니면 정소를 발달시킬지를 단순히 결정한다. 사람의 성을 결정하는 데 있어 유전자의 역할을 **성 결정(sex determination)**이라 한다.

발생 초기에 배아는 난소 또는 정소로 될 수 있는 원시생식선을 가지고 있다. 태아가 난소를 발달시킬지 아니면 정소를 발달시킬지를 결정하는 것은 배아의 Y 염색체 안에 **srY 유전자(srY gene)**의 존재유무다. 이 유전자는 **정소결정인자(testisdermining factor)**라는 단백질을 암호화한다(srY는 Y 염색체의 성결정 부위를 나타낸다). 배아가 Y 염색체를 물려받을 때 srY 유전자는 원시생식선이 정소가 되도록 지시한다. 반면에 배아가 X 염색체 두 개를 물려받을 때 srY 유전자는 존재하지 않아 원시생식선은 난소로 발달한다. 그러므로 원시생식선이 srY 유전자에 의해 지시를 받지 않는다면 난소로 발달하도록 "기본 설정"이 되어 있다.

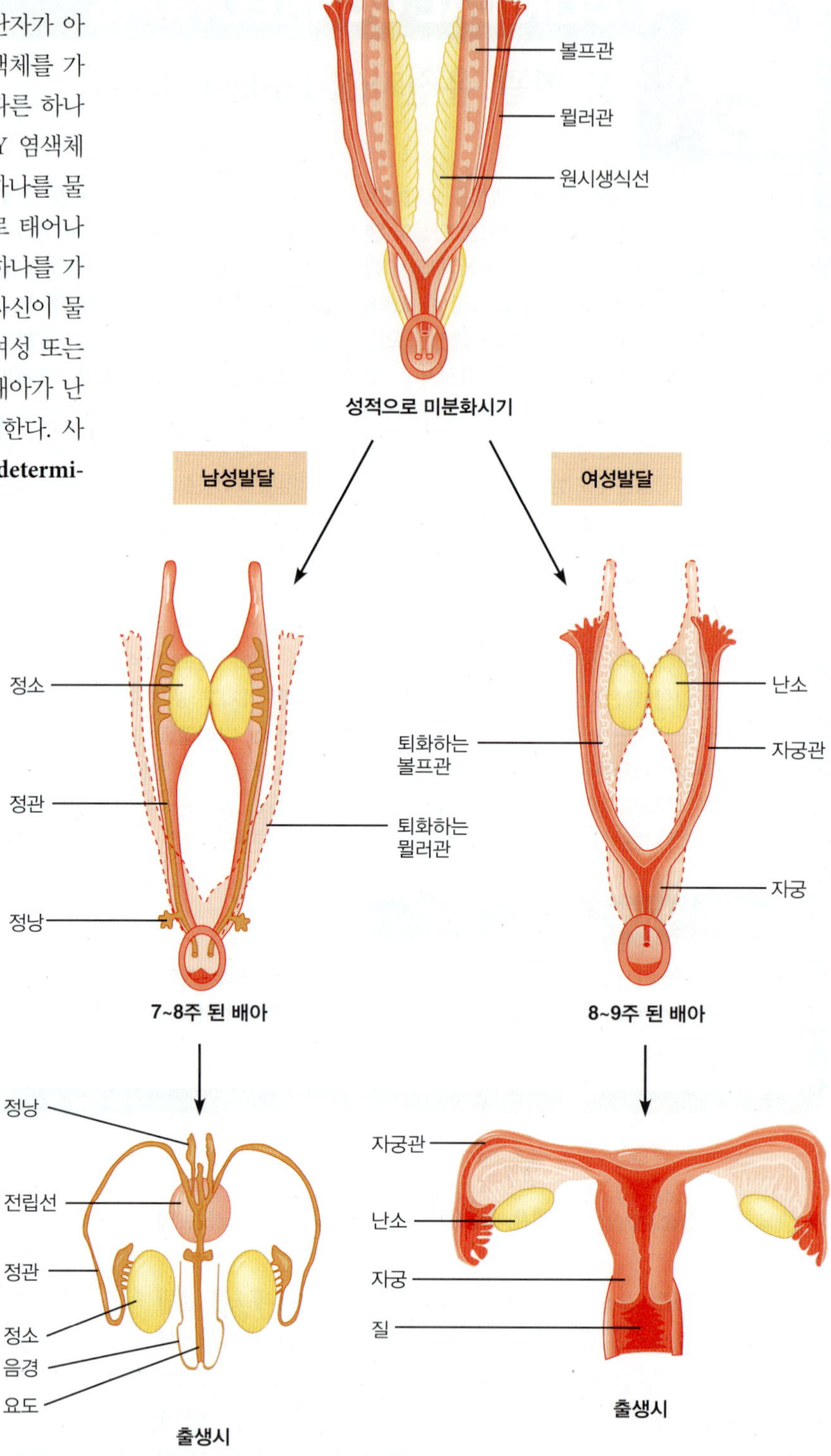

그림 22.4 배발생기 동안 남성과 여성의 내부생식기관의 발달. 성의 결정(원시생식선이 정소나 난소로 발달)과 성분화(뮐러관과 볼프관이 각각 남,녀 생식구조로 발달)가 나타나 있다. 음경과 질은 뮐러관과 볼프관으로부터 생성되지는 않지만, 이 두 관이 발달해 가는 방향을 제시한다.

성 분화

발생초기 몇 주 동안 배아는 성적으로 **중성**(*sexually indifferent*)이고, 각각 **볼프관[Wolffian ducts, 중신소관**(*mesonephric duct*)]과 **뮐러관[Müllerian duct, 부중신소관**(*paramesonephric duct*)]이라는 미발달된 남성생식기관과 여성생식기관을 모두 가지고 있다(**그림 22.4**). 이 구조는 생식선과 **외부생식기**(*external genitalia*) 및 여성의 질을 제외한 모든 생식기관을 발생시킬 수 있는 잠재력을 가지고 있다.

배아의 생식선 발달(성 결정)은 다른 성적 특징이 출현하는 데 바탕이 된다(**성 분화, sex differentiation**). 이 특징들이 여성의 특징인지 남성의 특징인지는 정소에서 정상적으로 분비되는 두 호르몬, 즉 테스토스테론과 **뮐러억제물질(Müllerian inhibiting substance, MIS)**의 존재에 달려 있다. 이 호르몬이 존재하면(그리고 표적조직이 정상적으로 이 호르몬에 반응할 수 있으면) 태아는 남성으로 발달하고, 이 호르몬이 존재하지 않으면 여성으로 발달한다. 그러므로 호르몬에 의한 성 분화 과정은 표현형으로서의 성을 확실하게 한다.

정소-결정 인자가 존재할 때 정소의 기능화는 수정 후 약 40일까지 발달한다. 테스토스테론과 뮐러억제물질은 수정 후 8주째 시작하고, 테스토스테론 분비는 20주에 최고조에 이른다. 테스토스테론은 볼프관에 작용하여 남성생식기관을 촉진하는 반면, 뮐러억제물질은 뮐러관의 퇴화 및 소멸을 촉진시켜 여성생식기관의 발달을 억제한다. 동시에 테스토스테론은 다른 배아조직에 작용하여 남성외부생식기(음경과 음낭)의 발달을 촉진한다. 그러나 이러한 변화를 여러 표적조직에 초래하는 것은 테스토스테론이 아니라, 표적조직 안에서 테스토스테론을 디하이드로테스토스테론으로 전환하는 효소로, 디하이드로테스토스테론이 수용체에 결합하여 표적조직의 반응을 일으킨다.

배아가 정소 대신 난소를 발달시킬 때, 테스토스테론이 결핍되면 볼프관이 퇴화되어 남성기관의 발달을 저해한다. 또한 뮐러억제물질이 결핍되면 뮐러관이 여성기관으로 발달할 수 있게 한다. 테스토스테론이 부족하면 남성외부생식기의 발달을 자극하는 효과들은 제거되고 대신에 여성외부생식기가 발달될 수 있게 한다. 성의 발달에 있어서 성 결정과 성 분화의 역할이 **그림 22.5**에 나타나 있다.

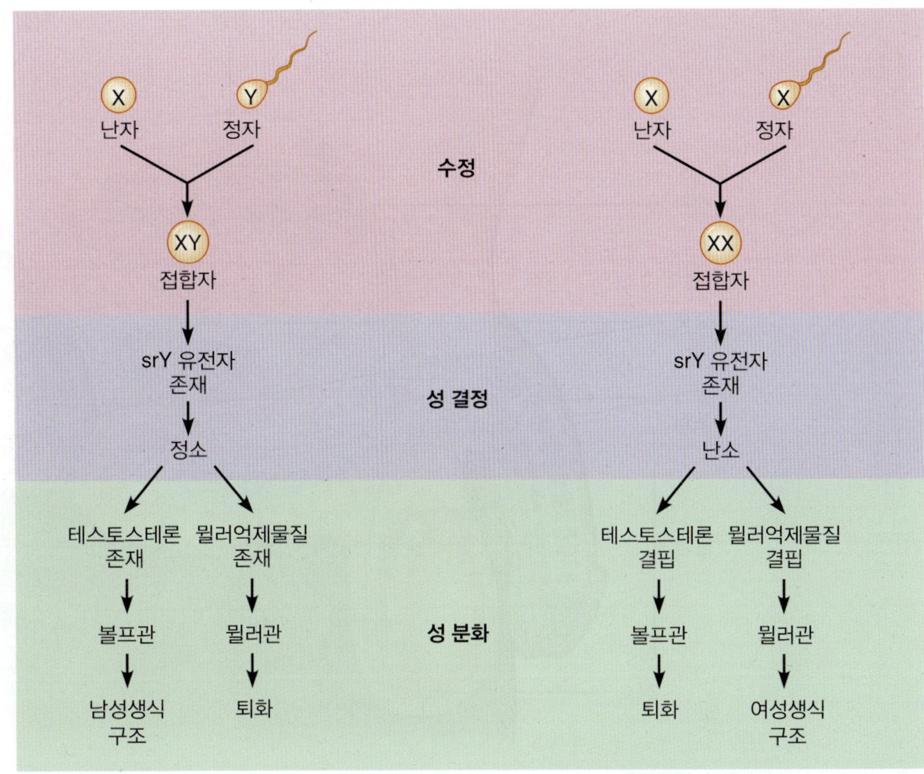

(a) 남성발달에서 중요한 사건 **(b)** 여성발달에서 중요한 사건

그림 22.5 성발달에 있어 성의 결정과 성 분화의 역할.

지식 활용하기

때때로 성염색체 한 개 이상이 정자나 난자에 의해 접합자에 건네진다. 상염색체는 정상이라 가정할 때 다음의 성염색체 유전자형을 고려하여 표현형을 서술하라. XXY, XXXY, XYY, XO(O = 염색체 없음), srY 유전자가 돌연변이인 XY

일생을 통한 생식활동의 형태

사람은 생식능력을 갖고 태어나는 것이 아니라 **사춘기(puberty)** 동안 그 능력을 얻게 된다. 사춘기란 성적으로 성숙하는 시기로, 전형적으로 10~14살 사이에 시작하여 10대 중반에서 후반까지 이어진다. 사춘기 전 몇 년 동안 생식기관은 성숙되지 않고 정자나 난자를 형성할 수 없다. 더구나 외모는 어린아이와 같아 소년과 소녀 사이에 신체의 두드러진 차이가 거의 없다. 사춘기 동안 생식기관은 성숙하고 생식세포형성과정이 시작하며 그 외 다른 생리적 변화가 신체에서 일어난다. 이 과정에서 남성과 여성은 성적으로 구별되는 외부특징인 제2차 성징(*secondary sex characteristics*)을 다양하게 발달시키는데, 남성의 경우 얼굴에 털이 나고, 여성의 경우 어깨에 비해 엉덩이가 넓어진다.

여성과 남성 모두 사춘기 동안에 완전한 생식기능을 얻지만 그 후 나타나는 생식활동의 형태는 여성과 남성이 매우 다르다. 여성생식계의 활동은 월경주기(*menstrual cycle*)라는 주기적 변화를 나타낸다. 월경주기는 약 한 달(28일)을 주기로 한 개의 난자를 생성한다. 반면에 남성의 생식계는 지속적으로 활동하여 정상적으로는 매일 수백 만 개의 정자를 생성한다. 더구나 여성은 일생 동안 제한된 수의 난자를 생성하고 중년기(45~50세경)에는 생식능력을 소실한다. 이런 생식능력의 소실은 **폐경기(menopause)**의 초기에 일어난다. 폐경기에는 호르몬 분비형태의 변화와 그 외 다른 여러 생리적 변화가 특징적으로 나타난다. 이와는 대조적으로 남성은 성인기 전체에 걸쳐 정자를 생성하는 능력을 유지하고 따라서 생식능력을 유지한다.

퀵 테스트 22.1

1. 남성의 생식선을 무엇이라 하는가? 여성의 생식선은? 생식세포형성과정 이외에 생식선의 다른 주요한 기능은 무엇인가?
2. 성 결정과 성 분화의 차이점은 무엇인가? 이들 각각을 결정하는 요인 무엇인가?

22.2 남성생식계

남성생식계의 주기능은 정자를 형성하고 이를 여성에게 전달하여 수정을 하는 것이다. 먼저 남성생식기관의 기능과 관련하여 그 구조를 알아보기로 한다.

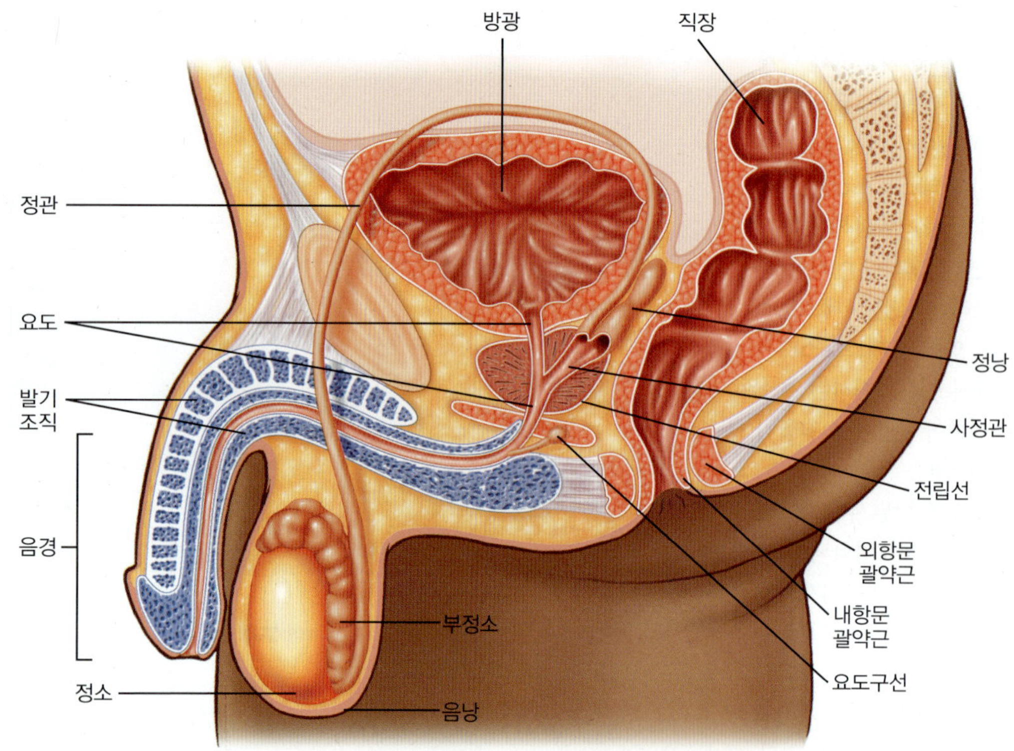

그림 22.6 **남성생식계(시상절단면).**

남성생식기관의 기능적 구조

남성생식기의 주요 구조(**그림 22.6**)로는 정소, 음경과 음낭을 포함하는 외부생식기, 정자를 정소로부터 음경을 통해 외부로 배출하는 생식관, 체액을 생식관 안으로 분비하는 여러 부속선(한 쌍의 정낭과 요도구선, 하나의 전립선) 등이 있다.

정소

남성의 생식선인 **정소(testis)**는 한 쌍의 작은 난형의 기관으로 섬유성 결합조직에 둘러싸여 있다. 각 정소(**그림 22.7a**)는 내부가 250~300개의 분획으로 나뉘어져 있는데, 각 분획에는 가늘고 속이 비어 있는 **세정관(seminiferous tubule)**이 감긴 구조를 보이며 이곳에서 정자가 생성된다. 세정관 사이의 공간에는(그림 22.7b) 테스토스테론과 기타 안드로겐을 합성하여 분비하는 **레디히세포[Leydig cell**, 간질세포(*interstitial cell*)]가 무리지어 있다.

세정관의 벽(그림 22.7c)은 평활근세포로 이루어진 바깥층과 **세르톨리세포(Sertoli cell)**라는 상피세포로 이루어진 안쪽 층으로 되어 있다. 세르톨리세포의 주기능은 정자에 영양분을 공급하고 정자의 발달을 조절하는 것이다. 여러 발생 단계에서 정자세포는 세르톨리세포 사이의 공간에 위치하고 성숙한 정자는 액체로 가득 차 있는 세정관의 내강 안에 위치한다. 기저막에 의해 세르톨리세포와 분리되어 있는 평활근 층은 연동수축을 일으켜 정자와 체액을 세정관을 통해 밀어낸다.

각 세르톨리세포는 세포 사이의 물질 확산을 제한하는 간극연접에 의해 이웃세포와 연결되어 있다. 세르톨리세포와 간극연접은 세정관 내강의 액체와 기저막 쪽(기저분획, *basal compartment*)의 액체를 분리시키는 장벽(혈액-정소 장벽, *blood-testis barrier*)을 형성한다. 기저분획은 혈액과 자유롭게 통해 있고 그 구성이 정상적인 간질액과 비슷하지만 세정관 내강의 액체는 그 조성이 다르다. 혈액-정소 장벽의 중요성은 이렇게 액체 조성의 차이를 유지함으로써, 정자가 어느 일정한 발달시기에 기저분획으로부터 내강분획으로 이동할 때 내강 내의 새로운 액체환경을 정자가 발생하는 데 필요한 상태로 만들어 주는 것이다. 또한 혈액-정소 장벽은 남성의 면역계가 정자세포를 공격하지 못하도록 한다.

세르톨리세포는 정자의 발달과 이동에 결정적인 다른 여러 기능을 수행한다. 세르톨리세포는 정자의 발달과 이동에 필요한 배지로 작용하는 내강액을 분비하고, 발생 중인 정자세포로 영양물질을 운반한다. 또한 세르톨리세포는 **안드로겐 결합 단백질(androgen-binding protein)**을 생성하고 분비하는데, 이 단백질은 안드로겐에 가역적으로 결합하여 내강액 안의 안드로겐 농도를 일정하게 유지시키는 "안드로겐 완충제"로 작용한다. 덧붙여 세르톨리세포는 테스토스테론과 여포자극호르몬(*follicle stimulating hormone, FSH*)의 조절 아래 정자세포의 발달을 조율하는 데 중요한 역할을 한다. 세르톨리세포는 테스토스테론과 여포자극호르몬의 표적세포이며, 미성숙한 정자세포에 직접 작용하여 성장하고 발달할 수 있도록 자극하는 여러 화학적 전령을 분비한다. 세르톨리세포는 인히빈(*inhibin*)이

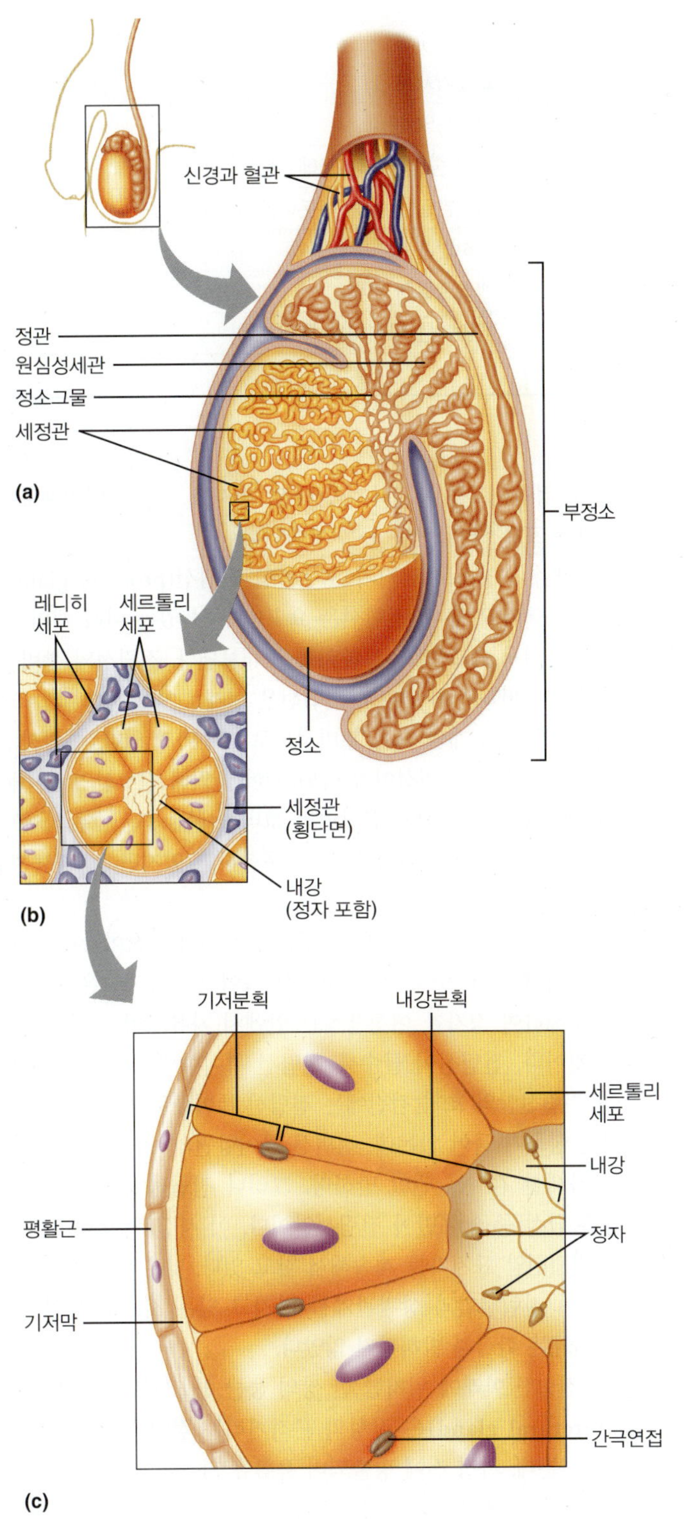

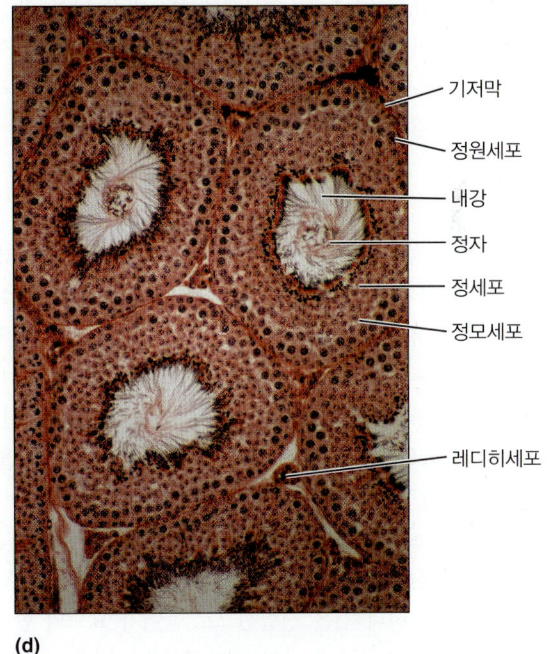

그림 22.7 정소와 그 연관 구조. **(a)** 정자를 정소 밖으로 운반하는 세정관과 그 외 여러 관을 나타낸 정소와 부정소의 시상절단면. **(b)** 횡단면으로 세정관을 확대한 그림으로 세정관 사이의 공간에 레디히세포가 보임. **(c)** 세정관의 일부분으로 그 벽 구조를 나타냄. 이 그림은 중요한 특징을 강조하기 위하여 고도로 도식화됨. **(d)** 세정관의 횡단면을 나타낸 현미경 사진.

라는 호르몬 분비를 일으키고 배발생기간 동안 뮐러억제물질을 분비한다. 세르톨리세포의 기능은 **표 22.1**에 요약되어 있다.

외부생식기

남성의 성교기관인 **음경(penis)**의 생식기능은 성교시 질 안으로 들어가 여성생식관 안으로 정자를 넣어 수정을 일으키는 것이다. 음경은 보통 이완된 상태이지만(그림 22.6) 성적으로 흥분되면 **발기(erection)**되어 부풀고 길어지며 단단해지고 곧게 선다. 이러한 변화가 음경을 질 안으로 침투시켜 정자가 가능한 한 수정 부위 가까이로 갈 수 있도록 한다. 성적흥분이 최고에 이를 때 정자는 음경을 따라 뻗어 있고 그 끝이 외부로 열려 있는 요도를 통해 **사정(ejaculation)**된다. 18장에서 살펴보았듯이 요도는 방광으로부터 몸 밖으로

표 22.1 남성의 세르톨리세포와 과립막세포의 기능

세르톨리세포	과립막세포
정자발달과 운반을 위해 세정관 내강으로 액체분비	여포동액 분비
발달 중인 정자에게 영양소 공급	발달 중인 난모세포에 영양소 공급
정자형성과정을 자극하는 측분비물질을 분비	여포발달을 위해 측분비물질 분비
인히빈 분비	인히빈 분비
태아시기에 뮐러억제물질 분비	에스트로겐 분비
혈액-정소 장벽 형성	투명대를 형성하는 물질 분비
세정관 내강으로 안드로겐-결합 단백질 분비	

요를 내보내는 통로로도 작용한다.

음경의 대부분은 **발기조직(erectile tissue**, 그림 22.6)으로 이루어져 있기 때문에 발기하는 동안 음경의 모양이 변할 수 있다. 발기조직은 상호 연결된 수많은 혈관공간이 포함된 해면성 결합조직과 평활근으로 이루어져 있다. 발기조직에는 보통 소량의 혈액만이 존재하지만, 흥분하면 혈액량과 혈압이 증가하여 음경이 커지고 길어지는 발기의 특징이 나타난다.

피부와 그 아래 결합조직으로 이루어진 주머니 형태의 **음낭(scrotum)**에는 격벽에 의해 좌우로 나누어진 분획 안에 두 개의 정소가 들어 있다. 음낭은 온도가 중심체온보다 약간 낮은 환경을 정소에 제공하는데, 이것은 정소의 온도가 약간만 올라가도 정자의 형성을 억제하기 때문에 중요하다. (그러나 일단 정자가 형성되면 정상체온에서 살아남을 수 있다.)

생식관

각 정소 내에서 세정관은 서로 연결된 짧은 소관그물[정소 그물(*rete testis*)이라 함]로 합쳐져 일단의 소관(원심성세관, *efferent ductule*)에 이른 후 정소의 섬유성 외피로 침투해 들어간다(그림 22.3). 정소의 바깥쪽에서 이 관은 **부정소(epididymis)**에 이르는데, 정소의 바깥쪽 표면에 느슨하게 부착된 상태로 꼬여 있는 단일도관을 포함한다. 이 도관은 **정관(vas deferens)**이라는 더 큰 근육성의 두꺼운 벽을 가진 관으로 이어져 골반강에 들어간다.

정관은 정낭으로부터 나오는 도관과 골반강 안에서 연결되는데, 이 지점에서 사정관(*ejaculatory duct*)이 된다(그림 22.6). 두 개의 사정관(각 정소에서 하나씩)은 전립선으로 들어가 요도와 합쳐진다. 그 후 요도는 전립선으로부터 나와 요도구선으로부터 나오는 도관과 합쳐져 음경의 길이를 따라 뻗어나간다.

부속선

정낭(seminal vesicles, 그림 22.6)은 두 개의 5 cm 정도의 부푼 선으로, 점성의 노란 액체를 생산하는데, **정액(semen)**의 약 70%를 형성한다. 정낭에서 분비되는 알칼리성 액체는 질에서 마주치는 산성 환경을 중화시키는 데 도움을 준다. 또한 과당(정자의 에너지원), 사정 후 정액응고를 촉진하는 단백질, 정자를 여성의 면역계로부터 보호하는 프로스타글란딘 등을 포함한다.

양파 모양으로 크기가 호두만한 **전립선(prostate gland)**은 요도를 둘러싸고 있다. 전립선은 요도벽에 나 있는 여러 개의 작은 구멍을 통해서 요도 안으로 분비물을 내보낸다. 전립선의 분비물은 정액의 25~30%를 차지한다. 전립선은 실제로 평활근과 결합조직으로 둘러싸인 여러 개의 작은 분비선으로 이루어져 있다. 사정시 평활근의 수축을 통해 전립선이 압박되고 이에 의해 전립선의 분비물이 요도 안으로 밀려나간다. 전립선의 분비물에는 높은 수준의 구연산염과 아연, 산성인산분해효소 등을 포함하고 있지만 그 기능은 잘 밝혀지지 않았다.

전립선 분비물의 또 다른 성분에는 전립선 특이항원(PSA)과 같은 여러 효소가 들어 있다. 전립선 특이항원의 기능은 응고된 정액을 분해하여 정자가 여성생식관 안에서 자유로이 움직이도록 해주는 것이다. 전립선이 클수록 전립선 특이항원이 더 많이 만들어진다. 전립선암의 초기 검진에는 전립선 특이항원의 혈액 수치를 측정하는 항목이 들어 있는데, 전립선 특이항원의 수치가 올라갔다면 좀 더 자세한 검사를 권할 만하다. 그러나 전립선 특이항원의 수치가 높은 남성 중 30%만이 전립선암이다. 이 사실로 미루어 다른 가능한 전립선암 표지자를 계속해서 찾고 있다. 낮은 수준의 구연산염과 아연이 전립선암과 상관관계를 가지고 있는 것으로 확인되었지만, 이 관계는 확실히 밝혀지지 않았다.

전립선 아래에 위치한 한 쌍의 둥근 콩 크기만한 **요도구선(bulbourethral gland)**은 점성의 끈적거리는 점액을 포함하는 액체를 분비하는데, 사정 전에 방출되며 윤활유 기능을 한다.

다음 절에서는 남성생식기가 그 기능을 어떻게 수행하는지, 그리고 이 기능이 어떻게 조절되는지 자세히 알아보기로 한다.

남성생식기능의 호르몬 조절

남성의 생식기능은 대부분 생식선자극호르몬, 안드로겐(테스토스테론 포함), 생식선자극호르몬방출호르몬 등에 의해 **그림 22.8**에 나타나 있는 과정을 통해 조절된다.

생식선자극호르몬(gonadotropin)은 뇌하수체 전엽에서 분비

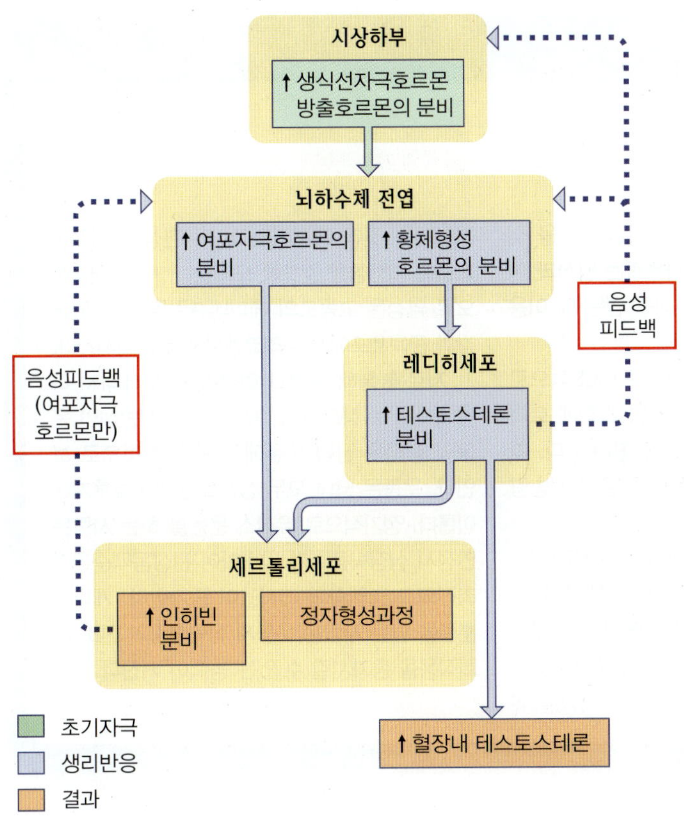

그림 22.8 **남성의 생식기능의 호르몬 조절.**

Q 생식선자극호르몬방출호르몬은 시상하부로부터 뇌하수체 전엽으로 어떻게 이동하는가?

되어 생식선에 작용하는 두 가지 단백질호르몬인 **여포자극호르몬(follicle stimulating hormone, FSH)**과 **황체형성호르몬(luteinizing hormone, LH)**이다. (이 장의 후반부에서 이 두 호르몬은 여성의 생식기능을 조절하는 데에도 관련이 있다는 것을 살펴보게 될 것이다.) 남성에서 여포자극호르몬의 주요한 기능은 세르톨리세포에 작용하여 **정자형성과정(spermatogensis)**을 자극하는 것이다. 이와는 대조적으로 황체형성호르몬은 레디히세포가 안드로겐을 분비하도록 자극한다. 안드로겐은 스테로이드이며 따라서 친유성이므로 레디히세포로부터 세르톨리세포를 포함한 모든 정소조직으로 쉽게 확산된다. 정소조직에서 안드로겐은 측분비물질로 작용한다.

정소에서 테스토스테론은 여포자극호르몬과 함께 작용하여 정자형성과정을 촉진한다. 또한 테스토스테론은 사춘기 동안 부속생식기관의 발달과 성장을 촉진하며, 성인기에 이 구조를 유지하고 기능을 지속시키는 데 필요하다. 이런 이유로 테스토스테론이 결핍되면 부속기관의 크기와 평활근 및 부속선의 활동이 감소한다. 또한 테스토스테론은 제2차 성징의 발달과 유지에 필요하고, 뇌에 작용하여 성적충동을 촉진한다.

생식선자극호르몬방출호르몬(gonadotropin releasing hormone, GnRH)은 시상하부에서 분비되는 자극호르몬으로, 생식선자극호르몬의 분비를 자극하여 안드로겐 분비를 촉진시키는 경향이 있다. (다음에 살펴보겠지만, 생식선자극호르몬방출호르몬은 여성에게서도 생식선자극호르몬의 분비를 자극한다.) 6장에서 논한 바와 같이 시상하부에서 분비되는 대부분의 자극호르몬은 뇌하수체 전엽으로부터 방출되는 호르몬 중 특정한 하나의 호르몬 방출을 자극하지만, 생식선자극호르몬방출호르몬은 **생식선자극세포**(*gonadotroph*)인 뇌하수체 전엽세포에서 생성, 분비되는 두 호르몬(여포자극호르몬과 황체형성호르몬)의 방출을 자극한다. 대부분의 생식선자극세포는 두 호르몬(여포자극호르몬과 황체형성호르몬)을 분비하여 차등 조절한다.

테스토스테론과 그 외 다른 안드로겐은 정상적으로 음성피드백을 통해 스스로의 분비를 제한한다. 특히 이들은 시상하부에 작용하여 생식선자극호르몬방출호르몬의 분비를 억제하고, 뇌하수체 전엽에 작용하여 생식선자극호르몬방출호르몬에 덜 반응하도록 한다. 그 결과 테스토스테론은 여포자극호르몬과 황체형성호르몬의 방출을 억제하고 이어서 테스토스테론의 분비를 억제하는 경향이 있다. 또한 세르톨리세포는 뇌하수체전엽에서 여포자극호르몬의 방출을 억제하는 **인히빈(inhibin)**이라는 단백질호르몬을 분비한다.

남성에게서 성호르몬의 분비량은 매우 일정하고, 월경주기처럼 여성에게서 일어나는 주기적 변화를 나타내지 않는다. 남성은 사춘기 이후 일생 동안 시상하부에서 거의 2시간 간격으로 생식선자극호르몬방출호르몬을 폭발적으로 방출한다. 생식선자극호르몬방출호르몬이 폭발적으로 방출될 때는 여포자극호르몬과 황체형성호르몬의 분비 속도가 증가하고, 그렇지 않을 때는 분비 속도가 떨어진다. 그러나 이런 변동에도 불구하고 혈장내 여포자극호르몬과 황체형성호르몬의 **평균**수준은(그리고 테스토스테론의 수준도) 항상 일정하다. 그러나 장기간에 걸쳐 현저한 변화가 일어나는데, 테스토스테론의 수준은 사춘기 동안에 급증하여 30대에 최고에 이르렀다가 이후 서서히 감소한다.

사춘기 전 남성에서 테스토스테론의 수준은 비교적 낮은데, 이것은 생식선자극호르몬방출호르몬과 생식선자극호르몬의 분비율이 낮기 때문이다. 그러나 생식선자극호르몬방출호르몬의 분비는 시상하부로 들어가는 신경입력을 변화시키는 뇌활동의 변화에 따라 사춘기 초에 급증한다. (이러한 뇌활동 변화의 정확한 특징은 현재 알려져 있지 않다.) 생식선자극호르몬방출호르몬의 증가는 생식선자극호르몬 분비를 비슷한 수준으로 증가시켜 테스토스테론의 분비뿐 아니라 정소의 성장과 성숙을 자극한다.

사춘기 동안 나타나는 혈장내 테스토스테론의 증가는 생식계의 성숙을 더욱 자극하고 온몸에 걸쳐 광범위한 변화를 일으킨다. 예를 들어 테스토스테론은 뇌하수체 전엽으로부터 성장호르몬의 분비를 자극하여 이 시기 동안 급격하게 키가 크는 데 필요한 뼈의 성장을 자극한다. 또한 테스토스테론의 작용은 사춘기 동안 제2차 성징의 발달을 일으켜 얼굴과 골반 및 겨드랑이 부위에 털이 나고, 근육내 단백질 합성이 촉진되어 특히 상체에 근육의 크기와 강도가 증가한다. 또한 후두가 자라나 목소리가 굵어지고 피부의 피지선

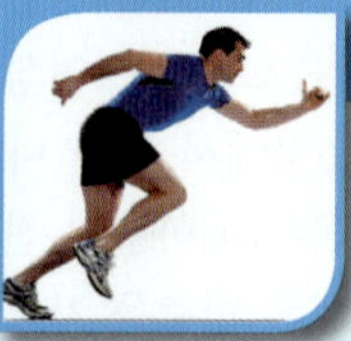

UNDERSTANDING EXERCISE

남녀 차이(Gender Differences)

남성과 여성은 일차적 생식기능뿐만 아니라 이차 성징 또한 다르다. 제2차 성징은 신체적 차이(예를 들어, 남성의 수염)뿐 아니라 육체활동에 따른 신체의 반응에 영향을 미치는 미묘한 차이와도 관련이 있다.

남성의 성호르몬(안드로겐)은 근육의 성장을 촉진하여 남성이 여성보다 더 강하게 만든다. 사춘기 전에는 성별에 따른 근력의 차이가 거의 없다. 이와 대조적으로 사춘기가 시작된 후에 남성은 여성의 근력을 빠르게 넘어서 성인여성은 성인남성의 75% 정도의 약한 근력을 갖는다. 여성과 남성 모두 운동을 통해 근력이 증가한다 증가하지만 그 증가율은 초기 근력에 비례한다. 따라서 여성이 정기적으로 운동을 하더라도 남성에 비해 특히 상체는 약한 근력을 갖게 된다. 안드로겐의 근력강화효과는 남성과 여성 운동선수에 의해서 운동효과를 얻는 데 이용되어왔다.

안드로겐의 근육강화효과와는 대조적으로 여성 호르몬인 에스트로겐은 지방 조직에 트리글리세리드의 저장을 촉진하는 경향이 있다. 따라서 남성은 여성에 비해 좀 더 높은 제지방량(근육 대 지방의 비율)을 갖는다.

남성과 여성은 운동시 에너지 대사에서도 차이점을 보인다. 연구결과에 의해 유산소 운동을 하는 동안 여성은 남성보다 에너지를 얻기 위해 저장된 지방을 빨리 동원하는 경향이 있으므로 긴 시간 동안 근육내 글리코겐 저장을 유지한다는 것이 제시되었다. 이 현상은 여성이 피로에 저항성을 갖도록 도와준다. 이와 대조적으로 남성은 고농도의 에피네프린을 갖고 있어 간과 근육세포에서 글리코겐분해를 증가시킨다.

자료를 통해 남성과 여성이 힘과 에너지 이용에서 서로 다르다고 나타나지만, 전반적인 운동의 장점은 남녀 모두에서 동일한 것으로 보인다. 운동은 남녀 모두 심장혈관계와 호흡계에 이롭다. 정기적으로 유산소 운동을 하는 사람은 안정시 심장박동수가 감소하여 관상동맥순환이 촉진되고 혈액량과 대사율이 증가한다. 게다가 훈련을 받은 사람은 운동시 심박출량과 산소 이화작용을 증가시킬 수 있는 능력이 커진다.

(*sebaceous gland*)에서 피지가 분비된다. 남성에게서 안드로겐의 작용은 **표 22.2**에 요약되어 있다. 남성과 여성에서 안드로겐 농도의 차이는 운동시 육체적 능력에서 관찰되는 많은 차이점과 관련이 있다(**Understanding Exercise: 남녀 차이**를 보라).

정자와 그 발달

완전하게 발달된 정자세포는 세 부분으로 구별되는데, 공 모양의 머리(head)와 원통 모양의 짧은 **중편**(*midpiece*) 및 길고 가느다란 **꼬리**[*tail* 또는 **편모**(*flagellum*)]가 그것이다(**그림 22.9**). 머리에는 염색체와 **첨체(acrosome)**라는 큰 소낭이 있는데 이 안에는 수정시 정자가 난자와 융합할 수 있도록 하는 효소와 기타 단백질이 들어 있다. 꼬리는 ATP를 가수분해하고 방출된 화학에너지를 운동으로 전환시키는 단백질들로 구성된 복잡한 기구를 포함하고 있다. 결과적으로 꼬리가 채찍처럼 움직여 정자가 헤엄치듯이 나아간다. 중편은 꼬리를 머리에 고정시키고, 미토콘드리아는 운동에 필요한 ATP를 생성한다.

정자형성과정은 세정관 내의 기저막 근처에서 미분화된 생식세

표 22.2 남성의 안드로겐 작용

정자형성과정 자극
사춘기 동안 제2차 성징의 발달을 촉진하고 성인기에는 이 성장을 유지시킴
성적 충동 증가
골격근에서 단백질 합성 촉진
호르몬 분비를 증가시켜 사춘기 동안 뼈의 성장촉진
배아기 동안 남성생식 구조의 발달을 촉진

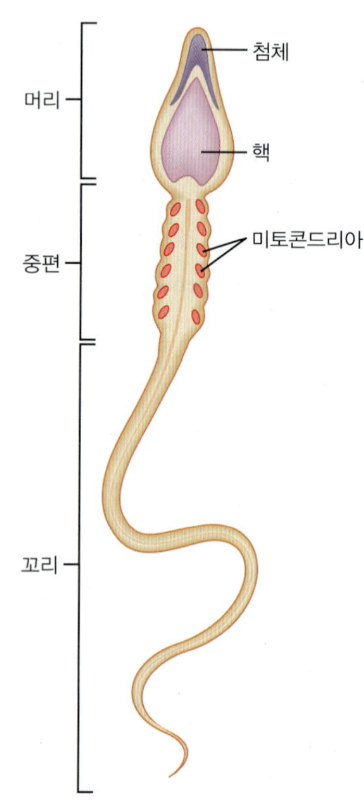

그림 22.9 정자세포의 구조.

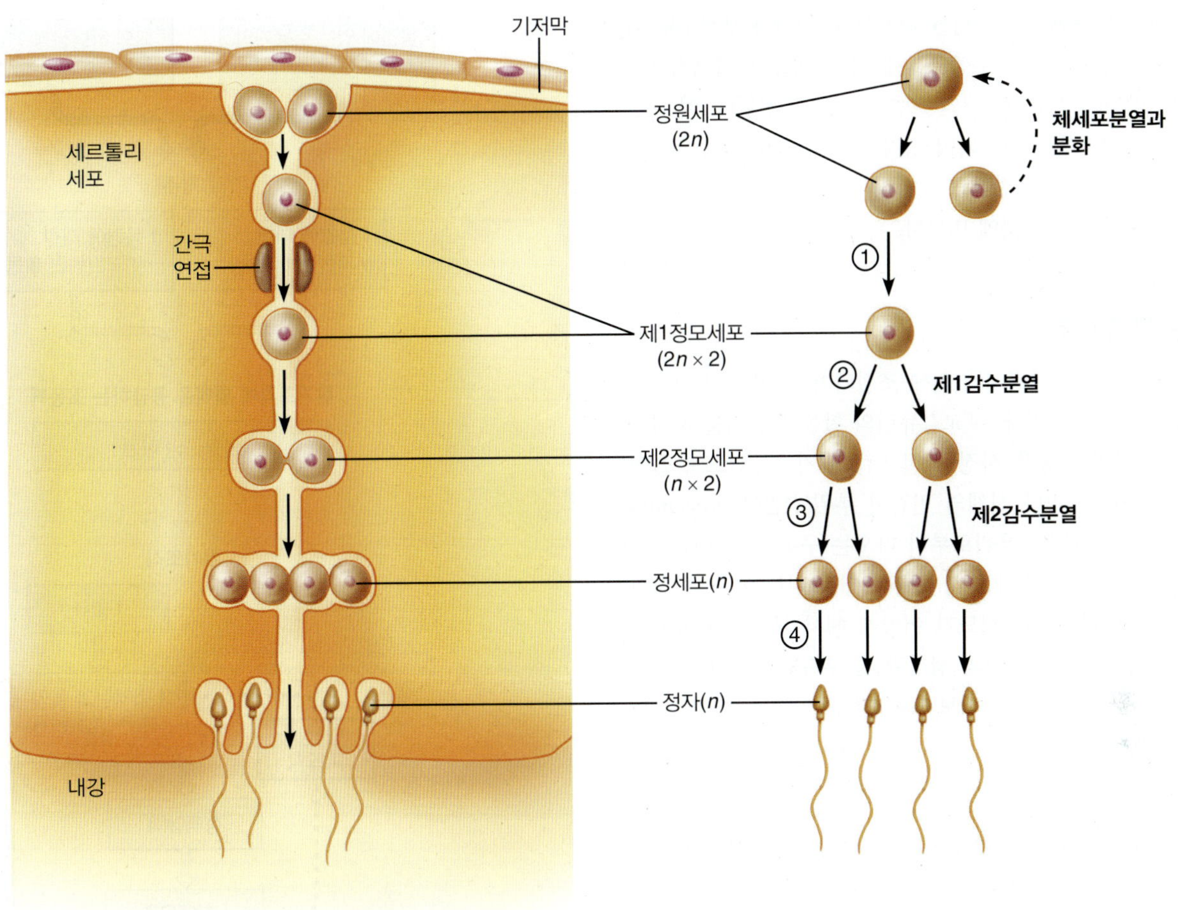

그림 22.10 정자 형성과정. 정자세포가 세정관의 기저분획으로부터 내강분획으로 이동하면서(왼쪽 그림) 여러 발달 단계를 거친다(오른쪽 그림). 점선 화살표는 일부 정원세포는 체세포분열 이후 분화하지 않고 정원세포로 남아 있다.

Q 남성의 일생을 통해 정원세포의 수는 정상적으로 증가하는가, 감소하는가, 아니면 그대로인가?

포인 **정원세포**(**spermatogonia**, **그림 22.10**)로부터 출발한다. 정자 형성과정이 진행되면서 생식세포는 점차적으로 세르톨리세포 사이의 공간에서 세정관의 내강 쪽으로 이동한다. 어떤 부위에서 발달 중인 생식세포는 세포가 통과할 수 있도록 일시적으로 열리는 간극연접을 통해 기저분획에서 내강분획으로 이동한다. 이런 이동의 결과 서로 다른 발달시기에 있는 세포가 세정관의 일정 부위에서 발견되는 것이 일반적이다. 즉 더 오래되고 성숙한 세포는 내강근처에 있는 반면에 새롭고 덜 분화한 세포는 기저막 근처에 존재한다.

남성은 정해진 수의 정원세포를 갖고 태어나지만 이 세포들은 체세포분열을 거듭하여 남성에게 사춘기 이후 일생 동안 정자를 생성할 수 있는 능력을 부여한다. 각 체세포분열 결과 생성된 딸세포 중 하나는 더욱 분화하여 결국 성숙한 정자가 되고, 다른 딸세포 하나는 분화하지 않고 정원세포로 남아 있다. 그러므로 정원세포의 총수는 변하지 않으며 따라서 성숙한 정자로 발달할 수 있는 자원이 고갈되지 않는다.

정원세포가 성숙한 정자가 되려면 다음과 같은 발달 단계를 거친다(그림 22.10).

① 정원세포의 염색체는 복제되고 세포는 분화되어, 각 염색체가 두 개의 자매염색분체로 이루어진 총 46개의 복제된 염색체를 가진 **제1정모세포**(*primary spermatocyte*)로 된다. (그림에서는 염색체가 복제된 것을 나타내기 위하여 $2n \times 2$로 표시되어 있다.)

② 제1정모세포는 제1감수분열을 거쳐 23개의 복제된 염색체($n \times 2$)를 가진 2개의 **제2정모세포**(*secondary spermatocytes*)로 된다.

③ 제2정모세포는 제2감수분열을 거쳐 **정세포**(*spermatids*)로 되는데, 이것은 23개의 염색체(n)를 가지고 있지만 성숙한 정자의 특성을 발달시키지는 못한다.

④ 정세포는 분화하여 머리, 중편, 꼬리를 갖는 정자(n)가 된다. 정자가 형성된 후에는 세정관의 내강으로 방출된다.

이 시기에 정자는 움직일 수 없고(스스로 추진할 수 없음) 약 20일 동안 그 상태로 있다. 정자는 세정관으로부터 부정소로 이동하여 더욱 성숙해진 다음에야 운동성을 획득한다. 정자가 부정소로 이동하는 과정은 세정관의 연동수축 및 세르톨리세포가 지속적으로 분비하여 자연적으로 생긴 내강액의 흐름에 의해 추진된다. 이 내강액의 대부분은 부정소에서 흡수되어 정자가 더욱 농축된다. 연동운동은 부정소에 있는 정자를 정관으로 밀어내어 성적 흥분으로 사정이 일어날 때까지 정자는 이곳에 머문다.

남성의 성적 반응

남성의 성적 반응은 자율신경계에 의해 조절되며, 두 반사단계인 발기와 사정으로 이루어져 있다. 부교감뉴런의 활동은 발기를 자극하는 반면, 교감뉴런의 활동은 사정을 일으킨다. 자율뉴런으로 들어가는 입력에는 음경과 기타 신체의 민감한 부위(성감대, *erogenous zone*)에 있는 기계적 감각수용기로부터 나오는 구심성 신호와 고위 뇌중추로부터 내려오는 신호가 있다. 이제부터 우리는 이 두 반사와 더불어 척수로 들어가는 입력정도가 어떻게 해서 부교감신경의 음경에 대한 조절로부터 교감신경의 생식관 및 부속기관에 대한 조절로 출력의 변화를 일으키는지 살펴보기로 한다.

발기

발기를 일으키는 과정이 **그림 22.11**에 나타나 있다. 남성은 성적으로 흥분되지 않을 때는 매우 소량의 혈액이 음경의 발기조직에 들어 있고 음경은 축 늘어진 상태다. 그러나 음경에 대한 기계적 자극과 뇌로부터 내려오는 입력이 교감뉴런과 부교감뉴런의 활동의 변화를 조율하는 척수의 사이뉴런에 작용하는데, 교감뉴런과 부교감뉴런은 발기조직에 혈액을 공급하는 작은 소동맥에 분포한다. 이 소동맥에 분포하는 교감뉴런의 활동은 감소하는 반면, 부교감뉴런의 활동은 증가한다. 이런 부교감뉴런은 드문 경우인데, 그 이유는 소동맥의 저항을 조절할 뿐 아니라 혈관이완 효능을 가진 일산화질소를 방출하기 때문이다. (14장에서 혈관의 저항은 대부분의 신체 부위에서 부교감뉴런이 아닌 교감뉴런에 의해 조절된다는 것을 떠올려보라.)

교감활동의 감소와 부교감활동의 증가가 합쳐진 결과는 혈관이완으로, 발기조직에 혈류가 증가한다. 그 결과 발기조직내 혈관공간은 혈액으로 가득차고 확장되어 발기를 일으킨다(**Clinical Connections: 발기부전**을 보라). 또한 혈관이완으로 인한 발기조직의 확장은 음경의 정맥을 압박하여 혈관공간으로부터 혈액이 유출되는 것을 감소시킴으로써 발기조직에 혈액이 축적되는 것을 촉진한다. 더 많은 혈액이 축적되면 양성피드백 고리를 통해 정맥을 더욱 압박하여 혈액이 더 축적되고 발기조직의 확장을 촉진한다.

사정

음경에 대한 기계적 자극수준이 정신적 자극과 결합하여 증가하면서 음경에 대한 부교감신경의 조절로부터 생식관 및 부속선에 대한 교감신경의 조절로 출력이 이동하여 사정을 일으킨다. 사정이 일어나는 동안 남성은 심장박동수와 혈압의 증가 및 기타 여러 정신적 변화를 동반하는 강렬한 정신적 자극을 경험하는데 이 현상이 오르가즘(orgasm)이다.

발기와 마찬가지로 사정은 척수반사에 의하여 조절되지만 사정 시 반사는 교감뉴런의 활동을 증가시킨다. 이 교감활동은 부정소, 정관, 사정관 등의 강한 수축을 일으키고 정낭과 전립선으로부터 액체의 분비도 자극한다. 그 결과 정자와 액체의 혼합물[**정액(semen)**이라 함]이 요도로 **방출(emission)**된다. 방출에 이어서 요도의 평활근과 음경의 기부에 있는 골격근은 일련의 강한 수축을 일으켜 정액을 요도의 통로를 통해 내보낸다. 또한 반사로 인해 방광의 기부에 있는 요도괄약근이 폐쇄되어 사정 과정에서 요와 정액이 섞이지 않도록 한다.

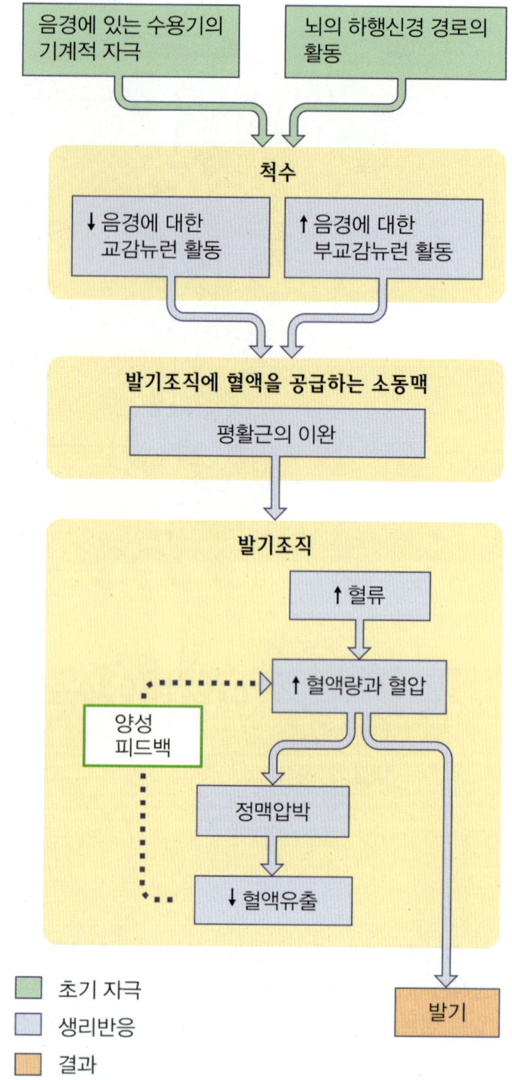

그림 22.11 발기가 일어나는 과정.

Q 부교감뉴런의 활동이 증가할 때 일산화질소의 분비는 증가하는가, 감소하는가?

CLINICAL CONNECTIONS

발기부전(Erectile Dysfunction)

발기부전(*erectile dysfunction, ED*)은 성교가 가능한 만큼 발기가 충분히 단단하게 유지되지 못하는 현상을 말한다. 발기부전은 대부분 노화의 정상적인 결과로 음경의 혈관조직이나 결합조직이 손상되어 나타나지만, 발기조직으로 가는 혈류의 조절과 관련된 척수로의 손상이나 음경으로 가는 구심성 또는 원심성 신경이 손상되어 나타날 수도 있다. 발기부전은 내분비기능장애(예를 들면 테스토스테론의 부족), 신장장애, 다발성경화증, 죽상경화증, 당뇨병 등과 같은 여러 질환에 의해서 유발될 수 있다.

발기부전이 일어날 위험은 나이가 들수록 증가하고 흡연, 음주 및 고혈압 치료제, 항우울제, 신경안정제 등과 같은 여러 약물에 의해서도 증가할 수 있다. 그러나 발기부전은 신체적 문제가 없더라도 10～20%의 경우는 그 원인이 순전히 심리적인 것으로 여겨진다. 스트레스, 불안감, 죄의식, 우울증 등은 모두 발기부전이 일어날 위험성을 증가시키는 것으로 알려져 있다.

발기부전 치료제로는 경구 테스토스테론 대체약물(1차적인 문제가 테스토스테론 결핍인 경우)과 혈류를 증가시키기 위해 음경 안으로 주입하는 약물이 있는데, 주입식 약물은 거의 즉각적으로 발기를 유도하는 단점이 있다. 기타 치료방법으로는 손상된 동맥을 재건하거나, 음경으로 보철기구를 삽입하여 자연적인 발기와 유사한 상태를 만드는 외과적 수술이 있다.

최근 몇 년 사이에 발기부전 치료에 대변혁이 일어났는데, 그 주역은 성교 1시간 전에 복용하면 발기를 일으킬 수 있는 비아그라라는 약물이다. 이 약물은 일산화질소의 효과를 흉내 내어 음경내 동맥의 이완을 유도한다. 일산화질소는 정상적으로 평활근세포에서 구아닐산구리화 효소를 자극하여 GTP를 cGMP로 전환한다. cGMP는 동맥 평활근의 이완을 촉진하고 발기조직으로 가는 혈류를 증가시킨다. 비아그라는 cGMP를 분해하는 인산디에스테르 가수분해효소를 억제하여 세포내 cGMP 수준을 증가시킴으로써 일산화질소의 효과를 흉내 낸다.

비아그라가 개발된 후 발기부전 치료제로 두 종류의 약이 FDA 승인을 받았는데 바로 타다라필(제품명 시알리스)과 바데나필(제품명 레비트라와 스탁신)이다. 이 세 약은 모두 음경으로 가는 혈류를 증가시키지만, 혈류를 증가시킬 수 있는 시간은 다양하다. 바데나필과 비아그라는 효과를 나타내는 데 약 30분 정도 걸리며, 효과가 지속되는 시간은 비아그라 4시간, 바데나필 5시간이다. 시알리스는 좀 더 신속히 효과가 나타나며, 초기효과는 복용 후 15분에 나타나 훨씬 긴 시간(최장 36시간까지) 지속된다.

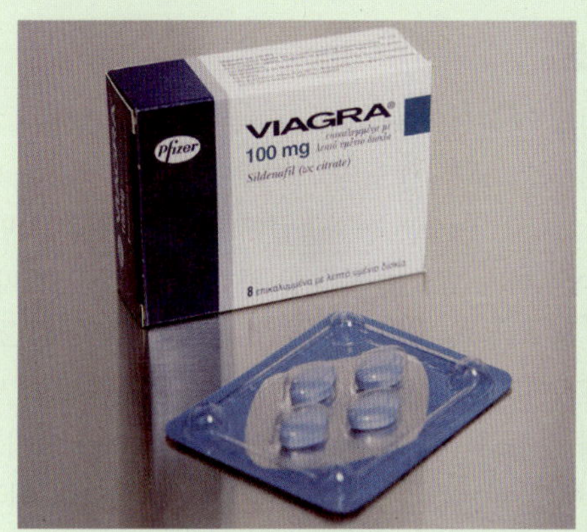

비판적 사고력 문제

1. 발기부전증을 일으키는 여러 요인을 서술하라.
2. 발기부전증을 일으키는 데 있어 남성의 나이와 심리상태는 어떤 역할을 하는가?
3. 발기부전증을 치료하는데 일반적으로 사용되는 세 가지 약물치료법의 유사성과 차이점은 무엇인가?

퀵 테스트 22.2

1. 다음의 설명들이 세르톨리세포와 관련이 있는지, 아니면 레디히세포와 관련이 있는지를 지적하라: 세정관 안에 존재한다, 세정관 바깥쪽에 존재한다, 테스토스테론을 분비한다, 여포자극호르몬의 표적세포다, 황체형성호르몬의 표적세포이다, 인히빈을 분비한다.
2. 정자가 정소로부터 음경으로 이동하는 경로를 다음의 구조를 순서대로 나열하여 바르게 설명해보라: 사정관, 정관, 세정관, 요도, 부정소, 원심세관, 정소그물.
3. 남성의 성적 반응에서 자율신경계의 역할을 서술하라.

22.3 여성생식계

남성의 생식계가 정자를 형성하여 여성에게 전해주는 비교적 복잡하지 않은 일을 수행하는 반면, 여성의 생식계는 난자의 형성 및 운반뿐 아니라 출산하기 위해 일어나는 그 외 모든 일을 담당한다. 여성의 생식계는 다음과 같은 일반적인 특징을 나타낸다.

1. 활동의 주기적인 변화. 매달 여성의 생식계는 **월경주기(menstrual cycle)**라고 하는 일련의 극적인 구조적, 기능적 변화를 겪는데, 시상하부, 뇌하수체, 난소 등으로부터 분비되는 호르몬의 규칙적이고 주기적인 변화가 동반된다. 약 28일 동안 지속되는 각 주기의 시작은 **월경(menstruation)**으로 표시하는데, 이것은 혈액과 조직이 자궁내면으로부터 흘러나오는 것이다.

2. 수정시기의 제한. 난자는 서로 다른 속도로 성숙하고 약 28일의 간격으로 난소로부터 일반적으로 한 개씩 방출된다(월경주기당

한 번). 난자의 방출, 즉 **배란(ovulation)**은 수정을 위한 필요조건이며 일반적으로 월경주기의 중기에 일어난다. 여성은 월경주기 중 며칠 동안만 회임이 가능한데(즉 난자가 수정될 수 있음) 이 기간은 배란기와 대략 일치한다.

3. 한정된 수의 생식세포형성. 난자는 출생시 약 2~4백만 개의 고정된 수의 생식세포 집단으로부터 발달한다. 대부분의 생식세포가 발달 중 어느 시점에 퇴화(폐쇄, *atresia*)하기 때문에, 난자로 발달할 가능성이 있는 난자의 수는 일생을 통해 계속 감소한다. 약 4백 개의 난자만이 여성의 일생을 통해 방출된다.

여성생식기관의 구조

여성생식기(**그림 22.12**)의 기능적 구조는 난소, 생식관, 외부생식기에 중심을 두어 공부하기로 한다.

난소

여성의 생식선인 **난소(ovary)**는 골반 부위에서 자궁의 양쪽에 위치하며 각각 호두 정도의 크기로 한 쌍의 평평한 타원형 구조다(그림 22.12a). 각 난소는 혈관공급이 잘 되어 있는 치밀결합조직으로 대부분 이루어져 있으며 섬유성 결합조직층에 둘러싸여 있다. 사춘기 초 3만 개 이상의 구형의 **여포(follicle)**가 이 결합조직 안에 묻혀 있는데 각 여포에는 발달 중인 한 개의 난자가 들어 있다. 난자가 발달하면서 주위의 여포도 함께 발달하여 크기가 커지고 구조도 복잡해진다. 어떤 시기든 난소 안에 존재하는 여포의 대부분은 초기 발달단계에 있다.

초기 발달단계에 있는 **원시여포(primordial follicle)**는 발달 중인 난자가 여포세포라는 특수화된 상피세포의 단일층에 의해 둘러싸인 단순한 구조다(그림 22.12a). 여포가 발달하면서 상피세포는 단일층 이상으로 증가하여 **과립막세포(granulosa cell)**가 된다. 후기 발달단계에 과립막세포는 증식하여 최외곽층은 **여포막세포(theca cell)**로 전환된다.

과립막세포는 남성의 세르톨리세포가 수행하는 기능과 여러 면에서 유사한 중요한 기능을 여러 가지 수행한다(표 22.1). 에스트로겐과 여포자극호르몬이 난모세포를 표적으로 하는 화학적 메신저를 분비하도록 과립막세포를 자극한다는 점에서, 특별히 과립막세포는 난모세포와 그 발달을 조절하는 호르몬 사이의 중개자로서의 기능을 한다. 또한 과립막세포는 여포자극호르몬의 분비를 억제하는 인히빈을 분비한다. 과립막세포는 간극연접을 통해 난모세포의 내부와 연결되어 있는 간극연접을 통해 난모세포의 내부로 영양물질을 운반한다.

과립막세포는 여성의 성호르몬인 에스트로겐과 프로게스테론을 생성하고 분비하는 데 관여한다. 에스트로겐이 합성되려면 여포막세포에서 처음 합성된 안드로겐이 필요하다. 합성된 안드로겐은 여포막세포로부터 과립막세포로 확산하여 효소에 의해 변형된 후 분비된다.

생식관

여성의 생식관은 자궁의 내강, 자궁관, 질로 이루어진 서로 연결된 통로 시스템이다. 이 중 가장 중요한 **자궁(uterus)**은 골반강의 중심에 위치하여 속이 비어 있는 배 모양의 기관으로, 발달 중인 태아에게 공간을 제공하고 영양분을 공급한다(그림 22.12a). 임신기간 동안 태아는 자궁상부에 위치한다. 자궁의 아래쪽 좁은 부위(**자궁경부, cervix**)에서 자궁경관(*cervical cannal*)은 직접 질에 다다른다. 분만 중 태아는 이 자궁경관을 지나 질을 통해 모체로부터 나온다. 이런 이유로 자궁경관과 질을 합쳐 산도(*birth cannal*)라 한다.

자라나는 태아를 수용하려면 자궁벽은 강하고 탄력이 있어야 한다. 상피세포와 결합조직이 이루는 바깥층(자궁외막) 아래로 **자궁근층(myometrium)**이라는 한 층의 평활근이 있는데, 이것이 대부분의 자궁벽 두께를 이룬다. 자궁근층이 수축하는데 따라 출산시 태아가 자궁으로부터 나온다. 가장 안쪽 층인 **자궁내막(endometrium)**은 한 층의 상피세포와 그 아래 두꺼운 결합조직으로 이루어져 있다. 자궁내막에는 자궁내면을 적시는 액체를 분비하는 수많은 선이 있다. 또한 자궁내막은 수정후 배아를 지지하는 영양물질을 공급한다.

질(vagina)은 자궁경부로부터 몸 밖에 이르는 약 8~10 cm 길이의 관으로 성교시 음경을 받아들이는 여성의 교미기관이다(그림 22.12). 질의 얇은 벽은 가운데층에 평활근이 있고, 내면은 자궁으로부터 새어나오거나 자궁경부의 선에서 분비된 액체로 젖어 있다. 이 액체는 질 안에서 정상적으로 살아가는 세균의 활동 때문에 산성을 띤다. 산성의 환경은 정자에게 해로울 수는 있지만 외부환경으로부터 질로 쉽게 들어올 수 있는 병원균의 성장을 억제한다.

자궁의 상부에서부터 양쪽으로 뻗어나 있는 부분이 **자궁관[uterine tube**, 나팔관(*fallopian*) 또는 수란관(*oviduct*)]으로 난소로부터 자궁으로 난자를 운반하는 기능을 한다(그림 22.12a). 또한 자궁관은 정상적으로 수정이 일어나는 부위다. 약 10 cm 길이의 관은 깔대기 구조의 누두부가 그 끝을 이루는데, 손가락 같은 돌기(술)들이 달려 있어 부분적으로 난소를 둘러싼다. 난소로부터 방출된 난자는 주위 액체의 움직임에 의해 자궁관 안으로 휩쓸려 들어가고, 자궁관 내면을 이루는 섬모의 운동이 관 안으로 난자를 끌어당긴다. 배란 후 처음 몇 분 동안은 자궁관의 연동수축이 난자를 자궁쪽으로 밀어 보내고, 그 후에는 섬모운동만으로 전진한다. 난자가 난소를 출발하여 자궁까지의 이동을 완료하는 데는 약 4일이 걸린다.

외부생식기

여성의 외부생식기는 **음부[vulva**, 또는 외음부(*pudendum*)]라는 단일 구조 안에 위치한다. 음부는 생식관 입구를 둘러싸고 있으며 다음과 같은 구조를 포함한다(**그림 22.13**). (1) 골반의 아래쪽 중앙에서 피부와 그 아래 지방조직이 작은 언덕을 이루는 치구(*pubis*), (2) 질 입구를 둘러싸는 일단의 내외 피부주름인 대음순(*labia majora*)과 소음순(*labia minora*), (3) 소음순에 의해 둘러싸여 질과 요도의 입구에 이르는 질어귀(*vestibule*), (4) 질어귀의 정면에 위치한 작은 발

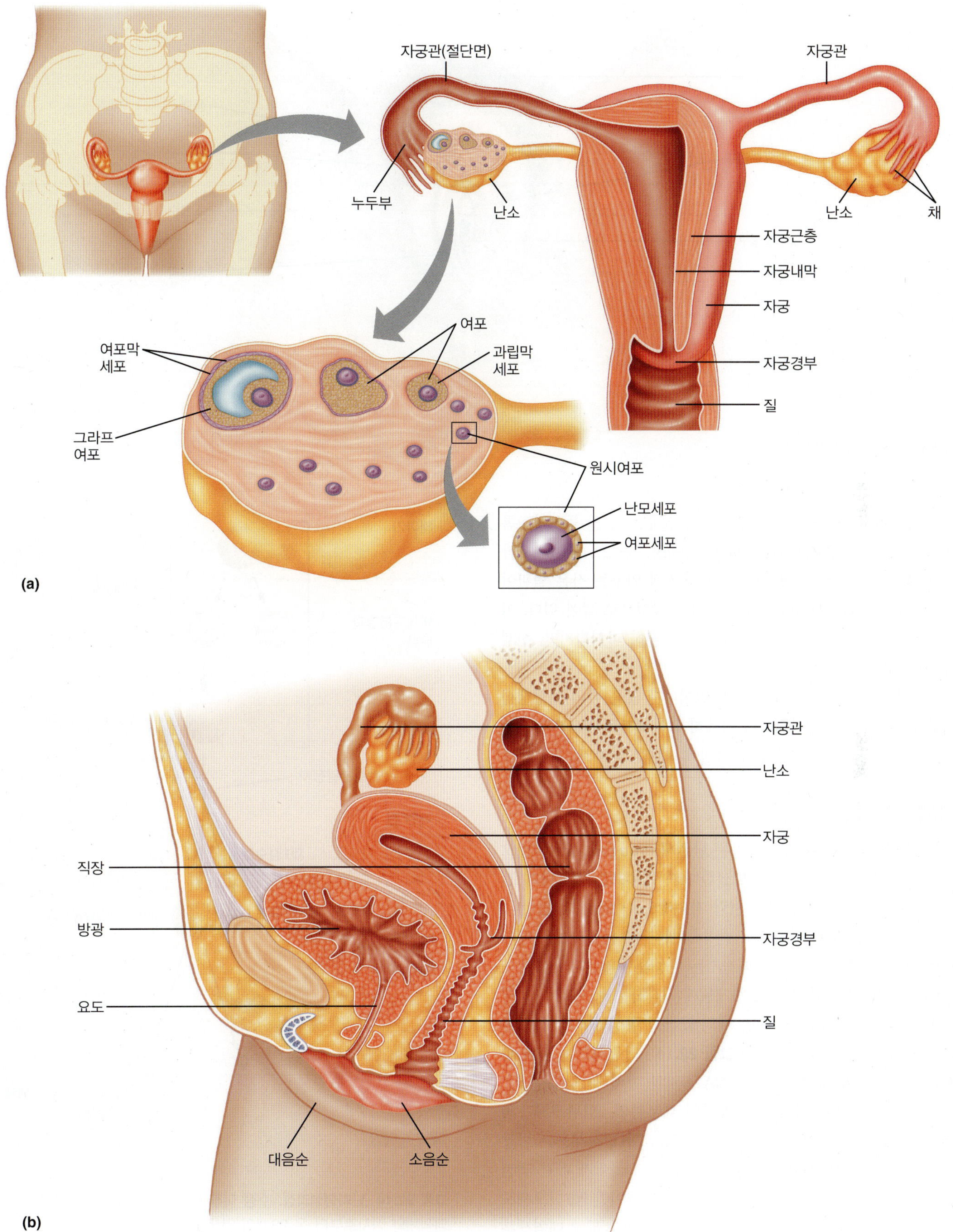

그림 22.12 여성의 생식계. (a) 자궁과 관련 구조의 정단면으로 난소를 확대하여 서로 다른 발달단계에 있는 여포들을 나타냄. **(b)** 주요한 생식기관을 보여주는 시상절단면.

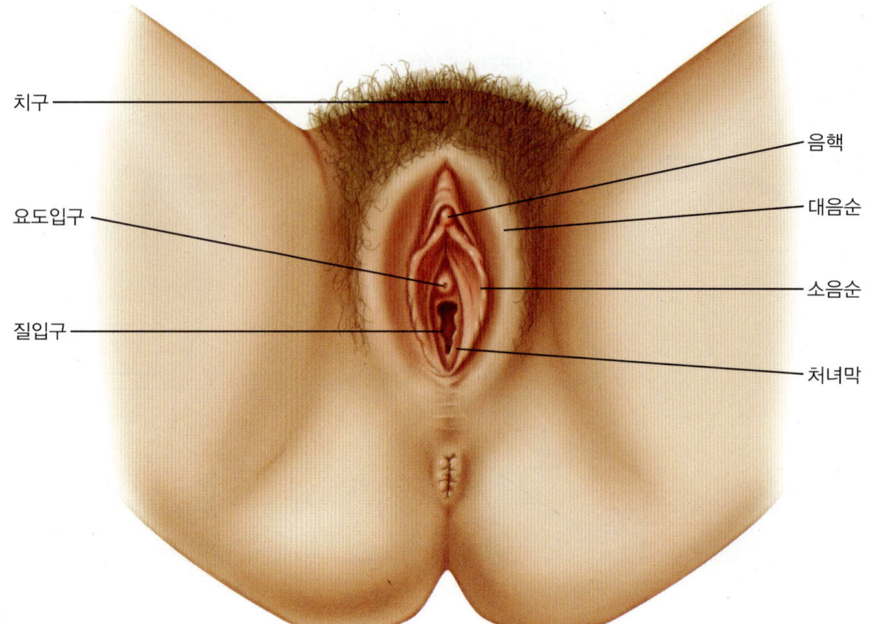

그림 22.13 여성의 외부생식기.

기기관인 음핵(*clitoris*), (5) 성교시 음경이 질 안으로 잘 들어가도록 윤활액을 분비하는 질어귀선(*vestibular gland*)(그림 22.13에는 나타나 있지 않음) 등이 있다. 첫 성교 이전에 질의 입구는 작은 혈관이 분포하는 처녀막(*hymen*)이라는 얇은 막에 부분적으로 덮여 있다. 이 막은 첫 성교시 질 안으로 음경이 들어갈 때 흔히 파열되지만, 신체적 외상만으로 파열될 수도 있다.

이 절의 남은 부분에서는 수정이 일어나지 않을 때의 여성생식계의 일상적인 기능에 관해 좀 더 자세히 알아보기로 한다. 그 후에 난자가 수정이 되었을 때 일어나는 과정에 초점을 맞추기로 한다.

난자와 그 발달

난자형성과정(oogenesis)에서 난자는 **난원세포(oogonia)**라는 비교적 분화가 덜된 생식세포로부터 발달한다. 난원세포는 태어나기 전에 수가 고정되어 있고, 정원세포처럼 지속적으로 재생하지 않는다. 더구나 난원세포를 성숙한 난자로 변형시키는 감수분열과정은 태아기에 시작하지만 수정이 일어날 때까지는 완성되지 않는다.

난자형성과정은 배아시기 2~3개월째 시작하는데, 이때 난원세포는 체세포분열을 거쳐 2~4백만 개의 클론을 형성하며 결국 모든 난자는 이 세포들로부터 유래한다(**그림 22.14**). 난원세포는 **제1난모세포**(*primary oocyte*)로 분화하여 DNA 복제와 함께 제1감수분열을 시작한다. 그러나 남은 태아 발생기 동안 대부분의 제1난모세포의 감수분열은 제1감수분열의 전기상태에 멈추고, 제1난모세포는 발달이 지연되는 감수분열 **저지상태**(*meiotic arrest*)로 들어가 배란 직전까지 그대로 머물러 있다. 감수분열 저지상태로 들어간 제1난모세포는 세포예정사를 거쳐 출생시 46개의 염색체가 각각 두 자매염색분체를 가진($2n \times 2$) 감수분열 저지상태의 1~2백만 개의 제1난모세포가 남는다. 감수분열은 배란직전까지 정지상태에 머무른다.

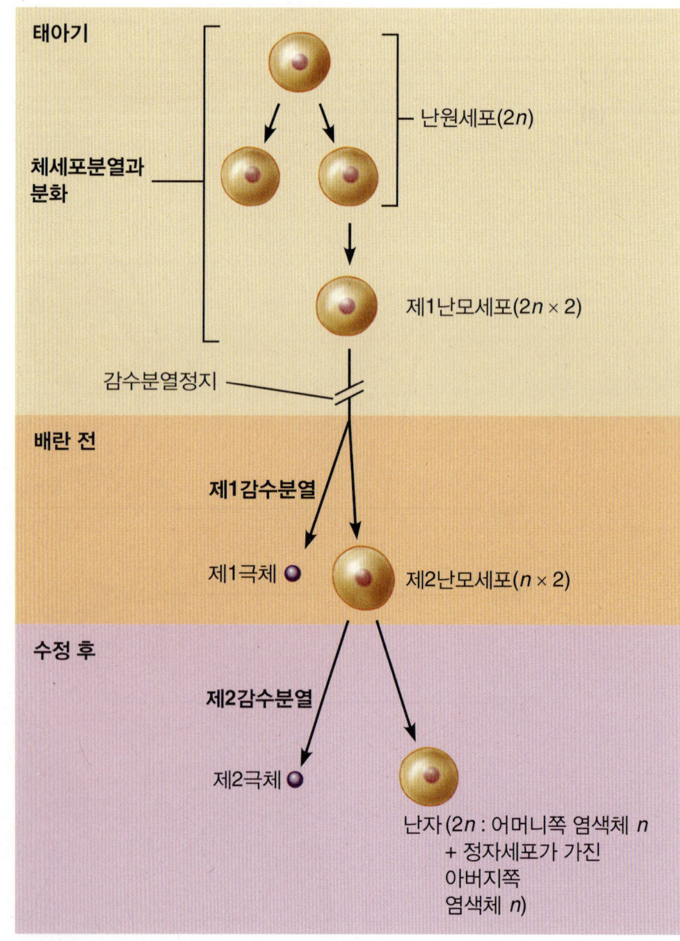

그림 22.14 난자형성과정. 수정 이후 발달 중인 난자에는 23개의 어머니쪽 염색체와 정자로부터 온 23개의 염색체가 들어 있다.

Q 난원세포에는 어떤 성염색체가 몇 개 존재하는가?

여성이 사춘기에 이를 때까지 40만 개의 제1난모세포만이 존재하고, 다른 제1난모세포는 **퇴화**(*atresia*)한다. 사춘기에 이르면 한 달에 한 개씩의 제1난모세포가 제1감수분열을 계속한다. 배란 직전 제1난모세포는 제1감수분열을 완성하여 23개의 복제된 염색체($n \times 2$)를 가진 두 딸세포를 형성한다. 이 딸세포 중 하나인 **제2난모세포**(*secondary oocytes*)는 세포분열 동안 대부분의 세포질을 받고 발생을 더 진행하지만, 다른 딸세포 하나는 **제1극체**(*first polar body*)로 퇴화하고 소실된다.

제2감수분열은 제2난모세포가 수정될 때만 일어난다. 제2감수분열을 통해 세포질의 대부분을 받는 난자와 퇴화하는 **제2극체**(*secondary polar body*)가 만들어진다. 수정된 난자는 제2난모세포로부터 물려받은 23개의 염색체와 정자로부터 물려받은 23개의 염색체를 합쳐 총 46개의 염색체($2n$)를 갖게 된다.

여성의 성적 반응

여성의 성적 반응은 여러 점에서 남성의 반응과 유사하다. 성감대의 기계적 자극과 정신적 자극이 남성에서와 동일한 자율신경 경로를 활성화시킨다. 여성에서 성적 흥분은 특징적인 일단의 변화를 일으켜 일부조직의 혈관이 울혈(혈액량 증가)되고 신체 여러 부위에서 근육이 수축된다. 예를 들어 음핵은 발기조직이 혈액으로 충혈되어 부풀고 늘어나기 시작한다. 또한 가슴도 충혈되어 유두가 발기되고 질은 점성의 윤활액을 분비하기 시작한다. 수많은 감각말단이 분포해 있는 음핵은 성행위 동안 마찰에 의해 자극되어 쾌감을 일으키고 성적 흥분도를 높인다. 성적 흥분이 일정한 수준에 다다르면 오르가즘을 유발할 수 있는데, 이렇게 되면 질과 자궁의 율동적인 수축과 함께 강한 쾌감, 혈압 및 심장박동수의 증가, 광범위한 골격근의 수축 등 여러 반응이 함께 나타난다.

퀵 테스트 22.3

1. 난자형성과정은 생성하는 생식세포의 수에 있어서 정자형성과정과 어떻게 다른가? 생식세포가 생성되는 시기는 언제인가?
2. 제1감수분열과 제2감수분열은 난자형성과정에서 언제 일어나는가?

월경주기

여성이 사춘기를 지나 전 생식기에 걸쳐 광범위한 신체기능의 변화가 월경주기 동안 일어난다. 즉 난소의 구조와 기능의 주기적인 변화[**난소주기(ovarian cycle)**라 함], 자궁의 구조와 기능의 주기적인 변화[**자궁주기(uterine cycle)**라 함], 난소, 시상하부, 뇌하수체 등으로부터 분비되는 호르몬의 주기적인 변화 등이 포함된다. 다음의 두 절에서는 여성생식계의 궁극적 기능인 새 생명을 탄생시키기 위해 필요한 수정과 임신이 일어날 수 있는 환경을 난소주기와 자궁주기가 어떻게 준비하는지를 살펴보기 위하여 이 주기들을 조사하기로 한다. 그러고 나서 이러한 사건들을 일으키는 호르몬 변화와 사건들을 연결해 본다.

난소주기

난소주기는 평균 14일 길이의 **여포기(follicular phase)**와 14일 길이의 **황체기(luteal phase)**로 나뉜다(**그림 22.15**). 여포기는 월경개시(월경주기의 1일)와 함께 시작되어 배란으로 끝나고, 황체기는 월경주기의 나머지 부분에 해당한다.

여포기 난소에는 난소주기의 모든 단계에 그림 22.15a와 22.15b에서와 같이 서로 다른 발달시기에 있는 여포들이 존재한다. 대부분의 여포는 원시기에 있으며 직경이 2 mm 정도이다①. 소수의 여포는 다른 것과는 달리 독립적으로 앞서 발달하기 시작한다. 여포가 발달하기 시작하면서 여포세포는 난모세포 주위에 여러 층으로 증식하여 과립막세포로 분화한다②. 이 시점에서 원시여포는 1차 여포로 되고 이 발달시기를 **여포동 전단계**(*preantral stage*)라 한다(이유는 간략히 설명함). 여포동 전단계에서는 과립막세포가 비세포성 물질을 분비하여 난모세포와 과립막세포 사이에 **투명대(zona pellucida)**라는 두꺼운 막을 형성한다. 투명대는 다른 조직으로부터 난모세포를 분리하기 때문에 혈액을 비롯한 영양분은 과립막세포와 난모세포 사이의 세포질돌기에 있는 간극연접을 통해 난모세포로 공급된다. 또한 이 단계에서 어떤 결합조직세포는 분화하여 여포막세포의 외층을 형성한다. 일부 여포는 이 단계를 넘어 발달하지 않으며 폐쇄상태로 된다. 사실 발달시기 동안 많은 여포가 폐쇄상태가 되며, 매달 천 개 이상의 여포가 소실된다.

계속 발달 중인 여포는 액체로 가득 찬 **여포동(antrum)**을 형성하는데 발달이 진행될수록 그 크기가 증가한다③. 이 시점에서 여포는 2차 여포라 하고 이 발달시기를 **여포동 초기단계**(*early antral stage*)라 한다. 일부 여포는 이 시점에서 발달을 중지하여 폐쇄상태로 된다.

여포기 초에 각 난소에서는 여포동 전단계나 여포동 초기단계에 있는 여포풀로부터 약 10~25개의 여포가 동원되어 더욱 발달한다. 약 7일 후 이 여포(**우세여포, dominant follicle**)들 중 하나가 선택되어 완전히 성숙한 형태로 발달하여 배란을 준비한다. 우세여포가 들어 있는 난소가 그 주기의 **우세난소**(*dominant ovary*)다. 일부 연구에서 두 개의 난소가 교대로 우세난소가 될 수 있다고 하지만, 대부분의 연구는 이런 일이 무작위적으로 일어남을 시사한다. 남은 여포들은 폐쇄되고 소실된다.

여포자극호르몬과 여포 자체에서 분비되는 에스트로겐이 여포의 성장과 발달을 자극한다. 여포기 동안 혈장내 여포자극호르몬의 수준은 점차적으로 떨어져(그 이유는 후에 설명) 에스트로겐의 분비율도 감소하게 된다. 에스트로겐을 충분히 분비할 수 없는 여포들은 폐쇄된다. 우세여포가 되는 것은 여포자극호르몬의 수준이 떨어짐에도 불구하고 충분한 수준의 에스트로겐을 분비할 수 있는 능력이 있는가에 달려 있다. 우세여포는 다른 여포들보다 여포자극호르몬에 민감하고, 여포가 일정한 발달단계에 이르기 전까지는 나타나지 않는 황체형성호르몬에 대한 반응을 일부 보이기도 한다. 그러므로 우세여포는 다른 여포들보다 더 빠르게 발달하여 우위를 확보한다.

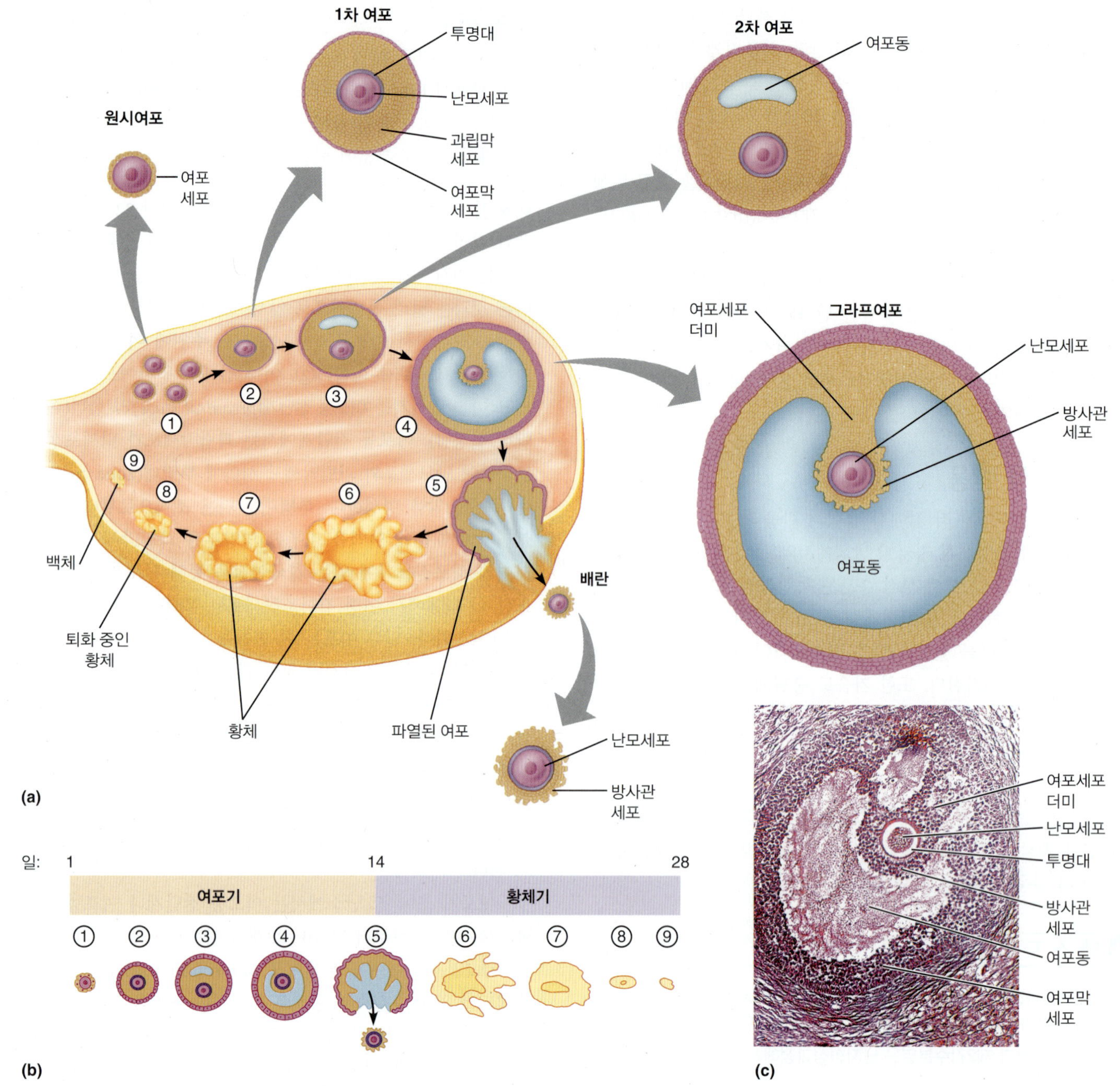

그림 22.15 난소주기. (a) 난소주기의 여러 단계를 나타낸 난소의 횡단면으로 각 단계에 일어나는 일은 본문에 자세히 설명되어 있다. **(b)** (a)에서 나타낸 단계와 난소주기의 여포기와 황체기를 관련시킨 그림 **(c)** 그라프여포의 현미경 사진.

우세여포가 계속 발달하여 **여포동 후기단계**(*late antral stage*)로 들어가면 여포동이 커져 난모세포를 둘러싸고 있는 세포성 조직 일부를 밀어낸다. 여러 층의 과립막세포는 난모세포를 계속해서 둘러싸면서 **방사관세포**(*corona radiata*)를 형성하고, 다른 과립막세포들은 난모세포와 방사관세포를 **그라프여포(Graafian follicle)** 벽에 부착시키는 세포다리인 **난구**(*cumulus oophorus*)를 형성한다④. 드디어 제1감수분열이 일어나고 **제2난모세포**는 여포벽으로부터 떨어져 나와 주위의 방사관세포와 함께 여포동액 안을 자유롭게 떠돈다. 여포동은 계속해서 커져 결국 배란 직전에는 지름이 약 2~2.5 cm 정도로 자란다. 때때로 배란이 일어나지 않지만 낭종이 형성될 수 있다 (**Clinical Connections: 난소낭종**을 보라).

황체기 황체기의 시작점에 해당하는 배란이 일어나는 동안 그라프여포의 벽은 파열되어⑤, 난모세포를 운반하는 여포동액이 난소표면으로 흐르게 된다. 그 후 파열된 여포는 에스트로겐과 프로게스테론을 분비하는 **황체(corpus luteum)**라는 선으로 변형된다⑥. 배란과

CLINICAL CONNECTIONS

난소낭종(Ovarian Cysts)

생식이 가능한 기간 동안 매달 여포가 난소에서 발달하여 배란시 난모세포를 방출한다. 배란에 이어서 여포는 황체로 발달하는데 임신이 되지 않으면 황체는 결국 백체로 퇴화한다. 이 과정에서 때때로 낭종이 형성될 수 있다.

난소낭종은 기능성이거나 비정상적일 수 있다. 기능성 낭종에는 여포낭종과 황체낭종이 있는데 낭종이 발달하는 난소주기의 시기에 따라 이름이 붙여졌다. **여포낭종**(*follicular cyst*)은 여포가 난모세포를 방출하지 않고 2 cm 이상으로 자라면 나타난다. **황체낭종**(*luteal cysts*)은 배란 후 발달하여 황체가 퇴화하지 않을 때 나타난다. 배란 중 때때로 혈관이 파열하여 황체낭종이 혈액으로 가득 차 **출혈성낭종**(*hemorrhagic cyst*)을 형성한다. 여포낭종과 황체낭종은 모두 양성이며 대부분 90일 이내에 사라진다. 그러나 일부 기능성 낭종은 계속해서 자라나 통증이나 파열을 일으킨다.

비정상적 난소낭종은 여러 형태로 일어나는데 매우 심한 경우도 있다. **자궁내막낭종**(*endometriomas*)은 자궁내막조직이 자궁이 아닌 곳(이 경우 난소)에서 자라나는 증상인 자궁내막증이 생긴 결과로 일어난다. 또한 자궁내막낭종에는 암갈색을 띠는 오래된 혈액이 들어 있기 때문에 **초콜릿낭종**(*chocolate cysts*)이라고도 한다. 이 낭종이 파열하면 그 내용물이 골반 부위에 2차적 문제를 일으켜 수정능력에 영향을 주는 경우가 자주 생긴다. **피부모양기형낭종**(*dermoid cyst*)은 젊은 여성에게 일반적으로 일어나는 양성종양으로 피부종양과 유사하다. 이 낭종은 꽤 크게(15 cm까지) 자라나고 털과 뼈조직이 들어가는 경우도 있다. **다낭종성 난소질환**(*polycystic ovary disease*)에서는 생식선자극호르몬의 불균형으로 인해 여러 개의 낭종이 형성된다. 양성 난소낭종의 징후가 있다면 배란을 억제하는 프로게스테론으로 치료할 수 있고 외과수술로 제거할 수 있다.

악성 난소낭종은 드물지만 흔히 발달후기가 되어야 진단이 가능하다. 그 이유는 지나치게 커지기 전에는 비교적 징후가 나타나지 않기 때문이다. 사춘기 전이나 폐경기 이후 발생하는 낭종은 악성종양일 확률이 크다. 악성종양은 즉각적인 치료를 필요로 하는데 외과수술로 제거한 후 화학요법치료나 방사선치료를 한다.

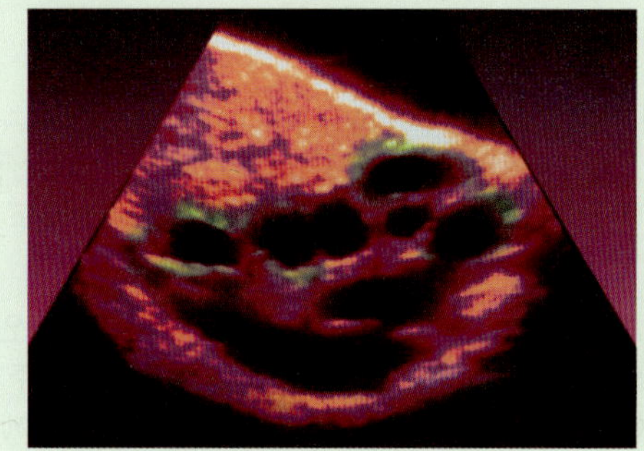

난소낭종을 보여주는 초음파

비판적 사고력 문제

1. 여러 형태의 기능성 난소낭종과 그 주요 특징을 서술하라
2. 자궁내막낭종은 잠재적으로 왜 중증인가? 피부모양기형낭종의 영향을 서술하라.
3. 양성난소낭종과 악성난소낭종의 치료법 선택은 무엇인가?

황체형성은 모두 혈장내 황체형성호르몬의 수준이 급격히 증가하기 때문에 일어난다. 실제로 황체형성에 있어 황체형성호르몬의 역할은 이 호르몬이 황체형성호르몬이라 불리는 이유다.

배란후 방출된 난모세포는 자궁관으로 들어가고, 난모세포의 운명은 결국 황체의 운명을 결정짓는다. 난모세포가 수정되지 않으면 황체는 형성된 지 10일 이내에 최대 활성에 이른 후⑦ 퇴화되기 시작하여⑧ 백체(*corpus albicans*)라는 반흔조직으로 된다⑨. 황체가 퇴화하면 혈장내 에스트로겐과 프로게스테론 수준이 떨어져 월경 및 다음 여포기를 시작할 환경을 조성한다. 난모세포가 수정되어 자궁내 착상이 되면(즉, 임신이 되면) hCG가 자궁내막에서 분비되어 태반으로 방출된다. 이 호르몬은 황체를 유지하여 임신이 잘 지속되게 한다.

드문 경우(모든 난소주기 중 약 1~2%) 둘 이상의 여포가 선택되어 우세여포가 된다. 이때는 두 개(그 이상)의 난모세포가 배란시 방출된다. 두 난모세포가 모두 수정되는 경우, 결과적으로 서로 다른 유전자 세트를 물려받아 똑같지 않은 형제 같은 쌍생아(*fraternal twins*)가 태어날 것이다. 이들은 서로 다른 접합자로부터 유래하였으므로 이란성 쌍생아(*dizygotic twins*)라고도 한다.

자궁주기

월경주기와 조화를 이루며 진행되는 자궁주기는 다음 세 단계로 나누어진다. 즉 난소의 여포기의 처음 며칠에 해당하는 기간으로 1일에 시작하여 3~5일 지속되는 **월경기(menstrual phase)**, 여포기의 남은 기간인 **증식기(proliferative phase)**, 황체기와 일치하는 **분비기(secretory phase)** 등이다(그림 22.16).

월경기 자궁주기의 월경기는 자궁내층이 탈락하는 월경기간에 해당하기 때문에 붙여진 이름이다. 월경은 황체가 퇴화할 때 혈장내 에스트로겐과 프로게스테론이 감소하면 이에 반응하여 유발된다. 처

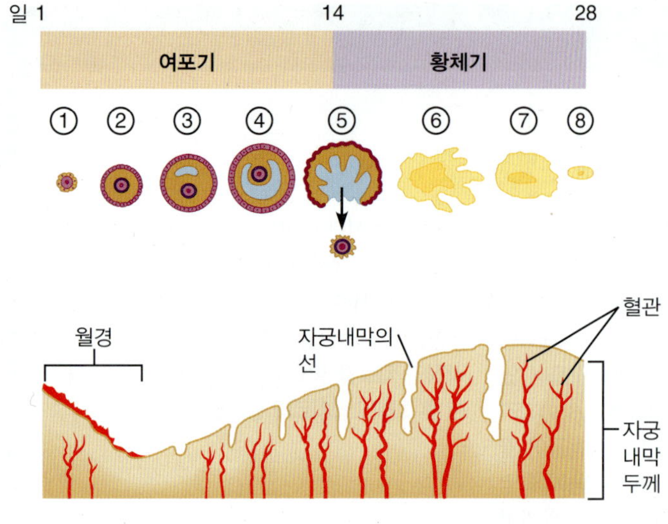

그림 22.16 자궁주기. 자궁주기의 각 기간(3기) 동안 일어나는 자궁내막 두께의 변화가 난소주기 아래에 나타나 있다. 자궁주기는 자궁내막조직과 혈액이 흘러나오는 것으로 시작되고, 자궁내막의 두께 증가는 자궁내막 분비선의 성장과 혈관의 증식을 동반한다는 것에 주목할 것.

음에는 자궁내막의 최외층에 분포하는 혈관이 수축하기 시작하여 이곳으로의 혈류가 줄어든다. 그 결과 최외층 조직이 죽어서 그 아래의 손상되지 않은 자궁내막조직과 분리되기 시작한다. 죽은 조직은 점차적으로 자궁내막의 표면으로부터 떨어져 나와 혈관 파열과 출혈을 일으킨다. 이후 며칠 동안 혈액과 벗겨진 조직의 혼합물이 자궁으로부터 질로 새어나와 체외로 배출되는데 이 현상을 월경(*menstrual flow*)이라 한다.

증식기 월경의 종결과 함께 시작되는 자궁주기의 증식기 동안 자궁은 다음 배란 이후 이루어질 수도 있는 임신에 대비하여 스스로를 다시 새롭게 만든다. 월경기 중 파괴되지 않은 자궁내막은 자라기 시작하고 그 아래 자궁근층의 평활근이 두꺼워진다. 자궁내막의 분비선은 커지고 혈관도 풍부해진다. 자궁경관에서 분비선은 그 내면을 적시는 묽은 점액을 분비하기 시작한다. 정자가 질 안에 들어 있으면 수정이 일어날 수 있도록 이 점액이 자궁을 지나는 정자의 이동을 촉진한다. 증식기에는 에스트로겐이 자궁의 변화를 촉진하는데, 혈장내 에스트로겐 수준은 우세여포의 성장과 그 분비활동의 증가로 상승한다.

분비기 자궁주기의 분비기 동안 자궁내막(증식기에 재건됨)은 발달 중인 배아가 착상하여 머물고 영양분을 공급받는데 유리한 환경을 만드는 방향으로 변화한다. 자궁내막의 혈액공급은 동맥이 분지되면서 풍부해진다. 자궁내막의 분비선은 더욱 커져 배아가 초기 성장단계에서 에너지원으로 이용하는 글리코겐이 풍부한 액체를 분비하기 시작한다. 더구나 자궁경부의 선에서 분비되는 분비물은 더 끈적거리고 점성이 커져 "마개"를 형성하여 결국 자궁경관을 막는다. 이 마개는 발달 중인 배아에게 해로울 수도 있는 외부환경의 미생물로부터 자궁을 효과적으로 차단한다. 프로게스테론이 이러한 자궁의 변화를 촉진하는데, 프로게스테론의 혈장수준은 황체의 작용 때문에 분비기 동안 상승한다.

분비기 말이 되면서 황체는 퇴화하여 혈장내 에스트로겐과 프로게스테론의 수준이 떨어진다. 이렇게 되면 이들 호르몬에 의한 자궁내막의 성장 촉진 효과가 사라져 이미 설명한 월경이 시작된다. 월경의 시작과 함께 분비기는 끝나고 다음 월경기(난소주기의 여포기)가 시작한다. 수정과 착상이 일어나면 황체는 퇴화하지 않고 에스트로겐과 프로게스테론 수준은 상승한 채로 유지된다. 그 결과 분비기의 자궁상태는 임신 중 그대로 유지된다.

월경주기 동안 호르몬의 변화

여기서는 난소주기의 각 단계와 관련하여 월경주기에서 일어나는 호르몬의 변화를 살펴보기로 한다. 호르몬은 자궁주기에 영향을 줄 뿐 아니라 자궁주기도 혈장내 호르몬의 수준에 영향을 미친다. 먼저 여포기 초기와 중기에 일어나는 일부터 살펴보자.

여포기 초, 중기에 일어나는 호르몬의 변화 자궁주기 동안 일어나는 호르몬의 변화가 **그림 22.17**에 나타나 있다. 그림 22.17a에서 분명히 나타난 바와 같이 여포기 초기에는 혈장내 에스트로겐과 프로게스테론의 수준이 감소한 상태다. 이것은 사실상 이전 황체기에 황체가 퇴화하면서 감소하기 시작한 호르몬이 최저치에 이른 것이다. 에스트로겐과 프로게스테론은 뇌하수체 전엽이 생식선자극호르몬을 분비하는 것을 억제하는 경향이 있기 때문에, 이 시기에는 에스트로겐과 프로게스테론의 억제작용이 사라져 황체형성호르몬과 여포자극호르몬의 혈장수준은 약간 올라간다(그림 22.17b). 여포자극호르몬의 증가는 많은 여포가 발달하고 성장하도록 자극한다.

여포자극호르몬은 과립막세포에 있는 수용체와 결합하여 과립막세포의 성장과 증식을 촉진함으로써 여포의 크기가 커진다(**그림 22.18**). 이 호르몬의 영향 아래 과립막세포의 바깥층은 황체형성호르몬의 수용체를 가진 여포막세포로 분화한다. 황체형성호르몬은 여포막세포가 안드로겐을 분비하도록 자극하고, 분비된 안드로겐은 과립막세포로 이동하여 에스트로겐으로 전환된다. 결국 에스트로겐을 빠른 속도로 분비하는 우세여포가 나타나 혈장내 에스트로겐의 수준이 빠르게 증가한다. 에스트로겐은 시상하부와 뇌하수체 전엽에 피드백으로 작용하여 황체형성호르몬과 여포자극호르몬의 분비를 억제하여 이들의 혈장내 수준이 증가하던 것을 정지시킨다. 황체형성호르몬은 꽤 안정된 상태를 유지하지만, 여포자극호르몬의 수준은 성장 중인 여포의 과립막세포에서 인히빈의 분비가 증가함에 따라 떨어진다. 주로 이 여포자극호르몬의 감소로 인해 앞서 설명한 바와

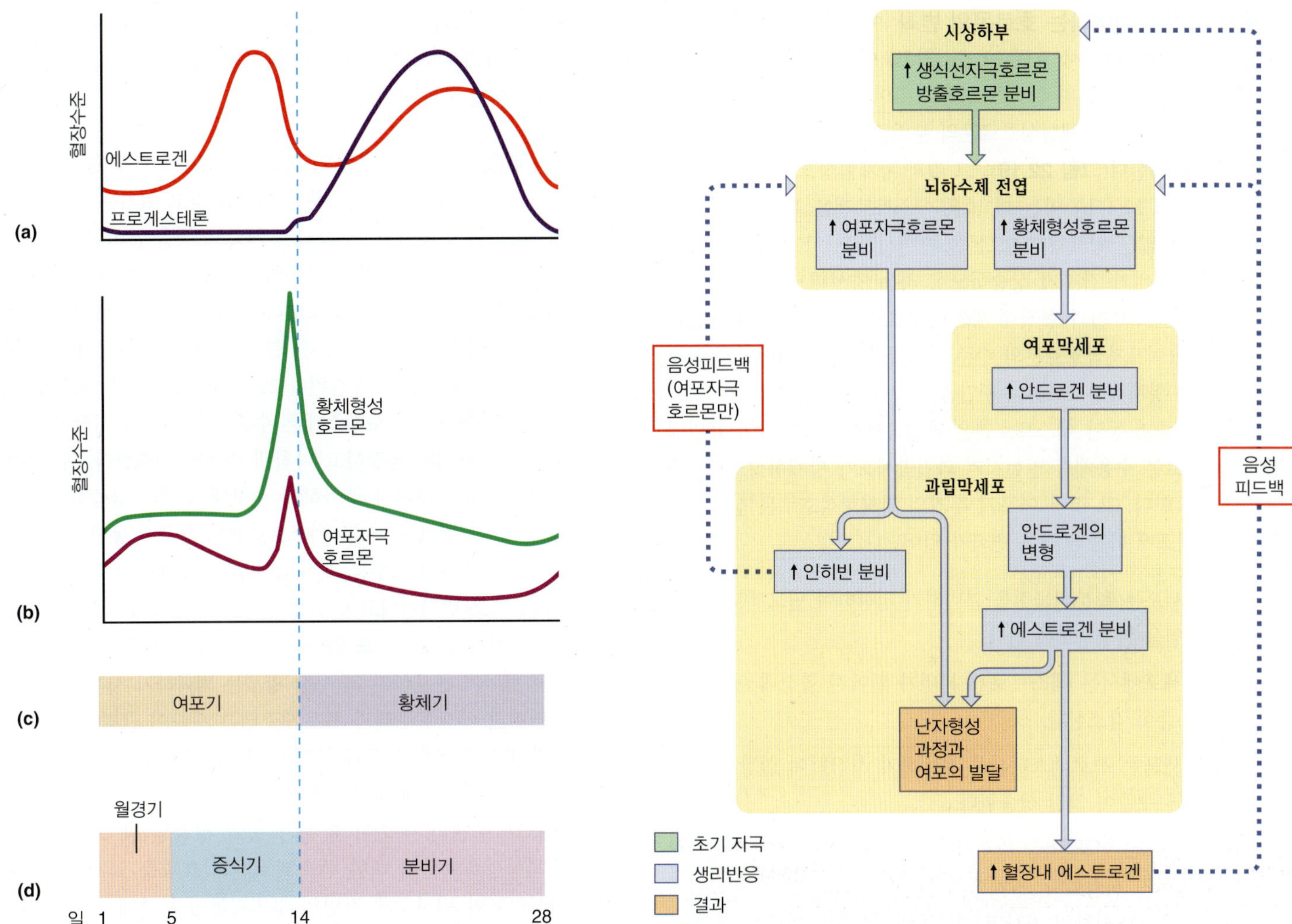

그림 22.17 월경주기의 호르몬 변화. (a) 혈장내 에스트로겐과 프로게스테론의 수준. **(b)** 혈장내 생식선자극호르몬 수준. **(c)** 난소주기의 각 기. **(d)** 자궁주기의 각 기. 세로점선은 배란시기를 나타낸다.

그림 22.18 여포기 초기-중기 동안의 호르몬 분비조절. 에스트로겐은 비교적 낮은 상태에서 생식선자극호르몬방출호르몬, 여포자극호르몬, 황체형성호르몬 등이 방출되는데 음성피드백을 제공한다는 데 주목할 것.

같이 비우세여포가 폐쇄된다.

여포기의 초기로부터 중기까지 에스트로겐은 증식기의 특징적인 자궁의 변화를 비롯한 다양한 생리적 신체변화를 촉진한다. 또한 에스트로겐은 여포자극호르몬과 협동하여 난자형성과정과 여포의 성장을 촉진한다(**표 22.3**). 또 에스트로겐은 신체가 앞으로 월경주기에 일어나는 사건에 대비하도록 변화를 촉진한다. 예를 들어 에스트로겐은 황체형성호르몬 수용체가 과립막세포에 발현하는 것을 유도하는데, 이렇게 되면 과립막세포는 여포기말 직전의 황체형성호르몬 상승에 대비하여 황체형성호르몬에 대한 반응성이 생긴다(그림 22.17b). 또한 에스트로겐은 자궁내막세포에 프로게스테론 수용체의 발현을 유도하여 황체기 동안 자궁내막이 프로게스테론에 반응하도록 준비시킨다.

표 22.3 에스트로겐의 작용

여포기	임신(그리고 황체기)
자궁내막의 성장촉진	가슴의 관조직의 성장과 지방의 축적을 촉진
난자형성과정과 여포발달 촉진	유즙분비 억제
↑ 과립막 세포내 황체형성호르몬 수용체	↑ 프로락틴 분비
↑ 자궁내 프로게스테론 수용체	↑ 자궁 평활근의 성장과 수축활성
↑ 황체형성호르몬 분비(여포기 후기에만)	↑ 자궁내 옥시토신 수용체
	액체보유 촉진

여포기 후기에 일어나는 호르몬의 변화 여포기 후기에는 에스트로겐 수준이 상승하면서(그림 22.17a 참고) 에스트로겐이 시상하부와 뇌하수체 전엽의 분비 활동에 영향을 주어 근본적인 변화를 일으킨다. 에스트로겐은 황체형성호르몬의 분비를 억제하지 않고 오히려 자극(*stimulate*)한다(**그림 22.19**). 그 결과 황체형성호르몬의 수준이 증가하면(그림 22.17b) 이는 더 많은 에스트로겐을 분비시키고, 이것은 다시 더 많은 황체형성호르몬을 분비시킨다. 이 현상은 황체형성호르몬의 분비가 갑자기 상승하도록 하는 양성피드백 고리로 이루어져 있는데, 그 결과 혈장내 **황체형성호르몬 급상승(LH surge)**이 일어난다(여포자극호르몬의 수준도 올라가지만 인히빈의 음성피드백 때문에 황체형성호르몬 수준만큼 상승하지는 않는다).

여포기 중기 동안 에스트로겐은 과립막세포를 자극하여 표면에 황체형성호르몬 수용체를 발현시켜 과립막세포가 황체형성호르몬에 반응하도록 한다. 그 결과 여포기 후기의 황체형성호르몬 상승으로 인해 우세여포에 다음과 같은 변화가 일어난다.

1. 과립막세포는 측분비물질을 분비하기 시작하여 난모세포가 제1감수분열을 완성하도록 한다.
2. 과립막세포에서는 에스트로겐 분비가 떨어져 혈장내 에스트로겐의 수준이 감소한다.
3. 과립막세포는 프로게스테론을 분비하기 시작하여 혈장내 프로게스테론 수준이 약간 상승한다.
4. 과립막세포는 여포 벽을 파괴하기 시작하는 효소와 측분비물질을 분비하기 시작한다. 황체형성호르몬이 급상승하여 최고점에 이른 후 약 18시간이 지나면 여포벽이 파열되어 배란이 이루어진다.
5. 과립막세포와 여포막세포는 분화하기 시작하여 황체를 형성한다. 황체가 생겨남에 따라 다음에 설명할 황체기의 여러 사건들이 일어날 환경이 조성된다.

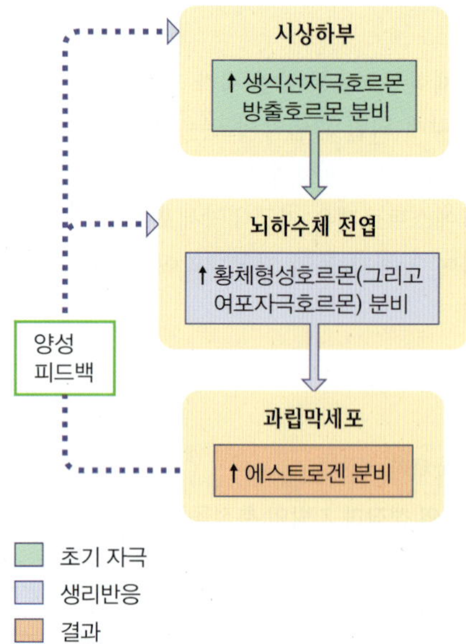

그림 22.19 여포기 후기 동안의 호르몬 분비조절. 에스트로겐은 혈장수준이 비교적 높은 상태에서 생식선자극호르몬방출호르몬, 여포자극호르몬, 황체형성호르몬 등이 방출되는데 양성피드백을 제공한다는 데 주목할 것.

황체기에 일어나는 호르몬의 변화 황체기 초기에 황체는 자라나지만 아직 내분비기관으로 충분한 기능을 갖고 있지는 않다. 황체에서 에스트로겐이 분비되는 속도는 에스트로겐을 분비하던 우세여포가 없어진 것을 보상할 만큼 충분히 높지 않기 때문에 혈장내 에스트로겐의 수준은 계속해서 감소한다(그림 22.17a). 이렇게 에스트로겐이 감소하면 황체형성호르몬의 분비를 더 이상 자극하지 못해 황체형성호르몬 급상승이 종결된다(22.17b). 황체에서 프로게스테론이 분비되면 혈장내 프로게스테론 수준이 증가하기 시작한다. 시간이 흐르면서 황체는 성장하고 마침내 완전히 성숙한다. 에스트로겐과 프로게스테론 분비가 증가하여 혈장내 수준이 급증하면서 황체기 중기에 최고점에 이른다. 에스트로겐은 여포기 동안 만들어내는 것과 똑같은 효과를 대부분 계속 내지만, 프로게스테론은 분비기 상태의 자궁으로 변화시키고 임신에 신체가 적응할 수 있도록 여러 변화를 촉진한다(표 22.3, **표 22.4**). 황체기의 약 10일째 되는 날부터(착상된 배아가 존재하지 않으면) 황체는 퇴화하기 시작하고 분비활동이 떨어져 에스트로겐과 프로게스테론 수준이 급감하고 곧 월경이 시작된다. 월경의 시작과 함께 황체기는 끝나고 다음 월경주기가 새로운 여포기와 함께 시작한다.

에스트로겐의 수준이 황체기 동안 상승할 때 프로게스테론은 황체형성호르몬에 대한 에스트로겐의 효과를 억제하고, 그 결과 시상하부와 뇌하수체 전엽의 분비활동이 강하게 억제된다(**그림 22.20**). 그러므로 프로게스테론은 에스트로겐 수준이 높을 때 발생할 수 있는 황체형성호르몬 급상승을 억제한다. 이러한 프로게스테론의 억제 효과 때문에 실제로 혈장내 황체형성호르몬(그리고 여포자극호르몬)의 수준은 황체기 동안 감소해 있다.

월경주기 동안 일어나는 여러 현상을 조절하는 데 있어 여성호르몬이 중요한 역할을 한다는 것을 살펴보았다. 다음 절에서는 이 호르몬들, 특히 에스트로겐의 장기적 효과를 알아보기로 한다.

여성생식기능의 장기적인 호르몬 조절

에스트로겐과 프로게스테론의 수준은 유년기 초에는 낮다가 사춘기에 급증한다. 에스트로겐의 수준이 높으면 여성의 제2차 성징의 발달을 촉진하여 어깨에 비해 엉덩이 부위가 넓어지고, 가슴, 엉덩이

표 22.4 프로게스트론의 작용

황체기와 임신
분비기 자궁상태를 촉진
자궁의 수축활성을 억제
가슴의 선조직의 성장촉진
유즙 생성억제

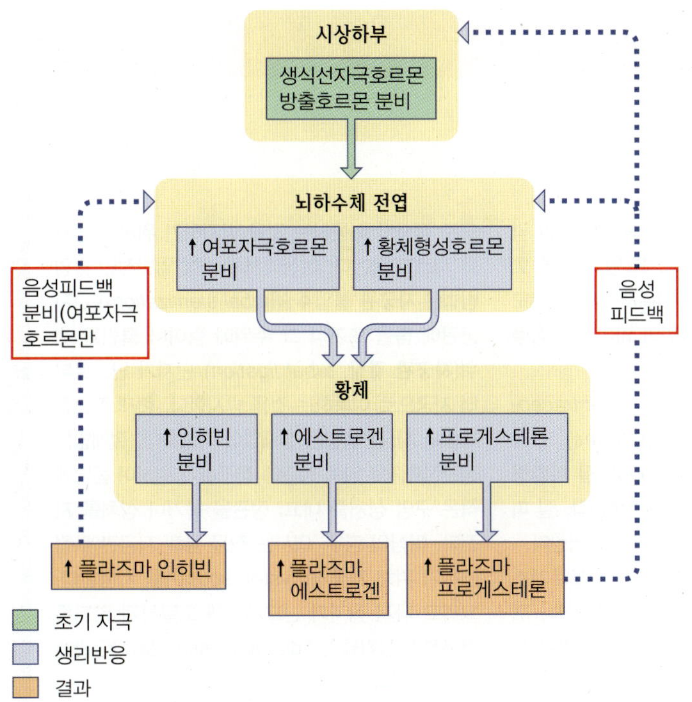

그림 22.20 황체기 동안의 호르몬 분비조절.

등에 지방이 축적되며, 피지가 분비되고(남성보다 묽음), 여성에게 특징적인 형태로 체모가 난다(체모 자체의 신장은 남성에게서와 마찬가지로 안드로겐이 촉진함). 또한 남성의 테스토스테론 작용과 비슷하게 에스트로겐은 청년기에 뼈의 성장을 촉진한다.

여성은 생식가능기간 동안 에스트로겐의 평균수준이 높게 유지되어 제2차 성징을 유지하는 데 도움을 주지만 폐경기에 이르면 월경주기가 정지되면서 에스트로겐의 수준은 내려간다. 시간이 흐르면서 이렇게 에스트로겐이 상대적으로 결핍되면 사춘기 동안 일어나는 대부분의 변화와는 반대되는 변화가 생겨 신체 여러 부위가 달라진다. 예를 들어 사춘기 동안 자란 가슴과 생식기관은 폐경기 동안 점차 크기가 줄어든다. 또한 체온의 상승, 얼굴 및 목의 피부로 가는 혈류의 증가에 이어 땀을 많이 흘리는 이른바 일과성 열감을 경험하게 된다. 이 열감은 어떤 분명한 이유 없이 갑자기 나타나 몇 초에서 몇 분 동안 지속된다. 또한 폐경기의 여성은 관상동맥질환과 골절을 앓을 위험이 증가하는 것을 경험하는데, 골절은 뼈의 무기질성분이 결핍된 골다공증의 결과로 일어난다. 많은 여성은 폐경기에 뒤따르는 건강상의 위험을 최소화하기 위하여 에스트로겐과 프로게스테론 보충제를 복용한다. 그러나 최근의 연구는 이런 보충제가 유방암 또는 심장혈관질환을 일으킬 가능성을 증가시킬 수 있다는 것을 암시한다.

퀵 테스트 22.4

1. 난소주기의 두 단계를 확인하고 각 단계에서 일어나는 사건을 간단히 서술하라.
2. 자궁주기의 세 단계를 말하고, 각 단계에서 일어나는 사건을 간단히 서술하라.

22.4 수정, 착상, 임신

수정이 일어나려면 정자는 배란 전 5일 이내에 여성의 생식관 안으로 들어와야 한다. 그 이유는 정자는 최대 5일 동안 생식관 안에서 살 수 있고 난모세포는 난소로부터 방출된 후 12~24시간 동안만 생존할 수 있기 때문이다.

정자가 여성의 생식관에 처음 들어갔을 때는 난모세포와 수정할 수 없고, 생식관에 몇 시간 동안 머문 후에라야만 수정능력을 얻을 수 있다. 이 시기 동안 정자는 **수정능획득**(*capacitation*)이라는 과정을 거친다. 수정능획득의 결과 꼬리이동의 양식이 변화하는데, 이로써 정자가 더 빠르게 이동할 수 있다. 또 정자와 난모세포가 융합할 수 있도록 정자의 원형질막이 변화하여 수정이 일어날 수 있게 한다.

질 안으로 들어간 정자는 자궁경관을 통해 자궁까지 자동 추진되는 방식으로 이동한다. 정자는 자궁 안에서 자궁벽을 따라 이동하여 마침내 자궁관의 입구에 도달한다. 또한 정자의 이동은 성적 흥분시 일어나는 질과 자궁의 수축에 의하여 도움을 받는다. 여성의 생식관으로 들어온 수백만 개의 정자 중 몇백 개만이 일반적으로 자궁관에 도달하고 다른 정자들은 도중에 죽는다. 자궁관에서 정자는 난모세포를 향하여 이동하고, 난모세포는 반대 방향에서 정자에 접근한다. 수정은 대부분 자궁관 안에서 일어난다. 수정란은 여러 번 세포분열을 거쳐 자궁 상부로 이동하여 자궁벽에 들러붙고 파묻힌다(**착상, implantation**). 착상에 성공하면 수정란은 계속해서 더 발달한다. 수정이 일어나지 않으면 착상이 일어나지 않고 결국 난자는 월경 중 자궁으로부터 밀려난다. 게다가 수정이 일어나더라도 착상이 일어나지 않아 수정된 난모세포는 월경 중 몸에서 떠난다. 착상을 억제하는 것이 소위 **사후**(*morning-after*)의 기초가 된다(**Discovery: 피임방법**을 보라).

수정

이동 중 난모세포에 도달한 몇 개의 정자는 협력하여 수정에 대한 장벽인 방사관세포와 투명대를 파괴한다(**그림 22.21**). 정자가 일단 방사관세포를 통과하면 투명대의 정자 결합 단백질과 결합한다. 이 결합으로 **첨체반응(acrosome reaction)**이 일어나 첨체의 내용물이 바깥으로 방출된다. 첨체의 내용물 중에는 투명대를 소화시킬 수 있는 효소가 들어 있어 정자가 난모세포 표면에 도달할 수 있다.

난모세포에 도달한 첫 정자는 원형질막의 수용체와 결합하고, 이에 따라 난자의 세포질 안으로 이동이 촉진된다. 또 이 결합은 난모세포가 제2감수분열을 완성하여 난자가 되도록 자극한다. 난자 안에서 정자의 원형질막은 해체되고 정자의 염색체는 난모세포에 원래 존재했던 염색체와 마찬가지로 세포의 중앙으로 이동한다. (이 단계에서 염색체는 나중에 해체되는 핵막 안에 들어 있다.) 정자와 난자의 염색체는 합쳐지고 DNA는 세포의 첫 번째 감수분열에 대비하여 복제된다[이제 **접합자**(*zygote*)가 됨].

일반적으로 수백 개의 정자가 자궁관에 도달한다는 사실은

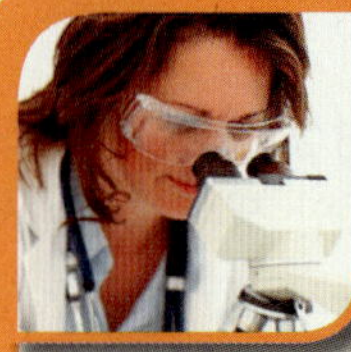

DISCOVERY

피임방법(Birth Control Methods)

성생활을 하는 많은 남녀는 임신을 연기하거나 방지하기 위해 여러 가지 피임방법을 사용한다. 어떤 피임방법은 가역적이지만 어떤 것들은 영구적이다. 대부분의 피임방법은 수정을 방지하거나(**피임**, *contraception*) 착상을 방지하는 것이지만 일부는 임신을 중단시킨다(**유산**, *abortion*).

가역적인 피임은 행동 기작, 장벽 기작, 화학 기작 등으로 분류할 수 있다. 행동 기작에는 **금욕**(*abstinence*, *with drawal*)과 **리듬법**(*rhythm method*; 자연가족계획)이 있다. 리듬법은 남녀 한 쌍이 임신가능한 시기를 예측하고 배란기를 전후한 며칠 동안 성교를 자제할 수 있어야 한다. 이 방법의 성공 여부는 배란시기를 정확히 예측하는 데 달려 있다. 흔히 배란시기는 여성의 월경주기 패턴에 기초하여 체온을 측정하고(체온은 배란 후 약 섭씨 1도 증가) 질 분비물의 변화를 점검하여 예측한다. 그러나 이러한 예측은 실패하기 쉽기 때문에 이 리듬방법을 사용하는 여성은 임신이 될 가능성이 1년 동안 20%에 이른다.

장벽방법에는 정자가 남성으로부터 나오지 못하게 하는 기구와 정자가 여성경관으로 들어가지 못하도록 하는 기구가 있다. 남성의 **콘돔**(*condom*)은 음경을 덮는 얇은 라텍스 씌우개로, 남성으로부터 배출되는 정자의 수를 감소시킨다. 여성의 질 안으로 삽입하는 여성콘돔도 있지만 임신이 될 가능성이 20% 이상이다. 그 외 여성의 장벽기구로는 성교 전 질 안으로 삽입하는 **격막**(*diaphragm*)이나 **자궁경부 캡**(*cervical cap*)이 있다. 흔히 정자를 죽이는 크림이나 젤리가 격막 및 캡과 함께 사용된다. 이러한 장벽방법은 구조가 불안전하거나 사용이 부정확하여 비교적 실패율이 높아 1년 동안 15~20%의 커플에서 원하지 않은 임신이 이루어진다.

화학피임방법에는 살정자제, 호르몬, 구리 등이 있다. 살정자제는 다른 피임방법과 함께 가장 흔히 쓰이는 데 단독으로 사용할 경우 1년에 약 35%의 임신 가능성이 있다. 호르몬조절은 다양한 형태가 있는데, 정확한 호르몬 사용법에 따라 효과면에서 1년에 1~10%의 임신 가능성이 나타난다. 호르몬 조절에는 두 가지 주요한 형태가 있는데 (1) 에스트로겐과 프로게스테론 유사물질(프로게스틴) 또는 (2) 프로게스틴 단독 사용이다. 호르몬을 혼합하여 사용하면 일반적으로 1주간 호르몬 없이 월경이 일어나고 그 후 3주 동안 배란이 억제된다. 이와 대조적으로 프로게스틴을 단독으로 사용하면 더 긴 시간 동안 배란을 억제할 수 있다. 그러나 여성의 월경은 프로게스틴을 지속적으로 사용하는 동안 약화되거나 일어나지 않는다. 프로게스틴의 다른 효과로는 자궁경부의 점액층이 두꺼워져 정자가 난모세포에 다다르기 어렵고, 자궁벽이 얇아져 착상을 방해할 수 있다.

호르몬 조절에는 **경구피임약**(*oral contraceptive*; 알약), 피부에 붙이는 패치(patches), **근육내 주사**[*intramuscular*(*IM*) *injection*], **질 피임링**(*vaginal contraceptive ring*) 등이 속한다. 질 피임링은 3주 동안 삽입하고, 1주 동안은 제거한다.

경구피임약에는 합성 에스트로겐 및 프로게스테론 유사물질(프로게스틴)을 혼합한 알약이나 프로게스틴만을 함유한 알약이 있다. 혼합 알약은 신체의 자연적인 변화에 어울리도록 두 호르몬의 비율이 다양하고, 이를 통해 배란을 방지하는 기능을 한다. **미니필**(*minipill*)이라고 하는 프로게스틴만을 포함한 알약은 자궁경부의 점액을 진하게 만들어 정자가 난자에 도달하지 못하도록 한다. 이 약은 또한 배란 가능성도 감소시킬 수 있다. 경구 피임약은 올바르게 사용하면 비교적 효과적이지만 항생제와 함께 복용하면 그 효능을 잃어버린다는 것을 명심하는 것이 중요하다.

고농도의 프로게스틴을 근육내 투여하면 장기간, 즉 3개월까지 배란을 억제시킨다. 이 주사법은 행동에 관한 문제로 알약보다 더 효과적이다. 여성은 3개월에 한 번씩 주사를 맞는 것보다 매일 알약을 복용하는 것을 잊기가 쉽기 때문이다.

패치나 질 피임링은 에스트로겐과 프로게스틴을 방출하여 배란을 방지하는 기능을 한다. 패치나 피임링은 각각 이것을 사용하는 여성이 스스로 장착할 수 있다. 4주 동안 사용한 후 그 다음 1주 동안 제거하는데, 이 시기가 그 여성의 월경기다. 패치는 4주의 사용기간 동안 매주 교체해야 한다.

영구적이지는 않지만 장기적 방법은 **자궁내 기구**(*intrauterine device*, *IUD*)를 사용하는 것이다. 자궁내 기구는 T 또는 Y형의 작은 플라스틱 기구로, 의사가 자궁 내로 삽입하여 구리나 프로게스테론을 방출시키는데, 구리는 정자에 독성이고, 프로게스틴은 착상을 방지한다. 구리 자궁내 기구는 10년까지 효과가 있으며, 프로게스틴 자궁내 기구는 5년까지 효과가 있다. 이 피임법의 실패할 확률은 1% 미만이다.

더 확실하고 일반적으로 영구적인 피임방법은 **불임수술**(*surgical sterilization*)로, 이는 실패할 확률이 거의 없다. 남성에게서 가장 일반적인 불임방법은 **정관절제술**(*vasectomy*)로, 정소로부터 요도로 정자가 이동하는 것을 방지하기 위하여 정관을 자르고 묶는다. 여성에게서 가장 일반적인 불임방법은 **자궁관 불임수술**(*tubal sterilization*)로, 자궁관에 뜸을 뜨거나 그 주위에 링이나 클립을 끼워(**자궁관 결찰**, *tubal ligation*) 난자가 난소로부터 자궁으로 이동하는 것을 방지한다. 현재 정관절제술과 자궁관결찰은 절개없이 가능하다. 절개없는 정관절제술은 양쪽 정관에 접근하기 위하여 음낭에 작은 구멍 상처를 내고, 정관을 묶거나 상처를 지진다. 여성의 경우, 의사는 질을 통해 자궁관에 접근하기 위해 **자궁경**(*hysteroscope*)을 사용한다. 그리고 나서 정자가 난모세포에 도달하지 않도록 영구적인 삽입물인 Adiana나 Essure를 자궁관에 넣을 수 있다.

위에서 설명한 모든 피임방법은 성교 전 사용되도록 되어 있지만 최근에 개발된 RU 486이라는 약물은 성교 후 1~5일에 복용하면 효과적이기 때문에 때때로 "모닝에프터필"이라고 한다. 이 약물은 프로게스테론 수용체에 결합하여 자궁의 분비기 상태를 촉진하고, 자궁의 수축을 억제하는 프로게스테론의 작용을 방해한다. 수정과 착상이 일어났을 경우 이 약물은 자궁내막으로부터 배아를 분리시켜 자궁 밖으로 배출시킨다. 대조적으로 고농도의 경구피임약은 무방비적 성관계후 3~5일 동안 배란을 억제함으로써 수정이 일어나지 않게 한다.

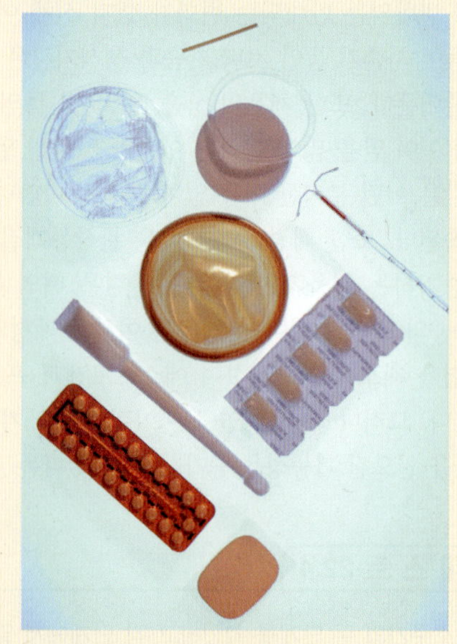

콘돔, 피임용 이식, 피임용 패치, 피임약, 격막, 자궁내 기구, 살정자제, 피임용 스펀지, 질 피임링 등의 피임기구

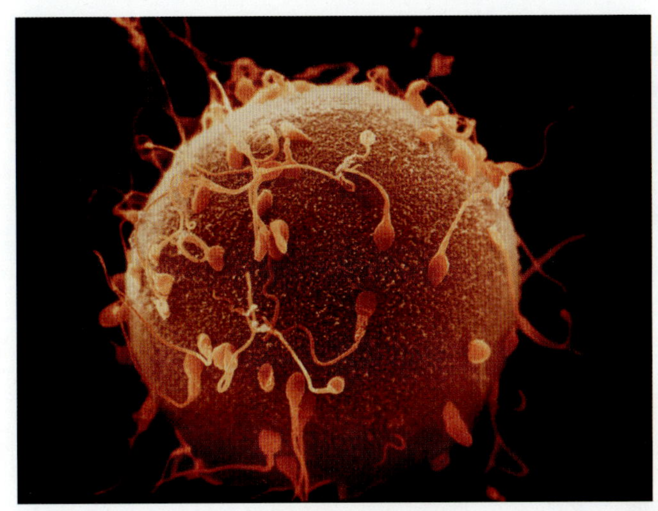

그림 22.21 난모세포와 수정하려는 정자의 주사전자현미경 사진.

한 개 이상의 정자가 난모세포와 수정하는 현상인 **다정자수정**(*polyspermy*)이 일어날 가능성을 높여준다. 다정자수정이 일어난다면 수정란은 정상적인 수보다 많은 염색체를 포함하고 아마 발달할 수 없을 것이다. 다행히 다정자수정은 정자 하나가 처음 난모세포의 원형질막과 융합할 때 추진되는 수많은 기작에 의해 피할 수 있다. 이 융합으로 인해 원형질막 주위에 있는 소낭에서 세포외배출작용이 일어나 원형질막과 투명대 사이의 공간으로 효소를 방출한다. 그 결과 투명대의 정자 결합 단백질은 불활성화되고 투명대는 단단해져 원형질막으로부터 떨어져나간다. 이러한 변화는 난모세포 주위에 다른 정자의 수정을 억제하는 장벽을 만들고 이를 **다정자수정의 차단**(*block to polyspermy*)이라 한다.

초기 배아발생과 착상

수정이 일어난 후 난자는 여러 번 체세포분열을 거쳐(그림 22.22a) 며칠 이내에 둥근 공과 같은 **상실배(morula)**로 변형된다. 이 단계에서의 세포분열은 세포질의 총량이 증가하지 않는다는 점에서 이후 일어나는 세포분열과는 다르다. 이 때문에 세포의 수는 분열할 때마다 증가하지만 각 세포의 크기는 감소한다. 이러한 형태의 세포분열을 흔히 **세포난할**(*cell cleavage*)이라 한다. 수정 후 3~4일이면 세포난할이 거듭되어 총 16~32개의 세포가 만들어지는데, 이 세포들은 **분화전능성**(*totipotent*)으로 완전한 사람으로 발달할 수 있는 잠재력을 가지고 있다. 이때쯤이면 상실배는 자궁에 도달하고 이후 3~4일 동안 자궁내액을 떠돌며 세포분열을 더 진행한다.

드문 경우 상실배는 두 부분(때로는 그 이상으로)으로 쪼개진다. 이때 각 부분은 완전한 개체로 발달할 수 있다. 그 결과가 바로 동일한 접합자로부터 유래한 **일란성 쌍생아**(*identical twins, monozygotic twins*)로, 외모가 똑같고 동일한 유전자를 가지고 있다.

결국 상실배는 더 복잡하고 속이 비어 있는 구조인 **포배(blastocyst)**로 발달하는데, 투명대가 떨어져나가고 다음과 같은 구성성분을 포함한다(그림 22.22a). 즉 구형의 바깥세포층인 **영양아층(trophoblast)**, 영양아층에 한 쪽으로 붙어 있고 결국 배아를 발생시키는 **내세포집단(inner cell mass**, 내세포 덩이), 액체로 가득 차 있는 **포배강(bastocoele)** 등이다. 이 단계에서 세포들은 각기 분화하여 분화전능성을 잃고 결국 서로 다른 조직으로 발달하게 된다.

수정 후 약 6~7일에 포배는 자궁벽에 붙는다(그림 22.22b). 그 후 몇 주 동안 영양아층의 세포는 인접한 자궁내막세포를 소화시키는 효소를 분비하는데, 배아는 이 내막세포로부터 영양분을 공급받는다. 또한 영양아층은 자궁내막조직에 국소적 변화를 촉진하는 측분비물질을 분비한다. 통틀어 **탈락막반응**(*decidual response*)이라고 부르는 이러한 변화 중에는 모세혈관의 수가 증가하여 이 부위에 산소와 영양물질의 공급 증가를 촉진하는 변화가 있다. 자궁의 벽과 접촉한 부위에서 영양아층세포는 증식하고 분화하며 자궁내막조직으로 침투하기 시작한다(그림 22.22c). 간단히 설명한 것처럼 영양아층세포와 그 아래 자궁내막은 결국 **태반(placenta)**으로 발달한다. 태반은 모체의 순환계와 발생 중인 배아의 순환계 사이에서 기체, 영양물질, 노폐물 등을 효과적으로 교환시키는 구조다.

지식 활용하기

자궁외 임신은 배아가 자궁 이외의 다른 곳(정상적일 경우 자궁관)에 착상할 때 일어난다. 자궁외 임신은 왜 만삭까지 가지 못하는가? 그리고 왜 자궁외 임신은 산모에게 위험한가?

배아기 후기와 태아기 발생

배아는 착상한 후 계속해서 크기가 자라고 복잡해진다. 일정한 단계에 이르면 배아는 태아가 되어 태반에 의존하여 영양분을 공급받는다. 배아기와 태아기 발생을 설명하는 데 있어 그 시기는 여성의 마지막 월경 첫날을 기준으로 대부분 확인되지만(임신기간), 수정을 기준으로 할 수도 있다.

배아에서 태아로의 발달

수정 후 약 5주에 배아와 자궁벽 사이의 접촉 부위에서 영양아층이 두꺼워지고 **융모막(chorion)**으로 발달한다. 융모막은 결국 배아를 싸는 단단한 외피로 자라나 배아를 주위로부터 분리시킨다(그림 22.23). 배아 내부에서는 다른 변화가 일어난다. 즉 액체로 가득 찬 **양막강**(*amniotic cavity*)이라는 공간이 내세포집단 안에서 형성되기 시작하여 크기가 증가한다(그림 22.22c). 양막강이 커지면서 주위의 세포들은 **양막(amnion**, 그림 22.23)이라는 상피조직으로 발달하는데 결국 융모막과 융합하여 발생 중인 배아를 둘러싸는 단일막을 형성한다. 양막 내에 들어 있는 액체(양수, *amniotic fluid*)는 그 조성이 정상적인 세포외액과 비슷하다. 배아를 담고 있는 양수는 배아와 자궁벽 사이에 물리적 장벽을 형성하여 발생 중인 배아를 물리적 외상으로부터 보호하고, 갑작스런 온도 변화로부터 보호한다.

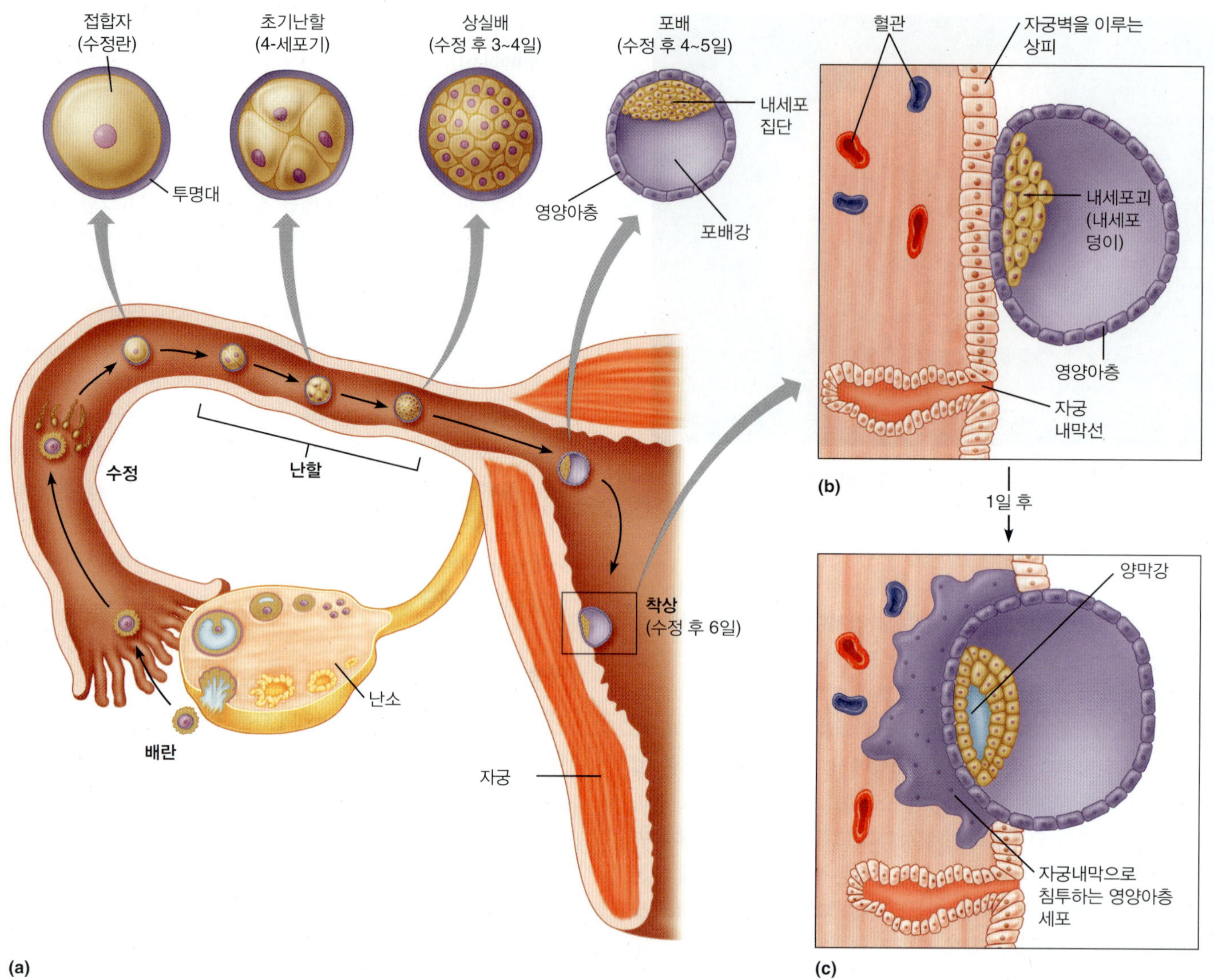

그림 22.22 초기배아 발생과 착상. **(a)** 초기배아 발생시기. 배란으로부터 착상까지 진행되는 사건이 나타나 있다. **(b)** 착상초기 자궁내막의 표면에 접근하는 포배가 보인다. **(c)** 착상후기 자궁내막조직으로 침투하는 배아세포가 보인다. 내세포괴 안에 액체로 가득 찬 양막강이 나타나는 데 주목하라.

발생이 진행됨에 따라 배아는 구조와 기능에 있어서 일련의 극적인 변화를 겪는다. 내세포집단 안에서 세포들은 궁극적으로 성인에서 볼 수 있는 모든 기관들을 발생시킬 서로 다른 조직으로 분화하기 시작한다. 변화의 속도는 매우 빨라서 수정 후 처음 몇 주 이내에 기본적인 기관계를 이미 구별할 수 있다. 시간이 흐를수록 이 원시기관계들은 성인과 같은 특성을 더 많이 갖추게 되고, 서로 다른 기관계가 서로 다른 속도로 발달한다. 이때 배아의 외형도 급속히 변해 수정 후 8주 말이면 뚜렷한 사람의 형상을 갖추며, 머리와 얼굴뿐 아니라 분간할 수 있는 사지가 완성된다. 발생 중인 개체는 이 시기로부터 태아(*fetus*)다.

태반의 형성

발생 초기단계에 배아는 자궁내막조직을 파괴하여 영양물질을 얻을 수 있으며, 근처의 혈관으로부터 확산에 의해 충분한 양의 산소를 얻을 수 있다. 그러나 배아가 자라면서 산소의 요구량이 증가하여 모체조직으로부터의 확산에 의한 산소공급에 더 이상 의존할 수 없다. 마찬가지로 영양물질의 요구량이 증가하여 주위조직으로부터 충분한 영양을 얻을 수 없다.

필수적인 물질을 얻기 위하여(이산화탄소와 기타 노폐물을 제거하기 위하여) 자라나는 배아나 태아는 태반에 의존하는데, 이 구조로 인해 태아의 혈류와 모체의 혈관계 사이에 기체, 영양물질, 기타 물질의 신속한 교환이 이루어진다. 배아와 자궁내막이 접촉한 부위에서 착상 후 처음 몇 주 안에 태반이 발달하는데, 태반은 태아조직과 모체조직이 섞여 짜여진 특수화된 구조다(**그림 22.24**).

융모막이 **융모막융모**(*chorionic villi*)라는 손가락 같은 돌기를 내면서 태반이 발달하기 시작한다. 이 융모에는 태아순환의 모세혈관

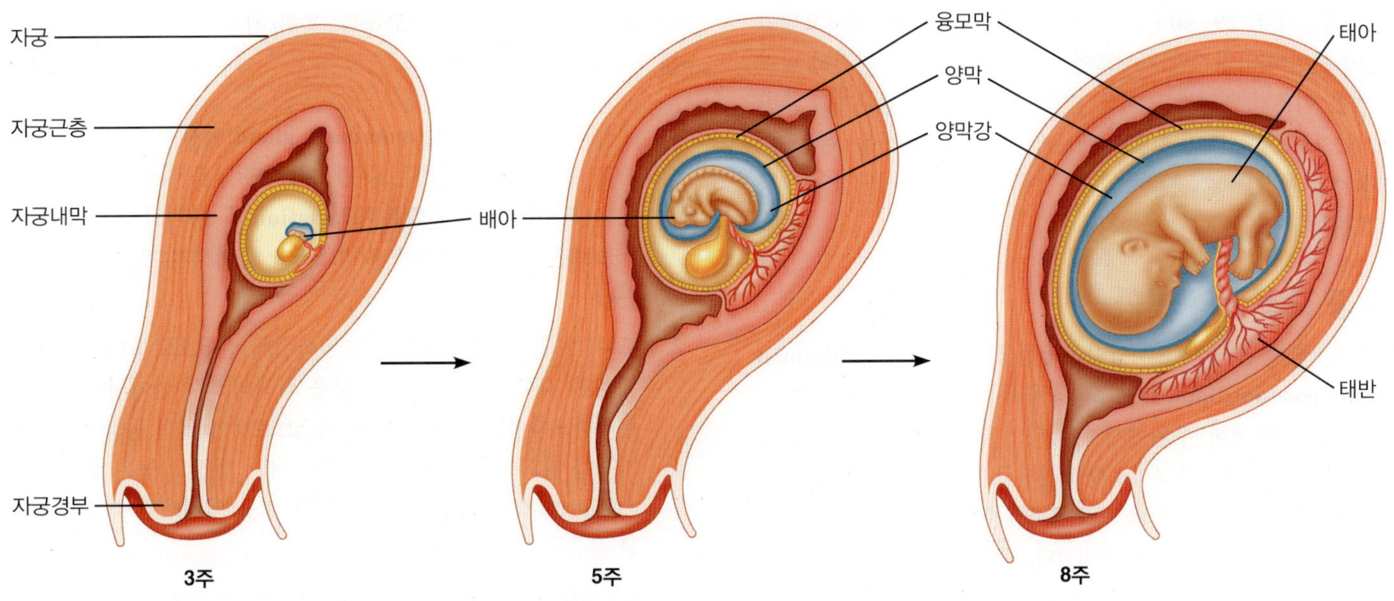

그림 22.23 배아의 성장 및 발생과 배아를 지지하는 구조. 발생 중인 개체를 약 8주부터 태아라고 부르는 데 주목하라.

과, 주위 자궁내막조직의 구조와 기능을 변화시키는 측분비물질을 분비하는 세포가 들어 있다. 따라서 융모는 모체혈액이 들어 있는 혈액동으로 둘러싸인다. 그 결과 모체혈액과 태아혈액은 사실상 섞이지 않은 상태에서 서로 근접해 있게 된다. (태아혈액과 모체혈액의 분리는 중요한데 그 이유는 이렇게 되어야 태아조직이 모체의 면역계에 의해 공격받지 않기 때문이다.) 모체의 혈액은 **자궁동맥**(*uterine artery*)에 의해서 태반 혈액동으로 공급되고, **자궁정맥**(*uterine vein*)에 의해 모체의 일반순환으로 돌아온다. 태아의 혈액은 한 쌍의 **탯줄동맥**(*umbilical artery*)에 의해 태반으로 운반되고, **탯줄정맥**(*umbilical vein*)에 의해 태아의 일반순환으로 돌아간다. 탯줄동맥과 탯줄정맥이 들어 있는 **탯줄(umbilical cord)**은 태반과 태아 사이에 뻗어 있다. 간단히 살펴보겠지만 태반은 단지 교환기관이 아니라 임신을 유지하고 모체가 출산을 준비하는 데 중요한 여러 호르몬을 분비하기도 한다.

태아 발달

태아 발달에 대한 완벽한 설명은 이 책의 영역을 벗어난 내용이기 때문에, 그에 대한 개요만 소개한다.

제1 삼분기는 임신 후 1~12주 동안의 기간으로 정의된다. 이 기간 동안, 배아는 태아로 발달하게 되는데, 이는 생식샘, 치아싹과 닫혀 있는 눈꺼풀을 갖는다. 태아의 총 길이는 1~2 인치이다.

제2 삼분기는 13~28주 동안 일어난다. 이 기간 동안, 간과 골수가 적혈구를 생산하고, 간과 이자는 소화관으로 물질을 분비한다. 심장박동 소리가 청진기로 들리고, 태아의 수의적인 움직임이 어머니에게 느껴진다. 이 삼분기말 태아의 눈꺼풀의 개폐가 시작되고, 몇몇 반사작용이 나타난다. 이때의 태아의 몸무게는 약 1~2파운드 정도 된다.

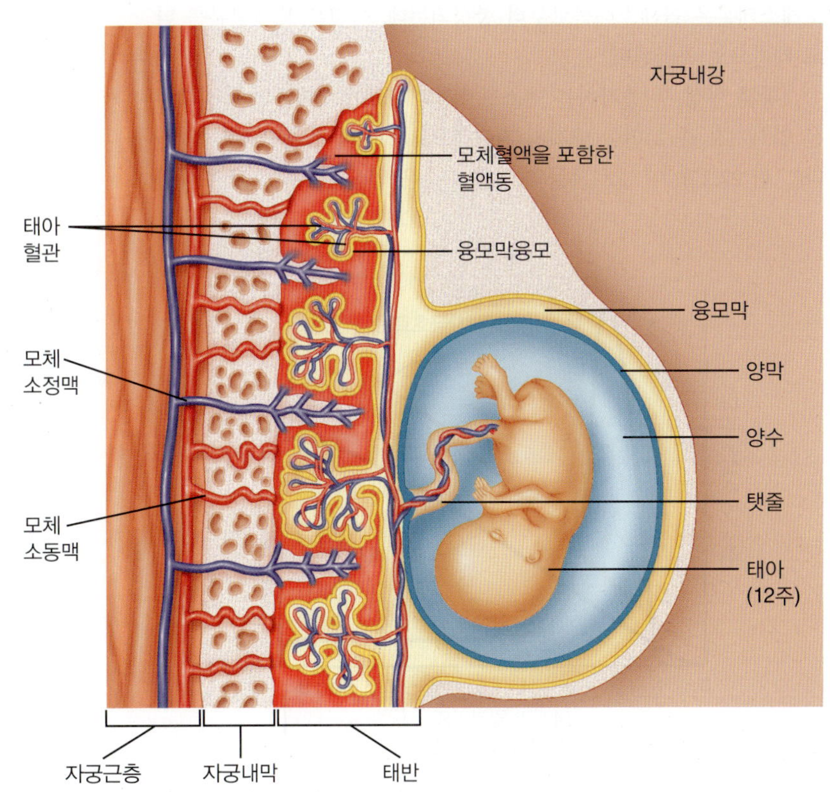

그림 22.24 태반. 태아조직과 모체조직이 섞여 짜여 있어 모체의 순환계와 태아의 순환계 사이의 물질교환이 가능하다.

제3 삼분기(약 29~40주)가 시작될 때, 태아의 폐는 폐포표면활성물질이 분비되지 않지만 기체교환 기능을 한다. 뼈는 완전히 발달한다. 몸은 이온과 영양소를 저장하기 시작한다. 제3 삼분기의 후반에 태아는 모든 기관계의 발달이 빠르게 지속하고, 출산을 준비하면서 엄청난 몸무게를 얻는다. 대략 36주에 폐포표면활성물질의 생성이 시작된다.

임신 중 호르몬의 변화

임신 첫 3개월 동안 황체는 **사람융모막성생식선자극호르몬(human chorionic gonadotropin, hCG)**의 작용에 의해 유지되는데, 이 호르몬은 태반의 융모막 부위에서 분비되어 황체형성호르몬과 같은 효과를 발휘한다. 사람융모막성생식선자극호르몬의 영향 하에 황체는 많은 양의 에스트로겐과 프로게스테론을 지속적으로 분비하여 아래에 설명할 여러 기능을 발휘한다. 사람융모막성생식선자극호르몬의 분비는 영양아층세포가 자궁내막조직으로 침투하기 시작하는 착상시기에 시작하여 태반이 자라나는 2개월 동안 증가한다(그림 22.25). 이 시기가 끝날 무렵 사람융모막성생식선자극호르몬의 분비는 급감하고 그 결과 황체는 퇴화하기 시작한다. 그러나 에스트로겐과 프로게스테론의 수준은 높게 유지되고 분만 때까지 계속 상승하는데, 그 이유는 황체에 의한 호르몬의 분비가 감소하기 시작할 때쯤 태반이 이 호르몬들을 분비하기 시작하기 때문이다. 태반의 에스트로겐은 사실상 발생 중인 태아의 부신피질에서 분비되는 안드로겐(주로 디하이드로에피안드로스테론)으로부터 생성된다. 태반의 프로게스테론은 콜레스테롤로부터 합성되는데, 이것은 모체혈류를 타고 태반으로 공급된다.

황체 형성 후 증가하는 에스트로겐과 프로게스테론의 혈장수준은 임신기간 중 분만할 때까지 지속적으로 상승하다 분만 때 급감한다(그림 22.25). 이 호르몬들의 높은 수준은 임신을 유지하고 모체가 태아분만을 준비하는 데 중요하다. 특히 에스트로겐은 다음의 효과를 촉진시킨다.

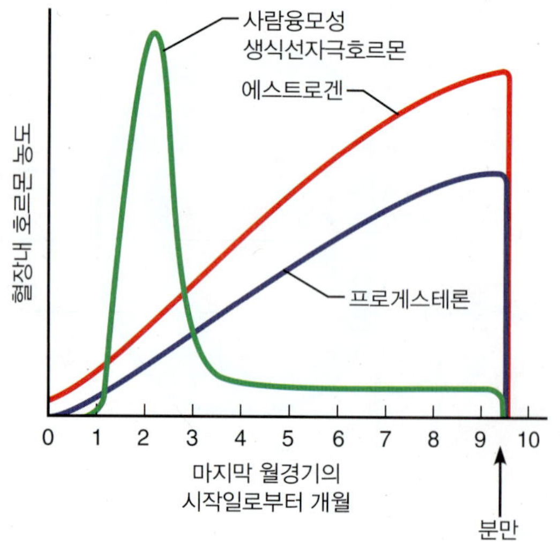

그림 22.25 임신 중 에스트로겐, 프로게스테론, 사람융모막성생식선자극호르몬 등의 혈장 농도.

1. 유관조직의 성장. **유선(mammary gland)**에서 에스트로겐은 유즙을 유두까지 운반하는 유관조직의 발달을 자극한다. 이것은 분만 후 시작되는 **유즙분비(lactation)**를 준비시킨다. 또한 에스트로겐은 가슴 부위에 지방조직을 축적시켜 가슴을 크게 만든다.
2. 프로락틴 분비. 에스트로겐은 뇌하수체 전엽으로부터 프로락틴 분비를 자극하여 가슴의 성장을 촉진하고 유선이 유즙분비를 준비하도록 한다. 프로락틴과 에스트로겐이 임신 동안 유즙생성 기구를 강화하기는 하지만 임신 중에는 혈장내 높은 수준의 에스트로겐과 프로게스테론이 유즙분비를 억제하기 때문에 실제로 유즙은 아직 생성되지 않는다.
3. 자궁평활근의 성장과 수축반응의 촉진. 에스트로겐은 자궁평활근의 성장을 자극함으로써 분만시 자궁을 수축하여 태아를 밀어내는 능력을 강화한다. 또한 에스트로겐은 자궁평활근의 수축활동을 촉진하고, 출산시 자궁수축을 자극하는 옥시토신(*oxytocin*)에 대한 자궁근의 반응을 증가시킨다. 에스트로겐이 단독으로 수축활동을 촉진한다는 사실에도 불구하고 임신 중 일어나는 자궁의 수축은 드물고 약한데, 그 이유는 이 시기에 높은 수준의 프로게스테론이 에스트로겐과 옥시토신의 수축 촉진작용을 억제하기 때문이다.

에스트로겐이 이러한 효과를 촉진하도록 작용하지만, 프로게스테론도 임신을 유지하고 모체가 분만을 준비하도록 작용한다. 특히 프로게스테론은 다음과 같은 작용을 촉진한다.

1. 유선조직의 성장. 프로게스테론은 유선조직의 성장을 촉진한다(에스트로겐이 성장을 촉진하는 유관조직과는 대조적으로). 유선조직은 분만 후 생성되는 유즙의 분비에 필수적이다.
2. 자궁평활근의 수축 활동 억제. 앞서 말한 것처럼 프로게스테론은 자궁수축을 억제하여 자궁평활근에 대한 에스트로겐과 옥시토신의 수축효과를 상쇄한다. 자궁수축은 자궁으로부터 태아나 배아를 너무 일찍 내보낼 수 있기 때문에 성공적인 착상과 임신유지를 위해 프로게스테론의 억제작용은 필수적이다.
3. 분비기의 자궁상태 유지. 프로게스테론은 난소주기의 황체기 동안 촉진하는 것과 동일한 방법으로 임신 동안 분비기의 자궁상태를 유지시킨다. 이것은 배아와 태아의 성장에 유리한 환경을 만들어준다.

임신 중 프로게스테론은 시상하부와 뇌하수체 전엽에 음성피드백으로 작용하여 황체형성호르몬과 여포자극호르몬의 분비율을 낮게 유지한다. 그 결과 이 시기에 에스트로겐 수준이 올라간 상태임에도 불구하고, 어떤 새로운 우세여포도 나타나지 않고 황체형성호르몬 급상승도 일어나지 않는다. 덧붙여 태반에서 새롭게 분비되는 **태반 락토겐(placenta lactogen)**이라는 호르몬은 성장호르몬 및 프로락틴의 일부 작용과 유사한 효과를 나타낸다. 이 호르몬은 에스트로겐, 프로락틴과 협력하여 가슴의 성장을 촉진할 뿐 아니라, 가슴과 태아조직의 성장에 따른 에너지 요구량의 증가에 대처하는 데 필요한 모체의 에너지 저장원의 동원을 촉진한다.

태반호르몬이 산모에게 인슐린 저항성을 유도하여 다소 혈당량이 올라가는 반면 , 일부 임산부의 경우 태반호르몬의 지속적인 방출에 반응하여 인슐린 저항도가 계속 증가하여 높아진 혈당량이 더욱 높아진다(**당뇨병에 대한 관심: 임신성 당뇨병**을 보라).

퀵 테 스 트 22.5

1. 다음의 용어를 정의하라. **수정능 획득**, **첨체반응**, **다정자수정**, **상실배**, **포배**, **내세포집단**, **영양아층**, **착상**, **태반**, **융모막**, **융모막융모**, **양막**, **양수**, **탯줄**.
2. 수정은 어디에서 일어나는가? 착상은? 태반의 주요한 기능은 무엇인가?
3. 임신 첫 3개월 동안 에스트로겐과 프로게스테론은 어디서 분비되는가? 남은 6개월 동안은?
4. 다음 호르몬이 분비되는 장소와 그 기능을 간단히 설명하라. 사람융모막성생식선자극호르몬, 프로락틴, 옥시토신, 태반 락토겐.

22.5 분만과 유즙분비

정상적으로 임신은 9개월(40주) 동안 유지된다. 그 동안 태아는 키가 크고, 몸무게가 늘며, 성숙하여 모체 밖에서 살아갈 수 있는 능력을 지니게 된다.

분만 과정

임신 마지막 몇 주 동안 약한 자궁수축이 드물게 발생하기 시작한다. 시간이 흐르면서 수축의 강도와 빈도가 점점 증가한다. 에스트로겐은 자궁평활근의 수축활동을 촉진하는 것으로 알려져 있기 때문에, 적어도 부분적으로 이 수축은 임신후기에 존재하는 프로게스테론에 비해 높은 수준인 에스트로겐에 의해 일어나는 것 같다. 더구나 자궁평활근은 신장에 반응하여 자발적으로 수축할 수 있으며, 태아가 성장하고 자궁이 확장되어 평활근이 늘어나면 수축활동을 시작할 수 있다.

자궁경부는 분만을 촉진하기 위하여 분만 몇 주 전에 성숙(*ripening*) 과정을 거친다. 이 성숙 과정 동안 자궁경부는 결합조직내 콜라겐 섬유가 효소에 의해 분해된 결과 더 부드럽고 유연해진다. 이런 변화 때문에 태아가 통과할 수 있도록 자궁경관이 커지는 것이 더 수월해진다.

보통 거꾸로 있는 태아는 분만 전 아래쪽으로 이동하여 닫혀 있는 자궁경부에 도달한다(**그림 22.26a**). 더구나 태아가 거꾸로 있어 신체의 다른 부위보다 작은 머리가 쐐기로 작용하여 자궁경부가 열리도록 한다[자궁경부가 열리는 것을 자궁경부 이완(*cervical dilation*)이라 한다]. 드물게 다리나 엉덩이가 자궁경부를 통해 먼저 통과하는데, 이를 엉덩이 분만(*breech birth*)이라 한다. 엉덩이 부위는 머리보다 크기 때문에 이러한 분만은 정상보다 더 어렵고 필요한 시간도 증가한다. 또한 엉덩이 분만이 되면 태아는 더 큰 위험을 겪는다. 왜냐하면 탯줄이 태아와 산도의 벽 사이에서 압박을 받아 태아의 혈액

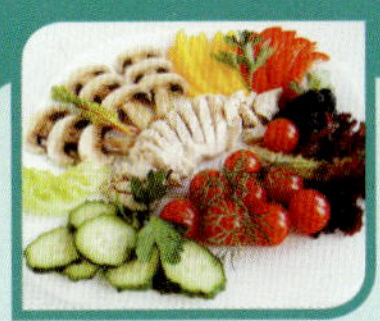

당뇨병에 대한 관심

임신성 당뇨병(Gestational Diabetes)

미국 임신부 중 약 4%는 임신기간 동안 혈당이 상승하는 **임신성 당뇨병**을 앓는다. 임신 동안 태반호르몬은 임신부의 인슐린 저항성을 유도하여 혈당량을 다소 상승시킨다. 임신기간 내내 이 호르몬의 방출이 증가하기 때문에 인슐린 저항성 정도가 증가하고, 때때로 임신성 당뇨병으로 이어진다. 여성이 임신성 당뇨병에 더 잘 걸리는 특성은 비만, 25세 이상, 당뇨병 전증, 그리고 아프리카계 미국인, 북미원주민, 아시아계, 라틴아메리카계 자손 등과 관련이 있다.

임신성 당뇨병의 증상은 드물지만, 갈증과 배뇨가 증가한다. 따라서 진단은 종종 정기적인 태아검사때 이루어진다.

임신성 당뇨병은 결과적으로 엄마와 태아 모두에게 위험할 수 있다. 임신성 당뇨병을 치료하지 않는 동안 엄마는 고혈압과 요로감염증에 걸릴 가능성이 높다. 또한 제2형 당뇨병에 걸릴 가능성도 더 높아진다. 포도당이 태반을 통과하기 때문에 태아의 혈중 포도당 농도가 상승하여 태아의 췌장에서 인슐린 생성을 증가시키게 된다. 과량의 인슐린은 성장을 촉진시켜(인슐린은 성장호르몬에 관대) 정상보다 태아의 크기가 클 수 있다. 출생 후 아기는 과량의 인슐린과 불충분한 포도당으로 인해 저혈당일 수 있다. 저혈당은 발작과 그 외 여러 영유아의 건강문제를 야기할 수 있다. 임신성 당뇨병을 앓던 엄마로부터 태어난 아이도 후에 제2형 당뇨병에 걸릴 가능성이 증가한다.

임신성 당뇨병의 치료는 정상 혈당량을 유지하는 데 초점을 맞춘다. 따라서 임신부는 균형잡힌 식사와 혈중 포도당 농도를 체크하는 것이 필요하고, 가벼운 운동이 권장된다. 행동 조정으로 혈당량을 충분히 낮게 유지하기 어렵다면 인슐린 주사를 이용할 수 있다. 분만 후, 산모와 아기가 제2형 당뇨병으로 발전할 가능성을 최소화하기 위해서 건강한 생활양식을 유지하는 것이 필요하다.

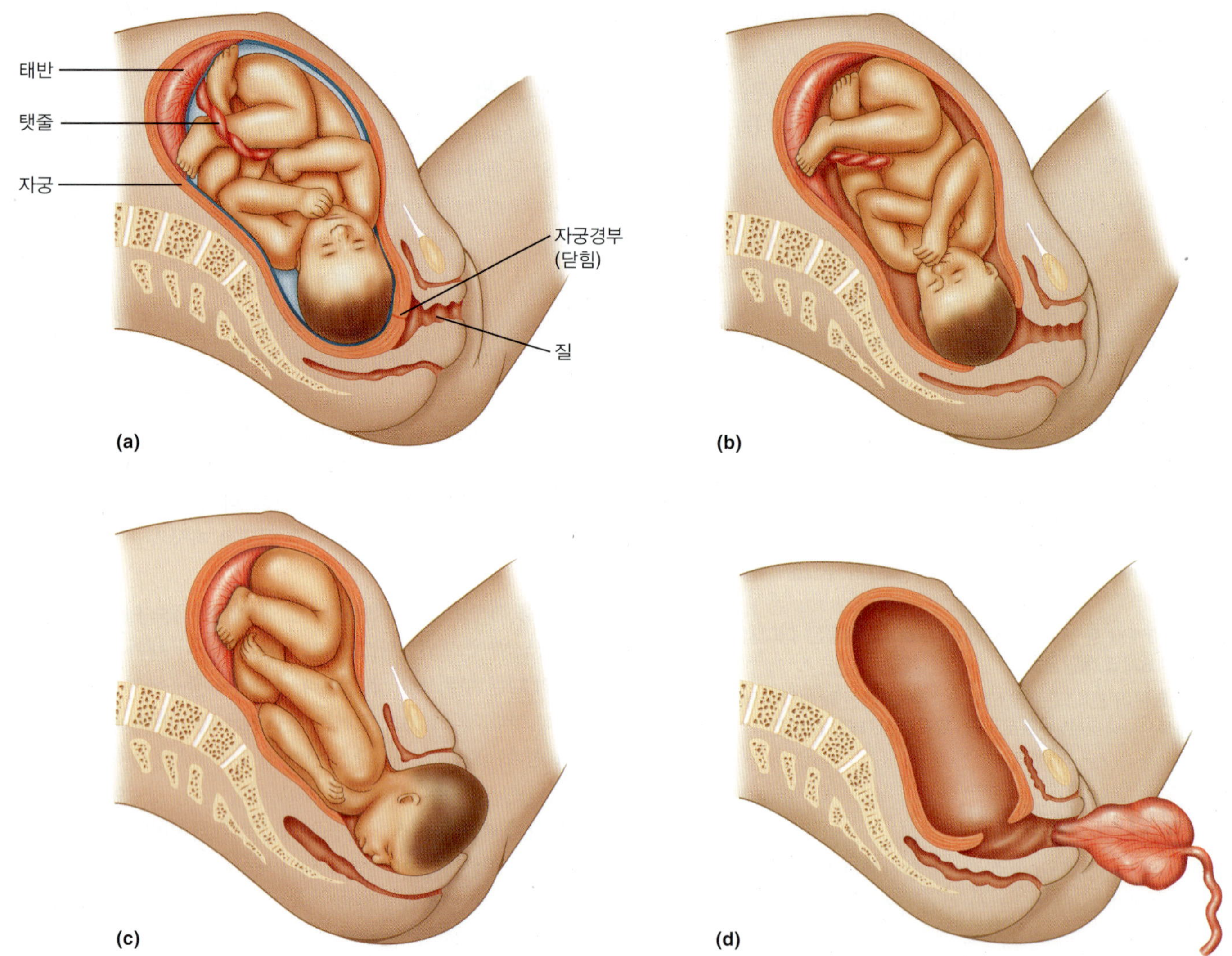

그림 22.26 분만 과정. **(a)** 분만전 자궁내 태아의 위치. **(b)** 자궁경부의 이완. **(c)** 산도를 통한 태아의 이동. **(d)** 분만에 이은 태반배출.

공급이 막힐 위험이 높아지기 때문이다. 이러한 이유로 엉덩이 분만인 경우 흔히 **제왕절개**(*cesarean section*; 복벽을 통한 외과적 분만)를 권한다.

분만 몇 시간 전, 일반적으로 양막이 파열되어 양수가 몸 밖으로 새어 나온다. 이러한 현상은 흔히 분만이 임박했다는 것을 산모에게 알리는 첫 번째 확실한 신호다. 그 후 곧이어 일련의 강한 자궁수축(**분만**, *labor*)이 시작된다. 각 수축은 자궁의 맨 위에서 시작하여 평활근을 통해 아래쪽으로 파동처럼 이동한다(수축은 간극연접을 통해 세포에서 세포로 이동하는 전기적 신호에 의해 일어난다). 이렇게 수축이 하향 이동하면서 자궁의 내용물을 자궁경부 쪽으로 밀어내어 결국 자궁경관이 열린다. 분만 중 복근을 수의적으로 수축시키면 자궁의 내압을 증가시켜 자궁수축에 도움을 받을 수 있다.

초기에 자궁의 수축은 10~15분 간격으로 일어나지만 분만이 진행됨에 따라 간격이 점점 짧아진다. 자궁내압의 상승으로 자궁경관이 이완되면(그림 22.26b) 마침내 최대지름이 약 10 cm에 도달한다. 이 시점에 태아는 자궁경관으로 이동하여 몇 분 이내에 모체로부터 나온다(그림 22.26c). 탯줄 내의 혈관은 수축하기 시작하고 태반은 자궁내막으로부터 분리된다. (일반적으로 탯줄을 묶고 매듭의 산모 쪽을 자른다.) 결국 강한 자궁수축파가 태반을 모체 밖으로 내보낸다(그림 22.26d).

자궁평활근은 신장에 대해 민감하므로 일단 분만수축이 시작되면 수축을 지속시키는 경향이 있다. 수축이 태아를 아래쪽으로 밀어내면 자궁의 하부가 늘어나 수축활동을 더 자극한다. 또한 분만시 방출이 증가하는 옥시토신이 자궁수축을 촉진한다. 태아가 자궁벽에 가하는 압력은 자궁의 하부에 위치한 신장수용기를 흥분시켜 뇌하수체 후엽으로부터 옥시토신의 방출을 일으킨다. 옥시토신은 혈류로 들어가 자궁근세포에 직접 작용하거나, 자궁근층의 또 다른 세포가 프로스타글란딘을 분비하도록 하여 자궁수축을 촉진한다. 프로스타글란딘은 국소적으로 작용하여 수축활동을 촉진한다. 옥시토신의 수축촉진효과는 임신 중에는 보통 프로게스테론에 의해 억제되어 자궁수축활동이 낮게 유지된다.

분만을 일으키는 신호의 정확한 본질은 완전히 밝혀지지 않았지만, 이 신호 자체가 태아로부터 유래한다는 것을 시사하는 증거가 많이 있다. 태반의 태아 쪽 부위는 부신피질자극호르몬방출호르몬을 분비하는 것으로 알려져 있는데, 이 호르몬은 성인의 시상하부에서 분비되어 뇌하수체 전엽으로부터 부신피질자극호르몬의 방출을 자극하는 호르몬과 동일한 것이다. 태반의 부신피질자극호르몬방출호르몬은 태아에서 부신피질자극호르몬의 방출을 자극하여 부신이 디하이드로에피안드로스테론을 분비하도록 한다. 이 호르몬은 태반에 의해 에스트로겐으로 전환되어 모체혈류로 들어간다. 태반의 부신피질자극호르몬방출호르몬 분비 증가는 임신 말 에스트로겐 수준을 갑자기 증가시키는 주원인으로 작용하여 분만으로 이끄는 것으로 보인다. 태반의 부신피질자극호르몬방출호르몬 일부는 모체혈액으로 새어 들어가기 때문에 부신피질자극호르몬방출호르몬의 증가가 분만을 직접 유도하는 것 같다. 그 외에 국소적인 옥시토신 수준의 증가, 프로스타글란딘의 증가, 태반의 노화 등도 분만을 유도하는 것 같다.

지식 활용하기

오늘날 거의 20%의 산모가 유도분만을 통해 출산한다. 일반적으로 자궁경부를 이완시키기 위해 프로스타글란딘을, 자궁을 수축시키기 위해 옥시토신을 각각 투여한다. 유도분만은 언제 이로운가? 그리고 어떤 문제점이 있을 수 있는가?

유즙분비

분만시 에스트로겐과 프로게스테론 수준이 떨어지는 것은 자궁수축을 촉진할 뿐 아니라 유즙분비를 촉발하기 때문에 중요하다. 생후 첫 달 유아는 이가 없어 단단한 음식을 먹을 수 없다. 이런 이유로 산모가 생성하는 유즙은 초기에 소중한 영양원 역할을 한다. 생후 1~2일 동안 이 유즙은 많은 양의 단백질을 포함한 수용액(초유, *colostrum*)에 불과하다. 그러나 그 후 유즙은 지방, 유당(우유에 있는 당과 동일), 성장인자 및 호르몬(유아의 조직발달을 촉진), 세균 및 기타 병원체에 대항하는 면역성을 유아에게 제공하는 항체 등의 성분이 다양하게 들어 있는 액체가 된다. (유아는 면역계가 아직 완전히 발달하지 않았기 때문에 충분한 양의 항체를 만들 수 없다).

유선 안에 둥근 주머니 모양의 분비선이 포도송이처럼 달려 있는 **선포**(*alveoli*)에서 유즙이 생성되어 유관을 타고 유두 입구에 도달한다(**그림 22.27a**). 이 유즙을 먹으려고 유아가 유두를 빨기만 하면 (젖먹이 행동, *suckling*) 관을 통해 유즙이 흐르게 된다. 선포는 수축할 수 있는 능력을 가진 **근상피세포**(*myoepithelial cell*)에 의해 둘러싸여 있다(그림 22.27b). 젖먹이는 근상피세포의 수축을 자극하여 선포를 압박하고 관을 통해 유즙이 흐르도록 한다. 이 현상을 **유즙사출**(*milk ejection*)이라 한다.

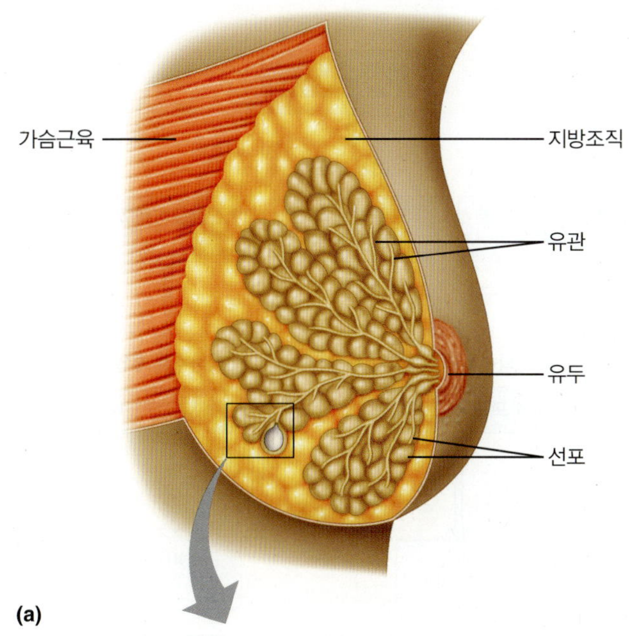

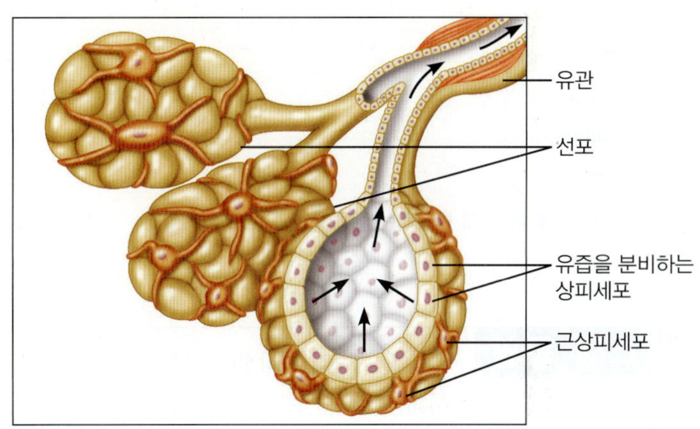

그림 22.27 유선. **(a)** 가슴의 절단면으로, 유선을 구성하는 선포와 유관이 나타나 있다. **(b)** 선포 안에 있는 유즙을 분비하는 상피세포와 근상피세포를 확대한 그림.

젖먹이가 유즙사출을 유도하는 과정이 **그림 22.28**에 나타나 있다. 젖먹이가 젖을 빨아 자극된 유두의 촉각수용기가 시상하부에 투사되면 뇌하수체 후엽에 연결된 신경분비세포를 흥분시켜 옥시토신이 분비된다. 옥시토신은 혈류를 타고 이동하여 근상피세포가 수축하도록 자극한다. 또한 젖먹이는 시상하부로부터 프로락틴 방출호르몬의 방출을 자극하고, 프로락틴 억제호르몬의 방출을 억제함으로써 실제로 유즙이 생성되도록 자극한다. 이 두 호르몬의 변화가 뇌하수체 전엽을 자극하여 프로락틴을 분비시키며, 그 결과 선포 안의 세포들이 유즙을 생성하도록 한다.

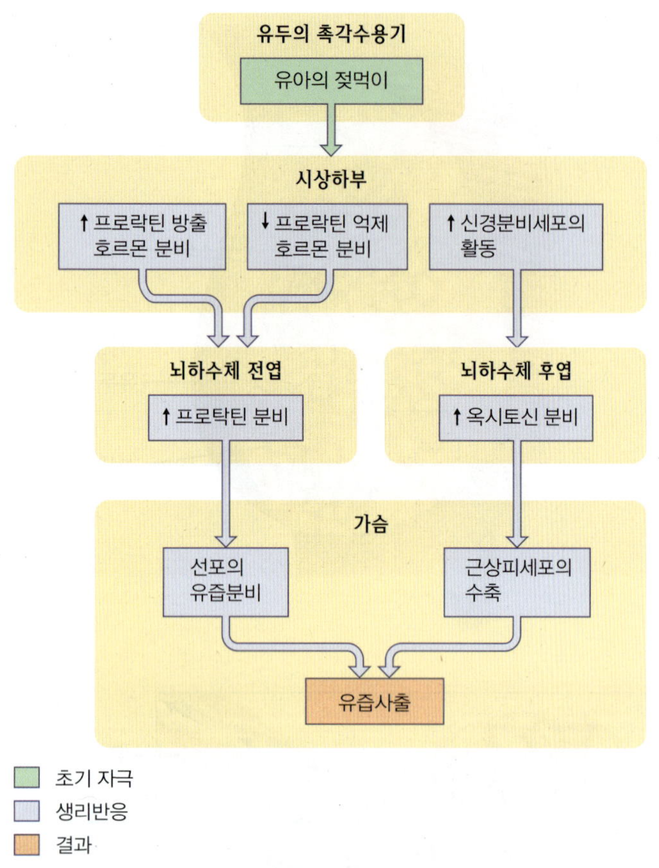

그림 22.28 **젖을 빠는 데 반응하는 유즙사출의 호르몬 조절.**

사춘기 동안 에스트로겐과 프로게스테론이 높은 수준으로 유지되어 가슴의 성장과 유즙생성기구의 발달을 자극한다. 에스트로겐은 유관조직의 발달뿐 아니라 가슴에 지방조직의 축적을 촉진하여 눈에 띄게 가슴이 커진다. 반면 프로게스테론은 선포의 발달을 촉진한다. 임신 중에는 에스트로겐, 프로게스테론, 프로락틴, 태반 락토겐 등의 혈장내 수준이 상승하여 혼합작용을 한 결과 가슴이 커지고 유즙생성기구가 완전히 발달한다. (이 시기에 에스트로겐이 프로락틴의 방출을 자극한다는 것을 기억하자.) 그러나 높은 수준의 에스트로겐과 프로게스테론이 선포세포의 분비활동을 억제하기 때문에 실제로 유즙은 생성되지 않는다. 분만 후 에스트로겐과 프로게스테론이 감소하여 유즙을 생성하는 프로락틴의 자극효과를 방해하지 못하면 유즙분비가 진행된다.

퀵 테스트 22.6

1. 다음의 설명은 어떤 호르몬과 관련이 있는가? 옥시토신, 프롤락틴, 에스트로겐, 프로게스테론: (a) 임신 중 자궁수축을 억제함. (b) 에스트로겐에 의해 분비가 자극됨. (c) 사춘기 동안 유관의 발달과 가슴조직에 지방의 축적을 촉진시킴. (d) 사춘기 동안 선포의 발달을 촉진시킴. (e) 자궁의 신장수용기에 반응하여 분비됨. (f) 유두의 촉각자극에 반응하여 분비됨. (g) 젖먹이에 반응하여 유즙생성을 자극함. (h) 젖먹이에 반응하여 유즙사출을 자극함.

시스템 통합

생식계가 직접 항상성에 기여하지는 않지만, 항상성을 바꿀 수 있고 특히 임신 중 적절하게 기능을 하기 위해서는 다른 기관계에 의존한다. 생식계는 다른 모든 기관계와 마찬가지로 호흡계와 소화계, 심혈관계 등에 의해 공급되는 에너지와 산소의 지속적인 제공에 의존한다. 임신과 수유 중에는 이러한 요구가 상당히 증가된다. 그러나 남성과 임신하지 않은 여성에게도, 생식계는 모든 기관계, 특히 생식 대부분의 방면을 조절하는 내분비계에 의존한다. 예를 들어 심혈관계는 생식기관과 발생 중인 생식세포에 영양분을 공급할 뿐만 아니라, 성적 흥분시 음핵이나 음경을 충혈시킬 혈액을 공급한다. 신경계는 생식 기능의 단기조절을 제공하는데, 예를 들면 자율신경계는 성적 반응을 조절한다. 민무늬근육은 생식기관 내에서 발견되고, 골격근은 성적 흥분시, 특히 오르가슴 중 수축한다. 남성의 경우 비뇨기계와 생식계는 외부 환경으로 통하는 공통 경로인 요도를 공유한다.

성적 활동은 신경과 내분비 경로를 통해 많은 기관계에 영향을 끼친다. 예를 들어 교감신경 활성은 성 반응시 증가하여, 심장박동수 증가와 혈당량 증가 등의 넓은 일련의 신체변화를 일으킨다. 안드로겐은 골격근의 성장을 촉진하고, 안드로겐과 에스트로겐은 모두 제2차 성징의 성장과 발달을 촉진한다. 임신 중에는 더 많은 영양분이 소모되어야 하고, 수분 보존은 발달 중인 태아를 지지하기 위해 일어난다. 종종 임신 중 혈압과 혈당량이 증가하여 임신성 당뇨가 발병할 수 있다.

CHAPTER REVIEW

요약

22.1 생식생리의 개요

- 인간의 생식은 생식세포형성과정, 수정, 임신, 분만 등으로 되어 있다.
- 생식능력은 생식기관이 성장하고, 생식세포가 생성되며, 제2차 성징이 나타나는 사춘기에 얻어진다.

- 남성은 성인이 된 후 계속해서 생식이 가능하지만, 여성은 주기에 따라 생식능력을 갖추며 폐경기 이후에는 그 능력을 잃는다.
- 남성과 여성생식계는 생식선(남성은 고환, 여성은 난소)과 부속기관으로 이루어져 있다.
- 생식선은 생식세포를 생성하고 성호르몬(남성은 안드로겐, 여성은 에스트로겐 및 프로게스테론)을 분비한다.
- 부속 생식기관에는 생식관의 장기 및 여러 분비선 등이 포함된다.

22.2 남성생식계

- 남성생식계는 정소, 외부생식기(음경, 음낭), 생식관(부정소, 정관, 사정관, 요도), 부속선(정낭, 요도구선, 전립선) 등으로 되어 있다.
- 정자는 세르톨리세포가 정렬되어 있는 정소의 세정관에서 생성된다.
- 성적 흥분 동안, 정자와 분비액(정액)이 요도를 통해 음경으로 강하게 배출되는 것을 사정이라 한다.
- 남성의 생식기능은 생식선자극호르몬, 특히 안드로겐과 생식선자극호르몬방출호르몬에 의해 조절된다.
- 생식선자극호르몬방출호르몬은 생식선자극호르몬의 분비를 자극하고, 안드로겐 분비를 촉진한다.
- 여포자극호르몬과 황체형성호르몬은 생식선자극호르몬으로 뇌하수체 전엽에서 분비되는 단백질이다.
- 정자생성과 세르톨리세포의 기능은 여포자극호르몬에 의해 촉진된다.
- 레디히세포가 분비하는 안드로겐은 황체형성호르몬에 의해 증가한다.
- 남성의 경우 생식이 가능한 시기 동안 안드로겐의 농도가 생식선자극호르몬과 생식선자극호르몬방출호르몬의 음성피드백 작용에 의해 상당히 일정하게 유지된다.

22.3 여성생식계

- 여성생식계는 난소, 생식관(자궁, 자궁관, 질과 외부생식기(치구, 대음순, 소음순, 질어귀, 음핵, 질어귀선) 등으로 되어 있다.
- 여성생식계는 주기적인 변화, 제한된 수정시기, 한정된 배우자세포 생성 등 세 가지 특징을 나타낸다.
- 월경주기는 자궁내막에서 조직과 혈액이 쓸려 나오는 월경에 의해 시작된다.
- 약 28일의 월경주기는 뇌하수체와 난소호르몬 분비의 주기적 변화에 의해 나타난다.
- 난자는 태어날 때 그 수가 결정되어 있는 생식세포로부터 발달하며, 수정이 될 때까지 충분히 성숙되지 않는다.
- 각각의 난소에는 난자를 하나씩 가지고 있는 여포가 여러 개 있다.
- 여포는 난자에 영양을 공급하고, 성장을 조절하며, 에스트로겐을 분비하는 과립막세포를 가지고 있다.
- 성장후기에 과립막세포는 증식하여 가장 바깥층이 여포막세포가 된다.
- 난소주기는 여포기와 황체기로 나뉜다.
- 여포기는 하나의 우세여포가 선택되어 그라프여포로 발전하는 시기로, 난자가 방출되면서(배란) 끝나며 방출된 난자는 자궁관으로 들어간다.
- 황체기는 배란과 함께 시작하며 난모세포가 수정하여 임신이 되거나 황체가 퇴화하여 월경이 일어나면서 끝난다.
- 난소주기와 동시에 일어나는 자궁주기는 월경기, 증식기, 분비기로 구성된다.
- 여포기에는 여포자극호르몬이 과립막세포의 성장을 촉진하고, 에스트로겐을 분비시킨다. 황체형성호르몬은 여포막세포를 자극하여 안드로겐을 분비시키며 과립막세포는 이 안드로겐을 에스트로겐으로 변환한다.
- 에스트로겐은 난자형성과정(여포자극호르몬과 함께)과 증식기의 자궁변화를 촉진한다.
- 여포기의 후기에는 에스트로겐 농도가 높아져 황체형성호르몬 급상승을 유발하여 배란과 황체형성이 이루어진다.
- 황체기에는 황체가 에스트로겐과 프로게스테론을 분비하여 여포자극호르몬과 황체형성호르몬의 분비를 억제하고 자궁을 분비기로 변화시킨다.
- 수정이 되지 않으면 황체가 퇴화하여 에스트로겐과 프로게스테론의 분비가 감소함으로써 월경이 유발된다.

22.4 수정, 착상, 임신

- 수정(정상적으로는 자궁관에서 이루어짐)이 되면 접합자는 결국 자궁내막에 착상하는 포배가 된다.
- 착상하는 시점에 태아와 자궁내막조직은 모체와 자라나는 태아가 물질을 교환할 수 있는 태반을 형성한다.
- 임신 중 에스트로겐 및 프로게스테론(처음에는 황체, 그 이후에는 태반에서 분비)은 유선을 성장, 발달시키고, 뇌하수체 전엽에서 프로락틴을 분비시키며(가슴의 성장과 수유촉진) 자궁을 분비기의 상태로 유지시키는 등의 여러 효과를 촉진한다.

22.5 분만과 유즙분비

- 수정 후 40주가 되면 강력한 자궁수축파, 자궁경부의 확장, 자궁으로부터 태아 배출, 태반분리 등의 순으로 분만이 진행된다.
- 분만 후에는 유선에서 분비되는 유즙으로 유아에게 영양분이 공급된다.
- 유아에게 젖을 먹이면 유즙 생성을 촉진하는 프로락틴과 유즙 사출을 촉진하는 옥시토신이 분비된다.

23 면역계

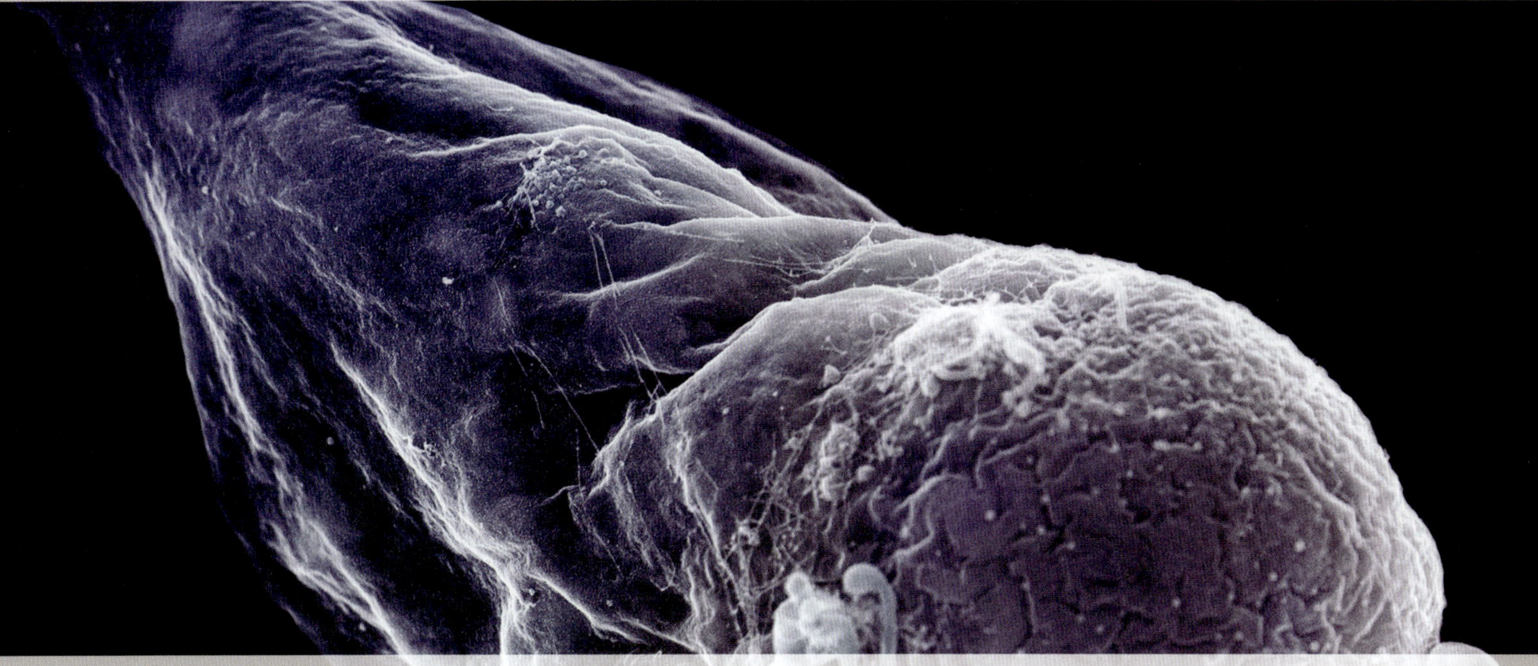

색을 처리한 호중구의 주사전자현미경(SEM) 사진

밍(Ming)은 법학과 1학년생으로 스피드 스케이트 챔피언이다. 항상 건강했던 밍은 목도 아프고 열이 나면서 너무 피곤해서 책이나 심지어 자기 스케이트조차도 쳐다볼 수 없을 정도가 되자 당황스럽고 낙담이 되었다. 대학 보건소의 의사는 그녀가 일반적으로 "모노(mono)"라고 하는 **단핵구**증(*mononucleosis*)인 바이러스성 질환에 걸렸다고 하였다. 밍은 모노에 대한 특별한 치료방법이 없지만, 시간이 지나면 그녀의 **면역계**(*immune system*) 덕분에 좋아질 것이라는 것을 알게 되었다. 면역계는 기관, 조직, 순환 세포, 그리고 감염에 저항하고 싸우는 분비 물질들로 구성되어 있다. 밍은 면역계의 역할로 베인 상처가 감염되더라도 낫게 되고, 독감에 걸려도 회복되어, 좋아지고, **디프테리아** 예방주사를 맞으면 일생 동안 동일한 감염질환에 걸리지 않게 된다는 것을 알게 되었다.

개요

학습목표 이 장을 학습한 후 다음을 할 수 있어야 한다.

- 림프기관을 숙지하고 그 기능을 간략하게 설명할 수 있어야 한다.
- 몸에 침입하여 병을 일으키는 다양한 병원체들을 숙지할 수 있어야 한다.
- 염증과정에서 일어나는 사건들을 설명할 수 있어야 한다. 어떻게 피부와 점막, 염증, 인터페론, 자연살생세포 및 보체계가 비특이적 방어에 기여하는지를 설명할 수 있어야 한다.
- 선천면역과 적응면역에서 보체계와 그것의 역할을 설명할 수 있어야 한다.
- 체액성 면역, 즉 어떻게 B세포가 항체생산을 통하여 면역반응에 기여하는지를 설명할 수 있어야 한다.
- 세포매개면역, 즉 어떻게 도움 T세포와 세포독성 T세포가 면역반응에 기여하는지를 설명할 수 있어야 한다.
- 어떻게 예방접종이 감염성 질환으로부터 보호받도록 하는지를 설명할 수 있어야 한다.
- 수혈과 기관이식에 대해 주요한 면역학적 문제에 대해 토의할 수 있어야 한다.
- 어떻게 면역기능장애가 알레르기, 자가면역반응, 또는 면역결핍을 일으킬 수 있는지를 설명할 수 있어야 한다.

시작하기 전

다음 주제를 숙지하고 있어야 한다.

- 식작용(phagocytosis)
- 주변분비물질(paracrines)
- 히스타민(histamine)
- 혈액의 조성
- 혈관 확장(vasodilation)
- 조혈작용(hematopoiesis)
- 백혈구
- 림프계

앞에서 우리는 생리적인 시스템이 건강을 유지하기 위하여 어떻게 기능을 나타내는가에 대하여 많은 것을 배웠다. 이 장에서는 우리 몸이 물, 음식, 공기 등을 통하여 질병을 일으키는 생명체와 비생명체 물질들과 접촉하면서 어떻게 신체를 보호하는가에 대해 배우게 된다. **면역(immunity)**은 질병으로부터 사람을 보호하는 면역계의 능력을 말하는데, 면역계는 세균, 세균성 독소, 기생충 및 곰팡이를 비롯한 잠재적인 **병원성(pathogenic**; 병을 일으키는) 물질들을 인식하고 제거함으로써 그 기능을 수행한다. 외부인자에 저항하는 것 외에도, 면역계는 노화된 세포와 병변조직에 있는 세포 조각을 포함하여 우리 몸에 필요 없는 물질들을 제거하며, 상처치유에 관여하고, 때로는 암으로 발달할 수 있는 돌연변이 세포를 찾아 제거한다. 우리 신체에 대해 외래성인 물질을 찾아내고 인식함으로써, 면역계는 자기(자신의 세포와 조직)와 동일하지 않은 조직과 세포를 또한 거부하는데, 그러한 거부반응은 조직이식의 큰 걸림돌이 되기도 한다.

우리 몸에 그와 같은 외래물질이나 비정상적인 물질이 있으면, 면역계는 궁극적으로 이 물질들을 파괴하고 제거하는 복잡한 일련의 생리적인 반응을 시작하는데, 이것이 **면역반응(immune response)**이다. 면역반응은 병원체의 유형과 무관하게 반응하는 첫 번째 방어반응인 **비특이적 면역**[**nonspecific immunity**, 또는 **선천면역(innate immunity)**]과 시간이 걸리지만 특정 병원체에 대해 보다 강한 방어작용을 나타내는 **특이적 면역**[**specific immunity**, 또는 **적응면역(adaptive immunity)**] 등 두 가지 양상으로 나뉠 수 있다.

때때로 면역반응이 부적절하여 질병을 초래하기도 한다. 예를 들면, 알레르기가 있는 사람은 보통 사람들에게는 문제가 없는 먼지, 꽃가루, 또는 땅콩 같은 외래물질에 과도한 면역반응을 겪는다. 또한 일부 사람들은 자기의 면역계가 자기의 조직이나 세포를 공격하는 자가면역질환(*autoimmune disease*)을 앓기도 한다. 류마티스성 관절염, 당뇨병 및 다발성 경화증은 자가면역반응에 의해 일어날 수 있는 많은 질환 중에 몇 가지일 뿐이다.

23.1 면역계의 구조

면역계는 세 가지 구성요소로 이루어져 있다. (1) 상피(피부와 호흡계, 신장과 위장관계 내면의 점막)와 위의 산성 환경 등과 같은 화학물질을 포함하는 외부와 내부 환경 사이의 물리적 장벽, (2) 광범위한 면역반응을 일으키는 백혈구(leukocyte, white blood cell), (3) 골수, 흉선, 비장, 림프절 및 편도선 같은 **림프조직(lymphoid tissue)**이 있는데, 여기서 백혈구가 발달되며, 머물러 있다가, 외래물질과 만나게 된다. 이들 각 구성요소에 대해 보다 자세히 알아보자.

물리적 장벽

내부환경과 외부환경을 구분하는 피부와 점막은 대부분 미생물이 우리 몸으로 들어오는 것을 막아 줌으로서, 외래물질에 대한 비특이적 보호작용을 하게 된다. 피부는 바깥쪽의 표피(*epidermis*)와 안쪽의 진피(*dermis*)로 이루어져 있다(**그림 23.1**). 표피는 단단하게 채워진 상피세포들로 구성되어 있으며 혈관이 없다. 표피의 가장 바깥층은 죽은 세포와 케라틴(keratin)으로 이루어져 있는데, 케라틴은 피부를 통하여 물이 체내로 들어오는 것을 막아주는 단백질이다. 이 바깥층은 끊임없이 떨어져 나와, 표피는 15~30일마다 대체된다. 진피 안에는 피지샘(sebaceous gland)이 있어 모낭으로 산성 지질물질인 피지(sebum)를 분비하는데 피지는 세균의 성장을 억제한다. 그러나 어떤 세균은 피지에서 잘 자라서 일부분이기는 하지만 여드름의 원인이 되기도 한다.

점막은 피부에 연속적인 장벽을 형성한다. 점막은 끈적끈적한 점액을 생산하는데, 이 점액은 노출된 상피의 표면을 덮어 외래물질과

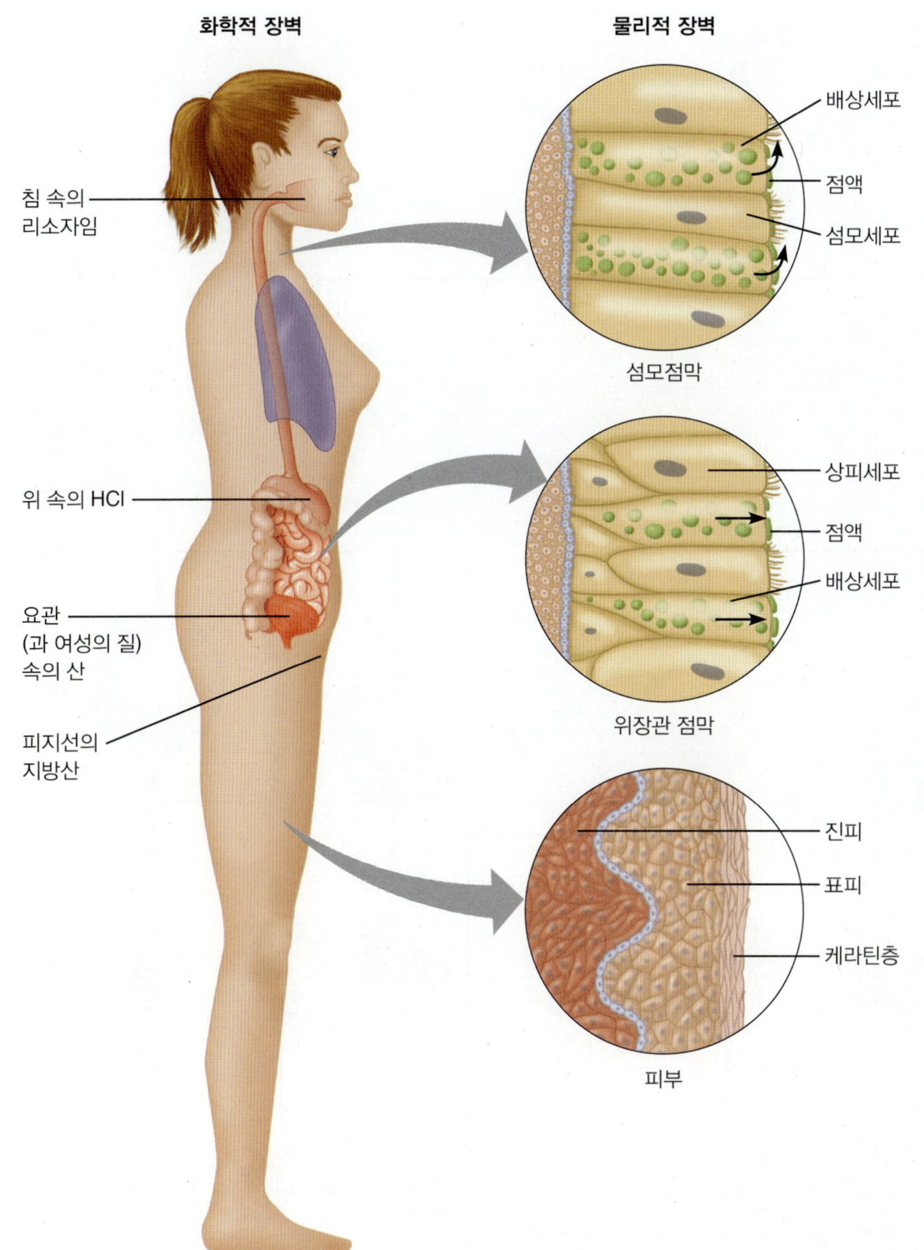

그림 23.1 **병원체에 대한 화학적, 물리적 장벽.**

병원체를 잡을 수 있다. 예를 들어, 상기도로 들어온 미생물은 종종 점액에 잡혀서 기침을 통해 입으로 나가든지 삼켜지는데, 이 작용은 기관 내막을 구성하는 섬모상피세포에 의해 증진된다. 위에서, 점막은 위장관의 내강으로 들어온 대부분의 미생물을 죽이는 산을 생산한다.

이러한 물리적 장벽은 병원체에 대한 비특이적 방어의 시작을 담당하는 것이다. 우리는 다른 두 개의 면역계의 구성성분이 어떻게 비특이적 및 특이적 방어에 기여하는지에 대해 간단히 배우게 될 것이다.

백혈구

우리 신체는 주요한 5종류의 백혈구를 생산한다(15장 참조). 이것들은 골수에 있는 동일한 조혈 줄기세포로부터 기원한다(**그림 23.2**). 호중구(neutrophil), 호산구(eiosinophil), 그리고 호염구(basophil)는 과립백혈구(granulocyte)로서, 분비물질이 들어 있는 세포질 과립을 가지고 있다. 이 물질들의 방출을 탈과립(*degranulation*)이라고 한다. 단핵구(monocyte)와 림프구(lymphocyte)는 무과립백혈구(agranulocyte)이다. 백혈구 외에 대식세포, 비만세포, 그리고 수지상세포 등 다른 유형의 조직세포들이 조혈 줄기세포에서 유래된다. 그러나 백혈구와는 달리 이러한 세포들은 조직에서 성숙된다.

식세포

호중구, 호산구, 단핵구, 대식세포 및 수지상세포는 모두 식세포(phagocyte)이다. 이 세포들은 외래물질과 미생물을 삼킬 수 있어, 혈액이나 조직에서 그 물질들을 제거한다. 호중구는 백혈구 중에서 가장 많으며 세균감염과 싸우는 데 있어 특히 중요하다. 혈액내 호중구 수의 증가는 임상에서 감염의 지표로서 이용된다. 호중구는 식작용 외에도 염증에 관련된 여러 가지 시토카인(cytokine)을 분비한다. 호산구도 식세포이지만, 면역계에서 이 세포의 기본 역할은 독성물질을 분비함으로써 기생충을 방어하는 것이다. (순환하는 백혈구의 수에 대한 운동의 영향을 알고 싶다면, **Understanding Exercise: 백혈구 동원**을 보라.)

단핵구는 혈액 안에 있는 식세포이지만, 조직에서 대식세포로 분화하여 조직의 외래물질을 포식한다. 대식세포는 크기가 단핵구의 5~10배이며, 보다 큰 활동성을 갖는다(식작용 및 분비 활성 모두 증대되었다). 대식세포는 우리 몸의 거의 모든 조직에서 발견되는데, 어떤 것은 특정 조직에만 존재하고(고정 대식세포), 어떤 것은 다른 조직으로 이동할 수 있다(자유 대식세포). 고정 대식세포로는 소교세포(microglia; 9장), 폐포 대식세포(16장), 간의 쿠퍼세포(*Kupffer cell*), 결합조직의 조직구(*histiocyte*) 등이 있다.

림프구

림프구는 면역계에 다양성, 특이성, 기억, 그리고 자기와 비자기를 구분하는 능력을 제공한다는 점에서 독특하다. 림프구에는 크게 **B림프구(B세포)**, **T림프구(T세포)**, **무표지세포(null cell)** 등 3가지 종류가 있다. 무표지세포는 B세포와 T세포의 특징을 나타내는 막성분을 가지고 있지 않기 때문에 그렇게 부른다. 대부분 무표지세포는 크고 과립을 가지고 있는 림프구로서 **자연살생세포(natural killer cell, NK cell)**로 알려져 있다.

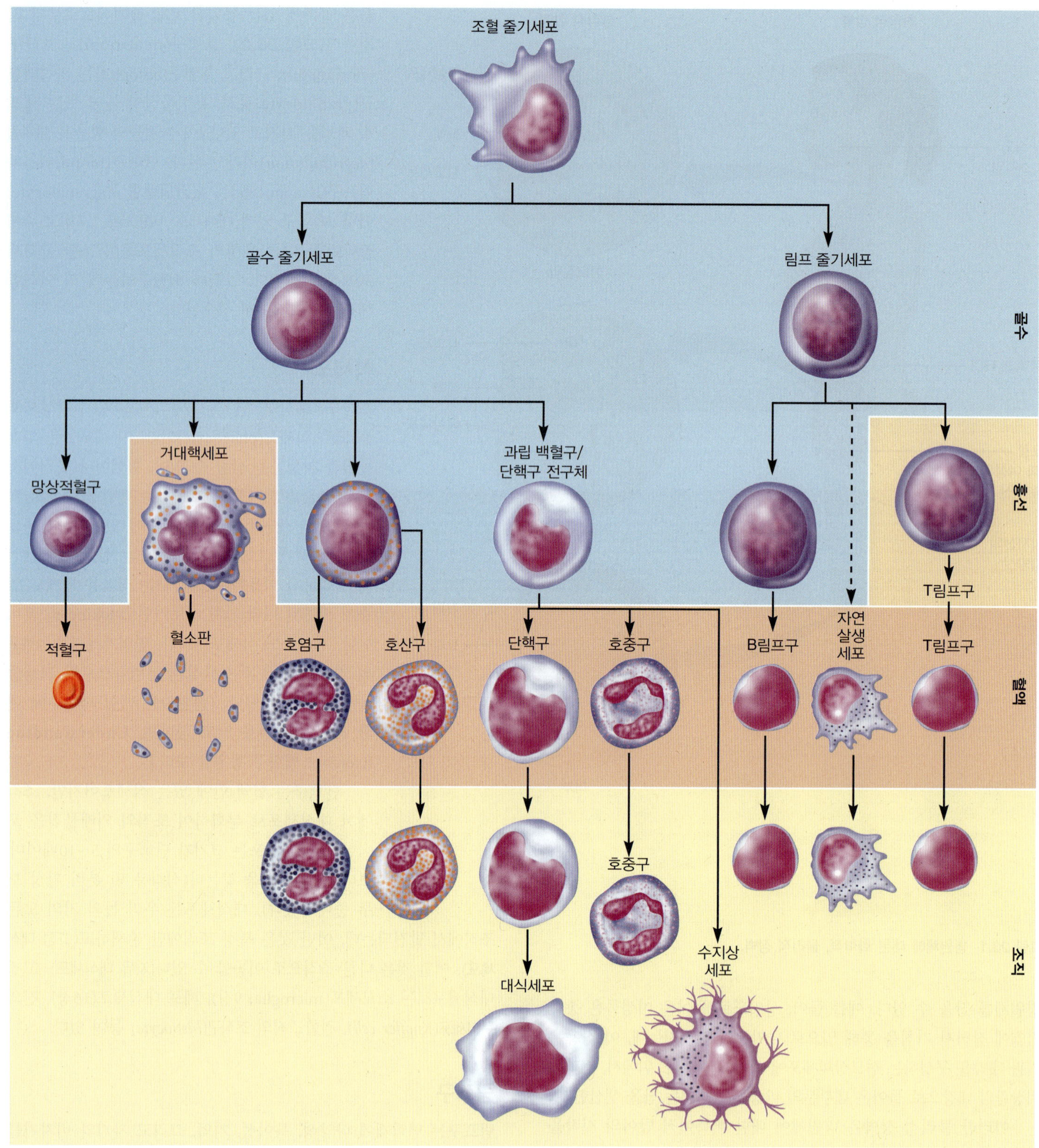

그림 23.2 면역세포의 생성.

B세포는 **항원(antigen)**으로 알려진 외래성 또는 비정상적인 물질과 접촉하게 되면, **형질세포(plasma cell)**로 발달하는데, 이 형질세포는 항체를 분비한다. **항체(antibody)**는 **면역글로불린(immunoglobulin)**으로도 알려져 있는데, 혈장과 간질액에 있으면서 특정한 항원을 표적으로 삼아 파괴하는 단백질이다. 예를 들면 B세포가 황색포도구균(*Staphylococcus aureus*)이라는 세균과 접촉하면, 이 세균

UNDERSTANDING EXERCISE

백혈구 동원 (Leukocyte Mobilization)

운동은 다양한 방법으로 우리 몸을 건강하게 한다. 그러면 운동이 면역계에는 어떠한 영향을 미칠까? 거의 모든 운동은 (그냥 계단을 뛰어 올라가는 것조차도) 혈액내 백혈구의 수를 일시적으로 증가시키는데, 그것은 운동이 중성구의 동원을 초래하기 때문이다. 혈관에 있는 중성구의 약 반 정도는 자유롭게 순환하지 않고 직경이 큰 정맥의 내벽에, 특히 호흡계에 있는 정맥에 느슨하게 (정전기현상에 의해) 달라붙어 있다. 운동을 하면 심장박출량이 증가하면서 함께 증가하는 혈액 흐름에 의한 깎아내는 힘(shearing stress)이 이 세포들을 벽에서 떼어내서 자유롭게 만든다. 에피네프린도 이 "방출"을 촉발한다. 그 결과, 중간 강도의 운동을 하면 혈액내 중성구의 수가 두 배 이상이 될 수도 있다.

운동하는 동안 분비되는 스트레스호르몬에 의해 또는 운동하는 동안 손상되는 세포외기질(extracellular matrix)이나 세포 조각에 의해 백혈구의 다른 집단이 활성화되기도 한다. 한 번 활성화되면, 이 세포들은 혈관내피세포에 달라붙을 수 있는 부착물질을 생산하고, 이 물질들의 도움으로 백혈구들은 혈관 밖으로 나와 세포 사이의 공간으로 들어간다. 이 때문에 백혈구의 일부 종류는 혈액내 수가 일시적으로 50% 이하로 떨어지기도 하지만, 또 다른 종류는 골격근 펌프의 작동에 의해 흉선으로 들어오는 림프액이 증가하면서 그 수가 증가하기도 한다.

혈액내 백혈구 수의 이러한 일시적인 변화와 뛰어난 운동선수들 중 만성질병이 있다는 증례보고들은 감염에 대한 전반적인 저항이 감소하는 것으로 해석될 수도 있다. 실제로는 이 관점을 지지하는 과학적 증거는 거의 없다. 혈액내 순환하는 백혈구 수의 변화는 작고 일시적이다. 감염이 일어났을 때 대부분의 싸움은 보통 혈액이 아니라 세포 사이의 공간, 특히 외부환경에 대한 장벽(피부, 기도) 가까이에서 벌어진다. 특정 시점에서, 전체 백혈구 중 아주 작은 분획만이 혈액 안에 존재한다. 혈액내 세포의 수가 두 배가 되더라도, 그것은 전체 백혈구 세포의 1%가 움직인 것에 지나지 않는다. 실제 감염률을 조사한 연구에 따르면 운동을 열심히 하는 사람과 운동을 하지 않는 사람간의 감염병에 걸리는 확률은 차이가 없었다고 한다.

백혈구 중 쉬고 있는 것과 활동하고 있는 것의 수는 고도로 훈련된 사람에서나 그렇지 않은 사람에서나 차이가 없다. 그러나 활동적인 사람의 백혈구에서 분비하는 시토카인의 범위는 비활동적인 사람의 그것과 어느 정도 차이가 있는 것 같다. 이러한 시토카인 중 일부는 죽상경화증을 유발하는 병리학적 기전과 그 외 염증성 질환과 관련 있다는 것을 고려한다면, 장기간의 집중 훈련에 의한 이 시토카인들의 작은 농도 변화는 잘 확립된 운동으로 인한 심혈관 건강의 개선에 기계론적으로 기여할 수 있을지도 모른다.

에만 결합하는 항체를 분비하는 형질세포로 분화한다. 이러한 항체는 스스로가 세균을 손상시키지 않지만 그 대신 나중에 설명될 여러 기전에 의해 파괴되도록 표시를 한다.

이와는 대조적으로, T세포는 직접 외래성 또는 비정상 세포에 손상을 준다. 감염된 세포, 돌연변이 세포 및 이식된 세포와 접촉하고, 수일이 지나면 활성 **세포독성 T세포(active cytotoxic T cell)**로 발달하여 감염된 세포 또는 비정상 세포를 파괴한다. T세포는 표적세포의 막에 구멍을 만드는 물질을 분비하여 그 세포를 죽인다. 일단 막에 구멍이 뚫리면, 표적세포는 죽어서 용해되는데, 액체로 채워져서 터져버리는 것이다. 신체의 면역반응에서 B세포와 T세포의 역할은 이 장의 후반부에 보다 자세하게 설명할 것이다.

NK세포는 순환하는 림프구 중 적은 비율이지만, 바이러스 감염에 대항하여 싸우는 데 중요하다. 세균과 달리 바이러스는 증식하기 위하여 세포 안으로 들어가야만 하는데, NK세포는 바이러스에 감염된 세포를 죽임으로써 새로운 바이러스 증식을 억제하는 것이다. NK세포는 세포독성 T세포와 유사한 기전으로 대상 세포들을 죽이지만, 표적세포를 인식하는 방식과 즉각적인 대응력을 보이는 점에서 차이가 난다. 이 즉각적 대응력으로 인하여 NK세포는 B세포나 T세포보다 앞서서 반응할 수 있고, 따라서 초기 면역반응의 핵심적인 부분으로 작용한다. 또한 NK세포는 암으로 발달할 수 있는 돌연변이 세포도 인식하여 죽인다.

조혈작용 기원의 조직세포들: 비만세포와 수지상세포

혈구세포들과 마찬가지로, 비만세포와 수지상세포의 전구세포도 골수에 있는 조혈 줄기세포로부터 만들어진다(그림 23.2). 이 세포들은 잠깐 동안 순환계를 돌아다니다가 조직으로 들어가 성숙한다. **비만세포(mast cell)**는 피부나 점막상피조직에서 발견되며, 거기서 히스타민과 다른 물질들을 분비한다. **수지상세포(dendritic cell)**는 신경세포의 수상돌기(dendrite) 같은 긴 돌기를 가지고 있어서 명명되었으며, 식작용 또는 병원체를 세포내 섭취할 수 있고, 특정 종류의 T세포를 활성화시키는 능력이 있다는 점에서 대식세포와 비슷하다. 수지상세포는 랑게르한스세포, 간질 수지상세포, 골수세포(myeloid cell), 림프 수지상세포 등 4종류가 밝혀졌다.

림프조직

우리는 14장에서 어떻게 순환계로부터 나온 과잉의 여과액이 림프모세혈관으로 들어가서 우심방에 있는 혈액으로 돌아가는지를 배운 바 있다. 또한 림프계는 병원체에 대항하여 신체를 방어하는 데 중요한 역할을 한다. 림프계는 두 종류의 림프조직으로 되어 있다.

중추 림프조직(central lymphoid tissue)은 1차 림프조직이라고도 하며 림프구가 생산되고 성숙되는 부위이다. 반면에 **말초 림프조직(peripheral lymphoid tissue)**은 2차 림프조직이라고도 하며 일반적으로 병원체나 기타 외래물질을 만나서 면역반응의 일부로서 활성화되는 부위이다(**그림 23.3**).

중추 림프조직

중추 림프조직에는 골수, 흉선, 그리고 태아의 간 등이 있다. 골수는 모든 백혈구가 (적혈구를 포함하여) 조혈 줄기세포로부터 발생하는 곳이다. B림프구와 대부분의 다른 백혈구가 골수에서 완전히 성숙하게 되는 반면에 T림프구는 반드시 흉선(심장 위의 흉강에 있다)으로 이동해서 발달한 후 성숙하게 된다. B세포와 T세포는 성숙한 다음, 중추 림프조직으로부터 외래물질과 접촉이 잘 일어날 수 있는 말초 림프조직으로 이동한다.

말초 림프조직

말초 림프조직은 기본적으로 B세포, T세포 및 대식세포의 집합소이다. 말초 림프조직에는 지라(비장), 림프절, 편도선, 인두 편도, 충수돌기, 위장관의 림프 소결절, 그리고 페이어반(*Peyers patch*)이라고 하는 위장관의 내면에 있는 부위 등이 포함된다.

각 말초 림프조직은 미생물과 외래물질을 잡아가둘 수 있는 치밀한 세포 그물을 가지고 있으며, 침입자가 체내로 들어오면 바로잡을 수 있는 장소에 자리잡고 있다. 지라는 혈액으로부터 오래된 적혈구를 수합하는 기능을 하면서, 동시에 혈액 매개 미생물이나 외래물질을 여과해 내기도 한다. 일단 지라에서 잡히면, 이 물질들은 대식세포와 림프구의 작용에 의해 결국 제거된다. 유사하게도, 림프로 가지고 들어온 미생물과 입자들은 신체 전반에 걸쳐 분포되어 있는 림프절에 의해 붙잡힌다. 지라와 림프절의 대식세포와 림프구의 그물이 각각 혈액과 림프를 여과하는 반면, 편도선과 아데노이드(adenoid) 그물은 흡입되는 입자들과 미생물을 붙잡는다. 그리고 충수돌기, 림프소절, 페이어반의 그물은 섭취된 음식이나 물을 통해 우리 몸으로 들어오는 물질들을 붙잡는다.

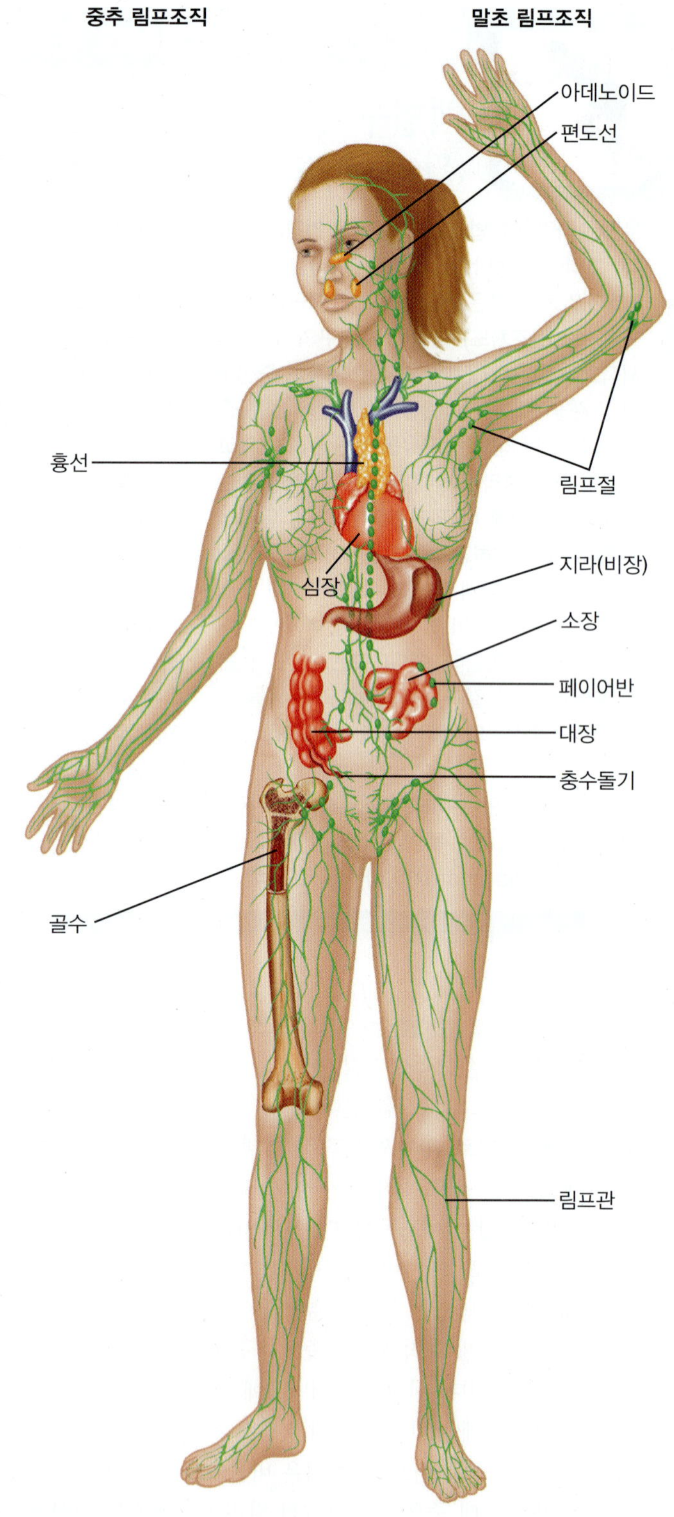

그림 23.3 림프조직. 림프구는 중추 림프조직에서 성숙하여 말초 림프조직에서 외래항원과 상호작용한다. 이러한 림프조직들은 림프구가 순환하는 혈관(이 그림에는 표시되지 않음)과 림프관에 의해 서로 연결되어 있다.

Q 수두에 감염되고 며칠 후 환자는 혈중에 바이러스가 높아지는 바이러스 혈증(viremia)을 경험한다. 이 바이러스들이 림프구를 만날 가능성이 가장 높은 조직은 어떤 것인가?

퀵 테스트 23.1

1. 식세포는 어떤 종류의 백혈구인가? 식세포는 조혈 기원 중에서 어떤 종류의 조직세포인가?
2. 두 가지의 중추 림프조직의 이름은 무엇인가? 이 두 조직이 **중추** 림프조직으로 알려진 이유는 무엇인가?
3. 6종류의 말초 림프조직을 나열하라. 이 조직들이 면역에서 수행하는 일반적인 역할은 무엇인가?

23.2 면역반응을 활성화시키는 병원체들

사람에게 우두라고도 하는 *cowpox*를 투여함으로서 smallpox 감염에 대해 보호할 수 있다는 것을 에드워드 제너가 발견하면서 면역학

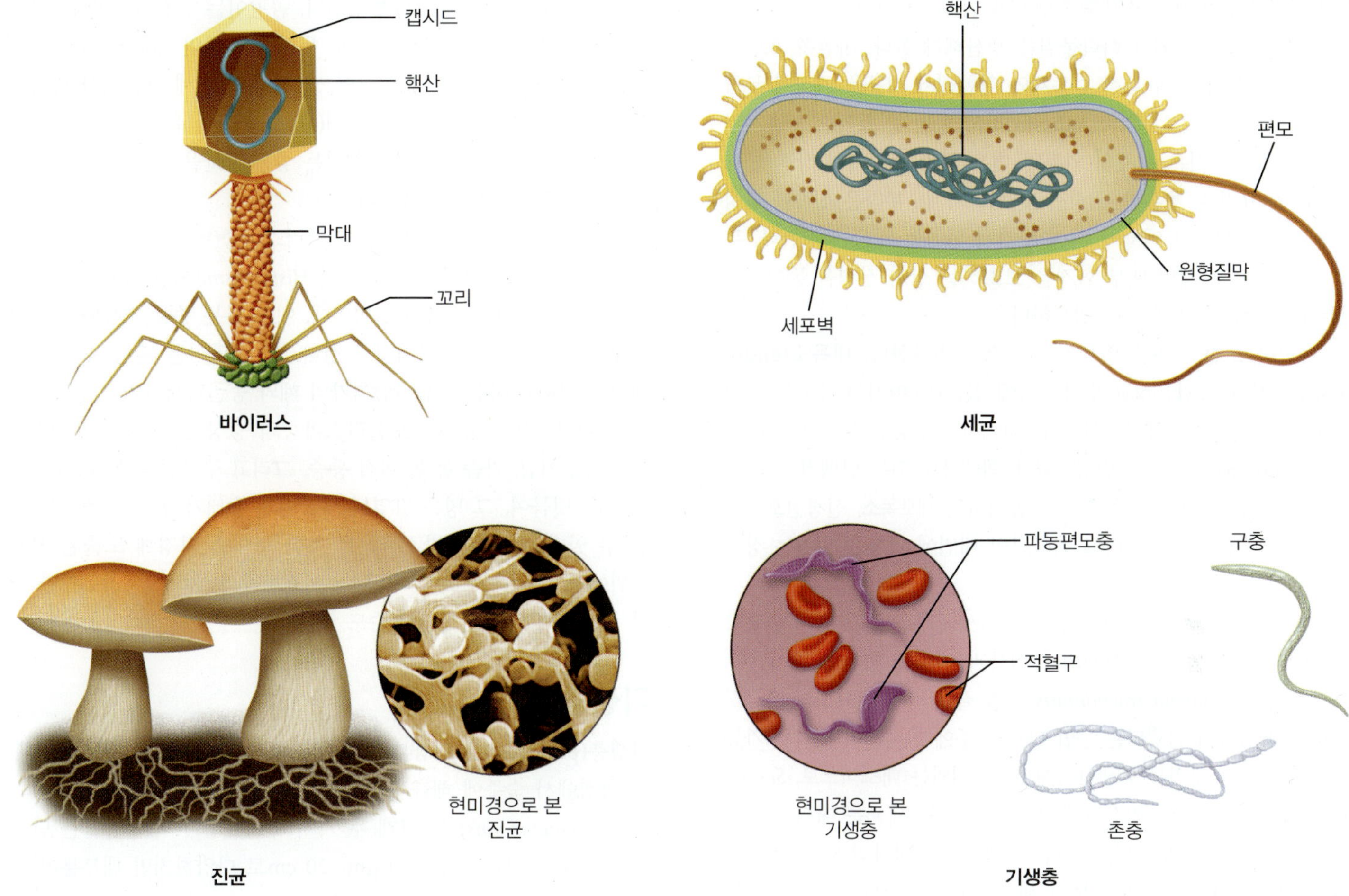

그림 23.4 병원체의 분류: 바이러스, 세균, 진균, 기생충.

분야는 1796년에 시작되었다. 그러나 무엇이 smallpox 감염을 일으키는지는 알려지지 않았었다. 1882년 로버트 코흐는 결핵을 일으키는 세균인 *Mycobacterium tuberculosis*를 발견하였다. 그 이후로 4종류의 다른 **병원체(pathogen**; 특정 질병을 일으키는 미생물들)가 확인되었는데, 그것들은 바이러스, 세균, 진균, 기생충이다(**그림 23.4**). 질병을 일으키는 특정 병원체의 능력을 **독성(virulence)**이라고 한다. 여기서는 다양한 병원체들과 그 감염 기전에 대해 간단하게 기술한다.

바이러스

바이러스는 크기가 20~400 nm에 불과한 가장 작은 병원체들인데, 단백질 외피로 둘러싸인 단일 또는 이중 가닥의 핵산(RNA 또는 DNA)으로 구성되어 있다. 바이러스는 그것들이 침입하는 숙주(*host*) 없이 생존할 수 없다. 일단 바이러스가 숙주의 세포에 침입하면, 그것은 숙주의 물질대사 장치를 이용하여 시간당 바이러스 수가 두 배로 증가하는 능력으로 증식하게 된다. 따라서 1,000개의 바이러스가 1시간에 2,000개, 2시간에 4,000개, 3시간에 8,000개가 된다. 결국, 세포들은 용해되어 바이러스를 방출하고 다른 세포들을 침입하게 된다.

거의 모든 바이러스 감염은 질병을 유발한다. 바이러스는 침입하는 숙주세포와 그것들이 야기하는 질병에 대해 특이적이다. 이러한 병원체들은 바이러스와 세포상의 수용체 사이의 상호작용에 따라 특정한 세포 유형을 공격한다. 예를 들어 후천성면역결핍증후군(AIDS)은 면역반응에 기여하는 도움 T세포의 CD4 수용체에 결합한다. 결과적으로, AIDS 바이러스에 감염된 사람들은 면역계가 약화된다.

세균

박테리아는 작은 원핵세포인데, 대략 크기가 1~5 μm이다. 다세포 생물에서 발견되는 진핵세포와는 달리, 원핵세포들은 핵이나 소기관들을 가지고 있지 않으며, 세포벽은 가지고 있다. 대부분의 세균은 전체 세균 DNA를 포함하는 단일 원형 염색체를 가지고 있다. 세균은 염기성 염색 시약인 크레실 바이올렛(cresyl violet)으로 염색되었는지 여부에 따라 두 그룹으로 분류된다. 그람양성균은 크레실 바이올렛을 흡수하는 반면, 그람음성균은 크레실 바이올렛을 분해하는 효소를 가지고 있어서 세포의 내부에 접근하는 것을 막는다.

세균은 조직의 침입과 독소의 방출 등 두 가지 다른 메커니즘에 의해 질병을 유발한다. 조직을 침입하기 위해, 이 병원체들은 조직에 진입하여 번식하기 위한 화학물질을 생산해야 한다. 바깥쪽 표면상에 세균은 진핵세포의 특정 수용체와 결합해서 세균을 조직에 부착할 수 있도록 해주는 **부착소(adhesin)**라고 하는 큰 분자를 노출시킨다. 특히 상피조직은 신체의 외부와 내부 환경 사이에서 장벽을 형성하고 있다(피부, 호흡관, 위장관 및 비뇨기계). 부착은 집락화 과정을 시작하여 세균이 액체에 의해 씻겨져 나가는 것을 방지한다. 부착 후, 세균은 신체의 내부 환경을 보호하는 상피 장벽을 뚫어야만 하는데, 그것은 상피의 틈이 필요하다.

세균은 또한 질병을 일으키는 독소를 방출한다. **내독소(endotoxin)**는 모든 그람음성균의 세포벽에 있는데, 여기서 세균들은 면역계의 어떤 부분을 활성화시켜서 열과 질병의 증상을 일으킨다. **외독소(exotoxin)**는 주로 그람양성균에 의해 분비되는 단백질이다. 외독소는 세 종류가 있다. 즉 숙주를 공격하는 **세포독소**, 신경신호전달을 억제하는 **신경독소**, 그리고 위장관의 내면에 영향을 미치는 장내독소 등이다.

다른 숙주로 세균이 전파되는 것은 세균의 생존을 위해 필요하다. 그러한 전파는 종종 신체의 분비물과 배설을 통하여 일어난다. 예를 들어, *Chlamydia trachomatis* 감염 같은 성병은 요도와 자궁경부에 성적 접촉이 진행되는 동안 다른 숙주에게 세균이 전달될 가능성을 높여 주는 분비물을 생산하게 한다. 이와는 대조적으로, *Salmonella enterica*와 같이 위장관에 병을 일으키는 세균은 대변으로 배설되어 환경으로 유입된다. 적절한 위생이 부족하다면 *S. enterica*는 다음 숙주로 전파된다. 대부분의 세균과 마찬가지로, *S. enterica*는 믿기 힘들 정도의 적응반응을 가지고 있는데, 그것은 병원체가 무산소 환경이나 산성 환경을 포함한 다양한 조건 아래서 반드시 생존할 수 있도록 해준다.

진균

진균류는 식물이나 동물이 아니다. 진균류는 효모, 곰팡이, 버섯 등과 같은 단세포와 다세포 진핵생물들로 구성되어 있는 그들 자신의 생물계에 속해 있다. 균류는 영양분을 소비하지 않는 대신 살고 있는 환경에서 영양소를 흡수한다. 일부 균류는 죽은 유기물로부터 잔해를 흡수함으로써 환경에 대해 서비스를 제공한다. 반면에 어떤 것들은 관속식물의 뿌리에 서식하며 필수적인 영양분을 제공하는 균류와 같이 다른 생물과 공생관계를 이룬다. 또 다른 균류인 *Penicillium fungi*는 우리에게 최초의 항생제인 페니실린을 제공하였다. 그러나 어떤 균류는 인간의 질병을 일으킬 수 있다.

동물에서 균류 감염 또는 **진균증**(*mycosis*)은 빈번하게 일어나며, 무좀이나 백선(ringworm) 등과 같은 감염도 포함된다. 많은 곰팡이는 토양에 살고 있다. 곰팡이는 번식할 때, 원래의 환경에 머물러 있거나 대기 중에 있는 포자를 만들어 낸다. 따라서 사람들은 토양이나 공기로부터 피부에 균류 감염이 되거나 공기로부터 호흡관에 감염이 되는 경향이 있다. 어떤 균류는 정상적으로 피부나 내부와 외부 환경을 나누는 상피에서 발견된다. 곰팡이는 천천히 자란다. 상피에서 발견되는 균류는 일반적으로 동일한 부위의 세균에 의해 광범위한 성장이 억제된다. 예를 들어, 어떤 여성이 세균에 대한 항생제 사용의 반응으로서 질의 균류 감염(효모 감염)이 유발될 수 있다. 항생제는 정상적으로 질 안에 존재하는 좋은 세균을 죽이기 때문에 균류가 자라도록 허용되는 것이다.

일부 균류는 사람에게 히스토플라스마증(histoplasmosis)과 같은 심각한 감염을 일으킨다. 균류인 *Histoplasma capsulatum*을 흡입함으로써 발생하는 호흡기 질병인데, 이 균류는 종종 조류와 박쥐의 분변에서 토양으로 옮겨지기도 한다. 이 곰팡이는 흔히 동굴 바닥에서 발견되기 때문에 동굴탐험가의 폐와 동굴탐험가의 질병이라는 이름으로도 불린다. 히스토플라스마증의 증상은 독감과 유사한데, 열, 오한, 기침, 가슴 통증, 관절 통증, 그리고 구강점막 질환 등을 일으킨다. 덧붙여, 그 병은 감염된 사람에게 흉터가 있는 폐조직을 남길 수 있다. 히스토플라스마증은 또한 눈처럼 환경에 노출된 신체 부위에서 시작될 수도 있다. 눈의 히스토플라스마증은 영구적인 망막 손상을 일으켜서 실명될 수도 있다.

기생충

기생충(parasites)은 영양분을 얻기 위해 숙주에 침입하는 생물인데, 그 과정에서 숙주에 해를 입힌다. 기생충은 **원생동물**(*protozoans*)과 **후생동물**(*metazoans*) 등 크게 두 가지로 분류한다. 원생동물은 단세포 진핵생물로서, 크기가 10 μm~20 cm로 다양하지만 대부분이 50 μm 이내이다. 원생동물의 예로서 *Trypanosoma brucei*는 아프리카 수면증을 일으키는 병원체이다. 후생동물은 여러 유형의 조직을 가지고 있는 다세포 동물이며, 인간도 여기에 포함된다. 후생동물 기생충에는 요충과 편충 등 기생충과 진드기와 이(lice) 같은 절지동물이 있다.

기생충 감염은 종종 한 숙주에서 다른 숙주로 기생충을 전파하는 생물인 **매개체**(*vector*)를 통해 퍼지거나, **분변-구강 경로**(*fecal-oral route*)를 통해서 전파되는데, 이것은 숙주의 분변에 알이 함께 배출되어 토양으로 옮겨지게 된다. 토양에서 그것들은 결과적으로 물이나 음식물로 전해진다. 기생충 감염은 열대지역에서 더 많이 나타난다. 열대지역에서 모기는 말라리아와 아프리카 수면증 등과 같은 질병의 주된 매개체이다. 또한 가난에 시달리는 지역으로 위생과 위생시설이 열악한 곳에서도 많이 나타난다.

이제 질병을 일으키는 병원체에 대한 기본적인 이해를 가지고, 신체가 그러한 병원체에 대항하여 방어하는 방법을 알아보고자 한다.

퀵 테스트 23.2

1. 다음 용어를 정의하라: 병원체, 독성, 바이러스, 세균, 내독소, 외독소, 진균, 기생충, 매개체.
2. 어떤 병원체가 단세포 생물인가?
3. 어떤 병원체가 소기관을 가지고 있지 않은가?

23.3 신체의 방어 체계

신체의 방어는 침입자에 대한 선택성 및 반응이 일어나는 시점에 따라 비특이적 또는 특이적으로 분류한다. **비특이적 방어[nonspecific defense,** 또는 **내재면역(innate immunity)]**를 구성하고 있는 기전은 물질의 정확한 정체에 관계없이 잠재적으로 해로울 수 있는 물질에 대해 방어하는 것이다. 이러한 방어 기전은 외래물질이 우리 몸으로 들어오기도 전에 이미 피부나 점막의 형태로 작동한다. 이것이 감염에 대한 우리 몸의 첫 번째 방어선이다. 이러한 장벽이 무너지면 내부의 비특이적 방어계가 즉시 작동하기 시작한다. 비특이적 기전은 상처와 손상된 조직의 잔유물을 제거하고 회복에도 기여한다. 이와는 대조적으로, **특이적 면역반응[specific immune response,** 또는 **적응면역(adaptive immunity)]**은 매우 선택적이며(특이적인 물질을 목표로 정한다는 뜻), 비특이적 반응이 이미 시작된 다음 작동된다. 이 반응을 특이적이라고 하는 이유는 특정 물질을 인식하고 파괴하도록 고안된 림프구에 의해서 매개되기 때문이다. 항상 일정한 속도와 효과성을 가지고 작동하는 비특이적 반응과 달리, 특이반응은 해를 주는 특정 물질에 노출될 때마다 더 강력해진다.

비특이적 방어

비특이적 방어는 감염인자에 대항하여 특이적인 병원체를 인식할 필요가 없기 때문 신속하게 신체를 방어한다. 물리적 장벽 외에, 또 다른 비특이적 방어는 **병원체관련 분자패턴(pathogen-associated molecular patterns,** PAMPs)이라고 하는 많은 병원체의 표면상에 있는 공통적인 화학구조를 통하여 자기와 병원체를 구별한다. 비특이적 방어와 관련된 단백질들은 PAMPs를 인식하고 결합하여 방어과정을 개시하도록 하는 **패턴인식 수용체(pattern-recognition receptor)**로서 작용한다. 이러한 수용체에는 대식세포 만노스 수용체(*macrophage mannose receptor*), 스캐빈저 수용체(*scavenger receptor*), *CD14*, *toll*-유사 수용체(*toll-like receptor*), 만노스-결합 렉틴(*mannose-binding lectin*) 그리고 보체수용체(*complement receptor, CR3*와 *CR4*) 등이 있다.

신체의 비특이적 방어로는 (1) 물리적 장벽, (2) 손상되거나 미생물에 의해 침입된 조직이 있는 부위에서 단백질, 체액, 식세포 등의 축적으로 일어나게 되는 복잡한 일련의 반응인 **염증(inflammation)**, (3) 다른 세포에 바이러스 저항을 유발시키는 일군의 연관된 단백질들인 **인터페론(interferon)**, 그리고 (4) 외래세포, 특히 세균의 용해를 일으키는 일군의 혈장단백질들인 **보체계(complement system)** 등이 있다. 다음에 우리는 비특이적 방어 기전 각각을 살펴볼 것이다.

염증

미생물의 침입이나 조직의 손상은 일련의 복잡한 반응을 유발하여, 침범된 조직에 빠르게 염증을 초래한다. 염증에는 5가지 주요 사건이 일어나는데, 일반적으로 다음의 순서를 따른다. (1) 인접해 있는 대식세포가 파편이나 외래물질을 삼킨다. (2) 인접 모세혈관이 확장되어 단백질과 체액에 대한 투과성이 증가한다. (3) 외래물질이 봉쇄된다. (4) 더 많은 백혈구가 그 부위로 이동한다. (5) 보충된 백혈구가 주로 식작용을 통하여 계속해서 감염을 제거한다. 이러한 과정들이 비특이적이라는 점을 유의하자. 다른 말로 하면, 염증은 그를 유발한 세균, 바이러스, 또는 손상의 종류에 관계없이, 거의 같은 과정으로 진행된다. 이런 사건들의 조정이 완전히 밝혀지지는 않았지만, 침입 병원체, 손상된 세포에 의한 방출, 백혈구에 의한 방출, 그리고 혈액으로부터 감염 조직으로 이동하는데 따른 다양한 화학적 매개물질의 상호작용과 관련되어 있다. 이제 피부가 베어 벗겨지는 손상에 대한 신체의 반응을 생각하면서 염증의 주요 과정들을 살펴보기로 하자.

인접 대식세포에 의한 병원체와 조직파편의 식작용 손상을 받은 조직에 이미 있던 대식세포는 절개된 피부를 통하여 들어온 세균을 빠르게 감지하는데, 이것은 대식세포의 표면에 있는 만노스, 스캐빈저, CD14, 그리고 보체 수용체를 이용하여 결합할 수 있기 때문에 가능하다. 그 결과로 세균이 달라붙으면 식작용이 유발되어(**그림 23.5a**), 대식세포가 세균을 포식하기 시작한다. 또한 이러한 세균에 달라붙는 것은 대식세포를 자극하여 시토카인을 분비하게 하는데, 시토카인은 자극(이 경우는 세균과 접촉)에 반응하여 세포가 분비하는 단백질로 가까이 있는 다른 세포에 영향을 미친다. 시토카인은 자가분비나 주변분비 작용제로서 기능한다. 다양한 종류의 시토카인은 신체에서 광범위한 효과를 나타낸다. 예를 들어, 인터루킨(*interleukins*)은 백혈구(*-leukins*) 사이에서(*-inter*) 신호를 보내는 화학전달자로서 작용하기 때문에 그런 이름을 얻게 되었다. 이러한 시토카인들은 개별적으로 또한 집단적으로 작용하여 혈관 내피세포와 골수로부터 더 많은 호중구의 방출에 의한 부착분자들의 합성을 포함하여 많은 변화를 일으킨다. 이러한 대식세포의 식작용 활성은 감염초기에 세균의 확산을 제한하지만, 이러한 세포들은 보통 상처부위에 있는 모든 외래세포와 조직 파편을 제거하기에는 수가 너무 적다.

모세혈관의 확장과 투과성 증가 세균이 침입하면 몇 분 안에 인근의 혈관이 확장되어(그림 23.52b), 국소적인 혈류가 증가한다. 또한 모세혈관벽의 투과성이 증가되어, 혈장에 있는 단백질과 체액이 조직 공간으로 이동하게 된다. 혈류의 증가는 더 많은 백혈구와 방어 단백질을 국소 순환계로 가져오게 하고, 증가된 모세혈관 투과성은 그 단백질이 필요한 조직으로 이동할 수 있게 해준다. 게다가 확장된 혈관에 모인 백혈구들은 혈액에서 조직 사이의 공간으로 이동하게 된다.

혈관확장(vasodilation)과 모세혈관 투과성 증가는 다양한 세포들이 상처에 반응하여 다양한 세포들로부터 방출되는 히스타민(*histamine*)에 의해 유도된다. 히스타민에 의해 매개되는 혈관의 변

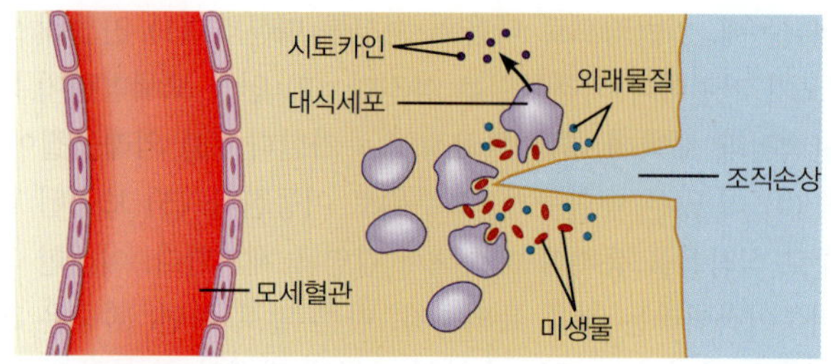

(a) 근처 대식세포에 의한 식작용

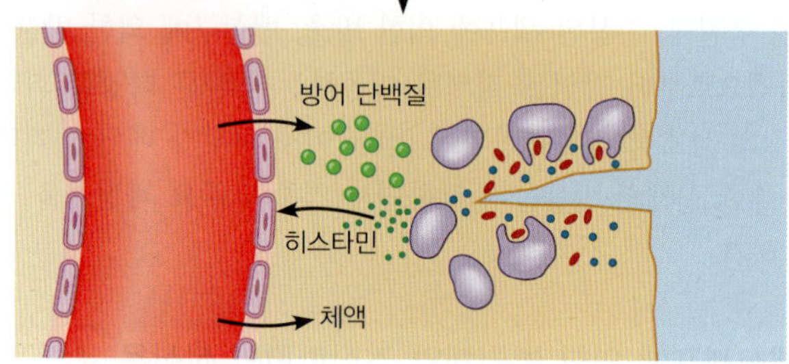

(b) 모세혈관의 확장 및 투과성 증가

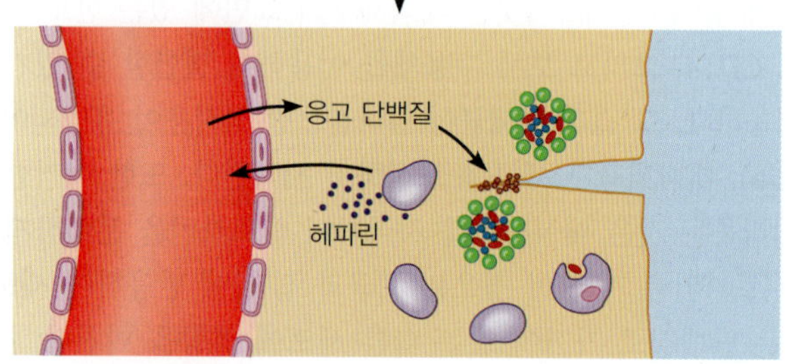

(c) 세균 및 외래물질의 봉쇄

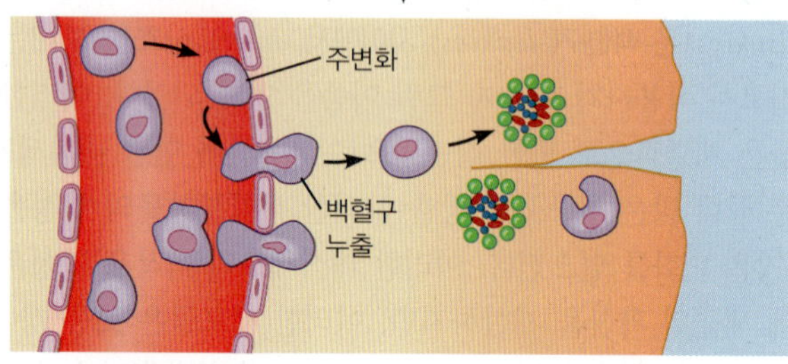

(d) 백혈구의 증식 및 이동

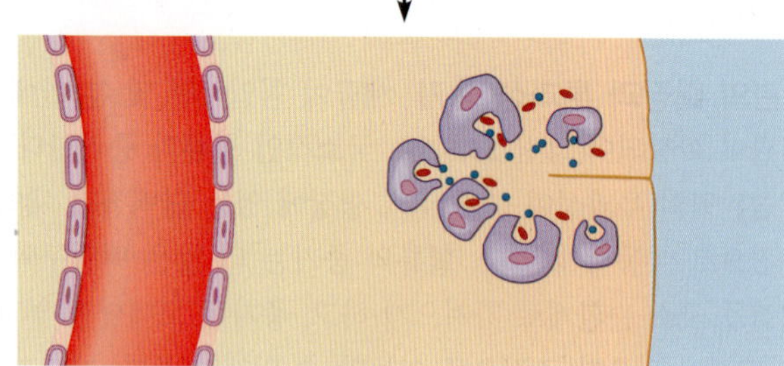

(e) 모집된 백혈구의 지속적인 활동

그림 23.5 국소 염증의 주요 사건. 각 사건은 본문에 자세히 설명되어 있다.

Q 항히스타민이라고 알려진 약은 히스타민의 작용을 막는다. 어떻게 항히스타민이 염증반응 증세를 완화시키는가를 설명하라.

화는 염증의 4가지 특징적인 증상의 원인이 된다. 기원 1세기에 기술된 염증(inflammation; 라틴어 *inflammo*으로부터 파생된 단어로 "불을 붙이다"라는 뜻이다)의 네 특징은 발적, 부종, 열 및 통증이다. 혈류의 증가는 조직을 붉게 만들고(피부의 색깔에 따라 드러나는 정도가 다소 달라짐), 온도를 높인다. 히스타민에 의한 혈류와 모세혈관 투과성 증가는 다음과 같이 부종을 일으킨다. 모세혈관이 혈액으로 충혈됨에 따라 정수압이 증가하고, 혈장 단백질의 유출이 일어나 간질액의 삼투압이 증가하게 되는데, 이로 인해 체액이 모세혈관으로부터 여과되어 나와 조직으로 들어가게 되면 부종이 일어난다. 부종이 일어나면 주변 조직과 피부에 가해지는 압력이 높아져서 통증이 일어나는데, 통증은 인접의 감각신경을 자극하는 브래디키닌(*bradykinin*)과 같은 통증 유도 화학물질의 생성으로 일어나기도 한다. 이러한 혈관 변화가 약간의 불쾌함을 일으키기는 하지만, 상처 부위에 비특이적 방어계가 모이도록 해준다.

외래물질의 봉쇄 염증 초기에 비만세포와 호염구가 항응고물질인 헤파린(heparin)을 분비하고, 이에 따라 혈액응고가 일시적으로 지연되어, 백혈구가 방해 받지 않고 손상조직에 접근할 수 있게 된다. 그러나 시간이 지나면서, 혈장에서 조직으로 유출된 응고인자가 작용하게 되면서, 세균 집단의 주변에 응고물을 형성하여, 세균이 몸 안에서 퍼져나가는 것을 방지한다(그림 23.5c). 다른 혈장 단백질과 손상조직에서 방출되는 단백질들의 도움으로, 응고형성 과정이 계속되어 효과적으로 손상 및 감염 부위를 차단한다. 결국, 피부표면에 있는 응고 부위는 마르고 딱딱하게 되어 딱지를 형성하게 되고, 그 딱지는 상처가 회복되면서 새로운 세포로 대체된다.

백혈구의 이동과 증식 앞에서 언급했듯이 손상조직에 이미 존재하고 있던 대식세포가 먼저 세균이나 파편들을 포식하지만 곧 다른 식세포들이 동참한다. 손상 후 약 한 시간이 지나면, 많은 수의 호중구가 상처 부위에 모인다. 약 10시간 후에는 단핵구가 그 조직으로 이동하기 시작하여 거기서 크고 활동적인 대식세포로 분화한다.

백혈구가 체내의 정확한 위치에서 혈관벽을 통과하여 이동하게 하는 신호는 주변화, 부착, 누출, 주화성(그림 23.5d) 등 4가지 과정에 의해 이루어진다. 주변화(*margination*)는 백혈구와 손상이 일어난 부위 부근의 혈관 내피세포와의 약한 상호작용이다. 손상 부위에서 방출되는 종양괴사인자 알파(TNF-α)와 인터루킨-1(IL-1)을 포함한 시토카인은 내피세포에 신호를 보내고 내피세포가 셀렉틴(*selectin*)이라는 부착분자를 발현하면, 혈액내 백혈구가 느슨하게 결합한다. 이러한 상호작용은 백혈구가 IL-8인 또 다른 시토카인으로부터 활성화 신호를 받을 수 있는 기회를 증가시키는데, 그 신호는 백혈구가 인테그린(*integrin*)이라는 또 다른 부착분자를 만들어 백혈구가 혈관벽에 단단하게 달라붙게 한다. 이렇게 부착(*attachment*)이 일어나면, 세포는 곧 바로 혈관벽을 통과하는데 이를 누출(*diapedesis*, 건너뛰기)이라고 한다. 백혈구는 기본적으로 기어서 혈관벽의 내피세포 사이와 그 아래에 있는 기저막을 통과한다. 일단 조직으로 들어오면,

백혈구는 곧바로 지속적으로 손상 부위로 이동하는데, 이것은 세균이나 손상조직에서 방출되는 화학물질에 유도되며, 이 과정을 **주화성**(*chemotaxis*)이라고 한다. 백혈구는 IL-8에 의해 끌리는데, 그것은 세균과 상처 조직 자체로부터 방출되는 화학물질이며 상처 부위에서 가장 높은 농도를 나타낸다. 이런 과정을 통하여 식작용 백혈구는 가장 필요한 곳, 즉 본래의 상처 부위와 세균 침입 부위로 이동한다. 일단 그 부위에 도달하면 식세포는 세균과 파편들을 포식한다.

지식 활용하기

예방접종에서 한 가지 어려움은 병원체의 변덕이다. 즉 세균과 바이러스는 내성 균주를 발전시킬 수 있다. 이것은 특히 인플루엔자(flu) 바이러스에서 그렇다. 어떻게 현재의 독감 백신이 준비되는가? 오늘날 미생물학자들에게 직면하는 도전은 무엇인가?

염증반응에서 혈액으로부터 조직으로 호중구와 단핵구가 대량으로 이동해도 순환하는 백혈구의 수는 감소하지 않는다는 것을 주목하자. 실제로 세균감염의 일반적인 신호는 **백혈구 증가**(*leukocytosis*)로서, 혈중 호중구 수가 4~5배 증가한다. 이렇게 되는 이유는 대식세포에서 분비되는 시토카인이 결국 골수에 도달하여 호중구 및 단핵구의 증식과 혈액내 방출을 촉진하기 때문이다.

모집된 백혈구에 의한 감염의 지속적 제거 지금까지 설명한 염증과정은 방어 단백질(혈액응고인자 등)과 식작용 백혈구(호중구와 대식세포)를 손상 부위로 끌어들이는 것이었다. 식세포는 두 가지 중요한 기능을 수행한다. 식세포는 세균과 파편을 삼키고, 시토카인을 분비하여 염증과 그 외 방어 기전을 조절한다. 이 두 중요한 임무를 자세히 살펴보자.

식작용은 부착, 내재화, 분해, 세포외배출의 4단계로 일어난다(**그림 23.6**). 첫 단계인 **부착**(*attachment*)은 식세포가 삼켜야 할 물질인지 아닌지를 식별할 수 있게 한다. 식세포의 표적물질 선택은 주로 이 둘이 얼마나 잘 결합하는가에 의해 결정된다. 식세포는 표면이 불규칙하고 거칠고 죽거나 손상된 세포와는 잘 결합하는 경향이 있지만, 정상세포와는 잘 붙지 않는다. 또한 식세포는 toll-유사수용체 등과 같은 패턴 인식 수용체를 통하여 많은 종류의 세균에도 부착한다. toll-유사수용체라는 이름은 초파리에서 확인된 toll-유사수용체와의 유사성 때문에 붙여진 것이다. 사람에서는 10개의 toll-유사수용체가 확인되었는데, 그들 각각은 세균의 표면 구조에 결합한다. 예를 들어, toll-유사수용체 1(TRL-1)은 세균의 표면에 있는 리포폴리사카라이드와 리포펩티드에 결합한다. 반면에 TRL-5는 일부 세균의 꼬리-유사 구조인 플라젤린(flagellin)과 결합한다.

때때로 부착은 **옵소닌**(**opsonin**)에 의해 증진되는데, 이 옵소닌은 (항체를 포함하여) 외래물질에 단단하게 결합하는 단백질로 식세포가 외래물질을 포식하기 쉽게 해준다. 식작용은 옵소닌의 결합에 의해 크게 증대되므로 이 과정을 **옵소닌화**(*opsonization*; 먹기 좋게 하는)라고 한다. 대식세포는 어떤 물질이 항체로 덮여 있을 때 4,000배 정도 빨리 포식하고 파괴할 수 있다.

①
②
식포
핵
리소좀-식포 융합
리소좀
효소
2차 리소좀
③
세균 조각
세포외배출 소포
분비낭
④
(a)

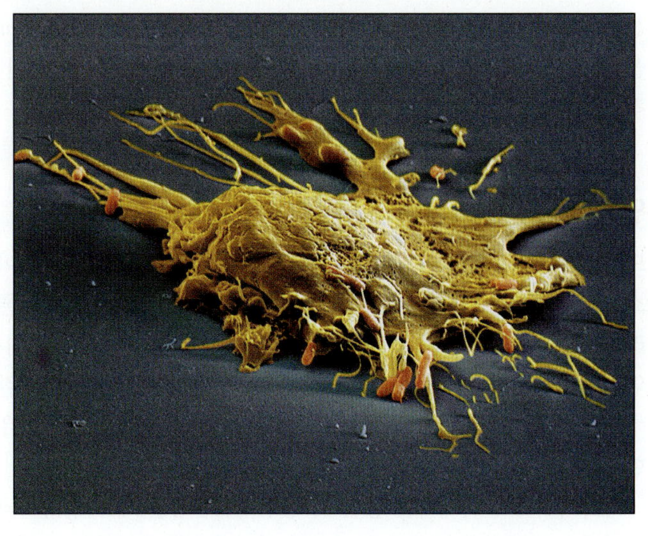
(b)

그림 23.6 식작용. **(a)** 식작용의 단계: ① 부착, ② 내재화(세포 안으로 끌어들임), ③ 분해, ④ 세포외배출. **(b)** 세균을 포식하는 대식세포의 전자현미경 사진.

식세포가 포식물과 부착하자마자, **내재화**(*internailzation*)가 일어난다. 0.01초 이내에 식세포의 막이 부착 부위를 둘러싸며 밖을 향하여 늘어나고, 그 물질을 둘러싸서, 식포(phagosome)라고 하는 커다란 세포내 소포를 만든다. 식포는 세포질 안쪽으로 이동하여 다양한 소화효소를 가지고 있는 리소좀과 융합한다. 포식된 물질은 보다 커진 효소가 활성화된 소기관에서 **분해**(*degradation*)가 일어나는데, 이 상태의 소기관을 2차 리소좀이라고 부른다. 계속해서 식세포는 해가 없는 일부 물질(예를 들어 아미노산 등)들은 사용하고 다른 물질들은 세포외배출로 제거한다.

식세포가 외래세포나 파편에 부착하는 것은 식작용을 유발할 뿐만 아니라, 시토카인의 분비를 일으킨다. 일단 시토카인들이 혈류로 들어가면, 이것들은 뇌를 포함하여 모든 신체 조직으로 가게 된다. IL-1과 TNF-α는 시상하부에 작용하여 체온을 증가시킨다. 즉, 그것들은 **내인성발열원**(*endogenous pyrogens*)으로 기능을 하는 것이다. 이 물질들은 시상하부를 자극하여 프로스타글란딘을 방출하도록 하여 이러한 기능을 수행한다. 그 다음 프로스타글란딘은 신체의 온도조절기 설정을 조정하여 정상보다 체온을 높인다. 고열은 위험할 수 있지만, 적당한 고열은 일반적으로 숙주 방어에 이롭다고 생각된다. 체온이 상승하면 세균과 바이러스의 증식 속도가 감소하고, 식작용과 기타 방어 반응이 증진되는 것으로 보인다.

또한 IL-1, IL-6 및 TNF-a는 간세포를 자극하여 **급성기 단백질**(*acute phase protein*)을 생산하도록 자극하는데, 이 급성기 단백질은 광범위한 항균 및 염증효과를 가지는 일종의 단백질 집단으로서, 감염이 시작되면 곧 혈장 농도가 증가한다. 이 단백질 중 하나가 C-**반응 단백질**(*C-reactive protein*)인데, 여러 종류의 세균 표면에 결합한다. C-반응 단백질은 옵소닌으로 작용하여, 식작용이 잘 일어나도록 세균에 표식을 하고, 보체계를 활성화시킨다.

마지막으로 IL-1은 B세포와 T세포의 증식과 분화를 유도한다. B세포 분화는 선택된 외래물질에 표식을 하여 파괴를 이끄는 항체 생산을 유도하고, T세포의 분화는 **세포매개면역**(*cell-mediated immunity*)을 일으켜 특정 종류의 T세포가 특이적인 비정상세포나 감염된 조직 세포를 죽이게 된다.

인터페론

또 다른 비특이적 방어 기전은 바이러스의 복제를 방해하여 바이러스가 우리 몸에 확산되는 것을 막는다. 이 방어 기전은 인터페론이라고 하는 연관된 일군의 단백질들에 의해 일어난다. 바이러스에 감염된 세포에서 분비되는 인터페론-α와 인터페론-β라는 두 물질은 주변 세포에 대해 바이러스가 있음을 알리고 세포의 저항을 유도한다.

바이러스가 복제하는 동안 바이러스가 감염된 세포에 축적되는 바이러스의 핵산은 세포를 자극하여 인터페론을 합성하고 분비하도록 자극한다. 감염된 세포는 죽게 될지라도, 그것이 분비하는 인터페론은 주변의 건강한 세포들과 결합하여 그 세포들이 바이러스에 더 잘 저항할 수 있도록 하는 일련의 세포내 변화를 유발한다. 이러한 바이러스 저항 상태는 세포질에 RNA 분해효소와 단백질 합성 억제제에 의해 주어진다. 이들 효소와 억제제는 세포 자체에도 잠재적으로 위험이 되기 때문에, 바이러스가 감염된 후에만 작용하며 짧은 시간 동안 지속된다. 따라서 인터페론-유도세포는 새로운 바이러스의 증식을 억제하지만, 제한된 시간 동안만 그렇게 할 수 있다. 인터페론의 생산과 그로 인한 바이러스 저항 상태는 비특이적이다. 사실상 어떤 바이러스 핵산이라도 인터페론 생산을 유도할 수 있고, 인테페론에 의해 유도된 저항력은 사실상 어떤 바이러스 감염도 퇴치할 수 있다.

세 번째 종류의 인테페론인 **인터페론**-γ는 바이러스에 감염된 세포가 아니라 활성 T세포와 NK세포에 의해 분비되며, 광범위한 효과를 가지고 있다. 인터페론-γ는 바이러스의 복제를 억제하는 것 외에도 대식세포의 식작용을 강화하고, B세포의 항체생산을 증대시키며, 바이러스에 감염된 세포와 암세포를 죽이는 자연살생세포와 세포독성 T세포를 활성화시키도록 도와준다. 또한 인터페론-γ는 암세포에 직접 작용하여 세포분열을 억제함으로써 종양의 성장을 억제한다.

자연살생세포

NK세포는 초기 비특이적 방어에서 작용하는데, 감염된 세포나 비정상적인 세포의 일반적인 특성을 인식하고, **퍼포린(perforin)**이라는 단백질을 방출하여 그 세포들의 막에 구멍을 만들어 낸다. 구멍이 형성되면 세포막의 이온 및 물 투과성이 증가하게 되고, 액체가 세포 안으로 들어가면서 세포는 부풀어 오르고 결국에는 용해된다.

NK세포는 인터페론과 활성화된 대식세포에 의해 방출되는 시토카인에 의해 활성화된다. 이러한 세포들은 바이러스 감염, 종양, 세균, 그리고 원생동물에 대항하여 신체를 방어한다. 바이러스에 감염된 세포의 경우, NK세포는 바이러스 자체를 인식하지 않고서도 그 세포에 작용할 수 있으며, NK세포는 즉시 작용할 준비를 갖추게 된다. 따라서 NK세포는 바이러스 감염과 종양 성장의 초기에 근본적이고 일반적인 방어를 제공한다. NK세포는 특이적 면역반응에도 작용하는데, 그 이유는 그것들의 활성이 특이적 면역반응 동안에 T세포와 형질세포 각각에 의해 생산된 **인터루킨-2**(*IL-2*)와 항체에 의해서 증진될 수 있기 때문이다.

보체계

마지막 네 번째인 비특이적 방어 기전인 보체계는 항체가 있는지(항체는 방어 기전에 특이성을 부여한다) 여부에 따라 특이적 또는 비특이적으로 작용할 수 있다. 보체계는 그것이 특이 항체의 작용을 완성한다고 해서("complement", 보완하다) 그렇게 이름이 붙여졌다. 보체계는 침입한 미생물, 특히 세균을 파괴하는데 작용하는 30여 가지 혈장 단백질로 이루어져 있다. 일련의 보체 단백질 반응에서, 첫째 반응은 세균과 결합하여 일어나며, 각 성분이 다음 단계를 작동시키는 활성화 단계들의 연쇄반응으로 이어진다. 그것은 응고연쇄반

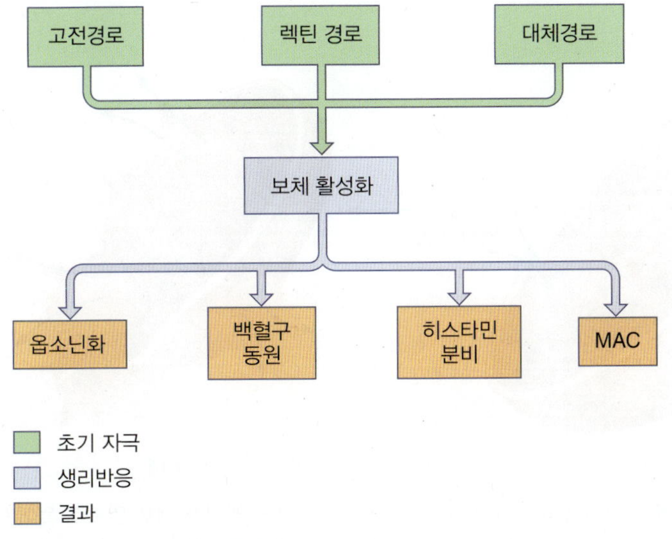

그림 23.7 보체의 활성화와 작용.

응과 유사하다.

보체연쇄반응은 세 가지 경로로 활성화될 수 있다(그림 23.7). (1) 세균세포에 이미 부착되어 있는 항체와 결합하는 경로(고전경로), (2) 세균이나 바이러스의 만노스-함유 탄수화물에 혈장단백질인 만노스-결합 렉틴이 결합하는 경로(렉틴경로), (3) 다양한 종류의 세균세포 표면에 존재하는 탄수화물과 직접 결합하는 경로(대체경로) 등이 있다. 이러한 경로들은 같은 보체 단백질들을 생산하는 것으로 모아지는데(그림 23.8), 그것들은 네 가지 다른 기전에 의해 감염에 대항하여 보호한다. (1) 병원체와 공유결합하여 옵소닌으로 작용한다. (2) 감염부위에 보다 많은 식세포를 불러 모은다. (3) 비만세포에 의해 히스타민 분비를 일으킨다. (4) 세균의 막에 구멍을 내는 구멍-형성단백질의 집합체인 막공격복합체(MAC)를 형성한다(그림 23.9). MAC가 막으로 끼어들면 세포는 본래의 상태를 잃고, 액체로 채워져 부풀어 올라 터지게 된다(그림 23.7). 이런 보체에 의한 용해는 항체에 둘러싸인 세균을 죽이는 기본적인 방법이다.

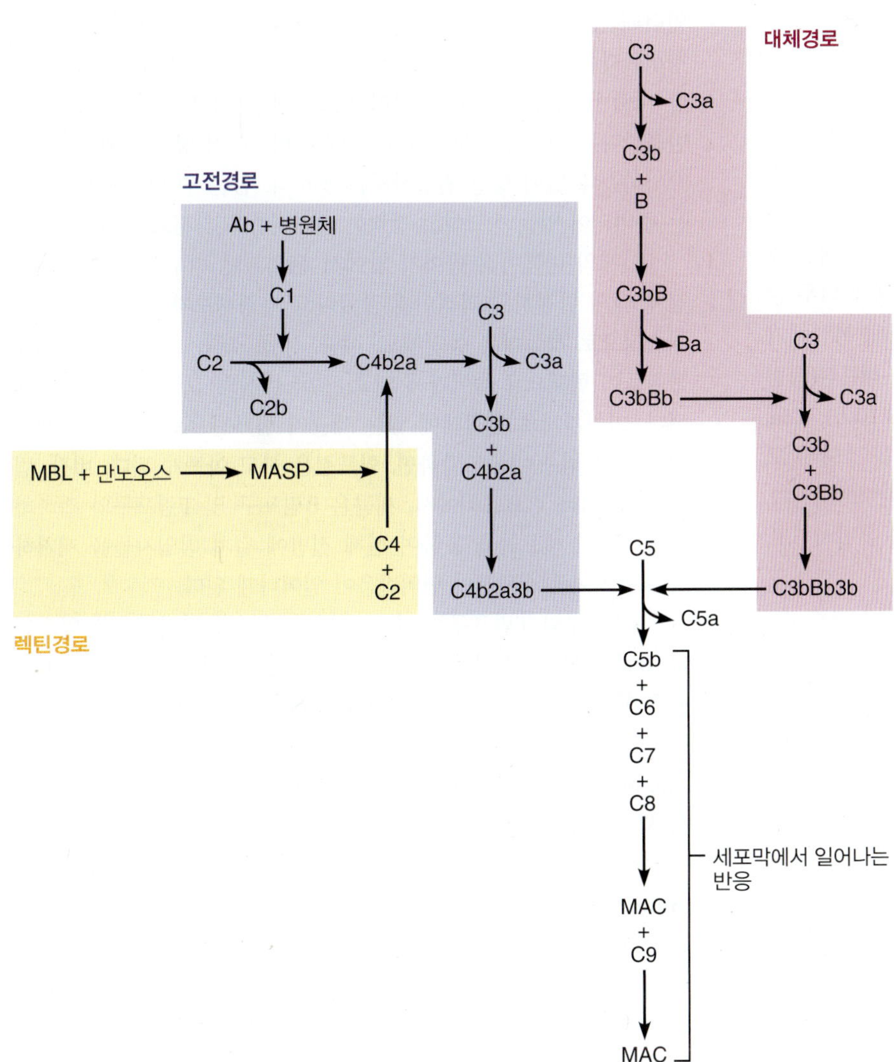

그림 23.8 보체 경로.

고전경로 고전경로의 활성에 항체가 관여하기 때문에 이것은 신체의 특이적 방어에 속한다. 고전경로의 주요 단백질들은 C1~C9으로 명명되었으며, 대부분이 소단위들로 구성되어 있다. 고전경로의 활성화는 병원체와 상호작용하는 항체에 C1이 결합해야 한다. 그 다음 C1은 또 다른 보체 단백질인 C2를 분해해서 연쇄반응을 시작한다. 연쇄반응의 결과로 MAC가 생산된다.

렉틴경로 렉틴경로는 특이성 결여, 활성화 속도, 그리고 활성화 메커니즘에서 고전경로와 다르다. 비특이적 경로는 항체의 생성에 의존하지 않기 때문에 더 빨리 반응하는 경향이 있다. 렉틴은 특이적인 탄수화물을 결합하는 단백질로, 세포 인식에 중요한 역할을 한다. 특히, 하나의 렉틴인 만노스 결합 렉틴(MBL, 만노스 결합 단백질이라고도 함)은 병원체를 식별하고 보체계를 활성화시키는 작용을 한다. 렉틴경로에서, MBL은 세균 표면에 있는 당단백질 또는 다당류의 만노스 잔기에 결합한다. 혈장 내에는 MBL과 복합물을 형성하는 MBL-결합 단백질(MASP)이 있다. MBL-MASP 복합체는 C4와 C2의 단백질 가수분해 활성화를 통해 보체계를 활성화시킨다. 일단 보체연쇄반응이 활성화되면, 그것은 고전경로에서와 같은 방식으로 진행된다.

대체경로 대체경로는 렉틴경로처럼 신체의 비특이적 방어로 작용하여, 고전경로보다 더 빠른 반응을 제공한다. 대체경로는 보체계를 활성화시킨다. 대체경로는 고전경로나 렉틴경로 보다 연쇄반응을

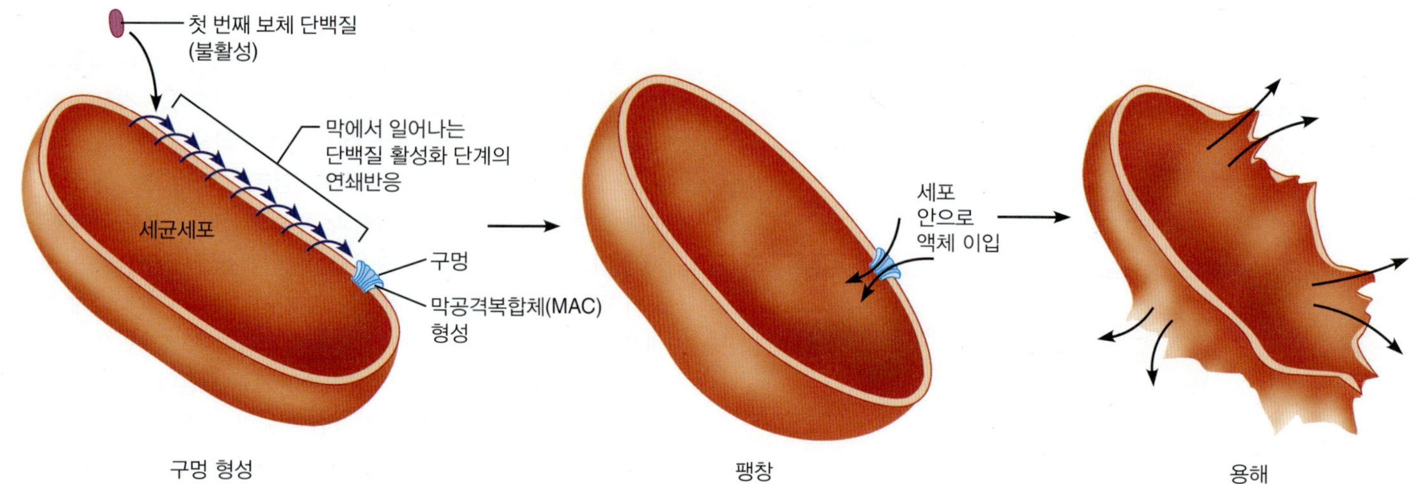

그림 23.9 MAC 복합체의 형성과 세포 용해. 일련의 활성화 단계를 거친 후, 특정 보체 단백질들이 막공격복합체(MAC)를 형성하고, 이것은 세포막에 단백질로 이루어진 통로나 구멍을 만든다. 액체가 세포 안으로 들어가고, 그로 인해 부풀어 올라 터진다(세포 용해가 일어남).

따라 더 멀리 있는 지점에서 활성화시킨다. 이 지점부터 3개의 경로는 동일하다.

보체의 작용 앞에서 우리는 어떻게 보체계의 활성화가 MAC를 형성하게 되는지에 대해 배웠다. MAC는 C5~C9으로 구성되어 있다. 그러나 다른 보체 단백질도 또한 병원체에 대항하여 신체를 방어하는데 직접적으로 작용한다(**그림 23.10**). 예를 들어, C3b는 매우 많은 양이 생산되고 항체 결합 세포에 결합되어 한 병원체에 너무 많은 항체가 축적되는 것을 방지한다. 이것는 병원체-항체 복합체가 용해성을 유지하도록 해주며 모세혈관이 막히지 않도록 해준다(그림 23.10a). C3b는 옵소닌으로서 작용하기도 한다(그림 23.10 b). C3a, C4a 및 C5a는 염증을 촉진한다(그림 23.10c). 특히, 이들 소단위 모두는 혈관 활성 아민의 방출을 일으키며, 비만세포를 활성화시킨다. 또한 C5a는 화학주성, 혈관 확장, 혈관 투과성의 증가를 유발시키고, 호중구를 활성화시킨다.

퀵 테스트 23.3

1. 염증의 특징적인 증상은 무엇인가? 어떤 생리학적 사건이 각각의 증상에 원인이 되는가?
2. 식작용의 4단계를 쓰시오. 이러한 단계들 중에서 어느 것이 옵소닌에 의해 증진되는가?
3. 활성화된 보체가 파괴하기 위한 병원체를 표적의 대상으로 삼는 네 가지 메커니즘을 설명하시오.
4. 보완 활성화를 위한 세 가지 경로는 무엇인가? 어느 것이 특이적인가?

특이적 방어: 면역반응

앞에서 피부와 점막이 우리 몸의 첫 번째 방어선이라는 것과 염증, 인터페론, NK세포 및 보체계가 비특이적 방어의 두 번째 방어선을 형성한다는 것, 그리고 이 기전들은 비록 외래물질이나 감염원에 대한 노출이 처음이라 해도, 이러한 노출에 그리고 손상에 신속하게 반응한다는 것을 살펴보았다. 그럼에도 비특이적 방어가 외래물질을 제거하는데 있어 항상 완전하지는 못하다. 몸은 면역반응이라고 하는 준비되어 있는 정교하고 강력한 메커니즘을 가지고 있다.

신체의 비특이적 방어가 앞에서 논의했던 피부의 절개나 벗겨짐에 대해 완전히 효과적이지 않았다고 가정해보자. 이러한 방어가 지속적으로 작동하는 동안에도, 세균, 세균 조각, 그리고 다른 외래물질들이 혈액으로 들어가게 되고, 결국 비장의 그물 구조에 걸리게 된다. 마찬가지로 간질액에 있는 세균이 림프관으로 들어가서 결국 그물 같은 림프절에 도달하면, 림프절은 붓고 아프게 된다. 비장, 림프절 및 기타 림프조직에서, 세균은 B림프구 및 T림프구와 접촉하게 되고, 이 세포들을 통하여 신체 전반에 걸쳐 침입자들을 제거하는 효율적이고 선택적인 면역반응이 일어나게 된다.

B림프구와 T림프구는 각각 특별한 종류의 면역반응을 일으킨다. B림프구는 형질세포로 분화하여 항체를 분비하고, 그 항체의 작용은 **체액성 면역(humoral immunity)**을 일으킨다. 이렇게 부르는 이유는 항체가 혈액과 림프에서 순환하는데, 체액을 오래전부터 "humors"라고 불러왔기 때문이다. 그에 반해서, 어떤 T림프구는 활성 세포독성 T세포로 발달하는데, 비정상 세포에 결합해서 그 세포를 죽인다. 이러한 종류의 면역반응은 **세포매개면역(cell-mediated immunity)**을 이룬다. 그렇게 불리는 것은 세포독성 T세포가 표적세포에 작용하기 위해서는 표적세포와 직접 접촉해야하기 때문이다.

체액성 면역의 순환 항체는 주로 체액에 있는 세균, 독소, 바이러스에 대항하여 방어한다. 그에 반해서, 세포매개면역의 T세포는 감염된 신체의 세포에 숨어 있는 세균과 바이러스에 작용한다. 또 세포매개면역은 이식조직과 암세포가 외래성으로 인식될 때, 이에

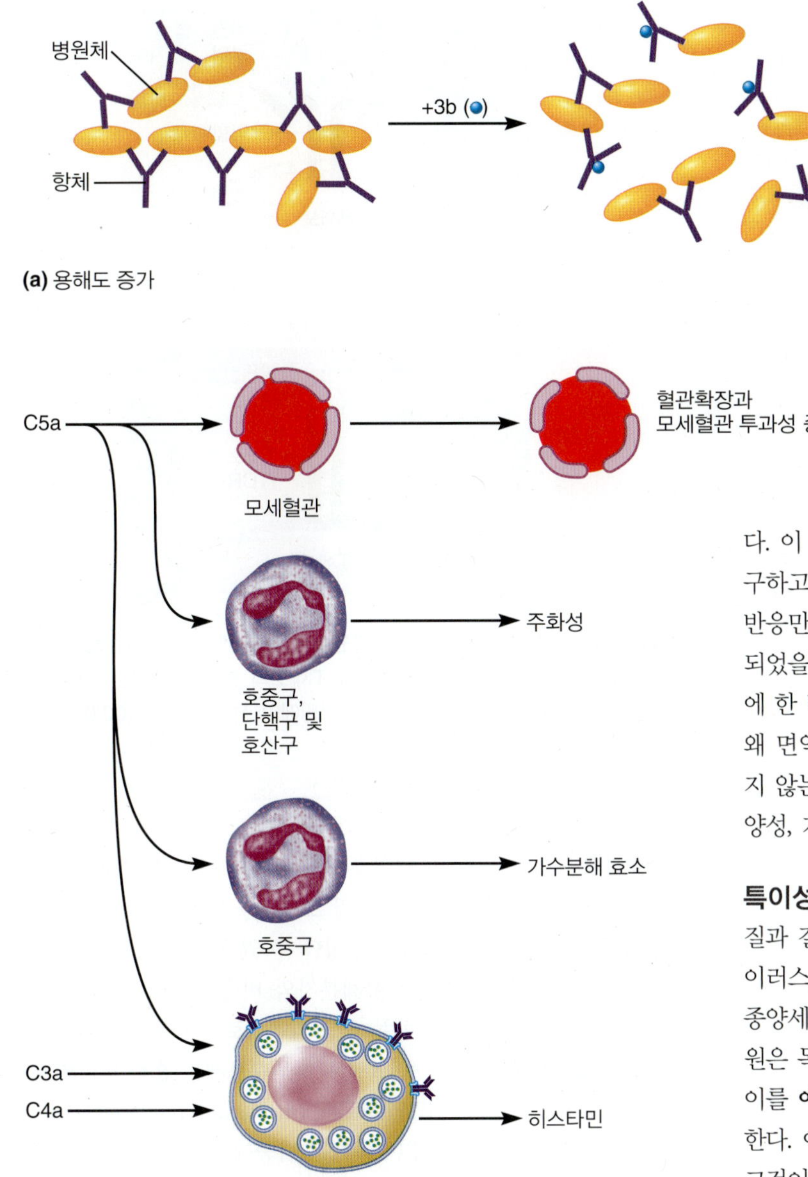

그림 23.10 MAC에 비의존적인 보체의 작용. (a) C3b에 의한 용해도 증가. **(b)** C3b에 의한 옵소닌화. (c) C3b, C4a, C5a에 의한 염증의 증가.

대해 작용한다.

면역반응의 특징

약 2400년 전 아테네의 투키디데스(Thucydides)는 어느 누구도 결코 두 번 공격받지 않기 때문에, 전염병에 걸려 죽어가는 사람들이 같은 병으로부터 회복된 다른 사람의 간호를 받을 수 있음을 기술하였다. 우리 모두 비슷한 관찰을 해왔다. 많은 소아질병을 경험한 사람들은 각각의 병에 노출되는 것이 그 병에 대한 평생의 면역을 부여하기 때문에 그 질병들에 다시 걸리는 것에 대해 걱정하지 않는다. 이 절에서는 다음의 질문을 짚어가며 특이면역반응의 특성을 탐구하고자 한다. 왜 홍역에 감염되면 다른 질환이 아닌 홍역에 대한 반응만이 일어나는가(특이성)? 어떻게 면역계는 수두에 처음 노출되었을 때도 이미 방어태세를 갖추고 있는가(다양성)? 어떻게 수두에 한 번 노출되면 평생 면역을 얻는가(면역계의 기억)? 마지막으로, 왜 면역계는 외부 미생물에는 반응하는데 자신의 조직에는 반응하지 않는가(자기관용)? 이러한 면역반응의 특별한 특징인 특이성, 다양성, 기억 및 자기관용은 B림프구와 T림프구의 특성에서 기인한다.

특이성 B세포와 T세포는 항원으로 알려진 외래성 또는 비정상 물질과 결합하고 반응한다. **항원(antigen**, *anti*body *gen*erators)은 바이러스, 세균, 곰팡이, 원생동물, 기생충, 꽃가루, 이식 조직, 그리고 종양세포 등의 전형적으로 복합단백질이나 다당류 성분이다. 각 항원은 독특한 구조를 가지고 있고, 다른 인식 부위를 가지고 있는데, 이를 **에피토프(epitope)** 또는 항원결정부(*antigenic determinant*)라 한다. 이러한 에피토프는 특이적인 림프구에 의해 식별될 수 있으며, 그것이 그 침입자를 파괴하기 위한 표적이 된다.

B세포와 T세포는 표면에 **항원수용체(antigen receptor)**라는 항원결합 단백질을 가지고 있기 때문에 특이적 항원을 인식할 수 있다. 하나의 특정 B세포 또는 T세포에 있는 모든 수용체는 특이적 항원에만 결합한다. B세포와 T세포에 있는 항원수용체는 항체에 있는 수용체와 유사하다.

전형적인 항체는 4개의 단백질 사슬로 이루어진 Y 모양의 분자로서, 두 개의 동일한 무거운 사슬(*heavy chain*)과 두 개의 동일한 가벼운 사슬(*light chain*)이 이황화 결합으로 연결되어 있다(그림 23.11a). 각 항체분자는 가변부위(*variable region, V*)와 불변부위(*constant region, C*)를 가지고 있다. 불변부위는 Y의 꼬리를 이루는 무거운 사슬과 가벼운 사슬의 일부로 구성되어 있다. 무거운 사슬에는 5종류가 있어 이들이 항체의 5종류를 나누는 기준이 되며, 각 항체는 항원을 제거하는 기전을 가지고 있다. 항체의 종류와 그 작용 기전은 나중에 자세히 설명할 것이다.

항체의 가변부위는 Y의 윗부분을 이루는 무거운 사슬과 가벼운

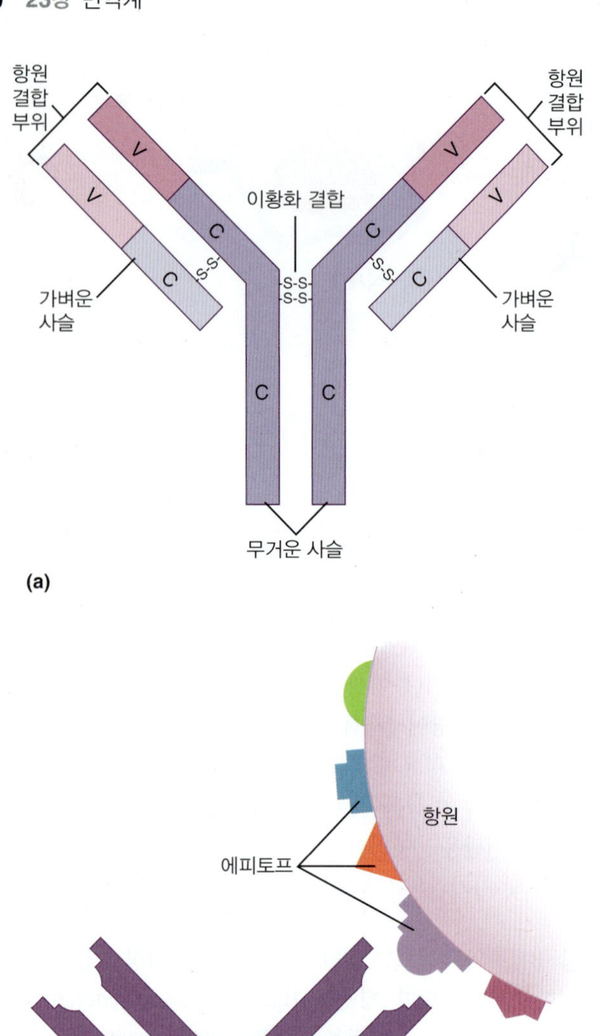

그림 23.11 **항원-항체 특이성의 기초.** **(a)** 각 항체분자는 두 개의 동일한 무거운 사슬과 가벼운 사슬이 이황화 결합으로 연결되어 있다. 조합된 가변부위(V) 구조는 항체의 항원결합부위를 형성한다. 가변부위는 항체마다 다양하다. **(b)** 항원의 에피토프와 항체의 항원결합부위의 상보적인 물리적 구조가 어떻게 항원-항체 특이성을 나타내는가를 나타내는 모식도.

사슬의 일부로 구성된다. 가변부위는 항체에 따라 그 부위의 아미노산 배열이 광범위하게 다양하기 때문에 그렇게 불린다. 두 개의 동일한 가변부위는 두 개의 동일한 항원결합부위를 형성한다. 그래서 각 항체분자는 두 개의 동일한 에피토프에 결합할 수 있다.

항원 결합부위와 항원의 상호작용은 특이성을 보인다는 점에서 효소와 기질 사이의 상호작용과 비슷하다(**Toolbox: 리간드-단백질 상호작용**을 보라, 68쪽). 결합부위의 독특한 구조로 인해 항체와 항원이 서로 잘 들어맞게 되어(그림 23.11b), 각 분자의 화학작용기들끼리 여러 개의 비공유결합을 형성할 수 있게 된다.

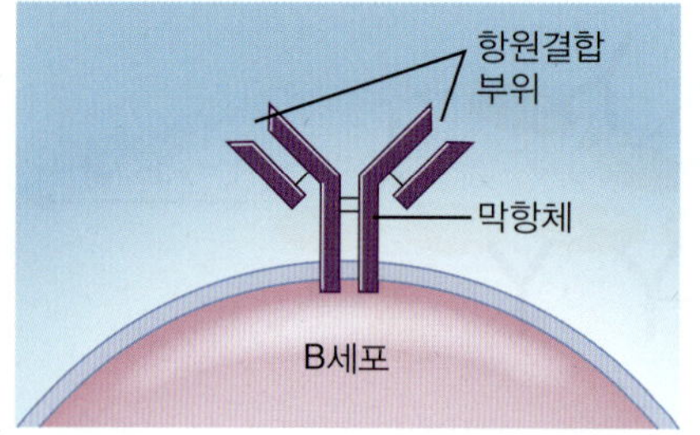

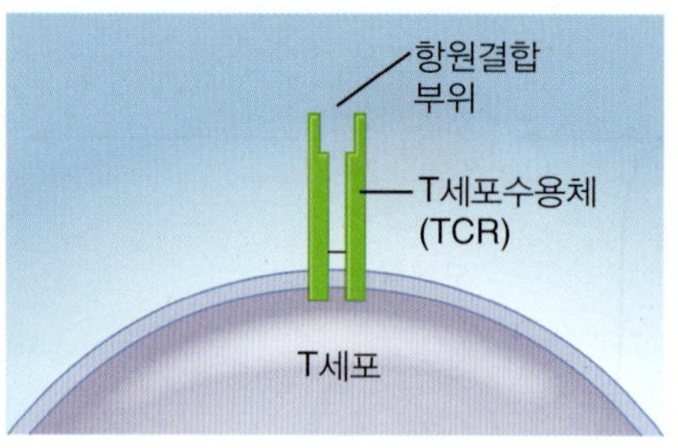

그림 23.12 **B세포와 T세포의 항원수용체.** B세포의 항원수용체를 막항체(또는 막면역글로불린)라고 한다. T세포의 항원수용체는 T세포수용체(TCR)라고 한다. 각 림프구는 특정 항원에만 작용하는 약 100,000개의 동일한 수용체를 가지고 있다.

B세포의 항원수용체는 항체분자와 비슷하지만, 수용체는 원형질막에 결합되어 있고 항체는 세포외액으로 분비된다는 것이 다르다(**그림 23.12**). 이 이유로, B세포 항원수용체는 흔히 **막항체**(*membrane antibody*) 또는 **막면역글로불린**(*membrane immunoglobulin*)이라고 불린다. B세포의 항원수용체는 나중에 형질세포에서 분비되는 항체와 동일한 특이성을 가진다.

T세포의 항원수용체는 **T세포 수용체**(*T cell receptor, TCR*)라 하며, 항체와 같은 부류의 단백질이지만 항체와는 다른 구조를 가지고 있다(그림 23.12). 또 항체와는 달리 T세포 수용체는 항원에 대한 세포표면 수용체로만 작용한다. T세포 수용체는 결코 분비되지 않는다.

다양성 하나의 T림프구나 B림프구는 모두 같은 특이성을 갖는 항원수용체를 약 100,000개 정도 가지고 있다. 그래서 각 B세포와 T세포는 체내로 들어오는 수백만 종류의 가능한 항원 가운데 몇 개만 식별할 수 있다. 특정 림프구에 의해 생산되는 특정 항원수용체 분자는 림프구의 초기 발달과정에서 일어나는 임의적인 유전자 사건에 의해 결정된다. 각 림프구마다 고유하고 외래 항원과 접촉 전에 일어나는 이러한 초기 사건은 체내에서 B림프구와 T림프구의 경이적인 배열을 생성하게 되는데, 각각의 림프구는 특정 특이성에 대해 항원수용체를 가지게 된다. 이러한 림프구의 다양성과 함께, 면역계는 수백만의 다른 항원을 인식하고 반응할 수 있는 능력을 갖추게

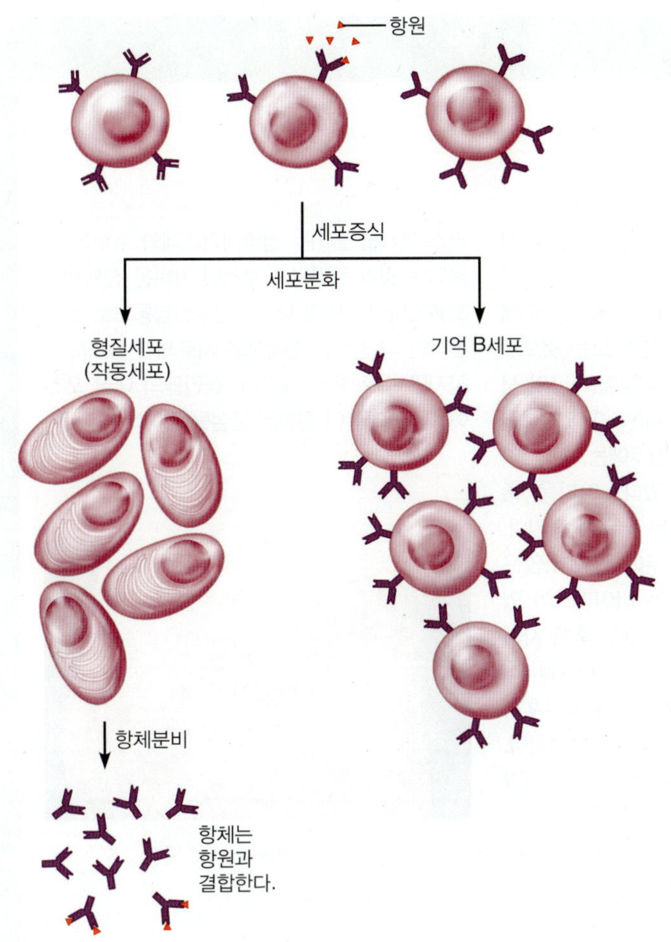

그림 23.13 B림프구의 클론선택. 각 림프구는 무작위로 만들어진 항원수용체 한 가지만을 생산한다. 외래항원과 림프구 수용체의 구조가 충분히 상보적일 때, 결합은 림프구의 증식과 생존기간이 짧은 작동 림프구 집단(클론; 이 경우 형질세포)과 생존기간이 긴 기억림프구 집단으로의 분화를 유도한다. 클론선택이 T림프구에서도 일어나는 것을 주목하자.

된다. 심지어 아직 우주에서 본 적이 없는 항원까지도!

B세포와 T세포 수용체의 특이성은 B세포와 T세포의 반응의 특이성을 설명해 준다. 특정한 미생물이 체내로 들어오면, 이 미생물이 가지고 있는 항원에 대해 특이한 수용체를 가지고 있는 림프구만이 미생물에 반응하여 활성화된다. 예를 들면, 수두를 일으키는 바이러스가 체내로 침입하면, 수두 항원에 특이적인 림프구만이 활성화되어 증식하고(연속적인 세포분열에 의해) 분화한다. 달리 말하면, 외래 항원은 자신에 대항하여 면역반응을 유발한다. 이 항원에 의한 림프구의 활성화를 **클론선택(clonal selection)**이라 하며, 이것은 면역반응에서 절대적으로 필요하다(**그림 23.13**). 림프구의 분화는 두 종류의 동일한 세포 집단(clone)을 만드는데, 그 중 하나인 **작동세포(effector cell**, 형질세포 등)는 자신을 만들도록 자극한 문제의 항원과 싸우는 수명이 짧은 세포이고, 또 하나인 **기억세포(memory cell)**는 같은 항원에 반응하는 막수용체를 가지고 있는 수명이 긴 세포이다. 각 항원은 특이적인 수용체에 결합함으로써 신체의 다양한 림프구들 중 소수의 림프구들을 선택적으로 자극한다. 이런 상대적으로 적은 수의 선택된 세포는 수천 개의 복제 세포를 만드는데, 그들은 모두 그 특정 미생물에 특이성을 가지며 그 미생물을 제거하는데 기여하게 된다. (어떻게 수두 바이러스가 면역계의 파괴를 피하는가에 대해서 알려면 **Clinical Connections: 대상포진**을 보라).

기억 한 사람이 어떤 항원에 처음 노출되면 이로 인해 항원에 의한 림프구의 변화가 일어나는데, 이것이 **1차 면역반응(primary immune response)**이다. 1차 면역반응에서, 항원에 선택된 B세포와 T세포는 증식하고, 항원에 노출된 지 약 10~17일 후 작동세포(각각 항체를 생산하는 형질세포와 세포독성 T세포)로 분화된다(**그림 23.14**). 종종 이 시기에 그 사람은 몸이 아프게 되는데, 그 이유는 침입한 세균이나 바이러스가 증상을 일으킬 수 있을 정도로 증식하

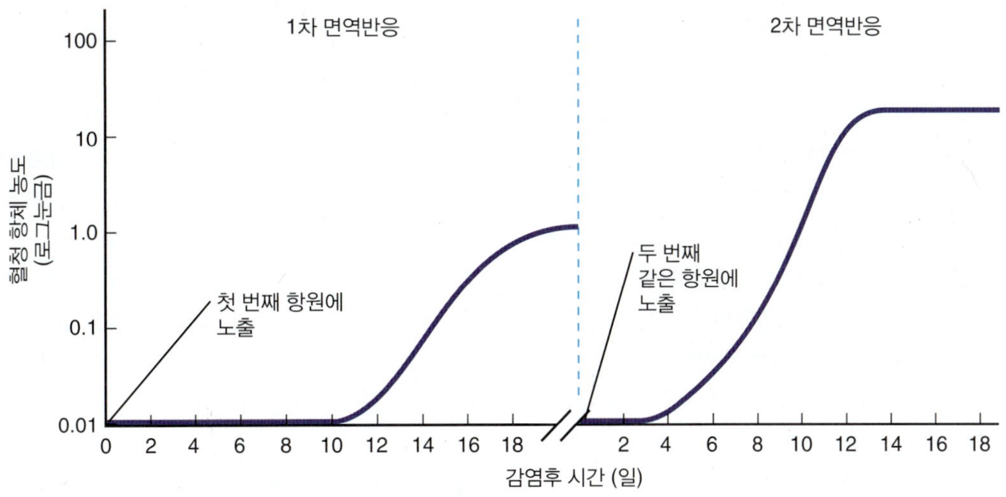

그림 23.14 특정 항원에 대한 1차 및 2차 면역반응. 2차 면역반응에서 혈청 항체 농도는 항원에 처음 노출되었을 때 자극된 반응보다 빨리 증가하고, 보다 높은 농도에 도달하며, 더 오래 유지된다.

Q 항원 X에 대한 첫 노출과 항원 Y에 대한 두 번째 노출이 동시에 일어난다면 항원 X에 대해 어떤 종류의 면역반응이 일어나는가?

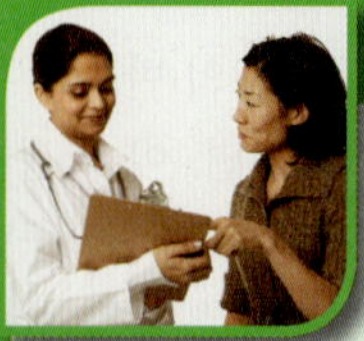

CLINICAL CONNECTIONS

대상포진(Shingles)

수두는 수두대상포진 바이러스(varicella zoster virus)에 대한 백신이 미국에서 승인된 1995년까지 흔한 소아병이었다. 수두는 전염성이 매우 높으며, 백신이 사용 가능해지기 전에는 매년 1,000만 명 이상의 어린이들이 이러한 감염으로 발병되었다. 이 숫자는 현재 매년 200만 명의 아이들로 줄어들었다. 수두의 주된 증상은 물집을 형성하는 반점이 있는 가렵고 붉은 발진이다. 인후염, 고열, 식욕 감퇴도 이 질환에서 흔히 관찰된다.

면역계가 일반적으로 10~14일 안에 수두를 완화시키지만, 어떤 바이러스는 감각축삭 내에서 배근신경절(dorsal root ganglia)로 이동함으로써 생존할 수 있다. 배근신경절에서 병원체가 몇년 동안 휴면 상태로 남을 수 있다. 신체가 노화하고 면역계가 약해지거나 스트레스나 부상을 받으면, 어린이 때 수두를 앓았던 10명 중 1명꼴로 대상포진(herpes zoster, shingles)이 발생한다. 바이러스는 배근신경절에서 재활성화되어 피부로 축삭을 통하여 반대로 이동하게 된다. 대상포진은 몸이나 얼굴의 한쪽에 국한되어 얼얼하거나 아픈 느낌이 오는 것으로 시작되며, 기본적으로 하나의 피부절(하나의 신경에 의해 자극되는 부위)에 제한되어 있다. 면역결핍 환자와 같은 심각한 경우에는, 하나 이상의 피부절에 영향을 줄 수 있다. 그 다음, 통증이 심한 물집과 발진이 같은 부위에 생긴다. 발진의 물집 안에는 전에 수두에 걸리지 않은 다른 사람을 감염시킬 수 있는 바이러스가 있다. 대상포진은 일반적으로 2~3주 후에 사라지지만, 일부 사람들에게는 수년간 지속되어 쇠약하게 하고 고통스러운 질환인 **대상포진후신경통**(*postherpetic neuralgia*)으로 발전한다. 수두와는 달리 대상포진은 이전에 그것을 앓았던 사람에게서 재발할 수 있다.

대상포진에는 치료법이 없다. 처치는 바이러스 복제를 줄이는 항바이러스제와 수두에 사용되는 것과 동일한 치료제인 가벼운 진통제가 포함된다. 이 병이 대상포진후신경통으로 진행된다면 더 강력한 진통제와 치료제가 필요하다. 하지만 수두 백신 때문에, 성인들의 대상 포진이 줄고 결국 이 질환은 근절될 것이다.

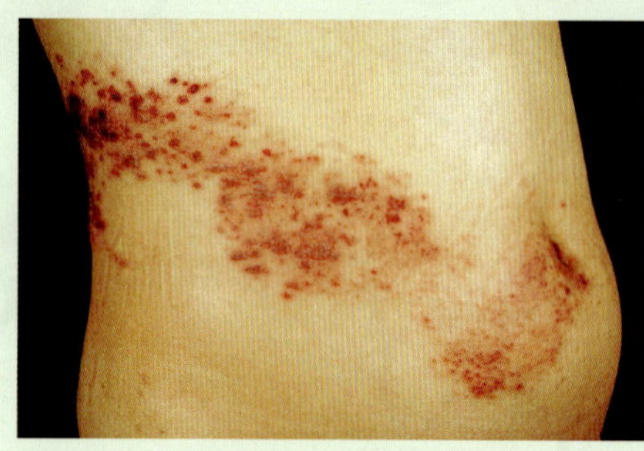

복부의 대상포진(herpes zoster) 발진

비판적 사고력 문제

1. 수두의 원인과 증상은 무엇인가?
2. 개인이 대상 포진을 일으킬 가능성을 증가시키는 요인을 설명하시오.
3. 일부 바이러스들(대상포진 등)은 인체 어디에 숨어 있는가? 그리고 어떤 상황에서 다시 활성화될 수 있는가?

기 까지는 데는 수일밖에 걸리지 않기 때문이다. 그러나 결과적으로 항체와 세포독성 T세포가 체내의 질환을 일으키는 물질을 제거하도록 도와주면서 증세는 약해지고 사라지게 된다.

누군가 일단 감염으로 고통을 당하고 나면, 그 사람은 같은 미생물에 의한 반복적인 감염에 대해 면역이 생기게 된다. 이것을 소위 **획득면역(acquired immunity)**이라고 하는데, 이것의 기초는 동일한 항원에 다시 노출됐을 때 그 반응(**2차 면역반응, secondary immune response**)이 1차 반응보다 훨씬 신속하고(다만 2~7일), 크기가 크고, 오래 지속된다는 것이다. 2차 면역반응은 면역기억의 결과로서, 이는 같은 항원에 노출이 작동세포뿐만 아니라 수명이 긴 기억 T세포와 기억 B세포도 함께 생성되도록 하기 때문이다. 같은 항원에 다시 노출되면 기억세포는 신속하게 증식하고 더욱 더 많은 기억세포와 작동세포로 증식하고 분화하게 된다.

자기관용(Self-Tolerance) 림프구 특이성에 대한 다양한 레퍼토리가 무작위적으로 생성된다면, 개별 B세포와 T세포는 왜 자기 신체의 단백질과 다당류와는 반응하지 않을까? 그 답은 B세포와 T세포가 골수와 흉선에서 성숙할 때, 세포의 항원수용체가 자신을 인식하고 반응할 가능성에 대해 효과적으로 검증받는다는 것이다. 일반적으로, 자신을 구성하는 물질과 반응할 가능성이 있는 수용체를 가진 림프구는 기능을 할 수 없게 되거나, 세포예정사(*programmed cell death*)를 수반하는 자기 파괴 과정인 세포자멸사(*apoptosis*)를 하게 된다. 이 과정의 결과로서, 외래 분자(비자기, *nonself*)에 대해 반응하는 림프구만 남게 된다. 이 자기와 비자기를 식별하는 능력을 자기관용(*self-toleranc*)이라 하는데, 이 과정은 림프구가 림프기관으로 이동한 뒤에도 계속 지속된다. 자기관용에 실패하게 되면 여러 가지 자가면역질환이 일어날 수 있다.

퀵 테스트 23.4

1. 체액성 면역은 무엇인가? 어떤 종류의 림프구가 이러한 면역에 관여하는가?

2. 세포매개면역은 무엇인가? 어떤 종류의 림프구가 이러한 면역에 관여하는가?
3. 면역반응의 4가지 핵심이 되는 특징을 들고 각각에 대해 간략하게 설명하라.
4. 항원에 두 번째 노출되면 더 강하고 신속한 면역반응이 일어나는 근거는 무엇인가?

23.4 체액성 면역

지금까지 우리는 면역반응의 특징을 검토하였고, 이제 첫 번째 유형의 면역반응인 체액성 면역에 대해 상세하게 살펴보고자 한다. 먼저, B림프구의 역할에 대해 알아본다.

항체생산에서 B림프구의 역할

저마다 다른 특이성을 가지고 있는 수백만의 B림프구는 보통 혈액과 림프를 순환하거나 말초 림프조직에 머물러 있다. B세포 중 하나가 항원과 결합하면, 이 세포는 그림 23.13에서 보여주는 두 가지 방법으로 반응한다. 첫째, B세포는 자극받아 증식하게 되어, 동일한 특이성을 가진 B세포의 수가 증가시킨다. 둘째, 이 세포들은 분화하여 일부는 수명이 긴 기억 B세포로, 일부는 수명이 짧으며 항체를 합성하는 **형질세포(plasma cell)**라고 하는 작동세포가 된다. 형질세포는 자신의 수명인 4~7일 동안 매초 약 2,000개의 항체분자를 분비한다. 이 항체는 혈액과 림프를 따라 순환하다가 자신이 만들도록 자극한 것과 동일한 항원에 결합하여, 그 항원들이 식작용이나 보체 매개 용해작용으로 파괴되도록 한다.

형질세포와 기억 B세포의 생산을 초래하는 항원을 T-의존항원(*T-dependent antigen*)이라고도 하는데, 이 작용은 **도움 T세포(helper T cell)**라는 특별한 T세포로부터 도움을 받아야만 가능하기 때문이다. 여기서 도움 T세포의 상세한 기능을 짧게 설명하는 것은 그것들이 B세포 활성화에 영향을 주기 때문이다. 도움 T세포는 특이 항원에 반응할 때, IL-2를 비롯한 여러 가지 시토카인을 분비한다. IL-2와 T-의존항원(주로 단백질)이 함께 작용하여 B세포 증식을 유도한다. 반면에, 많은 세균의 표면에서 발견되는 것과 같이 다당류 항원은 T세포의 도움 없이 B세포를 활성화시킬 수 있어서, 이 항원을 T-비의존항원(*T-independent antigen*)이라 하기도 한다. 이 항원들은 소단위가 여러 번 반복되면서 길게 연결되어 있기 때문에, 이 다당류들은 B세포 표면에 있는 여러 항원수용체에 결합하여 IL-2가 없이도 B세포 증식을 유도하기에 충분히 강한 자극을 일으킨다. 그러나 IL-2가 없으면, 모든 증식 세포들은 항체를 분비하는 형질세포로 분화하고, 기억 B세포로 발달하는 세포는 없게 된다. 항원만으로는 결코 면역학적 기억을 유발할 수 없기 때문에, 특정 T-비의존항원에 반복하여 노출되어도 1차 면역반응만 일어난다. 따라서 T-비의존항원에 대한 B세포 반응은 10~17일 정도 걸리며, 생성되는 항체의 양은 2차 반응에서 생산되는 것 보다 적다. B세포 활성화와 체액성 면역 발달에서 일어나는 특이적인 사건들은 다음 단락에서 논의될 것이다.

다음으로 우리는 항체가 미생물과 외부 물질의 처리에 어떻게 결합하고 중재하는지를 보게 될 것이다. 비록 항체가 면역반응에서 생성되지만, 그들은 또한 가까운 데 있는 침입자에 대한 비특이적 방어에 집중하도록 특이적 미생물에 결합함으로써 비특이적 방어를 강화시킨다. 하나의 전형적인 세균이 400만 개의 항체분자로 덮이게 된다!

체액성 면역에서 항체의 기능

항체는 두 가지 기능을 가지고 있다. 첫째, 항체는 특이적으로 항원과 결합하여 그 항원의 불활성화나 제거과정을 돕는다. 항원-결합부위가 항원의 인식에 필요한 반면, Y-모양의 항체분자는 항원 제거를 매개하는 기전에 필요하다. 이 꼬리에 기초하여 항체는 IgG, IgM, IgA, IgE, IgD의 5종류로 분류한다. [*Ig*는 면역글로불린(*immunoglobulin*)을 의미한다.]

항체가 항원 제거를 돕는 방법은 항체의 종류에 따라 다르다. 5종류의 면역글로불린 각각의 구조와 기능은 **그림 23.15**에 요약되어 있다. 모든 종류의 면역글로불린은 가장 단순한 형태의 항원공격 방법인 중화와 응집을 매개할 수 있고, 반면에 특정 종류의 항체는 항원의 옵소닌화, 보체계의 활성화 및 자연살생세포의 자극에 특수화되어 있다. **그림 23.16**은 IgG의 기능을 보여준다.

중화

중화(neutralizaion)는 항체가 항원에 결합하여 그 기능을 차단하는 것이다(그림 23.16a). 예를 들어, 항체는 단순히 바이러스가 숙주세포로 들어갈 때 사용해야 하는 분자에 부착함으로써 바이러스를 중화시킬 수 있다. 비슷하지만, 세균독소(파상풍을 일으키는 *Clostridium tetani*에 의해 만들어지는 독소 등)를 둘러싸는 항체는 독소를 불활성화시킬 수 있다.

응집

항원은 보통 수천 개의 항체분자에 의해 중화되고 동시에 함께 모여 덩어리로 뭉쳐진다. 이 과정을 **응집(agglutination)**이라고 하며, 각 항체가 적어도 두 개의 항원결합부위를 가지고 있기 때문에 가능하다(그림 23.169b). (IgM과 IgA에 속하는 항체는 두 개 이상의 결합부위를 가지고 있다.) 예를 들어, IgG는 두 개의 떨어져 있는 병원체의 동일한 에피토프에 결합할 수 있기 때문에 이 둘을 연결한다. 이렇게 수많은 IgG 분자가 두 미생물에 동시에 결합하면 큰 복합체를 형성하게 된다.

옵소닌화

일단 항체와 결합하면, 항원은 효과적으로 옵소닌화(opsonization)되어, 보다 쉽게 식작용의 대상이 된다(그림 23.16c). 앞에서 언급하였듯이, 항체는 항원과 식세포에 모두 결합할 수 있기 때문에 옵소

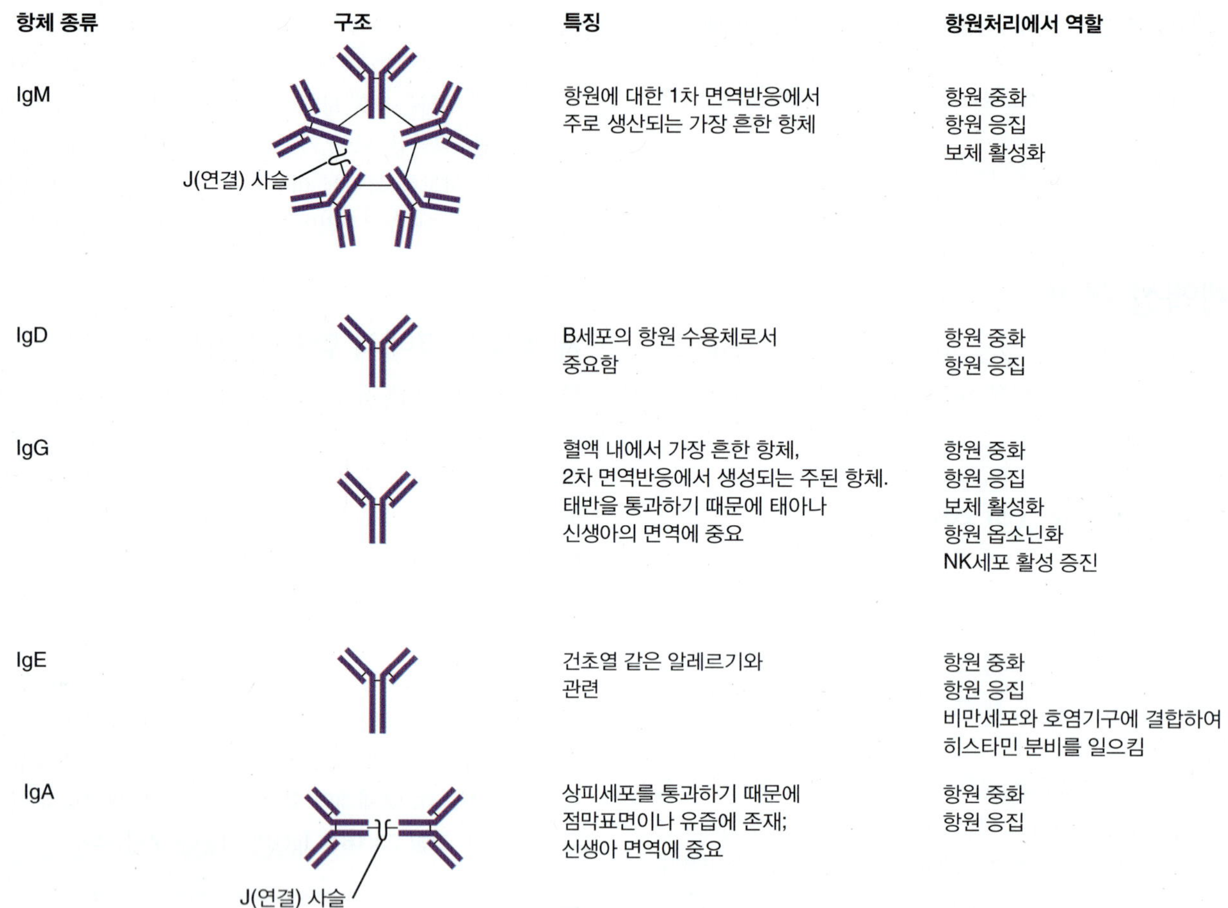

그림 23.15 항체의 5가지 주요 종류.

닌으로 작용한다. IgG는 꼬리부위가 식세포의 특정 막수용체에 결합하기 때문에 옵소닌화에 특수화되어 있다. 이 결합은 식세포가 항체와 항체의 표적 모두를 포식하도록 촉진한다.

보체 활성화

IgM과 IgG 둘 다 보체계를 활성화할 수 있고, 활성화된 보체계는 항체가 결합된 세균의 분해를 유발한다(그림 23.16d). 비록 보체계는 특정 보체 단백질이 몇몇 종류의 세균 표면에 직접 결합하여 활성화 될 수도 있지만(비특이적인 렉틴 경로와, 대체경로), 특이적인, 고전적 경로는 항체에 의해 표시된 거의 모든 세균에 대해 효과적이다. 시작 과정에 관계없이, 활성화된 보체 단백질들은 세균을 파괴할 뿐만 아니라 이 단백질 중 많은 것들은 염증의 진행과 조절을 돕는다.

자연살생세포의 활성 증진

마지막으로, IgG 항체는 NK세포의 비특이적 살생작용을 증진시킬 수 있다(그림 23.16e). NK세포는 종양세포와 바이러스 감염세포의 비정상적인 특징을 광범위하게 인식하고 막에 구멍을 내는 물질을 만들어 그 세포들을 분해한다는 것을 상기하자. 종종 이러한 체내의 비정상 세포는 항체 생성을 자극할 수 있는 비정상적인 표면물질도 가지고 있다. 이 경우 항체는 이런 세포들에 죽음의 표시를 하는데, NK세포가 이 세포들을 죽인다. 식세포와 같이, NK세포는 IgG의 불변부위와 결합하는 표면 수용체를 가지고 있다. 이런 방법으로, 항체는 특이적으로 표적이 된 비정상세포와 NK세포 사이를 연결해주게 되어, 특정 외래물질에 대해 다시 한번 비특이적 반응이 집중되도록 한다.

퀵 테스트 23.5

1. 형질세포와 기억 B세포의 두 가지 차이를 설명하라.
2. T-의존항원과 T-비의존항원의 차이는 무엇인가? 왜 기억 B세포는 T-비의존항원에 반응하여 만들어지지 않는가?
3. IgG 분자를 그리고, 다른 4종류의 항체를 나열하라.
4. 항체가 항원을 제거하는 5가지 방법을 기술하라.

23.5 세포매개면역

항체는 혈액이나 림프에 떠다니는 침입자 및 기타 항원을 방어하지만, 병원체-감염세포나 암세포 등과 같이 세포내부의 항원들에 대해서는 접근할 수 없다. 반면에 T세포는 감염되거나 비정상적인 세포

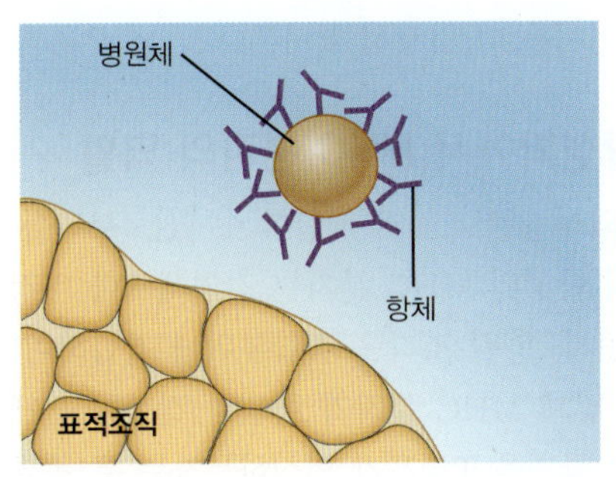

(a) 중화:
항체가 병원체의 활동을 차단한다.

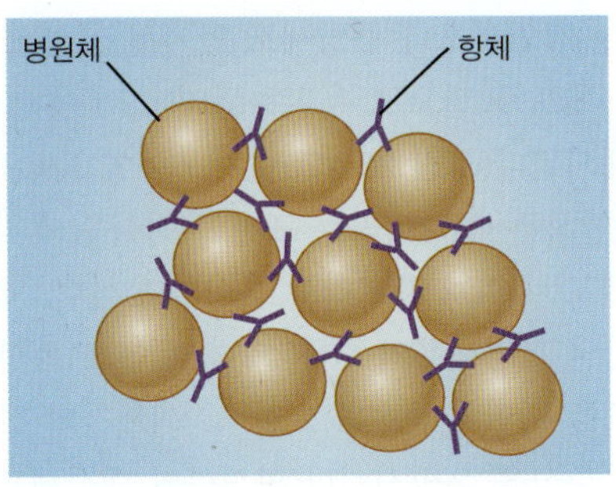

(b) 응집:
여러 개의 병원체가 항체분자에 의해 응집된다.

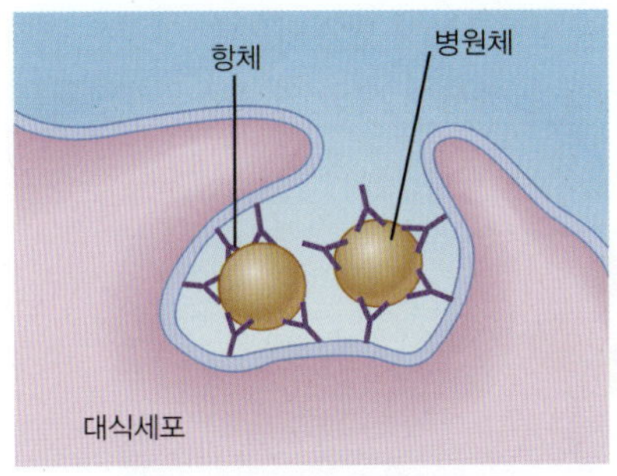

(c) 옵소닌화:
항원이 결합된 병원체는 식세포에 의해 효과적으로 사로잡힌다.

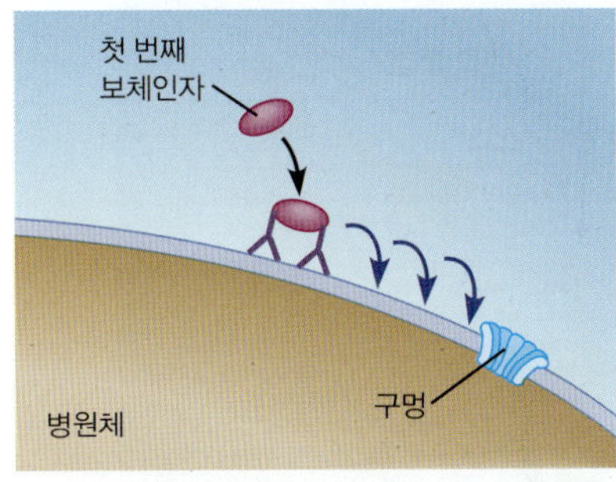

(d) 보체활성화:
병원체에 결합된 항체가 보체 연쇄반응을 활성화시켜 세포를 용해시킨다.

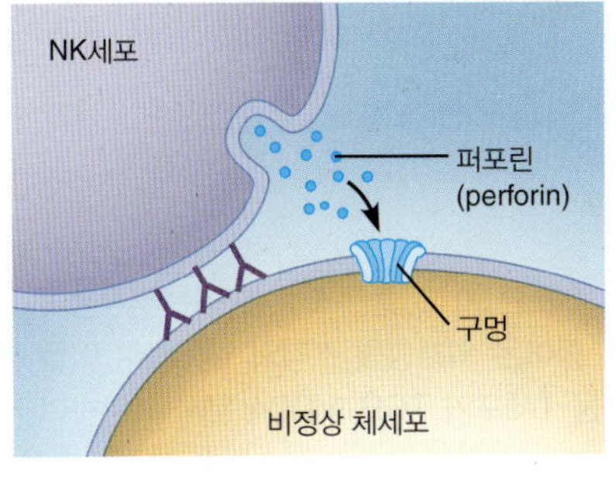

(e) NK세포 활성 증진:
항체가 결합된 비정상 체세포는 NK세포에 의해 인식되고 파괴된다.

그림 23.16 항원 처리의 항체-매개 기전.

와 접촉하고 반응한다. T세포는 표적과 직접적인 접촉이 필요하기 때문에, T세포의 반응을 **세포매개**라고 한다. 우리는 세포매개면역의 논의를 시작하면서 이러한 종류의 면역에서 T세포의 역할을 자세히 살펴보고자 한다.

세포매개면역에서 T림프구의 역할

T림프구에는 도움 T세포, 세포독성 T세포 및 억제 T세포의 3가지가 있다. **도움 T세포(helper T cell)**는 면역반응의 중요한 조절자로서, B세포, 세포독성 T세포, 억제 T세포 및 도움 T세포 자신의 활성을 증진시키는 시토카인을 분비하여 간접적으로 작용한다. 또한 도움 T세포는 대식세포와 NK세포의 활성을 증진시키는 시토카인을 만드는데, 이 세포들은 비특이적 방어에 매우 중요하다. 그에 반해서, **세포독성 T세포(cytotoxic T cell)**는 바이러스나 세포내 세균에 감염된 세포와 비정상 세포(암세포와 이식 세포 등)를 죽인다는 점에서 이 세포는 세포매개면역에 직접적으로 관여한다. **억제 T세포(suppressor T cell)**는 잘 밝혀져 있지 않지만, B세포, 도움 T세포 및 세포독성 T세포의 활성을 억제하는 시토카인을 생산하는 것으로 생각된다.

세 종류의 T세포 모두 신체 세포 상의 외래항원을 인식하는 항원수용체(T세포수용체, TCR)를 가지고 있지만, 그것은 항원이 특수한 정상 자기단백질의 한 종류인 **주조직적합성복합체(major histocompatibility complex, MHC) 분자**와 결합했을 때만 인식한다. B세포와 그들이 분비한 항체가 항원의 본래 형태로 에피토프(예를 들어, 그것들이 세균표면에 존재하는 것처럼)와 결합할 수 있다는 점에서, 이러한 종류의 인식은 B세포가 항원을 인식하는 방법과는 다르다. 그러나 T세포가 활성화되려면, T세포수용체가 항원의 작은 조각과 결합되어 있는 다른 신체 세포의 표면상에 있는 MHC 분자와 접촉해야 한다. 따라서 MHC 분자가 세포 안에 있는 외래항원과 먼저 결합해야 한다. 그 다음 그것들은 항원을 세포표면으로 수송해야 한다. **항원제시(antigen presentation)**라고 하는 이 과정은 T세포가 항원과 상호작용하기 위해 필수적이다. T세포반응을 좀 더 자세히 알아보기 전에, MHC 분자와 T세포 성숙에서 그것들의 역할, 항원제시, 그리고 T세포 활성화에 대해서 보다 자세히 살펴보자.

MHC 분자: 자기 표지

주요조직적합성복합체는 MHC 분자를 규정하는 100개 이상의 유전자로 구성되어 있다(6번 염색체에 위치함). MHC 분자는 모든 사람에게 같은 면역 기능을 가지고 있지만, 각 사람의 MHC 분자는 그 자신에게 고유하다. 두 사람(일란성 쌍둥이는 제외)의 조직이 **사람백혈구 항원**(*human leukocyte antigens*, HLA) 또는 **조직형**(*tissue type*)이라고 하는 동일한 MHC 분자 세트를 가지고 있는 것은 거의 불가능하다. MHC 분자는 사람마다 달라서 개인의 자기 표지가 되게 한다. MHC 분자는 사람의 면역계가 자신의 세포를 공격하는 것을 막는 데 매우 중요하지만, 이 분자들은 또한 이식된 피부조각과 이식받는 사람에게 외래성인 기관을 거절하게 만든다. 구체적으로, MHC 분자는 수신자의 면역계에 의해서 공격받는 항원을 가지고 있다. 사실, MHC 분자의 존재는 이식편 거부에 대한 조사 중에 발견되었다. 이 단백질들은 이식된 조직이 자기 자신(histocompatible: *histo* = tissue)으로 인정되든지 아니면 외래물질로 거부되는지를 결정하는 데 중요한 역할을 한다. 적혈구는 MHC 분자를 가지고 있지 않기 때문에, 혈액 적합성은 조직 적합성보다 더 많이 관찰된다.

구조가 다른 MHC 분자의 두 종류와 이를 표현하는 세포는 면역계가 외래물질과 자신을 식별하게 해 주지만, 면역계에 대한 항원제시는 다른 메커니즘에 의해서 일어난다. **MHC 클래스 I(Class I MHC)** 분자는 모든 유핵세포의 표면에 존재하는 당단백질인데, 백혈구의 세포막에서 높은 수준으로 존재한다. MHC 클래스 I 분자는 세포독성 T세포에 내생적인(세포내) 항원을 제공한다. 그러한 항원은 종양세포와 바이러스 감염세포에서 발생한다. 이와는 대조적으로, **MHC 클래스 II(Class II MHC)** 분자는 대식세포, 수지상세포, 활성화된 B세포, 그리고 흉선의 내부를 구성하는 세포 등 몇 개의 특수화된 세포에서만 발견되는데, 이것들 모두를 **항원제시세포(antigen-presenting cell**, APC)라고 한다. MHC 클래스 II 분자는 식세포에 의해 세포 안으로 포식되는 내생적 항원(세포외액에서 발견됨)을 도움 T세포에 제시한다. 다음에 우리는 MHC 분자가 어떻게 그들의 기능을 수행하는지를 더 자세히 살펴본다.

항원제시와 T세포 활성화에서 MHC 분자의 역할

각 MHC 분자는 다양한 외래항원 조각과 결합할 수 있는 부위를 가지고 있다. 따라서 새롭게 합성된 MHC 분자는 감염세포나 비정상 세포의 표면으로 이동하면서, 항원 조각을 결합부위에 결합하여 세포 표면으로 수송한다. 어떻게 MHC 분자가 항원과 결합하고 제시하는가, 그리고 어떻게 이 항원을 T세포가 인식하는가는 두 종류의 MHC 분자에서 다르다.

MHC 클래스 I 분자는 감염세포나 종양세포 안에서 합성된 항원을 포착하고 이 항원을 세포 표면으로 운반하는데, 그곳에서 이들은 세포독성 T세포에 제시된다(**그림 23.17a**). 세포독성 T세포는 MHC 클래스 I 분자와 결합하는 CD8이라는 표면 단백질을 가지고 있다. 따라서 세포독성 T세포는 CD8 세포라고 불리기도 한다. 세포독성 T세포의 CD8에 결합된 감염세포의 MHC와 함께, 세포독성 T세포는 감염세포나 암세포를 죽일 수 있다. 또한 두 세포간의 상호작용은 세포독성 T세포의 증식을 유발시킨다(활성화된 대식세포에 의해 분비된 IL-2의 도움으로).

MHC 클래스 II 분자는 식세포에서 발견되는데, 그것은 식작용이나 수용체-매개 내세포작용을 통하여 세포 안으로 외래항원을 포

(a)

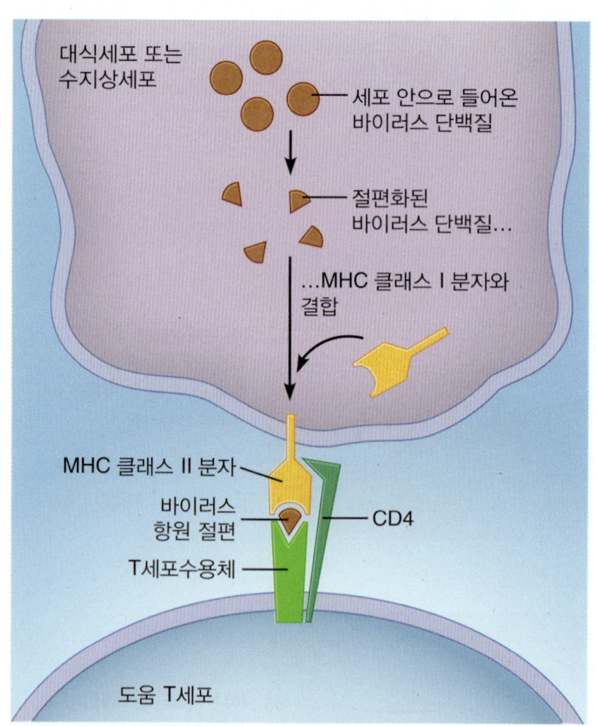

(b)

그림 23.17 주조직적합복합체(MHC)분자에 의해 T세포에 항원을 제시함. **(a)** 체내의 모든 핵을 가지고 있는 세포가 만드는 MHC 클래스 I 분자가 감염된 세포 안에서 합성된 바이러스(또는 세균) 항원 조각과 결합하여 이를 세포 표면으로 수송한다. 그 다음에는 세포독성 T세포가 T세포 수용체와 CD8 분자를 통하여 감염된 세포와 결합한다. **(b)** 대식세포, 수지상 세포 및 활성화된 B세포에 의해 만들어진 MHC 클래스 II 분자는 식작용이나 수용체 매개 세포내이입에 의해 들어온 외래항원 조각과 결합하여 이를 세포 표면으로 수송한다. 그 후, 도움 T세포가 TCR과 CD4 분자를 통하여 제시세포에 결합한다.

식한다. MHC 클래스 II 분자는 내부로 들어온 항원과 결합하여 그것을 세포표면으로 수송한다. 그렇게 함으로써 도움 T세포에 항원을 제시하는 것이다(그림 23.17b). 도움 T세포는 MHC 클래스 II 분자와 결합하는 CD4라는 표면 단백질을 가지고 있는데, 이것은 APC에 제시된 항원과 상호작용을 증진시킨다. 따라서 도움 T세포를 CD4 세포라고도 부른다. 제시된 항원에 노출되면 도움 T세포가 시토카인을 분비하여 다른 면역반응을 유도하고 조절한다. 중요하게도, 도움 T세포는 면역세포인 APC을 죽이지 않는다.

도움 T세포 활성화

B림프구와 같이, 다른 특이성을 가진 수백만 개의 T림프구는 혈액과 림프를 순환하거나 말초 림프조직에 머물러 있다. 도움 T세포의 활성화는 동시에 일어나는 두 개의 과정이 관여한다. 먼저 도움 T세포가 대식세포, 수지상세포, 그리고 B세포의 표면에 MHC 클래스 II-외래항원 복합체와 결합하고, 그 다음 도움 T세포는 IL-1의 형태로 이 세포들로부터 유도신호를 받는다. 그 결과, 도움 T세포는 증식하고 분화한다. 일부 딸세포는 시토카인을 분비하기 시작하고, 반면에 소수의 딸세포는 오랫동안 생존하는 기억 T세포가 된다. 체액성 면역과 마찬가지로, 세포매개면역은 특히 항원에 대한 첫 노출에 대해 17일까지 소요될 수 있다. 그러나 체내에 일단 기억 T세포가 있으면, 같은 항원에 대한 그 다음 반응은 훨씬 빠르고 강하다.

활성화된 도움 T세포는 여러 종류의 시토카인을 분비하여, 다른 도움 T세포, B세포, 세포독성 T세포, 대식세포, 비만세포, NK세포, 그리고 조혈 줄기세포의 활성을 자극하고 조절하는 것을 돕는다(**표 23.1**). 그래서 도움 T세포는 면역반응의 중심 조정자로 여겨진다. 이것이 **후천성면역결핍증**(*acquired immunodeficiency syndrome, AIDS*)의 주된 특징인 도움 T세포의 격감이 면역계를 파괴시키는 이유다(**Clinical Connections: 에이즈**를 보라).

세포독성 T세포 활성화: 바이러스 감염세포와 종양세포의 파괴

세포독성 T세포는 두 사건이 동시에 일어나면 활성화되어 표적세포를 죽인다. 세포독성 T세포가 바이러스 감염세포 표면의 MHC 클래스 I 분자-외래항원 복합체와 결합해서, 도움 T세포로부터 유도신호를 (IL-2 형태로) 받는 것이다. 일단 활성화되면, 세포독성 T세포는 퍼포린을 방출하여 표적세포를 용해시킨다. 그러한 용해-유도단백질의 분비는 면역반응의 일반적인 현상이다. 우리는 이미 이러한 현상을 보체연쇄반응에서 그리고 NK세포가 표적세포를 파괴하는 방법에서 살펴보았다. 세포독성 T세포는 **프래그멘틴(fragmentin)**이라는 단백질도 방출하는데, 이 단백질은 먼저 퍼포린에 의해 만들어진 구멍을 통하여 표적세포 안으로 들어가고, 그 세포 안에서 작용하여 세포자멸사에 의해 죽음에 이르게 한다. 죽은 세포에서 방출되는 병원체는 가까이 있는 식세포에 의해 신속히 제거되거나 항체에 의한 파괴의 표적이 된다.

이와 유사한 방법으로, 세포독성 T세포는 종양세포에 대한 방어도 한다. 때때로 이 종양세포들은 정상세포에는 존재하지 않는 종양항원(*tumor antigen*)이라 하는 독특한 분자를 가진다. 종양세포에 존재하는 MHC 클래스 I 분자는 이러한 항원의 조각을 세포독성 T세포에 제시하여 살생반응을 개시한다. 일부 암과 바이러스(예: Epstein-Barr virus)는 침범된 세포가 MHC 클래스 I 분자를 생산하

표 23.2 활성화된 도움 T세포에 의해 분비되는 선별된 시토카인

시토카인	표적세포	표적세포에서 효과
인터루킨-2(IL-2)	도움 T세포	증식 자극
	세포독성 T세포	증식 자극
	B세포	증식과 형질세포 발달 자극
	NK세포	활성 증진
인터루킨-4(IL-4)	B세포	증식과 형질세포 발달 자극; 형질세포의 IgG 및 IgE 분비 유도; MHC 클래스 II 분자 수 증가
	도움 T세포	증식 자극
	대식세포	MHC 클래스 II 분자 수 증가; 식작용 증진
	비만세포	증식 자극
인터루킨-5(IL-5)	B세포	증식 자극; 형질세포의 IgA 분비 유도
	조혈 줄기세포	호산구의 증식과 발달 유도
인터루킨-10(IL-10)	대식세포	시토카인 생성억제(면역반응 하향조절 도움)
인터페론-γ	다양한 종류의 세포	바이러스 저항력 부여
	대식세포	식작용 증진
	B세포	항체 생산 증진
	암세포	증식 억제
	세포독성 T세포 및 NK세포	세포독성 T세포 및 NK세포의 세포살생 능력 증진

지 못하도록 활발하게 억제하여, 암세포나 바이러스가 세포독성 T세포에 감지되는 것을 피할 수 있다.

지금까지 살펴보았듯이, 효과적인 면역반응은 대식세포, 도움 T세포, B세포 및 세포독성 T세포 간의 다수의 직접적, 간접적 상호작용으로부터 발생한다. 이러한 집합적 작용은 **그림 23.18**에 나타내었다.

퀵 테스트 23.6

1. 주요한 세 종류의 T세포를 열거하고, 그것들의 기능을 설명하라.
2. 두 종류의 MHC 클래스 분자는 무엇인가? 어떤 종류의 세포에서 어떤 종류의 분자가 발견되는가?
3. 어떤 종류의 T세포가 그 표면에 CD4를 가지고 있으며, 어떤 종류의 MHC 분자가 이 세포와 결합하는가?
4. 도움 T세포에 의해 생산되는 4종류의 시토카인을 열거하고, 각각은 어떻게 면역반응을 조절하는지를 설명하라.

23.6 건강한 상태와 질환상태에서의 면역반응

효과적인 면역반응은 여러 종류의 세포들과 물질들의 상호작용에 의해 일어난다. 이번 절에서는 면역계가 어떻게 면역을 일으키는지, 또 어떻게 이식과 수혈에 반응하는지를 살펴볼 것이다. 또한 우리는 어떻게 질환이 면역계의 기능이상으로부터 초래되는지를 살펴볼 것이다.

면역 생성: 면역조치

1798년 의사 에드워드 제너(Edward Jenner)는 천연두의 전염 현황을 조사하다가 영국 글로스터셔 지방의 우유 짜는 여성들 중 우두(cowpox; 소로부터 감염되는 가벼운 질환)를 앓은 적이 있는 여성은 천연두에 잘 감염되지 않는다는 사실을 발견했다. 심지어 외모에 손상을 주고 때로 목숨을 앗아가기도 하는 이 천연두가 그 지역에 창궐할 때에도 잘 감염되지 않았다. 우두에 노출되는 것이 천연두에 대한 보호막을 제공한다고 생각한 제너는 신중하게 사람들에게 우두를 접종하기 시작했고, 이렇게 하면 이 끔찍한 질병의 천형을 막을 수 있을 것이라고 대담하게 예측하였다. 이러한 치료는 소를 의미하는 라틴어의 *vacca*를 따서 **예방접종**(*vaccination*)이라 알려졌다. 실제로 20세기에 집중적인 세계적 예방접종 프로그램 덕분에 천연두는 근절되었다.

면역조치(*immunization*)라고도 알려진 예방접종에서는 병을 일으키지 않을 것으로 예상되는 안전한 형태의 세균이나 미생물 성분들을 체내에 주사하는데, 그 접종물(inoculum)은 해당 병원체에 대한 면역반응을 자극하고, 보다 중요한 면역기억을 유도한다(**그림 23.19**). 예방접종을 한 뒤, 이 병원체에 노출된 사람은 자연상태에서 일어나는 2차 면역반응과 유사한 강한 면역반응을 일으킨다. 성공적으로 예방접종이 된 사람은 그 병원체에 대해서는 면역이 된다.

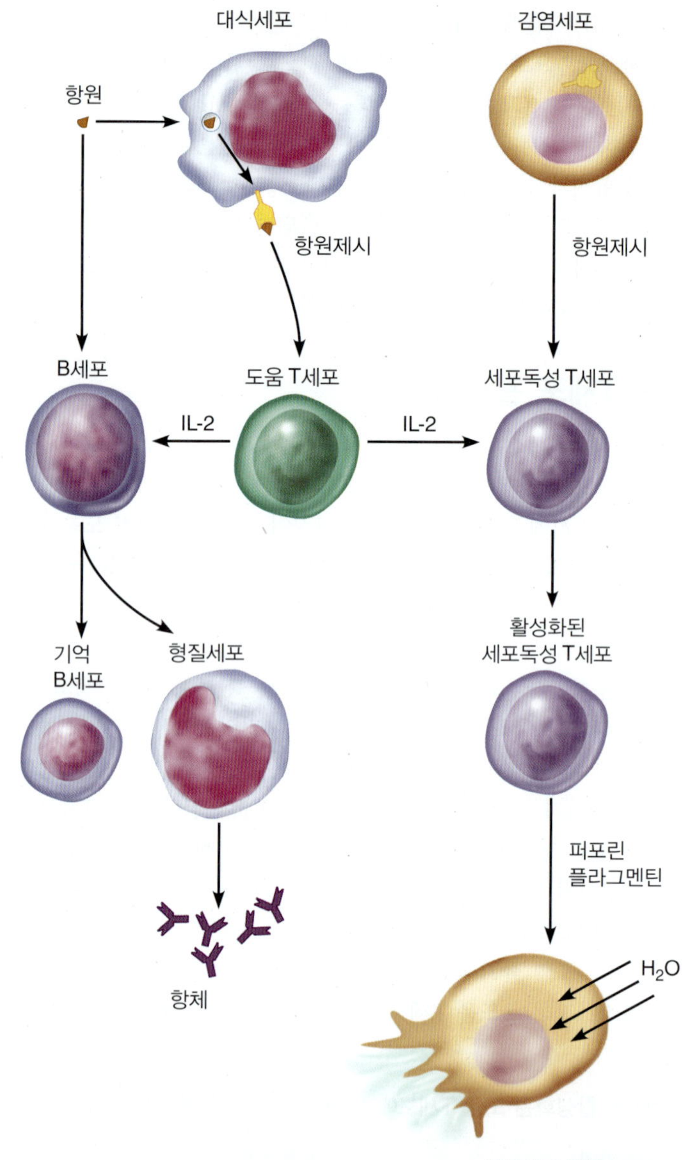

그림 23.18 B세포와 세포독성 T세포의 활성화에서 도움 T세포의 역할. 도움 T세포는 대식세포가 제시하는 바이러스 항원과 특이적인 접촉에 의하여 활성화된다. 활성화된 도움 T세포는 IL-2를 분비하는데, 그것은 B세포와 세포독성 T세포를 활성화시킨다. B세포는 증식하고 분화하여 항체를 분비하는 형질세포가 된다. 세포독성 T세포는 퍼포린과 플라그멘틴을 분비하여 감염세포의 용해를 일으킨다.

20세기에 시작된 유아와 소아에 대한 상례적인 예방접종은 여러 감염병을 예방하는데 매우 효과적이었다(**표 23.2**). **면역조치**라는 용어는 자연감염에 의해 일어난 면역에도 사용된다. 인공면역조치와 자연면역조치 모두 각 개인의 면역계가 반응을 일으킬 수 있는 능력에 의존하기 때문에 **능동면역(active immunity)**으로 분류된다. 불행하게도 모든 감염체(예: 일반적인 감기 바이러스)들이 예방접종에 의해 쉽게 통제되는 것은 아니다.

특정 항원에 대해 이미 만들어진 항체를 체내에 주입하여 또

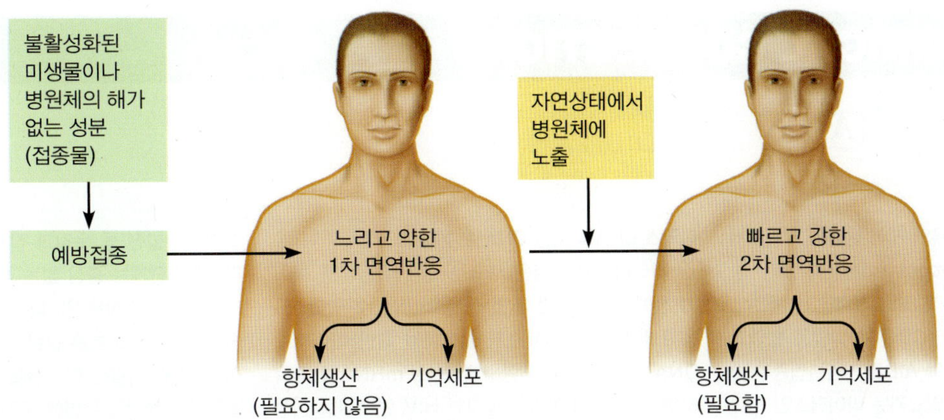

그림 23.19 예방접종(면역조치)을 통한 장기 면역의 획득. 접종물이 체내에 투여되면, 그 물질은 면역반응을 자극하는데, 그 목표는 그 물질 자체를 파괴하는 것과 기억세포를 만드는 것이다. 그 후에 병원체에 자연적으로 노출되면 기억세포가 병을 예방하거나 증세를 약화시키는 빠른 2차 면역반응을 일으킨다.

Q 5살의 이반은 수두 예방접종을 받고 그 바이러스에 대한 항체와 기억세포를 갖게 되었다. 이 두 가지 면역반응 중에서 어느 것이 이반에게 더 중요한가? 그리고 그 이유는 무엇인가?

다른 유형의 보호작용을 할 수도 있는데, 이를 **수동면역(passive immunity)**이라고 한다. 이러한 예방접종은 개인의 면역계의 반응을 필요로 하지 않기 때문에 수동적이다. 이 과정에서 외래항원이 체내로 들어오지 않기 때문에, 그 사람의 B세포는 항체를 만들지 않고 기억 B세포도 만들어지지 않는다. 주입된 항체는 진행되는 감염과 싸우도록 도와주지만, 수동면역이 장기적 면역을 유도하지는 않는다. 일반적으로 수동면역에 사용되는 항체는 우선 특정 질환에 면역을 가지고 있는 사람으로부터 얻어지는데, 이 항체가 다른 사람의 체내에 주입되면, 그 질환에 대해 짧지만 즉각적인 방어능력을 부여한다. 예를 들어, 광견병에 걸린 동물에 물린 사람에게는 광견병 예방접종을 받은 사람으로부터 분리한 항체를 주사한다. 이러한 조치가 중요한 이유는 광견병이 능동면역을 끌어올리는 데 걸리는 시간보다 빨리 진행될 수 있기 때문이다. 광견병에 노출된 대부분의 사람들에게 수동면역조치와 능동면역조치 모두를 시행한다. 주입된 항체는 수 주간 바이러스와 싸우는데, 그 다음에는 감염 자체와 면역조치에 의해 유도된 개인의 면역반응이 이어받는다.

임산부의 혈액에 있는 IgG가 태반을 건너 태아에게 오는 것처럼, 수동면역은 자연적으로도 일어난다. 또한 IgA(그림 23.15)는 수유를 통하여 모체에서 유아로 특히 초기 모유의 형태인 초유로 전달된다. 수동면역은 이동한 항체가 작용하는 적어도 수주에서 수개월 동안만 지속되지만, 유아의 면역계가 성숙할 때까지 감염으로부터 유아를 보호한다.

표 23.2 질병관리예방센터에서 권장하는 2012 예방접종

백신	접종 방법
간염 B형(HepB)	출산, 1~2, 6~18개월에 차례로 3회
로타바이러스(RV)	생후 2, 4, 6개월에 차례로 3회
티프테리아, 파상풍, 백일해(DTaP)	생후 2, 4, 6, 15~18개월, 4~6년, 11~12년에 차례로, 파상풍은 그 이후 10년마다
헤모필러스 인플루엔자 타입 b(Hib)	생후 2, 4, 6, 12~15개월에 차례로
폐렴구균	생후 2, 4, 6, 12~15개월에 차례로
불활성 폴리오바이러스	2, 4, 6~18개월, 4~6년에 차례로
인플루엔자	생후 6개월에 시작하여 매년
홍역, 볼거리, 풍진(MMR)	생후 12~15개월과 4~6년에 2회
수두	생후 12~15개월과 4~6년에 2회
간염 A형(HepA)	생후 12~24개월과 첫 번째 주사 후 6~18개월
뇌척수막염균(MCV)	11~12년에 1회 주사, 16년에 촉진제(위험에 처한 유아에게 사용될 수 있다)

CLINICAL CONNECTIONS

에이즈(AIDS)

1981년 캘리포니아와 뉴욕의 게이 남성들 사이에서 **카포시 육종**(*Kaposi sarcoma*)이 발생하였다. 같은 해에 뉴욕에서 특이한 형태의 폐렴이 발생했다. 1982년 질병통제예방센터(CDC)는 발병을 혈액과 연관지어 보고하고, 이 병을 AIDS(면역결핍증후군)라고 명명했다. 에이즈를 일으키는 바이러스인 인체면역결핍바이러스(HIV)은 1984년 프랑스에서 처음 발견되었으며, 1985년에 연구원인 Robert Gallo에 의해 AIDS의 원인으로 확인되었다.

1982년 미국에서 1,600명의 사람들이 AIDS에 걸렸고 그들 중 약 700명이 죽었다. 1995년에 AIDS는 25~44세의 사람들의 사망 원인 중 첫 번째였다. 세계보건기구(WHO)는 1981년 이후 전 세계적으로 약 2,500만 명의 사람들이 AIDS로 죽었다고 추정하고 있다. 2008년에, 세계의 3,340만 명의 사람들이 에이즈를 앓고 있거나 HIV에 감염되었는데, 이 중에는 15세 이하의 어린이들 210만 명을 포함하고 있다. 매년 약 270만 명 이상의 사람들이 HIV에 감염되고, 180만 명의 사람들이 AIDS로 죽는다. 분명한 것은, AIDS 전염병은 전 세계 사람들을 위협하고 있다는 것이다.

HIV는 RNA와 바이러스막이라고 하는 지방 피막으로 구성된 레트로바이러스이다. 바이러스의 핵심은 단백질 p24로 구성되어 있다. 바이러스막 안에는 단백질 p17로 구성된 단백질 기질이 있다. 단백질 gp120과 gp41로부터 형성된 스파이크는 바이러스막에서 확장된 것이다. RNA는 HIV가 세포를 감염시키고 복제하는 데 필요한 유전자를 포함하여 바이러스 단백질을 암호화하는 9개의 유전자를 포함하고 있다.

HIV는 인간의 세포 안에 있을 때만 복제할 수 있다. 현재의 이론은 이 바이러스가 점막의 수지상세포와 접촉하고 감염시킨다고 제안하고 있다. 그런 다음 수지상세포는 림프기관으로 이동하여, 거기서 도움 T세포와 같은 다른 면역세포들을 감염시킨다. HIV의 스파이크는 도움 T세포의 CD4 수용체와 결합하여, 바이러스가 바이러스막을 제외한 채 세포에 침투할 수 있도록 한다. 일단 세포 안에 들어가면, HIV 효소인 **역전사효소**(*revers transcriptase*)가 바이러스 RNA로부터 DNA를 합성한다. 그 다음 이 새로운 DNA는 세포 핵으로 들어가는데, 거기서 또 다른 HIV 효소인 **인테그라아제**(*integrase*)가 바이러스 DNA를 사람 DNA로 갖다 붙인다.

바이러스에 감염된 세포는 질환의 징후를 보이기 전에 몇 년 동안 휴면 상태로 있을 수 있다. 도움 T세포의 경우, 세포가 활성화될 때만 바이러스 DNA를 mRNA로 변환하게 되고, mRNA를 해독하여 더 많은 바이러스 입자와 HIV 단백질을 생성하게 된다. 대부분의 해독된 바이러스 단백질은 길기 때문에 HIV 효소 중 하나인 **단백질분해효소**(*protease*)는 이 단백질을 분해하여 보다 작은 폴리펩티드를 만들어 낸다. 이러한 폴리펩티드들은 결합하여 **조립**(*assembly*)이라고 하는 과정을 통하여 새로운 바이러스 분자를 형성하게 된다.

바이러스가 한 세포 안에 머물러 있는 한, 그것은 몸에 해를 끼치지 않는다. 그러나 조립 후에, 바이러스 입자들은 **출아**(*budding*)라고 하는 과정을 거치게 되는데, 이때 바이러스 입자들은 도움 T세포 막을 헤치고 나아가서 막 일부를 취하게 된다. 그리고 나서 이 물질은 이 바이러스의 지방 피막이 된다. 지방 피막 안에 또 다른 도움 T세포의 다른 CD4수용체와 결합하는데 필요한 성분들이 있다. 이런 방법으로 바이러스는 체내에서 확산된다.

다른 사람들에게 바이러스를 전파시키는 것은 성적인 접촉, 수혈, 그리고 주사 바늘을 공유함으로써 일어날 수 있다. 그 바이러스는 또한 어머니로부터 아이에게 전파될 수 있다. 즉, 바이러스는 임신한 여성의 태반을 통하여 태아에게 전파되거나 태아에게 먹인 모유를 통해 전파된다. HIV 감염은 헌혈, 우연한 접촉, 또는 모기에 물리는 것에 의해 퍼지지 않는다.

일단 어떤 사람이 HIV에 감염되면, 그 사람은 보통 감염 후에 짧게 급성 증상을 보이지만, 그 다음에는 잠복기에 들어가서 수년 동안 어떤 증상도 분명히 나타나지 않을 수 있다. 그러나 그 사람이 증상이 없을지라도, 그 사람은 여전히 전염성이 있다. 일단 그 병이 발병하기 시작하면, HIV감염 증상을 보이는 것에서 발전된 HIV 감염이나 AIDS로 진행된다. 에이즈의 진단은 도움 T세포 수의 수가 200세포/mm^3 이하인 경우에 해당된다(정상적인 도움 T세포 수준은 500~1,600 cells/mm^3 범위에 있다).

에이즈는 면역계와 절충해서, 어떤 사람을 감염성 질환에 더 취약하게 만든다. 경험되었던 정확한 증상들은 그 병의 단계에 따라 다르다. 급성 HIV 감염 동안, 환자는 열, 근육통, 인후염, 두통, 림프절 부종, 발진 등 독감과 같은 증상을 보이기도 한다. 급성 단계는 증상 없는 잠복기에 뒤이어 따라온다. 그 다음 증상은 열, 피로, 림프절 부종, 설사, 체중 감소, 그리고 호흡 곤란의 형태로 다시 나타난다. 이 시기에, 사람은 단순 헤르페스 바이러스(입술의 발진이나 생식기 주변에 물집이 있는 경우), 대상포진, **카포시 육종**(*Kaposi sarcoma*; 헤르페스 바이러스-유도 피부암, 폐암 또는 대장암), 그리고 결핵을 포함한 기회감염에 더 걸리기 쉽다. 일단 AIDS가 발생하면(치료하지 않고 내버려 둔다면, 초기 감염의 약 10년 이내에 거의 확실하게 발생함), 증상은 몇 주간 지속되는 오한과 발열, 식은땀, 숨가쁨, 만성설사, 혀의 백색 병변, 지속적인 피로, 흐릿한 시력, 체중 감소, 그리고 피부 발진 등을 포함한다. 종종 이 단계를 공격하는 기회감염은 폐렴, 수막염, 뇌염 등이 있다.

AIDS에 대한 치료법은 없지만, 진행을 늦출 수 있는 치료법이 개발되었다. 이러한 조치의 대부분은 항레트로바이러스 치료제(ART)를 통해 체내의 바이러스 복제를 중지하는 데 초점을 맞추고 있다. 대개 ART의 조합이 사용되며, 각 조합은 서로 다른 메커니즘을 통해 작용한다. 예를 들어, ART 약물에는 비뉴클레오티드 역전사효소 억제제, 뉴클레오티드 역전사효소 억제제, 단백질분해효소 억제제, 인테그라아제 억제제, 그리고 융합억제제의 주입이 포함된다. 이러한 치료법들이 HIV 감염의 증상들을 감소시킬 수 있기는 하지만, 여전히 전염성은 유지하고 있다. ART가 전파의 위험을 줄일 수 있는지 여부에 관한 연구가 진행 중이다.

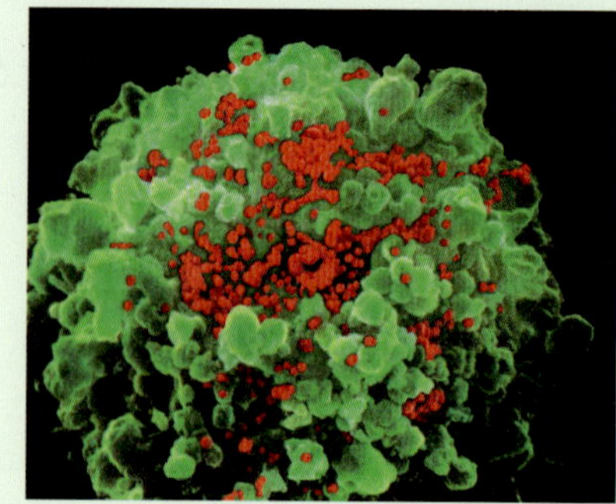

AIDS의 원인인자인 사람면역결핍바이러스(HIV, 적색)로 감염된 T림프구(녹색)의 색을 처리한 주사전자현미경(SEM) 사진

비판적 사고력 문제

1. 사람이 HIV에 감염되는 과정과 몸 전체에 퍼지는 바이러스의 확산 과정을 설명하시오.
2. HIV감염 단계와 그 증상을 나열하시오
3. AIDS에 유용한 치료법은 무엇인가? 그것들은 어떻게 바이러스의 확산을 막아 주는가?

지식 활용하기

백혈구 부착 결핍증(*LAD*)은 유전적 질환으로서, 백혈구의 기능적인 인테그린이 부족하다는 것이 특징이다. LAD는 염증에 어떤 영향을 미치는가? 그리고 LAD 환자로부터 어떤 증상이 일어난다고 생각하는가?

수혈과 이식에서 면역계의 역할

자기와 비자기를 구분하는 면역계의 능력은, 건강한 면역계에 필수적이지만, 개인 간에 수혈이나 조직을 이식하는 능력을 제한하기도 한다. 이러한 이유 때문에, 공여자의 조직은 가능한 한 수용자와 일치해야 면역반응을 최소화할 수 있다. 그리고 이식 수용자에게는 면역계가 외래조직에 대해 반응하는 능력을 억제하는 약이 투여된다. 부적합한 수혈이나 이식조직에 대한 우리 몸의 적대적 반응은 면역계의 장애가 아니라 외래항원에 대한 정상적인 반응이라는 것을 유의하자.

혈액형 적합성

혈액은 각 개인의 적혈구 표면에 있는 특정 항원의 존재 유무에 따라 다른 유형으로 (A, B, AB, 또는 O로 표시되는) 분류된다. 혈액형이 A형인 사람은 A항원으로 알려진 표면항원을 갖는 적혈구를 가지고 있다. 이 항원들은 자신의 면역계에서 자기로 인식된다. 그것들은 소유자에게는 항원으로 작용하지 않는다. 마찬가지로 B형 적혈구에서는 B항원이, AB형 적혈구에서는 A와 B항원이 모두 나타난다. O형 적혈구는 A, B 모두 가지고 있지 않다.

혈액이 B형인 사람은 B항원을 자기로 인식하기 때문에 B항원에 대한 항체를 만들지 않는다. 그러나 이 사람은 A형 혈액에 노출된 적이 결코 없었지만 A항원에 대한 항체(항-A항체)를 가지고 있다. A항원에 특이한 순환 항체가 혈액에 존재하는 것을 보면 마치 이 사람의 B림프구가 A형 혈액을 인식하고 반응했던 것처럼 보인다. 실제로 A항원에 대한 항체는 정상적으로 체내에 존재하면서 혈액형 항원 A 및 B와 매우 유사한 에피토프를 가지고 있는 세균에 반응하여 만들어진 것이다. B형인 사람은 B형과 유사한 세균항원에 대해서는 항체를 만들지 않지만(이 항원이 자신과 너무 비슷하므로) A형과 유사한 항원에 대해서는 항체를 만드는데, 이것은 자신의 면역계에 의해 외래항원으로 인식되기 때문이다. 따라서 B형인 사람의 몸속 혈액에는 지속적으로 항-A항체가 순환하게 되고, 이 사람이 A항원을 가지고 있는 A형이나 AB형 혈액을 수혈 받으면 즉각적이고 치명적인 수혈반응(*transfusion reaction*)이 일어나게 된다. 이러한 이유로 O형인 사람은 만능공혈자(*universal donor*)라고 하는데, 그 이유는 수용자에게 존재할 수 있는 항-A 및 항-B항체가 O형 공여자 세포에서 어떤 표적도 찾을 수 없기 때문이다. 반면에, AB형 개체는 만능수혈자(*universal recipient*)라고 하는데, AB형 사람에는 A나 B항원에 대한 항체가 없기 때문에 어떤 혈액형의 수혈에도 수혈반응을 일으키지 않는다.

헌혈에서 고려해야 할 또 한 가지 문제가 있다. 전혈(whole blood)을 수혈할 때, 혈액형이 일치하지 않으면 공혈자의 혈액에는 수용자(*recipient*)의 적혈구를 공격할 수 있는 항체가 들어 있게 된다. 그러나 대부분의 수혈에서는 전혈이 아니라 분리된 적혈구를 일반적으로 사용하기 때문에 이것은 별반 문제가 되지 않는다.

조직이식과 기관이식

앞에서 설명하였듯이, MHC 분자는 인류 집단에 매우 다양한 형태로 존재한다. 결과적으로 두 사람이 동일한 HLA 분자들을 가질 수 없다. 따라서 HLA 분자의 불일치는 조직이식과 기관이식에서 일어나는 거부반응을 촉진하는 원인이 된다. 적혈구에는 MHC 분자가 없기 때문에 MHC 분자는 수혈반응에 관여하지 않는다는 사실에 유의하라.

거부반응 확률을 최소화하기 위하여, 의사들은 조직적합검사(*tissue typing*)라는 과정을 이용하여 가능하면 공여자와 수용자의 HLA 분자를 맞게 일치시키고자 한다. 수용자가 일란성 쌍둥이(정확하게 동일한 조직형을 가지고 있다)가 아니라면 일반적으로 형제자매들이 가장 가까운 HLA 일치도를 보인다.

HLA 적합성을 검사하는 것 외에도, 의사들은 수용자의 면역반응을 억제하는 약을 처방하여 거부반응을 최소화하고자 한다. 이러한 방법의 문제는 치료과정 동안 수용자가 감염과 암에 더 취약해진다는 것이다. 기관이식의 성공률을 상당히 개선한 시클로스포린 A(cyclosporine A), FK506, 그리고 시롤리무스(sirolimus) 같은 약제의 주요 효과는 IL-2 생산을 억제하여, B세포와 T세포의 활성화와 면역반응의 증진을 억제하는 것이다. 면역억제 효과 때문에 자가면역질환을 치료하기 위해 이 거부반응억제제들이 사용되었지만 그 결과는 별로 성공적이지 못했다. 불행하게도 성공하지 못한 경우 중 하나가 당뇨병이다. 이들 거부반응억제제들을 이식환자들에게 사용했을 때 2형 당뇨병이 발생될 확률이 실제로 증가한다.

여러 가지 혈액세포 질환뿐만 아니라 백혈병과 다른 암에 종종 성공적으로 사용되는 골수이식은 다양한 거부반응의 위험을 가지고 있다. 이식을 받기 전에, 일반적으로 수용자는 자신의 골수세포를 제거하기 위하여 방사선조사를 받는다. 이러한 처치는 비정상적인 세포를 제거하고 환자의 면역계를 작동하지 못하게 하여, 수용자에게 일어날 수 있는 거부반응을 최소화시킨다. 이 치료의 가장 큰 위험은 제공받은 골수에 있는 림프구가 수용자에 대항하는 면역반응을 일으킬 수 있는 것이다. 그 예 중 하나가 이식편대숙주반응(*graft versus host reaction*)으로 알려져 있다. 그러한 반응의 강도는 공여자와 수용자 간에 HLA 분자를 잘 맞추면 최소화될 수 있다. 이런 이유로 골수기증 프로그램이 지속적으로 전세계에 걸쳐 자원 기증자를 찾는 것이다. 인류 집단의 HLA 분자가 다양하기 때문에, 잠재적 기증자의 다양한 자원이 필요한 것이다.

퀵 테스트 23.7

1. 조직적합검사의 과정에서 어떤 세포표면 분자를 검사하는가?
2. 이식된 조직이 수용자에 대항해서 면역반응을 일으키는 현상을 무엇이라고 하는가?

면역기능장애

외래물질과 면역계를 구성하는 림프구 및 다른 세포들 간의 고도로 조절되고 복잡한 상호작용은 감염에 대한 대단한 방어수단을 제공한다. 게다가 증가하는 많은 증거는 면역기능이 신경계 및 내분비계의 기능과 밀접하게 연관되어 있음을 시사해 준다. 이렇게 미묘한 균형을 이루며 상호작용하는 세포와 분자의 회로망이 손상될 때, 알레르기 같은 작은 불편으로부터 심각하고 때때로 치명적인 자가면역질환과 면역결핍질환의 결과가 초래된다. 다음 절에서는, 면역기능이 잘못되었을 때 어떤 일들이 일어날 수 있는지 알아본다.

알레르기

알레르기(과민반응이라고도 함)는 알레르겐(allergen)으로 알려진 어떤 환경성 항원에 대하여 과하게 반응하는 것이다. 가장 흔한 알레르기는 IgE 항체와 관련되어 있다(그림 23.15). 유전적으로 정상보다 많은 IgE를 생산하는 사람들이 알레르겐에 노출되었을 때, 알레르기가 일어난다. 꽃가루에 대해 많은 양의 IgE를 만드는 사람은 일반적으로 건초열(hay fever)로 알려진 알레르기 반응을 일으킨다. **그림 23.20**에서 보이는 것과 같이, 일부 IgE 항체는 꽃가루에 붙지 않고 대신 그 꼬리 부분이 비만세포 표면에 결합된다. 그 후 꽃가루에 다시 노출되면, 꽃가루와 IgE 항체의 항원결합 부위와 결합하게 되는데, 이 과정에서 항체분자가 비만세포의 표면과 교차결합을 일으켜 비만세포의 탈과립을 유도한다. 이 비만세포 탈과립을 통하여 비만세포 안의 과립 속에 가지고 있는 히스타민 및 기타 염증반응물질을 주변 체액으로 분비한다. 분비된 히스타민은 가까운 곳의 작은 혈관을 확장시키고 투과성을 높인다. 이러한 염증반응 과정들은 재치기, 콧물, 눈물, 호흡곤란 등 전형적인 건초열의 증세를 일으킨다. 호흡곤란은 히스타민에 의해 기도의 평활근이 수축하여 일어날 수 있다. 항히스타민제로 작용하는 약물들은 혈관내피세포와 평활근세포에 있는 히스타민 수용체를 차단하여, 알레르기 증세를 완화시킨다.

가장 심각한 급성 알레르기 반응을 아나필락시스쇼크(*anaphylac-*

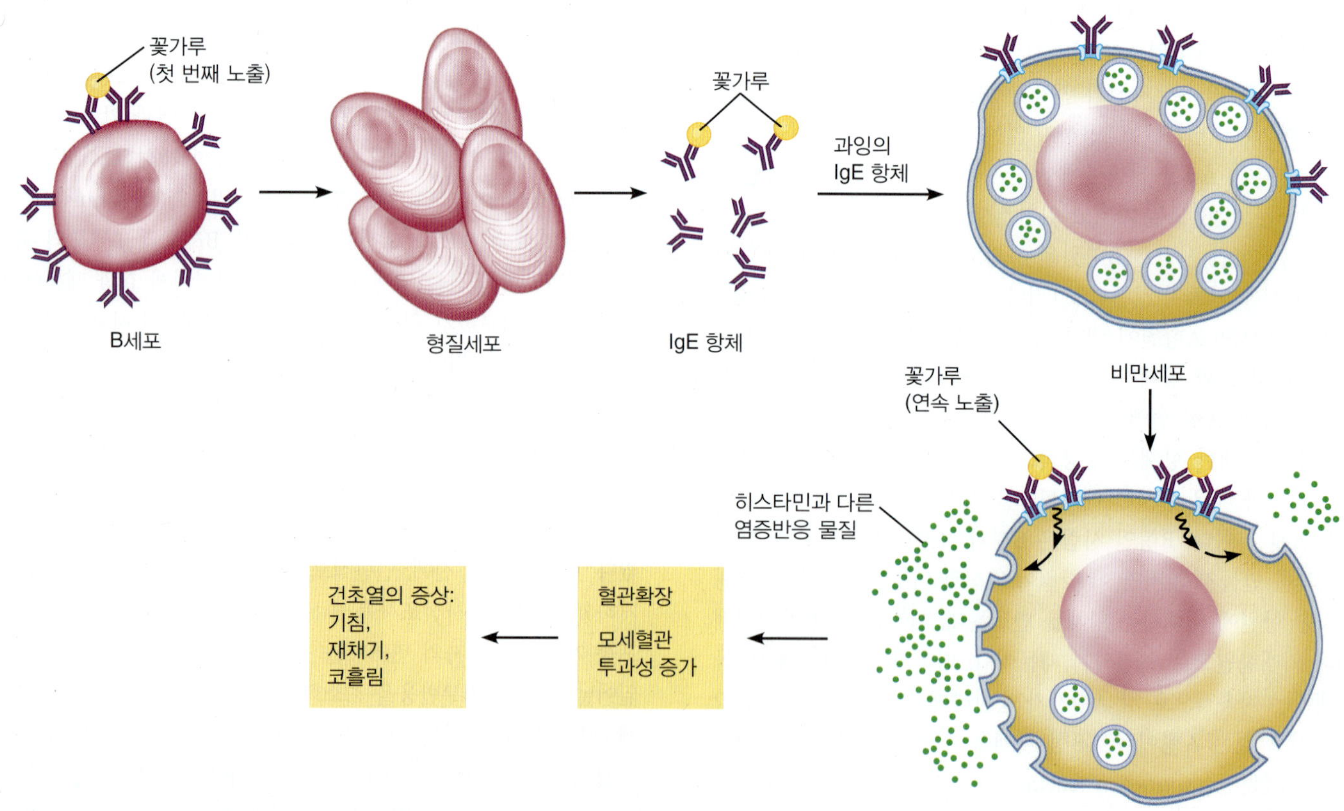

그림 23.20 알레르기 반응 건초열. 꽃가루 같은 알레르겐에 노출되면, 알레르기 체질의 사람은 많은 양의 IgE를 만들고, 과도한 IgE는 비만세포 표면에 결합한다. 그 후 같은 종류의 꽃가루에 노출되면 알레르겐과 비만세포에 결합한 IgE가 결합하면서 IgE의 교차결합을 일으키고 비만세포의 빠른 탈과립을 유도한다(히스타민 방출). 히스타민은 혈관의 투과성 증가시키고 건초열 증세를 일으킨다.

Q 아나필락시스쇼크에서 혈압이 떨어지는데 이는 부분적으로는 광범위한 히스타민 방출 때문이다. 히스타민의 어떤 작용이 이 혈압 강하에 기여하는가?

tic shock)라고 하는데, 이것은 주사 또는 섭취한 알레르겐에 대해 일어나는 반응으로 생명이 위험할 수도 있다. 아나필락시스쇼크는 몸 전체에 걸쳐 광범위하게 일어나는 비만세포 탈과립의 결과로 일어나며, 말초혈관들의 갑작스런 확장을 유발시킨다. 이 혈관확장은 건초열처럼 제한된 특정 부위에서만 일어나는 것이 아니라 넓은 범위에서 일어나, 전체 말초저항과 평균 동맥압을 급작스럽게 떨어뜨린다. 혈압 저하로 인하여 수분 안에 죽음에 이를 수 있다. 벌독이나 페니실린은 이 물질들에 극도로 민감한 사람들에게 아나필락시스쇼크를 유발할 수 있는 알레르겐이다. 일부 민감한 사람은 예방수단으로 에피네프린이 들어 있는 주사기를 가지고 다니기도 한다. 이 호르몬을 혈관에 주사하면 심박출량은 증가하고 혈관은 수축하게 되는데, 이 두 작용에 의해 혈압이 정상 수준으로 다시 올라간다.

자가면역질환

면역계가 자기에 대한 관용을 잃어버리고 신체의 정상 분자에 대항하여 반응하기 시작하면, 자가면역질환(autoimmune disease)이 초래될 수 있다. 예를 들어, **전신홍반성낭창**[*systemic lupus erythematosus*, 흔히 루푸스(lupus)라고 함]이라는 질환은 면역계에서 거의 모든 종류의 자기 분자에 대한 항체(자가 항체)를 만들어, 피부발진, 발열,

CLINICAL CONNECTIONS

다발성 경화증(Multiple Sclerosis)

다발성 경화증(MS)과 같은 자가면역질환은 면역계가 정상적인 체내 성분을 외래물질로 잘못 식별하고 그것들을 공격할 때 발생한다. 다발성 경화증에서, 공격받는 조직은 뉴런의 축삭을 싸서 절연시키는 물질인 수초이며, 뇌와 척수의 백질에 풍부하다. 이 질환의 이름은 수초의 파괴(**탈수초화**)의 원인이 되는 경화증(sclerosis; 그리스어로 흉터 또는 경화라는 말에서)과 관련이 있다.

MS의 증상은 가벼운 것부터 심각한 것까지 다양하며, 탈수초화가 발생한 곳에 따라 여러 가지 조합으로 나타날 수 있다. 증상으로는 대개 흐릿한 시력(또는 한쪽 눈이 안보임), 근육 약화, 그리고 걸을 때 균형유지의 문제 등을 포함한다. 이러한 증상은 악화되어 걷거나 서는 기능을 완전히 상실할 수 있다. 다른 증상으로는 근육 경련; 떨림; 통증 장애, 체온, 그리고 촉각; 언어 장애; 어지러움; 그리고 피로 등을 포함한다. MS는 보통 20~40세 사이에 진단을 받게 되며, 흔히 남자보다는 여자가 더 많이 발생한다. 현재 미국에는 약 250,000~350,000 명의 사람들이 이 병을 가지고 있다.

MS 환자의 뇌척수액은 활성화된 세포독성 T세포를 포함하고 있는 것으로 나타났기 때문에(건강한 사람들의 CSF에는 없음), 이런 세포들이 주로 MS에서 발생하는 탈수초화에 원인이 있을 확률이 크다. 집중적인 연구에도 불구하고, 신체의 세포독성 T세포가 왜 자신의 수초에 반하는 반응을 보이는지에 대해서는 아직도 분명하지 않다. 한 가지 가능성은 어떤 종류의 감염이 수초에 대한 부적절한 면역반응을 유도하거나 또는 정상적으로는 림프구를 CNS 내의 모세혈관에서 빠져나오지 못하게 하는 혈액-뇌 장벽의 붕괴를 일으키는 것이다. 림프구는 뇌와 척수 주위에 위치한 자기 항원(수초 단백질 포함)에 대한 관용을 발달시킬 기회를 가지고 있지 않다. 즉 림프구가 나중에 이러한 항원에 노출되면, 그들은 그것들을 외래물질로 인식하고 방어반응을 일으켜 회복할 수 없는 CNS 손상을 유발하게 된다. 과학자들은 MS의 전형적인 자가면역반응을 유도할 수 있는 많은 감염인자들(홍역, 볼거리, 풍진 바이러스 포함)을 연구해왔으나, 어떤 특정 원인인자를 연루시킬 수 없었다.

치료법과 이것과 다른 치명적인 자가면역질환의 예방까지도 B세포와 T세포가 외래항원에 반응하는 반면 자신의 조직에는 관용을 나타내는 정확한 기작에 대한 더 나은 이해를 필요로 한다.

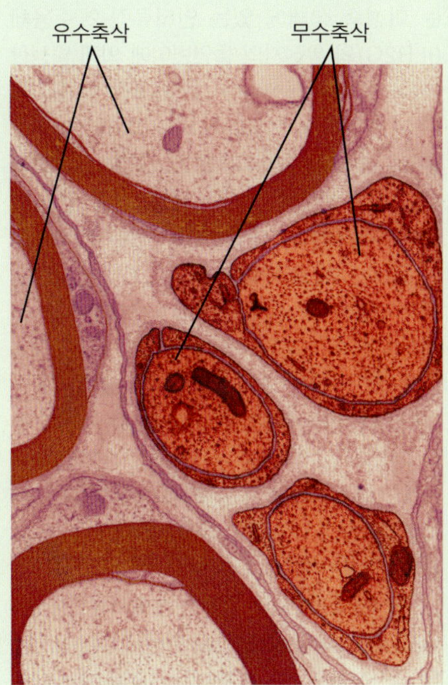

유수축삭과 무수축삭의 현미경 사진

비판적 사고력 문제

1. 다발성 경화증의 원인은 무엇인가? 이것을 자가면역질환으로 만드는 것은 무엇인가?
2. 다발성 경화증의 증상과 질환의 진행을 설명하라.
3. 면역계가 신경계의 미엘린 수초를 공격하는 가능한 원인에 대해 현재의 생각을 설명하라.

관절염, 신기능장애를 포함하는 광범위한 증세를 나타낸다. **류마티스성 관절염**(*rheumatoid arthritis*)은 또 다른 항체 매개 자가면역질환으로 관절의 연골과 뼈에 고통스러운 염증을 일으키며, 결국 연골과 관절의 손상을 가져온다. 또 다른 자가면역질환인 **인슐린-의존성당뇨병**(*insulin-dependent diabetes mellitus*)은 인슐린을 생산하는 췌장의 베타 세포가 세포매개면역반응의 표적이 되어 발생한다. 또한 자가면역질환인 **다발성 경화증**(*multiple sclerosis*, MS)은 선진국에서 가장 흔한 만성 신경질환이다. 이 병에서 정상적인 수초를 공격하는 경

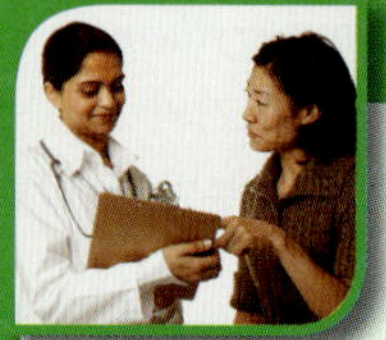

CLINICAL CONNECTIONS

중증복합면역결핍증의 유전자 치료 (Gene Therapy for Severe Combined Immunodeficiency Disease)

중증복합면역결핍증(SCID)은 체액성 면역과 세포매개면역에 중요한 단백질을 암호화하는 유전자의 돌연변이에 의해 야기되는 유전적 질환이다. 그것은 남성과 여성 모두에게 질환을 일으키는데, 정상 출산 100만 명당 약 3명의 빈도로 발생한다. 이 질환을 가진 사람들은 모든 종류의 감염에 대해 높은 감수성을 나타내어 모든 감염인자로부터 격리시킬 필요가 있다.

SCID의 가장 흔한 형태는 *bubble-boy* 질환으로 알려져 있는 X-SCID이다. X-SCID는 미성숙 상태에 있는 인터류킨-2 수용체(ILR2G)의 유전자의 돌연변이에 의해 발생한다. ILR2G는 미성숙한 혈액세포(조혈 줄기세포)에 존재하며, B세포, T세포, 그리고 자연살생세포의 발달에 필수적이다. ILR2G는 X염색체에 있다. 여성은 두개의 X염색체를 받기 때문에, 두 염색체 모두 SCID를 일으키기 위해서는 돌연변이가 일어나야 한다. 그러나 남성은 X염색체를 한개만 받기 때문에 X-SCID에 더 민감하게 된다.

SCID에 가장 흔히 사용되는 치료법은 골수이식이다. (골수는 조혈 줄기세포를 가지고 있다.) 항생제도 투여될 수 있으며, 어떤 형태의 SCID에서는, 부족한 단백질이 정기적으로 주사될 수 있다. 그러나 이런 치료법들은 단지 제한적인 성공만을 보여 주었다.

유전자 치료법, 즉 **유전자 대체치료법**(*gene replacement therapy*)의 출현은 SCID와 같은 유전질환을 가지고 태어난 사람들에게 새로운 희망을 주고 있다. 그 개념은 간단하다: 만약 유전자가 결함이 있다면(즉, 그것이 잘못된 산물 또는 불충분한 양을 생산한다면), 유전자(산물의 정상적인 합성을 지시하는 것)의 기능적 사본을 주입하여 그 문제를 해결할 수 있다. 유전자 치료가 X-SCID를 성공적으로 치료하기 위해서, 정상적인 ILR2G는 조혈 줄기세포에 주입되어야 하며, 세포가 분열할 때 그 유전자도 정상적으로 복제되어야 한다. 이상적으로, 새로운 유전자를 운반하는 세포는 환자 내에서 지속되어야 반복 치료가 필요 없게 된다.

X-SCID의 유전자 치료는 다음 네 가지 단계로 이루어진다. (1) 조혈 줄기세포는 병을 앓고 있는 영아나 아동의 혈액, 골수 또는 탯줄로부터 채취한다. (2) 채취된 세포는 증식을 일으키는 화학물질로 처리되어, 유전자 삽입을 위한 추가적인 표적세포를 생성하게 된다. (3) IL-2 수용체에 대한 건강한 유전자가 세포에 주입되는데, 종종 비병원성 바이러스를 매개체로 사용한다. 그리고 (4) 정상적인 IL-2 수용체를 생성하는 세포는 질환을 앓고 있는 어린이의 혈류로 다시 주입된다.

SCID를 치료하기 위한 유전자 치료의 이용은 아직 실험 단계에 있으며 몇 가지 걸림돌에 부딪혀 있다. X-SCID를 치료하는 임상실험의 초기 결과는 조짐이 좋았으며, 몇몇 어린이들을 그들의 보호된 거품 환경 밖에서 살 수 있게 했다. 그러나 과학자들은 사람의 세포에 유전자를 주입하는 데 이용되는 바이러스에 대해 여전히 우려를 나타내고 있다. 2003년 프랑스에서 임상실험을 받은 11명의 어린이 중 4명이 T세포 백혈병에 걸렸고, 그 중 2명은 그 질환으로 사망했다. 결과적으로, 미국 식품의약국은 레트로바이러스 벡터를 이용한 유전자 치료의 임상실험을 잠정적으로 보류했다(X-SCID 유전자 치료에 이용되는 종류인 레트로바이러스는 단일가닥 RNA로부터 이중 가닥 DNA를 생산한다). 프랑스 연구가 발표된 후, 런던에서 10명의 어린이들이 X-SCID 치료를 받고, 모든 어린이들에게 일시적인 안도감을 주었지만, 한 명은 결국 T세포 백혈병으로 죽었다. 결국 이런 임상실험들은 2007년에 끝났다. 유전자 치료법이 X-SCID를 치료할 가능성은 있어 보이지만, 다른 질병, 특히 암을 유발할 가능성에 대한 우려는 여전히 존재하고 있으며, 삽입된 유전자는 오래가지 못하는 것 같다. 과학자들은 현재 사람의 세포에 유전자를 주입하는 다른 기전을 연구하고 있다.

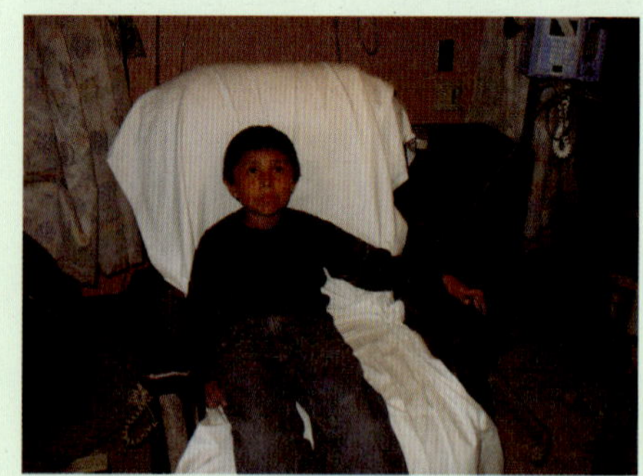

CID의 치료 투입을 받는 중인 애리조나 투바 시티의 어린 소년

비판적 사고력 문제

1. X-SCID의 원인은 무엇인가? 왜 남자들이 여자들보다 더 민감한가?
2. X-SCID에 대해 현재 사용 가능한 치료법을 설명하라.
3. X-SCID에 대한 유전자 치료 4단계를 설명하라. 유전자 치료가 이 질환에 얼마나 효과적이었는가?

향성을 갖는 T세포가 중추신경계에 침투하여 신경섬유의 탈수초화(demyelination)를 일으켜서 여러 가지 심각한 신경학적 이상을 초래하는 것으로 생각된다(**Clinical Connections: 다발성 경화증**을 보라).

자가면역질환의 원인은 다양하고 복잡하다. 이 질환들에 대해서는 아직도 밝혀야 할 것이 많지만, 특정 MHC 분자를 유전적으로 물려받은 사람에게 일정한 자가면역질환이 더 잘 일어날 수 있다는 사실은 알려져 있다. 예를 들어, 특정 MHC 클래스 II 분자를 가지고 있는 사람들은 일반적인 집단보다 인슐린-의존성당뇨병이 발생할 위험이 훨씬 높다.

면역결핍증

알레르기나 자가면역질환에서, 문제가 되는 것은 면역계의 과도한 활성 때문이다. 반대로, 면역결핍병(immunodeficiency disease)은 면역계의 낮은 활성 때문에 일어난다. 면역계가 갖는 기능의 종류만큼이나 많은 면역결핍증이 있다. 많은 선천적인 면역결핍은 체액성 면역 또는 세포매개면역의 기능에 영향을 미치지만, **중증복합면역결핍증**(*severe combined immunodeficiency disease*, SCID)에서는 면역계의 두 기능이 모두 작동하지 못한다. 이 유전질환을 가지고 있는 사람이 장기간 생존하려면, 건강한 골수를 이식하여 정상적인 기능을 가지고 있는 B세포와 T세포를 지속적으로 공급하여야 한다. SCID의 한 종류는 아데노신탈아미노효소(adenosine deaminase, ADA)의 결핍에 의해 일어나는데, 이 효소는 DNA 구성성분인 퓨린(purine)을 분해하는 역할을 한다. ADA는 특히 림프구에서 활성이 강하며, 이 효소가 결핍되면 치명적인 부산물이 축적된다. ADA 결핍은 유전자 요법으로 어느 정도 치료의 성공을 거두고 있다(**Clinical Connections: 중증복합면역결핍증의 유전자 치료**를 보라). 이 치료법은 환자의 골수세포를 꺼내어 정상적인 ADA 유전자를 주입한 뒤, 다시 체내에 주입하는 것이다.

면역결핍이 항상 선천적인 질환은 아니다. 개인에 따라 살아가는 과정에서 면역장애가 일어날 수도 있다. 예를 들면, 어떤 암은 면역계를 억제하여 면역결핍을 야기할 수 있다. 가장 적절한 예로 림프계에 손상을 일으키는 **호지킨병**(*Hodgkins disease*)이 있다. 또 다른 것으로 잘 알려져 있고 치명적인 후천성면역결핍은 AIDS이다(**Clinical Connections: 에이즈**를 보라).

면역반응에서 스트레스의 역할

임상 및 개인적 관찰 결과는 오래전부터 심리사회적 요인과 면역기능 사이의 연관성을 시사해왔다. 실제로, 여러 연구는 긍정적인 견해가 암과 AIDS 생존자 모두에서 건강증진과 관련이 있다는 것을 제시하고 있다. 반대로, 우울증으로 입원한 환자들은 면역 약화를 나타낸다는 것이 관찰되었다. 마음-면역의 관계는 면역계, 신경계, 그리고 내분비계 사이의 다양하고도 복잡한 상호작용에 의해 생긴다.

이러한 상호작용들 중 많은 것이 잘 알려져 있다. 일부 스테로이드 호르몬은 면역반응을 억제한다고 알려져 있다. 예를 들어, 코르티코스테로이드(corticosteroid)는 면역세포의 수와 활성을 감소시키는 강력한 항염증제이다. 또한 야생동물에 대한 연구는 자연상태에서 발생하는 내분비호르몬과 흡사한 PCB와 DDT 같은 화학물질이 면역반응의 효과를 감소시키고 감염의 발생을 증가시킨다는 사실을 보여주었다. 반면에, 성장호르몬과 갑상선호르몬은 T세포 발생과 기능에 중요한 역할을 한다.

신경계, 내분비계 및 면역계는 다양한 방법으로 상호작용한다. 예를 들어, 자율신경은 골수 및 비장과 같은 림프기관에 분포해 있어서, 대개는 B세포 및 T세포 집단에서 끝나며, 림프구는 에피네프린과 아세틸콜린의 수용체를 가지고 있다. 또한 림프구와 대식세포는 내분비계와 중추신경계에 영향을 미치는 시토카인을 분비한다. 예를 들어, 대식세포가 분비하는 IL-1은 발열을 유도하고, 식욕을 떨어뜨리고, 갑상선 기능을 억제하며, 뇌하수체호르몬 분비를 촉진한다.

스트레스와 면역기능 간의 상관관계는 다양한 방법으로 증명이 계속되고 있다. 방학이 끝난 직후와 학기말 시험기간에 대학생들의 면역기능을 검사한 한 연구는 시험기간 동안 여러 가지 면에서 면역계가 손상을 받는다는 것을 알게 하였다(예를 들면, 혈장 인터페론 수치가 더 낮아졌다).

퀵 테스트 23.8

1. 어떤 종류의 항체가 건초열과 같은 알레르기에서 유도되는가? 어떻게 이 항체가 알레르기 증세를 유발하는가?
2. 류마티스성 관절염은 체액성 자가면역반응으로 생기는가 아니면 세포매개 자가면역반응으로 생기는가?
3. 자율신경계에 의해 자극받는 두 가지 림프기관을 말하라.

시스템 통합

모든 기관의 모든 조직의 모든 세포들은 상처를 입거나 감염될 수 있으며, 따라서 질병으로부터 보호를 위해 면역계에 의존하게 된다. 이것은 AIDS와 같은 면역결핍장애보다 더 명백한 것은 없다. 하지만 면역계는 또한 적절하게 기능하기 위해 다른 기관계에 의존한다.

우리는 이미 광범위한 면역조직과 면역세포의 위치에 대해 배웠다. 골수에서 혈액, 림프조직, 세포사이 공간까지, 면역세포는 병원체가 존재하는 모든 곳에 존재한다. 면역세포들이 필요한 곳에 도달하기 위해서는 심혈관계, 골수, 비장, 림프절, 그리고 림프의 조정된 작용이 필요하다.

인터루킨을 포함한 수많은 시토카인이 국소신호를 제공하여 부상 또는 감염 부위 근처에서 활성을 조정한다. 그러나 시토카인은 또한 혈류를 타고 시상하부와 같은 곳으로 먼 거리를 이동하는데, 이는 체온을 올리거나 열을 유발하는 신호를 보낸다. 외부환경과 내부환경을 분리하는 상피(1장의 주요 주제)는 감염원에 대한 물리적, 화학적 장벽을 형성한다. 간은 면역반응의 다양한 단계에 필수적인 단백질을 생산하고, 신장과 함께 독소를 분해해서 몸으로부터 제거한다.

요약하면 면역계가 왕성하게 우리 몸을 보호하는 동안에, 다른 기관계들은 면역계가 그렇게 작용할 수 있도록 해준다.

CHAPTER REVIEW

요약

- 면역계의 구성요소들(물리적 장벽, 림프조직, 백혈구 및 백혈구가 만드는 물질들)은 함께 작용하여 면역반응을 일으키고 조절한다.
- 면역반응의 기능은 신체로부터 외래물질을 제거하고 감염질환에 대한 장기적인 면역을 일으키는 것 등 두 가지가 있다.

23.1 면역계의 구조

- 면역반응의 물리적 장벽은 피부와 점막이다.
- 다섯 가지 백혈구의 주요한 유형이 있다: 호중구, 호산구, 그리고 호염구(과립백혈구), 여기에 단핵구와 림프구(무과립백혈구)가 있다.
- 호중구, 단핵구, 대식세포(단핵구에서 분화된다)는 식세포에 속한다. 그들은 외래물질과 조각을 포식하고 파괴한다.
- 호산구와 호염구는 큰 기생충에 대항하여 방어하고 알레르기 반응에도 관여한다.
- 림프구는 특이성을 나타내는 B림프구(B세포)와 T림프구(T세포), 그리고 비특이적인 무표지세포(null cell) 등으로 구성된다.
- B세포는 항원과 접촉할 때 항체 또는 면역글로불린을 분비하는 형질세포로 분화된다.
- 일부 T세포는 감염된 세포의 원형질막을 파괴함으로써 감염 또는 비정상세포를 파괴하는 세포독성 T세포로 발달한다.
- 대부분 무표지세포는 자연살생세포(NK)로 알려진 큰 과립림프구로서 바이러스에 대한 초기 방어에 중요한 역할을 한다.
- 백혈구는 중추 림프조직(골수와 흉선)에서 발달하여 성숙하게 된다.
- 중추 림프조직은 골수, 흉선, 태아의 간을 포함한다. 일단 B와 T세포가 성숙하게 되면, 그것들은 중추 림프조직으로부터 말초 림프조직으로 이동한다.
- 말초 림프조직은 그물 구조로 되어 있어서, 혈액에 있는 외래물질은 비장이, 림프액에 있는 것은 림프절이, 공기 중의 것은 편도선과 인두편도가, 음식과 물에 있는 것은 충수돌기와 페이에르판에서 외래물질을 포획하는 것이다.

23.2 면역반응을 활성화시키는 병원체들

- 병원체의 종류에는 4가지가 있다: 바이러스, 세균, 곰팡이, 그리고 기생충.
- 바이러스는 특정 세포를 침입해서, 이를 이용하여 더 많은 바이러스를 만들어 낸다.
- 세균은 조직의 침입과 뒤이은 대량증식에 의해, 그리고 내독소 또는 외독소의 방출에 의해 감염을 일으킨다.
- 균류 감염은 곰팡이가 흡입되거나 피부에 닿는 공기 중으로 포자를 방출할 때 일어난다.
- 기생충은 숙주에 침입하여 영양분을 취하는데, 이 과정은 숙주에 해를 주게 된다. 기생충은 매개체나 분변-구강 경로를 통해 감염을 확산시킨다.

23.3 신체의 방어 체계

- 감염원이 신체의 첫 번째 방어선(예: 피부와 점막)을 뚫게 되면 비특이적 방어와 면역반응과 직면하게 된다.
- 비특이적 방어(선천성)는 감염이나 손상에 대해 가장 빠른 방어를 제공한다.
- 비특이적 방어 기전은 물리적 장벽, 염증, 인터페론, 그리고 보체계이다.
- 염증반응에서 산소, 영양분, 방어물질, 그리고 식세포 등이 손상받은 부위로 끌려오게 된다.
- 인터페론은 바이러스 감염세포에서 분비되어, 주변의 건강한 세포를 감염으로부터 보호하는 반면, NK세포는 바이러스 감염세포를 인식하여 죽일 수 있다.
- 보체계는 세 개의 다른 경로에 의해 활성화될 수 있다: 고전경로, 렉틴경로, 또는 대체경로.
- 이러한 경로들은 동일한 일련의 보체 단백질들을 생성하기 위해 합쳐진다.
- B세포와 T세포는 특이성, 다양성, 기억, 그리고 자기관용 등과 같은 면역반응의 특징을 제공한다.
- 면역반응에는 체액성 면역과 세포매개면역의 두 가지가 있다.

23.4 체액성 면역

- 체액성 면역은 B세포 활성화의 결과이다.
- 특이 항원과 접촉하면 B세포는 증식하여, 수명이 긴 기억세포와 수명이 짧은 형질세포로 발달한다.
- 기억세포는 그 항원에 대한 장기적인 면역을 제공하는 반면, 형질세포는 표적 항원에 결합하는 항체를 분비하여, 항원을 파괴하는 다른 방어계(식세포 등)를 불러 모은다.

23.5 세포매개면역

- 세포매개면역은 세포독성 T세포가 MHC 클래스 I 분자(바이러스나 세균에 감염된 세포나 종양세포에 있는)에 의해 제시되는 특이적 항원을 인식하고 활성적인 살생세포로 발달될 때 일어난다.
- 세포독성 T세포는 두 가지 방법으로 표적을 파괴한다: 표적이 된 세포막에 구멍을 만드는 퍼포린을 분비하고, 세포 안으로 들어가는 프래그멘틴을 분비하여 세포자멸사를 유도한다.
- 체액성 면역과 세포매개면역은 활성화된 도움 T세포에서 분비되는 시토카인에 의해 유지되고 조절된다.
- 도움 T세포가 MHC 클래스 II 분자(대식세포, 수지상세포 또는 B세포에 있는)에 제시된 특이적 항원을 만나면, 활성화되어 증식하고 시토카인을 분비한다. 동시에 수명이 긴 기억 T세포도 만들어진다.
- 도움 T세포, 세포독성 T세포 및 B세포의 반

응은 침입한 항원의 특이적 처리 및 장기적인 면역을 조정한다.

23.6 건강한 상태와 질환 상태에서의 면역반응

- 예방접종 또는 면역조치의 목적은 감염에 대한 방어를 제공하는 것이다.
- 면역조치와 자연감염 모두 자신의 면역계의 반응에 의존하고 침입한 물질에 대한 기억을 생성시키기 때문에, 능동면역을 유발시키는 것이다.
- 수동면역은 항체가 한 사람에서 다른 사람으로 항체를 옮겨졌을 때 일어나는 것이다.
- 이미 만들어진 이런 항체는 즉시 그것들에 특이적인 항원을 표적으로 삼고 처리하는 것을 매개한다.
- 수동면역조치는 위험한 세균이나 바이러스가 그것에 아직 면역되지 않은 사람의 체내에 들어갔을 때 이용된다.
- 자기와 비자기를 구분하는 면역계의 능력은 수혈이나 이식을 통해 조직을 공유할 수 있는 여지를 제한하는 것이다.
- 이식조직의 생존을 위해서는 가능한 한 가장 근접하게 HLA를 일치시키는 작업과 수용자의 면역반응을 억제하는 면역억제제의 사용이 필요하다.
- 골수이식은 조직이 잘 맞지 않을 때 특정한 문제를 일으킨다. 림프구를 포함하고 있는 제공된 골수는 수용자에 대항하여 면역반응을 일으킬 수 있으며, 그 결과 이식편대숙주반응으로 알려진 거부반응이 초래된다.
- 면역기능장애는 알레르기, 자가면역질환, 또는 면역결핍증 등을 초래할 수 있다.
- 알레르기는 환경성 항원(알레르겐)에 대한 과도한 반응의 결과이다.
- 자가면역질환은 류마티스성 관절염이나 다발성 경화증에서처럼 면역계가 자기에 대해 반응할 때 나타난다.
- 면역결핍증은 선천적이거나 후천적으로 얻어진 질환에 의해 면역의 한 구성요소가 그 능력을 상실할 때 일어날 수 있다.
- 면역결핍증은 체액성 면역이나 세포매개면역 또는 둘 모두(SCID에서처럼)에 병을 일으킬 수 있다.
- 면역계, 신경계, 그리고 내분비계는 생리적으로 서로 연결되어 있음을 시사해주는 증거가 많이 있다.
- 신경내분비 기전이 면역반응을 조절할 수 있고, 면역반응이 다시 내분비 기능과 신경기능에 변화를 유도할 수 있다는 것이 밝혀졌다.

24 당뇨병

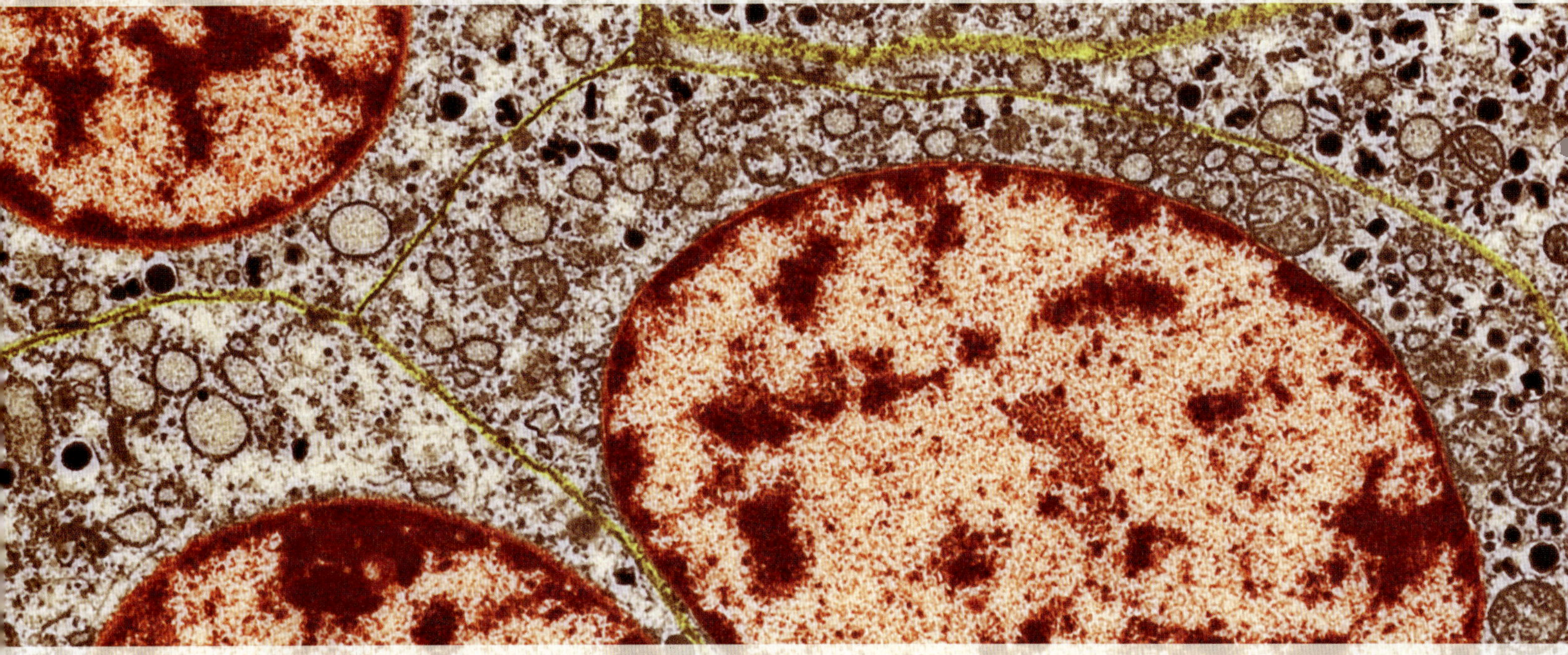

랑게르한스섬에 있는 여러 세포들을 보여주는 컬러화된 투사전자현미경 사진

에이든(Aiden)은 열 살 때 처음으로 인슐린 주사를 맞았다. 에이든은 깡마른 소년이었고, 에이든의 어머니인 제니스(Janice)는 아들이 소변을 자주 보고 물을 너무 많이 마신다는 것을 알게 되었다. 에이든의 신체 활동도 줄어들고 있었다. 어머니는 에이든을 의사에게 데려 갔고, 의사는 에이든의 호흡에서 나는 과일 냄새가 케톤산증의 징후임을 바로 알아차렸다. 의사는 소변검사와 혈액검사를 지시하였다. 에이든의 소변은 포도당과 케톤에 대해 양성반응을 보였으며, 혈액검사에서는 포도당 농도와 당화헤모글로빈 수치가 증가되어 있었다. 에이든의 혈액은 또한 인간백혈구 항원에 대해서도 양성반응을 보였다. 에이든은 제1형 당뇨병으로 진단받았다.

제니스는 아들이 평생 지니고 살아야 할 질병을 갖고 살아가야 한다는 생각으로 절망했다. 그러나 에이든이 자신의 상태를 신중하게 관리하면 행복한 정상생활을 할 수 있다는 의사의 말에 안심이 되었다. 현재 열다섯 살이 된 에이든은 자신의 혈당을 모니터하고 자동으로 인슐린을 관리하는 인슐린 펌프인 "파드(pod)"로 당뇨병을 관리한다. 그는 고등학교 야구팀에서 활동하고 있으며 성적도 좋아 장학금을 받아 대학에 진학하고 싶어 한다.

개요

학습목표 이 장을 학습한 후 다음을 할 수 있어야 한다.

- 제1형과 제2형 당뇨병의 원인이 다르다는 것을 서술할 수 있어야 한다.
- 당뇨병의 초기 증상을 서술할 수 있어야 한다.
- 케톤산증의 원인과 영향을 서술할 수 있어야 한다.
- 당뇨병으로 인해 혼수상태가 유발되는 여러 기전을 서술할 수 있어야 한다.
- 고혈당증이 당뇨병에서 어떻게 여러 부작용을 유발하는지 설명할 수 있어야 한다.
- 미세혈관 손상이 당뇨병에서 어떻게 여러 부작용을 유발하는지 설명할 수 있어야 한다.
- 거대혈관 손상을 정의하고, 이로 인해 당뇨병에서 일어나는 심각한 결과를 서술할 수 있어야 한다.
- 정상적인 상처회복 과정과 당뇨병에서 상처회복 장애가 생기는 방식을 서술할 수 있어야 한다.
- 당뇨병에 대한 현재의 치료법에 대해 서술할 수 있어야 한다.
- 당뇨병에 대한 새로운 연구 분야에 대해 서술할 수 있어야 한다.

시작하기 전

다음 주제를 숙지하고 있어야 한다.

- 호르몬 작용 기전
- 인슐린 분비
- 인슐린 작용
- 신장의 포도당 처리
- 혈당 조절
- 내분비 췌장
- 삼투압농도
- 자가면역질환
- 미세혈관계
- 말초신경계

오늘날 미국에서 2,900만 명이 당뇨병을 앓고 있으며, 불과 몇 년 전의 이 질병에 걸린 사람의 수보다 약 15%가 증가했다. 당뇨병은 **그림 24.1**에 요약된 것처럼, 여러 가지 기관계에 영향을 미친다. 이제 이 질병의 진행과 기관계에 대한 이 병의 영향에 대해 자세히 살펴보도록 하자.

24.1 당뇨병의 분류

현재 당뇨병에는 2가지 범주가 있다. 제1형은 기존에 인슐린의존성(insulin-dependent) 혹은 소아(발병) 당뇨병(juvenile-onset diabetes mellitus)으로 알려져 있었으며, 제2형은 기존에 인슐린비의존성(insulin-independent) 혹은 성인(발병) 당뇨병(adult-onset diabetes mellitus)으로 알려져 있었다. 이러한 명칭에서 알 수 있듯이, 당뇨병은 원인과 발병 연령이 다양하다.

제1형 당뇨병

제1형 당뇨병[type 1 diabetes mellitus; 제1형 당뇨병(type 1 DM)]은 두 가지 종류로 나뉘는데, 두 가지 모두 췌장 베타세포의 파괴와 인슐린 분비감소가 일어난다. 1a형 당뇨병은 면역계가 췌장의 베타세포를 공격하여 이 세포로부터의 인슐린 분비가 없어진 일종의 자가면역질환이다. 가장 많이 공격을 받는 항원은 랑게르한스섬에 있는 프로인슐린(proinsulin), 글루탐산탈탄산효소(glutamic acid decarboxylase), 티로신 가인산분해효소-유사단백질(tyrosine phosphorylase-like protein), 아연수송체 8(zinc transpoter 8), 기타 단백질이다. 특발성 1형 당뇨병이라고도 불리는 1b형 당뇨병은 췌장 베타세포의 파괴와 관련된 희귀한 질환이다(제1형 당뇨병의 5~10%). 이 형태의 당뇨병에서는 췌장 베타세포의 파괴에 대한 기전은 알려져 있지 않지만, 자가면역 기능장애는 거의 없다.

1a형 당뇨병의 경우, 당뇨병의 가족력이 질병 발병 경향을 나타내기 때문에 잘못된 면역반응의 원인은 적어도 부분적인 유전적

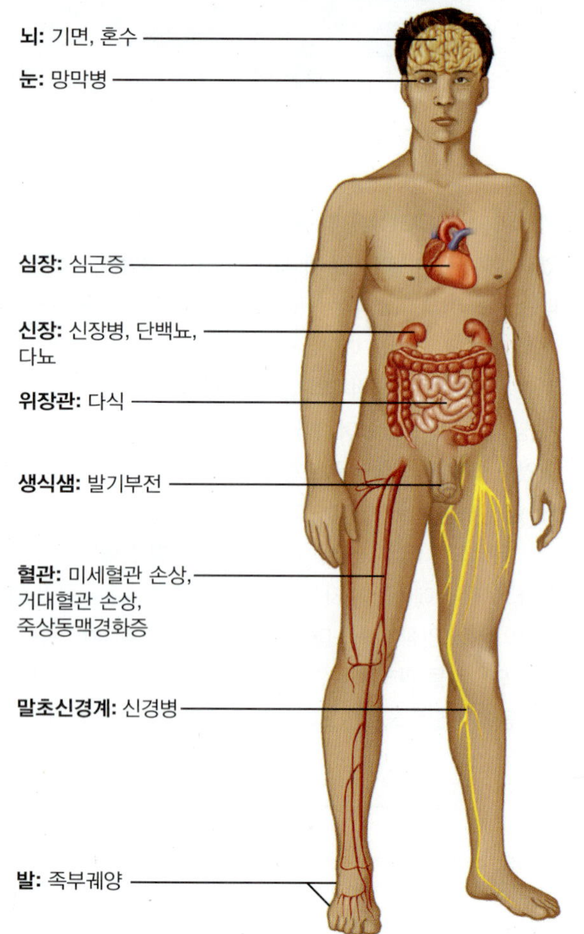

그림 24.1 전신에 있는 기관에 대한 당뇨병의 영향.

원인이 되는 것으로 보인다. 사람유전체프로젝트(Human Genome Project)의 완성으로 가능해진 연구에 의하면, 20개 이상의 다른 염색체 위치에서 일어난 돌연변이가 당뇨병 발병경향의 원인인 것으로 밝혀졌다. 그러한 부위 중 하나는 자기와 비자기 인식의 기초가 되는 주조직적합복합체(major histocompatibility complex)의 사람백혈구항원단백질(human leukocyte antigen)을 암호화하는 것이다. 그러나 제1형 당뇨병의 다른 경우에는, 유전적 원인뿐만 아니라 환경적 요인 또한 중요한 역할을 한다. 예를 들어 일란성 쌍둥이 중 한 명이 제1형 당뇨병을 갖고 있는 경우, 다른 한 명이 이 병을 앓을 확률은 30~50%밖에 되지 않는다. 또한 미국에서 최근 20년간 제1형 당뇨병 환자가 50% 증가한 것에 대해서는 유전학만으로는 설명할 수 없다.

바이러스 감염이 1a형 당뇨병의 또 다른 원인일 수 있다. 달리 말하면, 바이러스 감염이 제1형 당뇨병의 발병 경향을 두드러지게 하는 것 같다. 위장관의 바이러스 감염, 특히 콕사키B(coxsackie B) 바이러스가 제1형 당뇨병을 일으킬 가능성이 가장 높은 것 같다. 이러한 바이러스가 베타세포에 감염되면, 이 감염된 세포에 대한 면역 공격을 유발하는 것으로 생각된다. 풍진(rubella), 유행성이하선염(mumps), 엡스타인-바 바이러스(Epstein-Barr virus) 감염과 같은 다른 바이러스들은 베타세포를 감염시키지는 않지만, 베타세포 항원을 공격하는 면역반응을 유발할 수 있다.

제1형 당뇨병이 유전적으로든 바이러스에 의해 유발되든, 면역계가 베타세포를 파괴하기 때문에 인슐린 분비가 혈당을 조절하기에는 충분치 못하게 한다. 청년기 초기 약 7년이 지나면(베타세포의 80% 이상이 파괴됨) 증상이 나타나기 시작한다. 고혈당증과 기면(lethargy)을 포함하는 이러한 증상은 처음에는 경미하지만, 살아가면서 점점 심각한 상태로 진행된다. 조기진단이 이러한 질병을 조절하는 데 도움이 되긴 하지만, 증상이 나타났을 때 대부분의 베타세포가 파괴되어 있기 때문에 당뇨병은 되돌릴 수 없게 된다.

제2형 당뇨병

제2형 당뇨병[type 2 diabetes mellitus; 제2형 당뇨병(type 2 DM)]은 인슐린 저항성과 관련이 있다. 즉, 인슐린에 대한 표적세포의 반응이 감소된 것을 말한다. 이러한 인슐린 저항성의 원인에 대해서는 알려져 있지 않지만, 이 질환에 걸리기 쉽게 만드는 몇 가지 요인이 밝혀져 있다. 예를 들어, 유전적 요인은 제1형 당뇨병보다는 제2형 당뇨병에서 더 큰 역할을 하는 것으로 보인다. 제2형 당뇨병에 걸린 어린이의 절반 이상이 가족 중에 제2형 당뇨병을 앓고 있는 환자가

표 24.1 제1형 및 제2형 당뇨병

	제1형 당뇨병	제2형 당뇨병
미국내 모든 당뇨병 환자 중의 유병률	5~10%	90~95%
이전의 병명	인슐린의존성 당뇨병(IDDM) 소아발병 당뇨병	인슐린비의존성 당뇨병(IIDM) 성인발병 당뇨병 인슐린비의존성 당뇨병(NIDDM)
병인	췌장 베타세포가 인슐린을 충분히 분비하지 못하는 자가면역질환	인슐린에 대한 조직 내성
발병 연령	사춘기에서 청년기	장년, 어린이의 발병이 증가하고 있음
임상적 진단	혈액 내 인슐린 감소 혈당 증가 포도당 내성장애 헤모글로빈 A_{1c} 증가 베타세포 성분에 대한 항체 있음	혈액내 인슐린이 정상이거나 증가(병이 진행되면서 감소하기도 함) 혈당 증가 포도당 내성장애 헤모글로빈 A_{1c} 증가 베타세포에 대한 항체 없음
가족력	일란성쌍생아의 경우 30~50% 일치 10%는 가족력 있음	일란성쌍생아의 경우 60~80% 일치 50% 이상 가족력 있음
합병증	고혈당증, 단백질의 당화 유발 케톤산증이 흔함	고혈당증, 단백질의 당화 유발 케톤산증은 드물다
관리	모든 경우 인슐린이 필수 식이요법 운동	경우에 따라 인슐린 사용 식이요법 운동

있다. 생활방식 또한 중요한 역할을 하는데, 주로 앉아서 생활하거나 비만은 제2형 당뇨병 발병을 촉진한다.

제2형 당뇨병의 유병률 증가는 당뇨병이 만연하는 1차적 원인이다. 제2형 당뇨병이 일반적으로 45세 이후에 발생하지만(유병률은 나이에 따라 증가함), 발병 나이는 감소하고 있다. 1988년에는 평균 발병 나이가 약 52세였지만 2000년에는 46세로 낮아졌다. 또한 어린 아이들이 제2형 당뇨병에 걸리는 경우도 증가하고 있다. **표 24.1**은 제1형과 제2형 당뇨병의 주요 차이점을 요약한 것이다.

퀵 테스트 24.1

1. 제1형 및 제2형 당뇨병 중 어느 유형이 더 많이 발생하는가?
2. 가족력에 더 많은 영향을 받는 당뇨병 유형은 무엇인가?

24.2 당뇨병의 급성 영향

당뇨병은 여러 만성질환과 관련된 장기적인 질환이다. 그러나 혈당의 급격한 변화로 인해 단기적 증상이 나타나고 전신대사도 변한다.

급성 고혈당증

당뇨병은 고혈당증 또는 혈당 수치 상승을 유발하는 경향이 있다. 혈당강하제 복용을 잊거나, 고탄수화물 식사를 하거나, 신체 활동을 감소시키거나, 강한 신체 활동이 증가하거나, 스트레스 또는 질병 등의 몇 가지 요인은 당뇨병 환자의 혈당을 증가시킬 수 있다. 고혈당증은 구강건조, 갈증 및 배뇨 증가와 같은 비교적 무해한 증상을 유발할 수 있다. 또한 저혈압, 두통, 피로, 시야 흐림, 사고의 어려움 및 감정 변화와 같은 더 심한 증상을 유발하기도 한다. 심한 고혈당증은 **케톤산증(ketoacidosis)**으로 이어질 수 있는데, 이는 세포가 에너지로 포도당 대신 지방을 사용할 때 발생하는 위험한 대사성 산혈증이다.

당뇨병 케톤산증

케톤산증은 낮은 인슐린 농도 때문에 유발된 고혈당증이 발생하는 동안에 제1형 당뇨병(제2형 당뇨병에서 발생할 수도 있음)에서 주로 발생한다(**그림 24.2**). 케톤산증은 호르몬에 의한 대사 변화 때문에 발생한다.

제1형 당뇨병에서 고혈당증이 발생하면, 앞에서 설명한 것처럼 신체의 세포 대부분은 세포 원형질막에 있는 포도당 수송체로 유도해주는 역할을 하는 인슐린 없이는 풍부한 혈당을 사용할 수 없다. 이 때문에 세포는 또 다른 에너지원에 의존해야 한다. 고혈당증이 발생하는 동안 글루카곤, 코르티솔 및 성장 호르몬 수치가 모두 증가하여 지방분해를 일으키고 지방산을 혈액으로 방출한다. 지방산은 세포 안으로 확산되어 베타산화와 산화적 인산화를 통해 ATP를 생산하기 위해 사용된다. 이 베타산화 과정의 부산물은 간으로 이동하여, 간에서 케톤으로 전환되어 케톤산증을 유발한다.

고혈당증은 낮은 혈압에 대한 반응으로 에피네프린 방출을 간접적으로 유도한다. 고혈당증의 한 가지 효과는 과도하게 여과된 포도당이 삼투로 물을 끌어들여 오줌 배설량을 증가시키는 것이다. 이로 인해 발생된 저혈량증(hypovolemia)은 혈압을 떨어뜨리고, 경동맥과 대동맥궁에 있는 압력수용기와 우심방에 있는 용적수용기(volume receptor)가 이러한 감소에 반응하여 연수에 있는 심장혈관조절중추로 정보를 전달한다. 혈액량과 혈압을 정상 수치로 회복시키기 위해, 교감신경계가 활성화되고 부신수질에서 에피네프린이 방출된다.

에피네프린, 글루카곤, 코르티솔 및 성장 호르몬은 종합적으로 간에 작용하여, 포도당신생과정 및 글리코겐분해를 촉진함으로써 에너지원으로 포도당을 사용하기 위해 포도당을 동원하여 고혈당증을 더 심하게 만든다. 앞서 언급했듯이, 이러한 호르몬은 지방조직에서의 지방분해를 촉진함으로써 유리지방산 농도를 정상 수준의 10배까지 증가시키는데, 이것은 세포에 적절한 에너지를 공급하기 위한 것이다. 간에서는, 지방산의 불완전산화로 인해 아세틸 CoA가 만들어지고, 이것은 포도당신생과정이나 케톤을 생성하는 **케톤생성과정(ketogenesis)**에 사용될 수 있다. 이 케톤생성과정은 혈액의 케톤 농도를 증가시킨다. 한편, 지방산 상승은 말초조직에서의 케톤산화를 감소시킴으로써 혈액에서 케톤 농도를 올린다. 케톤은 산이기 때문에 케톤산증이 발생한다.

케톤산증의 증상은 다양하지만 여러 기관계가 관련되어 있다. 케톤 농도가 높으면 아세톤 호흡(과일 냄새가 남)이 발생한다. 케톤은 포도당과 함께 당뇨병 환자의 소변으로 배설되며, 이로 인해 삼투력이 증가하여 더 많은 물이 배설되면서 나트륨도 함께 배설된다. 이로 인해 케톤산증은 탈수증, 나트륨불균형 및 저혈압을 유발할 수 있다. 산혈증에 대한 교정은 혈액 내의 완충제와 호흡기 및 신장 보상을 통해 이루어진다. 그러므로 케톤산증은 호흡계가 대사성 산혈증을 보상하기 위한 빈호흡(tachypnea; 빠른호흡)을 유발한다. 산혈증은 또한 칼륨이온 대신 수소이온을 세포 안으로 이동시킴으로써 전해질 불균형을 일으켜 흥분성 세포에 영향을 미친다. 그 외에도 케톤은 메스꺼움과 구토를 유발한다.

당뇨병이 감염, 외상, 정서적 스트레스 및 알코올 섭취와 같은 상황과 겹쳐지면 케톤산증은 심각해질 수 있다. 케톤산증을 치료하지 않으면 심혈관부전, 혼수, 사망까지 유발할 수 있다. 치료 방법에는 체액과 전해질을 이용한 재수화, 인슐린 투여 및 원인에 대한 치료가 있다. 심각한 경우에는 중탄산염을 투여하기도 한다. 케톤산증과 관련된 심각한 위험성 때문에, 당뇨병을 앓고 있는 사람은 이러한 불균형의 발생을 막기 위해 적절한 약물요법, 식이요법 및 생활습관을 통해 혈당을 조절해야 하며 산혈증이 조기에 나타나면 의사의 진찰을 받아야 한다.

고삼투압성 비케톤산 혼수

당뇨병을 앓고 있는 고령의 환자는 혈당 수치가 600~2400 mg/dL의 매우 높은 수준에 도달하면 고삼투압성 비케톤산 혼수(hyperos-

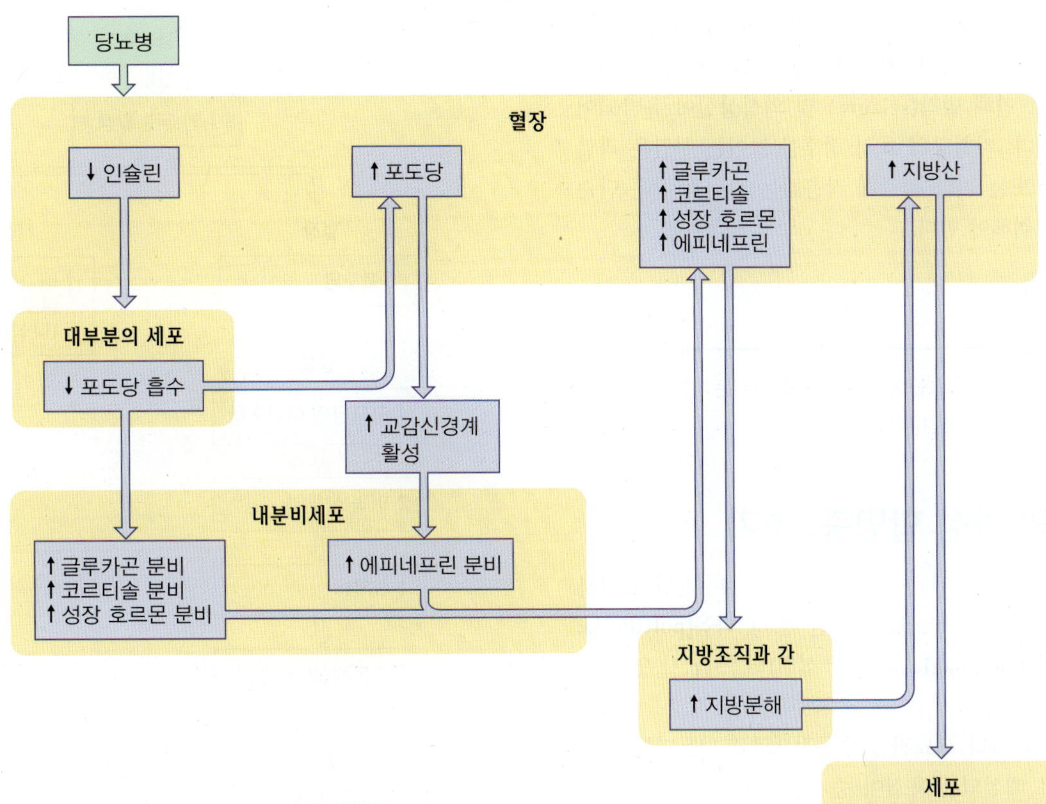

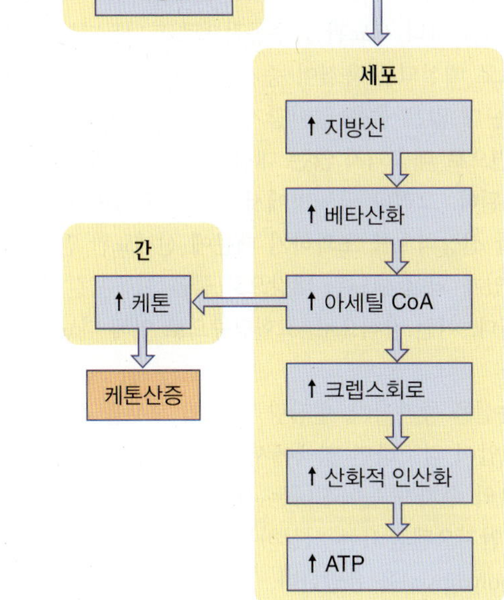

그림 24.2 케톤산증. 당뇨병이 케톤산증을 일으킬 수 있는 경로.

molar nonketonic coma)에 빠질 수 있다. 이러한 불균형이 심해지면 더 많은 포도당이 더 많은 물과 함께 소변으로 손실되어 심각한 탈수를 초래한다. 심한 탈수증은 혈액량의 감소로 이어지며, 이는 조직으로의 혈류를 감소시킨다. 조직이 필요한 혈액과 산소를 충분히 얻지 못하면, 세포는 에너지 생성수단으로 무산소성 해당과정으로 변할 것이다. 에너지를 생성하는 이러한 대체 수단은 약간의 산혈증을 유발할 수 있다. 혈액의 삼투압농도가 325 mOsm보다 더 커질 정도로 많은 양의 체액을 잃으면, 환자는 혼수에 빠질 가능성이 높아진다.

고삼투압성 비케톤산 혼수는 케톤산증보다는 서서히 진행된다. 환자가 노령이기 때문에, 혈액량 및 혈압 감소에 대한 교감신경의 반응이 비교적 약하기 때문이다. 이러한 이유로 에피네프린 수치와 이에 따른 지방산 농도는 케톤산증 환자에서와 같이 극적으로 상승하지 않는다. 대신에, 고삼투압성 비케톤산 혼수의 주요 위험은 혈액 응고이다. 노령 인구 중 많은 사람들이 죽상동맥경화증(atherosclerosis)을 갖고 있는데, 이것은 혈소판이 쉽게 응집한다는 것을 의미하기 때문에 혈전 형성 가능성이 높아진다.

고삼투압성 비케톤산 혼수에 대한 치료는 케톤산증에 대한 치료와 유사하다. 체액과 전해질을 대체해야하며 인슐린 주사를 사용하여 혈당을 낮추어야 한다.

저혈당성 혼수

앞에서 언급했듯이 고혈당증은 혼수를 초래할 수 있지만, 저혈당증(저혈당) 혼수도 당뇨병 관리를 잘못하면 발생할 수 있다. 앞에서 설명한 고혈당성 혼수는 인슐린이 너무 적거나 부족하여 당뇨병으로 인한 혼수가 원인이었다. 이와는 대조적으로, 당뇨병 치료 특히 과도한 인슐린 복용은 저혈당성 혼수를 일으킨다.

50 mg/dL 이하의 혈당치를 **저혈당증(hypoglycemia)**으로 규정하며, 저혈당증은 당뇨병 치료를 위한 약물을 부적절하게 사용하는 것에 의해 유발될 수 있다. 신경계는 에너지원으로 포도당에 의존하기 때문에, 이러한 불균형의 증상은 대부분의 신체에 영향을 미치게 되고 저혈당의 정도에 따라 다르다. 이러한 증상으로는 메스꺼움, 배고픔(허기), 추위 또는 축축한 피부, 따끔거림(tingling), 떨림(trembling), 중간단계의 빈맥(tachycardia), 흐릿한 시야, 착란(confusion),

현기증(dizziness), 불안감(anxiety), 협동불량(poor coordination), 기면(lethargy) 및 졸음 등이 있다. 치료하지 않고 그대로 두면, 진행이 되면서 저혈당으로 인해 발작(seizure) 및 의식상실이 유발되어 결국 혼수가 될 수 있다. 저혈당의 초기 징후를 보이는 사람은 과일 주스, 탄산음료, 사탕 또는 기타 빠르게 작용하는 당원과 같은 단순 탄수화물을 천천히 섭취해야 한다.

퀵 테스트 24.2

1. 케톤은 어떻게 생성되고, 신체에 어떤 악영향을 미치는가?
2. 저혈당성 혼수의 원인은 무엇인가?

24.3 당뇨병의 만성 합병증: 초기

당뇨병의 발병 초기에는, 증상이 경미하기 때문에 흔히 진단이 되지 않는다. 초기 증상에는 **다뇨(polyuria**; 과도한 배뇨), **다음(polydipsia**; 과도한 갈증) 및 **다식(polyphagia**; 과도한 섭취)의 "3다"가 있다(그림 24.3).

물은 삼투기울기를 따라 세뇨관을 수동적으로 드나든다는 것을 떠올려보자. 소변으로 배설되는 용질이 증가함에 따라, 삼투에 의해 소변에 있는 용질은 더 많은 물을 끌어당기는 경향이 있다. 정상적으로, 포도당은 소변으로 배출되지 않는 대신에 모든 포도당은 근위세뇨관에서 재흡수된다. 그러나 당뇨병에서는, 상승된 혈당치가 포도당 재흡수에 대한 신장역치를 초과하기 때문에 신세뇨관 안에 일부 포도당이 남아 있게 되어 세뇨관 내강으로 물을 이동시킬 수 있는 삼투력이 증가한다. 이런 방식으로, 고혈당증으로 인해 다뇨가 발생한다.

다뇨는 수분 손실을 증가시켜, 혈장량 및 혈압 모두를 감소시키는 경향이 있다. 혈압이 감소하면 혈액에서 가장 강력한 혈관 수축제인 안지오텐신 II의 수치가 높아진다는 사실을 기억해보자. 혈관 수축 효과 외에도, 안지오텐신 II는 시상하부 앞쪽에 있는 갈증중추에 작용하여 다음(polydipsia)을 유발한다.

다식(polyphagia)은 당뇨병 또는 당뇨병과 함께 발생하는 고혈당증에서 직접 발생할 수 있다. 인슐린은 식후 또는 포만상태와 관련된 대사변화를 촉진한다는 것을 떠올려보자. 또한 인슐린은 시상하부에 작용하여 배고픔을 억제한다. 식후에 혈당치가 증가하면 인슐린 분비를 자극하고, 이로 인해 작은 영양소 분자는 저장분자로 전환되는 것이 촉진된다. 하지만 인슐린의 활성이 떨어지면, 우리 몸은 식후 상태를 인식하지 못하게 된다. 일부 연구에 의하면, 고혈당증이 콜레시스토키닌(cholecystokinin, CCK)에 의한 포만감 효과를 감소시킨다고 한다.

다식에 의해 체중이 증가해야 하지만, 제1형 당뇨병을 앓고 있는 대부분의 환자들은 영양실조 상태가 되어 체중이 감소하는 경향이 있다. 부족한 인슐린은 간과 지방세포가 포도당을 흡수하여 에너지를 저장하는 것을 방해한다.

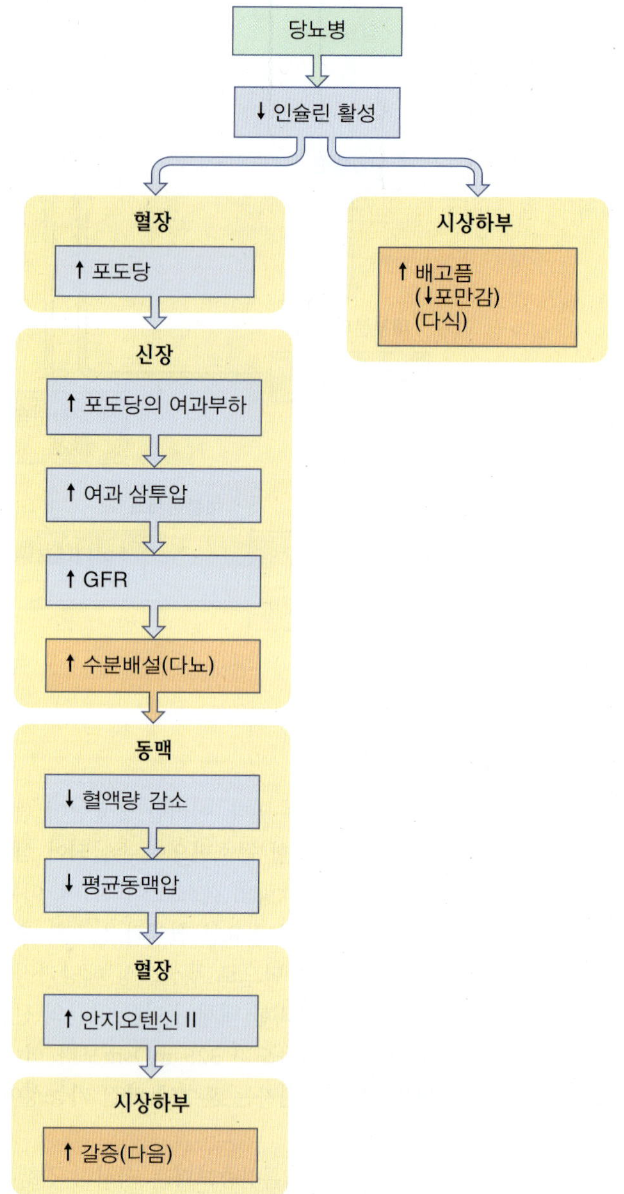

그림 24.3 당뇨병이 식이, 식음 및 배뇨에 미치는 영향. 순서도는 당뇨병이 "3다"인 다뇨, 다음, 다식을 일으킬 수 있는 경로를 나타낸다.

퀵 테스트 24.3

1. 고혈당증이 발생하면 안지오텐신 II 수치는 증가하는가? 또는 감소하는가? 이러한 경향은 갈증에 어떤 영향을 미치는가?
2. 포만감을 유발하는 호르몬 두 가지는 무엇인가?

24.4 당뇨병의 만성 합병증: 후기

당뇨병은 식이요법과 기타 생활방식의 변화를 통해 상당부분 조절할 수 있다. 인슐린과 기타 약물은 제1형 당뇨병을 조절하기 위해 필요하며, 제2형 당뇨병의 후기에 대한 조절을 위해서도 사용될 수 있다. 이러한 약물들은 정상 혈당치를 유지할 수 있게 하여 당뇨병의 후기 증상의 진행을 예방하거나 늦추게 해준다. 이 절에서 당뇨병의 진행에 대한 내용을 읽다보면, 당뇨병을 앓고 있는 많은 환자들이 혈당관리를 통해 더 심각한 증상을 피할 수 있음을 이해하게 될 것이다.

고혈당의 유해한 영향

고혈당증은 신체에 많은 악영향을 미친다. 첫째, 고혈당증은 대부분의 세포가 포도당을 흡수하여 에너지로 사용할 수 없기 때문에 발생한다. 포도당을 사용하지 못하면, 세포는 에너지원에 제약을 받기 때문에 결과적으로 세포의 활성도 제약을 받는다. 대부분의 세포가 에너지 생성을 위해 지방산을 이용할 수 있지만, 지방산을 이용하기 위해 지방산은 지방조직으로부터(일부는 간에서) 지질(콜레스테롤 포함)을 세포로 운반해주는 지질단백질로 떨어져 나와야 한다. 이러한 과정은 시간이 걸리고 혈액 내 콜레스테롤 수치를 상승시켜 죽상동맥경화증을 촉진시킨다. 그러므로 에너지 대사는 느려지고 피로는 더 빨리 진행된다.

대조적으로, 당뇨병에서 발생하는 대부분의 조직 손상은 망막내피세포, 신소체의 혈관사이세포, 신경세포, 슈반세포와 같은 세포들은 고혈당증 상태에서 세포들이 포도당 흡수를 감소시킬 수 없기 때문에 특정 세포에서의 포도당 증가 때문에 발생한다. 세포 내의 높은 포도당 농도는 **그림 24.4**와 같은 다양한 기전을 통해 세포를 손상시킨다. 특히, 포도당은 세포 내의 여러 대사경로를 통해 서로 다른 생성물을 발생시킨다.

포도당은 효소의 작용 없이 포도당을 단백질에 결합시켜 **최종당화산물**(*advanced glycosylation end-product, AGE*)을 생성하는 **당화(glycosylation)**를 통해 신체의 여러 단백질과 반응한다. 헤모글로빈의 당화가 헤모글로빈 A_{1c}(HbA_{1c})를 형성하고, 이것이 당뇨병의 지표로 사용된다는 것을 우리는 알고 있다. 신체의 거의 모든 단백질은 당화될 수 있으며, 이러한 당화는 단백질 활성을 저해한다. 예를 들어, 상처회복에 작용하는 단백질인 **섬유결합소**(*fibronectin*)의 당화는 상처회복 과정을 방해한다. 당뇨병 환자에서 최종당화산물(AGE)의 다른 해로운 영향으로는 모세혈관투과성 증가, 산화질소에 의해 매개되는 혈관확장이상, 죽상동맥경화증(atherosclerosis), 신장병(nephropathy), 신경병(neuropathy), 콜레스테롤을 체세포에 전달하는 저밀도 지질단백질(low-density lipoprotein, LDL) 농도 증가, 산화스트레스(oxidative stress)의 증가, 혈관신생(angiogenesis)을 일으

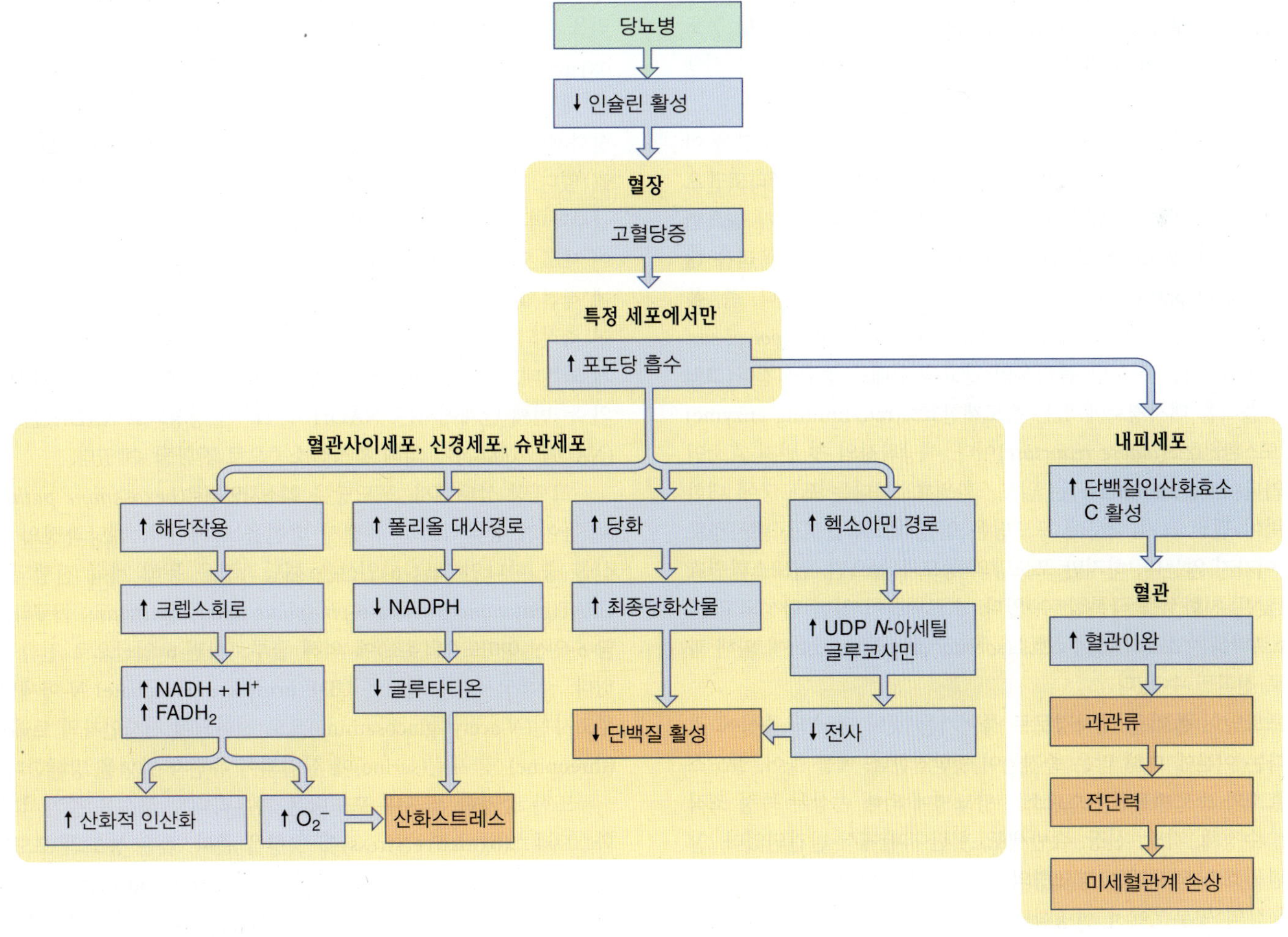

그림 24.4 당뇨병이 조직을 손상시키는 경로.

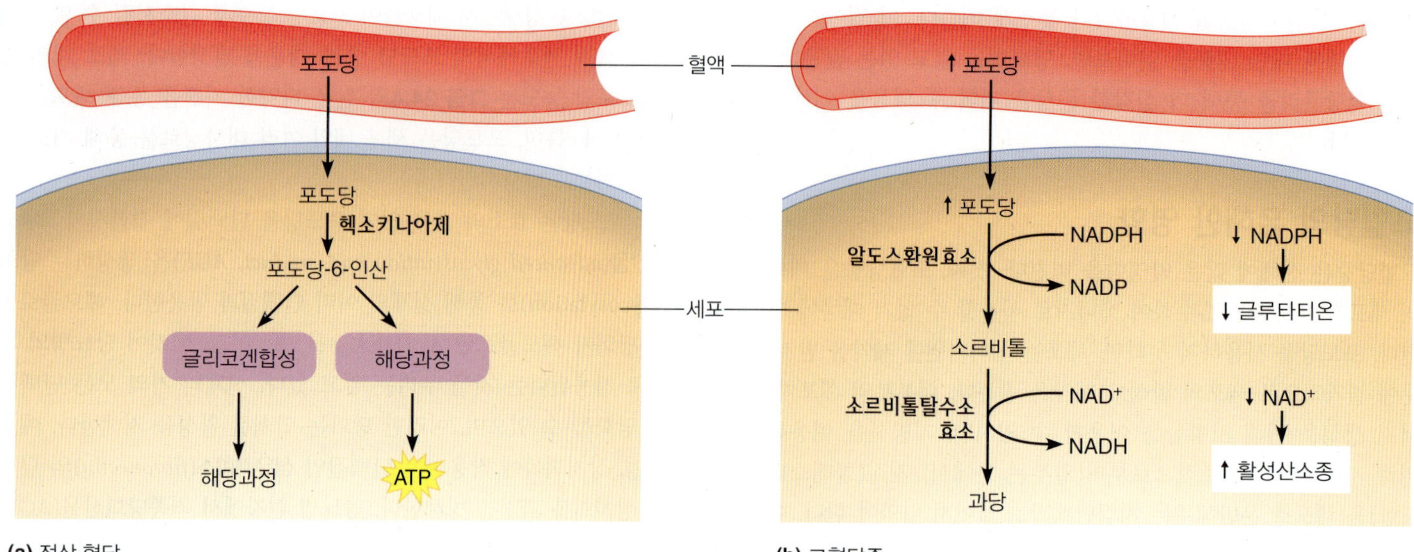

그림 24.5 정상 혈당과 고혈당증 상태에서 포도당의 대사작용. (a) 혈당 농도가 정상일 때 포도당의 세포대사. **(b)** 고혈당증일 때 포도당의 세포대사. 포도당이 폴리올 대사경로로 들어감으로써 야기되는 NADPH와 NAD^+의 감소로 인해 글루타티온의 감소와 활성산소종의 증가를 유발한다.

키는 시토카인 유도, DNA 돌연변이 증가 등이 있다. 당화는 가역적 과정이기 때문에 질량작용의 법칙의 적용을 받는다. 즉, 포도당 농도가 높으면, 질량작용의 법칙은 당화가 일어나는 쪽으로 반응을 진행시킨다.

혈액에 정상 농도의 포도당이 있을 때에는, 세포는 포도당을 이용하여 해당과정을 통해 ATP를 만들거나 저장을 위해 글리코겐으로 전환시킨다. 이와는 대조적으로, 세포 내에 포도당 농도가 높으면(고혈당 상태), 포도당은 소르비톨(sorbitol)로 전환시키는 폴리올 대사경로(polyol pathway)로 들어가 과당으로 전환될 수 있다. 즉, 폴리올 대사경로는 포도당과 같은 단당류를 **폴리올-소르비톨**(*polyol-sorbitol*)이라고 하는 포도당 폴리올인 알코올 형태로 전환시킨다(**그림 24.5**). 폴리올 대사경로에 있는 속도제한효소(rate-limiting enzyme)는 **알도스환원효소**(*aldose reductase*)이다. 해당과정의 첫 번째 효소인 **헥소키나아제(hexokinase)**는 알도스환원효소보다는 포도당에 대한 친화력이 훨씬 크기 때문에 포도당은 일반적으로 폴리올 대사경로로 들어가지 않는다. 하지만 포도당의 농도가 높으면, 알도스환원효소의 낮은 친화성을 극복할 수 있다. 소르비톨이 일단 합성되고 나면, 소르비톨은 **소르비톨탈수소효소**(*sorbitol dehydrogenase*)에 의해 과당으로 전환될 수 있다.

포도당이 폴리올 대사경로로 들어가는 것이 당뇨병 증상에 관여한다는 이론에 대해 많은 증거들이 뒷받침한다. 예를 들어, 알도스환원효소와 소르비톨탈수소효소는 당뇨병에 의해 손상된 특정 조직(망막, 수정체, 각막, 신장, 슈반세포, 혈관내피)에서 발견되었다. 알도스환원효소 억제제는 당뇨병의 일부 증상을 완화하는 효과가 있다(이 장의 뒷부분에서 설명함). 소르비톨탈수소효소 억제제는 동물 연구에서 당뇨합병증을 감소시키는 것으로 나타났다. 폴리올 대사경로는 산화스트레스를 일으켜 당뇨병의 부작용을 유발한다. 폴리올 대사경로의 효소-촉매 단계 두 가지 모두 활성산소종(reactive oxygen species)의 생산을 증가시키는 중간산물을 생성한다. 폴리올 대사경로의 첫 번째 단계에서, NADPH는 NADP로 산화된다. 항산화제인 글루타티온(glutathione)의 합성은 NADPH의 농도에 달려 있다. 따라서 NADPH가 소르비톨 합성에 이용되면 훨씬 적은 글루타티온이 생성될 수 있다. 소르비톨은 세포막을 투과하지 못하여 세포 안에 축적되기 때문에, 삼투효과를 일으킴으로써 일부 조직에 직접적인 부작용을 유발한다. 예를 들어, 눈의 수정체에 소르비톨이 축적되면 삼투압기울기가 형성되어 물이 수정체 안으로 들어가게 되는데, 이것이 백내장을 유발할 가능성이 있다. 폴리올 대사경로의 두 번째 단계에서는, NADH + H^+이 생성되고 *NADH 산화효소*(*NADH oxidase*)에 의해 활성산소종으로 전환될 수 있다.

고혈당 상태에서, 포도당은 **헥소사민경로**(*hexosamine pathway*)로 들어가 궁극적으로 유전자 발현을 방해한다. 해당과정의 중간산물 중 하나인 **과당-6-인산**은 해당과정을 통해 계속 진행되거나 GFAT(*glutamine-fructose-6-phosphate amidotransferase*; **글루타민-과당-6-인산 아미도전달효소**)에 의해 글루코사민-6-인산으로 전환될 수 있다. 글루코사민-6-인산은 UDP(uridine diphosphate) *N*-아세틸 글루코사민(*N*-acetyl glucosamine)으로 전환되어 전사인자의 트레오닌(threonine) 및 세린(serine)에 삽입되어 유전자 발현을 방해한다.

또한 증가한 세포내 포도당은 자유라디칼 생성을 증가시켜 산화스트레스(oxidative stress)에 영향을 준다. 높은 농도의 포도당이 먼저 해당과정으로 들어가면 구연산회로(citric acid cycle)는 과량의 환원된 조효소, NADH + H^+, $FADH_2$를 생성한다. 이 조효소는 미토콘드리아 내막에 있는 전자전달계에 갖고 있던 전자를 준다. 이러

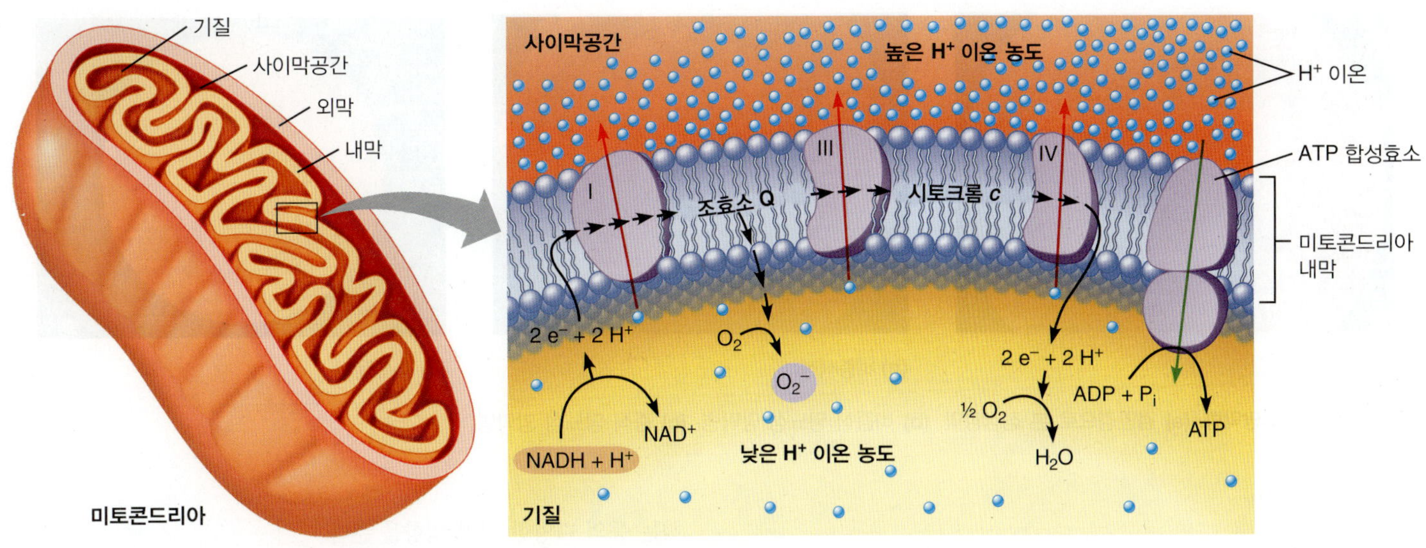

그림 24.6 전자전달을 통한 과산화물의 생성. 과산화물은 전자가 전자전달계에서 저장될 때 생성된다.

한 전자가 전자전달계를 따라 이동하는 것은 일반적으로 산화적 인산화에 의한 ATP 합성과 맞물려져 있다는 것을 떠올려보자. 그러나 전달된 전자가 너무 많으면, 전자전달계가 다시 작동한다. 결과적으로 전자전달계 조효소Q 성분 중 하나가 전자를 산소분자에 전달하여 과산화물인 O_2^-를 생산하게 된다(**그림 24.6**). 미토콘드리아의 효소인 과산화물제거효소(*superoxide dismutase*)는 과산화물을 과산화수소(hydrogen peroxide, H_2O_2)로 분해하여 물과 산소로 전환시킬 수 있다. 산화스트레스는 혈관단백질인산화효소C(vascular protein kinase C)를 포함하여 신체에 많은 악영향을 미친다.

고혈당증은 두 가지 기전을 통해 혈관단백질인산화효소C를 활성화시킨다. (1) 앞에서 설명한 산화스트레스의 생성, (2) 디아실글리세롤(diacylglycerol)의 활성화가 그것이다. 단백질인산화효소C는 차례대로 산화질소와 같은 다양한 혈관확장제를 생성하는 효소를 활성화시킨다. 혈관확장은 조직에 대한 과관류를 일으켜 미세혈관 손상을 일으키고 죽상동맥경화증의 진행을 촉진시킨다. 사실 고혈당증에 대한 내용에 대해 앞에서 설명한 모든 효과는 미세혈관계의 손상을 유발할 수 있다(**그림 24.7**).

미세혈관계에 대한 당뇨병의 영향

당뇨병은 전신 혈관에 영향을 미치기 때문에, 이 병의 광범위한 효과가 나타난다. 고혈당증이 두 종류의 당뇨병에서 이러한 합병증 발생에 기여하지만, 제1형과 제2형 당뇨병에서의 혈관계 병리의 정확한 기전은 서로 다르다.

제1형 당뇨병에서, 고혈당증은 미세순환계 내의 혈류와 압력을 증가시켜기 때문에 혈관에 대한 전단력(깎아내는 힘)이 커진다. 이 때문에 혈관 내피세포는 손상되어 미세혈관계에 흉터가 생기고 기저막은 두꺼워진다. 이러한 흉터형성 또는 경화증은 세동맥의 팽창능력을 제한하고 활동성충혈, 반응성충혈 및 자동조절을 포함한 혈류의 국소조절을 방해하는 혈관의 경화를 유발한다. 결과적으로 조직은 필요할 때 혈류를 증가시킬 수 없게 됨으로써 조직손상이 일어날 수 있다.

제2형 당뇨병은 미세혈관계의 혈관확장 반응이 감소하는데, 이것은 아마도 산화질소의 생성이 감소하기 때문인 것으로 보인다. 산화질소는 여러 가지 자극에 반응하여 혈관내피세포에서 방출되는 혈관확장제라는 것을 기억해보자. 현재의 이론은 제2형 당뇨병에서 산화질소의 분비에 장애가 있다는 것이다. 산화질소가 분비되지 않으면 세동맥은 수축된 상태로 있게 됨으로써 활성조직에 대한 국소적 혈류가 감소하게 된다.

미세혈관계의 손상은 망막병, 신장병, 신경병 및 상처회복 지연을 비롯한 여러 당뇨병 상태에 영향을 준다.

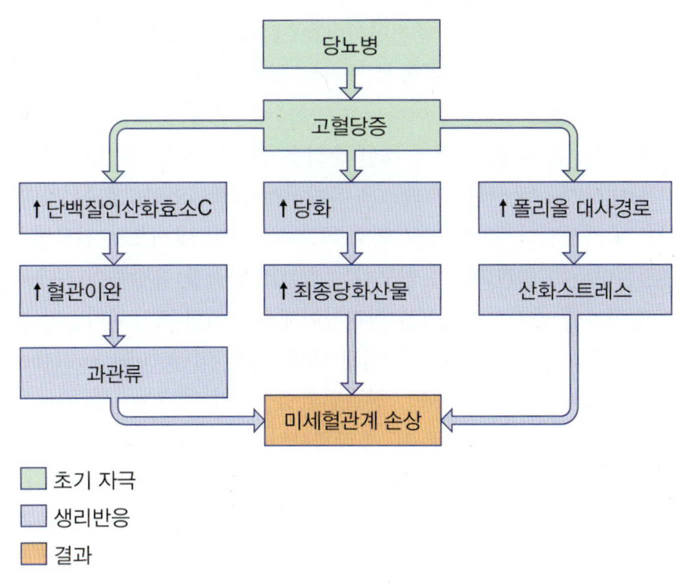

그림 24.7 당뇨병, 고혈당증 및 미세혈관질환.

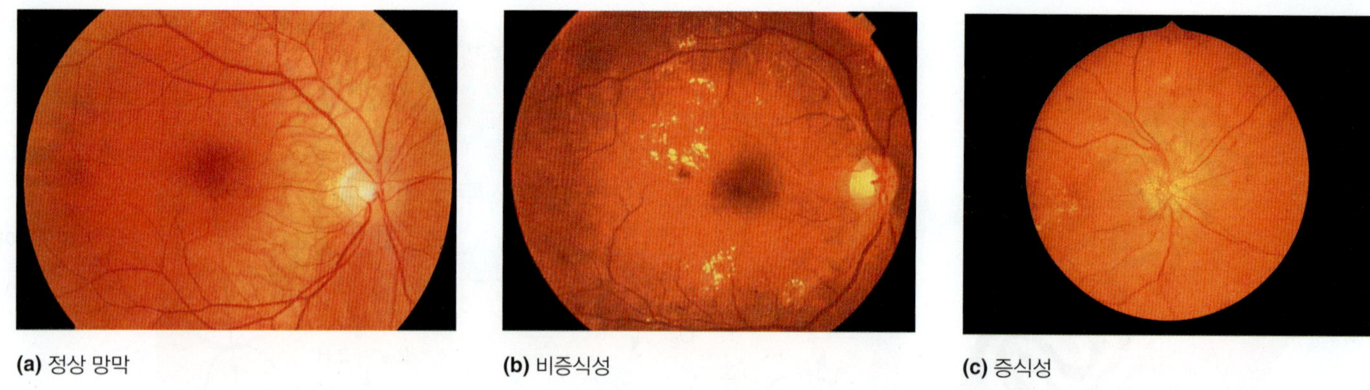

(a) 정상 망막 (b) 비증식성 (c) 증식성

그림 24.8 **당뇨성 망막병.** **(a)** 검안경으로 본 정상망막. **(b)** 비증식 당뇨성 망막병. **(c)** 증식 당뇨성 망막병.

망막병

눈의 혈관이 손상되는 당뇨성 망막병(diabetic retinopathy)은 미국에서 성인 실명의 주요 원인이다. 당뇨성 망막병에는 비증식 및 증식의 두 단계가 있다. 당뇨성 망막병은 망막 내의 미세동맥류(microaneurysm; 혈관벽의 약한 돌출)로 시작하여 혈관이 막히게 되는 심각성이 덜한 비증식 단계로부터 혈관이 막혀 혈류가 감소되는 것을 보상하기 위해 새로운 많은 혈관을 형성(혈관신생과정)하는 심각한 증식 단계로 진행된다(**그림 24.8**). 그러나 이러한 새로운 혈관은 약하고 새기 쉬워서 시각이 흐려지고 실명을 초래할 수 있다.

신장병

당뇨병 환자의 약 30%는 신장병으로 발전하고, 미국에서 당뇨성 신장병은 말기 신질환의 가장 큰 원인이다. 신장에 손상을 일으키는 당뇨성 신장병은 당뇨병과 함께 발생하는 고혈당증, 고혈압, 고지혈증에 의해 일어날 수 있다. 어떤 사람들은 당뇨성 신장병을 일으킬 수 있는 유전적 영향도 있는 것으로 보이며, 질병의 진행 및 심각성 또한 유전적 요소의 영향을 받는 것으로 보인다.

고혈당증은 당화, 단백질인산화효소C의 활성화, 여러 시토카인 분비, 폴리올 대사경로의 활성 증가를 통해 신장 손상을 일으킨다. 혈액 및 신장조직에서의 아미노산 당화는 사구체의 누출, 자유라디칼의 생성 및 미세혈관계에 대한 손상을 증가시킨다. 고혈당증과 폴리올 대사경로는 산화스트레스를 유발하여 단백질인산화효소C의 활성을 증가시킨다. 단백질인산화효소C는 두 가지 방식으로 신장병을 촉진한다. (1) 혈관확장을 일으키는 측분비 방출을 유발하여 사구체로의 혈류를 증가시키고, (2) 혈관사이세포에 의한 세포외기질의 분비를 증가시킨다. 고혈당증은 혈관 내피성장인자(vascular endothelial growth factor, VEGF), 형질전환성장인자 베타(transforming growth factor beta, TGF-β), 종양괴사인자(tumor necrosis factor, TNF) 및 여러 인터루킨(interleukin)을 비롯한 여러 가지 염증성 시토카인의 방출을 유발한다. 이러한 시토카인은 신장에서 사구체 기저막을 두껍게 만들어 누출이 더 잘되도록 하고, 정상 신장 세포의 세포사멸을 촉진하고, 세뇨관 세포 사이의 밀착연접의 결합을 방해하는 등의 다양한 나쁜 영향을 준다.

당뇨병의 심각한 합병증 중 하나인 고혈압은, 사구체 정수압을 증가시키고 혈관계에 전단력이 발생되게 한다. 수입세동맥(수출세동맥도 어느 정도는)은 고혈압으로 인해 분비되는 측분비물 방출에 반응하여 확장하기 때문에 사구체 정수압 상승에도 영향을 미친다. 이러한 측분비물 중 하나가 산화질소이다. 산화질소 농도는 신장병 초기에는 증가하는 경향이 있지만, 질병의 심각성이 증가함에 따라 감소한다. 시간이 지남에 따라, 사구체 정수압 증가는 사구체 여과율을 증가시켜 신장병의 발병을 촉진한다. 누출이 쉬워진 모세혈관벽을 통해 여과가 증가되면, 단백질이 세뇨관으로 여과되어 소변에 나타날 수 있다. 실제로 신장병의 초기 증상 중 하나가 소변에 단백질(특히 알부민)이 들어 있는 단백뇨(proteinuria)이다. 고혈압 치료를 위한 ACE 억제제와 같은 약물은, 신장병과 관련한 증상들을 완화시키는 데 도움이 되며 일부 손상을 회복시키기도 한다.

당뇨성 신장병의 증상은 이 합병증의 중증도 및 원인에 따라 다르다. 신장에는 기능보존(functional reserve)이 있기 때문에(항상성 유지에 필요한 신장의 기능은 20%도 되지 않음), 당뇨성 신장병의 증상은 신장병 말기까지 나타나지 않는다. 초기 검사와 진단을 위해 사용되는 가장 일반적인 초기 증상은 단백뇨이다. 단백질은 신소체의 기저막을 통과할 수 없기 때문에 사구체에서 여과되지 않는다는 것을 떠올려보자. 하지만 신소체가 손상되면, 여과된 단백질이 삼투압을 만들어 보우만주머니로 더 많은 물을 끌어들이기 때문에 사구체여과율을 증가시킨다. 후기에 발생하는 증상은 피로, 전신부종, 메스꺼움 및 두통과 같은 다른 형태의 신부전에서 관찰되는 것과 유사하다. 신장병이 말기 신장질환으로 진행되면, 신장이 그 기능을 수행하지 못하게 됨으로써 사구체여과율은 감소한다. 이 단계에 이르면, 생명을 유지하기 위해서는 투석(dialysis)이 필요하다.

신경병

당뇨병에서 환자를 쇠약하게 만드는 합병증 중 하나는 당뇨성 신경병(diabetic neuropathy)이다. 심한 경우에는 통증, 자율신경장애(autonomic dysfunction), 신체절단(amputation)까지 초래할 수 있다.

당뇨성 신경병은 말초신경계에서 발생하며 체신경계 및 자율신경계의 구심성과 원심성 신경 모두에 영향을 미친다. 신경아교세포 또한 영향을 받는다. 고혈당증을 치료하지 않으면, 고혈당증에 의해 당화, 산화스트레스 및 폴리올 대사경로의 활성 증가에 의해 신장 손상이 일어난 것과 동일한 기전으로 신경 및 신경아교세포의 손상을 초래한다.

말초신경계는 수많은 기능을 갖고 있기 때문에, 당뇨성 신경병의 증상은 매우 다양하다. 감각구심성신경과 관련된 신경병은 **감각이상**(*paresthesia*; 아린감, 따끔따끔 쑤시거나 무감각과 같은 피부의 비정상적 감각), **감각장애**(*dysesthesia*; 일반적인 무해한 자극에 의해 느껴지는 불쾌한 감각) 또는 통증을 유발할 수 있다. 이러한 비정상적인 감각은 종종 사지말단의 피부가 넓게 퍼져 있는 영역에서 나타나는데 주로 다리와 발에서 일어나며, 때에 따라서는 한 부위에서만 나타나기도 한다. 당뇨병 환자는 발의 상처를 인지하지 못하기 때문에, 발에 대한 감각 변화는 당뇨성 족부병변(diabetic foot ailment)의 원인으로 작용할 수 있다. 상처가 감염되면 괴저(gangrene)가 생길 수 있으며, 결국에는 절단이 필요할 수도 있다. 실제로 말단감각당뇨성신경병은 미국에서 비외상성 하지절단의 가장 큰 원인이다. 체신경계의 원심성신경(골격근에 대한 운동신경)의 신경병은 근육쇠약을 유발한다.

자율신경계의 신경병은 신체의 거의 모든 기관에 영향을 줄 수 있다. **표 24.2**는 기관계에 영향을 미치는 신경병의 일반적인 증상의 일부를 보여준다. 특히, 자율신경의 반사조절 기능이 손상되면 항상성을 유지하는 신체기능을 방해할 수 있다. 예를 들어, 압력수용기반사에 관여하는 신경(구심성 또는 원심성 모두)이 손상되면, 우리가 일어설 때 혈압이 떨어지는 것과 같은 혈압변화에 우리 몸은 적절하게 반응할 수 없게 된다. 이러한 손상으로 인해 기립성 저혈압(orthostatic hypotension)이 자주 발생하고 심지어 실신할 수 있다. 심장 자율신경병증은 심근경색(cardiac infarction), 부정맥, 심정지(cardiac arrest)를 초래할 수 있다.

당뇨병이 진행됨에 따라 신경병이 진행되며, 신경병의 정도는 혈당 수준을 조절하는 효과와 관련이 있다. 당뇨병 환자의 약 70%는 어떤 형태로든 신경병을 갖고 있지만, 그 증상은 어떤 신경이 영향을 받는가에 따라 사람마다 상당히 다르다.

퀵 테스트 24.4

1. **당화**(*glycosylation*)에 대해 정의하라.
2. 헥소키나아제와 알도스환원효소 중 어느 것이 포도당에 대한 친화도가 더 큰가?
3. 신장병 초기단계에서, 사구체여과율은 증가하는가? 혹은 감소하는가?
4. 당뇨성 신경병에 의해 영향을 받을 수 있는 신경은 어느 것인가?

표 24.2 자율신경계의 당뇨성 신경병

기관계	합병증	증상
심혈관	기립성 저혈압 안정기 빈맥	일어설 때의 현기증과 실신
비뇨	방광감각 상실 요실금	방광의 과충만과 완전히 비워지지 않아 요로감염 유발 배뇨가 조절되지 않음
위장관	위부전마비(위배출 지연) 식도이완불능증(근긴장도 감소) 위무력증 대장무긴장증	부적절한 포만감에 의한 식욕감퇴 위역류 및 속쓰림; 삼킴곤란 메스꺼움; 구토; 식욕부진 변비
골격근	체성계 원심성신경의 신경병	손이나 다리 근육의 위축
생식	남성: 발기불능, 발기부전 여성: 질건조, 성흥분감소	
체온조절	땀분비 감소(식후 과도한 땀분비 증가는 제외) 피부 혈류 조절이 느려짐	열 내성 감소 체온중립지대나 이 지대를 벗어난 곳에서의 체온조절 능력 감소
시각	느린 동공반사, 어두울 때 안정 동공직경이 작아지고 밝을 때 동공 수축이 지연됨	암시야가 나빠짐
운동 중의 심장혈관	운동에 대한 지구력 감소	자율신경계가 운동에 의한 초과요구에 맞추어 심장과 혈관을 조절할 수 없음
내장 구심성 신경	저혈당과 같은 인체내부 환경의 변화에 대한 민감도 감소	신체가 심박동 증가, 두근거림, 떨림 및 땀 분비와 같은 저혈당성 증상을 인지하거나 조절하지 못함

24.5 당뇨병의 위험단계로의 진행

당뇨병은 한 번 시작되면, 남은 평생 동안 진행된다. 혈당 수치를 잘 조절하더라도, 일부의 진행은 필연적으로 일어난다. 당뇨병을 앓는 사람들은 이 질병의 합병증으로 사망한다. 이 절에서는 인생의 끝자락에서 만나게 되는 당뇨병의 보다 심각한 결과 중 일부를 설명하고자 한다.

거대혈관계에 대한 당뇨병의 영향

거대혈관질환은 관상동맥, 대동맥, 뇌 및 사지의 큰 동맥을 포함한 커다란 혈관에 영향을 준다. 당뇨병에서의 거대혈관질환은 지질수송, 미세혈관질환 및 당화에 의해 촉진되는 2차적 죽상동맥경화증으로 발전한다. 당뇨병은 죽상동맥경화증의 발병에 기여하는 활성산소종과 자유라디칼의 생산뿐만 아니라 세포로의 지질수송도 증가시킨다. 특히 당뇨병은 지질(콜레스테롤 포함)을 세포로 운반하는 LDL의 수를 증가시키고, 지질과 콜레스테롤을 간으로 운반하는 고밀도지질단백질(high-density lipoprotein, HDL)의 수를 감소시킨다. 거대혈관질환이 있으면 심장발작, 뇌졸중 및 말초동맥 질환에 더 쉽게 걸리게 된다. 비록 이러한 질병들이 당뇨병 진단 후 15년이 지난 뒤에 발생하기는 하지만, 당뇨병을 앓는 환자들 중 약 70%가 이 병으로 사망하게 된다.

당화는 여러 가지 방법으로 죽상동맥경화증 발생에 기여하는데, 예를 들어 LDL 농도 증가, HDL 기능 저하, 세포 증식과 혈관벽에 죽상판(plaque) 형성을 촉진하는 시토카인의 분비 등이 있다. 당뇨병에서의 거대혈관질환의 위험성이 매우 높기 때문에, 심장에 대한 위험성 평가에서 당뇨병과 심장발작의 위험성은 같은 것으로 취급된다.

당뇨성 심근증

당뇨병의 또 다른 심각한 결과는 심장근육을 약화시키는 **심근증**(*cardiomyopathy*)이다. 이 상태에서는, 심근의 수축력이 감소되어 일회박출량이 줄어들고 심박출량 또한 감소한다. 당뇨병을 앓고 있는 사람은 약해진 근육을 보상하기 위해 심장이 커지는 경향이 있으며, 이 때문에 심근경색(myocardial infarction)이 일어나기 쉬워진다. 최근의 연구에 따르면 혈당치를 더 잘 조절하면 제1형 당뇨병으로 인한 심근증의 유병률을 줄일 수 있다고 한다. 거대혈관질환이 없는 상태에서도 당뇨성 심근증이 발생하는지의 여부는 여전히 논란이 되고 있다.

일반인에 비해 당뇨병 환자들에서 더 많이 나타나는 현상은 무증상(침묵)심근경색[asymptomatic(“silent”) myocardial infarction]이다. 당뇨병이 거대혈관질환과 심근증뿐만 아니라 자율신경병증도 일으킨 경우, 허혈성 발작 중 심장으로부터의 내장 구심성 정보가 없어지기 때문에 통증에 대한 자극을 중추신경계로 전달하는 신호의 전달이 일어나지 않는다. 이로 인해 심장발작(heart attack)을 느끼지 못하고 치료도 하지 못할 가능성이 높아진다.

퀵 테스트 24.5

1. 죽상동맥경화증과 거대혈관질환 사이에는 어떤 관계가 있는가?
2. 거대혈관질환은 잠재적으로 어떤 치명적인 합병증을 일으킬 수 있는가?

24.6 상처회복의 지연

당뇨병의 보다 불안하고 놀라운 합병증 중 하나는 절단(amputation)이다. 당뇨병을 앓고 있는 많은 사람들은 발에 대한 감각을 상실하기 때문에 발에 난 상처를 알아차리지 못한다. 일반적으로 상처는 저절로 낫는 경향이 있지만, 당뇨병 환자의 경우에는 상처회복에 장애가 생긴다. 이러한 비정상적인 상처회복을 쉽게 이해하기 위해서는, 먼저 피부손상에 대한 상처회복 과정을 살펴보도록 하자. (장기손상은 훨씬 더 복잡하기 때문에 여기에서는 설명하지 않는다.)

상처회복

상처회복은 손상이 일어나고 혈병(blood clot)이 형성된 다음에 염증(inflammation), 증식(proliferation), 재형성(remodeling)이라는 세 가지 단계가 동시에 일어나는 과정이다(**그림 24.9**). 한 단계가 다음 단계로 이어지기는 하지만, 회복이 진행되면서 일부의 단계들은 겹쳐서 일어난다.

제1단계: 염증

상처를 입은 지 몇 초 만에, 우리 몸은 혈액손실을 최소화하기 위한 시도로 지혈을 시작한다. 혈관은 수축하고, 혈소판은 응집되어 마개(plug)를 형성하며, 피브린응고(fibrin clot)를 형성한다. 지혈과정에서 활성화된 혈소판은 염증 진행에 필요한 시토카인 및 아이코사노이(eicosanoid)를 분비한다. 이러한 시토카인 중 가장 중요한 것은 형질전환성장인자베타(transforming growth factor β, TGF-β) 및 혈소판유래성장인자(platelet-derived growth factor, PDGF)이다. 이 두 가지 성장인자는 호중구, 단핵구 및 섬유아세포를 손상된 부위로 모이게 하는 화학주성을 자극한다.

상처부위에 있는 대식세포는 곧바로 염증과정을 시작하는데, 일반적으로 24~72시간 동안 지속된다. 대식세포는 상처에 침투한 세균을 포함한 외부 물질을 식균한다. 약 10시간 이내에, 호중구와 단핵구가 상처부위로 이동한다. 단핵구는 대식세포로 성숙되어 호중구와 함께 파편들을 포식하는 작용을 계속한다. 이런 활성화된 호중구와 대식세포 또한 **염기성 섬유아세포성장인자**(*basic fibroblast growth factor*)와 시토카인을 분비한다. 이 시토카인은 상처회복의 다음 단계를 시작하기 위해 섬유아세포와 다른 세포들을 상처부위로 끌어들인다.

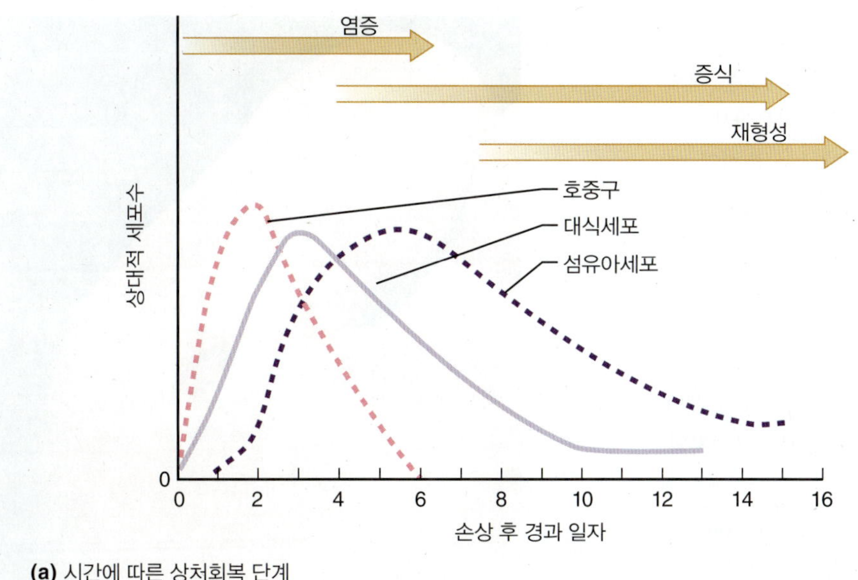

(a) 시간에 따른 상처회복 단계

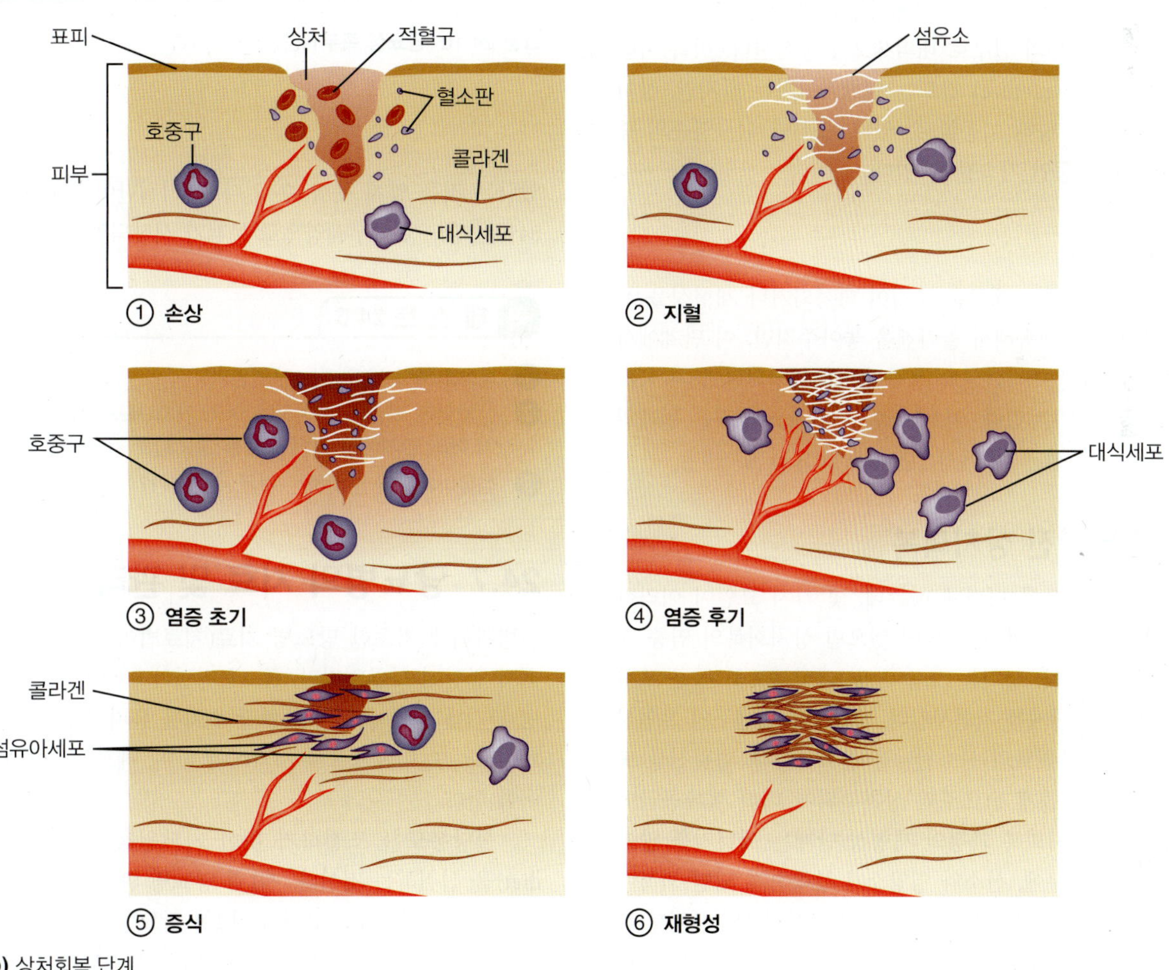

(b) 상처회복 단계

그림 24.9 정상 상처회복. (a) 시간에 따른 상처회복의 여러 단계. 표시된 시간은 상처의 정도와 종류에 따라 달라지므로 대략적인 수치다. **(b)** 상처회복의 단계.

제2단계: 증식

증식이 일어나는 동안, 상처부위의 세포 수는 증가하고 새로운 세포외기질이 쌓인다. 세포외기질을 놓아주는 주요 세포는 섬유아세포이다. 섬유아세포는 상처부위의 중심으로 이동하여 새로운 조직이 성장할 수 있는 골격(scaffold)을 형성하기 위해 콜라겐을 합성하고 분비한다. 섬유아세포는 또한 육아조직(granular tissue)을 형성하게 될 바탕질(ground substance)을 형성하는 프로테오글리칸(proteoglycan)과 글리코사미노글리칸(glycosaminoglycan)을 생산한다. 새로운 모세혈관이 콜라겐 골격주위에서 자라면서 육아조직이 상처 깊숙한 곳에서 발생한다. 섬유아세포는 또한 PDGF, TGF-β, 각질(표피세포)세포성장인자(keratinocyte growth factor), 인슐린유사성장인자와 같은 시토카인을 분비한다.

콜라겐 골격이 상처부위 안에서 형성되는 동안, 각질세포(keratinocyte)가 증식하여 상처로 인해 열려 있는 곳을 지나 3 cm까지 이동하여 외부로부터 상처부위를 막아준다. 새로운 조직의 성장을 지원하는 산소와 영양분을 공급하기 위해서는 혈액 공급이 강화되어야하기 때문에 혈관신생의 일부로 내피세포가 증식한다. 비록 사람에서의 경축(구축, contracture) 정도는 제한적이기는 하지만, 상처의 가장자리는 서로를 향해 이동할 수 있다. 증식단계는 염증의 중간에서 시작되어 3주 동안 지속될 수 있다.

제3단계: 재형성

상처회복의 마지막 단계는 새로운 조직이 형성되거나 재형성을 수반한다. 섬유아세포는 계속해서 콜라겐을 놓아주지만, 이 단계에서는 콜라겐이 서로 얽혀 조직화되고 교차결합이 형성되어 상처가 기계적 스트레스에 견딜 수 있다. 이 새로운 흉터(scar)조직은 원래의 조직보다 약하다. 재형성은 3주에서 1년 정도 소요될 수 있다.

당뇨병에서 달라진 상처회복

당뇨병은 상처회복 속도를 더디게 하는데, 몇 가지 요인이 이러한 장애를 일으킨다. 예를 들어, 당뇨병이 있으면 상처회복의 염증 및 증식단계 모두 길어진다. 당화는 호중구 및 대식세포의 세균 포식 능력을 떨어뜨려 염증단계를 지연시킨다. 당뇨병은 적혈구의 유연성을 잃게 만들어 상처부위로의 산소전달을 감소시킨다. 혈관신생 또한 당뇨병에서는 줄어들게 됨으로써 상처부위에 대한 혈류공급이 더 많이 제한된다. 상처회복 과정의 재형성 단계는 에너지를 많이 소모하는 과정이기 때문에, 산소와 영양소가 부족하게 되면 회복이 느려진다. 당뇨병은 또한 콜라겐, 시토카인 및 성장인자의 분비를 감소시키고, 각질세포 및 섬유아세포의 증식 및 이동을 감소시킴으로써 상처회복을 방해한다.

당뇨병을 앓고 있는 사람들의 발 상처는 종종 **당뇨성 족부궤양** (*diabetic foot ulcer*)을 유발한다(**그림 24.10**). 이러한 궤양은 회복되고 있는 상처와 비슷해 보이지만, 당뇨병 환자의 신경병으로 인해 통증감각이 억제되어 있을 수 있기 때문에 상처가 제대로 아물지 않았다는 것을 알지 못할 수 있다. 다리절단이 필요한 당뇨병 환자의 84%는 당뇨성 족부궤양으로 문제가 시작되었다.

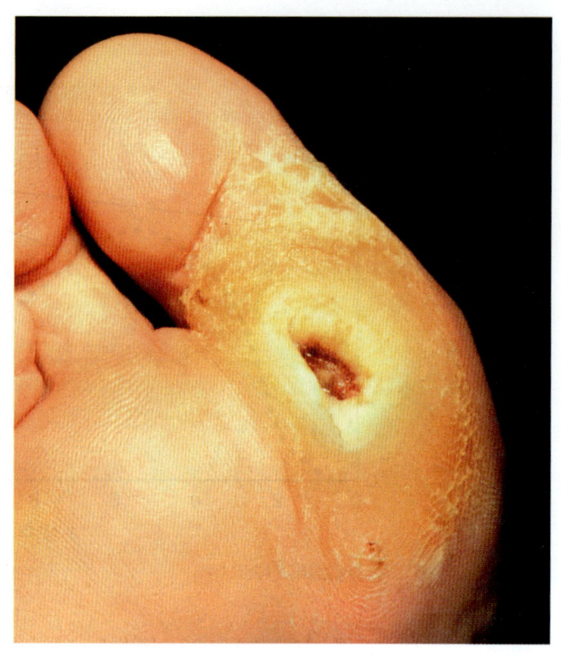

그림 24.10 당뇨성 족부궤양.

퀵테스트 24.6

1. 상처회복의 세 단계는 무엇인가?
2. 상처회복 과정에 관여하는 여러 가지 세포의 이름을 쓰고, 이 세포들이 어느 단계에서 어떤 역할을 하는지를 기술하라.
3. 섬유아세포가 분비하는 것은 무엇인가?

24.7 당뇨병의 치료 및 관리

질병관리에 기초한 당뇨병 치료(치료법이 없음)에 대해서는 이 장에서 간단히 다루었지만, 좀 더 면밀하게 살펴볼 필요가 있다. 당뇨병 관리를 위해서는 정상 혈당 수치를 유지해야 한다. 공복혈당치는 100 mg/dL 미만으로 유지되어야 하며, 헤모글로빈 A_{1c}는 7 미만이어야 한다.

혈당농도를 조절하기 위한 기본원칙은 건강한 음식(healthy diet)을 섭취하는 것이다. 제1형 당뇨병 환자의 경우, 탄수화물 섭취는 조절되어야 한다. 그러나 제2형 당뇨병을 가진 대부분의 환자에서는, 비만이 더 문제가 된다. 그러므로 탄수화물 섭취량을 조절해야 할 뿐만 아니라 체중 감량을 위해 전체 섭취량을 줄여야 한다. 모든 종류의 당뇨병 환자의 경우, 하루에 적은 양의 식사를 여러 번 하는 것이 하루에 세 끼의 많은 양의 식사를 하는 것보다 좋으며, 탄수화물 섭취는 삼가고 천천히 해야 한다.

제1형 당뇨병의 경우, 인슐린 주사가 혈당 수준을 조절하기 위한 주요 기전을 제공한다. 이러한 치료법을 사용하기 위해서는 손가락 끝을 찔러 포도당 검사 기구를 통해 혈당을 자주 점검해야 한다(대부분의 기구가 신체의 다른 부위에서도 혈액샘플을 채취 할 수 있도록 고안되어 있지만, 손가락에서 채취한 혈액이 가장 정확한 결과를 얻을 수 있다). 필요한 경우 인슐린을 피하 주사하는데, 이 방법은 인슐린이 장관에서 흡수되지 않을 때 사용한다. 인슐린 제제는 급속작용, 중간작용 및 지속작용의 세 유형이 있으며, 혈당을 조절하기 위한 서로 다른 치료 방법으로 사용된다. 또한 피하인슐린 펌프를 사용하여 보다 규칙적으로 인슐린을 투여할 수도 있다. 그러나 인슐린 주사 자체가 위험할 수 있는데, 당뇨병 환자가 너무 많은 인슐린을 주사하게 되면 혈당치가 급격히 감소하여 저혈당증쇼크(hypoglycemic shock)나 혼수를 일으킬 수 있다.

제2형 당뇨병의 경우, 설포닐우레아(sulfonylurea), 비구아니드(biguanide), 알파글루코시다아제억제제(α-glucosidase inhibitor) 및 티아졸리딘디온(thiazolidinedione)의 4가지 경구혈당강하제(oral hypoglycemic agent)를 혈당을 조절하기 위해 사용한다. 당뇨병 치료에 설포닐우레아를 사용한 것은 제2차 세계대전 중 장티푸스(typhoid fever) 치료를 위한 연구 중 우연히 발견되었다. 1942년, 마르셀 잔본(Marcel Janbon) 박사 팀은 설포닐우레아가 췌장의 베타세포에서 인슐린 분비를 자극한다는 사실을 발견하였다. 최근, 연구자들은 설포닐우레아가 베타세포 막에 있는 ATP-민감칼륨통로에 있는 수용체에 결합한다는 것을 밝혀내었다. 설포닐우레아는 이러한 칼륨통로를 닫히게 함으로써 베타세포를 탈분극시키고, 이러한 탈분극으로 인해 전압-의존성칼슘통로가 열리게 된다. 칼슘이 베타세포에 들어가면 세포외배출에 의해 인슐린 분비가 유발된다. 잔본(Janbon) 등의 발견 후 60년 이상이 지난 오늘날에도 여전히 설포닐우레아는 제2형 당뇨병 치료제로 가장 많이 사용되는 약물로 남아 있다.

비구아니드는 간에서 포도당 생성을 줄이고 인슐린에 대한 수용체의 민감도를 증가시킴으로써 작용한다. 이러한 약물은 인슐린 분비를 변화시키지 않으면서 혈당을 낮추어주기 때문에, 제1형 및 제2형 당뇨병을 치료하기 위해 사용된다. 비구아니드는 간에서 포도당신생과정을 감소시키고, 아직 알려져 있지 않은 기전에 의해 세포내로 포도당 흡수를 증가시킨다. 가장 일반적으로 사용되는 메트포르민[(metformin) 또는 글루코파지(glucophage)]은 동화반응과 이화반응을 전환시키는 AMP활성단백질인산화효소(AMP-activated protein kinase)를 활성화시키는 것으로 보인다. 비구아니드는 또한 혈액에서 트리글리세리드와 LDL의 농도를 감소시키는 반면, HDL 수치를 약간 증가시키는 작용을 함으로써 비만인 사람의 당뇨병을 치료하는 데 적합한 조건을 만들어주기도 한다.

α-글루코시다아제 억제제는 식사 후 혈당농도를 낮추어주지만, 공복혈당 농도에는 거의 영향을 미치지 못한다. α-글루코시다아제는 이당류, 삼당류 및 올리고당류를 포도당 또는 기타 단당류로 가수분해해주는 역할을 하는 솔가장자리효소(brush border enzyme)다. 이러한 효소에 대한 차단은 탄수화물의 흡수를 감소시킨다. 따라서 α-글루코시다아제 억제제가 효과적으로 작용하기 위해서는 반드시 식사를 하는 초기에 섭취해야 한다.

티아졸리딘디온은 혈중 포도당 및 지방산 수치 모두 낮추어 준다. 티아졸리딘디온은 조직을 인슐린에 민감하게 만들어줌으로써 제2형 당뇨병의 원인인 인슐린 저항성을 막아준다. 그러나 티아졸리딘디온은 체중 증가를 일으키고, 뼈를 약화시키고, 심혈관 질환의 위험을 증가시키기 때문에 당뇨병 치료를 위해서는 덜 사용된다.

위에서 언급한 약물들은 당뇨병 환자에게 필요한 고혈당증을 방지하지는 못한다. 그러므로 새로운 치료제가 계속 개발되고 있다. 이러한 치료제 중 하나가 디펩티딜펩티드분해효소-4(dipeptidyl peptidase-4, DDP-4) 억제제다. DDP-4는 위장관에서 단백질을 분해하는 효소다. 또 다른 새로운 치료제는 글루카곤유사펩티드-1(glucagon-like peptide-1, GLP-1) 작용제다. GLP-1 작용제는 베타세포로부터의 인슐린 분비를 증가시킨다. DDP-4 억제제는 장관 내에서의 GLP-1 분해를 감소시켜 장에서 흡수되게 함으로써 GLP-1이 베타세포에 작용하여 인슐린 분비를 촉진시키도록 한다.

제2형 당뇨병을 치료하기 위한 가장 최근(2015년 7월)의 약물은 카나글리플로진(canagliflozin, Invokana로 불림) 및 다파글리플로진(dapagliflozin, Farxiga로 불림)과 같은 나트륨포도당수송체-2 억제제(sodium glucose transporter-2 inhibitor, SGLT2)다. SGLT2 수송체는 신장에서 포도당 재흡수의 대부분을 담당한다. 그러므로 이러한 수송체를 억제하면 포도당 재흡수가 억제되어 포도당이 소변으로 배설됨으로써 신체로부터 포도당이 제거된다.

퀵 테스트 24.7

1. 제1형 당뇨병 치료에 필수적인 치료제는 무엇인가?
2. 제2형 당뇨병 치료제로 사용되는 4종류의 약물은 무엇인가?
3. 설포닐우레아가 제1형 당뇨병을 치료하는 데 적합하지 않은 이유는 무엇인가?

24.8 당뇨병에 대한 최신 연구

대부분의 질병과 마찬가지로, 당뇨병에 대한 연구는 더 나은 치료 기전이나 질병에 대한 철저한 이해에 초점을 두는 경향이 있다. 매년 수천 건의 간행물이 당뇨병에 관한 주제로 발표되고 있으며 PubMed[미국 국립 의학도서관(U.S. National Library of Medicine) 및 국립보건원(National Institutes of Health)이 운영하는 데이터베이스]에는 “당뇨병”이라는 제목의 저널이 26가지에 달한다. 이 목록에는 비전문가를 위한 학술지는 포함되어 있지 않다. 당뇨병 연구에 대한 철저한 검토는 이 교재에서 다룰 수 있는 것이 아니지만, 이 절에서는 현재 진행 중인 당뇨병 연구에 대한 개요를 다루고자 한다.

인슐린 투여의 새로운 기술

제1형 당뇨병의 거의 모든 유형과 제2형 당뇨병의 많은 경우, 인슐린의 규칙적인 피하주사는 당뇨병 조절을 위해 필요하다. 당뇨병에 대한 많은 연구는 보다 편리한 인슐린 투여 방법을 찾는 것을 목표로 한다. 인슐린은 위장관에서 아미노산으로 분해되기 때문에 경구(구강)로 투여할 수 없다. 인슐린이 소화되는 것을 막기 위해, 인슐린을 캡슐화 형태로 포장하여 직장, 안구, 비강 및 경구 등의 다양한 전달 경로를 통해 투여하는 방법을 탐색해 왔다. 현재까지 이러한 경로를 통한 투여 방법에서는 뚜렷한 성과는 없었다.

제약사들은 인슐린 흡수를 위한 폐의 표면적이 크다는 것을 알고 폐를 통한 투여 방법에 대해 계속 탐색해오고 있다. 다양한 형태의 인슐린(분말형, 안개형, 분무형) 흡입기(inhaler)들이 현재 연구중에 있으며, 2006년에 미국식품의약국인 FDA가 처음으로 흡입이 가능한 형태의 인슐린인 엑수베라(Exubera)를 승인했다. 엑수베라 흡입기를 판매하던 제약사인 화이자(Pfizer)는 나중에 판매부진으로 이 제품을 시장에서 철수시켰다. 일부 연구에 따르면, 흡입된 인슐린이 흡연자의 폐에서 종양성장을 촉진하여 결국 사망으로 이어질 수 있다고 하였다. 인슐린의 경구 투여가 좀 더 선호도가 높지만, 위장관을 통해 적절한 양이 흡수되도록 하는 방법은 아직 요원하다. 직장과 안구를 통한 투여 방법은 주사 방법에 비해 불편하다.

당뇨병 치료를 위한 신약 개발

당뇨병을 치료하기 위한 몇 가지 약물이 있지만, 당뇨병을 치료할 수 있거나 모든 증상을 없앨 수 있는 약물은 아직 한 가지도 없다. 연구자들은 질병을 더 잘 관리하고 치료하기 위해 알도스환원효소억제제 및 소르비톨탈수소효소억제제(sorbitol dehydrogenase inhibitor)와 같은 약물을 계속 개발하고 시험하고 있다. 다양한 제형(formula)의 알도스환원효소억제제가 제2형 당뇨병의 증상을 감소시키기 위한 수단으로 시험되었다. 지난 10년간의 임상 시험에서, 이 약물은 당뇨병 증상을 일관되게 개선하지 못했다. 6가지의 독립된 임상연구에 따르면, 알도스환원효소억제제인 에팔레스타트(epalrestat)는 제2형 당뇨병 환자의 신경병 증세를 호전시켰다. 그러나 톨레스타트(tolrestat)와 같은 다른 알도스환원효소억제제는 신경병에 영향을 미치지 않는 것으로 보인다. 소르비톨탈수소효소억제제도 시험되고 있지만, 아직까지 좋은 결과가 나오지 않고 있다. 현재, 알도스환원효소억제제 및 소르비톨탈수소효소억제제는 미국식품의약국(U.S. Food and Drug Administration, FDA)에 의해 제2형 당뇨병 치료제로 승인받지 못하고 있다.

신약을 시장에 내놓기 위한 FDA 승인을 얻는 데에는 수년이 소요되며, 제안된 치료법의 효능 및 독성에 대한 연구가 필요하다. 일단 승인을 받는다 하더라도, 새로운 문제가 발견되면 불행하게도 약물을 시장에서 철수시켜야 한다. 따라서 새로운 약물을 필요로 하는 환자에게 신약을 투여하는 것은 때로는 필요 이상으로 오래 걸리게 된다. 미국 의회는 희귀질병이나 상태를 치료할 수 있는 약물의 연구개발을 위해 1983년 희귀의약품법안을 통과시켰다. 2012년 5월, FDA는 디아펩277(DiaPep277)에 대해 희귀상태 치료제로 승인하였다. 이 약물은 제1형 당뇨병에서 베타세포에 대한 자가면역반응을 방지할 수 있다. 현재 디아펩277은 임상시험 후기단계에 있으며 제1형 당뇨병의 발병을 예방할 수 있다.

당뇨병 치료를 위한 비약물요법들

앞에서 설명한 것처럼, 당뇨병을 관리하기 위한 쉬운 방법은 없으며 이 질병에 대한 치료법도 없다. 그럼에도 불구하고 과학자들은 지속적 치료가 필요 없는 치료 방법을 포기하지 않고 계속 찾고 있다. 제1형 당뇨병은 제2형 당뇨병에 비해 더 동질적 질병이기 때문에 이런 연구에 적합하다. 제1형 당뇨병을 치료하기 위해서는 혈당농도가 올라갈 때 인슐린을 생성 및 방출하고, 혈당농도가 정상으로 돌아오면 저절로 멈추는 기전을 가진 장치가 환자에게 제공되어야 한다. 이러한 치료법은 베타세포가 당뇨병에서 기능을 멈추는 경향이 있는 제2형 당뇨병 환자에게도 도움이 될 수 있다.

많은 연구들이 당뇨병 환자의 췌장 베타세포 수를 늘리는 데 집중되어 왔다. 어떤 연구자들은 췌장을 복제하고 다시 채우기 위해 베타세포(랑게르한스섬 전체)를 자극하기 위해 노력하고 있다. 또 다른 연구자들은 정상적인 기증자로부터 당뇨병 환자에게로의 랑게르한스섬의 이식 가능성을 연구하고 있다. 가장 최근의 연구는 줄기세포를 췌장으로 이식하고, 이 전구세포가 베타세포로 발생하도록 자극하는 방법을 연구하고 있다. 유전자 치료(gene therapy)도 당뇨병 치료에 사용될 수 있다. 예를 들어 인슐린을 생산하는 유전자를 신체의 다른 세포에 주입하거나, 당뇨병의 원인이 되는 자가면역반응을 유발하는 유전자를 어떤 방법으로든 조작할 수 있다. 이러한 요법에 대한 잠재적 치료방법에 대한 대부분의 연구는 아직 초기 단계이며 동물모델에서 시험 중이다. 그러나 이러한 모든 기법들은 동물실험에서는 어느 정도의 성공을 거두었다.

제1형 당뇨병 치료를 위한 또 다른 전략은 베타세포의 손실을 막는 것이다. 베타세포는 유전적 이상이나 바이러스감염에 대한 반응으로 세포사멸(apoptosis)을 겪는다. 이 예정된 세포사멸(programmed cell death)은 시토카인에 의해 유발된다. 이러한 시토카인이 무엇인지 알 수 있다면, 이 시토카인에 대한 억제제 개발을 통해 제1형 당뇨병의 발병을 막을 수 있을 것이다. 하지만 이러한 치료에는 몇 가지 어려움이 있다. 예를 들어, 이러한 치료를 위해서는 지금보다 더 이른 시기에 진단이 가능해져야 한다.

제1형 당뇨병은 전체 당뇨병 중 5~10%만을 차지하고 있기 때문에, 앞에서 설명한 치료법이 개발되어 전 세계적으로 채택된다 하더라도 당뇨병의 만연은 여전할 것이다. 제2형 당뇨병을 치료하는 것은 훨씬 더 복잡할 것이며 인슐린이 작용하는 생화학적 경로를 조작하는 과정이 필요할 것이다. 일반적인 수용체나 효소가 제2형 당뇨병을 가진 환자의 상당부분에서 오작동하는 것으로 밝혀지면 유전자 요법도 도움이 될 수 있다. 현재 이러한 가능성에 대해 연구 중인 효소에는 AMP활성화단백질인산화효소(AMP activated protein kinase)가 있다. 제2형 당뇨병에 대해 보다 잘 이해할 수 있게 되면, 다른 단백질들도 미래의 유전자 치료의 표적이 될 수 있을 것이다.

UNDERSTANDING EXERCISE

운동 중인 근육과 당뇨병에서의 포도당 수송 (Glucose Transport in Exercising Muscle and Diabetes)

당뇨병을 조절하는 데 운동이 좋다는 것은 오랫동안 알고 있었지만, 이러한 효과의 근간을 이루는 기전은 잘 알려져 있지 않았다. 유산소 및 무산소 운동 모두 당뇨병 환자에게 유익한 것으로 나타났다. 최근의 연구에 의하면, 운동은 당뇨병 환자의 당 대사를 일시적 운동 및 규칙적 운동습관을 통해 향상시킨다고 한다. 운동을 한 차례 하고 나면 혈당 수치가 감소한다. 규칙적 운동을 하면 조직의 인슐린 민감도가 증가한다.

운동을 하는 동안, 골격근은 1차적 에너지원으로 포도당을 사용하며, 포도당의 이용가능성이 제한적일 때에만 지방산과 아미노산으로 전환한다. 포도당 이용가능성은 혈장 포도당 농도뿐만 아니라 혈액으로부터 골격근으로의 포도당 수송에도 의존적이다. 골격근은 GLUT1, GLUT4 및 GLUT5의 세 가지 종류의 포도당 수송체를 갖고 있다. GLUT4는 다른 형태에 비해 훨씬 더 많다. 인슐린이 휴식기 동안에 근육의 GLUT4 수치를 조절하지만, 이러한 수치는 근육수축 중에 인슐린비의존적 기전을 통해 증가한다. GLUT4 수송체는 세포질의 소포막에 있다가 세포외배출에 의해 원형질막으로 삽입된다. 인슐린은 티로신인산화효소(tyrosine kinase) 활성을 가진 인슐린특이적 수용체(insuline-specific receptor)에 결합함으로써 GLUT4 수송체가 세포막으로 삽입되는 것을 유발한다. 티로신인산화효소는 인슐린 수용체의 또 다른 구성요소의 인산화를 촉매함으로써 포스타티딜이노시톨3-인산화효소(phosphatidylinositol 3-kinase)를 활성화시킨다. 포스파티딜이노시톨3-인산화효소는 세포외배출을 유발한다. 근육수축은 또한 세포외배출을 통한 GLUT4 운반체의 삽입을 유발하지만, 이것의 신호전달 기전은 밝혀져 있지 않으며 인슐린의 기전과도 다르다. 여러 연구들은 GLUT4가 들어 있는 소포 하나는 인슐린에 반응하고, 또 다른 하나는 근육을 수축시키는 것에 반응한다고 제안하였다. 또한 수축하는 동안 세포내 칼슘농도의 증가가 세포외배출의 신호 역할을 하지만 직접적인 것은 아니라고 하였다. 단백질인산화효소C 또한 수축에 의한 포도당 수송 증가에 연관되어 있다.

당뇨병의 경우, 휴식기에서 포도당이 골격근으로 수송되는 것에 장애가 있더라도 운동 중에는 포도당의 수송이 증가한다. 그러므로 당뇨병의 고혈당증은 단 한차례의 운동으로 즉시 줄어들 수 있다. 아직 그 이유는 모르지만, 혈당 농도는 운동 후 몇 시간 동안 감소된 채로 남아 있다.

규칙적인 운동은 인슐린에 대한 민감도를 증가시킴으로써, 제2형 당뇨병에서의 인슐린 저항성을 극복하고 제1형 당뇨병에서는 감소된 인슐린에 대해 더 민감한 조직을 만든다. 규칙적인 운동으로 인한 유익한 변화 중 일부는 체중감량과 근육량 증가가 2차적으로 나타나는 것이라 할 수 있다. 또한 체중과는 무관한 변화도 일어나는 것으로 생각된다.

당뇨병 조절을 위한 운동의 유익한 점에 대한 더 많은 연구는 이 만성질환에 대한 새로운 치료법으로 이어질 수도 있다. 예를 들어, 인슐린과는 상관없이 발현되는 GLUT4 수송체에 대한 생화학적 경로를 밝혀낸다면, 이 경로를 표적으로 하는 새로운 약물이 GLUT4의 발현을 증가시키기 위해 사용될 수 있다. 규칙적 운동이 인슐린 민감도를 증가시키는 경로에 대한 이해 또한 신약개발로 이어질 수 있다.

제2형 당뇨병은 비만과의 관련성이 있기 때문에, 제2형 당뇨병에 대한 상당히 성공적인 치료 방법 중 하나는 체중감량을 위한 수술이라고 할 수 있다(**Clinical Connections: 당뇨병 치료를 위한 비만수술**을 보라). 한 연구에 따르면, 제2형 당뇨병을 가진 비만 환자에게 이런 수술을 실시한 결과 환자의 75%에서 당뇨병이 호전되었다고 한다. 비만을 치료하는 다른 기전 또한 제2형 당뇨병을 감소시켰다. 비만, 당뇨병, 운동 및 노화 사이의 연관성에 관한 연구를 통해 사람이 나이가 들어도 비만과 당뇨병을 예방하는데 운동이 어떻게 사용될 수 있는지를 설명하고자 하는 연구도 계속되고 있다. 운동의 좋은 점을 알고 싶으면 **Understanding Exercise: 운동 중인 근육과 당뇨병에서의 포도당 수송**을 보라.

퀵 테스트 24.8

1. 인슐린 투여를 위해 연구 중인 기전에는 무엇이 있는가?
2. 제1형 당뇨병에서 베타세포의 수를 잠재적으로 증가시킬 수 있는 방법은 무엇인가?

시스템 통합 이 장에서 보았듯이, 당뇨병은 신체의 모든 기관에 영향을 미친다. 이것은 우리의 기관계가 항상성을 유지하기 위해서는 협동하여 작동하기 때문이다. 우리는 한 번에 하나의 기관계에 대한 생리학을 배우기는 했지만, 실제로는 기관계가 독립적으로 작동하지는 않는다. 대신에 기관계는 항상성을 유지하기 위해 서로 의존한다. 한 기관계의 장애는 다른 기관계의 장애의 원인이 되며, 당뇨병에서보다 더 명확한 예는 없다. 이 장에서는 하나의 기관계에 질병이 발생했을 때(내분비계의 경우), 어떤 일이 일어나는지 관찰함으로써 기관계의 통합된 작용을 보여주고자 노력하였다. 생리학을 완전히 이해하기 위해서는 기관계의 집합이 아닌 신체 전체를 들여다보아야 한다.

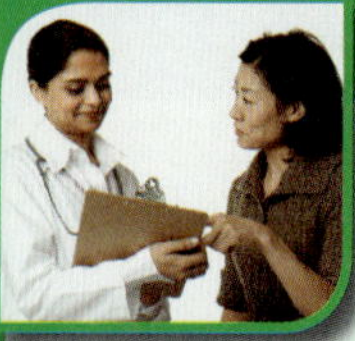

CLINICAL CONNECTIONS

당뇨병 치료를 위한 비만수술 (Bariatric Surgery as a Treatment for Diabetes)

비만인 사람은 고혈압, 심장질환, 골관절염, 수면무호흡증, 위식도역류, 제2형 당뇨병 등 많은 질병에 걸리기 쉽다. 전형적인 방법으로 체중을 줄이는 데 어려움을 겪는 사람들은 종종 비만에 대한 유전적 소인을 갖고 있다. 그러나 이러한 사람들을 위한 비만수술(bariatric surgery)이라는 대체요법이 있다.

비만수술은 음식물 섭취량(제한적)과 흡수되는 영양소의 양(흡수장애)을 줄임으로써 체중감량을 촉진한다. 현재 시술되고 있는 비만수술에는 (1) 위밴드술(gastric banding) 혹은 위스테이플링술(gastric stapling), (2) 위우회술(gastric bypass)의 두 가지가 있다. 위우회술이 더 나은 선택으로 간주되지만, 둘 다 체중감량 및 조절에 효과적이다.

위밴드술(또는 위스테이플링술)은 위장을 두 부분으로 분리하여 위장으로 들어갈 수 있는 음식의 양을 제한하는 순전히 제한적인 방법이다. 팽창식 밴드를 위장의 윗부분에 감고, 위장의 윗부분과 나머지 위장 사이에 작은 구멍이 생길 때까지 팽창시켜 작은 구멍이 생기게 한다(그림 a). 이 밴드는 팽창시키거나 수축시킬 수 있기 때문에 그 강도를 조절하거나 없앨 수도 있다. 위스테이플링술에서는, 외과용 스테이플을 사용하여 위장을 윗부분과 아랫부분으로 나누어 두 부분 사이에 하나의 띠를 감아 작은 주머니를 만든다(그림 b). 위밴드술과 위스테이플링술 모두 위장 아랫부분이 비워지는 것보다 위장 윗부분이 더 빠르게 채워지기 때문에 음식을 적게 먹고서도 포만감을 느끼게 된다.

보다 광범위한 수술과정인 위우회술은 섭취량 제한과 흡수장애 모두를 초래한다. 몇 가지 유형의 위우회술이 있으며, 가장 흔한 것은 루와이 위우회술(Roux-en-Y gastric bypass, RGB)이다. 이 수술에서, 스테이플링은 위장의 윗부분에 호두 크기의 작은 주머니를 만들기 위해 사용된다. 우회로가 만들어지면, 작은 주머니는 위장의 아랫부분과 십이지장을 건너뛰고 소장의 공장(jejunum)으로 연결된다(그림 c).

이보다 더 광범위한 위우회술에는 담도췌장우회술(bilipancreatic diversion, BPD)과 담도췌장십이지장전환술(bilipancreatic diversion with duodenal switch, BPD-DS)이 있다. BPD에서는, 위장 아랫부분의 약 75%가 제거되고 남아있는 위장이 회장(ileum)으로 우회되어 연결된다. BPD-DS에서는, 위장의 75%를 제거하여 식도에서 십이지장(duodenum)으로 수직의 관만을 남도록 한다. 우회로는 십이지장의 시작부위부터 회장까지 만들어지기 때문에 위장관으로부터 대부분의 소장을 제거하게 된다. 대부분의 철분과 칼슘이 흡수되기 때문에 십이지장의 일부는 그대로 남겨두게 된다. 대부분의 영양소가 소장에서 흡수되기 때문에 수술 전과 같은 양의 음식을 먹어도 대부분의 열량은 대변으로 빠져나가게 되므로 결국 체중이 줄게 된다.

비만수술이 위험성이 없는 것은 아니기 때문에 이 수술은 만성적이고 중증비만인 경우에만 사용된다. 과거에는 체질량지수(body mass index, BMI)가 40을 넘어야(여성의 경우 약 36 kg, 남성의 경우 약 45 kg의 체중초과) 비만수술을 실시하였다. 오늘날에는 수술 성공률이 좋아져서 체질량지수가 35~40이고 당뇨병과 같은 2차질환이나 2차질환의 경향이 있으면 비만수술을 시행할 수 있다. 체중감량의 정도는 개인마다 상당히 다르기 때문에 이러한 효과가 유지되기 위해서는 건강식과 규칙적 운동을 포함한 생활방식의 변화가 필요하다. 환자들에게 BPD-DS를 시술하면 평균 초과된 체중의 75~80%가 빠지고, RGB를 시술하면 초과된 체중의 60~70%가 빠진다. 수술 후 제2형 당뇨병의 유병률도 낮아지고 병의 진행도 호전될 수 있다. 비만수술은 또한 고혈압을 가진 사람의 혈압을 떨어뜨리고, 수면무호흡증, 골관절염, 위식도역류의 유병률 및 합병증을 감소시켜 준다.

비만수술의 위험성에는 감염, 탈장(herniation) 및 영양실조(malnutrition)가 있다. 감염은 어떤 수술에서도 수반되는 위험성이지만, 비만수술은 절개부나 스테이플을 통해 위장 내용물이 위장관에서 복강으로 누출될 위험성이 있다. 이러한 누출로 인한 감염은 항생제를 사용하여 치료하며, 경우에 따라 수술이 필요할 수도 있다. 탈장은 복강경 수술을 받은 환자의 약 3%에서, 그리고 수술을 위해 복부절개 수술을 받은 환자의 약 25%에서 발생한다. 이러한 합병증은 수술을 통해 바로잡아야 한다. 영양실조, 특히 비타민 및 철분 결핍은 비만 수술을 받은 환자의 약 40%에서 발생하는데, 이를 보충하기 위해 영양제(dietary supplement)를 사용해야 한다. 고탄수화물 음식 섭취로 인한 수술 후의 흔한 부작용은 메스꺼움, 복통, 땀 및 설사를 유발하는 **덤핑 증후군**(*dumping syndrome*)이다. 좀 더 심각하지만 흔하지 않은 증상으로는, 다리에 혈전이 생기거나 심지어 사망하는 경우(사망률은 RGB 수술을 받은 환자의 경우에는 1% 미만이고, BPD-DS 수술을 받은 환자의 경우 약 3%)도 있다.

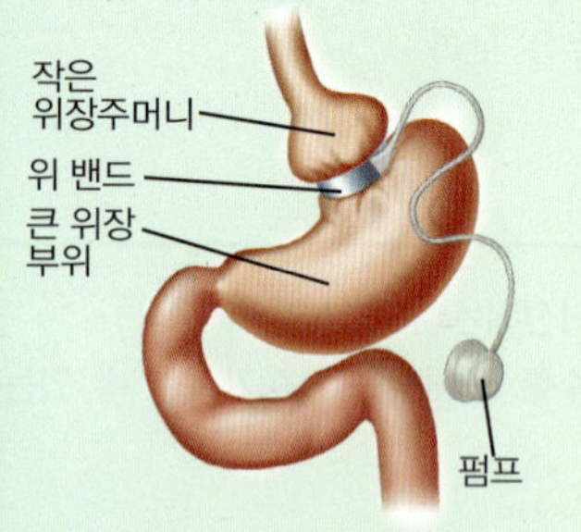

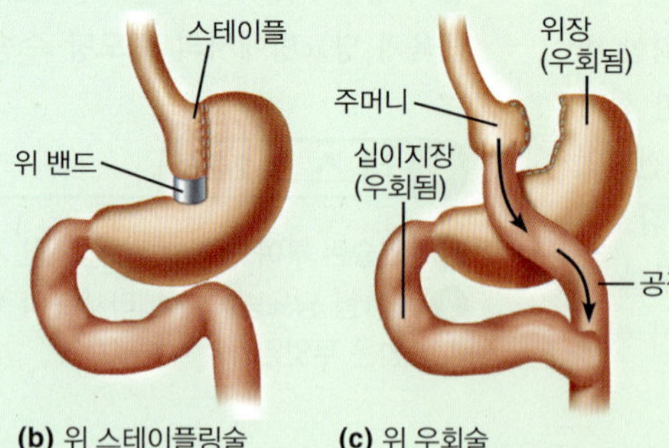

(a) 위 밴딩술 **(b)** 위 스테이플링술 **(c)** 위 우회술

외과적 위밴드술의 방법들

비판적 사고력 문제

1. 비만수술이 제2형 당뇨병을 어떻게 치료할 수 있는지 설명하라.
2. 위밴딩술은 제한적 수술로 분류되는 반면, 위우회술은 제한적이고 흡수장애로 분류된다. 이러한 분류 사이의 차이점을 설명하라.
3. 비만수술의 위험성과 좋은 점을 설명하라.

CHAPTER REVIEW

요약

24.1 당뇨병의 분류

- 당뇨병에는 제1형 및 제2형 당뇨병이 있다.
- 제1형 당뇨병은 1a형 및 1b형 당뇨병으로 더 세분된다.
- 1a형 당뇨병은 면역계가 췌장 베타세포를 파괴함으로써 인체가 불충분한 인슐린을 생성하는 자가면역질환이다.
- 1a형에 비해 희귀한 1b형 당뇨병(특발성 제1형 당뇨병)은 췌장세포의 파괴가 동반되지만, 이 파괴 기전은 알려져 있지 않다.
- 제2형 당뇨병에서는 표적세포의 인슐린에 대한 민감도가 감소되어 있다.
- 두 가지 종류의 당뇨병을 가진 사람들의 수는 증가하고 있는데, 특히 제2형 당뇨병이 훨씬 많아서 전체 당뇨병 환자의 90%를 차지한다.

24.2 당뇨병의 급성 영향

- 당뇨병의 급성 또는 일시적 증상은 비교적 경증에서 중증 및 생명을 위협하는 것까지 다양하다.
- 급성 고혈당증 또는 혈당농도가 극히 높이 상승하면 케톤산증이 발생할 수 있다.
- 케톤산증은 제1형 당뇨병에서 흔히 발생하는 합병증으로, 지방분해를 증가시켜 유기산의 일종인 케톤 생성을 유발한다.
- 경증 케톤산증은 탈수 및 전해질 불균형을 일으키고, 심한 케톤산증은 혼수와 사망으로 이어질 수 있다.
- 당뇨병을 앓고 있는 노령 환자는 고삼투압성 비케톤 혼수에 빠질 수 있는데, 이것은 소변으로 포도당이 소실되어 심한 탈수를 야기하여 혈액 삼투압농도가 325 mOsm 이상으로 증가하여 발생한다.
- 저혈당증 증상은 혼란과 현기증으로부터 발작과 의식상실에 이르기까지 다양하다.
- 저혈당성 혼수는 당뇨병 환자가 인슐린을 너무 많이 주사하게 되면 혈당농도가 위험 수준까지 낮아져 혼수에 빠지거나 사망할 수 있다.

24.3 당뇨병의 만성 합병증: 초기

- 다뇨, 다음, 다식의 "3다"는 당뇨병의 초기 증상이다.
- 다뇨 또는 과도한 배뇨는 고혈당증의 직접적인 결과다.
- 다음 또는 갈증에 대한 욕구는 수분손실과 다뇨에 의한 탈수로 발생한다.
- 다식은 인슐린이 포만감 신호를 전해주지 않아 우리 몸이 식후 상태로 전환되지 않을 때 발생한다.

24.4 당뇨병의 만성 합병증: 후기

- 당뇨병으로 인한 만성 합병증은 주로 고혈당증이나 미세혈관계 손상과 관련이 있다.
- 당뇨병을 앓는 사람이 혈중 포도당이 풍부하더라도, 세포는 포도당을 에너지로 사용하지 못하게 되어 포도당 대신 지방산과 아미노산을 사용한다. 이 때문에 당뇨병을 가진 사람에서 기면이 유발된다.
- 고혈당증은 전신의 여러 단백질에 당화를 초래하여 포도당이 소르비톨로 전환되는 것을 촉진한다.
- 당뇨병은 전신의 혈관을 약화시켜 미세혈관계의 경화를 일으키기 때문에 필요에 따라 혈류를 조절하는 국소적 조절능력을 최소화한다.
- 미세혈관계에 대한 손상은 망막병, 신장병, 신경병 및 상처회복 지연에 영향을 미칠 수 있다.
- 당뇨성 망막병은 눈의 혈관이 손상되었을 때 발생한다.
- 당뇨성 신장병은 신장 상피가 손상될 때 발생하며 말기 신질환의 주요 원인이다.
- 당뇨성 신경병에는 말초신경계에 대한 손상이 포함되며 당뇨병과 함께 고혈당증, 고혈압 또는 고지혈증이 발생할 수 있으며 통증, 자율신경기능장애 및 절단이 발생할 수 있다.

24.5 당뇨병의 위험단계로의 진행

- 일단 당뇨병이 발병하면, 환자의 일생 동안 진행된다. 당뇨병을 앓고 있는 많은 사람들은 이 병의 합병증으로 사망한다.
- 당뇨병의 한 가지 합병증은 큰 혈관에 영향을 주어 심장발작, 뇌졸중, 말초동맥질환 및 심근증에 걸리기 쉽게 만드는 거대혈관계 질환이다.
- 당뇨병은 죽상동맥경화증의 발병에 영향을 주는 활성산소종과 자유라디칼의 생산뿐만 아니라 세포로의 지질수송을 증가시킨다.

24.6 상처회복의 지연

- 당뇨병 환자에서는 상처회복 과정이 상당히 느려진다.
- 사람이 상처를 입으면, 대식세포가 손상부위로 동원되어 염증과정을 개시한다.
- 호중구와 단핵세포가 대식세포를 따라 상처부위로 이동하고 섬유아세포를 유인하기 위한 화학물질을 분비한다.
- 섬유아세포가 새로운 세포외기질을 놓아줌으로써 증식단계를 시작하고, 또한 각질세포 증식을 자극하는 화학물질을 분비한다.
- 재형성이 일어나는 동안, 섬유아세포에 의해 뿌려진 콜라겐에 교차결합이 일어나면서 흉터조직이 형성된다.
- 당뇨병에서, 상처회복 과정은 염증 및 증식 단계 모두에서 지연되며 콜라겐 및 상처회복 과정의 여러 화학 매개체의 분비가 감소한다.
- 고혈당증은 호중구와 대식세포의 활성을 감소시킨다.

24.7 당뇨병 치료 및 관리

- 당뇨병 치료는 주로 혈당농도 관리를 통한 질병 관리에 중점을 둔다. 식이요법 및 운동과 같은 행동조절이 이러한 노력에 도움이 되기도 하지만 약리학적 개입도 종종 필요하다.
- 제1형 당뇨병의 경우, 혈당농도를 조절하기 위해 인슐린 주사가 필요하다.
- 제2형 당뇨병의 경우, 설포닐우레아, 비구아니드, α-글루코시다아제억제제 및 티아졸리딘디온 등 4가지 종류의 경구혈당 강하제가 혈당 수준을 조절하는 데 사용된다.

24.8 당뇨병에 대한 최신 연구

- 당뇨병에 대한 연구는 보다 나은 치료 방법, 치료를 위한 새로운 약물, 또는 질병에 대한 보다 철저한 이해에 중점을 둔다.
- 보다 나은 치료 방법과 관련된 현재의 연구 분야 중 일부는 인슐린 투여, 베타세포 이식

및 인슐린 분비 세포를 생산하는 세포의 유전자 변형에 대한 더 나은 경로에 대한 연구를 포함한다.

- 알도스환원효소억제제와 소르비톨탈수소효소억제제를 포함한 신약 연구가 현재 진행 중이다.
- 당뇨병의 질병 진행 기전에 대한 많은 연구는 질병을 유발하거나 질병의 증상을 일으키는 화학 매개체에 초점을 맞추고 있다.
- 일단 매개체가 확인되면 그러한 화학물질을 표적으로 하는 약물을 개발할 수 있을 것이다.

찾아보기

국문 찾아보기

ㄱ

ㅇ

ㅈ

ㅊ

ㅋ

번호

영문 찾아보기

A

B

C

D

E

F

G

N

O

P

Q

R

S

T

U

V

W

Z

THE METRIC SYSTEM: PREFIXES

Prefix (abbreviation)	Standard Notation	Scientific Notation
mega- (M)	multiply by 1,000,000	multiply by 1×10^6
kilo- (k)	multiply by 1000	multiply by 1×10^3
deci- (d)	multiply by 0.1	multiply by 1×10^{-1}
centi-(c)	multiply by 0.01	multiply by 1×10^{-2}
milli- (m)	multiply by 0.001	multiply by 1×10^{-3}
micro- (m)	multiply by 0.000001	multiply by 1×10^{-6}
nano- (n)	multiply by 0.000000001	multiply by 1×10^{-9}
pico- (p)	multiply by 0.000000000001	multiply by 1×10^{-12}

THE METRIC SYSTEM: CONVERSION FACTORS

Metric Unit (abbreviation)	English Unit	Conversion: Metric to English	Conversion: English to Metric
Lengths			
millimeters (mm)	inches	mm $\times$ 0.03937 = inches	inches $\times$ 25.4 = mm
centimeters (cm)	inches	cm $\times$ 0.3937 = inches	inches $\times$ 2.54 = cm
meters (m)	feet	m $\times$ 3.2808 = feet	feet $\times$ 0.3048 = m
meters (m)	yards	m $\times$ 1.0936 = yards	yards $\times$ 0.9144 = m
Weights			
grams (g)	ounces	g $\times$ 0.0353 = ounces	ounces $\times$ 28.3495 = g
grams (g)	pounds	g $\times$ 0.0022 = pounds	pounds $\times$ 453.6 = g
kilograms (kg)	pounds	kg $\times$ 2.2046 = pounds	pounds $\times$ 0.4536 = kg
Volumes			
milliliters (mL)	ounces	mL $\times$ 0.0338 = ounces	ounces $\times$ 29.574 = mL
milliliters (mL)	ounces	mL $\times$ 0.0338 = ounces	ounces $\times$ 29.574 = mL
milliliters (mL)	quarts	mL $\times$ 0.00106 = quarts	quarts $\times$ 946.3 = mL
liters (L)	gallons	L $\times$ 0.2643 = gallons	gallons $\times$ 3.784 = L
Temperature			
Celsius (°C)	Fahrenheit (°F)	(°C $\times$ 9/5) + 32 = °F	(°F − 32) $\times$ 5/9 = °C

BLOOD REFERENCE RANGES

Whole Blood Measures

Variable	Normal Range
Hematocrit	37–54%
Erythrocytes	$4.7–5.2 \times 10^6/\mu L$
Platelets	$150–450 \times 10^3/\mu L$
Hemoglobin	14–16 g/dL
P_{O_2} (arterial)	75–100 mm Hg
P_{CO_2}(arterial)	35–45 mm Hg

Plasma (or Serum) Measures

Variable	Normal Range
Glucose (fasting)	70–110 mg/dL
Creatine	30–40 mmoles/L
Protein	6–8 g/dL
Lactate	<1.2 mmole/L
Sodium (Na^+)	135–145 mmole/L
Potassium (K^+)	3.5–5.0 mmole/L
Chloride (Cl^-)	96–109 mmole/L
Bicarbonate (HCO_3^-)	24 mmole/L
Cholesterol	<200 mg/dL
High-density lipoproteins	>40 mg/dL
Low-density lipoproteins	<130 mg/dL
Iron	65–175 μg/dL
Creatinine	0.5–1.0 mg/dL

Note: Values are method dependent; values may be gender and age dependent.

FREQUENTLY USED ABBREVIATIONS AND SYMBOLS

ACh acetylcholine

ACTH adrenocorticotropic hormone

ADH antidiuretic hormone

ADP adenosine diphosphate

ATP adenosine triphosphate

AV atrioventricular

CA carbonic anhydrase

cAMP cyclic AMP

CCK cholecystokinin

cGMP cyclic GMP

CNS central nervous system

CO cardiac output

CRH corticotropin releasing hormone

CSF cerebrospinal fluid

CVP central venous pressure

C_X clearance of X

DAG diacylglycerol

DNA deoxyribonucleic acid

E_X equilibrium potential of X

ECF extracellular fluid

RNA ribonucleic acid

ECG electrocardiogram

EDV end-diastolic volume

EPSP excitatory postsynaptic potential

ESV end-systolic volume

FAD flavin adenine dinucleotide

FRC functional residual capacity

FSH follicle stimulating hormone

GDP guanosine diphosphate

GFR glomerular filtration rate

GH growth hormone

GnRH gonadotropin releasing hormone

GTP guanosine triphosphate

HR heart rate

ICF intracellular fluid

IP_3 inositol triphosphate

IPSP inhibitory postsynaptic potential

ISF interstitial fluid

LH luteinizing hormone

MAP mean arterial pressure

MHC major histocompatibility complex

mm Hg millimeters of mercury

mV millivolts

NAD^+ nicotinamide adenine dinucleotide

P_{alv} intra-alveolar pressure

P_{atm} atmospheric pressure

P_{ip} intrapleural pressure

P_{Π} osmotic pressure

PIP_2 phosphatidylinositol-4,5-biphosphate

PSP postsynaptic potential

SA sinoatrial

SR sarcoplasmic reticulum

SV stroke volume

TPR total peripheral resistance

TRH thyrotropin releasing hormone

TSH thyroid stimulating hormone

V_m membrane potential

[X] concentration of X